The Principle and Practice of Pediatric Primary Care

实用
儿童保健学

The Principle and Practice of Pediatric Primary Care

主　编　黎海芪

副主编　毛　萌　李　辉
　　　　徐　秀　金星明

人民卫生出版社

图书在版编目（CIP）数据

实用儿童保健学 / 黎海芪主编．—北京：人民卫生出版社，2016

ISBN 978-7-117-23210-4

Ⅰ.①实… Ⅱ.①黎… Ⅲ.①儿童-保健 Ⅳ.①R174

中国版本图书馆 CIP 数据核字（2016）第 211434 号

人卫智网	www.ipmph.com	医学教育、学术、考试、健康，购书智慧智能综合服务平台
人卫官网	www.pmph.com	人卫官方资讯发布平台

实用儿童保健学

主　　编： 黎海芪
出版发行： 人民卫生出版社（中继线 010-59780011）
地　　址： 北京市朝阳区潘家园南里 19 号
邮　　编： 100021
E - mail： pmph @ pmph.com
购书热线： 010-59787592　010-59787584　010-65264830
印　　刷： 北京盛通印刷股份有限公司
经　　销： 新华书店
开　　本： 889 × 1194　1/16　**印张：** 45
字　　数： 1331 千字
版　　次： 2016 年 10 月第 1 版　2020 年 4 月第 1 版第 8 次印刷
标准书号： ISBN 978-7-117-23210-4/R · 23211
定　　价： 248.00 元
打击盗版举报电话：010-59787491　E-mail：WQ @ pmph.com
（凡属印装质量问题请与本社市场营销中心联系退换）

编委（按姓氏笔画排序）

毛　萌（四川大学华西第二医院）
王丹华（中国医学科学院北京协和医学院）
王惠珊（中国疾病预防控制中心妇幼保健中心）
王　华（重庆医科大学附属儿童医院）
石淑华（华中科技大学同济医学院）
江　帆（上海交通大学医学院附属儿童医学中心）
向　伟（海南省妇幼保健院　海南省儿童医院）
米　杰（首都儿科研究所）
李　辉（首都儿科研究所）
李廷玉（重庆医科大学附属儿童医院）
李晓南（南京医科大学附属南京儿童医院）
李　斐（上海交通大学医学院附属新华医院）
宋红梅（中国医学科学院北京协和医学院）
汪之顼（南京医科大学公共卫生学院）
邹小兵（中山大学附属第三医院）
金星明（上海交通大学医学院附属儿童医学中心）
赵正言（浙江大学医学院附属儿童医院）
胡　燕（重庆医科大学附属儿童医院）
姜玉武（北京大学第一医院）
徐　秀（上海复旦大学医学院）
顾学范（上海交通大学医学院附属新华医院）
麻宏伟（中国医科大学附属盛京医院）
陈　洁（浙江大学医学院附属儿童医院）
童梅玲（南京医科大学附属南京妇幼保健院）
静　进（中山大学公共卫生学院）
盛晓阳（上海交通大学医学院附属新华医院）
颜崇淮（上海交通大学医学院附属新华医院）
熊　丰（重庆医科大学附属儿童医院）
黎海芪（重庆医科大学附属儿童医院）

秘书　胡　燕

he Principle and Practice of Pediatric Primary Care The Principle and Practice of Ped
rimary CareThe Principle and Practice of Pediatric Primary Care The Principle and Pract
ediatric Primary Care The Principle and Practice of Pediatric Primary Care The Principl
ractice of Pediatric Primary Care The Principle and Practice of Pediatric Primary Care
rinciple and Practice of Pediatric Primary Care The Principle and Practice of Pediatric Pr
are The Principle and Practice of Pediatric Primary Care The Principle and Practi
ediatric Primary Care The Principle and Practice of Pediatric Primary Care The Prir
nd Practice of Pediatric Primary Care The Principle and Practice of Pediatric Primary

序 言

儿童保健学是儿科学领域中最具有特色的学科之一，其宗旨是研究儿童时期生长发育的各种规律及其影响因素，从而维护和保障儿童的健康。儿童保健学的内容不仅涉及临床儿科学、发育儿科学、预防儿科学等儿科学的主要专业领域，还涉及营养学、心理学、统计学、社会管理学等众多相关学科，是多学科交叉的边缘学科。儿童保健学常以“Wellbaby”或者“Health care of Children”在各种英文的儿科专业书刊中表示，但是鲜见其他各国存在儿童保健学的学术团体及其组织的学术活动，亦少见医疗机构中设立儿童保健的门诊服务，更没有各级政府公立的妇幼保健院体系。我国政府和学术界对于儿童保健学的重视和建设应该是世界领先的，此举对于降低我国儿童的死亡率和提高健康水平起到了重要作用，也为儿童保健学的发展奠定了坚实的基础。

近十年的儿童致死疾病谱分析结果表明，目前导致我国城乡儿童死亡的主要威胁来自：①起源于围产期的某些情况；②先天畸形、基因和染色体异常；③损伤和中毒外部原因。显然，解决这些问题的途径在于早期筛查、早期发现、早期干预和预防这些疾病，以及良好的科学育儿教育和社区管理，这些工作多数与儿童保健学有关，甚至是其重要的研究发展方向。此外，随着社会经济水平的提高，社会对于提高儿童健康质量的期盼逐渐高过对维持生存的基本要求，得到专业的喂养指导、保持理想的体格生长趋势、达到优秀的智能发育水平以及塑造完美的社会行为等内容已经或者将成为儿科学向社会提供服务的主流之一。毫无疑问，儿童保健学面临着前所未有的发展机遇和挑战。

目前的形式和任务要求儿童保健学在专业的理论、知识和临床能力等方面建设起完善的学术体系，并且培养更多的专业工作者。毋庸置疑，编写出版儿童保健学的教科书和工具书籍是达到这个目标的必由之路。具有远见卓识的前辈们已经开创了这方面的基业，历经几代人的励精图治，我国儿童保健学的学术架构已经基本形成，各种专业性书籍和杂志已经层出不穷。儿童保健学的边缘性学科特点决定了学术知识体系的多元化和广博性。人类基因组计划的完成引起了现代医学的革命性转变，对疾病和健康问题的研究从主要针对环境因素的影响转入对自身内部因素的深入探索，这种发展趋势必然驱动儿童保健学的内涵发展更上一层楼。儿童保健事业发展的历史和现实呼唤儿童保健学的学术体系和知识结构得到及时的更新和完善。以黎海芪教授为首的《实用儿童保健学》编者队伍是一支站立在儿科学发展前沿的精英队伍，他们对于现代医学发展的全面掌握和深邃理解促成了本书在质量和水平方面达到时代高度。此书的出版将在医学知识的百花园中增添一棵晶莹的小草，必将促进儿童保健学科的发展和人才队伍的建设。

二〇一六年九月

前 言

儿童保健专业的工作内容与研究目标是促进降低死亡率、儿童健康。正如本书总论描述的中国儿童保健事业已经历第一阶段——儿童保健初级阶段和第二阶段——儿童保健发展阶段。21世纪后的儿童保健发展是与国际社会接轨，进入一个全新的阶段，强调儿童保健以早期发展为主，以提高儿童身心素质为重点。与此同时，儿童保健医生在临床工作中遇到很多实际问题不再完全是初期阶段的问题，如儿童保健的重要日常工作需早期发现、评估、处理儿童健康问题，预防儿童疾病进展为严重或慢性阶段；儿童保健医生需处理较复杂医学问题、提供营养康复、与儿科心理和精神科医生合作等新问题，与此相关的许多临床问题也是儿科内科学描述比较少的问题。因苦于无相关参考书可查询，使儿童保健医生的知识不够系统，难以满足儿童保健临床实际工作的需要。人民出版社及时组织国内相关专家撰写《实用儿童保健学》，出版一本较系统描述儿童保健的基础与临床知识参考书，是一部儿童保健临床、教学和科研的参考书。

《实用儿童保健学》的撰写宗旨为：①内容、形式与教材有别；②因是参考书，内容、知识量需超过《儿童保健学》教材；③至少5年内不过时，仍实用。

《实用儿童保健学》的撰写特点为：①参加撰写的专家均为国内顶级专家，编委阵容强大；同时因儿童保健专业与其他专业有知识交叉，特聘请相关专业的领军教授与专家参与本书撰写，如新生儿专业、儿科神经专业、儿科消化专业、儿科皮肤科专业、儿科内分泌专业、儿科免疫学专业、儿科发育行为专业以及营养学专业等，以确保内容准确、先进；②为保证本书质量，编委专家教授亲自撰写、确认书稿内容；③以最新、最权威文献、指南为本书的理论与操作依据，更新部分概念或补充内容，如PKU与高苯丙氨酸血症（HPA）、遗传性锌缺乏包括肠病性肢端皮炎（儿童基因突变）与暂时性新生儿锌缺乏（母亲锌转运体ZnT2基因位点的杂合突变）等；④按年龄分期描述儿童体格生长、神经心理行为发育与儿童营养特点；临床症状、疾病诊断尽可能采用流程图、表格描述，或图、表格结合，更能体现"实用"，便于读者学习形象直观；⑤强调预防与健康教育；基础知识与临床结合，协助专科医生加强社区的疾病管理，体现儿童保健专业的学术水平；⑥撰写形式增加"导读"与"专家意见"，有助于读者了解重点内容与误区；⑦启发性思维，将专家多年的经验和理论写入本书，帮助识别疾病，了解预后（或严重性）、积极处理（包括转诊），减少误诊、漏诊。

《实用儿童保健学》的内容特点为:①共七篇三十三章,约 133 万字、480 幅图、360 个表格,大多为彩图较全面地阐述了儿童保健临床实际内容,涵盖总论,体格生长发育与相关疾病,神经、心理、行为发育与相关疾病,常见遗传性疾病诊断与鉴别,儿童营养、环境与健康与疾病预防等;②为让读者概念清晰,增加“研究状况与发展史”、“流行病学资料”、“保健措施”、“健康教育”等内容;概述或研究状况中实事求是地介绍不同标准,丰富读者知识量与开阔视野。

本书在 29 位专家教授编委的精心撰写下,反复修改、补充,历时 30 个月终于封笔。笔者在编写过程中认真学习各位编委的书稿内容,深深体会“写书是系统学习、提高过程”,很有收获。因第一次撰写《实用儿童保健学》,无参考与借鉴经验,错误遗漏难免,请读者见谅,提出宝贵意见。欢迎发送邮件至邮箱 renweifuer@pmph.com,或扫描封底二维码,关注“人卫儿科”,对我们的工作予以批评指正,以期再版修订时进一步完善,更好地为大家服务。

感谢人民卫生出版社给我的学习机会,感谢各位专家教授辛勤编写,通力合作与支持。感谢王迪舟小朋友(10 岁)为本书封面作画。

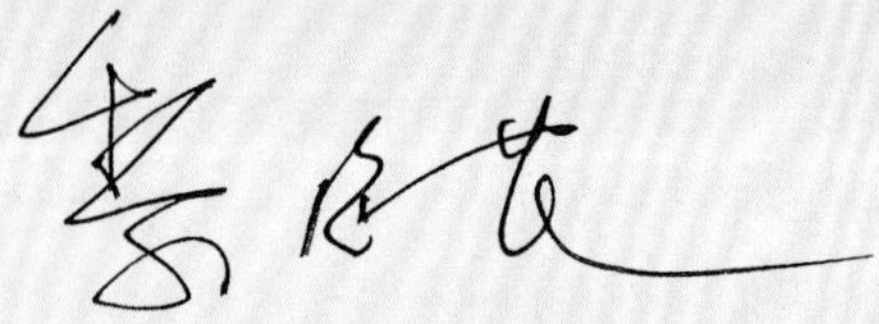

二〇一六年九月

目 录

第一篇 总 论

第二篇 体格生长与相关疾病

第三篇 神经、心理、行为发育与相关疾病

第四篇 常见遗传性疾病诊断与鉴别

第五篇 儿童营养

第六篇　环境与健康

第七篇　疾 病 预 防

he Principle and Practice of Pediatric Primary Care The Principle and Practice of Pedi
rimary CareThe Principle and Practice of Pediatric Primary Care The Principle and Practi
ediatric Primary Care The Principle and Practice of Pediatric Primary Care The Principl
ractice of Pediatric Primary Care The Principle and Practice of Pediatric Primary Care
rinciple and Practice of Pediatric Primary Care The Principle and Practice of Pediatric Pr
are The Principle and Practice of Pediatric Primary Care The Principle and Practi
ediatric Primary Care The Principle and Practice of Pediatric Primary Care The Princip
ractice of Pediatric Primary Care The Principle and Practice of Pediatric Primary Care
rinciple and Practice of Pediatric Primary Care The Principle and Practice of Pediatric Pr
are The Principle and Practice of Pediatric Primary Care The Principle and Practi
ediatric Primary Care The Principle and Practice of Pediatric Primary Care The Princip
ractice of Pediatric Primary Care The Principle and Practice of Pediatric Primary Care
rinciple and Practice of Pediatric Primary Care The Principle and Practice of Pediatric Pr
are The Principle and Practice of Pediatric Primary Care The Principle and Practi
ediatric Primary Care The Principle and Practice of Pediatric Primary Care The Principle

1

第一篇

总　　论

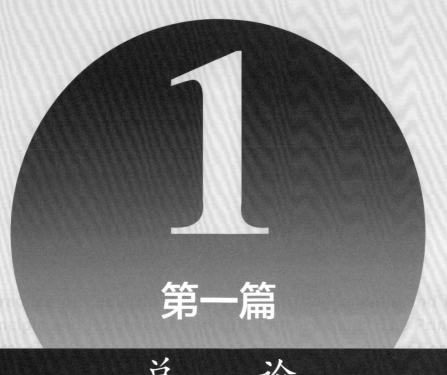

1 第一章

儿童保健学概述

第一节 儿童保健发展史

导读 中国的儿童保健专业发展围绕以儿童健康为中心，经历初级阶段、发展阶段和新时期儿童健康问题控制三个阶段，涉及儿童疾病预防与预防接种、体格生长发育与评估、营养、疾病筛查、心理行为发育等领域。

一、命名的由来

最初中国“儿童保健”的称谓由来或中国“儿童保健”命名的由来可能与20世纪50年代学习前苏联医学模式有关。且长期以来国内对儿童保健的英文翻译也未统一，有直译为“Child Health Care”，或意译为“Primary Child Care”。1988年中华医学会儿科学分会成立儿童保健学组，儿童保健专业才正式被中国儿科界接纳。

多年来除儿童保健专业外，中华医学会儿科学的其他专业都有与国际儿科学对应的专业，如儿科血液专业（Pediatric Hematology）、儿科心血管专业（Pediatric Cardiology）、新生儿专业（Neonatology）等。查阅近年来美国儿科的发展情况，发现有了一些改变，增加与我国儿童保健工作内容相近的专业。如马萨诸塞州儿童医院北岸医学中心成立儿科基础保健（Pediatric Primary Care）专业，负责健康的或疾病婴儿至青少年的保健，如预防接种、早期发育筛查测试（early periodic screening development test）、体格检查、青少年综合保健服务以及儿童哮喘和过敏的专业指导，参加儿科基础保健的医生需要通过儿科或家庭医学的严格考试。同时，也出版相关书籍，如Catherine E. Burns主编的“Pediatric Primary Care”(2013年第5版)。可见儿童保健专业已逐渐被国际认同，时代的要求使儿童保健专业成为一独立的学科。

二、发展史

新中国成立后的儿童保健事业发展有很强的历史特点，分为三个阶段。

1. 第一阶段 儿童生存保障，为儿童保健初级阶段。20世纪50~70年代传染病肆虐中国儿童生命，如50~60年代婴儿死亡率平均为157‰~150‰。当时儿童健康的主要任务是改善儿童生存环境，与贫困、落后、疾病斗争。因此，中国的儿童保健发展起步于儿童疾病的预防。传染病管理、预防接种、新法接生成为当时卫生工作的基本任务。20世纪50年代初原卫生部（现国家卫生和计划生育委员会）在北京成立了“中央妇幼保健实验院”，主要任务是防治传染病；防治疾病的

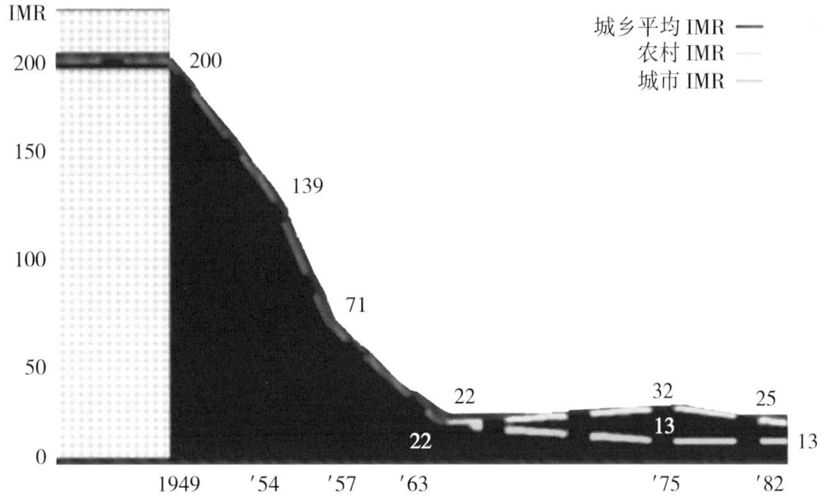

图 1-1-1 中国 50~70 年代婴儿死亡率

同时，逐渐意识到预防疾病的关键是加强儿童体质，开始在北京地区建立实验地段，包括建立儿童健康卡、托幼机构管理，初步开展儿童卫生保健、营养和体格锻炼，获得经验后曾向全国推广。通过新法接生、预防接种、抗生素的应用、妇幼卫生机构的成立等措施，使儿童死亡率显著下降和营养不良状况明显改善(图 1-1-1)。中国儿童保健机构的发展主要在 1958~1962 年期间(第二个五年计划)，1958 年前城市儿童保健所仅 10 个，1965 年已发展到 40 个，1958 年儿童保健院(所、站)达 4315 个。

早期中国儿童保健的前辈均出自儿科界的泰斗，如上海医科大学复旦儿科医院院长陈翠贞教授曾在 1950 年《中华儿科杂志》创刊号的编者言中明确指出"本志创刊之目的，在阐扬科学，鼓励学术研究；推广保健学识，促进儿童健康，中华儿科学会职责所在，义不容辞。儿科医师与保健事业关系甚大，应肩起促进我国儿童与民族健康之重任……"。1954 年陈翠贞教授亲自领导建立上海医科大学复旦儿科医院儿童保健科，开设儿童保健门诊，开展地段和幼托机构的儿童保健，制订各种儿保工作规范，成为国内较早的儿童保健实施和教学基地。1950 年宋杰教授发表内容较全面的"健康婴儿检查"(表 1-1-1)，已涉及儿童体格生长、营养、生活习惯、预防接种、与人交往、适应环境等丰富内容。1951 年余鼎新教授开始在我国引进 Wetzel 生长发育表监测营养不良婴儿(图 1-1-2)。1952 年叶恭绍教授发表儿童保健专著"儿童生长

表 1-1-1 健康婴儿检查 ~24 月龄婴儿注意之事项

1.發　育：	其能力逐漸增加，好像樣樣要拉來自己做，如穿鞋，扣鈕，執筷，持匙，弄玩具，登樓梯，及跨門檻等等。
2.習　慣：	飲食：嬰兒喜常調換食物之種類。食時幾全能自喂。此時不致擲匙于地。最好即任其獨餐，至多在餐快完時稍協助之。 睡眠：此時不會躺下便睡著，要哄導他，纔肯入睡。最好令其自知睡時，不遲過下午八時間。午餐後，輒有壹長午睡。 排泄：日間大小便，能自動走到廁所內，能自己提鏰，但勿望其能盡善盡美。
3.與人交往：	不甚服從或與人合作，尚不懂得與人分食和共勞，喜與他人共同遊戲，不自覺幼稚而退。注意力很短暫，惟較以往有次序些。母親仍爲其生命中最重要的人物。逐漸學著適應環境。 言語：能講簡短語句。
4.體格方面：	特殊點記錄之。
5.預防接種：	百日咳菌苗補充注射。覆拭結核菌素反應。

(摘自：宋杰，张菊英．健康婴儿检查．中华儿科杂志，1950，1(2)：96-105.)

发育的规律"，用体格生长、儿童生长标准、动作发育、语言发育、情绪发育阐明儿童生长的连续性(图 1-1-3)。20 世纪 70 年代已有中国儿童保健的雏形内容，但由于历史的原因中国儿童保健停滞发展 10 年。

2. 第二阶段 20 世纪 80~90 年代为儿童保健发展阶段。儿童保健从儿童生存向提高质量发展，与社会经济文化发展同步开展儿童保健的国际交流、应用先进技术，使以儿童生存、保护和发展为目标的初级儿童保健事业显著改善。1976 年以后一批积极推进儿童保健工作的前辈，如北方的薛心冰、林传家、王丽瑛、张璇、李同、魏书珍、叶恭绍等教授，南方的郭迪、刘湘云、宋杰、钱情、余鼎新等教授，西南的樊培录、郑德元、郑惠连等教授，开始组织各种基层培训活动。20 世纪 80

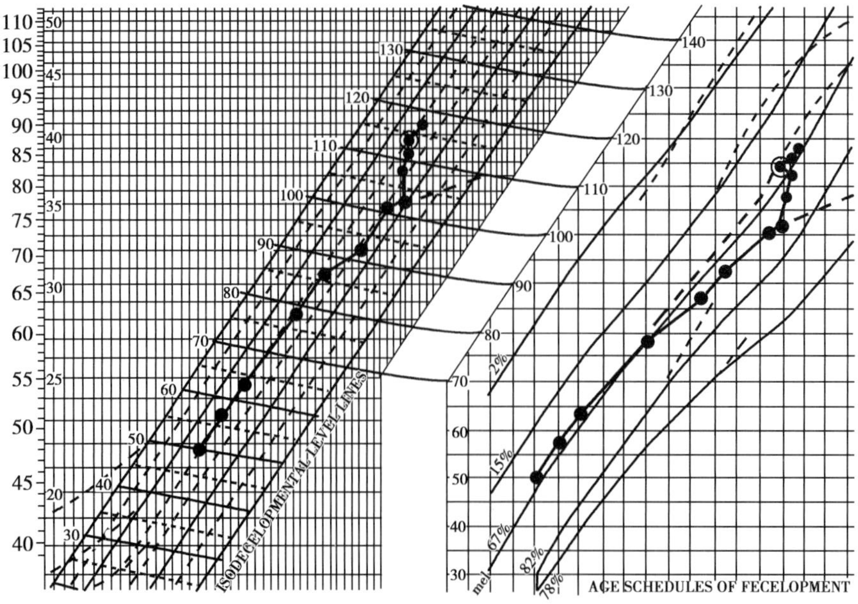

图 1-1-2 Wetzel 婴儿生长发育曲线

（摘自：余鼎新．Wetzel 婴儿生长发育表在我国婴儿应用的初步报告．中华儿科杂志，1951，2(3)：138-148.）

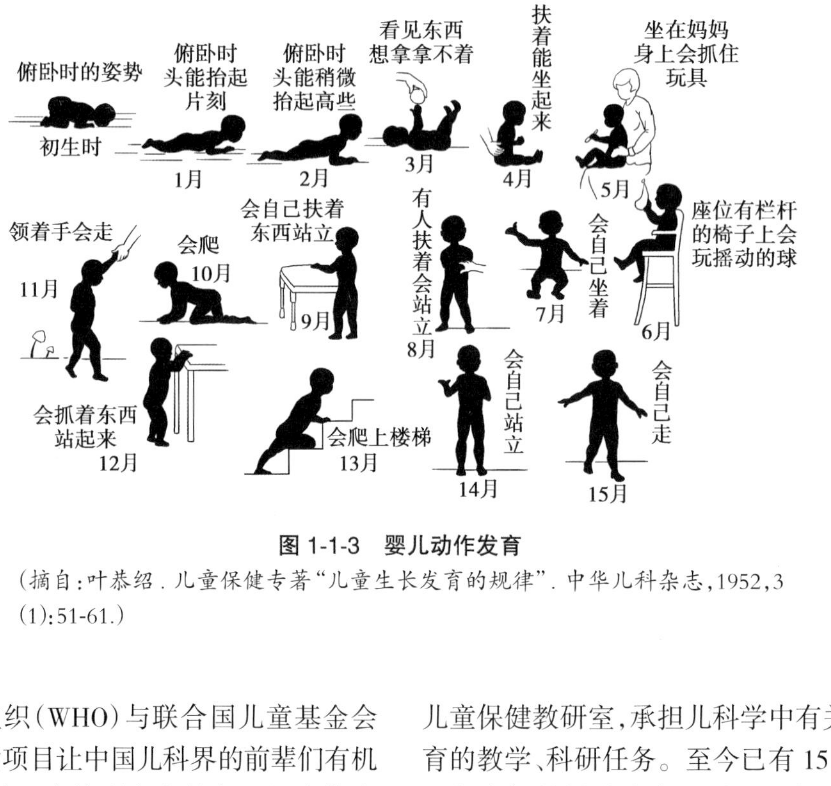

图 1-1-3 婴儿动作发育

（摘自：叶恭绍．儿童保健专著“儿童生长发育的规律”．中华儿科杂志，1952，3(1)：51-61.）

年代世界卫生组织（WHO）与联合国儿童基金会（UNICEF）的资助项目让中国儿科界的前辈们有机会出国学习，同时迎来前所未有的与国际合作发展机遇，使国内儿童保健工作逐步与国际儿童健康发展内容接轨，如人乳喂养、生长监测、疾病防治等基础措施。为提高专业水平，前辈们深知需要有专业人员和相应组织。1977~1978 年各大城市医院儿童保健科先后成立。部分大专院校建立儿童保健教研室，承担儿科学中有关儿童生长、发育的教学、科研任务。至今已有 15 所大专院校设立儿童保健教学内容，承担不同层次儿童保健教学。全国有 15 个儿童保健硕士授予点，8 个儿童保健博士授予点。

儿童保健的前辈们在中国儿童保健发展的早期就意识到儿童健康不仅仅是指身体没有疾病，还需要心理行为健康。1978 年上海市儿童医院宋杰教授应用盖泽尔等人的智能诊断法、丹佛智能筛选检查及韦氏学龄前儿童智能发育进行调查研究工作，并制定出我国城市6岁以下儿童行为和智力发育标准。郭迪教授是中国儿童行为心理发育研究的先知之一，第一个开展儿童智能测试全国合作课题研究，引进国外多种儿童心理行为测试方法，奠定中国儿童行为心理发育发展的基础。近30年来随着人们生活水平的提高，儿童疾病谱发生改变，儿童神经心理行为发育问题逐渐显露，各地纷纷因临床实践的需要在儿童健康常规检查中设立发育筛查，部分地区与医院开展相关门诊。儿童保健专业内有一群对儿童神经心理行为发育感兴趣的医生开始投身于儿童发育与行为的临床工作与研究，学术活动频繁开展。这样，中国儿童保健从30~40年前以保障儿童生存为主的初级保健阶段，逐渐进入儿童健康全面发展的二次卫生革命阶段。

儿童保健专业进入中国儿科学也是20世纪80年代的事件。1988年、1989年中华医学会儿科学分会儿童保健学组和中华预防医学会儿童保健分会相继成立，90年代后各大城市陆续成立儿童保健学组。1989年郭迪教授、刘湘云教授主编第一部较系统的儿童保健学参考书出版，1999年、2005年二次修订再版，在儿童保健知识更新迅速、交叉学科越来越多的基础上2011年第4版问世。为适应大专医学院校开设有关教学内容，1992年郑惠连教授主编的第一部儿童保健学全国高等医学院校教材出版，2009年再版。2012年是中国儿童保健杂志创刊20周年，为中国从事儿童保健事业的基层专业人士提供发表文章的平台。

3. 第三阶段 新时期儿童健康问题控制与国际社会接轨阶段。快速经济出现的工业化、城市化、现代化和全球化给儿童健康带来新的问题，包括环境、社会、行为和生活方式的对儿童健康的影响。如传染病的威胁依然存在，包括已得到控制的传染病回升以及新的传染病的出现；慢性非传染性疾病在儿童疾病发病率和死亡率中构成比疾病增加，如损伤和中毒、肿瘤、先天畸形、慢性呼吸道疾病和神经系统疾病；儿童精神和卫生问题，包括对处境困难儿童的特殊照顾；成人疾病的儿童期预防，如宫内发育不良、超重/肥胖与成人期代谢综合征；环境因素对儿童健康的影响，包括自然环境和社会环境。因此，21世纪后的儿童保健与国际社会接轨，进入一个全新的阶段，强调儿童保健以早期发展为主，以提高儿童身心素质为重点。

现代科学与文明的进步使儿童保健成为各国卫生工作的重要内容之一。为使全世界儿童人人都健康，个个都有更好的未来，WHO与UNICEF采取了系列重大决策和部署。1990年联合国召开世界儿童首脑会议（the World Summit for Children），中国政府和参会的各国首脑签署了《儿童权利公约》（the Convention on the Rights of the Child）以及《儿童生存、保护和发展世界宣言》（the World Declaration on the Survival, Protection and Development of Children）。1991年经全国人大批准，中国成为儿童权利公约的签约国。《中国儿童发展纲要（2000-2010）》也明确提出了儿童发展的目标、任务和措施。这样，中国儿童保健发展目标-儿童优先和儿童生存、保护和发展得到国际、国内的政策支持。

三、我国儿童保健状况

1. 完善的儿童保健网 为解决当时农村缺医少药的现状，从1949年新中国成立到20世纪80年代初我国逐渐建立健全县、乡、村三级医疗卫生组织。目前我国三级医疗卫生组织已从农村扩展到城市，逐步达到配套齐全、功能完备、运转协调的医疗卫生服务体系，即以县妇幼保健院或综合性医院为龙头、社区卫生服务中心或乡卫生院为枢纽、社区或村卫生室为网底的三级城乡医疗预防保健网，开展综合实施医疗、预防及保健等各项卫生工作措施，在防病治病、促进基层健康水平的提高取得了显著成就。中国的医疗预防保健网的建立得到WHO和各国卫生组织的赞扬。

三级儿童保健网是农村医疗卫生服务体系的重要部分，是各项儿童保健措施得以成功推广的组织保障。各级儿童保健网有明确的服务功能，如县妇幼保健机构承担对社区卫生服务机构、乡（镇）卫生院和其他医疗机构技术指导、业务培训和工作评估，协助开展儿童保健服务；乡（镇）卫生院、社区卫生服务中心掌握辖区内儿童健康基本情况，完成辖区内各项儿童保健服务与健康状况数据的收集、上报和反馈；对村卫生室、社区卫生服务站的儿童保健服务、信息收集、相关监测等工作进行指导和质量控制；村卫生室和社区卫生服务站在在上级指导下，开展或协助开展儿童保健健康教育和服务，收集和上报儿童保健服务与健康状况数据。20 世纪 90 年代以来建立的儿童保健三级网使我国儿童保健管理率覆盖率逐年上升，2005 年城、乡 <7 岁儿童保健管理率达 82.3% 与 69.7%，2009 年 <7 岁儿童儿童保健管理率平均已达 80%。三级儿童保健网使政府的各项儿童保健措施得以执行与推广，可使大多数儿童获得定期健康检查、生长监测、疾病的早期筛查，有利与疾病预防与儿童健康生长。儿童保健三级网的建立保证高的预防接种率，显著降低和控制严重传染病的流行。如 20 世纪 60 年代初中国向全世界宣布消灭了天花，比世界消灭天花提早了 19 年。2011 年中国七种疾病（卡介苗、百日咳、白喉、破伤风、脊髓灰质炎、麻疹、乙型肝炎）疫苗接种已覆盖 99% 以上的婴儿。

2. 中国儿童生存状况 UNICEF 采用的新生儿死亡率（NMR）、婴儿死亡率（IMR）和 5 岁以下儿童死亡率（U5MR）是国际社会公认的反映一个国家或地区儿童健康状况的指标。自新中国成立以来，我国新生儿死亡率、婴儿死亡率和 5 岁以下儿童死亡率逐年下降。1990 年至 2011 年，5 岁以下儿童死亡率从 49‰下降到 15‰，降低了 69%；新生儿死亡率从 33.1‰下降到 9‰；婴儿死亡率从 39‰下降到 13‰。5 岁以下儿童死亡率的明显下降，充分反映了我国社会的进步和经济的发展。UNICEF 将 193 个国家的 5 岁以下儿童死亡率从高到低排序（under-five mortality rankings）。中国 5 岁以下儿童死亡率逐年的下降，使中国在 193 个国家排序从 2003 年的第 85 位（39‰）上升到 2009 年的 105 位（24‰），2011 年达 115 位（15‰），接近发达国家水平。即 2003~2011 年中国 5 岁以下儿童死亡率 8 年来降低 60% 以上，在 193 个国家排序中提升 30 位，显示近年来我国儿童健康状况显著改善。

中国 5 岁以下（U5MR）儿童主要死因已由上世纪的肺炎和腹泻等感染性疾病转变为早产或低出生体重和出生窒息等与产科技术有关的新生儿疾病。从 U5MR 死因顺位变化可见意外伤害发生率和死亡率逐年上升（表 1-1-2），对儿童的生命与健康构成严重威胁，但意外死亡是一种可避免的死亡。因此，降低 U5MR 的关键一是降低婴儿和新生儿的死亡，尤其是出生未满 1 周新生儿的死亡，二是降低意外死亡。

3. 中国儿童生长状况 儿童的生长发育是儿童健康重要领域。保障、促进儿童的生长发育将成为儿童保健越来越重要的任务。营养是儿童健康的基本保障，儿童体格发育状况可最直接、最简单地反映儿童营养状况。1995~2000 年 UNICEF、WHO 的资料显示我国 <5 岁儿童中 10% 为中、重度低体重，17% 为中、重度矮小，2003~2009 年分别下降至 7%、15%，2007~2011 年降至 4%。2007~2011 年 <5 岁儿童中的 10% 为生长迟缓，3% 消瘦。1975 年、1985 年、1995 年、2005 年连续 4 次全国大规模的 7 岁以下儿童体格发育调查结果显示 1975 年 ~2005 年城市和郊区男女儿童体重、身（长）高均显著增长（表 1-1-3）。如 6~7 月龄城市和郊区男、女童平均体重分别增长 0.53kg、0.51kg 和 0.78kg、0.74kg，身长分别增长 1.7cm、1.4cm 和 2.4cm、2.2cm；6~7 岁龄城市和郊区男、女童平均体重分别增长 3.26kg、2.88kg 和 2.68kg、2.68kg，身长分别增长 5.3cm、5.0cm 和 7.6cm、7.5cm。2005 年我国儿童体格发育的参照标准已接近或部分超过 WHO 参考标准。1975~2005 年 4 次全国范围的儿

表 1-1-2 U5MR 死因顺位变化

位次	20 世纪			21 世纪		
	50 年代初	70 年代	1987 年	1992 年	2000 年	2004 年
1	急性传染病	肺炎	肺炎	肺炎	新生儿疾病	早产或低出生体重
2	腹泻	腹泻	新生儿窒息	新生儿窒息	肺炎	出生窒息
3	营养不良	营养不良	早产	新生儿破伤风	腹泻	肺炎
4	~	~	新生儿破伤风	早产	意外	先天性心脏病
5	~	~	意外	先天异常	~	意外窒息
6	~	~	腹泻	腹泻	~	腹泻

摘自：米杰．中国儿童生存状况：婴幼儿死亡率变化趋势．中国循证儿科杂志，2009，4(4)：325-329.

表 1-1-3 1975 年、2005 年 9 市儿童身长(高)发育情况(cm)*

年龄	1975 年		2005 年		增值	
	男童	女童	男童	女童	男童	女童
出生	50.6	50.0	50.4	49.7	~0.2	~0.3
3~4 月龄	62.3	60.9	63.3	62.0	1.0	1.1
6~8 月龄	68.1	66.7	69.8	68.1	1.7	1.4
12~15 月龄	75.6	74.1	78.3	76.8	2.7	2.7
2.0~2.5 岁	86.5	85.3	91.2	89.9	4.7	4.6
3.0~3.5 岁	93.8	92.8	98.5	97.6	5.1	4.8
4.0~4.5 岁	100.8	100.1	106.0	104.9	5.2	4.8
5.0~5.5 岁	107.2	106.5	113.1	111.7	5.9	5.2
6.0~7.0 岁	114.2	113.9	120.0	118.9	5.3	5.0

* 资料来源：中国 9 市 7 岁以下儿童体格发育调查

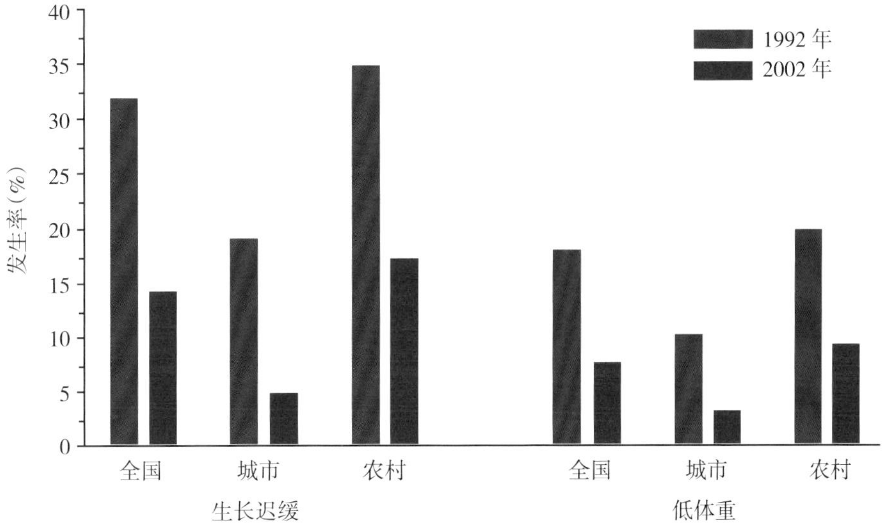

图 1-1-4 1992、2002 年 5 岁以下儿童生长迟缓、低体重检出率

童体格发育调查资料显示我国儿童的体格生长状况不断改善，提示我国儿童的线性生长潜力逐渐充分发挥，也是我国儿童体格生长水平达到历史上最好的时期的有力证据之一。

我国儿童仍然存在不同程度营养不良问题，包括营养不足和营养过度双重负担。1992 年中国居民营养与健康状况调查结果显示 5 岁以下城市儿童生长迟缓发生率为 19.1%，2002 年降至 4.9%，农村儿童生长迟缓发生率从 35.0% 降至 17.3%；1992 年 5 岁以下城市儿童低体重发生率为 10.1%，2002 年降至 3.1%；农村儿童低体重发生率从 20.0% 降至 9.3%(图 1-1-4)，提示我国儿童的营养状况和生长发育还存在着明显的城乡差别和地区差别，农村儿童营养不足高于城市 3~4 倍。2013 年 UNICEF 的资料报道 2007~2001 年中国儿童中、重度超重为 7%。因此，儿童营养不足、促进儿童的生长发育是农村和边远地区主要问题，预防儿童营养过度是较发达的城市地区较突出的问题。

(黎海芪)

【参考文献】

1. 陈翠贞. 编者言. 中华儿科杂志，1950，1(1)：1.
2. 宋杰，张菊英. 健康婴儿检查. 中华儿科杂志，1950，1(2)：96-105.
3. 叶恭绍. 儿童保健专著 - “儿童生长发育的规律”中华

儿科杂志,1952,3(1):51-61.
4. 薛沁冰．儿童保健事业在我国的进展．中华儿科杂志,1979,17(4):193-196.
5. Pediatric Primary Care.(http://nsmc.partners.org/pediatrics/primary_care)
6. UNICEF:The State of the World's Children 2013.(http://www.unicef.org/sowc2013/files/Table_1_Stat_Tables_SWCR2013_ENGLISH.pdf)
7. Catherine E. Burns, Ardys M. Dunn, Margaret A. Brady and Nancy Barber Starr:Pediatric Primary Care, 5th edition, Saunders, an imprinter of Elsevier. Inc, 2013.
8. 金星明．发育行为儿科学:儿科学的基础．中国儿童保健杂志,2012,20(1):4-5.
9. 杨青．我国儿童保健工作的挑战和对策．中国儿童保健杂志,2008,16(1):3-4.
10. 米杰．中国儿童生存状况:婴幼儿死亡率变化趋势．中国循证儿科杂志,2009,4(4):325-329.
11. 李辉．中国儿童生长状况:营养和发育的变化趋势．中国循证儿科杂志,2009,4(5):405-409.
12. 黎海芪．正确评价儿童营养状况．中华儿科杂志,2010,48(7):481-483.
13. THE STATE OF THE WORLD'S CHILDREN, 2013(http://www.unicef.org/sowc2013/files/Table_1_Stat_Tables_SWCR2013_ENGLISH.pdf)

第二节 儿童保健目标

导读 21世纪儿童保健的目标是促进或改变儿童健康轨道,包括生命初期的健康准备、生长过程中的健康保护以及健康促进。儿童保健研究的基本内容涉及儿童健康的全过程,包括体格生长发育、营养、神经心理行为,是控制疾病的第一道防线。

儿童保健研究方法有别于微观的疾病研究,尤其适合采用流行病学的研究方法。流行病学最基本的方法学框架有助儿童保健工作者进行前瞻性的随访观察,评估干预效果,不断修正和优化服务技术。

儿童保健的发展方向包括儿童体格生长资料的积累、个体化的儿童营养处方儿童心理、行为发育研究与环境安全与儿童健康。

一、儿童保健目标及研究范围

(一) 儿童保健目标

医学模式由传统的生物医学模式向生物-心理-社会医学模式的转变,改变了人们的健康观和疾病观。进入21世纪以来,儿童健康的基本概念已转变为使儿童处于完好的健康状态,保障和促进生理、心理和社会能力充分发育的过程。2004年美国国家医学院(Institute of Medicine, IOM)、美国国家科学研究委员会(United States National Research Council, NRC)定义儿童健康为:①儿童个体或群体能够发展和实现其潜能;②满足儿童的需要;③使儿童能成功利用生物学的、自然界的和社会环境发展儿童的能力。健康在人的生命历程中发展是一个人的健康轨迹。因此,21世纪儿童保健的目标是促进或改变儿童健康轨道,包括生命初期的健康准备、生长过程中的健康保护以及健康促进。

儿童健康轨迹有关键时期,健康发展关键时期因基因与环境的相互作用使儿童有不同的健康发展结果。因此,有效的健康促进策略可降低危险因素,有益健康发展(图1-1-5)。影响健康的危险因素有母亲抑郁、贫困、缺乏卫生服务、家庭不和睦,健康促进策略包括父母受教育、情绪健康、有文化(能给儿童阅读)、有教养,儿童有卫生服务、能参加学前教育等等(图1-1-6)。

(二) 儿童保健的研究范围

儿童保健涉及儿童健康的全过程,控制儿童高死亡率、降低发病率保障儿童生存,尽可能消除各种不利因素,保护和促进儿童身体、心理和社会能力的充分发展,使儿童健康进入成人期。因此,

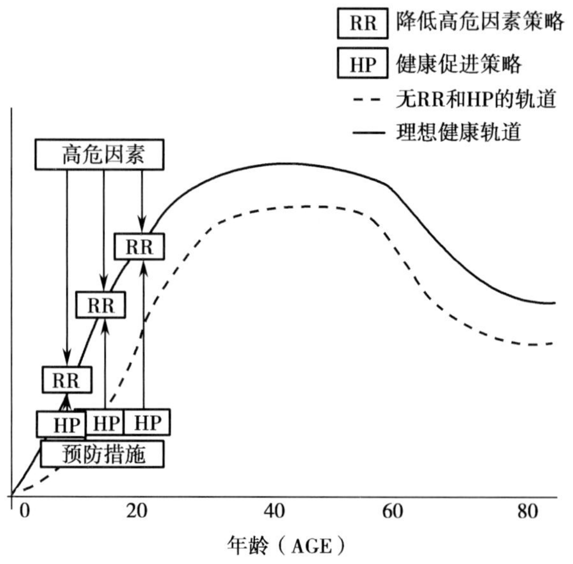

图1-1-5 降低高危因素和健康促进对儿童健康发展的影响

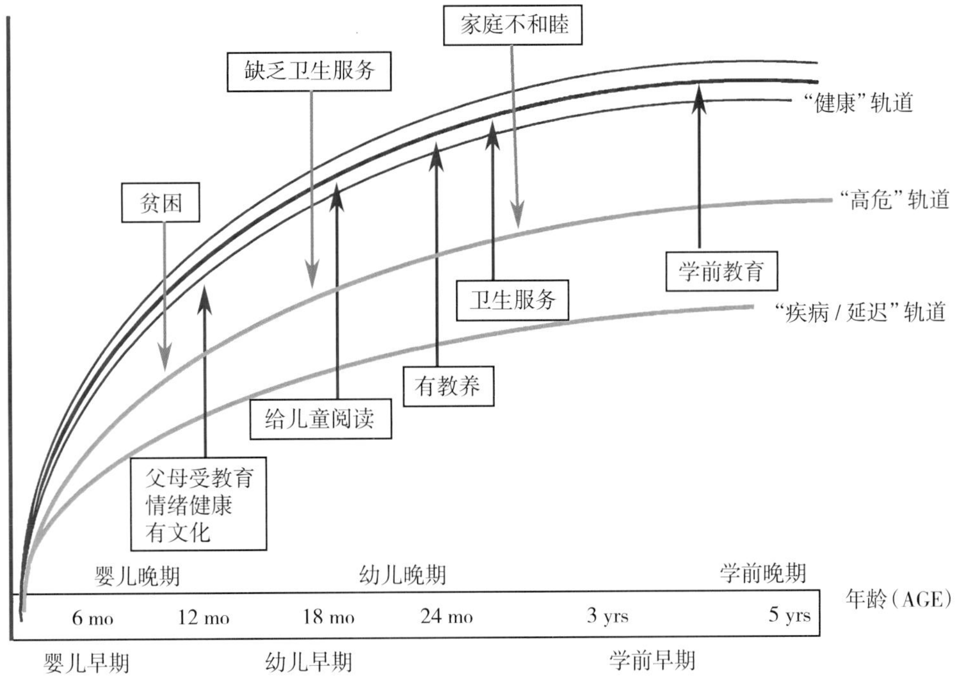

图 1-1-6　改变儿童健康轨道的策略

疾病控制的第一道防线是保健。按《儿童权利公约》第一部分第一条关于儿童的定义"儿童系指18岁以下的任何人，除非对其适用之法律规定成年年龄低于18岁"，中国儿童保健对象由婴儿扩展到3岁内婴幼儿，现已逐步开展0~18岁儿童的保健。

儿科学是临床医学中唯一以人的生命发展阶段(年龄)划分的学科，其中儿童保健又是儿科学中最具特色的学科之一，属临床医学的三级学科。儿童保健内容涉及临床儿科学、发育儿科学、预防儿科学、社会儿科等多学科知识。

生长发育是儿童生命过程中最基本的特征。发育儿科学是研究儿童体格生长和神经心理发育规律的一门学科，是儿童保健学的核心学科。儿童为弱势人群，易受疾病、环境等各种不良因素影响造成身心损伤。研究儿童体格生长和神经心理发育规律、影响因素和评价方法，保证和促进儿童身心健康，及时发现生长发育偏离，给予必要的干预处理是儿童保健学的重要的基础组成部分。

预防儿科学是研究提高儿童生命质量的学科，根据疾病发展的规律采取预防措施，防患于未然。近年来医学模式已逐渐从生物医学模式向生物、心理、社会医学模式转变，扩展的预防内容除预防器质性疾病和精神心理、行为问题等，还涉及预防社会、环境等因素所致疾病。预防儿科包括三级：Ⅰ级预防(primary prevention)或基础预防，是疾病发生前的干预、促进性措施，如健康教育、营养、环境保护、心理卫生、预防接种、母亲孕期用药指导等。Ⅱ级预防(secondary prevention)是未出现疾病症状前的干预措施，及早发现偏离或异常，包括定期体格检查、生长监测(monitoring of growth)、疾病早期筛查(如新生儿遗传代谢性疾病筛查、听力筛查、语言发育障碍筛查、视力筛查、运动发育障碍筛查、贫血筛查、血铅筛查等)、产前检查，目的是疾病早期阶段诊断、干预与治疗，避免严重后果(如治疗先天性甲状腺功能减低症预防精神发育迟滞)。Ⅲ级预防(tertiary prevention)即彻底治疗疾病，防止并发症和后遗症，争取全面康复，包括家庭护理、心理治疗和促进功能恢复等措施。预防儿科学是儿童保健学的主要内容。目前，中国儿童保健由单一的传染性疾病预防管理到儿童体格发育、系统疾病筛查与防治，包括体格生长疾病、营养性疾病、心理行为疾病、新生儿疾病、听力及视力疾病、口腔疾病。因此儿童保健涉及的专业也从儿童生长发育、儿童营养、流行病学，逐步扩展到儿童传染病、儿童神经学、儿童心理学、新生儿学、儿童免疫学、儿童皮肤学、儿童五官学、环境医学、青春医学、遗传学、伤害医学等多学科。

社会儿科是建立从关注个体儿童到社区所有儿童的理念，认识到家庭、教育、社会、文化、精神、经济、环境和政治的力量对儿童健康有重要意义作用；将临床实践与公共健康原则中有关儿童保健内容结合；充分利用社区资源与其他专业人员、媒介，父母合作，以获得理想的、高质量的儿童服务。完整的儿科学应是儿科医生的专业知识与社会责任的结合。儿童保健医生面对不同年龄的儿童和不同的家长，需要鉴别疾病，回复、解释儿童和家长的各种生理的、非生理的问题，这是儿童保健专业艺术不同于其他儿科医生的闪光之处。社会儿科是儿童保健的工作范围。

临床儿科学研究儿童疾病发生发展规律、治疗和预后，主要研究疾病的发生发展机理，以个体儿童为主，属Ⅲ级预防内容。临床儿科学是儿童保健学的基础学科，儿童保健是临床儿科学的基础内容。有丰富临床儿科经历的儿童保健学专业医生在临床实践中可表现较强的疾病鉴别与处理能力，具有较好发展潜力。

儿童保健学是预防儿科学与临床儿科学在新的生物 - 心理 - 社会医学模式下整合的新学科，以预防为主、防治结合，群体保健干预和个体保健服务相结合，包括Ⅰ级、Ⅱ级预防和部分Ⅲ级预防内容，关注儿童的整体发展，内涵在实践中不断拓展。为满足社会需求和学科发展，各儿童保健亚专业的发展应在体格生长发育、营养、神经心理行为等基本的内容基础上侧重发展，但亚专业不能替代儿童保健学科的建设。

二、儿童保健工作方法及特点

儿童保健工作的目的是促进或改变儿童健康轨道，包括生命初期的健康准备、生长过程中的健康保护以及健康促进(详见本节“儿童保健的目标及研究范围”)，服务对象是儿童个体，但我国儿童保健的优势是儿童人群大，良好的三级工作网有利于开展多中心研究。同时，儿童保健研究方法适合采用流行病学的研究方法，有别于微观的疾病研究。流行病学最基本的方法学框架也有助儿童保健工作者进行前瞻性的随访观察，评估干预效果，不断修正和优化服务技术。流行病学研究方法主要分为观察性研究和实验流行病学，儿童保健工作者可根据研究内容与条件，选择适合的、可行的方法(图 1-1-7)。

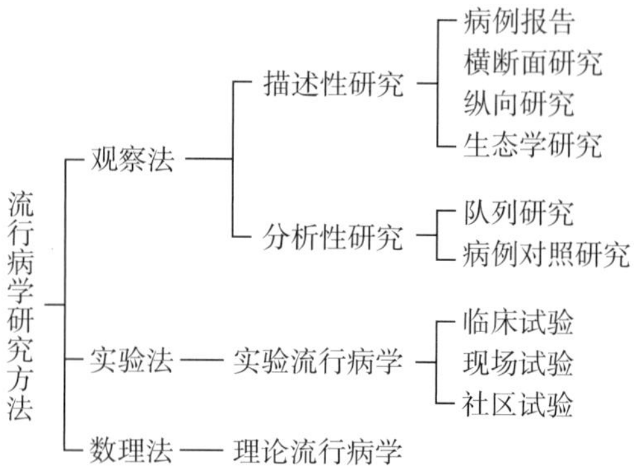

图 1-1-7 流行病学研究方法框架

(一) 观察性研究

根据对照设计情况分为描述性研究(无对照)与分析性研究(有对照)两类。观察性研究与实验研究的主要区别是有无人为实施暴露因素的分配。

1. 描述性研究 利用已有资料(如常规检测记录)或设计调查获得的资料(包括实验室检查结果、门诊调查、人群调查等)，按不同地区、不同时间及不同人群特征分组，描述人群中有关疾病或健康状况及暴露因素的分布情况。

描述性研究(descriptive study)是流行病学研究方法中最基本的类型，其主要目的是通过对疾病或健康状态及其暴露因素的分布情况进行分析、归纳，初步了解导致疾病发生的可能因素以及对该病防治采取的措施及效果等，从而对所研究的问题提出假设，作为进一步研究的依据或起点。因此，描述性研究是其他研究方法的基础，所利用的数据资料必须真实可靠。

描述性研究包括横断面研究(cross-sectional study)、纵向研究(longitudinal study)、生态学和病例报告等。横断面研究是儿童保健工作者最常使用的方法。

横断面研究：又称为现况研究，是在特定时间段与特定人群范围内开展调查，了解疾病或健康状况及其相关危险因素的分布特征。因收集所观察时点或时间段的资料，既不回顾过去的情况，也不追踪未来的情况，故又称为现况研究(existing circumstances research)。因此，观察指标只能获得某一特定时间内调查群体中某病的患病率，也称患病率研究(prevalence study)。

横断面研究根据研究目的确定研究对象，其研究对象包括人群整体，不需要将人群根据暴露状态或疾病状态先进行分组。研究重点关注的是在某一特定时点上或某一特定时期内某一人群中暴露及疾病的联系，特定时点可以是某个疾病的诊断时间，也可以是患者入院时间、出院时间等。

横断面研究不能区分暴露与疾病发生的时间关系，因此不能直接推断因果关系；但如暴露因素是研究对象具有疾病发生前就存在的固有因素（如性别、种族、血型、基因型等），且固有因素不因疾病发生而改变时，则横断面研究的结果可提供相对真实的暴露和疾病发生的时间先后顺序关系，有助进行因果推断。如果在同一人群中定期进行重复的横断面研究也可以获得发病率资料。

横断面的研究结果有助于了解儿童的健康和保健水平；确定某种疾病的高危人群，指出当前疾病防治和卫生防疫的主要问题及对象；对某种疾病重复开展多次横断面调查的结果可获得患病率的变化趋势，有助于考核干预措施的效果或评价相关因素的变化对儿童人群发病风险的影响。儿童保健研究中应用横断面研究方法最多，如我国原卫生部自 1975 年以来每 10 年开展的全国性儿童生长发育的调查，至今已累计 4 次；其他，如儿童贫血、佝偻病、食物过敏的患病率调查等。虽然疾病与影响因素处于同一时间点而无法得到因 - 果结论，但横断面研究可提供病因研究线索。如三聚氰胺污染奶粉与儿童泌尿系结石关联性的横断面研究，通过比较服用污染奶粉与未污染奶粉两组儿童中泌尿系结石的患病率，初步获得被三聚氰胺污染奶粉可能是引起儿童泌尿系结石的初步病因学线索，为进一步病因研究与干预研究提供依据。

2. 分析性研究 观察所研究的人群中可疑病因或危险因素与疾病或健康状况之间关系的研究方法。分析性研究（analysis study）的主要目的是检验病因假设，估计危险因素与疾病的关联强度。根据研究的因果时序，分析性研究分为队列研究与病例对照研究。

(1) 队列研究：将研究对象按是否暴露于某种因素或暴露的不同水平分组，追踪各组的结局，比较不同组间结局的差异，判断暴露因素与结局关联及关联程度的一种分析性研究方法称为队列研究（cohort study）（图 1-1-8）。

队列研究的特征属于观察性研究方法，按研究对象进入队列时的原始暴露状态分组，暴露为客观存在因素，即非人为分配。研究过程在自然状态中进行，不进行任何干预。因研究暴露因素对疾病的影响，故队列研究需设立对照组，即无暴露因素的人群，比较暴露人群与无暴露因素人群的疾病结局。如 20 世纪 60 年代德国医生 Von

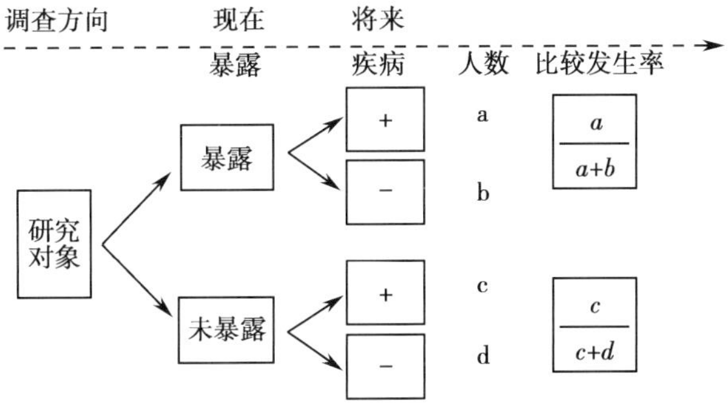

图 1-1-8 队列研究流程

Masselbach 教授在产科门诊前瞻性观察 350 位孕妇，其中 7 人为暴露组，即怀孕前半期曾服反应停，其余为非暴露组（对照组）。随访观察发现暴露组共有 3 名出生畸形婴儿，非暴露组无一例畸形婴儿出生。统计学分析显示 2 组差别具有统计学意义，得出孕早期服用反应停可能与婴儿畸形有关的判断。队列研究的设计决定研究方向是纵向的、前瞻性的，由“因”至“果”，即首先确认研究对象有暴露，再分别追踪暴露与对照组的结局。队列研究证实暴露与结局的因果关系力度强于横断面研究。队列研究可应用于研究儿童生长发育与疾病自然史，如通过长期随访一群儿童研究生长发育特点与规律；或观察和描述暴露于某种危险因素的儿童疾病发生、发展至结局自然过程，明确疾病自然病史。如芬兰、英国维特岛、丹麦、荷兰和挪威 5 个国家或地区采用出生队列研究获得确切的婴儿牛奶过敏发病率。队列研究是前瞻性研究，可用于探讨多种因素与多种疾病的关联，检验病因假设，如随访观察胚胎期营养不良与成人期非感染性疾病的影响。队列研究可评价预防效果，如观察母亲孕期补充叶酸预防神经管畸形作用的研究中对补充叶酸（暴露组）和未补充叶酸（对照组）的育龄期女性进行登记、随访，结果发现母亲孕期补充叶酸（暴露组）的胎儿神经管畸形发病率低于孕期未补充叶酸（对照组）胎儿，提示孕妇补充叶酸可降低胎儿发生神经管畸形的风险。

队列研究根据研究结局出现时间分为前瞻性队列研究（prospective cohort study）和回顾性队列研究（retrospective cohort study）。前瞻性队列研究开始时无研究结局，据研究对象的暴露状况分组，随访观察一定时间获得研究结局。回顾性队列研究开始时已有研究结局，但需在过去某个时点暴露状况的历史资料基础上开展回顾性队列研究，完成研究结局的测量。如米杰教授团队进行的出生体重对成人期慢性病发病风险的研究方法即为回顾性队列研究。如在回顾性队列研究基础上再进行前瞻性随访研究对象为双向性队列研究(ambispective cohort study)。

(2) **病例对照研究(case-control study)**:是一种分析性研究方法。按研究对象是否患某病分为病例组与对照组,对照组与病例组在非研究因素(一般为年龄、性别等)之间要具有可比性,回顾性调查两组人群既往暴露于某个(些)因素的情况及暴露程度,以判断暴露因素与该病之间是否存在关联及关联程度(图 1-1-9)。如 1948~1952 年 Doll 与 Hill 两名医生收集伦敦与附近 20 余家医院诊断的肺癌住院患者,每收集到 1 例肺癌患者,选同期住院的其他肿瘤患者为对照,要求年龄、性别、居住地区、经济情况等与肺癌组有可比性。回顾性调查收集两组人群吸烟史和吸烟量。经过比较两组人群既往吸烟情况,发现肺癌组吸烟的比例高于对照组,差别有统计学意义,推断吸烟可能与肺癌发生有关联,结果为病因研究提供证据。

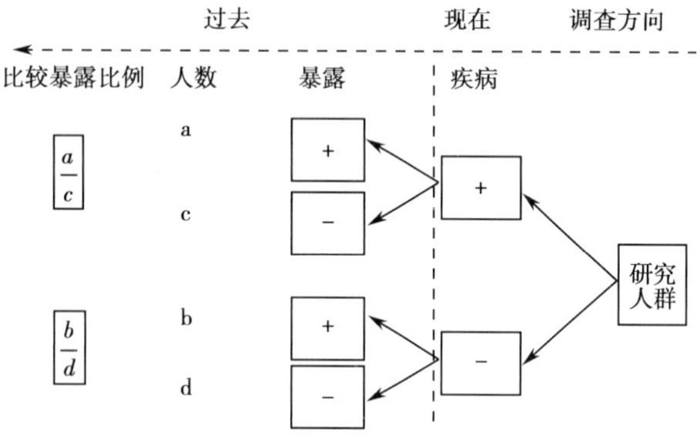

图 1-1-9 病例对照研究流程图

病例对照研究方法属于观察性研究方法,研究对象分组是客观存在的,整个研究过程是在自然状态下进行的,无任何人为干预。对照选择是病例对照研究结果体现真实的因与果关联的关键。因病例对照研究是在疾病发生之后追溯假定的致病因素,故病例对照研究的因果论证强度比队列研究弱。

病例对照研究可用于检验病因假设、疾病预后因素以及遗传流行病学研究。病例对照研究适于研究病因复杂、潜伏期长的罕见病的危险因素研究。采用病例对照研究筛选和评价影响疾病预后的因素时,以发生某种临床结局者作为病例组,未发生该结局者为对照组,回顾性追溯影响 2 组不同结局的有关因素,通过对比分析确定影响疾病预后的主要因素,从而指导临床实践。如研究出生巨大儿(出生体重≥4000g)2 岁时的肥胖状态的影响因素,可以出生巨大儿为研究对象,将 2 岁时是否肥胖分为病例组和对照组,利用儿童保健记录或回顾调查收集生后两年的喂养、体格发育和疾病等因素,通过对比分析以发现影响出生巨大儿 2 岁时肥胖状态的可能因素。另外,遗传关联性研究或全基因组关联分析(genome-wide association study,GWAS)研究的设计多采用病例对照研究的原则。

(二) 实验流行病学

据研究目的按设计方案将研究对象随机分为试验组与对照组,研究过程人为给试验组增加或减少某种处理因素,追踪随访该处理因素的结果,比较分析两组或多组人群的结局及效应差异,判断处理因素的效果。实验性流行病学(experimental epidemiology)是流行病学研究的重要方法之一,据研究目的和研究对象分为临床试验、现场试验和社区试验。临床试验适用于对治疗措施进行严格的效果评价,而现场试验和社区试验则适用于对儿童保健措施的实施效果进行评价。

1. 临床试验 设计是以患者或健康志愿者为受试对象,施加或去除某种干预措施(如药物、检查方法、治疗手段等),追踪随访干预措施对受试对象健康状态或疾病的影响,并对干预措施的效果和安全性进行检验和评价(图 1-1-10)。

临床试验(clinical trial)为前瞻性研究,须直接追踪随访受试对象;同时施加一种或多种干预措施;有平行的试验组和对照组。临床试验在人体进行,因研究者将主动实施各项干预措施,受试对象需自愿参加研究,鼓励和劝说受试对象接受新的干预措施,或停用可能影响试验结果的药物或其他措施是不当的。

临床试验据研究对象分组方法分为随机对照临床试验(randomized controlled clinical trail,RCT)和非随机对照临床试验。随机对照临床试验要求研究对象随机分为试验组和对照组,结果更加真实可靠,但设计和实施复杂。非随机对照临床试验中研究对象因客观原因限制或伦理学问题而难以或无法实施随机分组,因此论证强度要低于随机对照临床试验,如非随机同期对照试验、自身前后对照试验、交叉设计对照试验、序贯试验及历史对照试验。

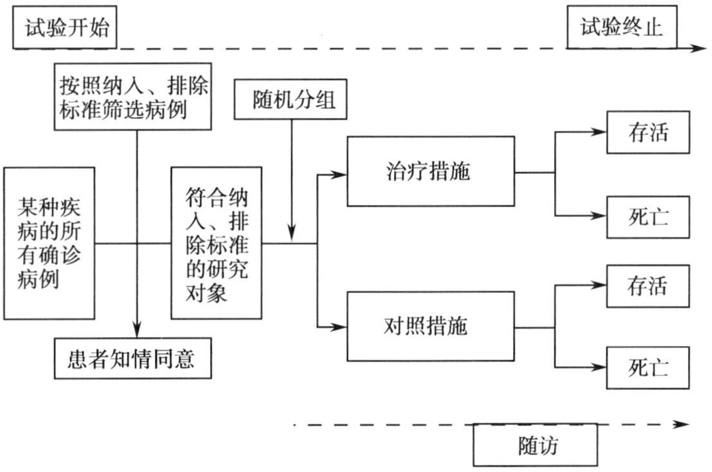

图 1-1-10　临床试验流程图

临床试验可用于临床疗效与安全性评价、疾病预后研究以及病因验证。如新药物及治疗方案效果与安全性实验，RCT 被认为是临床疗效评价的金标准。疾病预后指疾病发生后的结局，疾病治疗后的转归包括治愈、缓解、迁延、慢性化、恶化、复发、残疾、发生并发症及死亡。对疾病预后开展临床试验可克服凭临床经验判断预后的局限性，了解影响疾病预后的各种因素，帮助临床医生做出合理的治疗决策，改善并干预疾病结局，促进治疗水平的提高。临床试验用于证实病因假说的真实性是通过对干预组施加或去除某种因素，比较干预组和非干预组人群发病或死亡水平的差异。

2. 现场试验和社区试验　研究者在严格控制的现场条件下，以自然人群为研究对象，针对某种疾病的干预措施进行效果评价的试验。其中干预措施包括生物医学治疗或预防措施，健康教育和行为生活方式改变措施，以及生物或社会环境改变措施等。现场试验接受干预措施的基本单位是个体，社区试验接受干预措施的基本单位是社区，有时也可是某一人群的各个亚群。

现场试验（field trial）和社区试验（community trial）研究的是预防疾病的发生，不是疾病的后果。因此，现场实验和社区实验的目的是改变人群中某因素暴露情况，观察该因素与某疾病发病率和死亡率的关系，寻找影响疾病发病或死亡的因素。

现场试验和社区试验常用于评价健康人群推行新的预防接种、药物预防以及通过健康教育改变不良行为等措施的效果，效果考核是预防疾病的发生。现场试验和社区试验通常是比较干预后疾病的死亡率、患病率及发病率等，在有统计学显著性差异的情况下计算干预措施的保护率和效果指数。

（三）理论流行病学

是流行病学研究方法的重要组成部分，用数学符号和公示表达疾病及其影响因素之间的关系。采用数学公式明确地和定量地表达病因、宿主和环境之间构成的疾病流行规律、人群健康状况以及卫生事件分布，即理论流行病学（theoretical epidemiology）从理论上探讨疾病流行的发生机制和评价预防措施的防制效应。

理论流行病学属理论性研究，故研究对象宜标准化、研究状态理想化，即假定研究对象是在某种理想状态下存在的无差异、相对独立的个体；研究因素、研究对象和研究条件均具有相对的独立性。理论流行病学需要有完整的人群发病资料，以比较研究对象发病的理论期望值与实际观察值之间的符合程度，从理论上探讨疾病流行的发生机制。因此，理论流行病学研究结果可预测疾病发展趋势。

理论流行病学模型中的各种参数定量表达各种因素对疾病流行的影响，即可定量研究各种因素对疾病流行的影响。如对年龄、文化水平、生活习惯等可能影响疾病流行的因素给出定量的估计值。理论流行病学设计和评价控制疾病流行的方案，如建立疾病数学模型后，据目标人群中的基本数据模拟某病在该人群中流行过程及转归，然后将不同控制措施输入模型，评价不同控制措施的效果。实际应用中，理论流行病学可用来评价某种治疗方法对疾病的治疗效果和效益，帮助医生做出科学的临床决策。同时，理论流行病学可解析疾病流行过程，预测流行趋势。如更改疾病数学模型的参数，包括易感者比例、有效接触率大小、潜伏期长短等，获得不同参数下各种疾病的流行趋势，结果帮助全面预防疾病。疾病数学模型可用于建立计算机模拟诊断系统，如在模型中输入患者舌象、脉象、消谷善饥等症候表现进行中医的辨证论治，获得有关的中医诊断。远程教育亦可利用数学模型在远离疾病流行现场的环境中模拟各种疾病在人群中的流行过程进行教学和培训。

三、儿童保健发展方向

1. 儿童体格生长资料的积累 生长是几乎涉及每个儿童与家庭的课题，是儿童健康的基础内容。中国2005年中国儿童体格生长参数已接近WHO/NIHS的标准。因此，中国的儿科/儿童保健医生可根据工作的需要采用WHO/NIHS的标准，也可用中国2005年中国儿童体格生长参数，从生长水平、生长速度以及匀称状况三方面评价儿童生长发育。在基层儿童保健机构普及体格生长速度与增值评价方法，可帮助基层儿童保健及时发现生长速率异常的儿童。随社会与科学的发展，需要不断深入研究儿童生长发育的规律及其影响因素。中国是人口大国，约3.6亿儿童与青少年。2003年UNICEF报告中国每年有1870万新生儿，按3岁以下儿童系统管理率81.5%、每个儿童7次体格测量计算，至2013年应有3.5亿余份3岁以下儿童生长资料。但人口大国丰富的儿童生长发育资料未被重视与收集。中国应向先进发达国家学习积累儿童生长发育资料，进行多中心、多学科的纵向研究。应在全国3000余个妇幼保健机构建立体格测量数据的积累保存，其中涉及统一体格测量标准，包括工具、方法、技术。积累儿童生长发育资料将是一个很有价值的、大的基本工程建设，可从各个县妇幼保健机构为龙头的三级儿童保健网局部逐步开展。5年、10年后中国儿童生长发育资料基础数据库将是世界上样本量最大的儿童生长资料，将可提供获得许多珍贵的信息，包括不同儿童人群的生长资料，如青少年、早产儿/低出生体重儿、宫内营养不良儿，也可获得各种急慢性疾病的发生率、患病率、死亡率，如贫血、佝偻病、智力低下、孤独症谱系障碍。

近年早产儿、宫内发育不良儿童的生长结局是一比较棘手的临床问题，包括生长追赶、智能水平。90年代初提出的"程序化(programming)"理论，即胎儿发育关键时期(critical windows)受到不利因素影响胎儿组织器官形态结构、发育与代谢等，造成远期的功能障碍。成年期代谢性疾病与其胎儿起源有关(fetal origins of adult disease)，预防胎儿、成年和老年疾病将成为儿童保健学的一新的研究领域。除了营养和早期干预的介入外，更重要的是需要儿童保健与妇产医学共同研究母亲妊娠期、哺乳期的营养，降低早产儿、宫内发育不良的发生率。

2. 个体化的儿童营养处方 包括婴儿引入其他食物时间与种类、特殊儿童的生长、<5岁儿童营养不良状况和评估。

近30余年人乳喂养、4~6月龄婴儿引入其他食物、微量营养素的概念已基本深入基层儿童保健医生和每个家庭。但在临床工作中需要研究据儿童的生理发育水平或生理年龄判断给出个体化的儿童营养处方，而不是简单、统一按(实际)年龄处理。儿童的生理发育水平或生理年龄判断包括综合出生时生长水平、生长的速度、消化道发育状况、新陈代谢水平以及神经心理发育水平等。扩大、深化人乳喂养概念，对无法进行人乳喂养的婴儿选择适当的配方喂养，保证婴幼儿生长所需营养。研究儿童平衡饮食、基础食物的选择对儿童生长的作用，不推行以单一营养素，特别是单一微量营养素或某一营养成分的实验室研究结果替代食物的作用。近年的研究已证实蛋白质、能量充足时可满足微营养素的需要，即玉米、大米、小麦、豆子、水果、蔬菜等含有所有微量营养素而不需要另外补充。因此，应以促进以食物为基础的研究代替现在微量营养素补充或强化食物的政策。预防的关键是提高家长的营养知识，改变喂养儿童的行为。

研究食物的营养素密度对儿童生长的作用，包括特殊儿童的营养，如早产儿/低出生体重儿、宫内生长受限儿以及营养不良儿童。婴幼儿喂养是儿童发育的基础保健，研究家长改善喂养方法或行为对改善儿童能量和营养素的摄入的作用。

全世界约5%~15%的儿童消瘦，多发生6~24ms；20%~40%儿童2岁时仍矮小。以证据为基础的干预和治疗营养不足的成本效益分析结果显示胎儿期和生后24月龄(1000d)是最高的投资回报率的关键期。有资料显示发展中国家儿童发生营养不良的关键年龄为3月龄至18~24月龄(图1-1-11)。人力资本(human capital)核心是提高人

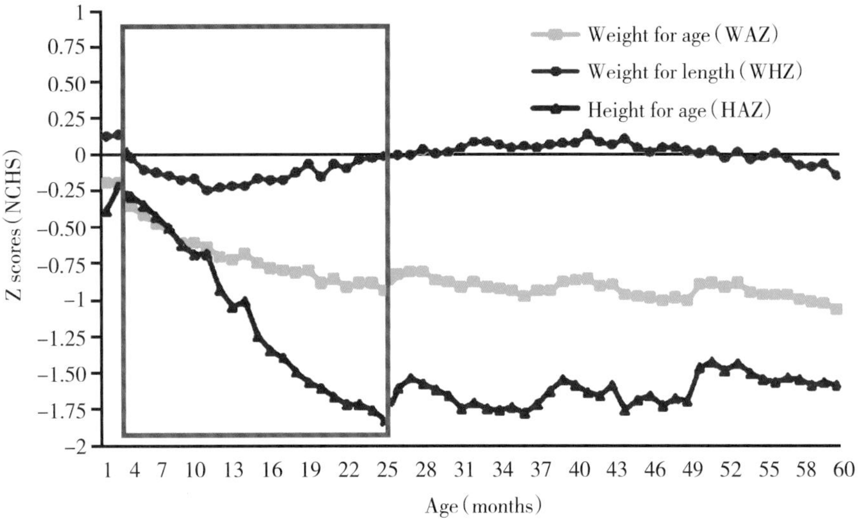

图 1-1-11 采用 HCHS 参数计算 39 项研究资料的 0~59 个月，儿童 W、H、W/H Z scores 与年龄关系

口质量与教育，最好的预测因子是 2 岁时的身高。儿童期营养不足的后果是低的人力资本。因此，理想的婴幼儿喂养对儿童的生长非常重要，生后 2 年是预防儿童生长落后的关键期(critical window of opportunity)。

经典的按体格发育指标判断 <5 岁儿童营养不良状态的指标有 W/age、L(H)/age 和 W/L(H) 三种情况，其中一项异常则提示儿童存在营养不良状况。近年有研究显示给低体重儿童补充能量治疗营养不良时出现超重 / 肥胖。因此，WHO 建议改进营养评估和营养不良分类方法，即以 W/H 判断 <5 岁儿童营养不良状况和评估干预情况，包括营养低下(undernutrition)和营养过度(超重 / 肥胖)两种情况。

达到科学的个体化营养处方的最新方法是进行营养基因组学研究。20 世纪营养学科关注与健康相关的营养问题，维生素、矿物质缺乏性疾病、肥胖和 2 型糖尿病。伴随着基因组学、生物信息学等的迅猛发展及其在生命科学领域的应用，2000 年提出的一种新的营养理论，即从分子水平研究营养素和其他食物的生物活性成分与基因间的关系，研究营养素在分子水平维持细胞、组织、器官和身体的最佳状态。营养研究已从流行病、生理功能转到基因水平，涉及营养学、基因组学(genomics)、分子生物学、生物化学、生物信息等多学科，产生营养基因组学。营养基因组学(nutrigenomics 或 nutritional genomics)中营养素被看成是在身体内的特殊细胞信号，不同的食物可引出不同的基因、蛋白质表达和代谢产物。营养基因组学将促进理解营养素影响代谢的旁路和体内平衡，可预防食物所致的慢性疾病，如肥胖和 2 型糖尿病。同时，营养基因组学研究食物中的营养素及其他天然物质来源的活性成分达到人体最佳状态的基因表现，进而促进身体的健康。营养基因组学将成为营养学研究新的前沿，但目前仍是处于发展初期的新兴学科(图 1-1-12)。

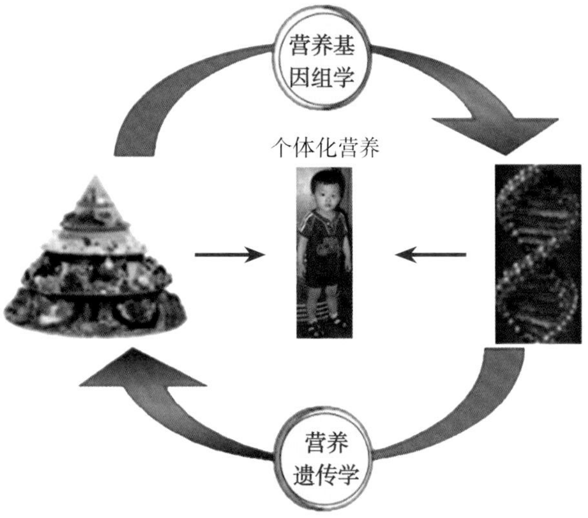

图 1-1-12 营养基因组学与营养遗传学

3. 儿童心理、行为发育研究 医学专业的分化是科学发展的必然，如儿科是在成人内科基础上发展的，普儿科又逐渐发展分化以系统为主的各个儿科亚专业，但普儿科仍是各专业的基础。儿童保健深入发展到一定时期则首先分支出发育-行为儿科，同样儿童保健也是发育-行为儿科的基础。与各儿科亚专业一样，发育-行为儿科的专业性强，有条件的儿科专科医院、或医学院校应成立发育-行为儿科。儿童的发育与行为问题发生率高而严重度低，需要在一、二级儿童保健网的综合全面保健基础上进行发育和行为筛查，对发育和行为有偏离的儿童进行早期干预，对发展为发育和行为问题的儿童转诊至二级儿童保健机构进行诊断性测试、干预，发展为发育/行为疾病或障碍者转诊至三级或高级发育-行为专科进行评估、诊断、治疗；对健康儿童进行预见性指导、促进早期发展(图 1-1-13)。

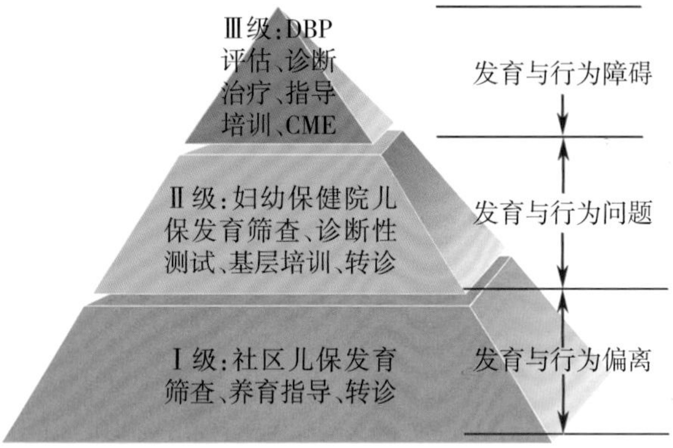

图 1-1-13　儿童发育-行为筛查的三级网工作内容

1982 年美国成立行为儿科学专业，1994 年更名为发育与行为儿科学会(Society for Development and Behavioral Pediatics，SDBP)。2011 年中华医学会儿科学分会儿童发育行为学组成立，标志中国儿科学发展完全与国际接轨-已具备同样的专业分支。但相同专业分支不等于有相同的学术水平，需要认识到中、美两国儿科医生有 30 年以上的基础医学差距，我国与国际发育-行为儿科学尚存在明显差距。为与国际同步发展，学科建设任重道远，如规范综合性评估，强化多纬度诊断、疗效评价等；同时需要加紧培养中国的高级发育-行为儿科医生，强化专业队伍的基础知识，特别是用神经生理学基础知识解释儿科发育与行为临床现象。

4. 环境安全与儿童健康　儿童环境包括社会与自然环境。社会经济的发展对儿童的健康有正面影响，也有严重的负面影响。确保儿童在良好的环境中健康成长是一重要而艰巨的任务，需要建立有利于儿童健康的社会环境和生活方式(图 1-1-14)。

5. 以指南、建议规范工作　医学科学的发展

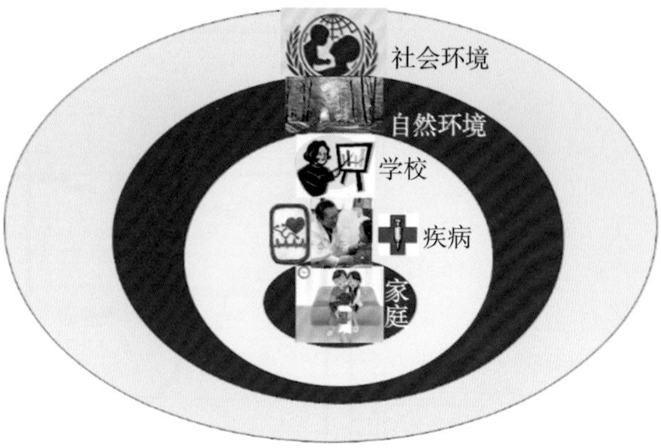

图 1-1-14　儿童生活环境

过程积累了丰富的控制疾病的经验和理论。健康促进内容比疾病控制复杂，是疾病控制的基础。有效的健康促进需要指南规范正确的理念、适宜的方法和措施。发达国家医学界制定各类指南，并不断完善。指南使各级医生有章可循，各级医生也视指南为“医学法规”认真执行。美国儿科学会(AAP)制定了各种指南，涉及婴儿喂养、人乳喂养、儿科果汁应用、佝偻病诊治、缺铁性贫血诊治以及儿童的运动方式、运动量等。中国预防医学会儿童保健学分会自 20 世纪 90 年代制定了有关儿童保健评价、体格生长与营养的 4 个常规。2006~2013 年以中国医学会儿科分会儿童保健学组为主制定“儿童注意缺陷多动障碍诊疗建议”、“儿童缺铁和缺铁性贫血防治建议”、“维生素 D 缺乏性佝偻病防治建议”、“婴幼儿喂养建议”、“婴儿过敏性疾病预防、诊断和治疗专家共识”、“儿童微量营养素缺乏与防治建议”、“婴儿食物过敏防治建议”、“牛奶蛋白过敏防治循证建议”等多项建议。儿童保健实际工作应以指南、建议规范日常工作，同时需要定期组织专家对已发表的常规、建议再进行研究、评价，用新的数据、理论修改。

（黎海芪　米杰　彭晓霞）

【参考文献】

1. Fiocchi A，Brozek J，Schünemann H，et al. World Allergy Organization (WAO)Diagnosis and Rationale for Action against Cow's Milk Allergy (DRACMA)Guidelines. Pediatric Allergy and Immunology，2010，21 (suppl)：1-125.
2. Mi J，Law CM，Zhang KL，et al. Effects of infant birthweight and maternal Body Mass Index in pregnancy on components of the insulin resistance syndrome in China. Ann Intern Med，2010，132 (4)：253-260.

3. 朱宗涵．新世纪儿童健康事业的挑战和策略．中华儿科杂志，2000，38(5)：267-270.
4. 杨青，朱宗涵，张德英，等．我国儿童保健工作的挑战和对策．中国儿童保健杂志，2008，16(1)：3-4.
5. Roger Shrimpton，et al. The Worldwide Timing of Growth Faltering：Implications for Nutritional Interventions. Pediatrics，2001，107(5)：e75.
6. David M. Mutch，Walter Wahli，Gary Williamson. Nutrigenomics and nutrigenetics：the emerging faces of nutrition. Federation of American Societies for Experimental Biology J，2005，19：1602-1616.
7. 金星明．有关发育行为儿科学的发展历史与展望．中华儿科杂志，2012，50(7)：481-483.

第三节　儿童保健工作内容

导读　儿童保健工作是卫生工作的重要组成部分，属于公共卫生范畴。儿童保健工作内容应按三级处理，儿童保健医生的主要任务是监测和评估儿童的健康发育状况，并针对性的提出有效的建议。

一、工作内容

儿童保健服务需按三级处理，因一级儿童保健机构（村卫生室和社区卫生服务站）、二级儿童保健机构（乡、镇卫生院，社区卫生服务中心）和三级儿童保健机构（省、市、县妇幼保健机构，专科或医学院、研究所）有不同的职责与任务。

（一）一级儿童保健机构工作内容

1. 基础儿童保健服务　一级儿童保健机构为基层儿童保健机构，在上级儿童保健机构指导下承担基础的儿童保健服务工作，包括收集和上报儿童保健服务与健康状况数据，儿童疾病管理（体格发育异常、营养性疾病、发育-行为异常）。

2. 常规工作内容　详见国家卫生和计划生育委员会“儿童营养性疾病管理技术规范”、“儿童健康检查服务技术规范”、“儿童喂养与营养指导技术规范”。

(1) **新生儿家庭访视**：新生儿出产院后进行家庭医学访视，了解新生儿健康状况，指导家长做好喂养、护理和疾病预防。通过健康检查，早期发现问题，及时指导和治疗，促进新生儿健康。

(2) **定期健康检查**：通过健康检查，对儿童生长、发育进行定期监测和评价（表1-1-4）。2015年《中华儿科杂志》编辑委员会中华医学会儿科学分会儿童保健学组撰写《中国儿童体格生长评价建议》中建议婴儿期9次健康检查（详见第二篇第四章第二节）。

(3) **生长监测**：采用儿童生长曲线图是儿童体格评价常用的方法，追踪儿童体格生长趋势和变化情况，及时发现生长异常状况（详见第二篇第四章体

表1-1-4　健康检查时间与内容

年龄		检查时间	体格测量			实验室				
			体重	身长(高)	头围	BMI	血常规	尿常规	听力筛查	视力筛查
婴儿	<1m	出生	√	√	√				√	
		10d、21d、或30d	√	√						
	1~2m		√	√	√		√			
	3~4m		√	√						
	5~6m		√	√	√		√			
	8~9m		√	√						
	10~12m		√	√	√					
幼儿	18m		√	√						
	24m		√	√	√					
	36m		√	√		√	√	√		
学前学龄	48m		√	√		√	√	√		√
	>5y		√	√		√	√	√		√

格生长评价)。

(4) 心理发育 - 行为监测:常规进行儿童发育和行为筛查,或据家长反映儿童有不明原因的行为"过多"、或睡眠差、喂养困难,日常生活行为中不合作等偏离正常同年龄儿童行为的现象进行随访与早期干预。

(5) 预见性指导:包括营养指导与心理行为发育的预见性指导。即对儿童家长进行乳类喂养(包括人乳、婴儿配方、特殊婴儿配方)、食物转换、平衡膳食、饮食行为等科学喂养知识的指导,以及预防营养性疾病(详见第五篇第十九 ~ 二十一章)。根据个体化原则,注重儿童发育的连续性和阶段性特点给予科学的预见性指导,如母婴交流、情绪安抚、促进其感知觉的发展、依恋建立、认知训练、生活自理能力与良好行为习惯培养等。

(6) 预防接种:详见第七篇第三十一章。

3. 高危儿保健 指产前、产时和产后存在危险因素影响的儿童,包括早产儿、极低体重儿(<1500g),宫内发育迟缓(IUGR)或小于胎龄儿(SGA);新生儿严重疾病(缺氧缺血性脑病、惊厥、颅内出血、化脓性脑膜炎),持续头颅 B 超 CT/MRI 异常(脑室扩张或不对称、脑室周围白质软化、脑穿通、小脑畸形等);使用 ECMO(体外膜肺),慢性肺部疾病,呼吸机辅助治疗等;持续性喂养问题,持续性低血糖,高胆红素血症,家庭或社会环境差等;母亲孕期感染(TORCH)等医学情况。

(1) 高危新生儿:出院(或家庭分娩)后 3 日内进行首次访视,根据具体情况酌情增加访视次数,同时进行专案管理。访视时重点了解疾病发生情况,如呕吐、腹泻等;测体温,指导保暖方法;预防吸吮能力差的极低出生体重早产儿发生呛奶;监测体重变化,观察神志、面色、呼吸、吸吮力、皮肤、二便情况,发现疑难病情及异常情况,及时转送医院就诊。

(2) 听力障碍高危儿:存在听力损失高危因素,如出生体重 <1500g,Apgar 评分低(1 分钟 0~4 分或 5 分钟 0~6 分);住新生儿重症监护室 >24 小时,机械通气时间 >5 日;宫内感染史;颅面形态畸形,包括耳廓和耳道畸形等;高胆红素血症达换血指征;细菌性脑膜炎史;母亲孕期用过耳毒性药物;儿童期永久性听力障碍家族史;临床诊断或疑诊听力障碍的综合征或遗传病以及新生儿听力筛查未通过者,需于 6、12、24 和 36 月龄复查听力。

4. 转诊 基层儿童保健机构的日常基础工作中发现异常情况处理有困难时需及时转诊上级儿童保健机构或专科,同时随访转诊儿童的治疗情况,对提高基层医生、儿童保健医生水平非常重要。

(1) 体格检查异常情况:如前囟张力过高,颈部活动受限或颈部包块;眼外观异常、视力筛查异常;耳、鼻有异常分泌物,听力复查未通过者;龋齿;心脏杂音;四肢不对称、活动度或肌张力异常,疑发育性髋关节发育不良者。

(2) 体格发育异常:体重、身长、头围 <P 3rd,或 >P 97th,体重或身长向上或向下跨 2 条主百分位线;连续 2 次指导体重增长不满意者,或营养改善 3~6 月后身长或身高仍增长不足者。

(3) 营养性疾病治疗效果欠佳情况:贫血儿童经铁剂正规治疗 1 个月后无改善或进行性加重者,或重度贫血;活动期佝偻病经维生素 D 治疗 1 个月后症状、体征、实验室检查无改善;肥胖儿童怀疑有病理性因素、存在合并症或经过干预肥胖程度持续增加的肥胖儿童。

(4) 发育 - 行为问题:持续偏离者。

(二) 二级儿童保健机构工作内容

1. 掌握辖区内儿童健康基本情况 完成辖区内各项儿童保健服务与健康状况数据的收集、上报和反馈。

2. 指导和质量控制 对村卫生室、社区卫生服务站的儿童保健服务、信息收集、相关监测等工作进行指导和质量控制。

3. 筛查与初步干预 对一级儿童保健机构转诊体格发育异常、营养性疾病治疗效果欠佳者明确诊断,调整治疗方案;可疑或异常的儿童开展心理发育 - 行为筛查、初步检查与初步干预。

4. 转诊

- 生长障碍与疑难疾病;
- 喂养困难;
- 疑诊发育 - 行为异常者。

(三) 三级儿童保健机构工作内容

1. 技术指导、业务培训和工作评估 承担对社区卫生服务机构、乡(镇)卫生院和其他医疗机构技术指导、业务培训和工作评估(图 1-1-15),协助开展儿童保健服务。

2. 体格生长、营养问题评估、诊断、治疗 对一、二级儿童保健机构转诊的生长障碍与喂养困难的疑难疾病明确诊断,调整治疗方案后返回一、

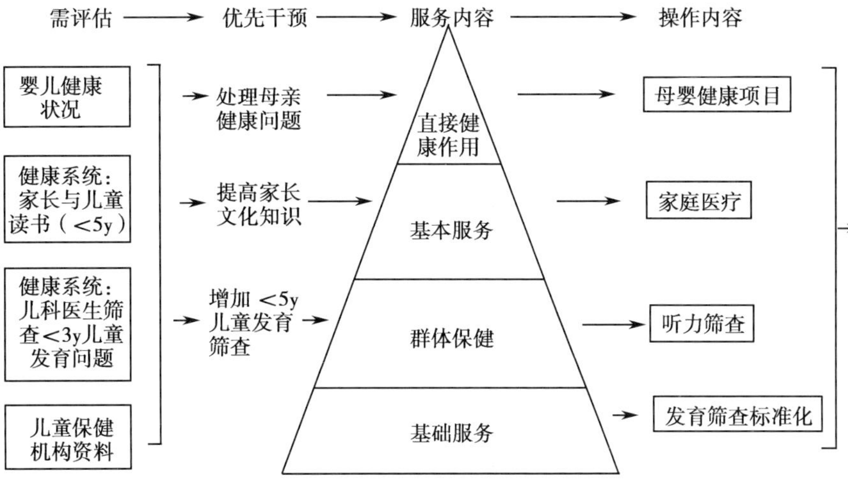

图 1-1-15 儿童保健服务框架评估

二级儿童保健机构管理。

3. 发育 - 行为问题评估、诊断、治疗 对二级儿童保健机构初步诊断有发育 - 行为问题的儿童采用诊断性技术进行确诊、综合治疗及干预服务，或明确诊断、制定干预方案后返回一、二级儿童保健机构进行干预和管理。

4. 教学与科研 结合儿童保健临床问题，开展教学与相关研究，提高基层儿童保健服务水平。

5. 转诊 涉及相关专业的疾病。

- 生长障碍与疑难疾病；
- 喂养困难（难以原发营养不良解释者）。

二、儿科医生、家长在儿童保健中的作用

（一）儿科医生在儿童保健中的作用

社会对健康儿童发育的期望是所有儿童都能正常生长和发育，并顺利进入成人期，为社会发展提供成功的服务，成为一个对社会有益的人。因此，儿童保健医生的主要任务是监测和评估儿童的健康发育状况，针对性地提出有效的建议。但监测儿童健康发育比治疗儿童疾病的内容更广泛，包括对儿童体格生长、认知和心理发育水平的评估，以及鉴别与处理儿童生长发育相关问题（表 1-1-5）。多年来儿童保健已在控制多种传染病和处理某些慢性疾病方面取得显著成绩。但在 21 世纪新的环境下出现新的儿童健康问题，包括儿童发育、行为以及智力等方面的健康问题。

表 1-1-5 儿童发育内容

发育内容	定义
体格发育	体格生长，性发育
调节能力	状态控制与调整，处理感觉刺激的能力（如光线、声音、触摸、运动），自我调节与控制能力
适应能力	自我照顾能力（进食、洗澡、衣着、刷牙等）
运动能力	动作与运动发育
社交与语言	语言与非语言交流能力，包括行为、姿势、手势
社会情感发育、与父母关系	与他人交流能力，儿童与抚养人的关系
认知与智力发育	解决问题能力、决策能力、目标确立

因此，儿科、儿童保健医生应具备坚实的医学基础知识，以最合理的方案诊治儿童疾病；能利用各种医疗信息系统，如网络和电子健康记录，以最快的速度获得对儿科、儿童保健医生本人以及家长有用的最新知识；有明确的关于健康儿童发育概念，对疾病病理生理的认识已从单一的病因模式转到基因与环境相互作用的新的模式。21 世纪的儿科医生还应具有有效与家长交流的能力，能仔细、认真倾听家长对儿童生长发育的意见，给家长提供有关儿童生长发育的知识和教育，并及时给家长预见性指导意见（表 1-1-6）；与家长和儿童建立相互信任的关系；同时，为促进和支持儿童健康，努力获得与其他领域的人士合作的有效技能。

21 世纪的社会、经济和人口学的显著变化直接影响到家庭和儿童的健康，儿科医生、儿童保健医生应继续发挥促进儿童健康的作用，采用各种措施减少环境变化对儿童健康的影响，特别是社会、文化的影响。随着儿童与家长医学科普知识

表 1-1-6 与家长交流的指导内容

● 儿童一日的安排
● 儿童一日活动中表现情况(最差、最好)
● 儿童与家长的交流情况
● 儿童对他人感受的表现
● 儿童活动与周围人的关系
● 儿童进食、穿衣、如厕能力,家庭、学校、邻居对儿童的反映
● 儿童运动能力(自己走、跑,或需用其他交通工具)
● 家长感觉儿童表现最好的方面

的增加,儿童保健的重点亦应随之发生相应的变化,发展以儿童或家长为主的医疗保健中心是重要的内容之一。

1. 生命初期的健康准备 胎儿期是儿童发育最早、最敏感的时期,也是生长发育最迅速的时期,是最易受环境不良因素的干扰和影响而发生缺陷与畸形的时期,又称为致畸敏感期(critical period)(图 1-1-16)。

胎儿的健康发育与母亲的生理状况、神经精神因素密切相关,如母亲健康与营养状况、疾病、生活环境和情绪等。儿科医生、儿童保健医生需要与产科医师、遗传代谢专家密切配合,监测、保护胎儿健康生长发育、安全出生,属一级预防保健,重点为预防胎儿因环境因素导致的畸形与出生缺陷、宫内发育迟缓、宫内感染、窒息等。

2. 生长过程中的健康保护

(1) 婴儿:

1) 评价神经系统的稳定性:包括交感神经系统和副交感神经系统。通过新生儿家访,检测新生儿心律、呼吸次数、体温控制以及皮肤颜色改变判断。

2) 指导喂养:见第五篇第十九章婴儿喂养。

3) 监测生长与发育:婴儿期是出生后生长和发育最快的时期,尽早发现生长或发育迟缓,及时处理对改善预后可能有积极作用。有效地评估儿童生长与发育则需要定期观察(表 1-1-7),内容包括测量体重、身长、头围,记录睾丸下降情况;了解婴儿喂养和睡眠规律;完成免疫接种程序;2 岁左右幼儿的如厕训练,以及监测 2~3 岁儿童性格形成问题等。

表 1-1-7 儿童定期观察年龄

婴儿	幼儿与学龄前儿童	学龄儿童与青少年	
新生儿家访(2~3 次)	15 月龄	7 岁	
1 月龄	18 月龄	8 岁	
2 月龄	2 岁	9 岁	14 岁
4 月龄	3 岁	10 岁	15 岁
6 月龄	4 岁	11 岁	16 岁
8 月龄	5 岁	12 岁	17 岁
12 月龄	6 岁	13 岁	18 岁

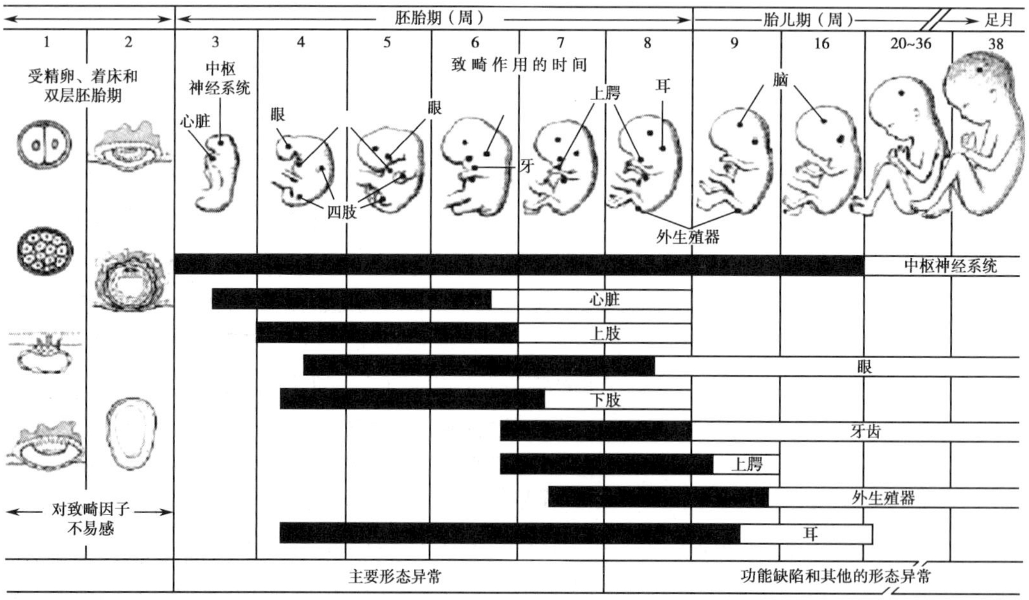

图 1-1-16 致畸敏感期

4）**筛查策略**：采用体格生长曲线评估婴儿生长状况。婴儿的发育问题筛查工具包括Brazelton新生儿行为筛查量表、新生儿成熟度筛查、Denver发育筛查（DDST）等方法（见第三篇第十三章第三节常用心理行为发育筛查性测验方法）。

常规筛查：先天性髋关节发育不良、贫血。

高危儿童的听力、视觉、血铅水平筛查。

5）**转诊指标**：婴儿出现异常生长、发育信号，需要进一步检查或转诊（表1-1-8）。

（2）幼儿与学龄前儿童：

1）**加强营养**：见第五篇第二十章幼儿和学龄前期儿童营养。

2）**监测生长与发育**：定期观察，内容包括测量体重、身长；与家长交流，判断儿童生长、发育状况，早期发现儿童生长或发育问题，包括营养不良问题（营养不足和营养过度）；了解儿童营养与进食行为和睡眠规律，儿童遵守纪律、牙与眼健康（3岁）情况等；4~6岁完成免疫接种。

3）**筛查策略**：采用体格生长曲线评估幼儿与学龄前儿童的生长状况，特别注意评估身高发育水平与速度的变化。幼儿的发育问题筛查工具多采用"Denver发育筛查（DDST）"、"学前儿童学习能力筛查"等可用于发育问题筛查（见第三篇第十三章第三节常用心理行为发育筛查性测验方法）。

常规筛查：视力（3岁）、听力（4岁）、血压（3岁后）、贫血（2岁）、尿筛查（隐匿性泌尿系统疾病）。

高危儿童应进一步筛查血铅水平、是否有结核感染。

4）**转诊指标**：出现危险信号，需要进一步检查或转诊（表1-1-9）。

（3）学龄儿童与青少年：

1）**监测生长与发育**：定期观察，记录身高和性发育阶段；与家长讨论特殊问题，如儿童的学校表现与学习情况，避免药物滥用、饮酒；进行性教育、牙健康、卫生和体育锻炼的指导等。

2）**筛查策略**：采用体格生长曲线评估学龄儿童与青少年的生长状况，特别注意评估身高发育水平与速度的变化。学龄儿童的行为发育问题可采用"学前儿童能力筛查（50项）"、"绘人测验"、"图片词汇测验"、"Conners儿童行为量表"等筛查方法（见第三篇第十三章心理行为发育评价第三节常用心理行为发育筛查性测验方法）。

常规筛查：脊柱侧弯、贫血（月经期的女童）、尿筛查（隐匿性泌尿系统疾病）、视力、血压。

高危筛查试验：听力、结核感染。

3）**转诊指标**：出现危险信号，需要进一步检查或转诊（表1-1-10）。

3. 预见性指导 儿科医生与家长交流了解婴儿的生长、发育状况，发现问题，通过教育家长和预见性的指导可使婴儿早期的生长、发育问题获得改善。预见性指导过程可帮助家长学习知识，婴儿的生长、发育状况改善也增加家长的信心和依从性。但要避免给家长过多或复杂的信息，特别是年轻的家长，应进行分阶段、个体化的指导，给家长提供新的、可接受的方法，以达到更好的效果。

4. 健康教育与健康促进 *健康教育（health education）和健康促进（health promotion）的目的是通过有效的健康促进和教育的形式、内容和手段，消除或减轻影响健康的危险因素，达到预防疾病，促进健康和提高生活质量。*通过信息传播和行为干预，帮助个人和群体掌握卫生保健知识，树立健康观念，自愿采纳有利于健康行为和生活方式的教育活动与过程。健康促进与健康教育相辅相成的，目标一致。

儿科医生与儿童抚养人接触过程都需要有效的健康教育。健康教育和健康促进涉及儿童与家庭、社会，方式多种：

- 社会咨询活动及应用传播媒体：效果不确切，不易评估。
- 健康咨询：开设专门的咨询门诊，针对家长提出的问题进行详细的解答，有条件时应该在门诊工作中兼做健康教育工作。医生和家长之间的交流，可随时得到信息反馈，针对性强，家长对所授知识多能接受，效果确切。
- 家长学校（父母学校）：针对某一年龄组儿童家长所面临的主要问题，举办系列健康讲座，并可配合一些实际操作练习，图文并茂，感官冲击。公示健康教育课程表，家长可根据自己的需求选择课程，在有效且较短的时间内掌握一些实用技术。
- 小组讨论：由专业人员组织8~10位有共同经历的家长在一起，就一个方面或多个方面的问题展开讨论，提供家长之间互相交流经验的机会，说服力强，并可随时得到专业人员的指导。
- 制作健康教育材料：包括制作宣传单页、小

表 1-1-8　婴儿生长、发育的危险信号

年龄	体格发育（包括植物性神经系统稳定性、调节、睡眠、气质）	大运动（强度、协调）	精细运动（喂养、自我照顾能力）	听力与语言	神经心理与情感	视觉与认知
新生儿	生后2周生理性体重下降后，体重仍未恢复 吸吮-吞咽协调差 喂养时呼吸急促或心动过缓 对外界刺激反应差 小阴茎、双侧或一测睾丸未降外生殖器性别分辨不清	肢体运动不对称 肌张力高或低 原始反射不对称或未能引出		对声音反应差 语音不能使其安静 尖声哭叫	易激惹 状态转移差	玩偶样眼 对红色无反应警觉状态差
3月龄	体重增长不足 头围增长 >2SD 或不增 难抚养：持续吸吮-吞咽问题 睡眠清醒周期紊乱	肢体运动不对称 肌张力高或低 抬头差	无手-口活动 进食时间 >45 秒 持续每小时觉醒喂养	不能转向声源 不能发声	无逗笑 孤僻或情绪低落 缺乏安全护理 缺乏对视	无视觉追踪 不能注视人脸或物
6月龄	体重增长 <2 倍出生体重 头围不增 持续喂养或睡眠问题 难以自我安定	原始反射仍存在 不能靠坐 拉坐头后仰	不能抓物、握物	无咿呀发音 对声音无反应	不笑或“庄重”样 对游戏无反应 缺乏对视	无视警觉 不看抚养人
9月龄	家长控制进食或睡眠 持续夜醒 睡眠状态喂养 难以自我安定与自我调节	不能坐（双下肢分开） 无侧面支持反射 非对称爬、用手、或其他运动	不能自喂食物 不能拾物	无单、双辅音 对自己的名字或声音无反应	对陌生人过分紧张或无反应 不能从抚养人寻找安慰 缺乏对视	缺乏视觉警觉 缺乏用手或口接触玩具
12月龄	L、Wt、HC<P 3rd 或 >P 97th 体重或身长向上或向下跨2条主百分位线 睡眠-清醒周期紊乱 难以与家长分离	不能自己坐、不能拉到站 不能自己爬、不能扶走去周围取物	不能自喂食物或喝 不能一只手拿玩具或换手	不能辨别声源 不能模仿语音 不能用肢体语言	对游戏无反应 对读书或相互的活动无反应 孤僻或“庄重”样 缺乏对视	不能用眼跟随动的物体

表 1-1-9　幼儿、学龄前儿童生长、发育的危险信号

年龄	体格发育 （包括节律性、睡眠、气质）	神经心理与情感 （强度、协调）	视觉与认知	大运动、语言与听力	精细运动 （喂养、自我照顾能力）	体能与协调性
15 月龄	转换状态困难 家长关注儿童气质或控制能力 L/age、L/ Wt <P 3rd 或 >P 97th； 体重或身高向上或向下跨 2 条主百分位线	有依恋问题	缺乏客体永存表现	缺乏辅音 不会模仿说单词 无肢体语言	不能自喂	不能走
18 月龄	睡眠无规律 控制与行为问题 L/age、L/Wt<P 3rd 或 >P 97th； 体重或身高向上或向下跨 2 条主百分位线	不会向别人展示东西	咬玩具 不用手指探索物体 缺乏模仿行为	不能完成简单指令（如“不”、“跳”）	不能乱画 不会自己用勺	走时常摔跤
2 岁	体重增长 <4 倍出生体重 L/age、L/ Wt <P 3rd 或 >P 97th； 体重或身高向上或向下跨 2 条主百分位线 睡眠无规律 夜醒频繁，不能自己再入睡	不会玩象征性游戏 不能玩平行游戏 表现破坏性的行为 总是紧依着母亲		不会 2 个词的短语 非交流语言（模仿言语、生硬短语） 不能指出 5 张图片 不能说出身体部位 10 次以上中耳炎	不能搭 4~5 块积木 仍食糊状食物 不能模仿乱画 不能扔小丸在瓶	下楼需扶 步态蹒跚 持续足尖走
2.5 岁	拒绝按时就寝 开始出现行为问题 L/age、L/ Wt <P 3rd 或 >P 97th； 体重或身高向上或向下跨 2 条主百分位线	咬、打同伴或家长	不会用棍子扒玩具	不会 2 个词的短句 只能说出身体部分部位	不能自己进食 不能搭 6 块积木 不能模仿画圆圈 不能模仿画直线	不会跳 不能踢球
3 岁	如厕训练问题 不能安定自己 H/age、H/ Wt <P 3rd 或 >P 97th； 体重或身高向上或向下跨 2 条主百分位线 BMI/age>P85^{th} 身高增长 <5cm/y	不能自己穿衣服 不理解按顺序 不会玩扮演游戏		不会说自己的名字 不能配 2 种颜色 不会用复数 不懂 2~3 个介词 不会讲故事 辅音不清楚	不能搭 10 块积木 拳握笔 不能画圆圈	不能单足站 1 秒 跑时足尖向内常摔跤

续表

年龄	体格发育（包括节律性、睡眠、气质）	神经心理与情感（强度、协调）	视觉与认知	大运动、语言与听力	精细运动（喂养、自我照顾能力）	体能与协调性
4 岁	拒绝按时就寝 行为问题：孤僻或活动过多 不愿解大便 如厕训练问题 H/age、H/ Wt <P 3rd 或 >P 97th； 体重或身高向上或向下跨 2 条主百分位线 BMI/age>P85^{th} 身高增长 <5cm/y	不能遵守游戏规则 在家不听指令（如放回玩具） 虐待动物、朋友 对火或玩火感兴趣 恐惧或含羞 不易与母亲分离	不能数 3 个物品 不知道危险 判断能力差	理解语言困难 理解介词有问题 词汇少 说话不清楚	缺乏自我生活能力（穿衣、吃饭） 不会扣扣子 不能画方形	不能单足站 4 秒 不能双足交替上楼
5 岁	持续睡眠问题 夜惊恐 拔毛癖 H/age、H/ Wt <P 3rd 或 >P 97th； 体重或身高向上或向下跨 2 条主百分位线 BMI/age>P85^{th} 身高增长 <5cm/y	没有朋友 不理解分享、学校纪律 虐待动物、朋友 对火或玩火感兴趣 欺负或受欺负 经常斗殴 情绪低落、孤僻、沮丧	不能数 1~10 不知道颜色 难以完成 3 个指令	所说话不能完全被理解 不能区别 1 分、5 分和 10 分硬币 语速、节律不正常	不能模仿画方形画人无身体部分	蹦跳困难
6 岁	H/age、H/ Wt <P 3rd 或 >P 97th； 体重或身高向上或向下跨 2 条主百分位线 BMI/age>P85^{th} 身高增长 <5cm/y 男童小阴茎	与同伴关系问题 将自己锁在家 不会描述自己的优点 情感贫乏、孤僻、沮丧 虐待动物、朋友 对火或玩火感兴趣	学校成绩问题 不能安静坐在教室里 不能说出自己的年龄 过多看电视 说不出自己的兴趣	部分语言费解 不能读简单短句 不会讲简单故事	不能模仿画 + 画人 <8 部分 不会拼写自己名字 不能模仿画菱形、方形	不能接住球 不能走直线

表 1-1-10　学龄儿童、青少年生长、发育的危险信号

年龄	体格发育	神经心理与情感（强度、协调）	视觉与认知	语言与听力	精细运动	大运动
8 岁	L/age、L/ Wt <P 3rd 或 >P 97th； 男童小阴茎 女童 <8 岁腋毛、阴毛、乳房发育	无任何爱好 无朋友 虐待动物、朋友 对火或玩火感兴趣 情感贫乏、孤僻、沮丧	不能描述一周 7 天 不会加、减法 不知左右	有阅读和数学问题	不会系鞋带 画人 <12 部分 不能正确握笔	协调运动、耐力、强度差
10 岁	L/age、L/ Wt<P 3rd 或 >P 97th； 男童 <9 岁出现腋毛、阴毛发育	不参加学校运动队或课外活动 不懂规则 同伴关系差 喜欢结伙、帮派虐待动物、朋友 对火或玩火感兴趣 情感贫乏、孤僻、沮丧	缺乏操作性思维：如因果、整体与局部、自我中心思维	理解口头指令有问题	不能正确书写或草写	不能准确扔或接物
12-18 岁	L/age、L/ Wt <P 3rd 或 >P 97th； 14 岁女童乳房未发育或 15 岁无月经初潮 女童多毛症或月经不规律 16 岁男童无性发育	出现危险行为：吸烟、喝酒、性行为 虐待动物、朋友 对火或玩火感兴趣 情感贫乏、孤僻、沮丧 挑衅、反叛行为	完成学业困难 不能有条理完成家庭作业	阅读理解问题	书写困难	不清楚自己喜欢活动的强度

册子、书、录音带、录像带、光盘等，甚至可以利用新媒体，如微信、手机短信等发布健康教育知识，对双亲工作繁忙的家庭很有帮助。

（二）家长在儿童保健中的作用

儿童健康发育主要依靠家长，因此提高家长对健康的认识和科学知识水平是保证儿童健康发育的关键。

1. 父母对儿童成长负有首要责任 1989年11月20日第44届联合国大会通过《儿童权利公约》中明确规定“父母对儿童成长负有首要责任”，“儿童有权享有可达到的最高标准的健康；每个儿童均有权享有足以促进其生理、精神、道德和社会发展的生活水平；儿童有受教育的权利；学校执行纪律的方式应符合儿童的人格尊严；教育应本着谅解、和平和宽容的精神培育儿童。”因此，父母需要自己承担抚养儿童的所有义务，没有特殊原因，不可将儿童完全交给祖父母或他人代抚养。

2. 学习婴儿营养、护理、生长、发育的相关知识 儿童生长、抚养中的问题多数是可以避免的，究其原因，主要是父母缺乏相关知识所致，包括很多日常生活中的简单问题。部分父母多从祖父母、邻居、同事，甚至保姆(月嫂)了解抚育儿童的方法。21世纪的生存环境、生活条件改变，卫生、医疗保健和教育的改善，敦促家长学习婴儿营养、护理、生长、发育以及与儿童健康相关的其他知识，使家长有能理解和预见自己婴儿的能力，是积极促进婴儿健康发育的关键。

3. 积极配合定期观察 儿童生长发育过程具有连续、分阶段的特点，特别在生命的早期需要1~2月健康检查，以早期发现问题，早期干预与纠正，促进健康发展。因此，家长的积极配合是儿童保健顺利进行的关键。

4. 与婴儿建立密切关系

1）建立好的依恋关系：父母、祖父母对儿童进入学校顺利学习、成为有自信、具有主动学习能力的人的培养过程具有重要作用，首先需要在婴儿期建立好的依恋关系，支持健康的社会-情感发展是整个儿童期心理健康的基础。

2）每日爱的互动：虽然婴儿尚没有开始学习、读书和书写，但出生后儿童在每日爱的互动中已开始学习语言与言语技能，如唱歌、说话、讲故事、读书，促进儿童认知能力的发展；选择适合儿童年龄的玩具促进动作协调，发展想象、思维能力等。重视与幼儿的语言交流，创造机会让儿童参加各种活动，如通过游戏、讲故事、唱歌等学习语言和交流，促进认知能力的发展；选择促进小肌肉动作协调发育的玩具、形象玩具以发展幼儿想象力和思维能力。

5. 培养自我生活能力 安排有规律地生活，培养儿童独立生活的能力，逐步养成良好的生活习惯，并自觉遵守，准备适应学校生活。

6. 培养学习习惯 提供适宜的学习条件，引导和培养良好的学习兴趣与习惯，注意通过各种形式发展儿童想象力与思维能力，通过游戏、体育活动增强体质，在游戏中学习遵守规则和与人交往，培养合作精神，实现全面发展。

专家点评 儿童保健服务是促进儿童早期发展的重要措施。在家长配合下，通过提供全面的定期健康评估和预见性指导，早期发现影响儿童生长发育的不良因素，有针对性地给予家庭科学的养育建议，保证儿童健康

（王惠珊 毛萌）

【参考文献】

1. 卫生部. 儿童健康检查服务技术规范(2012).
2. 卫生部. 儿童喂养与营养指导技术规范(2012).
3. 国家卫生和计划生育委员会. 儿童心理保健技术规范(办公厅发)(2013).
4. 卫生部. 儿童营养性疾病管理技术规范(2012).
5. Holly Grason. Integrating Measures of Early Childhood Health and Development into State Title V Maternal and Child Health Services Block Grant Plans.Women's and Children's Health Policy Center John Hopkins Bloomberg School of Public Health .Baltimore, 2004.
6. Pediatric Primary Care by Catherine E Burns, Ardys M Dunn, Margaret A Brady, 5th edition, Philadelphia Saunders Elesevier, 2013.
7. Colin D. Rudolph, Abraham M. Rudolph, George E. Lister, et al. Rudolph's Pediatrics. 22nd editon. US, Mc Graw Hill, 2012.
8. WHO and UNICEF. Care for child development: improving the care of young children. Geneva, World Health Organization, 2012.
9. 吕姿之. 健康教育与健康促进. 北京：北京医科大学出版社, 2008.

第四节 儿童保健评价指标

导读 儿童保健评价指标包括生物学指标,如生命指标(各种死亡率)、疾病指标(发病率、患病率)、生长发育和营养状况指标;工作指标是反映儿童保健机构服务能力的指标。

通过评价儿童保健状况获得儿童生命、健康信息,为宏观制定儿童卫生发展战略、规划和疾病防治提供依据。

一、生物学指标

是评价儿童保健和儿童健康状况最重要指标。

1. 生命指标 反映儿童生存状况。如围产期死亡率、早产儿死亡率、新生儿死亡率、婴儿死亡率、1~4 岁儿童死亡率、5 岁以下儿童死亡率(under 5 mortality rate)、5 岁以下儿童死亡下降率、死亡率/死因专率(归类死因死亡率)、伤残调整生命年(disability-adjusted life year,DALY)等,其中围产期死亡率、早产儿死亡率、新生儿死亡率是反映妇女保健、产科质量和儿童保健的综合指标。因战争、自然灾害、贫困等首先影响婴儿死亡率;同时婴儿死亡率不受人口构成影响,也是人均期望寿命研究的重要参考数据,故是国际社会衡量一个国家或地区经济、文化、人民健康和卫生保健事业水平重要指标。1987 年后 UNICEF、WHO 更重视 5 岁以下儿童死亡率,因 0~4 岁儿童生存状况综合反映一个国家或地区对儿童营养、预防疾病、医疗保健服务投入。

注:

① 围产儿死亡率 = 胎龄 >28 周胎儿死胎数 + 出生后 7 天内新生儿死亡数总数 / 同年同地区胎龄 >28 周胎儿死胎数 + 生后 7 天内活产新生儿总数 ×1000‰

② 婴儿死亡率(infant mortality rate,IMR)= 婴儿死亡数 / 同年同地区活产婴儿总数 ×1000‰

③ 新生儿死亡率(neonatal mortality rate,NMR)=<28 天新生儿死亡数 / 同年同地区 <28 天活产新生儿 ×1000‰

④ <5 岁儿童死亡率(under 5 mortality rate,U5MR)=<5 岁儿童的死亡人数 / 同年同地区活产新生儿总数 ×1000‰

⑤ 死亡率 / 死因专率(cause specifc mortality and morbidity)= 某一时期人群中某一疾病死亡人数 / 同期平均人群患同一疾病的总数(1/10 万)

⑥ 伤残调整生命年(DALY)作为疾病负担的衡量指标。DALY 减少是指生命年的丧失或有能力的生命年减少。通过计算 DALY 可以估计疾病的相对重要性、疾病对社会的整体负担,以及评估干预措施的成本 - 效益和考虑合理分配健康资源。疾病负担以 DALY 为单位进行测量,其含义是疾病从其发生到死亡所损失的全部健康生命年,包括早逝生命损失年 YLLs(years of life lost with premature death)和残疾生命损失年 YLDs(years of lived with disability),二者在不同程度上反映了人的健康生命。

2. 疾病指标 最常用的指标是发病率和患病率。发病率(incidence)是某一时期内(年、季、月)特定儿童人群中发生某种疾病的新发生病例的频率(‰)(增加率的调查),如急性传染病、急性感染、新生儿破伤风等。患病率(morbidity prevalence)是横断面调查受检儿童中某疾病的现患情况(%),患病率可按观察时间的不同分为期间患病率和时点患病率两种。时点患病率较常用。通常患病率时点在理论上是无长度的,一般不超过一个月。而期间患病率所指的是特定的一段时间,通常多超过一个月。如儿童贫血、佝偻病、龋齿、弱视、伤残等调查。

注:

① 某病的发病率 = 某新发生病例数 / 同期平均总人数 ×‰

如:新生儿破伤风发病率(‰)= 新生儿破伤风病例数 / 同年活产新生儿数 ×‰

② 时点患病率 = 某一时点一定人群中现患某病新旧病例数 / 该时点人口数(被观察人数)

期间患病率 = 某观察期间一定人群中现患某病的新旧病例数 / 同期的平均人口数(被观察人数)×100%

如:儿童贫血患病率 = 儿童贫血患患者数 / 同期同地区儿童血红蛋白检查人数 ×100%

儿童超重(肥胖)率 = 儿童超重(肥胖)人数 / 同期同地区儿童体格检查人数 ×100%

3. 生长发育和营养状况指标 采用体格发育指标评价儿童生长与营养状况,神经心理行为指标评价儿童发育水平。

注：

① 儿童低体重率 = 儿童低体重人数 / 同期同地区儿童体重检查人数 ×100%

② 儿童生长迟缓率 = 儿童生长迟缓人数 / 同期同地区儿童身长 / 身高检查人数 ×100%

③ 儿童消瘦率 = 儿童消瘦人数 / 同期同地区儿童体格检查人数)×100%

二、工作指标

是反映儿童保健机构服务能力的指标，如<3 岁儿童系统管理率、<7 岁儿童保健管理率、<5 月龄婴儿人乳喂养率、新生儿访视率、预防接种率等。

注：

<3 岁（<36 月龄）儿童系统管理率 =3 岁以下儿童系统管理合格人数 / 同年同地区 3 岁以下儿童数 ×100%

<7 岁（<72 月龄）儿童保健管理率 =7 岁以下儿童接受≥1 次体格检查人数 / 同年同地区 7 岁以下儿童总数 ×100%

<5 月龄（<150 日龄）婴儿人乳喂养率 =<150 日龄纯人乳喂养婴儿数 / 同年同地区 <150 日龄婴儿总数 ×100%

新生儿（0~28 日龄）访视率 = 该年接受≥1 次访视的新生儿人数 / 同期同地区活产新生儿数 ×100%

新生儿（0~28 日龄）纯人乳喂养率 = 纯人乳喂养新生儿数 / 同期同地区 <28 日龄访视有喂养记录的新生儿数)×100%

某疫苗接种率 = 按疫苗免疫程序实际接种人数 / 应该接种人数 ×100%

专家意见 生物学指标反映一个国家或地区的经济文化卫生水平，与儿童保健工作评价无关。

（黎海芪）

【参考文献】

1. World Health StatiStics. Cause-specific mortality and morbidity (2009). (http://www.who.int/whosis/whostat/EN_WHS09_Table2.pdf)

第五节 发育 - 行为儿科学简介

导读 发育 - 行为儿科学是在儿科学与儿童心理学基础上发展的一亚专业学科，有不同的儿童心理发展学说和流派，如精神分析学说、行为主义以及认知发展是发育 - 行为儿科学重要的三个理论流派；主要关注行为发育异常、学习和注意障碍、应对机制问题、进食和睡眠问题以及夜间遗尿症儿童的评估和行为治疗。

一、发展史

儿童行为发育的研究可追溯至 19 世纪末，如 1877 年达尔文发表的第一个观察儿童行为的报告“一个婴儿的传记”。1882 年普莱尔的《儿童心理》是第一部儿童心理的比较研究科学著作。19 世纪末霍尔首先采用问卷法对儿童的行为、态度、兴趣等进行了研究，标志着儿童心理学的建立。

美国儿科学的发展经历了描述儿科学时期、实验室儿科学时期和儿科疾病治疗时期后，20 世纪 70 年代儿童发育、预防和医学技术时期，在儿科学发展的基础上 Friedman 首次提出“行为儿科学”的术语，至 20 世纪 80 年代确认发育 - 行为儿科学。1980 年创刊“发育 - 行为儿科学杂志”，1983 年出版第一部专著《发育 - 行为儿科学》，1982 年成立“美国行为儿科学学会”，1994 年命名为美国“发育行为儿科学学会”。

儿童心理发展学说和流派

100 余年来心理学家发展不同的儿童心理发展学说和流派（详见第三篇第八章发展理论）。

1. 精神分析学说 奥地利心理学家、精神病医师西格蒙德·弗洛伊德（Sigmund Freud, 1856-1939）提出本我、自我、超我、意识、潜意识、性本能等概念，强调儿童早期经验对成年后行为和异常行为的影响。美国精神病医师埃里克森（E.H.Erikson, 1902）建立“自我心理学”，提出“自我同一性”的概念，阐述心理社会发展八阶段理论对理解儿童心理发展正常和异常行为有非常实际的指导意义（表 1-1-11），是发育 - 行为儿科学的基础理论知识。

表 1-1-11 埃里克森的心理社会阶段发展理论

阶段	年龄(岁)	心理-社会矛盾	积极解决后果	解决矛盾失败
婴儿前期	0~1.5	信任-不信任	信任,有安全感	恐惧,不安全感
婴儿后期	1.5~3	自主-羞耻	发展自主能力	缺乏信心,自信差
幼儿期	3~5	主动-内疚	主动,积极进取	畏惧、退缩
童年期	7~12	勤奋-自卑	学习勤奋	缺乏生活能力
青少年期	12~18	角色同一混乱	自我与外部协调	自我与他人角色混乱
成年早期	18~25	亲密-孤独	建立友情与爱情	与社会疏远,孤独
成年中期	25~65	繁衍-停滞	爱家,事业成功	缺乏社会责任感
成年后期	>65	完善-失望厌恶	积极人生	悔恨往事

2. 行为主义 是美国现代心理学的主要流派,也是对西方心理学影响最大的流派之一。按发展顺序可分为早期行为主义(即经典行为主义),新行为主义(即操作行为主义)和新的新行为主义(即社会认知行为主义)。美国心理学家约翰·华生(Watson, John Broadus, 1878-1958)是早期行为主义心理学的创始人,反对研究意识,主张只研究人的行为;认为在特设的环境下可将任何一个健全的婴儿按照自己的意图培养成为任何一种类型的专家。斯金纳(Burrhus Frederic Skinner, 1904-1990)是美国新行为主义心理学的创始人之一,提出"操作性条件反射"理论,认为儿童可采用强化反应一步步塑造行为。美国当代著名心理学家班图拉(Bandura.A.)为代表的新的新行为主义提出以认知为基础的观察学习理论,强调社会模式在儿童行为发展中的巨大作用。行为主义建立的一系列行为治疗方法在发育行为儿科学领域关于儿童行为塑造、异常行为矫正、各类发育障碍儿童能力培养作用非常重要,是发育-行为儿科学训练儿童行为的基础。

3. 认知发展学派 瑞士发展心理学家让·皮亚杰所提出的认知发展理论是20世纪发展心理学最权威的理论。认知发展理论是指儿童出生在适应环境的活动中对事物的认知及处理问题的思维方式与能力随年龄增长而改变的历程(表1-1-12)。皮亚杰采用"临床法"研究儿童,提出心理是有结构的,称为图式(schema)。

4. 其他 除精神分析学说、行为主义以及认知发展是发育-行为儿科学非常重要三个理论流派外,另外有自然成熟论和遗传决定论、生态系统理论、多元智力理论、心理测量理论、人工智能理论等。

二、研究内容

发育-行为儿科学是在儿科学与儿童心理学、儿童保健学基础上发展的一亚专业学科,涉及多学科的领域。发育行为儿科学研究从出生至18岁儿童正常行为发育规律与发育-行为疾病,研究儿童行为的发育和发育中儿童行为问题。

发育-行为儿科主要关注行为发育异常、学习和注意障碍、应对机制问题、进食和睡眠问题以及夜间遗尿症儿童的评估和行为治疗,因此需要多学科专家参与,包括精神病学医生、发育-行为儿科医生、护士、心理学医生、临床社会工作者和临床顾问,以决定每个儿童或青少年的最理想治疗方案。

表 1-1-12 皮亚杰的儿童认知发展四个时期

认知发展阶段	年龄(岁)	认知发展内容
1. 感知运动阶段	0~2	依感觉与动作认识世界
2. 前运算阶段	2~7	运用简单的语言符号从事思考,具有表象思维能力,但缺乏可逆性
3. 具体运算阶段	7~11、12	出现逻辑思维和零散的可逆运算,但只对具体事物或形象进行运算
4. 形式运算阶段	11、12~14、15	能将形式和内容分开思维,超出感知的具体事物或形象,进行抽象逻辑思维和命题运算

发育-行为儿科医生提供有发育或行为需要的儿童广泛服务内容，包括家长和儿童的相关问题。

1. **诊断与治疗内容**

- 适应障碍（adjustment disorders）
- 注意缺陷/多动症（attention deficit/hyperactivity disorder，ADHD）
- 焦虑
- 行为问题
- 抑郁问题
- 进食障碍
- 精神发育迟缓和发育障碍
- 情绪障碍（mood disorders）

2. **服务内容**

- 疑诊注意缺陷/多动症儿童的评估
- 行为问题处理
- 发育水平评估
- 药物治疗
- 家长教育

3. **工作方法** 包括明确诊断与治疗个体化。治疗方案应与诊断一致，同时儿童感知、学习能力、思维和性格不同，为使治疗的效果达到儿童自己的最佳水平，需发育-行为儿科医生个体化处理儿童问题。

三、基本观点

1. **儿童正常行为的个体差异** 以生物学特征为基础的儿童行为可有多种表现。在环境因素的影响下，儿童发展共性的同时也表现各自不同的个性，如能力、情绪、动机、语言等诸多的心理特征的差异。正是儿童间不同的个性行为构成多样化的社会。但正常的儿童可有感觉知觉、气质性格、智力结构组成、情感等方面的差异，都有自身的不同发展潜能。儿童行为可存在自身的缺陷或不足，但不能被过度解读为异常行为或"障碍"，发育-行为儿科医生的主要工作内容之一应是鉴别与评估。

2. **生物因素和环境因素的相互作用** 遗传性疾病和神经系统疾病影响儿童行为，如脑炎后遗症、脑瘫儿童的运动障碍以及继发性的认知障碍，缺氧缺血性脑病和核黄疸儿童的全面发育迟滞。基因异常、染色体异常与行为的关系密切，如21-三体综合征、Turner综合征、Williams综合征、Angelman综合征等遗传疾病。

教养、文化、伦理、家庭、生活方式、学校、教育等社会环境因素与儿童行为发展有密切关系。单亲家庭、受忽视受虐待、家庭暴力、留守儿童较易出现问题行为。虽然，多动症、阿斯伯格综合征等疾病中有基因异常因素，但医学的发展提供给临床实际运用的生物学和遗传学治疗手段有限，如在环境教养方面给予充分的支持，多动症、阿斯伯格综合征、发育迟缓等发育行为异常儿童也可逐渐融入主体社会。行为矫治是儿童问题行为治疗的最重要手段。

四、与其他相关学科关系

1. **与儿童青少年精神医学关系** 发育行为儿科学和儿童精神医学在工作范畴有交叉重叠，也有独立的专业领域。儿童精神病科医生主要管理较为严重的儿童精神心理疾病，尤其是精神分裂症、严重抑郁症、强迫症、青少年犯罪等，治疗以精神药物为主；发育行为儿科学医生管理儿童常见的、普遍的、轻型和部分重型疾病（如智力障碍，孤独症谱系障碍等）的行为问题，目标是早期发现、早期干预、行为矫正、教育训练。因此，发育-行为儿科学医生的基本任务就是促进儿童良好的行为发育，阻断和干预不良的行为发育。此外，随着医学科学的进步，逐渐阐明属于精神心理范畴的疾病的病因，疾病归类可能发生改变。如孤独症谱系障碍过去由儿科精神医生处理，但近来认识到孤独症谱系障碍与儿童神经发育障碍有关，早期发现、早期干预可显著改善预后。现在孤独症谱系障碍已是发育-行为儿科学关注的重点疾病之一。

2. **与儿童保健学关系** 我国学科分类上将发育-行为儿科学划归为儿童保健学的一个分支，发育行为儿科学的医生也是儿童保健医生。因此，我国发育-行为儿科学孕育、诞生于儿童保健学，在相当长的时间里发育-行为儿科学还需要儿童保健学共同发展，但终将形成与儿童保健专业关系密切但又相对独立的学科专业。

3. **与儿科神经科、康复医学关系** 发育-行为儿科学与儿科神经科、儿童康复医学科有学科交叉，从不同的角度认识、处理疾病，如癫痫、脑瘫、广泛性发育障碍等。如儿科神经科研究癫痫发作的类型和药物控制，发育-行为儿科学研究癫痫合并的问题行为和智力发育，康复医学关注癫痫可能存在的运动功能障碍。

专家点评 我国发育-行为儿科学孕育、诞生于儿童保健学，在相当长的时间里发育-行为儿科学还需要儿童保健学共同发展。

（邹小兵）

【参考文献】

1. 金星明．我国发育儿科学的呼唤．中国儿童保健杂志，2010，18(1)：1-2.
2. 杨玉凤．我国发育行为儿科学的内涵现状与发展趋势，中国儿童保健杂志，2010，18(1)：3-4.
3. 金星明．有关发育行为儿科学的发展历史与展望．中华儿科杂志，2012，50(7)：481-483.
4. 金星明．发育行为儿科学：儿科学的基础．中国儿童保健杂志，2012，20(1)：4-5.
5. 邹小兵．发育行为儿科学的基本观．中国儿童保健杂志，2012，20(1)：6-8.
6. Voigt RG，Macias MM，Myers SM. Developmental and Behavioral Pediatrics.American Academy of Pedicatircs. Elk Grove Village，IL，2011.

第六节 与儿童年龄相关分类方法

导读 儿童年龄按生物学的、心理学的不同有实际年龄、生理年龄、心理年龄和社会年龄，按临床工作不同目的选用。

儿童年龄是从出生到青少年的时间长度，通常用年龄来表示。年龄是一种具有生物学基础的自然标志，遵循随时间增长的自然规律。即儿童出生至青少年的成长发育反映在生物学的形态结构、生理功能、代谢活动变化，同时也有从依赖成人逐渐增加独立性心理的和情感的变化。儿童的发育成熟是一连续的、可预测的发展过程，是每个儿童都遵循的进程，发育进程受遗传控制，同时儿童在环境中学习逐渐成熟。儿童年龄定义则按生物学的、心理学的不同有所不同。

一、实际年龄

为出生后按日历计算的年龄，即年代年龄或者时序年龄，也叫日历年龄（chronological age）或生后年龄（postnatal age）。实际年龄是最常用的计算儿童年龄的方法，一般以日、周、月、年表示（图1-1-17）。与年龄相关的发育阶段有胎儿、新生婴儿（newborn）为0~4周、新生期后婴儿（infant）为4周~12月龄、幼儿（toddler）年龄1~2岁，学龄前儿童（preschooler）年龄3~6岁，学龄儿童（school-aged child）年龄7~12岁，青少年（adolescent）年龄13~18岁。

1. 胎儿 虽然胎儿（embryo）生长属宫内发育阶段，但与新生婴儿有关，故仍描述有关概念。胎儿的宫内发育从受精卵形成到新生婴儿出生，共40周。母亲在末次月经第1日至2周后排卵，约3周胚胞（blastocyst）植入。虽然称为“怀孕3周”，实际受精1周。因此，母亲妊娠龄较受孕龄多2周（表1-1-13）。因大多数妇女知道自己末次月经日期，但不清楚排卵的时间。用末次月经第1日计算方法可比较准确估计预产期，最小的误差为4~6日。母亲妊娠期通常以周表示，如25周5日（25^{+5}周）的亦视为25周，胎儿胎龄表示亦相同。

表 1-1-13 胚胎龄与母亲妊娠龄的关系

	周次	实际胎龄（整周）
母亲妊娠龄	x	x~1
胚胎龄	x~2	x~3

胎儿的宫内生长按胎龄分为胚胎期（0~12周）和胎儿期（13~40周），相当于母亲妊娠早期和妊娠中、晚期。开始细胞分裂的受精卵称植入前胚胎（pre~implantation embryo），大约14日；前胚胎结束后细胞、组织分化形成胚胎，约8周，胎儿器官

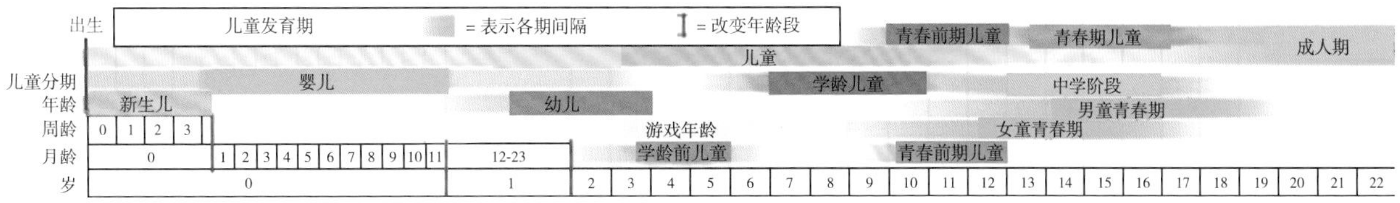

图 1-1-17 儿童实际年龄表示

基本形成，已可辨别性别，是胎儿发育关键期。胎儿中期（13~28 周）组织、器官迅速生长，功能趋于成熟，但肺发育不成熟，若早产存活率低；胎儿后期（29~40 周）脂肪、肌肉组织迅速增长致胎儿体重迅速增加。胎儿生长最快，如 20 周龄的胎儿身长是 8 周龄胚胎的 10 倍（16.4cm∶1.6cm），重量则增长 300 倍（300g∶1g）；30 周龄的胎儿长 39.9cm，重 1319g，40 周龄长 51.2cm，重 3462g。胚胎对致畸物质敏感，母亲妊娠期间如受外界不利因素影响，包括感染、创伤、滥用药物、放射性物质、毒品等，以及营养缺乏、严重疾病或心理创伤等可能导致流产、畸形或宫内发育不良。

2. 婴儿 出生至 1 周岁（12 月龄）的儿童（0 岁组），包括新生婴儿（newborn，0~4 周龄）和新生期后婴儿（4 周龄 ~12 月龄）。婴儿（infant）是儿童生后生长发育最快时期。出生后婴儿各系统器官的生长发育持续进行，但仍不成熟，如消化系统难以承受过多食物的消化吸收，易发生消化紊乱和营养不足。婴儿体内来自母体的抗体逐渐减少，自身的免疫功能尚未成熟，抗感染能力较弱，易发生感染和传染性疾病。

胎龄 37~40 周的新生婴儿为足月新生婴儿，不足 37 周龄出生的胎儿为早产婴儿。早产婴儿出生后矫正胎龄的计算方法为实际年龄减去提前出生的周数，如一个 2 岁的儿童是胎龄 28 周出生的早产婴儿，矫正后的年龄为：24ms-［（40wks-28wks）］× 1m/4wks=21ms 。因此，早产婴儿的矫正年龄与实际年龄不是同义词。早产婴儿出生 3 岁后不再矫正胎龄（图 1-1-18）。

医学上称胎儿 28 周龄至出生后 7 日龄为“围产期”。此期的胎儿、新生婴儿为围产儿。

3. 幼儿 1 岁至 3 周岁儿童（1~2 岁组）。幼儿（toddler）阶段体格生长发育速度稍减慢，行为发育迅速，学习走、说、解决问题和与人交往的能力；最大的特点是学习独立、好奇，违拗，喜欢说“不”，要自己做；消化系统功能仍不完善，营养的需求量仍相对较高，继续向成人食物转换。幼儿对危险的识别和自我保护能力不足，伤害发生率高。

4. 学龄前儿童 3 周岁至 5 周岁的儿童（preschool child）（3~5 岁组）。此期儿童体格生长发育处于稳步增长状态；心理发育迅速，与同龄儿童和社会事物有了广泛的接触，求知欲强，知识面扩大，生活自理和社交能力得到锻炼。

5. 学龄儿童 6~12 岁的儿童进入小学校学习，为学龄儿童（school age child）。此期儿童的体格生长速度相对缓慢，部分学龄儿童进入青春期。智能发育接近成人，可以接受系统的科学文化教育；学习遵守纪律与规则。

6. 青少年 13~18 岁的儿童，进入中学学习。青少年（adolescent）多已进入青春期。青春期发育持续 7~10 年。一般女童的青春期开始年龄和结束年龄都比男童早 2 年左右，女童为 9~11 岁，男童 11~13 岁；此期儿童的体格生长发育再次加速，出现第二次高峰；生殖系统发育渐趋成熟。青春期发育个体差异较大。

二、生理年龄

生理年龄（physiological age）又称生物年龄（physiologic），用儿童生理功能或解剖学的发育水平估计儿童的年龄，可用来预计儿童个体的发育状况，如骨龄（bone age）、齿龄（dentel age）、矫正后的早产儿年龄。实际年龄与解剖学和生理发育（physiological

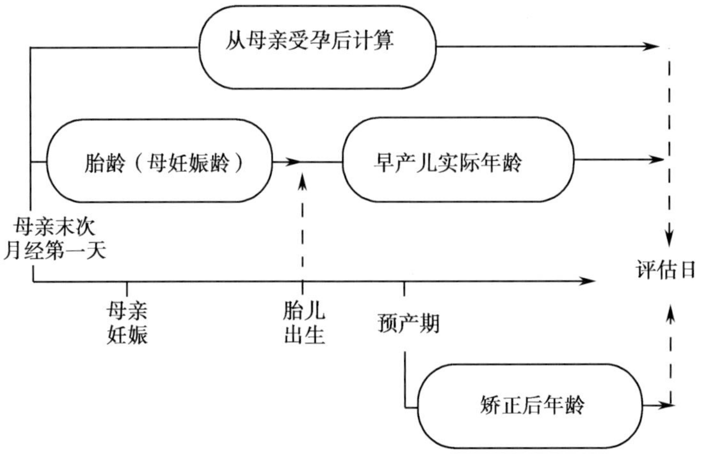

图 1-1-18　早产儿矫正胎龄方法

development, PD）可不一致。

儿童期长骨干骺端次级骨化中心按一定顺序和解剖部位有规律出现，反映长骨的生长发育成熟程度。通过 X 线检查将各年龄儿童次级骨化中心出现的时间、数目、形态变化及融合时间经人群调查统计学分析的结果制定不同年龄儿童的骨龄标准。个体儿童骨发育成熟度则是与骨龄标准比较，判断其骨骼发育情况。

齿龄是按儿童牙齿发育的顺序制定标准发育年龄，根据个体的牙齿发育状况与其比较所得。牙齿的发育较稳定，较少受营养和激素影响。可以用牙齿萌出的数量和质量（钙化程度）表示发育程度，但多用于 3 岁前的婴幼儿；或用 X 线摄片方法观察第一个牙齿钙化（出生后不久）到最后一个钙化完成（青春发育中后期）的发育过程，该方法准确可靠，但费时、费资，仅用于科学研究。

三、心理年龄

是心理学“智力测验”中的术语，反映个体儿童的感知、情感、注意（观察）、记忆、思维（分析、理解、推理、判断、概括等）、想象（创造）、语言和操作技能等神经生理解剖的成熟状况。根据标准化智力测验量表获得的心理学年龄（psychological age, mental age），将测试的心理学年龄与实际年龄比较，可了解儿童的智力发育水平。

四、社会年龄

用儿童的适应性行为判断其社会年龄（social age, SA），代表儿童在社会环境中的能力，特别是与他人合作与分享的能力。儿童社会年龄常常通过父母或其他关系密切的成人的问卷获得。

（黎海芪）

【参考文献】

1. Committee on Fetus and Newborn. Age Terminology During the Perinatal Period: POLICY STATEMENT. Pediatrics.2004, 114: 1362-1364.
2. Donna Cech, Suzanne Tink. Martin: Functional Movement Development Across the Life Span.W.B.Philadelphia Suanders Company, 1995.）

2 第二章

儿童早期健康重要的理论

第一节 生命早期健康理论

导读 国内外研究证实生命早期的营养环境以及生长发育状况影响成年期健康，特别与成人慢性非传染性疾病的发生密切相关。学者们从不同角度提出生命早期相关健康理论学说，如健康和疾病的发育起源(DOHaD)、1000天、儿童早期发展(ECD)和生命历程理论。

一、DOHaD理论

1. 概念 健康和疾病的发育起源(The developmental origins of health and disease, DOHaD)是一多学科参与的领域，主要研究早期营养缺乏或不足与成人期非感染性疾病的关系，包括心血管疾病、肥胖、2型糖尿病、骨质疏松症、代谢紊乱和慢性阻塞性肺疾病，同时探讨环境改变对其他疾病发生的影响，如精神分裂症、骨质疏松症(图1-2-1)。因生命早期发育的可塑性阶段环境因素与基因型变化的相互作用使机体发生改变，对成人期的健康和疾病发生产生长期影响。

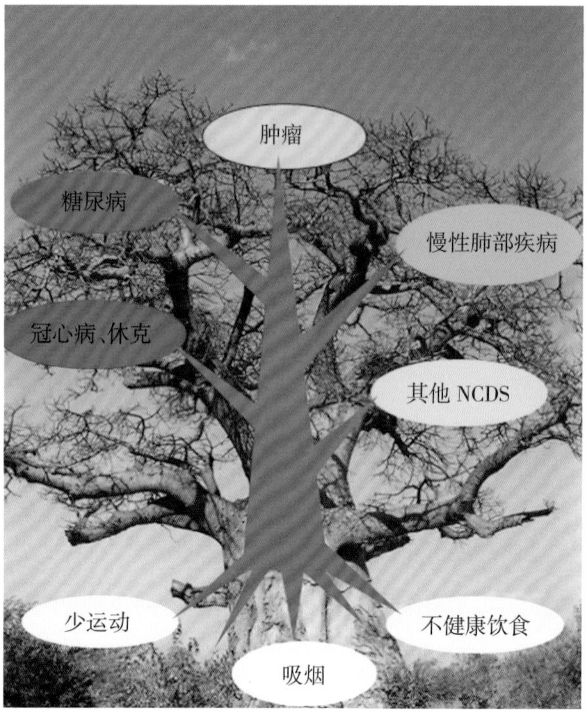

图1-2-1 成人期非感染性疾病关系

2. 发展史 近年来慢性非感染性疾病(NCDs)的上升使国家、家庭承受巨大的经济负担。过去认为成人的生活方式影响健康，包括食物、吸烟、紧张、缺乏体格锻炼，增加发生冠心病、糖尿病和肿瘤等的危险。但慢性非感染性疾病上升的流行病学(epidemiology)现象尚难以用基因或人们生活方式的差别解释。人们需要寻找新的战略预防慢性非感染性疾病。

20世纪80年代英格兰的流行病学家David

Baker 分析 1911 年赫特福德市的助产士 M. Burnside 记录的当地居民的健康档案资料，并追踪档案资料中 1930 年以前出生的人群冠心病发生情况，结果显示英格兰和威尔士 1968~1978 年冠心病死亡率的地区分布与 1921~1925 年新生儿死亡率（mortality）的地区分布一致；同时，死于缺血性心脏病的男性患者多为出生时低体重或 1 岁时低体重。1986、1989、1993 年 David Barker 在《柳叶刀》杂志发表三篇代表性的重要文章“Infant mortality, childhood nutrition, and ischemic heart disease in England and Wales”、“Weight in infancy and death from ischaemic heart disease”和“Fetal nutrition and cardiovascular disease in adult life”证实低出生体重（LBW）与成人期缺血性心脏病的关系，以后称为 Barker 学说。

与此同时 20 世纪中后期也出现关于健康和疾病模式（disease paradigm）的发育起源的争论。美国遗传学家杰姆斯（James Neel）提出“节俭基因假说”（the thrifty genotype hypothesis）解释某些人群中糖尿病发生率高的现象是由于基因改变。Hales 和 Barker 则提出“节俭表型假说”（the thrifty phenotype hypothesis），强调发育的可塑性或对环境的适应性发生表型变异（phenotypic variability），认识到环境与基因的相互作用。因此，“节俭表型假说”用进化论（evolutionary theory）、生活史理论（life history theory）和进化发育生物学（evolutionary developmental biology）指出公共健康的策略方向。

Barker 学说发展为以后的“成人疾病的胎儿起源”学说（fetal origins of adult disease，FOAD）。FOAD 学说认为胎儿环境对胎儿的影响可通过发育可塑性（developmental plasticity）、胎儿编程（fetal programming）以及表观遗传（epigenetics）等机制持续至成人期。FOAD 学说得到了其他类似研究的证实。1998 年荷兰学者 E Lopuhää 采用出生队列方法研究 1943~1947 年出生的阿姆斯特丹居民的疾病发生情况，结果显示阻塞性呼吸道疾病的发生率与母亲在妊娠早期、妊娠中期经历荷兰饥荒有关，提示在胎儿迅速生长期间营养缺乏使肺的发育损伤可能延续到成人后期；同时，其中患抑郁症和精神分裂症的危险性增加 2 倍。上海交通大学与苏格兰阿伯丁大学联合调查 1959~1961 年出生的安徽居民，结果亦显示母亲孕期经历严重饥饿人群中精神分裂症发病率比未遭遇饥饿的同龄人群高 2 倍以上。

2000 年以后 FOAD 学说变更为“健康和疾病的发育起源”学说（DOHaD）。术语名称的变化强调产前、产后环境形成的发育轨迹在人的一生健康中的重要性。FOAD 学说或 DOHaD 学说是以生活史理论为基础，即在某些不利情况下，身体为了存活出现适应性的发育平衡现象。如 Barker 认为低出生体重和不成比例大头围提示胎儿期营养不良或供氧不足。但适应性的发育平衡后果是增加以后发生慢性非传染性疾病的危险。2000 年 1 月国际 DOHaD 研究学会在英国南安普顿成立，并于 2001 年召开了该领域的首届国际大会。2003 年国际上正式承认“健康和疾病的发育起源”假说。2008 年 5 月成立“DOHaD 中国联盟”。

3. 研究状况 DOHaD 涉及多学科的领域，如进化医学（evolutionary medicine）、人类学（anthropology）、公共卫生学（public health）以及临床医学，研究环境因素在儿童发育，主要是营养对成人期慢性疾病的影响；同时涉及代际效应（intergenerational effects），如母亲妊娠期低能量食物或营养缺乏对胎儿发育程序（fetal programming）的影响（图 1-2-2）。DOHaD 的研究需要生物医学科学家（biomedical scientists）、社会科学家（social scientists）在临床与试验研究密切合作，包括其他有各种背景的科学家。目前，许多 DOHaD 研究者认为改善母亲和家庭健康的模式可用于公共卫生政策和临床实践。

DOHaD 对揭示慢性非感染性疾病发生的原因有重要作用，即胎儿期营养不良，胎儿生长缓慢，全身器官将发生永久的改变，特别是重要脏器，如心脏、肾脏、骨骼，以后发生冠心病、糖尿病、肿瘤和骨质疏松等慢性非感染性疾病的易感性增加（图 1-2-3）。近来，美国人类学家用动物模型研究疾病的发育起源的代际作用，并在土著美国人中进行预防与干预研究，包括肥胖、糖尿病的预防。1983 年在菲律宾 Cebu 岛采用出生队列研究纵向调查健康和营养（the Cebu Longitudinal Health and Nutrition Survey），跟踪 30 年的资料证实 DOHaD 学说的观点。

尽管 Barker 对 DOHaD 学说有重要贡献，但 Barker 将胎儿的出生体重作为成人期疾病的因果关系的病理性标志理论受到挑战，因其宫内因素和生后环境因素亦可影响胎儿生长和发生成人期疾病。

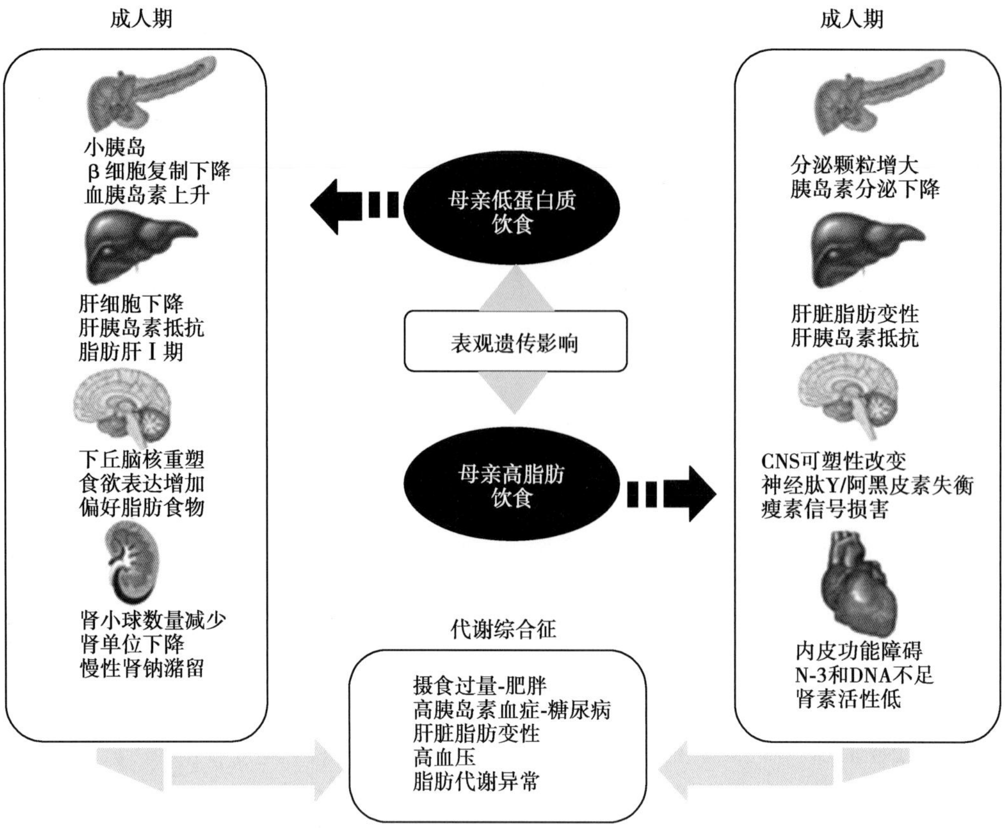

图 1-2-2 胎儿期营养状况与器官系统发育和成人期疾病的关系

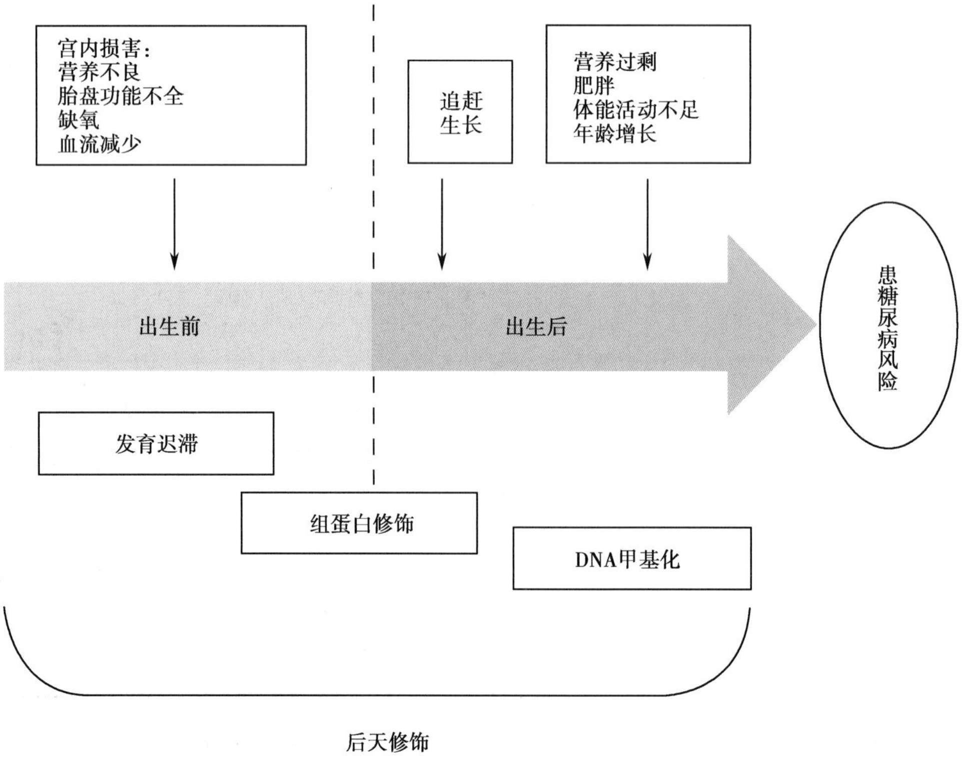

图 1-2-3 DOHaD 学说解释糖尿病的发生示意图

二、“1000天”

1. 概念 即生命最初的1000天(first 1000 days),包括胎儿期与生后2年,是儿童营养不良的干预“窗口期”。

2. 研究与发展状况 2008年*Lancet*杂志发表5篇关于母亲与儿童营养不良的系列文章,分析全球和地区母亲与儿童营养不良调查资料,发现母亲与儿童营养不良增加儿童死亡率和疾病负担,35%的儿童死亡和11%的全球疾病负担与营养因素相关。估计220万儿童死亡与儿童矮小、严重消瘦和宫内生长受限有关,占<5岁儿童伤残调整生命年(DALYs)的21%。婴儿和儿童营养不良增加儿童的患病率、死亡率,对儿童健康、认知和体格发育有不可逆的长期影响。母亲与儿童营养不良的系列文章证实生命早期1000天的营养不足对儿童发育造成的损伤是不可逆的;但改善母亲与儿童营养状况可产生儿童的认知发育、个人收入、经济增长高的成本效益。因此,以证据为基础的干预和治疗营养不足的成本效益分析结果显示胎儿期9个月和从生后24月龄是最高的投资回报率的关键期。

2010年4月21日在纽约召开的儿童早期营养国际高层会议上一致认同母亲和儿童是改善全球营养的关键,在全球推动以改善婴幼儿营养为目的1000天行动,提出“1000天:改变人生,改变未来”(1000 days, change a life, change the future)。至此,生命最初1000天被明确提出,成为发展中国家干预母亲与儿童营养的时间窗。

三、儿童早期发展

1. 概念 儿童早期发展(early development of children, ECD)即早期儿童学习和教育,目的是保护发展儿童生存、生长、发育的权力,包括认知、情感、社会和社体潜能发展,包括良好的社区服务,关注儿童早期发展的健康、营养、教育、水和环境卫生(图1-2-4)。

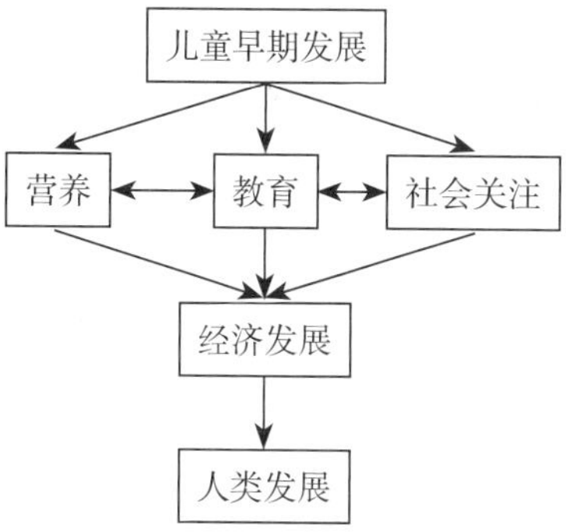

图1-2-4 儿童早期发展影响因素

儿童早期是人一生中生长发育最快的时期。虽然,每个儿童的发育过程有个体差异,但所有儿童的体格生长、认知和情绪发育的程序相同(图1-2-5)。ECD的目的是通过改变儿童的发展轨迹(development trajectory),在儿童入学时使儿童发育与学习的能力得到改善以适应社会,达到每一个准备入学儿童具备积极特征的综合能力,包括社会情绪健康、自信、友好,良好的同伴关系,具有解决挑战性的问题能力,较好的语言与社交技能。ECD的时机是儿童进入小学前,即从出生开始学习,不是出生前,也不是等到幼儿园或小学。可见,生后前7年的的第一阶段教育过程对儿童非常重要。ECD依据已被证明的促进儿童发展的事实,即抚养者采用特殊的方法促进儿童进入下一个发展阶段时儿童反应很好。儿童学习的内容和行为易受周围环境影响,如家庭环境、家庭成员以及社区,因此需要各种环境条件支持。ECD的核心是教育家长,干预关键包括教育和支持家长,发展家长、教师为儿童服务的能力。家长应了解儿童早期不同阶段的发育特点与需要,根据儿童发育水平,发展儿童社会交往、生理功能、智能、创造与情感控制等5方面能力(参考本章第五节“儿童保健工作内容”)。

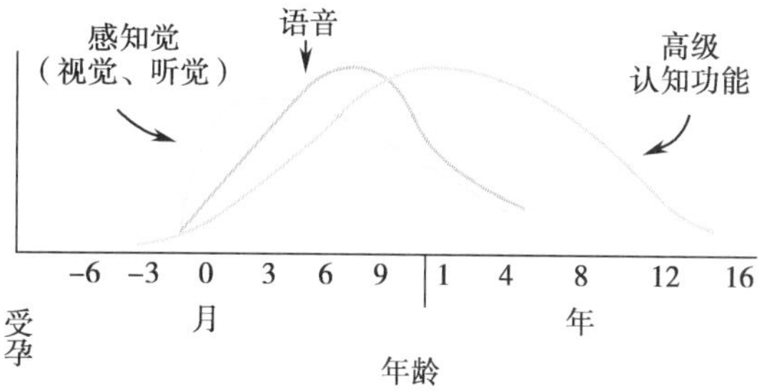

图1-2-5 早期儿童能力发展程序

2. 研究与发展状况 20世纪70年代各国已开始关注儿童早期发展。1972年新西兰跟踪婴儿成长,1993年启动3岁前婴幼儿发展与教育的国家计划。美国1981年提出教育从生命第一天开始,同年密苏里州教育部创办“父母作为老师”项目,并在全美47个州普及、推广。加纳开展《儿童不能等待》的儿童早期发展计划,对0~3岁儿童进行系统教育,并纳入国家行动计划。确定儿童早期发展ECD为国家与政府的策略是1990年世界银行在32个国家投资的“人类发展项目”，其中“儿童早期发展”部分是一项针对出生至8岁儿童全面发展的政策和规划。

联合国于1990年召开世界儿童首脑会议，各国签署《儿童权利公约》以及《儿童生存、保护和发展世界宣言》。2001年9月联合国秘书长安南在联合国儿童特别会议上提出“每个儿童拥有最佳人生开端”，明确儿童早期发展在各国的优先地位。目前世界上许多国家都已将早期发展作为重点研究课题内容。2007年在希腊雅典召开的第25届国际儿科大会、2010年在南非约翰内斯堡召开的第26届国际儿科大会及2013年在澳大利亚墨尔本召开的第27届国际儿科大会都将早期儿童发展提上了会议日程。

3. 早期投资儿童的直接效益 人类早期发展从胎儿起贯穿整个早期儿童岁月，从大脑的进化过程到儿童的社会发展能力等各个方面，以累计的方式受到环境和经验的影响。对儿童投资时间直接影响儿童以后在社会的发展能力，不同年龄期的投资的成本效益存在显著差别。诺贝尔奖获得者经济学家Heckman教授通过多年研究得出一个著名的模型，即在儿童早期的投入回报率将远高于对成年期的投入回报率(图1-2-6)。

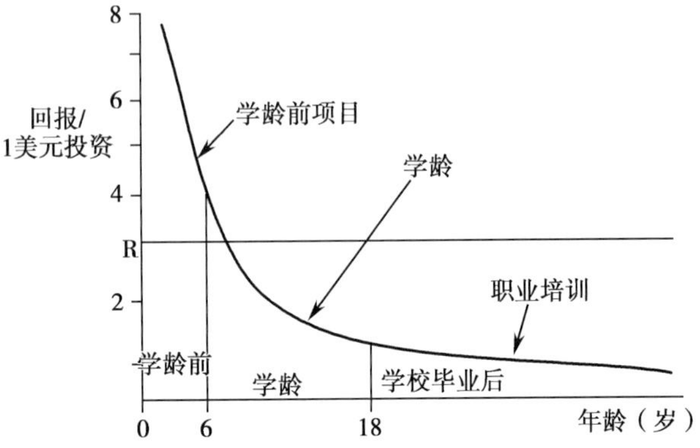

图1-2-6 不同年龄阶段人力资本投入产出Heckman经济学模型图

(1) 教育的近期成效：对儿童早期的社会心理刺激、营养补充、卫生保健、养育培训，将使儿童发病率降低、死亡率下降、营养不良和发育迟缓减少、个人卫生和卫生保健改善、虐待儿童减少；早期教育的儿童IQ更高，行为规范、合理，自我学习能力较强；早期教育使儿童的自我观念提高，与父母关系融洽，与伙伴关系团结友爱；互动游戏培养儿童团队精神，攻击性行为减少，主动性、责任性增加，儿童可具有较好的社会适应能力。

(2) 教育的长期效益：儿童经历是成年后的财富，早期儿童发展使儿童身体素质提高，成人期疾病减少；儿童能早期得到更好的、更多的学校教育，掌握新知识、新技能，为社会做更大贡献，有益于社会发展。

生命早期关注儿童发展已经成为一个国家对未来劳动力的投入，以提高国家经济水平和综合竞争力。因此，世界各国也越来越重视儿童早期发展项目，儿童早期发展项目已被列入国家战略的重要日程。

(3) 早期儿童发展评估：需要较长期的跟踪儿童发育状况，判断包括：

- 身体健康与运动发育
- 社会和情绪发育
- 学习能力
- 语言发育
- 认知和一般知识(包括数学与科学知识)

四、生命历程理论

1. 概念 生命历程方法(life course approach)，即生命历程理论(life course theory)，或生命历程观点(life course perspective)，是20世纪60年代发展的一种从经济结构、社会、文化背景分析人们生活的方法。生命历程方法重点观察研究个人与所处社会经济背景和历史事件的关系。生命历程方法是一个多学科研究人的生命现象的方法，涉及历史、社会学、人口学、心理学、生物学、与经济学等。至今，生命历程研究尚无正式的发展理论。

2. 生命历程方法与健康研究

(1) 发展状况：生命历程方法最初源于18世纪20年代Thomas和Znaniecki的研究“The Polish Peasant in Europe and America”。生命历程方法研究个人的历史和观点，早期的事件对人生的影响，包括疾病的发生。

20世纪上半叶生命历程方法已是公共卫生学研究早期生后经历对成人健康的模式。如二战后的早期队列研究已确定成人生活方式与成人慢性疾病有关，如吸烟是肺癌、冠心病、呼吸道疾病、高血压主要危险因素。但结果只能部分解释明确的成人慢性疾病的社会环境、或地理区域分布的差别，不能预测个人健康的危险因素。20世纪80年代后生命历程方法开始采用出生队列和历史队列方法进行成人慢性疾病的研究。

1985年开展“老龄化与健康项目”后，WHO开始采用生命历程方法研究老龄化，开展流行病学研究，了解生命过程的不同阶段健康和特殊疾病的关系。研究结果有助于将采取干预措施发展和调整生活过程模式，同时也将获得相关知识。如近年已用于非感染性慢性疾病的研究。

(2) **研究内容：**生命历程方法与健康研究(a life course approach to health)强调从时间和社会的视角，从个人、或群体、或几代人的生活经验寻找健康和疾病的模式线索，认为过去或现在的生活经验可被社会、经济和文化环境改变。生命历程方法采用流行病学方法研究胎儿(母亲妊娠期)、儿童、青少年、青壮年和中年等不同时期存在的发生慢性疾病的危险因素，以及对以后健康的影响，证实存在生物的、行为的以及心理的影响因素。虽然生命历程方法与健康研究涉及胎儿，或谓广义的“胎儿起源学说”，但不局限于宫内与早期婴儿，还涉及儿童、青少年。已证实儿童与青少年的社会、认知技能、习惯、应对能力以及态度与价值观等存在发育敏感阶段(sensitive developmental stages)，同样影响以后的健康状况。此外，生命历程方法考虑成人早期和中期生物的和社会的经历对健康的长期影响，并增加早期生物的和社会因素对健康的影响。已有研究证实生命历程的累积作用不仅存在个人，还可影响几代人(图1-2-7，图1-2-8)。动物实验结果亦发现母亲营养不良影响子代出生大小和以后生长的情况可延续几代。

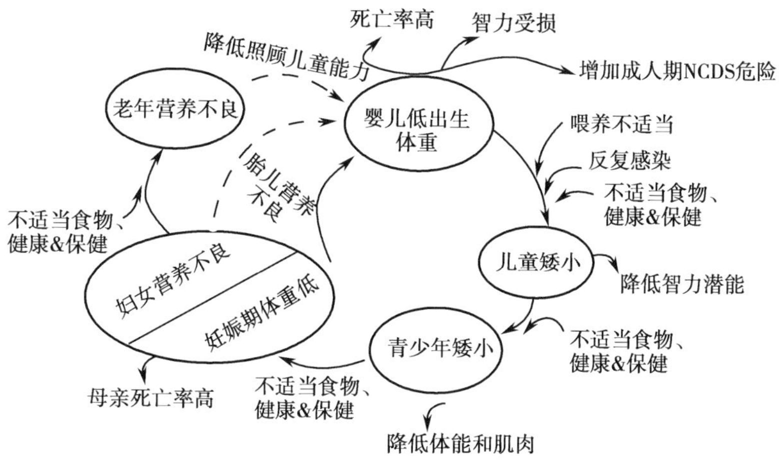

图1-2-7 生命历程中营养不良作用

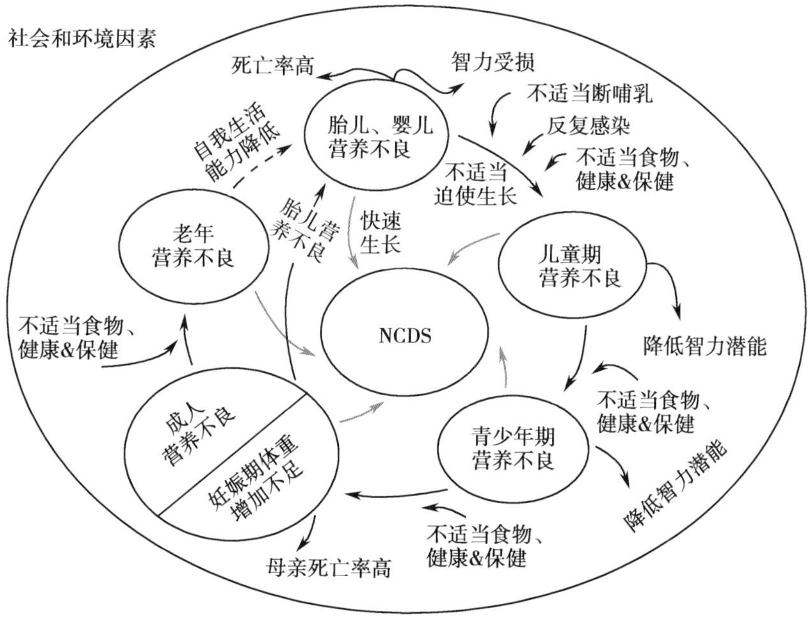

图1-2-8 生命历程中营养不良与NCD_S的因果关系

(3) **研究方法**：生命历程研究的流行病学方法是研究与健康相关的某个观点，如与健康 / 疾病有关的、存在于生命的不同年龄阶段的高危因素，涉及社会的、生物的因素，而不是一具体的意见设计，更不能采用随机对照试验或实验方法研究与伦理学有关的健康问题。生命历程研究可采用队列研究，特别是涉及几代人的出生队列是非常重要的生命历程研究的流行病学研究。但与单一的队列研究不同，生命历程研究的流行病学研究目的首先是建立实验的理论模式，用以推导生命历程中与健康结局有关的各种高危因素。生命历程与健康关系的研究理论模式包括：①关键期模式，损伤发生在生长发育时期，且可持续存在；②关键期被早期危险因素修改的模式；③独立的、无关的疾病的累积危险因素；④相关疾病的累积危险（聚集的、系列的或侧面危险），如生命的每个阶段的独立危险因素协同增加发病危险（图 1-2-9）。

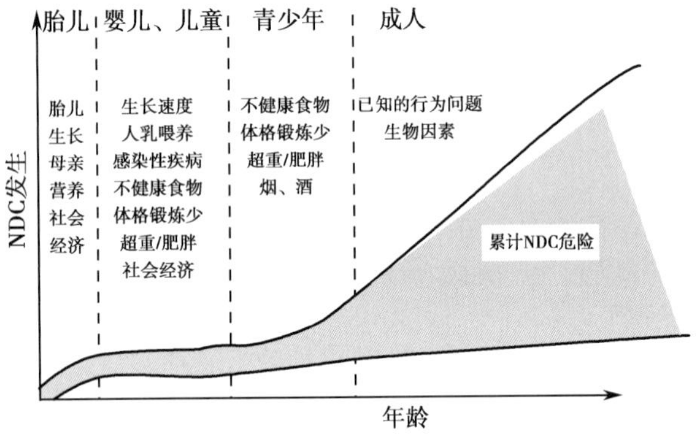

图 1-2-9　生命历程方法预防 NCD 的策略

生命历程研究需要进一步研究采用成本 - 效益评估预防疾病改善健康状况的方法与时机。因疾病与社会 - 经济环境密切相关，生命历程中的社会经济状况对改变成人的健康、阶段疾病发生的危险性有重要作用。因此，生命历程研究社会地位、个人经历在不同年龄阶段对降低发病率、死亡率的影响。

专家点评　生命早期健康理论不是“定律”，需关注各种学说或理论的研究进展。

（李廷玉）

【参考文献】

1. D.J.P.Barker, C.Osmond. INFANT MORTALITY, CHILDHOOD NUTRITION, AND ISCHAEMIC HEART DISEASE IN ENGLAND AND WALES.The Lancet, 1986, 327(8489): 1077 - 1081.
2. Wadhwa PD, Buss C, Entringer S, Swanson JM. Developmental origins of health and disease: brief history of the approach and current focus on epigenetic mechanisms. Semin Reprod Med, 2009, 27(5): 358-368.
3. Solomons NW. Developmental origins of health and disease: concepts, caveats, and consequences for public health nutrition. Nutr Rev, 2009, 67(1): S12-16.
4. Brenseke B, Prater MR, Bahamonde J, Gutierrez JC. Current thoughts on maternal nutrition and fetal programming of the metabolic syndrome. J Pregnancy, 2013, 361-368.
5. C E Lopuhaä, T J Roseboom, C Osmond, D J P Barker, et al. Atopy, lung function, and obstructive airways disease after prenatal exposure to famine. Thorax, 2000, 55: 555-561.
6. The Lancet Series: Maternal and child undernutrition, 2008.

第二节　母亲健康与儿童早期健康

导读　母亲的健康，包括均衡营养、心理行为健康、养育技能储备等有益于下一代健康和发展。改善母亲健康、婴儿及儿童健康涉及广泛的内容，是家庭、社区和保健系统相关的公共健康的重大挑战，也是各国公共卫生的重要内容之一。

WHO 描述关于健康的概念是指一个人在身体、心理和社会适应等方面都处于良好的状态（Health is a state of complete physical, mental and social well-being and not merely the absence of disease or infirmity）。健康的儿童在体格与运动、认知与行为、社会交流与情感等功能领域能发挥自己的潜能，这与母亲健康状况、营养和行为密切相关。提高我国人口综合素质需全面改善母亲的健康状况，有助促进儿童健康生长、控制与减少儿童疾病和死亡。

一、降低正常妊娠危险因素

1. 提高经济文化水平　2000 年联合国公布的 8 个千年发展目标（millennium Development Goals, MDGs）中第一个、第二个目标就是消除贫困与饥饿和普及小学教育，可见经济水平与受教育程度是社会发展的决定因素。社会经济地位差的家庭的儿童健康状况较社会经济地位好的家庭的儿童差。家庭贫困使母亲妊娠前健康行为和产时保健水平受到影响,妊娠时缺乏良好的医疗保健,长期处于精神紧张的压力之中,孕期营养状况差,不健康生活方式,如吸烟、饮酒增多,影响胎儿生长发育,发生宫内生长发育迟缓、宫内感染致神经系统发育不全、早产 / 低出生体重、出生缺陷的发生率较高。因此,改变妇女经济文化状况是提高妇女和儿童健康的根本措施,需要国家和政府的关注和支持。

2. 健康妊娠 妇女的年龄与健康妊娠以及胎儿健康密切相关。女性青春期后生育能力达高峰,随年龄增长生育能力逐渐下降,研究结果提示 25~28 岁为妇女妊娠的最佳年龄,身体、心理均发育成熟,多能承受妊娠、分娩期的心理变化和精神刺激以及承担哺育与教育子女的责任。一般,35 岁后妇女生育能力显著下降,妊娠危险性增加。但妇女的健康状况比生育年龄更重要。妇女妊娠本身可增加影响妇女自身和婴儿健康的危险因素,如高血压、心脏病、糖尿病、抑郁症、遗传性疾病、性传播疾病、吸烟和酗酒、营养不适、体重过重或过轻等。定期评估产前、产时母亲健康情况与监测胎儿生长发育水平可有效降低母亲与胎儿死亡危险与妊娠合并症。2011 年原中国国家卫生和计划生育委员会公布的《孕产期保健工作规范》规定孕产期保健服务包括孕前、孕期、分娩期、产褥期的全程系列保健服务,包括营养、心理及卫生等健康教育与咨询指导、体格检查、产科检查及辅助检查,开展出生缺陷产前筛查和产前诊断。妊娠母亲至少接受 5 次孕期保健服务,其中孕早期至少 1 次,建议孕中期至少 2 次(16~20 周、21~24 周),孕晚期至少 2 次(包括孕 36 周后 1 次),以尽早诊断妊娠合并症及并发症,早干预,保障母婴安全。

3. 母亲合理营养 孕期是母亲和胎儿生命过程中对营养状况最为敏感的时期。千年发展目标设立的第 4 个千年发展目标(降低儿童死亡率)和第 5 个千年发展目标(改善母亲健康状况)均与母亲营养有关。母亲孕期营养不良、营养过剩或孕产期情绪障碍会增加胎儿生长受限、发育迟缓、早产、低出生体重等不良妊娠结局发生的危险。如孕期铁缺乏致胎儿铁贮备不足,出生后出现婴儿缺铁性贫血;孕妇重度贫血时,经胎盘供氧和营养物质不足以满足胎儿生长所需,容易造成胎儿生长受限、胎儿窘迫、早产或死胎。孕期叶酸和维生素 B_{12} 同时缺乏引起的同型半胱氨酸血症可影响胎儿早期心血管的发育。孕期维生素 A 缺乏可导致胎儿畸形、宫内生长受限、早产及低出生体重,但维生素 A 补充过量也会增加畸形和死产的风险,其中胎儿颅神经嵴结构的异常是常见畸形类型。妊娠期碘的摄入不足,可造成胎儿甲状腺激素缺乏,影响胎儿中枢神经系统,尤其是大脑的发育,导致胎儿甲状腺发育异常、孕母和胎儿的甲状腺肿、新生儿甲状腺功能减低症、先天性呆小症以及早期流产和死产等严重疾病的发生。各国贫困地区的营养干预计划结果显示营养干预可显著改善妇女妊娠健康状况和降低婴儿死亡率(表 1-2-1、表 1-2-2)。

表 1-2-1 干预对儿童死亡率降低的作用

对象	干预措施	降低死亡率
儿童	促进人乳喂养	9.1%
	维生素 A 补充	7.2%
	锌补充	3.6%
	严重营养不良治疗	2.2%
	婴儿食物补充	1.5%
母亲	能量 / 蛋白质补充	2.9%
	周期性疟疾治疗	1.9%
	补充多种维生素	1.6%

表 1-2-2 其他干预措施对母婴健康的作用

干预措施	效果
锌补充	减少生长迟缓 17%
婴儿食物补充	减少发育迟缓 15%
母亲铁、叶酸补充	降低母亲死亡 20%
卫生改善	减少生长迟缓 2.4%

妊娠妇女应适当加强营养,孕期的能量和各种营养素(nutrient)需要量较未孕前增加,以满足胎儿生长发育和产后泌乳的营养储备(表 1-2-3)。2013 年《中国居民膳食营养素参考摄入量》推荐孕早、中、晚期膳食蛋白质分别较孕前增加 10g/d、15g/d、30g/d,孕中、晚期能量分别增加 300kcal/d、450kcal/d。铁、维生素 A、碘缺乏是世界范围的影响儿童、妇女健康的三个单一微量营养素缺乏性营养性疾病,应特别注意补充。维生素 A 与碘缺

表 1-2-3 妇女妊娠重要营养素需求量 *

营养素	0~13 孕周	14~27 孕周	28~40 孕周	食物来源
能量	1800kcal/d	1800+300kcal/d	1800+450kcal/d	脂肪、谷类
蛋白质	55g/d	70g/d	85g/d	动物性食物、豆制品
钙	800mg/d	1000mg/d	1200mg/d	奶制品、豆制品、蔬菜
铁	20mg/d	20~25mg/d	35mg/d	动物性食物、绿色蔬菜、谷类
叶酸	600μg/d	600μg/d	600μg/d	深绿色蔬菜、谷类、水果
维生素 C	100mg/d	115mg/d	115mg/d	蔬菜、水果

*2014 年中国营养学会推荐量

乏可通过摄入富含维生素 A 与碘的食物或强化食物预防，但仅从食物补充难以预防铁缺乏。有研究证实中度和重度铁缺乏母亲所生的婴儿身长、头围、胸围等值明显低于铁营养状况正常的母亲的婴儿。尽管母亲轻度缺铁时婴儿出生时体重和血红蛋白正常，但因胎儿期铁贮不足，2~3 月龄时仍易发生铁缺乏。可见预防婴儿贫血的关键是预防母亲妊娠期铁缺乏。2012 年 WHO 发表的《孕期妇女每日铁和叶酸补充指南》强力推荐孕期妇女每日补充铁和叶酸，强调补充铁的量与地区贫血程度有关。如妇女贫血已达到严重公共卫生问题(>40%)，应每日补充元素铁 60mg；如临床已诊断孕妇贫血，即应以铁剂(元素铁 120mg/d)和叶酸(0.4mg/d)治疗，至血色素恢复正常后转为预防量。中国妇女贫血率 >40%(52%)，属严重公共卫生问题。2008 年中华儿科杂志发表的《儿童缺铁和缺铁性贫血防治建议》中建议“母亲孕期除摄入富铁食物外，应从妊娠第 3 个月始口服补铁(元素铁 60mg/d)，必要时可延续至产后；同时补充小剂量叶酸(0.4mg/d)及其他维生素和矿物质”。因胚胎 28 日神经管闭合，妊娠 1 月后补充叶酸难以预防胎儿神经管畸形。中国国家卫生和计划生育委员会《2010 年增补叶酸预防神经管缺陷项目管理方案》要求“每位育龄妇女从孕前 3 个月至孕早期 3 个月补充叶酸(0.4mg/d)”。

孕期体重的增长是反映母亲营养状况的重要指标之一，同时与胎儿的出生体重和儿童成年期的健康密切相关，孕期体重增长过多或过少均不利于母婴健康。妇女孕前体质指数(body mass index，BMI)是指导孕期体重增长建议的重要依据(表 1-2-4)。孕妇据自身体能与身体状况(无运动禁忌证)每日至少有 30′低强度活动，如 1~2 小时户外散步、体操等。

表 1-2-4 孕期体重增长判断

孕前体重	孕前 BMI	孕期体重增长(kg)
正常	18.5~24.9	11.5~16
消瘦	<18.5	14~15
超重 / 肥胖	25.0~29.9/ ≥30	6.8~11.2/5.0~9.0

二、母亲心理健康与儿童行为

1. 调整母亲情绪问题 妊娠是妇女生命中重要的转折时期，生理的变化使妇女孕产期易出现心理问题，严重的可导致情绪障碍。焦虑或抑郁是孕妇最常见的心理问题，发生的程度与孕妇人格特征及对妊娠态度有关。

妊娠期妇女的心理问题影响孕妇心身健康与胎儿发育。孕妇不良的心理状态可诱发妊娠呕吐、自发性流产及妊娠高血压等疾病，也可致胎儿脑血管收缩，供血量减少，影响中枢神经系统的发育，即孕期心理问题越严重，胎儿出生体重越低。WHO 报道指出发展中国家患有抑郁症的孕妇的婴儿易出现体重不足($OR=1.5$)或生长迟缓($OR=1.4$)。如未暴露于母亲抑郁的危险因素的胎儿出生体重不足或生长迟缓的发生率可减少 23%~29%，提示孕期不良情绪与低出生体重相关。

胎儿娩出后，产妇进入另一个新的心身转变时期，即产褥期(puerperium)。产褥期的精神障碍即产后抑郁障碍(postpartum depression/puerperal depression，PPD 或 postnatal depression，PND)，发生率较高，多发生产后 1~2 个月。2013 年 5 月新颁布的 DSM-5 将 PPD 更改为围产期抑郁(peripartum depression)，即妊娠至产后 4 周内发生的抑郁症。我国报道 PPD 患病率为 1.1%~52.1%，平均为 14.7%，与目前国际上报道的 PPD 的患病率(10%~15%)相近。产后情绪问题主要因产后妇女体内内环境发生调整，生理疲惫和体内激素水平改变，或因抚养婴儿压力，或期望婴儿性别不如意，或产程艰难，或胎儿或新生儿意外死亡等使产妇心理发生改变，如精神敏感、易受暗示、对家人的情感依赖增强；情绪低落，可出现厌恶婴儿情绪，发生母-婴联结障碍，甚至不愿哺乳。如亲人或医务人员关心不够，或产妇因手术产、疼痛、产后出血、感染等躯体不适可加重抑郁症状。

母亲围产期抑郁的预防主要为家庭干预，包括妇女学习妊娠相关科普知识，如妊娠生理和心理卫生知识，使家庭成员理解孕妇的心理特点。妊娠妇女出现心理问题时宜及时看医生，排除精神疾病(特别是抑郁、酗酒、药物滥用等)，筛查识别高危孕妇。据咨询结果指导高危孕妇，帮助孕妇保持自身积极乐观情绪，学会自我情绪调节，避免给胎儿的不良刺激；据自身情况适当体育锻炼和户外活动，有助孕妇调节心理状态。如孕妇情绪异常明显，经过相关的健康教育、心理咨询和保健指导后，症状无缓解、症状持续或加重要需及时转诊心理/精神科诊治，严重病例应住院治疗。

2. 母亲心理问题对儿童行为的影响 部分婴儿喂养问题或生长迟缓也可因母亲失职或社会心理剥夺、忽略，或处理不当使婴儿缺乏安全依恋。有研究显示早期有非器质性生长迟缓伴发育迟缓儿童与母亲忽略有关，儿童学龄期可出现较多行为问题，如缺乏行为控制、自我控制、自我适应。多数学者认为母亲与生长迟缓婴儿存在交流障碍(disorder of reciprocity)，或与母亲有品德问题、情感性精神病、酗酒、药物滥用有关。

婴儿和母亲性格特点均可致婴儿喂养出现问题，母亲情绪焦虑、疲劳、消沉的结果可加重儿童喂养困难。儿科医生、儿童保健医生应评估婴儿喂养困难的气质类型，观察儿童进食时母-婴表现，了解母亲儿时情况、家庭状况、自己进食习惯等与儿童喂养困难的关系；了解儿童进食、发育、健康史；帮助母亲提高调整环境与婴儿情绪的能力，合理安排儿童进食时间，认识婴儿产生饥饿征象，避免出现干扰婴儿进食的行为。医生应协助解决喂养过程母婴冲突和困难，鼓励母亲多用表扬和鼓励督促儿童进食，促进家长与儿童交流。儿童在愉快的气氛中进餐可获得足够的食物和营养，有助儿童发展安全依恋关系。

专家点评 母亲心理健康问题会对亲子依恋关系形成以及儿童的心理行为发展产生深远影响，加强孕产期母亲心理保健服务，不仅可改善孕产妇身心健康状态，重要的是可以提高或改善胎儿、婴儿和儿童的健康水平。

(王惠珊　黄晓娜)

【参考文献】

1. 卫生部. 孕产期保健工作规范. 卫妇社发〔2011〕56号.
2. Ruel MT, Alderman H. Maternal and Child Nutrition Study Group. Nutrition-sensitive interventions and programmes: how can they help to accelerate progress in improving maternal and child nutrition?. Lancet, 2013, 382(9891): 536-551.
3. WHO. Guideline. Daily iron and folic acid supplementation in pregnant women.Geneva, World Health Organization, 2012.
4. Robert Black. Johns Hopkins University, lead author from the Lancet Nutrition Series : Nutrition interventions that can accelerate the reduction of maternal and child undernutrition. SCN NEWS, 2008: 36.
5. 卫生部.2010年增补叶酸预防神经管缺陷项目管理方案. 卫办妇社发〔2010〕102号.
6. 《中华儿科杂志》编辑委员会，中华医学会儿科学分会血液学组，中华医学会儿科学分会儿童保健学组，等. 儿童缺铁和缺铁性贫血防治建议. 中华儿科杂志，2008，46(7): 502-504.
7. 卫生部. 儿童营养性疾病管理技术规范. 卫办妇社发〔2012〕49号.
8. Institute of Medicine (US) and National Research Council (US) Committee to Reexamine IOM Pregnancy Weight Guidelines; Rasmussen KM, Yaktine AL, editors. Weight Gain During Pregnancy: Reexamining the Guidelines. Washington (DC): National Academies Press (US), 2009.
9. 丁辉，陈林，邸晓兰. 产后抑郁障碍防治指南的专家共识(基于产科和社区医生). 中国妇产科临床杂志，2014，15(6): 572-576.

第三节　儿童教育方法

导读 教育需要考虑儿童的成长过程的个体差异，没有适合所有儿童的教育方法，不同的儿童、不同的家长有自己的个性和性格。

但教育的基本原则适合所有的家庭，结合5个原则的家庭教育是最好的教育儿童的方法，儿童将终身受益。

儿童教育是一门科学。教师、家长需了解儿童的能力与潜力，提供儿童最适宜的生活、学习环境；教师、家长宜帮助儿童培养良好的进食习惯，满足儿童生长发育对营养的需要；游戏、比赛、运动不仅促进体格生长，也有利儿童智能发育；当儿童遇到困难或挫折时，教师、家长应帮助、同情、鼓励儿童。因此，儿童教育过程伴随儿童的成长过程。

一、儿童行为教育的5个基本原则

1. 家长的爱 家长应让儿童有安全感，感到被爱。只有在温暖的、舒适的、安全的积极情绪氛围中才能进行有效的教育。家长的爱不仅是内心的爱，需要家长用行为让儿童感受到家长的爱。如家长关注儿童生长发育所有进步，当婴儿开始抬头、翻身、爬、坐、站时，家长的称赞、拥抱和亲吻婴儿是爱的表现。家长也可采用"魔法时间"(magic time)表达儿童的爱，在游戏中表达父母的爱。"魔法时间"即家长每天有15分钟时间完全与儿童玩耍，开始时家长需要看着钟宣布"现在是魔法时间"(表示正式)，接下的15分钟父亲或母亲用夸张的肢体语言与儿童尽情游戏、玩耍。15分钟后宣布"魔法时间结束，明天我们还有魔法时间"。每天的"魔法时间"不必固定家长，也不必固定同一时间，但不宜中断。"魔法时间"不因儿童表现特别好而增加，也不因儿童表现不好而取消，亦不改变"魔法时间"的开始与结束语言，体现家长不变的爱心。如儿童生活在缺乏爱和支持的家庭氛围，或对儿童过多的斥责，不能达到教育的目的。

2. 方法明确与一致性 家长教育方法的一致性是家长的基本教育技能，儿童可从家长的一致性行为中学习规则；儿童也可明确家长对自己的期望或要求，以及未遵守规则的后果。当家长要求儿童完成一件事情时，明确的语气可指导儿童的行为，同时也体现家长的权威。如告诉儿童"现在是你去打扫你的房间的时间"，而不是"为什么你不去打扫自己的房间呢"，或"我给你说了几次你去打扫你的房间"。家长语言的明确与一致性有助建立家长的权威性，同时儿童从家长的言语中也学习正确的社交礼仪。

3. 榜样作用 儿童不知道什么是和为什么是好的行为，与学习写字和骑车一样，儿童需要不断学习判断好的行为能力。儿童学习好的行为的最主要的老师是自己的父母。因此，首先家长自己应有好的行为，同时也应告诉儿童行为不规范的后果。家长注意与儿童协商或讨论十分重要，意味家长倾听与尊重儿童的意见，倾听本身对儿童也有榜样的作用。家长及时回答儿童的问题，给儿童劝告，帮助儿童理解周围的事情，教育儿童。父亲对儿女说话、抚爱的方式以及与母亲的关系就是对儿童潜移默化的教育。家庭就餐涉及最好的时间与地点示范儿童餐桌礼仪、社交谈话的技巧，同时定期与家人就餐可以预防儿童营养性疾病、约束儿童青少年不良行为，如旷课、吸毒。

但家长不是都很完美的。当家长失去冷静生气、或犯错时，也是儿童学习的好机会，可让儿童学习家长是如何处理自己的错误行为。

4. 奖励 家长应采用正性强化法(positive reinforcement)强化儿童好的行为发展，即家长及时用友好和鼓励的语言表扬儿童好的行为，偶可采用物质奖励的方法。正性强化法可让儿童知道自己做得很好的时候，为什么做得好，特别是做了什么好事。但不必事事都表扬，让奖励对儿童的行为有激励作用，达到有效奖励的目的。当儿童获得成功时，与成人一样需要向成人分享思想和感觉，家长应及时与儿童交流，巩固良好行为。

5. 惩罚 家长的责任是公正判断，及时纠正儿童的错误行为。但有的家长误以为惩罚就是教育，惩罚不是教育儿童行为的主要手段，完全采用惩罚的教育方法并不能获得长期的教育成功。与其他4个原则同时进行有效的处罚方法可用于阻止儿童的不良行为。惩罚不能用于婴幼儿，过早的惩罚是无效的。当学龄前儿童犯错时，惩罚的有效方法是"暂停或暂离"(time out)，即让儿童离开正在进行的最喜欢的事情或游戏一段时间，认识错误后可返还。

二、儿童教育的影响因素

1. 家庭教育方式 家庭环境和父母是儿童教育的关键。家长应努力去爱、理解、教育儿童，做儿童好的榜样。因家长个性、抚养态度不同，有不同家庭的教育方式，影响儿童的一生(表1-2-5)。

表 1-2-5 父母教育态度与儿童性格的关系

父母态度	教育方式	儿童性格
民主的	权威型	独立、大胆、机灵、善与别人交往、协作、有分析思考能力
过于严厉 常打骂	专断型	顽固、冷酷无情、倔强、或缺乏自信心及自尊心
溺爱	放纵型	任性、缺乏独立性、情绪不稳定、骄傲
过于保护	忽视型	被动、依赖、沉默、缺乏社交能力

(1) **权威型教育**:家长对儿童态度民主,满足儿童个人的要求,又对儿童行为有约束;儿童犯错误时不体罚,而采取"暂停或暂离"的方法或说理方法。家长的家庭教育有权威,受家长影响,儿童也有自尊和独立感,认知能力和社会能力较高,道德和亲社会观念较强,有较好的利他精神。

(2) **专断型教育**:家长对儿童态度过于严厉,高度控制儿童行为,采取命令式的教育方法,儿童犯错误则常常被体罚。家庭的压力使儿童缺乏自尊、自信心,性格倔强,难以与别人交往,容易屈从或攻击性强,影响学业成绩。

(3) **放纵型教育**:家长溺爱儿童,放纵儿童行为的后果是儿童任性、不遵守规则,自我控制能力较差,情绪不稳定;缺乏独立性,行为幼稚;学业成绩较差、青春期常有药物滥用。

(4) **忽视型教育**:家长忽视儿童教育,儿童缺乏爱,对儿童冷漠,不关心儿童的需要。儿童缺乏安全感,难以与同伴或其他人建立起良好的关系,情绪易冲动,学习成绩较差。

2. 家庭气氛 家庭环境影响儿童的个性形成。和睦家庭气氛中成长的儿童性格开朗、乐观、友善,积极情绪为主;父母意见分歧、吵闹的家庭,或父母离异使儿童常常感到孤独、悲观、恐惧、或焦虑,行为粗暴,消极情绪为主。家庭的不稳定使儿童对人缺乏信任感,警惕性高,或投机取巧、两面讨好,或说谎。

3. 儿童气质类型 儿童出生表现出明显的、不同的行为特征,如有的爱哭、有的少哭;有的儿童遇事易安抚,有的很难安抚,原因是"气质"不同(详见本篇第二章)。美国的托马斯和切斯(Thomas & Chess)认为儿童气质是每个儿童的行为表现方式,体现儿童对外来刺激、机会、期望或要求的反应。因此,儿童的教养应根据其气质类型来进行,如气质类型为难养型的学龄前儿童学习自我控制阶段出现问题会较多,上学后常发生攻击性行为、违纪等问题。教养的过程需根据儿童气质特征,采取不同措施给予儿童更多的关爱、支持和教养,避免难养型儿童出现行为问题。

专家点评

- 教养儿童是培养儿童社会适应行为和技能,不是父母对儿童行为问题的管理或控制。父母是儿童的"第一任教师",注意学习教养儿童的基本理念,既要满足儿童生长发育的需要,又要按儿童心理、生理等特点进行教育。
- 坚持原则,执行预定的奖励和惩罚,不迁就儿童不良行为。
- 家庭环境和谐有利于儿童成长,家长应学习用行为分析的理念,据儿童气质特点进行教育。
- 重视儿童发育的内在潜力,遵循儿童发育的规律和阶段,避免拔苗助长;也要发现和接纳儿童的个体差异;以发展儿童自信、自尊和自主能力。

三、儿童教育策略

1. 婴幼儿教育 儿童教育成功的基础是婴幼儿教育,影响儿童终身。

(1) **建立信任关系**:婴儿出生后在获得父母生理的、情感的呵护中发展最初的信任关系。儿童与父母长期亲密接触,也有益于以后良好人际关系发展。儿童生长的所有阶段都需家长的鼓励。当儿童学习自己做事情时,家长应耐心,增强儿童的自尊心,因家长的严厉斥责会使儿童缺乏自信。如父亲对幼儿自己进食时不断抛洒食物在桌上非常生气,使儿童觉得自己抛洒食物行为不好,同时对家长的斥责产生恐惧心理。相反,如父亲边清理餐桌边亲吻儿童,鼓励儿童自己进食直至儿童学会自己进食的技能。如儿童边吃边扔食物玩,父亲可不理睬,将食物拿开。运动发育和协调动作的不成熟使幼儿学习自己用勺进食必须经历尝试和失败的过程,经过多次练习,大脑可控制眼、手、口肌肉的协调时,勺中食物才不再抛洒。家长需耐心接受儿童学习过程中的行为,家长的爱使儿童对自己的行为有自信。惩罚儿童的失败只会使儿童感到自己无能,过多的压力使儿童可能产生情感的挫折,也影响对家长的信任和亲近关系。对儿童身体或情感的虐待可使儿童误认为对待其他人的正确方式就是粗鲁。

(2) **正确引导行为**:生后几年儿童体格和神经发育逐渐成熟,儿童可发现更多关于自己的世界。像知道身体的其他部分一样,幼儿很自然地发现自己的外生殖器。男童的外生殖器对触摸敏感,常常自己摸或揉。女童同样有暴露自己的外生殖器现象。家长对幼儿的自然探索身体的好奇行为的反应将影响儿童成人后的生殖行为。家长的态度应是中立的,即既不担忧也不鼓励儿童的好奇行为。

(3) **学习遵守家规**:小婴儿的天性是任性的、吵闹不安的和以自我为中心的,家长满足小婴儿的需要有益于儿童积极情绪的发展。但在小婴儿成长的过程中,家长应让儿童逐渐懂得自己是家庭的成员之一,需要遵守家规。因维持一个家庭的正常功能和发展需要有家规。

2. **学龄前与学龄儿童** 4~11 岁的儿童处在早期生长和青春前期 2 个发育阶段之间,体格生长相对稳定和情感压力较少,给家长帮助儿童锤炼个性和获得角色认同的机会。

(1) **学习自我克制**:上学前,儿童生活在一个随时满足自己的家庭环境,让儿童感到幸福和安全。上学后,儿童的环境发生较大变化,进入另外一个与家庭环境不同的、需要遵守纪律和规则的集体生活环境,儿童需要学习自我控制能力。

(2) **尊重他人的权利**:儿童从自己的小家庭进入有邻居伙伴、学校同学的社交圈,儿童需要学习社会与情感关系,尊重他人,理解自己与他人的关系;逐渐理解残疾儿童应与自己一样,得到爱,享有良好医疗保健和学习机会,患脑瘫、21- 三体综合征患儿、脊柱畸形和其他医学问题的儿童同样有自尊。

(3) **性别认同**:帮助儿童认识与他人的差别接受自己的性别,有益于儿童将来理解自己在社会中的作用。儿童的性别认同表现在与不同性别儿童的社交活动,男童希望父亲和其他的男童接受自己,女童则被母亲和其他的女童认同。同时应教育儿童保护自己的身体以及相关的性知识,预防性侵犯。

(4) **学习社交技能**:儿童上学后接触的社会关系比较广泛与复杂,对儿童有限的社交技能是一新的挑战,如遇到与自己完全不同的其他儿童、需要处理同伴关系与面对成人的权威等。新的环境中儿童通过与人相处逐渐了解人之间有礼节性的、密切的与亲密的三种关系,礼节性的态度和行为使儿童与其他人能相处愉快;密切的关系主要是与家人的关系;亲密的关系是朋友间真挚的、持久的关系。家长应教育儿童懂礼貌、诚实、友善、宽容、幽默。同时,儿童也会遇到比较困难的问题,需要自己立即做出决定,如看见一同学不诚实行为,是报告老师?批评他?佯装未见?还是鼓励承认错误?儿童需要时间学习处理和成人引导。

3. **青少年教育**

(1) **准备进入青春期**:家长和儿童自己都感到青少年是令人困惑的阶段,青少年的身体正在发生青春期的变化,儿童想知道自己是谁?属于世界的哪个部分?青少年体格有成人的外表,但缺乏成人的经验、智慧、责任,实际青少年是"大儿童",不成熟,需要更多时间积累经验。经过青春期前教育的学龄儿童,比较容易接受青少年的青春期教育。教育青少年当有异性身体的接触时应会控制自己的激动行为。

(2) **积累有益的社会经验**:帮助儿童在学习、生活中逐渐积累有益的社会经验,发展自己的精神力量。

(3) **有明确的家规**:家长按家规奖励与惩罚,有助规范青少年的行为。在作规定时是需要与青少年讨论,如既要给青少年规定约会、参加舞会的时间,又要相信青少年按时回家。指导青少年选择性参加活动,强调避免单独约会、或参加竞技性强或华丽的活动,不参加有喧闹音乐的社交聚会、不固定舞伴、不参加小集团和被录像的聚会等;鼓励参加各类体育活动,有益青少年身体健康和发展社交技能。

专家点评 教育儿童的过程是儿童兴趣、习惯形成的过程,发现和保护儿童的兴趣和特长。儿童生活应有规律，避免不良习惯，培养儿童“自我控制”能力。学会欣赏儿童，是重塑儿童自信心、发挥儿童的潜能的重要方法。

（石淑华）

【参考文献】

1. 毛萌，李廷玉．儿童保健学．第 3 版．北京：人民卫生出版社，2014.
2. Roy Benaroch：Teaching children how to behave：5 essential principles. 2013（http://www.kevinmd.com/blog/2013/02/teaching-children-behave-5-essential-principles.html）
3. 齐家仪．小儿内科学．第 2 版．北京：人民卫生出版社，1987.
4. AMERICAN ACADEMY OF PEDIATRICS. Committee on Psychosocial Aspects of Child and Family Health：Guidance for Effective Discipline. PEDIATRICS，1998，101：4723-4728.
5. the California Department of Education. Infant/toddler learning & Development program GuIdelInes. 2006.
6. Berk L E. Development Through the Lifespan. 5th Edition. Allyn & Bacon，2010.

2

第二篇

体格生长与相关疾病

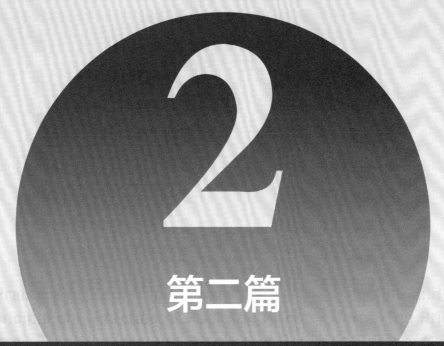

3 第三章

体格生长

生长与发育存在于从受精卵到成人的整个成熟过程。体格生长(physical growth)是各器官、系统细胞的增殖、分化致身体形态或重量的改变,可反映器官成熟状况。体格生长状况可用数值表示。

发育(development)代表器官功能成熟过程,包括神经心理行为发育。发育水平可用生理成熟或心理成熟状况评估。体格生长和发育过程同时存在,共同反映身体的动态变化。

儿童体格生长是儿科学的基础。儿科临床疾病的诊断、治疗涉及儿童体格生长,异常的体格生长也可能是某些疾病的唯一临床表现。因此,儿科医生应掌握儿童体格生长知识,对临床工作非常重要。

第一节　体格生长总规律

导读　尽管儿童体格生长受到诸多因素的影响,存在个体、地区、国家或种族的差异,但是所有儿童发育遵循共同的规律,是可预测的。

一、生长连续性、非匀速性、阶段性

从受精卵到长大成人,儿童的生长在不断进行,即体格生长是一个连续过程(continuous growth)。但连续过程中生长速度并不完全相同,呈非匀速性生长(allometric growth),形成不同的生长阶段(distinct stages)。如母亲妊娠中期时,胎儿身长增长速度较青春期快10倍(图2-3-1)。胎儿身长的生长速度在母亲妊娠中期达到最大,约10cm/月,并逐渐下降至出生时的35cm/年;而青春期平均身高的增长仅约9.42cm/年。出生后的第一年是生后的第一个生长高峰,第二年后生长速度趋于稳定,青春期生长速度又加快,为生后的第二个生长高峰。整个儿童期体格生长速度曲线呈一个横"S"形(图2-3-2)。

二、生长程序性

人类进化中逐渐形成的生长程序性(program development)受到基因控制。如胚胎3周龄末开始形成中枢神经系统,4周龄出现心脏和消化系

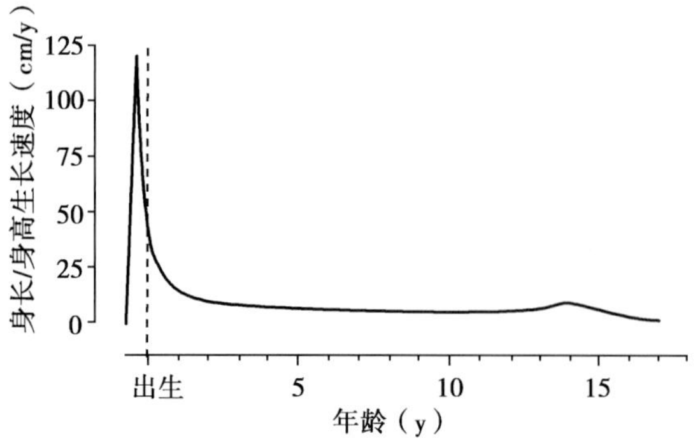

图2-3-1　正常男童从受精到成人身长(身高)生长速度

统;胎儿5周龄肢体开始分化为上肢、下肢,6~8周龄的胎儿手指、足趾发育。就身体各部形态发育而言,遵循躯干先于四肢,下肢先于上肢,肢体近端先于远端的程序。因此,胚胎2月龄时头长占总身长的1/2,出生时头与身长的比例为1/4,成人头长仅占身高的1/8(图2-3-3)。

儿童时期各器官系统发育先后、快慢不一,即发育不平衡(different rates in different system),也遵循生长程序性的规律。如神经系统发育较早,生后2年内发育最快,2.5~3岁时脑重已达成人脑重的75%左右;6~7岁时脑的重量已接近成人水平。儿童期淋巴系统生长迅速,青春期前达顶峰,以后逐渐降至成人水平。生殖系统在青春期前处于静止状态,青春期迅速发育。其他系统,如呼吸、循环、消化、泌尿、肌肉及脂肪的发育与体格生长平行(图2-3-4)。

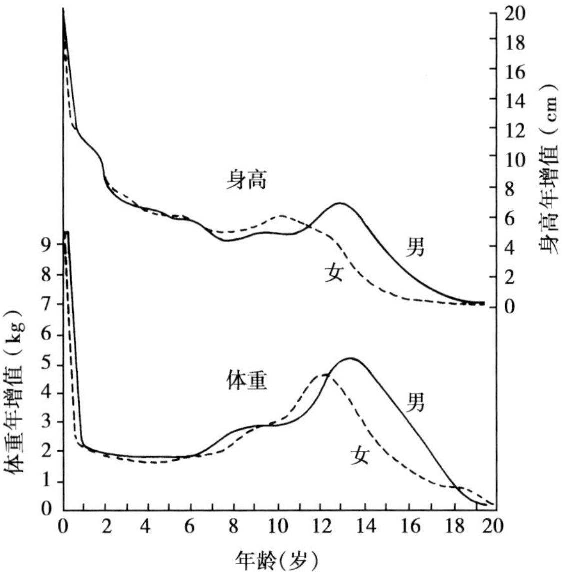

图2-3-2 男女童身高、体重生长速度曲线

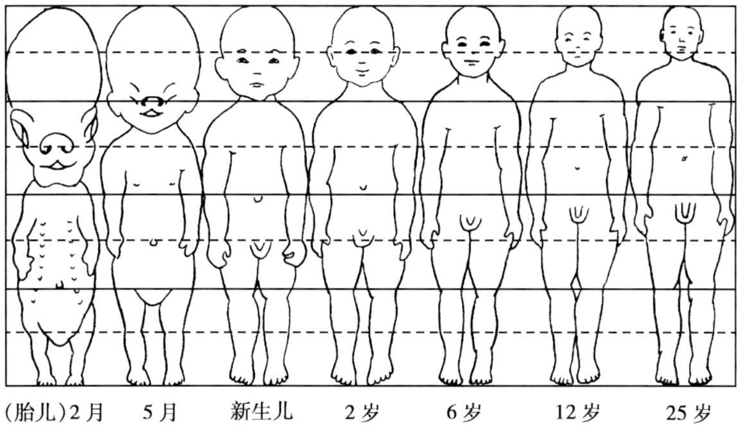

图2-3-3 头与身长的比例

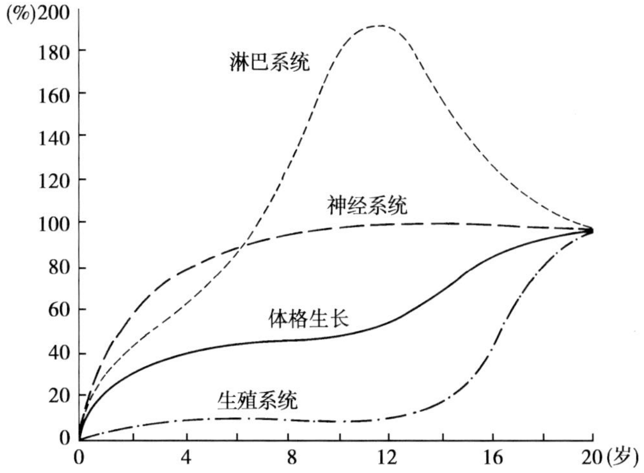

图2-3-4 各系统器官发育不平衡

三、个体差异

生长发育有一定的总规律，但受遗传与环境的影响，儿童体格生长存在个体差异(individual variation)。如同性别、同年龄的儿童群体中，每个儿童的生长水平、生长速度、体型特点等都不完全相同，即使是同卵双生子之间也存在差别。因此，连续性观察可全面了解每个儿童的生长状况。

专家点评 儿童体格生长存在个体差异。评估时避免将"正常值"作为评价的依据，或简单地与跟其他儿童比较。

（胡燕）

【参考文献】

1. Lissauer T，Clayden G. Illustrated textbook of pediatrics.3rd edition.Mosby，2007，187-188.
2. Kliegman. Nelson textbook of pediatrics，19th Ed. Philadelphia ：Elsevier's Health Sciences Rights Departmentin Philadelphia，PA，2011.

第二节 体格生长特点

导读

- 儿童体格生长有多种指标，如身长、体重、头围、胸围等，代表不同的生理意义。通常选择有代表性、易于测量、可用数值表示、为连续变量，呈正态或偏正态分布的便于作统计分析处理的计量指标。
- 婴儿期是儿童生长增长最快的时期，为第一个生长高峰；幼儿期后儿童生长速度逐渐减慢，学龄前与学龄期儿童生长平稳至青春期前的1~2年生长速度减慢；青春期儿童生长出现第二个生长高峰。
- 提前出生使早产儿过早中断宫内的生长模式。早产儿与足月儿的宫外生长显著不同，易发生各种营养与疾病问题。
- 多数SGA生后6月龄内体重出现追赶趋势，身长追赶需要较长时间，多在1~2年内达足月儿水平。
- 巨大儿的生长结局不一致，有的发展为超重／肥胖，有的体重的增长减少。

一、常用指标

体重、身高(长)、头围、胸围等为儿童体格生长的常用指标。

1. 体重 是身体各组织、器官系统、体液的综合重量，骨骼、内脏、体脂、体液为体重(weight)的主要成分。因体脂和体液重量易受疾病影响，使体重易于波动，故体重是反映儿童生长与近期营养状况的重要指标。

2. 身材 身长(高)、顶臀长(坐高)等为身材(stature)指标。

(1) 身长(高)：为头、脊柱、下肢的总长度。仰卧位测量为身长(length)，1~2岁的儿童测身长；立位测量为身高(height)，>3岁儿童测身高。同一儿童身长测量值 > 身高测量值，相差0.7~1cm。身长的增长又称线性生长，直接反映身体非脂肪组织(fat-free-mass)的增长，非脂肪组织的生长潜能受遗传决定。正常儿童如获得足够的营养、生长潜能应得到发挥，即身长线性生长的速度达到非脂肪组织的生长潜能水平。

(2) 顶臀长(坐高)：与上部量的意义相同，主要反映脊柱的生长。与身长(高)测量体位一致，婴幼儿测顶臀长(crown-rump length)，年长儿测坐高(sitting height)。

(3) 指距：为双上肢与躯干纵轴垂直伸展时中指间的距离，反映上肢的生长。正常儿童指距(span)< 身长(高)1~2cm。

3. 头围 头的最大围径为头围(head circumference)，反映2岁内儿童脑发育和颅骨生长的程度。

4. 胸围 为平乳头下缘经双肩胛骨角下绕胸部一周的长度，反映胸廓、胸背部肌肉、皮下脂肪和肺的生长。胸围(chest circumference)生长与上肢运动、肌肉发育有关。

5. 上臂围 上臂中点绕上臂一周的围径为上臂围(upper arm circumference)，反映上臂肌肉、骨骼、皮下脂肪和皮肤的发育情况。

二、婴儿期体格生长特点

生后第一年是体格生长增长最快的时期，为第一个生长高峰。不同月龄婴儿的体格生长也各具特点。

1. 新生儿 出生体重与胎龄、性别及母亲妊娠期营养状况有关。一般，早产儿体重较足月儿轻，男童出生体重略重于女童。我国2005年9市城区调查结果显示男婴平均出生体重为3.33±0.39kg，女婴为3.24±0.39kg（附表1），与世界卫生组织2006年的参考值相近（男3.3kg，女3.2kg）。宫内发育影响新生儿出生体重，出生后的体重增长则与营养、疾病等因素密切相关。

出生时身长平均为50cm。胎儿期神经系统领先发育，故新生儿出生时头围较大，平均为34~35cm。出生时胸围较头围略小1~2cm，约32~33cm，以利于胎儿娩出。

新生儿期体格生长迅速。我国2005年九市城区调查资料显示新生儿期末男、女婴体重平均增长略高于WHO 2006年资料（表2-3-1）。

2. 1~4月龄 此期婴儿体格生长仍然非常迅速，但较新生儿时期略有下降。如1~3月龄婴儿体重增长约0.97kg/月，身长增长约3.25cm/月；3~4月龄体重增长约0.59kg/月，身长增长约2.0cm/月，以后增长速度随年龄的增加逐渐减慢，呈现非匀速过程（表2-3-2）。

各国调查资料显示1~4月龄婴儿生长水平仍有不同，我国2005年九市城区调查结果高于世界卫生组织2006年水平。但各国资料均显示生后3~4月龄的婴儿体重约等于出生体重的2倍（平均约6.6kg）；3~4月龄婴儿身长约62~63cm，较出生时增长约12~13cm；头围较出生时增长6~7cm左右，约为41cm。因体格生长为非匀速过程，熟悉各年龄阶段体格生长速率有助于在临床工作中及早发现生长偏离并进行早期干预（表2-3-3）。

3. 4~12月龄 3~4月龄后婴儿的体重、身长及头围增长减慢，12月龄时体重约为出生体重的3倍、身长与头围约为出生时的1.5倍。胸围的增长较头围增长稍快，1岁时胸围约等于头围，即出现头、胸围生长曲线交叉。头、胸围生长曲线交叉年龄与儿童营养状况、胸廓发育情况有关。如我国2005年调查结果显示儿童头胸曲线交叉约为15月龄，提示我国儿童胸廓生长较发达国家稍落

表2-3-1 婴儿体格生长增长情况

月龄		中国2005年资料			WHO2006年资料		
		体重(kg)	身长(cm)	头围(cm)	体重(kg)	身长(cm)	头围(cm)
0~1	男	1.78	6.4	3.5	1.12	4.8	2.8
	女	1.19	5.9	3.2	0.96	4.5	2.7
1~3	男	2.06	6.5	3.2	1.91	6.71	3.23
	女	1.83	6.4	3	1.66	6.11	2.98

表2-3-2 0~12月龄儿童体格生长情况

月龄	中国2005年资料（男童）			WHO 2006年资料（男童）		
	体重(kg)	身长(cm)	头围(cm)	体重(kg)	身长(cm)	头围(cm)
出生	3.24	50.4	34.5	3.35	49.88	34.46
3~4	7.17~7.76	63.3~65.7	41.2~42.2	6.38~7.00	61.4~63.9	40.5~41.6
12	9.5~10.5	75~77	45~47	9.64	75.75	46.07

表2-3-3 婴儿体重、身长（高）及头围增长

年龄	中国2005年资料			WHO 2006年资料		
	体重增长(kg/月)	身长增长(cm/月)	头围增长(cm/月)	体重增长(kg/月)	身长增长(cm/月)	头围增长(cm/月)
0~3月龄	1.13	3.9	2.0	1.01	3.6	2.0
3~6月龄	0.57	2.1	1.0	0.52	2.4	0.9
6~9月龄	0.31	1.4	0.6	0.32	1.5	0.5
9~12月龄	0.24	1.3	0.4	0.25	1.2	0.4

后。除营养因素外，可能与不重视爬行训练和胸廓锻炼有关。

三、幼儿期及学龄前期儿童体格生长特点

幼儿期生长速度逐渐减慢，第二年体重增加约2.5~3kg，即2岁时体重约为出生体重的4倍（12~13kg）；身长平均增长约12cm，即2岁时身长为87~89cm左右；头围约48cm，约达到成人头围的90%。婴儿期后胸围生长速度开始超过头围，至青春期前胸围应大于头围（约为头围+年龄-1cm）。婴儿期上臂围增长迅速，1~5岁时增长速度减慢，约1~2cm/年。

学龄前期体格生长较幼儿期慢，趋于平稳。一般体重增长约2kg/年，身高增长约6~8cm/年；头围增长速度减慢，5岁时头围约50~51cm。

四、学龄期及青春期儿童体格生长特点

学龄期及青春期儿童与学龄前期儿童体格生长速度相似。学龄期体重增长约2kg/年，身高增长约5~7cm/年，主要因下肢的增长显著，下肢长逐渐接近躯干，使身材比例有明显变化。如1岁时顶臀长/身长为0.62，4岁坐高/身高约为0.57，6岁为0.55。3~18岁头围增长约5cm，15岁时接近成人水平（53~54cm）。随年龄增长，儿童上肢运动量增加及胸部肌肉发育，胸围生长迅速，逐渐改变儿童期的胸廓形态。婴儿期胸短，胸廓呈桶状，即冠状径与矢状径为1.07∶1；随身体的站立、肋骨下降使胸廓伸长、横径增大，胸廓冠状径与矢状径逐渐达成人的1.4∶1。6月龄~2岁儿童胸廓发育迅速，2~10岁发育缓慢，青春期又迅速发育出现性别差异。

青春期是童年到成人的过渡期。儿童青春期前的1~2年生长速度减慢，受性激素影响青春前期儿童身高生长开始加速，生殖系统开始发育，出现第二性征。女童以乳房发育（约9~11岁）、男童以睾丸增大为标志（11~13岁）。已有较多研究显示女童第二性征的发育年龄提前。2012年美国儿科学会的一项研究证实男童青春期发育也较以前提前6月~2年。第二性征出现1~2年后出现身高突增（Peak of Height Velocity，PHV），为第二生长高峰。PHV持续1年左右后生长速率逐渐减慢。虽然PHV开始和持续时间有性别及个体差异，但青春期发育过程是可预测的。男童PHV出现时间较女童约晚2~3年，且每年身高的增长值大于女童，故男童的最终身高较女童高。通常，PHV使男童身材增加约7~12cm，平均10cm；女童为6~11cm，平均9cm。男童青春期身高增长约28cm，女童约25cm（表2-3-4）。女童约于18岁、男童约于20岁时身高停止增长。因生长期相同（7~10年），故PHV提前者，身高发育停止的时间也提前；PHV延后者，身高发育较慢，但最终身高仍可达正常范围。青春期身高的增长值约占最终身高的15%。男童骨龄为15岁、女童骨龄13岁时，已达最终身高的95%。青春期儿童体重、肌肉、内脏等亦迅速增长，如体重年增长达4~5kg，持续约2~3年。

青春期男、女儿童体形发生了显著改变。由于耻骨和髂骨下脂肪堆积使女童臀围增大，呈"△"；男童肩部增宽、下肢较长、肌肉增强形成"▽"样体态（图2-3-5）。

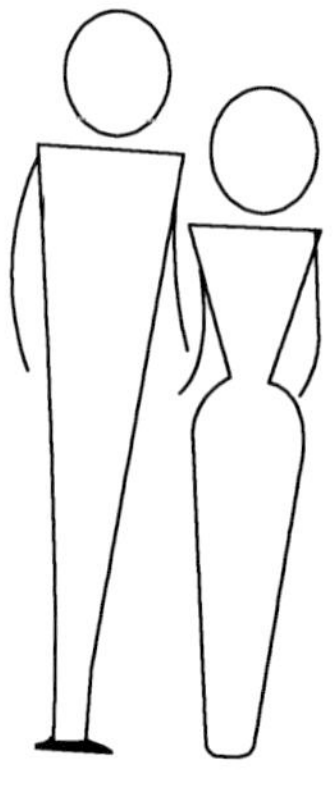

图2-3-5 成年男女体态特点

表2-3-4 儿童期体格生长的一般规律

生长指标	婴儿期			幼儿期		学龄前期	学龄期	青春期	
	出生	3~4月龄	12月龄	2岁	2~3岁			男	女
体重（kg）	3.2~3.3	2倍出生体重	3倍出生体重	4倍出生体重	2~3 kg/年	2.0kg/年	2.0 kg/年	4~5kg/年	
身长（高）（cm）	49~50	62~63	75~76	87~89	7~8 cm/年	6~8cm/年	5~7 cm/年	共增长28cm	共增长25cm
头围（cm）	33~34	40~41	46~47	48~49	3~18岁：共增长约5cm				

表 2-3-5 儿童体重、身长(高)估算公式

体重	kg	身长(高)	cm
出生	3.25	出生	50
3~12 月龄	[年龄(月)+9]/2	1 岁	75
1~6 岁	年龄(岁)× 2+8	2~6 岁	年龄(岁)× 7+75
7~12 岁	[年龄(岁)×7 － 5]/2	7~10 岁	年龄(岁)× 6+80

当儿科临床需计算儿童药量及静脉输液量，暂时无儿童体重、身长数据时，可按公式进行粗略估算(表 2-3-5)。但公式估算不能用以评价儿童体格生长状况。

五、早产儿体格生长特点

提前出生使早产儿过早中断宫内的生长模式。宫外生长与宫内生长显著不同，易发生各种营养问题；同时，早产儿各组织器官均未发育成熟，难以适应宫外环境，生活能力低，极易发生病理状况。为正确地评估其宫外的生长状况，促进早产儿接近或追上足月儿的生长水平，需了解早产儿体格生长的特点。

(一) 出生后早期生长

1. 生理性体重下降 出生后早产儿生理性体重下降可达出生体重的 10%~15%，甚至更多。胎龄越小、出生体重越低，恢复体重的时间越长，极不成熟的早产儿需 2~3 周。

2. 宫外生长迟缓 1997~2000 年美国杜克大学和佛罗里达儿科研究中心研究 124 个 NICU 的 24 371 例胎龄 23~34 周早产儿的生长状况，结果显示出院时体重、身高、头围 <$P10^{th}$ 的早产儿分别为 28%、34%、16%。由此，Clark 和 Thomas 等学者相对于宫内生长迟缓(IUGR)，提出“宫外生长迟缓”(Extrauterine Growth Retardation，EUGR)概念。EUGR 的定义是早产儿出院时或相当胎龄 40 周时体重、身长或头围(三者不一定同时具备)低于同胎龄的 $P10^{th}$。如生后早期住院期间，病情基本稳定、肠内外营养合理，早产儿出生后生长可达到同胎龄胎儿的宫内生长速率 15~20g/(kg·d)，为早产儿生后的理想生长。但相当一部分早产儿不适应宫外环境，加之并发症、疾病以及营养摄入不足等因素的影响，出生后体格生长不能沿宫内轨道继续正常生长，即发生 EUGR。

1999 年美国国家儿童健康和人类发育研究所在 12 所新生儿研究中心进行早产儿住院期间生长的前瞻性研究，将出生体重 501~1500g 的 1660 例早产儿按胎龄分成 24~25 周龄、26~27 周龄和 28~29 周龄三组。记录出生至 36 周龄的生长状况，结果显示所有早产儿出生时体重均近于同胎龄体重的 $P50^{th}$，提示所有早产儿宫内生长适宜；出生后有体重下降的过程，1 周龄降至最低点后体重缓慢回升，2~3 周龄恢复至出生体重，获得早产儿早期(24~29 周龄)生长曲线(图 2-3-6)。虽然所有早产儿生理性体重下降恢复后体重均有增长，但胎龄 32 周时体重均 <$P10^{th}$，发生 EUGR，至胎龄

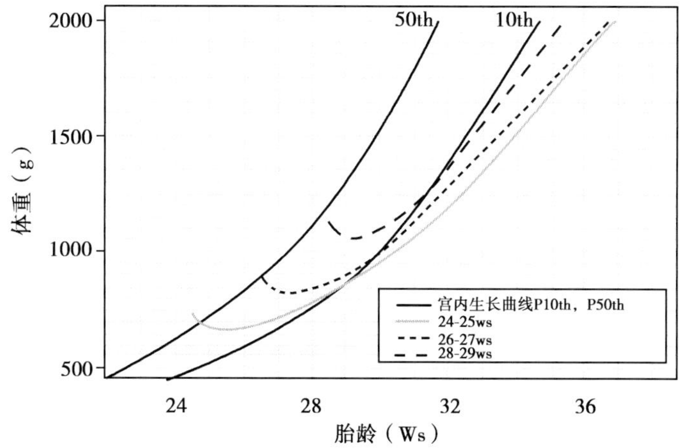

图 2-3-6 不同胎龄早产儿生后早期的生长曲线

35~36周出院时EUGR亦未纠正；EUGR程度与胎龄相关，即胎龄越小EUGR越严重。该研究证实EUGR常常是早产儿出生后较普遍的现象，尤其是极低和超低出生体重儿。近来发展的新生儿重症监护技术和肠内外营养策略可减少早产儿EUGR的发生，促进早产儿生后的理想生长。

3. 追赶性生长 去除早期生长出现EUGR不利因素后，早产儿可出现加速生长，回到原相应胎龄正常生长轨道，即出现追赶性生长（catch-up growth），但一般认为早产儿理想追赶性生长是线性生长和瘦体重平行增长。体重增长过快为不适当的早产儿追赶性生长，使早产儿身体脂肪的过多增加，增加成人期发生中心性肥胖和胰岛素抵抗危险。一般认为早产儿生长潜力充分发挥应表现为各项体格发育指标都增长，包括体重、身长和头围，达到校正胎龄后$P20^{th}$~$P25^{th}$应为追赶性生长。也有学者认为追赶性生长至少应>$P10^{th}$。

如果出院后喂养得当、有充足均衡的营养摄入、无严重疾病因素的影响，多数适于胎龄早产儿于2~3年内体重、身长、头围达到足月儿水平，即完成追赶性生长，但部分超低出生体重儿可能所需时间较长。早产儿追赶性生长的最佳时期是生后第一年，尤其是6月龄内。追赶性生长不仅体重达到原生长轨道，还直接关系到早产儿神经系统发育，头围的追赶性生长预示良好的神经系统结局。已有许多观察性研究结果显示极低出生体重儿3月龄内的头围与1~2岁时的智力发育指数密切相关。身长的追赶性生长与身高发育有关，甚至影响成年最终的身高。

也有研究发现早产儿追赶性生长过快可增加远期代谢综合征的风险。大多数研究显示早产儿出生后直到1岁以内的体重增长与成年期血压并不相关，与早产儿的儿童后期和青春期BMI、体成分与心血管疾病的风险呈正比。早产儿成年后胰岛素抵抗与儿童期的体重增长关系密切，而与18月龄后的体重增长无关。如何控制早产儿早期追赶性生长的速度以及不同年龄段追赶性生长的利与弊都是一尚待研究的课题。

（二）早产儿体格生长的影响因素

1. 胎龄和出生体重 是影响早产儿生长的主要因素。胎龄越小，宫内的营养贮存越少；出生体重越低，生后并发症越多，越易发生EUGR。多数随访研究显示胎龄<28周或极低出生体重（<1500g）早产儿是发生生长迟缓的高风险人群，且多伴有神经系统发育迟缓。

2. 小于胎龄儿 受遗传、母体和胎儿本身因素的影响，部分宫内生长受限（intrauterine growth restriction, IUGR）的胎儿出生时是小于胎龄儿（small for gestational age，SGA），生后虽有追赶性生长，但仍有部分SGA未达到同龄儿生长水平。SGA生后生长落后的程度与IUGR程度有关，即宫内生长受限越严重，追赶性生长越困难。

3. 营养摄入 胎儿期后3个月主要贮存营养素，故早产儿体内营养素贮存少；加之生后疾病等因素加重营养不足程度。营养摄入充足和均衡是影响早产儿生长的重要因素，主要是蛋白质和能量不足致早产儿生长迟缓，往往伴不同程度微量元素缺乏，如铁、维生素D，生后易发生缺铁性贫血、维生素D缺乏。

4. 疾病因素 生后早期发生并发症的严重程度、反复呼吸道感染、消化道疾病以及某些药物的应用（如肾上腺皮质激素）均干扰早产儿的追赶性生长。

5. 母亲因素 母亲矮身材、妊娠期体重增长不足、伴合并症、营养不良及胎盘、脐带发育异常可致胎儿宫内生长受限，母亲孕前或孕早期的营养状况和疾病亦显著影响胎儿生长发育，致胎儿严重IUGR。

六、小于胎龄儿生长特点

母亲、胎盘和胎儿本身因素是发生低出生体重的重要原因，影响部分低出生体重儿童远期生长发育。低出生体重亦是围产期死亡率和发病率的高风险人群。

（一）定义

小于胎龄儿（small for gestational age，SGA）的定义依标准和界值点的不同有所差别，如界值点有<$P10^{th}$、<$P3^{rd}$或<-2SD（或$P2^{nd}$）的不同。儿科临床定义SGA为出生体重小于同胎龄体重$P10^{th}$的新生儿，因此早产、足月、过期产的新生儿均可有SGA。足月儿小于胎龄儿又称为足月小样儿。2006年美国儿科内分泌和生长激素学会（The Societies of Paediatric Endocrinology and the Growth Hormone Research Society）定义SGA为出生体重或身长<-2SD。尽管定义有差别，SGA的诊断都需依据确切的胎龄和准确的体格测量资料。约40%的SGA病因不清，50%为母亲因素，5%为胎儿本身因素，5%为胎盘因素。多数SGA为病理

性生长受限，即IUGR，但部分SGA可能为体质性小。IUGR指胎儿生长未到达遗传潜力应有水平。

（二）分类

SGA根据PI指数和身长/头围之比分为匀称型和非匀称型（详见本篇第三章第四节）。

1. 匀称型SGA　多始于胎儿早期，常与遗传因素和宫内感染等有关，影响胎盘的大小和子宫—胎盘的血流，导致胎儿各器官细胞有丝分裂受阻、细胞数目减少，功能受损。体重、身长和头围受到同等程度的影响，PI>2.0（胎龄≤37周）或>2.2（胎龄>37周）、身长/头围>1.36，出生后显示婴儿生长潜能降低，脑发育亦受限。

2. 非匀称型SGA　多发生于胎儿晚期，常与母亲营养不良或高血压等有关，影响子宫-胎盘的血流和营养输送。出生体重明显低于正常，皮下脂肪薄，身长和头围发育尚与胎龄一致，故PI<2.0（胎龄≤37周）或<2.2（胎龄>37周）、身长/头围<1.36。因胎儿各器官组织多已发育，细胞数目正常，但细胞体积小，主要影响骨骼肌和脂肪组织的发育。出生后婴儿生长潜能受限，但脑发育尚可。

3. 混合型SGA　较少见，PI指数和身长/头围之比不符合以上两型规律。混合型SGA病因复杂，各器官细胞体积均缩小，细胞数减少，先天畸形发生率高，伴生长和智力障碍。

（三）预后

SGA出生后的体格生长与病因、胎龄、宫内生长受限的程度、营养摄入及环境因素有关。如先天性感染、染色体异常和宫内生长严重落后等会使SGA儿童终身生长发育落后，并伴有不同程度的神经系统后遗症。约10%的SGA儿童2岁时生长仍未发生追赶。SGA出生体重为同胎龄的$P3^{rd}$~$P10^{th}$时，多发生于胎儿晚期，常为体质原因；如出生体重<$P3^{rd}$，生后常有并发症，6月龄前难以出现追赶性生长，最终生长多为中下水平，易发生代谢综合征。

美国一项对195例极低出生体重儿的长期随访研究结果显示SGA早产儿20岁时体重、身高<-2SD的比例显著高于同龄AGA早产儿（32%：6%，21%：4%）。部分队列随访研究结果证实足月儿可达良好生长潜能，其次为AGA早产儿，SGA则难以达生长潜能，约15%的SGA体格生长始终落后正常儿童。许多研究显示SGA的出生胎龄、出生身长和母亲身高是影响SGA成年身高的重要因素。

严重IUGR的出生体重为同胎龄<-3SD，常是胎儿早期的因素所致，围产期死亡、生长落后和不良神经结局的风险最高。因胎盘功能不足或母亲营养不良所致的胎儿后期IUGR，如生后环境因素适宜、营养供给充足，6月龄前体重可出现生长加速，身长追赶需要较长时间，多在1~2年内体格生长水平达正常同龄儿，最终可达遗传潜力所决定的体格发育水平。

胎儿期和出生后早期发育的“时间窗”发生宫内营养不良时，虽然基因表达的表观遗传修饰使胎儿的内分泌和生理发生改变以适应宫内营养不良环境，但获得生存的“可塑性”的结果是胎儿体格发育减缓代谢改变，并延续至成年期。目前已有充足的证据表明SGA是成年期慢性疾病，如肥胖、糖尿病、心血管疾病的高危因素。队列研究发现成年期慢性疾病主要发生在出生和1岁时低体重，而在学龄前期和青春期生长过快的人群中，因此促进SGA的适度生长是有待深入研究的课题。

人乳喂养对SGA儿非常重要，除早期改善喂养进程、减少喂养不耐受、NEC和医院感染外，与降低成人期糖尿病、肥胖、高血压、高血脂、哮喘和某些肿瘤的发病风险有关。未出现生长追赶SGA儿神经系统不良结局发生率较高，人乳喂养可能是重要的保护因素之一。有研究显示人乳喂养的SGA婴儿18月龄时智力发育指数和运动发育指数均高于配方喂养的SGA婴儿（8.2分，95%*CI* 5.0~11.4与5.8分，95%*CI* 2.8~8.7）。英国一项队列研究显示474例足月SGA随访至18月龄，人乳喂养与配方喂养儿童体格发育无显著差异。

七、巨大儿体格生长特点

（一）定义

巨大儿又称大于胎龄儿（large for gestational age，LGA），是出生体重>该胎龄平均体重的$P90^{th}$。临床上将出生体重>4000g的新生儿也称巨大儿。巨大儿的发生部分为生理性，与遗传有关，即父母体格较高大或母亲孕期营养过剩；部分为病理因素，如母亲糖尿病、胰岛细胞增生症、Beckwith综合征等。

（二）生长特点及预后

有研究证实巨大儿的生长结局不完全一致，部分婴儿期后体重增长较快为主，导致远期肥胖。部分巨大儿婴儿后期生长减速，以体重的增长减缓为主。巨大儿出生后的体格生长轨迹是遗传、宫内环境、喂养方式和生活习惯等诸多因素相互作用的结果。

2013 年 WHO 的全球母婴健康监测数据显示近 20 年巨大儿的出生增长了 15%~25%，发展中国家巨大儿占活产儿 0.5%~14.9%，发达国家为 5%~20%。目前研究显示患妊娠糖尿病的母亲是围产期发生并发症的高危人群，40% 糖尿病母亲的婴儿为巨大儿。国内外均研究证实母亲患妊娠糖尿病是子女远期发生肥胖的高危因素；代谢程序化的作用机制使糖尿病母亲的婴儿成年后更易发生肥胖、胰岛素抵抗、心血管疾病等慢性非感染性疾病。如美国一个回顾性全国合作的围产项目证实，妊娠糖尿病母亲的新生儿出生体重较高，随访至 7 岁仍有较高的体重和 BMI，儿童出现超重的风险增加 61%，调整出生体重因素后差别仍然存在。

八、身体比例

生长过程中身体比例或匀称性（body proportions）发育有一定规律。

1. 头与身长（高）的比例 与神经系统脑发育一致，胎儿、婴幼儿头颅生长领先，脊柱、四肢生长较晚，即头、躯干、下肢长度的比例在生长过程中发生变化。小婴儿头围增长常与儿童身长呈比例发育，如 1 岁时头围约为 1/2 身长 +10cm。

6 月龄内的婴儿头围与顶臀长大致相等（表 2-3-6）。

表 2-3-6 婴儿顶臀长与头围测量值 *

	出生		3 月龄		6 月龄	
	男	女	男	女	男	女
顶臀长（cm）	33.5	33.2	41.7	40.7	44.8	43.9
头围（cm）	34.5	34	41.2	40.2	44.2	43.1

* 源于 2005 年 9 市城区儿童体格调查资料

2. 体型匀称 反映体型（形态）发育状态，常以两个体格指标间关系表示体型匀称（weight by stature），如身高的体重（weight for height，W/H）、年龄的体质指数（body mass index for age，BMI/Age）等。临床工作中，<2 岁的儿童常采用身长的体重表示一定身长的相应体重范围；2 岁后的儿童采用 BMI/ 年龄间接反映身体的密度与充实度（详见本篇第三章第一节）。

3. 身材匀称 以身体上部（顶臀长、坐高）与身长（高）的比值表示身材匀称（trunk-leg ratio），反映下肢的生长情况。身体上部（顶臀长、坐高）占身高的比例随年龄增长逐渐降低，由出生时的 0.67 下降到 14 岁时的 0.53（表 2-3-7）。下肢发育正常儿童的身体上部（顶臀长、坐高）/ 身长（高）比值≤人群参考值为身材发育匀称。如正常 2 岁儿童的顶臀长 / 身长应≤0.60。若在确定测量无误的情况下，一个 2 岁儿童的顶臀长 / 身长 >0.60，提示该儿童顶臀长 / 身长的比值停留在幼年状态，亦即身材发育不匀称，应排除影响下肢生长的疾病。

4. 指距 正常儿童指距（span）略小于身高。少数长骨发育异常的疾病，如蜘蛛样指（趾）症（Marfan 综合征），指距大于身长（高）1~2cm 有诊断参考价值。

专家点评

● 体重较身长（高）、头围、胸围等指标易于测量，结果间接反映近期营养状况；

● 身长（高）的测量不易准确；短期疾病或营养问题不影响身高（长）增长；长期严重营养问题可影响婴幼儿身长增长；年长儿身高发育主要受种族、遗传、内分泌等因素影响；

● 婴幼儿头围的大小、头型与遗传、疾病有关，故需监测 2 岁内儿童头围增长；

● 儿童体格生长为非匀速增长过程，存在个体差异。

● 准确评估胎儿期生长不足和低出生体重的新生儿，区别 IUGR 或体质性 SGA，与预

表 2-3-7 儿童坐高与身高比例 *

	出生		3 月龄		6 月龄		12 月龄		2 岁		4 岁		6 岁	
	男	女	男	女	男	女	男	女	男	女	男	女	男	女
坐高（cm）	33.5	33.2	41.7	40.7	44.8	43.9	48.8	47.8	54.7	54.0	60.7	59.9	66.6	65.8
身高（cm）	50.4	49.7	63.3	62.0	69.8	68.1	78.3	76.8	91.2	88.9	106.0	104.9	120.0	118.9
坐高 / 身高（%）	66.5	66.8	65.9	65.6	64.2	64.5	62.3	62.2	60.0	60.7	57.3	57.1	55.5	55.3

* 源于 2005 年 9 市城区儿童体格发育调查资料

后和处理有关。IUGR 的婴儿有明显胎儿畸形、宫内感染、胎盘功能不足，体质性 SGA 与遗传有关，是宫内营养正常、健康的小婴儿。

- 上臂围能粗略反映婴幼儿的营养状态。WHO 建议用上臂围值筛查 5 岁以下儿童的营养状况，如上臂围值 >13.5cm 为营养良好；12.5~13.5cm 为营养中等；<12.5cm 为营养不良。

（胡燕　王丹华）

【参考文献】

1. Clark RH, Thomas P, Peabody J. Extrauterine growth restriction remains a serious problem in prematurely born neonates. Pediatrics, 2003, 111(5): 986-990.
2. Fenton TR, Kim JH. A systematic review and meta-analysis to revise the Fenton growth chart for preterm infants. BMC Pediatr, 2013, 13: 59.
3. Jatinder Bhatia. Growth Curves: How to Best Measure Growth of the Preterm Infant. Pediatr, 2013, 162(3): S2-6.
4. Ehrenkranz RA, Dusick AM, Vohr BR. Growth in the Neonatal Intensive Care Unit Influences Neurodevelopmental and Growth Outcomes of Extremely Low Birth Weight Infants. Pediatrics, 2006, 117(4): 1253-1261.
5. Hack M, Schluchter M, Cartar L, et al. Growth of very low birth weight infants to age 20 years. Pediatrics, 2003, 112(1 Pt 1): e30-38.
6. Baptiste-Roberts K, Nicholson WK, Wang NY, et al. Gestational diabetes and subsequent growth patterns of offspring: the National Collaborative Perinatal Project. Matern Child Health J, 2012, 16(1): 125-132.
7. Ehrenkranz RA, Younes N, Lemons JA, et al. Longitudinal growth of hospitalized very low birth weight infants. Pediatrics, 1999, 104: 280-289.
8. J.M. Wit, M.J.J. Finken, M. Rijken, et al. Preterm Growth Restraint: A Paradigm That Unifies Intrauterine Growth Retardation and Preterm Extrauterine Growth Retardation and Has Implications for the Small-for-Gestational-Age Indication in Growth Hormone Therapy. PEDIATRICS, 2006, 117(4): e793-e795.
9. Christopher P Houk1, Peter A Lee. Early diagnosis and treatment referral of children born small for gestational age without catch-up growth are critical for optimal growth outcomes. International Journal of Pediatric Endocrinology, 2012, 11: 1-8.
10. Lissauer T, Clayden G. Illustrated textbook of pediatrics. 3rd edition. Mosby, 2007, 187-188.
11. Kliegman. Nelson textbook of pediatrics, 19th Ed. Philadelphia: Elsevier's Health Sciences Rights Departmentin Philadelphia, PA, 2011.
12. Fomon SJ. Assessment of growth of formula-fed infants: evolutionary considerations. Pediatrics, 2004, 113(2): 389-393.
13. Wit JM, Finken MJJ, Rijken M, et al. Preterm Growth Restraint: A Paradigm That Unifies Intrauterine Growth Retardation and Preterm Extrauterine Growth Retardation and Has Implications for the Small-for-Gestational-Age Indication in Growth Hormone Therapy. Pediatrics, 2006, 117(4): e793-e795.
14. Hall JG, Allanson JE, Gripp KW, et al. Handbook of physical measurements. 2nd edition. Oxford University Press, 2007.

第三节　其他系统发育

导读　除体重、身高外，骨骼、牙齿、前囟、皮肤、脂肪与肌肉、生殖系统以及体能等其他器官系统的发育亦可反映儿童生长状况，如骨龄及判断儿童的成熟程度。

一、舌、腭、牙齿发育

口腔覆盖黏膜，前与唇肤相连，后延续咽部黏膜，是消化道的起始部分，包括唇、颊、舌、腭、涎腺、牙和颌骨部分。

（一）舌发育

1. 舌功能　舌的主要功能是参与咀嚼食物（mastication）、帮助形成食物团块吞咽；舌也是重要的感觉器官（味觉），同时也有清洁牙齿的功能。人类舌的另外一重要功能是参与语音发音。

2. 舌发育　舌是口腔底部一骨骼肌肉性器官，有丰富的神经和血管，胎儿 4 周 ~8 周发育（图 2-3-7）。舌来源于第 1、2、3、4 鳃弓的内侧面隆起，胚胎第 4 周末，左右两下颌隆起的内侧面细胞增生，形成 3 个隆起，头侧左右一对隆起较大，称侧舌隆起（lateral lingual swelling），尾侧中线隆起一个较小结，称奇结节（tuberculum impar）。左右侧舌隆起迅速增大，并在中线融合，形成舌体；奇结节形成盲孔前方舌体的一部分。第 2、3、4 对鳃弓腹侧端的间充质增生，形成一凸向咽腔隆起的联合突（cupola）。联合突的前部发育为舌根，后部发育为会厌。舌根有少量来源于第 4 对鳃弓的内胚层部

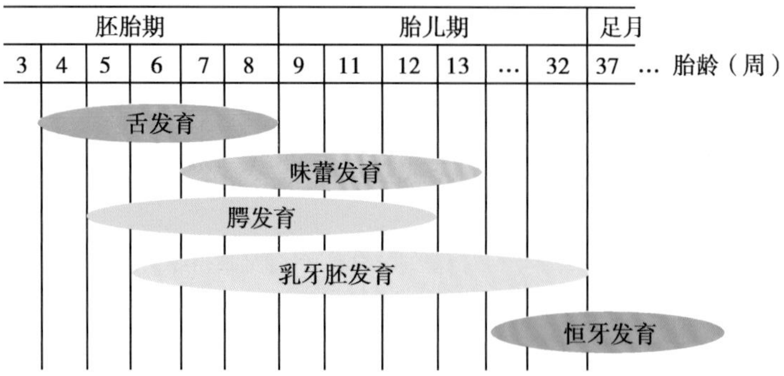

图 2-3-7　胎儿舌、腭、牙齿的发育时间

分。舌根与舌体的愈合线为一条“V”形界沟。胚胎第 7 周中胚层头端体节的生肌节细胞迁移分化形成舌肌，舌肌的发育至出生前咀嚼肌完全发育。舌下神经（CN，Ⅻ）支配舌内外肌肉的运动，使舌前伸、后缩、舌形改变（表 2-3-8）。

表 2-3-8　舌的神经支配与胚层发育来源

触觉	神经分布	胚层来源
舌的前 2/3	N. lingualis（CN Ⅷ）. 三叉神经的分支舌神经	外胚层
舌的后 1/3	N. glossopharyngeus（CN Ⅸ）舌咽神经	
舌基部	N. vagus（CN Ⅹ）迷走神经	
味觉		
舌的前 2/3	Chorda tympani（CN Ⅶ）面神经的鼓索支	外胚层
舌的后 1/3	N. glossopharyngeus（CN Ⅸ）舌咽神经	
	N. vagus（CN Ⅹ）迷走神经	内胚层(少量)
运动		
舌肌	N. hypoglossus（CN Ⅻ）舌下神经	中胚层

胚胎第 11 周时，来源于外胚层的第一咽弓围绕口咽膜原口形成口腔上皮层、唾液腺、牙的釉质、舌体上皮细胞。胎儿 7 周已证实舌上皮细胞味蕾发育，12 周有成熟的受体。无数个乳头状突起味蕾分布于舌背侧上部表面复层鳞状上皮中；舌界沟前方有 8~12 个形体较大、顶端平坦的轮状乳头（circumvallate papillae），形成倒“V”（图 2-3-8）。轮状乳头周围的黏膜凹陷形成环沟，沟两侧的上皮内有较多味蕾。固有层中有较多浆液性味腺，导管开口于沟底，味腺分泌的稀薄液体不断冲洗味蕾表面的食物碎渣，以利味蕾不断接受物质刺

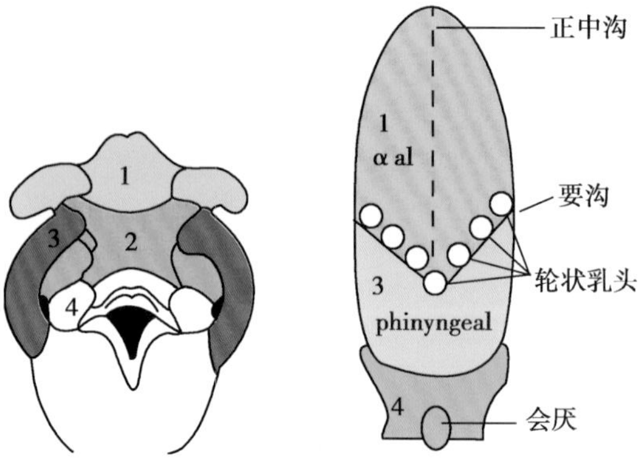

图 2-3-8　舌的发育

第 1 咽弓 - 舌的口腔前 2/3 部分；第 2 咽弓 - 最初的舌面，后被吸收；第 3 咽弓 - 舌的后 1/3 咽部分；第 4 咽弓 - 形成会厌与周围组织

激。胎儿 7 周已可证实味蕾出现，12 周有成熟的受体。

系带是胎儿 3 月龄面部形成后残留的胚胎期组织。口腔有 7 个系带，即上颌中系带、下颌中系带、上下左右唇系带和下舌系带。舌系带是舌下延伸到口腔底的具有弹性的条索状的、被黏膜覆盖的小肌肉组织。舌系带基本功能是维持胎儿唇、舌与骨协调生长。不影响呼吸、进食、从牙齿清理食物时舌的运动为正常舌系带。

3. 舌系带功能评估　儿童的舌系带长于 2cm 不会发生语言与进食技能问题。舌系带过短（ankyloglossia，tongue tie）使舌的运动受限，包括舌系带的结构异常，如短（<2cm）、厚、宽、紧，使口腔肌肉运动不协调，致进食或说话困难。但临床缺乏确切的分类方法。国际上多采用舌系带 Hazelbaker 评分（assessment tool for lingual frenulum function，ATLFF）间接评估舌系带功能。ATLFF 包括 5 项舌外观评估（舌抬高时舌尖外观、舌系带附着舌的部位、系带弹性、下牙槽嵴的舌系带附件、舌抬高时舌系带长度）和 7 项舌功能评估（舌偏侧、

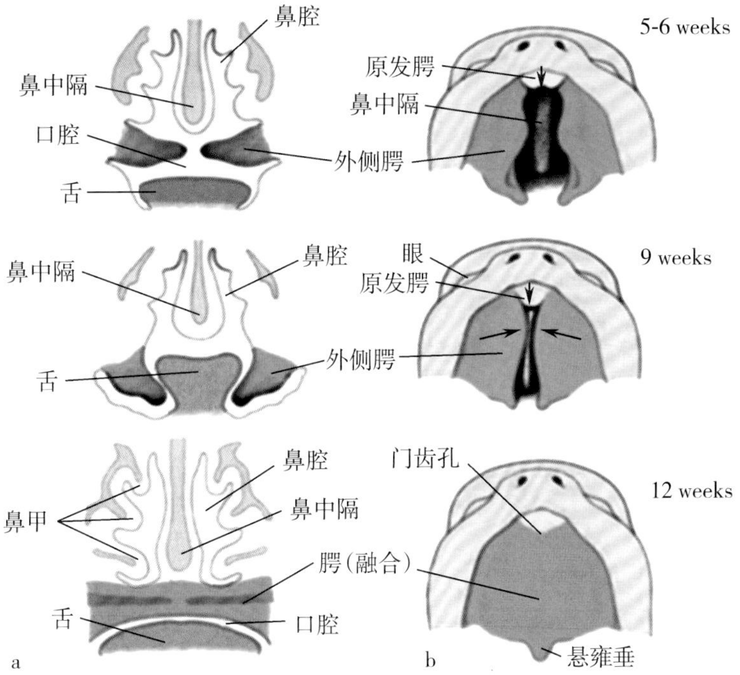

图 2-3-9 腭发育示意图

a. 矢状位 b. 仰卧位

舌蠕动、舌抬高、转折、伸舌、呈杯状、舌前部伸展)。采用口腔反射发育检查觅食反射评估舌前部的延伸功能、挤压反射评估伸舌功能、横舌反射评估舌的运动功能。

(二) 腭发育

1. 腭功能 与舌抵抗、咀嚼、食物团块形成、吞咽、说话有关。

2. 腭发育 胚胎早期原始鼻腔和口腔彼此相通,腭的发育使口腔与鼻腔分开。腭的发育过程分三个阶段:①胎儿 5~6 周来自中鼻突的球状突形成两个前腭突(原发腭,primary palate);②胎儿第 9 周前舌窄位高,充满口 - 鼻腔;前腭突向下与上颌突形成左右两个侧腭突(继发腭,secondary palate)会合,两个侧腭突与前腭突从舌的两边自向外、向内、向后方以倒"△"方式发育逐渐致两侧的腭融合(图 2-3-9),并与向下生长的鼻中隔融合;③ 12 周腭在口腔顶部发育完成,形成前硬腭(骨性部分)与后软腭(肌肉部分),被黏膜组织覆盖,使口、鼻腔隔开,上颌牙弓增大(图 2-3-10)。三叉神经(CN V)分支分布于腭。鼻中隔支持鼻腔的顶部,不影响硬腭发育。但鼻中隔长度发育在一定程度有助于上腭穹隆拉平。因上颌骨生长发育(上牙弓)与骨、鼻中隔软骨与硬腭的同时发育,可影响硬腭发育。

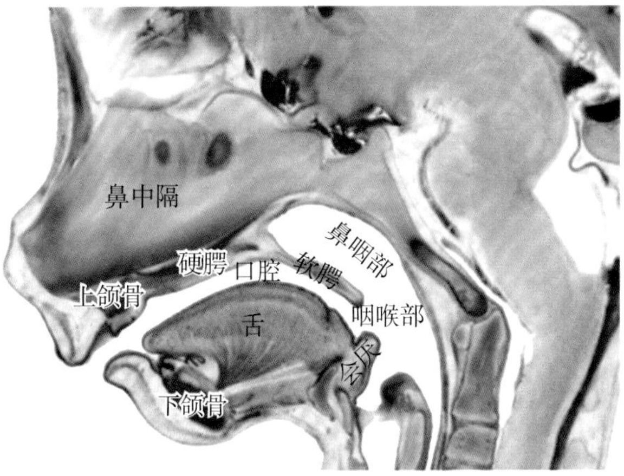

图 2-3-10 胎儿 12 周龄口腔发育

腭的发育为倒"△"的发方式,故不同年龄阶段儿童硬腭发育水平不同,年龄越小腭弓越高。如新生儿腭高可达 7.45mm,腭宽 30.99mm;9 月龄时腭高增加,维持至 12 月龄;32 月龄后腭宽增加至 38.44mm,腭高降低。婴儿期腭的最大宽度和腭长度的生长速度相同,即随年龄增长宽度 / 长度指数不变。

3. 腭的形态发育评估 婴儿腭的发育存在个体差异(图 2-3-11),约 7% 的婴儿有腭宽、长差别,10%~12% 的儿童有腭高差别。腭弓发育与牙弓有关,如高颚弓的儿童可能有一个狭窄的上牙

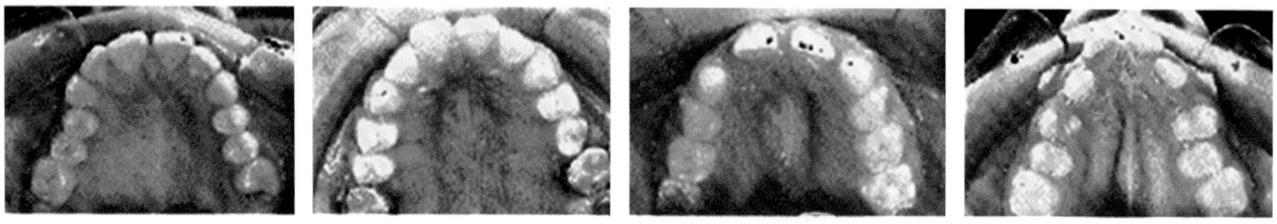

正常颚弓　　轻度高颚弓　　中等高颚弓　　重度高颚弓

图 2-3-11　腭弓临床判断标准

弓，狭窄的牙弓有高腭穹隆；牙弓越宽，腭穹隆平坦。上牙弓，包括腭弓发育过程中将显著增长。因此，高颚弓将随年龄的增长会得到改善。有报道人乳喂养的早产儿腭骨化低于配方喂养儿，推测与配方喂养可促进颅面骨和颚骨发育，减少喂养姿势所致的口腔畸形有关。然而，人乳和配方喂养的儿童腭宽度和深度无显著性差异。发生高颚弓的原因有正常变异，或是某些疾病的伴随体征。

目前新生儿上腭的正常形态无统一标准。现有关于新生儿"正常"的腭部形态的知识是基于有限的测量颚的三维形状的方法学。因此，方法学的不足使研究结果不一致或产生偏差，尤其涉及综合征或早产等病理情况。多数足月婴儿的研究缺乏可靠的试验，研究腭发育的临床研究前需要发展合理的测量技术和统一"正常腭形态"的定义。

（三）牙齿发育

1. 牙齿功能　人类有乳牙（deciduous teeth）和恒牙（permanent teeth）两副牙齿，共同的功能是咀嚼食物、参与发音与颅面发育。牙齿正常发育有助语言发育，缺失切牙影响发音。上下颌排列整齐牙齿使口唇、颊面部丰满。牙齿排列不整齐、反咬合、缺齿使面部变形改，影响美观。

(1) 乳牙功能：人类进化形成乳牙和恒牙两副牙齿的原因可能与不成熟的消化系统发育水平有关。颌骨发育成熟前，婴幼儿口腔小，20 枚乳牙可完成半固体食物的咀嚼；儿童期颅面骨、颌骨发育成熟，乳牙逐渐过渡为恒牙。乳牙间距较大有益随后恒牙的萌出。乳牙还有保留恒牙位置作用，有助恒牙健康发育，如第 2 乳磨牙的存在有助第 1 恒磨牙（6 龄磨牙）发育。乳牙发生龋齿或感染可致恒牙以后黑斑。咀嚼食物能促进乳牙牙根的生长发育以及自然吸收、脱落。2~5 岁儿童食物质地太软，咀嚼不足可致换牙期出现双排牙（恒牙萌出、乳牙滞留）。

(2) 恒牙功能：最早萌出的第 1 恒磨牙（6 龄磨牙）对儿童颌面部的生长有定位、定高的作用，同时亦影响其他恒牙的萌出与排列。不同形态的恒牙处理食物的功能不同，共同完成咀嚼功能，适应固体食物消化。如切牙的功能是可将整块的食物分次切割便于咀嚼，尖牙有撕裂多纤维的韧性食物功能，恒牙的双尖牙和磨牙将各类食物咬碎、磨细，有助营养吸收。

2. 牙齿发育　包括牙齿矿化、萌出和脱落。每枚牙齿有外部的牙釉质（enamel）、牙本质（dentin）、牙骨质（cementum）、含有神经的牙髓腔（pulp）以及固定于颌骨的牙根（root）部分。骨骼（中胚层）与牙齿的胚胎（外、中胚层）来源发育不完全相同，成分亦不完全相同。骨骼和牙齿中的主要矿物质均为羟磷灰石（$Ca_{10}(PO_4)_6(OH)_2$），但骨骼含 50% 羟磷灰石，牙齿牙釉质 96% 是羟磷灰石，是牙和全身的最坚硬部分，其余 4% 是水和有机物质；牙本质含 70% 羟磷灰石，20% 有机物质（主要是蛋白质），10% 水；牙骨质含 45% 矿物质（主要是磷灰石），33% 蛋白质（主要是胶原蛋白），22% 水；牙髓中有神经、血管。

(1) 乳牙发育：始于胎儿期，经历 4 个阶段：①乳牙胚形成：胚胎 6 周时口腔黏膜细胞速增生，形成上下两个弧形牙板；上下颌牙板中部神经嵴间充质和外胚层之间开始增厚，逐渐向后形成乳牙的原基，8 周时形成上下各 10 枚牙苞；牙苞外部的外胚层部分形成牙釉质，内部的神经外胚层形成牙髓腔；因牙釉质外部发育快于中间部分，形成帽型、钟型牙苞（图 2-3-12）；②矿化：胎儿 14 周左右乳牙胚从正中切牙开始至 18~20 周第 2 乳磨牙逐渐矿化；生后 1.5~11 月龄牙冠逐渐矿化；出生后牙根开始发育，1.5~3.5 岁矿化完全；③萌出：出生时有 20 枚乳牙胚，隐藏在颌骨中，被牙龈所覆盖；婴儿期乳牙萌出，3 岁内 20 枚乳牙完全萌出；④乳牙脱落。

多数婴儿 4~10 月龄时乳牙开始萌出。萌牙顺序为下颌先于上颌、由前向后进行，即下正中

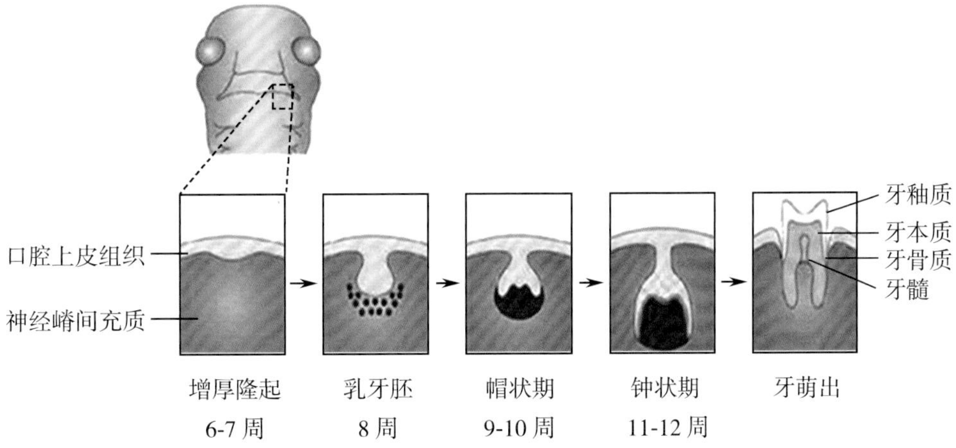

图 2-3-12 乳牙胚的发育

切牙、上正中切牙、上侧切牙、下侧切牙、第 1 乳磨牙、尖牙、第 2 乳磨牙。乳牙萌出时间、萌出顺序和出齐时间个体差异很大(图 2-3-13)。若 13 月龄后仍未萌牙称为萌牙延迟。萌牙延迟的主要原因可能是特发性的,也可能与遗传、疾病及食物性状有关。

萌牙为生理现象,但可伴有低热、流涎、烦躁及睡眠不安等症状。健康的牙齿生长与蛋白质、钙、磷、氟、维生素 C、D 等营养素和甲状腺素有关。咀嚼运动有利于牙齿的生长。牙齿发育异常时应考虑外胚层发育不良、甲状腺功能减低症等。

(2) **恒牙发育:**每枚恒牙的发育经历 8~14 年。乳牙胚形成后,牙板的游离缘下端形成新的牙胚,形成相应的 20 枚恒牙胚,其发育过程同乳牙胚(图 2-3-14)。恒磨牙牙胚的发生自胚胎 20 周一直持续到出生后第 4 年。

恒牙的矿化从胎儿后期开始,出生时第 1 恒磨牙已矿化,其他恒牙矿化从 3~4 月龄始至 2.5 岁,顺序与换牙顺序相同;2.5~3 岁第 2 恒磨牙、7~9 岁第 3 恒磨牙开始矿化。恒牙牙冠的矿化从 2.5~3 岁至 12~16 岁;恒牙牙冠的矿化从 9 岁至 25 岁。

6 岁左右在第 2 乳磨牙之后萌出第 1 恒磨牙;7~8 岁时乳牙一般开始脱落而代之以恒牙,换牙顺序与乳牙萌出顺序相同;12 岁左右第 2 恒磨牙萌出;17~18 岁以后萌出第 3 恒磨牙(智齿),一般于

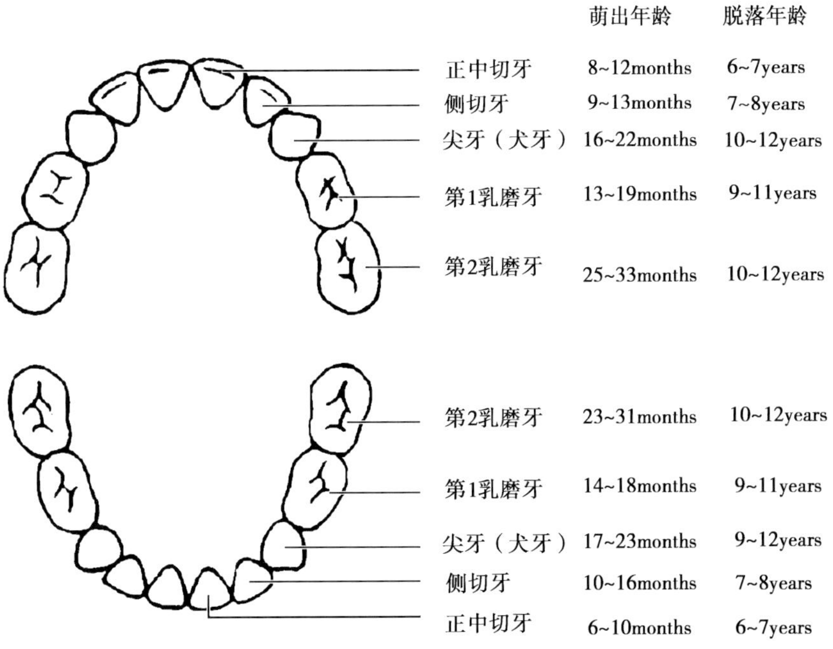

图 2-3-13 乳牙发育时间

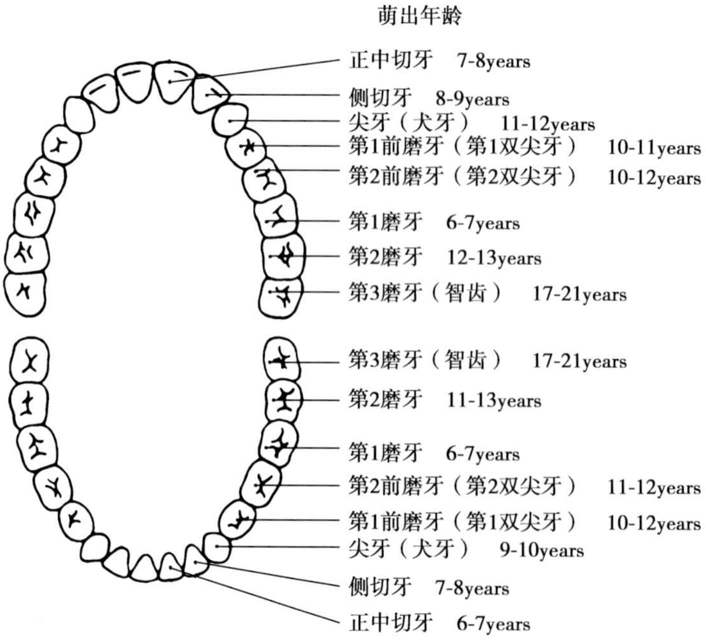

图 2-3-14 恒牙发育

（ABCDE 为乳牙，123456 为恒牙）

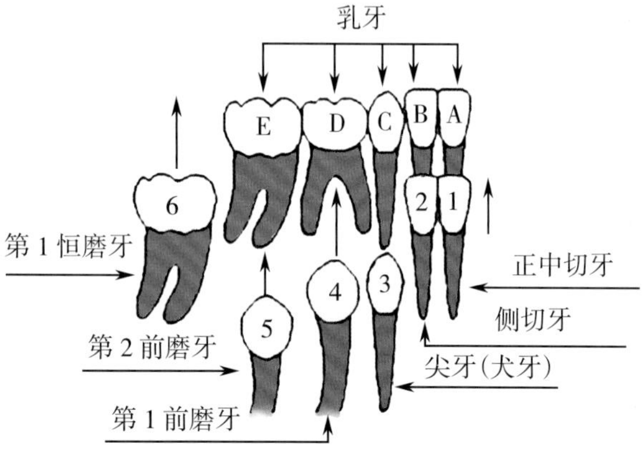

图 2-3-15 恒牙发育时间

20~30 岁时 32 枚恒牙出齐，也有终生不出第 3 恒磨牙齿者(图 2-3-15)。

3. 影响牙发育的因素 母亲妊娠期良好的营养对胎儿牙齿的发育很重要，如富含钙、磷、维生素 C、维生素 D 的食物。某些药物，如四环素可影响胎儿牙齿发育。

二、眼、耳、鼻发育

儿童眼、耳、鼻胚胎期的发育、出生后的发育、外观形态学的评估与遗传性疾病或综合征有关。

儿童屈光发育的规律，以及屈光不正的变化特点与眼保健有关。

(一) 眼解剖生理发育

1. 眼发育 眼结构和功能的发育始于胎儿期(22 天)持续至生后 6 岁。<3 岁儿童双眼视觉功能尚未发育成熟，易受外界不良因素影响，但如及时诊治亦易恢复，或可塑性强，故 3 岁前被认为是儿童视觉发育的关键期。3 岁后儿童双眼单视功能建立，但尚不完善，如受外界不良因素影响恢复较慢，或可塑性较差，故 3~10 岁为儿童视觉发育敏感期。

(1) 胚胎期眼发育：眼外形发育的关键时间是胚胎 22~50 天。胚胎第 3 周时，前脑两侧形成对称的囊状突起，称为视泡。胚胎第 5 周眼球各部分组织已具雏形，胚眼形成。眼各部组织的胚胎来源于外胚层和中胚层。

(2) 出生后的眼发育：与其他系统相同，儿童眼的解剖发育先于功能。出生时婴儿眼的解剖结构发育基本完成，但生后眼的结构仍会随年龄发生改变。生后第 1 年儿童眼前节、视网膜和视神经快速发育，使物体能在视网膜上清晰成像。

1) 眼球与眼轴：出生时新生儿眼球的大小接近于成人。新生儿的眼轴长为 17~18mm；婴幼儿为眼轴发育快速生长期，特别是婴儿生长更快，3 岁时眼轴长达 22.5~23mm，为成人眼轴的 94%~96%(成人 24mm)。4~14 岁属于眼轴缓慢生长期，每年增长约 0.1mm，15 岁后达成人水平。需要接受人工晶状体术的儿童，眼轴的长度与人工晶状体的选择有关。眼轴发育决定屈光性质。

2）**角膜**：新生儿角膜水平直径为 9.0~10.5mm，角膜水平直径 >11.0mm 为大角膜，<9.0mm 为小角膜。约 20% 的小角膜儿童以后可能发生青光眼。角膜屈光力占眼球总屈光力的 2/3，是屈光的重要组成部分。1D 为一个 1 屈光度，通称 100 度。如角膜异常、不光滑，如角膜变性、圆锥角膜、白斑、云翳或皮样瘤可致散光，影响视力。

3）**巩膜**：新生儿的巩膜厚度为 0.45mm，成人的巩膜厚度增加到 1.09mm。儿童因巩膜薄，透出葡萄膜的颜色而略呈蓝色。婴儿的巩膜也比成人的柔软，软而薄的巩膜使婴幼儿型青光眼眼压升高时发生“牛眼”。

4）**瞳孔**：瞳孔大小的调节与外界光线强度有关。在普通光线下，瞳孔的直径为 1.8~5.4mm。出生时瞳孔开大肌发育不成熟，5 岁时才发育完全。故新生儿瞳孔较小，对散瞳剂不敏感。瞳孔对光反射消失提示视网膜或视神经病变。

5）**晶状体**：是被悬韧带固定悬挂在虹膜之后、玻璃体之前的双凸面透明组织，是眼球屈光系统唯一具有调节能力的屈光间质。晶体通过调节眼轴长度变化影响屈光。调节能力随着年龄的增长而逐渐降低。晶状体的屈光力次于角膜，晶状体异常是儿童视力丧失的重要原因之一，以白内障最常见。

6）**眼底**：是眼球内后部的组织，包括视网膜、视乳头、黄斑和视网膜中央动静脉。新生儿视网膜色泽较成人浅，呈淡灰色或浅粉红色，脉络膜血管清晰可见。随年龄增长，视网膜色素颗粒增多，逐渐致密，视网膜透明度下降，致使视网膜呈粉红色，并逐渐向橘黄、橘红色改变，6 月龄接近成人视网膜表现。出生时黄斑中心凹的发育尚未成熟，只有一层神经节细胞，色暗红，中央凹的光反射界线不清楚，是新生儿的视敏度相对较低的原因。4 岁时黄斑中心凹才完全发育成熟，故婴幼儿是弱视形成的高敏感期。

7）**泪器**：婴儿 1~1.5 周龄后泪腺始分泌泪液。部分新生儿出生时鼻泪管下端为膜状物（Hasner 瓣）封闭，4 周后萎缩消失。正常情况泪道黏膜完整，泪液引流通畅，泪液有一定抗菌能力，泪囊不易发生炎症。Hasner 瓣封闭所致的下泪道阻塞，引起泪液潴留，易于细菌滋生，若发生炎症更促进黏膜的充血水肿，加重阻塞，是泪囊炎发生的一个重要的诱发因素。先天性鼻泪管阻塞是婴儿期最常见的泪道疾病。

8）**眼外肌**：双眼注视时双眼视轴应互相平行，运动量相等，为同向运动或共轭运动（conjugate movement）。每个眼的眼外肌各有 4 条直肌和 2 条斜肌产生同向运动或共轭运动。新生儿眼球运动不协调，双眼无共同运动，故出生 <1 周龄会出现眼内斜视及眼球震颤。4 周龄的婴儿眼球运动开始，5~6 周龄时眼球追随物体转动，但眼球的运动不稳定。1 月龄婴儿眼位可发生由内斜到正位，再向外斜眼位的间歇性变化，为生理性。当婴儿 >6 月龄，眼斜视角度趋于稳定后再进行眼位评估。任何一条眼外肌或其支配神经的异常都可能引起斜视，继而导致弱视。

（3）**屈光系统发育**：

1）**屈光系统构成**：外界光线通过眼的屈光介质折射在视网膜上成像的生理功能称为屈光。按物理学原理屈光系统是通过凸透镜的折射作用，而完成的一个屈光反应过程。眼的屈光系统由角膜、房水、晶状体和玻璃体组成（图 2-3-16）。

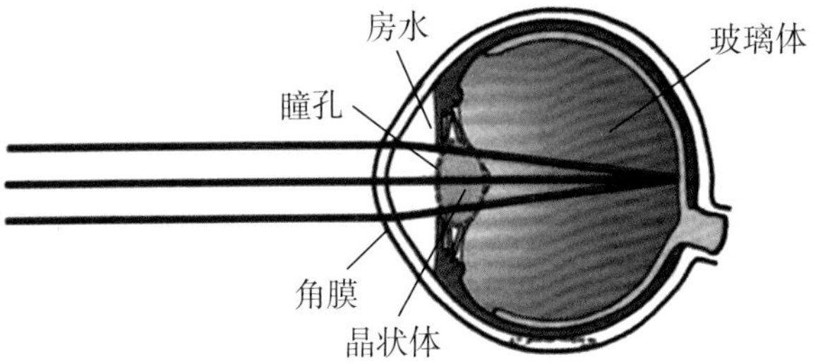

图 2-3-16　眼屈光系统与屈光的形成

2）**屈光系统发育规律**：人类眼睛屈光系统随年龄增长终身变化。眼轴每增长 1mm，约有 3.00D 的改变。如发育过早停止，为发育不良，表现为远视状态；如果过度发育，形成近视眼。正视眼是远视眼和近视眼的过渡阶段。2~6 岁儿童 80% 为远视眼，5% 为近视眼，只有 15% 为正视眼。早产儿屈光不正发生率较足月儿高，尤其是中高度远视和中高度散光的发生率高。

2. **眼解剖**　包括眼球、视路和眼附属器。眼球接受外界信息，视路传递视觉信息，眼附属器起到保护和运动眼球的作用。重要的解剖结构有：

（1）**角膜**：占眼球前 1/6，圆形、透明、无血管、有弹性，即"黑眼球"。角膜的功能是透过光线，组成屈光间质、感知环境及外界刺激、保持眼球形状并保护眼内组织的作用。

(2) **晶状体**：为双凸透镜，富有弹性，是无色的透明体。晶状体的功能是滤过和调节光线。

(3) **视网膜**：为一层透明膜，分为后极部、赤道部、周边部。视网膜的功能是接受和传导光刺激。视物最敏感的黄斑区位于视网膜后极部，直径1~3mm，视神经乳头位于黄斑鼻侧3mm处，直径1.5mm，为视神经穿出眼球的地方。视网膜分为十层，视杆细胞位于视网膜周边部，可感受弱光和周边视力；视锥细胞位于视网膜中心部，感强光、中心视力及颜色。

(4) **视路**：是视觉的神经冲动传导和传递的经路，包括视网膜神经纤维层、视神经、视交叉、视束、外侧膝状体、视放射和大脑枕叶皮质纹状区的视觉中枢。

3. 眼外观形态 眼(eye)不仅是视觉器官，也是重要的表情器官和面部标志。眼位于眼眶内，眼眶位于面部上份的下1/3和面部中份的上1/3。若以眉线将头面部分为两部分，儿童眼的位置约位于面中部(图2-3-17)。人体测量可获得眼部外观形态，如内眦间距(inner canthal distance，ICD)、外眦间距(outer canthal distance，OCD)、瞳孔间距(interpupillary distance，IPD)，睑裂长度(palpebral fissure length，PFL)＝(外眦间距－内眦间距)/2(图2-3-18)等与儿科临床关系较密切，其他测量临床少用。测量时研究对象仰卧于检查台，安静合作、双眼睁开；助手固定头部保持向上，测量者将卡尺平行置于研究对象眼部上方约5cm处。读数时测量者眼睛与卡尺及研究对象三者平行。眼部外观形态发育与年龄有关，男女童无明显差别。儿童眼内宽约为面宽的1/4，与鼻宽相接近，眼裂约呈水平方向。随着颅骨的发育，眼眶距离逐渐增宽。不同种族眼部间距的差异不明显(表2-3-9、表2-3-10)。

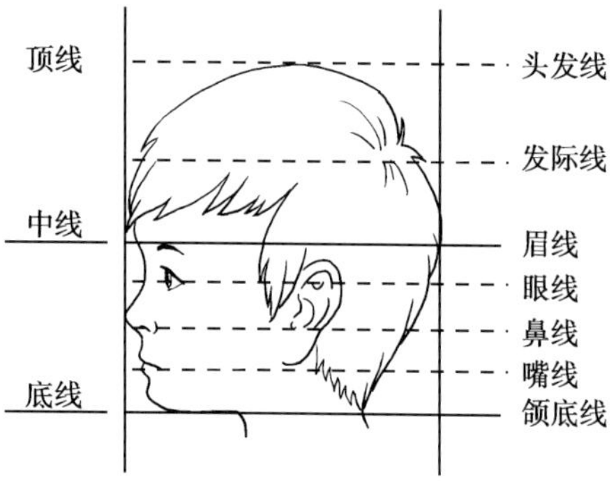

图2-3-17 儿童面部眼位位置

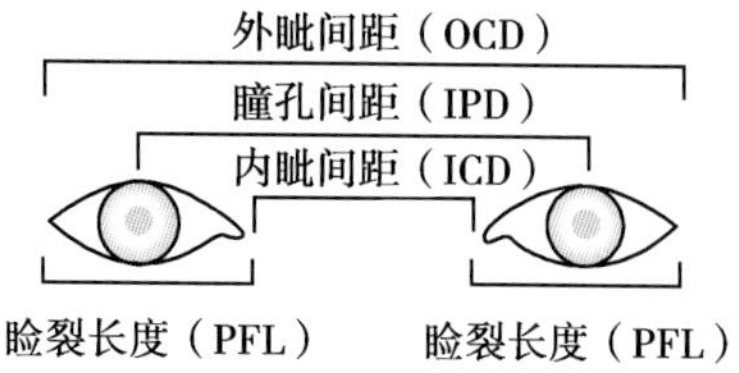

图2-3-18 眼外部测量标志

表2-3-9 英国儿童内眦间距、外眦间距、瞳孔间距参考值($\bar{X}$)

ICD		OCD		IPD	
年龄(岁)	(cm)	年龄(岁)	(cm)	年龄(岁)	(mm)
0	2.0	0	6.3	0	39.5
1	2.5	1	7.2	1	46.0
2	2.6	2	7.4	2	47.3
3	2.7	3	7.6	3	48.4
7	2.9	7	8.1	7	52.0
12	3.0	12	8.6	12	55.6
16	3.1	14	8.9	14	59.2

表2-3-10 中国儿童内眦间距、外眦间距及睑裂长($\bar{X}\pm 2SD$)

年龄	ICD(cm)	OCD(cm)	PFL(cm)
NB	2.0±0.2	6.3±0.4	2.1±0.2
1月龄	2.1±0.2	6.7±0.6	2.3±0.3
3月龄	2.3±0.4	7.1±0.6	2.4±0.3
6月龄	2.4±0.4	7.4±0.6	2.5±0.3
9月龄	2.5±0.4	7.7±0.8	2.6±0.4
12月龄	2.5±0.4	7.9±0.8	2.7±0.4
24月龄	2.6±0.4	8.1±0.8	2.7±0.4
36月龄	2.7±0.4	8.1±0.8	2.7±0.4
6岁	2.8±0.4	8.2±0.8	2.7±0.4
12岁	2.8±0.4	8.3±0.9	2.7±0.4
18岁	2.8±0.4	8.4±0.8	2.8±0.4

4. 视觉发育进程 视力发育涉及一个非常复杂的逐渐成熟的过程。出生时视觉系统并不成熟，视力大约为0.05。生后的前几个月，视力和立体视觉在环境的刺激下得以发育。7岁以下儿童

的视力正处于发育阶段(表 2-3-11),需强调的要用动态的理念去观察儿童视力发育的进程。儿童在视觉发育过程中表现出具有年龄特征的视觉行为表现,就如里程碑一样指示出儿童视觉发育是否到达应有年龄的水平(表 2-3-12)。

表 2-3-11　正常儿童各年龄段视力发育水平参考值

年龄	视力
5 月龄	4.0(0.1)
6 月龄	4.3(0.2)
1 岁	4.5(0.3)
2 岁	4.6~4.7(0.4~0.5)
3 岁	4.7~4.8(0.5~0.6)
4~5 岁	4.8~5.0(0.6~1.0)
6 岁	5.0

(二)耳解剖生理发育

1. 耳发育

(1) 胚胎发育:人耳具有位置感觉和听觉两种功能,故又称位听感觉器官。耳由外耳、中耳与内耳组成,胚胎起源各不相同。外耳收集声波,头颈部外胚层来源的第一鳃沟及周围发生的 6 个耳结节融合形成。中耳传导声波,由内胚层来源的第一咽囊发育形成。内耳将声波转变成神经冲动信号,头部外胚层形成的听泡演变而来。在胎儿螺旋器发育的关键时期(8~12 周)若母亲药物中毒、外伤、梅毒、风疹和流行性感冒等疾病,可影响胎儿螺旋器发育,致生后严重的耳聋。

(2) 听觉神经系统胎儿期发育:胚胎 4 周位听神经的感觉神经节在神经嵴两旁的听囊内侧形成,此后神经节分为前庭神经节和螺旋神经节。据胎儿听觉诱发电位测试研究证实 28 周胎儿已基本建立听觉传导,听阈大约为 75dB。随胎龄增长听阈值逐渐下降,35 周时胎儿听阈与成人相近。也有试验证明母亲妊娠 7 个月时胎儿可对外界声音反应,出现肢体运动、或头部转动、或胎心音增强等改变,提示胎儿 7 个月已具听力。

(3) 出生后耳发育:婴幼儿耳的结构虽基本同成人,但存在发育特点。如新生儿咽鼓管长(1.9cm)约为成人咽鼓管长的一半(3.5~4.0cm)。婴幼儿咽鼓管短而宽,鼓口与咽口水平接近(图 2-3-19),咽部感染、或溢出奶液、呕吐物等可进入鼓室,导致中耳感染。

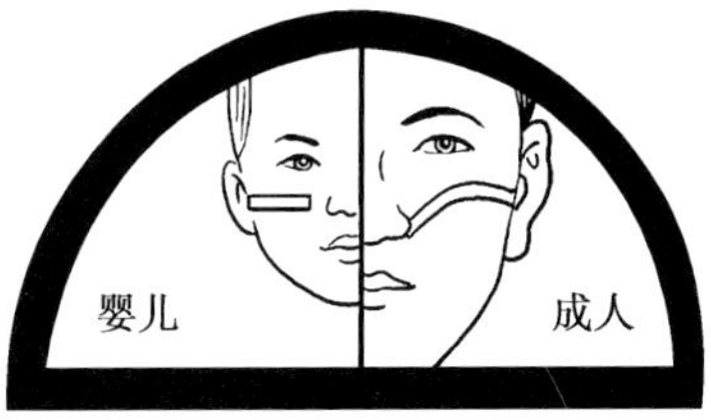

图 2-3-19　咽鼓管比较

2. 耳解剖结构　由外耳、中耳和内耳组成。外耳和中耳为传音结构,内耳为感音结构。

(1) 外耳:分为耳廓和外耳道。外耳(external ear)可收集声波到外耳道、提高声压作用,以及辨别声源方向和保护耳朵深部免受损伤等生理功能。

(2) 中耳:由鼓室、咽鼓管、鼓窦和乳突组成,经咽鼓管与鼻咽部相通。中耳(middle ear)的鼓膜和三块听小骨将声波的震动传至内耳,咽鼓管有保持中耳内外压平衡,引流作用,以及防声作用和

表 2-3-12　儿童视觉发育里程碑

年龄	视觉发育里程碑
新生儿	对光有反应,强光刺激下会闭眼
1~1.5 月龄	能注视大的物体,在较大范围内出现同向性固视反射及再固视反射;对左右摆动的物体,产生追随运动
2~3 月龄	出现瞬目反射,有固视能力,目光能追随物体 180° 范围
4~6 月龄	出现手 - 眼协调动作
7~9 月龄	能稳定固视,能同时玩两个以上物体
12 月龄	能用手指端准确取起细小的物体,如黄豆,花生米
18 月龄	会翻,看图书,会搭积木,会识别简单的形状
24 月龄	能模仿画线条
36 月龄	能认识更复杂的形状,如菱形,椭圆形等,能识别颜色,能区分色彩的不同饱和度等

防止逆流性感染等生理功能。

(3) **内耳**：位于颞骨岩部，又称迷路，分骨迷路和膜迷路，膜迷路位于骨迷路之中。膜迷路含内淋巴，两迷路之间充满外淋巴，内外淋巴互不相通。内耳有传音、感音和平衡的生理功能。内耳（inner ear）由三个半规管和耳蜗组成，生后已发育较好。内耳包括听觉感受器和前庭感受器，又称平衡听觉器，兼有听觉和感受位置变动的双重功能。

3. 耳外观形态

(1) **特点**：耳廓位于头颅两侧，左右基本对称，其上端与眉上的水平线齐平，下端位于经过鼻底的水平线上。耳朵与指纹一样，每个人耳的形态、大小和位置不尽相同。右耳在高度和宽度上略大于左耳，先天性耳垂缺失或附着发生率约20%~25%。耳廓异常的突出或凹陷常由与耳后肌肉的异常有关。招风耳主要是耳上肌的异常导致。耳部的缺陷有助于各种综合征的诊断，特别是新生儿。

(2) 耳外观测量

1) **耳长与宽度测量**：以耳廓最上缘至最下缘的直线距离为耳长（ear length，EL），耳屏点至耳廓最外缘的水平距离为耳宽(ear width，EW)。测量时，助手将研究对象头部转向左侧，完全暴露右耳，测量者用塑料软尺贴于外耳（图 2-3-20）。读数时眼睛与软尺平行，3 次取其平均值（精确到 0.1cm）。计算耳指数 = 耳宽 / 耳长 ×100。耳长、耳宽均随年龄的增加而增长，婴儿期增长最快；儿童耳长、

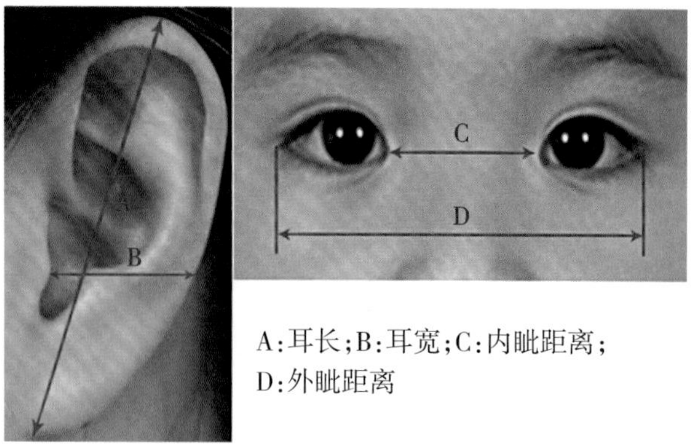

A：耳长；B：耳宽；C：内眦距离；D：外眦距离

图 2-3-20 耳长（A）、宽（B）度的测量

耳宽的性别差异不确定，可能与测量方法有关。不同种族外耳大小及耳长、耳宽的差异可能与遗传、种族有关（表 2-3-13、表 2-3-14）。

表 2-3-13 英国儿童耳长、宽度（$\overline{X}$）

年龄（岁）	EL（mm）	EW（mm）
0	40.5	27.0
1	47.0	29.6
2	49.5	32.1
3	51.5	34.4
7	55.5	40.3
12	58.5	44.2
16	60.1	46.1

2) **耳位测量**：一般双耳螺旋（helix）在两眼内眦水平线上（图 2-3-21）；如低于两眼水平线以下则为耳位低（low-set ear）（图 2-3-22）。

表 2-3-14 中国儿童耳长、耳宽及耳指数（$\overline{X}\pm 2SD$，cm）

年龄	EL		EW		Ear Index
	M	F	M	F	
0	3.6 ± 0.4	3.5 ± 0.4	1.8 ± 0.3	1.7 ± 0.3	49
1 月龄	3.9 ± 0.4	3.8 ± 0.4	1.9 ± 0.4	1.8 ± 0.3	47
3 月龄	4.3 ± 0.6	4.1 ± 0.4	2.0 ± 0.4	1.9 ± 0.3	47
6 月龄	4.6 ± 0.6	4.5 ± 0.6	2.2 ± 0.4	2.1 ± 0.3	47
9 月龄	4.8 ± 0.6	4.7 ± 0.5	2.3 ± 0.4	2.2 ± 0.4	47
1 岁	4.9 ± 0.4	4.8 ± 0.5	2.3 ± 0.4	2.2 ± 0.3	47
2 岁	5.0 ± 0.5	4.9 ± 0.5	2.4 ± 0.4	2.3 ± 0.4	47
3 岁	5.2 ± 0.5	5.1 ± 0.4	2.4 ± 0.4	2.3 ± 0.4	47
6 岁	5.7 ± 0.7	5.5 ± 0.8	2.5 ± 0.4	2.4 ± 0.4	43
12 岁	5.9 ± 0.7	5.6 ± 0.7	2.5 ± 0.4	2.4 ± 0.4	42
18 岁	6.2 ± 0.7	6.0 ± 0.5	2.5 ± 0.4	2.4 ± 0.4	40

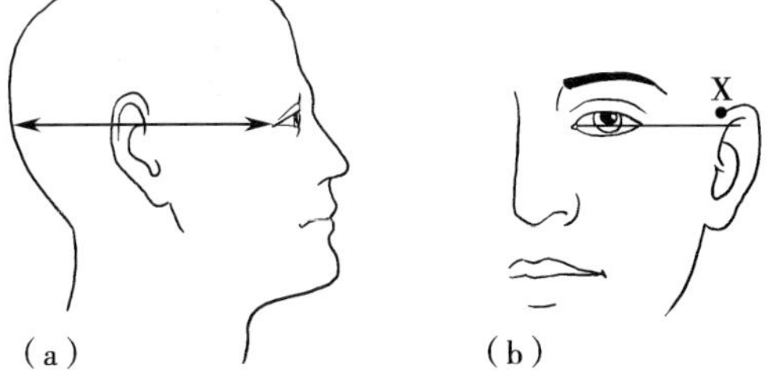

图 2-3-21　正常耳位测量(a、b)

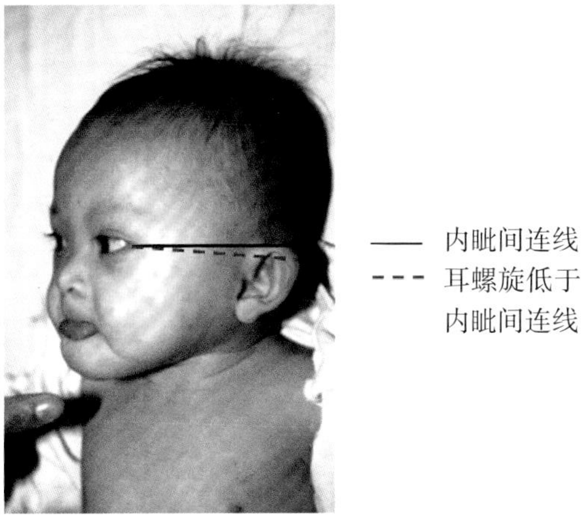

图 2-3-22　21- 三体综合征儿童的低耳位

4. 听觉发育进程　婴幼儿的听觉(auditory)器官在出生时就已基本发育成熟,但是它与大脑皮层的纤维联系是很少的,需要很长时间的发育才能达到成年人的听觉能力。婴儿出生后,因耳内羊水还未清除干净,因而听觉不灵敏。当一周左右羊水完全排除后,听觉就有了显著的改善。在适宜的环境刺激下,儿童的听觉能力随着年龄的增长而提高,能够辨别声音来源和逐渐区分语音,表现出各种具有年龄特征的听觉行为,通过观察行为表现也可以来判断其听觉发育。由于听觉是儿童语言发展的必要条件之一,儿童语言发育情况可协助判断其听觉发育水平(表 2-3-15)。

表 2-3-15　儿童听觉发育里程碑

年龄	听觉发育里程碑
新生儿	听到响声出现惊跳反射(Moro 反射)、眼睑反射或觉醒反射
1 月龄	睡觉时突然声响会觉醒或哭泣 哭泣或活动时,一打招呼就会停止哭泣或活动
2 月龄	打招呼时会高兴地发出"啊"或"哦"声
3~4 月龄	将脸转向声源,对不同的声音表示不安或喜悦或厌恶
5~6 月龄	对各种新奇的声音都很好奇,会定位声源,会和外来的声音互动
7~8 月龄	倾听自己发出的声音和别人发出的声音,能把声音和声音的内容建立联系,模仿发音
9 月龄	对细小的声音敏感,重的语气也有反应,会表演一些幼儿游戏,弄响隔壁房间的物品或在远处叫他,会爬过去
10~11 月龄	模仿别人说"妈妈"、"奶奶"等
12 月龄	听懂几个简单指令,做出表示;表达单词
15 月龄	听从简单指令,指认五官
18 月龄	用单词或短语表达自己的需要
2 岁	理解指令更好,会说一些简单句
3 岁	此阶段语言发育飞速,词汇丰富起来,能够学会一些复合句;能够唱儿歌,叙述简单的事情
4~5 岁	能辨别语音的微小差别
6 岁	熟练辨别本民族语言所包括的各种语音

(三) 鼻解剖生理发育

1. 鼻发育

(1) 胚胎发育: 鼻发生起源于外胚层和中胚层,胚胎过程包括膜形成期、软骨长入时期及软骨和骨化时期(混合时期)三个时期。鼻的发育与面部和腭的形成有密切关系,如胚胎发育过程受到某种致畸因素的影响,使得胚胎期颜面原基发育不良或颜面各隆突融合不全,可导致外鼻畸形的发生。鼻的嗅觉系统由嗅觉感受器、嗅球、嗅束及嗅觉皮质区构成,嗅觉系统的发育与中枢神经系统的发育关系极为密切。

(2) 生后鼻发育: 出生时鼻形态已基本完成,但随面部的逐年生长而变化。胚胎时期少数鼻窦仅有始基,生后鼻窦发育或扩大。胚胎第 3 个月上颌窦发育,其次为筛窦及额窦,而蝶窦乃由鼻腔软骨壳的后上凹部,顶凹部黏膜所发生。儿童 2~6 岁时鼻咽顶后壁中线的腺样体增生,10 岁后逐渐萎缩,成人基本消失。部分儿童腺样体增生过度,可致腺样体肥大症,表现慢性鼻塞(包括打鼾和习惯性张口呼吸)、流涕和闭塞性鼻音三联征。

2. 鼻解剖结构与功能　有外鼻、鼻腔和鼻窦三个部分,主要有呼吸和嗅觉功能。鼻是上呼吸道对外的开端,有两个鼻孔。鼻孔内的鼻毛与鼻腔分泌的黏液有过滤空气的功能。鼻还是嗅觉器官。据研究鼻内壁分布着1000多万个嗅觉细胞，能灵敏地辨别几千种气味。

(1) **外鼻**：由骨性支架(鼻骨、额骨鼻突、上颌骨额)和软骨性支架(鼻中隔软骨、侧鼻软骨、大、小翼软骨)形成略似锥形的外鼻(external nose)。内眦静脉可经眼上下静脉与颅内海绵窦相通。面静脉无瓣膜，病菌可直接侵入颅内发生感染。故又称外鼻前庭和上唇间的三角区为"危险三角区"。

(2) **鼻腔**：为一顶窄底宽的狭长腔隙，前起前鼻孔，后止于后鼻孔，与鼻咽部相通。鼻腔(nasal cavity)被鼻中隔分为两个鼻腔。鼻腔黏膜有嗅区黏膜和呼吸区黏膜。嗅区黏膜有特异性感觉上皮，即嗅器，如嗅沟阻塞、嗅区黏膜萎缩、颅前窝骨折或病变累及嗅觉径路可导致嗅觉减退或丧失。

(3) **鼻窦**：是位于鼻腔周围颅骨内的上颌窦(位于鼻腔两侧)、筛窦(位于两眼内侧中间)、额窦(位于前额部)，以及蝶窦(位于头骨深部)4对含气空腔。鼻窦(sinus)的主要功能是产生共鸣，其次可减轻头骨的重量。鼻窦黏膜的纤毛有引流分泌物到鼻腔的作用。初生婴儿只有上颌窦和筛窦。儿童的鼻窦口和漏斗较小，相对较轻的水肿即可造成显著阻塞，且儿童免疫系统不成熟，易频繁感染。

3. **鼻的外观形态**

(1) **外观形态特点**：鼻位于面部中央，与额部、眼眶、颧部、口唇相连续。鼻的侧面观、正面观、底面观皆不相同。受遗传和环境因素影响，不同种族外鼻形态的区别明显。鼻在青春期后仍继续生长。

(2) **外观形态测量**：包括鼻高度、鼻小柱长度和鼻宽度。采用游标卡尺测量鼻高度(nasal length，NL)与鼻宽度(nasal width，NW)。鼻高度为鼻根部与鼻基部的距离，鼻翼间距离为鼻宽(图2-3-23)。鼻高度、宽度，男女童无明显差别(表2-3-16)。

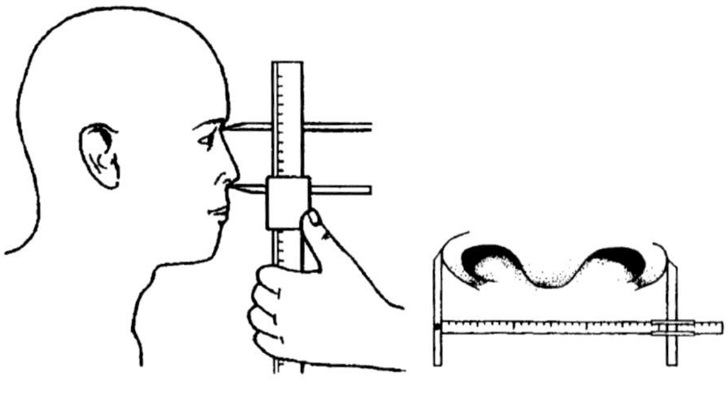

图2-3-23 鼻高度、宽度测量

表2-3-16 英国儿童鼻高度、宽度值($\overline{X}$)

年龄(岁)	NL(mm)	WL(mm)
0	25.8	21.2
1	33.9	27.0
2	37.3	27.8
3	39.0	28.0
7	43.3	29.1
12	49.8	31.4
16	53.4	33.6

4. **嗅觉发育进程** 出生时新生儿嗅觉发育比较成熟，能分辨母亲乳汁的气味找到乳房。对刺激性小的气味无反应或反应弱，但对强烈的气味则能表现出不愉快的情绪，如呼吸节律的改变、屏气或啼哭不止等。7~8月龄婴儿的嗅觉比较灵敏，能分辨出芳香的气味；2岁左右能很好地辨别各种气味。

三、前囟发育

(一) 囟门解剖

脑颅骨的顶骨(parietal bone)、颞骨(temporal bone)、额骨(frontal bone)、筛骨(ethmoid bone)、蝶骨(sphenoid bone)、枕骨(occipital bone)等各骨间由具有弹性的、较宽的、膜性连结纤维组织连接。颅骨间小的缝隙称为骨缝，包括额缝(frontal suture)、冠状缝(coronal suture)、矢状缝(sagittal suture)和人字缝(lambdoid suture)，大的缝隙称为囟门(fontanelle)。新生儿有6个囟门，前囟、后囟、2个蝶囟和2个乳突囟(图2-3-24)。新生儿出生时经过产道和生后脑发育时骨缝和囟门有使颅骨塑型作用。

新生儿颅骨未完全骨化。颅骨的骨化包括颅底部分的软骨化骨和颅顶部分的膜化骨。颅骨顶部的膜内成骨又称膜神经颅(membranous neurocranium)。即从神经嵴和轴旁中胚层来的间充质干细胞环绕脑形成纤维膜，针状骨针从初级骨化中心向周边伸展，再骨化成扁平的颅骨(图2-3-25)。扁平骨的特征是出现骨针。

6.3%的正常新生儿可有第三囟门或矢囟(sagittal fontanelle)(图2-3-26)。虽然尚无证据提示第三囟门与宫内感染或致畸因素有关，但第三囟门往往被视为婴儿存在"潜在危险"的体征之一，如21-三体综合征、甲状腺功能减低症可有第

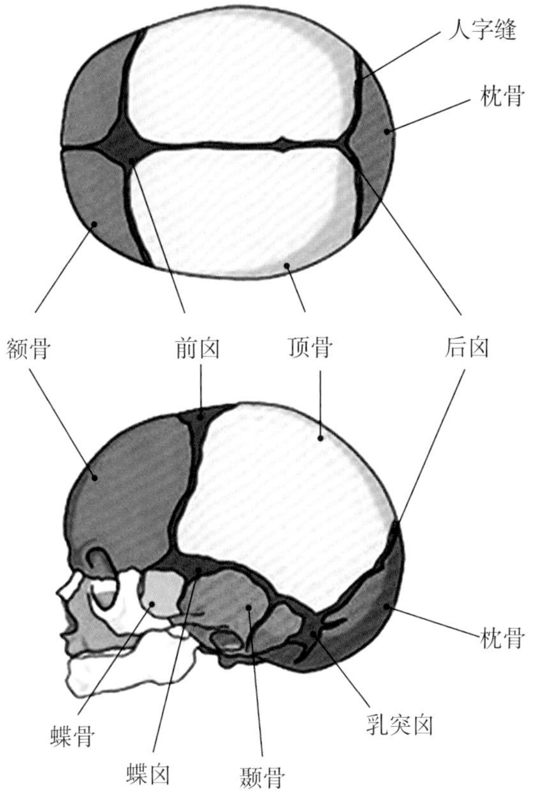

图 2-3-24　颅骨解剖

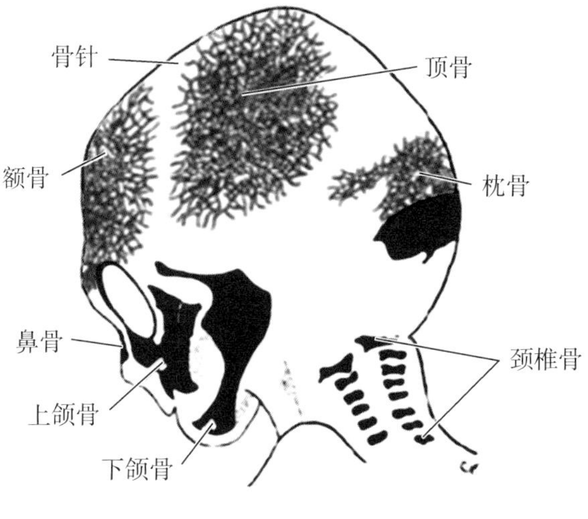

图 2-3-25　胎儿 3 月龄颅骨扁骨骨针
从初级骨化中心向周边伸展

三囟门。因此，医生发现新生儿有第三囟门时应除外其他严重疾病。

（二）骨缝

人类骨缝闭合或骨化较晚。新生儿出生时可及骨缝，常在生后 2 年内额缝骨性闭合。其余骨缝与身高发育同步，多在 20 岁左右骨性闭合。

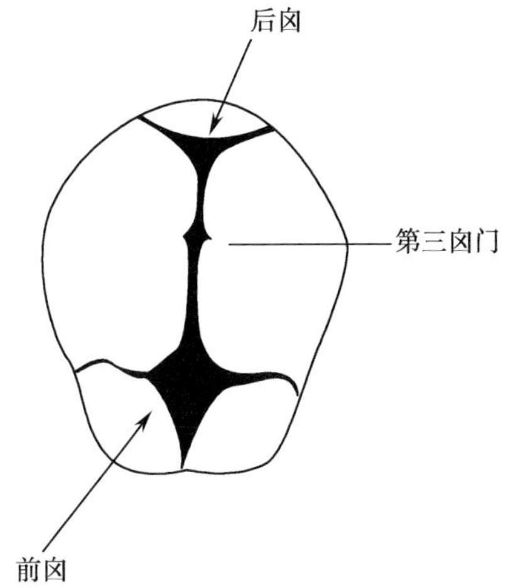

图 2-3-26　第三囟门

（三）后囟和其他囟门发育

后囟（posterior fontanel）是由两块顶骨和枕骨形成的三角形的间隙，横径约 2.5cm，前、后囟相距约 4cm。一般 2~3 月龄前后囟闭合。蝶囟 6 月龄闭合，乳突囟 6~18 月龄闭合。

（四）前囟发育

1. 大小　位于两块额骨与两块顶骨间形成的间隙为前囟（anterior fontanelle），外形近似菱形或长斜方形，是颅骨最大的缝隙。部分上矢状静脉窦在前囟下。出生时前囟大小有较大差别，平均约 1.5~2cm（1~4cm）。囟门大小与脑发育、硬脑膜的附着程度、骨缝的发育以及骨的生长有关。分娩时婴儿头颅通过产道，故出生时骨缝稍有重叠。生后 2~3 月龄婴儿随颅骨重叠逐渐消失，前囟较出生时大，之后逐渐骨化缩小至闭合。正常儿童前囟大小无性别差异，前囟发育与身长、体重及头围发育水平无明显相关性。早期 Acheson 的研究亦证实前囟的闭合与乳牙的发育无关。

单一的前囟大小没有任何临床意义，需结合头围、行为发育等其他系统的临床表现。

2. 闭合　前囟是最后闭合的囟门。18 世纪已有文献报道前囟正常闭合年龄是 1.5 岁。1945 年 Mitchell-Nelson 教科书描述前囟闭合的年龄是 12~18 月龄。20 世纪 50 年代国外已有学者提出前囟闭合年龄的个体差异较大，质疑前囟 18 月龄闭合的定义。临床上，正常儿童前囟可在 4~26 月龄间闭合，平均闭合年龄为 13.8 月龄；约 1% 的婴儿 3 月龄时前囟已闭合，38% 的婴儿 12 月龄闭合，24 月龄时 96% 的儿童前囟均闭合（图 2-3-27）。3 岁后闭合为前囟闭合延迟。与前囟大小一样，单

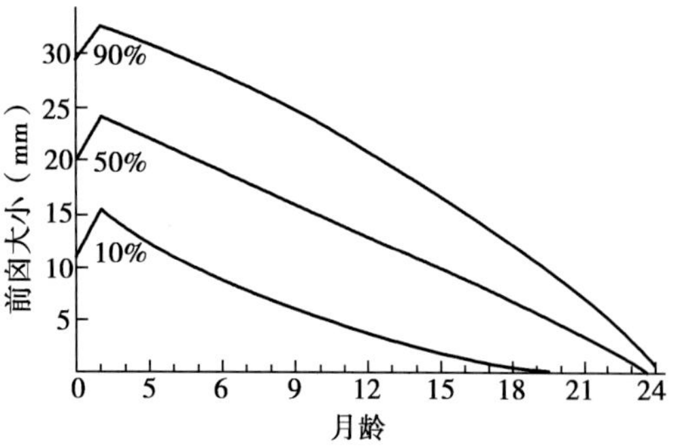

图 2-3-27 前囟大小与闭合年龄

一的前囟没有临床意义。

早产儿与足月儿的前囟大小、关闭年龄规律相似。

3. 表示方法 目前各国有 3 种前囟表示方法，即对边中点的连线表示（ab 或 cd）（图 2-3-28）；菱形两对角线和的平均值表示[（A+B）/2]（图 2-3-29）或菱形两对角线乘积的平均值表示[（A × B）/2]。但临床工作中难以确定 A、B 的长度，特别是骨缝未闭时，不易操作，误差大，采用对角线和的平均值[（A+B）/2]或乘积的平均值[（A × B）/2]表示的方法结果不易准确。对角线表示前囟大小的方法多用于科研。1986 年 Duc 采用“菱形对边中点的连线平均值”方法研究早产儿、足月儿前囟大小与闭合年龄，Duc 的测量方法、结果至今仍被引用于儿科临床。一般，前囟两对边中点的连线 ab 与 cd 值的差异无统计学意义，提示可采用任意一对边中点的连线表示前囟大小。因此，可以对边中点的连线 ab、或 cd、或（ab+cd）/2 表示前囟大小。

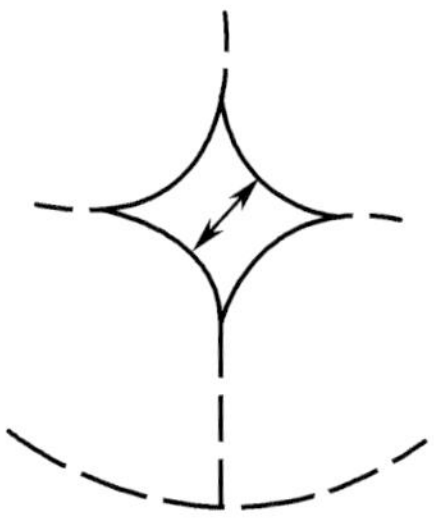

图 2-3-28 前囟菱形对边中点的连线

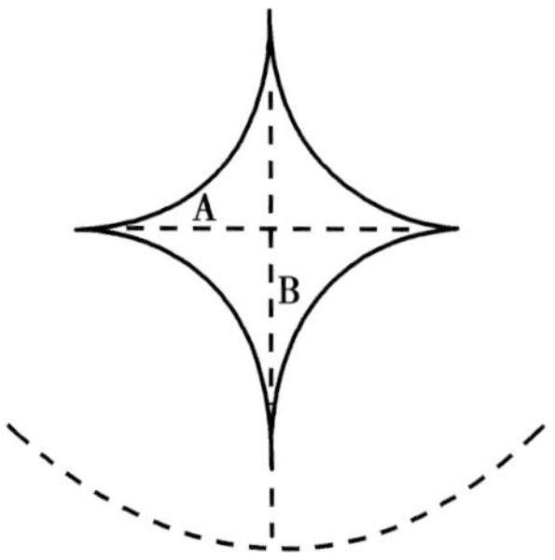

图 2-3-29 前囟菱形两对角线表示方法

四、皮肤、毛发、指（趾）甲发育

皮肤是人体第一道防线，由表皮、真皮、皮下组织构成。表皮中的角质形成细胞、黑素细胞、朗格汉斯细胞和默克尔细胞具有重要功能。婴儿皮肤相对面积较成人大，屏障功能发育不成熟，易导致药物经皮吸收和体温调节紊乱。毛发的生长有周期性，分为生长期、退行期和休止期。

（一）皮肤发育与功能

皮肤是包含多种附属器的复杂器官，位于人体的表面，是人体最大的器官，是人体的第一道防线。

1. 皮肤发育 胎儿皮肤发育分为三个完全不同、但时间上重叠的阶段，即器官特异性形成（胚胎期 ~ 胎儿 2.5 个月、形态发生（胎儿 2~5 个月）和分化成熟（胎儿 5~9 个月）。表皮层源于外胚层，胚胎第 4 周的表皮仅为一层柱状的基底细胞，周皮细胞（periderm cell）覆盖其表面。胚胎期末黑素细胞、朗格汉斯细胞和默克尔细胞 3 种外来细胞迁移至表皮。胎儿 2 月表皮开始分层，基底细胞和周皮细胞之间角质细胞分化增厚，形成棘细胞层和基底膜，真皮层和皮肤附属器开始发育。胎儿晚期的皮肤结构已近于新生儿，表皮细胞完全角质化，颗粒层和角质层形成。表皮细胞胞浆含有大量糖原，角质层细胞的层数比婴儿和成人少。真皮层相对较薄，胶原纤维束为小的弹性纤维。

2. 皮肤基本结构和功能 皮肤由表皮层、真皮层、皮下组织以及皮肤附属器（如毛囊、皮脂腺、汗腺、毛发、指（趾）甲）组成，有丰富的血管、淋巴管及神经分布（图 2-3-30）。

（1）表皮层：属终末分化的复层鳞状上皮，位于皮肤的最外层。表皮 95% 以上的细胞为角质形成细胞（keratinocytes），基底层、棘细胞层、颗粒层和角质层为角质形成细胞分化成熟的不同阶段（图 2-3-31）。表皮最重要的功能是作为皮肤屏障，阻止外界环境机械、理化因素及微生物的侵袭，维持体温，防止体内各种营养物质、水、电解质的丢失。

表皮的第二大类细胞为树枝状细胞，包括黑素细胞（melanocytes）、朗格汉斯细胞（langerhans cell）、默克尔细胞（merkel cell）。黑素细胞主要分布于表皮基底层，约 10 个基底细胞中可有 1 个黑素细胞。黑素细胞的功能是产生黑色素，保护身

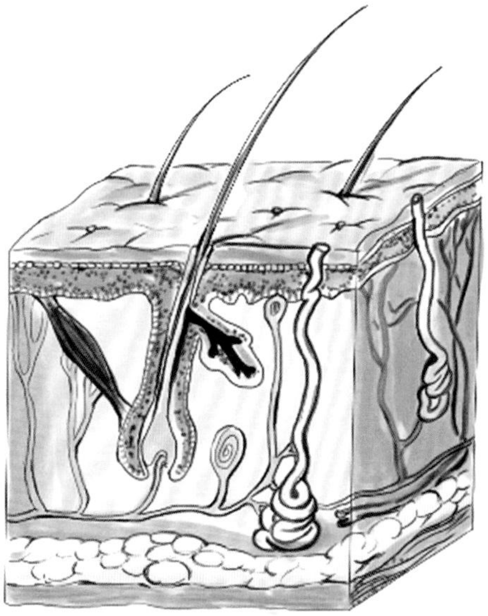

图 2-3-30　皮肤结构及附属器

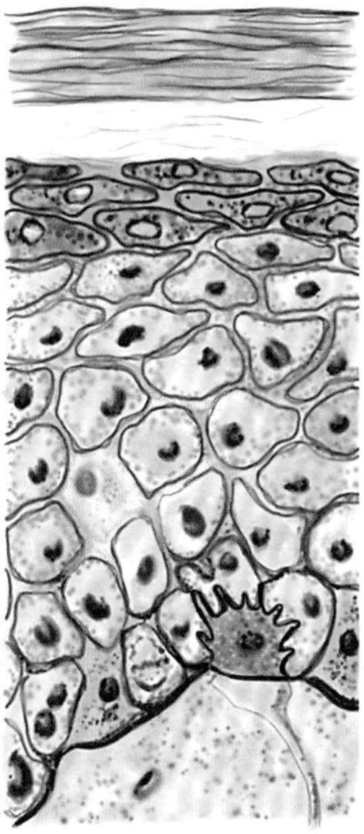

图 2-3-31　表皮结构及重要功能细胞

体免受紫外线辐射。黑素细胞与皮肤、毛发（hair）和眼睛的颜色，以及黑痣、雀斑等皮肤上的斑点有关。黑素细胞的代谢若是受到破坏或抑制可产生疾病，如遗传疾病白化症与黑色素细胞瘤。朗格汉斯细胞来源于骨髓的免疫活性细胞，是皮肤免疫反应（immune reaction）中重要的抗原呈递细胞和单核吞噬细胞。

默克尔细胞常位于皮肤附件和触觉感受器丰富的部位（如掌跖、指或趾、口唇及生殖器等），被认为是一种触觉细胞，并具有神经内分泌功能。近年发现默克尔细胞与轻微接触反应（light-touch response）有关。

（2）**真皮层**：源于中胚层，位于表皮的下方，通过基底膜带与表皮相连。真皮的基本成分是胶原纤维。真皮中同时含有成纤维细胞、肥大细胞、炎性细胞，以及皮肤的附属器、血管、淋巴管及神经。真皮层血管网的舒缩和小汗腺分泌的汗液蒸发而起到体温调节作用，同时与宿主防御、营养等功能有关。

（3）**皮下组织**：位于真皮下，又称皮下脂肪层或脂膜，具有弹性可缓冲皮肤的机械冲击，贮存能量和起到内分泌器官作用。

3. 儿童皮肤特点

（1）**皮肤面积相对较大**：婴儿皮肤面积 / 体重是成人的 2.5~3 倍，婴儿经皮肤吸收和散热面积相对较大。临床外用药物治疗时需考虑婴儿皮肤面积。

（2）**真皮层温控作用较差**：婴儿真皮层较薄，乳头层平坦。婴儿体温调节中枢发育不成熟，寒冷环境下真皮层血管的收缩反应弱，环境温度低时，婴儿易丢失热量。

（3）**皮肤屏障发育不成熟**：婴儿皮肤角质层细胞含水量高、结构松散，皮肤通透性高。胎龄越小，皮肤角质层细胞层数和厚度薄，通透性越高（表 2-3-17）。经皮失水量（transepidermal water loss，TEWL）是反映皮肤屏障的灵敏指标。足月新生儿 TEWL 为每小时 4~8g/m^2，而 24~26 周龄的早产儿 TEWL 可高达每小时 100g/m^2/h。小分子量（<800Da）化学物质易经皮吸收引起中毒。

（4）**散热差**：足月儿汗腺密度高于成人，但有分泌功能的汗腺比例低，诱导出汗的温度阈值高，故热性出汗能力差。生后几日的早产儿因神经调节功能不成熟，几乎无热性出汗。早产儿 2 周龄后始有出汗能力，但出汗量少、刺激出汗的环境温度高于足月儿。2~3 岁儿童小汗腺的神经调节发育成熟，功能性出汗与成人相似。

（5）**皮脂分泌较少**：胎儿 6 月龄皮脂腺发育完成，结构与成人基本相同。出生前受母体雄激素的影响，胎儿皮脂腺增生，生后至 1 月龄皮脂分泌量与成人相似，因此皮脂腺增生和新生儿痤疮在足月新生儿常见。3~4 月龄时皮脂腺的活跃程度下降，儿童期进入静止阶段，仅分泌少量皮脂，直至青春期受雄激素刺激再次活跃。

（6）**皮肤酸性微环境易受损**：正常皮肤表面偏酸性，pH 5.0~5.5。出生时，新生儿皮肤表面呈中性 - 碱性，pH 6.2~7.5，生后 1 周 pH 开始下降，至

表 2-3-17 儿童皮肤特点

	早产儿	足月儿	婴儿 / 儿童
皮肤厚度(mm)	0.9	1.2	2.1
表皮厚度(μm)	20~25	40~50	>50
角质层厚度(μm)	4~5	9~10	10~15
角质层厚度(层数)	5~6	≥10~15	≥10~15
表皮真皮连接	平坦无表皮突	表皮突始形成	表皮突较深
汗腺发育	位于真皮上部 不活跃	位于真皮上部 几乎无活动	位于真皮深部 活跃
真皮弹性纤维	微小纤维 无弹性蛋白	弹性纤维网 不成熟	弹性纤维网 成熟

4 周龄达到正常水平。儿童皮脂分泌少,频繁使用洗浴用品可使皮肤表面的酸性外膜受损。

(二) 毛发生理与发育

1. 毛发生理

(1) 种类与分布:毛发广泛分布于身体各处。人类除掌跖、唇红、龟头、乳头、大小阴唇内侧及阴蒂外,几乎都有毛发生长。毛发的生长始于毛囊,全身皮肤约 500 万个毛囊。根据结构和生长特性将毛发分为:①胎毛(lanugo hair):胎儿 5 月龄左右毛囊产生的第一轮毛发为胎毛,胎毛细而软,无髓质和色素,覆盖胎儿与新生儿全身皮肤;胎儿 36 周始脱落胎毛,部分婴儿出生后几日始脱落胎毛;某些遗传性疾病如胎毛增多症的患儿胎毛终身存在;②毳毛(vellus hair):体表的胎毛脱落被毳毛替代;毳毛较胎毛短,多数不超出毛孔,细软而无髓质,偶见色素;③终毛(terminal hair):长而粗,有髓质和色素,如头发、眉毛、睫毛等。青春期后腋窝、耻骨、胸部及口唇周围的毳毛受性激素的影响而转变为终毛。

(2) 生长与调节:头发生长与毛囊生长周期有关,有一定的周期性,分生长期(anagen)、退行期(catagen)和休止期(telogen)。头皮约有 10 万个毛囊,85% 处于生长期。头皮毛囊生长期较长,平均约为 3 年;退行期数天,休止期约为 3 个月。休止期毛囊出现萎缩和吸收,发根部呈较粗的棍棒状以致毛发脱落。头发的生长速度约为 1cm/ 月。

毛发的生长还受多种内分泌激素的调节,如甲状腺激素、性激素及皮质类固醇激素等。新生儿体内雌激素水平立即下降使毛发很快进入休止期,致胎毛脱落。毛囊破坏或各种疾病造成的内分泌代谢紊乱均可导致毛发生长的异常。

2. 毛发发育 毛发生长于毛囊内,毛囊的发育始于胚胎 9~12 周龄。身体各部分毛囊发育有程序性,如头部毛囊形成从前额向后枕部,全身则从头至足,胎儿 22 周龄全身毛囊形成。胎儿 16~22 周龄毛囊内毛发始生长,10~12 周龄后可达 2~3cm 长,即胎毛。胎儿 32~36 周龄胎毛按毛囊形成相同的顺序停止生长并逐渐脱落。因此,足月儿头部毛发经历 2 轮从前额至后枕顺序生长。婴儿枕部第一轮毛发 - 胎毛在生后 8~12 周龄脱落,而第二轮毛发按前额至后枕顺序尚未达枕部,故可见生理性“枕秃”。第二轮毛发生长有身体部位差异,头皮毛发(终毛)增粗变长,体表部位的毛发(毳毛)较第一轮胎毛短(<1cm)。生后 3~4 月龄第二轮生长的毛发逐渐脱落由第三轮替换,此后生长、脱落交替循环。

(三) 指(趾)甲发育

1. 胚胎发育 胎儿 9 周龄时指(趾)末端伸面形成指甲的胚芽。13 周龄时指(趾)头处可见清晰的甲区域,近端甲皱襞处甲基质胚基出现。14 周龄的胎儿甲板从近端甲皱襞下长出并有甲半月和甲基质成分,17 周龄胎儿的甲板已覆盖大部分甲床。20 周龄后指甲和指头同步生长,甲板接近指头末端并在出生前到达末端。胎儿甲板薄,可在指头表面弯曲呈弧形或凹甲畸形,但出生后随年龄增长而转为正常。

2. 生理与功能 指(趾)甲单元由甲板、甲床、甲皱襞和甲基质组成(图 2-3-32)。甲板的主要成分为角蛋白,由甲基质细胞角化形成,一生中持续生长。甲床位于甲板的下方,对甲板起支撑作用,含有大量毛细血管和神经。甲皱襞由近端皱襞和侧方皱襞构成,围绕甲板。甲基质又称甲母,是指甲最重要的部分,是指甲生长的源泉,位于甲板根部下面,从最近端到甲半月边缘,具有上皮样结

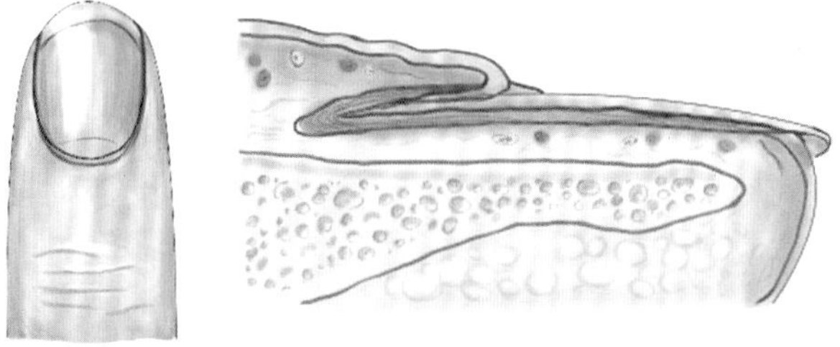

图 2-3-32 指(趾)甲单元
a. 甲板结构正面 b. 甲板结构侧面

构。甲母细胞不断角化形成甲板。手指甲的生长速度较足趾甲快,手指甲 3~6 个月可完全再生,足趾甲则需 12~18 个月。指(趾)甲增长率取与于年龄、性别、季节、运动、饮食和遗传性因素有关,如指甲生长在夏季比其他季节更快。

五、骨骼发育

儿童期骨骼亦处于生长发育过程中,儿童保健医生应在了解正常骨骼发育的基础上注意鉴别异常情况。

(一) 脊柱发育

1. 脊柱生长 由肌肉和韧带连接椎骨组成。脊柱的发育反映椎骨的生长过程。出后第一年脊柱的发育先于四肢,以后四肢的增长快于脊柱。椎体的纵向生长有赖于椎体初级骨化中心上下面的软骨区。平均每个椎体每年增长约 0.07cm,腰椎生长速度大于胸椎和颈椎。椎骨的生长完成后,椎间盘的形成使青春后期儿童躯干继续增长。

2. 脊柱生理性弯曲 胎儿脊柱已经形成最初的 4 个弯曲结构。出生时已具有扁平弓的胸曲和腰曲,以及骶骨凹和腰部与骶部之间的曲折。随儿童坐、抬头和站立等大运动发育形成脊柱弯曲(图 2-3-33),即婴儿 3~4 月龄左右抬头动作的发育使颈椎前凸,形成颈曲;约 6~7 月龄婴儿会坐后,胸椎后凸形成胸曲;12 月龄左右儿童开始行走,腰椎前凸逐渐形成腰曲。但婴幼儿时期颈曲、胸曲和腰曲尚未被固定,仰卧时脊柱仍可伸平。脊柱生理性弯曲帮助脊柱吸收、缓冲运动过程中产生的压力,有利于身体保持柔韧性和平衡。儿童 6~7 岁时脊柱生理性弯曲被韧带固定。儿童不正确的站、立、行、走姿势和骨骼疾病均可影响脊柱的正常形态。

(二) 长骨发育

骨龄 骨由间充质发生。长骨的生长是一

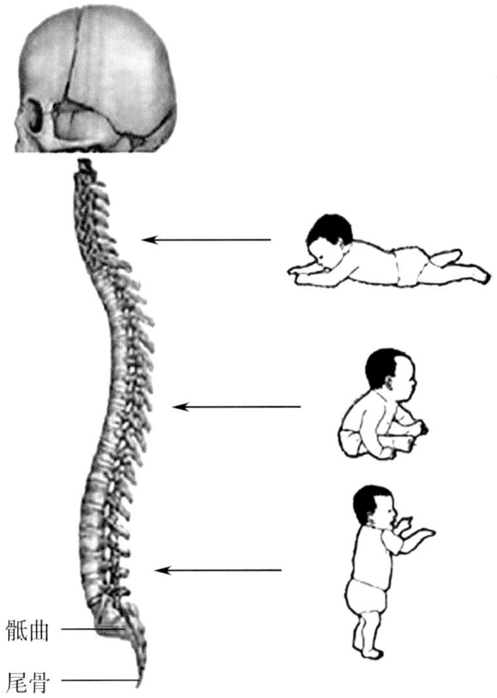

图 2-3-33 脊柱发育

较长的过程。从胚胎早期间充质向骨原基分化起始,到成人期骨发育成熟即干骺端骨性融合后,长骨即停止生长,约 20 年。骨的发生有膜内成骨(intramembranous ossification),如顶骨、额骨、部分锁骨形成;软骨内成骨(endochondral ossification),如四肢长骨、躯干骨及颅底骨。长骨干骺端的软骨逐渐骨化和骨膜下成骨作用使长骨增长、增粗。儿童较大的长骨可明确分成四个解剖区域,即骨骺、骺板、干骺端和骨干,这四个区域基本上来自软骨内骨化,随后沿骨干由膜内成骨所补充,随着生长发育而逐渐成熟。

所有初级骨化中心(primary ossification center)在胎儿时期形成(图 2-3-34)。出生时除股骨远端外,所有的骨骺都位于长骨的两端呈完全软骨性结构,这种软骨性结构称为软骨骺。出生前、出生后数月或数年的时间骨干两端的软骨中央出现次级骨化中心(secondary ossification center)。次级骨化中心的发生过程与初级骨化中心相似,但骨化从中央呈辐射状向四周进行。长骨干骺端次级骨化中心是生后长骨增长的重要部位,随年龄增长按一定顺序和解剖部位有规律出现,反映长骨的生长发育成熟程度。次级骨化中心随年龄增长逐渐增大,直到骨骼成熟时整个软骨部分由骨组织所替代,只剩下关节软骨,长骨的生长即停止。当骨化中心扩大时,发生结构上改变,尤其邻近骺板

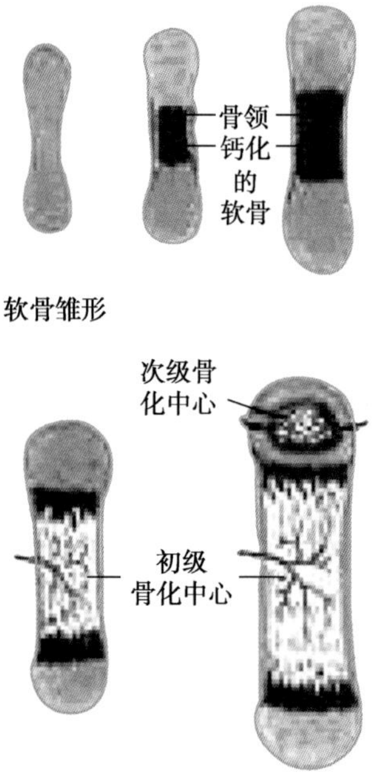

图 2-3-34 初级骨化中心形成

区域形成与干骺端平行的软骨下板，即骺板，X 线称骺线。

出生时腕部尚无骨化中心，仅股骨远端和胫骨近端出现次级骨化中心。4~6 月龄婴儿腕部出现头状骨及钩状骨，2~3 岁出现三角骨，4~5 岁出现月状骨、舟状骨及大、小多角骨，12 月龄出现桡骨远端的骨化中心，尺骨远端的骨化中心则为 6~8 岁出现，9~13 岁时出现豆状骨（图 2-3-35）。采用 X 线摄片方法获得不同年龄儿童次级骨化中心出现的年龄、数目、形态变化及融合时间资料，将统计学分析的结果制定骨龄（bone age）标准图谱，临床上用以判断骨骼发育情况。如常用的 Greulich-Pyle 图谱，采用左腕部 X 线摄片，计算腕骨、掌骨、指骨的次级骨化中心发育来推测骨龄。若临床上考虑婴、幼儿有骨发育延迟时应加摄膝部 X 线。

骨的成熟与生长有直接关系，骨龄反映的发育成熟度较实际年龄更为准确。正常骨化中心出现的年龄有较大个体差异，骨龄没有性别差异，但有一定的正常值范围，即生理年龄 ±2SD。如 1 岁 ±2 月，2 岁 ±4 月，3 岁 ±6 月，7 岁 ±10 月，7 岁后 ±12~15 月。

（三）下肢发育

1. 下肢的胚胎发育 胚胎第 4 周末胚体左右外侧壁上先后出现两对小隆起，为上肢芽和下肢芽。第 5~6 周胎龄时下肢芽远端呈扁平桨板状，随着间充质组织的增殖、分化和迁移，形成早期的肢芽。胎龄第 6 周末时肢芽变平，形成手足末端和早期的肢体外部形态。胎龄 7 周左右，上肢与下肢芽的纵轴平行（图 2-3-36）。以后上肢芽向外旋转使最初位于头端的拇指转向外侧方的解剖位置；而下肢芽向内旋转，使大拇指从初始的头端转到中线位置。随胎龄增长，胎儿宫内姿势使股骨外旋，胫骨内旋，足部位置则较多变。出生后下肢继续外旋，约 8 岁时达到成人水平。因此，与儿童时期下肢旋转状况与年龄密切相关。发育过程被削弱或加强均可致“旋转问题”（详见本篇第四章第七节骨骼发育异常相关疾病）。

2. 下肢生理性弯曲 身材的增长主要与长骨的生长，尤其是下肢骨的生长有关。婴幼儿四肢和躯干相比，相对较短；随着年龄增长，四肢长骨增长速度远较躯干增长迅速。下肢旋转从胚胎时期一直延续到生后，因此在正常发育过程中可见到下肢旋转。儿童生长的不同时期下肢线性排列的生理演化有一定的过程（图 2-3-37）。有学者研究胫骨股骨夹角的发育，证实下肢力线排列有

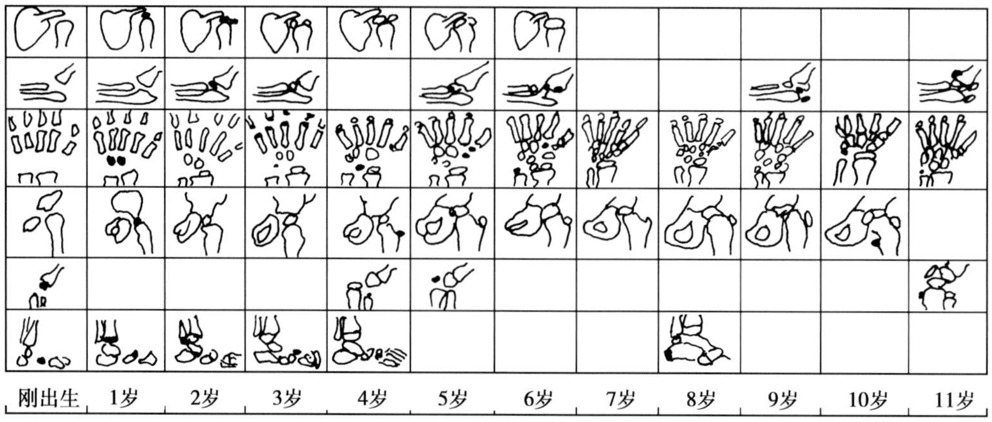

图 2-3-35 次级骨化中心出现顺序

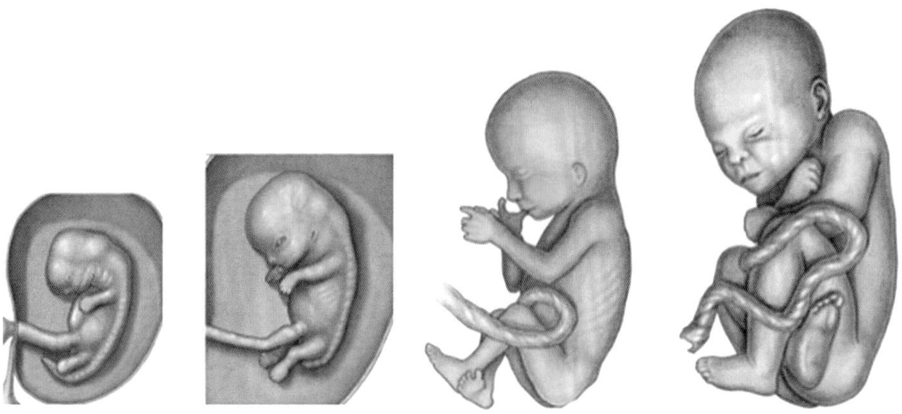

图 2-3-36 下肢的胚胎发育

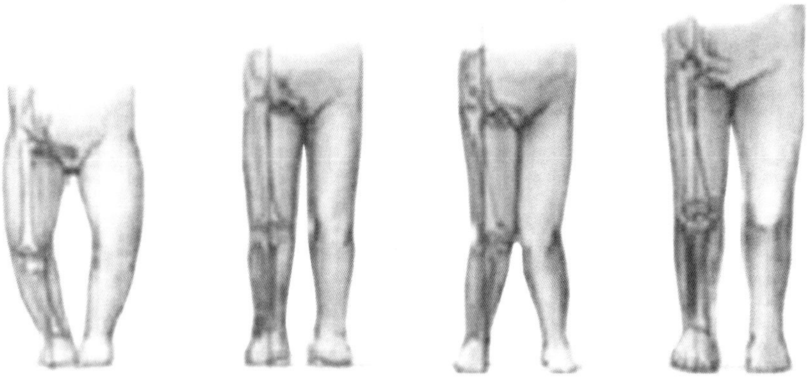

图 2-3-37 生长期儿童下肢线性排列的生理演变过程

一自然变化过程(图 2-3-38),即新生儿股关节为屈位外展、外旋状使下肢呈“O”形,至婴儿期下肢仍可有约 15°的膝内翻(“O”型腿),常在 18 月龄左右改善;至 2~3 岁幼儿又可出现约 15°的膝外翻(“X”型腿);7~8 岁后儿童下肢线性排列发育接近正常成人水平(男性膝外翻 7°,女性 8°)。故儿童

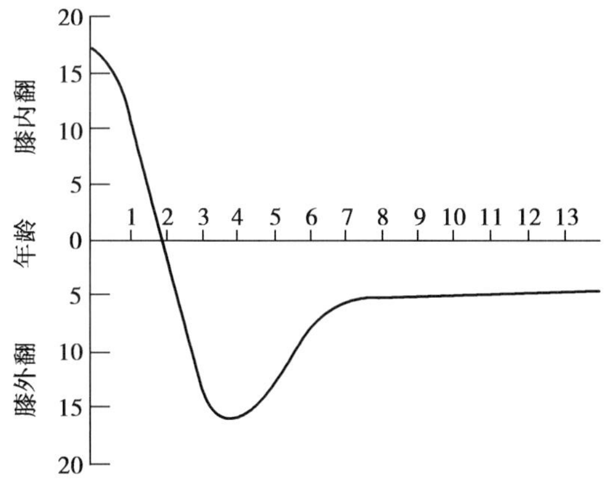

图 2-3-38 生长期儿童下肢线性排列的生理演变过程

在特定时期内出现一定程度内的膝内翻或膝外翻多为生理性下肢力线性排列变化,通常不需处理,但临床仍应与疾病状况下的下肢畸形鉴别。

六、肌肉和脂肪组织发育

儿童肌肉的发育程度与年龄、性别、营养状况、生活方式及运动量、疾病有密切的关系。

(一) 肌肉发育

1. 肌肉发育 人类肌肉在出生时组织结构已成熟,但纤维类型的分化远远没有完成。儿童肌肉纤维较细,肌肉蛋白质少,间质组织较多。与成人相比,收缩能力较弱,耐力差,易疲劳,但恢复比成人快。肌肉的生长主要是肌纤维增粗。生后最初几年肌肉发育较缓慢,4 岁以后肌肉增长明显,肌肉占体重的百分比随着年龄的增长而增加(表 2-3-18)进入学龄期、尤其在青春期性成熟时肌肉发育迅速,受性激素影响性别差异明显。男童肌肉占体重的比例明显高于女童。肌肉组织总量

表 2-3-18 肌肉占体重百分比

年龄	4 岁	8 岁	15 岁	17 岁	成人
肌肉(%)	20	27	32	40	42-45

的增加表现为男童的体态比女童壮实以及肌肉力量高于女童。男童肌力在 14 岁后几乎是女童的一倍。

2. 肌张力发育 肌张力是肌肉在静止或活动时的紧张度，即被动肌张力(passive muscle tone)或主动肌张力(active muscle tone)。正常肌张力是维持身体各种姿势及正常运动的基础。胎儿 28 周前肌张力非常低，四肢呈伸展状态，上下肢几乎缺乏肌张力。从 28 周龄开始，肌张力逐渐增强呈尾头方向发展(图 2-3-39)。32~34 周龄下肌张力增高呈屈曲状态，到 36~38 周龄双上肢才表现屈曲，肌张力增加。近足月时胎儿屈肌张力(flexor muscle tension)更强，表现为上肢屈曲、内收，手握拳、拇指内收；下肢为髋关节屈曲、轻度外展，膝关节屈曲，呈屈肌优势的屈曲姿势。出生后 2~3 月龄的婴儿屈肌张力逐渐下降，伸肌张力逐渐增强，婴儿伸展的姿势增多。同样，躯干主动肌张力也可见到尾头方向进展(图 2-3-40)。约 6 月龄婴儿非对称性紧张性颈反射(asymmetric tonic neck reflex)消失(详见第三篇第七章第二节神经反射)，手口眼协调，主动活动肌张力增强，婴儿姿势向对称性伸肌张力增强的自由伸展阶段发展。

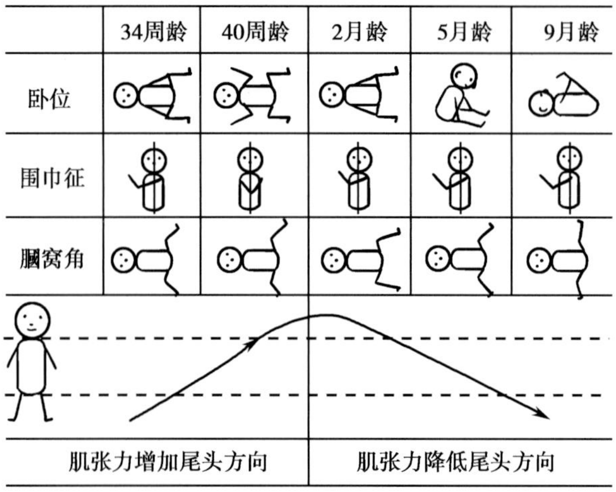

图 2-3-39 被动肌张力发育

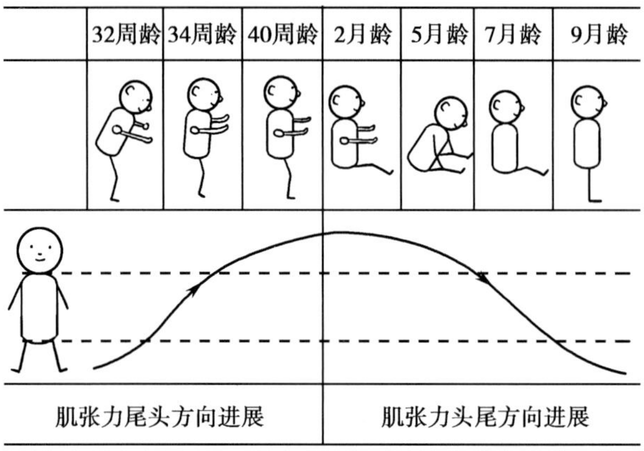

图 2-3-40 主动肌张力发育

婴儿多以关节伸展角度判断肌张力，但不同月龄的婴儿，关节伸展角度有不同标准(表 2-3-19)。此外，肌张力也可以在姿势变化、自发运动及各种反射中表现出来，如头颈部肌张力低下时，仰卧位不能表现出来，但在仰卧拉起时，即可见到头明显后垂。皮博迪运动发育量表(the Peabody Developmental Motor Scale-second edition，PDMS)、粗大动作发育测试(Test of Gross Motor Development，TGMD)可反映肌肉功能。学者们认为儿童大肌肉群的运动模式以及手部小肌肉的发育在学龄前变化大，评估学龄前期儿童粗大和精细动作发育水平可了解儿童肌肉发育。

(二) 脂肪组织发育

脂肪组织发育的具体过程及其控制至今未明了。人类脂肪细胞起源于中胚层的多能干细胞，经分化为间充质干细胞、成脂细胞、前脂肪细胞，逐渐发育为成熟脂肪细胞。棕色脂肪细胞可能来自肌源性细胞的分化。脂肪分化过程复杂并受到

表 2-3-19 正常婴儿主要的关节活动度

关节活动度	1~3 月龄	4~6 月龄	7~9 月龄	10~12 月龄	备注
内收肌角(股角)	40°~80°	70°~110°	100°~140°	130°~150°	>3 月龄 >70°
手掌屈角	0~30°	45°~60°	70°~90°	70°~90°	
足背屈角	0~30°	45°~60°	70°~90°	70°~90°	
腘窝角	80°~100°	90°~100°	110°~160°	150°~170°	>3 月龄 >90°
足跟耳角	80°~100°	90°~130°	120°~150°	140°~170°	

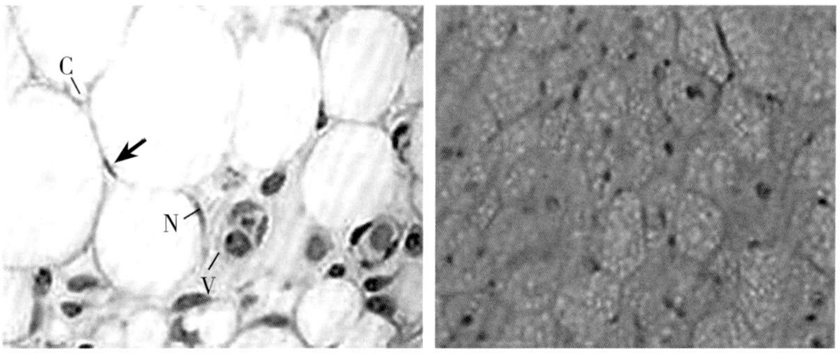

白色脂肪组织　　　　　　　　　　　　棕色脂肪组织

图 2-3-41　人类白色和棕色脂肪组织结构

多种转录因子的调控。

1. 脂肪组织基本结构和功能　人类脂肪组织包括白色脂肪组织（white adipose tissue）和棕色脂肪组织（brown adipose tissue）两种（图 2-3-41）。白色脂肪组织主要分布于人体皮下和内脏，占正常成人体重的 15%~20%。白色脂肪组织是身体中最大的能量储存和转运的器官，调节能量平衡，同时具有内分泌、免疫及机械保护等多种功能。因棕色脂肪组织线粒体含丰富的细胞色素而表现为棕色，肉眼可分辨。棕色脂肪组织主要分布在肾周、主动脉、颈部及纵隔等部位。棕色脂肪组织的主要功能是产热。一般认为，棕色脂肪组织仅在婴儿时期发挥作用。出生时棕色脂肪组织占体重的 2%~5%，持续至 1~2 岁消失。近来的研究证实，一定条件下白色脂肪细胞可转变为棕色脂肪细胞，成人也可有活跃的棕色脂肪组织。

2. 脂肪组织的发育　脂肪组织的生长发育表现为细胞数目的增加和细胞体积的增大，但细胞数目的增加是不可逆的。胎儿 30 周龄至生后 18 月龄是脂肪组织生长发育的第一个活跃期，对外界各种因素反应最为活跃。脂肪的增加是细胞的增大还是脂肪细胞增生尚存在争议。目前认为生后 6 月龄内以脂肪细胞容量增大为主，以后脂肪细胞细胞数目的增多为主。生后 6~8 月龄皮下脂肪（subcutaneous fat）生长速度最快，以后逐步减慢至生后 28 月龄，学前期增加很少。出生时人体脂肪组织占体重的比例为 16%，1 岁时为 22%，以后逐渐下降，5 岁时为 12%~15%。脂肪组织发育相对停滞的时期瘦组织增生活跃。青春期开始进入脂肪组织发育的第 2 个活跃时期，青春期脂肪细胞的体积再次增加，数目增多，出现性别差异，女童脂肪占体重的比例平均为 24.6%，比男童多 2 倍。受性激素水平的影响，女童脂肪组织主要分布在皮下，尤其在臀部、腰部，多于腰部以上，形成女童的体脂分布特征（梨状）。男童脂肪主要分布在腹部皮下和腹腔内，渐呈男童的中心型分布（苹果状）（图 2-3-42），但肱三头肌和肩胛间皮下脂肪变化不能反映性别。

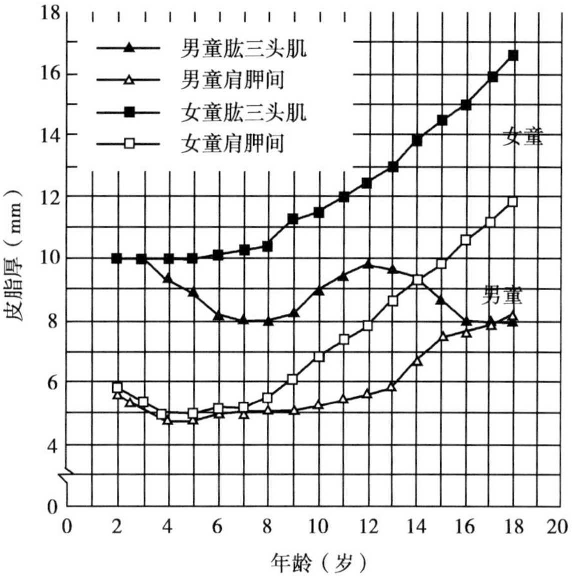

图 2-3-42　2~18 岁男女童肱三头肌和肩胛间皮下脂肪变化

有报道 4 岁前脂肪细胞数目不断增加，至青春期前保持稳定，青春期时再继续增加。也有学者研究显示 13 岁前脂肪细胞持续地逐步增长。不同研究结果反映脂肪组织在不同情况下产生不同方向变化。因此，人们提出脂肪细胞的数量和体积间存在相互制约和相互影响关系的假说。推测当脂肪细胞增大到一定程度可能刺激细胞分裂，致脂肪细胞数目急剧增加。正常婴儿期和青春期可见脂肪细胞的数量和体积相互制约现象。近年研究证实脂肪组织细胞的增殖和细胞扩大的生长过程中存在关键时期，可能在胎儿后期、婴儿期和青春期。脂肪细胞在成年期保持相对稳定，每年约有10%的脂肪细胞死亡，同时又相应比例的脂肪细胞再生。因此，白色脂肪组织是一个有动态演变能力的组织。

3. 影响脂肪组织发育的因素 脂肪组织的生长发育与儿童营养状况密切相关。营养不足尤其是能量缺乏型营养不良可导致脂肪分解增加，体脂肪含量下降。高能量膳食则促进脂肪细胞的增殖、分化和脂质的积聚，尤其在脂肪组织生长关键期。母亲孕期或哺乳期过度营养可以刺激子代前脂肪细胞的增殖和分化，使日后的贮脂能力大大提高，并与成年后肥胖、缺血性心脏病、高血压和糖尿病等密切相关。人体脂肪组织的总量及其在体内的分布是肥胖及其代谢综合征的主要决定因素。早期营养程序化是导致此类疾病发生的重要机制，即在胎儿发育的关键或敏感时期，因不良营养环境而发生一系列代谢和内分泌改变，以应对这些不利的宫内环境。其后果是器官大小和结构的改变以及多种内分泌轴信号通路调控变化和重整（reset）并引起永久性代谢改变，增加个体在随后生命过程中罹患肥胖，胰岛素抗抗、高血压等慢性疾病的风险，且程序化的敏感时期可能从胎儿期和婴儿期延伸到青少年时期。生后脂肪总量和分布亦与儿童年龄、性别相关，受到内分泌激素水平和药物影响，如糖皮质激素治疗可致向心性肥胖，即库欣综合征。

4. 脂肪组织含量和分布的评价 人体脂肪的50%分布于皮下组织，通过测量躯干、四肢不同区域的皮下脂肪厚度可以反映全身皮下脂肪量，也可以借助物理检查方法测定体脂含量和分布。目前认为MRI和CT是确定腹部皮下和内脏脂肪组织含量的金标准。随科技发展将有新方法应用于体型和身体组分的测量，如3D成像。

七、生殖系统发育

生殖系统是最后成熟的系统，经历胚胎期（性别、性腺性别分化）、儿童期（静止期）和青春期（表型性别分化）3个阶段。

（一）生殖系统的结构和性发育分期

1. 生殖系统发育

（1）胚胎期性发育：包括遗传性别、性腺性别分化。受精后Y染色体决定胚胎的基因性别，胎儿4~6周龄形成原始性腺（primitive gonad）。1990年Sinclair从人类Y染色体短臂分离性别决定区（sex-determining region Y，SRY）。SRY决定性腺性别分化，使原始性腺分化为睾丸。胎儿8~12周龄形成附睾、输精管、精囊、前列腺芽胚。受促性腺激素和雄激素的调控，胎儿8月龄睾丸下降进入阴囊，腹膜腔与鞘膜腔通道逐渐闭锁。女性无SRY，原始性腺则分化为卵巢、输卵管及子宫（图2-3-43）。

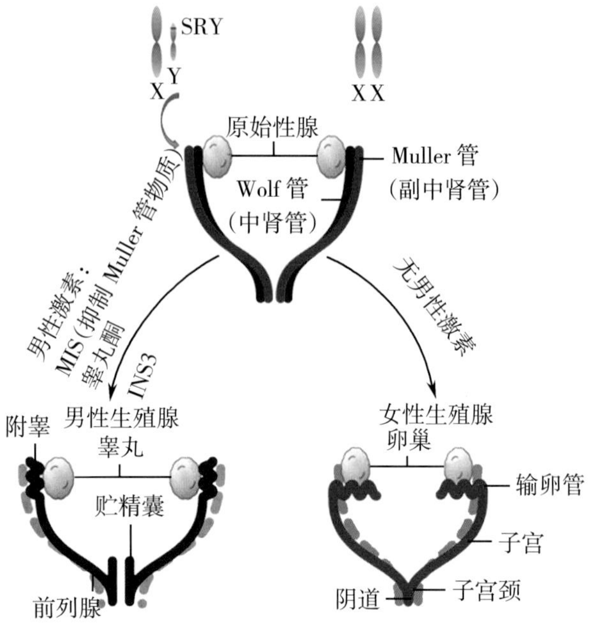

图2-3-43 胚胎期性发育

因两性的生殖系统胚胎起源相同，故两性都有相对应器官，或同源器官（homologue）。如睾丸与卵巢、前庭大腺与尿道球腺、阴茎头与阴蒂头、阴茎海绵体与阴蒂海绵体、阴茎尿道海绵体与前庭球、阴茎腹侧与小阴唇、阴囊与大阴唇、前列腺与尿道旁腺（斯基恩腺，Skene's glands）。

（2）儿童期性发育：儿童期下丘脑-垂体促性腺激素-性腺轴无活动。因此，出生到青春期前生殖系统为幼稚状态，功能处于静止期。

（3）青春期性发育：为表型性别分化。通过下丘脑-垂体促性腺激素-性腺轴调控，即青春期开始下丘脑促性腺激素释放激素（GnRH）分泌增加，垂体分泌促卵泡激素（FSH）和促黄体生成激素（LH）增多，生殖系统迅速发育，直至青春期结束（图2-3-44）。

2. 青春期发育

（1）分期：临床上通常按照性发育的程度作为青春发育的分期（Tanner分期），即将外生殖器和性征的发育分成五期。近年，Cole TJ按照体格生

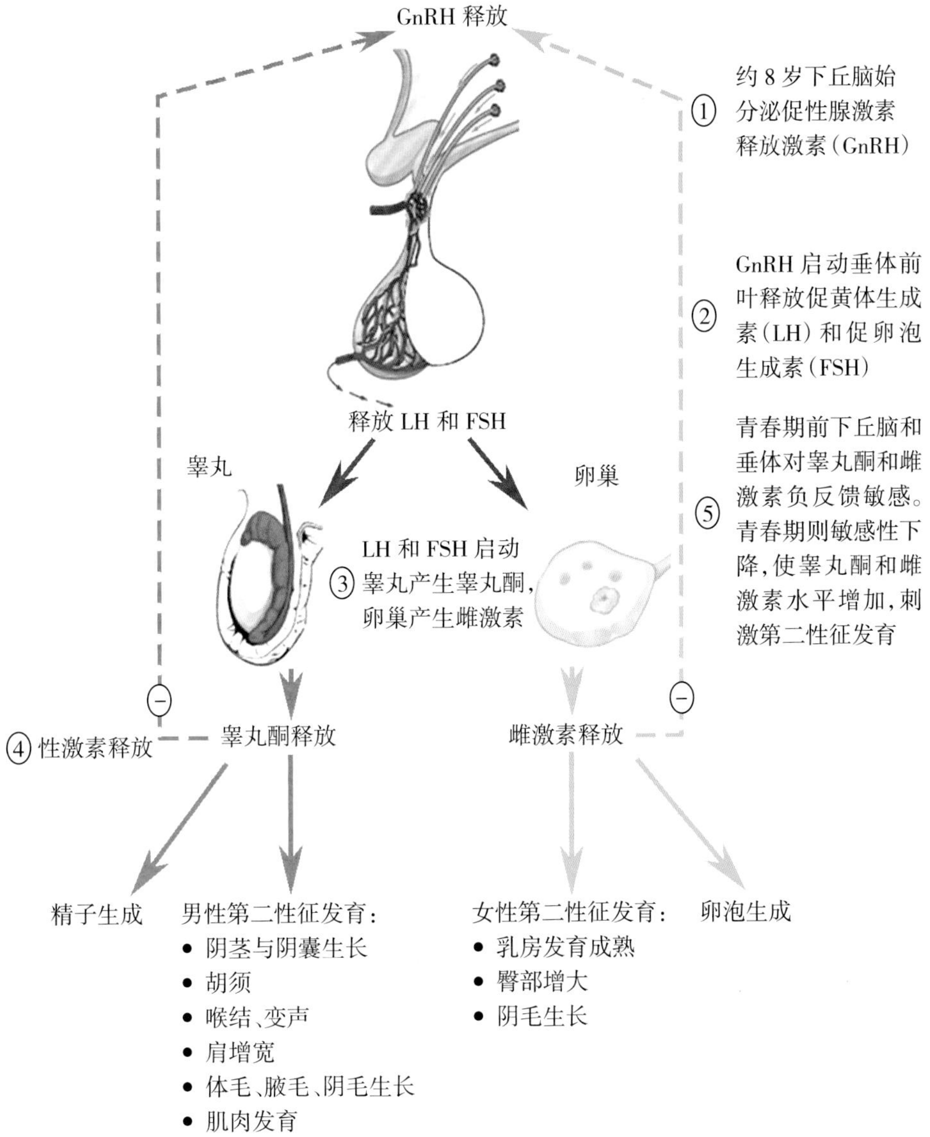
GnRH 释放
① 约 8 岁下丘脑始分泌促性腺激素释放激素（GnRH）
② GnRH 启动垂体前叶释放促黄体生成素（LH）和促卵泡生成素（FSH）
释放 LH 和 FSH
睾丸
卵巢
③ LH 和 FSH 启动睾丸产生睾丸酮，卵巢产生雌激素
⑤ 青春期前下丘脑和垂体对睾丸酮和雌激素负反馈敏感。青春期则敏感性下降，使睾丸酮和雌激素水平增加，刺激第二性征发育
④ 性激素释放
睾丸酮释放
雌激素释放
精子生成
男性第二性征发育：
• 阴茎与阴囊生长
• 胡须
• 喉结、变声
• 肩增宽
• 体毛、腋毛、阴毛生长
• 肌肉发育
女性第二性征发育：
• 乳房发育成熟
• 臀部增大
• 阴毛生长
卵泡生成

图 2-3-44 青春期下丘脑 - 垂体促性腺激素 - 性腺轴活动示意图

长速度提出新的青春期三分法，即青春发育前期、青春发育期和青春发育后期（表 2-3-20）。TJ Cole 方法简单、易判断，性发育分期错分的概率非常低，适合基层医务工作者使用。

青春期启动的时间及性发育速度与遗传、性别、外界环境及营养有关，发育年龄存在个体差异。青春期开始的年龄与第二性征的出现顺序女童早于男童，青春期发育持续 7~8 年。

(2) 女性性征发育：

1) 第二性征：发育的顺序多为乳房发育、阴毛生长和腋毛生长（表 2-3-21）。多数女童一侧乳房先发育，数月后另一侧发育，少数间隔一年。乳房从开始发育到成熟平均为 4 年（1~9 年）。乳房发育至初潮呈现约经历 2~3 年，乳房在月经周期中

表 2-3-20 TJ Cole 与 Tanner 青春期分期方法的比较

TJ Cole 分期	体格生长	Tanner 分期	
		男童	女童
青春发育前期	生长开始加速	Tanner Ⅰ	Tanner Ⅰ
青春发育期	生长高峰	Tanner Ⅱ，Ⅲ	Tanner Ⅱ，Ⅲ
青春发育后期	生长逐步停止	Tanner Ⅳ，Ⅴ	Tanner Ⅳ，Ⅴ，月经初潮

表 2-3-21　女童 Tanner 性发育分期

分期	身高生长速度	乳房	阴毛	其他变化
Tanner Ⅰ（青春期前）	5~6cm/ 年	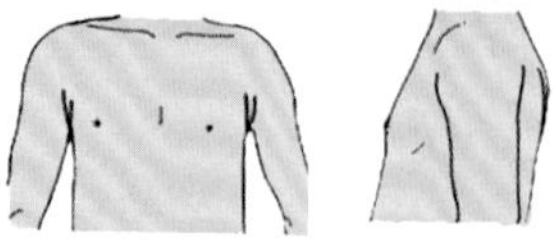 仅可见乳头，幼儿型	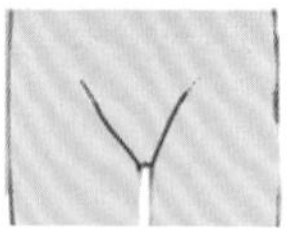 无	
Tanner Ⅱ	生长加速：7~8cm/ 年	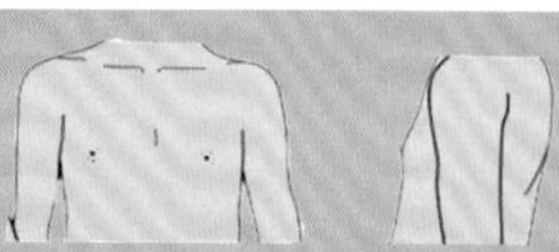 芽苞状隆起，乳晕扩大 （发育年龄 8.9~12.9 岁）	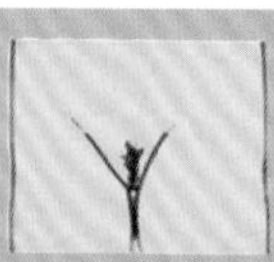 稀少，分布于大阴唇 （发育年龄 9.0~13.4 岁）	
Tanner Ⅲ	生长第 2 高峰：8cm/ 年（约 12.5 岁）	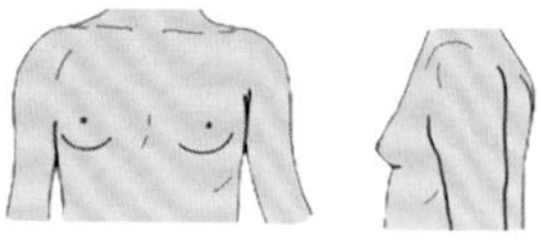 乳房、乳晕继续增大 （发育年龄 9.9~13.9 岁）	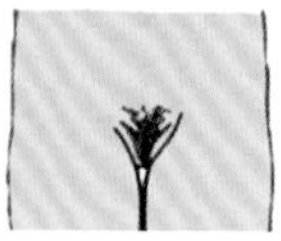 黑、粗、卷曲，蔓向阴阜 （发育年龄 9.6~14.1 岁）	腋毛发育（13.1 岁） 出现痤疮（13.2 岁）
Tanner Ⅳ	7cm/ 年	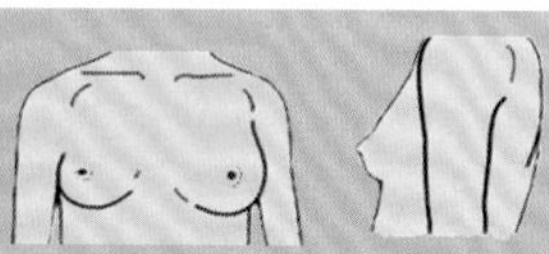 乳晕突出乳房面 （发育年龄 10.5~15.3 岁）	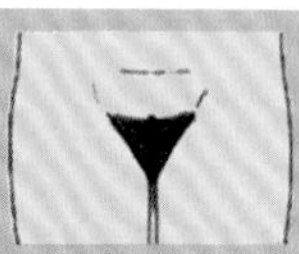 卷曲，增多，增粗 大腿内侧与会阴交界处无 （发育年龄 10.4~14.8 岁）	
Tanner Ⅴ	16 岁后身高不再增长	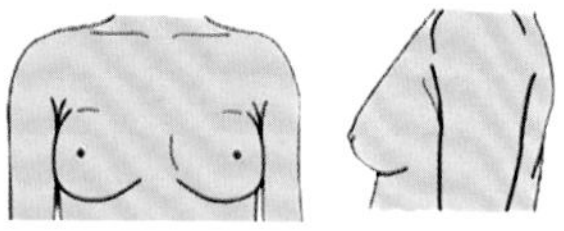 成人型，乳晕乳房在一丘面	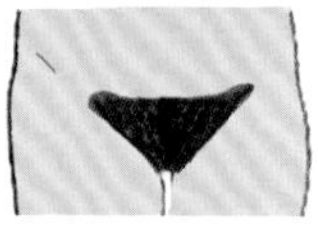 成人倒三角形分布 阴毛不延伸到白线	

可受卵巢激素分泌影响而出现周期性变化，如月经来潮前 1 周，感觉乳房胀痛、乳头刺激为正常生理现象，月经来潮后乳房胀痛消失。

2）**月经初潮**：即第一次月经（menarche），通常于乳房发育后 2 年左右（Ⅲ~Ⅳ期）出现。近年世界性资料显示各国女童初潮年龄均有明显提前的趋势。因激素水平不稳定，女童初潮后月经可不规则，甚至隔数月或者半年后才发生第 2 次月经，是正常生理现象。排卵功能的建立通常在初潮后 2 年左右。

3）**生殖器官**：内外生殖器官从幼稚型变为成人型。

(3) 男性性征发育：

1）**第二性征**：发育顺序为为阴毛、腋毛、胡须及喉结的出现。阴毛发育程序基本同女童，但分布部位和形态不一（表 2-3-22）。

2）**生殖器官**：Tanner 青春期分期男童睾丸发育亦分为 5 期。睾丸容积（ml）可用 Prader 模具测量（图 2-3-45）。

3）**乳房发育**：3/4 男童青春早期可出现乳房发育，但仅触及腺结，1~1.5 年后多自行消退；持续未消退者，药物无效，需手术处理。男童有较大的乳房时需排除男性乳房相关的疾病。

4）**变声**：一般男童 G_3 后出现变声，但有个体差异，不作为发育分期标志。

5）**遗精及精尿**：首次遗精（first conscious ejacutation）发生在青春期发动后 3~4 年，是男性青春期的生理现象，较女性月经初潮晚约 2 年。遗精不代表生殖功能成熟，是青春后期生殖轴成熟表现。一般 17 岁左右精子才具成年状态。

3. 婴儿微小青春期　是婴儿早期性激素水平激增，包括垂体分泌促卵泡激素（FSH）和睾酮，

表 2-3-22 男童 Tanner 性发育分期

分期	身高生长速度	睾丸	阴茎	阴囊	阴毛	其他变化
Tanner Ⅰ（青春期前）	5~6cm/年	< 4ml 或 <2.5cm	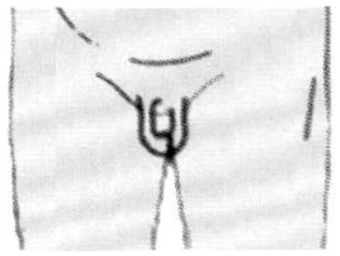 未发育（3~4cm）	幼儿型	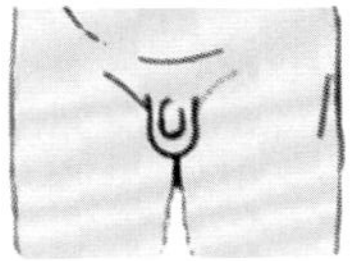 无	
Tanner Ⅱ	5~6cm/年	4~8ml 或 2.5~3.2cm（发育年龄 9.5~13.5 岁）	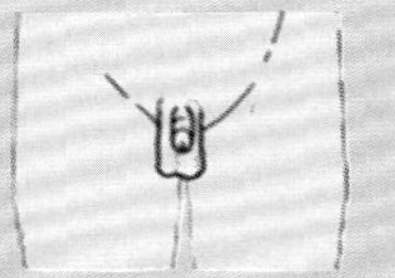 增长（5cm）、增粗（发育年龄 10.5~14.5 岁）	表皮变松变薄	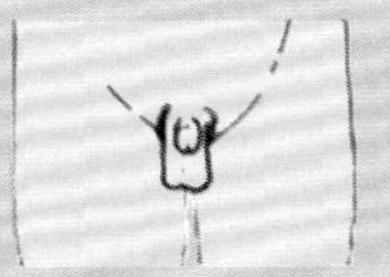 稀少，分布于阴茎根部（发育年龄 9.9~14.0 岁）	
Tanner Ⅲ	7~8cm/年	10~15ml 或 3.6cm（发育年龄 11.5~16.5 岁）	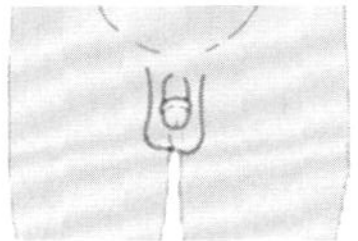 增长（6cm）、增粗（发育年龄 10.1~14.6 岁）	增大	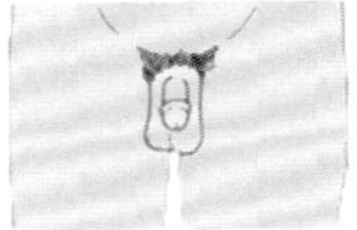 卷曲，蔓向阴阜（发育年龄 11.2~15.0 岁）	可出现女性乳房（约 13 岁） 变声（约 13~14 岁） 肌肉发育
Tanner Ⅳ	10cm/（13~14 岁）	15~20ml 或 4.1~4.5cm	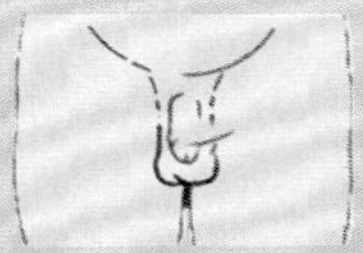 继续增长（7cm）、增粗（发育年龄 11.2~15.3 岁）	继续增大，颜色变深	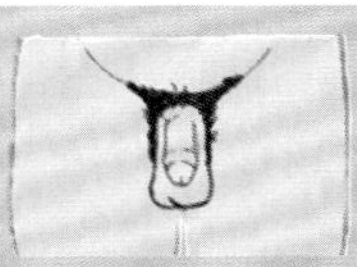 卷曲，增多，增粗，（发育年龄 12.0-16 岁）	腋毛（约 14 岁） 痤疮（约 14~15 岁）
Tanner Ⅴ	17 岁后身高不再增加	25ml 或 >4.5cm	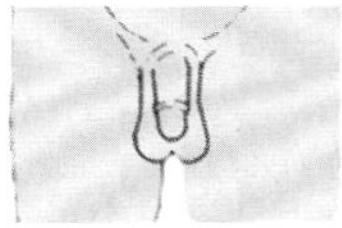 成熟型（8cm）（约 16~17 岁）	成人型	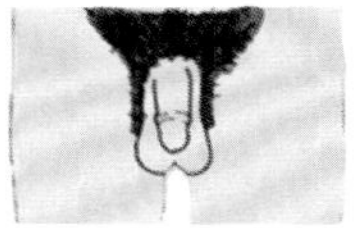 成人菱形分布不延伸到白线	出现胡须 女性乳房消失 成熟的男性体型

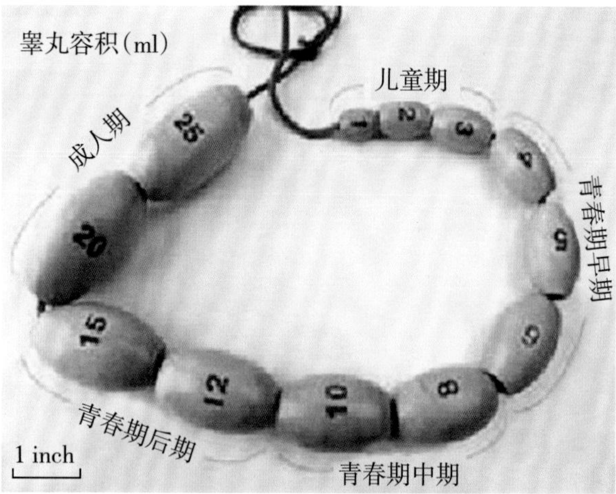

图 2-3-45 Prader 模具

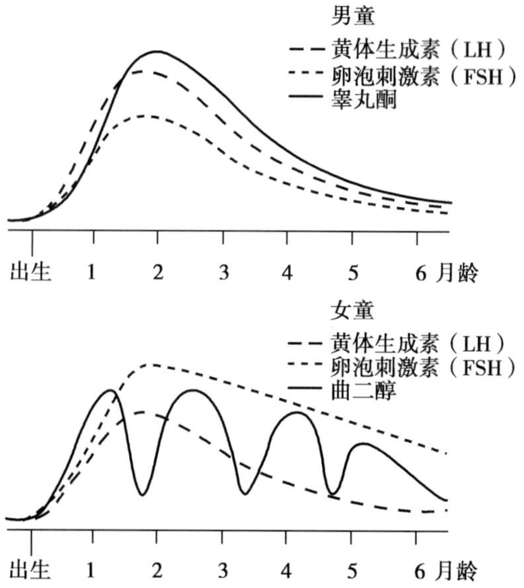

图 2-3-46 婴儿小青春期性激素水平

出现一过性第二性征发育现象。除青春期外，下丘脑 - 垂体 - 性腺轴（HPG）有 2 次被激活，第一次在胎儿期至胎儿中期，由于胎盘激素的负反馈作用使 HPG 的活动静止直到足月；第 2 次在出生后数月内，解除胎盘激素的抑制作用后 HPG 再激活为婴儿微小青春期（minipuberty）（图 2-3-46）。HPG 的再激活使生后 3 月龄婴儿体内性腺激素水平增加，6 月龄后下降；女婴体内的垂体分泌促卵泡激素（FSH）持续高至 3~4 岁。生后婴儿期促卵泡激素增高使男女婴性腺激活，1~3 月龄男婴体内睾酮水平升高，以后随黄体生成素（LH）水平下降而下降（图 2-3-47）。婴儿微小青春期的生物学意义和对发育的长期作用尚不清楚。男婴生后 HPG 的再激活促进阴茎、睾丸生长，对男婴外生殖器发育很重要；促卵泡激素增高使女婴卵巢滤泡发育成熟、雌二醇水平增加致乳腺增生，乳头、乳晕颜色变深。女婴体内雌激素水平波动，可能与卵巢滤泡发育的成熟有关。因胎盘雌激素刺激胎儿的靶器官 - 乳房，故出生时男女婴乳房都可增大。但女婴的乳房大于男婴，提示女婴有内源性雌激素作用。胎儿期胎盘雌激素也刺激子宫增大，几个月后子宫很快缩小。早产女婴缺乏宫内雌激素刺

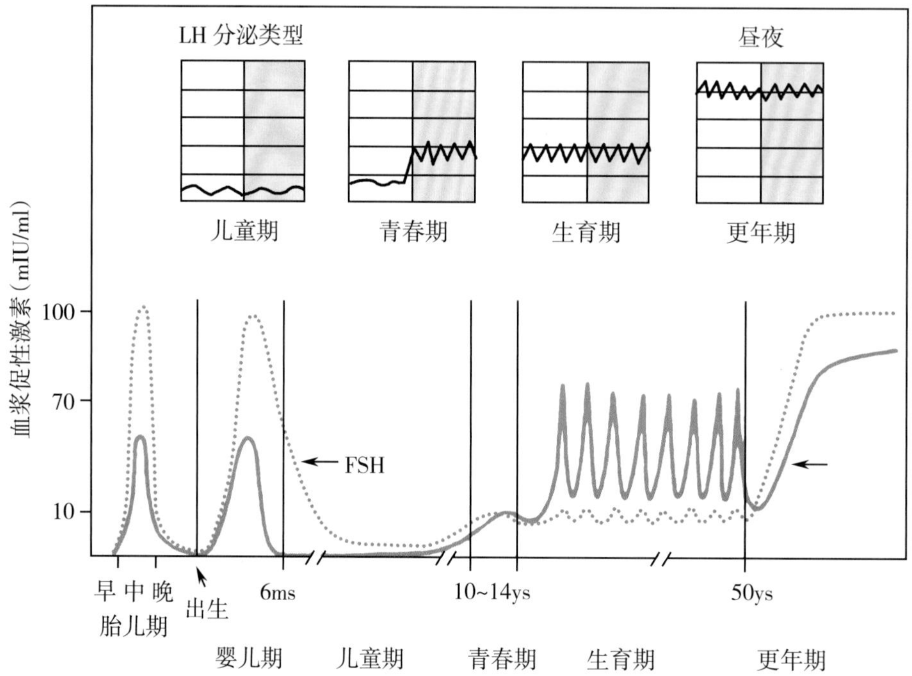

图 2-3-47 生命早期 HPG 2 次激活的 FSH 水平

激，乳房初发育较足月儿小。2岁后雌激素水平下降，HPG静态至青春期。少数2岁后儿童乳房持续增大，需随访除外性早熟。

专家点评

● 婴儿舌尖短而舌体宽，被舌系带固定有利吸吮。随食物性质由纯乳类 - 半固体 - 固体的变化，婴儿在获取食物的过程中舌的形态亦逐渐变化，舌系带逐渐吸收、舌尖变长，2岁后舌形态近于成人。一般婴儿期不宜作舌系带手术，否则影响正常吸吮功能。

● 应每年随访舌系带发育情况。如舌系带不能随年龄逐渐伸长，舌运动受限需专科医生进行舌系带 Hazelbaker 评分。

● 脑发育异常可有高腭弓的表现。但单一高腭弓没有诊断疾病的价值，需要综合判断。

● 必须注意保持乳牙健康、卫生，使乳牙正常脱落至恒牙萌出，因乳牙过早缺失，可继发恒牙萌出间隙不足而引起牙列不齐，甚至导致恒牙埋而不出；或乳牙龋齿致恒牙釉质发育不良。

● 13月龄前乳牙萌出均正常。

● 钙和磷是牙的主要矿物质，牙的矿化不是"钙化"。

● 眼、耳、鼻外观的异常与畸形常与全身综合征并发，在发现眼、耳、鼻结构异常时，需及时转诊至遗传代谢或神经科等相关科室作综合评估。

● 眼屈光系统的演变伴随着眼球的发育，遵循远视 - 正视 - 近视的演变过程。7岁以下儿童的视力正处于发育阶段，需要动态地去观察其视力发育。

● 儿童耳鼻的解剖结构在发育过程中有许多异于成人之处，有些疾病的发病率较成人高，可影响生长发育，在日常的儿童保健中，需要提醒家长注意。

● 前囟小与智力低下无直接联系；钙营养不影响前囟发育；1.5岁前囟未闭合不属前囟闭合延迟；以对边中点的连线表示前囟大小，如"1.5cm"；

● 指(趾)甲有保护远端指骨、指尖和周围的软组织不受损伤的作用。当手指接触物体时指甲通过对手指软组织产生反作用力，提高手指的灵敏度。指甲亦可作为一种"工具"，产生"扩展精度控制"，如拔手指刺，或完成小的切割或刮动作。

● 儿童肌肉早期发育缓慢，青春期肉迅速发育。肌张力发育由低到高，最终屈肌和伸肌协调一致。关节伸展角度用于判断婴儿肌张力。

● 胎儿期、婴儿期和青春期是脂肪组织生长发育的关键期，受到儿童营养状况的调控；青春期脂肪组织的分布呈现男女性别特征；人体脂肪组织的总量及其在体内的分布是肥胖及其代谢综合征的主要决定因素。

● 青春期启动的时间及性发育速度与遗传、性别、外界环境及营养有关，发育年龄存在个体差异。

（黎海芪　童梅玲　王华　胡燕　李晓南）

【参考文献】

1. Moore, K.L, Persaud, T.V.N. Before we are born: Essentials of Embryology and Birth Defects. Phila: W.B. Sauders, 1998.
2. HUMAN EMBRYOLOGY: Online course in embryology for medicine students developed by the universities of Fribourg, Lausanne and Bern (Switzerland) with the support of the Swiss Virtual Campus © Copyright protected. (http://www.embryology.ch/indexen.html)
3. 李丽红，刘虎．儿童眼病筛查．北京：科学出版社，2011.
4. 谢立信主译．Harley 小儿眼科学．北京：人民卫生出版，2009.
5. 中华医学会眼科学分会斜视与小儿眼科学组．弱视诊断专家共识(2011年)．中华眼科杂志，2011，47(8)：768.
6. Judith G Hall.Handbook of Physical Measurements. 2nd Ed.Oxford University Press Inc, 2007.
7. 张亚梅，张天宇．实用小儿耳鼻咽喉科学．北京：人民卫生出版社，2011.
8. Anterior fontanelle From Wikipedia, the free encyclopedia. (http://en.wikipedia.org/wiki/Anterior_fontanelle)
9. Development of the Skull. (http://skeletalsystemdev.weebly.com/development-of-skull.html)
10. Age of Closure of Fontanelles / Sutures. (http://carta.anthropogeny.org/ca/topics/age-closure-fontanelles-sutures)
11. JOSEPH KIESLER, RICK RICER.The Abnormal Fontanel. Am Fam Physician, 2003, 15, 67 (12): 2547-2552. (http://www.aafp.org/afp/2003/0615/p2547.html)
12. 赵辨．临床皮肤病学．第3版．南京：江苏科学技术出版社,2001,4.
13. 涂元远,袁承晏 . 实用小儿皮肤病学 . 重庆:科学技术文献出版社重庆分社,1986,5.
14. Odom RB,James WD,Berger TG. Andrews' Diseases of the Skin-Clinical Dermatology. 9th Edition,Philadephia:W.B. Saunders,2001.
15. Irvine AD,Hoeger PH,Yan AC. Harper's Textbook of Pediatric Dermatology. 3rd Edition,UK:Wiley-Blackwell Publishing,2011.
16. Berker DAR,Andre J,Baran R. Nail biology and nail science. Int J Cosm Sci,2007,29:241-275.
17. Lund CH,Osborne JW,Kuller J,et al. Neonatal skin care:clinical outcome of the AWHONN/NANN evidence-based clinical practice guideline. J Obstet Gynecol Neonatal Nurs,2001,30:41-51.
18. Medves JM,O'Brien BA. Cleaning solutions and bacterial colonization in promoting healing and early separation of the umbilical cord in healthy newborns. Can J Publ Health,1997,88:380-382.
19. 李正,王慧贞,吉士俊 . 实用小儿外科学:脊柱的发育过程 . 北京:人民卫生出版社,2001:1427-1428,1589-1596.
20. Andrew MHS,Cynthia YY. Development and validation of fine-motor assessment tool for use with young children in a Chinese population. Research in Developmental Disabilities,2011,32(1):107-114.
21. Spalding K L,Arner E,Westermark P O,et al. Dynamics of fat cell turnover in humans. Nature,2008,453(7196):783-787.
22. Rosen,E.D.,MacDougald,O.A. Adipocyte differentiation from the inside out. Nature Reviews. Molecular Cell Biology,2006,7:788-796.
23. Nedrgaard,J.,Bengtsson,T.,Cannon,B. Unexpected evidence for active brown adipose tissue in adult human American Journal of Physiology. Endocrinology and Metabolism,2007,293:e444-e452.
24. Tiraby,C.,Tavernier,G.,Lefort,C. et al. Acquirement of brown fat cell features by human white adipocytes. The Journal of Biological Chemistry,2003,273:33370-33376.
25. 文秀英,卢学勉 . 卢坤主译 . 肥胖症从基础到临床 . 北京:北京大学医学出版社,2012.
26. Butler G,Cole TJ,Dublon V,et al,Puberty phases:an evaluation of a new system for rating puberty in paediatric practice. Endocrine Abstructs,2012,30:52.
27. Cole TJ,Butler G,Short J,et al. Puberty phase specific growth charts:a radically new approach to the assessment of adolescent growth. Arch Dis Child,2012,97:117-119.
28. Tom Lissauer and Graham Clayden. Illustrated Textbook of Paediatrics. 3rd edition.Mosby Elsevier,2007.
29. Mary C.J. Rudolf,Malcolm I. Leven Paediatris and Child Health Blackwell Science,1999.
30. Tanja Kuiri-Hȁnninen,Ulla Sankilampi,Leo Dunkel:Activation of the Hypothalamic-Pituitary-Gonadal Axis in Infancy:Minipuberty. Horm Res Paediatr,2014,82:73-80.

附:体格测量的方法(为保证测量值的准确,宜重复测量 2~3 次,取平均值)

1. 体重测量 测量儿童体重宜采用杠杆秤(砝码、游锤、杠杆)或中式木杆式钩秤(秤杆、秤砣)。婴儿体重测量采用盘式杠杆秤(砝码、游锤、杠杆)或中式木杆式钩秤,最大载重为 10~15kg,精确到 0.01kg;幼儿采用坐式的杠杆秤或中式木杆式钩秤,最大称重范围为 20~30kg,精确到 0.05kg;学前儿童采用立式的杠杆秤,最大称重范围为 50kg,精确到 0.1kg;学龄儿童可用立式的杠杆秤,最大称重范围为 100kg,精确到 0.1kg(图 2-3-48,表 2-3-23)。对于体重的测量也可采用电子秤,尤其是对于新生儿及婴儿早期的测量较准确。

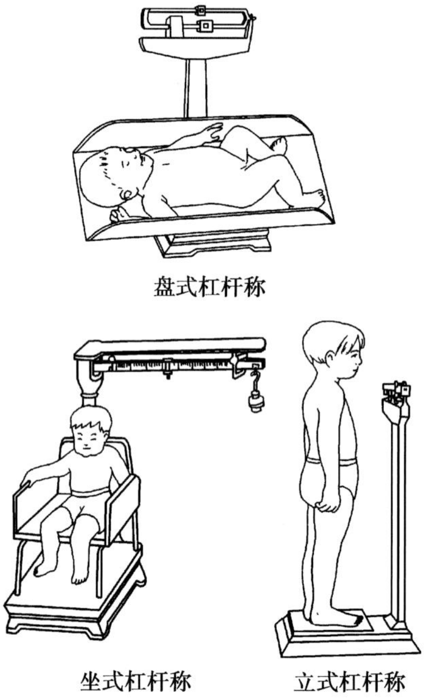

图 2-3-48 体重测量工具

表 2-3-23 体重测量工具的选择

年龄(岁)	测量工具	最大称重范围(kg)	精确度(kg)
<1	盘式杠杆秤	10~15	0.01
1~3	坐式杠杆秤	20~30	0.05
3~7	立式杠杆秤	50	0.1
>7	立式杠杆秤	100	0.1

测量前应校正秤的"零"点,放置与所测儿童年龄的体重接近的砝码值;称量时调整游锤至杠杆正中水平,将砝码及游锤所示读数相加,以kg为单位。

体重测量应在儿童排空大小便、裸体或仅穿内衣的情况下进行,或设法减去衣服重量。婴儿称体重时可取卧位;婴幼儿坐位测量;年长儿童立位测量时两手自然下垂,避免摇动或接触其他物体,以免影响准确性。使用钩秤时注意防止秤跎砸伤儿童。测量者应记录儿童测量时的表现,如"婴儿晃动,约4.5kg"。

2. 身长(高)测量

(1) 身长测量:婴幼儿用标准的量床(头板、底板、足板、量床两侧刻度),需2位测量者。婴幼儿脱鞋、袜、帽仰卧于量床底板中线,助手将儿童头扶正,使目光向上,头顶接触头板;主测量者位于儿童右侧,左用固定婴儿双膝使下肢伸直,右手移动头板足板使其贴紧两足跟部;量床两侧刻度的读数一致时读刻度,精确到0.1cm(图2-3-49)。如婴儿双下肢不等长,则分别测量。

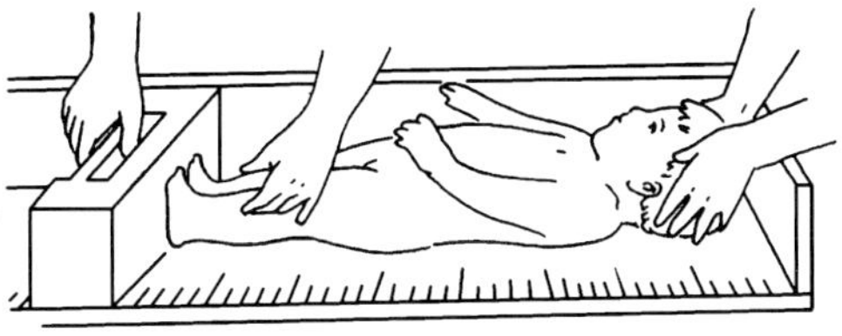

图2-3-49 身长的测量方法

(2) 身高测量:采用身高计(测量板、平台、立柱刻度)或固定于墙壁上的立尺或软尺。宜清晨进行。被测儿童仅穿背心和短裤,取立正姿势站于平台,头部保持正中位置,平视前方,挺胸收腹,两臂自然下垂,足跟靠拢,脚尖分开约60°;头、足跟、臀部和两肩胛间同时接触立柱后,测量者手扶测量板向下滑动,使测量板与头部顶点接触,测量者目光与读数同一水平面时读测量板与立柱刻度交叉数值,精确到0.1cm(图2-3-50)。

3. 顶臀长(坐高)测量

(1) 顶臀长测量:测量工具与对测量者要求同身长测量。被测婴幼儿脱鞋、袜、帽仰卧于量床底板中线,助手将儿童头扶正,头顶接触头板;主测量者位于儿童右侧,左手握住儿童小腿,骶骨紧贴底板,使膝关节弯曲,小腿与大腿成直角,大腿与底板垂直;移动足板贴紧臀部,量床两侧的读数一

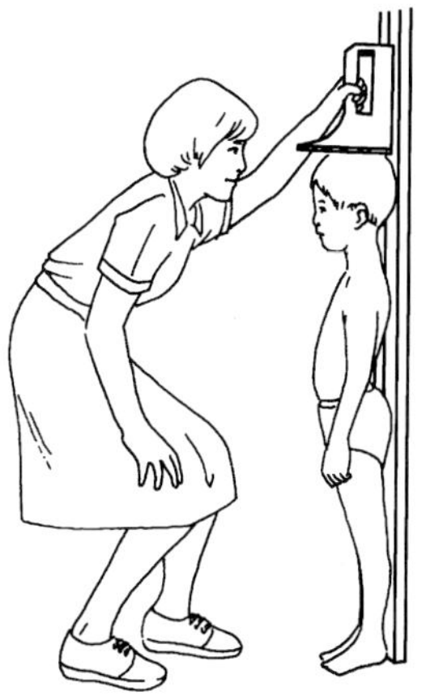

图2-3-50 身高的测量方法

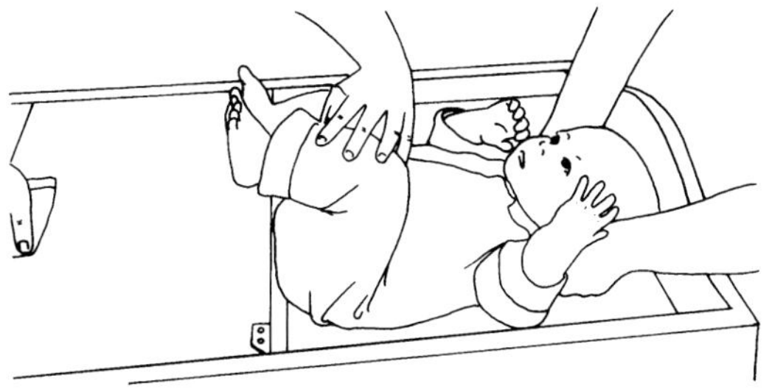

图2-3-51 顶臀长的测量方法

致时读刻度,精确到0.1cm(图2-3-51)。

(2) 坐高测量:采用坐高计(坐板、测量板、立柱刻度零点与坐板同一平面)或固定于墙壁上的立尺或软尺(高度合适的板凳、立尺或软尺零点与板凳同一平面)。被测儿童坐于坐高计的坐板或高度合适的板凳上,先身体前倾,骶部紧贴立柱或墙壁,然后端坐挺身,使躯干与大腿、大腿与小腿成直角,两脚向前平放在地面,下移测量板与头部顶点接触,精确到0.1cm(图2-3-52)。

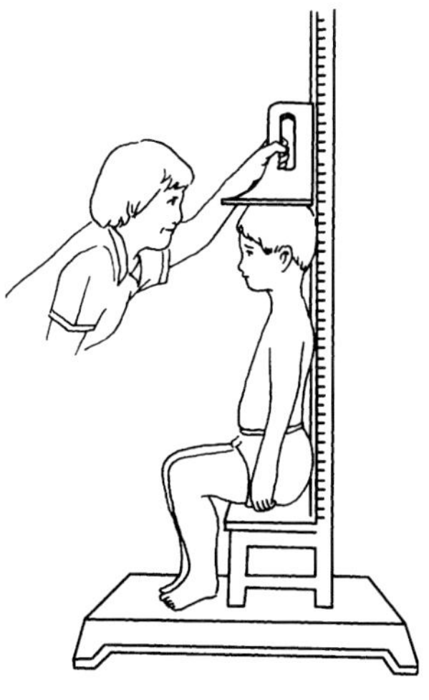

图2-3-52 坐高的测量方法

4. **头围测量** 采用无伸缩性的软尺测量。被测儿童取坐位，测量者位于儿童右侧或前方，左手拇指固定软尺零点于儿童头部右侧眉弓上缘处，软尺紧贴头部皮肤（头发），经右侧耳上、枕骨粗隆及左侧眉弓上缘回至零点，读与零点交叉的刻度，获得最大头周径。精确到 0.1cm（图 2-3-53）。

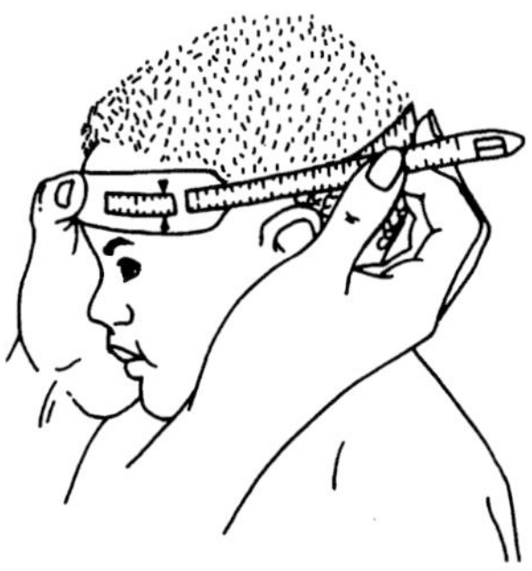

图 2-3-53 头围的测量方法

5. **胸围测量** 采用无伸缩性的软尺测量。卧位或立位测量。被测儿童两手宜自然下垂，目光平视前方。测量者位于儿童前方或右侧，左手拇指固定软尺零点于儿童右侧乳头下缘（乳房已发育的女童以右胸骨中线与第四肋交叉处为固定点），右手持软尺贴儿童胸壁，经右侧腋下、肩胛下角下缘、左侧腋下、左侧乳头回至零点，读与零点交叉的刻度，取平静呼、吸气的中间读数，精确至 0.1cm。

6. **腰围测量** 采用无伸缩性的软尺测量。受试者直立、双足分开 30cm、双臂环抱于胸前，以腋中线肋骨下缘和髂嵴连线中点的水平位置为测量点，在双侧测量点作标记，使皮尺下缘通过双侧测量点测量腰围，在正常呼气末读数，精确度为 0.1cm。

7. **指距测量** 宜采用直脚规或无伸缩性的软尺测量。儿童立位，两手平伸，手掌向前，向两侧伸直，双上臂长轴与地面平行，与身体中线垂直。被测儿童一手中指指尖顶住规的固定脚后，调节活动脚内侧紧靠另一手的中指指尖，活动脚所指的刻度即为指距；或用软尺测量双上臂平伸后两指尖距离（图 2-3-54）。精确到 0.1cm。

8. **上臂围测量** 采用无伸缩性的软尺，立位测量。被测儿童两手自然平放或下垂。测量者位于儿童左侧，固定软尺零点于左侧肩峰至尺骨鹰嘴连线的中点，贴皮肤绕臂一周，读与零点交叉的刻度，精确到 0.1cm。

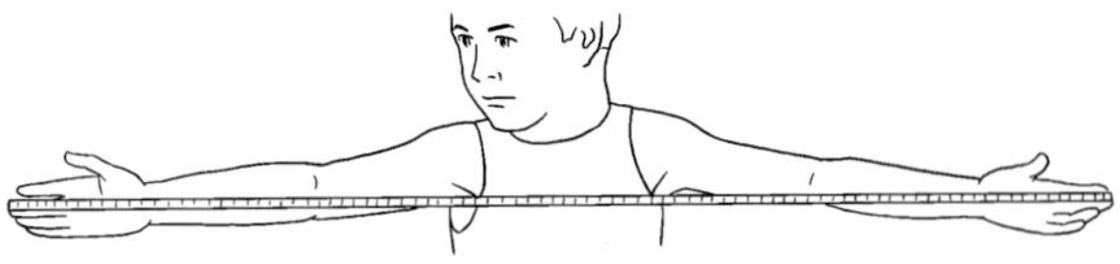

图 2-3-54 指距的测量方法

9. **皮下脂肪测量** 采用皮褶卡钳测量（钳头面积 6mm × 15mm，压强约每平方厘米 15g）。测量时右手握钳，左手用拇、示指捏起测量部位的皮肤和皮下脂肪，捏时两指的距离为 3cm，使脂肪与下面的肌肉充分离开，然后用皮褶卡钳测量皮褶厚度，精确至 0.5cm（图 2-3-55）。可在上臂中部、肩胛下角、腋中线、髂上、小腿中部、和腹壁等处测量。多用上臂中部、肩胛角下的皮褶厚度，腹壁处的皮下脂肪的测量已少用。常用的测量部位：

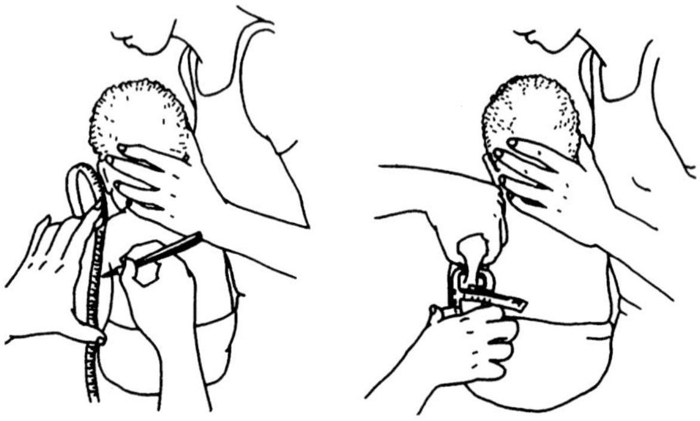

图 2-3-55 三头肌部皮褶厚度的测量方法

(1) **肩胛下角（背部）**：取左肩胛骨角下稍偏外侧处，皮褶自下侧至上中方向，与脊柱成 45°；

(2) **三头肌部**：左上肢在身体侧面放松下垂，肩峰与鹰嘴连线的中点上，皮褶方向与上臂的长轴平行。

第四节 体能发育

导读 体能是身体器官系统功能外在表现。因此，体能是儿童、青少年身体健康的重要指标，同时可预测成人后的健康状况 。体能与身体各器官系统的机能有着十分密切的关系。

一、定义

体能（physical fitness）一词源于美国。美国对体能的定义为“个体除完成日常工作外，还有精力享受自由时间，解决突发事件和紧急情况”。美国运动医学学会（ACSM）认为体能包括健康适应能力和技能。美国体能健康教育计划将体能作为健康五个适应能力方面之一，即情绪、体能、社会、精神、文化适应。各国对体能的认识不同，德国称为“工作能力”，法国称“身体适应性”，日本称“体力”。

2010 年 WHO 指出体能降低可增加发生慢性疾病的机会，如心血管疾病、糖尿病、癌症，以及相关危险因素（高血压）高血糖、肥胖），增加公共卫生负担（图 2-3-56）。中等 - 高强度的体育活动可刺激或改善身体器官组织的适应功能，降低生活方式的负面影响。健康的身体素质意味和过早死亡的危险较低。

二、发展史与现状

20 世纪五十年代美国发展 Kraus-Weber Test 用于学龄儿童（图 2-3-57）。1977 年体育研究专家委员会据欧洲学生资料首次建立测试儿童体能水平测试方法，美国开始进行学生体质健康测试。1987 年美国体育界提出体能健康教育计划，涉及改善身体有氧能、肌肉力量和耐力、柔韧性。中国 20 世纪 90 年代后期开始接受健康体能概念。

至今各国已发展 15 余种测试儿童体能方法。最常用的体力活动水平评估（assessing levels of

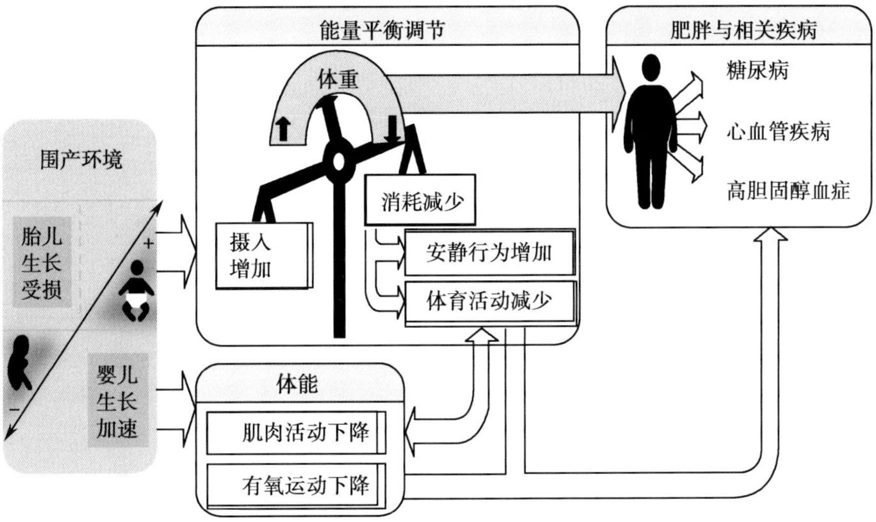

图 2-3-56　儿童能量、体能与健康关系模式图

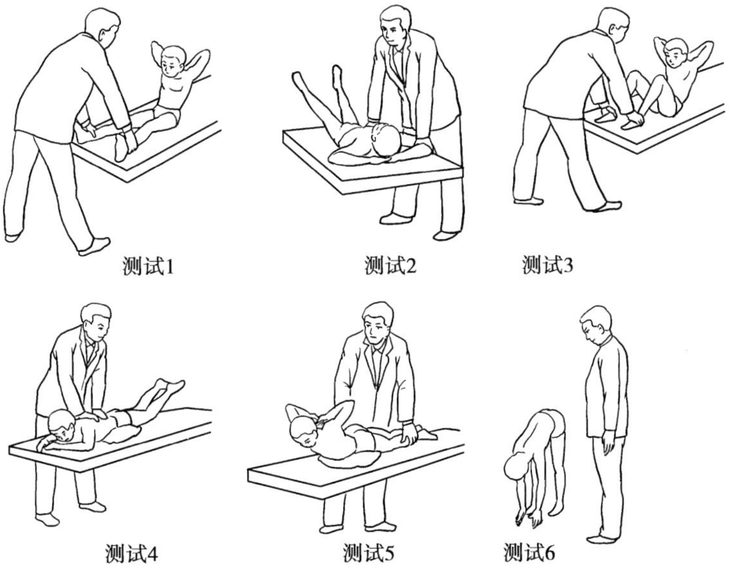

图 2-3-57　Kraus-Weber 测试

表 2-3-24 各国儿童、青少年体能测试方法

年龄	测试方法(缩写)	组织或机构	国家/地区
6~18	EUROFIT	欧洲运动发展委员会	欧洲
5~17	FITNESSGRAM	Cooper 研究所	美国
6~17	PCPF	美国卫生、体育和娱乐联合会(AAHPER)	美国
6~17	AAUTP	业余体育联合会/克莱斯勒基金	美国
6~17	YMCAYFT	基督教青年会青年体能测试	美国
5~17	NYPFP	国家青年体育项目/国家海洋青年基金会	美国
5~18	HRFT	美国健康体能测试,AAHPER	美国
5~18	Physical Best	AAHPER	美国
9~19	IPFT	国际体能测试	美国
7~69	CAPTER-FPT II	体能测试Ⅱ	加拿大
15~69		加拿大体育、体能、生活方式研究	加拿大
9~19+	NFTP-PRC	国家体能测试	中国
6~12	NZFT	新西兰体能测试	新西兰
9~19	AFEA	澳大利亚体能教育,澳大利亚健康教育娱乐联合会(ACHER)	澳大利亚

physical activity,ALPHA)可用以测试儿童、青少年体能,包括 20m 短跑测试心肺适应能力,4×10m 短跑测试运动适应能力、握力和立定跳远测试肌肉骨骼适应能力,体格测量(体质指数、腹围、皮下脂肪厚度)。目前各国发展较多方法测试儿童体能(表 2-3-24)。欧洲学校多用 EURO FIT 测试儿童体能,美国的体能项目则用 ALPHA- 体能测试。

三、影响因素

儿童体能发育与儿童年龄、性别、体格发育水平、营养与参加运动时间与量等因素有关。

四、健康教育

1. 儿童 为让儿童主动参与体能训练,儿童需学习有关体能的知识以及与健康的关系。

2. 教师 学校在发展儿童体能发育中有重要作用,如设立有关于体能的课程,为学生体能培训设立个体化的培训计划。学校可通过正规测试较早发现体能较差的学生,同时可重点训练,改善儿童体能发育,促进儿童健康。

3. 家长 应关心儿童运动能力发展,鼓励儿童参加运动队,减少静坐活动,如用计算机、看电视。

4. 社会 应有计划建立有效的健康促进策略,预防慢性疾病。

专家点评

● 近几十年来因生活环境的改变使儿童体能健康状况下降,原因与家长与社会更注重儿童的学习成绩,户外活动被许多静态活动替代,学校有组织的运动减少;儿童上学多坐车,不再走或骑自行车;儿童在家不参加任何家务劳动等有关。

● 儿童体力活动水平的下降是成人后发生慢性疾病的重要危险因素(肥胖、糖尿病和肿瘤)。

● 关于儿童体能运动的频率、强度尚需研究。

(黎海芪)

【参考文献】

1. Van Deutekom. Study protocol:the relation of birth weight and infant growth trajectories with physical fitness,physical activity and sedentary behavior at 8-9 years of age-the ABCD study. BMC Pediatrics,2013,13:102.
2. Ingunn Fjørtoft,Arve Vorland Pedersen,Hermundur Sigmundsson,Beatrix Vereijken.Measuring Physical Fitness in ChildrenWho Are 5 to 12 Years Old With a Test Battery That Is Functional and Easy to Administer. PHYS THER,2011,91:1087-1095.

3. Ruiz JR[1], España Romero V, Castro Piñero J. ALPHA-fitness test battery: health-related field-based fitness tests assessment in children and adolescents. Nutr Hosp, 2011, 26(6): 1210-1214.

第五节 体格生长的影响因素

导读 儿童生长是一复杂过程,受内在的生物潜能、环境因素的影响(图 2-3-58)。

一、生物学因素

人体内在的生物学因素(biological factors)影响儿童生长的节奏、类型、潜力。

1. 年龄 与生长速度有关,年龄越小生长速度越快。如胎儿期是生长最快的时期,其次是婴儿早期,以后生长速度逐渐下降,青春期出现第二生长高峰。

2. 性别 新生儿生长的性别差别较小,随年龄增加体格发育的性别差异逐渐明显,女童的平均身高、体重均较同龄男童低。

3. 种族 一般认为不同种族儿童的生长存在差异,如黑色人种儿童比白色人种儿童身材高大、亚洲儿童较白色人种儿童矮小。我国不同民族身高的差异也较显著,西藏人最高,朝鲜族、蒙古族、维吾尔族次之,再次为南方少数民族,以苗族最矮。新生儿生长参数相差较小,但随年龄增加体格发育的性别差异逐渐明显,女童的平均身高、体重均较同龄男童低。同等高度的儿童中非洲儿童的腿最长,其次腿长是欧洲儿童,日本儿童的腿最短。近来,WHO 的多中心儿童生长参数研究组(the Multicentre Growth Reference Study group)否认不同种族儿童的生长存在差异的观点,不同种族儿童的生长差异与长期不同的环境因素有关,如营养、疾病等因素。

4. 遗传 遗传物质是影响体格生长的重要原因,基因编码所有儿童生长、成熟需要的功能蛋白质。每个人出生时具有相同的基因谱,正常儿童的 DNA 有相似的显性性状(dominant traits),决定儿童有相似的生长阶段。如多数儿童的青春期发育都在一个特定的时间内(9~14 岁)自然发生。基因控制生长的最典型的情况是身高发育,即身高发育 75% 取决于遗传因素。如父母身材高的,子女身材也高,反之亦然。遗传也决定正常儿童的身高生长速度、生长第二个高峰发生的年龄、生

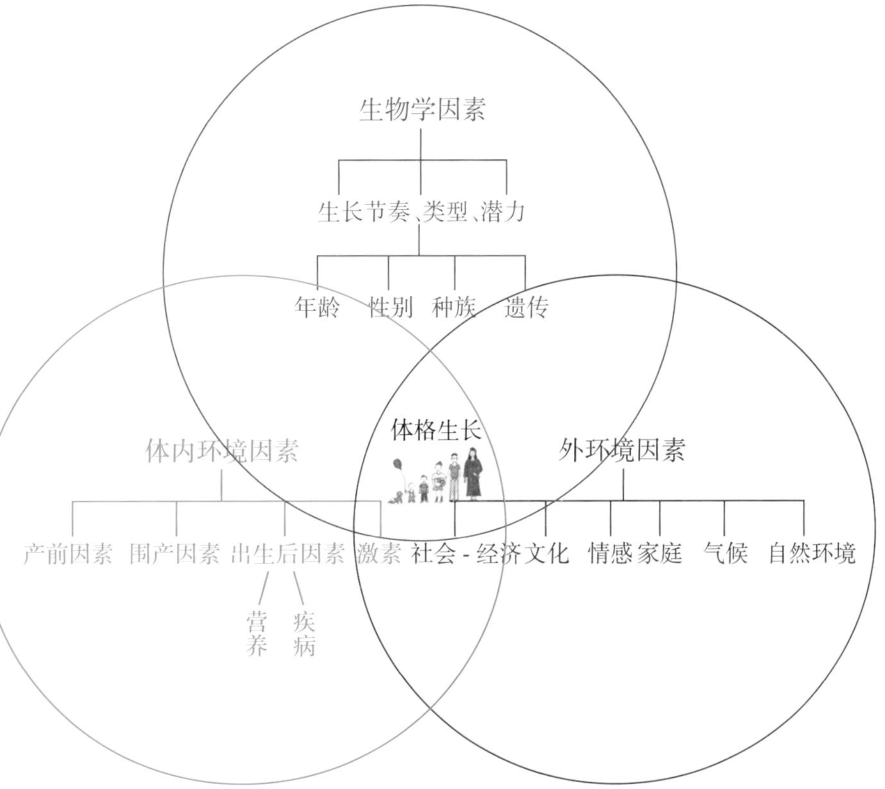

图 2-3-58 体格生长的影响因素

长的性别差异、皮肤头发的颜色、面型特征、体型等。女童初潮年龄往往也与母亲有关。

5. **遗传代谢性疾病** 基因可直接影响人的生命过程。有的基因表达可放大某些生理性状或阻止发育过程，当这些基因表达时可致儿童严重疾病，如黏多糖、苯丙酮尿症、软骨发育不全、假肥大型肌营养不良症（duchenne muscular dystrophy，DMD）等。如DMD儿童的肌肉出现进行性萎缩，包括心肌，不能正常生长、发育、生活，20岁前死亡。

二、体内环境因素

体内环境因素（intrinsic organic factors）是直接促进或限制儿童生长潜力的最主要因素，对儿童生长的影响与儿童的年龄、暴露的时间有关。

1. **产前因素** 胎儿生长与母亲的生活环境、营养、疾病、情绪等密切相关。妊娠期母亲身体健康、营养丰富、心情愉快、环境舒适的胎儿发育良好。若母亲妊娠期吸烟、酗酒、感染、药物可致胎儿畸形或先天性疾病。包括母亲的健康状况在不同妊娠期影响不同，如母亲在胎儿早期器官形成期感染TORCH（S）（弓形虫，toxoplasmosis；其他病原，other infections；风疹，rubella；巨细胞病毒，cytomegalovirus；疱疹病毒，herpes simplex virus；梅毒，syphilis）是导致出生缺陷的主要生物因素之一。母亲妊娠期吸烟与胎儿早产相关，并可能影响婴儿生长发育。孕妇长期酗酒，可能引起胎儿酒精综合征，致胎儿宫内生长迟缓，神经和其他系统发育迟缓，表现特征性面部畸形。胎儿后期器官分化形成、功能成熟后可致胎儿宫内发育不良（（IUGR）。小于胎龄儿生长潜力受限，生后生长难以达到正常足月儿生长水平。

2. **围产因素** 早产或低出生体重儿生长低于足月儿。胎儿出生时发生产伤、窒息、败血症等严重情况亦影响儿童生长。

3. **出生后因素**

（1）**营养**：营养素是儿童体格生长的物质基础，年龄越小受营养的影响越大。儿童需摄取各种营养素以满足生长需要。婴幼儿期Ⅱ型营养素的严重缺乏可致儿童生长迟缓，并可持续至儿童期、青少年期，甚至成人期。宫内或生后早期营养不良不仅影响体格生长，同时也可影响重要器官发育，增加发生慢性疾病的危险性。营养过剩所致超重/肥胖同样影响儿童生长发育。

（2）**慢性疾病**：慢性感染性疾病（如结核、腹泻）、慢性疾病（如哮喘、心脏病、肾脏病）、外伤等是影响生长的重要因素。某些疾病治疗过程长期使用激素、细胞毒素抗癌药物也会影响儿童生长。

4. **激素** 胎儿循环中异常的生长激素、胰岛素样生长因子、睾酮、雌激素、甲状腺激素、皮质醇、胰岛素可致胎儿体重、身长发育异常。儿童出生后的生长主要与激素有关。正常甲状腺激素、生长激素、性激素的分泌有助儿童生长（图2-3-59）；异常分泌可致儿童生长异常。如垂体异常分泌可致矮小或巨人症。

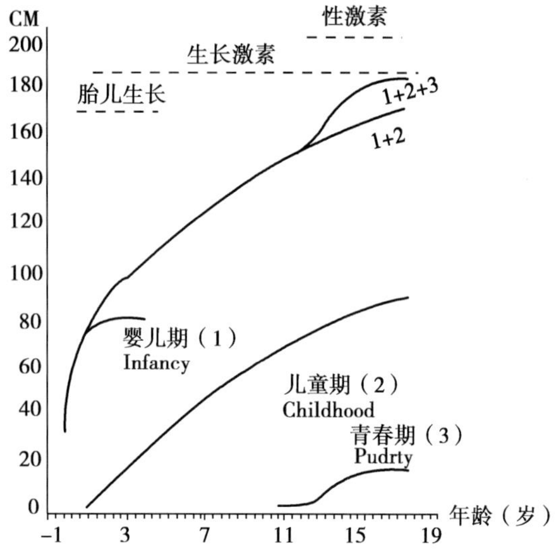

图2-3-59 ICP男童生长发育模式

三、外环境因素

外环境因素（extrinsic environmental factors）间接影响与儿童生长有关的营养、感染性疾病发生、家庭对儿童的照顾等。

1. **社会-经济水平** 富裕家庭可给儿童提供较好的医疗条件、营养、生活环境，儿童的生长潜力易较充分发挥。

2. **文化** 家长受教育程度高的家庭积极支持母亲哺乳，使婴儿能得到充足的母亲乳汁喂养，家长有较好的养育态度、科学喂养和卫生保健知识均可对儿童体格生长产生影响。

3. **情感** 适当的情感刺激不仅促进儿童心理行为发育，同时有益于儿童体格生长。如情感剥夺的儿童血中生长激素水平明显低于生活在愉快家庭的儿童。和睦的家庭气氛、父母稳定的婚姻关系也有益儿童生长发育。

4. **家庭** 是儿童生活的主要环境，直接影响儿童的生长、发育。家长的教育决定儿童的健康状况，影响儿童一生的生活方式，包括进食行为、体格锻炼、休息与睡眠习惯。

5. 气候 春季儿童生长较夏季快，可能与夏季儿童易感染疾病、儿童食欲下降、夏季食物供给不足等有关。

6. 自然环境 良好的生态环境，充足的阳光、新鲜的空气、清洁的水源、植被丰富等自然环境有益于儿童健康生长。

总之，遗传潜力的发挥主要取决于环境条件，即儿童体格生长水平是"遗传 - 环境"共同作用的结果，遗传决定生长发育的可能性，环境决定生长发育的现实性。

专家点评 儿童生长问题不宜只考虑营养因素，应全面收集病史与仔细体格检查寻找病因。如消瘦儿童，特别是年长儿，需排除消化道疾病，进食时有无伴随症状，询问家庭其他成员健康状况，有无慢性胃炎或幽门螺杆菌感染；体检时腹部有无压痛等等。矮小儿童需了解宫内发育情况、家长成员的身高与发育情况等。

【参考文献】

1. Factors affecting child development.（http://childpack.com/factors-affecting-child-development）
2. Factors Affecting Child Development. OnTrack section 2 Development Health.（http://www.beststart.org/OnTrack_English/pdf/OnTrack_PDF.pdf）
3. Karlberg, F. Jalil, B. Lam, et al. Linear growth retardation in relation to the three phases of growth.European Journal of Clinical Nutrition, 1994, v. 48, p. S25-S44.
4. WHO MULTICENTRE GROWTH REFERENCE STUDY GROUP: Breastfeeding in the WHO Multicentre Growth Reference Study.Acta Pediatrica, 2006; Suppl 450: 16-26.

4 第四章

体格生长评价

儿童体格发育状况与个体与群体儿童营养与健康有关。儿童体格生长是一个复杂的生物学过程，受先天遗传和后天环境因素影响。因此，个体儿童间的身材、体型以及生长速度都有差异，即使同一个体在不同年龄阶段也有不同的发育特点。儿童保健医生（primary care pediatrician，PCP）承担儿童定期健康体检与体格生长监测任务，需要对体检与体格测量结果做出恰当评价，以便及时发现问题，采取有效措施，促进儿童健康成长。掌握儿童生长发育基本知识、能正确评价儿童生长发育状况是儿童保健医生必须具备的基本功。

第一节 发展史与研究现状

导读 长期以来儿童生长评价是采用统一的国际标准还是国家或地区标准一直争论不休。了解儿童体格评价的历史沿革与研究现状可以帮助理解和辨证选择合适的参照人群及参照标准。

一、发展概况

1759~1777 年法国人 Montbeillard 通过测量自己的儿子，获得了出生到 18 岁的年身高增长情况，是世界上第一份人体纵向生长资料，标志着人类对生长发育系统研究的开始。18 世纪的第二个个体纵向生长资料是 1772~1794 年 Carl Euyen 对德国的司徒加特 Carlsehult 学校的学生进行的监测，结果发现学生在校生的生活环境和营养情况相似，而生长速率和最终身高则不相同。Carl Eugen 认为“速率”资料比“距离”资料更能反映学生的健康状况。1835 年比利时统计学家阿道夫·凯特勒（Adolphe Quetelet）发表 1831~1832 年首次进行的一项大规模横断面儿童生长发育调查，获得第一份 0~18 岁儿童各年龄组身高的正常值及波动范围（最大、最小值），被公认为横断面研究的先驱。此外，Carl Eugen 还研究城乡儿童及性别差异，发展正常儿童生长曲线，提出人的匀称概念（average man）即体重与身高的平方成比例增加（the weight increases as the square of the height），发展 Quetelet 指数（Quetelet index，QI=Body weight / Height，kg/m^2），开启指数法的研究先河。1972 年美国学者 Ancel Keys（1904-2004）将 Quetelet 指数定为体质指数（Body Mass Index，BMI），沿用至今。1919~1936 年 Kaup 等将 W/H^2 称为“体重 - 身高指数”（weight -height index），或 Kaup 指数（Kaup-Index），又称 Quetelet Kaup 指数（Quetelet Kaup -Index）。因此，Quetelet 指数、BMI，Kaup 指数是同义术语。肥胖指数（Corpulence Index，CI）或重量指数（Ponderal Index，PI= W/H^3）是评估新生儿、年幼儿童体重与身长关系的方法，1921 年由 Rohrer

首次提出,故又将 CI、PI 称为 Rohrer 指数(Rohrer Index)。目前公认 BMI 是指数中比较简单、实用的指数,除 Ponderal 指数用于新生儿外,其他指数已较少使用(表 2-4-1)。

19 世纪 70 年代 Bowditch 始对美国波士顿的学龄儿童进行横断面测量,1877 年发展学龄儿童平均身高、体重的第一个标准,1891 年又发表了第一份生长图表。英国的科学进步协会人体测量委员会在 1880 年首次颁布英国儿童的身高标准。此后,法国、德国也相继开展了儿童体格生长的研究。19 世纪末美国 Frans boas 发表美国第一份人群纵向研究资料,数据来源于对 Worcester 的小学生进行的长期监测,测量项目包括身高、体重、坐高、前臂长、手宽、头的长度及宽度,首次提出生长加速和生长迟缓的概念。1923 年 Woodburgs 抽取全美 172 000 名 1~6 岁儿童样本,获得同时用均值与百分位值描述的 1~6 岁儿童国家"标准"。

20 世纪 30 年代后,许多发达国家更加重视儿童生长发育研究及资料积累,相继建立自己国家或地区的生长参照值,并开始绘制生长曲线进行生长监测和评估。如美国南卡罗琳大学卫生学院 Meredith,Howard V. 教授于 1949 年在美国爱荷华州(Iowa)高中学生中用"体格生长记录"(Physical Growth Record)进行个体生长评估,是最早用百分位表示的儿童体重和身高的生长曲线(图 2-4-1)。Iowa 体格生长曲线描述儿童体格生长以

表 2-4-1 与体格生长评估相关指数

指数	公式	意义
身高体重指数(Quetelet index)	体重(kg)/ 身高(cm)× 1000	反映人体的密度和充实度,实际含义是每厘米身高的体重
体质指数(Body mass index,BMI)	体重(kg)/ 身高(m)^2	单位面积中所含的体重数
考伯指数(Kaup)	体重(g)/ 身高(cm)^2	意义同体质指数,多用于婴幼儿
劳雷尔指数(Roherer index)	体重(kg)/ 身高(m)^3	表示每单位体积的体重,反映人体营养和充实度
身高胸围指数	胸围(cm)/ 身高(cm)× 100	表示胸围与身高的比例关系,反映体型的粗壮或纤细

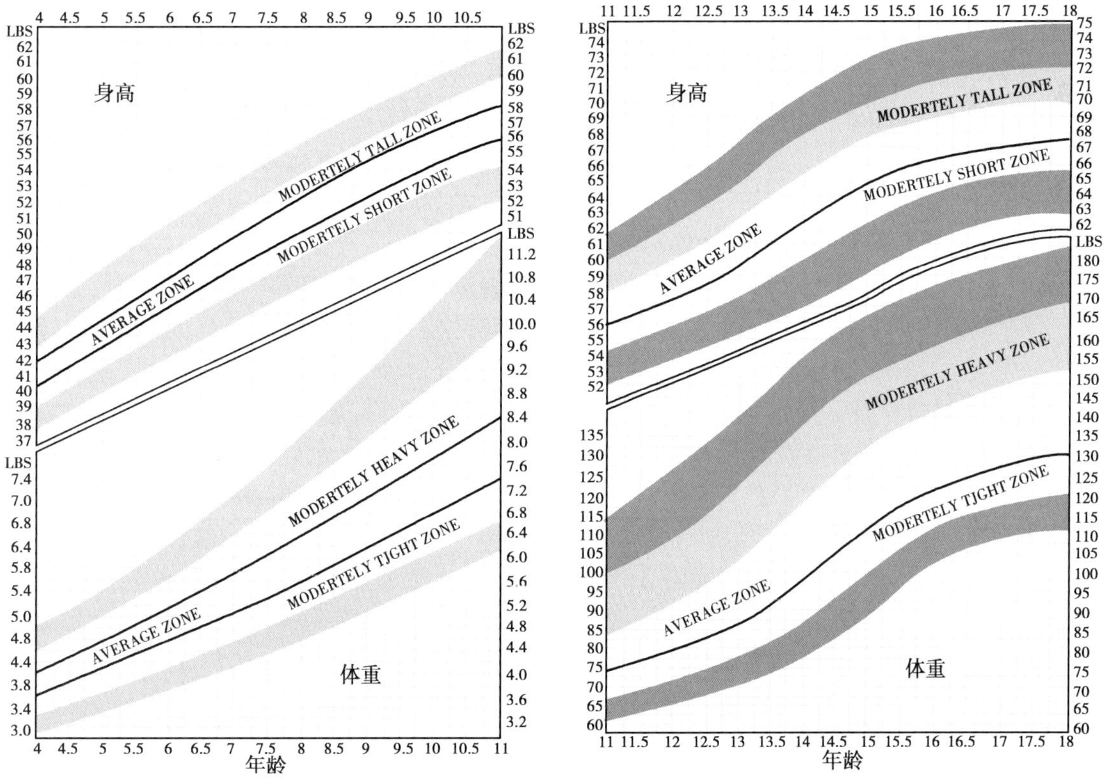

图 2-4-1 Iowa 男童体格记录(曲线)

P1st~P10th 为“身材矮小区”(short zone)或“体重轻区”(light zone),P10th~P30th 为“身材轻度矮小区”(moderately short zone),P30th~P70th 为“身材或体重平均区”(average zone),P70th~P90th 为“轻度高身材区”(moderately tall zone),P90th~P99th 为“高身材区”(tall zone)或“体重重区”(heavy zone)。可见,Meredith HV 的“体格生长记录”是近代儿童体格生长曲线的基础。Harvard 生长曲线源于1930~1956 年波士顿的白色人种儿童纵向资料,并用于早年的 Nelson 儿科学教材。

1949 年 J.M.Tanner 教授主持的 Harpenden 生长研究是英国人体生长发育研究的重要里程碑。1966 年公布的 Tanner 生长参照标准及生长曲线被视为制定生长标准及生长曲线的模板。Tanner 教授因生长评价(生长标准制定、性征评估、骨龄评估等)及生长紊乱研究中的卓越贡献被誉为当代生长发育研究的鼻祖。

我国在一千多年前的千金方中就有对新生儿出生体重、身长的记载,但系统的研究却起步较晚,最早的报道见于 1910 年。初期的资料多出自于欧美学者之手,1932 年始许世谨、吴利国在中华医学杂志中文发表第一篇上海市学龄儿童身长、体重研究。1935 年以前的材料零散,人数少,地区局限,代表性较差。1937 年在诸福棠、秦振庭教授主持下对北京东城区近万名 0~12 岁儿童进行为时三年的横断面调查,获得我国第一份较完整的资料,并作为我国儿童体格发育的参照值一直沿用到 1975 年。

在原卫生部领导下,1975 年中国医学科学院儿科研究所(即首都儿科研究所)牵头组织全国九大城市及郊区农村 0~18 岁儿童青少年体格发育调查,获得我国第一份较系统和完整的儿童体格发育资料,为儿童保健、医疗、教学和科研等工作提供参考数据和评价标准。此后,每 10 年按计划同地区,采用同样方法调查 0~7 岁儿童体格生长情况,教育部组织 7~18 岁学生调查。1979 年国家体委、教育部和原卫生部合作对 16 省市 18 万余 7~25 岁青少年进行体格发育调查。自 1985 年后每 5 年进行一次全国范围的调查,获得我国学生生长发育及体质健康的基础数据。上述两项国家层面的连续调查所获得的宝贵数据,不仅作为评估中国儿童青少年的生长发育、营养和健康状况的重要依据,也为制定相关生长评价标准提供基础数据。

二、生长参照标准的研究状况

(一) WHO 儿童生长标准

1975 年前有 Van Wieringen 报告的荷兰的、美国国家卫生统计中心(NCHS)和 Tanner 报告的英国的三个儿童生长参照值最具有国际影响力。WHO 工作组经过分析论证后,于 1978 年采用美国 NCHS 生长参照标准作为 WHO 标准(即 NCHS / WHO)推荐国际使用。但长期应用发现此标准存在诸多缺陷,包括由两个不同的数据来源、缺乏人乳喂养婴儿生长资料等。工作组发现其他生活条件优越地区的人乳喂养婴儿生长模式与 NCHS/WHO 参照值不同,即明显偏离 NCHS/WHO 曲线。因此,1993 年 WHO 对人体测量学参照标准的使用与解释进行全面审查与评估,认为 NCHS/WHO 参照值对婴儿理想营养状况的评估价值有限。专家委员会决定改变用一个国家的儿童生长模式作为世界儿童理想生长“标准”的状况,重新制定新的儿童生长标准。新标准应代表不同地区的国家,包括不发达国家;资料应来源于健康自然生长的人群;样本大小应适当;数据应包括儿童出生至青春期生长的原始资料,青春期儿童应有性成熟资料;质量控制和测量应标准化等。

WHO 新的生长标准由两部分组成,即 2006 年公布的 5 岁以下儿童的生长标准及 2007 年公布的 5~19 岁生长参照值。1997~2003 年 WHO 在巴西、加纳、印度、挪威、阿曼和美国 6 个国家进行研究获得 5 岁以下儿童的生长标准,包括 0~24 月龄人乳喂养婴幼儿的纵向生长数据与 18~71 月龄儿童的横断面调查两部分资料。建立新的“国际”儿童生长标准 / 参照值的理论依据是:喂养良好的健康儿童或生长环境较良好的儿童,其身高和体重的生长至少在 5 岁以前不同种族和地区的儿童非常相似;不同种族的 5 岁以下儿童的生长方式存在某些变异是可以接受的,因为这些变异和与生长有关的健康、营养和社会经济状况所致的世界范围的较大变异相比较是相对微小的。但是,5 岁以上儿童由于种族和遗传差异造成的生长差异,使应用“国际标准”受到挑战。为获得 5 岁以上儿童的国际生长参照值与 5 岁以下儿童生长标准衔接使用,WHO 以美国营养调查数据为蓝本,修订 NCHS 标准,获得 5~10 岁儿童的体重、5~19 岁儿童青少年的身高及 BMI 的参照值。进行各国儿童生长发育比较时可采用 WHO 新的儿童生长标准/参照值，无本国儿童生长参照值的国家亦可采用 WHO 新的儿童生长标准/参照值。

（二）美国 CDC 生长标准

1946~1976 年美国采用样本来自波士顿白人的 Stuart/Meredith 生长曲线，1976 年始作为 NCHS 标准。NCHS 的儿童生长曲线由不同年代的 2 部分儿童资料组成。0~23 月龄组是基于俄亥俄州的 Fels 研究所的 1929~1975 年的纵向资料，儿童样本来源受遗传、地理与社会经济状况限制，主要反映配方喂养儿童的生长状况；2~18 岁儿童、青少年的资料是基于 1960~1975 年横断面调查，包括所有人种和社会阶层。Fels 身高曲线资料来源于卧位测量，NCHS 身高曲线资料来源于立位测量，平滑衔接较差（因身高 < 身长测量 0.8cm）。理论上，参数与曲线应源于同一人群样本，因此由 2 个无关的样本组合是美国 NCHS/CDC 的儿童生长参数的最主要技术弊端。

1980 年 CDC 采用大型电脑软件处理 NCHS 儿童生长曲线，原始的体重、身高资料被修正，以便结果的解释。2000 年美国 CDC 重新修订 NCHS 标准，修订内容主要包括采用国家营养调查数据（NHA NES Ⅱ、NHANES Ⅲ）、增加 BMI 指标、增加年龄组、补充 P3rd 和 P97th 数据、增加 *Z* 值曲线、改善儿童身长与身高的平滑衔接等。2000 年 CDC 生长曲线包括 0~36 月龄婴幼儿体重/年龄（W/age）、身长/年龄（L/age）、头围/年龄（H.C/age）和体重/身长（W/L）；2~20 岁儿童青少年的体重/年龄（W/age）、身高/年龄（H/age）和体质指数/年龄（BMI/age）。美国推荐公共卫生及临床工作均以 CDC（2000）为美国国家儿童体格生长标准。

美国是参加 2006 年 WHO 的 5 岁以下儿童生长标准研制的 6 国成员之一，美国 CDC 经论证后认为 WHO<2 岁婴幼儿生长标准较美国 CDC 现行标准更好。2010 年开始采用 WHO 的 0~24 月龄生长标准取代美国 CDC 0~2 岁标准，并特别说明如结果提示可疑异常或不良生长时需以 $P2.3^{rd}$（或 −2SD）与 $P97.7^{th}$（或 +2SD）为筛查界值点，而不用美国标准所推荐的 $P5^{th}$ 和 $P95^{th}$。临床医生应了解在使用 WHO 标准时美国儿童较少出现低体重，人乳喂养的 3~18 月龄婴儿生长较配方喂养儿缓慢是正常的情况；WHO 生长曲线图显示体重过快增长可能是超重的早期迹象。

（三）英国儿童生长曲线

20 世纪 90 年代中期英国已发展多个生长曲线（表 2-4-2）。因资料来源于不同地区，缺乏国家代表性，除 >2 岁儿童的 Buckler-Tanner 身高速度曲线仍然可用外，其他曲线已被 UK90 生长参照值取代。英国皇家儿科和儿童健康学院卫生部发展的 UK90 生长参照值是基于近期的大样本横断面的 7 个数据源，包括 0~20 岁儿童体重、身高、BMI、头围以及青春期发育。2009 年采用 WHO 新的生长标准中 2 周龄 ~4 岁数据进行部分更新建立了 UK-WHO Growth Charts（包括胎龄 32 周 ~ 出生 4 周龄，2 周龄 ~4 岁，4~20 岁）。其中 UK-WHO 0~4 岁儿童生长曲线是基于人乳喂养婴儿资料，替代以前配方喂养婴儿的生长资料。2013 年英国公布新的 2012UK 生长曲线图，按照青春发育分期即青春前期（Tanner 1）、青春中期（Tanner 2-3）及青春后期（Tanner 4-5）制定身高和体重的标准曲线，女童分 2~8 岁及 8~20 岁、男童分 2~9 岁及 9~20 岁，并将青春期分期、体格生长及预计成年身高（根据父母身高计算得到）结合在一张曲线图，为青春期生长评价提供新的思路和方法。

（四）中国儿童生长标准

近 40 年，我国采用九市城郊 7 岁以下儿童体格发育调查和全国学生体质与健康调研（7~19 岁）数据作为国家参照值评价个体和群体儿童的生长。九市儿童体格发育调查始于 1975 年，以后每 10 年在北京、哈尔滨、西安、上海、南京、武汉、广州、福州、昆明等九大城市进行同样方法的调查，至今已有 5 次调查。全国儿童体格发育调查的主要目的之一是为儿科临床、保健及科研等工作提供中国儿童的生长参照值，因此调查基本上是按照制定标准的要求设计。但主要不足是供参照使

表 2-4-2 英国主要儿童生长曲线

参考值	曲线出版者	同行评议出版时间	年龄	测量指标
Tanner-Whitehouse	Castlemead	1966、1975	0~19y	W、L、HC、Skin folds 青春期 W、H
Gairdner-Pearson	Castlemead	1971	28w~2y	W、L、HC
Buckler-Tanner	Castlemead	1997	2y~20y	W、L、HC、青春期 W、H
UK 1990	儿童生长基金会	1995，1996	23w~23y（18y）	W、H、BMI、HC 青春期发育

用的生长数据仍用均值、标准差和(或)百分位数描述,且数据是年龄组描述,未经修匀处理,年龄间隔较宽,评价结果较粗,使用不够方便;<7 岁与 >7 岁儿童数据衔接不很好,故无 0~18 岁儿童标准化的生长曲线。2005 年国家调查数据则采用国际通用的方法,研究制定出指标完善、年龄完整的 0~18 岁儿童的生长参照标准和生长曲线。2005 年标准即可反映中国儿童生长的现实水平,同时又可反映儿童生长的长期趋势,能够更好地为儿科临床、儿童保健及科研工作服务。

(五)WHO、美国 CDC 标准及中国标准比较

因代表人群不同,故三者各项指标存在差别。差异的解释可能与种族差异有关。美国 CDC 标准中青春期儿童的体重、BMI 较中国儿童差异明显,尤百分位线较高。因此,使用美国 CDC 标准解释中国儿童的生长和营养状况时需谨慎,尤其超重 / 肥胖判断。中国儿童生长标准与 WHO 标准比较 <5 岁的儿童生长差别较小,甚至中国标准略高于 WHO 标准;但学龄期,尤青春期后儿童身高、BMI 等指标出现较大差异,尤其界值点百分位线(高百分位及低百分位线),中国相对略高界值点百分位线可能有利于早期筛查生长异常的儿童。因此,临床上对个体儿童的生长与营养评价,建议选择代表本种族遗传特征与生活环境的国家“儿童生长标准”,可能更能反映接近儿童自身的生长模式。因 WHO 筛查 <5 岁群体儿童的营养不良率低于中国标准,因此评价 <5 岁群体儿童的生长与营养可采用 WHO 生长标准。进行国家间儿童生长比较时应采用 WHO 标准。随年龄增长,种族差异对儿童生长的影响可能逐渐明显。因此,若沿用国外的生长标准评价中国学龄儿童和青少年的生长时需谨慎解释结果。

专家点评

● 儿童生长发育评价需正确选择和使用生长标准或生长参照值。因此使用者应了解儿童生长标准或参照值的设计、代表的人群以及数据的表达方式等内容。

● 一般,评价个体儿童体格生长时宜选择本国或本民族的生长标准,群体儿童的评价则可采用国际生长标准进行不同人群或国家间的比较。

(李辉)

【参考文献】

1. Garabed Eknoyan. Adolphe Quetelet (1796-1874) —the average man and indices of obesity. Nephrol Dial Transplant, 2008, 23: 47-51.
2. Ancel K, Flaminio F, Martti JK, et al. Indices of relative weight and obesity. International Journal of Epidemiology, 2014, 1-11.
3. Meredith, HV. Stature and Weight of Children of the United States. Am. J. Dis. Child, 1941, 62(5): 927-932.
4. Meredith HV. A “physical growth record” for use in elementary and high school. Am J Pub Health, 1949, 39: 878-885.
5. Mercedes de Onis, Ray Yip. The WHO Growth Chart: Historical Considerations and Current Scientific Issues. Edited by Porrini M, Walter P: Nutrition in pregnancy and growth. Bibl Nutr Dieta. Basei, Karger, 1996, No53, pp74-89.
6. Wright CM, Booth IW, Buckler JMH. Growth reference charts for use in the United Kingdom. Arch Dis Child, 2002, 86: 11-14.
7. Cole TJ. The development of growth references and growth charts. Ann Hum Biol, 2012, 39: 382-394.
8. Tanner JM. A history of the study of human growth. Cambridge: Cambridge University Press, 1981.
9. Wright CM, Williams AF, Elliman D, et al. Using the new UK-WHO growth charts. BMJ, 2010, 340: c1140.
10. Kuczmarski RJ, Ogden CL, Guo SS, et al. 2000 CDC growth charts for the United States: methods and development. Vital Health Stat, 2002, 246: 1-190.
11. De Onis M, Onyango AW, Borghi E, et al. Development of a WHO growth reference for school-aged children and adolescents. Bull World Health Organ, 2007, 85: 660-667.

第二节 体格发育调查

导读 体格发育调查是运用人体测量学的技术和方法,通过观察和测量个体或群体儿童的身体形态指标,研究体格发育的规律和各种内、外因素对体格发育的影响,制定儿童青少年卫生保健措施;根据大样本的人群测量数据,可制定儿童体格发育的评价标准或参照值。

一、基本概念

1. 人体测量 人体测量学(anthropometry)是

人类学的一个分支学科，用测量和观察的方法描述人类体质特征，包括骨骼测量和活体（或尸体）测量。人体测量（anthropometric measurements）可用于监测、干预个体与群体儿童的健康、营养状况。儿童的人体测量是评价儿童身体匀称度、大小和成分的最简便的、广泛使用的、经济的、无损方法；可反映儿童健康和营养状况，预示表现能力、健康状况和存活情况。

最基本和常用的人体测量指标是体重和身高。此外，代表身材长度的还有坐高、手长、足长、上肢长、下肢长、上部量、下部量、大腿长、小腿长等；肩宽、骨盆宽、胸廓横径、胸廓前后径、指间距等代表身体宽度；头围、胸围、上臂围、大腿围、小腿围、腰围、腹围等代表身体围度（图 2-4-2），代表与营养状况有关的皮下脂肪测量。

2. 体格发育调查

（1）调查内容：体格发育（physical growth）包括人体测量指标（体重、身材长度、身体宽度与围度）、与体格发育有关的指标（性成熟指标、骨发育指标 - 骨龄、体成分指标）等。

（2）调查方法：即横断面调查（cross-sectional study）和纵向调查（longitudinal study）二种基本体格调查方法。

1）横断面调查：也称现状调查，是在某一时间段，选择特定的地区、有代表性的对象，进行一次性的群体大样本人体测量（详见第一篇第二章第二节）。儿童体格生长的横断面调查可在短期内获得大量的体格发育数据资料，了解被调查人群或亚人群的生长发育水平和营养状况。如将参照人群横断面的定期抽样调查数据进行统计学处理可制定儿童生长发育参照值。此外，同一地区、不同年代的同类调查数据的比较分析可了解儿童生长发育趋势与影响因素。如 1975~2005 年每 10 年一次的九市城郊 7 岁以下儿童体格发育调查是大样本的横断面调查。

质控是横断面调查的关键，包括需制定合理调查计划、调查对象有较好人群代表性、样本量足够（各年龄组≥200 例）、调查人员培训、检测设备及技术统一标准化等。但横断面调查不易获得个体儿童生长发育的动态变化，较难提供早期生长偏离信息，特别不宜用横断面调查结果判断青春期生长速度。

2）纵向调查：又称前瞻性调查，选择较小样本量为观察对象，数年内进行连续多次的体格测量，获得儿童体格生长的动态变化规律，观察各项发育指标间的相互关系、不同个体间生长速率的差别以及各种因素对生长发育的影响。纵向调查数据可用以制定儿童生长速度的参照值或标准。

因纵向调查研究时间长、耗资多、研究对象易丢失、严格的定期测量时间、测量技术统一等因素使纵向调查难度较横向调查大。目前各国儿童生长发育调查多采用横断面调查，样本量大可弥补部分横断面调查的不足，可用于青春期前的儿童生长发育研究。青少年体格发育个体差异显著，如青春期启动时间、第二生长高峰的速度及持续时间、性成熟的早晚等不同，横断面调查结果不能真实地反映青春期的生长规律，纵向调查可能观察青少年生长速度的动态变化规律、各项发育指标之间的相互关系以及各种因素对生长过程的影响，获得制定生长速度评价标准的数据。但各国青少年生长发育的纵向调查研究较少。有学者采用将观察对象按年龄段分段衔接的调查研究设计称为混合纵向调查或半纵向调查。如将跟踪 6~18 岁的生长发育过程分为 6~9、9~12、12~15、15~18 岁 4 个年龄组，各组跟踪 4 年使组间有一次年龄重叠，即 4 个年龄组跟踪 4 年可完成 12 年的调查。因仍存在横断面调查的缺陷，按年龄分段调查的数据处

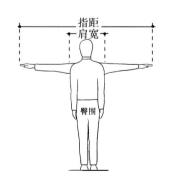

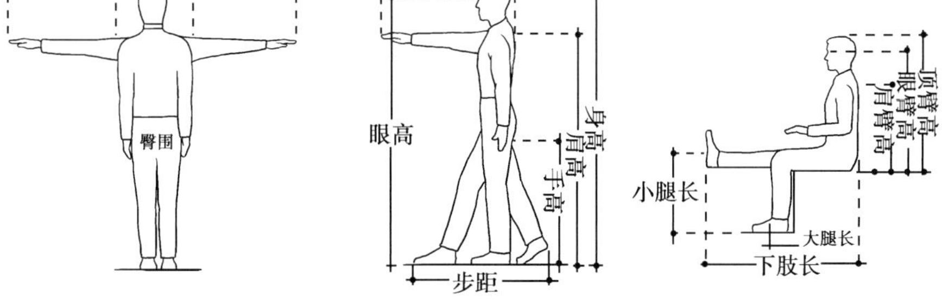

图 2-4-2　人体测量

理较难。

3. 调查数据值表示

(1) 表格：测量数值以表格形式列出(附表 1)，便于查询，但不够直观。

(2) 生长曲线：将不同年龄的体格测量数值按百分位数法或离差法、标准差记分(Z-scores)的等级绘成曲线图(图 2-4-3~图 2-4-6)。生长曲线(growth chart)优点是直观，不仅能较准确了解儿童的发育

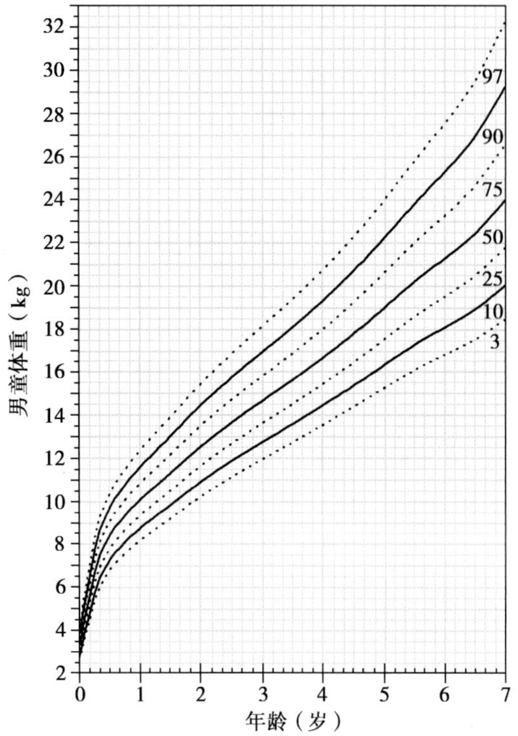

图 2-4-3　中国男童体重 / 年龄的生长曲线

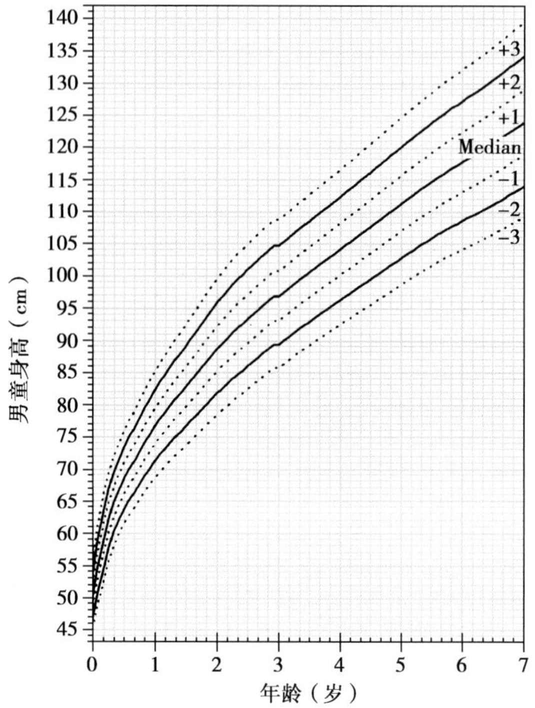

图 2-4-4　中国男童身高 / 年龄的生长曲线

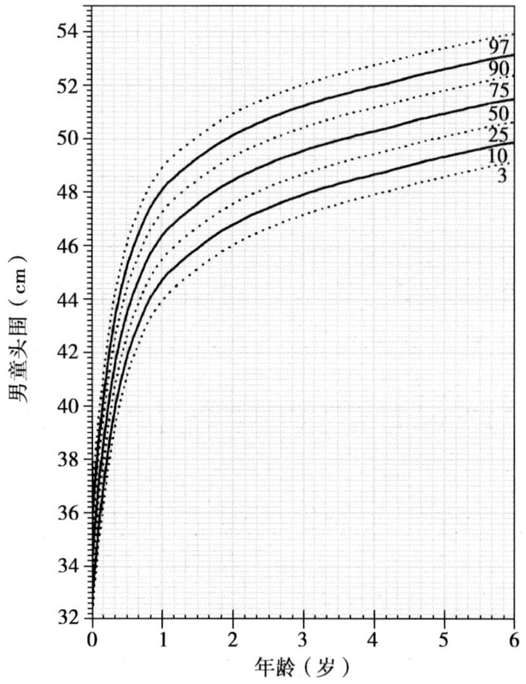

图 2-4-5　中国男童头围 / 年龄的生长曲线

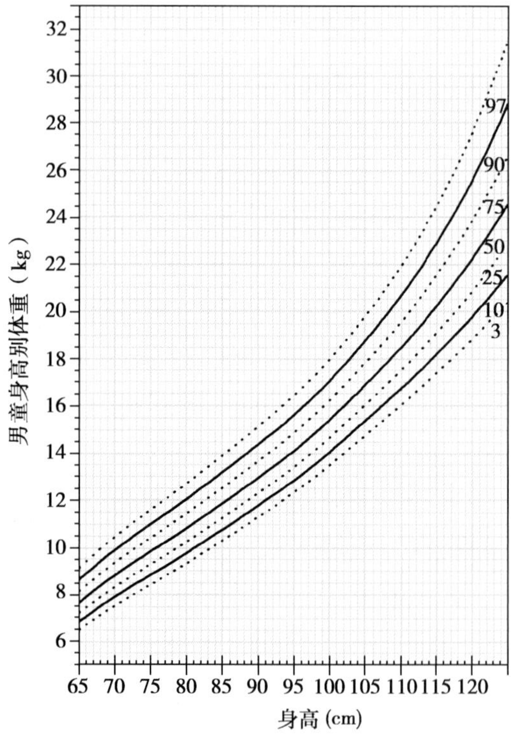

图 2-4-6　中国男童体重 / 身高生长曲线

水平，还能对儿童某项指标进行定期纵向观察，易于与家长交流。

临床工作中常采用百分位法表示的生长曲线评价，因基层儿科与儿童保健医生易理解，也易于给家长解释，但 <P3rd 或 > P97th 的情况难以数据表达严重程度。标准差法可计算 N 个 SD，故可以数据表达严重程度，多用于治疗效果的评估及研究。近年，为帮助临床医生更准确地评估儿童生长，发展一种同时采用百分位与标准差表达的生长曲线图，或补充、更改某些百分位线。如美国 CDC 采用 WHO 标准新制定的美国 0~24 月龄生长曲线图补充 P2nd 与 P98th 百分位线，与 -2SD、+2SD 对应。WHO 标准采用 P0.1th、P3rd、P15+、P85th、P97th、99.9th 百分位线与 -3、-2、-1、+1、+2、+3SD 对应。新的英国儿童生长标准曲线则采用 0.4th、2nd、9th、25th、50th、75th、91th、98th、99.6th 百分位线。

(1) 描记方法：使用者应进行生长曲线图的应用培训，学会正确地画点、描记以及结果的解释。宜立即按测量值描记生长曲线，以便及时发现误差。将定期测量数据描记在同一生长曲线图，多点的连接就是该儿童的生长曲线或轨道（图 2-4-7）。实际应用可根据不同工作需要、工作条件及使用人群选择生长曲线图。

(2) 常用体格生长曲线图：因儿童不同发育阶段有不同特点，故需要研制适合年龄特点的体格生长曲线供临床与研究使用。

1）胎儿 / 新生儿生长参照值及生长曲线：已更新为 Fenton2013 版（详见本篇早产儿体格生长评价）。我国 1985 年制定的“中国 15 城市不同胎龄新生儿体格发育调查研究”参照值，因年代较久正在修订。

2）0~18 **岁儿童青少年体格生长曲线**：有不

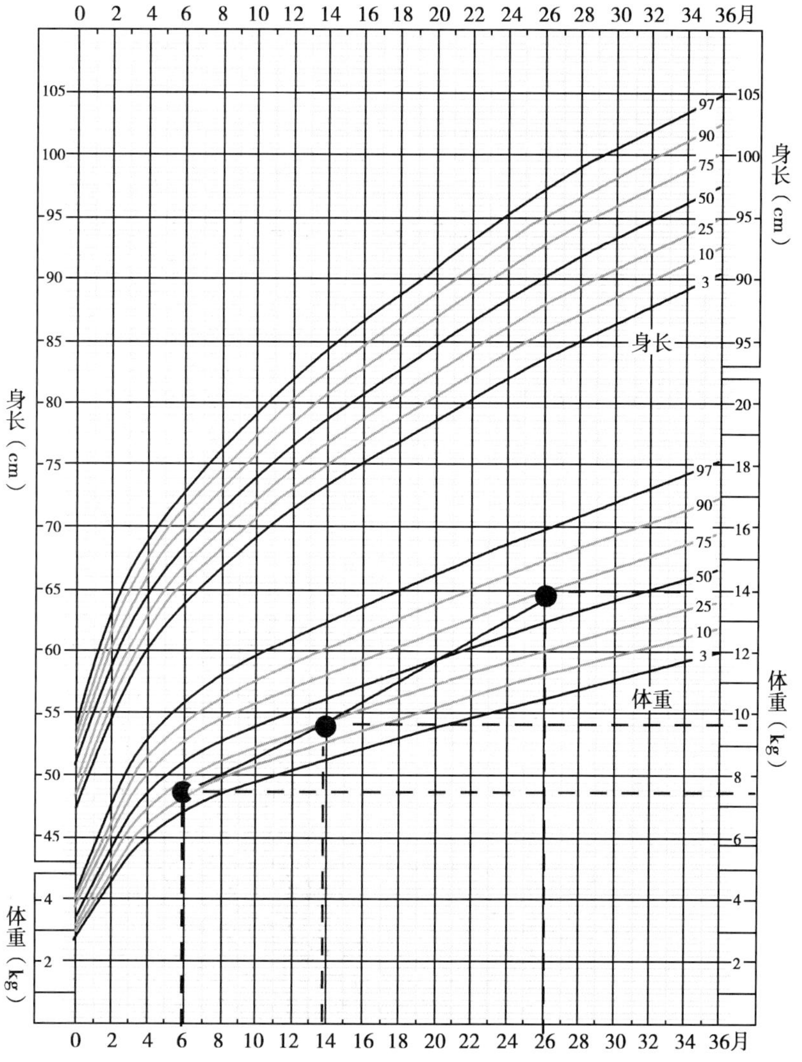

图 2-4-7 生长曲线的描记

同性别的体重 / 年龄、身长 / 年龄、头围 / 年龄及体重 / 身长以及 2~18 岁儿童青少年的 BMI/ 年龄生长曲线图，供儿童保健、儿科临床及科研工作使用。

4. 参照人群值 是评价儿童个体与群体体格生长状况的必备资料。调查儿童体格生长的过程中，根据参照人群的特征及研究方法制定产生“参照值”（reference）或“标准”（standard）（表 2-4-3）。参照值又称现状标准，描述性地反映所代表人群生长发育的现实状况；而标准是前瞻性的，预示着儿童最佳生长所应达到的目标值。理想的标准应该来自于健康的、营养好的、护理周到的儿童；测试的数据要精确；研究人群应该足够大，并且标准应该能反映近期的生长方式，如果可能还应检验儿童的遗传 - 种族方式。但目前所实际应用的标准均不能满足理想标准的所有条件，且现实中参照值与标准值的区别难以界定。

表 2-4-3 生长标准与参照值的比较

	参照值	标准值
名称	现状标准 / 现实标准	理想标准
样本来源	随机选择，普通人群	挑选营养良好、生长潜力充分发挥的人群
数据性质	描述参照人群的生长现状	前瞻性展示人体儿童最佳生长目标值
调查方法	横断面调查、横纵向结合	纵向调查
曲线	不能完全反映理想的生长模式	可较好反映理想的生长模式

二、统计学表示方法

儿童体格调查数据多成正态或偏正态分布，常用的统计学分析与表示方法有标准差法（standard deviation）、百分位数（percentile）、标准差计分数（standard score）、中位数（median method）与中位数百分比（median percentage）等方法。

1. 离差法（标准差法） 用标准差（SD）与平均值（$\bar{X}$）表示样本调查值的分布，适用于正态分布资料。$\bar{X}\pm1SD$ 包括样本的 68.3%，$\bar{X}\pm2SD$ 包括样本的 95.4%，$\bar{X}\pm3SD$ 包括样本的 99.7%（图 2-4-8）。一般以 $\bar{X}\pm2SD$ 为正常范围。

2. 百分位数法 将变量值按从小到大顺序排列为 100 份，每份即代表一个百分位的值。百分位数法适用正态或非正态分布状况的调查资料。当变量呈正态分布时，百分位数法与离差法相应数值相当接近，如 P50 相当于均值。一般，$P3^{rd}$~$P97^{th}$ 为正常范围，包括 94% 的样本人数，近于均值 ±2 标准差（95.4% 的样本人数）。但主百分位线 $P3^{rd}$、$P25^{th}$、$P50^{th}$、$P75^{th}$、$P97^{th}$ 与离差法的 −2SD、−1SD、$\bar{X}$、+1SD、+2SD 仍不完全对应（见图 2-4-8），$P3^{rd}=\bar{X}-1.881SD$、$P25^{th}=\bar{X}-0.675SD$、$P75^{th}=\bar{X}+0.675SD$、$P97^{th}=\bar{X}+1.881SD$。临床应用时表格或曲线图时补充 $P10^{th}$、$P90^{th}$ 百分位线为警示线。体质指数（BMI）以 $P5^{th}$~$P95^{th}$ 为正常范围。

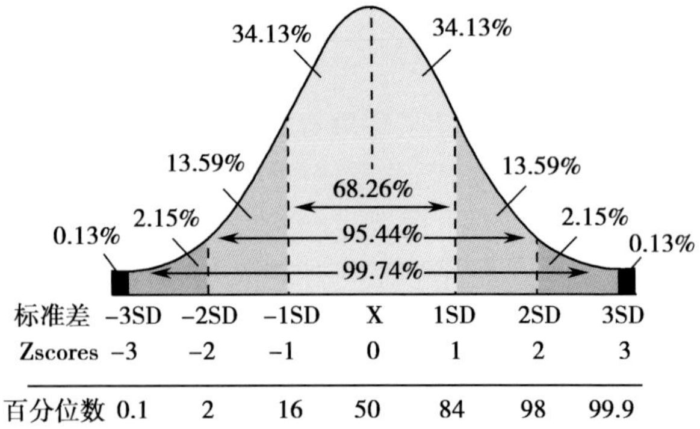

图 2-4-8 离差法与百分位关系

3. 标准差计分法 也称 Z 积分（Z score）、标准差离差法，是用偏离标准差的程度反映生长情况，可用于不同年龄、性别的人群比较，结果较精确。Z 积分以 ±2 为正常范围（表 2-4-4），$Z=(X-\bar{X})/SD$。

表 2-4-4 常用统计学方法的界值点

统计学方法	界值点（Cut-off point）	样本 %
标准差法	$\bar{X}\pm2SD$	95.4%
百分位数法	P3~P97	94%
Z 积分法	±2	95.4%

4. 中位数 将变量值按大小顺序排列，位居中央的变量即中位数。当变量呈正态分布时，中位数 $=\bar{X}=P\ 50^{th}$；当变量为偏正态分布时中位数为中间值，如用均值离差法则对个别变量值影响大。

5. 中位数百分比 在计算中位数百分比时，先确定中位数值，并设定为 100%，然后计算相当于中位数不同百分比的绝对数值，并将计算数值列表。如参照人群中 2 岁组儿童的体重中位数为 12kg，90% 是 10.8kg，60% 是 7.2kg。

专家点评

● 实际工作应根据使用目的选择决定采用的标准。为正确选择和使用评价标准，须了解所用标准的制定情况，包括代表人群、调查及研究方法、数据表达及界值点等。

● 各项生长指标的数据表达有“年龄点”和“年龄范围”之分。如“1”岁为整1岁的时间点，“1~、2~岁”则指年龄范围，“1~岁”表示“1岁~1岁11月29日，不足2岁”，实际代表“1.5岁”数值。一般情况下，修匀的标准值多采用年龄点表达，未修匀的调查值多按年龄段分组表达。资料对比分析需与年龄计算方法一致。

（李辉）

【参考文献】

1. WHO Expert Committee on Physical Status: the use and interpretation of anthropometry. World Health Organization, Geneva, 1995.
2. Roche AF, Sun SS. Human growth: assessment and interpretation. Cambridge, UK: Cambridge University Press, 2003.
3. Falkner F and Tanner JM. Human Growth.2nd edtidon. Plenum Press, 1986, Vol 2.
4. 叶广俊，胡虞志，林琬生．现代儿童少年卫生学．北京：人民卫生出版社，1999.
5. 中华人民共和国卫生部妇幼保健与社区卫生司，首都儿科研究所，九市儿童体格发育调查研究协作组．中国儿童生长标准与生长曲线．上海：第二军医大学出版社，2009.
6. 中国0-18岁儿童青少年生长图表．李辉．上海：第二军医大学出版社，2009.
7. 李辉，季成叶，宗心南，等．中国0~18岁儿童青少年身高、体重的标准化生长曲线．中华儿科杂志，2009，47：487-494.

第三节 体格生长评价

导读 生长评价是儿童保健工作的重要内容之一。定期监测和评估儿童的生长状况，可早期发现生长偏离，以及时采取病因研究、营养指导、随访以及转诊等有效措施，使儿童得到及时诊断和干预治疗。

一、基本要求

1. 测量工具与方法 WHO、各国关于儿童体格生长评估指南（建议）均强调采用准确的测量工具及规范的测量方法（详见本篇第三章第二节附：体格测量工具图、体格测量方法）。

2. 参考人群值 2015年《中华儿科杂志》编辑委员会中华医学会儿科学分会儿童保健学组撰写《中国儿童体格生长评价建议》建议选择“中国儿童生长参照标准”（根据2005年中国9市儿童的体格发育数据制定）或2006年世界卫生组织儿童生长标准（特别是在国际间比较时）。

3. 定期评估 即监测儿童生长状况。生长是一个连续过程，一次测量婴儿的体重 <P3[rd] 提供儿童生长信息受限，无法判断儿童的“生长轨道”（trajectory），可能身材矮小因体重减速（catch-down growth），低水平生长；或因疾病、营养问题致体重下降；或因宫内营养不良（低体重）（图2-4-9）。同时，儿童年龄越小，生长速度越快，健康检查的间隔时间宜短，以尽早发现问题。婴儿期间隔健康检查时间至少2个月（详见第一篇第一章第一节）。因此，各国的儿童生长评估建议均明确“定期”的概念。如英国《儿童生长评价建议》（表2-4-5）与美国儿科保健管理指南与儿科学会预防保健指南中均明确建议儿童随访年龄分别为9次与7次（表2-4-6）。2015年《中国儿童体格生长评价建议》中建议婴儿期9次健康检查（表2-4-7）。

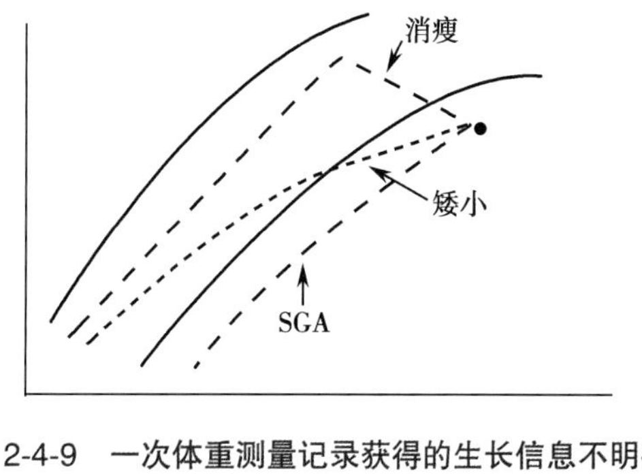

图2-4-9 一次体重测量记录获得的生长信息不明确

二、体格生长评价

（一）结果表示方法

1. 等级评价 因方法简单而最常用。将参照值用 $\bar{X} \pm SD$ 或百分位数进行区间分级，有三分法、五分法、六分法（表2-4-8、图2-4-10）。测量值

表 2-4-5 英国《儿童生长评价建议》随访内容

儿童年龄(y)	随访年龄	体格测量			
		体重	头围	身长(高)	BMI
0~1	出生	X		X(或 10d)	
	24hr/30hr		X		
	5d/10d	X			
	14d		X		
	6~8ws	X	X		
	12ws	X		X	
	16ws	X			
	6~8ms	X		X	X
	12~15ms			X	
1~5	2ys	X		X	X
	3ys	X		X	X
	4ys	X		X	X
>5	每年	X		X	X

表 2-4-6 美国儿童随访年龄

婴儿	儿童(年)	青少年(年)
出生	2	11
2ws	3	12
2ms	4	13
4ms	5	14
6ms	6	15
9ms	7	16
12ms	8	17
15ms	9	18
18ms	10	19
		20
		21

表 2-4-7 《中国儿童体格生长评价建议》儿童定期随访时间

监测内容	年龄				
	<6 月龄	6~12 月龄	1~3 岁	3~6 岁	≥6 岁
间隔时间(月)	1	2	3	6	12
体重	√	√	√	√	√
身长	√	√	√	√	√
头围	√	√	√		
W/H	√	√			
BMI			√	√	√

表 2-4-8 等级评价界值点

等级	离差法	百分位数法
异常(上)	$>\bar{X}+2SD$	$>P97^{th}$
中上	$\bar{X}+(1SD\sim2SD)$	$P75^{th}\sim P97^{th}$
中	$\bar{X}\pm1SD$	$P25^{th}\sim P75^{th}$
中下	$\bar{X}-(1SD\sim2SD)$	$P3^{rd}\sim P25^{th}$
异常(下)	$<\bar{X}-2SD$	$<P3^{rd}$

与参照值等级对应即可判定测量值所在等级。等级评价是人为分级，据实际工作内容选择，常用三分法与五分法。等级评价用于横断面的测量值分析，又称单项分级评价，如生长水平、体型匀称的评价。WHO 将各项指标的人群正常范围设定在 $\bar{X}\pm2SD$，美国 AAP 则推荐以 $P5^{th}\sim P95^{th}$ 为正常范围，而国际肥胖工作组(IOFT)、中国肥胖问题工作组(WGOC)及九市儿童体格发育调工作组制定的 BMI 筛查超重 / 肥胖的界值点采用与成人 BMI 界值点接轨的方法(图 2-4-11)。此外，体重 / 身高还可以用中位数百分比的方法评价营养状况。(表 2-4-9)。

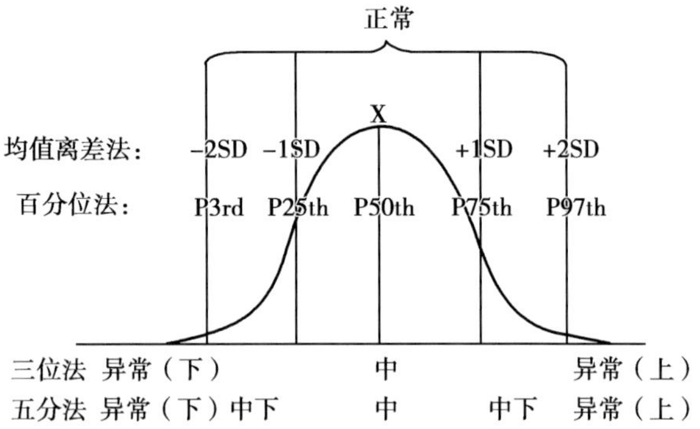

图 2-4-10 等级评价：三分法、五分法

表 2-4-9 体重 / 身高中位数百分比评估界值点

百分比	体重评估
>120%	肥胖(obese)
110%~120%	超重(overweight)
90%~110%	正常范围(normal variation)
80%~90%	轻度消瘦(mild wasting)
70%~80%	中度消瘦(moderate wasting)
<70%	严重消瘦(severe wasting)

2. 测量值计算 如纵向测量值分析儿童生长速度的评价需计算连续 2 次测量值的差值，与参照值的对应数值比较；或计算坐高与身高的比值评价儿童身材匀称度，或计算体质指数[BMI=体重(kg)/ 身高(m^2)]。

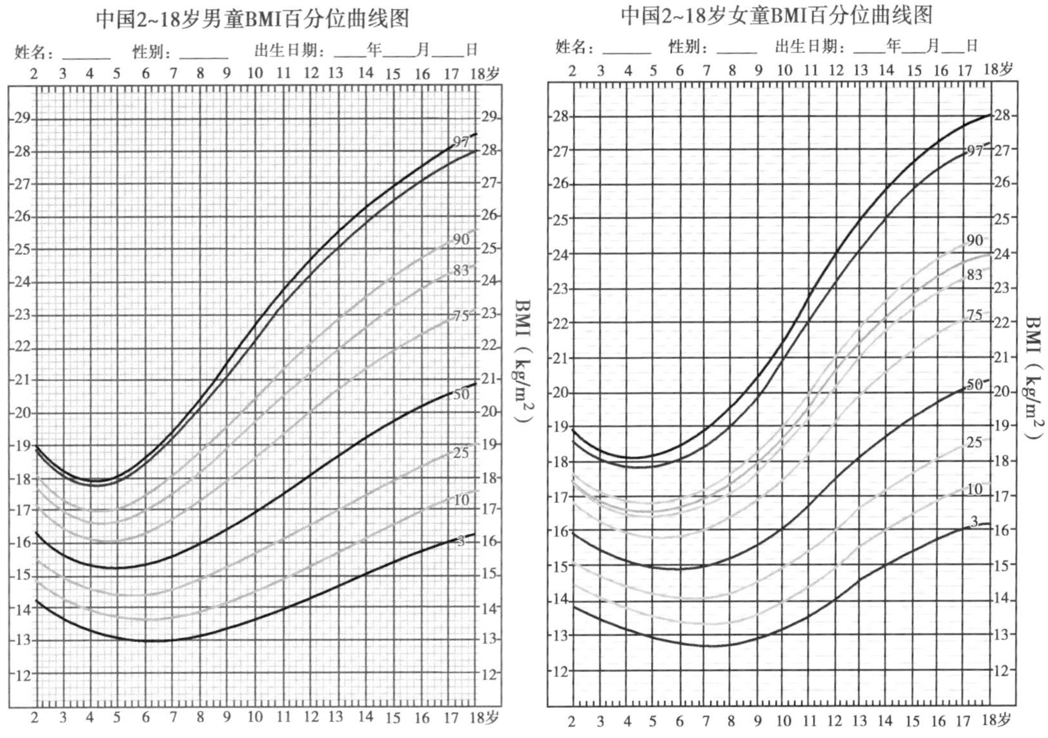

a　　　　b

图 2-4-11　2~18 岁中国男童（a）女童（b）BMI/age 生长曲线

（二）评价内容

儿童体格生长评价应包括发生长水平（growth level）、生长速度（growth velocity）以及匀称程度（body proportion）三方面。评价个体儿童体格生长时按临床需要应进行全面评估，或其中 2 个，但生长水平是基本评估内容。群体儿童体格生长评价仅为生长水平。

1. 生长水平　将某一年龄时点所获得的某一项体格测量值（反映从受精到某个年龄阶段生长的总和）与标准值（参照值）比较，得到该儿童在同年龄同性别人群中所处的位置，即该儿童生长的现实水平。生长水平评价简单易行、直观形象，较准确地反映个体或群体儿童的体格生长水平，但不能反映儿童的生长变化过程或“轨道”。评价结果以等级表示。生长水平为单项指标评估。有些评估发育成熟度的指标也有生长水平的意义，如骨龄、齿龄、体重的年龄（age/W）、身长（高）的年龄［age/L（H））］。如一个 2 岁男童身高 76cm，身高发育水平 <P3rd（82.05cm），等级评估为下等（异常）；或身高的发育年龄相当 1 岁（1 年 /76cm）。

早产儿体格生长评估需矫正年龄后评估（详见本章第四节）。

2. 生长速度　即对某一单项体格生长指标进行定期连续测量（纵向调查）所获得的该项指标在某一时间段中的增长值为该项指标的生长速度（如 cm/ 年）。如出生时身长为 50cm，1 岁时为 75cm，第一年身长的生长速度是 25cm/ 年（y）。儿童期不同年龄阶段生长速度不相同，定期连续的生长测量值可计算儿童生长速度，间隔时间可是月、年。生长速度参数有表格与曲线形式。WHO 制定的 0~2 岁儿童身长生长速度标准（表 2-4-10）。生长速度曲线应是倒“S”形（图 2-4-12）。但目前儿童生长的纵向调查资料较少，生长曲线多源于横向调查资料，即不是真正的参照人群相应的生长速度值，儿童定期连续测量获得的生长数据在生长曲线上为生长趋势。如采用体重、身长（高）、头围生长曲线可较直观发现个体儿童生长速度的变化，但无具体数据。如生长曲线上某儿童定期测量值各点均在同一等级线，或在 2 条主百分位线内波动说明儿童生长正常；向上或向下超过 2 条主百分位线，或连续 2 次点使曲线变平或下降提示儿童生长出现异常现象。采用生长速度曲线评估的实际可操作性较差，临床上将生长速度计算值与参照人群相应的生长速度值比较，可判断个体儿童在一段时间内生长的趋势，以正常、下降（增长不足）、缓慢、加速

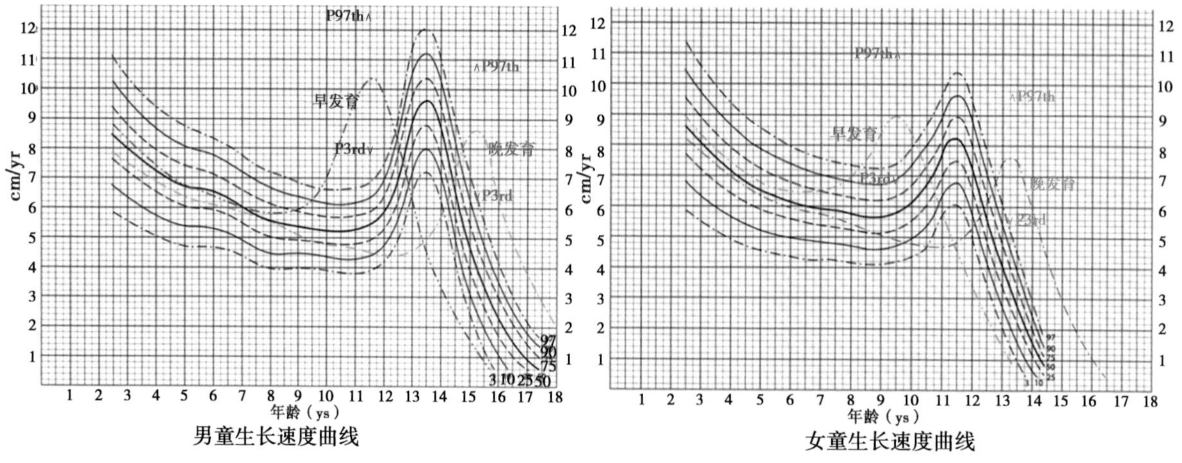

图 2-4-12 英国男、女童身高生长速度曲线

等表示即可。

3. 匀称度 为体格发育的综合评价。儿童体格生长发育过程各项体格生长指标间存在一定的联系，可用回归分析方法研究部分体格生长指标的相互关系。

(1) 体型匀称:实际工作中采用体重 / 身高与体质指数(BMI)表示体型(形态)(weight by stature)发育的比例关系，即代表一定身高的相应体重增长范围。体重 / 身高实际测量与参照人群值比较，结果以等级评估。BMI 以 $P5^{th}$~$P95^{th}$ 为正常范围。体型匀称度表示人体各部分之间的比例和相互关系，判断儿童营养状况、体型。

(2) 身材匀称:以坐高(顶臀高)/ 身高(长)的比值(sitting height/height ratio，SH/H)或躯干 / 下肢比值(trunk-leg ratio)从婴儿的 0.68 逐渐下降至青少年的 0.52，提示青春期前下肢较躯干生长快，SH/H 与身高有显著的负相关关系。2005 年荷兰儿科教授 Fredriks 研制 0~21 岁儿童、青少年坐高、身高测量值获得以标准差表示的坐高 / 身高生长曲线(图 2-4-13)用以评估身材匀称状况，正常范围为 +2.5 SD~-2.2 SD。临床上，可按实际测量坐高、身高的测量值计算比值与参照人群值坐高、身

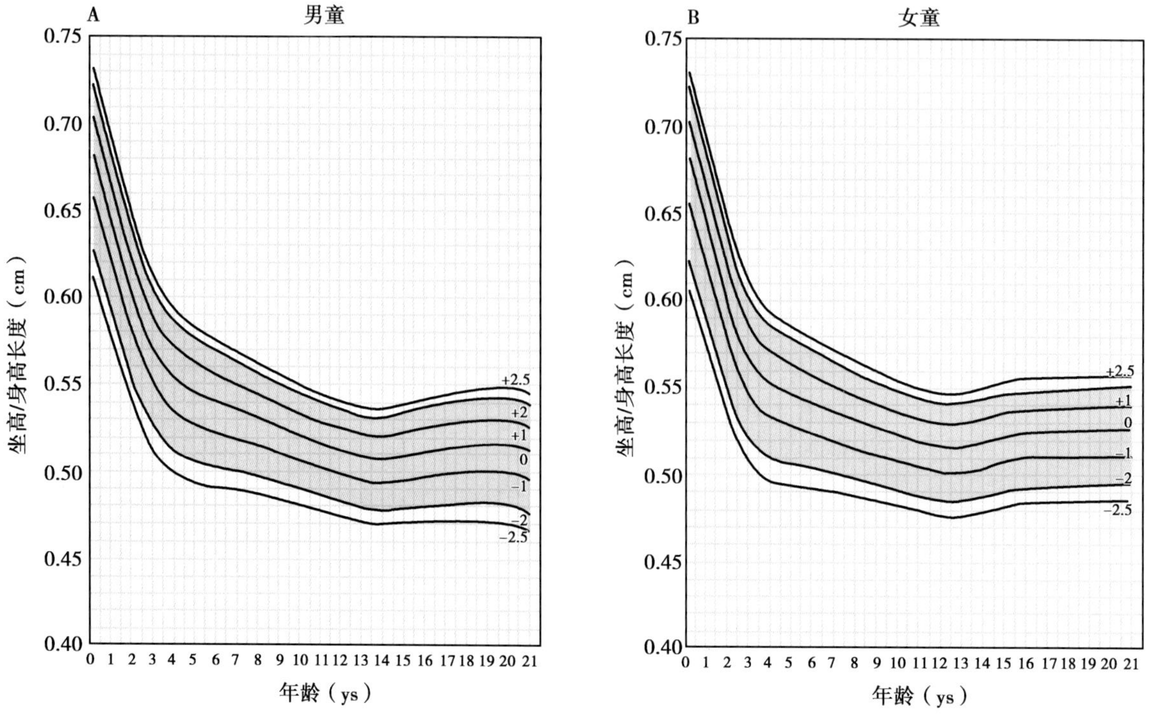

图 2-4-13 丹麦儿童、青少年坐高 / 身高生长曲线(X±SD)

表 2-4-10 WHO 0~2 岁儿童身长生长速度标准(Z-scores)

区间(月)	-3 SD		-2 SD		-1 SD		中值		1 SD		2 SD		3 SD	
	男	女	男	女	男	女	男	女	男	女	男	女	男	女
0~2	5.1	4.6	6.2	5.7	7.3	6.8	8.5	7.9	9.6	9.0	10.8	10.1	11.9	11.3
1~3	4.1	3.5	5.0	4.5	6.0	5.4	7.0	6.4	8.0	7.3	9.0	8.3	10.0	9.3
2~4	2.7	2.4	3.7	3.3	4.6	4.2	5.6	5.2	6.5	6.1	7.5	7.0	8.5	7.9
3~5	1.7	1.6	2.6	2.5	3.6	3.4	4.5	4.3	5.4	5.2	6.4	6.1	7.4	7.0
4~6	1.1	1.0	1.9	1.9	2.8	2.7	3.7	3.6	4.6	4.5	5.6	5.3	6.5	6.2
5~7	0.7	0.7	1.5	1.5	2.4	2.4	3.2	3.2	4.1	4.0	5.0	4.8	5.9	5.7
6~8	0.5	0.5	1.3	1.3	2.1	2.2	3.0	3.0	3.8	3.8	4.7	4.7	5.5	5.5
7~9	0.4	0.4	1.2	1.2	2.0	2.1	2.8	2.9	3.6	3.7	4.5	4.5	5.4	5.4
8~10	0.3	0.4	1.1	1.1	1.9	1.9	2.7	2.7	3.5	3.5	4.4	4.3	5.2	5.2
9~11	0.2	0.3	1.0	1.1	1.8	1.8	2.6	2.6	3.4	3.4	4.2	4.2	5.1	5.0
10~12	0.2	0.2	0.9	1.0	1.7	1.8	2.5	2.5	3.3	3.3	4.1	4.1	4.9	4.9
11~13	0.1	0.1	0.8	0.9	1.6	1.7	2.4	2.4	3.2	3.2	4.0	4.0	4.8	4.8
12~14	0.0	0.1	0.7	0.8	1.5	1.6	2.3	2.4	3.1	3.1	3.9	3.9	4.8	4.7
13~15	0.0	0.1	0.7	0.7	1.4	1.5	2.2	2.3	3.0	3.1	3.8	3.9	4.7	4.6
14~16	0.0	0.1	0.6	0.7	1.3	1.4	2.1	2.2	2.9	3.0	3.8	3.8	4.6	4.6
15~17	0.0	0.1	0.5	0.6	1.3	1.4	2.1	2.2	2.9	3.0	3.7	3.8	4.5	4.6
16~18	0.0	0.1	0.4	0.5	1.2	1.3	2.0	2.1	2.8	2.9	3.6	3.7	4.5	4.5
17~19	0.0	0.1	0.4	0.4	1.2	1.2	1.9	2.0	2.8	2.9	3.6	3.7	4.4	4.5
18~20	0.0	0.1	0.3	0.4	1.1	1.2	1.9	2.0	2.7	2.8	3.5	3.6	4.4	4.4
19~21	0.0	0.1	0.3	0.3	1.0	1.1	1.8	1.9	2.7	2.7	3.5	3.5	4.4	4.3
20~22	0.0	0.0	0.2	0.3	1.0	1.1	1.8	1.9	2.6	2.7	3.5	3.5	4.3	4.3
21~23	0.0	0.0	0.2	0.2	0.9	1.0	1.8	1.8	2.6	2.6	3.4	3.4	4.3	4.2
22~24	0.0	0.0	0.1	0.2	0.9	1.0	1.7	1.8	2.5	2.6	3.4	3.4	4.3	4.2

高的比值比较，实际比值≤参照人群值为身材匀称，实际比值＞参照人群值为不匀称。评估身材匀称的最重要问题是坐高与身长的测量，易出现误差，影响结果的判断。身材匀称的评价结果可帮助诊断内分泌及骨骼发育异常疾病。

(三) 评估流程

儿童体格生长评价是一个比较复杂的临床问题。儿童体格生长状况与疾病有关，如遗传代谢性、内分泌、营养性以及炎症慢性重要脏器疾病。体格生长评估有助临床筛查营养性疾病、与遗传或内分泌有关的身材异常(矮小、超高)、与头围发育有关的神经系统疾病。按 2015 年《中华儿科杂志》编辑委员会中华医学会儿科学分会儿童保健学组的《中国儿童体格生长评价建议》中建议的评估流程包括→体格生长测量→采用参数生长水平评估→发现高危儿童→生长速度与匀称状况评估＋临床资料(病史、体格检查)→初步诊断→选择实验室方法或转诊(图 2-4-14)。

三、评价结果分析与解释

人体测量值的评价是一临床筛查方法，以早期发现体格生长的高危儿童，不宜作为诊断方法，或简单贴上“营养不良”或“生长异常”的标签，给家庭与儿童带来心理与经济负担。评估时应动态观察，按病史、临床表现、体格检查特点进行生长水平、生长速度和匀称度综合判断，选择相关实验室检查以获得较准确的结论。同时个体和群体儿童的评价方法不同。因此，正确进行生长评价并

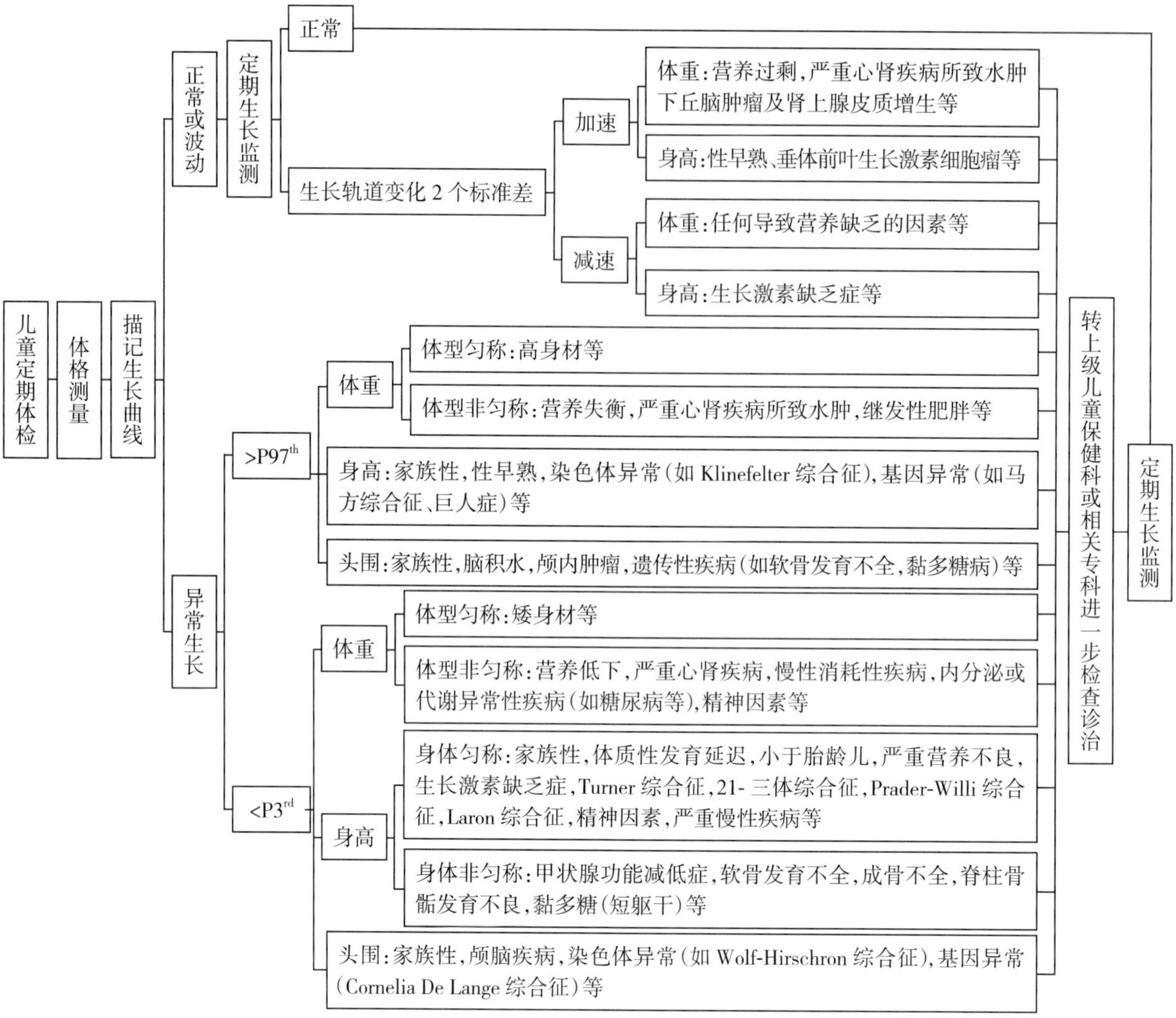

图 2-4-14 儿童体格生长评价流程

做出合理解释是儿童保健医生及儿科医生必备的基本功(表 2-4-11)。

1. 个体评价

(1) **生长的个体差异:** 正常儿童有自己的生长"轨道",生长参照标准的均值或第 50 百分位线(P50th)不是儿童应达到的"目标"。为避免误解 P50th 为"达标"线,英国的新生长曲线已用虚线替代实线表示 P50th。

表 2-4-11 常用人体测量指标的解读

测量指标	结果描述	过程描述	解释
低身高 (<P3rd 或 -2SD)	矮小 生长迟缓	身高低于相应年龄 生长迟缓状态(与相应年龄比,身高增长不足)	描述性(不一定是病理状态) 提示长期营养不良和健康状况不佳
低身高的体重 (<P3rd 或 -2SD)	瘦 消瘦	体重低于相应身高 消瘦状态(与相应身高比体重增长不足或体重丢失)	描述性 提示近期或持续发生严重体重丢失
高身高的体重或高体块指数 (> P97th, +2SD)	重 超重	体重高于相应身高 与对应身高比,体重增加过多;或相对应的体重比身高增长不足	描述性 提示超重 / 肥胖
低年龄的体重	轻 低体重	体重低于相应年龄 与相应年龄比,体重增长不足或体重丢失	描述性 提示生长迟缓和 / 或消瘦
高年龄的体重 (> P97th, +2SD)	重 超重	体重高于相应年龄 与相应年龄比,体重增长过多	描述性 提示超重引起肥胖

(2) **各生长指标发育均衡**：正常儿童各种体格生长指标测量值等级评估应在相近水平；如某一测量值与其他测量值偏离明显，提示可能有问题。

(3) **出生体重、身长不能完全预测生长"轨道"**：随访中可发现多数儿童早期体重和身长测量值不一定沿出生时的水平或"轨道"(channel)发育，约2/3儿童可在2岁前出现体重或身长回归均值趋势或生长追赶(catch-up)与生长减速(catch-down)；2~3岁后儿童生长的"轨道"较稳定，提示逐渐显示儿童遗传潜力。但需准确测量与复测后，方可确定儿童出现生长追赶或生长减速。

(4) **喂养方式**：人乳喂养婴儿生长与配方喂养婴儿不同，3~4月龄后人乳喂养的婴儿较瘦，评价婴儿生长时应考虑喂养方式的差别，避免不必要的检查、或用配方替代人乳、或过早引进固体食物。

(5) **青春期的生长**：体格生长的第二高峰与性发育时间与遗传因素有关(详见本篇第三章第二节)。

2. 群体儿童评价 是对一人群或亚儿童人群的测量数据进行统计分析，并与营养良好儿童人群的正常参照值进行比较。因此，群体儿童生长发育状况可以反映出一个国家或地区政治、经济和文化教育的综合发展水平，与营养供应、营养学知识、疾病控制情况、医疗卫生保健工作质量有关；结果可帮助决策者和领导机构了解该群体儿童的健康及营养状况，如评价结论"不良"则提示该儿童人群可能存在某些健康和营养问题，积极寻找儿童营养、环境和生活方式存在的问题，并予以纠正。另外，进行不同地区、不同集体儿童生长状况比较，可给地区社会和经济政策决策者提供反馈信息，寻找存在问题，促进儿童生长。

专家点评 正确的生长评价，取决于准确的测量数据、适宜的评价标准、正确的评价方法及合理的结果分析。

- 错误的测量值可导致对生长参数不正确的解释而误将儿童检测与诊断。
- 为避免延误治疗或过度干预治疗，合理的结果分析和解读是生长评价的最重要内容。

(李辉 黎海芪)

【参考文献】

1.《中华儿科杂志》编辑委员会，中华医学会儿科学分会儿童保健学组．中国儿童体格生长评价建议．中华儿科杂志，2015，53：887-892.
2. . WHO Expert Committee on Physical Status: the use and interpretation of anthropometry. World Health Organization, Geneva, 1995.
3. Roche AF, Sun SS. Human growth: assessment and interpretation. Cambridge, UK: Cambridge University Press, 2003.
4. Fredriks AM, van Buuren S, van Heel WJ, et al. Nationwide age references for sitting height, leg length, and sitting height/height ratio, and their diagnostic value for disproportionate growth disorders. Arch Dis Child, 2005, 90(8): 807-812.
5. Vanessa A. Curtis, David B. Allen. Boosting the Late-Blooming Boy: Use of Growth- Promoting Agents in the Athlete With Constitutional Delay of Growth and Puberty. SPORTS HEALTH, 2011, 3(1): 32-40.
6. WHO Multicentre Growth Reference Study Group. WHO Child Growth Standards: Growth velocity based on weight, length and head circumference: Methods and development. Geneva: WHO, 2009.
7. 李辉，季成叶，宗心南，等．中国0~18岁儿童青少年体块指数的标准化生长曲线．中华儿科杂志，2009，47：493-494.
8. Tanner JM, Whitehouse RH, Takaishi M. Standards from birth to maturity for height, weight, height velocity, and weight velocity: British children. Arch Dis Child, 1965, 41: 613-635.

第四节 早产儿体格生长评价

导读 早产儿体格生长评估包括：

- 出生时评估：采用Dubowitz评分法和简易胎龄评分法评估胎龄；出生体重、胎龄与出生体重的关系评估宫内生长状况；PI指数、身长/头围评估匀称度。
- 生后生长评估：采用Fenton早产儿生长曲线评估生长状况。

早产儿体格生长评估是衡量其营养状况和预后的基本方法之一。基于早产儿的生长特点，我们需要掌握正确的评价方法和标准才能准确地评估早产儿的生长。

一、出生时评估

1. 胎龄评估 出生时的评估需要有准确的胎龄估计。胎龄为胎儿在宫内的发育时间，多以周龄表示，反映胎儿的成熟度。一般以母亲末次月经时间、超声检查胎儿双顶径和股骨长等信息判断胎龄。出生后以早产儿的外表特征和神经系统检查判断胎龄。早产儿出生时的胎龄不同，外表特征和神经系统检查存在明显差异。出生后24小时内进行胎龄评估，判断其宫内发育的成熟度，对早期监测早产儿各器官的功能起到重要的作用。常用的胎龄评估方法有Dubowitz评分法和我国简易胎龄评分法等。

(1) Dubowitz 评分法：采用11个体表特征评分（表2-4-12）和10个神经肌肉成熟度评分（表2-4-13）相结合进行判断，查表得出胎龄（表2-4-14）。Dubowitz评分内容较全面，结果可靠准确，但较复杂，评分操作过程对新生儿干扰较大。

表 2-4-12 Dubowitz 胎龄评分法 - 外表特征评分表

外观表现		评分				
		0	1	2	3	4
1. 水肿		手足明显水肿（胫骨压痕）	手足无明显水肿（胫骨压痕）	无水肿		
2. 皮肤结构		薄，滑黏感	薄而光滑	光滑，中等厚度，皮疹或脱屑	略增厚，手足部表皮皱裂、脱屑著	羊皮纸样厚、皱裂深浅不匀
3. 皮肤色泽（安静时观察）		暗红	全身粉红色	淡粉红色，深浅不一	灰色，仅在耳唇手掌及跟部位粉红色	
4. 皮肤透亮度（躯干）		腹部见明显静脉及毛细血管	可见静脉及分支	腹部见少许大静脉	腹部隐约见少许大静脉	看不到静脉
5. 毳毛（背部）			背部覆满长而密的毳毛	毳毛稀疏分布尤其在下背部	有少量毳毛间以光秃区	大部分无毳毛
6. 足底纹		无皮肤皱褶	足底前半部可见浅红色皱褶	前 <3/4 足底见明显红色折痕	前 >3/4 足底可见折痕	前 >3/4 足底见明显深折痕
7. 乳头发育		乳头不清，无乳晕	乳头清晰，乳晕淡，直径 <0.75cm	乳晕清晰，边缘高，直径 <0.75cm	乳晕清晰，边缘不高，直径 >0.75cm	
8. 乳房大小		未扪及乳腺组织	扪及一侧或二侧乳腺组织，直径<0.5cm	扪及二侧乳腺组织，直径0.5~1cm	扪及二侧乳腺组织，直径 >1cm	
9. 耳廓发育		平如翼无固定形状，边缘轻度或无卷折	部分边缘卷曲	耳壳发育较好，上半边缘卷曲		
10. 耳廓硬度		耳翼柔软，易于弯折，不易复位	耳翼柔软，易于弯折，缓慢回位	耳翼边缘软骨发育，柔软易回位	耳廓发育良好，边缘软骨形成，回位快速	
11. 外生殖器	男婴	阴囊无睾丸	至少一侧睾丸位于阴囊上部	至少一侧睾丸降入阴囊		
	女婴	大阴唇明显分开，小阴唇突出	大阴唇覆盖大部分小阴唇	大阴唇完全覆盖小阴唇		

表 2-4-13 Dubowitz 胎龄评分法 - 神经系统发育评估评分表

神经体征	评分					
	0	1	2	3	4	5
1. 体位	软，伸直	软，稍屈	稍有张力	有张力	张力较高	
2. 方格（腕部）	90°	60°	45°	30°	0°	
3. 踝背屈	90°	75°	45°	20°	0°	
4. 上肢退缩反射	180°	90~180°	<90°			
5. 下肢退缩反射	180°	90~180°	<90°			
6. 腘窝成角	180°	160°	130°	110°	90°	<90°
7. 足跟至耳	至耳	接近耳	稍近耳	不至耳	远离耳	
8. 围巾征（上肢）	肘至腋前线外	肘至腋前线与中线间	肘至中线	肘不至中线		
9. 头部后退	头软后退	头水平位	头稍向前	头向前		
10. 腹部悬吊	头软下垂	头稍高，低于水平	头水平位	头稍抬	抬头	

表 2-4-14 Dubowitz 总分评估胎龄关系

Dubowitz 总分	胎龄(日)	胎龄(周+日)
10	191	27+2
15	202	28+6
20	210	30
25	221	31+4
30	230	32+6
35	240	34+2
40	248	35+3
45	259	37
50	267	38+1
55	277	39+4
60	287	41
65	296	42+2
70	306	43+5

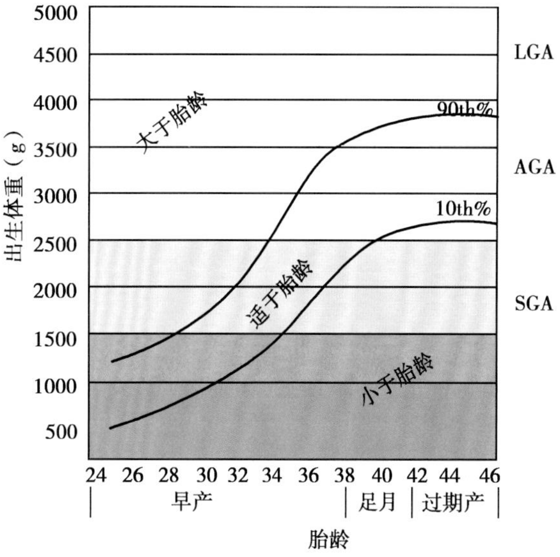

图 2-4-15 SGA、AGA、LGA 的定义示意图

(2) **简易胎龄评分**:主要依据新生儿皮肤外观的特征进行评估,临床应用简便(2~3 分钟),易于推广(表 2-4-15)。

结果判断:胎龄周数 = 总分 +27

2. 生长状况评估

(1) **按出生体重评估**:可将早产儿分为超低出生体重儿(<1000g)、极低出生体重儿(very low birth weight,<1500g)、低出生体重儿(low birth weight,<2500g)和正常出生体重儿(2500~4000g)。

(2) **按胎龄和出生体重关系评估**:与足月儿一样,可分为小于胎龄(small for gestational age,SGA)早产儿、适于胎龄(appropriate for gestational age,AGA)早产儿和大于胎龄(large for gestational age,LGA)早产儿(图 2-4-15)。

按照出生体重评估反映胎儿宫内生长,而按胎龄和出生体重关系评估反映胎儿宫内的生长与成熟度匹配程度。

3. 按匀称度评估 评估胎儿体格生长指标间发育的比例关系,如体重与身长、或身长与头围比例反映胎儿宫内生长发育状况。常用的指标有 PI(Ponderal Index)指数以及身长(cm)/ 头围(cm)比值。

PI 结果表示出生时体重与身长的关系,类似体质指数(BMI)为匀称度,PI= 出生体重(g)/ 出生身长(cm^3)× 100%。胎儿宫内体重、身长受影响程度的不同使 PI 值不同。正常宫内胎儿身长(cm)/ 头围(cm)之比约为 1.36。

二、生后生长评估

1. 胎龄矫正 早产儿体格生长发育的评价应据矫正后的胎龄,即以胎龄 40 周(预产期)为起点计算生理年龄,矫正胎龄后再参照正常婴幼儿的生长指标进行评估。如胎龄 32 周的早产儿实际年龄为 3 月龄,以胎龄 40 周计算,该早产儿矫正后的生理年龄为 1 月龄。评价该 3 月龄的早产儿时应与 1 月龄正常婴儿的生长标准来进行比较。

表 2-4-15 简易胎龄评估

体征	0 分	1 分	2 分	3 分	4 分
足底纹理	无	前半部红痕不明显	红痕 > 前半部,褶痕 < 前 1/3	褶痕 > 前 2/3	明显深的褶痕 > 前 2/3
乳头形成	难认,无乳晕	明显可见,乳头淡,直径 < 0.75cm	乳晕呈状,边缘突,直径 <0.75cm	乳晕呈点状,边缘突,直径 > 0.75cm	
指甲		未达指尖	已达指尖	超过指尖	
皮肤组织	薄,胶冻状	薄而光滑	光滑,中等厚度,皮疹或表皮翘起	稍厚,表皮手足皲裂翘起,明显	厚,羊皮纸样,皱裂深浅不一

* 若各体征的评分介于两者之间,用均数计算

评价早产儿生长时应矫正年龄,但体重、身长、头围有不同的矫正年龄时间,头围矫正至18月龄、体重24月龄、身长40月龄。

2. 评价方法 目前尚无"正常"早产儿的生长标准。各国指南对早产儿体格生长的评价依胎龄<40周、胎龄>40周采用不同的方法。

(1) **胎龄<40周的早产儿**:国际上多采用Fenton早产儿生长曲线评价生长,2013年发表修订后的早产儿生长曲线图(图2-4-16、图2-4-17)。与2003年版相比,新版Fenton曲线数据范围更广更新(1991-2007年);样本量更大,有近400万不同胎龄早产儿的数据分析,增加胎龄<30周的早产儿比例;有不同性别的区分;胎龄50周与WHO曲线更接近。

早期早产儿的生长可参照正常胎儿在宫内的生长速率,即15~20g/(kg·d)。因胎儿在宫内的生长是非匀速的,评估不同胎龄早产儿生长速率需参考胎龄(表2-4-16)。

表2-4-16 胎儿宫内的生长速率

胎龄(w)	<28	28~31	32~33	34~36	37~38	39~41
体重增长 g/(kg·d)	20	17.5	15	13	11	10

(2) **胎龄>40周早产儿**:校正胎龄后采用正常婴幼儿的生长标准评估,与群体的横向比较采用2005年九省市儿童体格发育调查制定的中国儿童生长标准,如进行国际比较需采用2006年世界卫生组织儿童生长标准,但早产儿追赶性生长期间应超过足月儿的标准。纵向生长速率需准确测量值后计算比较。早产儿出院后的生长评价可参照正常胎儿在宫内的生长速率参照值为纵向比较,Fenton宫内生长曲线和我国不同胎龄新生儿的生长参照值属于横向比较。纵向比较反映早产儿个体的生长趋势,横向比较则反映个体早产儿与同胎龄早产儿群体间的差异。

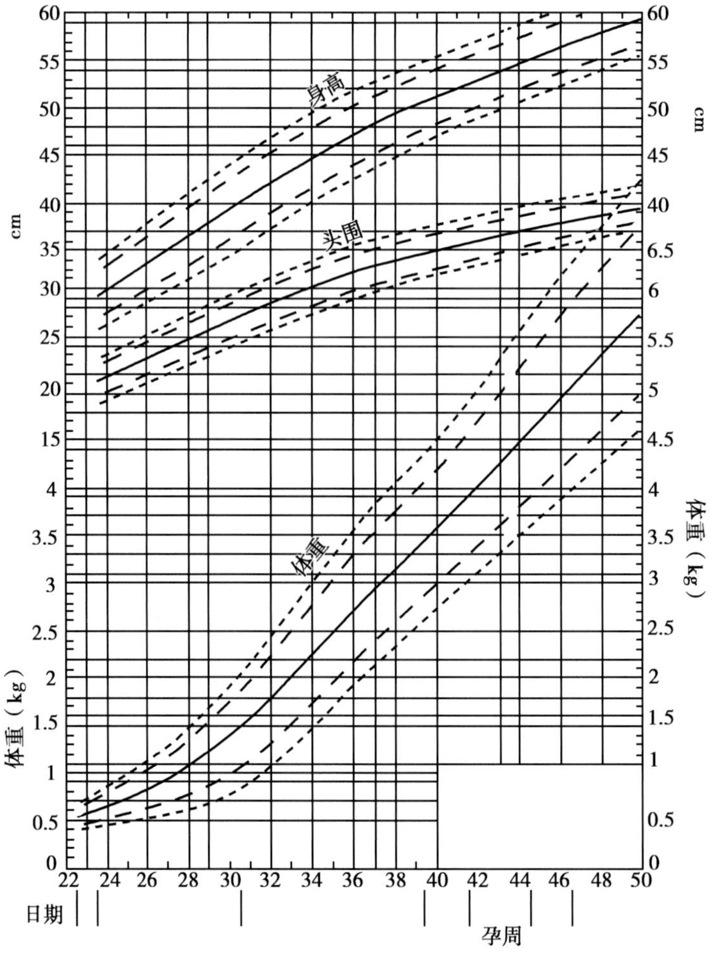

图2-4-16 Fenton早产男婴生长曲线

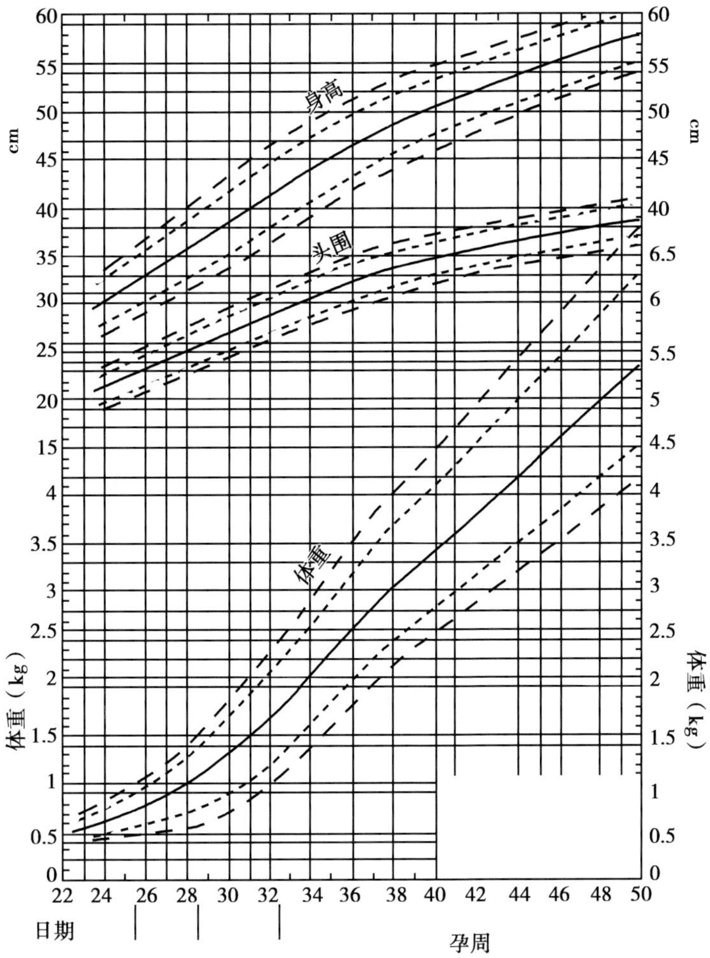

图 2-4-17　Fenton 早产女婴生长曲线

专家点评　早产儿体格生长评价与正常婴幼儿体格生长一样，需要进行生长水平、生长速度以及体重/身长匀称度评价，但需先矫正年龄。

（王丹华）

【参考文献】

1. Fenton TR，Kim JH. A systematic review and meta-analysis to revise the Fenton growth chart for preterm infants. BMC Pediatr，2013，13：59.
2. Ehrenkranz RA，Dusick AM，Vohr BR. Growth in the Neonatal Intensive Care Unit Influences Neurodevelopmental and Growth Outcomes of Extremely Low Birth Weight Infants. Pediatrics，2006，117（4）：1253-1261.
3. Bhatia J. Growth Curves：How to Best Measure Growth of the Preterm Infant. J Pediatr，2013，162：S2-6.
4. Lapillonne A，O'Connor DL，Wang D，Rigo J. Nutritional recommendations for the late-preterm infant and the preterm infant after hospital discharge. J Pediatr，2013，162：S90-100.

第五节　小于胎龄儿、巨大儿体格生长评价

同足月儿体格生长发育评价详见“本章第三节　体格生长评价”。

（王丹华）

第六节　青少年体格生长评价

专家点评　正确的生长评价，取决于准确的测量数据、适宜的评价标准、正确的评价方法及合理的结果分析。

● 错误的测量值可导致对生长参数不正确的解释而误将儿童检测与诊断。

● 为避免延误治疗或过度干预治疗，合理的结果分析和解读是生长评价的最重要内容。

青少年开始进入青春期发育。青春期是生长发育过程的最复杂阶段，因伴随性发育和性成熟，个体的青春发动时间、生长突增的速度与持续时间、性成熟年龄等存在差异。因此通过一次性横断面调查总结的生长规律不能真实地体现个体儿童的生长轨迹，不能以此建立生长速度的参照值，只有采用纵向追踪的方法才能观察到生长速度的动态变化规律、各项发育指标之间的相互关系以及各种因素对生长过程的影响作用。因此，青春期的生长发育评价需要结合多项指标进行综合评估（详见本篇第三章第二节、第三节）。

专家点评

● 青少年青春期发育有显著个体差异。

● 青少年生长评价常用指标主要是身高、体重、BMI、第二性征与骨龄，身高发育水平与第二生长高峰年龄、速率、持续时间有关。

● 骨龄是反映生理成熟度的最佳指标，代表发育年龄。但骨龄评估存在人为偏差，需排除评估方法的误差。

（李辉）

【参考文献】

1. World Health Organization. WHO Expert Committee on Physical Status: the use and interpretation of anthropometry. Geneva, 1995.
2. Roche AF, Sun SS. Human growth: assessment and interpretation. Cambridge, UK: Cambridge University Press, 2003.
3. Fenton TR. A new growth chart for preterm babies: Babson and Benda's chart updated with recent data and a new format. BMC Pediatr, 2003, 3: 13.
4. WHO Multicentre Growth Reference Study Group. WHO Child Growth Standards: Growth velocity based on weight, length and head circumference: Methods and development. Geneva: WHO, 2009. (http://www.who.int/childgrowth/standards/ velocity/technical_report/en/index.html).
5. Falkner F.and Tanner JM.Human Growth. 2nd edtion.Plenum Press, 1986, 2.
6. 叶广俊，胡虞志，林琬生．现代儿童少年卫生学．北京：人民卫生出版社，1999.
7. 李辉．中国 0-18 岁儿童青少年生长图表．上海：第二军医大学出版社，2009.
8. 中华人民共和国卫生部妇幼保健与社区卫生司，九市儿童体格发育调查研究协作组，首都儿科研究所．2005 年中国九市 7 岁以下儿童体格发育调查研究．北京：人民卫生出版社，2008.
9. 中华人民共和国教育部．2005 年中国学生体质与健康调研报告．北京：高等教育出版社，2007.
10.《中华儿科杂志》编辑委员会，中华医学会儿科学分会，儿童保健学组．中国儿童体格生长评价建议．中华儿科杂志，2015，53(12)：887.

第七节 体能发育评价

导读 体能健康状况主要反映机体在日常体力活动或运动中的功能水平，包括肌肉骨骼、心血管 - 呼吸、血液 - 循环、神经、心理、代谢与内分泌等功能。

一、评估内容

（一）经典评估内容

目前各国尚未统一关于体能的主要组成，多数体能测试包括健康状况和运动成绩（sporting achievements）制定。体能健康状况主要采用医学手段检测机体在日常体力活动或运动中的功能，包括肌肉骨骼、心血管 - 呼吸、血液 - 循环、神经、心理、代谢与内分泌等。体能的运动成绩亦反映个人体育竞赛、技能测试和专业水平（表 2-4-17）。

1. 心血管 - 呼吸功能 体能与健康关系最重要的内容，直接指示人的生理状况，反映心血管系统与呼吸系统在长时间体力活动中耗氧情况，以及长时间的剧烈运动的能力。

2. 肌肉骨骼功能 包括平衡能力、肌肉骨骼的健康功能状况，需要特殊肌肉或一组肌肉收缩产生力量或阻力（torque force），以及长时间维持最大收缩力（耐力）。肌肉骨骼的灵活性是体现肌肉或一组肌肉在整个运动期间运动自如状况。

3. 体型 身体形态间接反映肌肉、脂肪、骨骼和其他器官功能。体成分是理想健康和运动成绩的基础，身体过多脂肪组织是发生心血管疾病、糖尿病和肿瘤的高危因素。

4. 运动 体能与运动技能有关，跑、跳可帮助运动员获得理想成绩。一般，有较好运动技能的人更愿进行有规律的体育锻炼活动，有

表 2-4-17　与健康有关的体能测试(1987~2005)

体能内容	测试项目	年代	删除年代
有氧能力	1m 跑 / 走	1987	
	步测者	1992	
	1m 走	1999	
体成分	皮肤厚度身体脂肪 %	1987	
	BMI	1987	
	生物电阻抗分析	2004	
肌肉力量和耐力	修改起 - 坐测试	1987	1992
	仰卧起坐测试	1992	2005
	引体向上测试	1987	
	引体向上	1987	
	90° 俯卧撑测试	1992	
	修改引体向上测试	1992	
	躯干上抬测试(俯卧姿势)	1992	
柔韧性	屈体前伸测试	1987	1992
	修改屈体前伸测试	1992	
	肩力量测试	1992	
其他	短跑(K-3)	1987	1992

较好地与健康有关的体能水平。运动技能的影响因素除健康生活方式外还与遗传有关,如速度。

二、方法

1. 设施与技术　虽然人的体能水平可在实验室由训练有素的技术员采用精密仪器测试,但实际应用受限。现场体能试验是一较好的选择,因设备低廉,时间效率高,可同时测试较多儿童的功能状况。如一位学校教师可在 2.5 小时内一次测试一组 20 个学生。

2. 经典方法　基于各国近年横向和纵向研究的证据显示 ALPHA-FIT 测试包括:

(1) **评估心脏呼吸系统:**20 米跑(图 2-4-18)

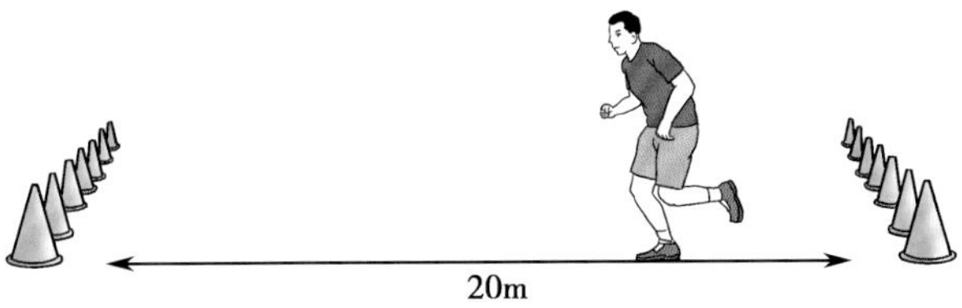

图 2-4-18　20 米跑示意图

(2) **评估肌肉、骨骼功能:**

- 握力测试(图 2-4-19)

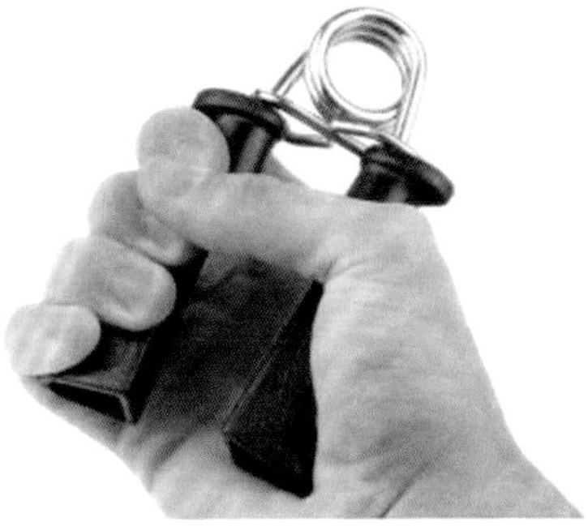

图 2-4-19　握力测试示意图

- 立定跳远(图 2-4-20)

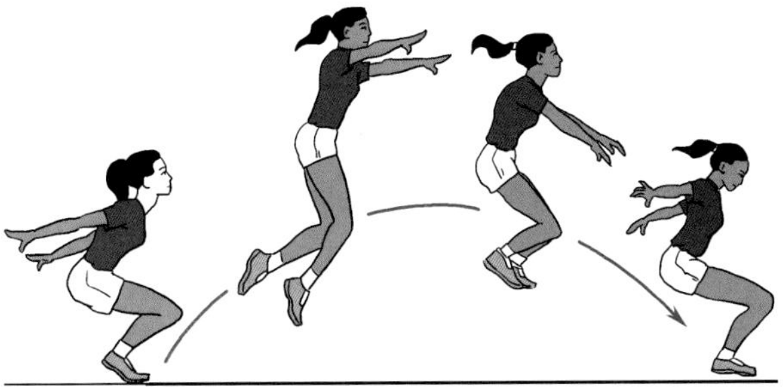

图 2-4-20　立定跳远示意图

(3) **身体成分评估:**体质指数(BMI)、腰围、皮褶厚度;扩展的 ALPHA-FIT 还包括评估运动速度和灵活性(4 × 10m 跑),但客观性和效度尚待研究。

3. 改良方法

(1) **3 分钟阶梯测试:**2015 年美国儿科心脏杂志发表文章认为 6~12 岁学龄儿童可完成 3 分钟阶梯测试(3-min step test)(图 2-4-21),教师、医生或护士可结合运动后心率(HR mean post-ex)结果进行

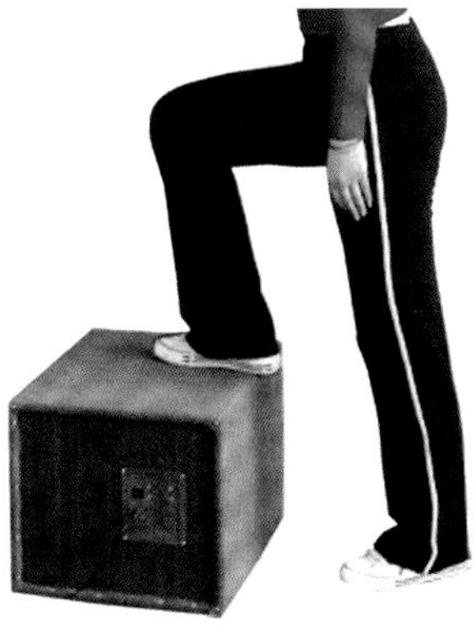

图 2-4-21　3′阶梯测试示意图

健康促进与教育(表2-4-18)。测试结果可评估学龄儿童的运动能力,监测亚极量运动(submaximal exercise)下儿童心血管系统反应情况。

表2-4-18 学龄儿童运动后心率参考值范围分类

心脏呼吸系统功能		男童		女童	
评估	(HR mean post-ex)	6~9岁	10~12岁	6~9岁	10~12岁
最好	<5th %tile	<95	<93	<100	<102
很好	≤25th %tile	95~106	93~116	100~113	102~116
好	≤50th %tile	107~115	106~116	114~123	117~128
能胜任	≤75th %tile	116~126	117~128	124~134	129~141
差	≤95th %tile	127~142	129~147	135~152	142~157
很差	>95th %tile	>142	>147	>152	>157

(2) 9项测试:2011年挪威Telemark大学学院发展评估5~12岁儿童体能的9项测试方法,项目均来自儿童日常生活活动内容,如跳、扔、攀爬、跑等。

1) **立定跳远**:结果以米记录(图2-4-22);

2) **双足跳7m**:测试跳的速度,结果以秒记录;

3) **单足跳7m**:测试跳的速度(不规定左右足),结果以秒记录;

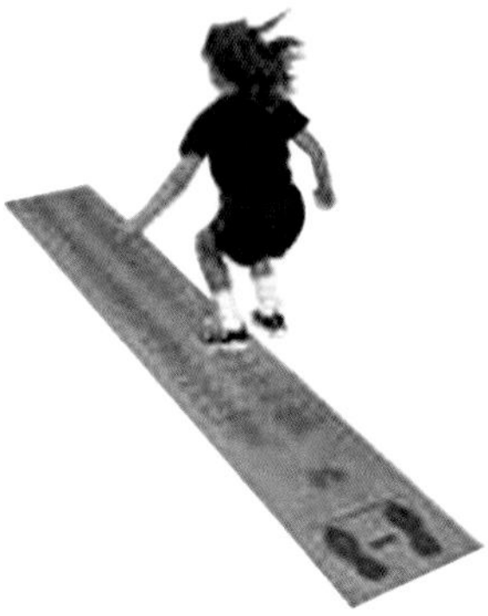

图2-4-22 立定跳远测试示意图

4) **单手扔网球**:测试扔的距离(不规定左右手),结果以米记录;

5) **双手推1kg健身实心球**:开始时双足分开与肩同宽,双手将球放在胸前推,测试推的距离,结果以米记录;

6) **攀爬4个2.55m×0.75m高墙**:爬过2个高墙后,尽快向下爬过第4个高墙,结果以秒记录;

7) **往返跑10×5m**:测试速度,结果以秒记录;

8) **20m跑**:测试速度,结果以秒记录;

9) 6′ Cooper test:1968年Cooper报告最大摄氧量(VO_2max)和12分钟走或跑距离间的相关性为0.90。儿童围绕9m×18m的长方形(相当一个排球场)跑或走6分钟,结果以米记录。

专家点评 儿童保健工作需有加强儿童体能的重要内容,医生应配合学校与家长开展以儿童日常活动为主的体能训练,提高儿童兴趣。

(黎海芪)

【参考文献】

1. Dragan Cvejić, Tamara Pejović, Sergej Ostojić. ASSESSMENT OF PHYSICAL FITNESS IN CHILDREN AND ADOLESCENTS. Physical Education and Sport, 2013, 11(2): pp. 135-145.
2. Castro-Piñero J., Artero E.G., España-Romero V., et al. Criterionrelated validity of field-based fitness tests in youth: A systematic review. British Journal of Sports Medicine, 2010, 44, 934-943.
3. Marek Jankowski, Aleksandra Niedzielska, Michał Brzezinski, et al. Cardio respiratory Fitness in Children: A Simple Screening Test for Population Studies. Pediatr Cardiol, 2015, 36:27-32.
4. Ingunn Fjørtoft, Arve Vorland Pedersen, Hermundur Sigmundsson, et al. Measuring Physical Fitness in ChildrenWho Are 5 to 12 Years Old With a Test Battery That Is Functional and Easy to Administer. PHYS THER. 2011; 91:1087-1095.

第五章

体格生长发育异常相关疾病

第一节　头围发育异常

导读　头围大小异常与颅脑疾病和遗传性疾病(染色体或基因异常)有关,临床需要鉴别。

一、头围小

(一) 定义

头围小(microcephaly)的定义是头围小于同年龄、同性别儿童头围正常参照值的均值减两个标准差(<-2SD)或 <P3[rd](图 2-5-1)。小头围常是脑组织小致颅骨较小的结果,原因多种,需临床鉴别。

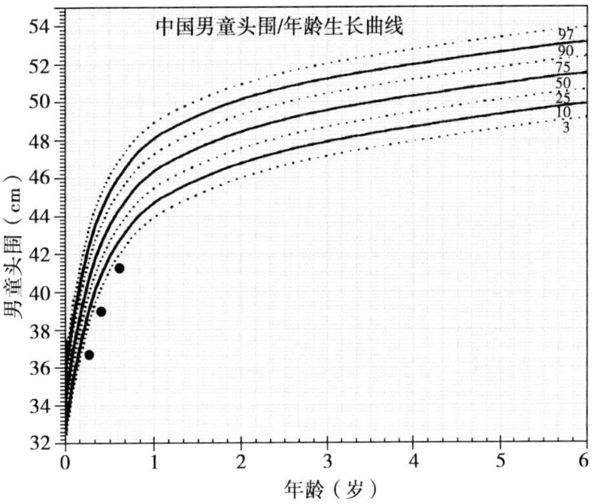

图 2-5-1　小头畸形

(二) 病因

1. 正常遗传变异　小头围,但儿童无其他异常,体格与智力发育均正常,有家族性。

2. 非遗传性小头畸形　非遗传性小头畸形是最常见的病因,与环境因素和感染因素有关,如宫内感染所致颅脑疾病,孕妇大量饮酒(胎儿酒精综合征)/ 围产期各种因素引起的新生儿缺血缺氧性脑病等。头小常呈尖颅、前额低平、颅缝窄,前囟小或闭合早,伴不同程度认知发育异常,运动发育落后或姿势异常,社会适应能力差,视听觉障碍,癫痫发作等;头部 CT 或 MRI 检查可有脑组织形态异常,TORCH 病毒抗体检查可呈阳性。

3. 遗传性疾病伴小头畸形

(1) 染色体异常:为小头畸形较常见病因。染色体异常(chromosome disorders)的小头畸形儿童往往有特殊面容,常伴有低出生体重、生长迟缓和精神发育迟滞。如 Wolf-Hirschhorn 综合征[46,XX(XY),del(4p15-ter)],又称 4 号染色体短臂末端亚端粒缺失综合征(或 4p- 综合征),低出生体重,头小而长,前额突,颅面发育不良(下颌小而后缩),生长迟缓,严重精神发育迟滞(图 2-5-2)。常染色体部分三体综合征[(47,XX(XY),+del(14)(q22)]

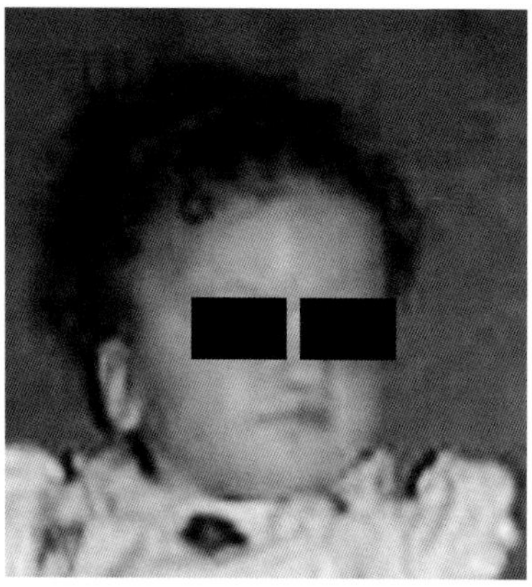

图 2-5-2 Wolf-Hirschhron 综合征

婴儿表现为小头，耳位低，小下颌，精神发育迟滞，隐睾。环状染色体综合征[46,XY,r(10)]出生体重低，小头，颅面发育不良，耳位低，眼发育异常，生长迟缓，中度精神发育迟滞，可伴隐睾。

(2) **基因异常**：为致小头畸形较少见疾病。基因异常(genetic disorders)，如 Cornelia De Lange 综合征与 *NIPBL*、*SMC1A* 及 *SMC3* 基因异常有关，多为常染色体显性遗传(散发)。体检可见小头，小耳、耳位低，并眉、眉毛浓、体毛多，生长迟缓，精神发育迟滞，外生殖器发育不良，隐睾等(图 2-5-3)。

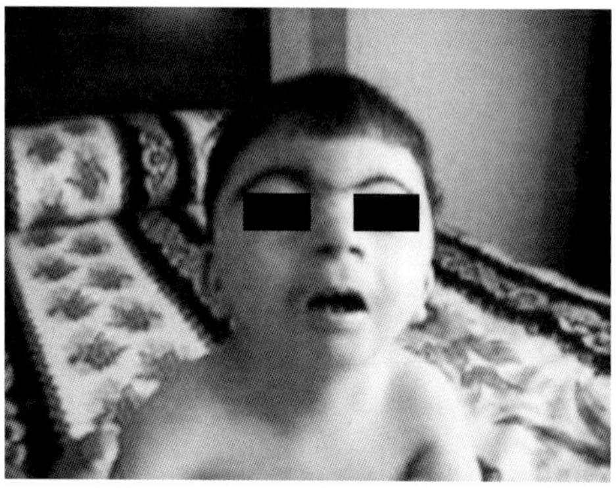

图 2-5-3 Cornelia De Lange 综合征

二、头围大

(一) 定义

头围大的定义为头围大于同年龄、同性别儿童头围正常参照值的均值加 2 个标准差(>+2SD)或≥第 97 百分位(图 2-5-4)。头围大(macrocephaly)又称巨头症，可见于正常的家族性头大、脑积水、脑肿瘤和某些遗传性疾病。

(二) 病因

1. 家族性 儿童除头围大外，其他发育均

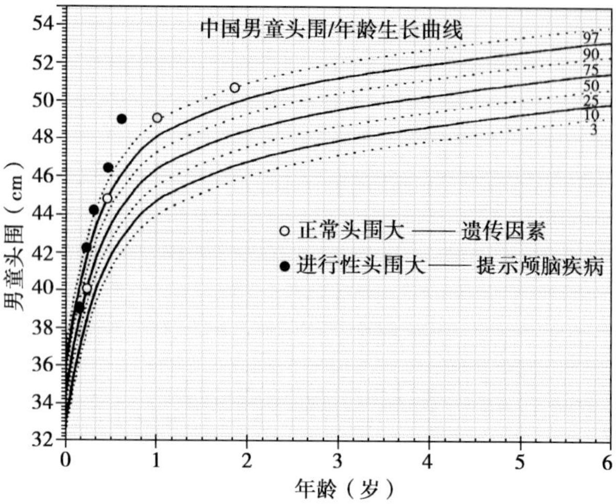

图 2-5-4 头围大的的 2 种情况

正常，即为正常的头大，与双亲或双亲之一头围大有关，故为家族性头大(familial macrocephaly)(图 2-5-5)。

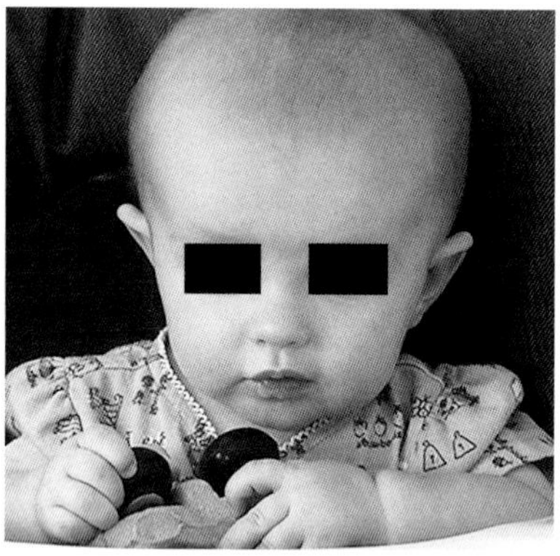

图 2-5-5 家族性头大

2. 非遗传性头围大 是最常见的病因，常与颅脑疾病有关。

(1) **脑积水**：多与宫内感染有关。婴儿出生时头围多正常，2~3 个月后头围逐渐增大，体检可发现前囟较前明显增大、饱满或张力高，伴颅缝增宽，严重时双眼呈“落日征”(图 2-5-6)。婴儿期定期测量头围可帮助早期诊断脑积水(hydrocephalus)，当头围生长曲线图显示头围增长 > 一条主百分位线时，需复测，必要时进行头颅 B 超或 CT 检查。

(2) **颅内肿瘤**：颅内出现肿瘤的婴儿也可出现头围逐渐增大伴前囟饱满或张力高，颅缝增宽，但头围增大较脑积水缓慢。因婴儿早期前囟未闭，对颅腔压力可有一定的减压作用，因此颅内压增高的表现如呕吐、抽搐、视力下降等症状不明显，

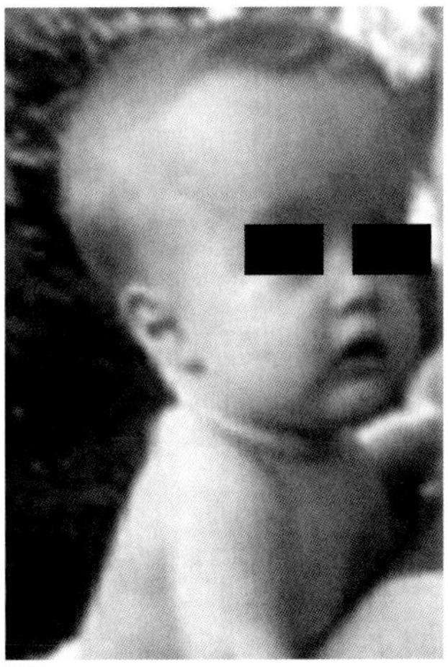

图 2-5-6 脑积水

头颅 MRI 可帮助颅内肿瘤(brain neoplasms)诊断。

3. 遗传性疾病

(1) **软骨发育不全**:系成纤维细胞生长因子受体 3(fibroblast growth factor receptor 3,*FGFR3*)基因异常致软骨内骨化缺陷的先天性发育异常,主要影响长骨生长。软骨发育不全(achondroplasia,ACH)婴儿出生时即可发现头颅大、四肢短小,伴鼻梁塌陷、下颌突出、前额宽大特殊面容;儿童智力发育正常(图 2-5-7)。

(2) **黏多糖病Ⅰ型**:根据临床表现和酶缺陷,黏多糖病(mucopolysaccharidosis,MPS)可分为 8 型,其中Ⅴ型已改称为 IH/S 型,每型又有若干亚型。以Ⅰ型 MPS 最多见,系 α-1 艾杜糖醛酸苷酶基因异常。临床典型表现常在 1~2 岁后逐渐明显,如头大、前额和双颧突出,呈现眉毛粗、毛发多而发迹低、眼距宽、鼻梁低平、鼻孔大、厚唇的特殊丑陋面容,儿童智力低下,身材矮小等(图 2-5-8)。

(3) **Sotos 综合征**:又称儿童巨脑综合征(cerebral gigantism),是一罕见遗传性疾病,病因不明,可能

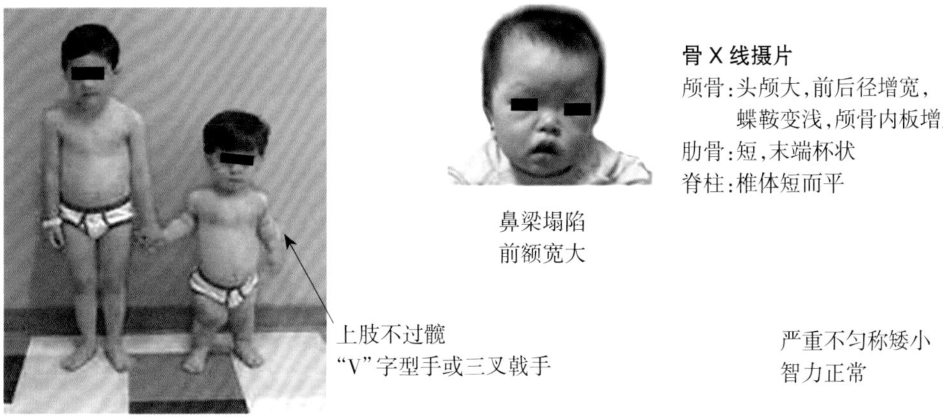

图 2-5-7 软骨发育不全儿童临床表现

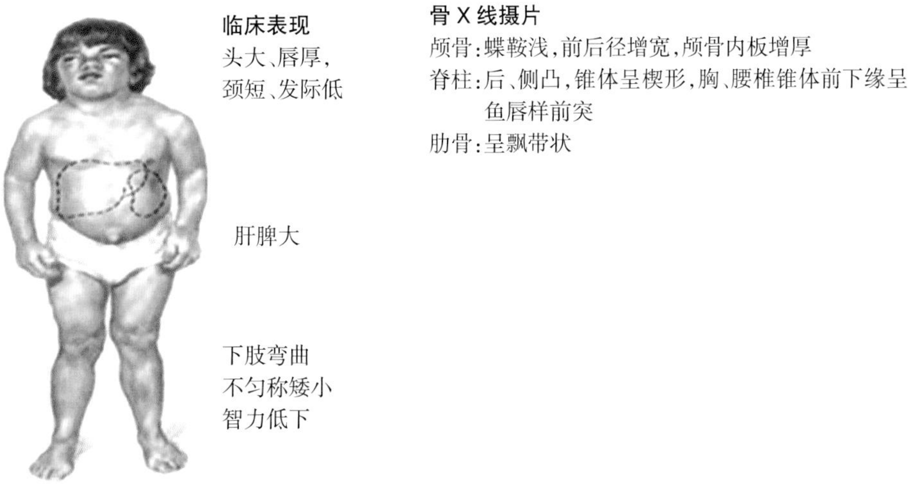

病因:酸性黏多糖降解酶缺乏,使代谢产物在体内堆积所致。

图 2-5-8 黏多糖Ⅰ型临床表现

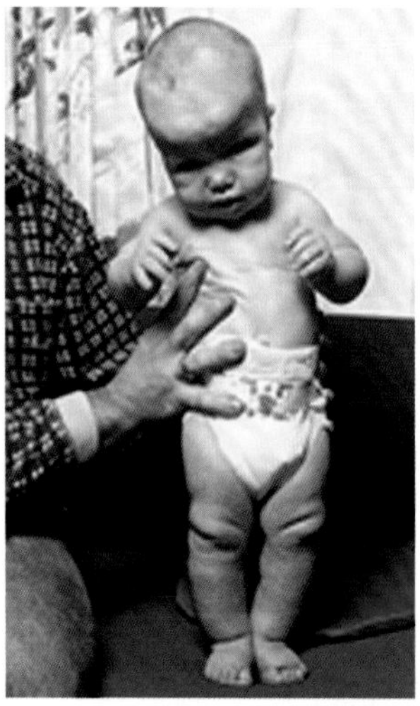

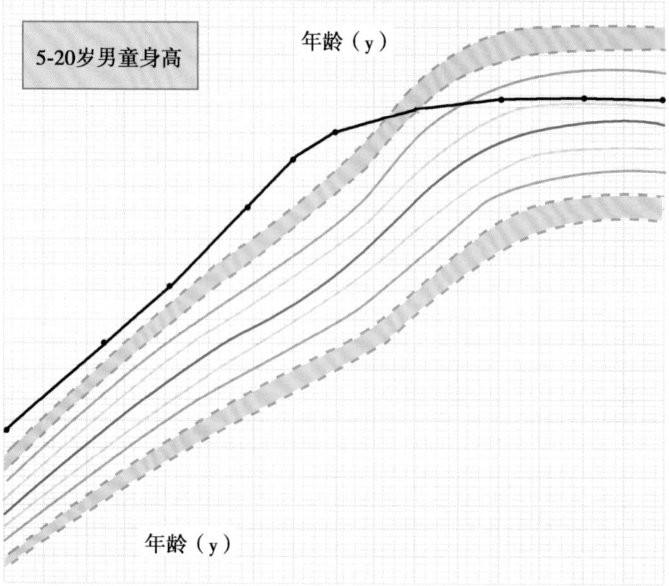

图 2-5-9 Sotos 综合征临床表现与典型生长曲线

与核受体结合 SET 域蛋白 1 基因（*NSD1*）异常或染色体 5q35 微缺失有关。临床特征是出生后 2~3 年头围、身高、体重、骨龄等生长明显加速，伴高额头、眼距宽、额颞部毛发稀疏等特殊面容以及不同程度智力发育障碍（图 2-5-9）。

专家点评 临床上不能单纯根据头围大小判断疾病。正常遗传变异的儿童头围与身高与体重发育相平行，身材匀称，智力正常；而疾病引起的小头或大头畸形常伴有特殊面容或/和发育迟缓，通过头部 CT/MRI、TORCH 病毒、骨骼 X 光片、染色体核型分析及基因检测等进行诊断和鉴别诊断。

（麻宏伟）

【参考文献】

1. 佟彤 .Wolf-Hirschhorn 综合征研究进展 . 中国优生与遗传杂志，2011，19（4）：119-120.
2. He X，Xie F，Ren ZR. Rapid detection of G1138A and G1138C mutations of the FGFR3 gene in patients with achondroplasia using high-resolution melting analysis.Genet Test Mol Biomarkers，2012，16（4）：297-301.
3. Taylor NE，Dengel DR，Lund TC，et al.Isokinetic muscle strength differences in patients with mucopolysaccharidosis Ⅰ，Ⅱ，and VI.J Pediatr Rehabil Med，2014 ：7（4）：353-360.
4. 张明，赵文双，高智文 . FGFR3 突变与软骨发育不全的研究进展 . 中国优生与遗传杂志，2010，18（5）：1-2.

第二节 前囟发育异常

导读 前囟大小的临床意义需与其他临床症状、体征结合。单一前囟大小无诊断价值。

一、前囟"小"或"早闭"

尚无明确的前囟"小"或"早闭"（small fontanel or early fontanel closure）定义。临床上有 1% 的 3 月龄正常婴儿前囟"小"或"早闭"。所以，一般将 <3 月龄的婴儿前囟近闭（如指尖大）视为前囟"小"或"早闭"。如前囟"小"或"早闭"的婴儿神经行为发育正常则前囟"小"或"早闭"没有临床意义。但对前囟"小"或"早闭"的婴儿需谨慎除外病理情况，如伴头围小、发育迟缓，则可能与脑发育不全或颅缝早闭（craniosynostosis）有关（参考本篇第三章第三节前囟发育）。

二、前囟大与闭合延迟

亦无明确的前囟大（enlarged anterior fontanel）定义。临床流行病学资料显示出生时前囟平均约 1.5~2cm（1~4cm），故一般以前囟 >4cm 为"前囟大"。3 岁后前囟闭合为闭合延迟。与前囟"小"相同，前囟大多伴有前囟闭合延迟。如婴幼儿神经行为发育正常，单一前囟大或闭合延迟没有临床意义，但应排除与前囟大与闭合延迟的有关疾病，如脑积水(表 2-5-1)。

表 2-5-1 伴前囟大和前囟闭合延迟的情况

	前囟大	前囟闭合延迟
正常变异	√	√
常见病		
软骨发育不全	√	√
先天性甲状腺功能减低症	√	√
21- 三体综合征	√	√
颅内压增高疾病(脑积水)	√	√
家族性巨头症		√
少见病		
骨骼性疾病：肢端肼胝体综合征		√
低磷酸酯酶症	√	√
阿佩尔综合征	√	√
成骨不全症	√	√
染色体异常：13- 三体综合征	√	√
18- 三体综合征	√	√
宫内感染：风疹	√	√
梅毒	√	√

专家点评 正常儿童中约有 1%~3% 存在前囟小 / 闭合早或前囟大 / 闭合晚。单一前囟大小与闭合早晚不能判断疾病，结合需其他临床表现。前囟小 / 闭合或前囟大 / 闭合晚早与补充维生素 D 无关。

(麻宏伟)

【参考文献】

1. Tunnessen WW, Roberts KB. Signs and symptoms in pediatrics. 3rd ed. Philadelphia: Lippincott Williams & Wilkins, 1999.
2. Rothman SM, Lee BC. What bulges under a bulging fontanel? .Arch Pediatr Adolesc Med, 1998, 152: 100-101.
3. OSEPH KIESLER, M.D., and RICK RICER, M.D.Am Fam Physician, 2003, 15, 67(12): 2547-2552.

第三节 体重生长发育异常相关疾病

导读 掌握低体重和体重过重的诊断标准，注意不要将身材矮小误诊为营养不良；也不要把营养不良误诊为身材矮小。了解低体重和体重过重的疾病种类。

一、低体重

(一) 定义

体重低于同年龄、同性别儿童体重正常参照值的均值减两个标准差(<–2SD)或 <P3rd 为低体重(underweight)。

(二) 病因

1. 身材矮小 一般儿童体重与身高的发育平行，故矮小儿童体重亦偏低，如家族性矮小。

2. 营养不良 宫内营养不良婴儿和严重营养不良婴幼儿，多伴生长迟缓。

3. 慢性疾病 严重心肾疾病，慢性消耗性疾病，如结核病、反复呼吸道感染、肠寄生虫病、慢性消化不良以及慢性肝炎等，致使消化吸收功能降低及蛋白质、能量消耗增加。也可见于恶性肿瘤，如白血病、淋巴肉瘤等晚期消瘦。还可见于某些内分泌或代谢异常性疾病，如糖尿病、慢性肾上腺皮质功能减退等。

4. 精神因素 不良的生存环境、长期的神经心理压抑、受虐待等可使儿童的精神长期处于紧张状态、负担过重或受到压抑而影响食欲，或儿童缺乏母爱和适当的刺激而导致体重不增或下降。青春期女童可因神经性厌食致体重降低。

二、体重过重

(一) 定义

体重大于同年龄、同性别儿童体重正常参照值均值加两个标准差(>2SD)或 >P97th 为体重过重(overweight)。

(二) 病因

1. 高身材 儿童体重与身高的发育平行，致体重增加。

2. 营养失衡 因摄入能量过多使身体有过多脂肪致体重发育超过身高发育速度(详见第五

篇第二十四章儿童期超重/肥胖及相关性疾病)。

3. 疾病因素 如严重心肾疾病所致水肿,病理性体重增加;继发性肥胖如库欣综合征、丘脑、垂体和性腺等疾病;某些综合征如Prader-Willi综合征,Laurence-moon-Biedlz综合征和Alstrom综合征等。

专家点评 营养不良致儿童身材矮小主要为婴儿,特别是小婴儿。年长儿营养不良多为继发其他疾病,身材矮小多为遗传、内分泌疾病。

(麻宏伟)

【参考文献】

1. Castaño LS, Restrepo AE, Rueda JD, et al. The effects of socioeconomic status and short stature on overweight, obesity and the risk of metabolic complications in adults. Colomb Med (Cali), 2013, 44(3): 146-154.
2. Cheetham T, Davies JH. Investigation and management of short stature. Arch Dis Child, 2014, 99(8): 767-771.

第四节 身高(长)生长异常

导读 需收集临床诊断儿童身材矮小病因的核心资料,即"矮"的标准、顶臀长(坐高)/身长(高)(判别身材匀称)、出生体重身长(判别小于胎龄儿)、体格生长资料(计算生长速率)、家族史(父母身材发育史、家庭成员身高——判别家族性身材矮小或体质性发育延迟)等,最重要资料是生长速度(至少间隔6个月);体格检查资料帮助判断营养不良、内分泌疾病、染色体病、骨骼遗传代谢性疾病,选择相应实验室检查。

一、矮身材

按中华医学会儿科分会内分泌遗传代谢学组2006年发表的"矮身材儿童诊治指南"的定义,矮身材(short stature)为儿童身高(长)小于同年龄、同性别儿童身高(长)正常均值减2个标准差(<-2SD)或≤$P3^{rd}$。临床上诊断矮小儿童的目的是确定原因,但儿童身材矮小原因较复杂,临床各具特征,需综合生长发育、内分泌、遗传代谢性疾病知识,临床需仔细鉴别,生长曲线是评估身材矮小的关键(表2-5-2、图2-5-10)。

表2-5-2 儿童身材矮小常见原因

分类	疾病
慢性疾病	严重营养不良[a]、慢性感染、先天心脏病、慢性哮喘、肾脏病、严重地中海贫血、幼年型类风湿关节炎、炎症性肠病、乳糜泻、精神剥夺
正常变异	遗传性矮小、体质性发育延迟
骨骼发育性疾病	骨软骨发育异常(软骨发育低下、软骨发育不全)脊柱骨骺发育不良
宫内发育不良	小于胎龄儿[b]
内分泌疾病	生长激素缺乏[c]、甲状腺功能减低症、糖尿病、库欣综合征
染色体、基因病	21-三体综合征、Turner综合征、Prader-Willi综合征、William综合征、Russell-Silver综合征、Noonan综合征
遗传代谢病	黏多糖病(MPS)

a: http://www.nlm.nih.gov/medlineplus/ency/article/000404.htm; b: http://www.nlm.nih.gov/medlineplus/ency/article/002302.htm; c: http://www.nlm.nih.gov/medlineplus/ency/article/001176.htm

(一) 慢性疾病

1. 严重营养不良 约有2.5%~3%的儿童矮小,其中严重营养不良是生长身材的最常见原因。因长期喂养不当,慢性疾病及严重畸形所致能量、蛋白质摄入明显不足。儿童矮小水平临界正常,骨龄可稍落后。营养改善生长加速后骨龄恢复正常。

2. 继发严重疾病 患严重先天性心脏病、肝脏、肾脏、慢性腹泻等疾病的婴幼儿生长迟缓。治疗原发疾病后生长可改善。

3. 精神心理因素 精神、心理障碍性矮小(psychosocial shore stature)儿童可因长期精神心理创伤,如父母离异、被父母遗弃或虐待、遭遇突发事件等,导致GH分泌不足,生长迟缓,骨龄落后,第二性征发育延迟,可伴行为、情绪以及睡眠等问题。改善生活不利因素后儿童可恢复正常生长。

(二) 正常遗传变异

1975年后又称特发性矮小(idiopathic short stature, ISS),估计儿科临床中80%的矮小儿童为正常遗传变异。ISS包括目前病因不明的身材矮小,是儿童期身材矮小的最常见原因,包括家族性或遗传性矮小、体质性发育延迟。因无低出生

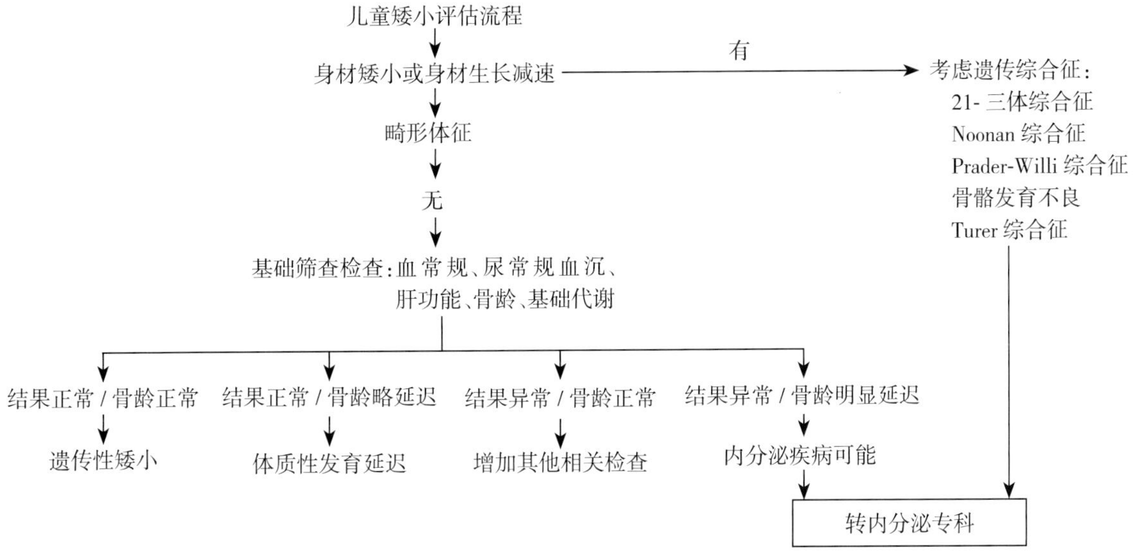

图 2-5-10 儿童矮小评估流程

体重、身长史和疾病史，故采用"排除"的方法诊断。ISS 可能包括部分未常规检测的遗传异常，如近年的研究提示身材矮小同源盒基因（short stature homeobox，SHOX）可能 ISS 的是 1/4 原因。1995 年后美国食品和药物管理局（Food and Drug Administration，FAD）批准用生长激素治疗身高 <-2.25SD，或男童预测身高 <160cm（63 英寸）、女童 <150cm（59 英寸）的 ISS 儿童，但生长激素治疗仍然存在争议。

1. 遗传性矮小 或称家族性矮小（familial short stature，FSS）。儿童身高有明显的遗传背景，双亲或双亲之一身高 <-2SD。但提供专业医生关于双亲矮小的标准仍然存在争论，目前多采用双亲身高估计儿童的目标高度（或靶身高、target height）*$<P3^{rd}$。FSS 儿童出生时身长、体重正常，身高增长速度正常，骨龄正常，智力和性发育正常，体格检查正常（图 2-5-11）。

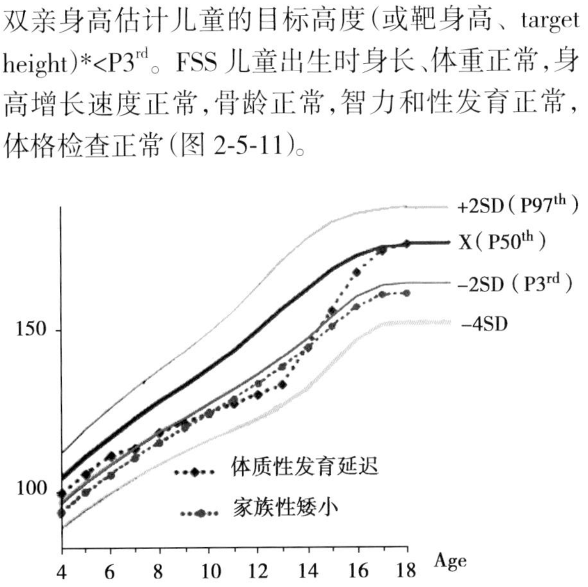

图 2-5-11 家族性矮小与体质性发育延迟男童生长曲线比较

* 儿童的目标高度计算：女童 =［母亲身高 cm+（父亲身高 cm-13）］/2

男童 =［父亲身高 cm+（母亲身高 cm +13）］/2

2. 体质性发育延迟 为正常生长发育的变异，伴或不伴青春期发育延迟。出生时身高与体重正常，生后生长发育速度为正常的低限，骨龄正常或稍延迟，第二性征发育可延迟（见图 2-5-11），最终身高正常，故称体质性发育延迟（constitutional growth delay，CGD）。往往有发育延迟家族史，多见男童。无需特殊处理。

（三）继发于宫内发育不良的矮小

因宫内发育受限致婴儿出生时体重、身长低于同胎龄儿，即为小于胎龄儿（small for gestational infant，SGA）（详见第二篇第三章第二节）。但约 10% 的 SGA 3 岁左右体重、身高仍 $<P3^{rd}$，即身高生长仍未赶上正常儿童，青春期前身高为低水平增长（女童 4~5cm/y、男童 3.5~4.5cm/y），即 SGA 持续的出生后生长障碍（sustained postnatal growth failure secondary to intrauterine growth restriction）。临床特点为身材匀称性矮小，骨龄正常或略延迟，不伴畸形。因难以获得确切的儿童出生身长数据，同时低出生身长的病因不清，使临床上不易区别 SGA 与 ISS。如有低出生身长数据可诊断 SGA，对出生身长不清楚的矮小儿童则诊断为 ISS。1995 年后美国 FDA 也批准 2 岁后身高仍 $<P3^{rd}$ 的 SGA 儿童可用生长激素治疗（图 2-5-12），但治疗仍存在诱导糖不耐受（carbohydrate intolerance）风险。

（四）内分泌疾病

约 5% 矮小儿童与内分泌疾病有关。

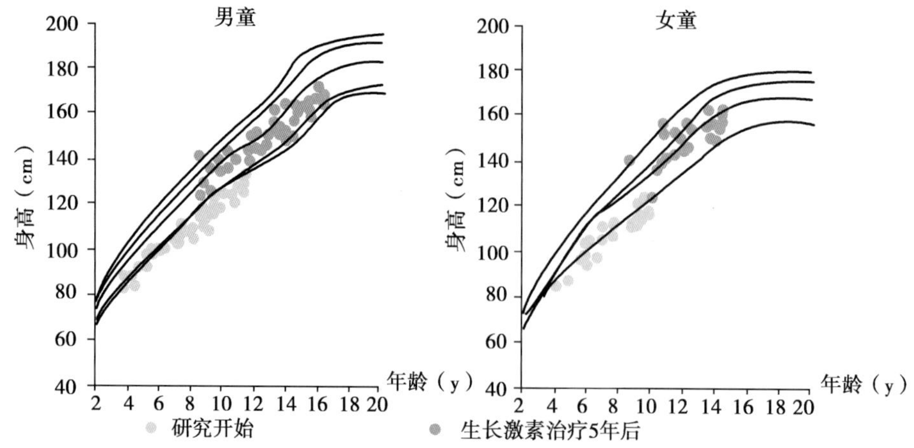

图 2-5-12 生长激素治疗继发于 SGA 矮小儿童

1. 生长激素缺乏症 因下丘脑或垂体结构或功能障碍所致生长激素轴失调，可是先天性或获得性缺乏，可是部分或完全性生长激素缺乏，亦可为单一生长激素缺乏或伴其他垂体激素缺乏。多数儿童生长激素缺乏是原发性的(idiopathic growth hormone deficiency，GHD)，也可继发于颅脑肿瘤(如颅咽管肿瘤 craniopharyngioma)或遗传性。儿童生长激素缺乏临床表现与年龄有关，如多数原发性 GHD 出生身长体重正常，婴儿期 GHD 症状多与其他疾病重叠(如新生儿可表现为低血糖、黄疸持续时间延长或小阴茎；1 岁后儿童身长生长速度减慢(3cm/yr)，往往延迟至明显生长迟缓才能明确诊断。因此，定期监测儿童身高的生长速度是早期诊断的关键。原发性 GHD 多见于男童，智能发育正常，为身材匀称性矮小，幼稚面容，骨龄≤2 岁(正常儿童骨龄 ±1~2 岁)，多伴青春期发育延迟(图 2-5-13)。1983 年劳森 - 威尔金斯儿科内分泌学会的药物和治疗委员会(Lawson Wilkins Pediatric Endocrinology Society Drug and Therapeutics Committee)首先发表生长激素应用指南。1985 年美国 FDA 终止使用人垂体源生长激素，采用重组人生长激素(rhGH)。1995 年指南更新，临床结果证实 GH 替代治疗可改善 GHD 儿童身高发育。

2. 先天性甲状腺功能减低症 为甲状腺分泌甲状腺激素不足所致，发病率约为 1/2050。按 2011 年中华医学会儿科学分会内分泌遗传代谢学组、中华预防医学会儿童保健分会新生儿疾病筛查学组发表的“中国先天性甲状腺功能减低症诊疗共识”分类，先天性甲状腺功能减低症(congenital hypothyroidism)(先天性甲减)分为原发性和继发性。原发性甲减为先天性甲状腺组织发育异常、异位或甲状腺激素合成酶缺陷(系常染色体隐性遗传)；继发性甲减病变部位在下丘脑和垂体，又称中枢性甲减。严重先天性甲减儿童生长缓慢，为身材比例不匀称性矮小(坐高 / 身高比例幼稚)，骨龄显著延迟；黏液性水肿面容，眼距宽、鼻梁宽平、舌大而宽、表情淡漠(图 2-5-14)；皮肤粗糙，智力低下。因甲状腺素(T_4)能从胎盘转运供给患儿，婴儿出生时症状可不典型，如仅表现食欲缺乏、黄疸、便秘等，易被忽略。因早期治疗可显著改善儿童生长与发育，因此各国都规定新生儿需进行甲状腺功能筛查。甲状腺功能检测可以确诊，采用甲状腺素终生替代治疗(图 2-5-15)。

(五) 染色体与基因异常

1. Silver-Russell 综合征 1953 年美国 Henry Silver 教授首先报告低出生体重、有特殊面容(倒三角形、前额突出、小下颌)、肢体不对称和生长迟缓等临床症状的病例，1954 年英国学者 Alexander Russell 也描述同样疾病，故命名为 Silver -Russell 综合征(Silver -Russell syndrome，SRS)。SRS 的确切发病率不清，估计为 1/50 000~100 000。除此，SRS 儿童还伴有精神发育迟滞和多发畸形。因出生体重低，曾将 SRS 视为 SGA。但近年的研究显示 SRS 与染色体异常有关，即第 7 号染色体为母亲单亲二体(图 2-5-16)。

2. 先天性卵巢发育不全 又称 Turner 综合征(Turner syndrome，TS)，因所有(45，XO)或部分细胞(45，XO/46，XX)缺少一条或部分 X 染色体(46，XdelXp 或 46XiXq)，是人类唯一能生存的单体综合征，也是临床上较常见的染色体疾病之一(详见第四篇第十七章第一节)。是女童矮小最常见病因之一，发生率约为 1/2000~1/5000。TS 特征性体征

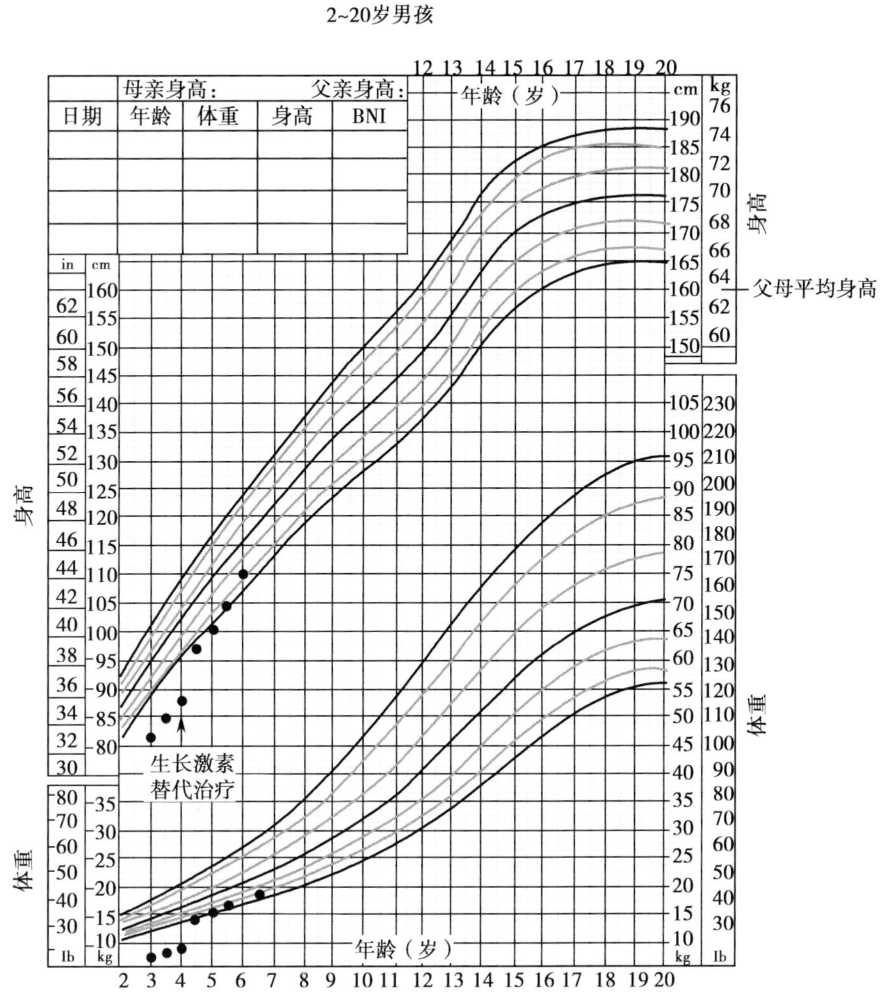

图 2-5-13　生长激素缺乏治疗后生长曲线特点

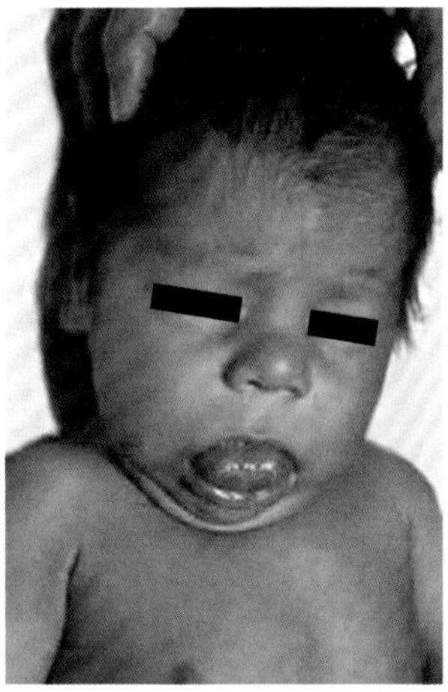

图 2-5-14　先天性甲状腺功能减低症婴儿特殊面容

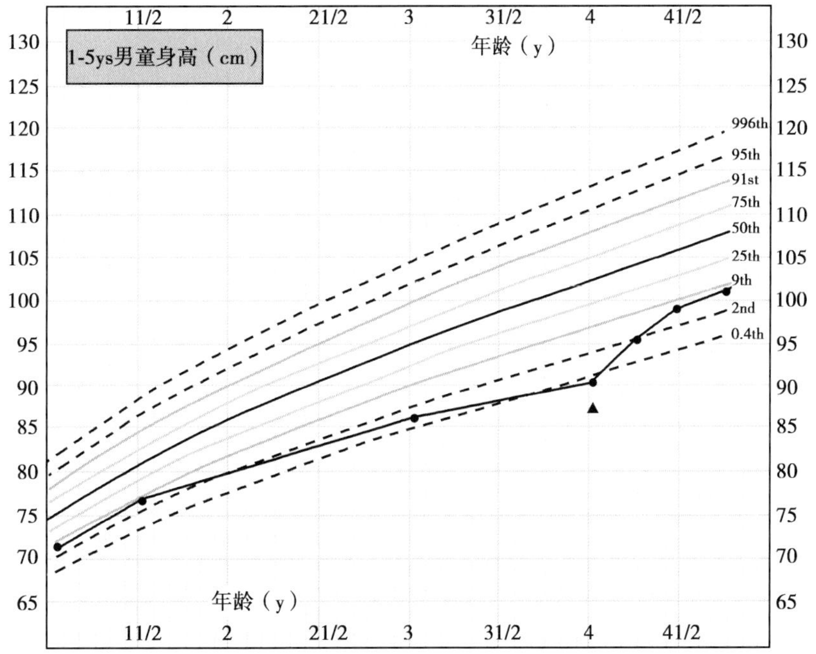

图 2-5-15　特发性甲状腺功能减低症儿童治疗前后生长曲线

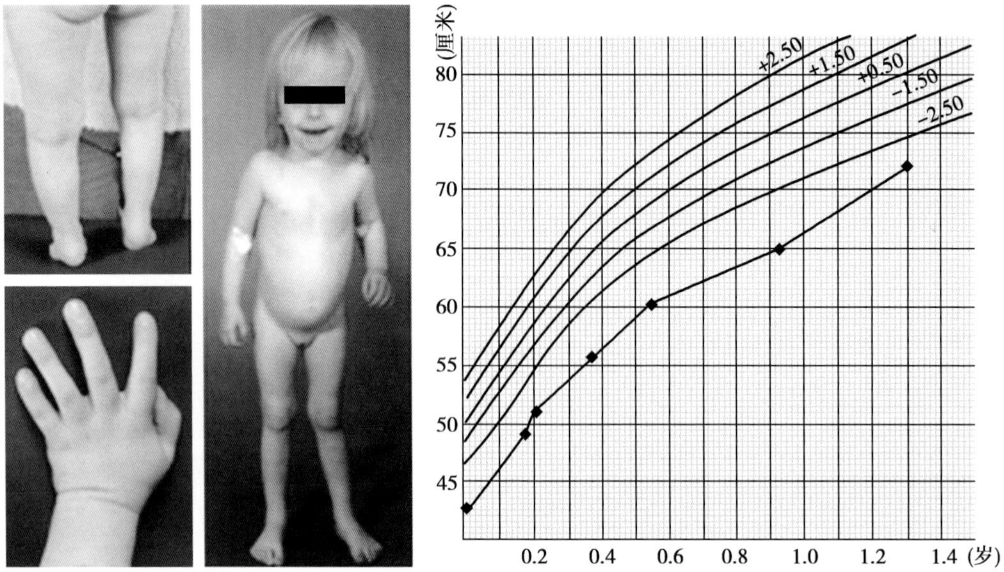

图 2-5-16 Russell-Silver 综合征

是身材矮小，性发育呈幼稚状态及原发性闭经；蹼颈、肘外翻、发际低、盾状胸、乳头间距增宽、无第二性征；智力多正常(图 2-5-17)。染色体检查确诊。1995 年 FAD 批准 GH 治疗 TS，可改善身高。

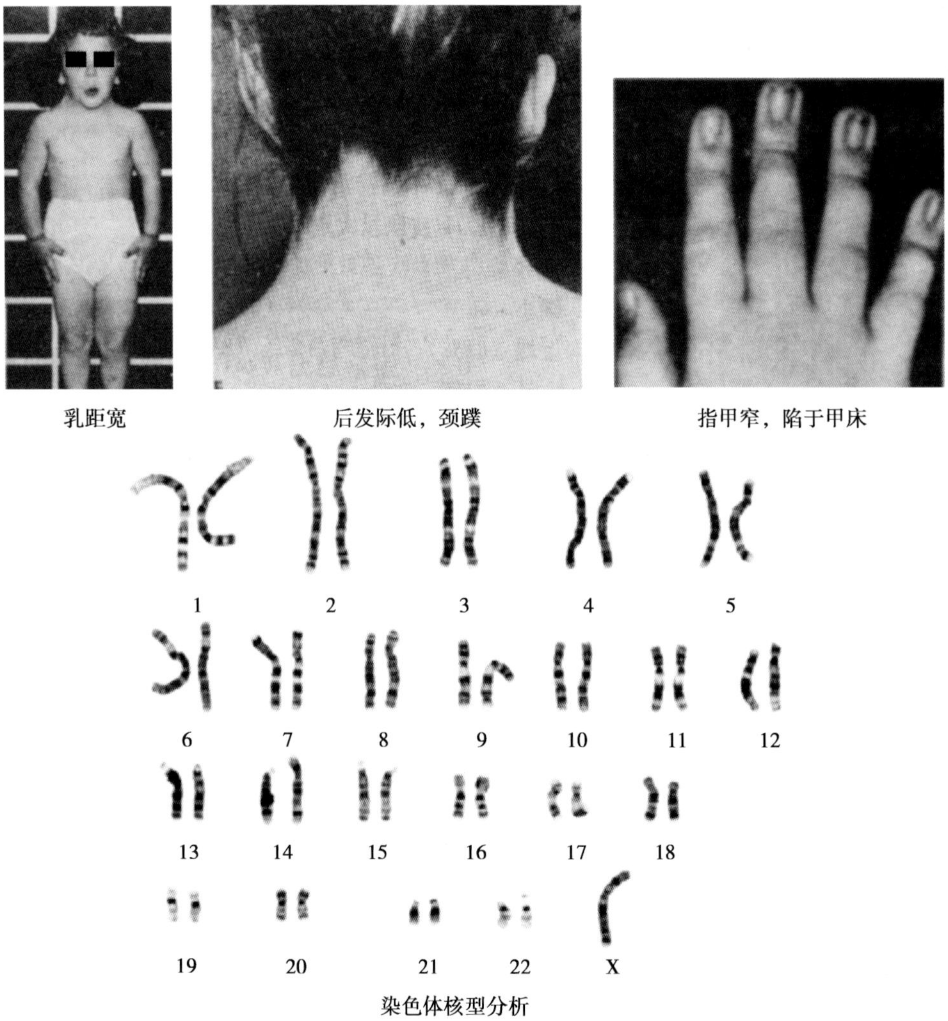

图 2-5-17 Turner 综合征体征

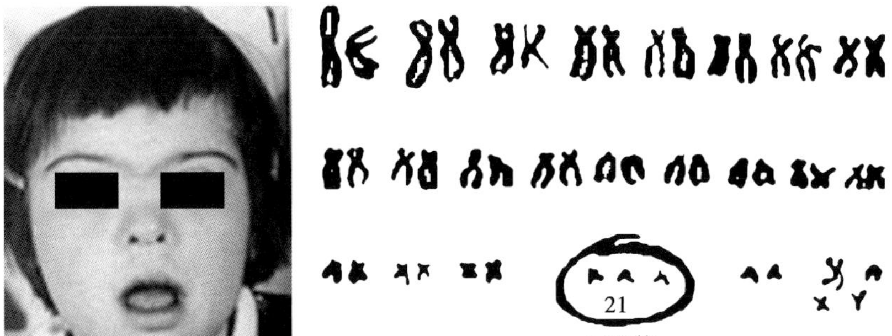

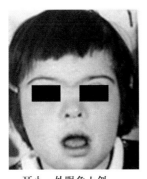

耳小，外眼角上斜，
伸舌，鼻梁低平

三倍体
染色体核型分析

图 2-5-18 21- 三体综合征

3. 21- 三体综合征 又称为先天愚型、Down 综合征(唐氏综合征),是人类最常见的染色体病(详见第第四篇第三章第一节)。21- 三体综合征(21-trisomy syndrome)儿童有共同的特殊面容(眼距宽,小眼裂,双眼外上斜,鼻梁低平,伸舌)(图 2-5-18),生长迟缓,智力发育障碍等多发畸形。染色体检查可确诊,尚无特殊治疗方法。

4. Prader-Willi 综合征 又称为 Prader-Labhar-Willi 综合征、隐睾 - 侏儒 - 肥胖 - 智力低下综合征、肌张力减退 - 智力减退 - 性腺功能减退与肥胖综合征。1956 年由瑞士教授 A Prader,A Labhart 和 H Willi 医生等首次报道。PWS 发病率为 1/25 000~1/10 000,已证实为母源 15 号染色体的单亲二体(maternal uniparental disomy,mUPD)或父源 15 号染色体上的关键片段发生微小缺失所致。症状与年龄有关,婴幼儿期严重肌无力致喂养困难,1~4 岁因食欲亢进而出现中枢性肥胖。特殊面容如狭额、小眼裂、鱼形嘴、小下颌;身材矮小,骨龄正常或延迟,外生殖器发育不良如小阴茎、隐睾、缺乏第二性征(图 2-5-19)。1995 年后美国 FDA 批准采用生长激素治疗。

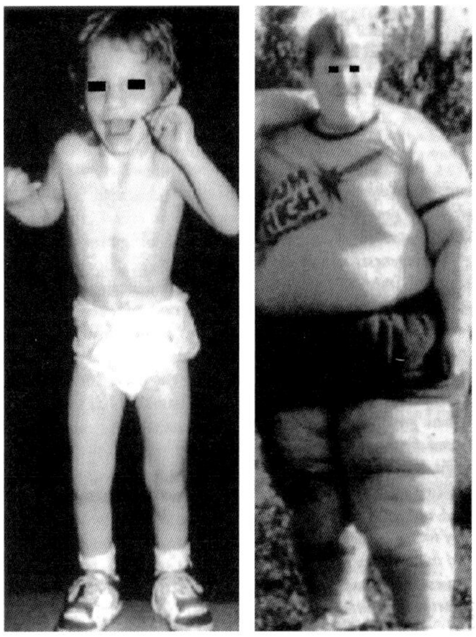

图 2-5-19 Prader-Willi 综合征

5. Laron 综合征 1966 年以色列学者 Zvi Laron 与 A. Pertzelan 和 S. Mannheimer 首先报道 GH 抵抗的病例后,将遗传性垂体性侏儒症伴 GH 增高命名为 Laron 综合征(LS),又称 Laron 侏儒、完全性生长激素不敏感、生长激素受体缺乏症、生长激素不敏感综合征。分子遗传学研究证实 LS 为生长激素受体(GHR)基因突变致胰岛素样生长因子(IGF-1)特别低,系常染色体隐性遗传。临床表现与单纯性生长激素缺乏病相同,严重的生长落后,伴特殊面容(前额突出、大眼睛、塌鼻梁),头发稀软,前囟延迟闭合;血生化特点为高生长激素(GH)、低胰岛素样生长因子 -1(IGF-1)和低胰岛素样生长因子结合蛋白 -3(IGFBP-3)。2005 年美国 FDA 批准用重组人胰岛素样生长因子结合蛋白 -1 治疗(图 2-5-20)。

(六) 遗传代谢病

1. 糖原累积病 是一类由于先天性酶缺陷所造成的糖原代谢障碍疾病,涉及 8 种酶,称为糖原累积病(glycogen storage disease,GSD)。临床表现分 12 型,Ⅰ、Ⅲ、Ⅳ、Ⅵ、Ⅸ型以肝脏病变为主,Ⅱ、Ⅴ、Ⅶ型以肌肉组织受损为主,发病率约为 1/20 000~1/25 000。Ⅰ型 GSD 最常见,为葡萄糖 -6- 磷酸酶或葡萄糖 -6- 磷酸酶转运体缺乏。Ⅰ型 GSD 临床表现为肝大、空腹低血糖、乳酸性酸中毒、高血脂、高尿酸血症、骨质破坏、生长迟缓、出血倾向、免疫力低下等。

2. 黏多糖病 因溶酶体中某些酶的缺乏不能完全降解黏多糖致黏多糖代谢障碍,临床表现之一是身材矮小(详见本章第一节)。

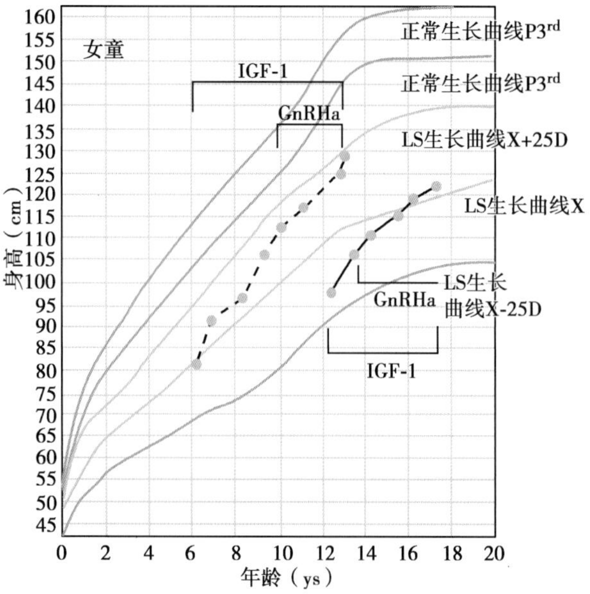

图 2-5-20 Laron 综合征生长曲线与正常生长曲线叠加比较 Laron 综合征治疗结果

（七）骨骼发育异常

1. 骨软骨发育异常

（1）软骨发育不全： 骨骼发育异常引起的矮小多为非不匀称性矮小，其中软骨发育不全（achondroplasia，ACH）最为常见（详见本章第一节）。

（2）软骨发育低下： 临床表现与 ACH 相似，但软骨发育低下（hypochondroplasia，HCH）症状较轻，不典型，易被漏诊或误诊为 ISS。临床表现为不匀称性矮小，轻度腰椎前凸和膝内翻，面部特征不典型，X 线呈轻度 ACH 改变。近年有关于用 GH 治疗 HCH 的报道。

2. 成骨不全症 以反复多发性骨折和骨畸形为特点。成骨不全症（osteogenesis imperfecta，OI）分先天型（重型）和迟发型（轻型）。先天型成骨不全儿童的骨折始于胎儿或新生儿期，生长迟缓，肢体粗短，伴多种骨畸形，常因颅内出血致宫内死亡或早年夭折，骨骼 X 线多为粗骨型。迟发型成骨不全为婴儿期后一年后出现骨折和骨骼畸形，如脊柱侧弯、后凸与胸廓畸形，因脊柱及下肢多发性骨折畸形造成生长迟缓；可伴蓝色巩膜，传导性或神经性耳聋。骨骼 X 线显示多处陈旧性骨折，为细骨型（图 2-5-21）。

3. 脊柱骨骺发育不良 是一组因基因突变导致脊柱和骨骺畸形的疾病。主要临床表现包括非匀称性矮身材（短颈、短躯干）、胸部畸形和早发性关节退行性变，可伴视、听异常。脊柱骨骺发育不良（spondyloepiphyseal dysplasia，SED）主要分先天性 SED（SED congenita，SEDC）和迟发性（SED tarda，SEDT）2 大类。影像学表现为椎体变扁及骨骺发育不良（图 2-5-22）。尚无有效治疗方法。

二、超高身材

儿童身高（长）大于同年龄、同性别儿童正常均值加 2 个标准差（>+2SD）或 >P97th 为超高身材（tall stature）。与矮小儿童不同，多数超高身材的儿童为正常生长，仅少数为病理性。身材加速（>2 个主百分位线）可能是某些严重疾病的早期表现（图 2-5-23），如先天性肾上腺皮质增生症；身体比例有助高身材疾病的鉴别诊断，体质性高身材儿童上部 / 下部以及指距正常，Klinefelter 综合征儿童指距 > 身高 5cm；评估性发育水平可帮助诊断性早熟致身高发育异常，Klinefelter 综合征儿童睾丸小；裂隙灯检查证实晶体半脱位可帮助诊断 Marfan 综合征儿童。

（一）家族性高身材

即儿童身高发育与双亲身高一致，如父母身

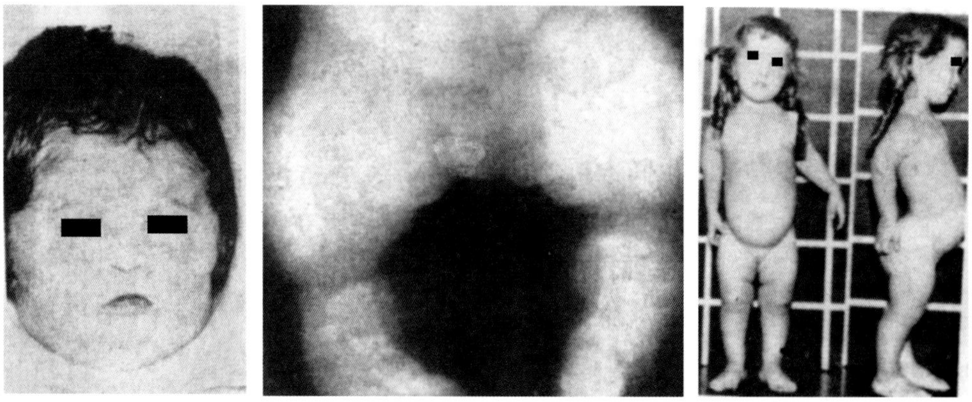

眼眶浅，鼻梁低平　　长骨短粗，角度弯曲

图 2-5-21 成骨发育不全

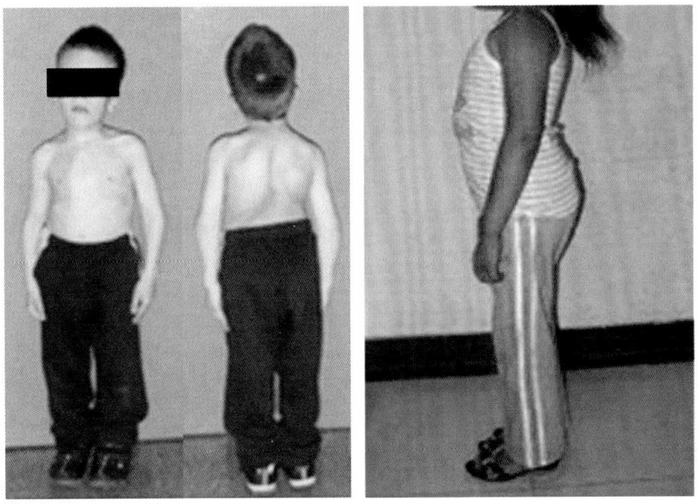

图 2-5-22 脊柱骨骺发育不良

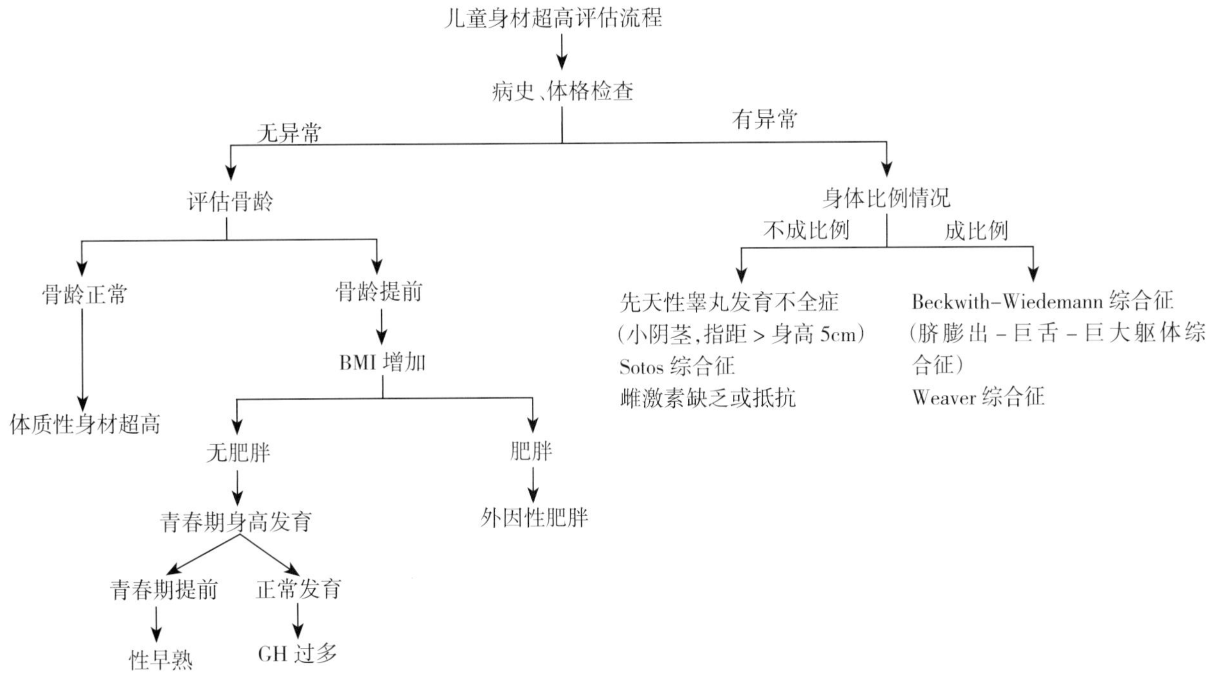

图 2-5-23 儿童身材超高评估流程

材高,子女一般也较高。身高发育主要取决于遗传因素。

(二) 性早熟

青春期前儿童出现第二性征同时伴有身高提前生长,女童多见(详见第二篇第一章第三节)。性早熟(precocious puberty)儿童伴有短期生长加速,因性激素提前启动致骨骺闭合提前,最终身高低于靶身高。

(三) 染色体异常

1. Klinefelter 综合征 即先天性睾丸发育不全症。主要症状为身材高,四肢长,指距 > 身高 5cm,第二性征发育不良,有女性化表现如乳房发育,睾丸小而质硬,97% Klinefelter 综合征男性不育。部分智力低下或精神异常。

2. 47,XYY 综合征 因染色体数为 47 条,性染色体为 XYY,故又称 YY 综合征或超雄综合征。临床症状为身材超高(多 >180cm),智力偏低,脾气暴躁、性情古怪、易激动、固执、具有反社会行为倾向。多数性发育正常,少数性发育不全。

(四) 基因异常

1. 马方综合征 又称蜘蛛样指(趾)综合征(Marfan syndrome,MS)。系常染色体显性遗传性结

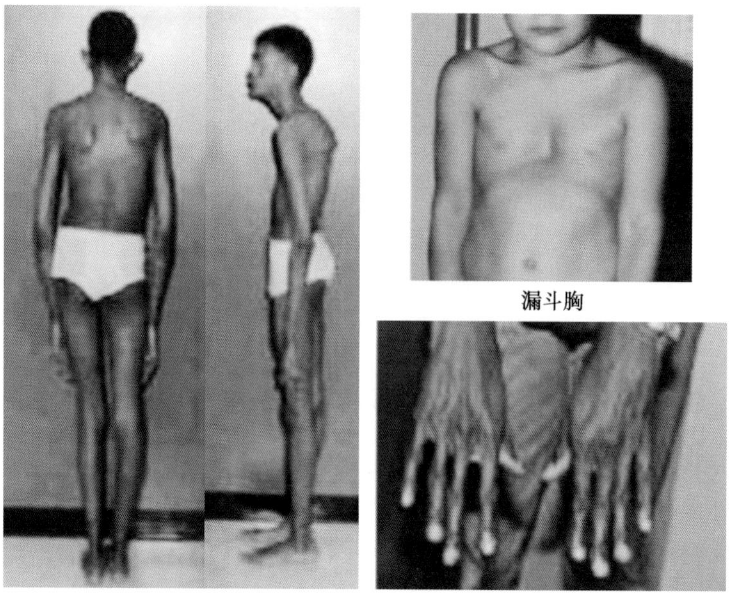

四肢细长，指距>身长

漏斗胸

蜘蛛样指

图 2-3-24　蜘蛛样指（趾）综合征（Marfan 综合征）

缔组织疾病，与原纤维蛋白基因（fibrillin-1，FBN1）异常有关（图 2-5-24）。MS 是以管状骨细长、蜘蛛样指（趾）、眼晶状体移位及先天性心脏病为特征的一组症候群。肢体细长，手和膝过度伸展，智力正常。

2. 巨人症　可能与芳基烃交互蛋白质基因（AIP）异常有关，*AIP* 基因异常可以引发垂体肿瘤导致 GH 分泌过多。GH 分泌过多致青少年骨骺闭合延迟形成巨人症（gigantism），青春期后骨骺已融合则形成肢端肥大症（acromegaly）。

专家点评

- 儿童身材矮小原因较复杂，涉及专业知识面较广，临床需仔细鉴别。不宜采取"套餐"或同一方法处理，因儿童矮小症不是急症，容许观察，随访获得生长速度。
- 身材加速（>2 个主百分位线）、身体比例、性发育水平评估可帮助诊断身高发育异常。
- 儿童矮小与身材过高疾病的鉴别需要身高生长速度。应告诉家长定期检测儿童身高、体重，从连续测量可获得儿童生长速度。

（麻宏伟）

【参考文献】

1. 中华医学会儿科分会内分泌遗传代谢学组．矮身材儿童诊治指南．中华儿科杂志，2008 年，46（6）：428-430.
2. Benjamin U. N，Mary M Lee. Evaluation of Short and Tall Stature in Children. American Family Physician，2008. Volume 78（5）：597-604.
3. Wit JM，Clayton PE，Rogol AD.et al. Idiopathic short stature：definition，epidemiology，and diagnostic evaluation. Growth Horm IGF Res. 2008，18（2）：89-110.
4. THOMAS A WILSON，SUSAN R ROSE，PINCHAS COHEN，et al. Update of guidelines for the use of growth hormone in children：the lawson wilkins pediatric endocrinology society drug and therapeutics committee. J Pediatr 2003；143：415-421.
5. Sas T，de Waal W，Mulder P，et al. Growth hormone treatment in children with short stature born small for gestational age：5-year results of a randomized，double-blind，dose-response trial. J Clin Endocrinol Metab，1999；84：3064-70.
6. 中华医学会儿科学分会内分泌遗传代谢学组，中华预防医学会儿童保健分会新生儿疾病筛查学组．中国先天性甲状腺功能减低症诊疗共识．中华儿科杂志，2011，69（6）：421-424.

第六章 6

其他系统发育异常相关疾病

第一节 眼耳鼻发育异常相关疾病

导读 发育迟缓的儿童常涉及情感、智力、体格的异常，往往伴有不同特殊面容。因面部发育与前脑、脊索前板发育有关。儿科医生与儿童保健医生临床体格需仔细观察眼耳鼻发育情况，异常的面部发育可是医生诊断的重要线索。

一、与眼发育异常相关疾病

（一）眼形态异常或畸形

眼眶结构的异常，如睑裂长度、宽度、倾斜度，睫毛的长度、密度，虹膜颜色、结构，瞳孔大小、外形等是儿童眼常见形态学异常或畸形。

常见的儿童眼外观形态异常有：

1. 睑裂倾斜度异常 如21-三体综合征儿童的睑裂向外上斜。

2. 内眦间距过宽 >2SD伴眼距过宽与鼻梁平（塌）（图2-6-1a）。

3. 上睑下垂 多因提上睑肌功能不全或丧失，以致上睑呈现部分或全部下垂，轻者遮盖部分瞳孔，严重者瞳孔全部被遮盖。多为双侧，有时为单侧，可为常染色体显性或隐性遗传。双侧下垂者视物时有仰首克服视力障碍的特殊姿态。先天性上睑下垂可致弱视（图2-6-1b）。

4. 睫毛异常 如倒睫，常伴睑内翻。

5. 虹膜异色 为单侧或片状的色素减退，属先天性虹膜基质发育不全，一般不影响视力。

6. 虹膜缺损 多与早期胚眼发育过程中胚裂闭合不全致脉络膜裂在虹膜处未完全闭合，形

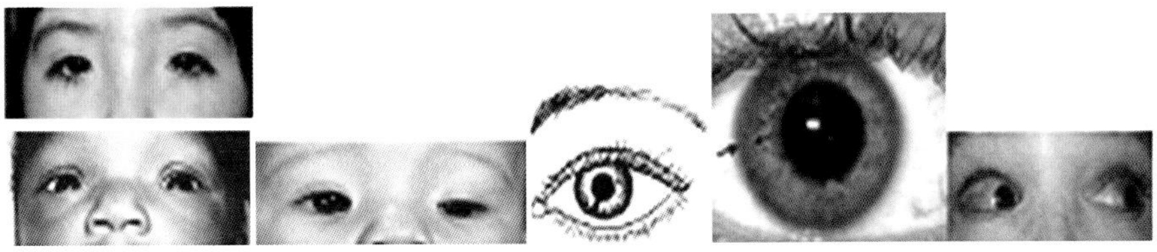

内眦间距过宽 a　　左眼上睑下垂 b　　虹膜缺损 c　　K-F环 d　　蓝灰色巩膜 e

图2-6-1 常见眼形态异常

成虹膜下方缺损(图 2-6-1c)。先天性无虹膜可孤立出现或并发于部分综合征，如 Wilms 瘤综合征或其他泌尿生殖系统异常；

7. K-F 环 即角膜色素环，因铜沉积于角膜后弹力层所致，多见双眼(图 2-6-1d)；是肝豆状核变性病的最重要体征，大多出现神经症状时就可发现 K-F 环，须用裂隙灯检查；

8. 蓝灰色巩膜 在成骨不全症可能呈现(图 2-6-1e)。

(二) 先天性眼发育异常

1. 先天性眼病 胚胎早期眼受到感染、接触有害射线和毒物等伤害，均可影响到胎儿眼的正常发育，形成先天性眼病(congenital eye disease)。

(1) **晶状体发育异常**：包括混浊(白内障)、形态(圆锥形晶状体)、大小(小球形晶状体)、位置(晶状体异位)等；

(2) **房角组织异常**：房水排出障碍所致的婴幼儿型青光眼；

(3) **胚裂闭合不全**：导致虹膜、睫状体、脉络膜和视网膜缺损；

(4) **瞳孔膜萎缩不全**：胚胎 7 月龄时形成先天性永存瞳孔膜；

(5) **眼睑异常**：如多博维茨综合征与胎儿酒精谱系障碍可见缺损、睑裂缩短；努南综合征和弗里曼 - 谢尔登综合征常出现上睑下垂等；

(6) **视神经发育不良**

(7) **角膜异常**：先天性大角膜、先天性小角膜、扁平角膜、球形角膜、巩膜化角膜、先天性角膜混浊、角膜皮样瘤等；

(8) **先天性小眼球**：常伴有眼前节发育不全、先天性白内障、脉络膜视网膜缺损、视网膜发育不良等。目前的研究认为与先天性小眼球相关的致病基因或位点有 *MITF*、*SOX2*、*PAX6*、*MCOP* 和 *NNO2* 等。

2. 先天异常 一个或多个基因缺陷或染色体结构畸变或染色体数目异常致眼发育缺陷。

(1) ***Pax6* 基因**：位于 11q13，在眼泡和未来的晶状体中表达。多种眼缺陷中发现 *Pax6* 的杂合突变：①无虹膜：一种全眼疾病，其虹膜、角膜、晶体和视网膜的发育受阻；② Peter 异常：为眼前节缺陷，角膜中央混浊并与虹膜粘连，伴或不伴晶体附着于角膜的中央或白内障。有报告 *Pax6* 纯合突变导致无眼和严重的脑缺陷。

(2) ***RIEG* 基因**：*RIEG* 基因突变导致的 Rieger 综合征，为常染色体显性遗传。有眼部异常，如双眼发育缺陷(瞳孔异位、虹膜萎缩及孔洞形成)，或继发性青光眼；全身发育异常，主要是牙齿和面骨的发育不良。

(3) ***COL4A5*、*COL4A3* 或 *COL4A4* 基因**：突变导致 Alport 综合征，又称眼 - 耳 - 肾综合征。10%~20% 的患儿有眼部病变，包括近视、斜视、眼球震颤、圆锥形角膜、角膜色素沉着、球形晶体、白内障及眼底病变。眼底病变常见黄斑区色素改变，中央凹周围有黄色或白色的颗粒形成。儿童眼底病变黄斑区中央凹反射消失可能是唯一临床异常。

(三) 眼形态学异常与相关综合征

1. 瓦登伯革氏综合征 又称耳聋白发眼病综合征。儿童额前有特征性的一撮白发，眼部表现为完全或部分虹膜异色(蓝眼珠)、内眦外移(两眼眼距较宽，但瞳孔间距离正常)、鼻根宽阔、并眉，常合并听力障碍。*PAX3*、*MITF*、*EDN3*、*EDNRB* 及 *SOX10* 等基因突变可致瓦氏症候群(Waardenburg syndrome)。

2. 额鼻发育不良综合征 为常染色体显性或不完全外显性遗传性疾病。额鼻发育不良综合征(Frontonasal dysplasia syndrome)涉及 *Alx* 基因突变，分 3 型。1 型通常有长鼻子异常、上睑下垂等；3 型的特征包括无眼畸形、小眼球和低位耳，通常是最严重的面部畸形。其他面部异常还有眼距过宽，鼻、上唇或腭裂，隐性前颅裂等表现。

3. 先天性颅缝早闭综合征 克鲁宗综合征(Crouzon syndrome)及阿佩尔综合征(Apert syndrome)为典型的先天性颅缝早闭综合征(craniosynostosis syndrome)，*FGFR*、*TWIST* 基因点突变可能与颅缝早闭所致的头颅畸形、突眼和面中部严重发育不良有关。Crouzon 综合征是一组由多发性颅部骨缝和面部骨缝早闭引起的颅部和面部复合畸形的症候群，以颅缝闭合过早(舟状头、短头形)、上颌发育不良以及眼球突出、眼距宽、颜面上部宽、口唇呈弓状隆起等为主要特征，常伴颅内压增高症。Apert 综合征又称为尖头并指综合征(acrocephalosyndactyly syndrome)，常染色体显性遗传性疾病，是以尖头、短头、面中部发育不良及并指(趾)为特征的一组症候群。Apert 综合征的颅面部症状与 Crouzon 综合征相似，Apert 综合征婴儿期面中部后缩凹陷、外眦下斜、尖头、短头，可伴中度的眶距增宽症及并指(趾)。

4. Zellweger 综合征 又称脑肝肾综合征，为常染色体隐性遗传病。因过氧化物酶原发性缺陷，继发胆汁酸生物合成障碍。临床表现头面部畸形，如外耳畸形，眼病（眼裂上斜、眶上凸起发育不全、内眦赘皮、常伴白内障、青光眼、角膜混浊等）；神经系统症状为肌无力、抽搐，屈曲性挛缩。生长发育不良，肝大，黄疸（jaundice）。

二、与耳发育异常有关的疾病

1. 耳形态学异常或畸形 按耳形态畸形（小耳畸形）发生的部位和程度分为 3 级（表 2-6-1）。颌面骨发育不良（Treacher Collins 综合征）常见 2、3 级小耳畸形，伴眼、颧、上颌、下颌、口、鼻等畸形。

表 2-6-1 小耳畸形分级

程度	特征	图片
1 级	外耳：是主要病变，耳廓小，外耳各部尚可分辨； 外耳道：存在或部分闭锁； 鼓膜：存在，听力正常	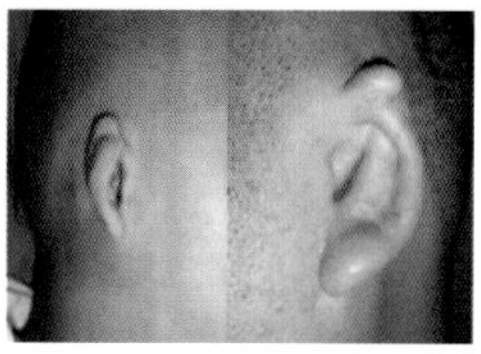
2 级	为临床常见类型，病变主要在外耳和中耳，呈传导性耳聋。 外耳：耳廓条索状，似耳轮； 外耳道：闭锁； 鼓膜：未发育，锤骨发育不全或未发育，锤砧二骨常融合或未发育，镫骨已发育或未发育，或 3 个听小骨均未发育。两窗或一窗缺如，面神经径路常异常	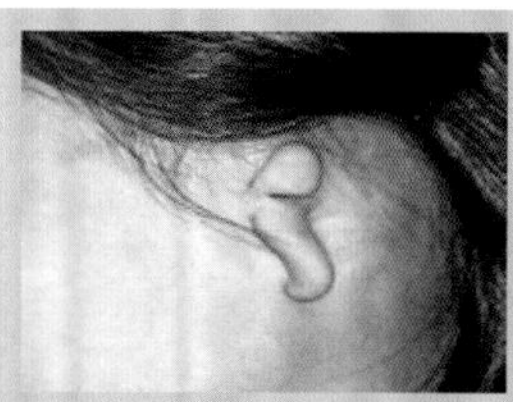
3 级	发病率最低，约占 2%。 外耳：耳廓残缺，仅有不规则突起； 外耳道：闭锁； 内耳：听骨链畸形或未发育，功能障碍	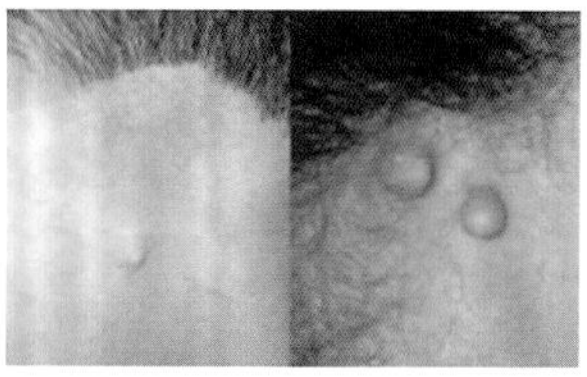

2. 耳部外观异常 外耳异常多为发育遗迹（表 2-6-2）。

表 2-6-2 常见的耳部异常情况

名称	特征及处理	图片
隐耳	先天性耳廓畸形，常为两侧，耳廓软骨上端隐入颞部头皮下，无明显的耳后沟。治疗为早期矫形手术	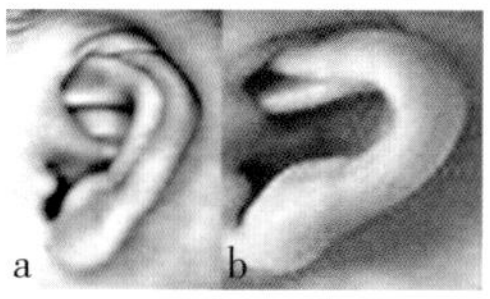
耳前瘘管	为第Ⅰ、Ⅱ鳃弓的耳廓原基在发育过程中融合不全的遗迹，常染色体显性遗传。无需特殊处理，保持局部清洁，减少挤压。如反复感染需手术切除	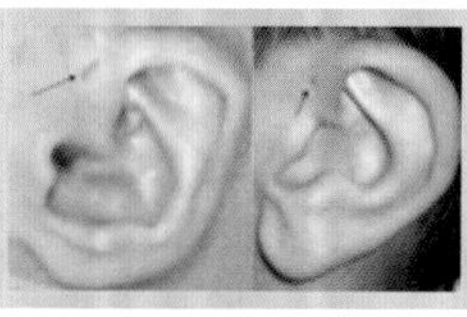
附耳	第Ⅰ腮弓或第Ⅰ、Ⅱ腮弓发育异常，正常耳廓耳屏前方的赘生组织又称耳赘；可移至颊部或颈部。可伴有颌骨异常、腭裂，牙齿发育不全等，可手术切除	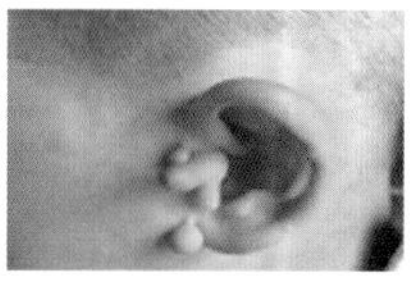
耳廓瘘管	同耳前瘘管	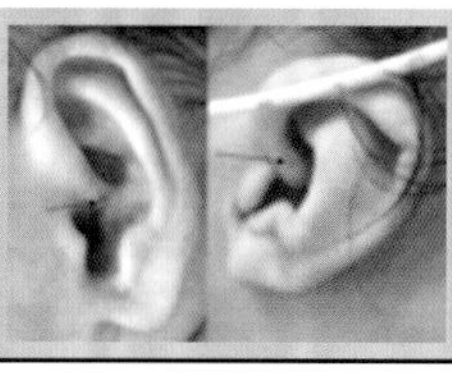

表 2-6-3 鼻外观畸形

名称	特征	图片
鼻翼裂	胚胎时期上额突外侧鼻突与球突未融合所致的一种面裂畸形	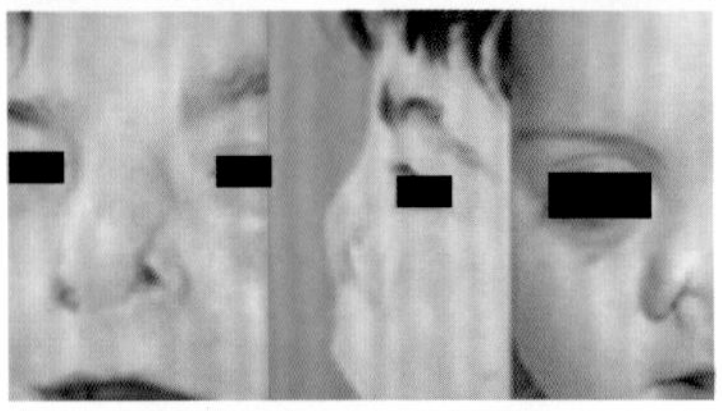
单鼻孔	仅有一个鼻孔，可位于中间部位或偏向一侧，鼻小柱缺失	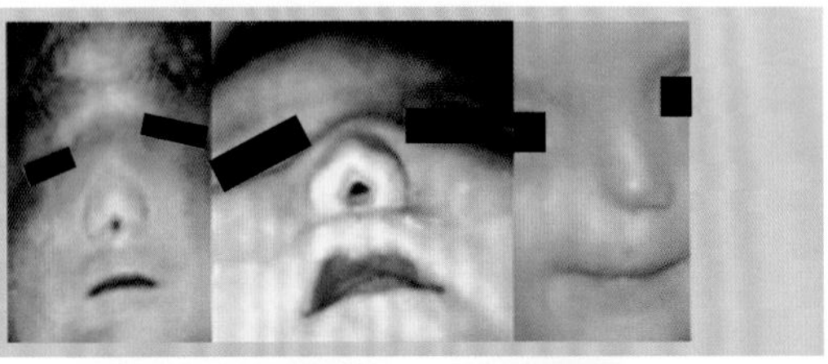
额外鼻孔和双鼻畸形	外鼻孔指在两侧鼻前孔的上方即鼻尖外出现一额外鼻孔。双鼻畸形为两个外鼻，4 个鼻孔，呈上下排列或左右排列	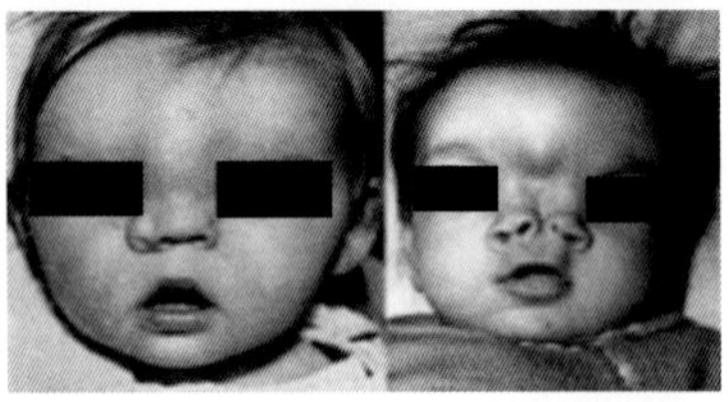
缺鼻	外鼻缺损，胚胎期，鼻额突和嗅囊若不发育或仅发育某一侧，则可发生全缺鼻畸形或半缺鼻畸形	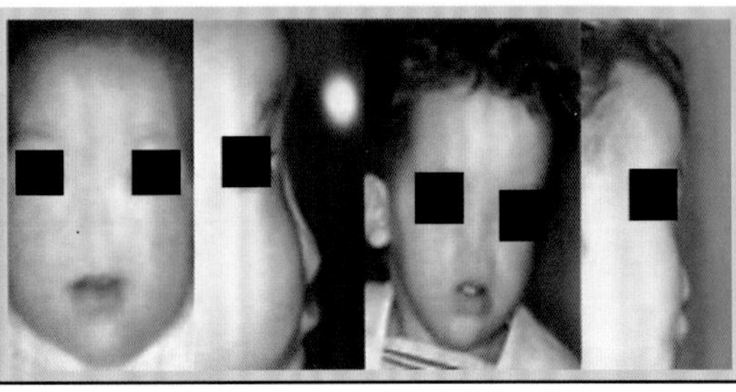

3. 外耳形态异常与有关综合征 外耳发育异常伴其他系统异常可能是某些综合征的体征之一。

(1) **耳位低**：如 13- 三体综合征、18- 三体综合征，均可有该特征；

(2) **小耳、耳位低**：如 21- 三体综合征、Treacher Collins 综合征、半面畸形；

(3) **外耳畸形**：如 *22q11.2* 缺失综合征；

(4) **耳与面、脊柱异常**：如 Goldenhar 综合征即面 - 耳 - 脊柱综合征，或眼脊椎发育不良综合征。无明显遗传倾向，或常染色体隐性遗传；有学者认为系第Ⅰ、Ⅱ鳃弓、脊椎和先天性血管异常所致胚胎畸形。临床可见一侧耳、鼻、软腭、唇和下颌发育不良，可有不同程度听力异常，伴有严重脊柱侧弯。

三、与鼻发育异常有关的疾病

临床较少见鼻畸形，可有以下几种类型（表 2-6-3）。

专家点评

● 眼、耳、鼻外观异常为某综合征体征之一，儿童保健医生发现儿童眼、耳、鼻结构异常时需转诊。

● 儿童发育过程中耳鼻解剖结构与成人不同，有些疾病发病率较成人高，儿童保健医生需警惕。

（童梅玲）

【参考文献】

1. 李丽红，刘虎，钱犁，等．儿童眼病筛查．北京：科学出版社，2011.
2. 谢立信主译．Harley 小儿眼科学．第 5 版．北京：人民卫生出版社，2009.
3. 中华医学会眼科学分会斜视与小儿眼科学组．弱视诊断专家共识(2011 年)．中华眼科杂志，2011，47(8)：768.
4. Judith G Hall. Handbook of Physical Measurements，2nd Edition. Oxford University Press Inc，2007.

5. 张亚梅,张天宇 . 实用小儿耳鼻咽喉科学 . 北京:人民卫生出版社,2011.

第二节 牙发育异常相关疾病

导读 儿童牙齿发育与营养素有关,但牙齿发育主要与某些疾病有关,部分与遗传有关,如萌牙年龄。

一、牙齿萌出异常

(一) 早萌牙

1. 定义 即牙齿萌出的年龄较正常萌出的年龄提前。早萌牙(early eruption)有乳牙早萌和恒牙早萌两种情况。乳牙萌出是一复杂生理过程,目前对乳牙萌出机理尚有争议。多数学者认为乳牙(primary teeth)萌出与牙周韧带有关,牙周韧带的交联胶原纤维成纤维细胞的收缩促进乳牙萌出。

2. 乳牙早萌 乳牙早萌(early eruption of primary teeth 或 early teething)的原因不清,推测可能与牙胚距口腔黏膜较近有关。乳牙早萌是少数婴儿出生时已有牙(1 ∶ 1000),即诞生牙(natal tooth);或生后 30 日内即牙萌出(1 ∶ 30 000),为新生儿牙(neonatal tooth)。早萌牙多见下中切牙部位,仍为正常乳牙,多为女婴。早萌乳牙的牙根和牙周组织不健全,牙根形成不足 1/3,根呈开阔状,故早萌乳牙松动,往往影响吸吮,致舌系带创伤性溃疡。影响哺乳者建议请口腔科医生拔除诞生牙或新生儿牙,防止脱落坠入呼吸道。早萌牙不松动者亦建议请口腔科医生处理(切缘磨圆钝),防止舌系带溃疡。

3. 恒牙早萌 多见前磨牙,下颌多于上颌。恒牙早萌(early eruption of permanent teeth)与乳磨牙根尖周病变有关,如牙根发育不足根长的 1/3,牙根呈开阔状;或乳磨牙根尖周病变致恒牙胚周围牙槽骨破坏乳牙过早脱落,致恒牙过早萌出。出现乳牙过早松动宜看牙科医生。

4. 乳牙萌出延迟 儿童 13 月龄乳牙尚未萌出为乳牙萌出延迟(delayed teething),可能与遗传有关,常有乳牙晚萌出家族史;或某些全身疾病,如严重营养不良、先天性甲状腺功能减低症、21-三体综合征(先天愚型);或局部牙龈黏膜肥厚(gum obstructions)影响乳牙萌出。家长发现儿童 13 月龄尚未萌牙需看医生明确原因。

二、牙齿数目异常

1. 无齿症 为先天性无牙症(anodontia),包括儿童全口无牙与部分缺牙,缺的牙可为乳牙或恒牙。罕见的遗传性疾病外胚层发育不良儿童全口无牙,伴皮肤汗腺与毛发发育不良。

2. 缺额牙或少牙 乳牙少于 20 枚或恒牙少于 32 枚的情况为先天缺额牙(congenital tooth agenesis)。个别牙缺额多见于恒牙列,最常见第三磨牙缺额,其次为上颌侧切牙或下颌第二双尖牙缺额,常对称出现。多数牙缺额常为颅颌面发育畸形或与某些综合征有关,如为唇腭裂、Riger 综合征、Down 综合征等疾病的一临床表现。

3. 多生牙 是正常牙数(乳牙或恒牙)之外多生的牙(图 2-6-2),又称额外牙(hyperdontia、supernumerary teeth)。多生牙可能与牙胚发育时形成过多牙蕾或牙胚分裂有关。某些发育畸形常合并多生牙,如腭裂、锁骨及头颅发育不良等。

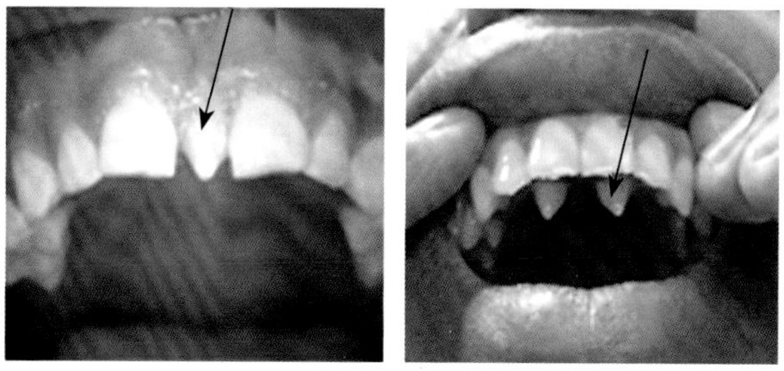

图 2-6-2 位于上中切牙之间与腭侧的多生牙

额外牙体积小、圆锥形,或近似正常牙形,是根短小的变异牙;可发生于牙弓任何部位,但多数位于上中切牙之间或在其腭侧,先于上中切牙萌出,影响恒牙的正常排列。有的额外牙埋藏在上颌骨中而不萌出。额外牙的影像可重叠于中切牙上,示位于中切牙的唇或腭侧。数目可为 2~3 或 5~6 个,未萌出的额外牙可埋藏于颌骨内。故临床疑额外牙,需摄 X 线以确定额外牙的数目、位置、形态及与邻牙的关系;必要时需定位摄片法以确定额外牙位于唇侧或腭侧。萌出额外牙应及早拔除,防止上中切牙错位、牙拥挤;空余的间隙需关闭。如位于上颌第三磨牙远中,或称"第四磨牙",致第三磨牙不能正常萌出。下颌第四磨牙较少见。多生牙需要转诊到口腔科诊治。

4. 融合牙 牙齿发育过程中由两个正常牙胚的牙釉质或牙本质融合。据融合时间不同,可形成冠根完全融合,或冠部融合而根部分离,或冠部分离而根部融合。临床上所见到的多是牙冠部融合(图 2-6-3)。发生融合牙(fused tooth)的原因不清。乳、恒牙均可出现融合,乳牙列的融合牙比恒牙列多;多乳牙与乳牙融合,也可恒牙与恒牙融合。乳牙多见于下中切牙和侧切牙,或侧切牙与尖牙融合。融合牙对牙列无任何影响,可不处理。乳前牙区的融合牙可影响恒牙的萌出,应定期观察,如到后继恒牙萌出时间融合牙仍滞留,或致牙列异常,或引起牙体、牙髓、牙周疾病,或咬合异引起颞下颌关节疾病,应转诊牙科处理。

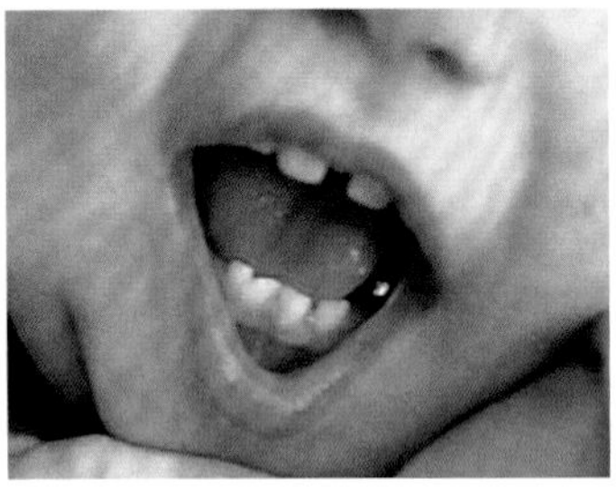

图 2-6-3 融合牙

三、牙齿结构异常

儿童牙齿发育期的牙基质形成或基质钙化时,因受不同因素影响损伤牙齿结构的正常发育,致牙组织遗留永久性的缺陷或痕迹。如牙釉质发育不全、牙本质发育不良、氟斑牙等为常见的牙齿结构异常。

1. 牙釉质发育不全 是牙釉质形成的量减少,不是矿化质量的减低。与母亲妊娠期患风疹、梅毒等疾病,或局部因素如乳牙根尖周感染、营养不良(维生素 A、维生素 D 及钙磷缺乏)等因素有关。牙釉质发育不全(dental enamel hypoplasia)可发生在单个牙或一组牙。轻型牙釉质发育不全仅有细小斑点,牙面呈白垩色不透明,外源性色素渗入沉积而呈现黄色或黄棕色。重型牙釉质发育不全牙面高不平,呈窝状凹陷或平行横线,边界较清楚,纹线与牙釉质的生长发育线吻合;严重者牙尖缺损,或无牙釉质(图 2-6-4)。有先天梅毒感染的儿童牙齿为半月形切牙,亦称哈钦森牙(hutchinson teeth)或蕾状磨牙(pfluger teeth, moon teeth)(图 2-6-5)。牙釉质发育不全与氟牙症不同,氟牙症为长期性的损伤,牙面斑块呈散在的云雾状,边界不清,与生长发育线不吻合;发生多数牙,尤以上颌前牙为多见;有高氟区的生活史。

2. 氟牙症 又称氟斑釉(mottled enamel)。氟

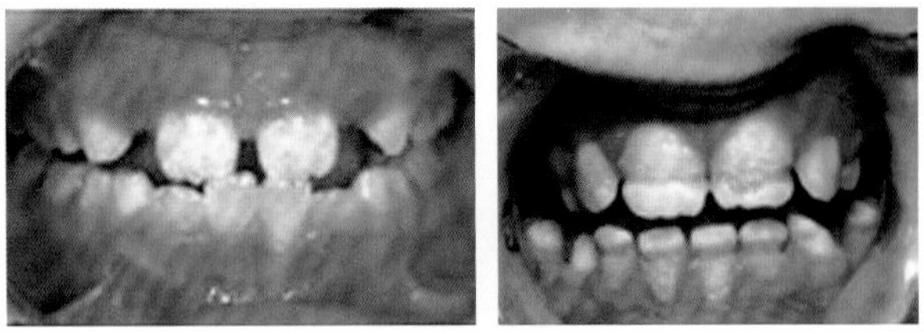

图 2-6-4 牙釉质发育不全

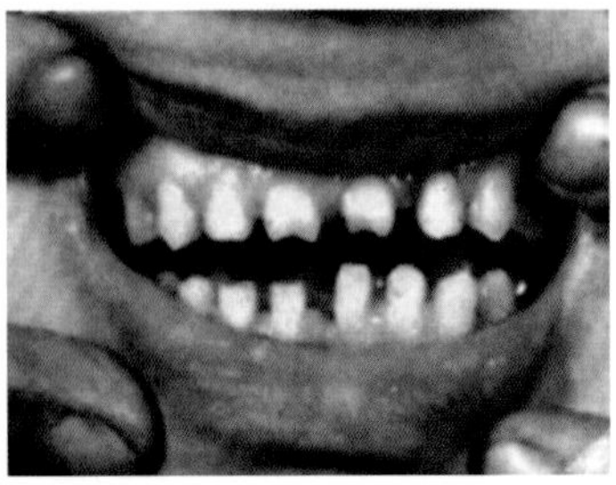

图 2-6-5 哈钦森牙(Hutchinson teeth)

牙症(dental fluorosis)发生在恒牙,乳牙受累少见(胎盘屏障的作用),除非母亲体内过量氟使乳牙出现轻度白垩型氟斑牙。过量氟作用于恒牙发育时期的造釉细胞,釉质细胞中毒变性,釉柱形成和釉柱间质的分泌、沉积发生障碍,使釉质疏松多孔,严重时可致缺损;氟沉积于牙组织中,致牙釉质不能形成正常的棱晶结构而形成不规则的球状结构,产生斑点及呈现黄色、褐色或黑色的色素沉着,牙釉质缺损,牙面粗糙不平,出现白垩样的斑点和条纹乃至色素沉着。高氟也可引起牙本质矿化不全,牙齿变脆,易磨损。氟斑牙的严重程度与儿童年龄、个体反应、体重、营养状况、活动量以及骨骼发育水平有关。如儿童高氟暴露发生氟斑牙的关键期是 1~4 岁,一般 8 岁后高氟暴露不发生氟斑牙。氟牙症转牙科治疗(详见第六篇第三十章第一节生物地球化学性疾病)。

3. 牙本质发育不全 是一少见的常染色体显性遗传性疾病,又称遗传性牙本质发育不全(hereditary dentinogenesis imperfecta, DI),发生率为 1/6000~1/8000。牙本质发育不全发病无性别差异,乳牙、恒牙均可受累。牙本质发育不全特点是牙釉质正常,临床分 2 型。Ⅰ型为牙根型,根部牙本质发育不良,又称无根牙,牙根短缩;因牙根小形成各种牙畸形,牙易脱落或根折,冠部釉质和牙本质基本正常(图 2-6-6)。染色体 4q21.3 的牙本质涎磷蛋白(dentin sialophosphoprotein, *DSPP*)基因是Ⅰ型的致病基因。Ⅱ型为牙冠型,乳牙似牙本质形成缺陷,呈蓝色、琥珀色或棕色半透明色,致病基因在染色体 4q1 2-21。恒牙冠部釉质和牙本质正常,近

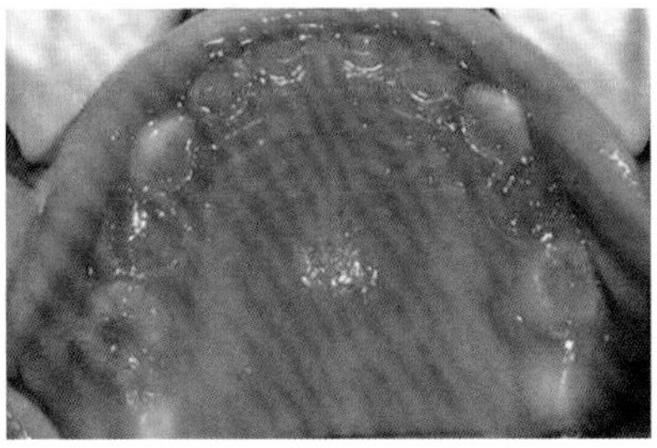

图 2-6-6 3 岁男童乳牙逐渐断裂
牙的切面、咬合面直至牙龈均为褐色，
母亲、姨妈、外祖母有同样牙齿病情

髓腔处形成大量球间牙本质，根部牙本质无小管，呈非均质性增生，髓腔内可见髓石。DI 暂无有效预防措施，早发现早转诊专科治疗断是关键。

专家点评 儿童保健医生遇到 13 月龄尚未萌乳牙的儿童，应首先询问家族史，体格检查排除全身性疾病。若无其他伴随体征与症状，多为单纯乳牙萌出延迟，不需处理。

（麻宏伟）

【参考文献】

1. Madhu S. Early eruption of permanent canines. Indian J Dent Res，2012，23（3）：428-430.
2. 黎海芪，毛萌．儿童保健学．第 2 版．北京：人民卫生出版社，2009.
3. Poornima S，Rohan S，Roshan N.M，et al. Dentinogenesis Imperfecta：A Family which was Affected for Over Three Generations. J Clin Diagn Res，2013，7（8）：1808-1811.
4. 中华人民共和国卫生部，中国家标准化管理委员会．"地方性氟中毒病区控制标准"．2011.
5. Feng ChengLian，Wu FengChang，Zhao XiaoLi，et al.Water quality criteria research and progress. Science China Earth Sciences，2012，55（6）：882-891.

第三节 皮肤、毛发、指（趾）甲发育异常相关疾病

导读 皮肤是人体最大的器官，具有重要的生理功能。皮肤直接与外环境接触，容易受到各种致病因素的影响，儿童临床工作中皮肤病是常见、多发病。同时，某些遗传发育缺陷、内脏器官疾病、传染性或免疫性疾病都有皮肤特征性临床表现。

一、皮肤发育异常

（一）皮肤颜色异常

皮肤颜色异常（disorders of abnormal pigmentation）一般可分为颜色加深和颜色减退两种，与黑素细胞功能有关。如黑素细胞功能亢进，合成分泌黑素增多时，皮肤可发生色素沉着（hyperpigmentation）；黑素细胞缺失或活性降低、黑素的转运出现障碍时，皮肤则发生色素减退（hypopigmentation）。

1. 皮肤色素减退 为部分或完全色素脱失，可为先天性或后天性。分布可为局限性或弥漫性。常见的有白化病、白癜风、白色糠疹、皮肤炎症后色素减退等。

（1）白化病：是一组遗传异质性疾病，包括由常染色体隐性遗传引起的眼皮肤型白化病（oculocutaneous albinism）和 X- 连锁遗传引起的眼白化病（ocular albinism）。白化病（albinism）因先天性黑素合成缺陷，患儿全身皮肤、头发和眼色素不同程度减退，皮肤光敏感和畏光（图 2-6-7）。眼皮肤型白化病发病率约为 1/17 000，包括 OCA1A/OCA1B，OCA2、OCA3、OCA4 四种亚型，分别由 *Tyr*、*P protein*、*TRYP1*、*MATP* 基因突变所致。无论何种亚型，患儿皮肤、眼均需严格防晒，以避免失明和皮肤光老化或皮肤肿瘤的发生。眼皮肤白化病需要与 Hermansky-Paudlak 综合征、Chediak-Higashi 综合征鉴别，前者表现为白化病、血小板聚集异常导致的出血倾向，后者特征为白化病伴免疫缺陷引起的反复感染。

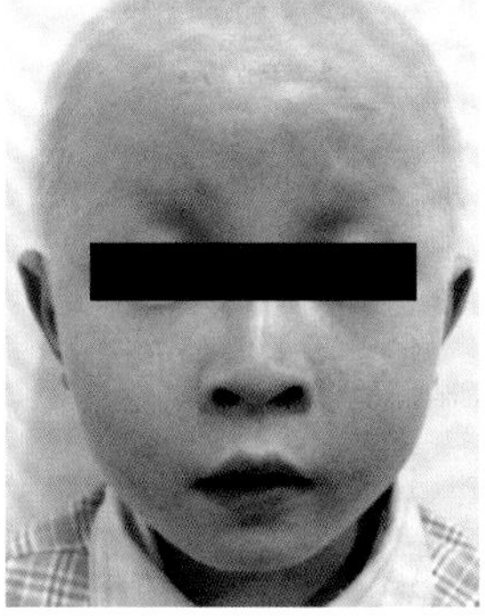

图 2-6-7 白化病

（2）无色素性痣：出生即有或生后几月内出现的皮肤白斑，通常为单侧、局限或沿皮区分布。白斑边缘不规则，常呈锯齿状或泼溅状，无色素加深环，无家族史，多不伴神经与其他系统异常。无色素痣（amelanotic nevus）被认为是一种胎记，与黑素

细胞功能减退，使产生和转运到角质形成细胞的黑素减少有关，无特殊治疗，需防护患处皮肤被紫外线损伤。(图 2-6-8)。

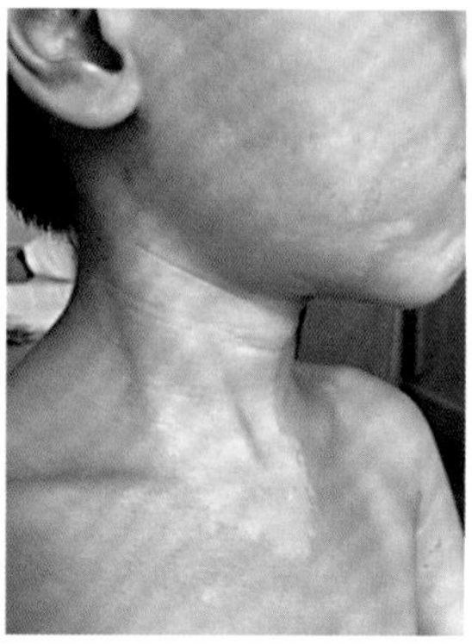

图 2-6-8　无色素性痣

(3) **结节性硬化症**：是一种少见的常染色体显性遗传性疾病，按基因分 2 型，分别由编码蛋白 hamartin(*TSC1*)或 tuberin(*TSC2*)的基因突变引起，人群中发病率约为 1/20 000。皮肤白斑常为结节性硬化症(tuberous sclerosis complex，TSC)最早出现的表现，在新生儿期即可发生，呈卵圆形(柳叶斑)或多边形，直径 0.1~12cm，可分布于全身各处，但以背部和四肢最常见。约 50% 患儿皮肤有鲨鱼皮样的结缔组织痣，肤色或象牙色，增厚高出皮面，随年龄增长而增大。TSC 的其他特征性表现出现较晚，如鼻部和面部血管纤维瘤多在 2~10 岁时才出现，似痤疮。甲周纤维瘤和肾脏肿瘤常在成年后发生。TSC 常累及中枢神经系统，导致癫痫、智力发育障碍等。2012 年国际结节性硬化症专家组发表关于 TSC 的临床诊断标准(International Tuberous Sclerosis Complex Consensus Group Clinical diagnostic criteria)，将皮肤脱色斑(hypomelanotic macules)>3 个，>5mm 和鲨鱼皮斑(shagreen patch)作为主要诊断标准之一(图 2-6-9)。

TSC 的色素减退斑需与无色素性痣、贫血痣、

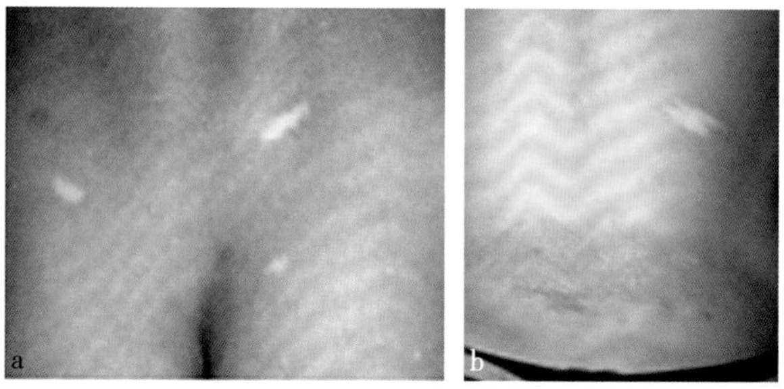

图 2-6-9　结节性硬化症
a. 3 个皮肤脱色斑；b. 鲨鱼皮斑

斑驳病等鉴别，缺乏有效治疗方法。皮肤血管纤维瘤可采用手术或电灼等去除。并发癫痫的患儿需神经科随访。

(4) **贫血痣**：为出生后不久或儿童期出现的皮肤固定性局限性白斑，圆形或卵圆形，边缘清楚但不规则，大小不等。在冷、热刺激或摩擦后局部不变红。与其他色素减退斑不同，贫血痣(nevus anemicus)是因局部血管收缩，血流量不足所致，是血管调节问题而非黑素细胞异常，与局部血管儿茶酚胺受体的敏感性增高有关。不需特殊治疗。通过玻片压诊法可与其他色素减退斑鉴别(图 2-6-10)。

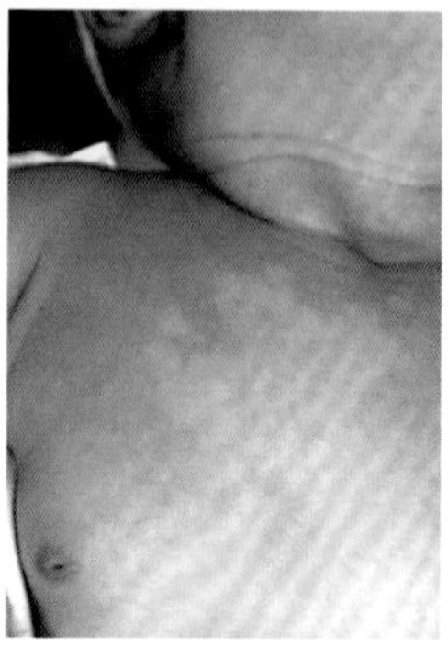

图 2-6-10　贫血痣

(5) **白色糠疹**：又称单纯糠疹或面部干性糠疹，是一种原因不明的慢性皮肤病。好发于 3~16 岁儿童，以面部最为常见，为单个或多个椭圆形色素减退斑，表面可有少量鳞屑，边界不清，无痒感(图 2-6-11)。白色糠疹(pityriasis alba)易发生于皮肤较黑或有异位性素质的人。病因不清楚，可能与炎症介质抑制黑素细胞功能有关。需和白癜风、花斑癣、炎症后色素减退等鉴别(详见本节相关内容)。本病有自限性，无需特殊治疗。局部外用保湿润肤霜或糖皮质激素可能有效。

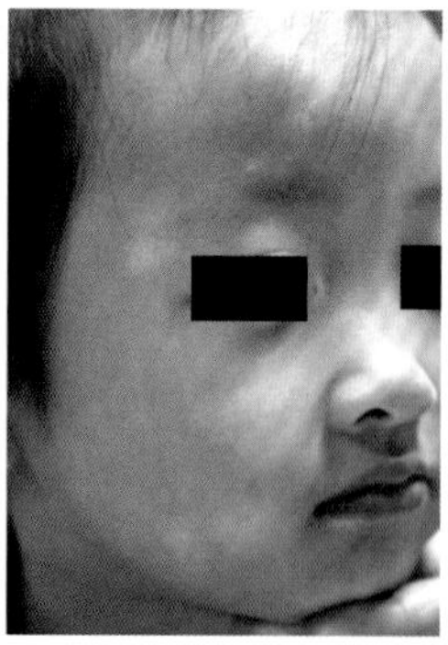

图 2-6-11　白色糠疹

(6) **白癜风**：是一获得性的皮肤色素减退性疾病，表现为皮肤脱色性的白斑，边缘清楚，大小和形状各异。白斑与正常皮肤交界处往往色素加深(图 2-6-12)，白斑部位的毛发通常也变白。白癜风(vitiligo)的发病机制为皮肤黑素细胞破坏或功能丧失，据皮损累及范围和分布可分为局限型、泛发型、肢端型和节段型。白癜风病因尚不清楚，可能与遗传、自身免疫、神经精神因素等有关。

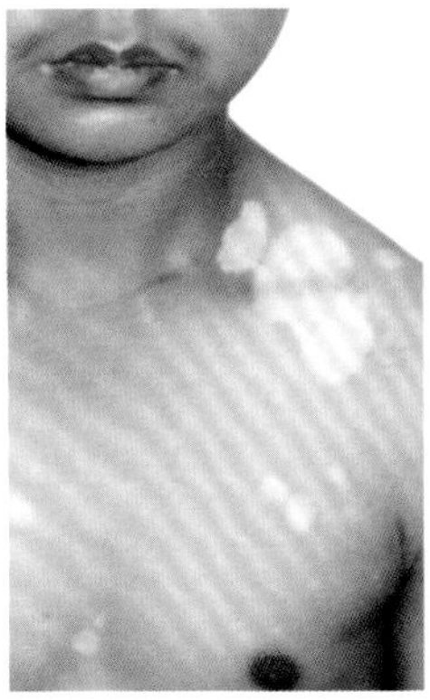

图 2-6-12　白癜风

白癜风需与白色糠疹、花斑癣、硬斑病、硬化萎缩性苔藓、斑驳病(Piebaldism)和 Waardenburg 综合征等鉴别。白色糠疹和花斑癣为色素减退而非色素脱失斑，且表面附有鳞屑，边界不清楚。硬斑病和硬化萎缩性苔藓除皮损色素减退外，局部有皮肤萎缩和变薄，皮纹消失。斑驳病的白斑在出生时即有，表现为前额三角形或菱形白发、皮肤色素脱失斑。Waardenburg 综合征除前额白发外，还具有内眦外移、虹膜异色、单侧或双侧神经性耳聋等特征性症状。

(7) **炎症后色素减退**：可发生在任何炎症性皮肤病后，如湿疹、脂溢性皮炎、盘状红斑狼疮、硬皮病、外阴硬化性苔藓、银屑病等。炎症后色素减退(post-inflammatory hypopigmentation)临床特征为大小不等、形状不规则的色素减退斑，与原发病部位一致(图 2-6-13)，数月或数年后可自然恢复。花斑癣、麻风、梅毒等感染或病毒性出疹性疾病后也可出现炎症后色素减退。

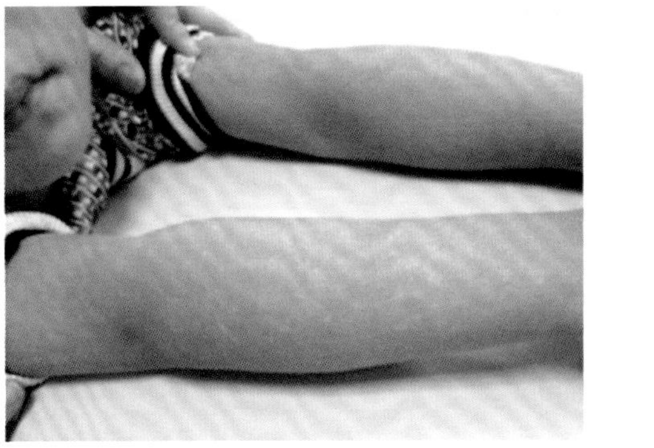

图 2-6-13　炎症后色素减退

2. 皮肤色素加深或色素沉着

(1) **咖啡斑**：又称咖啡牛奶斑(café-au-lait spots)，为出生时即有或出生后不久出现的淡褐色圆形、椭圆形斑疹，边界清楚，数毫米至数厘米大，每片颜色均匀，不因日晒而加深，多见于躯干。发生于 10%~20% 的正常儿童，多发性咖啡斑也可见于其他一些疾病和综合征。

(2) **神经纤维瘤病**：为常染色体显性遗传病，表现为神经系统、骨骼和皮肤的发育异常。因基因缺陷使神经嵴细胞发育异常导致多系统损害。神经纤维瘤病(neurofibromatosis，NF)可归类于神经皮肤综合征，根据临床表现和基因定位分为 4 型。Ⅰ型神经纤维瘤病(NF-Ⅰ)又称 von Recklinghausen 病，发生率约为 1/3000~1/4000，85% 以上病例为此型。主要特征为皮肤牛奶咖啡斑和多发性周围神经神经纤维瘤(图 2-6-14)。几乎所有病例出生时可见皮肤牛奶咖啡斑(≥6 个，青春期前 >5mm，青春期后 >15mm)，形状大小不一，边缘不整，不凸出皮面，多见于躯干非暴露部位。一般于儿童时期或青春期神经纤维瘤好发于躯干皮肤(周围神经远端、脊神经根，尤其马尾)和面部皮肤(听神经、视神经和三叉神经)，多呈粉红色，柔软，大小不等，数目不定，部分有蒂。如肿瘤压迫可出现神经系统症状引起智力减退、癫痫等。其他表现包括腋窝雀斑、虹膜 Lisch 结节，90% 以上女性可见乳晕神经纤维瘤。NF-Ⅱ又称中枢或听神经瘤病，以双侧听神经瘤为特征，通常没有皮肤损害。NF-Ⅱ可有脑膜膨出、脊髓空洞症、和先天性畸形等病变。Ⅲ型和Ⅳ型神经纤维瘤病与 NF-Ⅱ相似，但有皮肤神经纤维瘤。

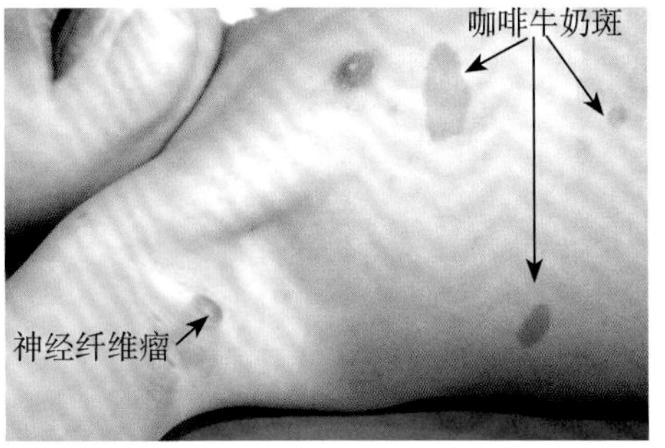

图 2-6-14　神经纤维瘤病

神经纤维瘤病无法彻底治愈，听神经瘤、视神经瘤等颅内及椎管内肿瘤可手术治疗。需与Albright综合征（皮肤单个大而固定的咖啡斑、性早熟、多发性骨纤维发育不良三联征）鉴别。变形综合征（Proteus综合征）因有骨骼的过度增生和皮肤错构瘤容易与NF-Ⅰ的丛状神经纤维瘤混淆。

（3）Becker痣：又称色素性毛表皮痣（pigmented hairy epidermal nevus），是一种良性皮肤改变，少数患者可合并先天性发育异常。Becher痣（Becker nevus）表现为躯干单侧分布的色素沉着斑，稍高于皮肤，表面多毛，好发于肩、胸和背部。可在1~2年内缓慢增大，随后保持稳定。多见于较大男性儿童或青少年。（图2-6-15）

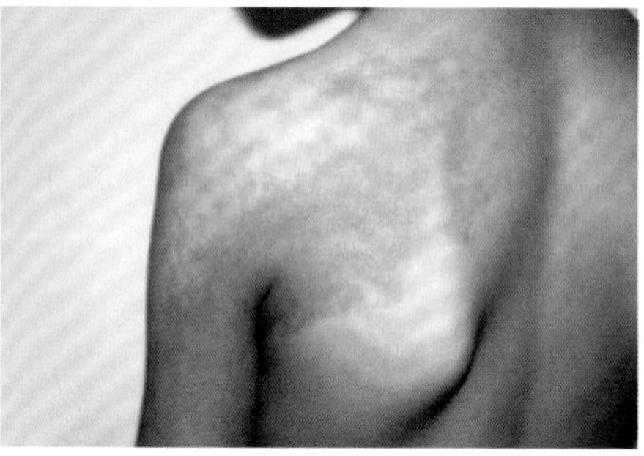

图2-6-15 Becker痣

（4）太田痣、伊藤痣：1939年日本学者Ota和Tanino报道。太田痣（nevus of Ota）是一种真皮色素细胞错构瘤，特征为分布于眼周和颧部三叉神经眼支、上颌支的灰蓝色色素斑，边界不清楚，颜色深浅不一。多数出生时即发病，随年龄缓慢增大，颜色变深（图2-6-16）。2/3的患者有眼部损害，5%为双侧，80%发生于女性。伊藤痣（nevus of Ito）也称肩峰三角肌褐青色痣，1954年由Ito报道并命名。伊藤痣特征与太田痣相同，只是皮损分布于肩部、颈侧和锁骨上区。太田痣和伊藤痣

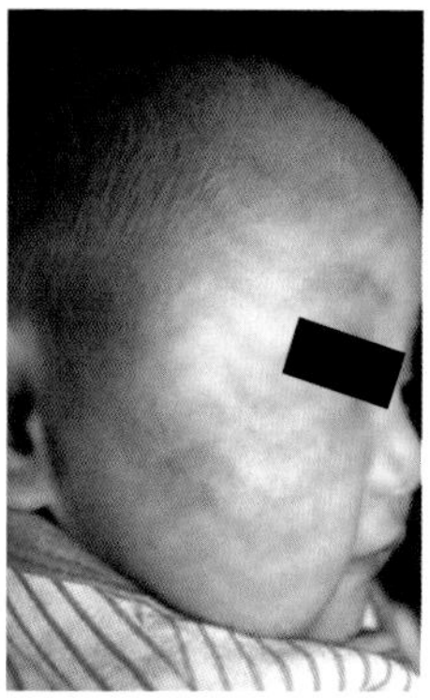

图2-6-16 太田痣

主要发生于亚洲人种，白色人种中少见。日本人群太田痣的发病率为0.2%~0.6%，较伊藤痣常见。太田痣与伊藤痣的病因和发病机制尚不清楚，推测与蒙古斑和蓝痣等真皮色素疾病相似，因胚胎发育过程黑素细胞未能完全从神经嵴迁移至表皮，滞留于真皮所致。少数太田痣可伴发青光眼或同侧听觉减退。采用Q开关红宝石和翠绿宝石激光治疗太田痣可取得满意效果。

（5）蒙古斑：又称蒙古型蓝印，骶部色素斑。是一种良性的先天胎记，见于90%的亚洲人和黑色人种，亦普遍流行于东非及美洲原住民种族，白色人种中偶见。蒙古斑（mongolian spot）是东亚等蒙古人种常见的胎记，故此以“蒙古”命名。表现为蓝灰色大小不等斑片，好发于腰骶部，直径2~8cm，形状不规则，边缘呈波浪纹（图2-6-17），无性别差别。发病机制为胚胎期黑素细胞从神经脊移动到表皮时未能穿透表皮和真皮交界，在真皮深部滞留而形成蒙古斑。一般在出生后3~5年消退，少数可迟至青春期前。

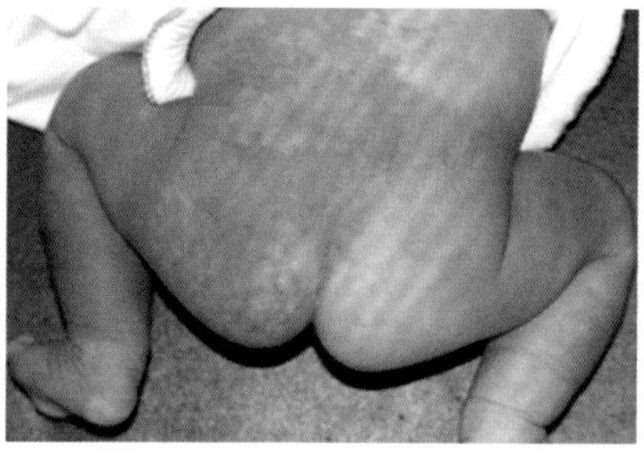

图2-6-17 蒙古斑

全身多发和广泛分布的蒙古斑也见于Ⅱ、Ⅳ、Ⅴ型色素血管性斑痣错构瘤病，泛发性蒙古斑可并发Hunter综合征和20号三染色体嵌合。有人错将蒙古斑当成淤斑。

（6）色素失禁症：又称Bloch-Sulzberger病，属X连锁显性遗传性疾病，已证实为X染色体长臂的Xq11（*IP1*）和Xq28（*IP2*）突变引起。色素失禁症（incontinentia pigmenti）特征性的皮肤表现经历水疱期、疣状增生期和色素沉着期三个阶段。男性宫内致死，97%的病例为女性。女婴于出生后一周发病，始为皮肤特征性水疱（第一期损害），数周或数月后转变为疣状皮损（第二期损害），1岁左右二期皮损消退后出现色素沉着期损害（第三期）。色素沉着为形态奇特，线条状、泼水状或漩涡状的色素斑，皮疹沿Blaschko线分布（图2-6-18）。色素沉着期可持续多年后消退，不留痕迹。50%色素

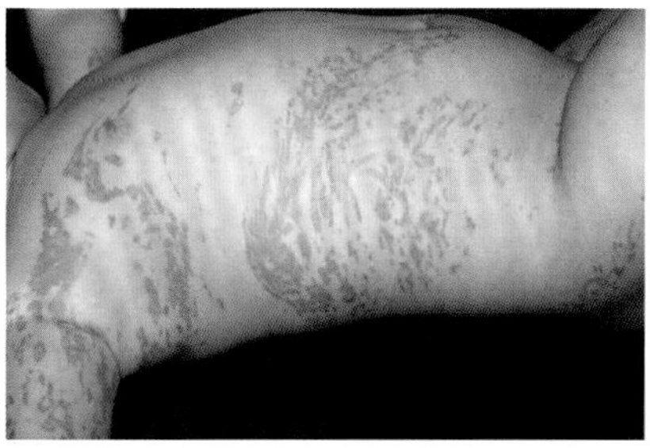

图 2-6-18 色素失禁症色素沉着期皮疹

失禁症可伴眼、牙齿、骨骼和中枢神经系统的畸形和异常。

目前色素失禁症无特殊治疗，水疱期需注意防止继发感染。2 岁后色素沉着逐渐消退，成年期除原有并发症外，无其他不适。

(7) 黑棘皮病：以皮肤角化过度、色素沉着及乳头瘤样增生为特征的一种少见皮肤病。发病可能与遗传、内分泌、药物及肿瘤等因素有关。根据病因和临床特征，黑棘皮病（acanthosis nigricans）分为Ⅲ型，Ⅰ型为伴有恶性肿瘤的黑棘皮病，Ⅱ型为家族性，Ⅲ型为合并肥胖、胰岛素抵抗和内分泌疾病的黑棘皮病。以Ⅲ型最常见，皮疹常累及颈、腋窝等皮肤皱褶处，为局部色素沉着，天鹅绒样皮肤增生，似未洗干净的污垢（图 2-6-19）。Ⅰ型恶性型黑棘皮病的治疗是寻找并去除致病的恶性肿瘤；Ⅲ型黑棘皮病需控制体重，随体重恢复正常病情可获得改善，如伴内分泌疾病者需同时治疗。

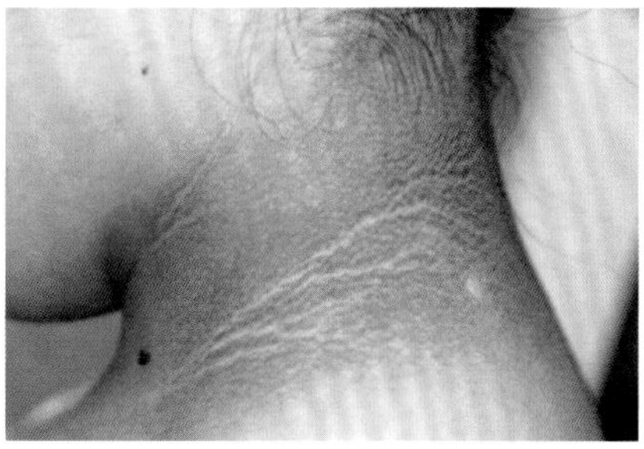

图 2-6-19 黑棘皮病

(8) Addison 病（阿狄森氏病、爱迪生病）：又称原发性慢性肾上腺皮质功能减退症（chronic adrenocortical hypofunction），是由于肾上腺皮质功能障碍导致其分泌的皮质醇和醛固酮减少所致。Addison 病为少见疾病，发病率约为 4/100 000，发病率无明显性别差异。最常见原因为肾上腺皮质破坏或萎缩，其中 70% 由自身免疫性疾病所致，20% 见于结核，其他可见于真菌感染、淀粉样变、肿瘤等。75% 的患者起病隐匿，进展缓慢，当症状明显时，90% 肾上腺皮质已被破坏。因血中低浓度的皮质醇引发负反馈反应使促皮质醇激素（ACTH）分泌增加。皮肤最显著改变为弥漫性色素沉着，为 20%~40% 病例的首发症状。皮肤色素沉着以摩擦和日晒部位最显著，如面颈、手背（图 2-6-20 a、b）、腋、腹股沟、阴囊、乳头及乳下，关节等处，手掌皮纹、黏膜也可见色素沉着（图 2-6-20c）。系垂体 ACTH、黑素细胞刺激素分泌增多所致。使用 ACTH 治疗或分泌产生 ACTH 的肿瘤、肢端肥大症、肝硬化、甲状腺功能亢进等可发生类似色素改变。

其他表现包括体毛常脱落、乏力、体重减轻、恶心呕吐，体位性低血压等。24 小时尿 17- 酮类固醇和 17- 羟皮质醇排出量明显低于正常。患者可用糖皮质激素和盐皮质激素替代治疗。

(9) 固定性药疹：服用某些药物（如磺胺、解热镇痛类药物等）后皮肤出现单个或数个境界清楚的圆形或椭圆形水肿性紫红斑，中心可出现水疱和糜烂，红斑消退后遗留特征性长期色素沉着（图 2-6-21）。半数固定性药疹（fixed drug eruption）发生于口腔和生殖器黏膜周围。当再次服用同样药物后，色素沉着斑先出现瘙痒，然后肿胀发红甚至

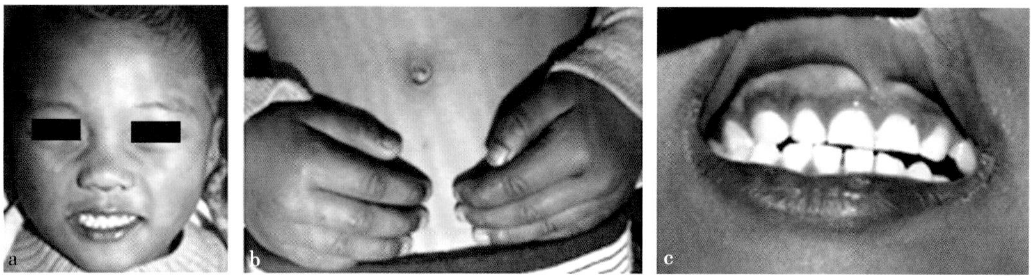

图 2-6-20 Addison 病

a. 面部；b. 手背；c. 牙龈黏膜色素沉着

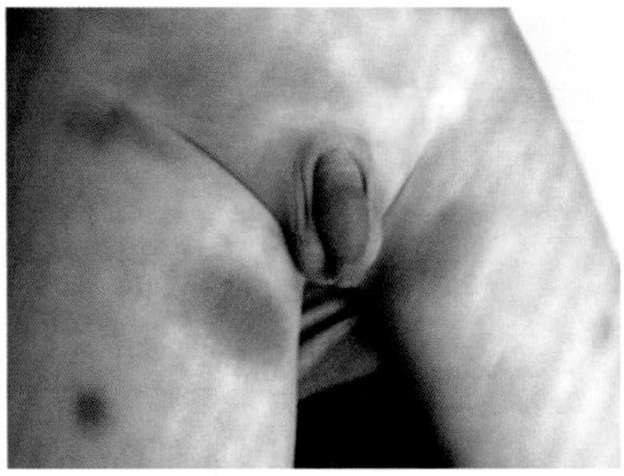

图 2-6-21 固定性药疹

起水疱。

二、毛发发育异常

毛发发育异常主要是指毛发的数量、分布、颜色及结构上的异常改变。在儿童以毛发数量增多、毛发脱落、头发颜色改变及毛干结构异常多见。

(一) 毛发增多

毛发增多(hypertrichosis)是指身体任何部位毛发过度生长,呈多而粗大、黑而长的现象,但其毛囊的数目并无增加。

1. 局限性毛增多 先天性者多发生于出生时或生后,后天获得性的局部毛增多症多由于局部慢性炎症刺激,如摩擦、关节炎、胫前黏液性水肿或湿疹等引起,也可为局部长期外用皮质类固醇激素所致。

(1) **家族性肘毛增多症**:发生于婴儿期,表现为双侧上臂的下 1/3 和前臂的上 1/3 处毛发过度生长,持续数年,直至青春期前部分消退。家族性肘毛增多症(familial hypertrichosis cubiti)可单独发生,部分伴有身材矮小或其他发育异常。多数病例为散发,也有常染色体显性或隐性遗传的报道(图 2-6-22)。

(2) **隐形脊柱裂伴局限性多毛**:隐形脊柱裂伴局限性多毛(circumscribed hypertrichosis with spinal dysraphism)出生时即发病,表现为后腰部正中境界清楚的局限性多毛,毛色深而粗大,越长越长,像山羊的尾巴(faun tail)(图 2-6-23)。毛发丛中可见筛窦状脊髓束,可为感染的门户,部分可见脂肪瘤或毛细血管痣。

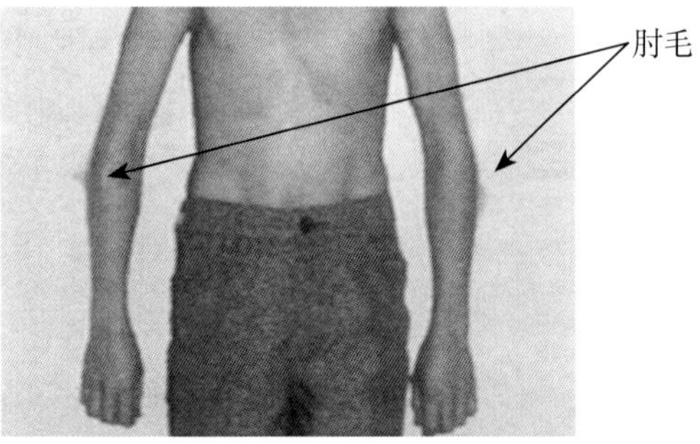

图 2-6-22 肘毛增多症

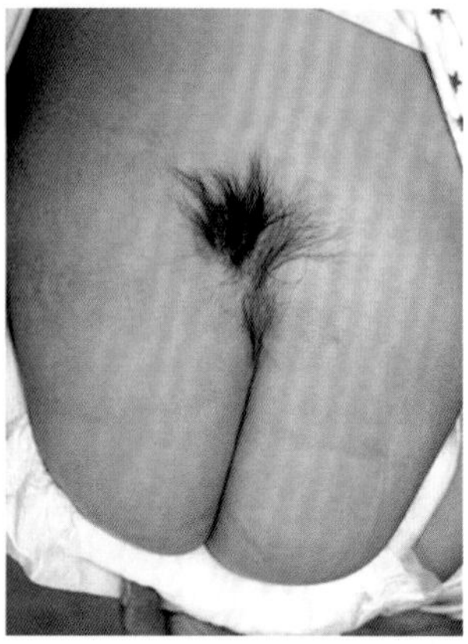

图 2-6-23 隐形脊柱裂伴局限性多毛

(3) **毛发领圈征**:发生于婴儿头皮中线区域,为小片无头发的皮损边缘围绕一圈快速生长、长而粗的头发。毛发领圈征(hair collar sign)的圈状多毛常与神经外胚叶发育缺陷有关,如皮样囊肿、皮肤肿瘤、脑脊膜膨出等。当婴儿哭闹,无发处皮损充盈、突出,应疑与脑组织相通,需影像学检查排除(图 2-6-24)。

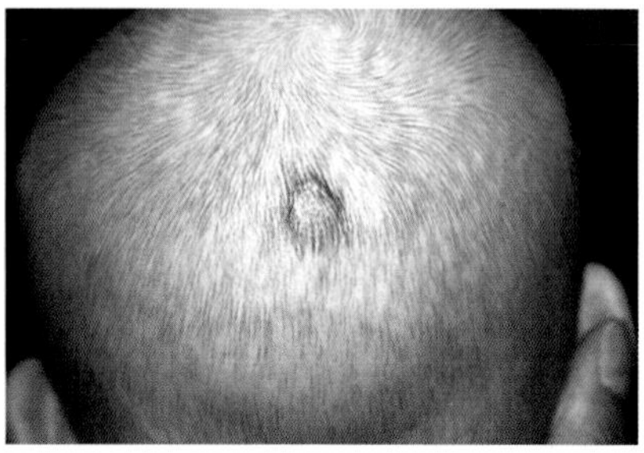

图 2-6-24 毛发领圈征

(4) **先天或后天性色素痣**:是婴儿局部多毛最常见的原因。先天性色素痣(congenital melanocytic nevi)的毛发与痣恶变无关(图 2-6-25)。有毛痣需与平滑肌错构瘤相鉴别,后者质地较硬,摩擦后可暂时突起。随着年龄增长,先天性平滑肌错构瘤可逐步缩小。

(5) **Becker 痣**:详见本节皮肤颜色异常部分。

2. 全身性毛增多

(1) **先天性胎毛增多症**:先天性胎毛增多症

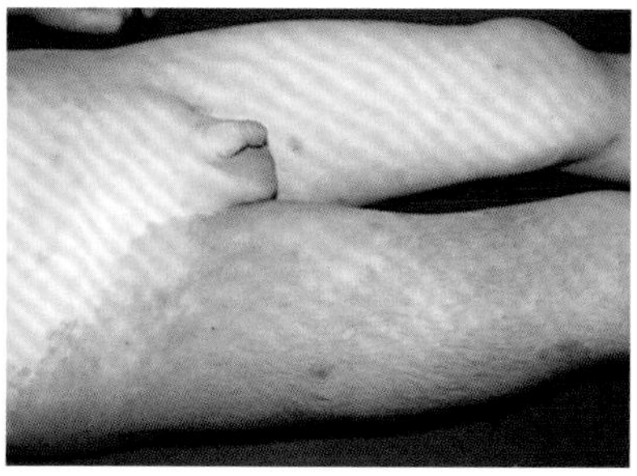

图 2-6-25　痣样毛增多

(congenital hypertrichosis lanuginosa)俗称毛孩，是一种罕见的常染色体显性遗传性疾病，约 1/3 为散发。突出表现为胎毛保留和持续同步生长。患儿出生时或出生后几月全身覆盖浓密而粗大的胎毛，尤其是覆盖面部。随年龄增长，体毛越长越长，变粗变黑，可长达 5cm。患儿通常智力正常，无其他相关发育异常。

(2) **药源性毛增多症**：药物导致的多毛(drug-related hypertrichosis)，主要药物有米诺地尔、环孢菌素、苯妥英、氯甲苯噻嗪。环孢菌素诱导的多毛发生于 60% 的儿童使用者。长期使用糖皮质激素可引起多毛，多见于前额、面侧、背部和上肢伸侧。

3. 多毛症　多毛症(hirsuties)发生于青春期后女童，为女性皮肤出现雄性激素依赖的终毛生长，在胡须、胸部、下腹和耻骨按男性模式长出粗而长的终毛。青春期前毛增多症(prepubertal hypertrichosis)是儿童最常见的毛增多症，通常出生时发病，在儿童期逐渐加重。表现为眉毛浓密，终毛蔓延生长至前额，背部和四肢近端大量终毛生长。发病开始时间和毛发分布可与女童青春期后的多毛症鉴别。

(二) 毛发减少或脱落

毛发减少或脱落(hypotrichosis)指头发呈局限性片状或弥漫性的脱落，主要表现为秃发。

1. 局限性脱发　先天性局限性脱发可能与围产期创伤、头皮错构瘤畸形，如痣、血管瘤等有关。后天性多因炎症性疾病侵害毛囊或感染累及毛囊导致毛囊损伤所致。

(1) **枕秃**：发生于婴儿枕部，呈片状或圈状头发稀疏或脱落。枕秃(occipital alopecia)好发于 3~6 月龄小婴儿，与局部摩擦和胎毛脱落有关，多为生理性(图 2-6-26)。胎毛按前额至后枕部顺序生长和脱落，生后 2~3 个月枕部胎毛脱落，而从前额至后枕部顺序新生长的头发尚未生长至该处，因此，3 月龄左右婴儿生理性枕秃常见，6~8 月龄逐渐会被新生毛发替代。婴儿出现枕秃常常使家长焦虑，但枕秃为一自限性过程。据刘艳等报道婴儿枕秃发生率高达 47%，以 3~4 月龄发生率最高，发病因素与使用过硬枕头、头部多汗、夜惊、摇头等有关，而与钙、维生素 D 的摄入量无明显相关性。

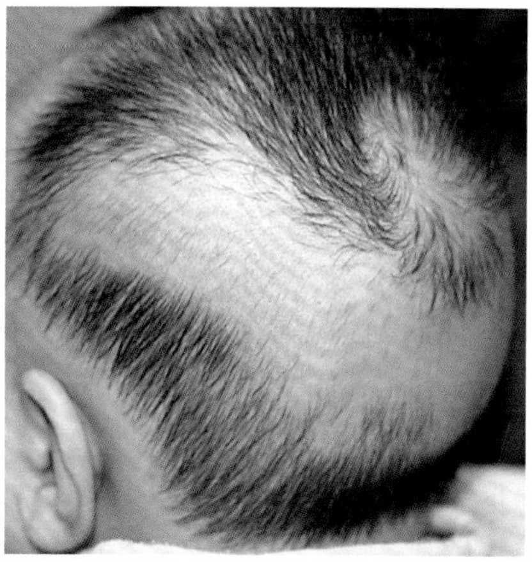

图 2-6-26　枕秃

(2) **皮脂腺痣**：出生时或出生不久即可发生皮脂腺痣(nevus sebaceous)，最常见于头皮，为单个圆形或卵圆形的斑块，呈淡黄色，局部无毛发生长，表面橘皮样外观(图 2-6-27)。皮损随患儿头围增长而长大，至儿童期可造成明显美容问题，极少数患者成年后可发生皮肤附属器肿瘤，因此建议早期外科手术切除。

(3) **斑秃**：病因不明。毛囊周围有淋巴细胞浸润，本病有时合并其他自身免疫性疾病(如白癜风、特应性皮炎)，故目前认为本病的发生可是 T 细胞

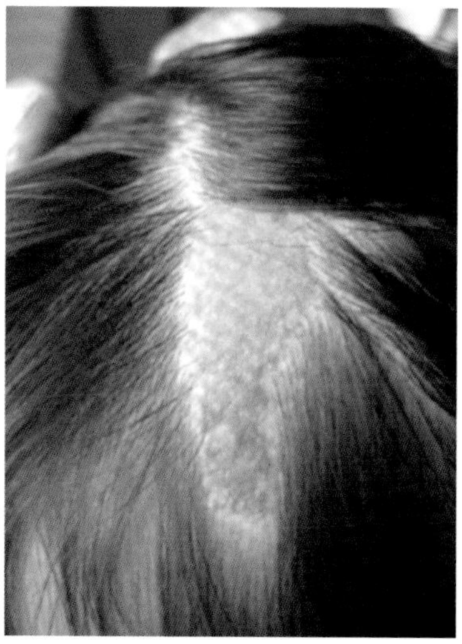

图 2-6-27　皮脂腺痣

介导的针对毛囊组织的自身免疫性疾病。学龄期儿童多见，发病前无任何自觉症状，往往无意中被他人发现。斑秃（alopecia areata）表现为头皮突然出现1~2个圆形或卵圆形脱发区，边界清楚（图2-6-28a）。脱发区直径1~10cm不等，局部头皮光滑、无炎症反应。边缘头发松动易拔出，拔下的头发在显微镜下呈上粗下细的“惊叹号”样。约5%的儿童脱发持续发展，全部头发可脱落，称为全秃（图2-6-28b），伴有眉毛、睫毛、阴毛和腋毛脱落者称普秃。25%的儿童可出现甲异常，最常见的是甲凹陷，还有脆甲、甲剥离、反甲等。斑秃需要与假性斑秃鉴别，假性斑秃又称Brocq病，为头皮萎缩性瘢痕或毛囊永久性破坏所致，追问病史患儿在秃发前可能患有头部毛囊炎、头皮脓肿、扁平苔藓、盘状红斑狼疮等疾病。尚无治疗斑秃的方法。多数儿童1年后头发重新长出，也有反复脱头发者。

(4) 拔毛癖：表现为反复、不能克制的拔出自身毛发。拔毛癖（trichotillomania）多发生于顶、额、颞和枕部毛发，为不规则形状或奇形怪状的脱发，脱发区内残留的断发长短不一，边缘头发无松动，不易拔出（图2-6-29）。

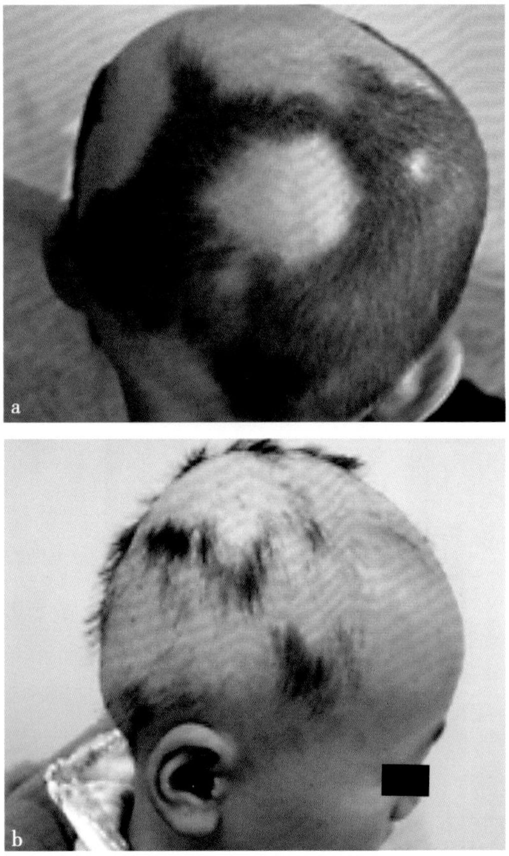

图2-6-28 斑秃
a. 斑秃；b. 全秃

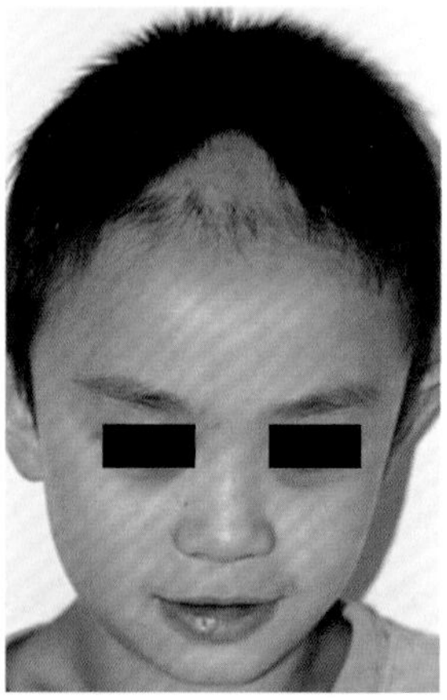

图2-6-29 拔毛癖

(5) 白癣：由真菌感染引起的头皮疾病，多见于儿童。白癣（tinea capitis）头皮可见单个或多个圆形脱发区，为不完全脱发，头发在出头皮2~4mm处折断，残端松动易拔出并有白色鞘状物包绕。脱发区头皮局部覆盖较多鳞屑，刮下涂片镜检可发现真菌（图2-6-30）。

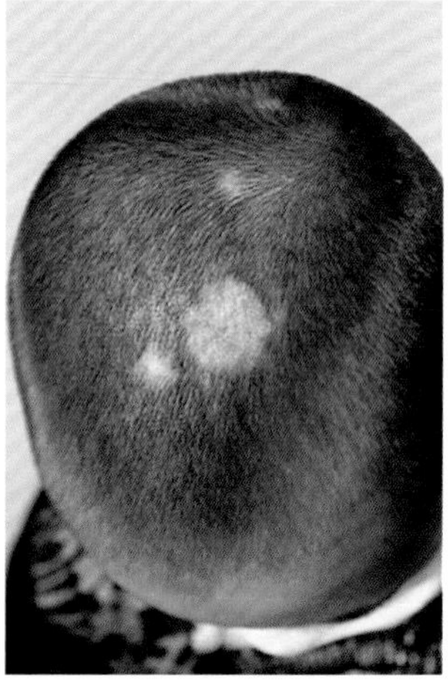

图2-6-30 白癣

2. 弥漫性脱发 先天性弥漫脱发的患儿表现为头发不长，或从未理过发。见于外胚层发育不良、毛干的结构缺陷或其他遗传缺陷等。后天获得性者与毛囊周期、内分泌、化学物质和营养等因素有关。

(1) 先天性脱发：先天性脱发（atrichia congenita）为常染色体隐性遗传，是最严重的一种弥漫性脱发病。患儿出生时可完全无发，或出生时头皮有胎毛，但在胎毛脱落后无终毛生长，或在生后5年内头发进行性脱落。头皮活检可与全秃鉴别。其病因或致病基因尚不清楚。

(2) **有汗性外胚叶发育不良**：有汗性外胚叶发育不良(hidrotic ectodermal dysplasia)表现为秃发、甲异常、掌跖角化过度(或牙齿发育不全)三联征。出生时或生后不久发病，全身毛发稀少，随年龄增长，毛发脱落越发明显，青春期后发展为全秃。眉毛外 2/3 脱落、睫毛几乎没有(图 2-6-31)。指(趾)甲粗糙、增厚，掌跖皮肤粗糙、角化明显。部分患儿可伴唇腭裂、骨骼改变、颅面部发育不良。

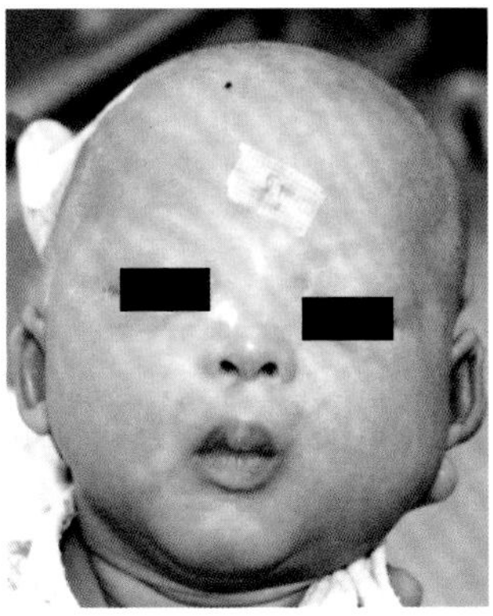

图 2-6-31　有汗性外胚叶发育不良

(3) **早老症**：早老症(progeria)又称 Hutchinson-Gilford 综合征。出生时正常，1~2 岁开始出现生长发育迟缓，身材矮小。2 岁开始出现老化症状，最显著特征为皮下脂肪减少、缺乏弹性并出现皱纹，呈鸟型头，下颌小，眼突出、头皮静脉明显，头发、眉毛及睫毛 3~5 岁时完全脱落(图 2-6-32)。锁骨短小、胸部呈梨形、四肢瘦小。乳牙和恒牙均发育延迟，牙齿畸形。愈后不良，无特殊治疗。

(4) **软骨 - 毛发发育不良**：软骨 - 毛发发育不良(cartilage-hair hypoplasia)为常染色体隐性遗传，

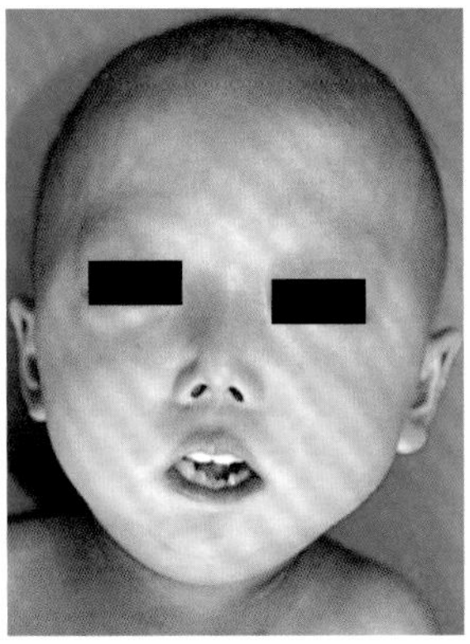

图 2-6-32　早老症

基因定位于 9p13。毛发改变为头发、眉毛、睫毛稀少，纤细，色淡。因干骺端软骨发育不良，患儿身材矮小、肢体短，成年后身高仅为 105~145cm。但头颅大小及形态正常。多数患儿有免疫功能异常，反复呼吸道感染，对水痘病毒易感。

(5) **生长期脱发**：生长期脱发(anagen effluvium)是指处于毛囊生长期的毛发在受到理化等因素影响时，在较短时间内过多过早脱落，每天脱发数量 >100~400 根，但一般不会全秃。常见原因有：化疗使用的细胞毒类药物、抗代谢类药物，大剂量 X 射线及重金属中毒(如铊、砷、铅、钛等)。

(6) **休止期脱发**：正常毛发受到某些因素，如分娩、手术、高热、应激性事件等刺激，毛发从生长期向休止期快速转换，从而导致的获得性弥漫性脱发。休止期脱发(telogen effluvium)数量 >100 根 / 天，追问病史常可发现在脱发前 2~4 月有诱发因素存在。早期就诊患者无明显头发稀疏，晚期可表现为弥漫性脱发，头皮外观无异常，镜下可见毛发近端呈棒状。病程可持续数月，愈后良好。

(7) **甲状腺功能减退症**：甲状腺功能减退症(hypothyroidism)患者皮肤干燥而苍白，毛周角化。毛发干而粗糙、生长缓慢。头发呈片状或弥漫性脱落，眉毛外 1/3 脱落，体毛稀少。儿童患者在肩、背和四肢可出现长的毳毛性毛发生长。

(8) **垂体功能减退症**：垂体功能减退症(hypopituitarism)患者皮肤苍白而带淡黄色色调，面容苍老。所有患者毛发减少，最先为腋毛、继而阴毛脱落，男性胡须生长缓慢，头发普遍稀疏、干燥。

(三) 毛发颜色异常

1. 白发　因毛囊黑素细胞数量减少、黑素合成或酪氨酸酶活性降低形成白发(poliosis)。除遗传因素外，神经精神因素，如长期忧虑、情绪紧张等，全身性疾病，如自身免疫性疾病、恶性贫血、甲亢、心血管疾病等也可发生白发。

(1) **局限性白发**：见于白癜风、斑驳病、Waardenburg 综合征。

(2) **弥漫性白发**

1) 早白发：头发变白是老年的一种生理现象，先出现于两鬓，逐渐增多，眉毛和胡须同样变白。早白发(juvenile poliosis)又称少白头，与遗传因素有关。一般发生于 10~20 岁青少年，在头皮浓密的头发中间有数量不等的白发，通常为单根，散在分布，不成簇状。头皮无变白、发干结构正常。除遗传因素外，部分与恶性贫血、甲状腺炎等自身免疫性疾病有关。

2）白化病：因酪氨酸酶功能缺陷，致黑素合成障碍所致。出生后全身皮肤、毛发呈白色。

2. 毛发异色症 常染色体显性遗传，多见于儿童。东方人为黑头发，毛发异色症(heterochromia)患儿可同时存在两种颜色完全不同的头发。表现为在黑头发的某一部位出现棕黄色或金黄色头发，多见于头顶部，无自觉症状，毛发数量和结构均正常。一般终身不变，无需治疗，必要时可染发。

（四）毛发结构异常

是指毛干结构上的缺陷，可导致毛发容易折断、脱发、不易梳理等，可以是遗传性或获得性的。如念珠状发、扭曲发、结节性脆发病、套叠性脆发病（又称竹节状发）、羊毛状发、环纹发等。

三、指(趾)甲发育异常

儿童时期的甲板相对较薄，生长速度较快，容易受到外源因素的影响而产生改变。指(趾)甲改变可以是先天性或后天获得性的，部分为原发性，其病因不明。在临床上以获得性者多见，多由于各种皮肤病或系统性疾病所致，也可由药物或外源因素引起。

（一）甲板异常

1. 甲板增厚 儿童甲板增厚表现为一个或多个指(趾)甲变厚，甲板表面失去光泽、粗糙或有纵嵴。

(1) 银屑病和扁平苔藓甲：引起的厚甲较常见，一般累及所有指(趾)甲。银屑病甲(nail psoriasis)多始于远端，增厚呈黄色，表面点凹常见，整个甲板可被累及(图 2-6-33a)。扁平苔藓甲(nail lichen planus)增厚，甲中央常出现皱褶嵴和粘连(图 2-6-33b)。此外，斑秃和甲外伤愈合后也可出现厚甲。

(2) 甲癣：因甲板被皮肤癣菌感染所致，甲癣(onychomycosis)初期为甲板游离缘或侧甲廓变白

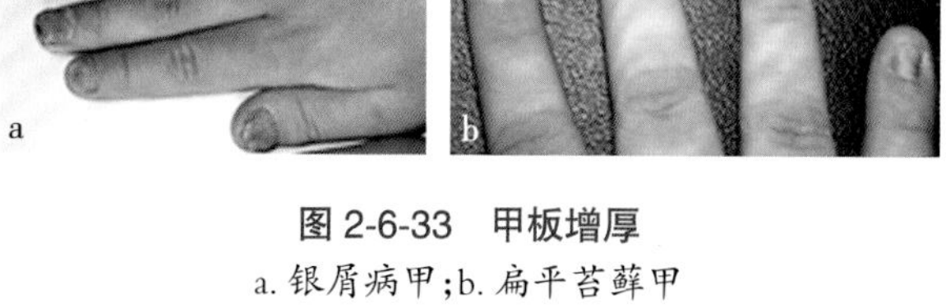

图 2-6-33 甲板增厚
a. 银屑病甲；b. 扁平苔藓甲

或变黄，最后可使整个甲板增厚、变脆。往往左右分布不对称，同一侧也通常只涉及 1~2 个甲(图 2-6-34)。

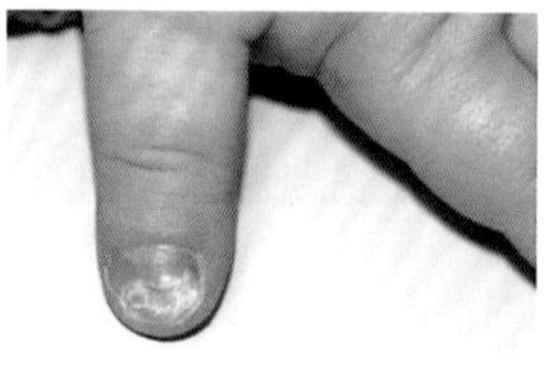

图 2-6-34 甲癣

(3) 特发性糙甲：一般 20 个甲均受累，甲板增厚、粗糙，伴有明显的纵嵴。特发性糙甲(idiopathic trachyonychia)原因不明，容易误诊为甲癣。

(4) 先天性厚甲症：为常染色体显性遗传性疾病。先天性厚甲症(pachyonychia congenita)表现 5 岁前出现指(趾)甲高度增厚、发黄、横向弯曲。甲床较多角化物，使游离缘和甲板向上翘起(图 2-6-35a)。因甲皱襞反复炎症引起甲脱落。除厚甲外，常合并有其他皮肤表现，如掌跖角化(图 2-6-35b)、毛周角化、口腔黏膜白斑等(图 2-6-35c)。

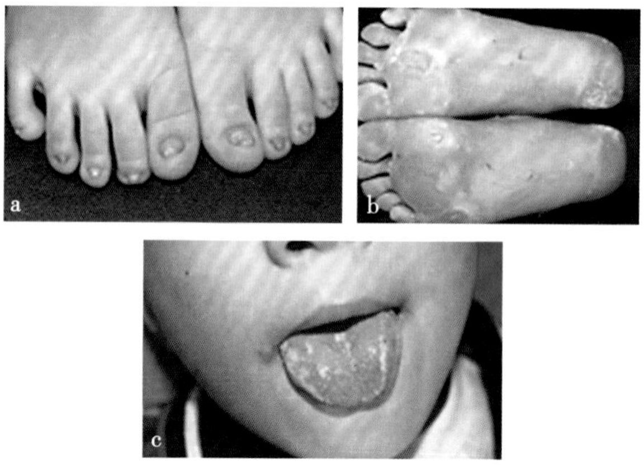

图 2-6-35 先天性厚甲症
a. 甲板增厚、发黄，横向弯曲；b. 掌跖角化；c. 口腔黏膜白斑

2. 甲板变薄或萎缩 甲萎缩是指甲板体积明显缩小、变薄、长度缩短、甚至甲板完全消失。也可为甲板变软、易于弯曲或碎裂。

(1) 先天性无甲症：出生时部分或全部指(趾)甲缺乏或生长不完全。先天性无甲症(congenital onychodysplasia)常表现为食指和中指完全无甲，无名指甲缺一半，小指甲往往正常(图 2-6-36)。可伴有其他结构的发育异常，如缺指、先天性耳聋、色素沉着及毛发异常等。

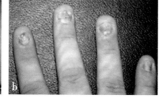

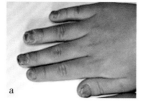

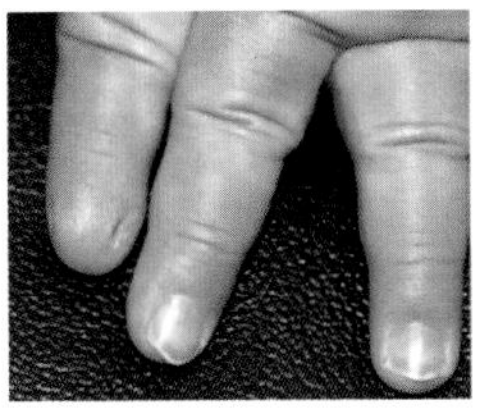

图 2-6-36　先天性无甲症

(2) 甲髌骨综合征：甲髌骨综合征(nail-patella syndrome)出生时即有甲缺乏或甲发育不良，甲板只有正常的1/3~1/2，不能长至游离缘。拇指甲最重，可完全缺如，其余从食指到小指依次减轻。髌骨发育不全，变小或缺乏，常发生反复脱位。肘关节伸展困难，旋前旋后均受限。部分患儿合并虹膜色素异常、白内障及肾小球病变。

(3) 儿童20甲营养不良：病因不清楚，儿童20甲营养不良(twenty-nail dystrophy)发生于1岁以上儿童，20甲同时受累，表现为甲板变薄、失去光泽、变脆、游离缘裂隙(图2-6-37)。但无甲下及甲周病变。多数患儿可在几年内自然缓解。

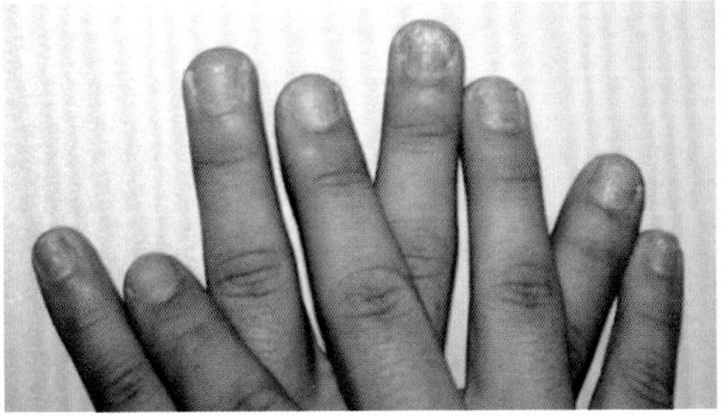

图 2-6-37　儿童20甲营养不良

(4) 甲中线萎缩：为指甲中部纵行裂开或萎缩，甲中线形成条状沟槽，以拇指最常见(图2-6-38a)。甲中线萎缩(median nail dystrophy)多与甲母质乳头状瘤或儿童人为习惯性的损伤有关(图2-6-38b)。

(5) 甲萎缩：可为先天性或获得性。先天性甲萎缩(nail dystrophy)见于外胚叶发育不良、大疱性表皮松解症、先天性角化不良等。获得性甲萎缩可因甲母、甲床或甲周围组织的创伤或炎症反应所致。

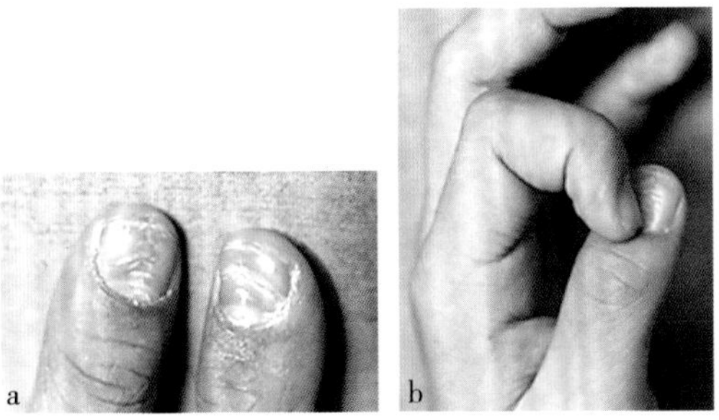

图 2-6-38　甲中线萎缩
a. 甲中部纵行萎缩；b. 习惯性动作

3. 甲板表面破坏

(1) 甲点凹：为甲板表面点状凹陷，如针头大小，似顶针样。甲点凹(nail pits)多见于银屑病、斑秃等疾病，也可见于湿疹、真菌感染、慢性甲沟炎等(图2-6-39)。

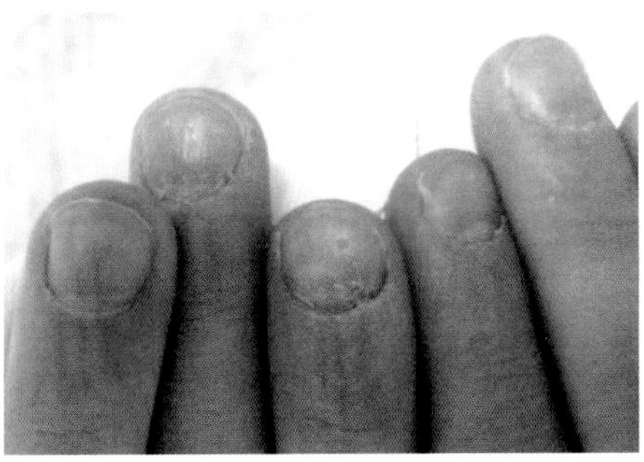

图 2-6-39　甲点凹

(2) 甲横沟：又称Beau线(beau's lines)，为甲板上的横行沟纹，跨过整个甲板的宽度(图2-6-40)。开始出现于甲半月附近，随着甲的生长向前推移，可连续出现多条而呈洗衣板样。因甲母功能暂时障碍所致，在全身或局部因素影响甲母活动数天后发生，见于急性传染病、药物反应、外伤等之后。

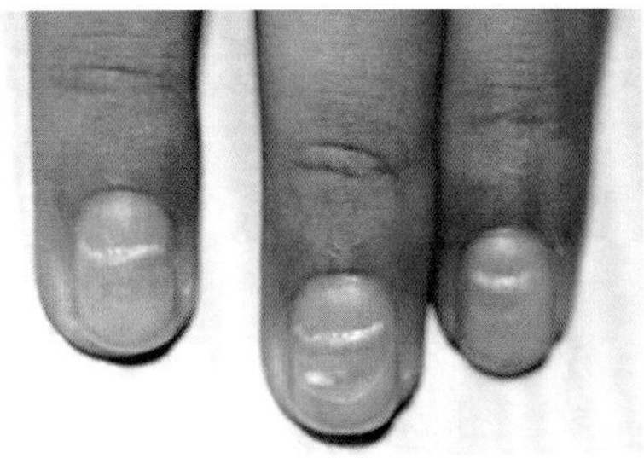

图 2-6-40　Beau线

(3) 甲分离：为甲板与甲床自发性脱离，由多种原因引起。甲分离(onychomadesis)常一个或多个指甲受累，甲板从游离缘或从甲半月处与甲床分离(图2-6-41)，随着指甲生长向前推移，远端指甲可脱落。多见儿童手足口病后1~2个月，与肠道病毒感染有关，部分也可为特发性。

(4) 甲纵裂和纵嵴：为甲板纵向裂开或纵向条纹(图2-6-42)。与外伤、系统性疾病和一些皮肤病有关。

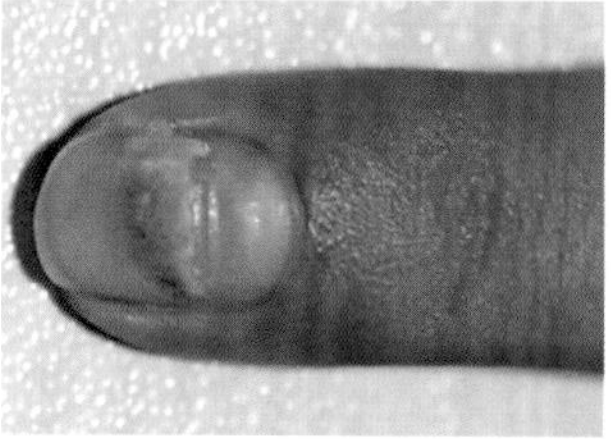

图 2-6-41 甲分离

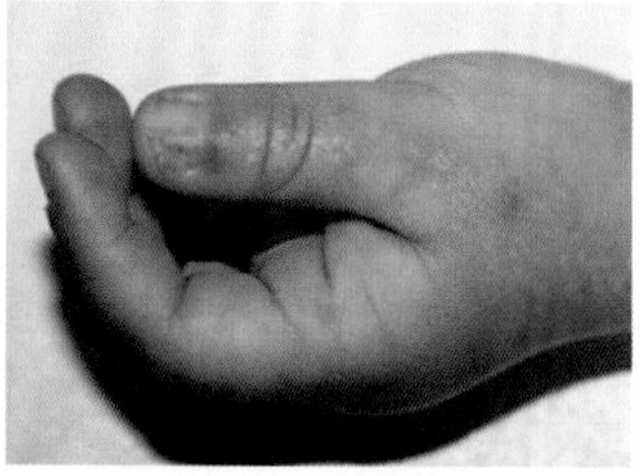

图 2-6-42 甲纵嵴

4. 特殊形态甲

(1) **反甲**：也称匙状甲(spoon-shaped nail)，表现为甲板变平，周围翘起，中央凹陷。反甲(koilonychia)可累及几个或全部指甲，以拇指最常见。可为特发性、遗传或后天获得性。部分与铁代谢障碍、贫血、甲状腺功能亢进或不足、外伤和职业有关。常见于接触强碱、肥皂、石油产品、水泥和其他化学物质的工人。

(2) **球拍状甲**：为常染色体显性遗传，女性较男性多见。球拍状甲(racquet nails)一般对称发生，表现为拇指(趾)末节指骨变短变宽，甲板亦相应短而宽，甲板变平，无正常的横向弯曲度，上有交叉线状纹，似网球拍上的网线。

(3) **杵状甲**：表现为指(趾)末节肥大呈鼓槌状。杵状甲(clubbing nails)可为特发性或继发于某些慢性疾病，如先天性心脏病、肺源性心脏病、支气管扩张、结核、雷诺病及肥大性骨关节病等。

(二) 甲颜色异常

1. **白甲** 即指甲部分或全部变白，因甲板角化不全或角化异常所致。点状白甲(punctate leukonychia)表现为甲板上大小不等各种形状的小白点(图 2-6-43)。白甲(leukonychia)可发生于正常人，或由于甲缘损伤及全身性疾病，如伤寒、肾炎、情绪改变等而引起。多见于 8~18 岁的儿童和青少年，30 岁后少见。线状白甲(striate leukonychia)表现为甲板上横行或纵行的线条状白斑(图 2-6-44)。多因甲缘受损伤所致，也可为遗传或全身性疾病(心衰、淋巴瘤、贫血、疟疾等)引起。

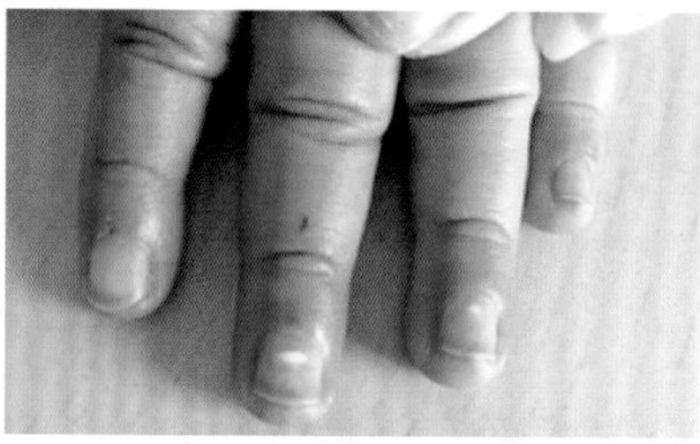

图 2-6-43 点状白甲

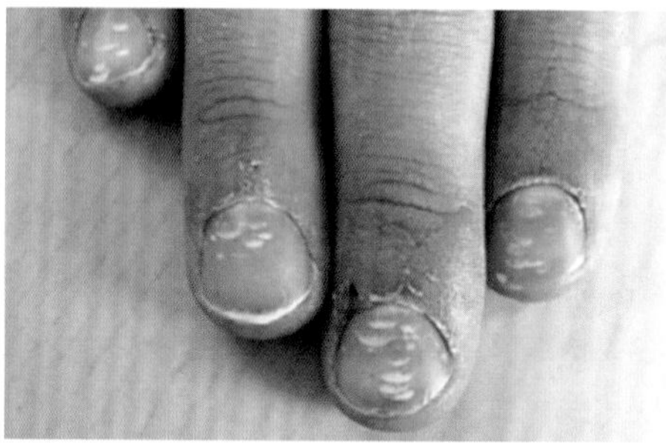

图 2-6-44 线状白甲

部分白甲(partial leukonychia)表现为近端半部分为白色，远端半部分呈粉红色或棕色，两半中间有一条明显的界线。见于慢性肾病和尿毒症患者。完全白甲(total leukonychia)整个甲板呈白色(图 2-6-45)，多为遗传所致，也可继发于伤寒、麻风、肝硬化、溃疡性结肠炎等疾病。全白甲如合并指节垫和耳聋，则为白甲 - 耳聋综合征。

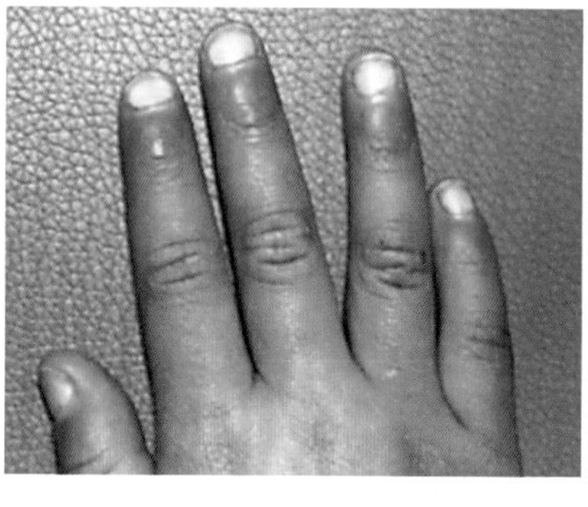

图 2-6-45 完全白甲

2. **黄甲** 甲板呈黄色或黄绿色故称黄甲(yellow nails)，可为先天性或后天获得性。先天性黄甲见于黄甲综合征(yellow nail syndrome)，该病由黄甲、原发性淋巴水肿、胸膜渗漏三联征组成。患儿所有指(趾)甲均可受累，甲板呈黄色或黄绿色，表面光滑，略增厚，纵向弯曲度加大。甲生长缓慢伴有甲松解或脱落。淋巴水肿以小腿最常见，合并支气管扩张和胸膜渗漏。

后天获得性黄甲见于老年人，甲真菌感染、糖尿病等。药物和食物(胡萝卜、橘子、南瓜)也可引起全甲变黄。

3. 绿甲 甲部分或全部变绿。绿甲(green nails)见于感染铜绿假单胞菌或曲霉菌,往往同时伴有甲沟炎。另外,部分绿甲与职业有关,如长期接触肥皂、洗涤剂的女性。

4. 黑甲 为部分或整个甲板呈棕色或黑色。儿童黑甲(melanonychia)最常见为甲板上纵行的黑色条带(图 2-6-46),累及单个或多个指甲。因甲母痣或甲母黑素细胞活化所致,多为良性病变,临床观察。当出现黑色瘭疽、整个甲板分布棕色至黑色斑点、纵行条带宽度不一、从甲下近端甲床到周围皮肤均有棕色 - 黑色色素,应除外甲下恶性黑素瘤或黑素痣恶变。

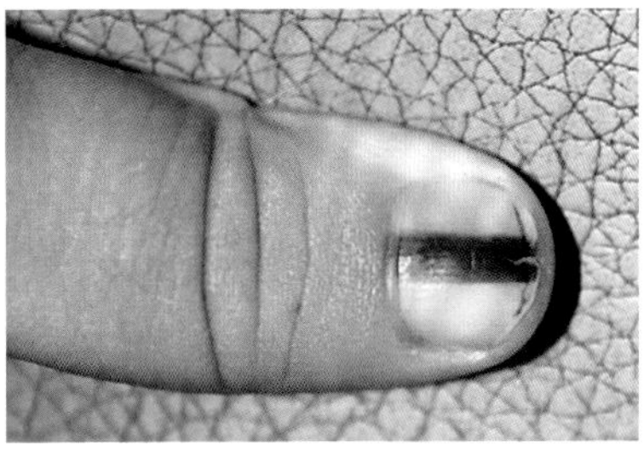

图 2-6-46 黑甲

儿童纵行黑甲可因药物刺激黑素合成所致,如羟基脲,同时可致皮肤和黏膜色素沉着;阿霉素、盐酸多西环素也可致儿童甲弥漫性或纵行黑甲。药物性黑甲的发生与药物暴露时间有关,停药后色素消退。儿童咬指甲或咬甲癖可致纵行黑甲。如同时几个甲出现纵行黑甲时,应除外肾上腺皮质功能不全、Laugier-Hunziker 综合征、肠息肉 - 色素沉着综合征(Peutz-Jegher 综合征)以及皮肤癣菌和霉菌感染等疾病。

专家点评

● 儿童皮肤白斑不都是白癜风,包括很多先天和后天获得性的疾病;

● 脱发应区分生理性还是病理性。生理性脱发与毛囊的生长周期有关,枕秃多为生理性脱发,与 VitD 缺乏无确切联系。病理性脱发往往为系统性或头皮疾病的表现;

● 指(趾)甲的病变与微量元素缺乏无明显关系。

(王华)

【参考文献】

1. Odom RB, James WD, Berger TG. Andrews' Diseases of the Skin-Clinical Dermatology. 9th Edition. Philadephia: W.B. Saunders, 2001.
2. Irvine AD, Hoeger PH, Yan AC. Harper's Textbook of Pediatric Dermatology. 3rd Edition. UK: Wiley-Blackwell Publishing, 2011.
3. Rubeiz N. Kibbi AG.. Disorders of pigmentation in infants and children. Clinics in Dermatology, 2002, 20: 4-10.
4. Lee BB, Laredo J. Classification of congenital vascular malformations: the last challenge for congenital vascular malformations. Phlebology, 2012, 27: 267-269.
5. Cahill A. M., Nijs E. L. F. Pediatric vascular malformations: pathophysiology, diagnosis and the role of interventional radiology. Cardiovasc Intervent Radiol, 2011, 34 : 691-704.
6. Dompmartin A. Venous malformation: update on etiopathogenesis, diagnosis & management. Phlebology, 2010, 25(5): 224-235.
7. Wade MS, Sinclair RD. Disorders of Hair in Infants and Children other than alopecia. Clinics in Dermatology, 2002, 20 : 16-28.
8. Connolly M, Berker D. Disorders of hair in children. Current Paediatrics, 2003, 13 : 429-437.
9. Happle R. Genetic hair loss. Clinics in Dermatology, 2001, 19 : 121-128.
10. Shah KN, Rubin AI. Nail disorders as signs of pediatric systemic disease. Curr Probl Pediatr Adolesc Health Care, 2012, 42 : 204-211.
11. 刘艳,黎海芪,等,小儿枕秃发生因素分析及临床意义 . 中国儿童保健杂志,2001, 9(4): 244-246.

第四节 骨骼发育异常相关疾病

导读 常见的儿童下肢“弯曲”包括下肢旋转或下肢成角问题。下肢旋转问题包括足内旋(俗称“内八字”)和足外旋(俗称“外八字”),下肢成角问题主要指膝内翻(“O”形腿)和膝外翻(“X”形腿)。为正确理解儿童下肢发育的旋转和成角过程,儿科医生需有相关下肢发育的生理解剖知识,并结合儿童发育的特点及详细的病史体检进行综合评估。

一、下肢"弯曲"

(一)下肢旋转

1. 下肢旋转的评估和诊断 下肢旋转从胚胎时期一直延续到生后,因此在正常发育过程中可见到下肢旋转。临床上为判断儿童下肢旋转问题,需要有评估的方法。

(1)病史采集:病史对于诊断及确定病因非常重要。常要询问母孕史、生产史及生长发育史(包括身高及身材比例、运动发育程序等)以及家族史等;儿童出现下肢问题的年龄及进展情况以及伴随症状(如疼痛、跛行、易摔、关节炎等);儿童特殊跪坐姿势(呈"W"形或喜坐于足);参加体育活动情况。

(2)体格检查:需仔细排除与儿童下肢旋转症状相关疾病,如髋臼发育不良,脑瘫等,特别注意下肢肌张力、步态、脊柱问题、髋外展及下肢对称性等。1993 年 Staheli 研究 1000 例儿童与成人下肢发育过程后建立下肢旋转示意图沿用至今。Staheli 下肢旋转示意图(Staheli's rotational profile)可帮助医生评估下肢旋转问题。旋转示意图能够提供有利于诊断的信息,且能评价旋转问题的严重性,常用的有 4 种(表 2-6-4)。

2. 下肢旋转的类型及处理

(1)足内旋:足内旋(intoeing)是儿童行走时足纵轴向内旋转,通常是双侧、对称性。FPA 测量可确定是否存在足内旋。正常儿童足内旋主要有跖内收、胫骨内旋和股骨过度前倾三种情况。年龄是确定足内旋原因的重要因素。婴儿足内旋常由跖内收或伴有胫骨内旋造成;幼儿足内旋主要与胫骨内旋有关,可累及一侧或双侧;学龄前儿童(尤其是女童)足内旋则多因股骨过度前倾(股骨内旋)所致。若两种以上原因同时存在则足内旋显著。体格检查即可确定足内旋及其原因,一般不需影像学检查。多数儿童自行恢复,除非存在僵硬性跖内收(即跖内翻)或程度严重且持续至 10 岁,故应随访进展情况。

1)跖内收:1863 年 Henke 首先报道跖内收(metatarsus adductus),为最常见的先天性足部外观异常问题。活产婴儿中的发生率约为 0.2‰~1‰,男婴多于女婴,左侧多于右侧,双胎、早产为其危险因素。跖内收主要由胎儿宫内姿势所致。体格检查表现为前足内收,后足位置正常;足外缘凸出,内缘凹进;踝关节位置正常;行走时呈内旋步态;足中轴线偏向外侧足趾。足部检查时应特别注意前足的柔韧性,若前足被动外展能使前足越过正中位置,即为柔韧性跖内收;能达到中线位置为部分柔韧性跖内收;不能达中线位称僵硬性跖内收或跖内翻。跖内收需和马蹄内翻足区分,后者的足跟呈内翻状,从足底面观察足呈肾形。

通常儿童跖内收不需辅助检查,若 4~5 岁后仍存在跖内收或伴有疼痛则需进一步检查。大多数生后即有的柔韧性跖内收不需治疗,85%~90% 的儿童通过拉伸治疗,1 岁内可恢复正常;若 8 月龄后仍存在中度以上跖内收或呈内翻状,则需要石膏或绷带治疗。一般不推荐进行外科治疗,但若 3~4 岁后仍存在严重跖内收病例宜手术治疗。

2)胫骨内旋:是学步幼儿(1~2 岁)足内旋的最常见原因。胫骨内旋(internal tibial torsion)通常为双侧性,若为单侧,则左侧多见。体格检查发现儿童行走时足尖向内,FPA 及 TFA 均为负值。胫骨内旋的儿童易摔跤或跌撞,喜跪坐于足上。发生胫骨内旋的原因可能与胎儿期宫内姿势、俯卧位的睡姿及跪坐姿有关。胫骨内旋可以通过影像学检查确诊,如超声或 CT,但一般不作为诊断常规。儿童生理性胫骨内旋可随年龄增长在 4 岁左右自行矫正,任何非手术治疗均无效。若胫骨内旋持续至 8 岁,胫骨内旋显著或有功能缺陷者(如 TFA 为负值,且 >-15°),或胫骨内旋为非对称性,两侧 TFA 差异超过 10°者均需转诊骨科治疗。

3)股骨过度前倾:胎儿宫内的姿势使生后双侧股骨对称地处于前倾位(即股骨头和颈相对于股骨其他部分向前成角)或股骨内旋,女童多于男童,并有家族倾向。一般新生儿股骨前倾的角度约 30°~40°,随着年龄的增加每年减少 1°~2°,8 岁时达成人水平(约 15°)。

股骨过度前倾(excessive femoral anteversion)常在儿童 3 岁后出现股骨内旋,5~6 岁时明显,而后逐渐减轻。儿童跪坐时呈"W"形;步态笨拙常跌倒,跑步时呈"打蛋器样"。体格检查可发现儿童站立或行走时髌骨、膝和足均指向内侧,FPA 负值;如伴代偿性胫骨外旋时足内旋则可减轻,但行走时膝仍指向内侧;髋内旋弧度增加(约 90°),髋外旋受限(严重者 0°)。髋内旋 70°~80°为轻度前倾,80°~90°为中度,超过 90°为重度。

80% 以上股骨过度前倾或股骨内旋儿童可自行矫正,但应定期 6~12 个月测定髋旋转弧度。股骨过度前倾是一良性过程,常不需特殊处理,非手

表 2-6-4　下肢旋转评估

下肢旋转评估	临床意义	检查方法	判断方法
髋旋转弧度(hip rotation)	判断股骨旋转情况:内旋或外旋	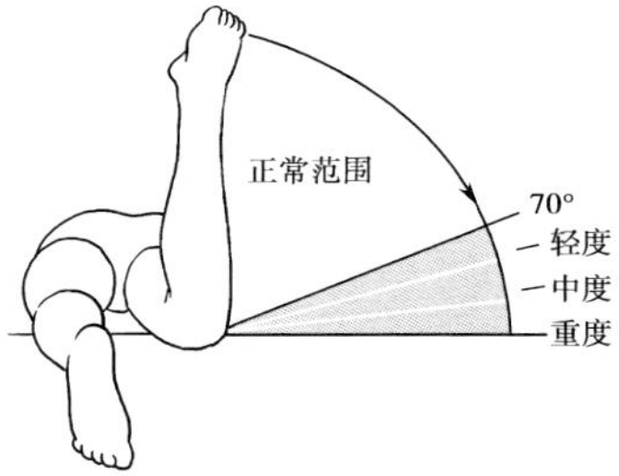 儿童俯卧屈膝位,测量髋最大旋转位时(小腿自然向外或向内活动的最大幅度)股骨垂直线与胫骨的交角	儿童期髋内旋角度为 20°~60°;髋外旋角度通常为 30°~60°。若髋内旋 >70°,髋外旋 <20°提示股骨前倾,或称股骨内旋 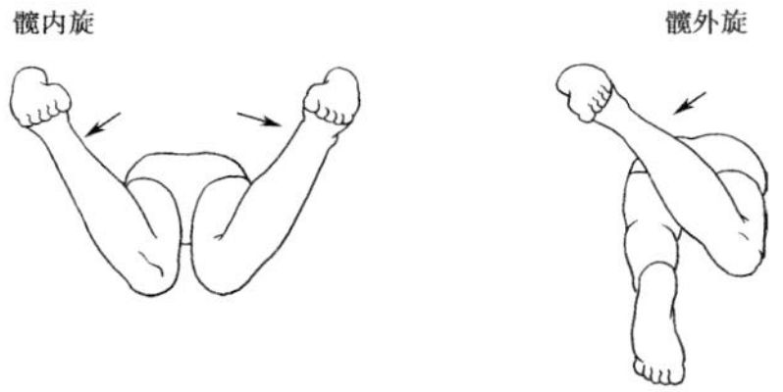
股足角(thigh-foot angle,TFA)	判断胫骨旋转方法	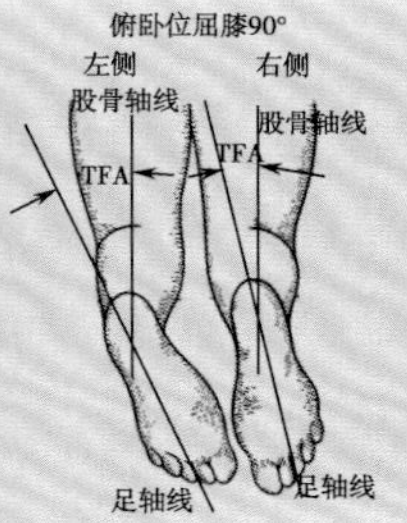 儿童俯卧屈膝 90°,足踝在中线位置时,测量足的轴线和股骨轴线的交角	若足的轴线与股骨轴线比较转向内侧,交角为负值。均值约 10°(−5°~30°)。随儿童年龄的增长,TFA 外旋增加。婴儿 TFA 多为负值,新生儿的 TFA 可达 −15°,变化范围为 −30°~20°。若小于超过 −10°为胫骨内旋;>20°~30°为胫骨外旋
足形态评估 ① 前足排(forefoot alignment) ② 中轴线(heel-bisector angle)	评估儿童足形状异常 判断跖内收	俯卧位判断足底形状 为足底足跟的等分延长线 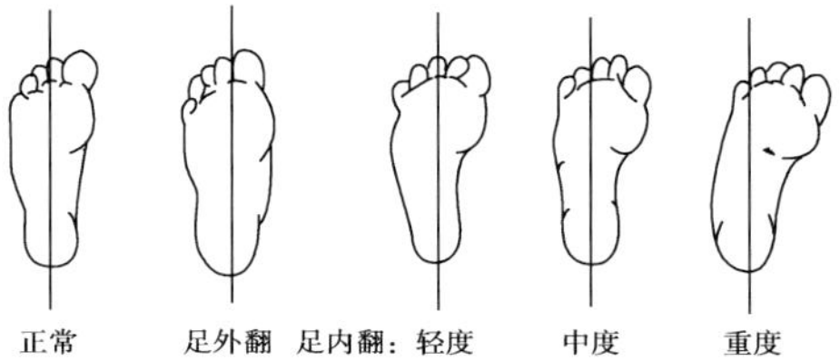	正常情况足外侧缘呈直线,若外侧缘凸起为前足内收 正常时足中轴线通过第 2、3 趾之间;若跖内收或内翻时,足中轴线向外侧移位
足行进角(foot progression angle,FPA)	判断下肢旋转综合指标: ① 判断足内旋; ② FPA+TFA 判断胫骨内旋	足行走时转向内或外侧的度数 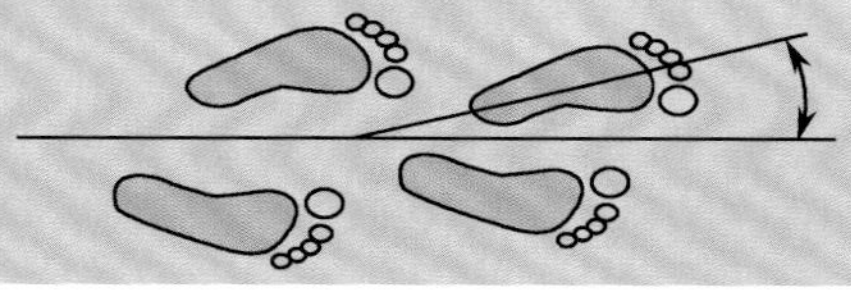	观察儿童行走一段距离据平均数判断:多数正常儿童或成人行走时下肢略外旋,FPA 均数为 10°(−5°~20°)。若行走时足转向内侧,则为负值
其他检查		一般不需再进行影像学检查。X 线平片对了解胫骨发育情况无意义。虽 CT 对于诊断股骨前倾较准确,但一般仅用于复杂性髋部畸形或手术前诊断。超声可用于测量股骨和胫骨的旋转情况,但准确性不及 CT	

术治疗亦无效。8 岁后仍有股骨过度前倾(髋内旋 >80°),具有严重外观和功能障碍者需转诊骨科治疗。

尽管 CT 检查是客观评价股骨前倾的最佳方法,但股骨过度前倾多为发育过程的问题,不需要 CT 检查,除非评估复杂性的髋部畸形。

(2) **足外旋**:较足内旋少见。与发生足内旋机制相反,幼儿行走时因出生时髋外旋挛缩或股骨前倾角度不足致髋外旋 >70°,形成足外旋(outtoeing)。目前认为髋外旋挛缩亦由胎儿期宫内姿势所致,行走 1 年后可逐渐改善。2 岁后的足外旋可能是由于股骨前倾角度下降或胫骨外旋造成,多在 8 岁内自行缓解。进展性和不对称性足外旋应转诊至骨科以排除髋关节发育不良、股骨头骨骺滑脱、髋内翻或进展性的扁平足等的发生。

1) 股骨后倾:婴儿早期常见股骨后倾(femoral retroversion),多继发于宫内姿势致髋关节外旋挛缩或肥胖儿童。若为单侧性股骨后倾,多见于右侧。儿童站立时足向外转 90°时股骨后倾更为明显,俗称“卓别林样足”。体检发现髋外旋弧度增加达 90°,内旋弧度下降。儿童行走后股骨后倾可逐渐自行矫正,若 2~3 岁后仍无好转应转诊骨科。

2) 胫骨外旋:常见于 4~7 岁儿童,常单侧出现,以右侧多见。胫骨外旋(external tibial torsion)常引起髌、股骨关节不稳定、疼痛等功能障碍,可随年龄增加而加重。疑诊胫骨外旋者宜转专科诊治,因胫骨外旋多与神经肌肉疾病有关,如脊髓灰质炎、脊髓发育不良等。

(二) 下肢成角

成角畸形指肢体远端与近端出现畸形角度。内翻是指肢体远端部分向内与躯干的中线成角,外翻是指肢体远端部分离开中线的成角。下肢的成角畸形可见于髋、膝及踝部,而以膝部成角在儿童中最为常见。膝内翻(Genu varum,Bowlegs)、膝外翻(Genu valgum,Knock knee)的成因有生理性和病理性两类。

1. 临床表现

(1) **膝内翻**:正常站立位时内踝并拢,双膝亦应并拢。如站立位时两侧膝关节分开即提示膝内翻(“O”形腿),膝间距越大(股骨内髁之间距离),膝内翻越严重。1~2 岁幼儿可有生理性膝内翻,即因胎儿宫内姿势使股骨、胫骨弯曲。儿童可表现足尖行走并易摔跤。如同时存在下肢内旋时,如胫骨内旋,可加重膝内翻。如膝内翻不遵循正常生理性过程演变或两侧不对称时应转诊至专科。

(2) **膝外翻**:儿童直立位两膝并拢时测量两踝间距离,提示膝外翻(“X”形腿)及程度。2 岁后儿童可有生理性膝外翻,2~4 岁最为明显,可持续至 7 岁。儿童膝外翻时走路笨拙,易出现双膝摩擦,常不愿参加体育活动。若儿童身高正常、对称性膝外翻 <15°、两踝间距 <8cm 则不需处理。若 8 岁后仍有大于 15°的膝外翻,且不对称,应排除病理性因素,需转诊至专科。

2. 诊断及处理

膝内翻或外翻 >8cm,身高 <P25th,进行性加重或不对称者,下肢前后位 X 线摄片检查可了解下肢主要关节和各骨骺情况。定期随访生理性下肢成角的儿童,多数婴幼儿的膝内翻和学龄前儿童的膝外翻可自行矫正。矫形鞋、支具和夜间夹板常常无效。若 7~8 岁后仍存在进行性加重的膝内翻或外翻(超过 15°)伴疼痛、不对称畸形或下肢不等长时,需转专科治疗。

二、发育性髋关节发育不良

(一) 定义与发展史

发育性髋关节发育不良(developmental dysplasia of the hip,DDH)是描述股骨头与髋臼关系的状况,包括脱位(luxation)、半脱位(subluxation)、和不稳定(股骨头时进时出髋臼窝),放射线检查异常。髋关节脱臼(dislocations)分为 2 种类型,一种为畸形髋关节脱臼(teratologic dislocations),发生于宫内,常常伴有神经肌肉疾病(如脑瘫、脊髓发育不良、关节挛缩)或某些畸形综合征;另一种为典型髋关节脱臼(typical dislocation),可能发生于产前、产后,儿童无其他疾病。DDH 不包括畸形类。

DDH 曾被称“先天性髋脱位”(congenital dislocation of the hip,CDH)。近年的研究已证实 CDH 的发生不是出生时发生的,“发育不良”更为确切反映生物学特征。20 世纪 90 年代后 CDH 改称为 DDH。

Klisic 描述 DDH 存在发育不良与完全脱位的动态变化,髋关节发育不良可逐渐消退。因此,Klisic 关于 DDH 的定义包括髋关节生理性或不成熟发育不良(physiological 或 immature dysplasias),如 Graf Ⅱ型,不需治疗。88% 的 <1 月龄婴儿临床诊断髋关节不稳未经治疗可达到稳定。有学者认为只有“真正”病理性 DDH 是不可逆的髋关节脱位。但缺乏各国一致的病理性 DDH 诊断标准。

一般认为新生儿髋关节超声波检查结果为 Graf Ⅲ、Ⅳ型和不可逆的髋关节脱位是病理性 DDH。过去认为有意义的 DDH 体征，如臀纹和大腿纹不对称的诊断价值低。因 LHA 定义模糊不清，LHA 与 DDH 的相关性仍存在争议。

（二）流行病学资料

DDH 的发生率不确切，受遗传、种族、诊断标准以及检查者的水平影响。估计存活新生儿中 DDH 的发病率约为 1‰~1.5‰。我国尚无儿童 DDH 发病率的资料。不同地区报道的儿童 DDH 发病率各不相同，北方地区发病率高于南方；女童 DDH 较男童多见（4∶1~5∶1）；第 1 胎，尤其是臀位产者发病率较高；左侧者发生 DDH 是右侧的 3 倍，可能因正常胎儿多为左枕前位，左髋关节位于后方顶着母亲的脊柱有关。双侧脱位极少见。2013 年 Q Choudry 发表一项 10 年的前瞻性研究结果显示 37 518 个新生儿中仅 2 例婴儿 11 月龄后诊断为双侧 DDH。

（三）病因

胎儿的髋关节最初是间质性软骨形成的裂隙，先呈深凹圆形，然后逐渐变浅，呈半圆形。出生时髂骨、坐骨及耻骨仅部分融合，髋臼窝极浅，致使髋关节不稳定是 DDH 解剖学基础。胎儿早期（12~18 周）发育过程形成的髋关节脱臼多为畸形型；胎儿后期主要是机械作用，如羊水过少或臀位。产后婴儿的体位，如襁褓致韧带松弛易发生 DDH。有学者研究发现宫内外环境、生后生活习惯等对本病的发生有直接的影响：如宫内任何不利于胎儿活动的环境，包括胎位异常、巨大儿等，可能会影响髋关节的发育；分娩时母体分泌大量雌激素，髋关节可处于松弛状态，受到外力作用时，如臀位产就易发生髋关节脱位。Wynne Davies 报道的高危因素有家族史（表 2-6-5），提示 DDH 与遗传因素有关。

表 2-6-5　儿童发生 DDH 的高危因素

高危因素	依据
家族史：同胞或父母有 DDH	一个同胞患 DDH 危险因素增加 6%，一位家长曾患 DDH 危险因素增加 12%，一个同胞与一位家长患 DDH 危险因素增加 36%
女童	DDH 的儿童 80% 为女童
第一胎	DDH 的儿童 60% 为第一胎
臀位阴道分娩	与正常分娩比较臀位阴道分娩发生 DDH 的危险增加 17 倍，选择性剖宫产则为 7 倍
羊水少	限制胎儿在宫内活动，改变体位
多胎、早产	

（四）检查方法

详细的病史询问，包括高危因素（家族史阳性、臀位产、或伴有斜颈等）；细致的体格检查，可较早发现 DDH 的征象。根据儿童年龄选择不同的实验室检查方法是确诊的依据。

1. 体格检查方法　为筛查方法，即非特异性的（表 2-6-6），包括不对称的大腿和臀皮肤纹以及大腿长度、Barlow 或 Ortolani 检查和髋关节外展受限试验（limitation of hip abduction，LHA）。

不对称的大腿和臀皮肤纹以及大腿长度可提示一侧 DDH。采用 Ortolani 和 Barlow 方法可检查新生儿髋关节的稳定性。为避免撕裂髋臼唇和股骨头，检查时动作宜轻柔。美国《早期发现 DDH 临床实践指南》认为阳性 Barlow 或 Ortolani 检查结果可提示 DDH。但需要仔细鉴别新生儿髋关节周围软组织的喀哒声与 Ortolani 和 Barlow 检查时发出的滑动声。

2~3 月龄婴儿关节囊松弛减少，肌肉紧张增加，Ortolani 和 Barlow 方法可不出现阳性结果，采用 LHA 检查 DDH 结果最可靠。一般，临床上 <8 周龄婴儿不采用双侧 LHA 诊断病理性 DDH，8 周龄后的婴儿可用 LHA 诊断单侧病理性 DDH。即 LHA 诊断病理性 DDH 的价值与年龄有关。婴儿 LHA 阳性时需进一步确定 DDH，但年长儿 LHA 阳性可确诊 DDH。但临床很少双侧出现 LHA。新生儿韧带松弛可能是 LHA 阳性结果少的原因。多数小婴儿出现双侧 LHA 属正常变异，LHA 筛查病理性 DDH 的敏感性和阳性预测值（positive predictive value，PPV）低。

体格检查方法诊断 DDH 的敏感性低，阳性结果可出现在正常儿童、其他疾病儿童。因此，存在误诊或漏诊早期 DDH 情况。即使同时采用体格检查和超声波 2 种检查方法，仍有 1/5000 的 DDH 漏诊至 18 月龄后。但若几种方法，如臀纹或大腿纹不对称、Allis 或 Galeazzi 征、下肢不等长均异常提示 DDH 的可能性大。

2. 影像学检查　因小婴儿的髋关节仍在发育中，股骨头未骨化时采用影像学检查的价值有限。同时，超声波检查也仅显示髋关节的不稳定。如采用超声波检查小婴儿髋关节可导致过度诊断与不必要的治疗。生后 4 周婴儿的髋关节发育较成熟，髋关节不稳定表现消退。4~6 月龄婴儿的股骨头和髋臼均未钙化，可选择采用超声波检查方法，动态超声波检查可获得更多信息。4~6 月龄

表 2-6-6　DDH 检查方法

检查方法	年龄			处理
筛查方法： 体格检查方法	所有儿童	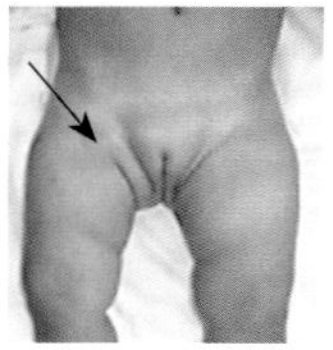 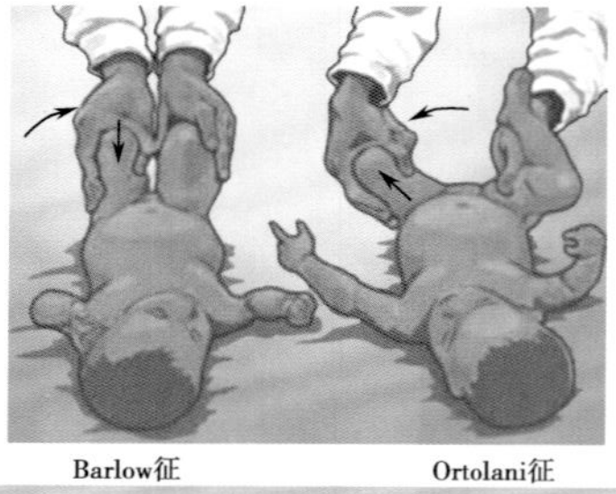 	不对称的大腿和臀皮肤纹以及大腿长度（股骨） Ortolani 征：将患儿两膝和两髋屈至 90°，检查者将拇指放在患儿大腿内侧，食指、中指则放在大转子处将大腿逐渐外展、外旋。如有脱位可感到股骨头（femoral head）嵌于髋臼缘而产生轻微的外展阻力，然后以食指中指往上抬起大转子，拇指可感到股骨头滑入髋臼内时的弹动，即为 Ortolani 试验阳性 Barlow 征：与 Ortolani 试验操作相反，检查者使患儿大腿被动内收内旋，用拇指向外、后推压，若股骨头自髋臼脱出，可听到或感到“弹跳”；当解除推压力时，股骨头可滑回髋臼内，亦可出现“弹跳”，即为阳性	新生儿： ① 新生儿结果不确定：轻度不对称、Ortolani 或 Barlow 征（-），随访至 2 周龄； ② Ortolani or Barlow 征（+）者转诊骨科；不建议超声波和 X 线摄片检查； ③ 体格检查（+）者不建议采用三角尿布，避免延误更有效的治疗方法； ④ 如体格检查（+），2 周后再复查；复查仍疑 DDH 需转诊，或 3~4 周 X 线摄片
髋关节外展受限试验（LHA） Allis 或 Galeazzi 征	2~3 月龄	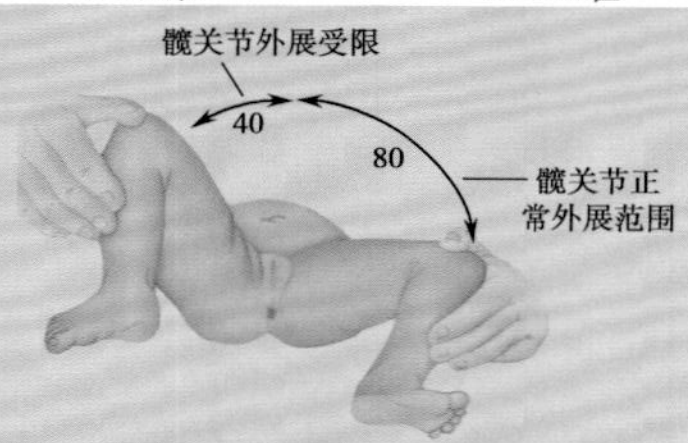 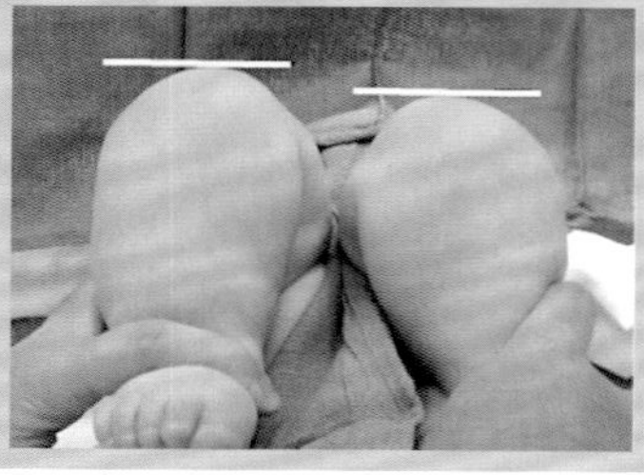	婴儿仰卧位，髋、膝关节屈曲 90°，检查者双手握住其膝部同时外展，正常膝外侧面可触及检查台面，脱位时患侧只能达到 75°~80°，即为髋关节外展试验阳性 平卧屈膝 85°~90°，双腿并拢，双侧内踝对齐，若双膝关节平面不等高为阳性	阳性者转诊
超声波检查	4~6 月龄		采用修改的 Graf 分类方法：Ⅰ型（正常）α >60°，Ⅱ型 α 43~59°，Ⅲ型 α <43°，Ⅳ型（髋关节半脱位或脱位）	Ⅲ型、Ⅳ型转诊
X 线摄片	>4~6 月龄			异常者转诊

表 2-6-7 定期监测髋关节发育

生后 <48 小时出院的 2~4 日龄新生儿	1 月龄	2 月龄	4 月龄	6 月龄	9 月龄	12 月龄
体格检查						
臀位女童	超声波检查			X 线摄片检查		
臀位男童、家族史阳性女童				X 线摄片检查		

后不再选择超声波检查，而应选择 X 线摄片方法。对复杂病例或术前病例可选择 CT、MRI。

（五）筛查程序

为指导初级儿童保健医生早期发现 0~18 月龄婴幼儿 DDH，参考 2000 年美国儿科学会关于《早期发现 DDH 临床实践指南》(Developmental Dysplasia of the Hip：Clinical Practice Guideline：Early Detection of Developmental Dysplasia)，建议：

1. 筛查所有新生儿 由儿科医生、医师助理、儿科护士、物理治疗师采用体格检查方法筛查所有新生儿。

2. 定期随访 随访儿童髋关节至儿童稳步走。

3. 记录 认真记录体格检查结果。

4. 选择检查方法 了解 DDH 检查方法的选择原则。

5. 转诊 如体格检查结果疑诊 DDH，或家长疑及儿童有髋关节发育问题时需经专家体格检查确定，或转骨科医生，或选择适合年龄的影像学检查。

（六）预后

DDH 是儿童常见下肢畸形，开展新生儿筛查，早期诊断和及时处理，可减少儿童髋关节畸形发生，有利儿童骨发育。1 岁内明确 DDH 诊断及时治疗者预后较好；治疗开始时的年龄越大，髋臼和近端股骨重塑潜力越小，需要治疗手段越复杂，效果越差。儿童保健科医生通过病史采集、体格检查疑诊为 DDH 者，应及时转诊至骨科就诊。

三、脊柱侧弯

脊柱侧弯为体征描述而不是疾病诊断。正常脊柱轴线与地面垂直，矢状面有颈椎、腰椎和胸椎轻度生理性弯曲。如脊柱数个椎体偏离轴线而向侧方弯曲和旋转时称为脊柱侧弯(scoliosis)，脊柱的冠状面、矢状面和横断面均有畸形表现。脊柱侧弯可因多种原因，如先天畸形、神经麻痹性和肿瘤压迫所致以及原因不明的特发性脊柱侧弯(idiopathic scoliosis)。

先天性脊柱侧弯系胚胎期原始椎体发育缺陷造成，侧弯弧度发展快慢不一，青春期前弧度加重较快。特发性脊柱侧弯约占本病的 70%，可分为婴儿型(0~3 岁)、少年型(4 岁至青春期)和青年型(青春期至骨成熟期)。儿童常规体检中应重视对脊柱的检查，早期发现脊柱侧弯体征，尽早转诊至骨科进行积极治疗，改善预后。

1. 临床表现 脊柱侧弯多 <14 岁起病，常见于女童，逐渐加重。患儿因双肩不等高、胸廓畸形、骨盆倾斜、髋部向一侧突出或脊柱不正而就诊。少数患儿诉背痛或易疲乏，或偶于摄胸部 X 线或肾盂造影时发现。对有症状的患儿应仔细检查有无并发其他畸形，如有无韧带过度松弛，肌力是否正常，皮肤有无咖啡色素斑或足部畸形，以了解是否存在神经系统并发症以及神经纤维瘤病等。

2. 常用脊柱侧弯筛查方法

(1) **目测**：儿童立位，脱衣观察脊柱，包括前、侧、后方的姿势以及力线，同时观察是否存在脊柱后凸。目测双肩高度、肩胛骨位置和双侧腰部曲线是否对称。

(2) **前弯腰试验**：用以检查脊柱旋转的严重程度和旋转方向。令儿童双膝伸直，双足靠拢，双手对掌后向前弯腰。检查者目测儿童胸廓和椎旁肌肉对称情况。如儿童存在结构性变化的脊柱侧弯，脊柱凸侧因旋转而高于凹侧。

3. X 线检查 站立位正侧位 X 线可测量脊柱侧弯弧度，了解并发畸形及脊柱后突。

4. 治疗 儿童可因长期体态异常产生心理问题，严重时可出现心肺功能受损、脊髓受压症状。因此本病需及早和积极治疗。

5. 预防 在脊柱发育过程中，虽然生理性弯曲多在 1 岁左右形成，然而婴幼儿时期颈曲、胸曲和腰曲尚未被固定，仰卧时脊柱仍可伸平；直到 6~7 岁时脊柱生理性弯曲才最终被韧带固定。因此，学龄儿童应注意保持良好的坐姿和站姿，加强肌肉锻炼，定期进行脊柱侧弯相关筛查，以早发现、早诊断、早治疗。

专家点评 儿科与儿童保健医生对儿童下肢骨骼发育过程不太熟悉，往往诊断为“疾病”而导致过度治疗。儿童期的下肢旋转问题通常不需积极处理。详细的病史询问及体检后，指导家长定期随访，了解进展进展非常重要。

（胡燕）

【参考文献】

1. Kliegman. Nelson textbook of pediatrics. 19th Ed. Philadelphia: Elsevier's Health Sciences Rights Department in Philadelphia, 2011.
2. 施诚仁，金先庆，李仲智．小儿外科学．第4版．先天畸形．北京：人民卫生出版社，2009，442-454.
3. Q Choudry, R Goyal, R W Paton. Is Limitation of Hip Abduction a Useful Clinical Sign in the Diagnosis of Developmental Dysplasia of the Hip? Arch Dis Child, 2013, 98(11): 862-866.
4. American Academy Of Pediatrics. Committee on Quality Improvement, Subcommittee on Developmental Dysplasia of the Hip: Clinical Practice Guideline: Early Detection of Developmental Dysplasia of the Hip. PEDIATRICS, 2000, 105(4).
5. Stephen K. Storer, David L. Skaggs, Developmental Dysplasia of the Hip. American Family Physician. 2006, 74(8): 1310-1316.
6. 李正，王慧贞，吉士俊．实用小儿外科学．脊柱的发育过程．北京：人民卫生出版社，2001，1427-1428.

第五节 生殖系统发育异常相关疾病

导读 男性生殖系统异常可发生于外阴、阴茎、尿道和睾丸等，可合并存在；女性生殖系统异常可见于女性生殖系统各个部分，临床表现因病变部位而异。儿童生殖系统发育异常多为某些疾病或综合征伴随体征，儿科医生与儿童保健医生需仔细体检、识别。

一、生殖系统发育异常

1. 小阴茎 阴茎测量方法为轻柔拉伸阴茎，龟头至阴茎基部的长度为阴茎长（图2-6-47）。小阴茎（micropenis）定义尚有争议。一般认为阴茎结构正常，阴茎小于同年龄男性的平均阴茎长度的2.5SD。如新生男婴阴茎 <2cm 为小阴茎（正常新生男婴阴茎长为2.8~4.2cm、周径0.9~1.3cm）（图2-6-48），青春期或成年期男性阴茎则 <4~5cm。小阴茎的病因尚不清楚，可能与母亲妊娠第3个月雄性激素缺乏，或促性腺激素低下以及外生殖器对雄性激素不敏感有关。欧洲报道小阴茎的发生率为1.5/10 000。男童小阴茎可单独发生，或伴其他异常，如双侧隐睾、睾丸发育不良、垂体功能减退等，某些染色体异常也可见小阴茎，如Klinefeter综合征或真两性畸形。治疗包括尿道整形术（严重排尿困难），内分泌治疗和阴茎延长整形术等。

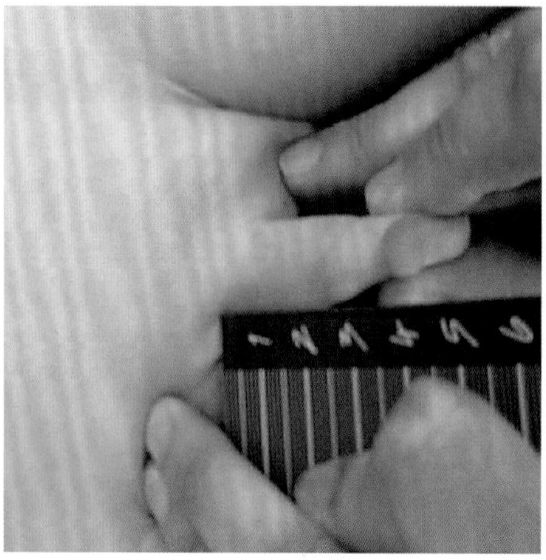

图2-6-47 阴茎长度的正确测量方法
（摘自 the archives of the Department of Pediatric Endocrinology, Erciyes University, Faculty of Medicine）

2. 隐匿阴茎 或埋藏阴茎（hidden penis, buried penis）。隐匿阴茎（concealed penis, CP）因包

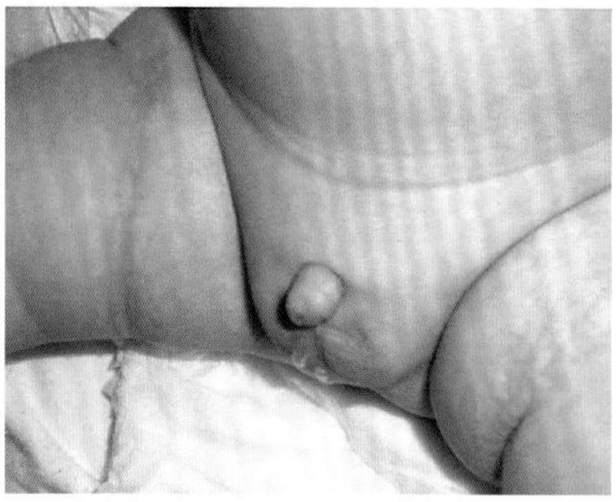

图2-6-48 婴儿小阴茎
（摘自 the archives of the Department of Pediatric Endocrinology, Erciyes University, Faculty of Medicine）

皮未附着于阴茎体使阴茎外观显露短小，阴茎体发育正常。检查者用手轻握儿童阴茎，后推周围皮肤即可显露埋藏在皮肤下的阴茎（图 2-6-49、图 2-6-50）。CP 可因先天性阴茎体皮肤发育不良，国内报道发病率为 0.6%；继发性 CP，如肥胖症、腹部脂肪过多或阴茎外伤。随儿童年龄增长，会阴部皮下脂肪减少，即可露出阴茎。多数 CP 是自限性的，宜 2 岁后诊断 CP。尽管家长常常认为儿童阴茎小、清洁不方便、小便时龟头膨大使尿液流出不畅等问题，一般可不处理，除非不能上翻包皮暴露阴茎头。CP 需与小阴茎、阴茎发育不良、包茎相鉴别。

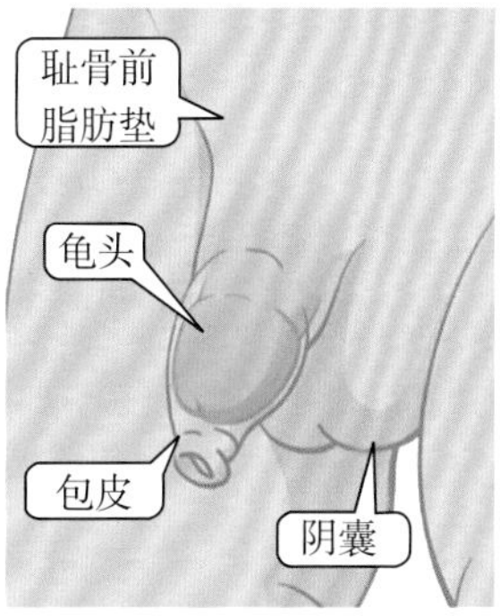

图 2-6-49　正常阴茎

（摘自 about kids health.ca Trusted answers by The Hospital for Sick Children）

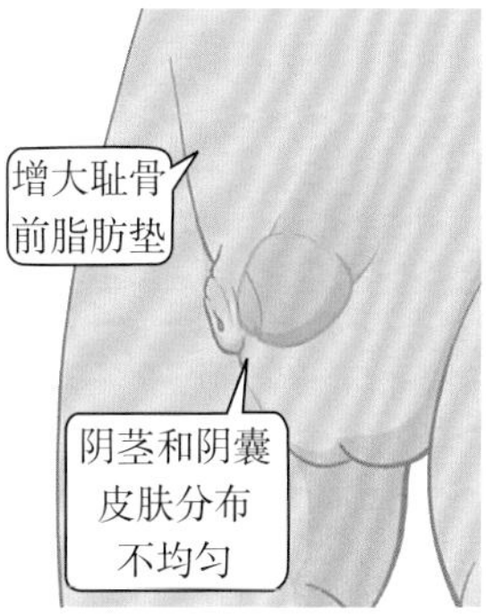

图 2-6-50　埋藏阴茎

（摘自 about kids health.ca Trusted answers by The Hospital for Sick Children）

3. 睾丸鞘膜积液　胎儿 7~8 周至出生睾丸从腹膜后经腹股沟管下降到阴囊，1 岁内伴随睾丸下降的腹膜鞘状突闭锁，形成纤维索带，睾丸部分的鞘突则形成囊状的睾丸固有鞘膜。睾丸由腹膜后下降过程腹膜随之下降，成为睾丸鞘膜，包绕睾丸附睾的两层鞘膜之间有少量液体（图 2-6-51）。

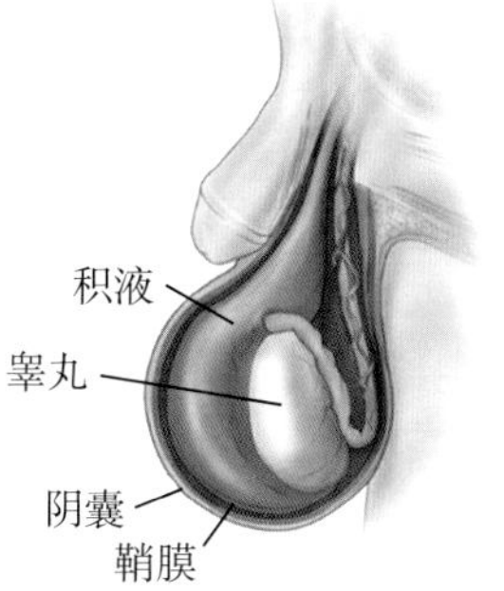

图 2-6-51　胎儿睾丸鞘膜发育

如腹膜鞘状突未闭合，腹腔内液体（腹水）可沿管腔流至睾丸周围超过正常量而形成的囊肿为睾丸鞘膜积液（hydrocele testis），或为原发性或交通性鞘膜积液。原发性睾丸鞘膜积液的阴囊皮肤正常，张力较大，可透光，平卧时挤压积液可缩小，鞘膜积液多数为单侧性。据鞘状突闭合的位置不同，形成各种不同类型的鞘膜积液。如鞘膜张力不大、比较柔软，应除外邻近器官病理改变发生的继发性鞘膜积液，如结核、梅毒、炎性病变、肿瘤、外伤、寄生虫病等。鞘膜腔内积聚的液体任何年龄男性均可发生鞘膜积液。

鞘膜内如长期积液、内压增高，影响睾丸的血运和温度调节，可致睾丸萎缩，影响生精功能不良。儿童多为原发性睾丸鞘膜积液，随访积液量的变化，但 2 岁前多自行消失；2 岁后尚不消失者转专科治疗。

4. 尿道下裂　是儿科外科生殖器中的常见先天畸形，为尿道开口位置异常在正常尿道口至会阴部的连线的先天缺陷（图 2-6-52）。国外报道尿道下裂（hypospadias）发病率为 1/125~1/250 新生男婴。因胎儿 8~14 周发育过程中阴茎腹侧的阴茎筋膜和皮肤发育不良致尿道沟融合不全形成尿道下裂，尿道海绵体也可发育不全，形成索状致阴茎弯曲。多数尿道下裂病例无明确的病因，少数病例可能因单基因突变引起。严重的尿道下裂

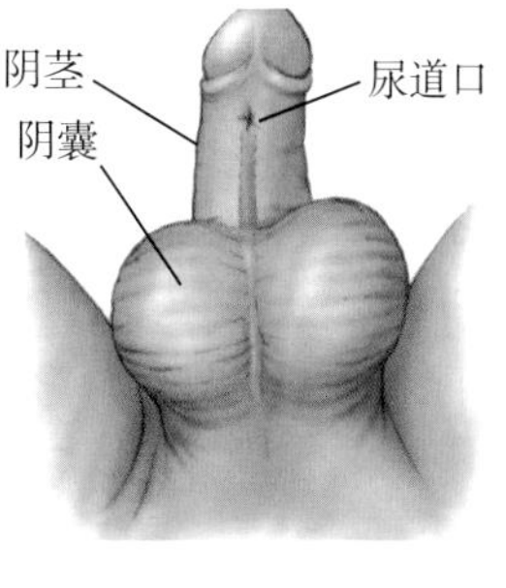

图 2-6-52　尿道下裂

者可伴其他畸形，如隐睾、腹股沟疝、鞘膜积液、前列腺囊肿、阴茎阴囊转位、阴茎扭转、小阴茎、重复尿道等，少数患者可合并肛门直肠畸形。会阴尿道下裂时外生殖器外形似女性，或尿道下裂合并两侧隐睾则成男性假性两性畸形，需染色体核型分析鉴别。尿道下裂男童应在幼年期进行成形手术。

5. 包茎 男童包皮口狭窄或包皮与龟头粘连、使包皮不能上翻外露龟头为包茎(phimosis)。当包皮伸缩致龟头疼痛性肿胀为包茎嵌顿(paraphimosis)，是包茎的急性并发症。有研究显示包茎可能是尿潴留、阴茎癌的危险因素。目前对包茎的诊断标准尚存在争议，有学者认为多数儿童，甚至青少年的包皮尚不能伸缩，宜视为正常；青少年后期、年轻人发育成熟后包皮可伸缩。一项丹麦的研究显示男童第一次包皮伸缩的平均年龄为10.4岁，提出"生理性"与"病理性"包茎概念，或以发育中"不伸缩包皮"与病理性包茎区别。胎儿早期包皮的内层紧贴龟头，有保护发育中的龟头作用。出生时多数新生儿、婴儿和儿童早期包皮不能伸缩，为正常情况，或称生理性包茎。90%的<3岁儿童随年龄增长生理性包茎消退。病理性包茎为青春期后尚不能伸缩，或曾经包皮能伸缩因包皮远端出现瘢痕后不能伸缩的情况，多继发于局部感染、龟头炎或包皮龟头炎。美国医学协会建议不必为暴露龟头而人为使包皮伸缩，易损伤龟头周围的包皮，形成瘢痕，致病理性包茎。病理性包茎的发生率为1%。

6. 包皮过长 包皮过度生长覆盖住全部龟头和尿道口，但能够上翻和滑下，称为包皮过长(redundant prepuce)。一般7岁前儿童的包皮较长，随青春期发育(13岁左右)包皮和龟头自行分离，阴茎体积增大，包皮向后退缩，龟头与尿道口暴露。因此，青春期前包皮过长一般不主张手术。包皮过长易产生包皮垢，长期刺激龟头易发生包皮炎，如尿道口的细菌上行感染可致膀胱炎、肾盂肾炎、前列腺炎等。因此，应注意儿童包皮局部清洁，避免产生包皮垢和继发感染。如男童因包茎或包皮过长而合并反复发炎甚至尿路感染时，及时转专科处理。

7. 隐睾症 一侧或双侧睾丸未下降至阴囊为隐睾症(cryptorchidism)，包括睾丸下降不全和睾丸异位(图2-6-53)，多为睾丸下降不全。隐睾是男性生殖器最常见的出生缺陷，多为右侧，约15%为双侧隐睾。30%的早产儿发生隐睾症，足月新生儿为2%~5%，3月龄下降为1%~2%，1岁时<1%，即出生后第一年睾丸可继续降入阴囊。

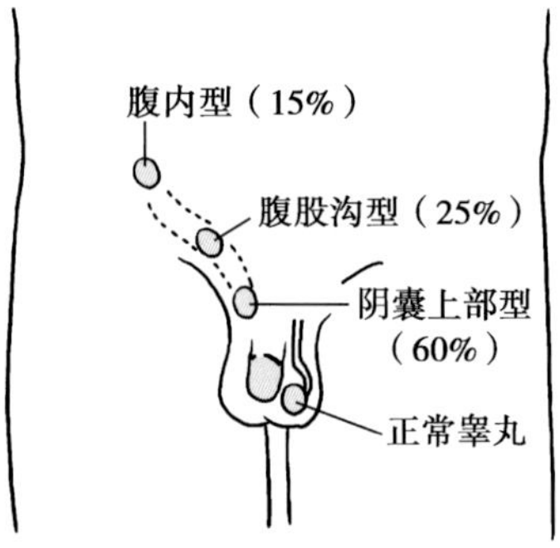

图2-6-53 隐睾症

检查者查体时需保持手和环境温暖因温度过低可刺激睾丸回缩。医生宜双手检查，一只手从髂前上棘沿腹股沟向耻骨方向触摸，另一只手仔细触摸阴囊。2014年美国泌尿外科学会(American Urological Assocation，AUA)的《隐睾症的评估与治疗指南》提出疑诊隐睾的婴儿宜6月龄后采用超声筛选诊断。隐睾症可使男性不育，或隐睾恶变的危险增加，如6~12月龄仍睾丸仍未下降者应及时转至儿科泌尿外科治疗。AUA认为隐睾症最有效的治疗是手术，不建议激素治疗隐睾症。如双侧隐睾，或伴尿道下裂者需分析染色体核型，必要时进行内分泌学评估。

8. 阴唇粘连 是阴唇黏膜纤维性粘连形成一炎性薄膜(图2-6-54)，常发生于3月龄~6岁女童，特别是1~2岁幼女，新生儿无报道资料。阴唇粘连(adhesion of labia)往往无症状，体检时发现，或年长女童诉小便淋漓不尽，严重阴唇粘连可伴大便失禁、外阴阴道炎、湿疹或皮炎；较少致泌尿系或生殖器疾病，偶有尿反流或梗阻的报道。11.6%~14%的病例反复发生阴唇粘连，缺乏发生率报告。一项儿科门诊前瞻性调查报告1900女童中阴唇粘连的检出率为1.8%。阴唇粘连发病机制尚不清楚，多数学者认为可能与较低的雌激素水平有关。但2007年一研究结果显示阴唇粘连女童血清雌激素水平与正常女童无明显差别。有学者认为阴唇粘连可能与局部炎症、刺激或创伤有关。

阴唇粘连的治疗存在争议。多数学者认为阴唇粘连青春期多自行缓解，预后很好。阴唇粘连有症状者可进行分离，最简单的方法是用凡士林局部按压，或用雌激素软膏(结合雌激素软膏)数周。雌激素软膏的副作用(如阴毛增加、乳房长大等)停用消退。

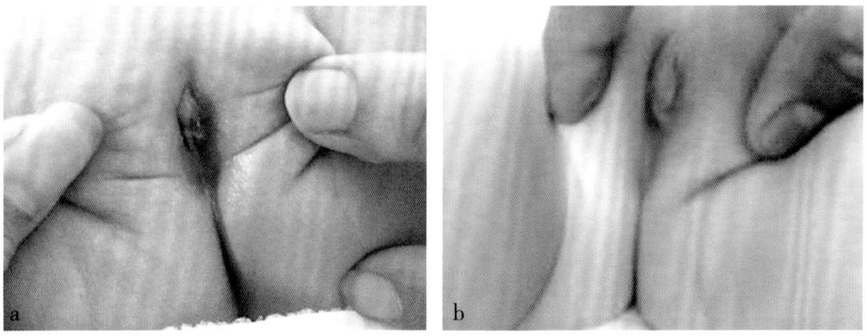

图 2-6-54　阴唇粘连

二、第二性征发育异常

1. 乳房早发育　女童婴儿小青春期后至 8 岁前除一侧或双侧乳房增大外，无其他青春期第二性征发育（如阴毛、身高生长加速、子宫和卵巢发育、阴道出血等）为乳房早发育（premature thelarche）（表 2-6-8）。一般增大的乳房不痛、无进行性增大，可伴乳晕和乳头皮肤颜色加深；乳房增大亦仅略突起，不会达到青春期乳房大小；实验室检查骨龄与血肾上腺、性激素水平均正常。一般不需治疗或药物预防性早熟，半年左右乳房恢复正常。如乳房未恢复正常的儿童应转专科随访，警惕真性性早熟（GnRH 依赖性、中枢性）和假性性早熟（非 GnRH 依赖性、外周性）发生。

表 2-6-8　女童真性性早熟与乳房早发育

鉴别	特发性真性性早熟	乳房早发育
乳房	发育	发育
外生殖器	发育	未发育
月经	有	无
身高	明显高于同龄儿童	正常
实验室检查：雌激素水平 骨龄	轻度上升 明显提前	正常 正常

2. 男童乳房增大　即男童出现乳房增大（gynecomastia）。据报道 70% 的青春期的男青少年有不同程度乳房增大，可能与青春期性激素一过性改变有关。偶见男童乳房增大与某些疾病有关，如肿瘤、Klinefelter 综合征。一般男童青春期发育初可出现乳房增大，75% 的男童青春期乳房增大 2 年后自行消退，不需治疗。10%~25% 的男童乳房增大可能与药物有关，如酮康唑（广谱抗真菌剂）、甲腈咪胺（抗消化性溃疡药）、生长激素等。如 2 年后持续乳房增大需转诊内分泌专科诊治。

3. 阴毛早发育　一般儿童 10~11 岁阴毛（pubarche）开始发育，儿童早、中期（女童 <8 岁，男童 <9 岁）阴毛发育称为阴毛早发育（premature pubarche，PP）。阴毛发育多是青春期发育的体征之一，但阴毛发育不都是青春期发育，可完全与青春期发育无关。PP 多与肾上腺或睾丸分泌的雄激素水平较高有关，或与环境中同化激素（anabolic steroid）有关。有研究显示 50% 的 PP 可能毛囊对雄激素敏感。多数阴毛早发育可发生于正常的儿童，女童多见。少数为性早熟、先天性肾上腺增生、肾上腺与性腺肿瘤，或非典型肾上腺增生（nonclassical adrenal hyperplasia）。除外病理情况的阴毛早发育的儿童为特发性阴毛早发育（idiopathic premature pubarche，IPP）或单纯阴毛早发育（isolated precocious pubarche，IPP），描述不明原因的阴毛早发育。文献报道 80% 阴毛早发育是 IPP，可能与儿童体内一过性雌激素水平增高有关，不需治疗，但需随访。

5. 特发性早初潮　正常女童月经初潮与青春期性发育有关。极少数女童月经初潮的年龄较小，先与乳房和其他青春期第二性征发育，生长正常，雌激素水平不高，骨龄与年龄相符，为特发性早初潮（isolated premature menarche）。确诊需排除其他原因阴道出血。不需治疗，但应随访。

三、性发育异常

性发育异常（disorders of sex development，DSDs）又称两性畸形（hermaphroditism，源于希腊男神 Hermes 和女神 Aphrodite 名字），发病率约为 0.018%。因性发育异常不影响生命，但易产生误解，以及涉及对人权尊重问题，近年术语 DSD 受到许多学者与国家的争议，建议使用术语“中性体”（intersex disorders）。如 19 版 Nelson 儿科学、2013 年公布的《澳大利亚的决策准则》（Australia

表 2-6-9 中性体临床表现

分类	曾用术语	病因	临床表现	染色体核分型	处理
46,XX 中性体 (46,XX intersex)	女性假两性畸形	● 肾上腺皮质增生症(最常见) ● 胎儿期雄激素过多暴露,如母亲卵巢肿瘤 ● 芳香化酶缺乏症(aromatase deficiency)	女童有卵巢,但外生殖器似男性表现,如阴蒂肥大、尿道下裂、大阴唇闭合等	46,XX	● 染色体核分型检查 ● 转诊专科
46,XY 中性体 (46,XY intersex)	男性假两性畸形	● 睾丸发育不全 ● 睾酮不足:类固醇 21-羟化酶缺乏症、5-α 还原酶缺乏症 ● 雄激素不敏感综合征	男童有睾丸,但外生殖器却似女性	46,XY	
真雌雄性腺同体 (true gonadal intersex)	真两性畸形	尚不明确	同一体内同时有睾丸和卵巢,外生殖器为发育不良的男性型、女性型或介于男性和女性之间	● 46XX(60%) ● 46XY(20%) ● 嵌合体(20%)(46XX/46,XY 45XO/46,XY 46XX/47,XXY)	
复杂的或不确定的中性体 (complex or undetermined intersex)		染色体数目异常:性激素水平异常致性发育异常	外生殖器发育正常性功能异常	45,XO 47,XXY,47,XXX	

in decision-making guidelines)、2014 年 WHO 与多个国际权威组织发表的关于《消除强迫,强制或非自愿绝育手术》联合声明(Eliminating forced, coercive and otherwise involuntary sterilization, An interagency statement)中均已采用"中性体"的术语。中性体是一组先天性染色体、性腺发育、外生殖器和内生殖器(睾丸与卵巢)不一致的情况。尽管现代医学技术发展很快,但仍有部分中性体的病因不清(表 2-6-9)。

专家点评

● 小阴茎是医学诊断名称,但常因家长焦虑误诊,进行过多不必要的检查。正确的判断是测量,方法简单、廉价。

● 2 岁前男童不诊断埋藏阴茎。

● 为避免损伤龟头周围的包皮,形成瘢痕,致病理性包茎,建议不必为暴露龟头而让家长翻包皮。

● 疑诊儿童性发育异常情况,建议转诊、随访。

(麻宏伟)

【参考文献】

1. Nihal Hatipoğlu, Selim Kurtoğlu. Micropenis, Etiology, Diagnosis and Treatment Approaches. J Clin Res Pediatr Endocrinol, 2013, 5(4): 217-223.
2. Kolon TF, Herndon CD, Baker LA, et al. Evaluation and treatment of cryptorchidism. American Urological Assocation (AUA)guideline.J Urol, 2014, 192(2): 337-345.
3. Michael J. Mathers, Herbert Sperling, et al. The Undescended Testis: Diagnosis, Treatment and Long-Term Consequences. Dtsch Arztebl Int, 2009, 106(33): 527-532.
4. Caglar MK. Serum estradiol levels in infants with and without labial adhesions: the role of estrogen in the etiology and treatment. Pediatr Dermatol, 2007, 24(4): 373-375.
5. Lee PA1, Houk CP, Ahmed SF, et al.Consensus Statement on Management of Intersex Disorders. Pediatrics, 2006, 118 :2 e488-e500.
6. Donohoue PA. Disorders of sex development (intersex). In: Kliegman RM, Behrman RE, Jenson HB, Stanton BF, eds. *Nelson Textbook of Pediatrics*. 19th ed. Philadelphia: Saunders Elsevier, 2011.
7. WHO: Eliminating forced, coercive and otherwise involuntary sterilization, An interagency statement, 2014.
8. G Nizzoli, G Russo, C Reina, et al: PRECOCIOUS

PUBARCHE: DIFFERENTIAL DIAGNOSIS.Pediatric Research ,1993,33,S89-S89.

9. Balducci R[1], Boscherini B, Mangiantini A,Isolated precocious pubarche: an approach. J Clin Endocrinol Metab. 1994 ;79(2):582-589.

10. Sharon E Oberfield,Aviva B. Sopher,Adrienne T. Gerken: Approach to the Girl with Early Onset of Pubic Hair. J Clin Endocrinol Metab. 2011;96(6):1610-1622.

he Principle and Practice of Pediatric Primary Care The Principle and Practice of P
rimary CareThe Principle and Practice of Pediatric Primary Care The Principle and Pr
ediatric Primary Care The Principle and Practice of Pediatric Primary Care The Princ
ractice of Pediatric Primary Care The Principle and Practice of Pediatric Primary Ca
rinciple and Practice of Pediatric Primary Care The Principle and Practice of Pediatric
are The Principle and Practice of Pediatric Primary Care The Principle and Pra
ediatric Primary Care The Principle and Practice of Pediatric Primary Care The Princ
ractice of Pediatric Primary Care The Principle and Practice of Pediatric Primary Ca
rinciple and Practice of Pediatric Primary Care The Principle and Practice of Pediatric
are The Principle and Practice of Pediatric Primary Care The Principle and Pra
ediatric Primary Care The Principle and Practice of Pediatric Primary Care The Princ
ractice of Pediatric Primary Care The Principle and Practice of Pediatric Primary Ca
rinciple and Practice of Pediatric Primary Care The Principle and Practice of Pediatric
are The Principle and Practice of Pediatric Primary Care The Principle and Pra
ediatric Primary Care The Principle and Practice of Pediatric Primary Care The Princi

3

第三篇

神经、心理、行为发育与相关疾病

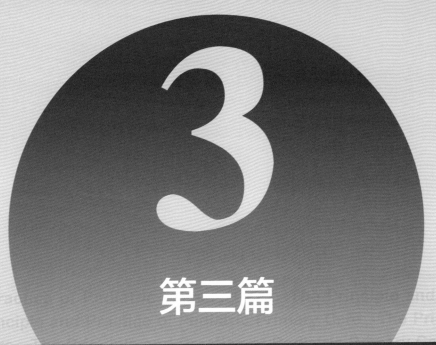

7 第七章

神经系统发育

第一节　脑发育

导读　近年脑科学的发展逐渐揭示神经系统，尤其是中枢神经系统发育，是儿童神经心理和行为发育的物质基础。即儿童心理和行为发育与脑的形态、结构和功能经历从不成熟到成熟的发育过程同步。

一、脑解剖结构发育

胚胎3周龄时外胚层在脊索中胚层诱导下分化为神经外胚层。神经外胚层细胞增殖、增厚形成一拉长鞋形的“神经板”。神经板扩展增长为“神经脊”后闭合形成神经管，尾部形成脊髓；较宽阔的头部将形成大脑，中空的管则将形成成熟大脑的室管系统。管状结构的头端有三个分界明显的前脑泡、中脑泡和后脑泡，前脑泡 - 形成大脑半球、基底神经节和丘脑，中脑泡 - 形成中脑，后脑泡 - 形成脑干的主要部分和小脑。大脑半球位于脑干顶部，小脑位于脑干后面。小脑出生时尚未成熟，是中枢神经系统中最后形成的部分（图3-7-1）。胎儿3月龄大脑解剖结构成形后脑细胞仍继续发育，经历神经胚形成、前脑发育、神经元增殖、神经元移行、组织、髓鞘形成六个时期（表3-7-1）。

1. 神经胚形成　胎儿3~7周龄是神经胚形成（neurulation）或神经管形成阶段（图3-7-2）。人体胚胎最早期只是简单两层结构的胚盘，胚胎2周时胚盘背侧出现局限性外皮增厚，即神经板。胚胎18天左右神经板内凹，形成神经沟，继而形成神经褶、神经管。基因控制下神经管按一定的顺序闭合，如区域2的神经板融合失败胎儿发生无脑畸形（anencephaly），区域5融合失败或后神经孔关闭失败形成脊柱裂脊髓脊膜膨出（spina bifida with meningomyelocele）（图3-7-3）。此外，尚有其

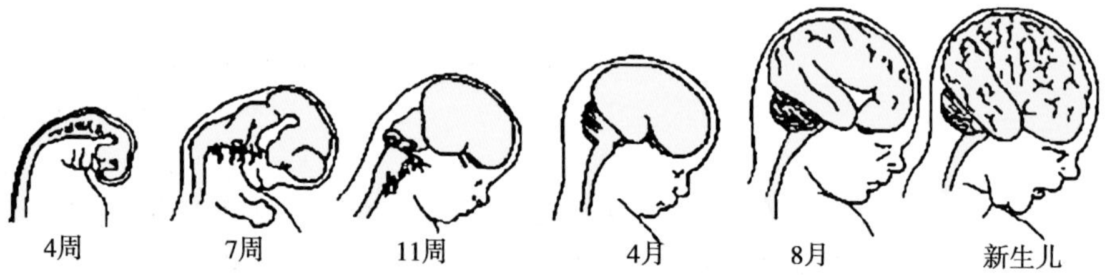

图3-7-1　胎儿期大脑发育过程

表 3-7-1　人类脑发育各阶段的关键期

胎龄 / 月龄	阶段	正常情况	异常情况
3~7 周	神经胚形成	神经管形成和闭合	脊髓脊膜膨出、无脑畸形
2~3 月龄	前脑发育	面部形成，大脑半球和侧脑室分裂	前脑无裂畸形、13- 三体综合征
3~4 月龄	神经元增殖	移行前胚胎的神经元分裂	小头畸形（胎儿酒精综合征、辐射、宫内感染）
3~5 月龄	神经元移行	放射状移行至皮质和小脑	结节性硬化、Hurler 综合征
5 月龄 ~ 儿童期	组织	轴突、树突、突触、神经胶质的生长，神经元突触选择性消除	Down 综合征、脆性 X 染色体综合征、未成熟儿
出生 ~ 生后 18 月龄	髓鞘化	中枢神经系统髓鞘化	室周白质软化、先天性甲状腺功能减低症

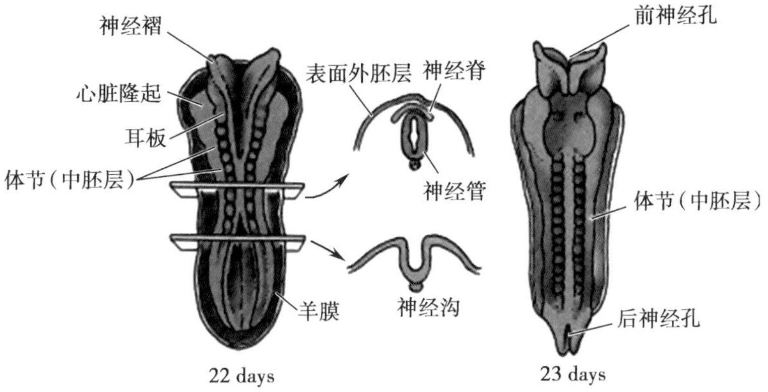

图 3-7-2　初级神经胚形成

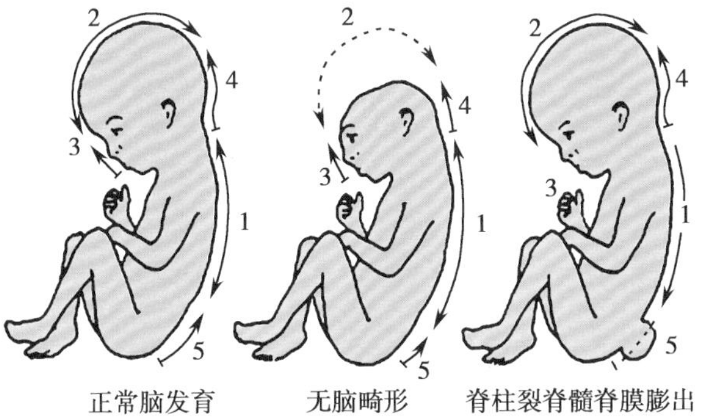

图 3-7-3　神经管闭合顺序

他因素致神经管缺陷，如母亲妊娠期叶酸缺乏或维生素 A 过量增加胎儿发生神经管缺陷的危险。

2. 前脑发育　在脊索前中胚叶诱导作用下，2~3 月龄的胎儿前脑发育（prosencephalic development），面部形成、大脑半球和脑室分裂。因此，前脑发育期发生严重脑发育异常多伴显著面部发育异常。如前脑无裂畸形或全前脑畸（holoprosencephaly）是前脑发育障碍引起的一组复杂的颅面畸形。

3. 神经元增殖　胎儿 3~4 月龄神经细胞迅速分裂增殖，然后移行到发育中的大脑上层。神经元增殖期（neuronal proliferation）发生的缺陷为神经元异常。如神经元增殖发育的关键期受到抑制，胎儿可出现小头畸形。神经元增殖期酒精、辐射和宫内感染均可导致神经元增殖受损出现相似的外形特征。

4. 神经元移行　正常中枢神经系统发育依赖广泛的细胞迁移。大脑皮质发育过程中，从脑室及室下带生发基质增殖的神经细胞在特殊的神经胶质细胞（glia cells）引导下放射状地移行到大脑表面，移行的神经元（neuronal migration）则永久存在中枢神经系统内某区（图 3-7-4）。胎儿 3~5 月龄神经元迅速移行至皮质和小脑。胎儿早期大脑只有一层神经细胞，成人早期为六层。神经胶质细胞在神经元移行的路径中起重要作用。如某些胶质细胞功能受损神经系统出现移行缺陷，迁移的神经元停止不前，在受阻碍部位发生分化，出现异位的神经元，导致癫痫、精神发育迟滞、脑发育异常。

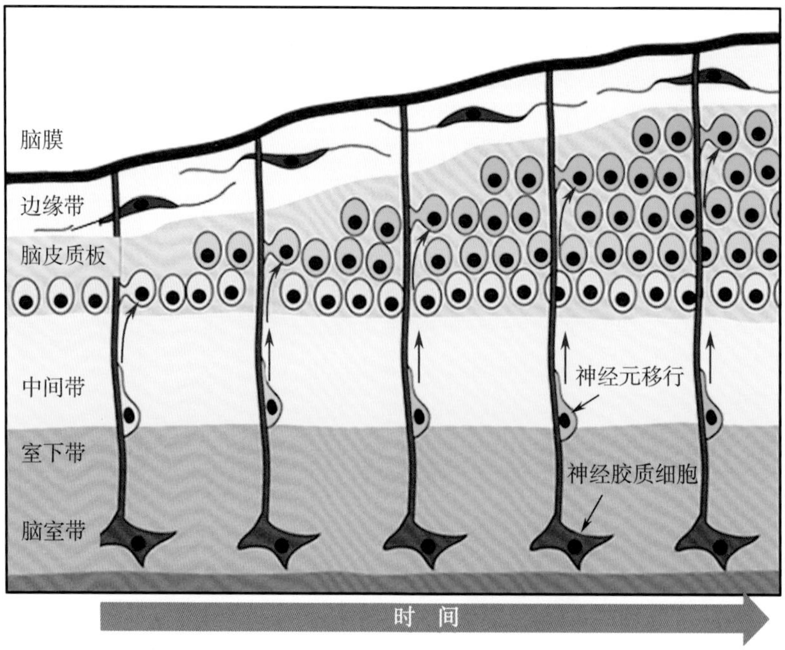

图 3-7-4 神经元移行示意图

5. **组织过程** 胎儿5月龄至儿童早期神经元仍在进行不断的组织过程(organization of neurons),包括神经元轴突和树突的增粗延长、突触形成、神经元突触选择性修剪。轴突(axon)和树突(dendrite)功能不同,每个神经元只有胞体发出的一根轴突,功能是将神经元胞体发放的冲动远距离传送(>1m);树突是从胞体发出的多个突起,呈放射状,功能是接收其他神经元传来的冲动短距离传递给细胞体。一个神经元的轴突末端几乎与另外一个神经元的树突或细胞体相接触,冲动通过突触从一个神经元向另一个神经元传递。当冲动沿轴突传递到达轴突末端的突触前膜时,神经递质的参与将化学信息传递给下一级神经元(图 3-7-5)。树突大小和形状随儿童发育发生变化,即树突形态有可塑性,是学习和记忆功能的解剖学基础。沿着轴突和树突的长轴附着小突触或棘,以增加表面积,使信息传递更加复杂。生后2年内树突的复杂程度逐渐增加使神经网络形成复杂的网络状结构(图 3-7-6)。随儿童生活环境的变化无功能的树突联结(synaptic coupling)发生修剪(dendrite pruning),使神经网络提高效率,行使功能(图 3-7-7)。Down 综合征、脆性 X 染色体综合征、先天性代谢缺陷病和未成熟儿可有大脑组织过程缺陷。如 Down 综合征儿童树突棘数目和表面积较正常儿童明显减少是致发育迟滞的重要原因之一。

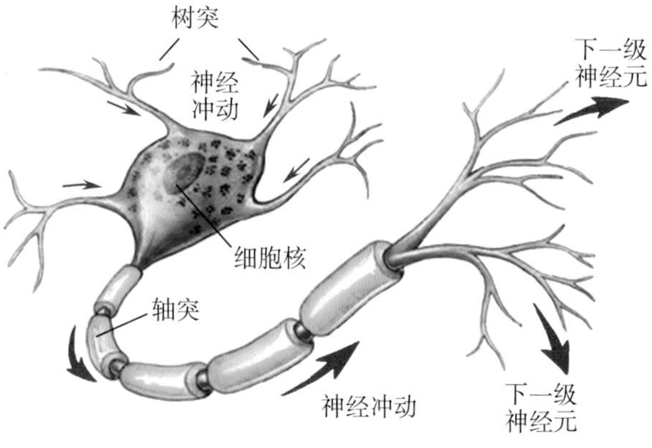

图 3-7-5 神经元和神经冲动传递

6. **髓鞘化** 神经纤维髓鞘化(myelination)是一脂肪层,即髓鞘包裹神经轴索的过程,与神经胶质细胞快速增殖关系密切。神经纤维髓鞘化产生隔绝作用使神经冲动快速传递,可是传导功能成

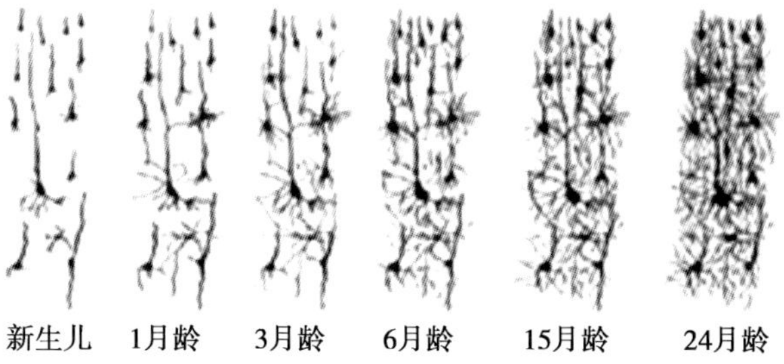

图 3-7-6 0~24 月龄儿童神经系统突触联结建立和网络形成

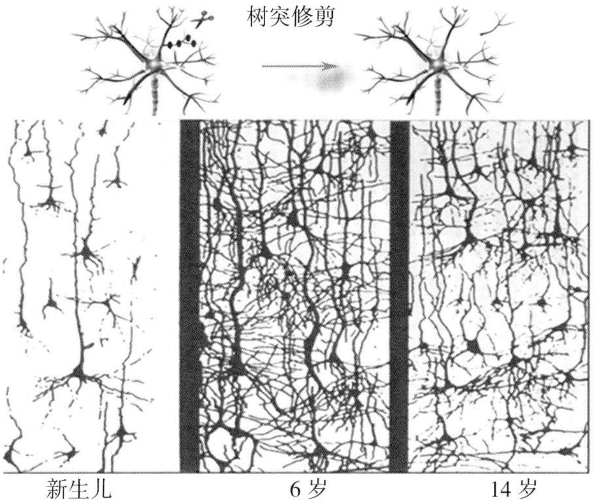

图 3-7-7 出生 ~14 岁前后神经系统的突触联结和突触修剪

熟一个显著标志。大脑和脊髓的神经元形成中枢神经系统两个截然不同的区域,分别称为灰质和白质。灰质包含神经细胞体,其外观为灰色;白质由成熟的少突胶质细胞产生的髓鞘包绕神经元轴突而形成的(图 3-7-8)。胎儿期大部分轴索无神经胶质细胞包裹。出生后轴索自中心区域向外逐渐发展间断套管式结构。髓鞘化进程对发展粗大运动和精细运动以及抑制原始神经反射具有重要作用。髓鞘化与人类进化过程适应环境一致,神经纤维髓鞘形成顺序为感觉神经纤维(传入)先于运动神经纤维,脑神经髓鞘化先于脊神经。出生时几乎所有听神经纤维含有较多的髓鞘,视神经在眼眶段有少量髓鞘,3 周龄时完全髓鞘化;其他脑神经的运动纤维如动眼神经、滑车神经、展神经含

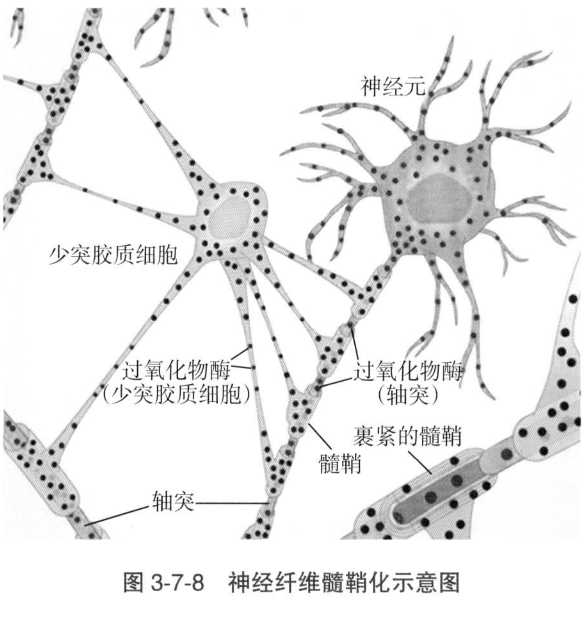

图 3-7-8 神经纤维髓鞘化示意图

髓鞘多,感觉纤维髓鞘化较迟,如三叉神经、面神经、副神经和舌下神经。儿童 1.5 岁时脑神经基本完成髓鞘化。出生后的环境刺激可促进脑神经的发育,如早产儿视神经发育早于同生命龄的胎儿。多数神经纤维髓鞘化始于胎儿或婴儿期,持续至生后 10 岁。如出生时脊髓脑干传导通路的髓鞘化几乎完成,4 岁脊神经完全髓鞘化;锥体系神经纤维髓鞘(皮质脑干束、皮质脊髓束)在生后 5 月龄至 4 岁逐渐形成。支配上肢、躯干、下肢肌肉的脊髓神经髓鞘化使儿童运动发育从上至下,由近及远。儿童 2 岁时脑白质神经纤维基本髓鞘化,与灰质明显分开;3 岁左右脑多数区域的神经纤维髓鞘化已基本完成;6 岁末所有皮质传导通路神经纤维都已髓鞘化;联络皮层(有接收信息和调节运动功能)的神经纤维髓鞘化生成后开始形成,8 岁基本完成。前额叶神经纤维髓鞘化从语言发展始至 20 岁。与注意力有关的网状结构神经纤维髓鞘化形成约可能在青春期完成。胼胝体髓鞘化大约从出生至 21 岁完成。因皮层髓鞘化晚,故婴儿对外界刺激引起的神经冲动传入大脑速度较慢,容易泛化,不易在皮层形成明显兴奋灶。

二、脑功能发育

(一) 大脑

人类的进化使大脑(cerebrum)皮层成为集中各功能体系的、高度分化的最高中枢。皮质各个部分具有独特功能,如额叶功能与躯体运动、头眼运动、发音、语言以及高级思维活动有关,颞叶功能与听、语言、知觉和记忆有关,枕叶功能与视觉以及眼、头等部位运动有关,顶叶功能与躯体感觉、肢体精巧的技术性运动、语言、计算等功能有关(图 3-7-9)。皮质结构和皮质下结构两部分组成边缘系统(limbic system)。皮质结构包括海马结构(海马和齿状回)、边缘叶(扣带回、海马回和海马沟回)、脑岛和额叶眶后部等,与内脏、躯体功能控制以及辨认、情绪、动机、学习记忆、睡眠活动等行为有关。新生儿大脑皮层及新纹状体未发育成熟,而皮层下中枢如丘脑、苍白球发育已较成熟。故新生婴儿出现肌张力高、不自主蠕动动作、兴奋与抑制易扩散等皮下中枢优势表现。随大脑皮质逐渐发育成熟出现对皮层下中枢的抑制作用。

大脑由正中的半球间裂分为左右两个大脑半球,裂底有两个大脑半球的横行纤维构成的胼胝体(corpus callosum)。两个大脑半球的活动协调、

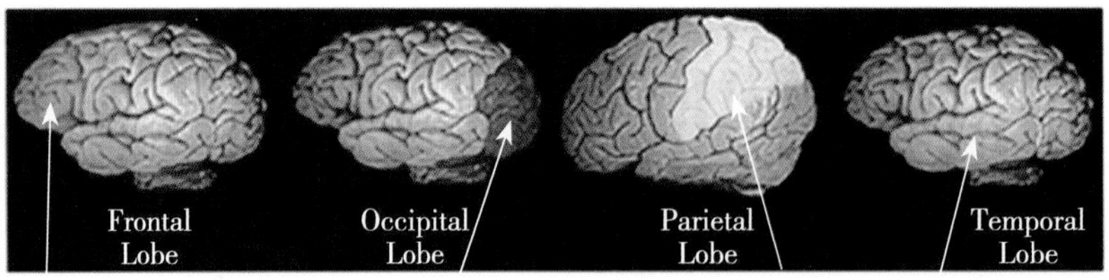

图 3-7-9 大脑皮质各区域功能

适应环境的感觉和运动功能方面是对称的。大脑两半球尚存在分解 - 合成或时间 - 图形的许多高级功能分离或不对称，即大脑半球一侧优势或称大脑优势(cerebral dominance)，即左半球对不同条目根据时间顺序安排的分解刺激加工的信息特化，如语言、语法技巧；右半球则对合成刺激加工的信息特化，并继续形成统一的图像，如对形象思维、旋律、三维物体的感知(表 3-7-2)。大脑半球的功能差异有解剖形态学的不对称基础，如左大脑半球上第一颞回上的表面后部即颞面是语言综合必需的核心部位，左颞面较右颞面大 40% 左右；左侧大脑外侧裂较长，仰角水平低，后额顶区较大，枕叶后端较宽等。小婴儿右脑发育领先，可能与小婴儿大运动与感知觉领先发育有关，一般婴儿先习惯用左手；随语言发育渐形成左脑优势，则转为右利手。大脑半球一侧优势是相对的，如左侧半球也有一定的非词语性认知功能，右侧半球也有一定的简单语言活动功能。脑的不同功能向一侧半球集中是儿童脑结构和认知发育的主要特征。左右半球的功能不对称存在个体差异。人类左侧大脑皮层在语言活动功能上占优势的现象除与遗传因素有关外，还与后天训练有关，如习惯运用右手活动有关；左利手的人则左右双侧的皮层有关区域都可能成为语言活动的中枢。生命早期神经系统的可塑性大，大脑半球还未优势化或优势化不明显，脑损伤的功能恢复比晚期脑损伤的功能恢复快。有研究发现发生左侧大脑半球损害的婴幼儿语言功能紊乱与右侧大脑半球损害婴幼儿无明显的差别，提示说明尚未建立左侧优势；10~12 岁学龄儿童如发生左侧大脑半球损害后，尚可在右侧半球建立语言中枢；已建立左侧半球语言优势的成年人，发生左半球的损伤则导致不可补偿的语言障碍。

表 3-7-2 大脑半球一侧优势

左脑功能	右脑功能
控制右侧身体	控制左侧身体
数字技能	3D 图像
数学 / 科学技能	音乐 / 艺术意识
分析能力	综合能力
客观	主观
书面语言能力	想象能力
言语能力	直觉
逻辑思维能力	创造能力
推理	情感
	面部识别能力

(二) 脑干

脑干(brainstem)位于脑的中下部(图 3-7-10)，上连大脑，下连脊髓，后连小脑。自下而上有延髓(medulla oblongata)、脑桥(pons)、中脑(medulla)

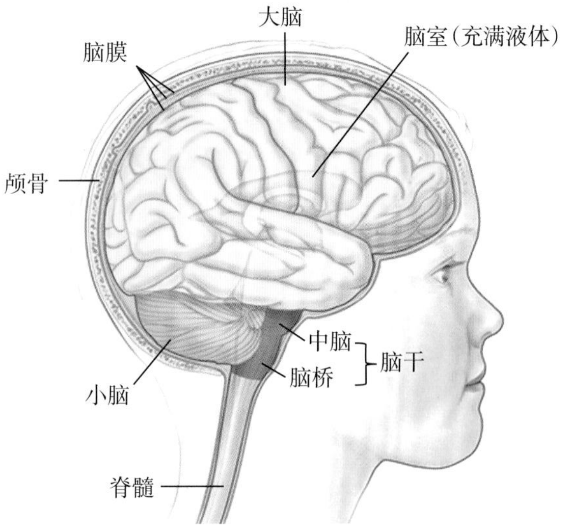

图 3-7-10 脑解剖结构

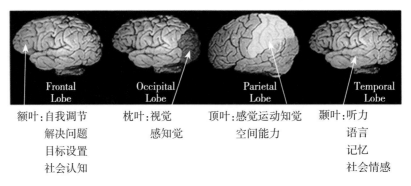

和间脑(diencephalon)组成,有第3~12对脑神经。间脑主要由神经灰质团块组成。丘脑是皮层下感觉中枢,具有感觉分析功能;丘脑下部是调整自主性神经的高级中枢,与情绪活动关系密切。中脑有视、听反射中枢;脑桥是整合左、右身体运动的重要部位;延脑是调节呼吸循环的生命中枢;脑干网状结构(reticular formation of brain stem)与选择性注意、意识、呕吐、觉醒和睡眠周期、调节肌张力、心率、血压和血管收缩有关。新生儿脑皮质尚未发育成熟发挥作用时,网状激活系统使新生儿觉醒时间较短,婴儿期网状激活系统保持婴儿的清醒状态,参与调解婴儿身体的全部运动活动。

(三)小脑

小脑(cerebellum)主要功能是调节躯体运动,并与前庭核、脑干网状结构等功能密切相关,共同调节从肌肉本体感觉、前庭器官等传入的冲动所引起的反射活动;维持身体平衡和协调动作。儿童2~3岁前小脑尚未发育完善,随意运动不准确,共济运动较差;6岁时小脑发育达成人水平。

三、脑功能的时间顺序

中枢神经系统的各种结构依尾-头发育次序有一定的发育时间顺序,种系发生上较古老的结构比进化中出现较晚的结构发育早,即脊髓发育早于脑干(包括小脑)、皮质下结构早于皮质;大脑皮质初级运动区发育早于初级感觉区,人类大脑额叶联络皮层是最迟完成发育的区域。此外,感觉系统发育时序也有不同。前庭、躯体感觉、味觉与嗅觉在出生时已发挥功能,听觉和视觉系统在出生时发育还比较差。虽然运动皮质的发育早于感觉皮质,但运动行为发育迟于感觉行为,可能与小脑及运动神经通路还不够成熟以及感觉-运动联络皮质发育较晚有关。

专家点评 儿科与儿童保健医生鉴别儿童正常与异常发育临床表现时需有一定脑发育的基础知识,包括发育顺序、时间、功能。如正常新生儿脑皮质发育不成熟,网状激活系统使新生儿觉醒时间较短、肌张力高、不自主蠕动动作,不宜诊断"缺钙"或"脑瘫"。

(李斐)

【参考文献】

1. 毛萌,李廷玉.儿童保健学.第3版.北京:人民卫生出版社,2014.
2. 邹小兵,静进.发育行为儿科学.北京:人民卫生出版社,2005.
3. McManus MF,Golden JA. J:Child Neurol. Neuronal migration in developmental disorders,2005,20(4):280-286.
4. Carey William B,Coleman Wliiam L,et al. Developmental-Behavioral Pediatrics.4th ed. New York:Saunders Elsevier,2009.
5. Booth JR,MacWhinneyB,Thulborn KR,et al. Developmental and lesion effects in brain activation during sentence comprehension and mental rotation. Dev Neuropsychol,2000,18(2):139-169.
6. Dong WK,Greenough WT. Plasticity of nonneuronal brain tissue:Roles in developmental disorders. Ment Retard DevDisabil Res Rev,2004,10(2):85-90.

第二节 神经反射

导读 神经反射是最基本的神经活动,分为非条件反射和条件反射两种。非条件反射是根据遗传信息形成的神经网络结构,条件反射是后天在已形成的网络基础上,依据外界环境继续发展完善的神经网络结构。

一、非条件反射

非条件反射(non-conditional reflex)与生俱有,即在人类进化过程中形成的反射,是对外部生活条件特有的稳定的反应方式,是最基本的生存能力。非条件反射是不受大脑高级中枢控制的特有反射,如终身存在的生理性非条件反射(瞬目、角膜反射、瞳孔反射、咽反射、吞咽反射、浅反射、腱反射等),以及婴儿早期特有的非条件反射,又称原始反射(primary reflexes)。原始反射是早期正常婴儿中枢神经系统的对特殊刺激的反应,当大脑额叶发育后原始反射消退。足月新生儿食物性非条件反射最强,吸吮时其他活动被抑制;原始反射生后随大脑皮层的发育逐渐消退。如3~4月龄额叶发育使婴儿的握持反射逐渐消失。新生儿未能引出原始反射或3~4龄后特有的原始反射尚未消退,提示婴儿的神经发育异常或颅内疾病(表3-7-3)。

表 3-7-3 原始反射出现与持续年龄

反射	消退月龄
拥抱反射	4
觅食反射	4
吸吮反射	4
握持反射	5~6
踏步反射	2
颈紧张反射	3~4

1. 拥抱反射 托住新生儿颈肩部使身体上部离开检查台面(或床),当突然改变新生儿体位,使头向下 10°~15°,新生儿出现双手握拳、双臂先外展后内收的“拥抱”姿势为拥抱反射(moro reflex)(图 3-7-11)。拥抱反射与惊跳反射(startle reflex)有相似之处,但惊跳反射没有手臂外展动作。有学者认为惊跳反射是听觉刺激 >80dB 的脑干反射反应。

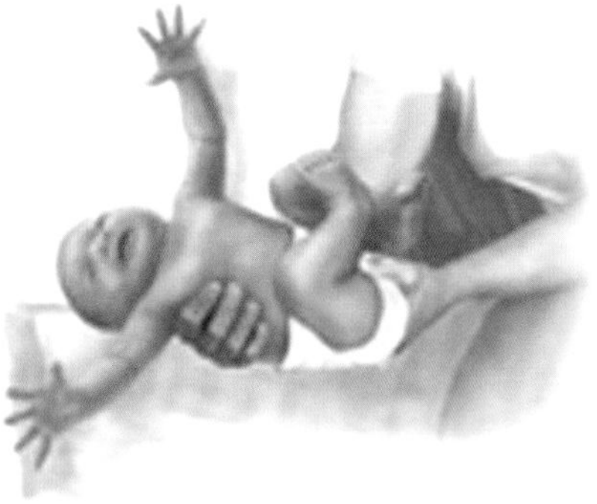

图 3-7-11 拥抱反射

2. 觅食反射 检查者手指或母亲乳头触及新生儿面颊时,新生儿头出现转同侧似“觅食”的动作,为觅食反射(rooting reflex)。新生儿 2~3 周龄后习惯哺乳母亲乳头触及面颊后,婴儿不再出现“觅食”动作,直接吸吮为觅食反射。

3. 吸吮反射 与觅食反射动作同时出现。乳头或手指触及新生儿面颊或口唇,新生儿出现吸吮动作为吸吮反射(sucking reflex)。

4. 握持反射 手指或笔触及新生儿手掌时,立即被新生儿的手握紧,甚至可使整个身体悬挂为握持反射(grasping reflex)(图 3-7-12)。

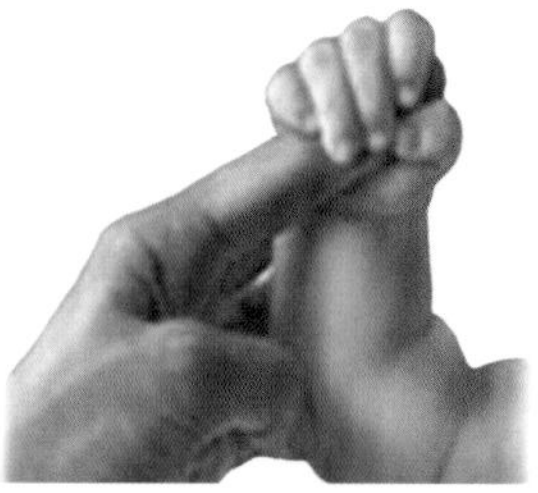

图 3-7-12 握持反射

5. 踏步反射 检查者双手托住新生儿腋下使新生儿身体直立稍前倾,足背触及检查台边时,新生儿可出现交替性伸腿动作为踏步反射(walking reflex)(图 3-7-13)。

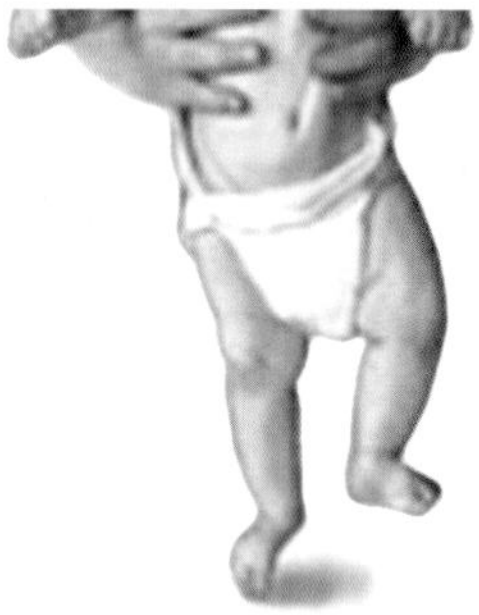

图 3-7-13 踏步反射

6. 颈紧张反射 新生儿仰卧位时,将头转向一侧,则同侧上肢伸直;对侧上臂外展,前臂屈曲向后为颈紧张反射(tonic neck reflex)(图 3-7-14)。

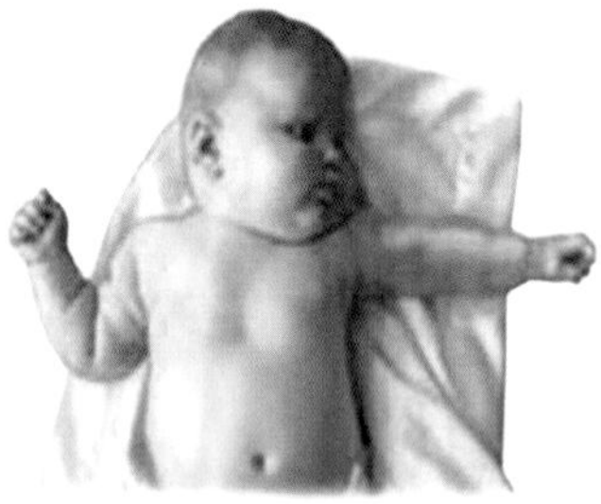

图 3-7-14 颈紧张反射

二、条件反射

条件反射(conditioned reflex)是大脑的高级功能之一,为高级神经活动的基本方式。条件反射以非条件反射为基础,经过生后反复的习得和训练,条件刺激信号与非条件刺激反复结合形成。

儿童行为发育中有很多习得性行为的发展基础也是基于条件反射。巴甫洛夫的“狗分泌唾液”实验是著名的条件反射实验(图 3-7-15)。如条件刺激和非条件刺激反复多次联结,即强化物的多次匹配则可增加条件反射的稳定性。若铃声出现不再食有物相匹配,最初建立的分泌唾液反应会逐渐消退。

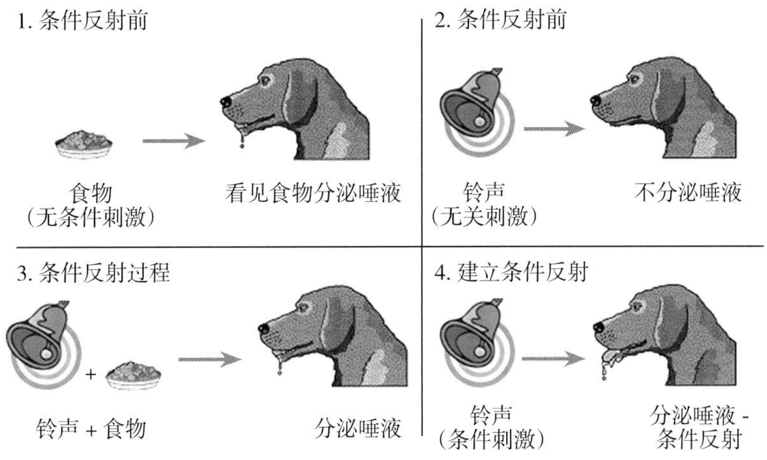

图 3-7-15　条件反射实验——“狗分泌唾液”实验

与婴儿适应环境相适应，新生儿期第一个习得性条件反射与进食有关。每次以一定姿势哺乳新生儿时，姿势刺激新生儿感觉器官，2 周龄左右后新生儿始逐渐形成姿势刺激 + 哺乳相关的条件反射，即只要母亲以哺乳姿势抱新生儿，新生儿即出现吸吮动作。婴儿 3~4 月龄出现兴奋性（excitatory conditioned reflex）（如逐渐引入其他的过程与安全味觉的学习）和抑制性条件反射（inhibitory conditioned reflex）（如不良味觉记忆的消退）。2 岁以后的儿童已可以利用第一信号系统，即以具体事物为条件刺激建立的条件反射；也可利用第二信号系统，即以词语为条件刺激建立的条件反射。条件反射可以帮助儿童建立较好的生活习惯，如睡眠、进食、如厕训练。条件反射形成和稳定性有个体差异。儿童 2~3 岁时皮质抑制功能发育完善。随着条件反射的形成和积累，其综合分析能力逐渐提高，智力发展也逐渐趋于复杂和完善。

条件反射的基本原理还应用在儿童情绪学习中。心理学家华生的恐惧情绪的习得实验是一个备受伦理学争议实验，因华生的研究例子是少有的直接证据，心理学界仍认为经典，经常引用。1920 年华生应用条件反射对一 8 月龄婴儿阿伯特进行了情绪实验。实验初使阿伯特习惯于白鼠及一些带毛的东西，毫无惧色。然后在阿伯特接触带毛的动物时同时重击铁轨发出高声作条件反射实验。几次后，即使无敲击的高声出现，阿伯特也表现惧怕白鼠和其他带毛的东西和动物，如兔、猫、狗、刷子等，证实儿童害怕有毛的动物是后天习得的。1924 年华生再次重复实验，并用条件反射方法消除惧怕情绪。华生的实验证实人的各种复杂的情绪是通过条件作用逐渐形成的，条件反射形成的情绪具有扩散和迁移作用；在适应的条件下可形成分化条件情绪反应。情绪研究是临床实践中情绪问题儿童的系统性脱敏等行为治疗的理论基础。

专家点评　儿童行为训练中建立条件反射的条件刺激和非条件刺激的强度、匹配的次数以及强化等因素对儿童行为的学习及固化至关重要。

（李斐）

【参考文献】

1. 黎海芪，毛萌．儿童保健学．第 2 版．北京：人民卫生出版社，2009.
2. 邹小兵，静进．发育行为儿科学．北京：人民卫生出版社，2005.
3. Carey William B，Coleman Wliiam L，et al. Developmental-Behavioral Pediatrics.4th ed. New York：Saunders Elsevier，2009.
4. Booth JR，MacWhinneyB，Thulborn KR，et al. Developmental and lesion effects in brain activation during sentence comprehension and mental rotation. Dev Neuropsychol，2000，18（2）：139-169.
5. Dong WK，Greenough WT. Plasticity of nonneuronal brain tissue：Roles in developmental disorders. Ment Retard DevDisabil Res Rev，2004，10（2）：85-90.

第三节 遗传与环境对脑发育影响

导读 儿童行为发育与基因、环境以及后天因素的相互作用有关。基因编码蛋白，而不直接编码行为；同时，基因受环境因素调控，行为也与后天环境因素密切相关。关于基因、环境以及基因环境的相互作用对儿童行为影响的研究已受到关注。

一、遗传与脑发育

儿童行为发育的物质基础是神经系统，尤其是中枢神经系统。与行为发育密切相关的神经元和胶质细胞的发育和分化，以及最终形成的生理生化性能和行为功能都受到基因调控。近年来，分子遗传学和转基因生物技术为进一步研究基因和行为关系提供理想工具。Brunner 等对有冲动攻击性行为儿童的家系研究结果提示攻击性行为可能与单胺氧化酶 A（MAOA）功能缺陷有关。遗传连锁分析证实有冲动攻击性行为儿童的家系遗传性缺陷位于 X 染色体，连锁位点位于 Xp11-21，而 MAO 的结构基因也位于该区域中，导致 MAO 编码区出现 936C 突变为 T，谷氨酰胺密码子被终止密码子所置换，引起 MAO 结构改变，从而导致儿童生理功能异常。Cases 等建立 MAOA 结构基因敲除小鼠的动物模型，体内缺乏 MAOA 小鼠的脑结构出现明显改变，断奶后的雄性小鼠表现为明显的攻击性。

二、环境与脑发育

并非所有脑发育缺陷均由遗传决定。儿童早期突触对环境的影响非常敏感，环境的改变可通过影响突触连接、修剪、乃至神经细胞生发、迁移等多个环节影响神经系统的发育。环境可被定义为个人周围的情况、事物或条件，作用于有机体或生态群体且最终决定其形式和生存的物理、化学、生物因素的复合因素；或是影响个体或群体生活的总的社会及文化情况。

Greenough 研究一般信息与特殊信息两种不同类型环境因素输入对大脑储存的影响。一般信息是同一物种的个体共同获取的信息，具有物种内部的一致性（即种系进化所能预期的特性），主要作用是优化和筛选发育期预先形成的过量的脑内突触连接；再在环境信息影响下按照“竞争原则”，对突触进行删减，保留最佳神经通路，即经验期待（experience-dependent）的神经网络连接。第二种环境因素是输入个体在各自生活环境中获取的特异信息，是发育早期不可能预先形成接受或传递特异信息的神经通路，也称作经验依赖（experience-dependent）。如语言发展中涉及经验期待和经验依赖两种环境信息加工模式。大脑语言中枢的偏侧化发展就是经验期待加工过程的结果，与个体早期语言环境暴露有关。但决定儿童学会某种特定语言则与经验依赖的环境输入有关，即与每个儿童特定的家庭及学校经历有关。

研究提示营养、毒物、化合物等理化环境会影响健康成长及发育。如母亲孕期叶酸缺乏与神经管缺如有关，铅暴露可导致注意力缺陷多动障碍、攻击性行为等。此外，社会环境可影响神经发育和行为塑造。19 世纪 40 年代 Spitz 证实婴儿缺乏抚养者的关爱与极度社交剥夺均可负面影响儿童早期运动、认知及情感发育。此外，研究显示社会经济地位较低家庭出生的儿童，因过多暴露于疾病、家庭环境压力等，早期认知发展也降低。

三、脑的可塑性

脑的可塑性（plasticity）是指各种因素和各种条件经过一定的时间作用致神经系统的变化。神经系统结构和功能的可塑性是神经系统的重要特征，从神经元到神经环路都可能发生适应性变化，即可塑性变化。遗传因素和发育过程中诸多条件形成中枢神经系统的结构复杂性，是神经系统行为适应性的生理基础。神经系统的可塑性变化有神经元突触、神经环路的微细结构与功能变化，包括神经化学物质（神经递质、神经调质、受体等）、神经电生理活动以及突触形态亚微结构等方面的变化，以及脑功能（如学习记忆）、行为表现及精神活动改变。大脑的神经元在整个生命活动过程中（包括老年期）具备的持续形成突触连接的潜在能力是神经环路可塑性的基础。但儿童不同发育阶段神经系统可塑性存在差异，通常发育早期可塑性程度较大，易受内外环境因素的影响。许多研究表明中枢神经可塑性有关键期，在关键期前神经对各种因素敏感，关键期后神经组织可变化的程度则显著降低。以猫视觉神经通路发展为例，猫视觉皮层内突触发育的可塑性关键期为生后18~36天，此时每单位皮层神经元的突触数量变化最大；关键期前后分别进行视觉剥夺研究发现猫视觉皮层棘突形态结构改变不同。目前研究表明神经生发(neurogenesis)是脑可塑性的重要物质基础。如海马(hippocampus)是脑内与学习、记忆功能有关的重要器官(图3-7-16)，海马齿状回区颗粒下层(SZG)是脑内神经生发的重要部位。SGZ区的神经前体细胞发育自放射性胶质样细胞是目前已知最重要的神经前体细胞之一，为海马齿状回神经元和神经胶质细胞的发育基础，具有干细胞增殖性和区域依赖性多向分化的神经发生潜能，与胚胎和成年期脑发育过程密切相关。一些功能性刺激如学习、复杂经历、经验剥夺等均可通过某些机制影响海马的神经前体细胞发生，且这种发育进程在儿童尤其是处于脑快速发育期的婴幼儿期占有重要地位。一旦神经发生进程受到损伤，不仅可影响与海马依赖的学习、记忆认知，且可波及整个神经系统。

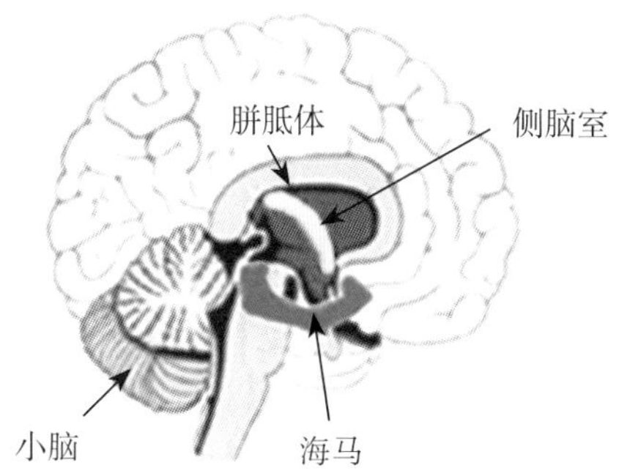

图3-7-16　海马解剖位置示意图

专家点评　脑的可塑性分为结构可塑性和功能可塑性两个层次，是脑适应环境和发挥功能的重要基础。儿童期神经系统从结构到功能经历从不成熟到成熟的过程，是脑可塑性最强的时期，也是儿童行为发展经历巨大改变时期。脑的可塑性受遗传因素和环境因素调控，良好的环境刺激可通过促进神经细胞生发、突触联系和修剪、神经网络联结等促进儿童行为发育。研究提供良好养育环境，避免高危环境，促进儿童早期发展，是儿童保健工作重要内容之一。

（李斐）

【参考文献】

1. 毛萌，李廷玉．儿童保健学．第3版．北京：人民卫生出版社，2014.
2. 邹小兵，静进．发育行为儿科学．北京：人民卫生出版社，2005.
3. Carey William B，Coleman Wliiam L，et al. Developmental-Behavioral Pediatrics. 4th ed. New York：Saunders Elsevier，2009.
4. Booth JR，MacWhinneyB，Thulborn KR，et al. Developmental and lesion effects in brain activation during sentence comprehension and mental rotation. Dev Neuropsychol，2000，18(2)：139-169.
5. Dong WK，Greenough WT. Plasticity of nonneuronal brain tissue：Roles in developmental disorders. Ment Retard DevDisabil Res Rev，2004，10(2)：85-90.

第四节　感知觉发育

导读　感觉和知觉是不同的心理过程。感觉是对事物个别属性的一种反映，依赖个别感觉器官的活动，主要包括视觉、听觉、嗅觉、味觉和触觉。知觉是人对事物整体属性的综合反映，在感觉的基础上发展，依赖多种感觉器官，感觉是知觉发展的重要基础。感觉发育具有年龄发育的标志，称之为里程碑，可监测和评估儿童的发育水平。

婴儿出生时5个主要感觉视觉、听觉、嗅觉、味觉和触觉都已有不同程度的发育，但都没有达到成人水平。听觉发育是出生后首先发育的感觉，胎儿在宫内已熟悉自己母亲的声音。嗅觉、味觉和触觉也是发育较早和较为敏感的感觉。而视觉因胎儿在宫内得到的刺激少，相对其他感觉发育较慢。

一、视觉与视力发育

婴儿出生即开始用眼睛探索世界，在婴儿运动发育前，如学习伸手和用手抓、坐以前，眼睛为婴儿的发展提供重要的信息。但婴儿不是出生时就具有生活需要的所有视觉能力，需要一段时间用眼学习关注、准确看，并学习双眼协调。同时，婴儿还要学习将视觉信息传入大脑，理解周围世界，与环境交流。婴儿学习用眼的技能包括视觉以及大脑利用视觉信息。儿童的视觉与视力发育与体格、智能、情感发展密切相关，使儿童可从外界环境获取各种信息。视觉（visual）是眼（视觉系统的外周感觉器官）接受外界环境中光刺激（电磁波），经视神经传入大脑视觉中枢进编码加工和分析后获得的主观感觉。视觉发育包括视力、色觉、双眼运动、双眼同时视、融合功能和双眼视觉（立体视觉）发育。视力（vision）代表视觉的灵敏度及清晰度，与眼视网膜中心对视觉图像的敏锐程度和脑视觉中枢对图像的解析能力。除双眼视功能发育需持续3~8年甚至更长时间外，其他视觉系统功能生后3年内发育成熟。

（一）双眼视觉功能发育

当外界物体的影像分别落在双眼视网膜对应点时，兴奋沿感觉神经系统传入大脑。大脑高级中枢将来自双眼的视觉信号分析、综合形成一个完整的、具有立体感知影像的过程为双眼视觉。临床上，双眼视觉分为同时视、融合功能、立体视三级。

1. 同时视 又称同时知觉（simultaneous perception），指双眼对物像有同时接受的能力，但不必二者完全重合。同时视是形成双眼视觉最基本的条件。

2. 融合功能 属Ⅱ级双眼视功能，是大脑能综合来自两眼的相同物像，并在知觉水平上形成一个完整印象的能力融合功能（fusion fountion），是双眼视觉建立的关键环节。融合范围的大小即为单视感觉区的范围，临床上被列为双眼视觉正常与否的判断标准之一。

3. 立体视 又称深度觉（depth perception），是判断物体近、远的能力，属三维空间知觉；即双眼的视觉信息能准确融合，并具有良好的层次和深度。立体视（steropsis）属双眼单视的高级功能，是在同时视和融合功能的基础上发展的一种双眼视觉功能。

双眼视觉功能随着儿童年龄的增长和视力的提高而逐渐形成和完善（表3-7-4）。视觉发育关键期10~12岁前视觉神经系统仍具很大的可塑性。

表3-7-4 双眼视觉功能的发育过程

年龄	双眼视觉功能
新生儿	无
2~4周龄	少量辐辏，单眼注视的眼球运动
6~8周龄	两眼注视，出现共同运动
3月龄	有意识的注视，眼可追随运动物体，头也随之转动
3~5月龄	出现较协调的共同运动辐辏，融像调节开始发育
6~8月龄	有稳定的辐辏，较完善的中心型注视，立体视觉开始发育
1岁	良好的融像运动
2岁	有很强辐辏，但能很快完全丧失
3~6岁	双眼视觉反射巩固，辨色力、对比敏感度等逐渐成熟，接近成人水平
6~8岁	立体视觉发育接近成人

（二）视力发育

涉及复杂的逐渐成熟的过程。出生时视觉系统发育不成熟，视力大约为0.05。大脑接受来自双眼的同等清晰、聚焦的图像需要视觉通路发育良好。因此，正常的视觉发育环境和适宜的视觉刺激是正常视力发育的关键。在环境的刺激下，生后几个月婴儿视力和立体视觉逐渐发育。婴儿视力逐渐发育，6~8月龄可与成人一样看到周围世界（表3-7-5）。

表3-7-5 婴儿视力发育

月龄	视近物	视远物			
0~3	视20~25cm内的物体	 0月龄	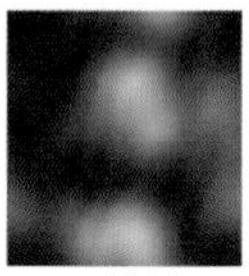 1月龄	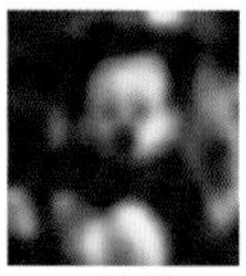 2月龄	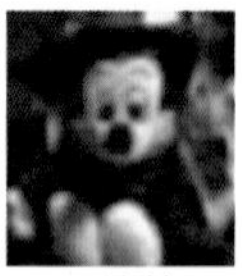 3月龄
6		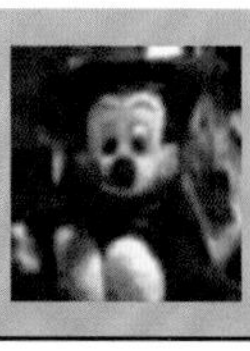			

儿童出生时的屈光为生理性远视状态。随着视觉发育远视程度逐渐减轻，逐渐正视化，视力也逐渐发育（表3-7-6）。2011年中华医学会眼科学分会斜视与小儿眼科学组的《弱视诊断专家共识》确定3~5岁儿童视力的正常值下限为0.5，>6岁儿童视力的正常值下限为0.7。>7岁儿童的视力尚处于发育阶段，应监测儿童视力发育的进程。

表3-7-6 儿童视力发育参考值

年龄	视力
5月龄	4.0（0.1）
6月龄	4.3（0.2）
1岁	4.5（0.3）
2岁	4.6~4.7（0.4~0.5）
3岁	4.7~4.8（0.5~0.6）
4~5岁	4.8~5.0（0.6~1.0）
6岁	5.0

（三）视觉发育里程碑

婴儿学习看的过程关键是健康的眼睛和良好的视力，如婴儿有眼睛或视力问题可导致发育迟缓。研究发现较早走但不会爬行的婴儿可能不会像爬得很好的婴儿爬行时会用眼观察。因此，美国眼科学会强调爬行有助于婴儿发展眼、手、肢体运动协调。保证儿童的成长和学习需要视觉能力正常发展，重要的是早期发现眼的问题。

像学会走路和说话一样，儿童视觉发育过程表现有年龄特征的行为表现，如里程碑指示儿童视觉发育达到应有年龄的水平。但并不是每个儿童的视觉发展里程碑都相同，可能不同的儿童在不同的年龄达到相同的里程碑。近年有学者提出儿童眼科的最大问题是在婴儿期，认识婴儿期5个视觉里程碑有助于早期发现婴儿的视觉问题（表3-7-7）。2014年日本东京召开的世界眼科大会（the World Ophthalmology Conference）儿科眼科会议上认同婴儿期5个视觉里程碑的观点。

表3-7-7 婴儿视觉发育5个主要里程碑

行为表现	发育年龄	视觉发育	提示临床问题
1. 目光接触 始用眼与家长交流，学习家长的表情	<6~8周龄	注视	屈光不正、弱视
2. 喜欢目光和声音交流	12周龄		
3. 胸前看和玩自己的双手	3~4月龄	深度觉始	
4. 眼手协调 有目的地用手抓物—“手成为婴儿第二个眼睛”	5~6月龄	深度觉发育较好始理解三维物体	
5. 观察能力 可区别生熟人	7~10月龄	视觉记忆	认知功能落后对比敏感度差无视觉记忆

二、听觉发育

与视觉发育不同，出生时婴幼儿的听觉（auditory）器官基本发育成熟，但是听觉器官与大脑皮层的纤维联系很少，听觉能力需较长时间发育达到成年人水平。婴儿出生后因耳内羊水还未清除干净，因而听觉不灵敏。当一周左右羊水完全排除后，听觉就有了显著的改善。在适宜的环境刺激下，儿童的听觉能力随着年龄的增长而提高，能够辨别声音来源和逐渐区分语音，表现出各种具有年龄特征的听觉行为，通过观察行为表现也可以来判断其听觉发育。听觉是儿童语言发展的必要条件之一，儿童语言发育情况可帮助判断听觉发育水平。检查儿童听力功能最重要的是早期评估听觉发育里程碑。Palmer和Mormer据正常听力儿童不同年龄听觉日常行为发育建立“听觉发育指数”（developmental index of audition and listening，DIAL），可帮助评估儿童早期听觉发育状况（表3-7-8）。

三、嗅觉发育

（一）嗅觉形成

嗅觉（olfactory）由鼻三叉神经系统和嗅神经系统参与，通过长距离感受化学刺激的感觉。嗅觉感受器位于鼻腔顶部嗅黏膜的嗅细胞，受到某些挥发性有味物质的刺激产生的神经冲动沿嗅神经传入大脑皮层额叶区而引起嗅觉。2004年诺贝尔生理学或医学奖得者美国学者Richard Axel和Linda B. Buck证实位于嗅觉受体细胞内只有一种类型的气味受体，气味受体基因大家族约含1000个不同基因构成相同数量的嗅觉受体类型，能探测到有限数量的气味物质，或有高度特异性。尽管气味受体只有约1000种，但可以

表 3-7-8 儿童听觉发育里程碑

0~28 日龄	惊跳反应，父母声音可使安静，注意音乐和声音	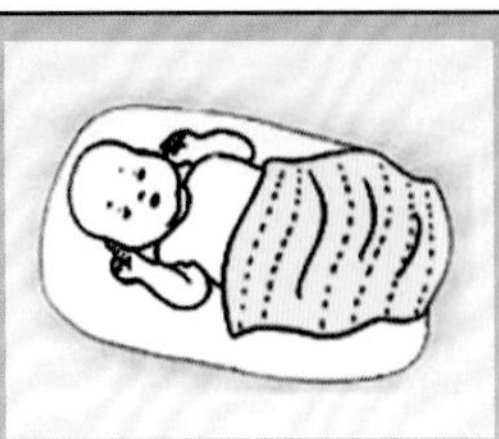 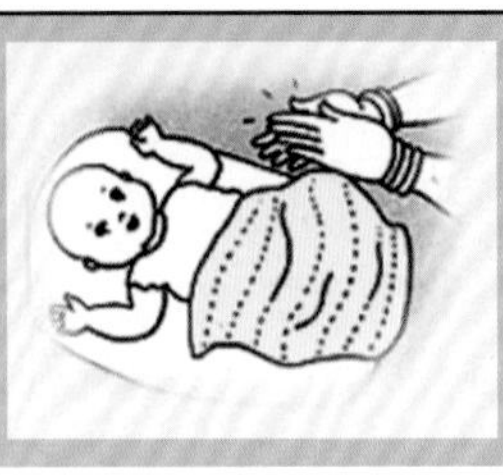 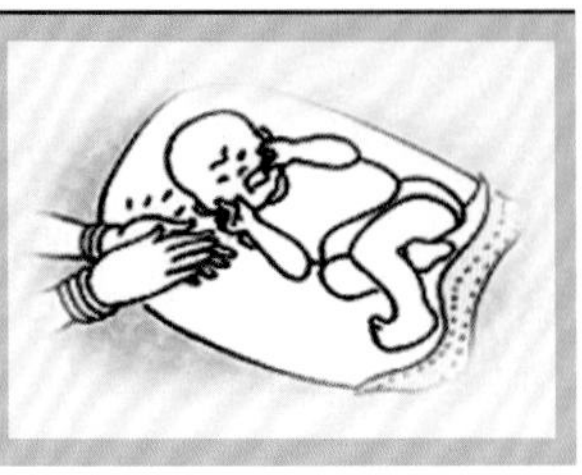
1~4 月龄	寻找声源，喜欢父母的声音，模仿元音	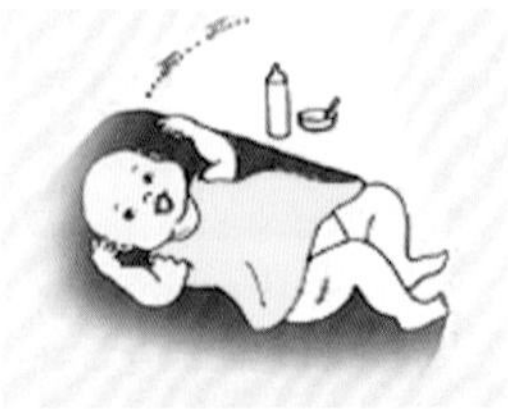
4~8 月龄	用玩具弄出声音，对成人指令反应，喜欢有节奏音乐，对名字有反应	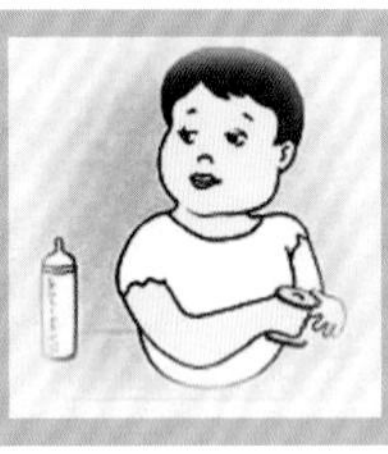
8~12 月龄	注意电视，懂“不”意思，确定声源	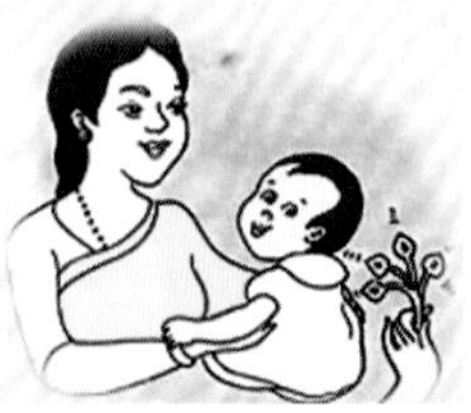
1 岁	听音乐跳舞，叫名字回答，喜欢躲猫猫	
2 岁	听电话铃，可听讲故事，注意交流，知道开门，指出图片动物名称	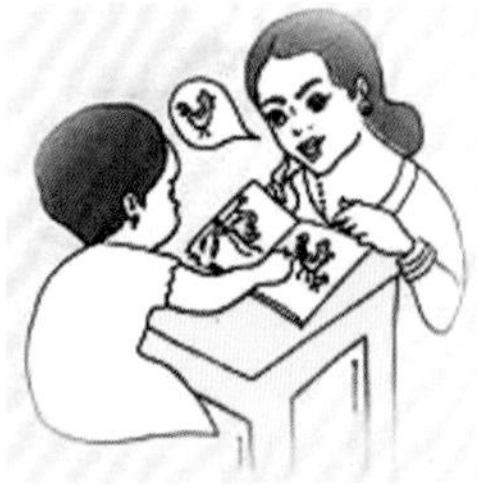
3 岁	打电话，唱歌	
4 岁	与家庭成员看电视，电话游戏，参加舞蹈/游泳班	
5 岁	参加音乐班，学习骑车	
6~8 岁	会用闹钟	

组合而形成不同的气味识别模式辨别和记忆不同气味。

（二）嗅觉发育

1. 胎儿 胎儿期嗅觉已发育，尚不清楚人类的胎儿是否对气味刺激有反应。胎儿 8 周龄时形成初级嗅觉受体，24 周龄已具有功能。近来已证实胎儿生活的环境 - 羊水可能有气味，不仅是在母亲某些疾病时，也与妊娠期母亲的食物类型有关。有研究显示给孕妇分别吃大蒜和安慰剂 40~50 秒后进行羊水常规检查，服大蒜孕妇的羊水中有很强的大蒜味，证实胎儿在宫内已接触到独特的有味的环境。

2. 新生儿　出生时新生儿的嗅觉发育已比较成熟，对气味的特殊表现与母亲有关，能闻出母亲乳汁的气味找到乳房。对刺激性小的气味没有反应或反应很弱，但对强烈的气味则能表现出不愉快的情绪，如呼吸节律的改变，屏气或啼哭不止等。许多研究已显示新生儿的嗅觉与成人一样敏感，出生时已表现对不同气味的反应。研究证实婴儿有嗅觉记忆，提示婴儿嗅觉的喜爱和厌恶受到经验的影响，发育中可分辨喜欢与不喜欢气味。

3. 婴儿　7~8 月龄婴儿嗅觉开始逐渐灵敏，能分辨出芳香的气味。

4. 幼儿　2 岁左右已能很好地辨别各种气味。

四、味觉发育

味觉（taste）是食物刺激舌、腭、咽、会厌和食道的味觉受体产生的信号发送给大脑产生的感觉。研究显示口腔以外其他部位也存在味觉受体，如肺、脑、肠道、生殖器官，但目前不清楚相关功能。如动物实验证实上呼吸道存在苦味受体，人类也可能存在，推测苦味分子的分泌可能与免疫或清除呼吸道病原菌有关。

（一）基本味觉

人的基本味觉没有确切的定义，原味刺激包含咸、甜、苦、酸 4 种。有学者认为还有鲜味（umami），如味精、5' 核苷酸。辣味是一种刺激，属于痛觉。酸和咸是由感受器的离子通道接收的，而甜、苦、鲜则属于一种 G 蛋白偶联受体。每个人有 5000~10 000 个味蕾，每个味蕾有 50~100 特殊感觉细胞，约 10~14 天更新一次。舌的不同部位味蕾感觉不同的味觉。舌尖负责甜味，舌头两侧前半部负责咸味，后半部负责酸味，近舌根部分负责苦味（图 3-7-17）。人的味觉从物质刺激到感受到滋味仅需 1.5~4.0ms，比视觉（13~45ms）、听觉（1.27~21.5ms）、触觉（2.4~8.9ms）都快。

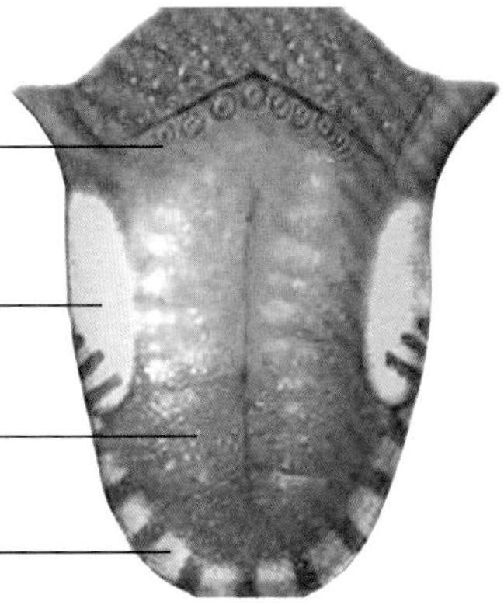

图 3-7-17　舌味觉敏感区域

（二）味觉发育

羊水和母亲乳汁对胎儿、婴儿的味觉有引导作用。胎儿在宫内和婴儿哺乳期接触羊水和母亲的乳汁，使母亲食物的味道传输到婴儿的化学感受环境，对以后接受食物有特殊作用，可能让婴儿更易于接受新的味道。

1. 胎儿　7~8 周龄胎儿形成味觉细胞，13~15 周龄味觉受体成熟，17 周龄后具有功能。羊水是胎儿第一个味觉的体验，羊水中含各种物质，胎儿在宫内吞咽羊水，直到足月时胎儿每日主动吞咽约 1L 羊水。胎儿在胎内就已接触各种物质的味道，如糖、乳糖、乳酸、植酸、脂肪酸，磷脂、肌酸、尿素、尿酸、氨基酸、蛋白质和盐。研究证实胎儿 6 月龄时已可将感觉信息传到中枢神经系统，可对不同味道的物质刺激产生反应。如注射甜或苦的物质到羊水，胎儿则表现出不同的吞咽动作，提示胎儿喜甜味，拒绝苦味。

2. 婴儿　出生时母亲的乳汁则可能是胎儿宫内和生后固体食物气味的桥梁。母亲乳汁的味道可能有“引导教育”后代“安全”摄取食物的作用，即从纯人乳到混合物的转变中人乳可能是提供婴儿熟悉的气味的桥梁，因人乳和混合食物中有相似的气味，会使婴儿的食物转变更容易些。

（三）味觉发育里程碑

1. 味觉敏感期　婴儿有一种早期的味觉适应行为。研究发现婴儿早期容易接受味道特殊的蛋白质水解配方，而 4~7 月龄左右婴儿接受蛋白质水解配方的能力很快下降，提示存在味觉敏感期（critical periods）。但若婴儿生后即一直用蛋白质水解配方（不管时间与量）喂养，不发生接受能力的改变，引入提示婴儿有一种早期的味觉适应行为。逐渐增加新食物的量亦可逐渐改变婴儿早期的味觉习惯。一般认为味觉敏感期可能在生后 2~7 月龄，尚不清楚产生味觉敏感期的机制，可能是感觉或中枢神经对味觉刺激发生的正常生理变化。决定早期接触味觉的范围是主要的，敏感发育期接触味觉范围对建立持久的偏爱是有关。

2. 味觉发育里程碑　出生时婴儿不喜苦味或酸味的反应是基本的、与生俱来的、不可改变的反应。即使早产儿也可区别不同浓度的甜味，对咸味无反应。对咸味的偏爱有年龄的差别，4~5 月龄左右婴儿表现对纯盐水的偏爱，18 月龄时表现明显拒绝纯盐水而偏爱有咸味的汤。与年龄有关的对咸味的反应反映了新生儿期后中枢与周围神经的成熟。婴儿4月龄左右表现对咸味的喜爱多数是不经学习的，1岁以后对咸味则显示无明显差别（表3-7-9）。有研究证实儿童舌前区菌状乳头丰富的面积8~10岁达成人水平，后区继续发育至15~16岁如成人面积，但功能与舌的面积不完全一致。

表3-7-9 味觉发育里程碑

年龄（月）	味觉发育
0~2	喜欢甜味，可区别酸味
3	区别甜味与苦味
5	偏咸味水
6~12	区别乳类与其他食物

3. 味觉发育的生理意义 味觉被认为是一种与进食营养食物有关的指征，婴儿的接受的食物味道与营养物并存。人和动物研究结果显示摄入食物有味觉学习过程，并可调节食物的选择或摄入的量。食物的味觉研究发现人们选择喜欢能量密度高和刺激性强的味道，对食物偏爱的发育中起着重要作用。人的味觉在进食高脂肪和高碳水化合物食物中得到满足，感觉愉快。如人的味觉能量暗示关闭则判断摄入能力产生困难，可能是肥胖发生的原因之一。

碱的苦味和铁腥味不仅让人不愉快，而且苦味抑制咸味或甜味的受体。其基本原理可能是人的一种对有害物质或有毒物质的保护机制。人不仅能立即对食物中苦味产生抑制作用，而且可留下长时间的记忆。

味觉损害包括无味觉、味觉下降和味觉破坏。味觉和嗅觉改变可由营养不良、疾病、药物、手术干扰、环境接触、年龄增长所致。

（四）嗅觉和味觉的关系

许多研究显示嗅觉和味觉相互有关，有学者将化学刺激的嗅觉和味觉合称为味道（flavor）。气味评级（odor ratings）的研究显示随味觉化合物的浓度增加而气味增加，即存在嗅觉和味觉相互协调现象。因嗅觉与味觉信号在额眶部皮质邻近部分交流，使嗅觉和味觉信息汇聚，产生嗅觉和味觉混淆（图3-7-18）。同时，嗅觉包括许多不同特点的感觉，位于鼻腔嗅觉系统的受体不仅接受鼻吸入的刺激，还接受婴儿吸吮时、或儿童成人吞咽时食

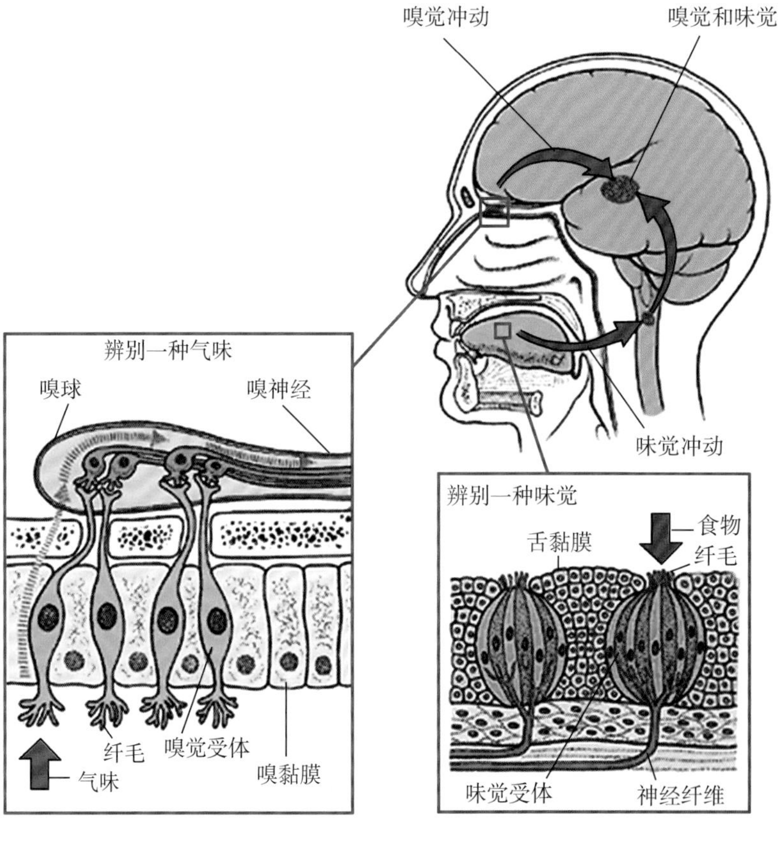

图3-7-18 嗅觉和味觉信息汇聚示意图

物和饮料中化学成分经咽部从鼻后进入刺激鼻的嗅觉受体，产生主要味道的感觉(图 3-7-19)。有些食物误以为与味觉系统有关，如大蒜、巧克力、柠檬、茴香等食物，实际摄食仅有舌少量味觉参与。

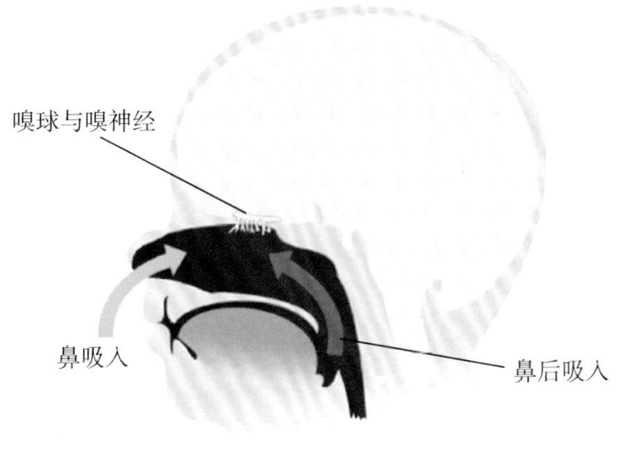

图 3-7-19　鼻前、鼻后嗅觉产生途径

五、触觉发育

(一) 概念

5 种基本感觉中触觉(sense of touch，tactile sensation)是人体发展最早、最基本的感觉。皮肤的神经末梢和触觉受体形成人体分布最广、最复杂的庞大的网 - 躯体感觉系统(somatosensory system)。人体所有的感觉反应包含至少 11 种不同的感觉(图 3-7-20)，如冷、热、光滑、粗糙、压力、挠痒(tickle)、瘙痒(itch)、痛、震动、触摸等。其中最主要的 4 个受体是机械敏感性受体、温度感受体、疼痛受体和本体感受体。皮肤与黏膜交界处触觉器官分布最丰富，如嘴唇和鼻腔内部。触压觉感受器在鼻、口唇和指尖分布密度最高。

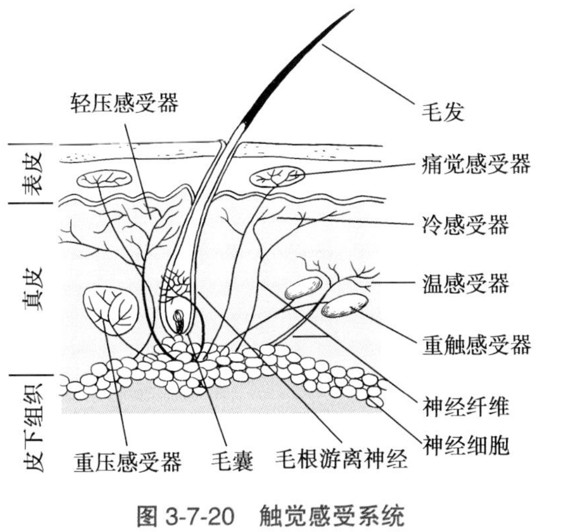

图 3-7-20　触觉感受系统

触觉的多元性使人们对触觉发生的机制了解最少，触觉是感觉神经科学最后的前沿领域。近年证实皮肤中与许多感觉神经末梢接触的 Merkel 细胞是对环境中温度、湿度、疼痛、压力、振动等刺激产生触觉的初始位点，即轻微的触摸使 Merkel 细胞产生的动作电位通过 Piezo2 的受体 / 离子通道产生神经冲动(图 3-7-21)。

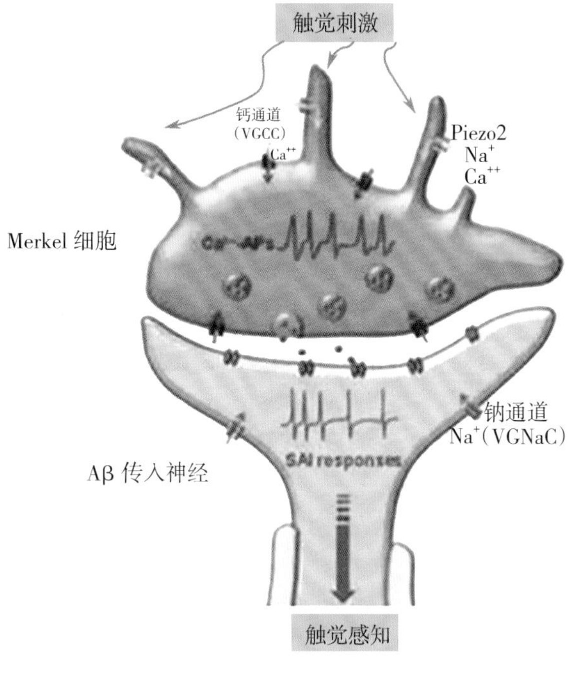

图 3-7-21　Merkel 细胞在触觉的产生的作用

(二) 触觉发育

1. 胎儿　触觉已开始发育。Alan Slater 在 *Introduction to Infant Development* 一书描述胎儿 8 周龄时可把一个触及自己面部的东西拉开，提示面部有触觉；14 周龄时全身都已有触觉。胎儿 26 周龄疼痛的神经通路完全发育，如 26 周胎龄的早产儿对疼痛触觉有反应。医学科学曾记录胎儿 23 周龄羊膜腔穿刺术时胎儿表现潜在的疼痛触觉反应。

2. 新生儿　全身皮肤的神经细胞能接收触觉信息，即新生儿触觉发育已高度敏感，尤其在眼、前额、口周、手掌、足底等部位；大腿、前臂、躯干等皮肤较差。

3. 婴儿　口周的神经末梢多于指尖，感触物品的灵敏度最高。为探索周围环境，<6 月龄婴儿常常将东西放在口中感触，口腔有最敏感的器官——舌。当婴儿手的动作发展后，用嘴唇感觉

周围环境的机会降低。爬行促进婴儿手皮肤的触觉发育。

(三) 触觉生理功能

触觉有辨识和防御两种功能。触觉辨识让儿童累积对软硬、冷热、不同材质的经验；触觉防御能力则可使儿童了解周围环境以保护自己。不良的触觉反应可影响儿童社交、认知和运动的发展。如触觉敏感的儿童对外界刺激的适应力较差，甚至对轻微的碰触也产生负面情绪，如怕洗头、刷牙、剪指甲；不喜欢玩泥胶、手指画颜料等；不愿到人多拥挤的地方。触觉迟钝的儿童则比较笨拙，脑的分辨能力较弱，对环境刺激的反应较迟钝，保护能力较低。

专家点评 人类有多种感觉，听觉、视觉、味觉、嗅觉和触觉是5种基本感觉，爬行有利婴儿感觉发育，如视觉、触觉。

（童梅玲）

【参考文献】

1. 刘湘云，陈荣华，赵正言．儿童保健学．第4版，南京：江苏科学技术出版社，2011，23-25.
2. Robert G. Voight，Michelle M. Macias，Scott M Myers. Developmental and Behavioral Pediatrics.American Academy of Pediatrics，2010，469.
3. 章岚，黎海芪．儿童味觉发育影响因素的研究进展．国外医学儿科学分册，2005，32(1)：48-50.
4. 中华医学会眼科学分会斜视与小儿眼科学组．弱视诊断专家共识(2011年). 中华眼科杂志，2011，47(8)：768.
5. 谢立信主译．Harley小儿眼科学．第5版．北京：人民卫生出版，2009.
6. 张亚梅，张天宇．实用小儿耳鼻咽喉科学．北京：人民卫生出版社，2011.
7. Jack J，Kanski，Brad Bowling. Clinical Ophthalmology：A Systematic Approach. Saunders，2011.
8. Sarah V. Lipchock. The gustatory and olfactory systems during infancy：Implications for development of feeding behaviors in the high risk neonate. Clin Perinatol，2011，38(4)：627-641.
9. K J S Anand，B J Stevens，P J McGrath.Pain in Neonates and Infants：Pain Research and Clinical Management Series. Elsevier，2007.
10. Yannick Bleyenheuft，Jean Louis Thonnard. Development of touch. Scholarpedia，2009，4(11)：7958.

第五节 睡眠发育

导读 睡眠是大脑的一种功能，受进化和个体发育成熟度的影响。人类睡眠存在着明显的年龄差异，并具有自身发育规律。睡眠时间和节律是反映儿童身心健康水平的重要指标。儿童睡眠发育受遗传与环境的交互作用影响，儿童睡眠习惯的建立与先天遗传因素和后天习得的行为能力密切相关。

人一生有1/3时间在睡眠中度过，儿童期睡眠时间更长。如出生后2年内婴幼儿总的睡眠时间达13个月。2~5岁的学龄前儿童每日睡眠与清醒时间各约1/2，学龄儿童及青少年则每天有40%的时间为睡眠时间(9~10小时)。了解儿童的睡眠发育规律及特点能帮助儿科医生处理儿童睡眠问题。

一、睡眠生理

睡眠(sleep)是周期性出现的大脑皮质的逐步抑制过程，对环境刺激敏感性降低，但是大脑皮质下各中枢仍有正常节奏性生理活动现象，使身心处于自然休息状态，保持自主神经系统的功能调节。随着脑科学的进展，越来越多的研究发现，睡眠中可能尚存在部分有特殊意义大脑活动，例如对学习记忆的促进等作用。

睡眠和觉醒的昼夜周期性交替是人类生存的必要条件。睡眠的昼夜节律(circadian rhythm)接近于地球自转周期，即昼夜各12小时。但如人生活在无昼夜区分的环境，机体活动仍可呈现觉醒和睡眠的周期变化，但不是24小时周期，而是稍长一些，约25小时的节律，此即是人类固有的内在生物钟(biological clock)。在自然环境下为适应昼夜节律规律，内在的生物钟进行调整，与自然界的昼夜节律基本同步，呈现24小时节律。1953年美国生理学家首次对生理性的睡眠结构(sleep architecture)进行分析，提出睡眠是由非快速眼动睡眠(none rapid eye movement，NREM)和快速眼动睡眠(rapid eye movement，REM)两种基本睡眠类型组成，两者交替出现并有规律地循环。

(一) NREM睡眠

睡眠表现为闭眼，进入平稳入睡，无快速眼球运动，无躯体运动；副交感神经兴奋，血压、脉搏、呼吸和新陈代谢均降低。婴幼儿阶段的 NREM 又称为安静睡眠期。据脑电图波形 NREM 睡眠划分为 4 个期，第 1 期～第 4 期，睡眠深度逐步加深。目前睡眠分期将第 3 期与 4 期睡眠合并。

第 1 期（stage 1）为思睡入睡期，属于浅睡眠（light sleep）。脑电图表现为清醒时 8~13Hz 的 α 波消失，脑电波振幅较低，频率减慢，波形较乱，可以见到低波幅的快波及频率为 4~7Hz 的 θ 波。

第 2 期（stage 2）中睡期（true sleep），因脑电图波形以纺锤波为主，故又叫纺锤波阶段。纺锤波频率为 12~14Hz，振幅由小渐大，再逐渐变小，脑电图记录纸上形如纺锤；同时出现明显的 K 复合波，为正负双相，尖锐而对称的高电压波，可自发出现，也可是对一较大噪声等突然刺激的反应。进入第 2 期睡眠 15~30 分钟后，脑电波频率小于 2Hz 的高电压（>75mV）δ 波逐步出现，两侧半球产生的 δ 波呈近似对称分布，当 δ 波占 20% 以上时，标志进入第 3 期睡眠。

第 3 期和第 4 期（stage 3，stage 4）为深睡期（deep sleep），又叫 δ 波睡眠或者叫慢波睡眠（slow wave sleep，SWS）。脑电图表现为大量的高波幅慢波，即 δ 波。第 3 期 δ 波的波幅低于第 4 期，δ 波占 20%~50%，偶可见纺锤波骑在 δ 波上。如果 δ 波超过 50%，且波幅更深，提示进入第 4 期睡眠，也就是最深的睡眠期。

（二）REM 睡眠

又称去同步化睡眠，或梦睡。脑电波活动为去同步不规则波，并有低幅快波，故又称快波睡眠。REM 睡眠脑电图可出现少量 α 波，但无 K 复合波和睡眠纺锤波。REM 睡眠的典型特征是伴有眼球快速转动，肌电图显示下颚肌电消失，交感神经兴奋，脉搏呼吸频率增快，血压升高，全身肌肉松弛。进入此期睡眠的儿童可表现为微笑、皱眉等动作。多数人在 REM 睡眠时做梦，不易被唤醒。婴幼儿期的 REM 睡眠又称为活动睡眠期。

（三）睡眠周期

睡眠周期（sleep cycle）即睡眠的生物节律，即 NREM 睡眠与 REM 睡眠交替进行。睡眠图显示婴儿一个睡眠周期约 50 分钟；学龄儿童一个睡眠周期与成人相似，即每个周期在 90~110 分钟，整晚约 4~6 个周期（图 3-7-22）。周期间有短暂觉醒时间，多数人在短暂觉醒后进入下一个睡眠周期；但部分频繁夜醒的婴幼儿短暂觉醒后自己难以进入下一个睡眠周期，需成人帮助（喝奶、摇哄等）。睡眠过程中每个周期 REM 睡眠持续时间和强度逐渐增加，即第一个睡眠周期的 REM 的强度最小，包括眼球转动频率、不规则呼吸和梦境；最后一个睡眠周期的 REM 可持续 20~60 分钟。相对应的 NREM 睡眠第 3、第 4 期逐渐缩短，最后一个睡眠周期常无 NREM 睡眠的第 3 期、第 4 期，仅有 NREM 睡眠的第 2 期和 REM 睡眠组成，即 NREM 从第一个睡眠周期的第 3 期、第 4 期→第 2 阶段，提示睡眠逐渐变浅（图 3-7-23）。整晚睡眠过程中睡眠结构也有变化，通常睡眠的前 1/3 阶段第 3，4 期睡眠（慢波睡眠）比较集中。因此，与慢波睡眠相关的睡眠障碍多在睡眠的前 1/3 阶段发生，如夜惊和梦游症。后半夜 REM 睡眠较多，深睡眠比例降低。入睡始至第一个 REM 的时间为 REM 睡眠潜伏期（REM sleep latency，RSL）。RSL 有较重要的临床意义，某些睡眠障碍和情感障碍可出现 RSL 特殊变化，如发作性睡病 RSL 明显缩短。

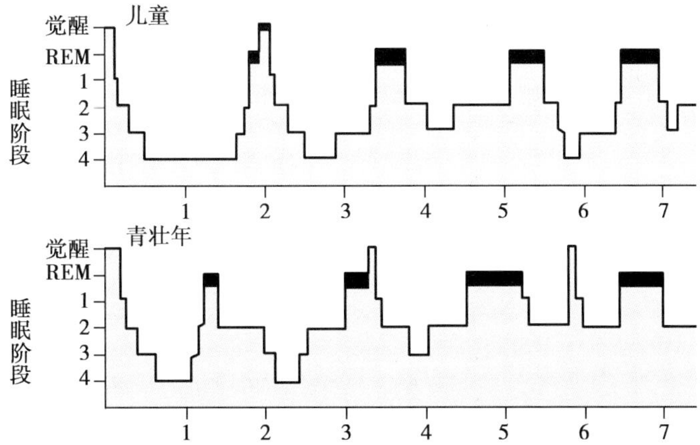

图 3-7-22 儿童、青壮年睡眠周期变化

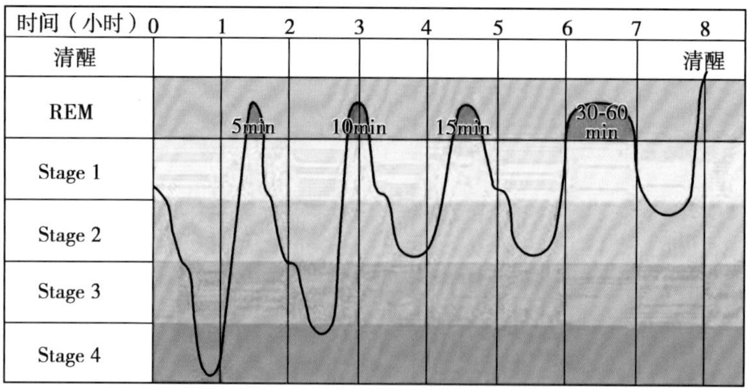

图 3-7-23 睡眠过程 NREM 与 REM 变化

（四）睡眠的生理意义

1. 恢复精力和体力 长期以来人们认为睡眠阶段帮助机体重新贮存能量以保持活动的延续。如人感觉疲倦时需要睡眠休息，醒来感觉精力体力得到恢复。大多数神经性疾病患者傍晚或夜间症状加重，清晨有所缓解，如重症肌无力、锥体运动缺陷症、帕金森病，可能与休息后多巴胺贮存量得到恢复有关。但近年来对睡眠的研究发现某些睡眠阶段可出现变化丰富的高振幅的脑电活动，提示睡眠是脑的一种活动状态。

2. 促进神经系统发育和学习记忆 胎儿及婴幼儿 REM 睡眠比例较大，随年龄增加，脑发育速度的减缓，REM 睡眠逐渐减少，提示 REM 睡眠与神经系统功能发育有重要联系。如研究显示婴儿 REM 睡眠期脑控制呼吸的区域血流量增加，与建立脑功能区域有关的某些神经蛋白质的合成增加。大脑在 REM 睡眠期间可加工白天所获得的信息，贮存有用的信息，去掉无益的信息。有研究者认为 REM 睡眠有自动刺激大脑发育的作用，提供有益的想象促进大脑发育。睡眠过程中记忆重现时脑电图表现为高电压同步波群出现，可能与记忆巩固有关。

REM 睡眠阶段大脑高级中枢仍保持活动，深睡眠期间大脑高级中枢关闭大脑低级中枢的活动。婴儿睡眠时大脑仍有功能可能与保证大脑快速发育有关。早产儿的 REM 睡眠更多（约 90%），有益于大脑的发育。人们注意到在人睡眠最多时大脑发育最快，活动睡眠（AS）最多。近年许多研究发现连续监测大鼠学习后 3 小时的睡眠脑电波的第一个小时纺锤波密度增加 25%，海马尖波 - 涟漪波数目同步增加。人类研究也发现简单运动技巧学习后睡眠的脑电图显示 NREM 睡眠 2 期睡眠纺锤波密度（纺锤波次数 / 分钟）增加持续时间延长。

慢波睡眠的发育与前脑的生长和成熟一致。研究发现只有新皮层比较发达的动物才有慢波睡眠。人类的新皮层最发达，3~4 月龄婴儿脑新皮层结构和丘脑新皮层的连接初步形成，始出现慢波睡眠。爬行类动物和其他脊椎动物脑新皮层发育差，几乎无慢波睡眠；而出现产生于边缘叶的高幅度波群，边缘叶属脑部较原始结构。睡眠在神经系统的生长中似乎起了关键作用，大脑可塑的量依赖于深睡眠的量。

3. 促进激素分泌 慢波睡眠与激素分泌有关。慢波睡眠阶段儿童的生长激素大量分泌，对处于快速生长阶段的儿童来说有重要的生理意义。动物实验证实选择性剥夺动物的慢波睡眠后生长激素不能充分释放。随儿童年龄增长，生长速度减慢与慢波睡眠逐渐减少同步。即使成年人或成年动物仍然释放少量与慢波睡眠相关的生长激素，有益于组织修复和延迟衰老。

二、儿童睡眠发育

（一）胎儿睡眠发育

胎儿睡眠发育与神经系统发育同步。研究者通过母亲的腹部记录到胎儿脑电活动结果显示 3 月龄的胎儿脑电波表现波型不规则，持续低电压。胎儿 24 周龄时脑电图逐渐出现不连续的、两大脑半球间不同步的脑电活动，提示睡眠发育逐渐成熟迹象。28 周龄的早产儿颞部和枕部的脑电波为快节律的、叠加在慢波上的波形。28~32 周龄胎儿的睡眠 - 觉醒模式为不规则的活动期（快速眼球运动、肢体运动、不规则呼吸模式等）以及相对静止期（无肢体运动的安静状态）交替出现。32~36

周龄早产儿脑电图出现相对较为典型的睡眠波形。目前认为30周龄的胎儿在宫内就已建立较规律的睡眠-觉醒周期，出现与睡眠有关的眼球运动表现；34周龄时出现与睡眠有关的呼吸系统表现；36周龄的脑电图显示较典型的与睡眠有关的波形；>40周龄则出现下颌肌电图的波形。

（二）新生儿睡眠发育

1. 睡眠生理模式 新生儿大脑皮层兴奋性低，外界的刺激易使其疲劳，兴奋性更低下而进入睡眠状态，新生儿几乎24小时都在睡眠。新生儿睡眠时间有个体差异，每天睡眠时间平均14~17小时（范围可在11~19小时之间）；睡眠节律尚未建立，平均夜间睡8~9小时，白天5~6小时，即日、夜的睡眠分布相近。新生儿在不同的睡眠片段之间常有1~2小时清醒。人乳喂养婴儿夜间哺乳次数较配方喂养婴儿多，故人乳喂养婴儿夜间清醒时间较配方喂养婴儿多，人乳喂养婴儿睡1~3小时清醒一次，而配方喂养婴儿睡2~5小时清醒一次。早产儿较足月儿睡眠时间长。新生儿4小时的睡眠-清醒周期似乎与胃肠生理的周期改变有关，但可随喂养而改变。

2. 睡眠特点

（1）**昼夜节律不明显**：新生儿出生后睡眠通常无明显节律，如常夜醒日睡。逐渐增加新生儿日间清醒时间，可帮助建立昼夜节律。小婴儿已经具有随环境光线强弱调节睡眠的能力，因此应增加新生儿日间暴露自然光的时间，早晨接触自然光有利于夜间睡眠；而夜间睡眠环境光线暗，亦有益于婴儿建立昼夜节律。

（2）**睡眠结构**：新生儿的分化不很完善，分为活动睡眠（active sleep，AS）、安静睡眠（quiet sleep，QS）、和不定型睡眠（indeterminate sleep，IS）三期，IS是睡眠发育尚不成熟的标志。AS相当成人的REM，典型特征是睡眠中可出现微笑、皱眉鬼脸、吸吮动作、抽泣和肢体惊跳等。但婴儿活动睡眠表现往往被家长误认为是婴儿睡眠不安。QS相当于成人期的NREM，尤其是慢波睡眠期，身体放松，婴儿的活动相对较少。

3. 影响睡眠因素 有研究显示新生婴儿与父母同床睡会增加意外窒息风险，尤其是当母亲吸烟、肥胖、酗酒或使用镇静安眠药物时风险更大。2005年美国儿科学会（AAP）发表的婴儿睡眠指南指出为减少婴儿猝死综合征发生，不建议婴儿与成人同床睡，婴儿床可以靠近母亲的床，便于夜间哺乳与护理；新生儿睡眠时采取仰卧位，床垫不能太软，不建议使用枕头。

（三）婴儿睡眠发育

1. 睡眠生理模式 随大脑皮层的发育，婴儿与外界环境的互动增加，清醒时间也相应增加。婴儿平均睡眠时间12~15小时，通常夜间睡眠约9~10小时，日间约3~4小时。婴儿睡眠时间个体差异较大，总睡眠时间多为10~18小时。生后第一年婴儿白天睡眠变化较大，白天睡眠次数从小婴儿的4次至婴儿后期1次，每次睡眠时间30分钟~2小时不等。多数婴儿6月龄日间小睡次数下降，但上午或下午分别有2次睡眠时间稍长。部分婴儿10月龄还可持续白天持续时间短（30~45分钟）、次数多的小睡模式。婴儿2~4月龄是重要的睡眠重组时期，睡眠时间逐渐缩短，建立较稳定的日夜周期生理节奏，因此也是培养良好睡眠习惯的关键时期。50%~80%的婴儿在9个月的时候可以夜间睡眠连续。

2. 睡眠结构 与成人不同，婴儿从REM（AS）进入睡眠，20分钟后进入深睡眠期。6月龄婴儿NREM睡眠发育已较成熟成熟，REM比例减少；1岁后才逐渐转为从NREM（QS）入睡。早期婴儿较多的REM可能与蛋白质合成增加和生长激素释放有关。

3. 影响睡眠因素

（1）**发育状况**：依恋及社交互动影响睡眠习惯形成。如不安全型依恋的婴儿睡眠问题发生率明显高，过度依恋的婴儿也可出现过度依恋家人帮助入睡（抱、哄睡或含奶头睡等）。有研究显示部分婴儿可在大运动发育里程碑（翻身、爬行、站立）的几周前出现暂时性的睡眠问题，提示睡眠规律尚不稳定的婴儿神经系统的发育出现阶段性的发展。婴儿后期（>6月龄）认知发育水平发展，出现客体永存后较易出现分离焦虑致睡眠问题。

（2）**自我安抚能力**：婴儿入睡过程或夜间醒后再入睡时需学会自我安抚。婴儿3月龄始发育自我安抚能力，提示神经发育成熟。能自我安抚继续入睡的婴儿夜醒短暂，甚至不为家长所知。不能自我安抚的婴儿入睡较烦躁，夜醒时间较长，再入睡需家长安抚。应该从婴儿2~3月龄起培养其自我安抚能力与良好入睡习惯，可在掌握婴儿睡眠规律的基础上，用玩具小熊、灯光等重新建立环境与睡眠之间的条件反射帮助婴儿学习自我安抚入睡。

(3) **夜间喂哺习惯**:足月健康婴儿6月龄后消化道发育较成熟,已不需夜间喂哺。家长给婴儿长期夜间喂哺行为,导致婴儿频繁夜醒,同时影响日间正常喂哺量,形成进食不良习惯,致夜间"习得性饥饿"。频繁夜间喂养也可致膀胱反复充盈而干扰婴儿睡眠。婴儿含乳头睡觉会增加龋齿("奶瓶龋")风险。人乳喂养的婴儿夜醒较配方奶喂养的婴儿多,可能与母乳消化吸收快,喂养的时间间隔较短有关。有研究分析发现,在校正了婴儿夜晚入睡方式后,人乳喂养与非人乳喂养的婴儿在夜醒次数上并无显著差异。因此,人乳喂养夜醒次数较多可能更多的是因为人乳喂养的婴儿易伴有同床睡,含奶头入睡等不良的睡眠卫生习惯。因此,在宣传人乳喂养的同时,应该让母亲了解在睡眠规律形成的关键期2~3个月龄时,避免养成婴儿含着乳头入睡的习惯。

(四) 幼儿睡眠发育

1. 睡眠生理模式 幼儿睡眠时间存在个体差异。幼儿平均睡眠时间11~14小时(夜睡9~10小时,日睡2~3小时)。一般,1岁后的幼儿仍有白天小睡2次,18月龄时白天小睡1次至2岁左右,约1/2的3岁儿童还有白天小睡习惯。

2. 睡眠问题 幼儿可出现较多睡眠问题(20%~40%)。随运动能力的发展,儿童入睡时常爬下小床,甚至到父母房间要求与父母同睡。父母应对儿童入睡行为有所限制,避免儿童出现入睡问题。幼儿出现夜间恐惧可能与想象力的发展有关。幼儿的分离焦虑也可使入睡困难或频繁夜醒。但幼儿已能理解事物的因果关系,因此可以通过实施简单的行为干预纠正不良的入睡习惯。

3. 睡眠习惯培养

(1) **独立睡眠**:有益儿童培养独立生活能力。有条件的家庭可让2~3岁儿童独立睡普通床。无论儿童睡婴儿床或普通床都应保证儿童睡眠时的安全,睡床应该相对低矮(如榻榻米高度),儿童不会从床上翻下而摔伤。

(2) **就寝习惯**:幼儿夜间入睡前宜有1小时安静阶段,有助培养幼儿良好睡眠习惯。就寝前1小时避免儿童兴奋性活动或屏幕暴露,固定就寝时间、环境与就寝准备,形成条件反射。幼儿有了入睡思想准备,较易入睡。

(五) 学龄前儿童睡眠发育

1. 睡眠生理模式 学龄前儿童平均睡眠时间10~13小时(8~14小时)。多数儿童基本无日睡。据统计约1/4的4岁儿童和15%的5岁儿童还有午睡。

2. 睡眠问题 学龄前儿童想象力和幻想力的发展可增加夜间恐惧发生。幼儿园或家长不宜强制儿童午睡,避免夜间入睡时间延迟。

3. 影响睡眠因素

(1) **就寝抵抗**:学龄前儿童留恋玩耍,较易发生就寝抵抗,入睡前常常提条件(喝水、讲故事、上厕所等)。家长应保持幼儿期培养的入睡前就寝习惯,避免儿童发生就寝抵抗行为,保证儿童按时就寝。

(2) **作息时间**:学龄前儿童假期作息时间与上幼儿园的作息时间不宜相差过多(<1小时),巩固已建立的良好作息习惯,有助儿童调整睡眠觉醒节律,预防睡眠问题发生。

(六) 学龄儿童睡眠发育

1. 睡眠生理模式 学龄儿童睡眠模式已比较固定。学龄儿童平均睡眠时间9~11小时(7~12小时)。

2. 睡眠问题 学龄期是人一生中白天精神状态最好的阶段,正常情况下这一年龄段的儿童很少出现日间疲倦或嗜睡情况。如儿童出现反常的日间疲倦、嗜睡,可能需除外疾病与睡眠问题。学龄儿童已可理解存在真正危险(如夜贼),夜间恐惧的发生率明显增加。社会焦虑和对学习成绩的担心也可致夜间焦虑而睡眠困难。学龄儿童已能独立入睡。

3. 影响睡眠因素 维持假期与上学的作息规律,就寝时间与起床时间相近(<1小时)。进入青春期的学龄儿童需合理的调整睡眠作息,避免推迟就寝时间,影响学业及日常活动。进入青春期的学龄儿童要求独立,希望离开父母监督,易自主选择就寝时间,结果导致睡眠时间不足。随着自主性增加,这一年龄段儿童不加选择参加过多活动,如学习、社会、运动以及家庭活动,媒体和电子设备的广泛使用,咖啡因摄入等,这些均可影响儿童睡眠。

(七) 青少年睡眠发育

1. 睡眠生理模式 推荐青少年平均每天睡眠时间为8~10小时(7~11小时)。多数青少年未保证充足的睡眠时间。

2. 睡眠特点 青少年的入睡时间延迟,睡眠-觉醒生物钟多向后推迟2小时(即倾向于晚睡晚起),可能与青春期荷尔蒙对睡眠-觉醒节律周期和褪黑激素分泌影响有关。青少年出现晚睡晚起的倾向往往在其第二性征开始发育时显现，因此睡眠生物节律的改变主要与代表性发育水平的Tanner分期的进展有关，而不是与实际年龄相关。

3. 影响睡眠因素

(1) 健康生活方式：社会环境的改变影响青少年生活方式与睡眠。研究显示长时间灯光、屏幕暴露可致褪黑激素受到抑制从而影响睡眠，如过多作业、看电视、玩电子游戏。而白天较少的户外活动使得其暴露自然光机会减少，也会使得褪黑激素白天得不到很好的抑制，从而影响夜间分泌。青少年对褪黑激素抑制效应较敏感，导致入睡延迟，显著影响睡眠周期。青少年因为学业压力及社会活动增加，是最容易出现睡眠不足的群体，需要引起青少年、家长以及社会高度重视，不仅因为睡眠不足易伴发情绪、行为问题，影响学校表现，同时睡眠不足伴发的各种睡眠问题也可能会长期存在影响生活质量。

(2) 睡眠规律：青少年易睡眠不规律，应帮助青少年假期与学习期安排相近作息制度，避免不规律生活致睡眠不足，影响青少年身心健康。

专家点评

● 儿童睡眠时间有个体差异，特别是小年龄儿童，不宜仅据平均睡眠时间衡量个体儿童睡眠状况。

● 家长观察儿童早晨后的情绪与精神状态，连续记录三日儿童早晨自然醒的夜睡时间与学习期睡眠时间，比较假期与上学期间睡眠时间，如果差异 >1 小时，提示平时阶段可能存在明显睡眠不足。

（江帆）

【参考文献】

1. 沈晓明. 儿童睡眠与睡眠障碍. 北京：人民卫生出版社，2002.
2. American Academy of Sleep Medicine. International classification of sleep disorders. 2nd edition. Diagnostic and coding manual. Westchester, Illinois: American Academy of Sleep Medicine, 2006.
3. Mindell JA., Owens JA. A clinical guide to Pediatric sleep: diagnosis and management of sleep problems. Philadelphia, PA: Leppincott Williams & Wilkins, 2003.
4. Markwald RR, Melanson EL, Smith MR, et al. Impact of insufficient sleep on total daily energy expenditure, food intake, and weight gain. Proc Natl Acad Sci USA, 2013, 110: 5695-5700.
5. James J McClain, Daniel S. Lewin, Aaron D. Laposky, et al. Associations between physical activity, sedentary time, sleep duration and daytime sleepiness in US adults. Preventive Medicine, 66 (2014): 68-73.
6. Kathryn E. Foti, Danice K. Eaton, Richard Lowry, et al. Sufficient Sleep, Physical Activity, and Sedentary Behaviors. Am J Prev Med, 2011, 41 (6): 596-602.
7. Stea TH, Knutsen T, Torstveit MK, et al. Association between short time in bed, health-risk behaviors and poor academic achievement among Norwegian adolescents. Sleep Med, 2014, 15 (6): 666-671.
8. Iglowstein I, Jenni O, Molinari L, et al. Sleep duration from infancy to adolescence: reference values and generational trends. Pediatrics, 2003, 111 (2): 302-307.
9. Byars KC, Yolton K, Rausch J, et al. Prevalence, patterns, and persistence of sleep problems in the first 3 years of life. Pediatrics, 2012, 129 (2): e276-284.
10. Wake M, Morton-Allen E, Poulakis Z, et al. Prevalence, stability, and outcomes of cry-fuss and sleep problems in the first 2 years of life: Prospective community based study. Pediatrics, 2006, 117: 836-842.
11. MindellJ, Sadeh A, Wiegand B, et al. Cross-cultural differences in infant and toddler sleep. Sleep Med, 2010, 11 (3), 274-280.
12. Spruyt K, Aitken RJ, So K, et al. Relationship between sleep/wake patterns, temperament and overall development in term infants over the first year of life. Early Hum Dev, 2008, 84 (5): 289-296.
13. Cohen Engler A, Hadash A, Shehadeh N, et al. Breast feeding may improve nocturnal sleep and reduce infantile colic: Potential role of breast milk melatonin. Eur J Pediatr, 2012, 171 (4): 729-732.

第六节 脑发育电生理及影像学评估

导读 脑电生理活动与发育成熟过程密切相关，不同年龄儿童脑电图具有不同的特点。临床儿科医生的脑电图结果判读和儿童保健与发育 - 行为儿科医生对脑发育的评估时均应结合儿童脑电图的年龄特点。

人体存在磁场。脑活动时磁场发生改变形成生物电流，即脑电波。脑电波是自发的、有节律的神经电活动，用脑电图（electroencephalogram，EEG）记录从颅外头皮或颅内的局部神经电活动的总和，以评价脑电生理活动。

一、不同年龄的正常脑电图

（一）婴儿

1. 新生儿（胎龄 <44 周龄） 早产儿脑电图背景活动的发育规律与胎龄有关，逐渐从不连续的图形逐渐演变为交替型图形，最终发展为连续性图形。正常新生儿脑电活动中可有数量不等的棘波、尖波等波形。脑发育越不成熟，棘波、尖波的数量越多，主要出现在额区、中央区或颞区，通常为散发，不以节律性的形式出现，也不在某一个部位恒定而反复出现。

根据脑电图记录时的状态，新生儿脑电图分为清醒、活动睡眠（相当于 REM 睡眠）、安静睡眠（相当于 NREM 睡眠）及不确定睡眠。新生儿入睡时首先进入活动睡眠，然后逐渐转变为安静睡眠。

2. 婴儿（2~12 月龄） 2~3 月龄婴儿脑电图逐渐从新生儿型向婴儿型转变。清醒安静状态下，3 月龄婴儿后头部脑电图出现最初的不稳定的节律性活动，频率约 4Hz。5 月龄时枕区脑电图活动的频率已较稳定，约为 5Hz。随月龄的增加，枕区脑电图的频率也逐渐增加，12 月龄时达到 6~7Hz，偶达 8Hz。

<5~8 月龄的婴儿从清醒到睡眠的过程中脑波频率从 θ 频段逐渐减慢到 δ 频段，无明显的思睡状态。6~8 月龄婴儿逐渐出现思睡期的脑电图波形特征，即阵发性频率约 4Hz 的 θ 节律。随月龄增加，频率增加至 5~6Hz。此外，思睡期后头部节律性的 θ 活动波前移到中央顶区，波幅增高，可达 100~250μV。

婴儿期的慢波睡眠主要为 0.75~3Hz 的高波幅慢波活动，枕区最突出。2 月龄 ~3 月龄出现睡眠纺锤波。如 3~8 月龄时完全无睡眠纺锤波为异常现象，但脑电图需记录较长时间才能确定完全无睡眠纺锤波。一般，婴儿 5 月龄左右出现顶尖波和 K- 综合波，少数婴儿可出现更早。

（二）幼儿（12~36 月龄）

儿童 1 岁后清醒期后头部脑电图基本节律从较快的 θ 活动逐渐向慢 α 节律演变，2 岁时枕区节律为 6~7Hz，3 岁时 7~8Hz。幼儿脑电图频率个体差异范围较大（5~10Hz）。

幼儿阶段已有明显的 NREM 睡眠分期，如明显的顶尖波、K- 综合波和睡眠纺锤波。REM 睡眠期以低 - 中波幅去同步化图形为主，但混有较多 2~5Hz 低 - 中波幅慢波。双极导联时中央区偶见散发小棘波。

（三）学龄前儿童（3~5 岁）

儿童 3 岁后清醒期脑电图枕区节律约 8Hz，电压较高，非优势半球更高。思睡期出现 6~7Hz 的阵发性 θ 活动，以中央、顶区为主。REM 睡眠期仍为去同步化快波并混有较多慢波。

3~5 岁儿童已能配合完成睁 - 闭眼、过度换气等诱发试验。睁 - 闭眼试验时枕区节律阻滞完全。节律性闪光刺激时可出现枕区节律同化反应。过度换气可引起广泛性 2~5Hz 高波幅慢波活动增多，有时呈阵发性出现，通常额区和（或）枕区更突出，双侧半球基本对称。如无其他异常，3~5 岁儿童慢波活动的早期出现和（或）延迟消失无明确的临床意义。

（四）学龄儿童（6~12 岁）

清醒期枕区 α 节律继续逐渐增快，7 岁时平均 9Hz 左右，10~15 岁时稳定在 10Hz 左右。除药物影响外，正常学龄儿童 β 活动不占主要成分。Rolandic 区的 μ 节律较常见，至 11~15 岁达到高峰。

6 岁后思睡期的节律性 θ 活动暴发逐渐减弱。10 岁后从清醒到睡眠过程的脑电变化逐渐发育成熟，即思睡期出现明显的 α 节律解体，代之以低波幅的快、慢混合波型。睡眠周期和各期特征性的睡眠波更加成熟。觉醒反应时阵发性慢波活动过程缩短，慢波活动频率增加，以高波幅 θ 频段的活动为主，持续数秒。

过度换气时慢波出现的程度主要取决于通气量。因此，检查不合作的儿童慢波出现量较少，多呈间断性出现；合作的儿童可因通气量过大，出现广泛大量的慢波活动。

（五）青少年（13~19 岁）

清醒期枕区节律在 8~12Hz 之间，平均 10Hz 左右。如以 8Hz 为主，则属边缘状态或轻度异常。波幅逐渐下降到 50~75μV。后头部插入性慢波活动逐渐减少，中等波幅的 θ 和 δ 频段慢波不超过 10%~15%。青少年清醒期多见快波活动。

儿童 <13 岁正常脑电图无低电压的情况。青少年脑电发育的成熟，基本脑电活动的波幅减低，约 5% 表现为低电压，常以 β 频段的低波幅快波为主，女少年多见，可能有遗传因素。正常成年人脑电图低电压可达 11.6%。

青少年思睡期有典型的 α 解体过程，表现为持续时间较长的低波幅快、慢混合波。阵发性的 θ 活动已很少见。虽然思睡期存在个体差异，但总趋势是随年龄的增长而延长。随睡眠加深，逐渐出现顶尖波和枕区一过性正相尖波。

青少年过度换气时的慢波反应不如学龄儿童明显，一般双侧同步的高波幅 δ 活动占 20% 左右。但由于过度换气的程度难以定量控制，所有并没有绝对的脑电图评价标准，应结合被试者过度换气的程度具体判断。单纯的慢波提前出现和延迟消失属于轻度非特异性异常。节律性闪光刺激时对 10~20Hz 的频率容易出现节律同化反应。健康青少年用电子闪光灯的间歇光刺激释放棘波或多重棘波，即光阵发性反应，主要与遗传素质有关。

二、智力障碍 / 发育迟缓儿童的脑电图特点

儿童智力障碍 / 发育迟缓（intellectual disability/developmental delay，ID/DD）病因学存在显著异质性，故脑电图上无一致性的特异性表现，轻度 ID/DD 时脑电图可完全正常。ID/DD 常见的异常脑电图主要是背景活动不同程度的非特异性改变，背景异常的程度可反映脑功能障碍 / 脑发育迟缓的程度。文献报道约 1/4 病因不明、不合并癫痫的 ID/DD 儿童脑电图正常，甚至出现"超前现象"，即 α 节律和 α 指数超前于其实际年龄，显得更加节律和持续，波幅通常较高，同步性较好，可能与 ID/DD 儿童认知活动较少有关。因此脑电图的背景成熟程度与智力水平无明显相关。

某些特殊的脑电图现象对智力发育落后或倒退儿童病因诊断有帮助或提示意义，但无高度特异性，也不反映智力障碍的程度。如 Rett 综合征、脆性 X 综合征、Turner 综合征、孤独症谱系障碍等儿童可出现 Rolandic 区痫样放电，大量非药物性异常 β 频段快波活动提示先天脑发育畸形或神经元移行障碍，双侧半球电活动分离提示胼胝体发育不良或缺如。背景异常进行性恶化常提示神经遗传代谢病或变性病。

三、诱发电位用以评估脑发育

（一）诱发电位简介

诱发电位（evoked potientials，EPs）是神经系统相应部位对某种特定刺激所产生的反应性电位。由于单个反应电位波幅很小，需将反复刺激下获得的单个瞬间反应电位进行计算机平均（叠加）处理，同时又不断减除与刺激无锁时关联的自发性脑电活动波，才能获得被显著增强、形态清晰、重复性佳、又易于进行潜伏期等各项参数测量的 EPs。EPs 测试具有相对客观，且不受被测试者意识状态与麻醉镇静药物影响等优点。不同种类 EPs 反映不同神经传导通路状况。

根据刺激或记录方式不同而有多种 EPs，与临床脑发育有关的 EPs 包括脑干听觉诱发电位（brainstem auditory evoked potential，BAEP）、视觉诱发电位（visual evoked potential，VEP）、躯体感觉诱发电位（somatosensory evoked potential，SSEP 或缩写为 SEP）、运动诱发电位（motor cvoked potential，MEP）以及事件相关电位（event-related potential，ERP）。BAEP 和 VEP 均是通过刺激感觉神经系统获得，属感觉性诱发电位。VEP 是在一定视觉内容刺激下，由视网膜产生的视觉反应信号经视觉通路传入，枕区头皮可记录视皮层产生的反应电位。视通路任何部位病变都可影响 VEP 的正常生成。ERP 是一种在皮层认知功能基础上，记录头顶皮肤表面的被感觉性刺激诱发的晚发性皮层诱发电位，反应大脑的认知能力，不受刺激物理性质的影响。ERP 的 P3 电位与人的注意、记忆和智能等皮层认知过程密切相关，是皮层对刺激进行识别与编码，并与原先已储存在脑内的部分内容相比较，形成新的信息，再做出决策和重新存储的过程。

（二）临床应用

1. BAEP 主要用于儿童听觉功能的测试与评价，包括新生儿和生后早期听力损害的诊断与筛查，同时协助判断与调控儿童助听装置疗效。BAEP 可帮助明确累及脑干听路的神经科疾患诊断，以及受累部位以及严重程度判断，但不提示病因。应动态反复 BAEP 监测，如缺氧脑损伤急性期一次 BAEP 测试难以提示遗留神经后遗症的价值。

2. VEP 可用于评价新生儿，尤其是围产期缺氧、高危早产儿的视觉及中枢神经系统功能，也可用于高危新生儿抢救后病情监测以及神经后遗症的预测。有研究显示以闪光视觉诱发电位（FVEP）预测 81 例早产儿远期结局的灵敏度和特异度分别为 86% 和 89%，预测脑性瘫痪的灵敏度和特异度为 60% 和 92%。

3. ERP ERP 结果可协助判断被试者的皮层认知能力，已广泛作为测试皮层认知功能的客

观依据。作为探索认知功能的重要电生理指标，儿童多用于儿童期精神神经发育及其相关疾病认知功能的客观评价，包括注意缺陷多动障碍、智力障碍及发育性言语障碍等。

四、头颅磁共振成像

1. 原理 磁共振成像（MRI）是一种生物磁自旋成像技术。磁共振成像的“核”指的是氢原子核，因为人体的约70%是由水组成的，MRI即利用人体中的遍布全身的氢原子在外加的强磁场内受到射频脉冲的激发，产生磁共振现象，经过空间编码技术，用探测器检测并接受以电磁形式放出的磁共振信号，输入计算机，经过数据处理转换，最后将人体各组织的形态形成图像，以作诊断。MRI技术是目前最常用于观察儿童脑结构、脑发育及脑功能的神经影像学技术。MRI无放射损伤，可进行任意角度和方向成像，三维立体观察大脑的结构，具有良好的软组织分辨率，准确区分正常组织和病理组织。

2. 临床应用 MRI是目前唯一能够在活体无创性观察儿童脑白质正常发育过程的方法，为正常儿童脑白质的不同发育阶段及病理状态提供了有力的证据。磁共振血管成像（MRA）能够无创性显示脑内血管，为脑血管疾病的诊断提供安全快捷的诊断方法。利用磁共振波谱（MRS）能观察到细胞内生化和代谢变化，可为中枢神经系统遗传代谢性疾病的诊断提供帮助，功能性MRI（fMRI）技术还可以用于了解认知、视觉、听觉及运动等脑功能。因此，MRI广泛应用于发育-行为儿科及儿科神经病学临床。

专家点评

1. 脑电生理活动与脑发育成熟水平明显相关，不同年龄儿童脑电图特点不同。儿科临床上判读脑电图结果时应高度重视儿童发育期的变化，避免误判。基层医生或儿童保健医生如有怀疑脑电图异常，建议转诊儿科神经专业。

2. 推荐ID/DD患儿常规进行头颅MRI检查，帮助查找ID/DD病因。但MRI结果仅反映脑结构问题，不代表脑功能；不能仅据MRI的非特异性异常结果（如蛛网膜下腔增宽）诊断ID/DD。

（姜玉武）

【参考文献】

1. Swaiman KF, Ashwal S, Ferriero DM, et al. Swaiman's Pediatric Neurology: Principles and Practice, 5th Edition, Saunders Elsevier, 2012.
2. 吴希如，林庆. 小儿神经系统疾病基础与临床. 第2版. 北京：人民卫生出版社，2009.

第八章 8

儿童发育理论

第一节　儿童发展理论

导读　儿童发展理论是基于不同的文化背景、儿童个性、环境、哲学信仰以及研究方法发展的关于婴儿至青少年生长发育过程的系列观点。教育儿童的实践中家长、保健工作者可借鉴发育理论理解儿童的行为、性格和能力差别。

尽管20世纪产生各种儿童发展理论(developmental theories)影响儿童教育,但至今尚无一个理论能完全恰当地描述或解释儿童的发展。

一、成熟理论

美国心理学家格塞尔(Gesell,1925)的成熟理论(maturational theory),认为儿童发展性变化的首要原则是因为生理上的“成熟”,尤其是神经系统的成熟。格塞尔发现成长中儿童的行为似乎总是遵循一个固定的发展模式,认为人与人之间的差异更多的是由遗传而非环境造成。

二、行为主义

美国心理学家斯金纳(Skinner,1974)是新行为主义学习理论(behaviorist approach)的创始人。斯金纳把条件反射分为应答性行为相应的是应答性反射(或S型),与操作性反射(或R型)2类。S型条件反射是强化与刺激直接关联,即经典的条件性刺激是在固定的刺激反应的基础上对另一个刺激反应的变化。R型条件反射是强化与反应直接关联,即操作条件性反应,刺激产生新的行为模式。操作性条件反射理论是斯金纳新行为主义学习理论的核心。斯金纳认为人类行为主要是由操作性反射构成的操作性行为,操作性行为是作用于环境而产生结果的行为。斯金纳认为R型条件反射可塑造新行为,在学习情境过程中尤为重要。

三、精神分析理论

奥地利精神病医师、心理学家弗洛伊德(Freud,1856-1939)是精神分析学派创始人。弗洛伊德的理论体系中,“本能”是指人格的推动性或者动机性的驱动力量,是身体内的刺激的源头。本能的目的是通过某些行为,如进食、饮水、性行为等,来消除或减少这种刺激。弗洛伊德把本能分为两类:生的本能(life instinct)和死的本能(death instinct)。生的本能包括饥饿、渴、性。生的本能是为了个体和种族的存续,因此是维持生命的创造性力量。生的本能通过被称为“力比多”(libido)的能量形式表现出来。死的本能是一种破坏性的力量,可以指向内部,表现为自虐和自杀等,也可以指向外部,表现为仇恨和攻击等。弗洛伊德的精神分析理论(psychoanalytic theory)是心理学史上第一个系统的人格理论,包括人格结构和人格发展两个方面。人格学说提出人格是由本我、自我和超我三个部分组成。人格发展认为儿童的发育过程产生5个性感带(erogenous zone):口唇期、肛门期、性器期、潜伏期和生殖器期。出生~1岁为口唇期(oral stage),婴儿刺激口腔的活动,是性满足的主要来源,如吮吸、咬和吞咽等;1~3岁是肛门期(anal stage),性敏感区转到肛门;3~5岁是性器期(phallic stage),生殖器成为性敏感区,性满足涉及对异性父母的性幻想以及玩弄和展示生殖器,儿童产生恋父情结或恋母情结;5~12岁是潜伏期(latent stage),儿童生的本能受到压抑,但没明显表现;12~20岁是生殖器期(genital stage),儿童性器官逐渐发育成熟,生的本能压抑逐渐解除,生殖器成为主导的性敏感区。口唇期、肛门期、性器期三个阶段是人格发展的重要阶段,为成人后的人格模式奠定了基础。

新精神分析派的代表人物美国精神病医师埃里克森(E.H.Erikson,1902)认为,人的自我意识发展持续一生,遗传决定的自我意识的形成和发展过程划分为八个阶段(表3-8-1),称为心理社会阶段理论。

四、认知发展阶段理论

认知(cognition)是指人获得和使用知识的过程,属行为范畴。认知发育从感知开始,到理解,以后涉及思维、记忆。儿童认知发展理论(cognitive-developmental theory)的研究以皮亚杰(1952年)的儿童认知发展理论最具代表性。瑞士发展心理学家让·皮亚杰(Piaget)认为心理起源于动作,动作是心理发展的源泉,重点研究儿童的认知结构、认知发展机制和阶段,提出儿童认知心理发展的过程就是儿童认知结构在成熟、环境和自身建构(constructivist theory)的相互作用下不断产生量与质变化的过程,表现出一定阶段性和规律性,分为4个连续阶段:

1. 感知运动阶段(0~2岁) 儿童智力活动处于感知运动水平,只有动作活动,没有表象和思维。感知运动阶段的重要特点是婴儿通过运动探索掌握客体永存(object permanence)的概念,即不管是否感知到,事物都是确切存在的稳定实体。感知运动期客体永恒的概念的建立过程是最初分不清自我与客体,不了解客体可以独立于自我而客观存在,只认为自己看得见的东西才是存在的。皮亚杰的理论认为婴幼儿的主体和客体分化、因果关系形成,客体永恒建立是婴幼儿认知活动发展的基础。

2. 前运算阶段(2~7岁) 特征是儿童可借助于语言符号,不再依赖外部动作,开始对眼前和不在眼前的外界事物进行头脑内部的"表现型思维",可扩展儿童活动的时间和空间范围。此时,儿童已经掌握了一些日常生活概念,但还没有形成真正的逻辑概念。如4岁前主要为前概念思维和象征思维,即儿童凭借象征格式来进行思维,所运用的概念是具体的、动作的,儿童不能分清类群和个体的关系、不能进行逻辑演绎。如儿童学习家长用小勺当锅铲、小碗当锅炒菜。4岁后儿童主要凭借直觉思维,表现出强烈的自我中心。如儿童在看到两个同样大小、高度的杯子里的水分别倒入不同大小的杯子里之后,儿童便直觉认为大而宽的杯子里所盛的水比小而高的

表3-8-1 埃里克森的心理社会阶段发展理论

阶段	年龄(岁)	心理-社会矛盾	积极解决后果	解决矛盾失败
1. 婴儿前期	0~1.5	信任-不信任	信任,有安全感	恐惧,不安全感
2. 婴儿后期	1.5~3	自主-羞耻	发展自主能力	缺乏信心,自信差
3. 幼儿期	3~5	主动-内疚	主动,积极进取	畏惧、退缩
4. 童年期	7~12	勤奋-自卑	学习勤奋	缺乏生活能力
5. 青少年期	12~18	角色同一混乱	自我与外部协调	自我与他人角色混乱
6. 成年早期	18~25	亲密-孤独	建立友情与爱情	与社会疏远,孤独
7. 成年中期	25~65	繁衍-停滞	爱家,事业成功	缺乏社会责任感
8. 成年后期	>65	完善-失望厌恶	积极人生	悔恨往事

杯子的水少，即儿童还不具备守恒概念。儿童知道自己有一个哥哥，但不知道自己的哥哥知道有弟弟。

3. 具体运算阶段(7~12 岁) 儿童的思维融合前一阶段的表象格式，表现守恒性、可逆性和系统性，形成群体结构和事物关系的逻辑运算能力，但依然受到具体事物的限制，纯粹的语言逻辑推理有困难，因而为具体运算。儿童能够正确回答上一阶段儿童不能回答的关于水的问题(2 个杯子里的水一样多)。儿童还能够将一堆长短不一的小棍进行排序，表明儿童掌握关于系列的概念。儿童还能将人归入到男童、女童、男人和女人类别中，表明儿童具有群体运算的概念。

4. 形式运算阶段(12~15 岁) 儿童摆脱具体事物的束缚，能通过概念、命题和假设进行运算，思维具有抽象性，因而又称抽象思维阶段。儿童可以进行纯粹逻辑推理、科学实验并掌握科学理论，拓展儿童心智活动的范畴和可能性。皮亚杰著名的颜色混合实验体现 12~15 岁儿童的思维特点，即将 4 个装有无色液体的玻璃瓶分别标上 1、2、3、4 的标签，将另外一个装有黄色液体的瓶子贴上 g 的标签，要求儿童混合这些液体使之变为黄色。结果前运算阶段的儿童无法将液体倒出，现场一片狼藉。具体运算阶段的儿童将“g”瓶的液体一一倒进前 4 个瓶子里，表现出一定的组织性，但仍然无法深入。形式运算阶段的儿童则事先考虑到所有的可能性，然后有条不紊地一一混合，并且加以记录和分析。形式运算阶段的儿童事先考虑和计划是依赖假设推理思维。

专家点评 儿童发展理论是儿童早期发展的心理学基础，也是发育行为儿科学的基础之一。学习儿童发展理论的各种学说时应注意相互结合和借鉴。

(李斐)

【参考文献】

1. Catherine E.Burns: Pediatric Primary Care.5th ed.New York: Saunders Elsevier, 2013.
2. 毛萌，李廷玉. 儿童保健学. 第 3 版. 北京：人民卫生出版社，2014.
3. Carey William B, Coleman Wliiam L, et al. Developmental-Behavioral Pediatrics.4th ed. New York: Saunders Elsevier, 2009.
4. 金星明，静进. 发育行为儿科学. 北京：人民卫生出版社，2014.

第二节　气质

导读 气质与人的生物学素质有关，受遗传与神经系统活动过程的特性控制，不易随环境改变，是人格发展的基础，性格的核心。

一、定义

气质(temperament)是人对体内、外刺激以情绪反应为基础的行为方式，表现人的典型的、稳定的心理特征，如心理活动强度(情绪，意志)、速度(操作，适应)、稳定性(情绪，注意)、灵活性(反应性)与指向性(内、外向，兴趣)等。气质与人的生物学素质有关，受遗传与神经系统活动过程的特性控制，不易随环境改变，是人格发展的基础，性格的核心。

二、分型

罗马生物学家和心理学家格林(Galen，130-200)在希波克拉底的体液学说的基础上创立气质学说，认为气质是物质(或汁液)的不同性质的组合，从最初 13 种气质发展为经典的 4 种气质。气质分型依据 9 个特征(维度、因子)分布差别，即活动水平(activity)、节律性(rhythm)、趋避性(approach and with drawl)、适应性(adaptability)、反应强度(intensity of reaction)、心境(quality of mood)、注意广度与坚持度(attention span and persistence)、注意分散度(distractibility)、反应阈(threshold of reaction)。

1. 容易型 生物功能的规律性强，易接受新的事物和陌生人，情绪多为积极，情绪反应的强度适中，适应快为特点。容易型气质(easy temperament，E)儿童易于抚养，占儿童的 40%。

2. 困难型 生物功能不规律，对新的事物和陌生人退缩，适应较慢，经常表现出消极的情绪且情绪反应强烈为特点。困难型气质(difficult temperament，D)儿童难以抚养，约占儿童的 10%。

3. 启动缓慢型 对新事物和陌生人的最初反应退缩，适应慢，反应强度低，消极情绪较多为特点。启动缓慢型气质(slow up to warm temperament，S)约占儿童的 15%。

4. **中间型** 有中间近易型气质(intermediate—Low temperament,IE)和中间近难型气质(intermediate—High temperament,ID)。

专家点评 儿童气质进行评定可采用不同年龄儿童气质评定量表或问卷。

(李斐)

【参考文献】

1. Catherine E.Burns:Pediatric Primary Care. 5th edition. New York:Saunders Elsevier,2013.
2. 毛萌,李廷玉. 儿童保健学. 第3版. 北京:人民卫生出版社,2014.
3. Carey William B,Coleman Wliiam L,et al. Developmental-Behavioral Pediatrics. 4th ed. New York:Saunders Elsevier,2009.
4. 金星明,静进. 发育行为儿科学. 北京:人民卫生出版社,2014.

第三节 依恋

导读 依恋是母亲通过照料婴儿日常生活,与婴儿形成亲密、持久和特殊的情感联系,即建立安全型依恋是婴儿后期良好情绪发展的基础。

一、概述

依恋(attachment)是婴儿寻求并希望保持与另外一个人亲密的身体联系的倾向,是一系列学习行为,学习的基础。婴儿从喂养过程产生对喂养者的依恋,多为母亲或其他抚养着或与婴儿联系密切的人。但依恋的目的不是食物而是儿童得到关怀和回应。母亲通过照料婴儿日常生活,与婴儿形成亲密、持久和特殊的情感联系,即依恋。条件反射是产生依恋的基础(图3-8-1)。

二、依恋分型

1. **安全型** 不总是依偎在母亲身边,母亲在时儿童能安静地玩耍,对陌生人敏感;母亲离开时,表现不安情绪;母亲回来立即寻求与母亲亲近。安全型依恋(secure attachment)儿童易抚慰,多数儿童(65%~70%)为安全型依恋。

2. **回避型** 儿童不太关注母亲与自己的关系,母亲离开不表现紧张或忧虑,母亲回来也不予理会,或仅表现短暂高兴;不拒绝陌生人的接近,如安慰。20%的儿童未形成与母亲的依恋,为回避型依恋(avoidant attachment),又称"无依恋的儿童"。

3. **反抗型** 儿童过于关注母亲的离开,表现极度反抗,哭闹不安;母亲回来后儿童刚被母亲抱着又表现反抗,甚至发怒。难以安抚。反抗型依

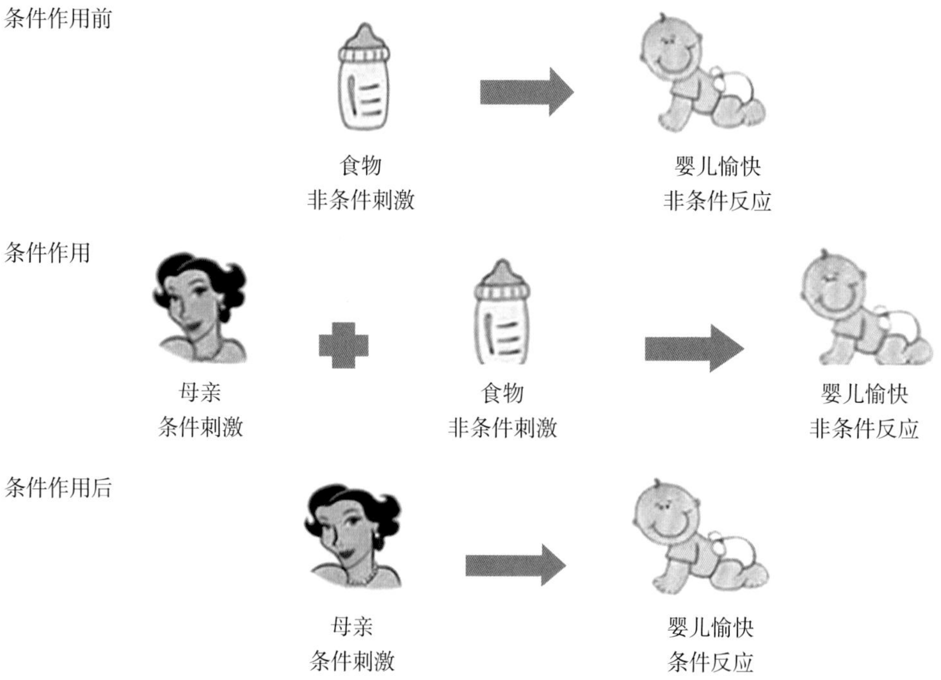

图3-8-1 经典条件反应形成依恋过程

恋(ambivalent attachment)儿童未把母亲作为安全的依靠，自己也缺乏安全感，玩耍时会时不时看母亲。10%~15% 的儿童为反抗型依恋。

4. 紊乱型 依恋紊乱(disorganised)的儿童较少，表现与父母接近的时间短。儿童的行为紊乱或有自我破坏性。

专家点评 婴儿期安全型依恋的建立受家庭环境与儿童气质等多种因素影响。建立安全型依恋对后期良好的社会-情绪发展至关重要。

(李斐)

【参考文献】

1. Catherine E.Burns: Pediatric Primary Care. 5th edition. New York: Saunders Elsevier, 2013.
2. 毛萌，李廷玉. 儿童保健学. 第3版. 北京：人民卫生出版社，2014.
3. Carey William B, Coleman Wliiam L, et al. Developmental-Behavioral Pediatrics. 4th ed. New York: Saunders Elsevier, 2009.
4. 金星明，静进. 发育行为儿科学. 北京：人民卫生出版社，2014.
5. Kuo AA, Inkelas M, Lotstein DS, et al. Rethinking well-child care in the United States: an international comparison. Pediatrics, 2006, 118(4): 1692-1702.

第九章

婴幼儿期心理行为发育

婴幼儿阶段是儿童发育的关键时期,涉及运动、心理行为(包括认知、语言、和言语、注意、记忆、思维、想象)以及情绪的发展。

第一节　运动发育

导读　0~3岁婴幼儿神经系统的快速发育的外在成熟表现是运动、语言、认知、情感等里程碑性快速发展。因基因背景、生后环境的差异,儿童心理、行为的"发育年龄"可与"生理年龄"不一致,即存在个体差异性。因此,儿童早期智能发展和促进首先需正确评估发育水平,进行个体化的预见性指导。

一、概述

1. 定义　运动发育(motor development)是身体肌肉控制身体动作、姿势、和运动的能力,甚至眼的活动(如瞬眼);包括大运动技能(gross motor skills)和精细运动技能(fine motor skills),描述全身所有活动、控制头的能力。大运动技能使儿童能够在周围环境进行日常活动、运动与游戏,如走进出房间、跑、爬树、扔球、拍球等;近代心理学理论研究定义精细运动技能为个体主要凭借手及手指等部位小肌肉或小肌肉群的运动,在感知觉、注意等多方面心理活动配合下完成特定任务的能力,即手腕、手和指、足和趾较小的动作活动,如拇食指拾物、伸手够物、抓握物品、涂画、叠放积木、翻书、写字等,特别精细动作需眼、手与大运动协调如刻、绣等。婴儿通过精细运动获得经验。

2. 肌肉发育与运动技能发育　出生后第1年婴儿动作发育迅速与肌张力发育以及新生儿反射的消退有关,如随新生儿屈肌肌张力占优势逐渐发展为屈肌和伸肌相平衡,婴儿可逐渐竖颈、坐稳,即保护性和平衡性反应的发展使婴儿逐渐获得直立和移动躯体的能力;不随意动作及无条件反射引入(如踏步反射),或无条件反射的退出(如不对称的紧张性颈反射、握持反射),婴儿学走、翻身、主动抓握物(详见第二篇第三章第三节肌肉和脂肪组织发育内容)。婴儿动作的发育在一定程度上反映神经系统发展和心理发展的水平,早期运动技能的发育是其他活动发展的基础,也是心理发展的外在表现,故运动发育是婴幼儿能力发展中较早出现的行为,可作为行为发育评估指标。

3. 运动的发展规律　运动发育与脑的形态、功能发育部位、神经纤维髓鞘化的时间与程度有关。婴儿抬头、翻身、爬行、走等运动发育与自上而下、由近至远的脊髓髓鞘化有关。

(1) 整体到分化动作:最初的动作发育是全身性的、笼统的、散漫的,以后逐渐分化为局部的、准确的、专门化的动作;

(2) **上部到下部动作**：早期运动发展是从身体上部始(抬头)，其次是躯干动作(翻身、坐)，最后是下肢的动作(站、走)，沿抬头 - 翻身 - 坐 - 爬 - 站 - 行走的方向发育成熟(图 3-9-1)。

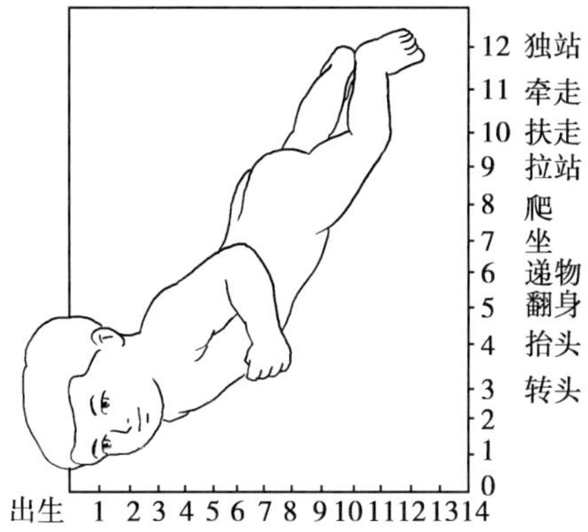

图 3-9-1 自上而下运动发育规律

(3) **大肌肉到小肌肉动作**：躯干大肌肉动作首先发展，如双臂和足部动作，手部小肌肉灵巧动作发育需要准确的视觉。

(4) **中央部分到边缘部分动作**：最早获得的是中央部分动作(头、躯干)，然后是近中央部分(双臂和腿部)有规律的动作，最后是边缘部分动作发育(手的精细动作)。

(5) **无意到有意动作**：婴儿动作发展与其心理发展规律吻合，即从无意向有意发展，越来越多受意识支配。

二、精细运动发育

精细运动发展具有过程性，与上肢正中神经、尺神经、桡神经自上而下的髓鞘化进程关系密切，从上臂粗大活动逐渐向下发展至手部的精细运动功能(表 3-9-1)。精细运动发育需视觉参与，使眼 - 手协调。

表 3-9-1 婴幼儿精细运动发展

年龄	原始反射	视觉功能	精细运动
新生儿	握持反射		手握拳紧
3 月龄	非对称性颈紧张反射、握持反射消退	注视发育	注视双手，可胸前玩手，手抓拔物品
4 月龄		视觉引导	欲伸手够物，当够到物品时，出现抓握动作，但仅手掌碰触与抓握，动作不超过肢体中线；全手抓握动作逐渐精细化和准确化 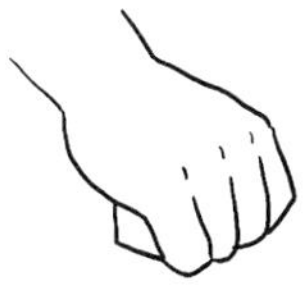
5 月龄			大拇指参与握物，抓物入口探索 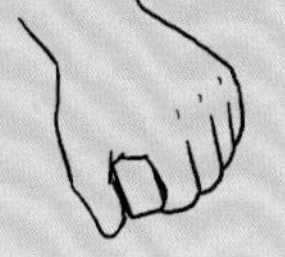
6 月龄			始单手活动，伸手活动范围可越过身体中线；始在水平和垂直方向塑造自己的双手
7 月龄			拇指协同其他手指倾斜地捋起小物品，已可不放在手掌；换手与捏、敲等探索性动作出现 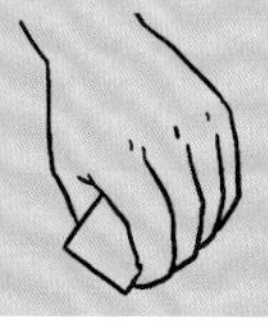
9 月龄			拇示指可垂直于物体表面摘起小物品 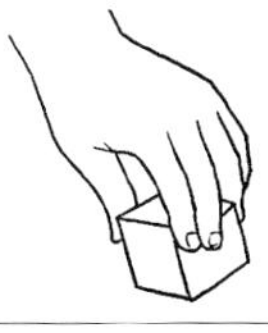

续表

年龄	原始反射	视觉功能	精细运动
12月龄			伸手接触物品前，能将手定位在合适方向；手运动精细化，手腕参与旋转；搭积木游戏，逐渐使用工具，如匙和铅笔等
18月龄			叠2~3块积木，拉脱手套或袜子
2岁			叠6~7块积木，一页一页翻书，拿住杯子喝水，模仿画垂线和圆
3~4岁			使用“工具性”玩具，如拧瓶盖、玩泥胶

三、大运动发育

大运动发育与脊柱颈曲、胸曲、腰曲和骶曲的逐渐形成，以及相关肌群的发育密切相关（图3-9-2）。婴儿从卧位到直立体位、用四肢围绕肢体中线运动。大运动发展过程中需要肌肉群协调、原始反射消退以及反射平衡建立（图3-9-2）。

1. 伸肌和屈肌张力相互协调 婴儿肌张力发展经历新生儿期的屈肌张力占优势进而逐渐发展为伸肌和屈肌张力相互平衡。如出生至6月龄婴儿的身体从新生儿期的屈曲状逐渐能够伸出手足，将手足放入自己口中探索。

2. 原始反射消退 拥抱反射、非对称性颈紧张反射等原始反射的消退和整合，有助婴儿动作灵活和精确。如非对称性紧张性颈反射使头旋转时使手臂伸展、眼睛随手动，帮助延伸婴儿的聚焦距离，从近距离延伸到手臂的长度。当手触及物品，婴儿可感知物品与自己的距离，即手的运动、视觉、触觉开始组合，出现手眼协调。非对称性紧张性颈反射的消退使婴儿头、眼睛、手臂活动自由，婴儿始可将双手放到身体的中位线，视觉可不依赖环境或运动影响，使视网膜视觉图像更稳定。

3. 保护性反射与平衡反射发展 婴儿坐立、行走运动需建立身体的平衡和保护性反射，帮助躯体和四肢据环境自动变化体位，即保持身体平衡。如支撑9月龄婴儿的腹部及胸部并突然向下移动时，婴儿可出现双手、双脚会往外延伸似降落样的动作，即降落伞反射（parachute reflection）；或轻推坐着的婴儿时，婴儿身体向一侧倾斜时可出现伸手扶物动作以保持身体平衡。

四、运动技能发展

婴幼儿运动技能发展即是指婴幼儿在日常生活中各种运动相关的行为操作技能的发展过程，与神经、肌肉、视觉发育水平有关。婴儿常常先学习维持姿态，再学习自主地从其他姿态转入该姿态，时间约持续数周或数月。如婴儿6月龄可无支撑地独自坐立片刻，但到8月龄时婴儿才学会从另外的体位（如俯卧）自主转换到坐立体位。如动作发育涉及协调性技能，则该动作发育成熟需较长时间。如多数儿童从站立到独立行走常需

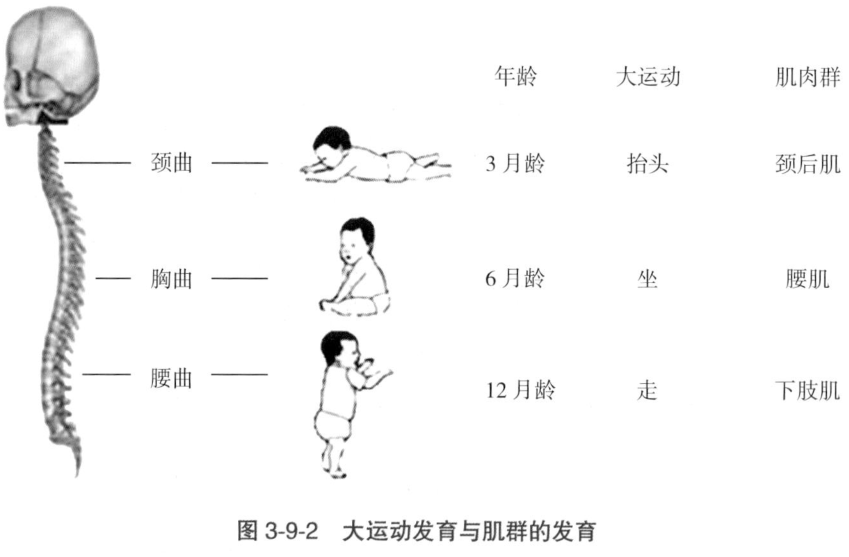

图3-9-2 大运动发育与肌群的发育

表 3-9-2 运动发育里程碑

年龄	抬头	翻身	坐	匍匐、爬	站、走、跳
新生儿	俯卧抬头 1”~2”	伸展脊柱从侧卧位到仰卧位	腰肌无力	俯卧位有反射性匍匐动作	直立时，可负重；出现踏步反射和立足反射
2 月龄				俯卧交替踢脚，是匍匐的开始	
3 月龄	抬头 45°，较稳，能自由转动		扶坐腰背呈弧形	用手撑上身数分钟	
4 月龄		较有意地以身体为一体从侧卧位到仰卧位，但无身体转动	扶坐时能竖颈		
5 月龄	俯卧抬头 90°				扶站时，双下肢可负重，并可上下跳
6 月龄		从仰卧位翻至侧卧位，或从俯卧位至仰卧位	靠双手支撑，坐稳片刻		
7 月龄		有意伸展上肢（或下肢），继而躯干、下肢（或上肢），分段转动，连续从仰卧至俯卧位，再翻至仰卧位	坐稳，双手可玩玩具，但活动范围较大时身体向侧面倾斜失去平衡，发展前向保护反射	俯卧时可后退或原地转	
8 月龄			坐稳，背部竖直，左右转动，当活动范围较大时，双手伸出维持身体倾斜时的平衡	匍匐运动	扶站片刻
9 月龄				跪爬，伸出一侧手向前取物	
10 月龄				熟练爬行	独站片刻，扶走
12 月龄			发展后向保护反射；自己爬上凳子，转身坐下		
18 月龄			独坐小凳，弯腰拾物		跑和倒退走
2 岁					
30 月龄					单足站立 1”~2”，原地并足跳
3 岁					上下楼梯、并足跳远、单足跳
4 岁					沿直线走
5~6 岁					脚尖对脚跟走、跳绳、溜冰

4~5 个月甚至更长时间（表 3-9-3）。

表 3-9-3 技能发育年龄

年龄（月龄）	技能
4~5	当球消失，注视片刻
3~6	用全手抓握
3~6	玩玩具时，可独坐
7~9	用部分拇指手掌抓握小丸
6~8	支持体重片刻
8~12	握住铅笔末端
10~16	独走，协调性好
14~25	跑
29~42	投环时运用手眼协调

专家点评

● 正常运动发育有个体差异。大运动发育进程除与神经系统成熟（如肌张力协调和发展）有关外，尚与儿童气质等其他因素有关。临床医生对运动发育进行评估和指导时，不宜仅就运动发育里程碑的时间点孤立评价，应全面了解婴儿运动发育的进程。如神经系统检查提示儿童已有独自行走能力，但因个性胆怯也常不敢独自行走；而个性活跃或喜欢探索的儿童，一旦站稳后就积极尝试独立行走。

● 观察婴儿动作发育进程，常可见某一动作（如抓、握）从出现到熟练运用需经历较长时间。时间窗的长短与婴儿运动学习能力有关，也与养育环境提供反复强化和训练的机会有关。

（李斐）

【参考文献】

1. 毛萌，李廷玉．儿童保健学．第3版．北京：人民卫生出版社，2014.
2. Carey William B，Coleman Wliiam L，et al. Developmental-Behavioral Pediatrics. 4th ed. New York：Saunders Elsevier，2009.
3. 金星明，静进．发育行为儿科学．北京：人民卫生出版社，2014.
4. Kuo AA，Inkelas M，Lotstein DS，et al. Rethinking well-child care in the United States：an international comparison. Pediatrics，2006，118（4）：1692-1702.

第二节 心理发展

导读 婴幼儿是感知觉、思维萌芽和认知发展的重要时期。发展过程除受遗传的影响外，尚大量受到环境的交互影响，使其融入社会，同时允许儿童在有限领域内自主探索和活动。

一、知觉发展

感觉发育是人类所有认知活动的基础，获得人的认知活动需要的最基本信息，包括信息的接收、编码、储存、提取和使用。知觉（perception）是客观事物直接作用于感官后人体对客观事物属性的综合反映，包括对物体的形状、大小、远近、方位等空间特性获得空间知觉（space perception），人对时间的长短、快慢等变化的感受与判断的时间知觉（time perception），以及人对空间物体运动特性的运动知觉（motion perception）等复杂知觉。如新生儿喜欢看人脸的图形和靶心图，婴儿3月龄已具备分辨简单形状的能力；研究证实10~12周龄的婴儿已有一定的大小恒常性，即8~9月龄以前的婴儿已获得形状恒常性（表3-9-4）。1961年美国心理学家吉布森（Gibson）的“视崖”实验（visual cliff experiment）让婴儿的母亲先后站在装置的“深”、“浅”两侧召唤婴儿，观察6月龄婴儿是否

表3-9-4 婴幼儿知觉发展里程碑

年龄	形状知觉	深度知觉	方位知觉	时间知觉
新生儿	喜欢看人脸的图形和靶心图			
3月龄	分辨简单形状的能力			
6月龄		始有		
<8~9月龄	获得形状恒常性			
2岁				始有，但表述不对
3岁			上下方位	渐渐清晰

拒绝从有深度错觉的“悬崖”一边爬向母亲，以研究婴儿的深度知觉的发生（图3-9-3），结果多数婴儿徘徊在“浅滩”，没有越过“悬崖”，证明婴儿早期已具备深度知觉。婴儿对外界事物的方位知觉是以自身为中心定位。婴儿主要靠视觉和听觉来定向，3岁的儿童能辨别上下方位，但还不能准确知觉前后、左右方位。幼儿的时间知觉能力较低，须依据时间进程中具体发生的事件才能对时间有所理解。2岁后的儿童已有一定的时间概念，如“今天”、“昨天”、“明天”等，但表述的时间概念可与客观事实不符，3岁后的儿童逐渐具备清晰的时间知觉。

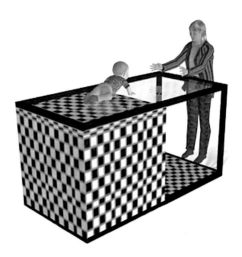

图3-9-3 “视崖”实验

二、注意和记忆发展

1. 定义 注意（attention）是人的心理活动集中于一定的人或物，是认识过程的开始，可分无意

注意和有意注意。无意注意是自然发生的，不需要任何努力。有意注意是自觉的、有目的的注意，需要一定的努力，在一定条件下两者可以相互转化。记忆（memory）是个体对经验的识记、保持和再现（回忆和再认），即信息的输入、编码、储存和提取。记忆的建立和巩固，有赖于感觉经历的重复和有效的注意力。外部信息进入记忆需要经历即感觉、短时记忆和长时记忆三个阶段。视觉、听觉记忆可获得丰富的信息，但进入短时记忆部分消失较快；只有转入长时记忆的信息才可以长久保存，但贮存在长时记忆中的信息可以因强度消退或干扰等原因不能被提取出来。记忆策略能使更多的信息进入长时记忆，并易于提取。长久记忆有再认（recognition）和重现（reproduction）两种，再认指以前感知过的事物在眼前再现而认识，若脑重现过去感知的事物，即脑中回忆以前了解的信息则为重现。

2. 婴幼儿注意发展 婴儿始能较集中注意某个新鲜事物，但不很稳定，以无意注意为主，主要是对周围事物、别人的谈话、事物的变化等方面的无意注意。1~3 岁幼儿注意时间逐渐增长，如 18 月龄幼儿对有兴趣的事物只能集中注意 5~8 分钟，2 岁能集中注意 10~12 分钟，2.5 岁已能集中注意 10~20 分钟。婴幼儿注意的事物逐渐增多，范围逐渐扩大，能注意自己的内部状态和周围人们的活动。大脑神经系统抑制功能和第二信号系统的发展使婴幼儿注意转移能力和注意分配能力有较明显发展，但仍不成熟。3 岁儿童开始出现有意注意，能注意观察周围环境的变化并与认知过程结合。

3. 婴幼儿记忆发展 随条件反射的建立和发展，婴儿记忆能力也随之发展，主要以无意识记为主。研究表明婴儿 3 月龄始有短时记忆和长时记忆，随年龄增长，长时记忆保持时间逐渐延长。4~6 月龄婴儿能区分熟悉的人和陌生人，表现出明显的“怕生”，是在记忆的“再认”基础上发展的情绪反应。5~6 月龄婴儿可再认母亲，但再认时间短；1 岁时可再认相隔几天到十几天的事物。1 岁以后婴儿回忆能力发展，开始在行动中表现出初步的回忆能力，喜欢玩藏东西的游戏，也常常能够帮成人找到东西。2 岁后有意记忆萌芽，幼儿可记一些简单指令并付诸行动，可记忆歌谣、故事等。

三、思维和想象

1. 定义 思维（thinking）是客观事物在人脑中概括的、间接的反映，属认知的高级阶段。思维需要借助语言实现，人类认知活动的核心。想象（imagine）是对感知过的事物进行思维加工、改组、创造出现实中未曾有过的事物形象，有明显的间接性和概括性。想象在思维发展的基础上发展。

2. 思维发展 出生后几周的小婴儿已开始积极学习，积累和组织从周围环境学习的知识，思维开始产生。基于言语、第二信号系统发展和经验的积累，幼儿始出现有一定概括性的思维活动。幼儿时期的思维主要是直觉行动思维，基本特点是：

（1）**直观性和行动性思维**：即直觉动作（intuitive thinking and action）中进行，不能在感知和动作之外思考。如看见玩具汽车，就边玩边说“汽车来了”，汽车一拿走，游戏活动就停止。

（2）**直接性和概括性**：能初步比较和区别物体的特征，遇到类似情境可以采用同样行动。

（3）**缺乏对行动结果的预见性和计划性**：幼儿尚不能考虑自己的动作，计划自己的动作，对行动后果缺乏预见性。

（4）**思维的狭隘性**：思维活动仅限于同感知和动作联系的范围，跟儿童自身行动分不开，思维内容具有狭隘性。

（5）**思维与语言的联系**：随第二信号系统发展、言语产生，以词为中介的概括能力逐步产生和发展。最初儿童的每一个词只表示某一特定物体，以后才开始标志一组类似物体。如 2 岁后儿童开始使用词语概括一类物体的稳定特征，可用“球”表示各种不同的球，思维体现最初的“概括性”。词语概括能力的发展对婴儿直觉行动思维模式逐步产生调节作用。2~3 岁后词、语言概括调节作用比较明显。

婴儿认为物体从视野中消失，物体不复存在。8 月龄左右的婴儿能找到当他面藏匿的物体，即客体永存观念初步形成（思维萌芽标志）（图 3-9-4）；2 岁后客体消失后幼儿依然认为是客体存在的。12~18 月龄婴儿学习有目的地通过调节手段来解决新问题，如尝试拖动毯子取得玩具

婴儿后期逐渐对因果关系有所理解。但儿童不能区别自我与外界，思维具有“自我中心”的特点，认识和适应外在环境时不自觉地深信自己的

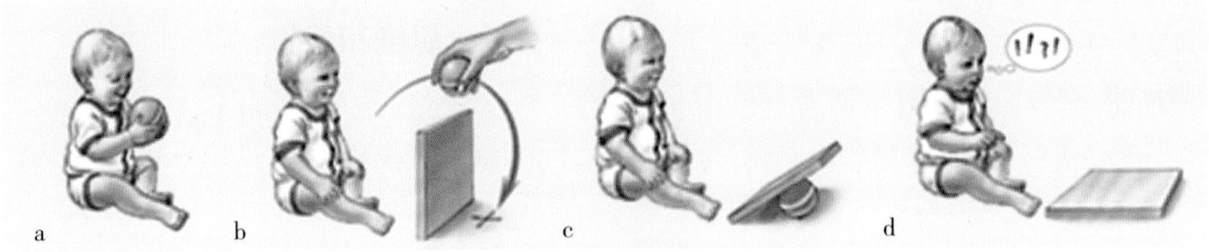

图 3-9-4 客体永存

动作、观点。

3. **想象发展** 婴儿后期想象萌芽,但想象水平低,内容简单贫乏;想象缺乏确定目的,显得支离破碎。早期幼儿的游戏多缺乏主题,没有角色,仅能简单模仿角色的个别动作。2岁左右时幼儿开始象征性思维,即幼儿能处理简单的新问题,可将几个动作联合起来以产生所期望的结果,不再仅依靠外在的行为尝试。如幼儿寻找毯子下的物体不再是反复地尝试与出现错误,已可运用内在的思维活动,想象物体的位置以及动作和动作结果,最终形成解决问题的方法。幼儿后期出现智慧结构,如24~30月龄的幼儿开始发展真正的想象性游戏,儿童游戏中能用一个物体代表另外一个物体(例如把竹竿当马骑),并有简单的主题和主角(例如给布娃娃"看病")。

四、语言和言语发展

语言是人类特有的一种高级神经活动,是学习、社会交往、个性发展中一个重要的能力。儿童语言发育标志儿童全面发育。儿童掌握语言的过程也是儿童意识发生发展的过程。即随语言发展,儿童心理发展水平逐步提高。同时,儿童对语言的掌握程度又依赖于心理发展水平。因此,儿童语言发展水平与儿童心理发展水平一致。

语言信号通过视、听感受器接受,传入中枢分析器(语言感受中枢、言语感受中枢、阅读中枢、书写中枢),语言运动表达中枢产生语言。因此,儿童语言发育需听觉、发音器官及大脑功能正常发育。

1. **定义** 语言(language)是以声音、姿势、动作、表情、图画等符号作为代码的用于交流的系统,口头语言、书面语言与肢体语言。言语(speech)是以语音为代码产生语音的行为,是人类主要的交流方式。

2. **婴儿语言和言语发展** 婴儿出生至产生第一个有真正意义词需经历较长言语准备阶段称为"前语言阶段"(prespeech stage或preverbal communication),婴儿是学会发音和获得最初的语义和词汇的阶段。不同种族的婴儿前语言阶段规律相同,即与母语无关。多数婴儿在10~14月龄说第一个词语。语言发展包括语音、语义和词汇、句子和语法等方面。

语音发展:从最初的哭声分化出单音节音,然后是双音节音和多音节音,最后是有意义的语音(即词语)。有学者将婴儿语音发生分为三个阶段:

1) **单音节阶段(0~4月龄)**:2月龄婴儿是单音节发音,为元音和双元音;3~4月龄婴儿始发辅音,能元音和辅音结合发音,如"ha"、"kou"等,还可有个别双音节。4月龄婴儿可以区分语音和咿呀发音,5月龄左右的婴儿已可用不同声音表示自己的情绪。

2) **多音节阶段(4~10月龄)**:语音进一步发展,增加大量双音节和多音节音,其中有些类似成人语言中的音节。婴儿逐渐发出双音节复合音,如"mama"、"dada",但无明确含义。

3) **学话萌语阶段(11~13月龄)**:能正确模仿成人语音,模仿的音色、音调与成人相近,并能与某些特定事物联系,产生最初的真正词语。

语义和最初词汇掌握:与母语有关。语音与词义联系储存于记忆,当听觉中枢与发音运动中枢间建立起联系通路婴儿可有意发音,即出现最初的具有特殊意义口头语言。如7~8月龄婴儿有多次感知某种物体或动作的经历,并同时听到成人说出相关名词和动词,逐渐把物体或动作与发音建立联系,以后听到相关词的发音引起反应。如听到"灯"就可抬头看灯,听到说"再见"就挥手,即词的发音逐渐成为代表物体或动作的信号。10~11月龄的婴儿语言发展逐步过渡到对词内容产生反应。婴儿不再对相似的音调发生反应,开始对词的意义发生反应,逐渐"懂得"词的含义,即词开始成为语言信号。

幼儿语言发展:语言发展是先理解后表达

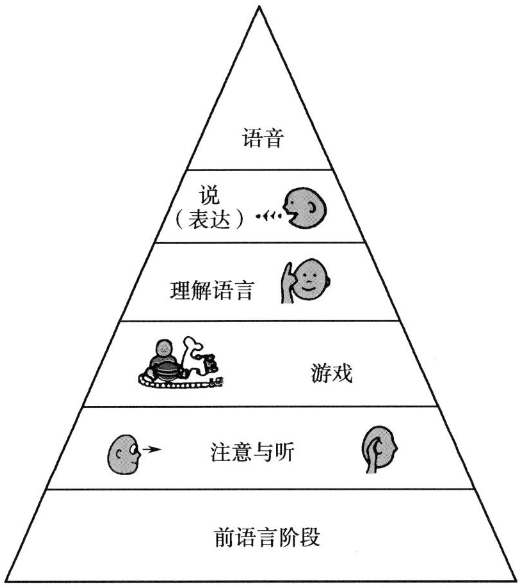

图 3-9-5　语言发育金字塔

(图 3-9-5)，先名词、动词、后代名词、形容词、介词、助词。

(1) **语言理解阶段**(1~1.5 岁)：幼儿以发展语言理解能力为主，即学习语句的特点是对句子的理解先于句子的产生，主动用语言交流能力发展不足。1 岁儿童可理解约 20 个词汇，并用手势和声音回应成人语言。如多数 1 岁儿童能听懂简单指令，如“再见”、“不”等。10~14 月龄婴儿说第一个词，是言语表达和交流的开始。婴 - 幼儿始用象征性手势，如摇头表示“不”。最早 1 岁左右儿童发生无真正意义的词或语句“乱语”。约 1.5 岁后幼儿词汇量增加，说话积极性提高。

(2) **主动语言发展阶段**(1.5~3 岁)：儿童词汇量迅速增长，主动语言表达能力发展快，语言结构日趋复杂。

1) **单词句**：1.5 岁前主要用一两个词表达意思。特点：单音重复，如“妈妈”、“球球”、“灯灯”等；一词多义，如“车车”可表示“车来了”，或表示“我要车子”，或表示“车子掉了”等；以音代物，如叫汽车为“嘀嘀”，小狗为“汪汪”；词的内容限于日常生活有关的事物，且多为名词。

2) **多词句**：1.5 岁后儿童词汇量显著增加，范围明显扩大，开始出现多词句。2~3 岁儿童表达词汇呈指数增加，3 岁时平均掌握 1000 个词汇(表 3-9-5)。

3) **简单句和复合句**：1.5~3 岁儿童已能用各种基本类型的句子，包括简单句和某些复合句。2 岁儿童开始构造两个词的“电报语”，通常只涉及自己需求或表达当时发生的事件。2 岁以后可以表达不同时间范畴的事情。2.5~3 岁，复合句明显增加，基本能够表达日常生活中经历的所有事情。3 岁儿童已基本掌握简单语法，以句子的方式进行表述，经历从简单句向复杂句的发展过程。会话性言语始发展，开始与人聊天，但主要是对话言语，回答简单的提问较多，也有时自己提问。

4) **概括性语言**：2.5~3 岁儿童词汇的概括性增

表 3-9-5　儿童语言发育里程碑

年龄	理解	表达	疑发育迟缓	迟缓
1~2 月龄	反应性笑			
6 月龄	咿呀学语			
7 月龄	“不” 对成人手势反应			
10 月龄	对成人指令反应 指物	单音重复		
1 岁	20 个字 家庭成员名字	1~2 个叠词，“乱语”；姿势表示，一词多义，以音代物		不懂，不会姿势表示
1.5 岁		15~20 个字	不说	
2 岁	400 个字	2~4 个字短句，“电报语”	<30 个字	不说
3 岁	1000 个字	复合句 正确用单复数、发音、介词	<50 个字 或构音问题	
4 岁	1600~1800 个字			
5 岁	2500 个字			
6 岁	3500 个字			

加，不仅代表个别具体事物，还可代表一类事物。语言对行为的调节作用也发展起来，儿童能够按照成人指令调节自己行为。

五、游戏

1. 定义 游戏（play）是婴幼儿自愿的、有内在动机的活动，游戏活动使儿童情绪愉快，属心理学和行为学（ethology）范畴。游戏是婴幼儿学习运动、交流、社交和了解周围环境的主要途径。早期向家庭成员与婴儿交往行为中的学习的方式反映其对世界的理解程度，如从父母的抚摸、声音、表情获得情感和食物的需要。幼儿在游戏、玩耍的过程学习重要的体育技能，如肌肉控制能力增强，学习平衡与协调。每获得一新技能可促使幼儿学习下一个新技能，有益于儿童学习更复杂的运动技能，如跳绳、踢滚动的球或转动车轮。

2. 婴幼儿游戏能力发展 5~6月龄婴儿处于感知运动阶段，可较准确拿到或抓握感兴趣的物体。婴儿对待玩具的行为方式与功能无关，无论是玩具汽车、钟表还是勺子，采取的游戏方式都是放入嘴里、摇动、敲打、扔掉。9月龄婴儿仍然采用感觉运动型的游戏方式，但在摆弄玩具时常先用眼观察，然后有条理地从各个方向边观察边触摸，体现智力水平提高。1岁时儿童逐渐理解物体的使用功能，推动小车跑、敲钟等。反映物体稳定概念的想象性游戏雏形出现，儿童游戏以自我为中心，如儿童从玩具茶杯中喝水、将玩具电话放在耳边。17~24月龄幼儿游戏不再以自我为中心，如儿童倒水给玩具娃娃喝。24~30月龄，真正的想象性游戏出现，并以象征性游戏为开端，儿童能轻易地使用象征物，如在盘子上放小片的纸代表食物。

专家点评 婴幼儿中枢和外周神经系统的解剖、结构和功能发生重大变化的同时，有利或者不利的外界环境对神经系统也产生深刻影响。婴幼儿神经系统结构和功能可塑性极强，与之相适应的儿童动作、语言、认知和情感都经历快速发展，环境-基因交互影响在此期也非常明显，直接促进或者阻碍神经系统发展和与之相对应的精神-行为发育。故此期也称为儿童神经精神发育的“黄金期”、“脆弱期”、“敏感期”。

（李斐）

【参考文献】

1. 毛萌，李廷玉．儿童保健学．第3版．北京：人民卫生出版社，2014.
2. Carey William B，Coleman Wliiam L，et al. Developmental-Behavioral Pediatrics. 4th ed. New York：Saunders Elsevier，2009.
3. 金星明，静进．发育行为儿科学．北京：人民卫生出版社，2014.
4. LaGasse LL，Neal AR，Lester BM. Assessment of infant cry：acoustic cry analysis and parental perception. Ment Retard Dev Disabil Res Rev，2005，11（1）：83-93.
5. Kuo AA，Inkelas M，Lotstein DS，et al. Rethinking well-child care in the United States：an international comparison. Pediatrics，2006，118（4）：1692-1702.

第三节 情绪

导读 情绪是埃里克森人格学说的重要内容，建立积极情绪有助于发展儿童智力，促进形成自我意识以及亲社会行为。

一、概述

情绪（emotion）是人对客观事物的态度体验及相应的行为反应，是人的一种天赋属性。婴儿情绪是婴儿社会性需要是否得到满足的反映。语言尚未建立前，婴儿与成人的交往主要是情绪的交往。

婴儿早期情绪对婴儿生存和发展有重大意义。人类进化过程逐渐形成的婴儿获得性基本情绪约有8~10种（表3-9-6）。

随着儿童年龄增长，基本情绪以不同种类、不同强度、发生组合形成诸如忧郁、焦虑、淡漠、尊重、悔恨、羞耻等复合情绪。

二、婴幼儿情绪发展

1. 未分化的社会性反应阶段（出生~2月龄） 胎儿出生后环境发生显著变化，如营养和温暖等生理需要不再是自然恒定获得，需通过母亲喂养和照料行为而获得。因此，新生儿对外界环境变化的不适应产生较多的消极情绪，往往以频繁啼哭形式表现，如用啼哭表达饥饿、寒冷，也表达对强烈噪声、强光照射等刺激以及身体活动受束缚、疼痛、尿不湿等的诸多不适应。但新生儿啼

表 3-9-6 婴儿基本情绪发育

情绪	最早出现年龄	诱因	常出现年龄	诱因
痛苦	1~2 日龄	体内生理刺激或痛刺激	1 周龄内	体内生理刺激或痛刺激
厌恶	1~2 日龄	不良(苦、酸)味刺激	1 周龄内	不良味觉刺激
微笑	1 日龄	睡眠中,体内节律反应	1~2 周龄	吃饱、柔和的音响和人的声音
社会性微笑	3~6 周龄	高频语声,人面孔出现	3 月龄	熟人面孔出现,面对玩耍
兴趣	1~2 日龄	随移动的灯泡转移视线	2~3 月龄	人面孔、清晰图像
愤怒	1~2 周龄	药物注射痛刺激	4~5 月龄	身体活动受限制
悲伤	3~4 月龄	疼痛刺激	7 月龄	与熟人分离
惧怕	7 月龄	陌生人出现	10 月龄	陌生人或陌生环境,异常物体出现
惊奇	8 月龄	新异物突然出现	12 月龄	新异物突然出现

哭表达的不愉快情绪状态笼统、模糊不清。婴儿早期情绪行为主要是与自身生物需要有关。因感知觉水平限制,婴儿尚不能辨别不同面孔、不同声音以及不同拥抱姿势,婴儿与环境中不同人进行无分化交往。婴儿对他人的情绪缺乏敏感性,几乎不能理解父母的情绪状态(如愉快、悲伤等),他人的情绪状态也不能影响婴儿的行为。

2. 分化的社会性反应阶段(2~6 月龄) 婴儿已逐渐适应宫外环境,积极情绪反应占主导地位,较新生儿期易抚养。婴儿已能较明确感受他人情绪,对母亲欢声和笑脸学会报以微笑和四肢舞动等快乐反应,主动对母亲的趋近发出愉快的情绪反应;对母亲悲哀面容亦表现悲伤表情。婴儿始能预料并应用自己的情绪反应影响母亲行为,并在发出情绪信号后学会等待,称为期待的"延缓效应"。但婴儿期待"延缓效应"需家长及时满足与实现,婴儿"期待-实现"的行为反应模式是成功建立母-婴信赖感,是母-婴安全依恋关系的基础。反之,可导致婴儿过多哭泣及感情淡漠,影响婴儿对成人的信任感与情感的正常发育。虽然 4 月龄左右的婴儿对母亲与陌生人均微笑,但婴儿对母亲的熟悉脸孔发出的笑容更加无拘无束,频率也明显增多,提示婴儿认识自己的母亲。母婴之间已建立一定的感情联络,但 4 月龄婴儿尚未发展客体永存的概念,故未形成母婴依恋关系。

3. 特定、持久的感情联结阶段(7 月龄 ~2 岁) 6~8 月龄婴儿始对母亲离去表现不安与伤感,对陌生人表现出紧张和焦虑;母亲的再次出现使婴儿愉快,对陌生人的焦虑和不安也得以缓解。即婴儿情绪已呈现多样化,对抚养人(主要是母亲)的依恋情绪逐步建立。婴儿运动能力发展迅速-爬、站、走后,可主动采取爬或行走的方式趋近母亲,克服焦虑和害怕。当婴儿认知能力发展形成"客体永存"概念时,婴儿逐渐认识到母亲离去还会再返回;婴儿通过与母亲目光接触或是听见母亲的声音认识到母亲的存在。婴儿逐渐学会不必依靠与母亲身体接触表达依恋。

4. 伙伴关系发展阶段(2 岁以后) 运动和认知能力的提高大大扩大儿童活动范围和增加探索环境的兴趣,在探索环境的过程中婴儿情绪进一步分化,认知能力进一步提高。

2 岁后幼儿生活中最重要的变化是经常与母亲分离。尽管与母亲分离常常使幼儿产生焦虑情绪,但已建立的母婴安全依恋关系使婴儿能够忍受短暂分离。2~3 岁幼儿入托与母亲分离,产生的焦虑情绪可通过学习和适应托儿所生活、发展与同伴及老师的相互关系逐渐克服,也同时体验和发展多种情绪。

婴幼儿与同伴相互交往中发展重要的共情(empathy)情绪。共情是一个人对他人状态的一种替代性情绪反应和体验,即由他人的情绪情感引起的与之相一致的情绪和情感反应。共情是人与人之间的一种先天性"情感共鸣",是婴儿发展高级情感的基础,与儿童的亲社会行为密切相关。如婴儿早期听到其他婴儿啼哭时也可出现哭泣;1 岁婴儿看到别的儿童哭或笑时,也会跟着哭与笑。1 岁前的婴儿共情是被动、不随意的。1~2 岁幼儿的共情以自我为参照,尚不能理解他人。2 岁以后自我意识的建立和发展,幼儿能把自己置于他人的位置去发现不安的来源,如会说"他哭了,他想要糖”，表达幼儿对他人需求和意向的理解和猜测。共情有情绪同感(emotional empathy)以及认知同感(cognitive empathy)，即有推断别人内部心理活动的能力或观点采择(perspective-taking)等。约 3 岁的幼儿情绪进一步发展，开始产生羞愧情绪。著名的“苦糖实验”可生动证实婴幼儿的羞愧情绪。实验要求幼儿坐着设法拿远处的东西，不允许站起来拿。实验中实验者从单面视镜观察，发现幼儿多次尝试失败后悄悄站起来拿到物品后回到座位。实验结束时实验者佯作不知，奖励幼儿，被儿童拒绝；实验者又赞扬幼儿，儿童哭，提示幼儿对自己的不诚实行为感到羞愧。

2 岁后幼儿与同伴的交往对情绪发展十分重要，与同伴交往过程幼儿发展自我意识，形成共情、羞愧、内疚等多种情绪；同时，恐惧、焦虑、愤怒、愉快、爱等情绪也逐渐分化与发展。

埃里克森的人格学说充分提示儿童早期情感健康发展的重要性，认为婴幼儿心理社会发展经历基本信任感的建立期(<1.5 岁)与基本自主感建立期(1.5~3 岁)两个阶段。因此，婴幼儿早期帮助儿童情绪发展的主要任务是发展信任感，克服不信任感。父母通过满足婴儿基本需求，如饥、渴以及交往等，使婴儿产生期望并实现期望，建立基本的信任感。当儿童独立意识建立和形成时，父母应避免对儿童行为过多限制与批评，理解和支持幼儿逐渐参与日常生活活动的要求，帮助婴儿获得自主感。

三、社会性发展

社会性是与人交往，融入社会所需的特点、品质。儿童社交技能发展(social skill development)与儿童本身性格(如气质)与家庭环境以及与父母依恋关系有关。婴幼儿社会性发展(social development)表现社交参照(social reference)与联合注意(joint attention)的发展。社交参照是婴幼儿探索环境过程中，通过观察主要照养人的社交信号(如微笑、舒适、害怕)，学习处理环境新经验的方法。如当陌生人接近 7 月龄婴儿时，通过观察母亲的表情和反应逐渐分辨接近陌生人的方法。如母亲微笑默许，婴儿可能保持安静；若母亲对陌生人表现不热情，婴儿可能会哭。与社交参照能力同时发展起来的另外一项重要能力是联合注意。联合注意是儿童在物品或事物方面与他人协调注意的能力。

6~18 月龄是婴幼儿社交参照技能发展的重要阶段。社交参照所依赖的线索可以来自视觉，如婴幼儿在尝试新事物时常常会关注母亲表情，如母亲表情是同意或鼓励，婴儿会更愿意尝试；反之，婴儿则趋于退缩或放弃。社交参照的线索也可来自听觉(尤其是主要抚养人的声调)。婴儿进行社交参照的能力对于后期建立“心灵理论”，区别自己与他人有重要里程碑作用。

18 月龄前婴幼儿联合注意的能力逐步建立和发展，但存在个体差异。2~14 月龄婴儿联合注意能力具有“三元性”，即婴儿可以在吸引一位家长注意同时，维持其他人的注意。18 月龄幼儿具有主动调动家长注意力转移至儿童关注的人或物(如玩具)，体现儿童认知能力的提升。儿童已能意识到自己感兴趣的事物可能并非其他人感兴趣的事物。联合注意的充分发展使儿童早期社交、认知和语言能力得以顺利发展，是儿童心理发展的一个重要里程碑。

四、气质

因婴儿有不同气质类型和照养人的性格，18 月龄后婴儿为自主权可与母亲产生不同程度的不和谐行为。医师对气质结构或者行为特点的分析可以促进婴儿期改善亲子互动关系。如性情执着的婴儿喜欢完成一个新任务使父母高兴，执着的儿童也可因过分坚持某些危险的探索行为而激怒母亲。

五、依恋和分离

形成母婴依恋是婴儿情绪社会化的重要标志，也是儿童社会化反应的开端。如同婴幼儿情绪发展，依恋的形成和发展也分为四个阶段：

1. 无差别的社会反应阶段(<3 月龄) 即婴儿没有对任何人形成偏爱，对所有人的反应几乎相同，看到人脸或听到人声音都会微笑、手舞足蹈。所有人对婴儿的影响与一样，任何人对婴儿拥抱、微笑、说话都可使产生婴儿愉快反应。婴儿早期的无差别的社会反应是依恋发生特化性和差异性的基础，是父母与婴儿经历相互了解、相互协调的过程。因婴儿早期表达需求的能力有限，父母需主动去理解儿童对于食物、休息或社会互动的需要，同时父母的行为是向婴儿示范增加社会性交流的过程。父母与婴儿互动中常常通过夸大其面部表情(眉毛上扬，嘴巴张大)或减慢发声速度(父母常常发“a”“o”等象声词)以应对婴儿；婴

儿则以睁大眼睛、瞳孔放大、嘴巴变圆的表情显示出对父母社交互动的兴趣。6~8 周龄的婴儿最早出现社交兴趣的标志为反应性微笑。研究显示虽然新生儿初步具有执行 7 种面部表情(快乐,悲伤,惊讶,感兴趣,厌恶,害怕和生气)的能力,但进一步分化和表达在 2~3 月龄,父母成功的社交诱导可促进婴儿社交发展。

2. 有差别的社会反应阶段(3~6 月龄)　婴儿对他人的社会性反应强度较前增加,有区别对待成人的反应,偏爱主要照顾者(多是母亲),表现更多的微笑、咿呀学语、依偎、接近,母亲的行为也易使婴儿停止哭泣。对家庭其他人的反应较少,对陌生人反应则更少,但婴儿陌生人不产生焦虑与惧怕。同时,婴儿明显的行为偏好性也强化父母对儿童的情感依恋。

3. 特殊的情感联结阶段(6 月龄 ~2 岁)　婴幼儿对于主要照顾者的偏爱更为强烈,当母亲或主要照料者在场时婴儿特别高兴并感到安全,并以母亲或主要照料者为"安全基地"去探索周围世界。对主要照料者的偏好分化并形成分离焦虑(separation anxiety)和陌生人焦虑(stranger anxiety)。分离焦虑指婴儿与主要照料者离开时的忧伤反应,陌生焦虑指婴儿见到陌生人时表现不安。随客体永存的思维萌芽,婴儿建立安全感需要母亲客观存在。故 7~9 月龄婴儿的依恋是一种外化行为,即对主要照养人分离产生焦虑。12 月龄婴儿逐渐产生依恋内化,形成内化模式的安全感;18 月龄幼儿可重现依恋场景,有助于婴儿减轻与母亲分离产生的焦虑情绪。如幼儿常常漫无目的的来回走动,并不停喃喃自语"妈妈 - 妈妈 - 妈妈"。

4. 目标协调的伙伴关系阶段(>2 岁)　2 岁后幼儿生活中一个重要的变化是经常与父母分离,此前建立起来的母婴安全依恋关系使幼儿能逐渐理解父母愿望、情感和观点等,调节自己的行为,学习承受分离。如幼儿能够忍耐父母迟迟不给予注意,也能够忍耐同父母的短暂分离,并相信父母肯定会回来。与母亲分离时,幼儿逐渐适应并发展伙伴间关系,体验和发展多种情绪。

婴幼儿期与依恋相对的重要体验是分离。母子双方躯体和情感上的分离和适应对于母子都具挑战性。心理学理论中婴幼儿与母亲分离是一个逐渐内化的过程。正确处理婴幼儿期的分离问题,对于婴幼儿后期独立意识的建立具有重要意义。此外,母子间躯体分离的处理方式是否得当,对于婴幼儿顺利建立独立意识有促进或者阻碍作用。在分离过程中,母亲离开后再出现使婴儿产生安全感觉,有助于婴儿很快适应分离并建立独立性。此外,同依恋一样,分离过程的影响也具有双向性,有的父母过度依恋婴儿,能够接受婴儿的完全依赖,但是对于 2~3 岁时期,幼儿独立意识建立过程中的种种"反抗"表现却很不适应,对婴儿情绪调节和社会交往发展不利。

六、婴幼儿早期发展的"预警"问题的筛查

婴幼儿是儿童发育的早期阶段,也是发育异常最早与筛查与诊断的关键年龄期(表 3-9-7)。智能发育迟缓(详见第一篇第一章第三节,本篇第十三章第十一节)、语言发育问题相关的诊断流程(详见本篇第十三章第二节)可帮助临床儿科医生思维。

表 3-9-7　婴幼儿心理行为发展

年龄(岁)	运动发展	社会性发展	认知发展	言语、语言发展
2.0~2.5	- 开始随音乐运动 - 跑 - 独走稳 - 踩自行车的踏板 - 平衡 - 堆物 - 放东西在其他物品内 - 做游戏 - 扔物 - 跳 - 自己使用勺 - 走时可拿其他东西	- 不愿上床睡觉 - 与隔壁小朋友玩,但不与其他小朋友玩 - 有兴趣学习如厕 - 需要时用"请"表示礼貌 - 玩耍较前期长 - 说名字表示自己 - 不愿分享 - 显示情感	- 新的表现:象征游戏,说出被藏的玩具,做与事实不符事(说谎、戏弄人) - 认识家庭成员相片 - 指身体部位 - 知晓颜色	- 用 2 个词 - 话题延长,多重复 - 理解问题和体问题(什么?谁?) - 以标签方式描述故事 - 简单示需要 - 约 50 个词 - 用介词 - 用复数 - 知晓颜色 - 用你、我、他

续表

年龄（岁）	运动发展	社会性发展	认知发展	言语、语言发展
2.5~3.0	- 可披衣，穿需协助 - 洗手并擦干 - 刷牙需协助 - 搭 8 层积木 - 模仿画直线 - 独站 1 秒 - 扔球过头 - 用餐具 - 出现跳的能力 - 出现上楼能力 / 双足交替 - 双足跳 - 踢球 - 乱画 - 需训练如厕	- 50% 的话题延长 - 增加新内容延长话题 - 说明部分需要 - 用语言的游戏增加 - 用然后叙述结果，但无情节	- 前运算阶段：有处理象征世界能力（包括现实 - 逐渐区别和接受"真实"世界 - 外部与内部世界） - 自我中心 - 关注自己 - 注意力 - 只注意事物的一面 - 无事物守恒、分类、可逆的能力 - 扮演游戏 - 对陌生人恐惧减少 - 可表示简单情绪和愿望，无归因思维	语音： - 3 岁时 75% 正确 - 有表现儿歌能力 语意： - 用"为什么"提问 - 用代表空间词（里、上、下） 语法： - 简单句 - 用现在时态 - "是"使用不一致 - 过多过去时出现

专家点评

● 依恋 / 分离的发展是婴幼儿社会情绪调控中最重要的过程。应该积极培养婴幼儿与母亲建立安全依恋关系。

● 安全依恋的形成要求母亲或别的抚养者必须经常关心婴儿需要；婴儿表达各种情绪行为时，应敏感反应、并主动调节自己的行为以适应婴儿行为节律，而不是把自己的行为习惯强加给婴儿。

● 父母对情绪的敏感性对儿童建立安全型依恋有重要影响。

● 婴儿依恋类型与母亲教养方式及婴儿气质特点等因素有关。

● 婴儿初期建立的依恋类型也并非一成不变，当父母教养行为朝着敏感合作和易于接近发展，婴儿依恋会由以往的不安全转为安全型，反之亦然。

【参考文献】

1. 毛萌，李廷玉．儿童保健学．第 3 版．北京：人民卫生出版社，2014.
2. Carey William B, Coleman Wliiam L, et al. Developmental-Behavioral Pediatrics. 4th ed. New York: Saunders Elsevier, 2009.
3. 邹小兵，静进．发育行为儿科学．北京：人民卫生出版社，2005.
4. LaGasse LL, Neal AR, Lester BM. Assessment of infant cry: acoustic cry analysis and parental perception. Ment Retard Dev Disabil Res Rev, 2005, 11(1): 83-93.
5. Zuckerman B1, Parker S, Kaplan-Sanoff M, et al. Healthy Steps: a case study of innovation in pediatric practice. Pediatrics, 2004, 114(3): 820-826.
6. Kuo AA, Inkelas M, Lotstein DS, et al. Rethinking well-child care in the United States: an international comparison. Pediatrics, 2006, 118(4): 1692-1702.

（李斐）

第十章 学龄前儿童心理行为发育

学龄前是婴幼儿期后至上学前的3~6岁的儿童,运动、认知、情绪能力迅速发展,为入学后系统学习知识奠定基础。

第一节 运动发展

导读 环境因素是学龄前儿童的运动发展的关键作用,丰富的环境促进儿童运动技能的发展。一般,大运动发展好的儿童,精细运动也会发展得较好。

养育环境与儿童运动发育有关,如经常跟随儿童父母参加户外各种运动、能在日常生活中承担一定的家务活动和自身的清洁任务的儿童运动能力较强。反之,养育环境缺乏运动的儿童平衡和前庭功能的失调而显得运动笨拙。

儿童的运动发展水平还与气质因素有关,注意力与活动水平较差影响学龄前儿童手的操作能力发展。儿童运动能力存在性别差异,男童精细运动发育较迟、如临摹或画图较困难,但不预示男童以后精细运动能力发展落后。学龄前儿童大动作和手操作能力的发展。

一、大运动发展

学龄前儿童大肌肉已发育较好,是运动和耐力发展的基础。大运动技能反映儿童的平衡、协调能力,同时运动中儿童学习轮流、协作、互助等基本活动规则,增进与同伴游戏和交往能力。一般,3~4岁儿童可双脚交替上楼梯,骑三轮车,能从较高处跳下,并足跳远,单足跳;扔球时可将球高举过头,并可较准确地将球扔向目标;可扭转身体助手臂投掷,但尚无下肢双腿协助的投掷姿势;双脚跳跃;向前踢球;可一足跟对着另一足尖沿直线向走或后退;骑三轮车;在成人帮助下穿衣服、如厕。4~5岁儿童可交替着单足下楼梯,脚尖站立。5岁时可荡秋千,多数儿童能单足跳和跳绳以及其他复杂的大运动技能,如轮滑、骑两轮车、跳舞等(表3-10-1)。

二、精细运动发展

学龄前儿童高级的视觉运动发育促进精细运动发展,使手的动作更精准、娴熟和功能化。精细运动发展有助儿童生活自理及入学准备,如书写动作。儿童3岁时能一只手拿杯,能模仿画圆形和“十”形状,会用剪刀剪,可搭10层积木。4岁儿童可模仿画方形,能画出人的至少3个部位。5岁儿童会临摹写自己的名字,画开放的方形和闭合的圆形(表3-10-1)。

表 3-10-1 学龄前儿童发展

年龄(岁)	运动发展	社会性发展	认知发展	言语与语言发展
3.0~3.5	大运动： - 骑三轮车 - 前走、后退、下楼 - 单足几秒 - 喜欢爬越障碍物 - 单足跳 - 接大球、踢球、扔球过头 精细运动： - 独立移动的手指 - 正确握笔 - 画方形、圆形 - 用剪、勺、叉、牙刷 - 穿鞋、扣衣、拉链、子母扣	- 与人社交好 - 交朋友，可是想象朋友 - 表达情绪 - 喜欢与人游戏、也可在儿童旁自己玩 - 与人分享有困难 - 喜欢听故事 - 玩过家家游戏 - 接受建议和指令 - 协助做家务 - 可做出选择 - 知姓与名 - 知性别 - 知二便，偶有问题 - 以自我为中心	- 在新情况下用已学知识，推理和记忆更成熟，抽象思维能力提高，自我意识增强 - 模仿成人与小朋友，用物功能好，用物玩扮演游戏 - 理解因果、数数、“1”和“2”意思 - 按物理特征分类物品（如长短） - 知形状（方、圆）	语用： - 语言反映较高社交能力（如提问题方式对话），生活自理语言（如要求如厕），较好理解语言方式（如“我可以吗？”） 语义： - 理解词汇与句较好（如反义词、因果句） - 理解时间词汇（如现在、很快、以后） - 数物 1~10 与颜色 - 用词 50 个 语法： - 可用复杂句，不规则用动词、否定与肯定句 语音： - 80% 清楚 - 辅音简化减少，近音简化，仍有停顿与提前 读写能力： - 喜欢听故事，说儿歌，讲简单故事
3.5~4.0	- 洗手 - 洗脸，知二便需帮助 - 独占几秒 - 协助穿衣 - 知左右手 - 握笔正确 - 临摹几何图形（圆与十字形） - 用剪但不能沿直线剪纸 - 跑时控制好，随意改变速度与方向 - 交替上楼 - 骑三轮车 - 穿鞋 - 脱衣 - 按页翻书 - 单足跳 - 扔、接大球 - 画人 2 部分 - 涂点与用力画圈 - 双足跳 - 玩黏土 - 用餐具好	- 与小朋友游戏 - 易于父母分开 - 学习游戏轮流规则 - 分享与合作 - 帮助他人完成简单任务 - 好斗 - 受挫折时发脾气 - 依恋或抱怨 - 见陌生人含羞 - 占有喜爱物品 - 说出自己的感受 - 开始了解他人感受并表示同情 - 与其他年长儿玩 - 可有突然恐惧情绪 - 想让别人笑 - 表现骄傲情绪	- 可按大小、形状、颜色分类物品 - 知自己年龄 - 知自己性别 - 学习解决问题，计划，推测“如果…，将会发生…” - 用积木建立 3 维结构 - 用玩具扮演 - 发展空间、时间和数量关系 - 了解“1”的概念，可数 2~3 样物品 - 知 6 种基本颜色 - 分辨声音 - 知男女童差别 - 说自己的感受	-4~5 个字的句子 - 句中用复数、定语、形容词恰当 - 频繁提问 - 能较长时间对话，叙述现在的、过去的和虚构的内容 - 出现描述过去发生事情，推理、预见、表达感情、创造性想象、维持互动新功能 - 基本形状单词 - 基本的词汇量可连接句子 - 用介词好 full prepositional clauses - 从句 - 简单不定式 - 辅音简化减少 - 用情态动词（如可能…） - 知道回复“为什么、如何”等问题 - 发：p，b，m，k，g，w，h，n，t，d 音清楚 - 用音调 - 500~1000 个词 - 喜欢儿歌与歌曲 - 玩扮演游戏 - 遵守规则

续表

年龄（岁）	运动发展	社会性发展	认知发展	言语与语言发展
4.0~5.0	- 跳、沿直线走 - 用剪好 - 开始写 - 画的较好 - 画颜色线 - 分辨左右手	- 与其他小朋友玩 - 发展分享和轮流技能 - 用语言进行扮演游戏（如“我们来到商店”、“我是将船长…”） - 可讨论感受	- 知顺序：能说出事物发生、怎么做等 - 按属性分类，（如动物） - 注意力较好集中，如去掉无关想法、声音 - 可同时做几件事情 - 有数字知识，如计算 - 能分类 - 理解因果	- 语音 100% 正确 - /s/，/r/，/l/，/th/ 仍有错 - 知字母 - 用连接词，如当、这样、因为、如果 - 能分割词为音节 - 用时态 - 用关联词 - 基础句型

专家点评

● 评估学龄前儿童的行为需要考虑多方面因素，依据发育里程碑能获得较恰当的判断结果，有助尽早发现问题与干预。

● 学龄前儿童某项发育进程水平与能力和独立性有关，可影响行为发展。

● 因先天因素导致轻度智能发育迟缓儿童学龄前早期能力训练，效果明显好于缺乏训练或入学后才受教育的儿童。

（金星明）

【参考文献】

1. 毛萌，李廷玉．儿童保健学．第 3 版．北京：人民卫生出版社，2014.
2. Voigt RG，Macias MM，Myers SM. Developmental and Behavioral Pediatrics. American Academy of Pedicatircs. Illinois：Elk Grove Village，2011.
3. 沈晓明，金星明．发育和行为儿科学．南京：江苏科技出版社，2003.
4. Catherine E Burns，Ardys M Dunn，Margaret A Brady. Pediatric Primary Care. 5th edition.Elsevier Saunders，2013.

第二节　心理发展

导读　学龄前儿童儿童认知能力发展迅速，行为控制能力增强；基本掌握本民族的口头语言，能较准确地运用语言表达；注意力增强，想象更生动而且丰富，已获得基本的学习技能；高级情绪也更丰富。学龄前儿童也是社会化和人格发展的初始期。学龄前的生活经历以及成人的教育方式影响学前期的儿童认知发展、理解他人的情绪、道德培养、性别角色、个性形成。

一、知觉发展

学龄前儿童形状知觉发展很快，3 岁儿童已能辨别圆形、方形和三角形，4~5 岁儿童能认识椭圆形、菱形、五角形等形状。

学龄前儿童空间方位知觉发展，如 3 岁儿童已能辨别上下方位，4 岁儿童能辨别前后方向，5 岁儿童开始能以自身为中心辨别左右方位，6 岁时虽能完全正确地辨别上下前后四个方位，但以自身为中心的左右方位辨别能力仍不准确。因左右方位本身具有相对性，准确的识别须经过较长一段时间。因此，学龄前儿童对字符的识别经常左右颠倒，例如分不清“d”与“b”、“p”与“q”、“9”与“6”。

儿童掌握时间概念比较迟，故时间知觉发展较晚。4 岁儿童开始发展时间概念，但很不准确，需要依靠具体事例进行说明，如早晨起床、晚上睡觉。4 岁前儿童对一日间大的时间概念不清，如多数儿童不能正确区分早、中、晚。4~5 岁儿童已有正确的时间概念。5~6 岁儿童逐渐掌握一周内的时序、一年四个季节和相对时间概念。

二、言语、语言发展

1. 言语发展　3 岁左右的学龄前儿童仍有部分辅音发音不太清晰，但已完全可听懂语音。4 岁儿童的部分翘舌音发音已很清晰，如 sh、zh、ch、z、c 等（表 3-10-2）。

表 3-10-2 儿童辅音因素发展进程

年龄(岁)	90% 标准	75% 标准
1.5 岁	d,m	d,t,m,n,h
2 岁	n	b,p,g,k,x,j,q
2.5 岁	b,r,f,h,x	f
3 岁	g,k	l
3.5 岁	s,j,l,r,q	s,sh,z
4.5 岁	sh,zh,ch,z,c	zh,ch,z,c

摘自 ZhuHua.phonological development in specific Context: studies of Chinese speaking children. Multilingual Matters Ltd,2002.

学龄前儿童言语发展过程的顺序特征是学习新的构音技能时省略新的音素,试用比较熟悉的音素替代新的音素,然后用类似新的音素的替代发音。

2. 语言发展 3~4 岁的学龄前儿童理解与思维能力较好,语言发展尚未成熟,表达能力有限。语言表达时可出现不流利或口吃,特别在语句开始时,或兴奋时急于表达自己的意思时易出现词语的重复。语言表达时出现不流利现象可间断出现或持续数月,男童较多,一般无需矫治。

学龄前儿童语言能力迅速发展(见表 3-10-1)。评估学前儿童语言的发展,主要从词汇、语义、句法和语法几方面进行,体现对词汇和语句的解释和应用。中国 4~5 岁儿童词汇掌握增长迅速(见本篇第九章第二节心理发展)。"提问题"是学龄前儿童语言的一个标志性特点,反复问成人"为什么"、"谁"、"什么时候"、"是什么"等问题。提问题是儿童了解世界、获得知识的方法,体现儿童思维的发展。儿童逐渐学会讲故事,或讲述已发生过的事情。4 岁儿童可用较复杂的语句表达语言,学会用代词、形容词、副词等修饰语;基本掌握本民族语言,但仍有病语;言语有连贯但连贯语句的比例较小,也问"为什么"、"怎么样"。4~5 岁儿童语言发展较快,表达的内容也比较丰富,基本掌握各类词汇和各种语法结构,词义逐渐明确并有一定的概括性,言语越来越连贯,会讲故事、复述简单事情;描述自参与活动的细节,如幼儿园发生的事情;可表达自己的思想和愿望,自由地与他人交谈、争辩、评论事件甚至说谎。儿童学习语言的过程逐渐掌握正确的语法,如主谓宾的正确顺序。

自言自语是学龄前儿童语言发展过程常见的语言现象,一般有游戏言语和问题言语两种形式,3~4 岁儿童出现游戏言语,即边活动边自言自语;4~5 岁时出现问题言语,是幼儿在遇到困难、产生怀疑时的自言自语。

三、心理发展

1. 思维 4~7 岁属于皮亚杰的前运算阶段的直觉思维时期,即儿童对物体的感受主要依赖其外在的特征,思维特点直接受所感知事物的显著特征影响,或感知影响的儿童行为。另一特征是儿童"自我中心"思维,即看待事物完全是从自己的角度出发。随年龄增长,儿童逐渐去"自我中心",开始从他人的角度思考。如 3 岁儿童可认识别人的内心想法,别人的需要和情绪与自己的不一样;4~5 岁儿童可意识自己内心的愿望和信念,也能理解别人的愿望;5~6 岁儿童开始理解别人的想法,意识到信念的错误,可进行简单的抽象思维和推理。

2. 想象 3~4 岁儿童想象能力迅速发展,但想象基本是自由联想,内容贫乏,数量少。学龄前期想象活跃,存在儿童的各种活动中,幻想或假想是儿童想象的主要形式,如有常常沉湎想象的情景,把自己当成游戏中的角色。学龄前儿童想象的特点是夸张,将幻想或假想与现实混淆,常被成人误认为是在说谎。如 3~4 岁的儿童常常说自己要长大了想成为"公主"或"超人"。5~6 岁儿童有意想象和创造想象的内容进一步丰富,有情节,新颖程度增加,更符合客观逻辑。6 岁前儿童在游戏时的有意想象水平较高,而在非游戏时的想象水平较低。

3. 注意 学龄前儿童无意注意占优势,注意时间短、注意易被分散、注意范围小,经常带有情绪色彩。有效的学前教育可促进儿童有意注意发展。儿童 5 岁左右始能独立控制自己的注意,5~7 岁时集中注意的时间平均约 15 分钟。3 岁儿童一般只注意事物外部较鲜明的特征,4 岁时开始注意到事物不明显的特征、事物间的关系,5 岁后能够注意事物的内部状况、因果关系等。

4. 记忆 3 岁儿童可记忆熟悉的及反复出现的事物,并可简单的表达,也可再现几周前的事情;4 岁儿童可再现数月前的事情,因此,成年人最早可追溯 3~4 岁发生的事情。3 岁前儿童的记忆带有很大的无意性,易记住自己感兴趣的、鲜明强烈印象的事物。一般,3~4 岁儿童逐渐发展有意的记忆,5 岁后可运用简单的记忆方法来帮助记忆,如重复、联想。学龄前儿童主要为机械识记忆,无意记忆的效果优于有意记忆的效果,以无意的形象记忆为主。虽然学龄前儿童易学易忘,但进行记忆训练有益于入学的记忆学习。如学习背诵儿歌、诗词,内容的形象化和趣味性可有助儿童想象力的发挥。5 岁儿童记忆的能力已与成人相似,信息编码能力随年龄增长,可能与拼读能力和运用记忆策略的能力有关。积极的情绪状态学习有助儿童记忆防止,因此激发儿童的学习兴趣和积极性是学习的关键。

四、学习能力发展

学龄前儿童开始依赖模仿、社会支持和引导进行一定学习活动,获得学习技能(见表 3-10-1)。学龄前儿童承担新的或复杂的任务时宜提供结构化的帮助,如分解任务易于完成,完成后及时表扬鼓励,增加儿童的自信心,儿童可举一反三应用。

学龄前儿童学业技能的获得与语言、记忆和注意有关,包括阅读、书写和计算。因此,教育的重点是培养儿童想象性思维,学习观察,满足求知欲。如开展丰富多样的游戏活动和形象化的教育,鼓励儿童发现问题、提出问题,耐心回答儿童的问题;创造条件让儿童自由地探索周围世界,进行丰富的实践活动;训练观察学习方法,如实地观察、画图等;鼓励儿童看幻想性书籍;培养思维的灵活性,引导儿童从不同角度考虑问题,逆向思维等。

3 岁左右的儿童开始发展计算技能,代表抽象逻辑思维开始。多数儿童尚不能将计数与数量联系,如儿童可正确数 1 到 5,但不知道 5 比 2 多。约 4 岁儿童逐渐可用计数结合物品学习加法等。此外,学前年龄后期的儿童始认字和拼音字母,是入学学习技能的基础。

专家点评

- 学龄前儿童语言发展过程中的语言表达可表现不流利或口吃,应与言语发育障碍鉴别;儿童 5 岁后仍存在语言不流利现象时则应寻求专业评估与矫治;
- 学龄前儿童无意注意占优势、注意时间短、注意易分散,需与 ADHD 鉴别。

(金星明)

【参考文献】

1. 毛萌,李廷玉 . 儿童保健学 . 第 3 版 . 北京:人民卫生出版社,2014.
2. Voigt RG, Macias MM, Myers SM. Developmental and Behavioral Pediatrics. American Academy of Pedicatircs. Illinois: Elk Grove Village, 2011.
3. 沈晓明,金星明 . 发育和行为儿科学 . 南京:江苏科技出版社,2003.
4. Zhu Hua. Phonological development in specific Context: studies of Chinese speaking children. Multilingual Matters Ltd, 2002.

第三节　情绪发展

导读　学前儿童情绪发展主要是学习自我调控和互动交往,学会调控自己的冲动、情感和行为。

一、基本特征

3 岁儿童情绪调控能力(emotional self-regulation)较差,情绪反应比较强烈,较易冲动,随年龄增长情绪调控能力逐渐增强。3~6、7 岁儿童的情绪体验已相当丰富,可体验成人情绪、情感,经历过愤怒、焦虑、羞怯、嫉妒、兴奋、愉快、挫折、悲伤和快乐等情绪体验,逐渐发展信任、同情、美感、道德等较高级的情感。学龄前儿童情绪保持时间比婴幼儿长,但仍不稳定、多变。因学龄前儿童认知发展的特点与想象力的迅速发展,常将害怕或焦虑内容想象为实际事物,对动物、黑暗、嘲笑、有伤害性的威胁等的恐惧情绪增加,如害怕黑暗中有"鬼怪"。

二、自我控制

1. 自我控制发展的基本特征　学龄前期儿童情绪仍主要为行为冲动,但随年龄增长对外部行动的自我控制和调节的能力逐渐增强。儿童自主性的迅速发展使 3~4 岁儿童喜欢简单地说"不",违抗成人的要求;5~6 岁儿童在不愿服从成人要求时,可以复杂语言与大人协商。多数儿童 3 岁进入幼儿园新的集体环境需学习遵守规章制度、游戏规则,学习与其他小朋友和睦相处、建立平等的伙伴关系,同时也学习控制自己的情绪、调节自己行为，逐渐学习忍耐、自制、坚持等能力。随独立生活能力的提高，儿童能在成人的要求下可做一些非自愿、不感兴趣的事情。自我的控制和独立感发展，使儿童能参与同伴的活动，将一部分对家长的依恋转向了同伴，并与同伴产生同感，建立友爱的伙伴关系。

2. 自我控制的特殊形式 学龄前儿童的自我控制能力表现为抗拒诱惑和延迟满足，如能有意识地抑制自己不符合客观要求的愿望或成人不允许的行为，能根据成人要求等待或延迟自己的行为或延缓满足自己的需求。但学前儿童耐心等候满足的时间短暂，多小于15分钟，不会主动采取分散注意的方法，需在成人的帮助下用唱歌、做游戏等分散注意的方法延长等候时间。

三、气质

学龄前儿童的不同气质对家长和儿童的发展是极大的挑战，影响儿童人际关系、社会行为和个性以及处理情绪问题方法。如反应强度强烈的儿童遇到分离或挫折时反应可能较极端；情绪积极、善于表达的儿童即使焦虑也不易发生问题。容易型气质的儿童表现顺从、易管教，对人友好、喜欢交往；困难型儿童则往往难管教，有攻击性、对立，或羞怯、行为退缩。学龄前儿童的行为也与婴儿期形成的依恋类型、父母对儿童的养育方式有关。

学龄前儿童的时间多在学校和其他机构设置，儿童保健医生帮助家长了解气质特点对儿童在不同环境反应的影响，鼓励儿童独立性，帮助、引导儿童获得新的成功经验，促进儿童向最好的方向发展。

专家点评

- 教育儿童打人、咬人、抓人或扔玩具等行为不能很好与他人的交往，应学会控制自己的情绪；
- 难养型学龄前儿童学习自我控制的阶段问题较多，如上学后发生攻击、违纪等问题。但家长对难养型儿童足够的关爱和支持，养育方法恰当，可避免发生行为问题。

（金星明）

【参考文献】

1. Berk L E. Development Through the Lifespan. 5th Edition. Boston: Allyn & Bacon, 2010.
2. 毛萌，李廷玉．儿童保健学．第3版．北京：人民卫生出版社，2014.
3. Voigt RG, Macias MM, Myers SM. Developmental and Behavioral Pediatrics. American Academy of Pedicatircs. Illinois: Elk Grove Village, 2011.
4. 沈晓明，金星明．发育和行为儿科学．南京：江苏科技出版社，2003.
5. Sandra Graham McClowry: The Temperament Profiles of School-Age Children. Journal of Pediatric Nursing, 2002, 17(1): 3-10.

第四节 社会性发展

导读 儿童在发展情绪自我控制的同时发展对外部环境的理解。学龄前儿童在建立自我概念的基础上逐渐发展同伴关系、基本的道德行为以及对性别的意识。

一、自我意识发展

3~5岁儿童始发展自我意识（self-understanding），如能作简单的自我介绍，能独立意识到自己的外部行为和内心活动，并能恰当地评价和支配自己的认识活动、情感态度和动作行为，逐渐形成自我满足、自尊、自信等性格特征。儿童良好的自我意识与家长态度有关，家长尊重、鼓励、支持儿童，有助儿童积极的自我意识产生，如自信心；而对儿童过分保护、控制或忽视、冷漠则形成儿童消极和自卑的自我意识。有积极自我意识的儿童为满足自己的需要可努力采取行动改变周围环境。

4岁儿童已建立自尊感，能自我评价，如说“我是个好（坏）孩子”。家长的教育方式与儿童自尊的形成有关，如家长对儿童的教育态度温暖、支持、民主，则有利于儿童自尊的形成。儿童5~6岁时可有意识地把自己同其他儿童比较，进行独立的自我评价，或评价他人，但儿童的自我评价往往与自己的情绪有关。随年龄的增长儿童对自身的评价逐渐较客观，如“我跑得比某某快”。但家长常将儿童与其他儿童比较并说别的儿童好，反而易使儿童有自卑感。教育家长注意学前儿童独立性、主动性和性角色的发展和培养。

二、社会行为表现

儿童心理社会化发展与个体化和独立性的增强有关，同时也与儿童的社会相互性和与他人关系的自我意识增强有关。学龄前儿童社会行为表现为利他性和攻击性两种社会倾向相反的行为。

1. 利他性　有目的自愿做出有利于他人的行为特性被称为利他性（altruism）。2~3岁幼儿已有利他性，如可拿自己的玩具安慰小朋友，小朋友受伤时表示同情。随年龄增长利他性的发展，是儿童发展友谊关系的基础，多数3~4岁儿童都与几个同伴建立相互的友谊，且持续数月。但幼儿的友谊是表面化的，主要表现喜欢一起玩，比较合作，较少发生冲突。多数是与同性别的伙伴发生友谊，60%自发组成的游戏是与同性别儿童进行的游戏。学龄前儿童发展与同伴的关系属于前社会行为。

2. 攻击性　与利他性相反，伤害别人的行为特性被认为是攻击性（aggression）。3~4岁儿童感到不安或受到挫折时喜欢扔东西或用拳头打人，攻击的方式以躯体性攻击为主。幼儿攻击的目的常是为夺到或破坏某个东西，而不是故意伤害。攻击别人的儿童可判断动手的对方，且经常与家长发生冲突。4岁以后儿童躯体攻击减少，言语攻击逐渐增多；以故意伤害别人的攻击行为增多，常与同伴发生冲突。男童的攻击性更强，且多为攻击躯体行为。学前儿童会经常体验到挫折，但又不能清楚地表达出来，如得不到想要的东西或不能做要做的事情时往往以攻击行为表达。随儿童沟通能力以及参与活动计划、组织能力增强，攻击性逐渐减少。除儿童先天的攻击性强弱不同，攻击的产生与挫折、强化和模仿有关，如家长体罚儿童或电视有攻击性的内容。此外，攻击后达到目的而未受到惩罚，可强化儿童以攻击作为解决问题的手段。

三、性别感发展

学龄前儿童性别感的发展包括对性别理解（gender identity）和性角色（gender typing）认同，即不仅认识性别生理的差别，还可理解性别的社会性意识不同。

1. 性别理解　2岁多的幼儿已可从外表区别性别，4~5岁儿童能比较准确地理解性别的概念，知道性别是固定的。如穿女童衣服的男童仍然是男童，女童长大做妈妈等；开始将性别与人格特点联系，如女童听话、男童淘气。儿童理解性别的社会属性与社会环境影响有关，如男童、女童做事的差别。

2. 性角色　各国儿童性角色发展的特点相似，即儿童在完全认同性别概念之前就有行为上的性别倾向（表3-10-1）。如3~4岁的儿童选择玩具、活动特点有明显的性别倾向，如女童喜欢娃娃，男童喜欢玩具汽车。5~6岁儿童认识性别的永恒性，遵循对性别的要求去做应做事情，如男童不哭，女童应文静。儿童的相互关系也存在性别差异，学前儿童多喜欢与同性伙伴玩，且男童和女童间的相处方式也有差异，如女童间比较相互支持，容易达成一致意见，喜欢提建议；男童间更喜欢限制别人，让别人服从自己，喜欢命令他人。

四、道德发展

学习自我控制和分享的基础上学龄前儿童产生“道德”（moral）概念。生后5年为“前道德期”，儿童可用语言来调节自己的行为，如想要打人时会说：“不能打人”，并逐渐将语言内化为道德意识。儿童已有理解和共享别人感情的能力，产生情感共鸣是道德情感发展的基础，如看到别人痛苦的表情会表示关心。3岁儿童常表现对规则感兴趣，并逐渐学习遵守规则；对伤害到他人或明显引起他人不满的行为比较敏感，并觉得内疚。随自我概念发展，儿童感到自己应受到尊重；如过多体验内疚和羞愧的儿童可感到自己是道德的失败者。

最初儿童只是从具体到一般道德进行判断，多以自我为中心、或只关心直接的后果，以为所有的事情都应满足自己、符合自己的意愿；随年龄增长儿童逐渐学习注意别人的礼仪、愿望与要求。学前儿童的道德价值受外界支配，主要来自事物的外部特征或权威。如对老师的绝对服从，或为避免惩罚而服从，或根据行为后果判断好坏。成人适当地利用表扬-奖励、表扬-说明方法，可促进学龄前儿童道德认识成熟。

专家点评　学龄前期是儿童性别认同的关键时期，如有性别歧视或忽视性别差异，如被家长装扮成异性，或长时间生活在缺乏同性别的环境则儿童不能形成正确的性别认同、产生性角色混乱，甚至影响成人后的心理状态。

（金星明）

【参考文献】

1. Levine MD, Carey WB, Crocker AC. Developmental-Behavioral Pediatrics.3rd Edition. Philadelphia: WB Saunders Co., 1999.
2. H.Bee.The Growing Child. 2nd Edition. Longman, 1998.
3. Shaffer DR.Kipp K. Developmental Psychology. 8th Edition. Wadsworth, Gengage Learning, 2010.
4. Berk L E. Development Through the Lifespan. 5th Edition. Boston: Allyn & Bacon, 2010.
5. 毛萌,李廷玉. 儿童保健学. 第3版. 北京:人民卫生出版社,2014.
6. Voigt RG, Macias MM, Myers SM. Developmental and Behavioral Pediatrics. American Academy of Pedicatircs, 2011.
7. 沈晓明,金星明. 发育和行为儿科学. 南京:江苏科技出版社,2003.
8. Zhu Hua. Phonological development in specific Context: studies of Chinese speaking children. Multilingual Matters Ltd., 2002.

第十一章 11

学龄儿童及青少年心理行为发展

第一节 学龄儿童心理行为发展

导读 学龄儿童发展经历儿童早期(6~7岁)、儿童中期(8~10岁)和儿童晚期(11~12岁)过程产生一系列矛盾,儿童心理行为随矛盾的解决进一步发展。

一、运动发展

学龄儿童大运动技能的发育表现在肌肉骨骼的强度、平衡能力、协调性和灵活性,同时与儿童注意力发育、学习能力等发育水平有关。6~7岁儿童继续完善大运动技能,如蹦、跳,足跟对足尖双脚交替直线行走,并能运用平衡和协调性的运动技能,如骑自行车、游泳、轮滑和滑板。11~12岁儿童大运动技能变得更加熟练,可有一定目的性,能参与竞技体育运动。

精细运动技巧的掌握体现在手的灵巧性,如使用剪刀和蜡笔、铅笔等工具。6~7岁儿童已能熟练地穿衣服,如系领结、扣纽扣和拉拉链,画人易辨认,如人的眼睛、耳朵和其他身体部位的细节;生活自理能力有所提高,如梳头、刷牙。11~12岁儿童手眼协调能力迅速提高,如可弹奏乐器。

虽然运动与游戏不同,但游戏能增强学龄儿童体力和身体的灵活性,锻炼意志,培养协作、友爱和团队精神等。学龄儿童的游戏的目的性和组织性有所加强;游戏的内容能较多地反映社会事件;对智力游戏更感兴趣等,游戏有活动性游戏(如体育比赛),情节性游戏及教学游戏等,游戏内容随年龄的增长有所变化。

二、认知发展

逻辑思维过程的产生是入学准备的标志之一。6~7岁儿童从运用直觉解决问题的前运算阶段思维转换到早期具体运算思维。早期学龄儿童开始产生保护、转换、可逆、偏心、顺序排列以及分类的概念(表3-11-1),当实际使用颜料、白纸和胶水,用泥巴、雪或石头制作水坝、堡垒、雪人时,儿童认识世界、人际关系和理解他人观点的能力也同时发展。8~10岁儿童开始理解物体的质量、多少、远近、轻重、长度和多种变量的关系,能够正常地分类或组织与儿童已有的其他信息相关的材料。11~12岁儿童有良好的具体运算思维能力,能够将认识一个问题的多个方面,并能运用逻辑思维思考问题。学龄儿童有效的认知活动包括加工信息,识别环境中的重要线索,组织自己的思维,思考和其他信息的关系,使用短期与长期的记忆检索和储存的技能,分析信息做出决定,采取相应行动。儿童还可通过信息反馈修正自己的行为。

表 3-11-1 学龄儿童的发育特征

年龄阶段	性心理发育	社会与情绪发育	认知发育	道德发展
儿童早期（5~7 岁）	性器期(弗洛伊德)：依恋父母中异性的一方；通常性自认会发生于这个阶段的末端，性冲动开始潜入	主动—内疚（艾瑞克森）：进入更大的社会环境并能主动行动；开始学着调整自己的行为，对父母和社会认可的意识提高	前运算阶段（皮亚杰）：运用简单语言符号进行早期思考；用直觉而非逻辑来解决问题；思维过程包含奇幻思维、自我中心、定心性、融合、并置、泛灵论、人为主义、参与性和不可逆性	前习俗水平（柯尔伯格）：第一阶段：通过奖励和惩罚或行为后果来思考推断 第二阶段：会采取对自己有利的行为，对他人需要的兴趣有限；有明显互反性；他人的感受是次要的
儿童中期（7~10 岁）	潜伏期(弗洛伊德)：超我和意识变得内在化；将精力用于获取文化和社交技巧；遵循家里指导规定	勤奋—自卑（艾瑞克森）：开始欣赏和领会个人兴趣和技巧，设法成为团体中成功的一员；对达到目标、与人竞争和得到认可拥有内在动力；如失败，学习积极性也可能丧失	早期具体运算阶段（皮亚杰）：开始使用逻辑思维并变得更客观，采用外部观点；脱中心性（如玩七巧板时同时注意其颜色和形状）；守恒概念（一块饼干成两半后仍是一块饼干）；转移性（若所有年级都有该规定，二年级也应遵守）；顺序意识（从小到大的顺序对图形排序）；分类（用共同特征对物品分类，如三角形和圆形）；可逆性（过程和行动逆向的能力，如水结成冰再化成水）；当可以实际操纵物体时，认识形状和大小的能力提高	习俗水平（柯尔伯格）：第三阶段：开始取悦他人 第四阶段：开始遵守规定
儿童晚期（10~12 岁；至青春期后）	生殖期(弗洛伊德)：再度出现性冲动	勤奋 - 自卑（艾瑞克森）：儿童继续社会化；课外兴趣爱好发育可使儿童认可自己的个人价值	完全具体运算阶段（皮亚杰）：对大小、形状、数量、空间有概念，因此能用抽象 思维 解决问题；能将事物划分等级系统，形式运算阶段（皮亚杰）：运用抽象思维、复杂推理、灵活性和假设形成等能力来区分；更能意识到之前信仰中的矛盾、谬误和缺点；意识到他人对自己的看法	后习俗水平（柯尔伯格）：第五阶段：开始领会到自己的行为应该为社会做贡献 第六阶段：开始具有道德原则，即使与社会普遍接受的不同；寻找规则的合理性；尊重权威并维持社会秩序

儿童在具体的操作性活动过程能有效地进行读写并沟通思想理解他人的思想、感受和价值观，产生新的社交技巧。8~10 岁儿童，即三、四年级的小学生，注意、记忆、思维、创造性想象能力比 6~7 岁儿童有质的飞跃。

三、语言发展

学龄儿童神经系统发育较成熟，包括接受和表达语言的技能显著改善，可掌握较复杂语言。6 岁儿童的词汇丰富，有很好的语言表达能力；和有查找词汇的能力。刚入学的 6~7 岁儿童还不适应学校学习对语言的要求，如在教室长时间的注意听老师的讲课，易受周围环境的影响；语言仍然以语义技能为主，如理解简单的关系从句以及句子结构，如“以前”、“以后”；叙述与阅读能力尚较差。7~8 岁儿童接受语言能力显著增强，从简单分析语言到复杂的编码语言；可用口头语言或文字表达以前学过的知识，但还不能区别唇齿音和舌齿音。8~9 岁儿童词汇量显著增加，代词的应用使儿童理解复杂句能力提高；语言表达能力和语法改善，如能讲笑话,叙述和总结能力提高。12 岁儿童能回答涉及复杂的概念的问题,语言表达语法正确;语言能力更娴熟,用语言表达情感能力发展,更多社交语言,较少肢体语言。

四、个性和社会性发展

弗洛伊德认为 6~12 岁是个性发展的潜伏期,即儿童可将幼儿期的恋母情结或恋父情结转移到环境中的其他事物上,如学习、同伴等。教师的作用是给学生传授知识、指导学生克服各种不良习惯,以适应学校学习的要求,帮助儿童个性与社会性的正常发展。

1. 自我意识 小学阶段是儿童培养自我意识、学习角色的最重要阶段。自我意识发展趋势是随年龄的增长从低水平向高水平发展,但发展并不是直线的、均速的,而是既有上升发展时期,又有平衡发展时期。一般,3~5 年级小学生的自我意识发展处于平衡阶段。自我意识的体验主要表现在自尊心的发展,如 7 岁左右儿童自尊的发展已经比较稳定,在学习中可体会聪明和愚笨。

2. 情感体验 学龄儿童体验各种情绪和情感的基础上情感内容逐渐社会化,情感不断丰富,如美感、挫折感、幽默感、集体感得到发展。通过美术、音乐课程的学习、训练和在课外的文艺活动,文艺作品的阅读以及影视节目欣赏,儿童逐渐形成与发展美感,意识到“真、善、美”,理解“假、恶、丑”含义,逐渐树立较鲜明的美与好的标准。同时,儿童逐渐有一定欣赏能力,对美的理解、评价以及所产生的情绪体验都越来越深刻,但对美的评价主要以外部特征和真实性为标准,如色彩鲜艳、形状协调的实物东西,对抽象艺术的欣赏能力较差。

学龄儿童的情感主要与学习、或与同伴、老师有关。多数儿童的求知欲明显增强,具有学习的原始动力,恰当的教育可以激发学习积极性。但少数儿童害怕学业失败、被老师指责或受同学的嘲笑、被同学拒绝等学校压力过重事件,有可能发生学校恐怖、厌学等心理障碍。

3. 意志水平 学龄儿童意志的主动性和独立性有所提高,能逐步调节自己的行动以完成某一任务或达到某一目的,但意志的坚持性、恒心和毅力还不成熟,遇到困难时,常会回避、退缩或依靠成人帮助。

4. 道德发展 6~7 岁儿童的道德观存在可变性,儿童的道德推理常常受行为的影响,如为避免惩罚,或得到奖赏,或满足别人的需要等等。儿童已能考虑别人的想法,但仅仅是别人的需要。多数 7 岁儿童看问题已有一定道德标准,能分辨对与错,理解责任与权益的关系。但儿童的正确与错误的概念常常受到社会环境、家庭价值观的影响,社会的压力、伙伴关系等往往可使儿童难以决定自己认为是正确的行为。因此,对学龄儿童应进行正确与错误的教育,有些儿童可采取适当给些奖励的方法促进儿童发展正确的道德行为。

5. 社会关系发展 学龄儿童重要的学习任务之一是发展社交能力,包括理解社交的意义并理解他人的社交暗示、与他人的相互关系等。好的社交技能能有助儿童改变自己在家庭的角色。

学龄儿童的人际交往更加广泛,主要对象是同伴、老师和父母。学龄儿童希望被社会认可,与伙伴的友情是学龄儿童的重要生活内容。儿童的气质可影响与同学、老师、家庭以及周围人的关系。儿童可根据分享能力、与自己兴趣与性格一致和对人的忠诚情况选择朋友。与同学的友情有助儿童学习社交技能,获得情感支持,使儿童感到自己的健康自我形象。7 岁儿童已可有最要好的朋友,有时更愿意与朋友交谈、听朋友的意见胜于家长。10 岁左右的儿童可能有特殊朋友,如依恋同性别的朋友,发展自我,学习利他行为,与朋友分享情感,学习处理问题的方法;常常用电话长谈,或甚至住在朋友家。学龄儿童与朋友的友情是以后人际关系的基础。

五、学习活动及能力发展

学龄儿童学习与学习活动发展及综合能力有关。

1. 学习活动发展

(1) 学习动机:社会生活条件和教育决定小学阶段儿童的学习动机。入学初期多数儿童没有明确的学习动机,很大程度是受到父母和老师的影响,因此最初的学习是被动的、肤浅的,自觉性也不够高,需要成人督促。随着年龄和知识的增长,儿童理解学习将与自己的理想、个人前途有关,逐渐发展自己的学习动机。

(2) 学习兴趣:兴趣往往决定儿童学习活动。随着教学内容的不断丰富,学习兴趣开始逐渐分化和深化。所以,激发儿童的学习兴趣是促使其积极学习的重要手段。一般学龄儿童的学习兴趣比较直接具体，但不稳定。

(3) 学习态度：儿童还不理解自己的学习和社会义务的联系，学习态度主要受父母和老师的影响。同时，低年级老师的权威性胜过父母，老师的关怀和教导常常是儿童端正学习态度的关键。老师和家长应采取肯定、认可和赏识的态度对待学生，可充分发挥儿童学习积极性，避免形成不端正的学习态度。

(4) 学习习惯：初入学的儿童尚不适应学校生活，对学习制度、组织纪律、学习方法等尚未形成动力定型。因此，应培养初入学的儿童学习习惯。10~12 岁儿童逐渐形成自己的学习习惯，但还需成人不断强化训练。

2. 学习能力发展 学龄儿童逐步学习和掌握读、写、听以及数学知识，运用语句和复杂语法能力提高，口头语言发展到用文字语言。儿童学习文化知识的关键需要思维、记忆、注意、视觉空间分析等认知功能的正常发育，还需要社会意识和行为、运动能力以及语言和听觉能力的综合发展。

教师和家长应该意识到儿童的学习能力是在教学活动的影响下逐渐发展起来的。因此，耐心、循序渐进地培养儿童将学习当做一种有目的、有系统的独立活动来对待，即通过一系列的教学活动帮助儿童掌握有关的学习方法，使儿童学习能力逐步增强。

专家点评

- 成人不宜随便斥责儿童“笨”，避免伤害儿童自尊心；
- 加强学习困难学生的个别辅导，采用循循善诱的方法激发学习兴趣，避免打、骂、训斥或作业惩罚等方法导致学生心理压力，害怕上学；
- 家长与学校密切配合，教育儿童遵守校规，培养热爱集体、热爱劳动和助人为乐的高尚美德，促进儿童的心理行健康发展；
- 体育活动、劳动技能和游戏对学龄儿童健康的发展具有非常积极的作用。

（石淑华）

【参考文献】

1. 林崇德 . 发展心理学 . 杭州：浙江教育出版社，2002.
2. 沈晓明，金星明 . 儿童发育和行为医学 . 南京：江苏科学技术出版社，2003.
3. 石淑华 . 儿童保健学 . 第 3 版 . 北京：人民卫生出版社，2014.
4. Clancy CM. Gender issues in women's health care. In Goldman MB, Hatch MC Eds., Women & health. New York: Academic Press, 2000, 50-64.
5. D.R. Shaffer. Developmental Psychology, Child and Adolescence. 5th Ed. California: Brooks/Cole Publishing Company, 1999.
6. Rajewska J, Rybakowski JK. Depression in premenopausal women: Gonadal hormones and serotonergic system assessed by D-fenfluramine challenge test. ProgNeuropsychopharmacol Biol Psychiatry, 2003, 27(4): 705-709.

第二节 青少年心理行为发展

导读 青少年多已进入中学学习，是人生最宝贵、充满生机而又最具有特色的时期；但青少年心理行为发育处于不太成熟阶段，易受社会环境的影响，可塑性较大。

青春期是精神疾病发病的高峰阶段，因此，青少年的教育和培养工作，是整个国民教育的关键问题。

一、身体和生理的发育

1. 青春期与青少年 青春期（puberty）是生物发育过程的术语，是儿童的最后阶段。青少年（adolescent）是社会心理和情感从儿童期过渡到成人的时期。因个体差异明显，难以准确确定正常青春期发育，但发育程序相似。青春期青少年的下丘脑激素调节发生改变，垂体、性腺和肾上腺发生变化，分泌水平逐渐达成人水平，身高、体重迅速增长，体格发育达第二生长高峰；骨骼与肌肉发育成熟，体能增强，如力量、速度、耐力、柔韧性、灵活性等和运动能力；身体机能逐渐成熟，第二性征发育，有生殖能力。青春期的生理变化致青少年认知和社会心理发展，关系到青少年对自身和社会对青少年的看法。青少年的顺利发育是成人健康状况和事业成就的基础。

2. 神经发育特点 青少年脑的形态已不再改变，但脑的功能继续发育，特别前额叶皮质的协调执行功能，如抽象思维（abstract thinking）、推理（reasoning）、判断、自律、道德行为、个性和情感，经验快速积累。外界的刺激、活动和经验使脑组织出现修剪（pruning）和加固的过程，青少年脑组织发生化学、激素、生理和生物的变化。脑组织的多巴胺和去甲肾上腺素受体活性增加，神经递质水平增加。神经影像学研究显示青少年的中脑、杏仁核和海马形态改变，易发生精神分裂和成瘾。精神分裂常常发生在10~20岁青少年后期和成人早期，可能与以前的脑损伤或神经发育发生异常有关，表现记忆紊乱、情感变化，或出现幻觉。药物，特别是乙醇对青少年的脑有副作用，损伤对奖励或动机途径的神经回路，缺乏愉快的感觉反应。药物使脑产生愉快的感觉，即发生药物成瘾，损害记忆和认知功能。

3. 社会心理发展里程碑　青少年感觉自己是有价值的群体，在群体中有技能和负主要任务，希望发展自我价值，与其他人有较可靠的关系，有认知的潜力。青少年生理和躯体迅速发育，逐渐成熟。*生理成熟使青少年心理产生成人感，但心理发展较生理发育的速度相对缓慢，心理状态尚不成熟，心理发展更带有社会性。*因青少年日益受到升学、交友、就业等实际社会问题的挑战，内心世界充满矛盾，如独立性与依赖性交错、开放转向闭锁，需要成人正确疏导。

*青少年心理发展与生理发育密切相关的。*青少年成人感的出现，希望自己的社会地位、社会参与能力、人际关系等都独立和尊重，甚至在生活中夸张地表达着自己已经长大成人的信号。因此，青少年能够感受和体验出现性冲动，同时开始了解性的社会意义和规范，验证自己的性别特征和性别吸引力。同时，青少年不断地思索着自我和他人，自我和社会的关系，并希望能从中确定自我的态度和人生的价值观，有学者将这一过程称为自我同一性的获得期。

二、认知发展

皮亚杰的形式运算思维（formal operational thinking）特点是判断性思维和抽象推理。具体操作思维与形式运算思维的主要区别是能够运用语言处理。13~14岁的青少年多为具体思维方式，如问“今天你怎么来的？”，回答“汽车”。14岁后的青少年逐渐有抽象思维能力，思维的有意性和目的性较过去显著发展，观察事物能力提高，开始出现逻辑性知觉。如学习语言时能联系词、句子和语法；联系几何图形和几何定理学习几何，知觉水平逐渐向概括性方面发展；考虑事物的价值，理解正确与邪恶，理解人的天性；知道有时成人说的与做的不一致，如家长告诉青少年不抽烟，但家长却自己抽烟；开始思考自己前途，上大学或技术学校，工作或结婚，将来的家庭状况等。

青少年机械记忆少，有意记忆发展与学习目的性增加有关，如词语的抽象记忆能力较好。13~14岁青少年对词、抽象图形的再认发育达到高峰。

青少年注意的集中性和稳定性不断增强，有意注意可达40分钟。控制能力高，能根据预先提出的目的和任务随意地、较长时间地将注意力转向特定的活动和特定的对象，如学校学习时能较快地将注意转移到课堂的学习。16~18岁的青少年自我控制能力增强，学习技能技巧提高使注意分配能力达到新的水平。

思维变化是青少年期认知发展的核心。皮亚杰认为11~15岁的青少年思维能力进入形式运算思维阶段或形式运思期（formal operational stage），表现抽象逻辑性的形式推理；思维更富有灵活性、具有系统解决问题以及假设性演绎推理的能力。因此，青少年喜欢进行丰富的、奇特的幻想，喜欢标新立异，具有较强的求知欲和探索精神，独立学习的能力明显增强。

青少年空间想象能力提高，富于创造特色，再创想象能力变得更加独立、概括和精确。16~18岁的青少年创造的想象能力发展较快，创造想象开始与创造性活动联系。

三、情绪与情感发展

*激素水平与青年的青春期情感和生理发生变化有关。*男青年与女青年的体格的生长发育和情感改变不同。研究显示有部分发生情感问题较多的男生，如沮丧、焦虑、攻击性行为或性活动，可能与男性荷尔蒙水平较高有关。发育较早的青少年有发生行为问题的危险性，如抽烟、酗酒；女生则易发生异性情感行为问题。体格发育强壮的男生易表现有领导作用，运动娴熟，使人感到更有吸引力和聪明，也更受欢迎。

美国心理学家何林渥斯（H.Z.Hollingwerth）1928年在《青年心理学》一书中首次将青少年从家庭的独立过程称之为“心理性断乳”（psychological weaning)。青少年独立过程往往产生与过去不相适应的新需要、冲动及行动而发生矛盾，造成青少年心理适应的复杂性。随着身体成熟，青少年往往产生不愉快、心神不定、不安、郁闷、感情易于激动和兴奋等现象，态度也可能变得粗野，或发生对抗，甚至出现攻击、破坏行为。青少年"过渡期"出现的心理冲动又称为反抗期(period of resistance)。成人应认识与理解青少年的思想和行为特点，成为青少年的良师益友。青少年对情感的自我调节和控制能力改善后，情绪逐渐趋于稳定，可顺利渡过充满着矛盾的青春期。

爱情是青年期最为特别的情感体验。性的成熟和亲密感的需要，以及性别角色的发展，使青年出现初恋的情感。青少年对友谊、爱慕和思恋的情感逐渐由朦胧、模糊到清楚，由爱慕逐渐到表情、动作的表达。但青少年的中、后期，感情逐渐稳定，或发展为爱情。

四、意志发展

13~14 岁的青少年意志发展还不成熟，不善于正确鉴别意志品质的良莠优劣。因此，青少年的意志行动轻率表现更为突出。随着学习对意志调节过程的更高要求以及成人感的发展，青少年逐渐能服从于一个长远的目标，动机更具有概括性和社会意义。如对动机、行动目的及其后果的认识更加自觉，开始能自觉地考虑未来，行动之前能冷静地思考，自觉地遵守纪律与约束自己的行为。但青少年的坚持性、恒心和毅力还不成熟，易见异思迁。

五、社会性发展

1. 自我意识发展 12~20 岁的阶段是埃里克森人格发展的自我认同感对角色混乱阶段，又称为心理社会的合法延缓期，体现儿童向青少年的过渡，即渴望摆脱成人评价的影响，渴望成为成人角色；希望得到尊重，要求独立；希望与和成人建立一种朋友式的新型关系。因此会产生一系列独立自主的表现，如开始学习从情感上脱离父母，与父母的关系不如以前亲密。

青少年自尊发展，但自尊感的体验易走向极端。童年期的儿童很少有自卑感，自卑感萌芽于少年期，青年初期易产生自卑感。自卑的青少年常有较强防卫心理，也易自暴自弃。因此，家长和教师应据青少年的不同性格特征，采取灵活而有原则的方法进行个别施教，鼓励青少年的进步，增强自信心，克服自卑感。

青少年的自我评价和自我体验发展是自我控制发展的基础。青少年自我控制能力较差，随年龄逐渐增长，生活经验与社会经验的不断丰富；心理活动始以内部动力为主，独立性增强，但稳定性和持久性还不足。16~18 岁的青少年较多关心和思考自己的前途、理想等问题，开始意识自己责任的重要，促进自我调节和控制能力的发展。当青少年根据自己的能力、特点、兴趣进行的职业选择获得积极的认同时，青少年就能决定自己的个人价值和信仰独立，欣赏并接受自己，顺利地度过青春期。

2. 道德发展 青少年的道德认知比较较具体，行为较单一。道德实践的增加，认知能力提高，道德认识逐渐形成抽象性的道德原则或道德观。同时，道德观念的行为方式也多样化与灵活，能从行动后果、行动的外部现象去理解道德的概念，也能从内部动机等内心世界去理解道德概念，如16~18 岁青年已能掌握诸如"虚伪"、"谦虚"等抽象概念。

青少年处于"心理性断乳期"，是人生观、价值观开始形成的阶段。青年 18 岁逐渐成熟，能以自律、遵守道德准则、控制自己行为，在学习中可体会到考试成绩的好坏以及教师、同学对自己的评价，获得公民资格。道德行为是受道德认知、道德情感支配和调节。因青少年道德认知存在局限性，不善于组织自己的行为，道德动机和道德行为尚可不一致。青少年易发生道德两极分化，可通过完成学习任务，遵守课堂与学校纪律，执行委托的任务以及校外无监督的文明行为等锻炼青少年的道德意志。

专家点评

- 青少年处于"心理断乳期"和"反抗期"，需帮助青少年处理生理发育与心理发展、反抗性与依赖性、闭锁性与开放性、理智与情感、勇敢与懦弱、高傲与自卑、否定童年与眷恋童年等矛盾的心态，通过心理整合，达到心身和谐发展。
- 焦虑、沮丧、忧郁是青春期常见的情感问题，表现在行动和躯体功能的异常，如头疼、疲乏、失眠、消化道症状(食欲减退和恶心)、皮肤瘙痒等。父母、教师应用"交谈"为青少年提供心理支持，特别是青少年面临挫折和应急事件时及时疏导。

- 青春期存在较长时间的性等待期(约10年)和性观念的转变，但性知识缺乏、性教育滞后，青少年不安全的性行为呈增加趋势，导致的不良后果，已成为全世界广泛关注的问题。性教育不应再是单纯的性生理知识，而应是性心理、性健康、性道德和性传播疾病的预防等知识的综合，避免和减少性传播疾病、少女妊娠和少年父母等。
- 形成教育、管理、防范、打击的预防干预系统可有效减少青少年犯罪，如父母在儿童社会化过程给于生活准则的教导，奠定良好的道德观念、道德行为和法律意识；提高父母的文化教育素质是重要的防范措施；净化和优化青少年的成长环境，帮助、挽救有轻微反社会行为的青少年。

（石淑华）

【参考文献】

1. 林崇德．发展心理学．杭州：浙江教育出版社，2002.
2. 沈晓明，金星明．儿童发育和行为医学．南京：江苏科学技术出版社，2003.
3. 石淑华．儿童保健学．第3版．北京：人民卫生出版社，2014.
4. Clancy CM. Gender issues in women's health care. In Goldman MB，Hatch MC Eds.，Women & health. New York：Academic Press，2000，50-64.
5. D.R. Shaffer. Developmental Psychology，Child and Adolescence. 5th Ed. California：Brooks/Cole Publishing Company，1999.
6. Rajewska J，Rybakowski JK. Depression in premenopausal women：Gonadal hormones and serotonergic system assessed by D-fenfluramine challenge test. Prog Neuropsychopharmacol Biol Psychiatry，2003，27(4)：70.

12 第十二章

心理行为发育评价

第一节 心理行为发育评价

导读 心理行为发育评价是一系列标准化的评估技术，应用多种方法(访谈、观察等)获得信息，对评估对象的心理品质、行为表现和发育水平进行客观的描述和鉴定。

一、儿童心理行为发育评价发展史与现状

1905年法国心理学家比奈(A. Binet)和助手西蒙(T. Simon)为了解入学儿童的智力水平首次编制第一个儿童心理测验的智力量表，即著名的比奈-西蒙量表。引起当时各国关注并翻译为各种文字出版或修订，其中最负盛名的是1916年美国斯坦福大学的推孟(Terman)教授修订的斯坦福-比奈智力量表，并同时引入智商概念。自此以后，心理测试的量表陆续问世。20世纪40年代心理测试进入全面发展期，发表一批重要的心理测验方法，如桑代克成就测验、韦克斯勒智力量表、明尼苏达多相人格问卷等。50年代后心理测试研究逐步发展，进一步拓展测试目标范围、完善测试方法，并沿用至今。

我国的儿童心理行为测试发展经历较长时期。1915年我国心理学家开始使用记忆测试，1916年樊炳清在中国介绍和评述比奈量表，1918年在清华大学任教的瓦尔科特(Wall Cott)使用英语原版的斯坦福-比奈量表，但当时的心理测量工作尚不系统。1920年南京高等示范学校的廖世承和陈鹤琴正式开设心理测量课程，并合著《心理测验法》一书1921年发表。1922年费培杰将比钠-西蒙量表翻译成中文。1922年中华教育改进社邀请美国教育心理测量学家麦考尔(W.A. McCall)来华讲学，指导各地师范院校和心理学系师生开始编制心理测验。1915—1940年是中国心理测量史上重要的发展时期，学者们的开创性工作极大推动中国心理测验研究迅速发展。据不完全统计，25年内中国编制测验多达74种，发表心理测量论文，并将心理测验列为师范院校入学考试科目。抗日战争后新编测验减少。

1978年前心理测试曾一度视为“禁区”。1978年后我国再次确立心理学的科学地位，心理测试重获生机。1979年林传鼎、张厚璨等参考国外资料编制儿童学习能力测试方法，同年成立心理测试协助组，修订国外常用的心理测试量表。如林传鼎、张厚璨主持修订韦氏儿童智力量表，龚耀先等人修订韦氏学前儿童和学龄初期儿童智力量表(WPPSI)，宋杰等人修订丹佛发展筛查测试(DDST)，吴天敏主持再次修订比奈-西蒙量表，李绍衣等修订卡特尔16种人格因素问卷等。20世

纪80~90年代我国心理学家开始编制适合中国儿童的心理测验量表，如首都儿科研究所牵头编制的《中国儿童发育量表》，即"儿心量表"；上海医科大学儿科医院（现复旦大学附属儿科医院）郑慕时等人编制符合我国国情的"0~6岁儿童智能发育筛查测验"。

尽管如此，目前国内使用的儿童心理行为量表仍多源于西方发达国家。虽然国际上量表在使用中不断修订和完善，但引进和新修订国外量表受到版权及文化背景限制。因此，研发编制拥有自主产权的各类儿童心理行为量表是中国儿童心理行为专业发展的方向之一。

二、基本概念

（一）定义

儿童心理行为发育能力和性格特点的检测统称为心理测试，包括感知、运动、语言和心理过程等各种能力及性格方面。婴幼儿期的心理行为测试通常称为"发育测试"或"发育评估"。儿童心理测试或发育评估利用量表获得定性或定量资料。

（二）心理行为发育评价特征

因人的心理状态易受时间、情境的影响而改变，心理行为发育评价具有以下特征：

1. 间接性 人的心理品质或发育状态都是内在的，无法进行直接评价，通过对评估对象的既往行为、现时外在行为表现或言语应答反应等来间接反映心理测量和行为发育评估。

2. 相对性 因心理行为发育存在复杂性和不稳定性，评价结果受到来自评估对象、评估者、评估工具、评估过程等诸多因素影响。因此，评估人员应力求精确，但无法确保绝对正确。事实上，任何心理测量都具有一定程度的误差和主观性，准确性与客观性都是相对的。

3. 互动性 心理评估和发育评价的评估者和被评估者都是人，易受环境影响。如评估者的言行举止和情绪状态都可影响被评估者的表现；同时，被评估者的某些特殊举动和状态也会不同程度的影响到评估者的判断。如处理不当，评估过程的互动性会直接影响到结果的真实性。

因此，科学、客观、准确的评价儿童心理行为发育水平，评估者需熟悉儿童正常的心理行为发育特点、具备良好专业评估技术和交往互动技能、丰富的评估经验。同时，了解儿童心理行为发育评价的简洁性、相对性和互动性的特征，有助于客观描述评价的结果。

（三）基本术语

智龄和智商是智力测验最常用基本术语。

1. 智龄 1908年法国实验心理学家比奈（Alfred Binet，1857~1911）在比奈-西蒙量表（2版）首次提出用智龄（Mental age，MA）的概念描述一个人智力发育水平的年龄。如一个人智力测试的结果是7岁智龄，则智力水平相当于7岁儿童。若智龄大于实际年龄的儿童被认为智力水平高，智龄等于实际年龄的智力是中等，智龄低于实际年龄的则智力落后。采用智龄表示使智力测验的结果变得简单明了，易于理解，有益于临床制订康复干预计划和评估效果。但智龄只表示一个人智力的绝对水平，难以进行不同年龄儿童智力水平比较，也难以进行儿童群体间的评估。

2. 比值智商 1916年德国汉堡大学心理学教授斯腾（William Stern）提出心理商数概念，即为智龄与实际年龄的比值（心理商数＝智龄/实际年龄）。美国斯坦福大学著名心理学家教授推孟（LM.Ter-man）将心理商数修改为比值智商（Intelligence Quotient，IQ），即IQ=（智龄/实际年龄）×100。IQ用以表示一个人的智力水平，采用IQ可比较不同年龄儿童的智力水平。如一个5岁儿童智龄为5岁，则IQ为100；若5岁儿童智龄为3岁，则IQ为60。因智商结果表示的是相对智力水平，可进行不同年龄儿童的智力水平比较。如比较一个5岁儿童（6岁智龄）与另一个10岁儿童（11岁智龄）智力水平，如用智龄难以了解2人的智力水平；但如以IQ表示，5岁儿童的IQ为120，10岁儿童IQ为110，即可清楚表达2人智力水平。智商和智力是两个不同的概念。智力是心理测试的绝对分数，随年龄增长智力分数增加；但智商是智力水平（测试分数）与同龄儿童的平均数之比，因此智商相对稳定。

3. 离差智商 比值智商的基本假设是智力发展和年龄增长成正比，即是一线性的关系。但在应用比值智商过程中心理学家们发现各个年龄阶段智力发展的发展速率不同，即年龄越小发展越快，随着年龄增长速率逐渐减慢，成人早期比值智商不再发展。出现年龄越大，智商越低的现象，即智力为非等速发展或非无限发展。1949年美国心理学家韦克斯勒（David Wechsler）首次在儿童智力量表中采用离差智商（deviation IQ）概念，沿用至今。因各年龄期儿童智力分布为常态分布，被测试儿童的智力水平与同龄人的智力水平分布的离差程度有关。离差智商的计算则采用统计学中的均数和标准差，公式为：IQ=100+15Z=100+15(X-M)/S，表示被测试儿童的测试分数(X)偏离该年龄组平均测试分数(M)或分布有关(Z=X-M)，设同龄人IQ均值为100，标准差为15，S为该年龄组分数的标准差。

4. **发育商** 婴幼儿是处在中枢神经系统和感知、运动、语言发展迅速而更趋完善时期，用发育测试来评价婴幼儿神经心理行为发展，了解被测儿童神经心理的发展所达到的程度。结果用发育商((developmental quotient，DQ)表示。

(四)心理行为测试方法的可行性检验

心理测试依据心理量表进行，心理量表是按照一定规则编制的测量工具，用以在标准情境中抽取评估对象的行为样本。因此，心理测试量表的研制过程必须具备标准化、信度和效度，即经过三个维度的可行性检验。

1. **标准化** 是指在同一条件下，测试方法统一，严格遵循设计程序，包括测试方法的编制、实施过程、计分方法以及解释测试结果，以保证结果可靠，即测试的客观性和准确性。达到测试的标准化(standardization)需要满足：

(1) **测试题目标准化**：即呈现给所有被测试者面前的测试题目与设定的条件相同。

(2) **实施过程和计分方法标准化**：即所有被测试者在相同的环境，按统一的标准化指导说明进行测试。计分方法亦须遵循标准化的程序，目的是儿童被不同测试者测试结果无显著差别。

(3) **常模标准化**：心理测试常模(norm)的建立须按统计学抽取一组有代表性的人群作为样本，按测试规则进行测试；结果采用统计学方法分析处理，获得儿童心理行为发育的正常值范围。实际测试个体心理行为水平时常模是作为比较的标准，结果说明该个体心理行为相对于正常同类人群的状况。因此，抽取样本的代表性是常模可靠或达到标准化的关键。不同国家或地区人群引用某一心理行为量表时需重新制定该国或该地区常模。

2. **信度** 反映测验方法的可靠性、稳定性和一致性的方法，即测试结果反映被测试者稳定的、一贯的真实特征。因此，信度(reliability)是检验量表可靠程度的重要心理测试指标。常用的有两人信度和重测信度。两人信度用以比较两个主试者测试结果的可靠或稳定程度，即两个主试者采用同一心理测试方法测试同一被测试者，比较两个测验结果的一致性和相关程度。若采用同一心理测试方法间隔一定时间连续两次测试同一个体，则两次测试结果的一致性和相关程度反映重测信度。相关系数越高(趋近于1)，则测试的可信度越高。

3. **效度** 是检验心理测试方法的有效性和准确性，即测试结果反映测评内容的真实程度。效度(validity)越高，说明测试结果越能代表被测个体的心理行为的真实特征。常用的效度指标有内容效度、结构效度和效标效度。

(1) **内容效度**：表示某一测试对所要测定内容的覆盖程度。内容效度(content validity)是编制测试必须考虑的基本内容。

(2) **结构效度**：指心理学理论对所测行为的解释程度，即结构效度(construct validity)能据某种心理学结构解释测试结果。

(3) **效标效度**：又称统计效度或实证效度，效标效度(criterion-related validity)指某个测试与某些效标变量之间的相关程度以检验测试的有效性。

(五)临床意义

1. **评价目的** 儿科临床应用儿童心理行为发育评价的目的：①评价儿童生长发育过程中心理行为发育水平(正常、偏离正常以及偏离的程度)；②辅助神经精神发育障碍的诊断和鉴别诊断，如神经发育迟滞、学习困难、注意缺陷多动障碍等；③辅助评价疗效和判断预后，如康复训练的效果评估。

2. **预测智力发展** 虽然比较准确的测试可在一定程度上预测儿童将来的智力水平及成绩，尤其可预测群体儿童的智力水平。但测试的儿童年龄越小，预测性越差，尤其是婴幼儿期的智力测试结果不能完全预测以后的智力发展。因婴幼儿期的心理行为发育测试内容侧重于感知觉和运动发育水平，而儿童期的智力测试着重于言语、抽象思维、逻辑推理和问题解决等能力。同时，婴幼儿期的智力发展可变性大，易受环境的变化，包括家庭养育环境、教育环境、疾病和康复训练干预等。一般，6岁各年龄组儿童间智力水平的变动性逐渐缩小，即随年龄增长儿童的智力逐渐趋于稳定。

3. **工种选择** 应用时可据教育、心理、医学、体育、军事、职业选择和劳动工种选择的不同目的或标准而采用不同心理测试方法。

三、测试方法分类

(一) 按测试功能分类

1. 能力测试 测试个体所具备的能力或潜在的能力，包括一般能力和特殊能力。一般能力即是智力，常用的智力测试均属于能力测试；特殊能力包括音乐、美术、体育、机械等方面的特殊能力。潜在能力是指个体所具备但尚未表现出来的能力，潜在能力测试又称能力倾向测试或职业选拔测试。

2. 学业成绩测试 测试个体经过某种正规教育或训练之后对知识和技能掌握的程度。如学校里的各种学科测试以及一些经过标准化的综合测试。

3. 人格测试 测试个体的性格、气质、兴趣、态度、品德、情绪、动机等个性心理特征。如气质问卷、艾森克人格问卷、明尼苏达多项人格调查表等。

(二) 按测试组织形式分类

1. 个别测试 一个主试者每次只能测试一个被试者，即一对一进行的测验。绝大多数的智力测验都是个别测试，如斯坦福 - 比奈量表、韦克斯勒智力量表等。

2. 集体测试 一个主试者可以同时测试多个被试者。各种学科测验、人格测验都可采用集体测试的形式。

(三) 按测试性质分类

1. 文字测试 即由语言和文字组成的测试项目，被试者对这些语言 / 文字类的测试项目作出回答。大多数的人格测验和言语类测试都属于文字测试。

2. 非文字测试 测试材料以图形、照片、拼板、仪器、工具、模型等组成。被试者通过操作来反应，无须用语言和文字，不受文化因素的影响。如瑞文测试，韦氏智力量表中的操作分测试。

(四) 按测试目的分类

1. 筛查测试 设计的测试方法内容只能达到粗略了解被测个体的心理特征的目的，如某个人的智力水平正常 / 延迟，或筛查疑诊或高危人群，以早期诊断和治疗。筛查测试结果不准确，不能确定智力落后的程度。

2. 诊断测试 设计的测试方法内容测试较全面、详细，可达到确定某些行为问题的性质与严重程度的目的。临床上，测试对象来源于筛查测试结果异常者或临床疑诊异常者。诊断测试评估内容全面，测试结果比较准确可靠(表 3-12-1)。

表 3-12-1 儿童筛查性智力测验与诊断性智力测验的区别

	筛查性	诊断性
目的	筛查发育可能有问题的儿童	准确评价疑诊问题儿童做出
对象	正常儿、高危儿、疑诊问题儿童	筛查结果异常、进行干预、科研对象
时间	5~15 分钟	1~2 小时
结果	正常、可疑、异常	智商(IQ)或发育商(DQ)
优点	方法简单、快速	方法详细、准确
缺点	定性，不能算智商	测验费时、费人力

专家点评

● 使用标准化的心理行为量表，监测评价儿童的心理行为发育，对促进儿童身心健康意义重大；

● 根据临床需求，正确选择合适量表，客观、恰当解读评估结果，并进一步提供相关建议和指导至关重要。

(徐秀)

【参考文献】

1. 陈强，徐云 . 智力测评技术 . 北京：科学出版社，2011，32-56.
2. 陈国鹏 . 心理测验与常用量表 . 上海：上海科学普及出版社，2005，4-15.
3. 姚树桥 . 心理评估 . 第 2 版 . 北京：人民卫生出版社，2013，10-12.
4. Carey，Crocker，Coleman，et al. Developmental-Behavioral Pediatrics. 4th Ed. New York：Saunders，2009：771-784.
5. Snow. CE，Van Hemel. SB. Early Childhood assessment. Washington：The National Academies Press，2008，301-376.

第二节 感知觉发育筛查

导读 听、视觉障碍影响儿童对外界事物的感知和认知发育。语言信息的输入受损，导致儿童语言发育迟缓、交流、学习障碍，增加家庭与社会负担。儿童视觉发育具有可塑性，早期发现和早期治疗可早期康复，避免儿童终生视力残障甚至挽救生命。定期听觉、视觉发育筛查以早期发现、早期诊断听力、视力障碍儿童，及早进行听觉、视觉干预及康复，减少儿童听力、视力障碍致残发生。

一、听觉发育筛查

新生儿可发生先天性听力障碍。国内统计资料显示新生儿先天性听力障碍发病率为0.1%~0.3%，其中高危因素新生儿听力损失发病率为2%~4%。婴儿后期(8~12月龄)至学龄前儿童(4~5岁)亦可发生迟发性听力障碍，婴幼儿迟发性听力障碍发病率为0.1%。高危因素新生儿为听力筛查重点。

(一) 筛查目的

定期听觉发育筛查可早期发现、早期诊断听力障碍儿童，及早进行听觉言语干预及康复，减少儿童因听力障碍的致残发生。

(二) 筛查对象

新生儿 筛查所有新生儿，其中高危因素新生儿为筛查重点(表3-12-2)。高危因素新生儿听力随访3年(包括初次筛查结果正常者)，每年至少1次听力筛查。疑听力损失的儿童应立即转专科机构诊治。

2~7岁儿童有高危因素儿童需重点筛查，或适当增加筛查次数。

(三) 筛查时间

新生儿出院前均宜进行听力筛查，特殊情况者延后；婴幼儿、学龄前儿童期的耳及听力健康保健时进行听觉发育筛查(表3-12-3)。

(四) 筛查方法

1. 筛查方法

(1) 耳声发射：即在外耳道记录位于耳蜗声源的声波称耳声发射(otoacoustic emission，OAE)，原理是声音由耳蜗螺旋器中毛细胞的主动运动产生，由中耳向内耳、外耳道逆行传播，可反映耳蜗的功能状态。耳声发射不是简单的声反射物理现象，而是生理过程。因外毛细胞缺失或损害以及人的听力损失40~50dB时不产生OAE；刺激耳蜗传出神经可影响发射声的振幅。目前用于筛查的有瞬态声诱发耳声发射(transient evoked otoacoustic emissions，TEOAE)、畸变产物耳声发射(distortion product otoacoustic emission，DPOAE)(表3-12-4)。OAE简单易行，但可漏诊部分听神经疾病。

表3-12-2 儿童发生听力障碍的高危因素

		高危因素
新生儿	出生情况	出生体重<1500g Apgar评分1分钟0~4分或5分钟0~6分
	疾病	早产儿呼吸窘迫综合征 新生儿重症监护病房(NICU)住院>5天 宫内感染：TORCH 高胆红素血症(换血) 体外膜氧合 机械通气>48小时 脑膜炎：病毒性或细菌性 颅面形态畸形，包括耳廓和耳道畸形
儿童		诊断或疑诊与听力障碍有关的综合征或遗传病 家长疑有听力、语言或发育问题的儿童 颅脑外伤，特别有颅底/颞骨骨折住院治疗者 反复或慢性中耳炎>3月 有化疗治疗史
母亲	孕期	曾使用过耳毒性药物或利尿剂 滥用药物和酒精
家族史		家庭成员有儿童期永久性听力障碍者

表3-12-3 儿童听力筛查时间

筛查对象	筛查年龄
新生儿	2~3日龄
儿童	6、12、24和36月龄

测试时的注意事项：①环境安静，儿童睡眠状态；②选择与外耳道匹配的探头，操作时探头不能接触外耳道壁，及时清理探头，防止堵塞；③排除假阳性结果：如中耳炎、耵聍栓塞、探头安置不正确、探头堵塞等因素所致。

(2) 自动听性脑干反应：是20世纪80年代

表 3-12-4　TEOAE 与 DPOAE 比较

	TEOAE	DPOAE
原理	耳蜗受外界短暂脉冲声(短声或短音)刺激后释放出的音频能量	耳蜗同时受两个一定频率比值关系的初始纯音刺激产生一系列畸变信号传入外耳道的音频能量
环境		<30~40dB
纯音听阈 >40dB HL	不易记出	
听力损失 <55dB HL		可记出,灵敏度高
频率特性		好

在听觉脑干诱发电位(ABR)基础上发展的新技术,结果反应外耳、中耳、鼓膜、听神经直至脑干功能状态。自动听性脑干反应(automated auditory brainstem response,AABR)采用 35dB nHL 的短声刺激,频谱范围 700/750~5000Hz 刺激声相位交替,应用模板检测算法从脑电图 EEG 中提取 ABR 的 V 波,将获得的波形与模板进行统计比较,得到概率比(LR),自动产生通过或转诊结果。

(3) **听觉观察法:**据声音的频率和强度初步观察婴幼儿行为反应(图 3-12-1,表 3-12-5),粗略评估听力状况。疑诊听力障碍者需转诊。

(4) **便携式听觉评估仪:**据年龄的不同,听觉应答方式可采用视觉强化测听(visual reinforcement audiometry,VRA)中儿童听声转头找刺激物的行为(图 3-12-2),或儿童根据游戏测听(play audiometry,PA)指令完成简单游戏(图 3-12-3),

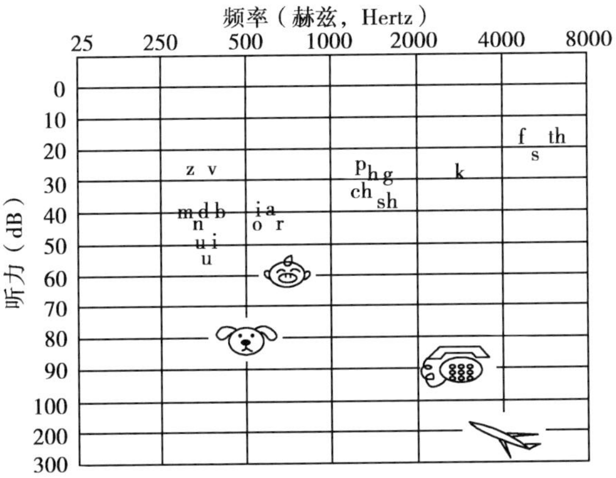

图 3-12-1　听力图

表 3-12-5　听觉观察法结果判断

月龄	听觉行为反应
6	不会寻找声源
12	对近旁的呼唤无反应 不能发单字词音
24	不能按照成人的指令完成相关动作 不能模仿成人说话(不看口型)或说话别人听不懂
36	吐字不清或不会说话 总要求别人重复讲话 经常用手势表示主观愿望

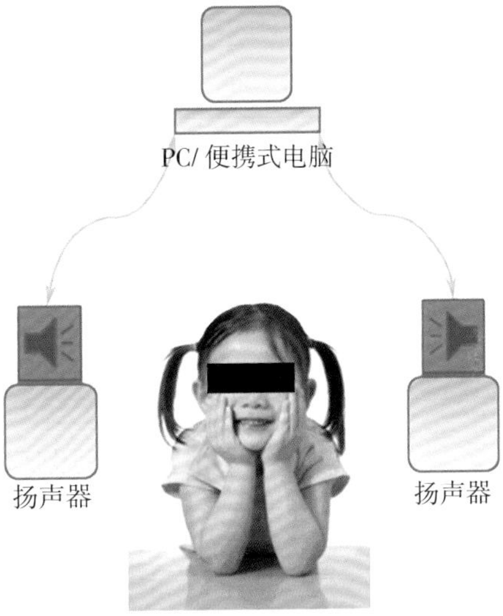

图 3-12-2　视觉强化测听(VRA)方法

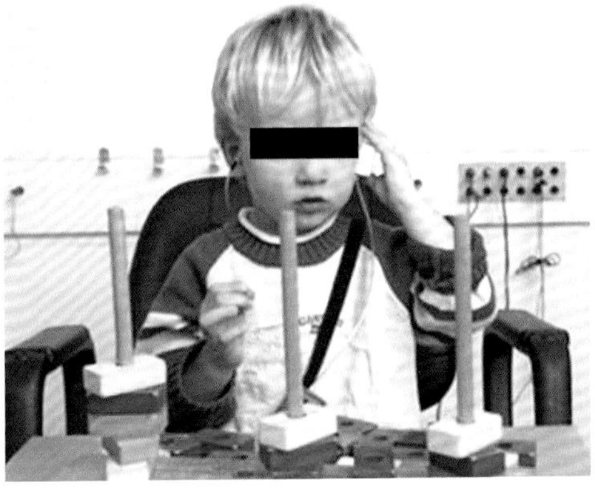

图 3-12-3　游戏测听(PA)方法

或儿童听到声音用简单动作反应,评估听觉察知能力。检测环境安静(≤45dB)(表 3-12-6)。

2. 筛查方案

(1) **新生儿筛查方案:**目前国内外采用的新生听力儿筛查(universal newborn hearing screening,UNHS)方案通常有三种(表 3-12-7)。初筛结果阳

表 3-12-6 便携式听觉评估仪阳性指标

年龄	测试音强度	测试音频率	筛查阳性结果
12 月龄	60(dB SPL,声场)	2kHz(啭音)	无听觉反应
24 月龄	55(dB SPL,声场)	2、4kHz(啭音)	任一频率无听觉反应
3~6 岁	45(dB HL,耳机或声场)	1、2、4kHz(纯音)	任一频率无听觉反应

表 3-12-7 新生儿听力筛查方案

	方案一	方案二	方案三
初筛	耳声发射(OAE)	耳声发射(OAE)	自动听性脑干反应(AABR)
复筛	耳声发射(OAE)	自动听性脑干反应(AABR)	自动听性脑干反应(AABR)

性者,42 日龄内复筛。

(2) 0~7 岁儿童听力筛查方法:

1) **听觉观察法**:0~3 岁儿童可运用听觉观察法;

2) **便携式听觉评估仪**:据临床需要选择频率不同强度的发声,观察儿童的应答反应。

3. 转诊及听力评估

(1) **新生儿听力筛查转诊**:"复筛"仍未通过或疑诊听力损失者(包括单侧未通过者)3 个月内需转诊至儿童听力诊断或检测中心进行听力诊断评估。

(2) **儿童听力筛查转诊**:出现:①听觉行为观察法筛查任一项结果阳性者;②便携式听觉评估仪筛查任一项结果阳性者;③耳声发射筛查未通过者均转诊至儿童听力检测机构确诊。

4. 筛查人员与资质审核 接产机构的负责听力筛查人员对新生儿进行听力初筛,儿童保健或耳/听力保健的工作人员进行儿童听力筛查。参加新生儿与儿童听力筛查的技术人员须接受相关专业技术培训,经考试获得省级卫生行政部门批准的培训合格证书。

(五) 筛查流程

1. 新生儿听力筛查流程 按 2010 年原卫生部的《新生儿听力筛查技术规范》要求,推荐进行新生儿听力初筛与复筛方案(图 3-12-4)。

2. 儿童听力筛查流程 按 2013 年国家卫生和计划生育委员会《儿童耳及听力保健技术规范》,0~7 岁儿童按流程进行耳和听力筛查(图 3-12-5)。

二、视觉发育筛查

文献报告 10% 以上儿童有视力障碍,高危儿的视力异常发生率达 20%~30%。儿童视力问题使儿童学习障碍、感知觉迟缓、社会 - 情感的发育异常和生活质量的下降。因多数儿童眼病无明显疼痛或不适,加之婴幼儿难以表述,易被家长忽略。因此,儿童需要定期视觉发育筛查。

(一) 筛查目的

早期发现屈光不正、弱视和其他一些常见眼病,及时转诊至专科。

(二) 筛查对象

2013 年国家卫生和计划生育委员会公布《儿童眼及视力保健技术规范》,规定发生眼病危险性高的新生儿(表 3-12-8)与 0~7 岁正常儿童都应进行眼病筛查或视力检查。

表 3-12-8 儿童发生视觉损害的高危因素

		高危因素
新生儿	出生情况	出生体重 <2000g 的早产儿/低出生体重儿 难产、器械助产
	疾病	新生儿重症监护病房(NICU)住院 >7 天,有连续吸高浓度氧史 宫内感染:TORCH 颅面形态畸形、大面积颜面血管瘤,或者哭闹时眼球外凸 疑有与眼病有关的综合征,例如先天性白内障、发育性青光眼、视网膜母细胞瘤、先天性小眼球、眼球震颤等 眼部持续流泪、有大量分泌物
家族史		遗传性眼病家族史

(三) 筛查时间

美国眼科学会(AOA)的《儿童眼检查指南》要求所有健康儿童在 6 月龄前、3 岁、小学一年级常规进行眼检查,以后每 2 年检查一次。有眼问

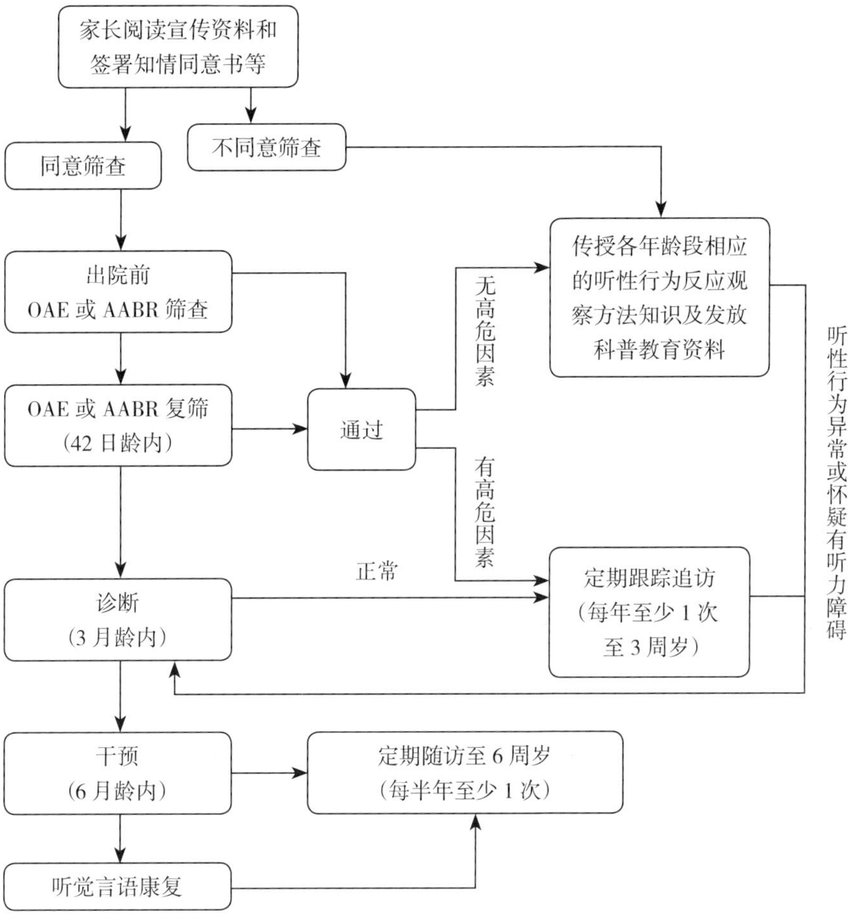

图 3-12-4　新生儿听力筛查技术流程

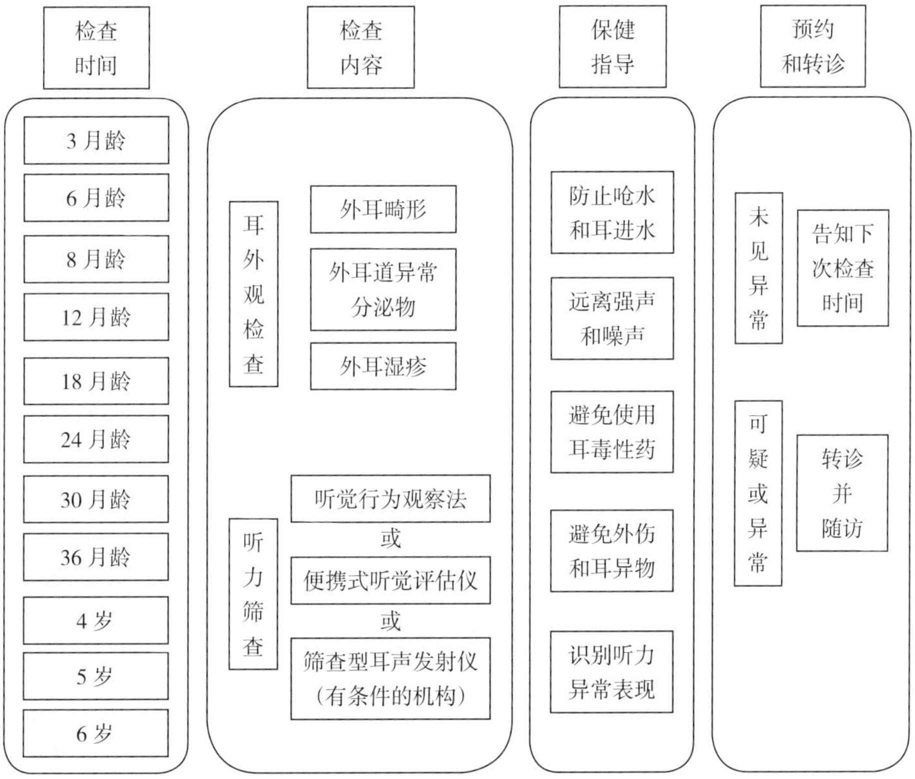

图 3-12-5　儿童听力筛查流程

题的高危儿童每年需由眼保健专科医生检查一次。我国要求出生后有发生眼病的高危新生儿需排除眼病以及早产儿/低出生体重儿需排除视网膜病变(retinopathy of prematurity,ROP),正常儿童1月龄~6岁定期眼病筛查和视力检查(表3-12-9)。

表3-12-9 儿童视力筛查时间

筛查对象	筛查年龄	目的
高危新生儿	出生后尽早	眼科检查,排除眼病
早产儿/低出生体重:出生体重 <2000g	4~6周龄或矫正胎龄32周时	到眼科进行视网膜病变(ROP)筛查
婴儿	3、6、12月龄	
幼儿	2、3岁	
学龄前儿童	4、5、6岁	

(四)筛查内容

1. 正常新生儿的首次眼病及视力筛查 安静觉醒状态进行眼部形态学、视觉行为及瞳孔对光反射、视力评估、红光反射检查(red reflex examination)(表3-12-10)。美国儿科学会建议红光反射用于筛查新生儿期眼睛与儿童视力筛查。

2. 早产儿视网膜病变筛查 充分散瞳、开睑器开睑,双目间接检眼镜配合巩膜顶压的方法在国际上被认为是ROP筛查的"金标准"。广角数码儿童视网膜成像系统(RetCam)的视网膜显像技术是一客观的、无损伤的检查方法,可早期发现视网膜病变问题,在ROP筛查应用日益广泛。

ROP随访标准参照2014年中华医学会眼科学分会眼底病学组制定的《中国早产儿视网膜病变筛查指南》(表3-12-11)。

表3-12-10 正常新生儿的眼病及视力筛查

项目	检查方法	通过标准	转诊标准
眼部形态学	室内自然光线下,用笔灯、直尺,从外到内逐步检查眼睑、结膜、角膜、瞳孔、虹膜等结构	眼睑:无缺损、炎症、肿物;睁眼时睑裂高度,双眼对称 结膜:不充血,结膜囊清洁无分泌物 角膜:角膜透明、形圆;角膜横径9~11mm,两眼等大 瞳孔:居中、形圆、两眼对称、黑色外观 虹膜:形状正常,无缺损或粘连或囊肿	眼睑:严重缺损、红肿、局限肿物;两眼睑裂不对称 结膜:充血、水肿、大量分泌物 角膜:局部或全部混浊、不圆;横 <9mm,>11mm或两眼不等大 瞳孔:偏心、不圆或不对称,呈白、灰白、黄白色 虹膜:有缺损或粘连或囊肿
视觉行为(光照反应)	室内自然光线下用笔灯快速移至受检者眼前照亮瞳孔区,重复多次,两眼分别进行	受检者出现反射性闭目动作	光照反应未引出
瞳孔对光反射	室内自然光线下,自眼前正前方用笔灯照亮受检者瞳孔区,重复多次,注意两眼分别进行,不要同时照射	被照射眼瞳孔缩小为直接对光反射存在,非照射眼同时出现瞳孔缩小为间接对光反射存在	迟钝的对光反射或无反射
视力评估(视动性眼震)	婴儿平躺,用视动性眼震仪在被检眼面前33cm处缓慢向一侧转动	受检者则出现冲动性水平摆动(眼球震颤)	不出现眼球震颤
红光反射	暗室内直接检眼镜,一臂距离外分别观察两眼瞳孔中反射的红光亮度、颜色、均匀度、有无暗点等	反射颜色、强度、清晰度都均匀,没有暗点或没有红色反光中出现白点(白瞳征)	反射颜色、强度、清晰度不均匀,有暗点或红色反光中出现白点(白瞳征)

表 3-12-11 早产儿视网膜病变随访

随访间隔时间		终止筛查	转诊
Ⅰ区无 ROP,1 期或 2 期 ROP	每周 1 次	满足以下条件之一即可： ① 视网膜血管化(鼻侧到边,颞侧差 1 个 PD); ② 矫正胎龄 45 周,无阈值或阈前病变,血管到Ⅲ区; ③ 视网膜病变退行	① 阈值病变 ② 阈值前病变Ⅰ型
Ⅰ区退行 ROP	1~2 周		
Ⅱ区 2 期或 3 期病变	每周 1 次		
Ⅱ区 1 期	1~2 周		
Ⅱ区无或 1 期,Ⅲ区 1、2 期	2~3 周		

3. 正常儿童眼及视力筛查 按儿童视觉发育筛查流程(图 3-12-6)操作,视觉行为评估、红光反射检查、屈光筛查、视力检查、眼位及眼球运动检查是儿童眼及视力筛查(vision screening)主要的检查方法(表 3-12-12)。有条件的地区可增加与儿童年龄相应的其他眼部疾病筛查和视力评估,如 >6 月龄儿童可使用自动验光仪筛查儿童屈光不正。如远视度 >3.00D,近视度 >1.00D,散光度 >1.50D 的儿童给予转诊;4 岁以上儿童可尝试双眼视觉功能检查和色觉检查,发现立体视觉或其他异常者应予转诊。

表 3-12-12 儿童眼及视力的筛查

筛查年龄	筛查项目	通过标准	转诊标准
3 月龄 ~	① 眼部形态学检查 ② 视觉行为检测 ③ 防御性瞬目反射 ④ 红光反射检查 ⑤ 优先选择性注视	① 正常新生儿的眼病及视力筛查(表 3-12-10) ② 短暂寻找光源或红球,追随注视 ③ 出现反射性瞬目动作 ④ 正常新生儿的眼病及视力筛查(表 3-12-10) ⑤ 双眼视力相当	① 正常新生儿的眼病及视力筛查(表 3-12-10) ② 与该年龄正常视觉行为相差甚远 ③ 防御性瞬目反射未引出 ④ 正常新生儿的眼病及视力筛查(表 3-12-10) ⑤ 双眼辨认结果相差 >2 级
6 月龄 ~	① 眼部形态学检查 ② 视觉行为检测 ③ 眼位及眼球运动检查(角膜映光法 + 遮盖法) ④ 红光反射检查 ⑤ 优先选择性注视	① 同上 ② 固视,追随注视 180°,双眼对遮盖反应一致 ③ 角膜映光点居中,遮盖试验眼球不动;双眼运动协调;无头位 ④ 同上 ⑤ 同上	① 同上 ② 同上 ③ 显性斜视、动度中到大的隐斜、眼球运动障碍或伴有头位 ④ 同上 ⑤ 同上
1 岁 ~	①②③④⑤同上	①③④⑤同上 ② 行走时能主动避让障碍物,手眼协调,视物无明显歪头、眯眼、距离过近等危险因素	同上
2 岁 ~	①②③④同上 ⑤点状视力表	①②③④同上 ⑤同优先选择性注视	同上
3 岁 ~	①②③④同上 ⑤ 图形视力表	①②③④同上 ⑤ 单眼视力≥0.5,双眼视力相当	①②③④同上 ⑤ 单眼视力 <0.5,双眼辨认结果相差 2 行以上
≥4 岁	①②③④ ⑤ 国际标准视力表或对数视力表 ⑥ 色觉 ⑦ 双眼视觉	①②③④同上 ⑤ 单眼视力 4~5 岁 ≥0.6,5 岁以上 ≥0.7,双眼视力相当 ⑥ 辨色正常 ⑦ 双眼视觉功能正常	①②③④同上 ⑤ 单眼视力 4~5 岁 <0.6,5 岁以上 <0.7 或两眼差别 2 行以上 ⑥ 色盲或色弱,双眼视觉功能异常

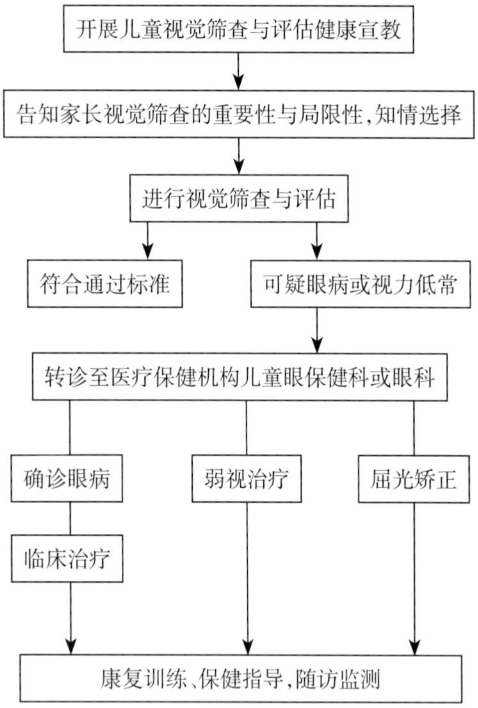

图 3-12-6　儿童视觉发育筛查流程图

（五）家长观察

教育家长观察提示儿童可能有眼睛或和视力问题的迹象（表 3-12-13）。

表 3-12-13　提示儿童眼睛或和视力问题的迹象

眼问题	提示临床问题
疑眼病	多泪 - 提示泪管问题 红眼 - 提示眼部感染 一只眼或双眼不能转动 - 提示眼部肌肉控制问题 对光敏感，持续流泪 - 提示眼升高 白色的瞳孔 - 提示先天性白内障
疑视觉问题	一只眼或双眼常常斜视 3~4 月龄婴儿双眼仍不会跟踪物体（如人脸、摇铃） 眼震颤 视物距离近 视物时揉眼、眯眼、歪头

（六）筛查人员与资质

1. 检查者资质论证　我国儿童的视力筛查工作多由省市级儿童保健医生承担。因儿童视觉发育筛查结果关系儿童生命质量与前途，要求检查者须经过严格的培训，具备相应的筛查技术和鉴别能力。

2. 设备和技术　亦与检查结果有关，开展儿童的视力筛查单位需有相应资质，有能力购置适当设备和技术。

附：儿童常用视力筛查项目操作的介绍

1. 防御性瞬目反射　室内自然光线下，受检者取顺光方向，检查者以手或大物体在受检者眼前快速移动，不接触到受检者，观察是否出现反射性瞬目动作。

2. 红光反射　检查在暗室进行，检查者持直接检眼镜，检眼镜刻度盘放在 0D，距离儿童约 45cm 分别观察两眼瞳孔中反射的红光亮度、颜色、均匀度、有无暗点等。每只眼检查后，应同时观察两眼的红光反射在颜色、亮度和大小上是否对称。红光反射颜色、强度、清晰度都均匀，没有暗点或没有红色反光中出现白点者为检查通过，记录为红光反射阴性或正常。如果红光反射颜色、强度、清晰度不均匀，或者无红光、有暗点或白点，则表明是阳性或不正常，需要及时转诊眼科医生行散瞳后眼底检查。

3. 角膜映光法 + 遮盖法检查眼位

（1）**角膜映光法**：令受检者注视 33cm 处的手电灯光，观察其角膜反光点的位置来判断斜视的类型及斜视度。双眼角膜反光点在瞳孔中央，为正视位。如反光点在角膜中央的鼻侧，提示外斜视；反光点在角膜中央的颞侧，则提示内斜视。斜视度按每离角膜中央 1mm 以 7° 计算。一般反光点位于瞳孔缘，斜视角约为 15°，位于瞳孔缘与角膜缘中间为 25°~30°，位于角膜缘为 45°。

（2）**交替遮盖法**：嘱受检者分别注视近距离 33cm 处及远距离 5m 处光点。遮眼板交替遮盖一眼，使另一眼交替注视目标，观察未遮盖眼是否有移动。如果两眼均不动则为正视位，如有转动则表示有斜视，包括隐性斜视和显性斜视。分辨显性或隐性斜视则需要通过遮盖 - 去遮盖试验。

（3）**遮盖 - 去遮盖法**：用于区别显性斜视及隐性斜视。遮盖或去遮盖后眼球向外移动，为内斜视；向内移动，为外斜视。

4. 优先选择性注视　优先选择性注视（prential looking，PL）适用于 3 月龄 ~1 岁婴儿。将一个是有空间频率的黑白条纹图案，另一个是均匀灰色图案放在婴儿的前面，观察者从一个窥孔观察婴儿的注视情况，30 秒内注视时间超过 75%，就认为该条纹被婴儿所识别；逐渐增加黑白条纹空间频率，直到婴儿不再出现注视倾向。婴儿所能识别最细的条栅的空间频率为其视力阈值（图 3-12-7）。

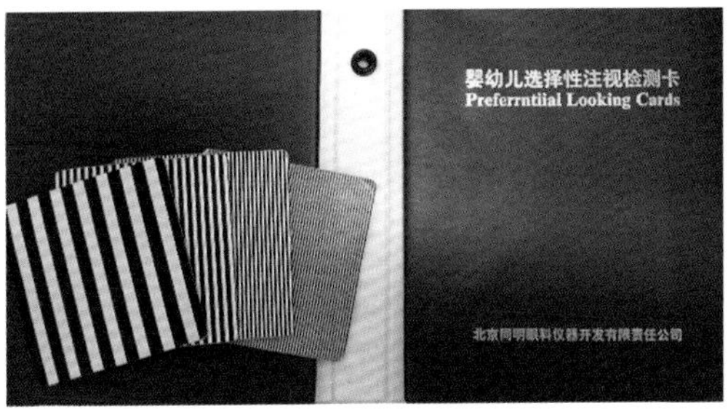

图 3-12-7　优先选择性注视卡

5. 点状视力检测　适用于 1.5~3 岁的幼儿或不能指认视力表的儿童。儿童遮盖一眼，单眼检查，距离一臂左右。检查前应先调整视标盘，使序号(1~9)与视标对应，开亮屏幕观测孔灯。检查时先将最大的一个视标点(序号 1)移到观测孔处，让被测者指出黑点的位置，转动观测孔小盘，使视标改变位置，再次指认，同一视标应变换位置指认两次以上。依次按同样方法顺序往下一个视标点进行检测，直到被测者辨认不出为止，结果记录不能正确指认的上一级视力。

6. 国际标准视力表或标准对数视力表检查　根据中华人民共和国卫生行业标准《儿童少年弱视的诊断及疗效评价》(WS/T 201-2001)，远视力检测基本条件为检测距离 5 米，采用人工照明的灯箱式视力表，照度为 500Lux，高度应为受检儿童的眼与视力表上 1.0(对数视力表 5.0)的视标行同一水平。检查时遮盖儿童一眼，但勿压迫眼球，按照先右后左顺序，分别检查两眼。检查由最大视标开始，每行选择最外侧的视标依次向下。当儿童表示困难时，开始检查上一行全部视标。能辨认出半数及半数以上的视标的一行为儿童最佳视力。记录准确到每一个视标。

7. 双眼视觉功能检查　双眼视功能分三级：Ⅰ级为同时知觉，Ⅱ级为融合，Ⅲ级为立体视觉。常用的双眼视觉功能检查方法有铅笔试验法、Worth 四点灯、同视机法、Titmus 立体图(图 3-12-8)、Frisby 立体视检查法、TNO 随机立体图等。

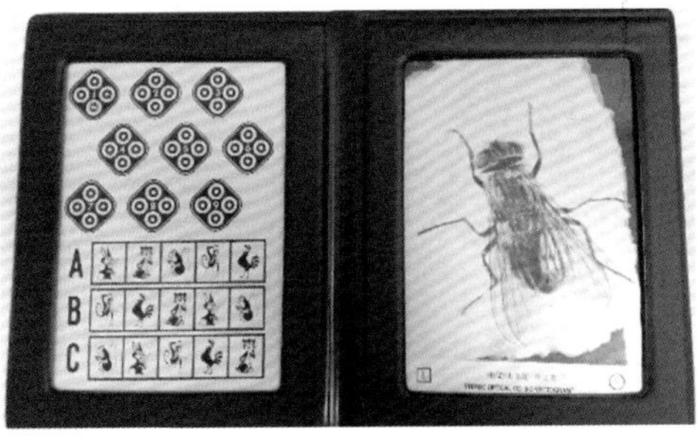

图 3-12-8　立体视觉检测图

专家点评

● 听力问题伴其他缺陷或全身疾病与听力障碍为遗传因素所致的儿童需转诊。

● 除新生儿听力筛查，其他年龄段儿童亦需定期听力筛查。

● 儿童的听觉行为表现有助早期发现听力障碍儿童。

● 屈光筛查结果异常的儿童应排除眼底疾病，如呈高度近视或散光的儿童、斜视、红光反射异常。

(童梅玲)

【参考文献】

1. 国家卫生和计划生育委员会．儿童耳及听力保健技术规范．2013.
2. American Academy of Pediatrics，Joint Committee on infant Hearing.Year 2007 Position Statement：principles and guidelines for early hearing detection and intervention programs.Pediatrics，2007，120：898-921.
3. The American Academy of Pediatrics：Clinical report—hearing assessment in infants and children：recommendations beyond neonatal screening. Pediatrics，2009，124(4)：1252-1263.
4. Hille E T，Van Straaten H I，Verkerk P H.Prevalence and independent risk factors for hearing loss in NICU infants. Acta paediatr，2007，96：1155-1158.
5. Lin H C，Shu M T，Lee KS.Comparison of hearing screening programs between one step with transient otoacoustic emission (TEOAE) and auto-auditory brainstem response. Laryngoscope，2005，115：1957.
6. SpiererA，Royzman，KuintJ：Visual acuity in premature infants.Ophthalmologica. 2004，218：397-401.
7. Berardi N，Pizzoruso T，Maffei L.Critical periods during sensory development. Curr Opin Nerubiol，2000，10：138-145.
8. Pevent Blindness America.Preschool vision screening for healthcare professionals. 2005.
9. 童梅玲．儿童早期视力筛查的意义及方法．中国儿童保健杂志．2012，20(6)：482-484.
10. Arizona Department of Health Services.Recommended Vision Screening Guidelines. 2004.

第三节 常用筛查性心理测验方法

导读 筛查性心理测试方法的结果可初步了解被筛查儿童神经心理发育水平。对筛查异常或可疑神经心理发育问题与障碍的儿童进一步诊断性评估，分析其原因，及时干预治疗措施或转诊。

一、概述

(一) 筛查对象

1. 高危新生儿 出生具有高危因素的儿童应列为重点筛查对象(详见本章第二节感知觉发育筛查)。

2. 疑诊问题或障碍儿童

3. 正常儿童 定期健康体检时进行1~2次筛查。

(二) 常用筛查性心理测验方法分类

婴幼儿期的心理行为发育筛查测试内容侧重于感知觉和运动发育水平(表3-12-14)，亦可从智力、运动、语言、适应能力等方面筛查年长儿心理行为发育状况。筛查结果有助判断正常与异常(可疑)儿童，但不能判断儿童异常的程度。如筛查测试异常或可疑，需重复测试，结果仍异常或可疑，则应进行诊断性测试。

表3-12-14 常用筛查性心理行为发育测试方法

筛查内容	适用年龄	方法(英文缩写)
智力	0~6岁	丹佛发育筛查(DDST)
	0~6岁	0~6岁智能发育筛查测验(DST)
	4~7岁	入学合格测验(50项)
	5~9.5岁	绘人测验(HFD)
	2.5~18岁	图片词汇测验(PPVT)
	5~75岁	瑞文测验(CRT)
运动	早产儿矫正胎龄32周龄~4月龄	婴儿运动能力检查(TIMP)
	出生至4月龄	全身运动质量评估(GMs)
	0~18月龄	Alberta婴儿运动量表(AIMS)
运动	0~1岁	52项神经运动检查
	0~6岁	Peabody运动发育量表(PDMS)
	4~12岁	儿童发育性运动协调障碍问卷(DCDQ)
语言	0~35月龄	早期语言发育量表(ELMS)
	0~36月龄	认知应物测验/临床语言和听力发育量表(CAT/CLAMS)
	8~30月龄	中文早期语言与沟通发展量表——普通话版(CCDI)
适应性	3~12岁	儿童适应行为评定量表
	6月龄~15岁	婴儿初中学生社会生活能力量表(S-M量表)

二、儿童筛查性智力测试

1. 丹佛发育筛查测试 1967年美国Cororado大学医学院儿科医师WK Frankenburg和心理学家JB Dodds在美国丹佛市制定的儿童发育筛查量表命名为丹佛发育筛查测试(Denver Development Screening Test，DDST)。DDST已在很多国家应用并在十余个国家进行了本土化修订，我国20世纪70年代末由北京和上海儿科学工作者修订DDST，已在儿科和儿童保健临床常规应用。

(1) **适用范围**：用于0~6岁儿童智能发育水平的监测(最适年龄≤4.5岁)，可作为精神发育迟缓的筛查工具。

(2) **量表设计**：量表包括105个项目，按测试内容分为4个能区，即个人-社会，精细动作-适应性、语言、粗大运动，各项目与年龄段相对应(图3-12-9)。一条横条代表一个项目，横条安排在一定的年龄范围之间。每一横条用25%，50%，75%和90%的标记分别代表正常儿童通过该项目的百分比数。注有"R"的横条表示该项目可询问家长。注有1、2、3…横条提示该项目测试时需参考指导语。

为缩短筛查时间，1981年Frankenberg修订DDST，精简测查项目，即先测查年龄线左侧的3个项目，4个能区共12个项目。如12个项目全部通过，评定结果为正常。若12个项目未完全通过，则按照前述测试。作者还将筛查项目制成问卷供家长填写，问卷不合格者再进行测试，更可节省测试过程。

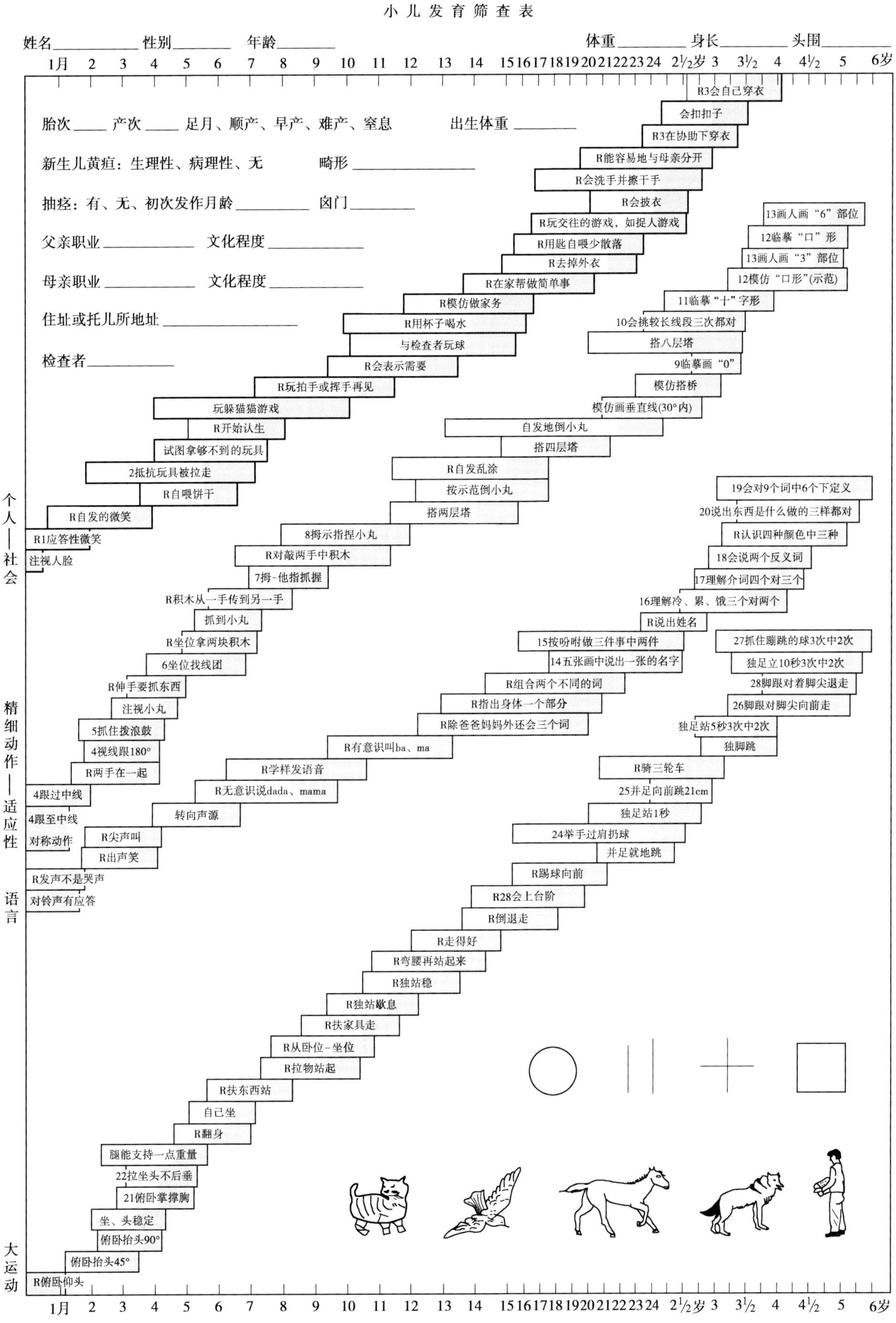

图 3-12-9 DDST 发育筛查表

(3) **测试工具**:虽然简单,但为保证测试的难易程度一致,测试工具需标准化,即统一制作。DDST 的测试工具包括:一个红色绒线团(直径约 10cm)、若干粒类似葡萄干大小的糖丸、一个细柄拨浪鼓、8 块边长 2.5cm 的正方形木块(5 块红色与蓝色、黄色、绿色各 1 块)、一个瓶口直径 1.5cm 的无色透明玻璃瓶、小铃铛一只、1 个直径 7~10cm 的小皮球、红铅笔 1 支、白纸一张。

(4) **测试方法**:从年龄线左侧始测试,每个能区应测试至少 3 个项目,然后向右测试,包括测试切年龄线的所有项目。每个项目可重复 3 次测试。在每个横条的 0% 处记录项目的测试结果,通过以 "P" (pass)表示、失败以 "F" (failure)表示、儿童拒绝测试或不合作以表示 "R" (refuse);"NO" 为儿童无机会或无条件表演。总评时 "NO" 不予考虑。用红色 "F" 标记年龄线左侧未通过项目。

注意:检查者不能暗示询问的项目。测试过程中检查者要观察儿童的行为、注意力、自信心、有无神经质或异常活动、与家长的关系等等。

(5) **结果判断**:测试结果有异常、可疑、正常及无法解释 4 种。

异常:有两种情况:①两个或更多的能区,每个能区有 2 项或更多的发育延迟;②1 个能区有 2 项或更多的发育延迟,加上 1 个能区或更多的能区有 1 项发育迟缓和该能区切年龄线的项目均为 "F"。

可疑:有两种情况:①一个能区有 2 项或更多的发育迟缓;②一个能区或更多的能区有 1 项发育迟缓和该能区切年龄线的项目均为 "F"。

无法解释:"NO" 的项目多,结果无法评定。

正常:无上述情况。

结果异常、可疑或无法解释的儿童需 1 月后复查,如复查结果仍为异常、可疑、无法解释时,家长亦认为测试的结果符合儿童日常,则应转诊。

(6) **量表优缺点**:DDST 工具简单,有指导语,易掌握,评分和解释方便,测试时间短(10~30 分钟)。重测信度 0.96,评定者间信度 0.90,效度分析 DDST 特异性高。但 DDST 中 4 岁以上项目较少,部分内容受文化差异的影响,不完全适合我国儿童。

2. 0~6 岁智能发育筛查测试 1997 年上海医科大学儿科医院刘湘云等编制 0~6 岁智能发育筛查测试量表(development screening test,DST),并制定全国城市常模。

(1) **适用范围**:0~6 岁儿童智能发育水平的监测,可作为精神发育迟缓的筛查工具。

(2) **量表设计**:DST 共 120 个项目,包括运动、社会适应、智力 3 个能区。根据 3 个能区得分计算出发育商(development quotient,DQ),据智力能区得分计算出智力商数(mental index,MI)。

(3) **结果判断**:正常:得分 >85,可疑:得分 70~84,异常:得分 <70。

(4) **量表优缺点**:DST 适合中国国情,增加 4 岁后项目,可进行定性和定量双重分析。信度 0.9~0.94,效度 0.57~0.6。国内研究结果显示敏感性明显高于 DDST,但尚需得到国际公认。

3. 入学合格测试 1981 年全国儿童智能协助组编制并修订美国儿科协会第Ⅸ医院制定的 "入学准备试卷" (School Readiness)为 "学前儿童能力筛查" (简称 "50 项"),1982 年完成全国常模。

(1) **适用范围**:"50 项" 可评估 4~7 岁儿童智能发育水平,结果可为儿童具备入学能力的参考。

(2) **量表设计**:包括问题和操作两类 50 项,自我认识能力 13 项,常识 5 项,运动能力 13 项,记忆能力 4 项,观察能力 6 项,思维能力 9 项。1 题得 1 分,共 50 分。

(3) **结果判断**:据所得总分查表得智商,评估儿童的智力水平。

(4) **量表优缺点**:测试时间 15~20 分钟,易操作,评分标准简单。重测信度 0.90,评定者间信度 0.99,与韦氏相关系数 0.78。

4. 绘人试验 1885 年英国库克(E.Cooke)首先描述儿童绘人的年龄特点,并提出画图可以反映儿童精神发育的情况。1926 年美国心理学家 F.L.Goodenough F 提出,即 Goodenough 绘人测试(Goodenough Draw-a-Man test)。1963 年 D.B.Harris 将 Goodenough 的绘人测试修订为 Goodenough-Harris 绘人测试。日本小林重雄制定标准与 50 项评分法。中国心理学家萧孝嵘于 1929-1935 年在南京、上海等地应用,并据中国的特点修订了量表,获得常模。1979 年上海第二医科大学、首都儿科研究所等再次修订和中国标准化。

(1) **适用范围**:5~9.5 岁儿童的智力筛查。

(2) **测试工具**:一张 27cm×21cm 白纸(避免纸张大小不一,绘人大小不一)一支铅笔和一块橡皮。

(3) **测试方法**:要求被测儿童在白纸上画一个 "人",测试者不给任何语言、行为指导(图 3-12-10)。

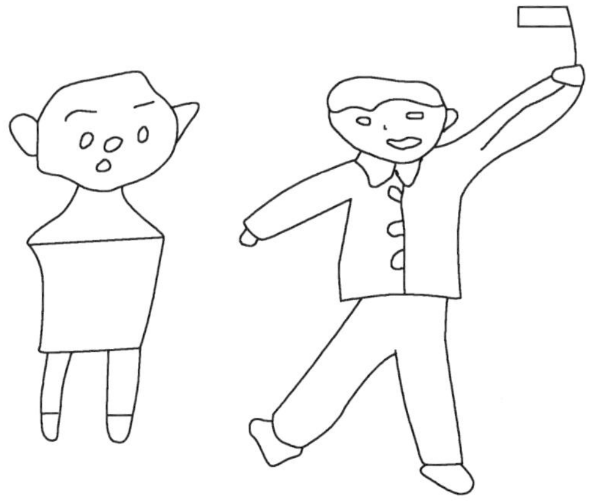

图 3-12-10 绘人试验评分

(4) **测试内容:**分析儿童绘人身体部位完整性、比例协调性判断儿童认知水平(眼手协调、抽象逻辑思维、注意力、记忆力、观察力、想象力、空间知觉、方位知觉等)以及情感。

(5) **结果判断:**采用改良的日本小林重雄评分法(50分)。计分内容包括身体部位、各部位的比例、表达方式(线或面)等。据原始分查表可得智商。

(6) **量表优缺点:**多数儿童约 10~15min 完成绘画。简单易行,能引起儿童兴趣,不易疲劳,无需语言表达,可个体或团体测试。重测信度 0.84,评定者间信度 0.94。但绘人测试智商结果粗略,结果与儿童绘画技能水平有关,不能完全反映儿童的能力特征和差异,与韦氏相关性较低(0.56)。

5. Peabody 图片词汇测试 1959 年 L. M. Dunn 和 Leota M. Dunn. 夫妇在美国田纳西州 Peabody college 编制的 Peabody 图片词汇测试(Peabody picture vocabulary test,PPVT)长期以来成为最常用的标准化的筛查语言发育的方法,并经过多次修订。PPVT-R 是 1981 年第一次的版本,1997 年第二次修订为 PPVT-Ⅲ,补充应用于特殊学生内容。因前三个 PPVT 版本均不用于成人测试,2006 年 Lloyd 与他们的儿子 Douglas M. Dunn 共同修订 PPVT 为 PPVT-Ⅳ。美国已将各种版本的 PPVT 标准化。美国智力低下协会(AAMD)推荐 PPVT 为常用方法之一。中国中科院心理所、上海新华医院等进行标准化,制定上海地区 PPVT 常模。

(1) **测试年龄:**4~9 岁儿童。PPVT-Ⅳ版本用于 2.5~90 岁。

(2) **测试设计:**原测试有 150 张图片组成,我国修订为 120 张,每张图片由 4 幅不同的黑白线条图组成(图 3-12-11)。

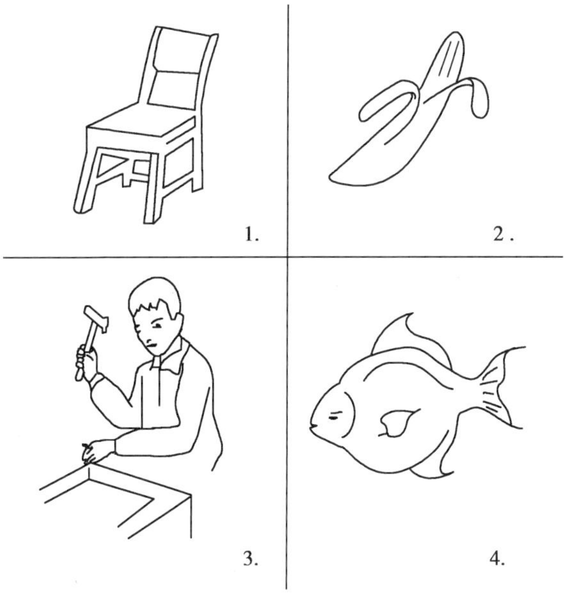

图 3-12-11 图片词汇测试图例

(3) **测试方法与结果判断:**儿童听主试者读词指出与相符合的一幅图。被试儿童答对 1 图得 1 分,连续 8 张图片有 6 张答错时测试终止。答对的题总数为儿童测试初分,查表转为智龄、智商和百分位数。

(4) **量表优缺点:**测试时间 10~15 分钟,操作简便,儿童可用手指表达,可用于研究正常、智力落后、情绪失调、语言表达障碍或运动障碍的儿童的智力水平,侧重语言理解能力,部分反映儿童听觉、视觉、词汇理解、注意力及记忆力等能力。PPVT 的有效性较好,如 PPVT 再测信度为 0.70~0.90,与 Stanford-Binet 智力测验的语言部分的相关系数为 0.68~0.76。

PPVT 测试不能用于听力或视力异常的儿童,结果不能全面反映儿童智力水平,受文化环境的影响。

6. 瑞文测验 1938 年英国心理学家 JC. Raven 编制的联合瑞文测验(combined Raven's test, CRT),原名为瑞文渐进矩阵(Raven's Progressive Matrices Test,RPM),简称瑞文测试,是一种非文字的智力测验,主要测试推理能力(eductive)。

20 世纪 80 年代我国引进瑞文测试,张厚粲及全国 17 个单位组成的协作组进行全国常模修订。1989 年李丹、王栋等分别完成彩色型和标准型合瑞文测验中国修订版,1996 年王栋再次修订。

(1) **适用范围:**5~75 岁儿童与成人智力筛查。

(2) **测试设计:**标准型矩阵图由 6 个单元 72

幅图构成。每个测试题为一抽象图案或一系列无意义图案构成一个方阵，受试者下面的6小块（或8小块）截片中选择一图片与整体结构正确匹配（图3-12-12）。通过图形的辨别、组合、系列关系等测试人的智力水平，判断被测试者解决问题的能力、观察力、思维能力、发现和利用信息及适应社会生活的能力。

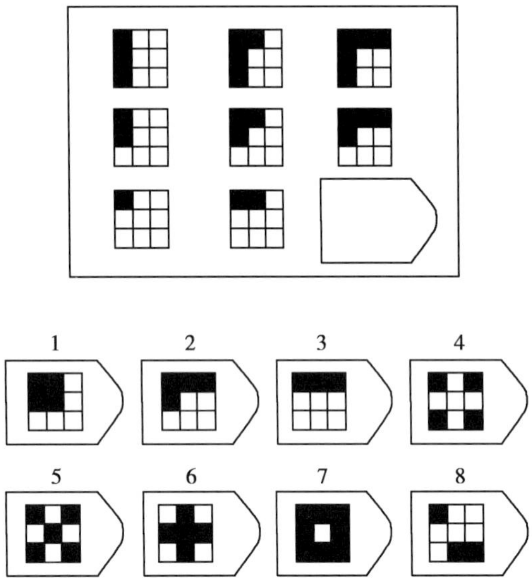

图3-12-12 瑞文测试例图（正确答案3）

（3）**结果判断**：答对1题得1分，最高为72分，根据原始分和儿童的年龄查表得到量表分，计算得出Z值，百分位和智商。

（4）**量表优缺点**：受试者的语言、读、写能力不影响瑞文测试结果，可用于个体或群体测试；结果可用于跨文化的比较研究。我国目前的几种瑞文测试版本测得IQ值高于韦氏量表IQ一个等级(约10分)。

三、儿童筛查性运动测试

运动发育筛查可早期发现儿童运动发育延迟、分离和偏离，特别可筛查高危儿早期运动功能。

1. 婴儿运动能力测试 1995年美国Campbell观察990名高危儿的粗大运动情况制定婴儿运动能力检查（test of infant motor performance，TIMP），筛查和评价婴儿的运动能力。2005年发表第二版。目前中国尚无TIMP常模。

（1）**适用范围**：矫正胎龄32周龄至4月龄婴儿的运动发育迟缓筛查。

（2）**量表设计**：TIMP（Version 5.1）有与婴儿环境相关的42个项目，即13项观察项目（observed）与29项引出项目（elicited）。测试婴儿头位、身体对称性、下肢运动肌力，以及听、视觉对刺激的反应。检查一般需20~30分钟。

（3）**结果判断**：TIMP各项目测试独立计分（0~7），总分最高142分，结果以平均（1SD~+0.5SD）、差(−0.5SD~−1.0SD)、较差(−1.0SD~−2.0SD）和(>−2SD）表示。

（4）**量表优缺点**：TIMP可有效评估与年龄相关的运动功能发育。研究显示TIMP可区别不同成熟程度（r=*0.83*）和有医学危险的婴儿（r=*0.85*）。TIMP筛查性运动测验方法无创、有可重复性以及较高的再测信度成为临床筛查婴儿神经心理和行为发育的主要手段和方法。

2. 全身运动质量评估 奥地利Karl-Franzens-University Graz的发育神经学教授Precht发现胎儿和出生后18周龄的婴儿全身运动类型不同，是任意的、不需要任何外部刺激的运动，1997年发展“全身运动质量评估”（general movements assessment，GMs）方法。GMs有助于小婴儿早期诊断脑损伤和预测神经发育状况，如评估的结果是“脑瘫高危”，则可及早期干预，有益于婴儿康复。GMs作为高危儿神经发育随访评估工具临床应用。

（1）**适用范围**：出生至4月龄的婴儿。

（2）**测试设计**：专业人员用正常GMs发育历程，即早产儿GMs、扭动运动（writhing movement，WM）和不安运动（fidgety movements，FMs）观察、或录像记录分析婴儿自发运动情况，判断儿童远期的运动发育情况。

（3）**结果判断**：异常GMs：痉挛-同步性GMs，混乱性GMs，异常性不安运动，不安运动缺乏。

（4）**量表优缺点**：GMs对脑瘫的早期预测敏感性和特异性较高。GMs评估主观判断为主，因此测试者需获得欧洲GM TRUST合格证书。

3. Alberta婴儿运动量表 1990~1992年加拿大阿尔伯塔省Mattha C.Piper和Johanna Darrah教授发展Alberta婴儿运动量表（Alberta infant motor scale，AIMS），完成标准化研究。

（1）**适用范围**：有高危因素的0~18月龄婴儿，观察自发运动筛查婴儿早期运动发育迟状况。

（2）**量表设计**：观察、记录婴儿俯卧位（21项）、仰卧位（9项）、坐位（12项）和站位（16项）自发运动情况，运动能力表现持重、姿势和肌力。用百分位描述AIMS结果（图3-12-13）。

分量表-坐坐稳-不用手支撑	
持重能力（weight bearing）	重量在臀部、下肢和手
姿势（posture）	竖颈，抬肩，曲髋，下肢外旋、曲膝，胸腰椎丰满
持重力/肌力（antigravity movement）	维持头在中线，用手支持体重片刻
提示：检查者将婴儿置坐姿，无检查者的帮助	

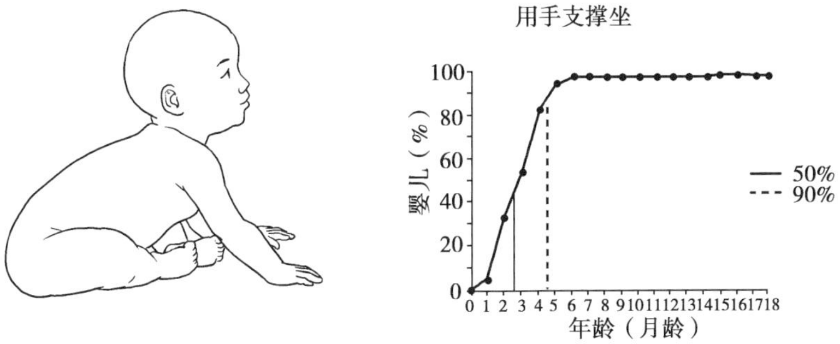

图 3-12-13　坐稳 - 不用手支撑

(3) **结果判断**:每项以有(1 分)、无(0 分)评分,各项目分数相加获得原始分,查询标准化量表得到受测婴儿年龄相对应的百分位数。百分位越低提示婴儿运动发育越不成熟。评估时检查者同时记录发育最成熟及最不成熟项目。

(4) **量表优缺点**:检查时间 15~30 分钟。AIMS 可评估运动技能、质量,较早识别运动发育不成熟或运动模式异常婴儿,为干预方案制定提供有价值的参考信息。

4. Amiel-Tison 婴儿神经运动检查　1986 年法国儿科教授 Amiel-Tison 发表“1 岁内儿童神经评估”(Neurological Assessment During the First Year of Life),近年为满足临床应用再次修订为 Amiel-Tison 足月儿神经评估(Amiel-Tison neurologic assessment at term,ATNAT)。ATNAT 可更好理解发育不成熟脑的病理生理特点,准确评估神经系统功能。

(1) **适用范围**:<1 岁儿童神经运动发育筛查。

(2) **量表设计**:5 分钟完成测试,简单的 0、1、2 评分方法。

(3) **量表优缺点**:ATNAT 筛查方法简单,易于临床应用,但因观察时间短,有较高假阳性结果,需要谨慎随访。ATNAT 方法主要检查婴儿主动和被动肌张力,早期发现神经运动异常,信度较好。但评估方法未标准化,同时 ATNAT 不是完全的神经学估价,不包括颅神经、肌萎缩、肌纤颤和其他因素的估价。

5. Peabody 运动发育量表　1974 年由 Folio 和 DuBose 共同出版 Peabody 运动发育量表(Peabody development motor scales),10 年后修改为 PDMS-2 版本,2003 年标准化。2000 年中国引进了第 2 版。目前中国儿童康复医学和儿童早期干预领域已广泛应用。

(1) **适应范围**:<6 岁儿童运动发育筛查(其中反射筛查为 2 周龄 ~11 月龄婴儿、物体操作是 >1 岁儿童接和扔出物体的能力),包括脑瘫的运动功能评估与运动康复评定。

(2) **量表设计**:测试反射(reflexes,Re)、姿势(stationary,St)、运动能力(locomotion,Lo)、物体操作(object manipulation,Ob)、抓握(grasping,Gr)和视觉 - 运动协调能力(visual-motor integration,Vi)等 6 个分测试,249 项。

(3) **结果判断**:6 个分测试分别归为大运动商(Gross Motor Quotient,GMQ)和精细运动商(Fine Motor Quotient、FMQ),每个项目以 0、1、2 分记录结果为原始分,得出测试年龄、百分位数以及量表分。GMQ 与 FMQ 构成总运动发育商(Total Motor Quotient,TMQ)。

(4) **量表优缺点**:PDMS-2 可用于不同病因的运动发育障碍筛查,结果可表示运动功能损伤程度,帮助确立训练目标和训练方案;有较好的信度和效度。但测试时间较长(45~60 分钟)。PDMS 主要用于学龄前儿童，偶用于8岁儿童。但PDMS是一筛查方法不能用于年长儿的运动技能功能不全的诊断。

6. 儿童发育性运动协调障碍问卷 根据DSMIV-TR的定义，DCD是儿童有严一般重运动协调困难，影响学习和日常生活，但儿童智力正常，无一般医学问题或广泛性发育障碍。因儿童的发育轨迹不同，一般4岁后才诊断DCD。儿童发育性运动协调障碍问卷（developmental coordination disorder questionnaire，DCDQ由加拿大阿尔伯塔省卡尔加里阿尔伯塔儿童医院Wilson于2000年编制。我国台湾省的台湾大学曾美惠博士等翻译成中文，南京医科大学金华等2007年将其引进并修订。

（1）适用范围：5~15岁儿童。

（2）测试内容：DCDQ'07包括15个与儿童年龄相关的动作协调发育项目。

（3）结果判断：分为与运动控制能力相关、精细运动和书写能力以及一般协调3个因素。每个因素的评估不能提示儿童有DCD，当每个因素的评估与其他因素有关，同时与正式和非正式的评估结果比较支持存在特殊运动问题时提示儿童有DCD。

（4）量表优缺点：10~15分钟完成DCDQ'07测试。测试结果的敏感性为84.6%，特异性70.8%。因DCDQ'07可电话询问家长，可靠性受影响。

四、儿童筛查性语言测试

学龄前儿童是语言发展的关键时期，早期发现儿童语言发展中的问题，及时治疗与矫治，可促进儿童的语言与认知发展（详见本篇第九章）。

1. 早期语言发育进程量表 在1989年Walker D的《早期语言发育进程量表》的基础上，2007年上海儿童医学中心金星明教授编制中国儿童的早期语言发育进程量表（early language milestone，ELMS），建立上海市婴幼儿语言发育常模。

（1）适用范围：0~35月龄婴幼儿。

（2）量表设计：共59项。分A、B、C部分，A为语音和语言表达部分（26项）；B为听觉感受和理解部分（20项）；C为与视觉相关的理解和表达部分（13项）。C部分适用于0~19月龄儿童。当儿童发育年龄>19月龄时可不测C部分，并默认通过。

（3）结果评定：每1项1分，各部分得分与常模的百分位分数进行比较，总分≤P10th为异常；总分>P10th为正常；如总分=P10th，而该年龄组的P10th与P25th相等，则为可疑。19月龄幼儿C部分得分达到13分为正常，<13分为异常。

（4）量表优缺点：该量表既可以对儿童各方面语言能力进行评估，也可作为语言干预目标的制定依据；可协助临床对单纯性语言迟缓儿童与精神发育迟滞、孤独症等儿童进行鉴别诊断。但需与其他语言发育筛查进行的相关性研究。

2. 认知应物测试/临床语言和听力发育量表 Bayley婴儿发育量表是儿童发育的标准测试方法，需要有经验的专业人员测试，较费时，不便临床使用。历经近30年的研究后，1983年美国霍普金斯大学医学院Kennedy Krieger研究所儿科神经发育的先驱Arnold J. Capute教授在Gesell和Bayley婴儿发育量表的基础上发展认知应物测验/临床语言和听力发育量表（cognitive adaptive test/clinical linguistic and auditory milestone scale，CAT/CLAMS）应用于临床工作。1998年我国台湾省学者引进CAT/CLAMS，2004年上海交通大学附属儿童医院康复中心卞晓燕引进CAT/CLAMS并制定了上海市常模。

（1）适用范围：0~36月龄婴幼儿。

（2）量表设计：为帮助临床医生鉴别儿童认知非典型两个表现，Capute量表设计视觉-运动功能和语言测试。CLAMS（43项）和CAT（57项）两部分共100项，CLAMS的语言测试通过18月龄内儿童语言发育史与临床观察评估儿童语言理解和表达能力；CAT直接测试评价视觉-运动功能。

（3）结果判断：据量表分转为发育龄，获得语言发育商、认识应物能和总DQ。

（4）量表优缺点：全科医生、发育-行为儿科医生、言语-语言病理学家和职业康复医师均可采用Capute的CAT/CLAMS，在6~20分钟内有效筛查有语言与视觉-运动发育延迟（落后里程碑发育）、偏离（特殊项目不正常发育）和不协调（里程碑发育不均匀）的儿童。与Bayley婴儿发育量表有较好的相关性。筛查极早早产儿12~18月龄表现发育迟缓的敏感性与特异性较高。

3. 中文早期语言与沟通发展量表（普通话版） 1993年Fenson为美国说英语的儿童制定了语言与沟通发展量表（Macarthur Communicative Development Inventory，MCDI），2001年北京梁卫兰教授按照汉语语法规律修改MCDI为中文早期语言与沟通发展量表（普通话版）（Chinese communicative Development Inventory Mandarin

Version, CCDI), 并进行中文普通话版标准化。

(1) **适用范围**: 8~30 月龄儿童。

(2) **量表设计**: 包括"婴儿沟通发展问卷 - 词汇及手势"和"幼儿沟通发展问卷 - 词汇及句子"。"婴儿沟通发展问卷 - 词汇及手势"含 411 个词, 多数为日常听或用词汇, 按照词性和用途分 20 类。测试主要询问家长了解婴儿对词汇了解程度, 结果以"不懂"、"听懂"、"会说"表示。"幼儿沟通发展问卷 - 词汇及句子"含有 799 个幼儿期常用词汇, 按照词形和用途分 24 类; 测试内容还涉及组词、句子复杂程度、幼儿表达的句子平均长度等。测试也主要询问家长了解幼儿对词汇掌握情况, 结果以"不会说"、"会说"表示。CCDI 有全量表和简量表, 简量表可用于门诊的语言发育筛查。

(3) **结果判断**: 1 项 1 分, 各部分总分与常模百分位分数比较, 判断儿童语言发育水平, 结果以"正常"、"异常"表示。

(4) **量表优缺点**: CCDI 可评价儿童语言与沟通发展水平的经济方便, 实用性强的儿童语言发展量表。标准化结果显示结果符合语言发展规律, 并且于 MCDI 标准化研究结果相一致。

五、儿童适应性行为测试

20 世纪 60 年代美国智力低下协会(AAMD)将适应行为定义为"个体适应自然和社会环境的有效性", 1981 年修订定义为"个人独立处理日常生活与承担社会责任达到他的年龄和所处社会文化所期望的程度", 并将适应行为受损正式纳入精神发育迟滞(MR)诊断标准。

1. 儿童适应性行为量表 1991 年湖南医科大学姚树桥、龚耀先编制, 1993 年完成城乡常模的制定。

(1) **适用范围**: 3~12 岁儿童。

(2) **量表设计**: 59 个项目包括 8 个分量表(感觉运动、生活自理、语言发展、个人取向、社会责任、时空定向、劳动技能、经济活动), 进一步归类为 3 个因子(独立功能因子、认知功能因子、社会 / 自制因子)。量表采用分量表百分位常模(8 个分量表粗分的百分位常模)、因子 T 分常模(三个因子粗分转换, T 分 =50+10(X−Z)/SD 公式)、适应能力商数(Adaptive Ability Quotient, ADQ)常模[即三个因子 T 分相加, ADQ 换算仿离差智商公式, 计算 $ADQ=100+15(X-\bar{x})/SD$]以及各年龄正常儿童适应行为发展界碑(>70% 的适应行为)。

(3) **结果判断**: 用量数(ADQ)等级表示儿童总适应行为水平, 相差一个 SD 为一极, 即极强、强、正常、临界、轻度缺损、中度缺损、重度缺损、极度缺损 8 个等级。

(4) **量表优缺点**: 可协助诊断或筛查智力低下, 也可用于智力低下儿童训练计划。有较好的信度和效度。测试结果与韦氏智力测验得出的总智商有较高的相关性(0.80~0.90)。量表计算较复杂, 不便于基层与临床应用。

2. 婴儿 - 初中学生社会生活能力量表(SM) 儿童社会生活能力是临床智力低下诊断的必备资料。1988 年左启华等修订日本 S-M 社会生活能力检查(修订版)(Japanese S-M social life ability scale), 国内目前多采用日本 S-M 社会生活能力检查(修订版)。1995 年原北京医科大学张致祥对量表进行修订及再标准化工作, 标化后量表适合我国城乡儿童社会生活能力评定。

(1) **适用范围**: 6 月龄 ~14、15 岁儿童。

(2) **测试内容**: 共 13 两个项目, 分独立生活能力、运动能力、职业能力、沟通能力、社会化、自我管理 6 部分。量表中所有项目排列从易到难。为节省测试时间, 量表设置 7 个年龄起点(6 月龄 ~、2 岁 ~、3.5 岁 ~、5 岁 ~、6.5 岁 ~、8.5 岁 ~、10.5 岁 ~)。检查时按照儿童实际年龄选择相应的年龄段始测试, 如连续 10 项通过则可继续测试, 直至连续 10 项未通过终止。

(3) **结果判断**: 询问家长判断, 一项 1 分, 据年龄与总分查表转换为标准分。判断儿童适应行为结果: 非常优秀(≥13 分)、优秀(12 分)、高常(11 分)、正常(10 分)、边缘(9 分)、轻度低下(8 分)、中度低下(7 分)、重度低下(6 分)、极重度低下(≤5 分)。儿童社会生活能力筛查结果为边缘以下者(≤9 分)需进行智力测试。同样, 如儿童临床疑诊儿童智力问题, 但社会生活能力的评价 >9 分者可排除智力发育问题。

(4) **量表优缺点**: 该量表优点是操作简单, 容易培训, 费时少。是智力低下诊断的必备量表, 也是监测和流行病学调查的有效工具。但量表年龄跨度较大, 两端项目较少。

专家点评

- 筛查性心理测试结果作为进一步检查的依据, 不能作为诊断的依据。
- 结合临床正确选择筛查方法。

(童梅玲)

【参考文献】

1. 郑慕时，冯玲英，刘湘云，等．0~6岁智能发育筛查测验全国常模的制定．中华儿科杂志，1997，35(3)：117-120.
2. 刘湘云，陈荣华，赵正言．儿童保健学．第4版，南京：江苏科学技术出版社，2011，252-256.
3. 邹小兵，静进．发育行为儿科学．北京：人民卫生出版社．2005：251-256.
4. Campbell SK，Osten ET，Kolobe THA，et al. Development of the test of infant motor performance. Phys Med Rehab Clinics，1993，4：541-550.
5. Heinz F R Prechtl，Christa Einspieler，et al. An early marker for neurological deficits after perinatal brain.Lesions. Lancet，1997，349：1361-1363.
6. Amiel-Tison C. Update of the Amiel-Tison neurologic assessment for the term neonate or at 40 weeks corrected age. Pediatr Neurol，2002，27(3)：196-212.
7. Brazelton T B，Nugent JK.Neonatal behavioral assessment scale.3rd ed London：Mac Keith Press，1995，7-66，84-125.
8. ProvostB，Crowe TK，Mc Clain C. Concurrent validity of the Bayley Scales of Infant Development Ⅱ Motor Scale and the Peabody Developmental Motor Scales in two-year-old children.Phys Occup Ther Pediatr，2000，20(1)：5-18.
9. 刘晓，金星明，章依文，等．上海市婴幼儿语言发育常模．中华儿科杂志，2007，45(2)：942-943.
10. Hoon AH Jr，Pulsifer MB，Gopalan R，et al. Clinical Adaptive Test/Clinical Linguistic Auditory Milestone Scale in early cognitive assessment. J Pediatr，1993，123(1)：S1-S8.
11. Capute AJ，Palmer FB，Shapiro BK. The Clinical Linguistic and Auditory Milestone Scale of infancy (CLAMS)：initial validation. Dev Med Child Neurol，1983，25：115.
12. 姚树桥，龚耀先．儿童适应行为评定量表的编制及城乡区域性常模的制定．心理科学，1993，01：38-42.
13. 左启华．婴儿-初中学生社会生活能力量表．北京医科大学，1988.

第四节　常用心理诊断性测验方法

导读　婴儿言语技能和注意力发育尚不成熟，故评估婴儿的智力则多以婴儿所达到重要发育转折点(里程碑)的比率为指标。为甄选处理学习落后的儿童，100年前心理测试学家已编制儿童智力测验方法。但儿童心理测试和婴儿发育测试测试的儿童能力内容不同。发育量表测试婴儿感觉、动作、语言和社会技能的发育水平；儿童心理测验方法测试儿童言语推理、概念形成和解决问题能力等抽象能力。发育商与IQ有一定关系，但发育商不能预测儿童将来的智商或学业成绩。

一、盖塞尔婴儿发育量表

1925年美国心理学家盖塞尔(A.Gesell)编制的盖塞尔发育量表(Gesell Development Diagnosis Scale，GDDS)是最早的婴儿发育量表之一，至今仍是各国公认的、临床广泛使用的经典智力发育诊断量表。20世纪20年代盖塞尔及其同事通过家庭记录、日志、临床儿童行为报告等形式记录不同年龄阶段婴幼儿行为发育，提炼出特殊发育阶段的里程碑似的特征，如婴幼儿在4周龄、16周龄、28周龄、40周龄、52周龄、18月龄、24月龄和36月龄阶段出现大运动、精细动作、适应能力、语言和社交行为5个方面的特殊飞跃发展，如第一次用手去抓握物体、第一次说一个词语、第一次独走等不同行为模式，盖塞尔称发育年龄阶段为“关键年龄”；并以“关键年龄”出现的行为作为检测项目和诊断标准，设计编制婴幼儿行为发育测试方法-盖塞尔发育诊断量表。经过1940年、1974年多次修订，1974年的盖塞尔发育诊断量表版本将婴幼儿行为分为粗大运动、精细动作、适应、语言、个人-社会5个能区，检测4周龄~60月龄儿童。

1981年我国林传家教授引进盖塞尔发育诊断量表(1974年版)，修订0~3岁部分的量表，建立北京常模；1991年张秀玲等又再修订盖塞尔量表的3岁半~6岁部分，制定3岁半~6岁常模，与0~3岁部分衔接起来。从此，中国有了0~6岁盖塞尔儿童智力发育诊断量表修订版，适用于4周至6岁儿童。

盖塞尔婴幼儿发育量表具有较强的专业性，以正常婴幼儿行为模式为标准观察被测婴幼儿的行为模式，判断被测婴幼儿神经系统完善和功能成熟的程度。盖塞尔婴幼儿发育量表采用粗大运动、精细运动、适应性行为、语言和个人-社交5个分量表检测，结果用发育商(developmental quotience，DQ)表示：

$$DQ=\frac{\text{发育年龄(DA)}}{\text{实际年龄(CA)}}\times 100$$

发育年龄(development age，DA)为被检测儿

童的行为年龄。如 DQ<85，提示被检测儿童可能存在神经系统器质性损伤；如 DQ<75，提示被检测儿童发育落后。因此，盖塞尔发育量表检测结果可了解婴幼儿的行为发育水平，亦可帮助判断婴幼儿神经系统障碍。

二、贝利婴幼儿发育量表

美国儿童心理学家 Nancy Bayley 综合盖塞尔、加利福尼亚学前心理量表等量表的优点，经过对数千名婴幼儿测试，1933 年研制贝利婴幼儿发展量表（Bayley Scale of Infant Development，BSID）的最早版本，评定婴幼儿行为发展的工具。1969 年正式发表贝利婴幼儿发育量表（第 1 版）适用 2~30 月龄婴幼儿；第 2 版 BSID（1993 年修订）适用年龄 1~42 月龄儿童；2006 年再次修订的 BSID(第 3 版)。欧美国家和亚、非国家多已引用或修订 BSID 为自己国家的常模，成为国际通用的婴幼儿发展量表之一。1992 年湖南医科大学易受蓉等修订和标准化贝利婴幼儿发育量表（1969 年版），制定出中国城市常模，编制贝利中国城市修订版（BSID-CR）。

BSID-CR 测验内容儿童部分包括 3 个分量表（智能量表、运动量表与行为量表），以及抚养人问卷。智能量表评估儿童的认知、言语和社会适应和生活自理能力水平，项目包括对记忆、问题解决、早期数字概念、概括、分类、语言和社会性技巧和适应行为的测试；如物品归类、简单数数、寻找被藏的玩具、完成指令等。运动量表评价儿童大运动和精细动作的发展，项目包括与爬行、坐立、站立、行走、手指抓取等活动相关的内容测试。行为量表评估儿童的注意唤醒水平、对任务的指向性和投入程度、情绪调节以及动作的质量。抚养人问卷结果可补充婴幼儿社会情感和适应性行为。测试结果根据智能量表和运动量表分数获得发育商（DQ）。

贝利婴幼儿发育量表评估内容较全面、操作简单、易评分，有较高的信度和效度，国际上应用广泛。贝利婴幼儿发育量表检测结果可评估婴幼儿的心理发展水平，亦可帮助制定综合干预措施。随访可疑发育延迟婴幼儿，鉴别正常与异常。

三、斯坦福 - 比奈智力量表

1. 简述 比奈智力量表（Binet intelligence scale，BIS）是现代心理测验中第一个智力测验，1905 年法国实验心理学家比奈·阿尔弗雷德及助手 T. 西蒙于共同编制完成。初版的“比奈 - 西蒙智力量表”包括 30 个由易到难排列的项目，根据智力表现对智力进行测试。1908 年、1911 年比奈和西蒙对该量表进行二次修订，据年龄水平对测验项目进行分组，并引入了智龄的概念。比奈 - 西蒙智力量表对智力测验工作具有重要的历史意义，引起全世界心理学家广泛关注。

1916 年斯坦福大学著名心理学家教授推孟（Lewis Terman）和同事翻译并出版比奈量表的修订版用于美国儿童，称为斯坦福 - 比奈智力量表（Stanford-Binet Intelligence Scale，S-B 量表）。1937 年、1960 年两次修订 S-B 量表，第 3 版的量表中采用离差智商（deviation IQ）表示被测试者的智力水平。斯坦福 - 比奈智力量表发表后，很快成为临床心理学、精神病学和教育咨询中的标准工具，各国得广泛应用至今。20 世纪 60 年代中期随康复医学的发展，智力测验不再仅用智力分数评估智能水平，更多用于分析和评估被测试者的能力结构，以指导临床处理和教育训练。1~3 版斯坦福 - 比奈智力量表均是一年龄量表，结果是被测试者相应年龄组项目的整体智力，不能满足个别分析。因各年龄组分测验的项目也不尽相同，包含内容较多，如记忆、言语、操作等，结果难以说明某一能力的水平，临床应用受限。

2. 斯坦福 - 比奈量表第 4 版 1986 年罗伯特·桑代克（Thorndike，R.L.）及其同事对斯坦福 - 比奈智力量表进行再次全面修订，为第 4 版斯坦福 - 比奈智力量表（Stanford-Binet intelligence scale：Fourth edition，SB4）。SB4 不再沿用年龄量表格式，采用同类条目归类的构成分量表，补充部分新项目，包含 4 个能区，15 个分测试项目，17 个年龄段，适于测试 2 岁 0 月龄 ~23 岁 11 月龄的儿童（表 3-12-15）。

(1) 操作过程：需经过入试水平与实际测试两步进行。据被测试者的年龄进行词汇测试，从词汇测验结果与相对应的年龄获得被测试者的入试水平。实际测试则按该儿童入试水平进行。每项测试的基础水平以连续通过两个水平的 4 个题目为准，未通过者则降一级水平继续测试直至达该儿童的基础水平，为下限水平；向上一级水平测试直至连续两个水平的 4 个题目中有 3 个或 4 个未通过为上限水平，示测试完成。主试者确定被测试者在每个测验中的基础水平和上限水平。

(2) 量表标准分转换：原始分转换成量表分、

表 3-12-15 斯坦福 - 比奈量表(第 4 版)分测试的儿童年龄范围和结构

能区与分测试	年龄	主要功能
言语推理能区		
词汇测试	2~23 岁	测试词汇量、言语发展水平
理解测试	2~23 岁	测试所掌握的实用知识、评价和应用既往经验能力、社会成熟度
找错测试	2~14 岁	测试视觉观察、注意和社会理解能力
词分类测试	12~23 岁	测试言语抽象概括能力
抽象空间推理能区		
模型分析	2~23 岁	测试空间逻辑推理和抽象概括能力
复制图形	2~13 岁	测试视觉运动能力和眼 - 手协调能力
矩阵推理	7~23 岁	测试感知觉推理能力
纸的折剪	12~23 岁	测试视觉空间感知、综合能力
数字推理能区		
数量分析	2~23 岁	测试数的概念和心算能力
数字系列	7~23 岁	测试数理推理能力和注意力
等式建立	12~23 岁	测试数理推理、数字操作和计算能力
短时记忆能区		
串珠记忆	2~23 岁	测试短时视觉记忆能力
句子记忆	2~23 岁	测试短时听觉记忆、回忆能力和注意力
数字记忆	7~23 岁	测试短时听觉记忆和心理转换能力
物体记忆	7~23 岁	测试短时视觉记忆、回忆能力和注意力

能力区域标准分与综合得分 3 种标准分。量表分或年龄分(scaled scores or standard age scores)是将各分测验原始分转换成(年龄),平均值为 50,标准差为 8;能力区域标准分(area scores)的平均值为 100,标准差为 16;综合得分(composite score)平均值为 100,标准差为 16。

3. 斯坦福 - 比奈智力量表第 5 版 2003 年 Roid 等对斯坦福 - 比奈智力量表进行第 5 次修订,第 5 版的斯坦福 - 比奈智力量表(Stanford-Binet intelligence scale:Fifth edition,SB5)。SB5 基本沿用第 4 版的结构,补充测试和认知能力的最新研究内容。

(1) **SB5 特点:**①5 个能区:即流体推理能力、知识能区、数量推理能区、抽象 / 视觉推理能区和短时记忆能区;②改变主试者对被测试者的回应方式,尤其体现在那些低年龄的分测验中;③增加非言语内容:占总测验的 50%;④增加测验的内容范围:可更全面测试被试者的智力水平,包括智力发育迟缓和智力超常者;扩大测试年龄范围(2~89 岁);⑤提高测验的应用价值:提供丰富的分数以及简单的分数说明;⑥具有极高的量表信度:总量表智力(FSIQ)和两个领域分数(NIQ、VIQ)的各年龄组内部一致性信度为 0.95~0.98;5 个能区分数的内部一致性信度为 0.90~0.92;10 个分量表的内部一致性信度为 0.84~0.89。

(2) **测试内容:**分别测试 5 个能区;10 个分测验,每个分测验由开放式的问题或任务所组成。

(3) **计分标准:**5 个能区的分数包括言语和非言语分测验分数。每个分测验按平均分值为 10、标准差为 3;量表总分按平均分为 100、标准差为 15。测试结果表达包括总量表智力分数(FSIQ)、两个领域分数(NIQ、VIQ)以及 5 个能区的分数。

(4) **不足之处:**第 5 版斯坦福 - 比奈智力量表自 2003 年出版以来,获得了众多的关注,但目前就其测验的相关效度研究报道尚少。

四、韦氏智力量表

1. 概述 韦氏智力量表(Wechsler intelligence

scales)由美国心理学家大卫.韦克斯勒编制,用于学龄前期儿童、学龄期儿童和成年人的一系列智力量表总称。韦克斯勒编制智力测验的工作始于1934年,1939年韦克斯勒发表Wechesler-Bellevue Ⅰ型智力量表(W-BⅠ),也是第一个用于成人编制的智力量表。因W-BⅠ常模标准化和信度的不足1946年韦克斯勒修订W-B为Wechsler-Bellevue Ⅱ型智力量表(W-BⅡ)。1955年韦克斯勒对W-BⅡ再次修订和标准化,为韦克斯勒成人智力量表(Wechsler adults intelligence scales,WAIS)。1981年、1997年、2008年分别经过三次修订,形成目前最新韦氏成人智力量表的版本-韦氏成人智力量表第4版(WAIS-Ⅳ)。

1949年W-BⅠ型量表向较低年龄水平的拓展,为韦氏儿童智力量表(Wechsler intelligence scales for children,WISC)。WISC采用离差智商表示测验结果,不再用智龄的概念。1974年韦克斯勒修订韦氏儿童智力量表,为韦氏儿童智力量表修订版(WISC-R),适用6~16岁儿童、青少年。1980年我国学者林传鼎、张厚璨将WISC-R常模化后为中国韦氏儿童智力量表。

1991年、2003年两次修订,为韦氏儿童智力量表第4版(WSIC-Ⅳ)。WSIC-Ⅳ更新原量表的智力基础,吸收现代智力测验理论的相关知识,强调从现代认知心理学视角中的工作记忆和加工速度等概念对智力进行测试。重新编排分量表,不再使用言语量表和非言语量表,扩展为4个分量表,即言语理解、知觉推理、工作记忆和加工速度。评价智力的指标为4个分量表分和1个全量表分5个指标。

1967年发表的韦氏学龄前期儿童智力量表(Wechsler preschool and primary scale of intelligence,WPPSI),适用4~6岁儿童。WPPSI经1989年、2003年二次修订,为目前最新的韦氏学龄前儿童智力量表第3版(WPPSI-Ⅲ)。与WSIC-Ⅳ的修订原则一样,WPPSI-Ⅲ吸收现代智力测验理论,增加7个新的分测验,将衡量智力的指标拓展到5个指标,分别为总体智力(FSIQ)、言语智力(VIQ)、操作智力(PIQ)、加工速度系数(PSQ)和通用语言能力(GLC);扩大测试儿童年龄范围为2岁6月龄~7岁3月龄。

2. 韦氏智力量表特点

(1) 采用操作量表:韦克斯勒(David Wechsler)最初编制儿童智力量表的原因是认为早期的斯坦福-比奈量表的项目受儿童语言水平影响,测试结果有言语能力的偏差。尤其有一定语言障碍、阅读障碍或者听力障碍的儿童测评结果可能不能客观反映儿童智能水平。为此,韦克斯勒最初设计的量表包括言语分测试与非言语分测试(或操作分测试)两部分。拼字、走迷宫、根据图形搭积木、按照故事情节给图片排序等操作分测试的项目可测试儿童的非言语智力。测试结果由言语智商、操作智商两部分合成的整体智商分数。

(2) 点量表的概念:点量表是测试的每一项目有对应的分值。1~3版斯坦福-比奈智力量表采用年龄量表测试项目与内容无关,主要测试被试者完成项目相关点量表不仅能根据测试不同内容组成分测试,获得分测试结果分,而且还可整合获得总体分数。

韦氏智力量表逐渐取代当时盛行的斯坦福-比奈智力量表的地位,因韦氏智力量表增加的操作分测验使不同背景的儿童都能表现自己的智力水平,同时点量表概念的应用使该测试结果较敏感提示儿童为神经发育问题或学习困难。如有阅读障碍的儿童的韦氏智力测试言语部分得分低。

3. 中国韦氏智力量表修订版 1981年全国心理测验协作组在龚耀先教授主持下将WAIS翻译成中文,并修订建立中国常模,形成韦氏成人智力量表中国修订版(WAIS-RC)。林传鼎、张厚璨教授则修订WISC-R,建立中国常模,即韦氏儿童智力量表中国修订版(WISC-CR)。1986年龚耀先和戴晓阳教授修订WPPSI,形成中国-韦氏幼儿智力量表(C-WYCSI),常模分为城市和农村两个版本。1991年龚耀先和蔡太生再修订WISC-R,即中国韦氏儿童智力量表(C-WISC)。中国修订不同年龄的WISC应用至今。WISC和C-WYSCI的信度和效度均较好,是目前国内应用最为广泛的个体智力诊断量表,临床上用以评估儿童智力水平。李丹和朱月妹也分别修订WISC-R和WPPSI,建立上海市常模。

(1) 量表内容:中国-韦氏幼儿智力量表(C-WYCSI)适用年龄为3岁半~6岁11个月儿童,中国韦氏儿童智力量表(C-WISC)适用年龄为6岁半~16岁11个月儿童。二套测验内容编排相近,难度不同,主要测试儿童一般智力水平、言语和操作水平以及各种具体能力,如计算、记忆、抽象思维等。C-WYSCI包括言语和操作两个分量表和11个分测验,言语量表包括常识、词汇、算术、理解、类同和背诵语句；操作量表包括动物房、画图填缺、迷宫、几何图案和木块拼图。C-WISC 包括言语和操作两个分量表和 12 个分测验，言语量表包括知识、领悟、算术、分类、背数和词汇；操作量表包括译码、填图、积木、图片排列、拼图、迷津（表 3-12-16）。

(2) **结果判断**：将各分测验得分累加的粗分转换为量表分，各分量表分相加获得言语量表分、操作量表分和全量表分，查表获得言语智商（VIQ）、操作智商（PIQ）和总智商（FIQ）。分测验量表分反映被测试儿童各方面能力水平，总智商则是对总智力的评估。

(3) **不足之处**：C-WISC 和 C-WYSCI 的不足之处是测试时间较长（约 90 分钟）；量表起点难以评估低智力儿童水平；结果分析解释较复杂。

五、麦卡锡幼儿能力量表

由 1972 年美国心理学家麦卡锡（D.A. McCarthy）编制麦卡锡儿童能力量表（McCarthy Scale of Children's Abilities，MSCA），适用 2.5~8.5 岁儿童的认知能力测验。1992 年上海华东师范大学李丹和陈国鹏修订麦卡锡儿童能力量表，建立中国常模。麦卡锡儿童智力量表有非常好的信度，但效度相差较大；与斯坦福 - 比奈量表、韦氏幼儿和儿童智力量表的相关性在 0.45~0.91。我国学者研究显示麦卡锡儿童能力量表中国修订版的平均智商与 WPPSI 的 FIQ、VIQ 和 PIQ 的相关性分别为 0.74、0.72 和 0.56，与上海版 WPPSI 平均 FIQ 无显著

表 3-12-16 中国韦氏幼儿和儿童智力量表分测验结构

分量表和分测验	C-WYSCI（3.5~6 年 11 个月）	C-WISC（6.5~16 年 11 个月）	功能
言语分量表			
常识 / 知识	√	√	测试一般知识兴趣及长时记忆能力
背诵 / 背数	√	√	测试短时听觉记忆、注意力；倒背部分还测试心理过程的可逆性
词汇	√	√	测试言语表达能力、长时记忆能力
算术	√	√	测试心算、短时记忆力和注意力
领悟	√	√	测试对所掌握的实用知识、评价和应用既往经验的能力；测试社会适应程度和行为准则，社会成熟性度和判断能力
类同 / 分类	√	√	测试抽象概括和逻辑推理能力
操作分量表			
动物房	√		测试视觉 - 运动速度和协调能力、短时记忆和注意力；学习能力
几何图案	√		测试感知觉、视觉 - 运动组织能力
画图填缺 / 填图	√	√	测试视觉分析和转换能力、视觉再认能力（长时视觉记忆）
迷宫 / 迷津	√	√	测试计划性和知觉组织能力、视觉 - 运动协调能力
木块拼图 / 积木	√	√	测试空间关系、空间结构和视觉 - 运动协调能力，非言语概念形成和逻辑推理能力
译码		√	测试学习新联想的能力、手眼协调能力、短时记忆和注意力
拼图		√	测试想象力、利用线索能力和手眼协调能力
图片排列		√	测试预测结果和计划行动能力、时间和空间概念；部分与整体和逻辑联想能力

性差异。

1. 结构量表 MSCA 量表有5个分量表(为言语、知觉-操作、数量、记忆和运动分量表),18个分测验(表3-12-17)。言语、知觉-操作、数量3个分量表为一般认知能力量表(general cognitive scale),结果以一般认知能力指数(general cognitive index,GCI)表示。

2. 计分方法 每个分测验结果为原始分,将各原始分相加得到各分量表分,再将量表分转换成标准分-T分(平均值=50,标准差=10)。一般认知能力量表分=言语+知觉-操作+数量分量表的原始分,再转换成标准分(平均值=100,标准差=15),即一般认知能力指数(GCI),意义相当智商。

六、格里菲斯精神发育量表

1954年英国心理学家Ruth Griffiths博士编制"格里菲斯精神发育量表"(Griffiths Mental Scale)。

格里菲斯精神发育评估是通过观察、测试儿童运动、社会及认知能力,结合抚养人的描述获得综合性调查结果。Griffiths神经发育量表可测试儿童认知或智力水平,亦可了解儿童发育水平。因此,Griffiths神经发育量表被认为是儿童发育测试。Griffiths神经发育量表的特点是每个测试的领域都标准化,更可靠和准确地跨领域比较儿童

表3-12-17 麦卡锡儿童能力量表功能

量表和分测验	功能
言语分量表	评价儿童言语表达能力和词语概念理解能力
图画记忆	测试早期语言发展、短时记忆、注意能力
词语知识	测试词概念形成、早期言语发展、言语表达能力
词语记忆	测试言语理解和表达能力、短时记忆、注意能力
词语流畅	测试言语概念形成、逻辑分类、创造性思维
反义类推	测试言语概念形成、言语推理能力
知觉-操作分量表	评价儿童的视觉运动协调能力和非言语推理能力
积木建构	测试视觉运动的协调能力、空间关系
拼图测验	测试视知觉、空间关系和非言语推理能力
连续敲击	测试视觉运动的协调能力、短时记忆和注意能力
定向空间	测试定向、非言语推理、空间关系和言语概念形成
图形临摹	测试视知觉、空间关系和视觉运动的协调能力
绘人测验	测试非言语概念形成、视觉运动的协调能力
* 图形临摹和绘人测试可判断精细运动的灵活性和协调能力	
数量分量表	评价儿童的数概念和计算能力
数的问题	测试数字推理、计算能力、注意和言语表达能力
数字记忆	测试短时记忆、注意、倒背转换能力
计算和区分	测试数概念、数字推理
记忆分量表 * 从前3个分量表中的图画记忆、连续记忆、词语记忆和数字记忆4个分测验	评价儿童对视觉和听觉刺激的短时记忆
运动分量表	评价儿童的大运动、精细运动和协调性
下肢协调性	测试粗运动协调和平衡能力
上肢协调性	测试粗运动协调和精细运动
动作模仿	测试粗、精细运动的协调能力

能力。2006年Griffiths神经发育量表第3次修订。我国目前使用的是山西医科大学依据1984年版量表修订,建立的山西省常模。Griffiths精神发育量表有较好信度与效度,英国、法国、德国、爱尔兰、葡萄牙、南非、印度、香港、加拿大、澳大利亚等地区作为儿童发育评估工具被广泛使用。

2010年始至今昆明医学院夏晓玲教授正与英国婴儿与儿童发展协会(ARICO)-Griffiths精神发育量表版权所有者共同制订0~8岁Griffiths精神发育量表中国常模。

1. 量表内容 包括运动、听力与语言、个人-社会、手眼协调及表现5个领域的测试。1960年Griffiths博士增加实际推理领域拓展为Griffiths精神评估量表延伸版,用于测试2~8岁儿童。量表项目从易到难排列,分量表测评结果可评估与比较儿童各领域能力(表3-12-18)。

2. 测试方法 测试者按各领域的项目操作,若被测试儿童在某一领域中连续6个通过(基值)、无一个失败,或连续6个失败(峰值)、无一个通过时均中止测试。Griffiths精神发育量表计分据测评项目通过数目计算原始分,再转换成量表分,查表。目前已有计算机评分软件评分。

表3-12-18 Griffiths精神发育量表结构

测试领域	内容	功能
A领域:运动		
	体能与力量	评估儿童粗大运动技能,包括平衡性和协调控制动作能力
	敏捷性与灵活性	
	深度感觉	
	大运动协调能力	
	视觉与大运动协调性	
	平衡	
B领域: 个人-社会		
	社会技巧—自我概念	评估儿童生活能力、独立程度和与其他儿童交往的能力
	社会技巧—交际技巧	
	社会技巧—做家务技巧	
	自我技巧—穿衣	
	自我技巧—进食、喝水	
	自我技巧—自我照顾	
C领域:语言		
	接受性语言	评估儿童接受和语言表达能力
	基本概念/概念化	
	知识(综合的、语言的和应用的)	
	记忆(听力的顺序的长期)	
	推理(词语和语义)	
	表达性语言	
D领域: 手眼协调		
	认识形状	评估儿童精细运动技巧,手的灵巧性和视觉追踪能力
	创造性	
	双侧协调性	

续表

测试领域	内容	功能
E 领域:表现		
	型号辨别	评估儿童视觉空间能力,包括速度及准确性
	形状辨别(低难度)	
	形状辨别(高难道)	
	手灵活性(定时)	
	手灵活(不定时)	
	用记忆建造	
	视觉空间推理	
F 领域: 实际推理		
	道德 / 社会 / 每日推理	评估儿童解决实际问题能力,对数学基本概念的理解及有关道德和顺序问题的理解
	顺序推理	
	比较推理	
	概念信息	
	构成综合功能性认识要素(记忆,记忆力,学过的知识)	

专家点评

● 心理诊断量表的使用者不仅需要经过严格的规范化培训,同时也需要有很好的沟通技能和观察能力。

● 一次完整的心理诊断性评估,不仅是获得儿童的简单测试结果分数,测评师还需要评价在整个测试过程中儿童的参与度、情绪、注意等方面的表现,从而可较客观解释测评结果。

(徐秀)

【参考文献】

1. 刘湘云,陈荣华,赵正言 . 儿童保健学 . 第 4 版 . 南京:江苏科学技术出版社,2011.
2. 姚树桥 . 心理评估 . 第 2 版 . 北京:人民卫生出版社,2013.
3. 王慧琴,曲成毅,赵树平 . Griffiths 精神发育量表在山西 0~7 岁儿童中的修订 . 中国心理卫生杂志,2007,21(10):700-703.
4. Snow. CE, Van Hemel. SB. Early Childhood assessment. Washington: The National Academies Press, 2008, 3181-3281.

13 第十三章 心理行为发育异常

第一节 概述

导读 儿童期因某种生理缺陷、功能障碍或不利环境因素作用下致心理活动和行为异常，可表现在儿童认知、行为、情绪和生理等多方面。全球约15%的儿童青少年有不同程度的、不同临床表现的心理行为问题。因此，WHO倡议各国将儿童心理卫生纳入初级卫生保健内容，开展儿童心理卫生与相关保健服务。因儿童年龄、性别和种族影响临床表现，有些心理行为障碍可持续至成年期。因此，预防保健措施有益于早期发现儿童心理行为问题，并进行早期干预。

一级儿童保健机构常规进行儿童心理行为发育异常的筛查，治疗应由三级儿童保健机构或高级发育和行为专科以及部分二级儿童保健机构承担。

一、定义

儿童心理障碍(mental disorder)指在儿童期因某种生理缺陷、功能障碍或不利环境因素作用下出现的心理活动和行为的异常表现。2000年美国精神医学会(American Psychological Association，APA)强调儿童心理障碍主要从儿童的行为、认知、情感或躯体几方面所表现的症状模式来界定，包含以下一个或几个特征：①儿童自身承受不同程度痛苦体验，如恐惧、焦虑或悲伤；②儿童在行为上显示不同程度的功能损害，包括躯体的、情感的、认知的或行为等方面的功能；③这些困难和障碍有可能进一步加重儿童损害，如伤残、疼痛、失去自由甚至死亡。

二、流行病学研究

1. 研究目的

(1) **发病率/患病率**：发病指标通常用发病率和患病率描述各类儿童精神心理障碍在人群中的分布情况，同时发病指标也是制订与评价防治措施的依据之一。

(2) **流行学特征**：有助病因分析以及研究疾病性质，但因伦理和资源的限制，儿童精神心理障碍的流行病学调查难以完全掌控调查对象的暴露及影响因素，多情况下只能进行非实验性观察研究。

(3) **相关因素研究**：探索儿童精神心理障碍的关联因素、影响程度(包括病程和预后)。

(4) **临床特征**：研究儿童精神心理障碍的临床特征及自然流行史。

2. 流行病学资料 联合国儿童基金会(UNICEF)报道全球范围儿童青少年心理障碍患

病率约为 20%。1990 年美国精神卫生研究所报告美国 18 岁以下儿童中 17%~22% 有发育障碍或心理行为问题，每年耗资约 150 亿美元用于 15 岁以下儿童精神卫生服务。然而，只有 15% 的有发育障碍或心理行为问题的儿童得到合适的照顾，多数儿童的心理行为问题则延续至成年期。德国 18 岁以下儿童少年精神心理障碍患病率为 7%~15%，接受干预治疗者仅为 1.8%~3.9%。2001 年 WHO 资料报告儿童抑郁症患病率为 3.8%，青少年为 8.3%。Suren P 根据 2008~2010 年间挪威患者注册资料分析 11 岁儿童 ADHD 的患病率为 2.9%，孤独症谱系障碍(ASD)患病率为 0.7%，癫痫患病率为 0.9%。1994 年我国 22 个城市调查结果显示 4~16 岁儿童心理行为问题检出率为 12.97%。1996 年湖南省用 DSM-Ⅲ-R 标准检查 8 千余名儿童，获得儿童精神障碍患病率为 14.89%。国内外的资料均显示男童心理障碍发生率高于女童，尤其是外向性障碍(如冲动、攻击、破坏、敌视)，提示男童有外向性障碍易感素质。有研究结果显示 50% 的成人精神障碍 14 岁前发病。

同时，流行病学资料是心理卫生服务与干预的依据，对儿童心理行为问题的流行病学地方性的评估后才可针对性和有效地指导当地心理卫生服务。为早发现、早诊断和早干预儿童期心理行为问题，多方面、多层次加强儿童心理卫生工作和心理卫生保健服务十分重要。但 WHO 报告全球只有不到 1/3 的国家设立相关的政府组织，可见各国加强相应的政策与法规是开展儿童心理卫生服务的关键。因此，WHO 倡议将心理卫生工作纳入初级卫生保健，强调社区与家庭参与的重要性，需要专业人员或受过一定培训的人员与政府和非政府组织共同工作。

三、诊断标准

儿童心理障碍诊断标准一般包括症状标准、病程标准、严重程度标准、排除标准和发病年龄标准等，并辅以相应的心理行为评估与生物学辅助诊断。一般，从抚养者的主诉中可获得儿童行为与情绪的较详细临床描述，包括儿童心理障碍的表现形式、想法以及感受。其次，有丰富经验的医生可初步据相应诊断标准对儿童心理行为问题判别与归类；必要时，选择相应的心理行为评估方法或生物学辅助检测辅助诊断。

1. DSM 与 ICD-10 美国精神医学会(APA)发表的《精神疾病诊断与统计手册》(Diagnostic and Statistical Manual of Mental Disorders，DSM)的内容涵盖各种精神疾病种类症状、诊断以及其他标准。目前 DSM 与世界卫生组织出版的国际疾病分类第 10 版(International Classification of Diseases 10，ICD-10)为国际上使用最广泛的权威诊断标准。为强调儿童期起病的精神疾患的终身性，2013 年 5 月美国精神病学会发表第 5 次修订的《精神疾病诊断与统计手册》(DSM-Ⅴ)中将“神经发育障碍(neurodevelopmental disorders)”章节替换 DSM-Ⅳ的“通常在婴儿、儿童或青少年期首次诊断的障碍”章节。“神经发育障碍”内容则包含儿童精神疾患章节中的大部分病种，即智力发育障碍、沟通交流障碍、孤独症谱系障碍、注意缺陷多动障碍、特殊学习障碍、运动障碍和其他神经发育障碍等 7 大类疾病。分类的依据是基于神经影像学研究结果，DSM-Ⅴ认为儿童精神疾患是一组儿童期神经发育异常导致的认知、学习、交流和行为功能失调疾病。DSM-Ⅴ采用“智力发育障碍(intellectual developmental disorder)”术语替代 DSM-Ⅳ中的“精神发育迟滞(mental retardation)”术语，以避免儿童与家长产生“病耻感”。DSM-Ⅴ关于智力残疾诊断标准强调不以 IQ 值决定，提出依据社会适应能力判断智力残疾严重程度。涉及儿童期的精神疾病还包括喂养与进食障碍、创伤和应激相关障碍、破坏性冲动控制和品行障碍、睡眠-觉醒障碍等，并将常见于儿童期的排泄障碍、分离焦虑、选择性缄默症、反应性依恋障碍等疾病划归到相应章节。DSM-Ⅴ修改 DSM-Ⅳ关于广泛性发育障碍(pervasive developmental disorders，PDD)的分类方法，认为 Asperger syndrome 是孤独症谱系障碍(autism spectrum disorders，ASD)的一种情况，不宜作为独立疾病；并将 ASD 的严重程度分为轻、中、重三种情况。ASD 的核心诊断标准由 DSM-Ⅳ的 3 条改为 2 条，即①社会沟通与社会互动缺陷；②局限的重复性行为、兴趣和活动。此外，增加社会交流障碍，主要包括语用学问题，表现言语和非言语的社会交流存在持续性困难的状态，但应与孤独症谱系障碍鉴别。当儿童仅有社会交流障碍，无有重复刻板的兴趣与行为时，应诊断社会交流障碍。因社会交流障碍是孤独症谱系障碍的核心症状之一，若两组症状都存在时则诊断为孤独症谱系障碍。交流障碍包括语言障碍、发音发声障碍和儿童期流畅性障碍(口吃)。另外,过去一直认为双相障碍(躁郁症)主要存在于成年人。但近年美国诊断双相障碍的儿童较20年前增加4倍以上,但儿童并不具有双相障碍特征。故DSM-V新设立“破坏性情绪失调障碍(disruptive mood dysregulation disorder,DDD)”病名及诊断,将这类儿童归为DDD。

2. DC:0-3R与DSM-PC　因美国国立婴幼儿及家庭中心认为DSM系统关于年幼儿童的诊断与分类不太适用,1994年主导编制用于0~3岁儿童早期精神卫生和发育障碍诊断分类系统(The Diagnostic Classification of Mental Health and Developmental Disorders of Infancy and Early Childhood-Revised,DC:0-3R)。此外,为给初级卫生保健系统的儿科医生和家庭医生提供儿童情绪和行为障碍的诊断系统,2006年美国儿科学会出版初级保健诊断和统计手册儿童青少年版(Diagnostic and Statistical Manual for Primary Care,DSM-PC),用于识别儿童心理行为问题,转诊或帮助家长早期干预。

四、儿童发展性能力

涉及不同年龄阶段发展性能力的基本任务(表3-13-1)涵盖儿童的最基本行为-品行(conduct)或社会行为(social behavioral),可作儿童行为引导的参考,是儿童成功适应社会的基础。

表3-13-1　儿童青少年发展任务

年龄段	发展任务
婴儿期-学龄前	母子依恋 语言 认识和区分自我与环境 自我控制与服从
儿童中期	学校适应(按时上学,举止恰当) 学业成就(如识字、阅读书写、计算) 与同伴和谐相处(被接纳、交朋友) 遵守纪律的品行(遵守社会规则、有道德、亲社会行为)
青少年期	成功过渡到中学 学业成就(接受更高教育或职业技能培训) 参加丰富的课外活动(体育、社团或公益活动) 结交同性或异性朋友,且关系密切 形成自我认同感和内聚感(cohesive sense)

基层儿童保健医生对儿童心理行为问题诊断界定时,须注意避免给儿童贴“标签”:对儿童少年心理行为问题的诊断或须慎重界定,据问题儿童表现的行为、认知、情绪或生理症状判定,故描述和界定行为而不是人。因发育中的儿童的行为问题可能是不适应或对特殊环境反应的一过性表现,如在患慢性疾病、遭受虐待、创伤经历、考试焦虑、分离焦虑等情况。专业医师据医学观察和权威诊断标准确诊。儿童心理和行为有可塑性和易感性:儿童行为塑造中家庭关系(父母、同胞)、伙伴关系及师生关系是关键。因此,儿童心理问题干预需考虑协调家庭、同伴、师生关系,指导抚养人与教师。按“问题”儿童自身能力和背景,特别是适应环境能力和发展性能力的差异判断,如阅读障碍的儿童可能有音乐、舞蹈或体育方面的天赋;同时也应考虑儿童所在环境(传统文化、信仰、语种及价值观)等。疾病复杂、程度较严重而难于诊断的儿童需及时转诊。

儿童心理发展的特点和异常行为具有多样性,优势和不足常常共存。儿童心理行为障碍病因复杂,如同一心理障碍可有不同表现形式(如品行障碍既可以表现攻击和诈骗,也可表现偷窃和毁物),且导致特定障碍的途径是多样的、交互的,而非线性静态的。因此,行为问题或障碍往往因果关系复杂,评估和治疗应考虑儿童发展功能和能力存在年龄、性别差异(表3-13-2)。一般,男童多见外显的多动和攻击行为,故就诊率相对较高;而女童表现问题的方式通常不易被发现,因此行为问题容易被忽视。

表3-13-2　儿童青少年心理障碍的性别特点

男童常见疾病	心理行为障碍女童常见疾病	性别差异不显著
注意缺陷多的障碍	焦虑障碍	青春期品行障碍
孤独症谱系障碍	进食障碍	喂养障碍
智力发育障碍	青春期抑郁症	儿童抑郁症
品行障碍	性虐待	忽视和躯体虐待
语言发育障碍 遗尿症 特殊性学习障碍 破坏性冲动控制障碍		

专家点评 约20%的儿童心理障碍可持续至成年，影响成年后社会适应、婚姻、人际交往、就业乃至人格发展，严重者可演化为成人精神障碍。儿童心理问题不仅影响生活质量，也是家庭经济和社会管理的严重负担，如康复治疗投入、司法介入、生产力丧失、家庭功能失调、长期的干预治疗等。儿童期积极建构适宜生存环境与条件，提高儿童健康适应能力，可预防儿童心理障碍发生。

（静进）

【参考文献】

1. 毛萌，李廷玉．儿童保健学．第3版．北京：人民卫生出版社，2014.
2. 苏林雁．儿童精神医学．长沙：湖南科学技术出版社，2014.
3. 柯晓燕．美国精神障碍诊断与统计分册第5版与儿童精神医学相关的变化要点．临床精神医学杂志，2013，5：345-347.
4. 埃里克 J. 马什，著．徐浙宁，译．异常儿童心理学．第2版．上海：上海人民出版社，2009.

第二节　言语和语言发育障碍

导读 语言包括理解、处理和交流，由编码形成的规则，如词意、形成新词汇、词的组合。言语是口头语言的交流。语言、言语发育障碍的临床表现包括构音障碍、语音问题、流利性问题、语言问题等，病因与不良语言环境、社会环境、听力障碍、认知发育落后、孤独症谱系障碍、神经发育障碍以及特殊型语言障碍有关。

一、概述

1. 概念 声音（voice）是肺部的气流经过咽部的声带产生振动，发出声波。言语（speech）为舌、唇、下颌、声道肌肉的协调产生可辨别的声音，是以语音为代码的语言，是人类主要的交流方式。语言（language）是以声音、姿势、动作、表情、图画等符号为代码的用于交流的系统，包括口头、书面与肢体语言表达。功能上声音、言语、语言相互联系。儿童言语、语言的发育是一动态过程。（详见本篇第九章）。

2. 研究状况

（1）关于早期筛查：因儿童言语或语言障碍可增加入学后学习困难发生的风险，同时有言语或语言障碍的儿童易合并行为或社会心理适应不良问题。因此，希望能在儿童入学前发现言语或语言问题，以早期干预。2001年美国儿科学会儿童发育迟缓委员会在关于"发展婴幼儿监测和筛查"（developmental surveillance and screening of infants and young children）的建议和2006年美国发育-行为儿科学儿童发育迟缓委员会在"确定婴幼儿发育障碍：一监测和筛查流程"（identifying infants and young children with developmental disorders in the medical home：an algorithm for developmental surveillance and screening）中均要求对所有婴幼儿童定期监测，如怀疑言语及语言问题，建议采用标准发育工具筛查。但美国预防医疗工作组（United States Preventative Services Task Force，USPSTF）的系统文献回顾分析认为只有5%~8%的儿童有言语或语言问题，无足够证据推荐基层儿科对所有<5岁儿童语言言语问题筛查的必要。2015年美国预防医疗工作组再次对新的文献进行系统分析，认为仍然无证据证实对儿童进行言语与语言筛查可改善言语及语言发育的结局，也无研究强调筛查与干预对≤5岁的、有言语或语言迟缓儿童存在危害。筛查的潜在危害是假阳性与假阴性结果。干预的潜在危害是费时、费力、费物，减少与同伴和家庭活动的时间，同胞也被打上"标签"。尽管如此，也不意味儿童语言、言语问题的早期筛查无益处。对目前美国现有的语言言语筛查工具系统评估后认为2种筛查量表可由父母初步筛查有问题的儿童，基层儿科医生也可使用，即麦克阿瑟贝茨沟通发育量表（Mac Arthur Bates Communication Development Inventory，MCDI）和语言发育调查表（Language Development Survey，LDS）。

（2）语言损害机制研究：2010年美国国家耳聋与语言交流障碍研究所（The National Institute on Deafness and Other Communication Disorders，NIDCD）为了解言语与语言障碍的发育状况，提高诊断能力，改善治疗方案，随访约4000例有语言障碍儿童，同时进行基因研究。研究结果首次发现*FOXP2*基因变异与特发性语言损害（specific language impairment, SLI) 有关, 将进一步研究 *FOXP2* 基因变异在阅读障碍、孤独症谱系障碍、言语发音障碍等疾病中的作用。

(3) 脑可塑性与听力: 一项长期追踪研究发现耳聋成人对移动物体的反应时间明显快于听力正常成人,提示耳聋成人的大脑为适应环境变化,可进行"重新连接"(rewires),以适应因为某一功能丧失而造成的影响。脑可塑性的研究结果对研究发展儿童早期学习策略有重要的意义。

3. 流行病学资料 语言、言语发育障碍是儿童期最为常见的发育障碍之一。发育性口吃可出现在2~5岁儿童,男童较多见。文献报告的言语、语言迟缓的发病率范围相差很大。2005年上海市流行病学调查结果显示24~29月龄男女童的语言发育迟缓检出率分别为16.2%和15.2%,30~35月龄分别为8.3%和2.6%。近年一项Cochrane系统分析学龄前学龄儿童言语、语言发育迟缓,或两者均迟缓的发病率资料,结果显示2~4.5岁学龄前儿童言语、语言发育均迟缓的发病率为5%~8%,语言迟缓为2.3%~19%。学龄前儿童言语、语言发育迟缓增加儿童学习困难的危险,7~8岁表现阅读与书写困难。语言发育迟缓影响5%~10%的儿童。SLI是儿童学习困难的最常见原因,影响7%~8%的学龄前儿童,可持续至成人期。

二、儿童言语及语言障碍分类

2013年公布的美国疾病诊断和统计分类第5版(DSM-Ⅴ)将语言障碍、言语发声障碍、童年起病的流畅性障碍(口吃)、社交性(语用性)交流障碍和未界定的交流障碍分类为交流障碍,即交流障碍(communication disorder)是一类语言、言语或任何影响言语和非言语性交流的缺陷。目前多数专著、权威文献及2010年的国际精神障碍分类诊断标准第10版(ICD-10)仍以言语(speech disorders)和语言发育障碍(language disorders)分类。

言语障碍即有发声或语音形成问题。言语失用症(apraxia)是一种言语障碍,儿童语音和音节不能正确组合形成词。

语言问题涉及语句(syntax)、语义(semantics)与语音(phonology)、词义(morphology)以及语用(pragmatics)错误。语言障碍有语言表达障碍(expressive language disorder)和感受性语言障碍(receptive language disorder)2个亚类型。语言表达障碍的儿童可理解语言的意思,感受性语言障碍儿童不理解语言含义。部分儿童只有语言表达障碍,部分儿童同时有语言表达障碍和感受性语言障碍;或部分儿童存在言语及语言障碍。语言表达障碍与感受语言迟缓可单独诊断,也可同时存在语言表达障碍/感受语言迟缓。儿童言语、语言问题可同时或单独存在。

三、言语障碍

(一) 临床表现

言语障碍的儿童可理解与表达语言,但有构音(articulation)、语言不顺畅(disfluency)或发声(voice)问题。

1. 功能性构音障碍

(1) 语音改变: 省略语音的某些部分,如省略"机"的辅音"J","机"变"一","飞机"-"飞一";省略或简单化复韵母ao、ie、iu、ang,"蚊(wen)子"-"无(w)子"、"汪汪(wang)"-"娃娃(wa)"。

(2) 语音替代: 多为辅音,语音中断、增加。

1) 舌根音化: 以舌根磨擦音代替舌前位的发音,如g、k、h代替其他语音,如"耳朵(duo)"-"耳郭(guo)"、"草(cao)莓"-"考(kao)莓"、"头发太(tai)长(chang)"-"头发盖(gai)扛(kang)"。

2) 舌前音化: 以舌前音d、t代替某些语音,例如"乌龟(gui)"-"乌堆(dui)"、"公(gong)园"-"东(dong)园"、"裤(ku)子"-"兔(tu)子"。

3) 不送气音: 是儿童发音时的气流和语音协调的问题。汉语中有送气音,如p、t、k、c、s等。儿童把送气音用不适送气的音作替代,即产生发音错误。如"婆婆(po)"-"跛跛(bo)"、"泡泡(pao)"-"抱抱(bao)"。

(3) 构音错误使别人难以理解

2. 语言不顺畅 说话重复词、句。口吃(stuttering)是严重的语言不流利情况。

- 4岁后仍重复语音、词或短句(我想 ... 我想我的玩具,我 ... 我来看你);
- 增加语音或词(我们去 ... 嗯 ... 商店);
- 使词加长(我是Boooobbby Jones.)
- 中断词或句(常闭唇);
- 声音或语音紧张,说话时往往摇头、瞬目;
- 交流受挫折。

3. 发音障碍

- 声哑或粗;

- 声音中断或变调；
- 高音突然变调；
- 语音过高或过低；
- 语音异常，因鼻音过重或无鼻共鸣。

（二）病因

言语发育与多与儿童生长、发育有关。

1. 构音问题 原因尚不清楚，可能与家庭成员发音习惯有关。

(1) 解剖结构异常：发音的肌肉、骨骼异常，如牙齿发育问题、唇腭裂。

(2) 神经系统异常：部分脑或神经损伤，控制发音的肌肉不协调，如脑瘫。

(3) 听力异常：正常语言交流的听力 500~2000Hz 声频，声音强度在 40~60 分贝（dB）。听觉是语言感受的重要的途径，儿童传导性的、或感觉神经性听力受损害正确地感受声音传导，如传导性听力障碍（20~30dB 或 <50dB）明显影响言语的辨认。

(4) 儿童言语失用症：为言语运动性障碍，产生严重构音障碍。儿童的语言难以理解，多发生在语言发育延迟的 2 岁左右幼儿。有儿童言语失用症（childhood apraxia of speech，CAS）的儿童发音时舌、唇、下颌位置不正确，难以正确发音，或时而正确、时而不正确。CAS 儿童无大运动发育迟缓，但可能有其他技能发育问题，如剪、涂色、写，影响读、拼音等学习。

2. 语言不顺畅 原因不很清楚。

(1) 遗传和环境因素：家庭成员有较高口吃发生。双胎研究结果显示口吃有遗传和环境的影响。

(2) 能力-需要模式：近年的研究提出儿童发育性口吃发生的能力-需要模式（capacities-and-demands model）理论，当儿童运动技能、语言测试技能、情绪成熟状况、认知发育水平等能力与语言环境需要不一致时，儿童可发生口吃。

(3) 神经源性：又称获得性口吃。较少见，因神经系统疾病或头颅外伤所致。

3. 发声障碍 当肺部气流通过声带、咽部、鼻腔、口腔和唇时出现问题可致发声障碍。发声障碍与发音器官使用不当和解剖异常有关。

(1) 听力障碍：声音的质量同样与听力有关，因听力丧失者自我调节发声能力下降；

(2) 咽部肿瘤；

(3) 腭裂或硬腭、软腭疾病；

(4) 声带肌肉或神经损伤；

(5) 先天性喉蹼：与胚胎发育异常有关，为少见出生缺陷；新生儿出生后哭声低哑，张口呼吸，因喉腔间有一先天性膜状物为先天性喉蹼，大者可占喉腔之大部称为喉隔；

(6) 声带疾病：息肉、结节、囊肿、肉芽肿、乳头（状）瘤和溃疡等；

(7) 声带过度使用：如尖叫、唱歌等。

（三）评估

1. 高危因素 即可能影响儿童言语、语言发育延迟或障碍的因素（risk assessment），包括男性、言语与语言损害的家族史、父母受教育水平低和产前因素（早产、低出生体重、难产等）。

2. 辅助检查

(1) 常规听力测试；

(2) 口腔运动功能评估；

(3) 其他：患儿如果有特殊的面容体征时，可考虑进行相关遗传学检测，若临床症状怀疑症状与颅脑发育异常或颅内疾病有关时，考虑头颅 MRI；

3. 构音评估 国外有较为成熟的构音测试工具，如 Goldman-Fristoe 构音测试，以及图片构音测试等。国内目前使用普通话音素发育进程和中国康复研究中心构音障碍监测法（表 3-13-3）。

表 3-13-3 普通话音素发育进程

年龄（岁）	90% 标准	75% 标准
1.6~2.0	d、m	d、t、m、n、h
2.1~2.6	n	b、p、g、k、x、j、g
2.7~3.0	b、t、f、h、x	f
3.1~3.6	g、k	
3.7~4.0	p	
4.1~4.6	t、s、j、g、r	t、s、sh、z
>4.6	sh、zh、ch、z、c	zh、ch、z、c

（四）干预与预后

轻度言语障碍可逐渐消退、自愈。严重的言语障碍或问题的儿童需要言语治疗，学习掌握产生语音的方法。预后与病因有关，严重者影响交流，产生社会心理问题。

1. 构音干预

(1) 构音训练：多数发音错误的儿童不意识自己发音问题。治疗初，需夸大儿童错误发音，以让儿童通过听录音辨别自己发音与正确发音的差异。当儿童能完全辨别并意识自己发音错误时，方可进行治疗。

1）**音素水平治疗**：治疗从正常儿童最早出现的音（即最容易发的音）开始，即目标音。首先帮助儿童认识正确发目标音的口形及其他特征，然后进行听觉训练，让儿童比较自己的目标音和正常目标音之间的差别。最后采用语音定位法，即让儿童观察语音治疗师发音时的唇、舌、下颌的运动和口形，同时儿童对着镜子模仿发音。如儿童仍不能发目标音，语音治疗师寻找与目标音接近且儿童已能发的过渡音，从过渡音学习逐渐延伸到目标音。要求儿童以镜子为视觉反馈，观察自己的唇、舌、下颌位置，甚至用手触摸声带振动体会发音部位。儿童掌握目标音后，则继续下一步治疗。

2）**音节水平治疗**：目的是强化目标音。即将目标音与其他的元音或辅音组成无意义的音节，巩固目标音。

3）**单词水平治疗**：儿童掌握目标音后，语音治疗师将目标音加入有意义单词的开始、中间或末尾。注意选择儿童熟悉的、生活常用的、符合儿童认知水平的单词；同时可采用与单词对应的图片，使儿童易于记忆，又增加趣味性。

4）**句子水平治疗**：语音治疗师选择符合儿童的句子，采用重复、慢速、模仿的方式与儿童一起说。儿童跟随语音治疗师重复说话的音调、强度和节奏学习。语音治疗师可有意错误发音，训练儿童辨别与自行纠正能力。

(2) **口功能训练**：口腔运动功能问题可影响儿童语言清晰度。临床上对有言语问题儿童同时存在口腔运动功能问题时，可进行口功能训练。如每天按压或轻柔快速地弹击儿童面颊、下颌、唇部；或用软硬适中的牙刷或硅胶棒刺激口腔内的舌、牙龈、颊黏膜和硬腭；逐渐增加食物质地等方法增强口腔本体感。让儿童吹泡泡、喇叭，或用吸管吸食，或模仿动物叫声，或口腔快速轮替运动等方法帮助改善口腔协调运动。

2. 语言顺畅性干预 幼儿语言不顺畅与口吃难以区分，如语言不流利现象频繁出现时，可采用儿童游戏、父母指导、改变父母与儿童交往方式、调整环境等非直接干预措施，以避免儿童情绪紧张。注意劝告家长避免直接指正儿童的不顺畅语言，采用重说和复诵方法，亦可在游戏中促进语言顺畅，如故事接龙、儿歌、童谣等。

3. 发音干预 主要用于有听力障碍和智能迟缓儿童进行的发音训练，通过呼吸放松训练、声带放松训练，增加发音的呼吸支持、提高呼吸发声协调性、放松喉部肌肉等，主要关注发音的音调、响度、清浊音、起音、声时（即最长发声时间，代表发声能力）等训练。

四、语言障碍

（一）临床表现

有语言障碍儿童的症状可轻重不一，有1~2个症状或多个症状。

1. 感受性语言障碍 儿童不能理解语言，表现：

- 难以理解他人语言；
- 不懂指令；
- 不能组织自己的想法。

2. 表达性语言障碍 不能应用语言表达自己想法与需要，表现：

- 不能组织词汇为句子，或句子简单、短，或语序错误；
- 表达时用词不正确，常用占位符，如“嗯”；
- 用词水平低于同龄儿童；
- 说话时漏词；
- 反复用某些短语，或重复（回声样）部分或所有问题；
- 社交困难，常伴行为问题。

（二）病因

1. 特发性语言损害 除语言发育技能明显落后于同龄儿童以外，其他发育水平均在正常范围内，无智力低下、听力异常、运动性疾病、社会情感功能异常以及明确神经损伤。遗传因素是儿童发生特发性语言损害（specific language Impairment，SLI）的病因。病例对照研究证实发生SLI的高危因素，如家庭因素、男性、家长受教育水平低、多子女。SLI儿童的亲属中发生语言发育问题和学习困难的比例较高，提示遗传的作用。但遗传谱系不易获得，因多数有言语或语言问题的家庭遗传类型复杂。在有严重言语或语言问题的家庭三代研究较高显示言语或语言问题的遗传方式是常染色体单基因特点，涉及7q31的*FOXP2*基因。SLI的其他基因可能在16q和19q。我国有关SLI的研究较少，有研究发现汉语SLI儿童动词后常常省略“了”，只用动词原形，与英语儿童的语言困难相似。SLI 儿童的语言能力随着年龄增加会逐渐提高，但语言加工、阅读和写作能力可持续存在不同程度的缺陷。

2. 获得性语言障碍 因其他疾病或不利因素所致的语言障碍。

(1) 神经系统疾病：可有语言技能损伤、情感障碍，如 Leigh 脑病、Rett 综合征、异染性脑白质营养不良、黏多糖病等退行性神经系统疾病。又如 Landau-Kleffner 综合征，又称获得性癫痫性失语，表现为语言能力的倒退。

(2) 听力障碍：儿童患中耳炎损伤中耳，可致轻度传导性听力损害。虽然有较多文献报告中耳炎与言语、语言发育有关，但机制尚有争议。中枢性听力障碍(central auditory processing disorder, CAPD)患儿由于特殊听知觉受损，可造成阅读与学习困难。因此，阅读与学习困难的学龄儿童需评估听力。但诊断、处理、甚至物理疗法均存在争议。

(3) 忽视、虐待以及缺乏早期语言环境：儿童语言发育与儿童 - 母亲关系有关，如儿童受到身体与情感忽视与虐待(neglect and abuse)可损害儿童语言发育。有物质滥用母亲的儿童(如酗酒、可卡因)可有言语、语言问题。

(4) 颅脑外伤：儿童因车祸、运动或其他外伤致闭合性颅脑可能伴认知及交流问题，特别是语言表达障碍。

(三) 评估

1. 高危因素 即可能影响儿童言语、语言发育延迟或障碍的因素，包括男性、言语与语言损害的家族史、父母受教育水平低和产前因素(早产、低出生体重、难产等)。

2. 辅助检查

(1) 常规听力测试；

(2) 其他：如儿童有特殊面容时可进行相关遗传学检测，若临床症状怀疑症状与颅脑发育异常或颅内疾病有关时可做头颅 MRI。

3. 语言评估 包括语言理解和语言表达的评估。我国近年才开展语言干预，尚无完整的标准化语言评估测试，尤其是诊断测试工具。现有评估方法有：

- 图片词汇测试；
- 年龄与发育进程问卷；
- 丹佛发育筛查测试；
- 早期儿童语言发育进程量表；
- 中文早期语言与沟通发展量表 - 普通话版；
- S-S 语言发展迟缓检查法等；
- 韦氏智力测验。

(四) 干预与预后

1. 干预 包括心理治疗、咨询、认知行为治疗。

(1) 制订目标：维果斯基(Vygotsky)的“最接近发育水平”理论是主导原则，即所定目标宜略高于个体儿童发育水平，即儿童经过努力可实现的目标。干预策略为扩展词语，让儿童模仿，帮助儿童建立学习模式。如儿童只说一个字时，干预则可采用叠词，然后向两个字的词语发展；儿童只会短语时，逐渐扩展为句子。

(2) 干预方法：适用于年幼儿童或严重语言障碍的。儿童需在有意义的情景与游戏活动中进行。

1) 语言治疗师为主导：主要采用练习、游戏中操练和塑造三种形式。练习即儿童回答字或单词的方式，形式比较单调，儿童常缺乏动力。游戏中操练即儿童先在一个游戏活动中完成语言目标后，再给儿童感兴趣的游戏活动强化语言目标的应答。塑造是给儿童听觉刺激，逐步诱导儿童产生接近目标的反应。

2) 儿童为中心：适用较固执、害羞儿童，或有一定语言能力的学前儿童。语言治疗师与儿童在玩游戏时将制订的目标语言加入游戏，以有意引导儿童学习目标语言。当儿童达到治疗目标后语言治疗师不断反馈，采用模仿、组词、扩展技能与儿童交流。

(3) 干预策略：该方法适于理解不说的儿童。采用语言阶段的干预方法，包括引导儿童对声音、物品的注意，以及与他人玩轮流性和想象性的游戏。

- **“听力轰炸”**：即反复以单词或叠词作语言刺激；
- **词与实物结合**：将儿童感兴趣的物品和玩具与单词相匹配；
- **肢体语言**：鼓励儿童用姿势、发声作交流；
- **因人而异**：用适合儿童个体发育水平的语言与儿童交流；
- **情绪控制**：纠正儿童用哭叫、发怒、扔物等不良的交流方式；
- **情境交流**：创造情境，促使儿童与他人交流，并迅速给予应答。

对已经有语言，但语言内容少、形式简单的儿童的干预策略是让儿童在想象性游戏中模仿，如要求儿童模仿语言治疗师的语言，逐渐引导儿童主动表达，并能在生活中应用。语言治疗师采用肢体语言（手势、动作）强化儿童的语言感受；鼓励儿童有意识交流，创造各种机会与儿童对话；在商店购物、接待朋友、礼仪等角色扮演的游戏中让儿童学习生活用语。

（4）**家庭配合**：父母和抚养者在儿童语言发育和语言治疗中有非常重要作用。治疗效果决定父母配合与参与程度。训练父母在生活中应用语言治疗的方法和策略，配合治疗师共同完成治疗儿童语言目标。

2. 预后 治疗效果与病因有关。脑损伤或其他器质性疾病的语言障碍治疗效果较差。有言语、语言问题的学龄前儿童进入学校学习后可能仍然有语言问题或阅读与学习困难。

语言障碍的儿童因理解可能和语言交流问题可致社交问题，甚至独立功能，或情绪障碍，如抑郁、焦虑及其他情绪问题。

五、预防

需家长与基层儿童保健医生共同参与。

1. 家长筛查 教育家长感觉儿童有言语或语言问题即应看医生（表 3-13-4），如诊断儿童有言语、语言问题，则应看专科医生确定病因及时干预。儿童语言发育进程可供家长参考，但应用时需注意儿童发育存在个体差异。

表 3-13-4 家长筛查儿童言语、语言发育进程

	月龄	言语、语言水平
理解语言能力		
说人或物名称	15	不看或不能指出 5~10 个人或物品
"去拿你的衣服"	18	对指令无反应
看图说身体部位	24	不能指出身体部位
问儿童问题	30	不能以肢体语言回复（点头或摇头）
	36	不理解动作词汇，不理解 2 个方向的指令
表达语言能力	15	说 <3 个词
	18	不会说，"Mama""Dada"，或其他名称
	24	说 <25 个词
	30	不会组合 2 个词，包括名词 + 动词的短句
	36	说 <200 个词，不问物品名称；或重复别人所说的问题，或语言倒退；不会用完整句子
	48	用 2 个词常不正确；或用相近、相关的词替代正确用词

2. 筛查 父母感觉或基层儿童保健医生监测过程怀疑儿童有语言、言语发育问题时应及时由经过培训的有经验的专业人员进行语言言语筛查（图 3-13-1）。筛查需采用标准化的筛查工具。

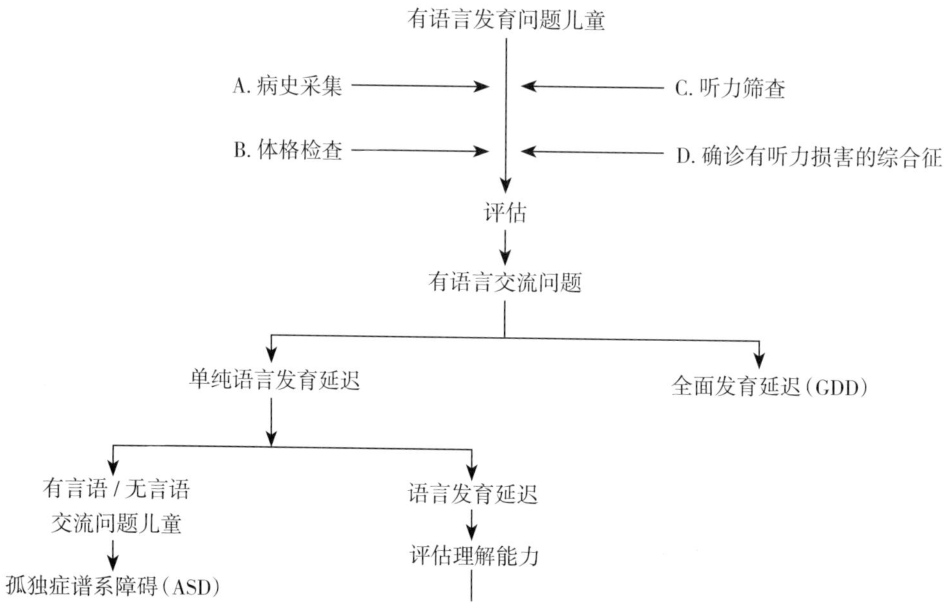

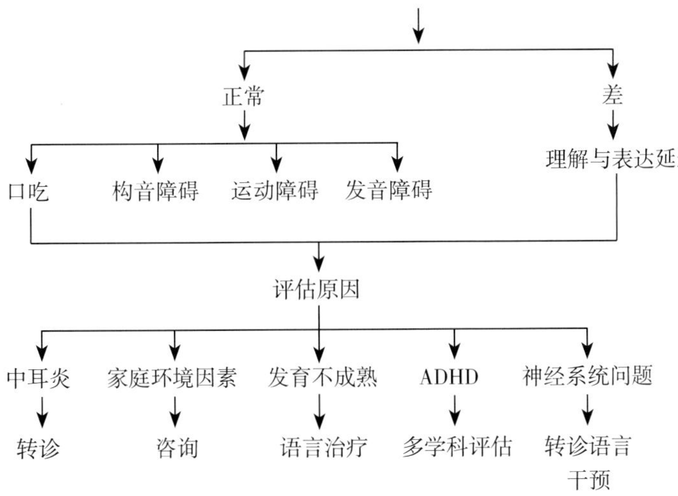

图 3-13-1 婴幼儿言语、语言问题筛查流程

专家点评

● 儿童言语、语言技能发育异常原因较多，包括引起听力损害或言语、语言障碍疾病。当基层儿科、儿童保健医生或家长怀疑儿童有发音问题或理解语言问题应及时转诊发育-行为儿科或相关专科。

● 家长，甚至部分基层医生误以为儿童发生语言及言语障碍的原因为"舌系带过短"，儿童因此接受舌系带手术。事实证明很多儿童术后语言障碍并无改善，增加无辜手术的儿童与家庭身心负担。语言及言语障碍的病理生理知识证实多数语言及言语障碍的儿童，尤其是语言障碍与舌系带过短无关。

（江帆）

【参考文献】

1. National Institutes of Health Speech and Language Developmental Milestones. NIH Pub, 2010.
2. Council on Children With Disabilities Section on Developmental Behavioral Pediatrics. Bright Futures Steering Committee Medical Home Initiatives for Children With Special Needs Project Advisory Committee. Identifying infants and young children with developmental disorders in the medical home: an algorithm for developmental surveillance and screening. Pediatrics 2006., 118(4): 405-420.
3. Wallace IF, Berkman ND, Watson LR, et al. Screening for speech and language delay in children 5 years old and younger: a systematic review. Pediatrics, 2015, 136(2): e448-e462.
4. Albert L. Siu.Screening for speech and language delay and disorders in children aged 5 years or younger: US preventive services task force recommendation statement. Pediatrics 2015, 136(2): 2-8.
5. Sharynne McLeod and Linda J. Harrison: epidemiology of speech and language impairment in a nationally representative sample of 4-to 5-year-old children.Journal of Speech, Language, and Hearing Research, 2009, 52: 1213-1229.
6. James Carter, Karol Musher.Etiology of speech and language disorders in children.
7. American Psychiatric Association. Diagnostic and statistical manual of mental disorders. 5th ed. Arlington, VA: American Psychiatric Publishing, 2013.
8. 世界卫生组织. 刘平等译 ICD-10 精神与行为障碍分类研究用诊断标准. 北京：人民卫生出版社，1995.
9. 金星明，静进. 发育与行为儿科学. 北京：人民卫生出版社，2014.

第三节 行为和情绪障碍

导读 儿童情绪障碍主要涉及一组病症，包括分离焦虑、恐惧障碍、社交恐惧、同胞竞争性障碍等表现特征，也包括类似成人期的神经症如癔症、焦虑障碍、强迫障碍、恐怖症、创伤后应激障碍等。儿童情绪障碍治疗主要有心理支持、认知行为治疗、家庭干预以及药物治疗。**但因临床医师专业人员不足，需要初级儿童保健医生（primary care pediatrician，PCP）学习处理儿童情绪问题。**

几乎所有儿童在正常成长过程有担忧、焦虑、害怕、羞怯等情绪体验，部分儿童可能因某些原因转化为极端的情绪体验，即情绪障碍（emotional disorder）。因儿童期的情绪障碍不及成人典型，有时与一般焦虑情绪难以区分，易被忽视而治疗不及时。目前相关研究多认为儿童期的情绪障碍呈现慢性进程，甚至可持续到青年期及成人期。儿童的情绪问题主要涉及以焦虑、恐惧和强迫等症状为主要表现特征的一组病症，包括儿童分离焦虑、恐惧障碍、社交恐惧、同胞竞争性障碍等，也包括类似成人期的神经症如癔症、焦虑障碍、强迫障碍、恐怖症、创伤后应激障碍等。

国外研究资料显示儿童分离性焦虑障碍（separation anxiety disorder）患病率为2%~6%，焦虑障碍3%~5%，社交恐惧症约为1%，单纯恐惧障碍3%~9%。我国长沙地区的调查资料焦虑障碍患病率为5.66%，其中分离性焦虑为1.95%、恐怖症为1.77%、社交恐怖为2.48%。因诊断标准及界定范围存在差异，致使各国报道不尽相同。

一、焦虑障碍

以焦虑和恐惧的感觉为特点的情绪障碍即焦虑障碍（anxiety disorder），焦虑未来发生的事件，或对当前事件出现恐惧反应；焦虑和恐惧的情绪可引起躯体症状，如心跳加速、颤抖。焦虑障碍因特点不同分为广泛性焦虑障碍（generalized anxiety disorder）、特殊恐惧症（specific phobia）、社交恐惧症（social anxiety disorder）、分离性焦虑（separation anxiety disorder）、陌生环境恐怖症（agoraphobia）以及惊恐性障碍（panic disorder）。焦虑障碍是儿童青少年时期较常见的情绪障碍之一，广泛性焦虑障碍在青春期少年发病率为3%~6%；分离性焦虑障碍患病率约为2%~6%，随着年龄的增长有降低的趋势。我国留守儿童中分离性焦虑发病率增高。特殊恐怖和社交障碍随年龄增长而增多，可持续至成年期。女童多于男童。

（一）病因

1. 社会心理因素 依恋理论认为儿童早期的母子分离体验和未满足情感需求的儿童缺乏安全感，易产生分离性焦虑。如果分离焦虑处理不当，儿童可出现持续的适应困难，亲社会行为缺乏。父母情绪影响儿童早期社会化过程的人格形成与塑造，尤其是母亲抚养过程的焦虑可影响儿童的情绪焦虑。行为主义理论认为焦虑和恐惧情绪是通过条件反射学习而获得，如焦虑特质或神经质的母亲，往往将不良情绪投射给儿童，使儿童出现“潜移默化”的焦虑倾向。儿童早期社会应对方式单纯而有限，遇到新情景或各种应激事件时易产生情绪波动、恐惧和焦虑。家庭刻板或严苛的教养方式以及强制压力可使儿童产生持续的焦虑、矛盾与恐惧。父母过度关注和过度干涉儿童也易使儿童焦虑情绪。

2. 遗传因素 双生子有较高的情绪障碍同病率，单卵双生子则更明显，提示遗传在焦虑障碍发生的作用。家庭因素研究显示有焦虑障碍儿童的一级亲属有同质性，综合危险度（OR值）为4~6。惊恐性障碍的遗传度为0.43，广泛性焦虑障碍为0.32。惊恐性障碍、广泛性焦虑障碍、和强迫症（Obsessive Compulsive Disorder，OCD）一样，有较明显的家庭聚集现象。父母焦虑情绪对儿童长期投射的结果可致家族性焦虑障碍较高发病率，约20%的焦虑症儿童一级亲属中有焦虑症状。虽然家庭环境对疾病发生的作用不清楚，研究家庭环境风险因素对预测焦虑障碍发病仍然是重要。

“难养育型”气质类型幼儿期情绪多表现烦躁、好哭或吵闹，易受惊吓、难以安抚和照料等，逐渐演化为相关人格类型；青春期后可表现情绪不稳定或内向，具有多愁善感、焦虑不安、严肃、古板、保守、悲观、孤僻和安静等特征。此外，年龄、性别、躯体状况与情绪障碍的发生也有一定关系，如年长儿童情绪障碍发生率较高，尤其年长女童。

（二）发病机制

1. 精神分析学理论 神经症状的形成是一种防御机制，当某种原因本能欲望不能得到满足、被压抑在无意识内可引起内在的冲突，防御机制使被压抑的欲望用另外的方式达到内在冲突缓和，避免精神崩溃的严重后果。

2. 条件反射理论 大脑兴奋和抑制过程过度紧张或过度交替，使灵活性降低，已形成的条件反射可消失，出现紧张不安等高级神经活动失调的征象。有些焦虑倾向完全是习得的结果。最初可因某些无害事物或情景与恐怖刺激多次出现形成条件反射，引起焦虑后促使患者采取某种行为回避；如回避行为使焦虑减轻，回避行为则成为一种强化因素，形成操作性条件反射使回避行为固定。

3. 神经内分泌 广泛性焦虑障碍（GAD）很常见，病情严重，但尚不清楚发病的神经生化改变。至今仅有少数研究比较GAD与抑郁症患者的神经生化功能。有研究显示广泛性焦虑障碍与杏仁核功能连通性紊乱有关。感觉信息通过复杂的基底核进入杏仁核。复杂的基底核具有与感觉相关的记忆,并可将恐惧传到处理记忆和感觉的其他脑区,如内侧前额叶皮质和感觉皮质、与杏仁核相邻的中央核,在与脑干、下丘脑和小脑连接区域控制特异性的恐惧反应。广泛性焦虑障碍患者的中央核的灰质较多,提示连接功能较差。此外控制刺激的杏仁核区域的岛叶和扣带回区域连接较少,而负责执行功能的顶叶皮层和前额皮质电路连接增加,提示焦虑症的杏仁核功能不足时存在一代偿机制,与认知理论一致,即补偿认知策略。

研究提示 GAD 患者有 γ-氨基丁酸/苯二氮、血清素激活的去甲肾上腺素系统等神经递质功能障碍。如焦虑症患者尿儿茶酚胺(CA)排出增多,提示焦虑症与外周去甲肾上腺素(NE)的释放增多有关。有学者认为焦虑症患者具有高警觉水平和高自主神经系统的反应性,焦虑发作时血液中肾上腺素浓度增加,出现一系列自主神经功能紊乱症状。采用选择 5-羟色胺再摄取抑制剂与氟苯丙胺、m-氯苯基哌嗪的竞争研究显示血清素的途径在社交恐惧症中有作用,多巴胺功能和纹状体的多巴胺降低。现代医学新技术的发展,如神经解剖学的成像技术和正电子放射断层造影术(PET)可进一步研究 GAD 患者脑的特殊区域的血流与代谢状况,对认识焦虑症的神经内分泌功能有重要作用。

(三) 临床表现

与年龄有关,如 6~9 月龄婴儿对陌生人警觉并拒绝接近;幼儿与依恋对象分离时,如刚入幼儿园、生病住院,表现哭闹、发脾气、抓住亲人不放,还可出现食欲缺乏、胃肠功能紊乱、恶心、腹痛等躯体症状,夜间入睡困难、睡眠不宁、易惊醒、噩梦或梦魔等;年长儿多表现为社交性焦虑,惧怕与人交往或在交往时退缩、紧张不安。入学后有发作性紧张恐惧,担心将发生不祥或可怕的事情,经常焦躁不安、唉声叹气、对家庭不满、抱怨或发脾气,拒绝上学,即使勉强上学与同学老师较少交往。上课注意力不集中,多小动作,学习成绩较差或明显下降。因焦虑、烦躁情绪易与同学发生矛盾和冲突而遭排斥,因此不愿上学,常发生旷课、逃学现象。常伴有恐怖症状、强迫症状,可演化为学校恐怖症。还伴有自主神经系统功能紊乱症状,如呼吸急促、胸闷、心慌、头晕、头昏、头痛、出汗、恶心、呕吐、腹痛、口干、四肢发冷、腹泻、便秘、尿急、尿频、失眠和多梦等。对于正常婴幼儿,以上分离焦虑的症状同样可出现,但经过安抚后症状可减轻或消失,焦虑症儿童则症状持续时间长,不能从焦虑状态恢复到正常情绪;或者面对一些应激因素时情绪反应严重,超过了同龄儿童的正常反应,无法安抚且明显影响到儿童的日常活动。

(四) 诊断

依据 DSM-Ⅳ 5 的儿童焦虑障碍诊断标准见表 3-13-5。

表 3-13-5 DSM-Ⅳ 5 的儿童焦虑障碍诊断标准

诊断标准	内容
过度焦虑和担忧	对许多事件或活动过度焦虑和担忧,持续时间超过 6 个月
难以控制担忧	难以控制的焦虑和担忧
焦虑和担忧症状(至少 3 种)	①坐立不安或感觉紧张;②容易疲劳;③难以集中注意力或头脑空白;④容易兴奋;⑤肌肉紧张;⑥睡眠障碍(难以入睡、易惊醒或睡眠不宁)

(五) 治疗

1. 解除诱发因素 查明原因,如家庭环境因素、家庭或学校教育因素、缺乏母爱、早期母子分离等。儿童保健医生对家长应阐明焦虑发生的原因,取得家长的理解,对家长进行儿童抚养相关的教育。严重的焦虑症应及时转介儿童精神心理科就诊,进行心理和药物治疗。

2. 心理治疗 首先通过耐心听取儿童叙述与家长描述,有目的地交谈,与儿童建立良好的信任关系;同时,仔细分析病情使儿童认识是自己患的是心理疾病,需要与医生积极配合。

认知行为治疗包括重现自我、榜样、暴露、角色扮演、放松训练和认知增强训练等。一般,学龄儿童与青少年(≥10 岁)采用认知治疗有效,即重新调整焦虑思维至正确的结构,形成明确适应行为的方式。

3. 家庭辅导治疗 家长配合医疗是治疗的关键之一。解释父母咨询的问题,提高对心理疾病的认识,了解产生的因素;消除家庭环境或家庭教育中的不良因素,克服父母自身弱点或神经质的倾向。

4. 生物反馈疗法(松弛疗法) 是自我全身肌肉松弛的练习,年长儿童和少年效果较好;年幼儿童可配合游戏或音乐疗法。松弛疗法使治疗紧张、焦虑不安儿童生理性警醒水平全面降低，本身也有相应的心理效应。

5. 药物治疗 中或重度焦虑障碍、或有共患病的儿童心理治疗宜联合药物治疗效果较好。药物：①选择性5-羟色胺再摄取抑制剂(selective serotonin reuptake inhibitors，SSRIs)：为临床治疗儿童焦虑障碍的一线用药，短期安全及有效性较好，但长期效益及风险尚缺乏研究。一般低剂量开始治疗，根据治疗反应及耐受性缓慢加量。副反应包括失眠、恶心、腹泻等，需严密监测。②抗焦虑药。

二、抑郁障碍

抑郁障碍(childhood depression，CD)是以持久的、显著的情绪异常(高涨或低落)为基本症状的一种精神疾病，表现长期抑郁伴有言语思维和行为改变。缓解期间精神活动正常，有反复发作的倾向。CD属儿童青少年情感性障碍范畴，为心境障碍(mood disorder)的极端表现形式。儿童抑郁症患病率为0.1%~23%，年龄越小，患病率越低，少见重性抑郁症。青少年重性抑郁症终生患病率(lifetime prevalence，LTP)为15%~20%，提示成年人抑郁症常始于少年期。童年期抑郁症发病率无明显性别差异，青春期后女性的发病率高于男性，比率约为2∶1~3∶1，与成年人近似。我国12个地区流行病学调查15~19岁情感性障碍的患病率为0.016%。1971年欧洲儿童精神病学家联合会就提出儿童及青春期抑郁是儿童青少年精神障碍中占重要比例的疾病。

抑郁症儿童常表现快感缺失(anhedonia)、啼哭、伤心失望、自我贬低、行为退缩、食欲及睡眠改变和想自杀等抑郁情绪症状。

(一)病因

1. 遗传因素 家族内发生抑郁症的几率约为正常人口的8~20倍，血缘越近，发病几率越高。双卵双生儿同病率为19.7%，自幼分开抚养的单卵双生儿，后期同病率也高达66.7%。有调查发现患抑郁症的儿童约71%有精神病或行为失调家族史。抑郁症儿童青少年的一级亲属终生病率为20%~46%。儿童抑郁症的危险因素包括：①亲子分离或早期母婴联结剥夺；②父母患有精神病；③父母虐待或忽视；④家族中有抑郁症和自杀史；⑤某些慢性躯体疾病。

2. 社会心理因素 先天易感素质的儿童经历创伤性体验后容易促发情感性障碍。研究提示，郁症儿童精神刺激事件比对照组多三倍，患儿在家庭中受到养育者批评和惩罚更多，亲子沟通差，父母干涉过多等。失败负荷过频过强时，易形成习得性无助感，进而产生绝望感及抑郁症。幼年母子情感剥夺、丧失父母、父母分离、早年亲子关系不良均可增加发生情感性障碍的危险性。社区儿童少年抑郁症调查证实，重大生活事件与抑郁症有密切关系。

有研究提出急性抑郁症儿童病前个性多为倔强、违拗或为被动-攻击性人格；慢性抑郁症病前多表现无能、被动、纠缠、依赖和孤独，既往常有抑郁发作史；隐匿性抑郁症患儿病前可有强迫性和癔症性格特征。

(二)发病机制

目前认为生物化学因素是抑郁症发病的基础。研究显示5-羟色胺(5-HT)功能降低可出现抑郁症状，5-HT功能增强与躁狂症有关。药理研究表明中枢去甲肾上腺素(NE)和(或)5-HT及受体功能低下是导致抑郁症的主要原因。抗抑郁药的作用主要是提高或调节中枢单胺递质及受体的功能。因此，抑郁症的胺代谢障碍假说已逐步被受体过敏学说替代，用以解释发病机制。

有研究证明抑郁症患儿血浆皮质醇含量增高，提示可能有下丘脑-垂体-肾上腺素轴(HPA轴)功能障碍。对抑郁症儿童进行地塞米松抑制试验(DST)，结果为阳性。即患儿服用地塞米松后未见抑制皮质醇现象。

(三)临床表现

抑郁症难以诊断，儿童和青少年则更困难，因语言不能完全表达自己的感受。2005年美国精神病学会、美国儿童和青少年精神病学学会共同发表“儿童和青少年抑郁症治疗的家长医疗指南”中描述以下临床症状提示儿童有抑郁症：

- 易怒、伤心、哭或发脾气；
- 对参加活动无兴趣；
- 学习成绩下降；
- 食欲缺乏/体重下降；
- 睡眠改变；
- 感觉疲倦、或缺乏活力、头痛、头昏、胸闷气促；
- 感觉自己无价值或负罪感；
- 难以集中精力；

- 有自杀或自伤行为；
- 躯体症状常诉躯体不适，如疲乏无力、食欲减退、睡眠障碍等。

（四）诊断与鉴别诊断

研究显示只有50%患抑郁症的青少年被确诊。2/3的抑郁症的青少年未被初级保健医生识别，未得到相应的保健处理，即使初级保健医生诊断也只有1/2的抑郁症的青少年被适当治疗。抑郁症的青少年多最早接触初级保健医生，故初级儿童保健医生（primary care pediatrician，PCP）需学习处理儿童情绪问题识别、评估与治疗十分重要。2007年美国与加拿大儿科学会的专家小组共同撰写初级保健的青少年抑郁处理指南，内容包括PCP医生掌握识别和初期管理原则，治疗与持续管理抑郁症儿童。

1. 识别抑郁症 研究证实高危因素与发生抑郁症初密切相关，包括：①儿童/家庭抑郁症病史；②躁郁型异常（bipolar disorder）；③曾有自杀行为；④滥用药物（substance abuse）；⑤其他精神心理疾病；⑥严重精神社会压抑（如家庭危机、身体和性虐待或忽视、其他创伤史等）。因此，PC医生识别抑郁症的主要依据是高危因素，同时系统评估有高危因素的青少年。

2. 评估/诊断 抑郁症评估需与儿童、家长/抚养者面谈，从详细的病史、体格检查（包括神经系统检查）、精神检查以及临床观察获得抑郁症的核心症状和功能损伤的证据，同时评估可能存在的共患病（comorbidities）（图3-13-2）。

精神检查量表的应用有助于诊断评定，如Achenbach儿童行为量表、儿童抑郁症量表（CDI）、艾森克儿童人格问卷（EPQ）、Poznanski儿童抑郁量表。抑郁症临床症状标准以心境低落为主要特征，持续≥2周，同时又有下述症状中的4项：①对日常活动丧失兴趣，无愉快感；②精力明显减退，无原因的持续疲乏感；③精神运动性迟滞或激惹；④自我评价过低、自责、有内疚感，或妄想；⑤联想

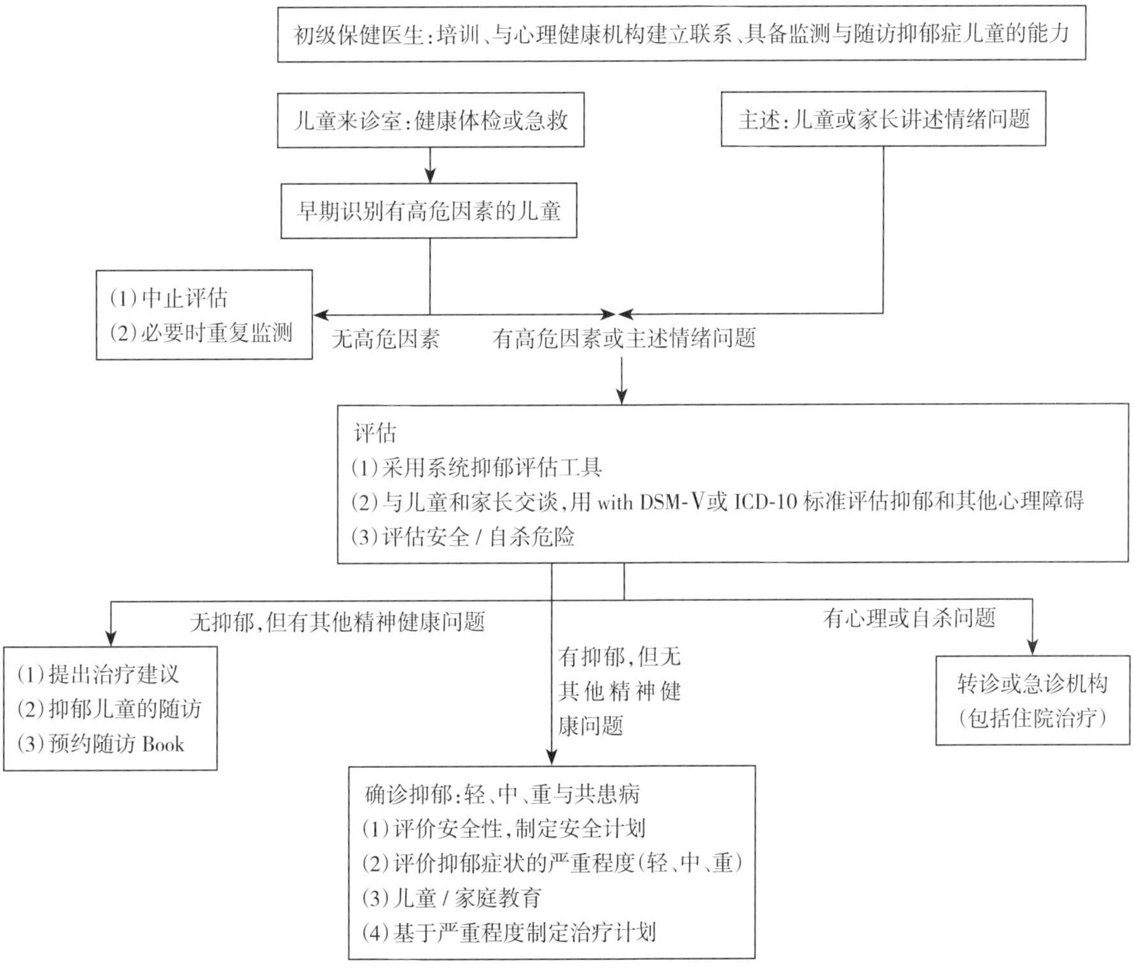

图3-13-2 儿童保健机构临床评估儿童抑郁症流程

困难，自觉思考能力显著下降；⑥反复出现自杀念头，有自杀行为；⑦睡眠失调，如失眠、早醒或睡眠过多；⑧食欲缺乏，体重明显减轻；⑨性欲明显减退。

3. 鉴别诊断

(1) 儿童精神分裂症：急性起病者表现为言语增多，精神运动性兴奋，有冲动破坏行为，类似躁狂状态。儿童分裂症常见自发情绪波动，易被误认为双相或快速循环发作；可有社会退缩，情绪低落，精神委靡无力状态，罪恶妄想及自杀意念，类病态人格的表现。随病程进展，分裂症的核心症状，包括思维联想障碍、分裂性不协调情感以及幻觉妄想等症状更加明显。

(2) 器质性或躯体疾病致精神障碍：可产生类似躁狂或抑郁症状，有明确的致病因素、阳性体征和实验室检查结果。

(3) 心因性精神障碍：儿童较多见。如受到强烈精神创伤后发生情绪低沉、悲伤哭泣，少数儿童可呈躁狂状态。起病与精神因素密切相关，持续时间短，以往无类似发作史，一般心理治疗恢复较快。

(4) 周期性精神障碍：多见女青少年，发病与经期相关。少数男青少年也有周期发作，原因不明。周期性精神障碍可分为朦胧状态、抑郁和躁狂状态、运动性木僵、妄想状态等类型。病程特征为起病突然，消失也突然，发作持续时间约7~10日，通常每月发病时间相对固定，每次发病症状重复(复写症状)，预后良好。

(5) 其他：与过分活动、情绪不稳定、易激惹、攻击行为相关疾病，如ADHD、品行障碍等。可采用Conner评定量表及躁狂症症状量评定鉴别。

(五) 治疗

1. 初期管理原则 按2007年美国与加拿大儿科学会的专家小组共同撰写初级保健的青少年抑郁处理指南(GLAD-PC) PCP应教育家长，提供抑郁和治疗的专业咨询。与家长讨论儿童表现，消除家长对隐私的正确理解，积极配合治疗；理解抑郁症常常有反复的情况，制订治疗计划。

2. 治疗计划 GLAD-PC关于治疗计划的制订是强度很强的推荐意见，即需与家长与儿童设定关键功能部分特殊治疗的目标，包括家庭、同伴、学校。中-重度抑郁与持续抑郁的儿童治疗应有明确目标和结果，治疗目标包括定期锻炼、适当营养和定期会议解决家庭问题；同时治疗应中有安全计划，包括限制致命手段及发展预防病情恶化的应急联络机制，特别在治疗的初期需要注意安全。同时，PCP需与社区的精神卫生机构建立密切联系，学习有关知识与解决疑难问题。

按病情治疗分急性、持续及维持期三个阶段。急性期治疗目的是达到治疗反应并最终缓解全部症状。持续期治疗用以巩固急性期的治疗反应。维持期治疗用以避免症状复发。每一阶段的治疗包括心理教育、支持管理、家庭及学校参与。

(1) 支持管理和心理教育：对不复杂、短暂的抑郁或轻度社会心理损害者，进行支持性及病例管理，如增加营养摄入、改善睡眠、加强锻炼。研究证实现代人类与自然环境的隔离可导致抑郁，因此适当增加户外活动也是治疗方法之一。家庭干预改善家庭系统功能，评估儿童课业或人际压力与儿童忍受能力。

(2) 心理行为治疗：认知行为治疗是儿童青少年轻症抑郁症首选治疗方式，特别适合不良生活环境引起抑郁的儿童，单纯的认知行为治疗比5-羟色胺再摄取抑制剂(SSRIs)更有效。治疗通常包括行为技术(如活动计划)和认知策略(认知重构)。治疗应：①以儿童为中心；②儿童和治疗师配合解决现存问题；③治疗师教会儿童对自我记录思维和行为，如记日记和布置家庭作业。

行为治疗主要以心理支持为主。给予关爱鼓励的同时，想方设法让儿童感觉和认识到自身存在，但未曾意识到的能力，并尽量让其创造自身体验成功的机会，或指导儿童回想获得过成功的经历。儿童周围营造活跃友好的氛围，通过团体活动扩大人际交往机会，引起兴趣、希望，积极支持儿童增强信心和参与意识及竞争意识。此类活动可减轻症状，预防自杀行为。

(3) 药物治疗：SSRIs类抗抑郁作用有效率为60%~75%，为首选药物。为巩固急性治疗反应、避免复发，治疗应持续6~12个月；部分抑郁的儿童及青少年可维持治疗持续1年或更长时间。文拉法辛、氟西丁等新型抗抑郁药疗效类似于SSRIs，副作用更小，更安全。但药物治疗不是儿童青少年抑郁症的首选，因不良反应无长期大样本调查结果，需谨慎使用。长期服用SSRIs的副反应尚不清楚，少数报道氟西汀可引起躁狂症或轻躁狂，停药后行为副反应可逐渐消失。突然停药可引起撤药征候。SSRIs治疗儿童抑郁症时，须注意与其他药物的相互作用，避免不良反应发生。如SSRIs

与单胺氧化酶抑制剂合用，可产生 5- 羟色胺综合征，表现有高热、意识不清、激动等危重征象。

(4) 其他治疗：季节性抑郁症儿童治疗主要采用光线疗法，以 2500~10 000 勒克司(Lx)的全光谱光线(<10 岁儿童用 2500Lx)距光源 45cm 照射，令儿童每 30 秒看一次光源(不宜凝视)，2 次 / 日，45 分钟 / 次。鼓励儿童户外活动，增加自然光线照射强度与时间。儿童抑郁症极易复发，因此病情缓解后，建议维持药物和心理治疗，定期随访复查。

(六) 预后

儿童抑郁症通常为发作性病程，存在多次的缓解和复发。文献报道，临床就诊的抑郁症患儿抑郁发作时间为 7~9 个月，有 5%~10% 的患儿病程持续可长达两年以上。重型抑郁、共患病、负性生活事件、父母有抑郁症或精神疾病史、社会功能差的患儿通常发作时间长。60%~70% 的患儿病情反复可持续到成年。也有三分之一的患儿会在起病 5 年内发展为双相情感障碍。

抑郁症儿童可出现社会适应问题，进入成年后，较正常人群有 6 倍的自杀成功率。因此，儿童抑郁症需要积极、及时、全面和综合地治疗。

三、恐怖症

恐惧情绪是儿童常见的心理现象，是生存保护的一种自我防御机制。约 2%~4% 的儿童在心理发展的某些阶段出现对某一特定事物的特异性恐怖症，如血液恐怖症。儿童本能地对某些物体或情境，如黑暗、动物、鬼怪、死亡、流血、登高、雷电等产生恐惧，但这类恐惧程度轻、时间短，系正常的情绪反应。儿童恐怖症(phobia)是儿童显著而持久的对某些事物或情景产生过分的、与年龄不适合的、无明原因恐惧情绪，并有回避与退缩行为，程度严重可影响儿童日常生活和社会功能。恐怖症则是其程度与外界刺激不成比例，不能因安抚和解释而消失；儿童明知某些事物不存在危险，却产生异乎寻常的恐惧体验，远远超过客观存在的危险程度，劝解也不能消除。恐怖症比正常恐怖事件持续的时间长，以恐惧黑暗、噩梦、血液、雷电、动物、昆虫、高空为多见。

目前尚无儿童恐怖症的患病率确切数据。一般女童发病多于男童，病情随年龄的增长逐渐减轻。

(一) 病因

1. 惊吓 因突发或意外事件，如自然灾害或某一重大生活事件对儿童造成心理应激，引起过度而持久的恐惧反应。

2. 遗传易感性 特殊恐怖症的、一级亲属更易患同样的恐怖症。父母一方患有社交恐怖症的子女的罹患风险约为一般人群的 3 倍；如果是母亲患恐怖症，则子女的风险增加。基因定位研究则表明 15、16 号染色体遗传物质异常复制与社交恐怖症相关。5- 羟色胺和多巴胺转运体基因重复多样性异常与儿童恐怖症的相关行为存在联系。

3. 与儿童发展有关 行为主义认为恐惧体验是在条件反射的基础上学习而获得的。精神分析学认为恐怖源于潜意识的冲突而产生焦虑，再外化于导致焦虑的对象或情景所致。发展学理论认为恐惧和焦虑反应都具有发展性特征，属某一阶段心理发展体征，但超过特定时期则应视为异常。

4. 易感素质 恐怖症儿童个性多较内向、胆小、被动、羞怯、依赖性强，遇事易焦虑不安。养育者(尤其是父母)的过度或不合时宜的惊恐反应可投射儿童并内化，成为儿童恐怖症的重要诱因。儿童的恐怖情绪常因母亲的焦虑而得到强化，母子的恐怖对象往往一致。

(二) 临床表现

1. 恐惧反应 儿童对某种物体或情景产生异常强烈持久的恐怖。虽然儿童恐惧的对象并不具有真实的危险(如看到猫)，却表现出不合乎常理的恐惧反应。儿童常见的恐怖对象有：①环境：黑暗、昆虫、动物、火光、强声、雷电；②情感：社交、与亲人分离、上学、孤独；③疾病：细菌、患病、出血、死人等。儿童常有预期性焦虑，担心、害怕自己恐惧的事情发生。有时儿童知道自己恐惧对事情对自己并无危险，但无法自控，内心痛苦。

2. 回避行为 儿童有逃离恐怖现场或回避做可能引起恐怖事情。如恐怖昆虫的儿童看到或听到昆虫的声音立即逃离，甚至怕他人提及昆虫。

3. 急性焦虑反应 出现自主神经系统功能紊乱症状，如呼吸急促、面色苍白或潮红、出汗、心慌、胸闷、血压上升、恶心、四肢震颤或软弱无力，重者可瘫软、晕厥或痉挛，可有饮食和睡眠障碍等。

(三) 分类

1. 特异性恐怖症 儿童对某一特定物体或情景产生恐惧，一旦接触则采取回避或逃离为特异性恐怖症(specific phobia)，通常为各种动物、昆虫、锐物、黑暗、雷电、注射、血液、高空、飞行、学校、幼儿园等。

2. 社交恐怖症 儿童与他人交往时产生恐怖感，害怕他人的关注和可能引起的尴尬，出现脸红、张口结舌，并设法回避；常表现害怕去社交场合，怕遇见陌生人，回避与家人以外的人接触；总想着怎么走路、怎么说话、穿什么衣服等应付社交。不愿上学和参加娱乐活动，不愿接电话，不愿向老师提问，并伴有自主神经功能紊乱，严重时可引起惊恐发作。社交恐怖症（social phobia）多发生于青春期，与儿童学校恐怖症多为连续体。

3. 疾病恐怖 对各种疾病，如癌症、心脏病、肝炎、传染病等的后果感到恐怖，持续焦虑不安，甚至对死亡产生恐怖为疾病恐怖（disease phobia）。儿童因恐怖疾病可出现相关的强迫思维和动作，如怕被传染常想象空气有细菌病毒传播，强迫自己不停洗手、洗澡。

（四）诊断

依据DSM-Ⅴ恐怖障碍诊断标准儿童恐怖障碍诊断需有恐怖情绪、反复出现、有行为表现、持续时间较长、有造成功能损害、症状不能以其他疾病解释等7方面证据（表3-13-6）。

表 3-13-6 DSM-Ⅳ的恐怖障碍诊断标准

诊断标准
1. 对特定物体或情境显著恐惧或焦虑情绪（如飞行、高处、动物、接受注射、看见血、当众表演、演讲、参加聚会） 注：儿童恐惧或焦虑情绪可以哭泣、发脾气、惊呆或过度依恋成人表达
2. 再次遇到恐惧物或情境几乎总是即刻表现恐惧或焦虑
3. 对恐惧的物或情境的反应以主动回避或表现强烈的恐惧或焦虑情绪
4. 产生恐惧或焦虑情绪与实际危险或社会文化环境不相称
5. 恐惧、焦虑情绪或回避行为持续≥6个月
6. 恐惧、焦虑情绪或回避导致临床上显著的痛苦或社会、职业或其他重要功能领域的损害
7. 症状不能更好地以另一精神障碍来解释

（五）治疗

1. 心理治疗 对儿童进行心理健康教育，重建正确的认知，让患儿意识到其痛苦主要源于对正常的生理反应进行灾难性解释后引起的恶性循环所致，需要纠正认知，改变患儿对症状的错误解释，打破恶性循环，减少恐惧和回避的行为，降低伴随而来的负性情绪反应。

2. 放松或生物反馈治疗 训练自动全身放松或采用生物反馈治疗仪进行全身放松治疗。此外音乐及游戏对幼小儿童恐怖症治疗效果也较好。

3. 药物治疗 症状较为严重儿童采用小剂量抗焦虑药物，如地西泮、阿普唑仑、丙咪嗪、氯米帕明、多塞平等。氟西汀对社交恐怖症和伴发恐怖症出现的强迫行为疗效较好。

4. 体育锻炼 可以增强患儿的耐受力，使患儿养成乐观、积极的态度，逐渐形成健康的观念，改善负性情绪。

5. 心理治疗 对于需要心理治疗和药物治疗的恐怖症儿童，应及时转至儿童精神心理相关科室就诊。

（六）预后

儿童恐怖症约有50%可为慢性复发性轻型病程，经诊断治疗，多数患儿可有功能恢复。有无自杀企图也是判断预后的重要因素，合并抑郁症则有20%的患儿存在自杀企图。17岁以前发病，则增加物质滥用的风险。

四、学校恐怖症

学校恐怖症是学龄期儿童较常见的行为问题之一，与环境关系密切。儿童青少年因情绪障碍，特别是焦虑、恐惧和抑郁导致上学发生困难，并出现回避上学的一种心理疾病为学校恐怖症（school phobia），是恐怖症的一特殊类型。因儿童“拒绝上学”与学校恐怖症有年龄与表现的差别，日本学者又从学校恐怖症分出“拒绝上学”或“不登校”的亚型。学校恐怖症多为幼儿和小学阶段儿童，主要因适应困难和恐惧情绪所致；拒绝上学多发生于青春期学生，为5~7岁、11~12岁、>14岁青少年发生高峰期；主要表现厌学、独立意识、违拗和对立情绪等。学校恐怖症可发展为拒绝上学，也可单独发生。

学校恐怖症发病率报道不一。2002年日本调查小学学校恐怖症发病率为1/280，中学为1/37。文献推测儿童群体学校恐怖症发生率约为1%。学校恐怖症发病与儿童家庭经济、社会地位无关。有学者报道门诊诊断情绪障碍儿童中60%为学校恐怖症。学校恐怖症与儿童的智力水平并无关系，智力水平高、学业上表现优秀的儿童也可能发生。

(一) 病因

1. 家庭因素 婴儿期依恋障碍易使婴儿出现分离性焦虑和发展为学校恐怖症。有学校恐怖症儿童的母亲多有焦虑性或强迫人格倾向，对儿童要么表现过分忧虑、过分关注，强制要求或感情排斥。母亲可在初送儿童上幼儿园或学校时表现焦虑不安和过分担心的情绪易对儿童产生投射作用，逐演化为儿童自身焦虑与恐惧。同时，儿童不愿离开母亲去上学和怕受到母亲责备的矛盾心态也易发展为焦虑与恐惧。少数来自不良家庭环境的儿童可有焦虑与恐惧，如虐待、父母感情不和、争吵暴力或父母离异等。

2. 自身素质 性格胆小、行为退缩的易感素质儿童易发生学校恐怖症，表现过分拘谨、喜好他人表扬、任性、不善交友、固执等。部分儿童因家长期望值过高或父母对儿童行为过多评价，使儿童对他人的评价敏感，过分在乎自我形象和自我感受，一旦在学校遭受挫折时往往为维护"自我"不受威胁和伤害而拒绝上学。部分儿童初上学时成绩优秀，对学习过度自勉和投入，一旦学绩失败，则引发强烈的焦虑与恐惧，怕再度失败而拒绝上学。青春期对"自我形象"敏感的儿童，易觉得自己形象丑或矮小、不善学习、运动不佳等致恐惧上学。

3. 环境因素 学校环境是诱发儿童出现学校恐怖症或拒绝上学的主要场所，因此往往学校遭受的生活事件或应激事件是主要诱因之一。如学习困难、考试不及格、被同学嘲笑或欺侮、与老师发生冲突、遭受体罚、与老师不"合拍"、失去友谊、教师期望过高、校规严厉、教师严厉、校内群体癔症发作等均可导致学校恐怖症。

(二) 临床表现

儿童学校恐怖症有害怕上学、情绪焦虑、回家即缓解三个临床特征。儿童不愿上学持续一个月以上，甚至公开表示拒绝上学伴明显焦虑情绪(如哭泣、吵闹、不安，或畏缩、低头、不与他人打招呼、不敢直视别人等)，如家长强迫儿童上学则加重焦虑情绪，若父母同意儿童暂不去学校，儿童焦虑情绪立即缓解。病程后期儿童还有毁物、攻击父母、自伤等行为；或情绪逐渐低落、疲倦嗜睡，甚至出现某些精神症状，如幻听、幻觉、心境不良、抑郁等；或出现躯体不适表现，如头痛、腹痛、恶心、呕吐、发热、尿频和遗尿等。

儿童学校恐怖症的表现有不同程度，如①最初儿童威胁或哀求父母不上学，如以头痛、腹痛、食欲不佳和浑身无力等诉说获得父母同情；②不断出现回避上学行为；③要求父母陪同上学；④偶尔不上学或缺课；⑤交替出现不上学或缺课行为；⑥某阶段完全不上学；⑦长期休学在家。

(三) 诊断与鉴别诊断

儿童表现去学校产生严重困难，伴情绪焦虑，但无明显的反社会行为；家长知道是儿童不去上学是因恐怖学校。儿童保健医生接诊后需仔细鉴别学校恐怖症的程度，判断是否需要药物治疗，及时转介儿童精神心理相关科室。

学校恐怖症应与逃学儿童鉴别，前者大多学习成绩一般或偏好，有焦虑恐惧的情绪，但无行为品德问题；逃学儿童无情绪问题，行为品德问题甚多，学习成绩较差，仔细询问家长与教师关于儿童的表现可鉴别。

(四) 治疗

1. 心理治疗 认知行为疗法(cognitive-behavior therapy，CBT)为主要治疗方法，作用较好，包括系统脱敏法、阳性强化法、暴露疗法和心理剧等。如用放松训练，逐级暴露或想象脱敏等方法帮助儿童返校。预演暴露和认知重组方法可提高儿童社交技巧，减少社交焦虑，改变歪曲的认知，帮助返校。此外，若属学校应激事件引发，治疗者和父母应与校方沟通协调，尽可能避免和减少学校方面的诱因。

2. 家庭配合 是治疗成功的关键之一。儿童保健医生可帮助父母认识儿童学校恐怖症的产生的因素，尽可能消除家庭环境或家庭教育的不良因素，减少"上学"对儿童的刺激，如不催促上学，不打骂、斥责、体罚和强逼送学校，教师布置简单的家庭作业，如儿童不做也不责备；逐渐减轻儿童心理压力，如多与儿童交流各种话题，可让儿童参与家务，让儿童感受成功的体验和喜悦；当儿童主动讲述学校时家长应仔细聆听，儿童同意时带领儿童到学校附近玩耍；请要好的朋友与儿童玩耍，讲述学校的趣事，当儿童提出可回校时家长可陪同去几次；家长经常侧面了解儿童在家活动，不过多干涉，但要求儿童生活规律(就餐、睡眠等)。家长应常与教师联系，聆听老师的建议，互通儿童在校与在家情况，缓解儿童情绪。

3. 药物治疗 据年龄和病情程度可采用适量抗焦虑药物。儿童出现严重情绪问题，如常说

"一觉睡下再不起来就好了"、"活着真没意思"、"想死"、"我死了"等;或儿童情绪变化剧烈、易怒、父母无法安抚;或儿童食欲、睡眠规律发生较大改变,出现消瘦、生长发育停滞;或儿童拒绝上学时间 >4 个月,无精打采等情况提示儿童合并心境障碍或抑郁,应予抗焦虑或抗抑郁治疗,

(五) 预后

多数学校恐怖症儿童通过专业人员的治疗可获得缓解。有的儿童几个月后恢复正常,有的则需一年或更长时间。因部分儿童合并其他心理问题,如抑郁、滥用药物等,故治疗情况因人而异。

五、强迫性障碍

(一) 概述

1. 定义 强迫性障碍(obsessive-compulsive disorder,OCD)又称强迫症,是临床上常见且难以治愈的精神障碍之一,具有起病早、病程迁延和易复发、易致残的特点。1838 年法国精神病学家 Esquirol 首次报告一例疑诊强迫症病例。1878 年德国学者 Westphal 提出强迫观念是一种独立于任何情感之外的疾病。1917 年奥地利精神分析学家西格蒙德·弗洛伊德(Sigmund Freud)把强迫性神经症作为独立的疾病与癔症归入精神神经症一类,同时 Freud 关于 OCD 的概念影响至今。ICD-10 分类中将 OCD 归属神经症性障碍中的一个疾病类别。DSM-Ⅳ则把强迫障碍归入焦虑障碍类。OCD 在我国 CCMD-3 分类中属神经症。强迫症以强迫观念(obsessive)和强迫动作(compulsive)为主要症状,伴有焦虑情绪和适应困难的心理障碍。儿童有反复的、耗时的和干扰正常生活的强迫行为。强迫观念和强迫动作可单独表现,也可合并出现。

2. 流行病学 国内尚无儿童强迫症的流行病学资料。

(1) **发病率**:美国儿童、青少年 OCD 是一常见情绪问题。一项 6 个月的流行病学情况调查显示儿童、青少年中 OCD 约 1/200,儿童人群的 OCD 发生率为 2%~3%。成人的 OCD 资料显示 1/3~1/2 的成人 OCD 始于儿童期,但儿童期的 OCD 往往未被诊断。

(2) **性别**:男童 OCD 多有青春期前发发病史或有 OCD 与秽语多动综合征(tourette syndrome)家族史。女童有青春期发病史。低龄儿童强迫症中男童多于女童(3.2∶1),青春期后性别差异缩小。

(3) **种族**:临床资料显示白色人种 OCD 发病率较高,但流行病学资料提 OCD 发病无明显种族与地区差别。

(4) **年龄**:美国国家精神卫生研究所的资料显示儿童较严重的 OCD 模态发病年龄(modal age of onset)为 7 岁,平均发病年龄为 10.2 岁(9~12 岁)。提示 OCD 可能有儿童期发病和青春期发病情况。

(二) 病因

强迫症的病因和发病机制尚不清楚。过去认为强迫症发病与精神因素和人格缺陷有关,近年遗传和生化的研究,以及药物治疗提示强迫症发生有生物学基础。

1. 遗传生物学 OCD 患者与亲属间有人格的相近之处,一级亲属的患病率约为非一级亲属的 2 倍,有报道 5- 羟色胺易感基因传递给强迫症患者可能性较大。研究显示单卵双生子的共病率为 0.57,双卵双生子为 0.22。发病年龄较早者较发病年龄较大者更倾向有家族性,2/3 确诊为 OCD 的儿童中强迫症状可持续 2~14 年。另有研究显示父母在儿童期或青少年期存在 OCD,其子女强迫症患病风险增加 10 倍,提示早发的 OCD 与遗传的关系更密切。同时,父母的性格与行为特征对儿童有很强的投射作用,即刻板强迫的父母有"养育"强迫行为的儿童倾向。

2. 生化改变 采用 SSRIs 成功治疗 OCD 的结果也可支持 OCD 是一神经精神病学的解释,即血清素(serotonin)调节的"梳理行为"(grooming behavior)紊乱。Carlsson 推测 OCD 是脑前额叶和眶额叶皮层过多 glutamatergic 谷氨酸。

3. 解剖、生理功能异常 功能影像学的研究结果提示 OCD 患者存在异常的脑灰质体积。脑磁共振成像(MRI)基于体素的形态测量学(VBM)比较研究证实 OCD 的眶额回、颞上回、颞下回、小脑、楔前叶、辅助运动区及中央后回的灰质体积减少,提示眶额 - 纹状体 - 丘脑环路中的眶额回与 OCD 的发生有关,其他脑区如颞叶和小脑灰质体积减少,可能也参与 OCD 的发生。静息状态的功能连接磁共振成像(rs-fcMRI)证实右侧听觉系统(Brodman area 43)连接增加(图 3-13-3),右侧扣带系统的 Brodman 区域 8 和 Brodman 区域 40 连接减少,支持 OCD 皮质 - 纹状体 - 丘脑 - 皮层系统(cortico-striatal-thalamo-cortical system)功能紊乱的学说。因儿童期的突触修剪使神经信息传递效率增加,OCD 可能是突触修剪异常所导致的神经病

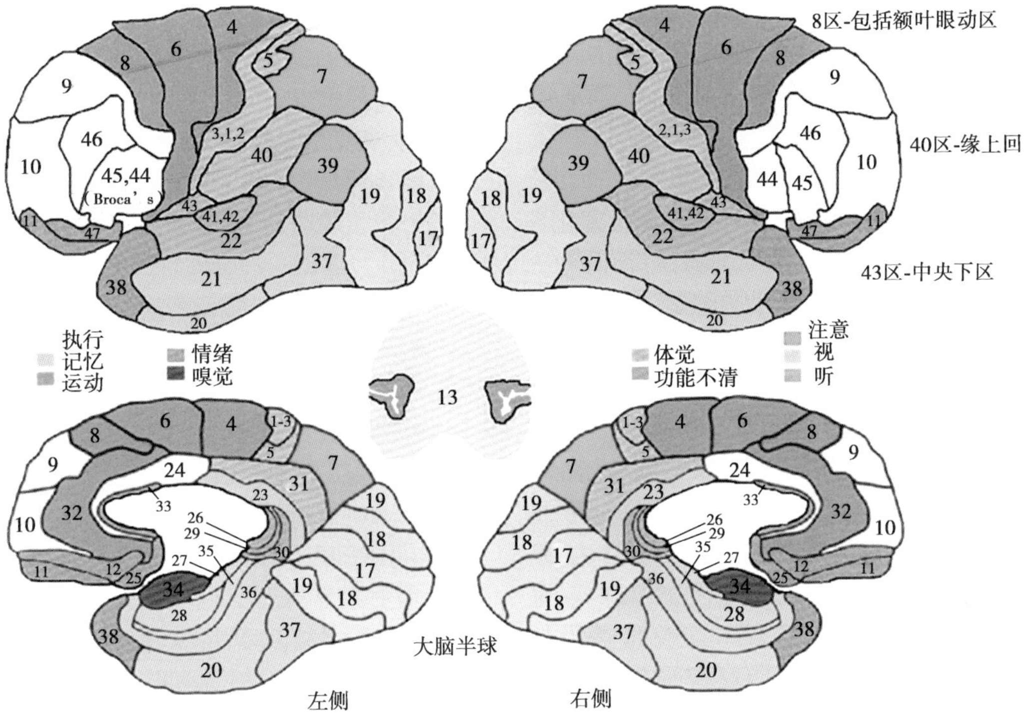

图 3-13-3 大脑 Brodman 分区

理现象的外化。还有研究显示儿童青少年 OCD 在前额叶、丘脑和前扣带回处血流速度下降，且与症状严重程度相关。

4. **感染** 近年有学者认为 OCD 儿童是 A 组乙型溶血性链球菌感染后的自身免疫应答所致。

（三）临床体征与症状

1. 强迫观念

（1）**定义**：非理性的不自主重复出现的思想、观念、表象、意念和冲动等。表现强迫性怀疑（obsessive doubt），如怀疑污染物、怀疑得绝症、怀疑自己刚说过的话或做过的事、怀疑遭袭击、怀疑坏人破门而入、怀疑自己遗忘（学龄儿童常怀疑没有记住老师布置的作业，没有带齐学习用品，因而反复检查书包、笔记本）等。或强迫性回忆（obsessive reminiscence）是重复回忆一些经历，回忆考试题目或听过的音乐、故事等。如回忆被干扰，则从新开始进行回忆，否则就焦躁不安。有些儿童出现强迫性对立观念（obsessive contradictory idea），表现为矛盾的思维内容，如担心父母去世，但又为此谴责自己，害怕自己伤人或被他人所伤，多为消极对立观念内容。儿童出现强迫性穷思竭虑（obsessive rumination）时可反复思考某一近乎荒唐的事件，如“在人世间到底有神没有”、“人死后有没有灵魂”、“地球为什么老是围绕太阳转”等。儿童可意识到自己的思考是无意义的，但无法考证，也无法摆脱，不能控制自己的思考。强迫性意向（obsessive idea）是儿童产生莫明其妙地冲动或内在驱使，想立即行动，但又不能转变为行动。儿童常因强迫观念伴随着焦虑和痛苦感受，并想设法用强迫行为抵消强迫观念。

（2）**常见强迫观念**：见表 3-13-7。

表 3-13-7 强迫观念与强迫行为分类

强迫观念	常伴有的强迫行为
害怕污染	不断洗手、做清洁卫生
要求整洁，安排精确	要求安排有顺序、分类整理排列、平衡、成直线才认为“正好”
无用的性或攻击性想法	不停检查、祈祷，或取消行动，或要求再保证
疑虑（如天然气管道漏气、未门锁等）	反复检查疑虑的问题行为
担心扔掉的东西有价值	贮藏被扔掉的东西

- 害怕污染；
- 担心安全；
- 不相信别人的记忆或感觉；
- 顾虑重重（希望做事完美、担心有错误，常祷告）；

- 要求有序整齐、对称；
- 不存在的性侵犯/攻击性想法。

2. **强迫性行为** 一般强迫性怀疑与强迫性动作常同时出现。

（1）**定义**：重复的、有目的的、有意图的行为动作或心理活动。如对细菌病毒有强迫观念儿童最多见的行为强迫洗手和洗澡，同时可涉及对粪便、唾液、垃圾或动物排泄物中的细菌或可能导致疾病的恐惧而产生。因厌恶则反复洗手、洗澡，甚至不敢去关水龙头，不用毛巾擦而选择甩干手，怕手触物而再被污染，若不小心碰到物体，则必须再洗，有时每天洗手可达几十次。有的儿童因“洁癖”而影响进食，怕吃被污染的食品，反复用微波炉烧烤食物；严重者甚至每天需将用微波炉烤内裤。强迫动作还包括触摸、计数、储藏、整理和排序，如反复整理书包、放置鞋袜、叠衣被、数窗格、数马路电线杆、数地砖、踩地缝走路、强迫开关门、反复检查门是否上锁等。有些儿童要求他人，特别是父母重复某些动作或按某种方式回答他的问题。

儿童的强迫行为往往是为抵消或缓解强迫观念引起的焦虑和紧张，或为防止某些可怕的事件发生。强迫行为虽能暂时缓解儿童的焦虑，但不能抵消或消除焦虑情绪，结果有强迫行为的儿童的强迫思维越严重。过度的强迫观念和行为严重影响儿童社交、学习、家庭关系和身心健康。

强迫思维和强迫行为症状古怪且不可理喻，部分儿童在公共场所和学校可设法掩饰或隐藏行为，因此发病早期很难被发现。有些儿童通过特别努力在短时间内可以控制自己的症状，但情绪压抑有时导致疾病的反弹。

（2）**常见强迫性行为**：

- 不停洗手/作清洁；
- 反复检查行为（如锁门、关火炉、熨斗、儿童的安全）；
- 不断计数/重复动作直至“自己感到满意”；
- 不断整理、安排；
- 不停触摸/轻击；
- 藏物；
- 忏悔/寻求安慰；
- 列出清单。

（四）诊断

儿童保健医生或儿科医生疑诊儿童为OCD时，可采用DSM-Ⅴ强迫障碍诊断标准（表3-13-8）与Yale-Brown强迫量表（中文版）判断症状的严重程度；作全面的精神状态检查，除外共病症。初诊OCD的儿童需转诊专科治疗。

（五）鉴别诊断

儿童、青少年的OCD未得到诊断的原因与强迫症的隐匿性或儿童缺乏自知力有关，同时OCD的症状与其他疾病有重叠以至于误诊或漏诊。一项流行病学研究显示18例OCD儿童中仅4例获得专业精神医生的卫生保健，但无一例诊断OCD。OCD的诊断不是排除方法，OCD常常有其他共患病，如焦虑障碍、抽动障碍、破坏性行为障碍、学习

表3-13-8 DSM-Ⅴ的儿童强迫障碍诊断标准

1. 存在强迫观念和（或）强迫行为	
强迫观念	（1）反复、持续的想法、冲动或意向，在病程的某段时间呈侵入性和不必要的想法使儿童显著焦虑或痛苦 （2）儿童试图忽视或压制想法、冲动或意向，或以其他想法或行为来抵消想法（如强迫行为）
强迫行为	（1）对强迫观念的反应或按照必须严格遵守的规则而被迫做出的重复行为（如洗手、整理、检查）或心理行为（如祈祷、计数、默默地重复话语） （2）强迫行为的目的是防止或减少焦虑或痛苦或防止出现某种可怕的事件或情境。然而，强迫行为不但不能降低或防止的事件或情境，而行为显然是过度 注：年幼儿童可能不能明确表达自己行为或心理行为的目的
2. 强迫观念或强迫行为耗时或导致临床上显著的痛苦或社会、职业或其他重要功能领域损害	
3. 强迫性症状不能归因于物质的生理效应（如滥用毒品、治疗药物）或其他躯体疾病	
4. 症状不能以其他精神障碍解释	

困难等。应与OCD鉴别的疾病有孤独症谱系障碍、儿童行为习惯、ADHD、抽动秽语综合征、身体畸形恐惧症(body dysmorphic disorder)、拔毛发癖(trichotillomania)、习惯问题(咬指甲)等。

(六) 治疗

强迫症的治疗与焦虑症、恐怖症治疗相仿,亦为综合疗法。PCP重点应学习鉴别儿童强迫症与管理,有条件的机构也可开展心理行为治疗。

1. 心理治疗 认知行为治疗CBT是首选治疗,可被儿童与家庭接受,但联合药物治疗使用的效果优于单独的药物治疗。CBT包括心理教育、认知训练、匹配OCD、暴露及反应阻止、复发预防及一般训练5个阶段,12周进行14次治疗(第1、12周2次),每次1小时。内容包括陈述目标、回顾前一周治疗、提供新信息、治疗辅助实践、家庭作业、监测过程。采取暴露反应阻止方法(逐级暴露),阻止基于接触所恐惧的刺激足够长时间后焦虑常常减轻的事实,反复暴露与暴露过程中的焦虑降低相关。充分暴露取决于阻止仪式或逃避行为的负性强化效应,即“反应阻止”。如担心细菌的儿童不仅必须触摸“带有细菌的东西”,而且须抑制仪式性清洗行为至焦虑大幅度减少。

2. 药物治疗 中、重度OCD需要进行CBT联合药物治疗。三环类抗抑郁药早年为强迫症儿童的常用药,但因其不良反应较大,从而造成患者服药依从性差,使强迫症的治愈率低,复发率高。而SSRIs,通过抑制5-羟色胺的回收,增加神经突触内的5-羟色胺的浓度,提高5-羟色胺能神经传导,从而发挥治疗作用,因其对神经受体的作用区域较针对,对神经内分泌、心血管系统影响小,不良反应较小,因而SSRI逐渐取代三环类抗抑郁药成为治疗儿童OCD的首选药物。药物治疗最大的获益之一是通过降低焦虑及提高儿童耐受暴露/阻止反应的能力而调节CBT达到更好的效果。

3. 家庭治疗 是治疗儿童OCD的重要治疗方法。对有家庭高危因素的儿童,如父母关系不睦、单亲、家庭成员角色混乱等,更应家庭治疗。治疗的目标是把家庭成员纳入治疗系统,公开呈现所有的行为问题,阐明家庭动力怎样影响强迫行为的发生,重构家庭关系,减少强迫行为,促进良性行为的建立。

(七) 预后

OCD是一慢性疾病,常有中度及重度社会功能障碍。疾病严重程度因人而异。多数病例起病缓慢,无明显诱因,病程迁延。就诊时病程往往已数年之久,如不治疗难以自行恢复。多数儿童能意识到自己的强迫观念和行为是不正常的,但设法掩盖或否认自己的症状,影响早期发现和诊断。约50%儿童OCD可持续2~14年。虽然药物治疗(如SSRIS)能够缓解多数儿童症状,但只有10%左右的儿童可以痊愈,15%进行性加重,5%儿童有完全缓解的间歇期。最初治疗效果不佳、伴有抽动障碍史的儿童,或父母本身有心理行为问题者,预后较差。OCD的主要死亡原因是自杀。

儿童OCD治疗效果缺乏特殊预测方法。一般,OCD起病年龄早、病程长、强迫行为频繁出现、伴有人格障碍者,药物治疗效果不佳。

六、癔症

癔症(hysteria)是个体的情绪因素诱发的精神障碍现象,如生活事件、内心冲突、暗示或自我暗示等,症状尚无可证实的器质性病变基础,包括转换性障碍(conversion disorder,CD)和分离性障碍(dissociative disorder,DD)。该病的特点是多见女性,有一定人格特征基础,症状变化迅速,易受暗示影响,迅速发生,也迅速好转,病程反复,严重影响日常生活。20世纪80年代后国外逐渐采用“分离-转换性障碍”取代癔症诊断,但国内仍沿用癔症至今。

人群癔症患病率为3.55%。儿童癔症有明显的集体发作特征。一般,儿童期癔症多发于学龄期儿童,女童多见,农村患病率高于城市,经济文化落后地区集体癔症发作频率较高。

(一) 病因

1. 遗传素质 国内文献报道癔症儿童约30%有家族史。癔症儿童有相似的性格特点,如智商较高,学业成绩差,伙伴关系不良,过度依赖、情绪抑郁、不善于表达情感体验以及易受暗示和自我暗示,情绪不稳、反复无常,且其家系中多存在病态人格与酒精依赖。有研究者用数理统计方法求得癔症的平均遗传率约为30.3%。

2. 环境因素 儿童癔症发作常由于情绪因素所诱发,如委屈、气愤、紧张、恐惧、突发生活事件等。发作的类同情境、事物、谈话内容等因素具有暗示作用,易导致再次发作。父母溺爱、过度保护使儿童变得任性、一旦受到挫折,缺乏应有的承受能力,常常成为发病的因素。也有研究显示,农村留守儿童、女童、单亲家庭、父母不和、独生子女均为癔症的危险因素。集体癔症发作多发生在教室、课堂、操场、宿舍或医院病房内，面临考试、教师过于严厉、计划免疫注射、类似患者的表现、同班同学死亡或受伤、脑膜炎流行等相关诱因均可导致集体性恐惧和焦虑而发作。有些宗教活动、灾难、突发生活事件、战争和社会变迁等也可促发集体癔症发作。儿童若有躯体疾病、月经期、疲劳、体弱和睡眠不足等情况也易促发。

（二）临床表现

癔症表现的共同特征：①症状无器质性病变基础，无法用神经解剖学作解释；②症状变化的迅速性、反复性不符合器质性疾病的规律；③自我为中心，一般在引人注意的地点、时间内发作，症状夸大和具有表演性；④暗示性强，容易受自我或周围环境的暗示而发作，亦可因暗示而加重或好转。

癔症的临床症状主要表现两大类：

1. 分离型癔症 情感暴发时发作。幼儿期有大哭大闹、四肢乱动、屏气、面色苍白或青紫、大小便失控等表现；年长后儿童呈烦躁、哭闹、冲动表现，部分儿童砸东西，或拔头发，撕衣服，地上乱滚或四肢抽动。发作时间不一，发作时间的长短与周围人的关注态度和程度有关，一般在人多且易引起周围人注意的地方，持续时间较长。发作后有部分遗忘。

2. 转换型癔症 躯体功能障碍表现为主，如痉挛、瘫痪、失明、失聪和失音等。跌倒呈昏迷状，四肢挺直或角弓反张，四肢瘫痪而不能走路或手不能活动，突然说不出话或声音嘶哑等。症状可在同一患者同时出现或前后出现。儿童转换型癔症发作较少见，如有类似发作多受周围人发作的暗示影响。

（三）诊断与鉴别诊断

1. 诊断 依据2013年公布的DSM-Ⅴ诊断标准（表3-13-9）。

2. 鉴别诊断

(1) **癫痫大发作：**临床上类似于癔症的抽搐性发作，但癫痫大发作无精神诱因，发作前有先兆，发作时意识完全丧失，痉挛发作有一定规律，发作时间较短，发作后完全遗忘，脑电图呈痫样放电。

(2) **反应性精神病：**此症不具有癔症的性格特征和易受暗示特点，症状变化少，病程持续时间长，且反复发作者甚少。

(3) **精神分裂症：**癔症儿童可表现为情感、思维及行为紊乱现象。但癔症多在强烈精神因素作用下急骤起病，情感、思维及行为与精神分裂症不同。

表3-13-9 DSM-Ⅴ的分离性/转换障碍诊断标准

诊断标准	
1. 表现为下列症状之一	①分离性身份障碍；②分离性遗忘；③分离性漫游；④人格或现实解体；⑤自主运动或感觉功能改变的1项或多项症状
2. 存在症状与神经性或躯体疾病不一致的临床证据	
3. 症状不能更好地以其他躯体疾病或精神障碍解释	
4. 症状导致临床上显著的痛苦或社会、职业或其他重要的功能领域的损害或有必要进行医学评估	

（四）治疗

以综合治疗为原则。治疗前须详细了解病史，包括个人生长史、个性特征、家庭环境及成员之间的关系、病因及症状表现等。然后制订治疗计划，依计划进行治疗。

1. 心理治疗 心理治疗为主要的治疗方法，包括精神动力学心理治疗、CBT、团体治疗和对家长的教育等。治疗师必须建造与儿童的移情关系以使儿童感觉所有层次的体验都被完全接纳，移情关系是儿童开始接受自己所否认的体验和情感及负责任地继续下去的关键。对家长进行分离知识教育、鼓励家庭接纳儿童的所有方面、修缮互动模式、帮助父母亲处理创伤性事件的罪恶感，消除家长的紧张情绪，解释暗示对于病情复发和康复的作用，劝阻家长对患儿症状的过分关注，不宜做过多的躯体检查，不宜四处求医，避免当着患儿的面谈论其发作的表现和经过。对儿童及家长给予心理支持，保证症状一般是短暂性的，鼓励儿童说出存在的问题，帮助儿童分析疾病原因，避免对症状进行强化。

2. 暗示疗法 治疗之前要取得患儿的充分信任和合作，向患儿解释他的疾病是一种短暂的神经功能失调，用坚定的口吻告诉患儿即将采取的治疗方法能够使失去的功能完全恢复正常。暗示方法可根据症状特点选用，治疗师在治疗过程中配合言语暗示，使症状消失。也可同时配合物理和药物治疗，如注射用水肌内注射或 10% 葡萄糖酸钙静脉注射等。这种方法适用于暗示性强或急性期患儿。在集体癔症发作中，暗示常能取得较好的疗效。

3. 药物治疗 急性发作时给予适量抗焦虑、抗抑郁药通常有助于控制症状，但不宜长期给药，避免暗示过强。也可短期服用抗精神病性药物。

4. 其他治疗 癔症痉挛发作、嗜睡状态、木僵状态者可采用人中、合谷、百会、内关、涌泉等穴位的针刺治疗。对癔症性瘫痪、挛缩、失语等亦可采用直流感应电兴奋方法治疗。对可能诱发集体发作的病例，应将首发患儿隔离开来，减少社会强化，及时解除其躯体不适，分散注意力，稳定其情绪。然后及时通过讲解和疏导消除其他儿童的紧张情绪。

(五) 预后

儿童癔症预后较好，据报道好转率为 56%~100%。多种症状表现、假性癫痫发作、症状慢性化、共患精神或躯体疾病、领悟能力差、严重内部冲突以及严重家庭功能不良是预后的不良因素。而年幼、早期诊断、与医生的亲密关系、发病前适应良好、应激原明确则是预后良好的指标。

七、创伤后应激障碍

创伤后应激障碍(posttraumatic stress disorder, PTSD)是儿童遭受严重的创伤性体验后出现的持续性焦虑和无助感状态。多因突发灾难事件、目睹恐怖场景、遭受虐待、战争、强烈应激等所致。创伤性事件本身的严重程度，与暴露精神创伤性情境的时间、接触或接近生命威胁情境的密切程度、人格特征、个人经历、社会支持、躯体心理素质等因素有关。发病多数在遭受创伤后数日至半年内出现。

(一) 流行病学资料

各国和不同学科对本症的定义和诊断标准不一致，缺乏确切的流行学资料。据美国精神病协会(American Psychiatry Association, APA)统计，美国 PTSD 的人群总体患病率为 1%~14%，平均为 8%，个体终生患病危险性达 3%~58%，女性约是男性的 2 倍。国内 12 个地区精神疾病流行学调查(1982)表明反应性精神病总患病率为 0.68‰，现患病率为 0.08‰。以青壮年发病多见，男女性别相近，一般，不同的人群或个体，不同应激事件所致 PTSD 的患病危险性亦不相同。研究表明交通事故后无论受伤与否，约 25% 的儿童有 PTSD，缺乏父母关爱的儿童更易罹患本病。

(二) 临床表现

1. 闯入体验 可表现为控制不住地回想受创伤的经历，反复出现创伤性内容的噩梦，反复发生错觉或幻觉或幻想形式的创伤性事件重演的生动体验(症状闪回，back flash)，当面临类似情绪或目睹死者遗物，旧地重游，纪念日时，又产生“触景生情”式的精神痛苦。

2. 持续性的警觉性增高 表现为难于入睡或易惊醒，注意力集中困难，反复激惹，过分情绪紧张，坐立不安；遇到与创伤事件多少有相似的场合或事件时，产生明显的生理反应，如心跳加快、出汗、面色苍白等。

3. 持续回避 极力不想有关创伤性经历的事，避免参加或去能引起痛苦回忆的活动或场所，对周围环境的普通刺激反应迟钝。情感麻木，与人疏远，不亲切，对亲人情感变淡，社会性退缩，兴趣爱好变窄，对未来缺乏思考和计划，对创伤经历中的重要情节遗忘等。

4. 其他特征 可出现适应不良的应对反应，如持续的攻击性行为、过度饮酒或用药以及故意自伤和自杀等。抑郁症状、负罪感也常见于灾难的幸存者。在经历创伤性事件后，有些幸存者会重新痛苦的思索人生的目的与意义。此外有人认为分离症状与人格解体也是重要症状。

儿童的 PTSD 包括强烈的恐惧和无助感，可以不安和错乱的行为表现出异常的情绪。其症状与经历过残酷战争场面的士兵一样，持续多年的噩梦、恐惧和惊恐发作，伴有严重的退缩行为和对陌生人的恐惧。儿童的某些关键症状不同于成人，成人可有创伤性事件的闪回和令人吃惊的回忆，年幼儿童则表现在噩梦中再次体验创伤事件，随着时间推移，噩梦情景会转化为其他类内容。白天可通过游戏活动来表现创伤的回忆，如反复画与创伤事件有关的画题内容，玩与创伤事件有关的游戏，出现退缩行为和反社会行为，可能表现更频繁的攻击与破坏行为。

儿童急性应激障碍是强烈创伤性应激事件后 1 个月内起病，至少出现以下分离性症状中的 3 种：缺乏情感性反应、非真实感、对周围事物的感知水平降低、人格解体或分离性遗忘。急性应激障碍儿童反复重现应激事件中的体验，并回避可能引起应激事件回忆的刺激。症状至少可持续2天,但一般不会持续超过1个月。

（三）诊断

1. **遭受异乎寻常的创伤性事件或处境** 如天灾人祸。

2. **反复重现创伤性体验** 病理性重现,至少有下列1项:①不由自主地回想受打击的经历;②反复出现有创伤性内容的噩梦;③反复发生错觉、幻觉;④反复发生触景生情的精神痛苦,如目睹死者遗物、旧地重游,或周年日等情况下会感到异常痛苦和产生明显的生理反应,如心悸、出汗、面色苍白等。

3. **持续的警觉性增高** 至少有下列1项:①入睡困难或睡眠不深;②易激惹;③集中注意困难;④过分地担惊受怕。

4. **回避刺激相似或有关的情境** 至少有下列2项:①极力不想有关创伤经历的人与事;②避免参加能引起痛苦回忆的活动,或避免到会引起痛苦回忆的地方;③不愿与人交往、对亲人变得冷淡;④兴趣爱好范围变窄,但对与创伤经历无关的某些活动仍有兴趣;⑤选择性遗忘;⑥对未来失去希望和信心。

（四）治疗

1. **紧急援助** 包括心理援助和尽快脱离创伤场合。①与儿童接触与交流;②安慰和安全保证;③控制和稳定情绪;④确认儿童遭受的伤害与PTSD程度;⑤创伤治疗和心理治疗并举;⑥确定短期治疗方案。

2. **药物治疗** 急性期可采用药物治疗。一般首选选择性5-羟色胺再摄入抑制剂(SSRIs)。亦可配合使用三环抗抑郁药,如阿米替林、丙咪嗪等。

3. **心理治疗** 精神分析治疗可通过对创伤情绪的再现来达到宣泄,但再暴露应控制在循序渐进程度,避免再次创伤。目前也用想象暴露(imaginal exposure)方法对创伤事件和与之相伴的情绪问题进行系统干预,游戏疗法可使儿童内心冲突得以宣泄和投射,可缓和和稳定儿童情绪。对年龄稍大儿童亦可试用暗示疗法、系统脱敏疗法和生物反馈疗法。

（五）预后

多数患儿1年内恢复,少数患儿持续多年不愈而成为持久的精神病态。幼年期遭受过躯体或性虐待的儿童,10%~55%成年后患PTSD。50%~75%患儿PTSD症状会一直延续到成年。青少年罪犯中PTSD的患病率是普通青少年的4倍,其中女性是男性的2倍。

专家点评

● 正常儿童的情绪发展和变化有显著生理心理年龄特征。如学龄前儿童有情绪不稳定、易变性和冲动性特征,情绪变化常受外界环境所影响,但不属于病理状态。儿童情绪的分化(如喜悦、愤怒、惊骇、厌恶等情绪反应)和情感体验是随年龄而发展,并趋于复杂多样化。

● 儿童情绪障碍是儿童常见的心理行为问题,但不易与正常儿童的情绪问题相区分,不易引起抚养者注意。儿童情绪障碍的发生由遗传因素、儿童气质、养育环境共同作用引起,若不及时干预,会影响儿童的正常生长发育、学业成就和社会交往能力,甚至情绪障碍持续至成年。

（静进）

【参考文献】

1. 刘智胜,静进. 儿童心理行为障碍. 北京:人民卫生出版社,2007.
2. 中根晃. 现代儿童强迫性障碍. 东京:岩崎学术出版社,2005.
3. Mark L. Wolraich, Dennis D. Drotar, Paul H. Dworkin, Ellen C. Perrin. developmental-behavioral pediatrics: evidence and practice. Philadelphia: Mosby, Inc, 2008.
4. 苏林雁. 儿童精神医学. 长沙:湖南科学技术出版社,2014.
5. 柯晓燕. 美国精神障碍诊断与统计分册第5版与儿童精神医学相关的变化要点. 临床精神医学杂志,2013,05:345-347.
6. 埃里克 J. 马什,著. 徐浙宁,等译. 异常儿童心理学. 第2版. 上海:上海人民出版社,2009.
7. Nutt DJ: Neurobiological mechanisms in generalized anxiety disorder. J Clin Psychiatry, 2001, 62 Suppl 11:22-27.
8. Hettema, J. M.; Neale, MC; Kendler, KS. A review and meta-analysis of the genetic epidemiology of anxiety disorders. American Journal of Psychiatry, 2001, 158(10):1568-1578.
9. Rachel A. Zuckerbrot, Amy H. Cheung, Peter S. Jensen, et al. Guidelines for adolescent depression in primary care (GLAD-PC): Ⅰ. identification, assessment, and initial management. Pediatrics, 2007, 120(5):e1299-e1312.

10. Amy H. Cheung, , Rachel A. Zuckerbrot, Peter S. Jensen, et al. Guidelines for adolescent depression in primary care (GLAD-PC): Ⅱ. treatment and ongoing management. Pediatrics, 2007, 120(5): e1313-1326.
11. American Psychiatric Association and the American Academy of Child and Adolescent Psychiatry. Parents Medical Guide to the treatment of depression in children and adolescents, 2005.

第四节 儿童睡眠问题与障碍

导读 睡眠问题是儿科常见问题，常常困扰儿童和家庭的正常生活。儿童睡眠问题可导致儿童情绪、行为和认知功能不足。因此，睡眠调节是儿童健康的关键之一。最好的处理儿童睡眠问题的方法是家长的安慰和适当的安全措施，采用相对一致的睡眠卫生方法培养儿童良好睡眠习惯。

流行病学研究显示约25%的儿童、青少年经历过不同程度的睡眠问题或睡眠障碍，提示睡眠问题和睡眠障碍在儿童及青少年中非常普遍。如婴幼儿多表现行为失眠(behavioral insomnia)，如不能自已入睡、频繁夜醒；部分年长儿童、青少年的发生相对严重的睡眠呼吸暂停和发作性睡病。因此，睡眠调节是儿童健康的关键之一。睡眠问题的早期预防与降低儿童日间嗜睡(daytime sleepiness)、激惹、行为问题、学习困难与事故(车祸)发生等有关。

一、研究现状与流行病学资料

(一)研究现状

儿童睡眠医学(sleep medicine)涉及儿科神经科、儿科呼吸科、儿科耳鼻喉颗、儿科心理科、儿科精神科以及儿科学专业。

1. 睡眠时间研究 随着现代社会的不断发展，不仅成人的睡眠时间呈现日渐减少的趋势，也显著影响儿童及青少年睡眠时间。一项汇集1905~2008年20个国家69万5~18岁儿童睡眠的系统研究分析发现儿童青少年的睡眠时间较上世纪下降1个小时以上，且睡眠减少的趋势近年更加明显。但睡眠减少的原因以及对儿童及青少年的生长发育、学习功能的影响需进一步研究。

2. 睡眠不足对健康影响研究 美国国家卫生研究院(NIH)的国家心、肺、血液研究所(The National Heart, Lung, and Blood Institute, NHLBI)定义睡眠剥夺(sleep deprivation)为睡眠不足的情况，包括白天嗜睡、睡眠不好或有睡眠疾病；睡眠不足(sleep deficiency)是一广义概念。流行病学和实验室的研究显示儿童青少年睡眠不足导致部分儿童白天嗜睡程度增加，情绪烦躁不安，学业成绩下降，神经认知功能受到损伤，尤其是注意力以及高级认知功能。近年一项涉及不同国家成人及儿童的63万人数据的睡眠不足与肥胖关系的研究荟萃分析结果显示睡眠≤10小时/天的儿童、青少年肥胖发生率较睡眠>10小时/天增加89%，提示睡眠不足与儿童肥胖密切相关。但仍需有设计规范的、大样本的、前瞻性的流行病学研究证实，同时需进行实验室相关机制研究。

3. 睡眠遗传研究 尽管有研究已发现某些基因位点与睡眠特征及睡眠个体差异有关，但目前仅少数几种睡眠障碍的遗传机制较为清楚。研究发现*hPER2*基因与常染色体显性遗传的家族性睡眠时相提前综合征密切相关。来自犬类以及小鼠基因敲除模型的研究也证实位于下丘脑的泌素(食欲素)神经递质系统紊乱与发作性睡病的发病密切相关。近年来有较多学者研究表观遗传学调控睡眠的机制，如研究发现失眠本身可能就是通过表观遗传学调控压力反应相关基因环境交互作用对大脑可塑性发生影响而导致的。

(二)流行病学资料

1. 发生率 研究报告20%~25%的儿童、青少年有不同类型的睡眠问题。2~15岁的儿童、青少年可有典型的入睡有关的睡眠障碍，如25%~50%的6~12月龄的婴幼儿有入睡问题，1岁为30%，幼儿为15%~20%；75%的儿童至少≥1次的梦魇，30%青少年可出现梦魇；24%的2~5岁儿童发生慢性梦魇，6~10岁为4%；25~30%的3~10儿童至少发生1次夜游。儿童及青少年失眠发生率的研究不多，有研究提示12%~33%的青少年抱怨睡眠不佳；儿童遗尿随年龄增长增加下降，如8%的4岁儿童和4%的10岁儿童有遗尿。资料显示10%的青少年出现夜磨牙(bruxism)，5%的青少年睡眠摇摆或撞头；15%的学龄儿童抗拒睡眠。土耳其伊斯坦布尔学龄儿童流行病学调查结果显示男童、年长儿童以及经济文化条件较好儿童睡眠时间较少。0.01%~0.20% 的儿童发生发作性睡病(narcolepsy),但可能被低估。因儿童发生典型的日间嗜睡、猝倒、入睡幻觉和睡眠瘫痪四联症状较少,只有 10% 的儿童有所有症状。1%~5% 的儿童发生阻塞性睡眠呼吸暂停(obstructive sleep apnea,OSA),诊断需采用多导睡眠图(polysomnography,PSG),因病史和体格检查不能确定。

2. 种族 特殊种族高危因素可预测部分人发生睡眠 - 清醒障碍。如非裔美国人常表现无猝倒,或有典型猝倒的发作性睡病。因非洲裔美国人易于有提前睡眠阶段,有一较短昼夜节奏。虽然亚裔美国人 BMI 低,但易于发生阻塞性睡眠呼吸暂停低通气综合征。

3. 性别 睡眠 - 清醒障碍有较明显性别差别,提示与激素有关。女童失眠、夜游发生多于男童、梦魇男童较多。成人女性发生失眠与分娩与更年期有关。女性 NREM 期的睡眠 - 觉醒障碍常伴进食行为。

二、儿童常见睡眠问题分类

目前国际睡眠障碍分类中关于儿童及青少年睡眠问题与障碍至少 80 余种。公认的有世界卫生组织的精神与行为障碍的国际疾病分类(ICD)以及美国精神科学会的美国疾病诊断和统计分类(DSM)、美国睡眠医学学会都涉及睡眠障碍的分类。美国精神疾病诊断与统计手册第 4 版(DSM-Ⅳ-TR)将睡眠障碍分为原发性睡眠障碍、一般医学问题所致的睡眠障碍、与其他精神心理疾病有关的睡眠障碍以及物质诱发的睡眠障碍 4 类。DSM-Ⅴ则简化睡眠障碍的诊断使全科医师能掌握诊断,将睡眠障碍分为睡眠失调、异态睡眠和医学精神疾病。但仍以美国睡眠医学学会发表的睡眠障碍分类为目前国际公认的较权威标准。美国睡眠医学学会联合欧洲睡眠研究学会、日本睡眠研究学会、拉丁美洲睡眠学会,1990 年发表国际睡眠障碍分类(International Classification of Sleep Disorder,ICSD)作为"临床医生和研究者在生命医学领域诊断、流行病学研究和编码的依据"。1997 年修订(ICSD-R),2005 年为第 2 版(ICSD-2),2014 年 3 版公布(ICSD-3)。ICSD-3 分别在各类睡眠障碍中描述儿童常见的睡眠障碍的特点(表 3-13-10)。

表 3-13-10 ICSD 分类

ICSD-R(1997)	ICSD-2(2005)	ICSD-3(2014)
睡眠失调	症状表现(如失眠)	失眠
异态睡眠	病理生理(如昼夜节律问题)	睡眠相关呼吸障碍
睡眠障碍伴智力、神经系统疾病、或其他医学问题	身体系统(如呼吸系统疾病).	中枢性嗜睡症
		节律性睡眠 - 觉醒障碍
		异态睡眠
		睡眠相关的运动障碍
		其他未分类的睡眠障碍

三、儿童睡眠问题评估方法

儿童睡眠问题评估包括睡眠日记、多导睡眠记录以及手表式活动记录仪等。

(一) 病史

1. 睡眠史 包括主诉、睡眠模式以及睡前就寝习惯等。儿童或青少年睡眠问题的主诉往往难准确获得,特别儿童伴有其他行为问题时,或家长有焦虑情绪主诉可偏主观性,或家长与儿童的描述完全不同。此外,睡眠问题的主诉与家长对其行为问题的忍受程度也有关系,如有的家长认为儿童一周发生 2 次睡眠问题是"存在问题",而有的家长认为正常。

了解儿童上学与周末的睡眠规律,儿童就寝时间与起床时间与发育水平的关系;儿童入睡过程是否依赖外界特定条件存在,如父母摇晃、含奶头睡、或需要父母陪伴等,或入睡过程发脾气、抗拒等。儿童早晨醒来的状态,自然醒或是难以唤醒,醒后状态不佳等。睡前就寝习惯包括入睡前活动,尤其兴奋性活动(外出玩耍、看视频、玩游戏等),睡前例程的安排,睡眠的场所、灯光、噪音等环境等。

2. 疾病史 除常规儿科病史内容外,需了解既往住院和手术史,如阻塞性呼吸睡眠综合征的扁桃体切除术手术史及用药史。

3. 发育 - 行为史 有助鉴别神经发育障碍儿童的睡眠障碍。睡眠不足或质量差影响儿童日间行为,包括情绪、行为、注意力、学习能力、学校表现、社会关系等。白天嗜睡的年长儿童可表现疲倦，易怒、好斗对立违抗行为，或多动和冲动。

4. 家族史 部分睡眠障碍有遗传特性，如夜惊和梦游等异态睡眠，不宁腿综合征，阻塞性呼吸睡眠暂停症和发作性睡病等。

5. 心理社会史 即家庭的功能状态，如父母关系、生活重大事件、有效的育儿技巧、家庭结构、父母的心理功能（如父母抑郁）等。

（二）行为及情绪评估

睡眠干扰可致精神症状，如情绪改变和对立行为。年长儿童和青少年的抑郁、焦虑和其他精神障碍的相关症状的评估，幼儿气质。

（三）体格检查

多数睡眠障碍的儿童体格检查往往正常。

（四）睡眠日记

是评估睡眠问题的一个重要的步骤，包括儿童上床时间（熄灯时间）、入睡潜伏期、夜醒次数与持续时间、早晨醒来时间、总睡眠时间、睡眠效率（睡时间 / 床上时间）以及日间小睡时间等信息。两周的基线睡眠日记可以充分反映儿童睡眠类型。婴幼儿睡眠日记由家长完成，学龄儿童和青少年可本人进行记录。

（五）多导睡眠检测

为睡眠障碍诊断性检查，需在睡眠实验室进行。多导睡眠监测（polysominography，PSG）的睡眠疾病适应证包括疑似睡眠呼吸障碍、持续气道正压通气（CPAP）或双水平式呼吸道正压呼吸（BiPAP）滴定、周期性腿动（PLMs）；无法解释的日间嗜睡、阵发性夜间活动等。标准整晚 PSG 记录睡眠过程中的各种生理参数，如睡眠阶段（脑电图、下颌肌电图、眼电图）、呼吸频率和动度（使用电感体积描记法记录胸廓和腹部的活动）、气流（口鼻热感受器或气压传感器）、血氧饱和度（脉搏血氧仪）、心率、伴有呼吸事件或腿 / 肢体活动、腿动（胫骨前肌肌电）、体位和活动度（视频记录）以及打鼾（扩音器）。有的睡眠实验室还包括通气量测定（鼻腔和口腔或经皮采集呼气末 PCO_2）。

（六）手表式活动记录仪

为一手表式睡眠诊断设备（图 3-13-4），可随时记录与储存儿童一段时间内（1~2 周）身体运动信息。手表式活动记录仪可精确地记录睡眠持续时间、夜醒状态，结果有助描述睡眠模式和诊断昼夜节律障碍（提前或延迟睡眠时相），尤其适用于评估睡眠主诉和日间表现不一致的儿童青少年。国外临床已广泛应用于成人和婴幼儿的睡眠评估。

四、儿童常见睡眠问题

儿童保健临床较少涉及继发于呼吸系统疾病的睡眠障碍（如睡眠呼吸暂停综合征）和神经精神疾病的睡眠障碍，如发作性睡病（narcolepsy）与不宁腿综合征（restless legs）；主要涉及儿童睡眠问题（sleep problems），如入睡与维持睡眠困难、睡眠生理节奏紊乱以及最常见的异态睡眠如夜惊和梦游等，为儿科临床重点问题。

（一）失眠

失眠不是以睡眠的时间（小时）定义，与睡眠满意度有关。儿童失眠的定义与成人类似，如入睡或维持睡眠困难，但儿童失眠的临床表现多为拒绝就寝、熄灯后难以入睡或夜醒长时间需家长干预。儿童失眠原因较多，包括医学问题有关（如疼痛）和行为两方面。儿童、青少年失眠（insomnia）多以症状就诊或咨询医生。儿童失眠的诊断较成人困难，因家长较少描述儿童睡眠少，关注儿童的睡眠类型、行为等；不同年龄儿童的家长反映儿童睡眠问题亦不同，如婴幼儿家长较学龄儿童家长

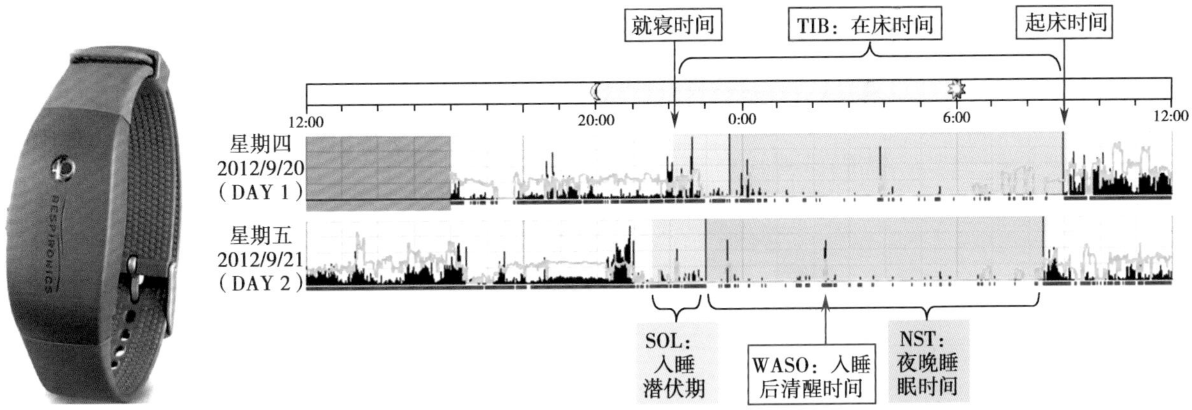

图 3-13-4 手表式活动记录仪及睡眠参数说明

更注意睡眠问题。同时，儿童睡眠问题还与儿童发育水平有关，如6月龄婴儿、6岁儿童与16岁青少年的“正常”睡眠行为、睡眠时间不同。家庭文化、经济、宗教背景等因素也影响儿童睡眠，如睡眠的地方、独立睡眠与成人同床等。

1. 夜醒 婴幼儿最常见的行为睡眠问题，儿童表现夜醒的睡眠问题可能与儿童的睡眠启动相关障碍（sleep-onset associated disorder，SOAD）有关。SOAD是儿童不能独自睡眠，需要特定的环境，夜醒时间长，多需成人的干预后入睡或重新入睡。有失眠行为-睡眠启动相关问题的儿童（behavioral insomnia of childhood，sleep-onset association type，BIC-SOA）睡眠时难以安定自己而以哭示意家长，不愿睡自己的小床，要求到父母床睡觉。婴儿12周龄时自我安定能力开始发育，反映神经系统发育成熟和学习能力。此外，6月龄前婴儿BIC-SOA不典型。目前尚无明确的儿童夜醒的阈值定义，即多少次夜醒可确定为异常。临床上儿童的夜醒问题多与家长的感受有关，估计因夜醒就诊的幼儿与学龄前儿童中1/3与家长过度担心有关。

(1) 诊断标准：国际睡眠障碍分类第2版（international classification of sleep disorders，ICSD-2）将睡眠启动相关障碍的诊断标准（307.42）单独分类，临床诊断包括诊断标准的A、B、D、F和G（表3-13-11）。但ICSD-3版中把儿童期的行为性失眠归入到失眠诊断标准。

表3-13-11 ICSD睡眠启动相关障碍的诊断标准（307.42）

诊断标准	
A	患者有失眠的主诉
B	主诉与缺乏某些环境条件有关，包括抱着、摇晃与含奶头睡，或听音乐、看电视等
C	症状持续至少≥3周
D	如有某些环境条件时，儿童睡眠启动、持续时间及质量都正常
E	PSG检测结果： ①有某些环境条件时，睡眠时间及质量都正常 ②无某些环境条件时，入睡潜伏期明显延长，夜醒次数显著增加
F	症状与其他躯体或者心理问题无关
G	症状不符合其他可导致入睡困难或夜醒的睡眠障碍标准

(2) 鉴别诊断：排除儿童各种躯体或心理因素引起的夜醒。

1) 躯体疾病：胃食道反流、疼痛（尤其是中耳炎引起的）有关的婴儿频繁夜醒，往往难以安抚，哭闹较长时间。但部分儿童躯体疾病时养成的依赖习惯可在躯体疾病恢复后转化为睡眠启动相关障碍。

2) 其他睡眠障碍：如不宁腿综合征以及阻塞性睡眠呼吸暂停。

3) 行为限制不足：即父母对儿童入睡前的行为限制无效，或限制不力。如部分儿童入睡过程中要求父母不断讲故事，或要求不断，如喝水、如厕或边看电视边睡觉。若父母儿童行为限制不足，可致儿童睡前过度兴奋而入睡困难，甚至影响夜间睡眠。

4) 睡眠不充足：部分家长用减少日间睡眠方法使儿童疲倦以减少儿童夜醒，但往往儿童可因睡眠不足出现更频繁夜醒。儿童睡眠不规律，如晚睡，或中断午睡等均可致夜醒频繁发生。

5) 暂时性的睡眠问题：无睡眠问题儿童因疾病、或环境改变等因素出现一过性睡眠问题。但儿童出现暂时性睡眠问题后，如家长养成儿童的以来行为，也可转化为睡眠启动相关障碍。

6) 环境因素：不适宜的睡眠环境可致婴幼儿频繁夜醒，如睡眠环境嘈杂，或室内温度过高，或儿童被子过厚等。

尽管睡眠启动相关障碍是导致婴幼儿夜醒最主要原因，但婴幼儿频繁夜醒的原因很多，婴幼儿夜醒病因诊断的流程图有助鉴别诊断（图3-13-5）。

(3) 行为处理：需考虑儿童不同气质特点、家长的治疗期望与耐受，结合家庭特点综合治疗。

1) 消退法：要求家长忽略儿童睡眠过程出现的哭吵。因此，消退法的成功取决于家长的依从性。虽然曾报道消退法可有效减少儿童夜醒，但多数家长都无法耐受治疗过程中的儿童哭闹。

2) 逐步消退法：由美国著名的儿童睡眠专家Ferber提出，又被称为Ferber方法。婴幼儿在床上思睡但尚未睡着时，要求父母按设定时间在婴儿卧室门口等待，渐渐延长安慰婴儿的时间间隔，直到最后婴儿独立睡着（表3-13-12）。医生应充分支持父母，增强信心，做睡眠记录。一般1周后即有明显进展。婴儿不良的睡眠习惯形成时间越长，所需的时间也越长。治疗过程中婴儿宜与大人分床，甚至分房睡。保证婴儿规律的作息时间，可适当延迟婴儿睡觉时间半小时。

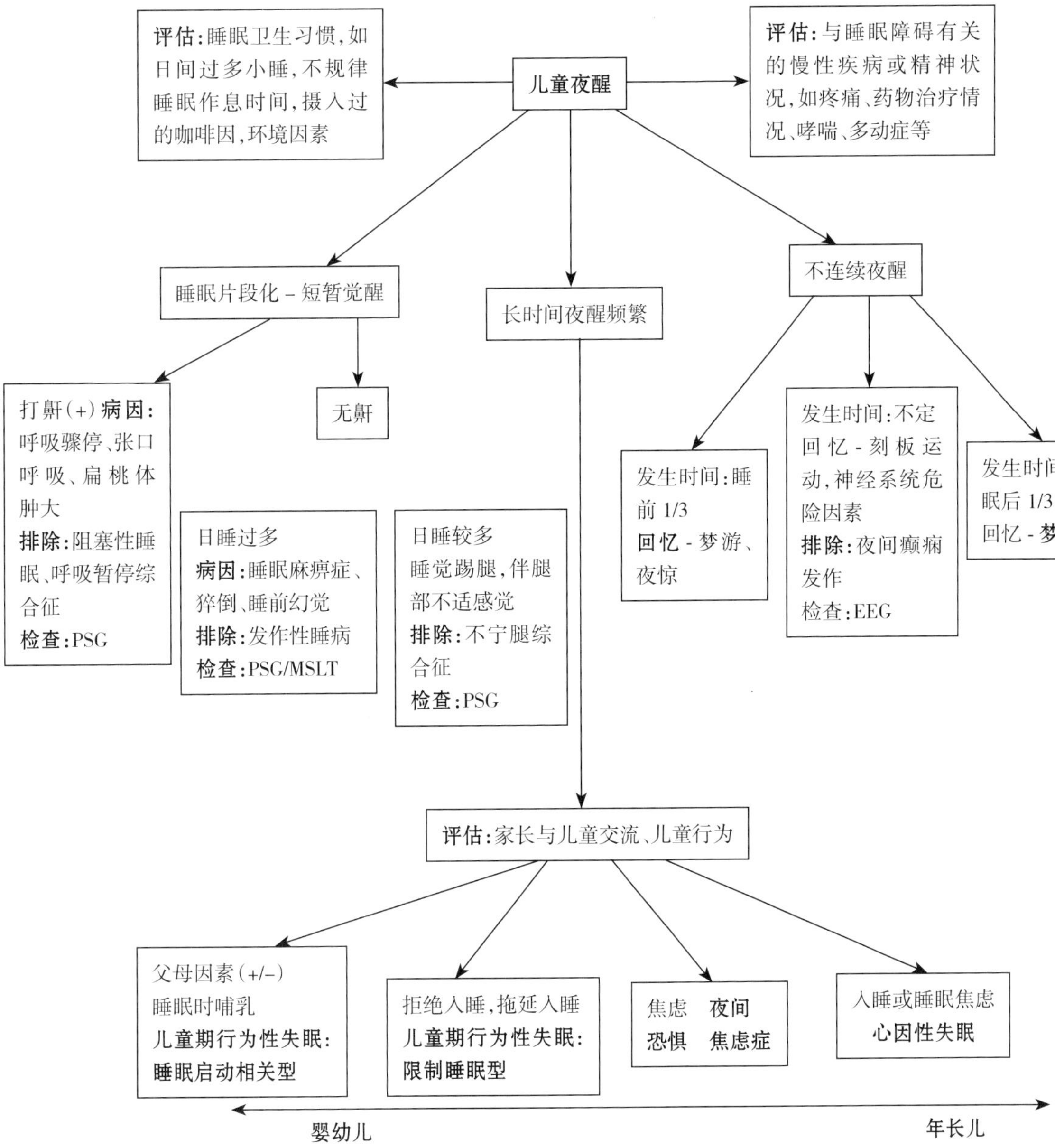

图 3-13-5　儿童夜醒原因与鉴别流程图

注:PSG- 多导睡眠监测;MSLT- 多次小睡潜伏期试验

表 3-13-12　逐步消退法时间设定(分钟)

时间(天)	第 1 次等待	若婴儿继续哭		
		第 2 次等待	第 3 次等待	第 4 次等待
1	5	10	15	15
2	10	15	20	20
3	15	20	25	25
4	20	25	30	30
5	25	30	35	35
6	30	35	40	40
7	35	40	45	45

3) **改良逐步消退法:**据儿童与家庭特点可改良经典逐步消退法,即婴儿入睡过程尽可能采用逐步消退法,若部分婴儿夜醒后难以再入睡时则恢复以前的方法(抱或摇晃)。随婴儿入睡能力提高,治疗第 2 周婴儿夜醒的次数明显下降。对无法忍受婴儿持续哭闹 5 分钟的家庭,家长第 1 次等待的时间可为 1 分钟,间隔时间的延长也较推荐的短。但改良逐步消退法需要消退儿童夜醒的时间明显延长。

(4) 预防儿童发生 SOAD 的方法

1) 建立规律的睡眠时间,让儿童知道到睡觉的时间应准备睡觉;

2）固定儿童上床睡眠时间不变；
3）与儿童设定允许与不允许的行为；
4）不允许儿童与父母同睡；
5）家长可定期观察儿童睡眠情况；
6）发展一睡眠时间提醒，让儿童逐步习惯；
7）早上唤醒儿童时间固定；
8）日间小睡取决儿童年龄；
9）儿童睡房宜光线暗。

2. 青少年失眠 表现为入睡困难、维持睡眠不能以及早醒。原发性失眠则通常与不良生活习惯、作息不规律等有一定的关系。多数情况失眠是其他疾病的一个早期表现。目前关于失眠的原因尚为完全清楚。成人研究结果提示失眠与患者的个性、情绪特点、躯体状况、性别以及家族史等有关。

（1）**诊断标准：**按国际睡眠障碍分类第 3 版（ICSD-3）中列出的慢性失眠障碍的诊断标准（307.42），临床诊断必须满足 A-F 条件（表 3-13-13）。此处提及的慢性失眠症有时也有以下名词替代，慢性失眠、原发性失眠、继发性失眠、共病失眠、睡眠启动或维持障碍，儿童行为性失眠，睡眠启动相关障碍，入睡行为限制不足睡眠障碍等。

表 3-13-13 ICSD-3 的慢性失眠症诊断标准

	诊断标准
A	患儿主诉，或者抚养人报告患儿有 1 条或以上的症状： 1. 睡眠启动困难 2. 睡眠维持困难 3. 早醒 4. 在合适的就寝作息规律下不愿意上床睡觉 5. 没有父母或抚养人的帮助睡眠困难
B	患儿主诉，或者抚养人报告患儿有以下 1 条或以上症状与夜间睡眠困难有关： 1. 疲劳 / 不适 2. 注意力或记忆力受影响 3. 社会、家庭、工作或学校场合的功能受到影响 4. 情绪紊乱 / 激惹 5. 白天嗜睡 6. 行为问题（如多动、冲动、攻击性） 7. 缺乏动力积极性 8. 易犯错 / 事故 9. 对睡眠担心或不满意
C	报告的睡眠 / 觉醒问题无法用环境条件限制所解释（如给予睡眠的时间是充足，睡眠环境是安静、黑暗、安全且舒适的）
D	睡眠问题及相关白天症状至少每周出现 3 次
E	睡眠问题及相关白天症状只是奥持续 3 个月以上
F	睡眠 / 觉醒困难无法用其他睡眠障碍解释

（2）**鉴别诊断：**因失眠可是其他某些睡眠障碍或疾病的临床表现之一，诊断原发性失眠需排除以下疾病。

1）**暂时性失眠：**暂时性失眠常发生于睡眠正常的人群，因环境变化或突发事件出现暂时性失眠；

2）**不宁腿综合征 / 周期性腿动障碍：**也可表现为入睡困难、夜醒等，但主要的鉴别是睡眠时有明显的腿部不适症状；

3）**阻塞性睡眠呼吸暂停：**可出现入睡困难以及夜醒症状，但同时有打鼾、呼吸暂停等症状；

4）**睡眠时相延迟综合征：**别人让睡时出现入睡困难，但自行选择睡眠时间则无任何睡眠问题；

5）**不良睡眠习惯：**睡眠作息不规律、饮用咖啡因或其他兴奋性物质等；

6）**精神类疾病：**抑郁和焦虑症患者可表现失眠症状。25%~30% 的成人失眠症患者中伴精神障碍；

7）**躯体疾病：**哮喘、过敏、头痛等疾病可导失眠。

（3）**处理：**

1）**培养良好睡眠习惯：**治疗失眠的基础是逐渐培养良好的睡眠习惯。

2）包括保持固定的作息时间；避免喝咖啡、吸烟等；卧室环境安静、舒适、光线暗与稍低的室温易于入睡；睡前活动不宜剧烈与兴奋，有助于睡眠。

3）**放松法：**学习放松，如入睡前深呼吸，想象平静的画面（如平静海面等），或想一些有趣、轻松的事情。

4）**改变对睡眠的想法：**教育失眠患儿以积极地态度对待睡眠，如应想“今晚睡觉我会很放松。”

5）**不看钟：**卧室不宜放钟，避免睡不着时看钟使儿童变得焦虑，入睡更困难。

6）**限制床上时间：**床上时间就只是晚上睡觉时间，即想睡才上床，醒了即起床；逐渐提前提前 15 分钟睡觉时，直至治疗的目标时间。

7）**避免在床上辗转：**如上床 20 分钟后仍无法入睡，可起床做些放松事情（如看书）待疲倦再睡下；如 20 分钟后还是无法入睡，再起床调整直至入睡。

8）**药物：**不建议用药物治疗儿童、青少年失眠。除非健康教育及心理行为治疗无效后才考虑药物治疗。尽管儿科临床中有很多药物可用于儿童失眠，但美国食品药品管理局不批准儿童人群使用药物。所以现有药物都无儿童推荐剂量。临床医生多从小剂量始逐步调整使用，严密监测药物副作用。

（二）异态睡眠

异态睡眠是儿童最常见的睡眠问题，约 4% 的儿童异态睡眠可持续至青少年。一般，上半夜发生夜惊（sleep terror）、睡行（sleepwalking）、梦呓（sleep talking）、觉醒紊乱（confusional arousals），而梦魇（nightmare）多发生下半夜。虽然异态睡眠影响正常儿童或青少年，儿童入睡延迟、夜醒、抗拒睡眠、睡眠时间短等发生率较高，但大部分异态睡眠是发育中的一过性现象，仅少数持续至成人。

1. 夜惊 是非快速眼动（NREM）睡眠相关觉醒性异态睡眠中最常见的一种，是儿童从慢波睡眠中突然惊醒，伴有明显的自主神经症状以及恐惧的行为表现，主要见于学龄前儿童以及学龄儿童。儿童发生夜惊常使父母紧张，因夜惊发作时儿童可意识不清且表现极度恐惧和害怕。但夜惊儿童自己无法意识到发作，醒后无记忆，对儿童本身影响小。夜惊有一定的遗传倾向，但通常夜惊到青春期会自愈。另外，睡眠不足、睡眠不规律、发热以及疾病、药物、在吵闹以及不熟悉环境睡觉、家庭压力或应急等因素，可诱发夜惊的发生。

(1) 诊断标准：按国际睡眠障碍分类第 3 版（ICSD-3）中列出的夜惊的诊断标准（307.46），首先应该满足 NREM 相关的觉醒性异态睡眠的诊断临床诊断（A-E），同时还应满足 F、G 项（表 3-13-14）。

表 3-13-14　ICSD 的夜惊诊断标准

	诊断标准
A	反复发作的从睡眠中不完全醒来
B	发作过程中对他人的干预及指引没有或者不正确的应答
C	没有清晰的梦境描述或者非常有限的单一视觉场景
D	对发作完全或部分不能回忆
E	发作无法用其他睡眠障碍、精神障碍、躯体疾病、药物或毒品摄入解释
F	发作表现为突然的惊恐，典型的是发作开始时突然害怕状尖叫
G	恐惧表现非常突出，发作时自主神经症状明显，包括瞳孔放大、心率加快、呼吸加快以及出汗等

(2) 处理：儿童夜惊发作时最重要的是保证儿童安全。家长应注意避免夜惊发作时唤醒儿童，防止儿童情绪激动；不和儿童谈论夜惊发作，减少焦虑情绪产生；维持儿童规律的睡眠作息，保证充足睡眠。

定时提前唤醒的方法用于少数每晚固定时间发作的夜惊儿童，2~4 周缓解后如症状重新出现则再次采用唤醒方法并适当延长时间。

多数发生夜惊儿童不需药物治疗，除严重的夜惊已经有自伤行为、暴力或者影响家庭正常生活者。

2. 梦魇 是快速眼动（REM）睡眠相关的异态睡眠，发生于快速眼动期，儿童因噩梦而惊醒。梦魇发生的原因可能与家庭压力或者应激因素、焦虑障碍、睡眠不足以及药物等有关。梦魇症状持续时间 >3 个月为慢性梦魇。

(1) 诊断标准：按睡眠障碍的国际分型（ICSD-3）中梦魇的诊断标准（307.47），临床诊断梦魇至少符合上述标准的 A、B、C 项（表 3-13-15）。

表 3-13-15　ICSD-3 的梦魇诊断标准

	诊断标准
A	反复出现引起患者极度不安的梦境，梦境内容往往涉及威胁生命、安全，伤害身体的情境
B	从噩梦中醒来，患者马上清醒，能与外界清晰对答
C	从噩梦中惊醒导致患者感觉痛苦，或者明显影响其工作、学习或社交，有 1 项或以上下述症状： 1. 情绪紊乱（如持续焦虑、不安） 2. 恐惧睡眠（入睡焦虑，害怕睡觉） 3. 认知受影响（梦境经常脑中出现，影响注意力或记忆力） 4. 对家人造成负面影响（夜间睡眠受影响） 5. 行为问题（不愿上床、怕黑） 6. 白天嗜睡 7. 疲劳或不爱动 8. 工作学习受影响 9. 人际交往受影响

(2) 鉴别诊断：与觉醒性异态睡眠（夜惊、梦游）与夜间发作的癫痫鉴别（表 3-13-16）。长期频繁发作的梦魇可与焦虑障碍、双向情感障碍以及精神分裂症有关，因此经常发作的梦魇需与某些精神障碍鉴别。

(3) 处理：家长应安慰梦魇发作的儿童，如抱婴儿或小年龄儿童，或身体的接触可缓解儿童紧张情绪；年长儿可用语言安慰，发作后家长与儿童在一起让儿童感到家长的保护，持续梦魇发作伴有情绪问题的儿童应及时转诊至儿科心理或精神专科。

表 3-13-16 癫痫夜间发作、觉醒性异态睡眠和梦魇的症状特点

	夜间癫痫发作	觉醒性异态睡眠	梦魇
发生时间	睡眠的任何时候，常在睡眠启动时	睡眠的前 1/3 时间	睡眠中间至后 1/3 时间
行为	重复、刻板，有时强烈；	多样性	很少有运动行为
意识	发作期间无觉醒，觉醒后意识混乱	无觉醒，如唤醒意识非常混乱	发作中睡着，之后完全清醒
发作记忆	无	无	生动的回忆
家族史	有 / 无	多有	无
发作受伤可能	中等	低等	低等
流行率	少	较高	高
发生睡眠阶段	多发生于 NREM，极少数出现 REM	多在 NREM 第Ⅲ、Ⅳ阶段，少数在浅 NREM	REM
日间嗜睡	经常	不多	不多

注：NREM- 非快速眼动睡眠；REM- 快速眼动睡眠

专家点评

- 教育家长注意发生夜惊的儿童安全，避免睡眠时焦虑；
- 儿童出现夜游、遗尿或其他睡眠问题时宜看医生；
- 建议儿童保健与基层儿科医生对反复发作、难以控制的"夜惊"儿童，及时转诊儿科神经专科排除夜间发作性癫痫。

（江帆）

【参考文献】

1. Barbara J. Howard, Joyce Wong, Sleep disorders. Pediatrics in Review, 2001, 22(10): 327-342.
2. SJ Wilson, DJ Nutt, C Alford, et al. British Association for Psychopharmacology consensus statement on evidence-based treatment of insomnia, parasomnias and circadian rhythm disorders. Journal of Psychopharmacology, 2010, 24(11): 1577-1600.
3. Kevin A. Carter, Common sleep disorders in children.Am Fam Physician, 2014, 89(5): 368-377.
4. American Academy of Sleep Medicine. International classification of sleep disorders, 3rd ed. Illinois: American Academy of Sleep Medicine, 2014.
5. 沈晓明．儿童睡眠与睡眠障碍．北京：人民卫生出版社，2002.
6. Mindell JA. Owens JA. A clinical guide to Pediatric sleep: diagnosis and management of sleep problems. Philadelphia, PA: Leppincott Williams & Wilkins, 2003.
7. American Academy of Sleep Medicine (2001). The International Classification of Sleep Disorders, Revised (ICSD-R). Retrieved, 2010.
8. American Academy of Sleep Medicine (2005). The International Classification of Sleep Disorders, 2nd Edition (ICSD-2). 2005.
9. American Academy of Sleep Medicine (2014). The International Classification of Sleep Disorders, 3rd Edition (ICSD-3). Retrieved, 2014.
10. Judith A. Owens, Jodi A. Mindell. Pediatric Insomnia. Pediatr Clin N Am, 2011, 58: 555-569.
11. Matricciania L, Olds T, Petkov J. In search of lost sleep: Secular trends in the sleep time of school-aged children and adolescents. Sleep Medicine Reviews, 2012, 203-211.
12. Xi B, He D, Zhang M, et al. Short sleep duration predicts risk of metabolic syndrome: a systematic review and meta-analysis. Sleep Med Rev, 2014, 18(4): 293-297.
13. Shochat T, Cohen-Zion M, Tzischinsky O. Functional consequences of inadequate sleep in adolescents: a systematic review.Sleep Med Rev, 2014, 18(1): 75-87.
14. Palagini L, Biber K, Riemann D. Sleep Med Rev.The genetics of insomnia-evidence for epigenetic mechanisms?. 2014, 18(3): 225-235.

第五节 神经性厌食

导读 神经性厌食是较常见的一种进食行为障碍。因青少年过度担心自己体重增加，甚至体重已显著低于正常同龄青少年，往往采用一些偏激行为控制体重，如进食后强迫自己呕吐、剧烈运动以增加消耗，甚至服用泻药。神经性厌食不仅严重影响青少年学习与身心健康，严重时可危及生命。

PCP 在神经性厌食儿童、青少年处理中有重要作用，包括保健包括药物和营养，与心理学专家配合处理儿童的心理社会与精神方面的问题。

一、概述

（一）定义

神经性厌食（anonexia nervosa，AN），常简称“厌食”，是一种进食行为障碍。临床特征为畏惧肥胖，对体型和体重的认识错误，通过限制饮食摄入或采取过度运动、呕吐、导泻等方法来严格限制食物，体重显著下降。若不及时治疗，可导致严重的营养不良与极度衰竭，影响青少年身心健康与发育。

（二）流行病学资料

1. 发病率 AN 主要在发达国家或发展中国家的城市地区。各国 AN 发病率相近（女 0.3%~1%，男 0.1%~0.3%）。有研究显示 AN 的发生与某些职业有关，如舞蹈演员、运动（长跑、滑冰、摔跤、体操）、飞行服务员、模特以及女大学生联谊会成员。一项欧洲研究显示 AN 的终生发病率（lifetime incidence）为 0.48%，美国约为 0.3%~1%。近年我国也有关于 AN 发病的报道，但无大样本的全国流行病学调查资料。

2011 年美国精神病学家 Swanson 在美国本土对 10 123 名青少年进行面对面的访谈调查，随访 1 年的进食障碍发病情况，结果显示 AN 为 0.2%，神经性贪食（bulimia nervosa）0.6%，阈下厌食症（subthreshold AN）0.9%，暴食症（binge-eating disorder）1.6%，阈下暴食症 1.1%。

2. 种族 AN 诊断多为中、上阶层的白人（>95%）的青少年（>75%）。

3. 性别 有研究显示妇女的 AN 发病率达 4%，男性发病率估计为 0.1%~0.3%。尚有约 5% 的年轻妇女为阈下厌食症（厌食症状尚不符合诊断标准）。数个研究显示 13% 的美国女青少年有进食行为问题。发达国家中 AN 女性多于男性（10∶1~20∶1）。

4. 年龄 AN 发病可见不同年龄人群，但主要为青少年与成人早期。85% 的 AN 发病年龄为 13~18 岁，Swanson 的研究显示 AN 的平均发病年龄 12.3 岁。

二、病因与发病机制

（一）病因

导致 AN 的病因尚不清楚确定，可能是生物学、心理学和环境等因素的综合作用结果。

1. 心理学因素 青春前期发生 AN 的青少年发病前焦虑障碍的发生较高，可能与青少年的气质或性格有关，可能是发病的易感因素，如不能独立处理与年龄相关问题。典型的 AN 青少年、年轻人最初只是轻度超重，为降低体重开始有计划控制饮食与增加运动量。当体重控制得到周围人的赞许时，控制体重的行为也得到强化，消瘦成为奖励性找寻行为（reward-seeking behavior）。

2. 遗传因素 研究显示双胎均发生可能性为 50%~80%，提示与遗传有关。有学者发现 AN 可能与 5- 羟色胺转运体（5-HTT）基因组改变有关。2002 年已有证据显示 AN 易感基因在 1 号染色体短臂。

3. 生物学因素 虽然 AN 常可从青少年有意控制体重的行为得到预示，但体重下降进行性加重的免疫、激素因素与病情恶化有关，包括瘦素、α- 促黑素细胞激素。血生化改变损伤大脑，提示 AN 病情是逐渐发展的结果，而不仅是精神性疾病。

4. 环境因素 现代社会过多强调瘦身材。同时，媒体的宣传、学校同伴的压力促使青少年，特别是女青少年控制体重增加。

（二）病理生理

AN 儿童、青少年自我饥饿的结果是蛋白质能量缺乏营养不良，致心血管、肾脏、消化、神经、内分泌、血液、生殖等多器官受损。

1. 心血管并发症 是 AN 最常见的致死原因，死亡率约为 10%。AN 心血管并发症包括心动过缓、低血压、左心室功能下降等，出现晕厥、运动时出现血压反应减低、工作能力下降；无明显二尖瓣反流的二尖瓣脱垂发生增加。低钾性 QT 延长增加室性心律失常危险。再进食的最初 2 周内可出现心功能代偿失调，若体重恢复 0.2~0.4kg/d，则心血管并发症减少。

2. 内分泌和代谢并发症 其他内分泌病因亦可致低致停经(amenorrhea)，如下丘脑 - 垂体 - 卵巢轴异常使卵泡刺激激素(FSH)和黄体酮激素水平降，因此 DSM- Ⅴ的诊断标准不再包括停经。体重减少和情绪不稳是 5%~44% 的 AN 发生停经的主要原因。AN 内分泌功能紊乱可出现生殖、甲状腺功能下降。骨质疏松是内分泌最严重的并发症。

3. 消化系统并发症 较少，主要是便秘。

4. 泌尿系统并发症 因失水致水电解质紊乱、肾功能异常。

5. 神经、肌肉、皮肤系统并发症 可出现脑萎缩和脑容量的损失，肌肉萎缩，皮肤干燥、毛发指甲焦枯、体毛柔毛增加。

三、临床症状

症状与体征与饥饿程度有关，同时有情绪、行为异常。

1. 症状与体征

- 体重明显下降；
- 消瘦；
- 疲倦；
- 失眠；
- 眩晕；
- 指甲发绀；
- 头发细，易断、脱发；
- 体毛软、细；
- 停经；
- 便秘；
- 皮肤干燥或皮肤黄；
- 怕冷；
- 心律不齐；
- 脱水；
- 骨质疏松；
- 四肢浮肿。

2. 情绪与行为症状

- 严重控制体重(控制进食、饥饿或增加运动量)；
- 进食后自我诱导呕吐，或用轻泻剂、灌肠、食疗、草药；
- 拒食；
- 拒绝表示饥饿；
- 害怕体重增加；
- 不愿说真实进食量；
- 面无表情；
- 社会退缩；
- 易怒；
- 抑郁；
- 有自杀念头。

四、诊断标准

1. 识别 多数 AN 青少年最早接触儿童保健医生(primary care pediatrician，PCP)，如 PCP 缺乏警觉性，则 AN 可被简单处置为原发性营养不良而误诊。实际上。除战争、灾害因素外，年长儿童、青少年营养不良多有基础疾病，包括精神行为障碍，故儿童保健医生需仔细询问病史与体格检查，学习处理儿童情绪问题的识别。为明确儿童保健医生在处理儿童、青少年进食障碍的作用，2003 年美国儿科学会青少年委员会发表关于《识别与处理进食障碍》(Identifying and Treating Eating Disorders)，建议儿科医生与 PCP 具有关于进食障碍的早期症状、体征识别的知识；能恰当处理营养平衡，避免儿童过度进食与控制食物摄入，发生超重 / 肥胖与神经性厌食；熟悉各种筛查与咨询指导；有与多学科协助能力；掌握体格生长评价方法，包括计算 BMI 与生长速度、运用曲线、正确解释结果；有转换保健级别的能力；同时主张 PCP 参加 AN 的预防、治疗标准制订。

(1) 筛查：儿童保健保健时宜常规询问儿童、青少年关于进食类型与对自己体型的看法。

(2) 人体测量：采用 BMI/ 年龄曲线，将数据画在生长曲线上，有助早期发现控制饮食的儿童青少年。

(3) 体格检查：仔细全面检查，包括精神状态，除外共病症，发现有关诊断 AN 的症状与体征。

2. 诊断 进食障碍是临床诊断，无明确的检测方法诊断 AN，实验室检查只是确定 AN 营养不良的严重程度。诊断有典型 AN 临床表现的儿童不难。2013 年美国精神医学会发表第 5 版《精神障碍诊断和统计手册》(Diagnostic and statistics manual of mental disorders，5th edition，DSM- Ⅴ)，重新修订神经性厌食症的诊断标准(表 3-13-17)。

表 3-13-17 DSM-Ⅴ的 AN 诊断标准

诊断标准	内容
限制食物摄入	进食量少，不能维持相应年龄、性别和身高相称的最低正常体重
害怕体重增加	尽管低体重，仍非常害怕体重增加或肥胖；或采取干扰体重增加的行为，如呕吐、使用轻泻剂
身体形象问题	否认体重减轻严重性，将体重与自我价值联系，曲解自己的形体

PCP 或儿科医生疑诊儿童为 AN 时，可采用 DSM-Ⅴ的 AN 诊断标准。疑诊为 AN 儿童需初步判断，包括诊断、严重程度、营养状况以及心理社会评估。初诊 AN 的儿童需转诊专科治疗。

五、治疗和管理

神经性厌食症治疗的关键是恢复进食和补充营养。但患者同时伴有精神障碍，常常不愿意接受医生的指导。因此，对 AN 患者良好的治疗需要多学科专业人员密切合作，包括营养师、内科医生、儿科医生、精神科医生、心理治疗师、社工等，更需要与儿童和家庭的合作。制订个体化治疗方案，激发儿童的治疗动机，提供充足的能量和各种营养素，逆转营养不良，使 BMI/ 年龄和生理功能逐渐恢复正常。

(一) 营养治疗

1. 鼓励进食 尽可能经口摄入易消化、营养丰富的流质、半固体食物，如牛奶、豆浆、水果汁、鸡蛋羹、肉末、鱼泥、碎蔬菜等食物；据生理功能适应和恢复程度，有计划逐渐增加食量，保证足够能量、蛋白质、维生素和无机盐的摄入。但一般不采用经肠道喂养，肠外营养少用。

2. 制订饮食干预计划 在家长的协助下，据 AN 儿童的饮食习惯及嗜好，与儿童共同制订饮食计划和合理的食谱，及时调整饮食干预方案。观察儿童进食情况，避免儿童浪费食物，记录进食时间、地点、食物名称、自我感觉等。保持儿童进餐时心情愉快，有利于进食。

3. 定期评估 测量身高、体重次数不宜过多，每月 2~3 次测体重为宜，消除 AN 儿童担心体重的紧张情绪。

(二) 心理治疗

治疗的最大挑战是帮助儿童认识到自己已经患病，因多数 AN 儿童否认自己有进食障碍，一般不愿治疗，除非出现严重情况。专业精神科医师或心理学家指导心理治疗，多学科合作(图 3-13-6)。

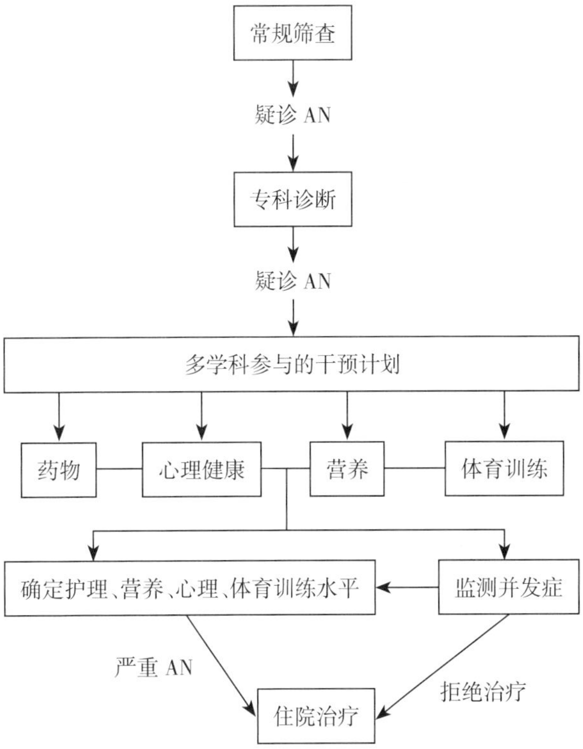

图 3-13-6 神经性厌食处理流程

1. 治疗目标

(1) 主要目标：使饮食模式和行为正常化，逐渐恢复体重；体重增加达 0.45~1.36kg (1~3 磅)/ 周是安全目标(1 磅 =0.4536kg)；

(2) 次要目标：改变扭曲的理念和维持限制饮食的想法。

2. 心理治疗 目的改变儿童的想法与行为，采取健康进食方法。如较小年龄的儿童尚需在家庭治疗成功的基础上进行 AN 儿童的认知行为治疗(谈心疗法)。通过认知行为干预，使儿童了解合理饮食对身体发育和健康的重要性，认识 AN 是一种疾病，能主动配合治疗，矫正不良饮食行为。PCP 对家长应阐明 AN 发生的原因，取得家长的理解，对家长进行儿童抚养相关的教育。

(三) 支持治疗

1. 住院治疗 有严重合并症、危及生命的 AN 儿童需住院治疗，如心律紊乱、脱水、电解质紊乱、精神紧急情况、严重营养不良或持续拒食时，以维持生命体征稳定，挽救生命。

(1) 短期住院治疗：多数 AN 儿童只需短期住

院治疗，出院随访每日治疗方案。

(2) 长期住院治疗：严重 AN 儿童需较长时间住院治疗，包括体重严重减少(<70% 的 W/age、W/H)、危及生命的严重营养不良、若无法自我进食需采用胃管进食、需药物治疗并发症(心脏、低电解质等)、严重抑郁症或有自杀念头。

2. 其他支持治疗方案 包括增加社交活动、适当体育活动、进食安排规律。

(四) 药物治疗

在专业医生的指导下进行适当采用抗抑郁剂或其他精神类药物，有助改善抑郁或焦虑等情感障碍，减轻某些躯体症状，达到进食和增重的目的。

六、预防

尽管目前尚缺乏明确的方法预防神经性厌食症，但 PCP 在日常医疗服务过程中早期识别发生神经性厌食的高危因素、监测高危儿童、控制 AN 发展有重要作用。主要在社区、学校预防儿童、青少年发生神经性厌食。

1. 营养教育 帮助家庭、儿童学习正确营养知识，避免过分强调体重与控制饮食。在发现有早期进食问题的儿童时避免简单语言，如 PCP 说“你的体重有点超过正常水平”，则可促使早期有进食问题的儿童发展为 AN。

2. 学校、社会教育 学校设立有关营养与疾病的相关科普知识课程。家长应给儿童树立榜样，从小培养儿童正确的进食行为和审美观。传媒业应避免过分渲染体型和身体苗条信息，宣传健康的审美观。

3. 监测高危儿童 可帮助早期发现 AN 儿童(表 3-13-18)，特别注意曾有自杀念头的 AN 青少年。

表 3-13-18 发生 AN 的高危儿童

高危因素	表现
性别	多为女童、女青少年
家族史	同胞中有一进食障碍患者
人格特征	完美主义 - 完美或过于关注规则
情感交流	沟通困难，表达负面情绪，自卑
解决冲突能力	较差
母亲精神心理问题	表达负面情绪，鼓励儿童控制体重
焦虑	过分注意自己体重与外形
个人进食史	婴儿或儿童早期有喂养问题

七、预后

AN 的发病年龄与预后有关。有研究显示 11 岁发病的人较 AN 发病年龄大的人预后好。约 50% 的 AN 可体重完全康复，10% 变为超重 / 肥胖或死于严重营养不良，但死于自杀者多有严重营养不良。有研究提示儿童青少年自己调控认知活动的能力(元认知，metacognition)与缺乏表达自己情绪的能力(述情障碍，alexithymia)在预测 AN 的不良预后或自杀行为有重要作用。

专家点评 体重完全康复的儿童身高发育可能受到 AN 影响，较正常发育偏低。

(李晓南)

【参考文献】

1. American Psychiatric Association American Psychiatr. Diagnostic and statistics manual of mental disorders, 5th edition, American Psychiatric Publishing, 2013.
2. Swanson SA, Crow SJ, Le Grange D, et al. Prevalence and correlates of eating disorders in adolescents: results from the national comorbidity survey replication adolescent supplement. Arch Gen Psychiatry, 2011, 68(7): 714-723.
3. Bettina E Bernstein, Caroly Pataki. Anorexia Nervosa.2014. http://emedicine.medscape.com/article/912187-overview.
4. Grice DE, Halmi KA, Fichter MM. Evidence for a susceptibility gene for anorexia nervosa on chromosome 1.Am J Hum Genet, 2002, 70(3): 787-792.
5. American Academy of Pediatrics, Committee on Adolescence. Identifying and treating eating disorders. Pediatrics, 2003, 111(1): 204-211.

第六节 孤独症谱系障碍

导读 孤独症谱系障碍(autism spectrum disorders,ASD),亦称自闭症谱系障碍,是一类以不同程度的社会交往和交流障碍、狭隘兴趣和刻板行为为主要特征的严重神经发育行为障碍性疾病(neurodevelopmental disorder)。ASD的儿童可有不同症状,故称孤独症为谱系障碍(spectrum disorder)。ASD病因未明,可能与基因以及基因调控异常(涉及环境因素)有关。如及时科学干预,可改善多数ASD儿童预后,包括独立生活、学习和工作能力。

1943年美国Kanen基于临床观察的症状第一次报道婴儿孤独症。但直到1980年才被美国精神障碍诊断与统计手册(简称DSM)第3版收录为一类独立的疾病。1994年DSM-Ⅳ提出广泛性发育障碍概念,包括孤独症、阿斯伯格综合征、雷特综合征、儿童瓦解性精神障碍、广泛性发育障碍待分类5种亚型。2013年5月DSM第5版将此类疾病合并命名为孤独症谱系障碍(ASD),并发表新的诊断标准。

一、流行病学

1. 患病率 20世纪70~90年代报道孤独症的患病率约为0.02%~0.04%,当时孤独症曾被认为是罕见病。1980年后欧美、日本等发达国家报道的孤独症患病率逐渐升高趋势。近年提出的ASD概念后,报道的患病率更明显上升。2009年日本报道ASD的患病率为1.64%,2011年韩国报道2.64%。2010年全球孤独症患病率约为1‰~2‰。2013年估计全世界有2170万人患孤独症。2012年美国儿童孤独症患病率为1.1%(1/88),2014年美国的儿童孤独症上升至1.47%(1/68),上升30%。儿童ASD患病率的升高引起各国政府、社会和家庭的高度关注。ASD患病率上升的原因主要可能与医学界和公众对ASD认识水平提高以及1980年后孤独症定义和诊断标准的修订有关。也有学者认为ASD患病率确实存在上升状况。近年来也有学者质疑儿童ASD患病率数据。我国多个城市调查ASD的发病情况结果也显示患病率上升的趋势,但患病率低于其他国家。ASD患者已经成为我国各地特殊教育机构和残疾人康复机构的主要收治人群,估计我国儿童ASD患病率亦可能较前增加。

2. 年龄 多数家长可发现儿童1~2岁左右同龄正常儿童存在不同。早期可达到正常发育里程碑,但症状逐渐发展。诊断需症状明显,3岁前可出现典型症状。

3. 性别 估计孤独症谱系障碍患病率有性别差别较大。发现11个孤独症与发育性残疾监控(Autism and Developmental Disabilities Monitoring,ADDM)网的资料显示男童患病率为23.7‰(1/42),女童为5.3‰(1/189),男女比为4.5。文献报道男女比为3.6~5.1。

4. 种族 全世界不同种族、社会均发生ASD。

二、病因与发病机制

20世纪70年代以前孤独症被认为是心理疾病,"冰箱母亲"致病理论较为盛行,即认为孤独症是由于父母亲在情感方面的冷漠和教养过分形式化所致。现已证实ASD与父母亲教养方式无关,一部分ASD父母表现的冷漠和教养形式化提示父母本身可能为轻型ASD,或广义ASD表型。目前ASD的病因不完全明了,多数学者认为生物学因素,主要是遗传基因及其与基因调控相关的环境因素在ASD的发病中有重要作用。ASD是有多种病因异质性造成的具有显著临床表现异质性的临床综合征。

1. 遗传因素 1991年美国约翰霍普金斯大学医学院的Susan E. Folstein和Joseph Piven报道ASD的单卵双生子同病率为82%,双卵双生子同病率为10%。流行病学调查也确认ASD同胞患病率为3%~5%,远高于一般群体,存在家族聚集现象。家族成员中即使无ASD,也存在类似的认知功能缺陷的患者,如语言发育迟滞、精神发育迟滞、学习障碍、精神障碍和性格内向等。患者中较高的癫痫患病率提示ASD存在生物学或遗传性病因。近年来各国关于ASD的研究集中寻找ASD相关的候选基因(candidate genes),如一些常见和罕见的新发基因突变以及染色体5p、7q、16p、15q部位的拷贝数量变异(Copy Number Variations,CNVs),以及*FOXP2*、*CNTNAP2*、*PTEN*、*SHANK3*、*Neuroligin*基因等存在的可重复的异常发现,包括同以往发现的脆性X基因、*MECP-2*基因等,可解释接近20%~30%的ASD病因。

剩余的70%~80%ASD病例尚未确定异常的基因。因此，近来环境因素在ASD发病中的作用也受到重视。表观遗传学认为ASD等复杂神经精神疾病可能不存在DNA水平的突变或异常，而可能某些目前环境因素影响基因调控发育编程（developmental programming）水平异常（主要是甲基化或组蛋白作用），致DNA表达异常，产生神经系统发育障碍，临床表现为ASD。环境因素在ASD发病过程可能有重要作用。

2. **神经系统异常** 神经解剖和神经影像学研究发现部分ASD儿童存在小脑发育异常，包括小脑体积减少、浦肯野氏细胞数量减少；其他发现包括海马回、基底节、颞叶、大脑皮层以及相关皮层的异常。ASD神经生化方面的研究显示30%以上的ASD儿童血5-羟色胺水平增高。近年采用fMRI技术研究发现ASD儿童脑功能有异于正常儿童，主要包括杏仁核、海马回的大脑边缘系统、额叶和颞叶等部位。科学技术的发展将逐渐了解与ASD病因相关的神经生物学改变。

3. **神经心理学异常** 联合注意（joint attention）缺陷目前被认为是ASD的早期重要异常心理特征，即ASD儿童婴儿期就缺乏本能性的、与抚养者形成共同注意。与之相关的学说有“心理理论”（theory of mind，简称TOM）缺陷，指ASD儿童缺乏对他人心理的认识解读能力，TOM可较好地解释ASD儿童交流障碍、依恋异常和“自我中心”等行为。ASD儿童可有执行功能（executive function，EF）障碍，缺乏对事物的组织、计划等能力，可以解释患儿相关的行为混乱、多动等行为。有学者认为ASD儿童存在中枢整合功能（central coherence）缺陷，偏重事物的细节而常常忽略整体，即“只见树木，不见森林”，以解释ASD儿童的刻板行为和某些特殊能力。然而“心理理论”、执行功能障碍、中枢整合功能缺陷等学说均不能完整解释ASD的所有异常行为。4岁被诊断自闭症的美国动物科学家、畜牧学博士-天宝·葛兰汀（Temple Grandin）曾提出“图像思维”（image thinking）理论，认为ASD儿童是用“图像”进行思维的，即ASD儿童思维时脑海中浮现的是一幅又一幅的图像，而不是语言或文字。临床中也确有一位成年的ASD患者自称是“图像启示症者”。最近美国学者报道的另一病例印度ASD患者Tito，尽管存在明显的异常行为，但是却能够将自己的内心世界用文字清晰准确地表达。临床病例以及关于有ASD倾向的科学家和艺术家报道，提示ASD患者可能存在与普通人不同的另外的一种思维方式。尽管如此，神经心理学的发现对临床干预仍然有重要指导作用。

4. **其他**

与预防接种有关：约10余年前有学者提出ASD的发病与接种麻疹、风疹、腮腺炎三联疫苗（MMR）与接种有关的观点，推测ASD的发病是减毒疫苗或直接和（或）间接作用致“肠道通透性变化”，使儿童肠道吸收对大脑发育有害的大分子物质，或是MMR中含硫柳汞保存剂引起敏感个体慢性汞中毒导致大脑发育障碍。2011年美国Institute of Medicine（IOM）报告8种预防接种疫苗是安全的。2013年美国CDC的一项研究随访500 000例儿童7年未发现MMR与ASD发病有关，结论是“疫苗不是ASD的致病因素”。

与感染有关：研究显示双胎儿童发生ASD与先天性感染有关，如先天性风疹病毒感染、巨细胞病毒感染先天性微小异常发生率高于非ASD双胎儿童，有学者认为感染可能与ASD发病有关。

与自身免疫性疾病有关：研究显示ASD儿童自身免疫性疾病发生率较高，T淋巴细胞亚群也与正常人群有差别，提示ASD存在免疫系统异常。

尽管目前ASD病因与发病机制不清，但多认为临床中存在ASD遗传易感儿童，推测在某些环境有害因素影响下（如围产期感染、免疫、致畸因子等），神经系统发育异常，导致自婴儿期表现感、知觉以及认知加工等神经系统高级功能有异于正常发育儿童，逐渐发展为ASD。

三、高危因素

研究显示ASD发生可能存在有某些高危因素（表3-13-19）。

表3-13-19 发生ASD的高危因素

高危因素	证据
男童	研究数据提示男童ASD患病率是女童的4倍
同胞有ASD	有一例ASD儿童的家庭中，另一个儿童患ASD的机会2%~8%，明显高于正常人群
某些发育性疾病	ASD常发生在有其他疾病的情况，如脆性X染色体综合征、结节性硬化症
早产儿	特别是<26周胎龄的早产儿
父母年龄较大	儿童的父母年龄较大可能与儿童发生ASD有关

四、临床表现

社会交往与交流障碍、狭隘兴趣和刻板行为及感知觉异常是ASD的两个主要症状，同时存在智力、情绪等障碍。

1. 社会交往/交流障碍　社会交往障碍是ASD的核心症状。儿童喜欢独自玩耍，虽然儿童听力正常，却对父母的多数指令常充耳不闻，但可会执行所感兴趣的指令，如上街、丢垃圾、吃饼干等。儿童缺乏与他人的交流或交流技巧，包括缺乏与亲人的目光对视，喜欢独自嬉玩而不愿意或不懂得如何与小朋友玩，不参加互动性游戏；似乎缺乏与父母的安全依恋关系或是表现为延迟的依恋，多数情况对亲人的离去和归来缺乏悲伤与喜悦。有需要时儿童多拉父母亲的手去某处，但并不用手指物。较少用躯体语言表示同意或拒绝，如点头或摇头。很少主动寻求父母的关爱或安慰。不会向父母显示或显耀自己，不能与父母共同注意周围发生的事情，与他人交流表现不同步、不协调。

ASD儿童语言交流存在障碍，是多数ASD儿童就诊的主要原因。ASD儿童语言障碍程度不同与病情程度有关。多数ASD儿童语言发育落后，常2~3岁时仍不说话；部分儿童出现语言倒退或停滞，部分儿童具备语言能力，但语言缺乏交流性质，表现为难以听懂的言语、无意义语言、重复刻板语言、自言自语；语言内容单调，语言内容难以理解，常表现模仿言语和"鹦鹉语言"；不能正确运"你、我、他"等人称代词。有语言能力的ASD儿童多使用"指令"语句表示需要，例如"上街"、"要吃麦当劳"；很少使用疑问句或征询意见的语句。少数患儿语言过多，显得滔滔不绝，但语言多数为单向交流，自我中心特征明显。

ASD儿童的社会交往障碍、语言交流有程度差异，或愿意交流但交流技巧欠缺，或严重的无交流状态，体现谱系（spectrum）特征概念。

2. 兴趣狭隘和重复刻板行为　主要表现对某些物件玩具不同寻常的喜好方式和身体运动的刻板。多数儿童喜爱的活动和东西ASD儿童不感兴趣，但对某些特别的物件或活动表现异常的兴趣，并表现各种重复刻板行为或刻板动作。如反复转圈、闻味、玩弄开关键盘、来回奔走、排列玩具和积木、双手舞动；特别依恋某一种东西如车轮、风扇或其他圆形物体、反复观看电视广告或天气预报、爱听某一首或几首特别的音乐，但对动画片通常不感兴趣。ASD儿童的特殊兴趣和刻板行为可存在某一段时间，并非一成不变。严重类型者多见身体运动的刻板，病情轻微者可能更多表现思维的强迫性。

多数ASD儿童存在感知觉异常，如部分儿童对某些声音特别恐惧或喜好。部分则表现对某些视觉图像的恐惧，或是喜欢用特殊方式注视某些物品。多数ASD儿童不喜欢被人拥抱，或表现痛觉迟钝，或本体感觉异常，如喜欢长时间坐车或摇晃，惧怕乘坐电梯等行为。ASD儿童的异常行为与异常情绪可能有关。

3. 智力异常　ASD儿童智商可显著低下、正常、天才能力，亦呈谱系分布。约30%~50%的ASD儿童智力落后，50%~70%智力正常或超常。智力正常和超常的ASD称为高功能ASD（high functioning autism，HFA），诊断较较智力落后ASD儿童晚。尽管ASD儿童智力各异，但多数ASD儿童机械记忆较好，或音乐艺术能力较强，尤其机械记忆数字、时刻表、车牌、标志、日历计算等能力超常。

4. 其他　多数ASD儿童表现多动和注意力分散行为，常成为被家长和医生关注的主要问题，也常误诊为儿童多动症。ASD儿童多有暴怒发作、攻击、自伤等行为，可能与父母教育方式较多采用打骂、惩罚有关。少数ASD儿童表现性格温顺安静，有益治疗。

五、诊断

（一）早期识别

1. 早期症状　典型ASD诊断不难，但ASD儿童临床表现可能不完全相同，每个ASD儿童有可有自己的突出症状，处理也有挑战，特别是小年龄、轻型和不典型病例，即使专业人员，诊断也有困难。早期识别即能发现<2岁儿童的ASD的早期症状（表3-13-20），早期干预，但不贴"ASD"标签。

2. 儿科早期识别　基层儿科医生、初级儿童保健机构医生（primary care pediatricians，PCP）在早期识别ASD有重要作用，因儿科医生、儿童保健医生最早接触家长。家长通过媒体可了解关于ASD临床表现，当家长觉察ASD儿童的早期症状时，最早是去看儿科医生。儿科、儿童保健医生询问病史、体格检查、认真细致的行为观察，以及采用系统评估可识别儿童ASD。

表 3-13-20 6~24 月龄婴幼儿早期发现 ASD 的警示指标

年龄	ASD 的警示指标
>6 月龄	不能被逗乐(表现出大声笑),眼睛很少注视人
>10 月龄	对叫自己名字无反应,听力正常
12 月龄	对于言语指令无反应,无咿呀学语,无动作手势语言;无目光跟随;对于动作模仿不感兴趣
16 月龄	不说,对语言反应少,不理睬他人说话
18 月龄	不用手指指物或用眼睛追随他人手指指向,无任何给予行为
24 月龄	无双词短语
任何年龄	出现语言功能倒退或社交技能倒退

2007 年美国儿科学会发表 ASD 早期发现与干预指南(Identification and Evaluation of Children With Autism Spectrum Disorder, Pediatrics 2007)提出筛查诊断程序和早期干预原则。建议 PCP 应做到:

(1) **常规筛查**:2007 年美国儿科学会的指南建议 18 月龄、24 月龄儿童每次健康随访时需筛查 ASD,家长怀疑其他年龄儿童有 ASD 问题也应筛查。2015 年美国预防医学工作组(U.S. Preventive Services Task Force, USPSTF)认为早期干预对 ASD 儿童有益,但筛查所有儿童 ASD 的证据不足,特别是没有任何症状的儿童。尽管如此,每次健康儿童随访时 PCP 应倾听家长的描述,具有识别 ASD 的早期红色预警的能力,特别注意高危儿童。发育监测是早期发现迟缓的重要方法,PCP 需掌握筛查技术,积极寻找家长注意的儿童发育问题。

二级、三级儿童保健机构可采用特殊的筛查测试,如幼儿 ASD 检测(the Checklist of Autism in Toddlers, CHAT)和修定的幼儿 ASD 检测(the Modified Checklist for Autism in Toddlers, M-CHAT),或其他测试方法,同时需排除其他疾病,如不能确定,建议转诊至发育 - 行为专科或其他专科确诊。

(2) **定期观察**:如筛查结果正常,而家长或 PCP 仍然担心儿童的发育问题时,PCP 应定期随访儿童。

(3) **积极干预**:如筛查结果异常,或儿童有≥2 个高危因素时,不宜采取“等 - 看”态度;需按儿童年龄积极进行 ASD 综合评估、长期干预教育和听力评估。

因长期干预有益,甚至是其他原因迟缓儿童;儿童确诊 ASD 宜调整干预策略。

3. **影响早期诊断因素** ASD 儿童多无外貌异常,不易被识别;或因儿童年龄小、症状不典型时家长存在着“等待”观点,或家长对 ASD 不良预后有恐惧心理而延误儿童就诊。基层专业人员诊断 ASD 困难。

(二) 诊断标准

据家长描述病史,医生对儿童行为观察,结合结构化和半结构化的诊断量表和问卷,最后依据符合 DSM-Ⅴ的 ASD 诊断标准的 A、B、C、D 可诊断儿童为孤独症谱系障碍(表 3-13-21)。

六、鉴别诊断

ASD 需要与语言发育障碍、行为异常、智力低下疾病鉴别(表 3-13-22)。

七、治疗

目前尚无统一的 ASD 治疗标准,但干预措施方法可帮助 ASD 儿童改善症状和提高技能。ASD 治疗以教育训练为主,精神药物治疗为辅。教育训练的目的为改善核心症状,即促进社会交往能力、言语和非言语交流能力的发展,减少刻板重复行为。同时,促进智力发展,培养生活自理和独立生活能力,减少不适应行为,减轻残疾程度,改善生活质量,缓解家庭和社会的精神、经济和照顾方面的压力,力争部分患儿成年后具有独立学习、工作和生活的能力。ASD 儿童存在多方面发展障碍,治疗应据儿童个体情况,将行为矫正、教育训练、结构化教学等相应课程训练与药物治疗等手段结合,进行综合干预治疗。

(一) 教育干预

1. **原则**

(1) **早期干预**:尽可能实现早期诊断、早期干预,对疑诊儿童也应教育干预;

(2) **科学性**:使用有循证医学证据的有效方法进行干预;

(3) **系统性**:全面干预,包括 ASD 核心症状干预训练,同时促进儿童身体发育、防治疾病、智力提高、生活自理能力提高、滋扰行为减少和行为适应性改善;

(4) **个体化**:在充分评估疾病和各项功能的基础上开展有计划的个体化干预(individualized educational program, IEP),能力相近的儿童可组成

表 3-13-21 孤独症谱系障碍诊断标准（DSM-Ⅴ）

诊断标准	内容
A. 在各种情景下持续存在的社会交流和社会交往缺陷，不能用一般的发育迟缓解释，符合3项：	(1) 社会-情感互动缺陷：轻者表现为异常的社交接触和不能进行回对话，中至缺乏分享性的兴趣、情绪和情感，社交应答减少，重者完全不能发起社会交往 (2) 用于社会交往的非言语交流行为缺陷：轻者表现为言语和非言语交流整合困难，中者表现为目光接触和肢体语言异常，或在理解和使用非言语交流方面缺陷，重者完全缺乏面部表情或手势 (3) 建立或维持与其发育水平相符的人际关系缺陷（与抚养者的除外）：轻者表现为难以调整自身行为以适应不同社交场景，中至在玩想象性游戏和结交朋友上存在困难，重者明显对他人没有兴趣
B. 行为方式、兴趣或活动内容狭隘、重复，至少符合2项：	(1) 语言、运动或物体运用刻板或重复（如简单的刻板动作、回声语言、反复使用物体、怪异语句） (2) 过分坚持某些常规以及言语或非言语行为的仪式，或对改变的过分抵抗（如运动性仪式行为，坚持同样的路线或食物，重复提问，或对细微的变化感到极度痛苦） (3) 高度狭隘、固定的兴趣，其在强度和关注度上是异常的（如对不寻常的物品强烈依恋或沉迷，过度局限或持续的兴趣） (4) 对感觉刺激反应过度或反应低下，对环境中的感觉刺激表现出异常的兴趣（如对疼痛、热、冷感觉麻木，对某些特定的声音或物料出现负面反应，过多地嗅或触摸某些物体，沉迷于光线或旋转物体）
C. 症状必须在儿童早期出现（但是由于对儿童早期社交需求不高，症状可能不会完全显现）	
D. 所有症状共同限制和损害儿童日常功能	

表 3-13-22 ASD 与儿童常见疾病鉴别

疾病	ASD 临床特征
特殊性语言发育延迟：语言障碍	语言障碍＋非言语交流的障碍和刻板行为
儿童精神发育迟滞：10% 儿童可以表现有 ASD 样症状；早期运动发育迟滞，有些有特殊（痴呆）面容	30%ASD 儿童亦表现 MR，外观、动作发育正常明显社交障碍、行为特征以及部分特别认知能力障碍
儿童精神分裂症：多5岁后起病	多数2~3岁出现行为症状；某些行为方式似精神分裂症，但无妄想、幻觉
儿童多动症：无明显社会交往障碍和刻板行为	多数可有多动，易误诊为多动症
聋哑儿童：听力检查	听力常过度敏感

小组训练。

(5) **长期高强度**：干预计划按年安排，需每日有干预训练，每周干预时间 >20 小时。训练师与儿童 1∶1 参加训练。

(6) **家庭参与**：家庭社会经济状况及父母心态、环境或社会的支持和资源均影响 ASD 儿童训练和预后。支持和教育家长正确对待 ASD 儿童，克服焦虑心理，妥善处理教育训练与家庭生活、工作的关系，提高家长参与干预训练能力；帮助家庭评估可供选择教育服务水平，指导家庭采用正确干预方法。

(7) **社区化**：有关部门应逐步建设社区训练中心，使 ASD 儿童就近训练，实现以社区为基地、家庭积极参与的干预模式。同时，应加强社会资源举办的日间训练，教育机构支持和规范管理。

2. 教育干预方法 ASD 干预应灵活采用结构化教育（structured and specialized program）为训练的基本框架，以社会交往为训练的核心内容，兼顾行为矫正、情绪调控、认知促进、生活自理、运动训练和语言训练等；以行为强化（鼓励）、辅助和温和行为处罚为训练的基本方法。

(1) **结构化教育为基本框架**：是在相应环境按照一定的程序和规范的内容教育儿童。据ASD儿童全面评估结果，依照个体症状、缺陷和能力设计适合个人的训练计划，即ASD儿童每天的生活、游戏和活动按计划进行。据ASD儿童个人特点设计玩具种类、物件摆放、游戏类型、学习训练内容和活动顺序。

(2) **社会交往为训练基本内容**：ASD儿童的核心障碍是社交障碍，因此社会交往是治疗教育或训练的核心内容。儿童社会交往主要包括眼神注视、表情互动、动作指示、语言四种主要形式。治疗师或家长与儿童相处时必须是快乐的、面对面的、频繁的互动情景和活动中，尽可能减少儿童独处机会。据疾病的轻重(表3-13-23)，组织不同水平的社交活动和社交游戏。①初级阶段：采用需求的延迟满足、突然出现的声响或玩具以及意外的停顿等手段，提高儿童目光注视、唤名回应、食指指物、有意义对话等生理性的功利社交能力；②中级阶段：采用合作性游戏、轮流性游戏、分享性游戏、竞争和对抗性游戏方式让儿童逐渐理解基本的社交规则，形成功利性社交能力；③高级阶段：在中级阶段游戏和活动基础上让儿童体验社交互动中的快乐和痛苦、胜利和失败、得意和沮丧、羡慕和妒忌、个体和群体、自由和纪律、荣誉和耻辱等概念，逐渐形成非功利性社交能力。同时据儿童的特点展开行为管理、认知、生活自理、运动和语言等综合能力训练。

(3) **行为疗法为基本方法**：行为疗法(behavioral therapy)即以行为主义理论为指导，对儿童不同的行为分别采用正性强化、负性强化、消退、惩罚等方法，以促进儿童的良好行为、适应性行为，减少和消除不良行为和非适应行为。ASD的训练过程应用行为分析(applied behavior analysis，ABA)(行为的原因、动机和诱因等)，设计相应的奖励、辅助或处罚策略(行为的后果)。

(二) 药物治疗

因多数ASD病因未完全阐明，尚无药物治疗ASD。排除可治疗的医学疾病和改善环境因素后，ASD儿童的行为症状仍然明显影响功能或对干预治疗反应不理想的情况可以考虑在专科医生指导下适当采用精神药物辅助治疗。如利培酮(risperidone)和阿立哌唑治疗ASD儿童的兴奋和多动症状，哌甲酯或托莫西汀治疗ASD儿童合并ADHD。近年的研究显示约45%的ASD儿童、青少年和75%的成人ASD采用药物治疗，部分症状可用药物改善，如注意缺陷多动和兴奋、抑郁、惊厥等。2006年美国FDA批准诊断有特殊ASD症状的5~16岁儿童、青少年使用利培酮，尽管有其他应在>18岁使用的药物也在儿科临床应用，但尚未获得FDA批准。

八、预防与预后

因ASD的病因不清，Ⅰ级预防较难，可进行Ⅱ、Ⅲ级预防即筛查、治疗。儿童ASD的预后与病情严重程度、共患病、儿童智力水平、干预的年龄、干预方法的选择以及干预的强度有关。即儿童智力水平较高、干预的年龄越小、干预方法适当、训练强度较高效果较明显。轻症ASD儿童预后较好，多数未经干预的ASD儿童预后较差。少数ASD随年龄的增长可有不同程度自我改善。

表3-13-23 ASD严重程度分级(DSM-Ⅴ)

严重程度	社会交流	狭隘兴趣和重复刻板行为
三级 需要非常高强度的帮助	严重言语和非言语社会交流技能缺陷导致严重的功能受损；极少主动社交互动，对他人的社交示意反应低下	迷恋、固定的仪式和(或)重复行为，显著影响各方面的功能；当刻板、重复行为被中断时表现明显痛苦反应；难以从其狭隘的兴趣中转移或转移后很快回到原有的兴趣中
二级 需要高强度的帮助	明显言语和非言语社会交流技巧缺陷。即使给予现场支持也表现出明显社交受损；较少主动社交互动，对他人的社交示意反应较低或异常	随意观察可明显发现重复刻板行为和(或)迷恋或固定的仪式频繁出现；在很多场合下影响患者的功能。当这些行为被中断时表现明显的痛苦反应或挫折反应。较难从其狭隘的兴趣中转移出来
一级 需要帮助	当现场缺乏支持，社会交流的缺陷致可察觉到的功能受损；主动社交困难；对他人的社交示意的反应显得不正常或不成功；可能表现出社交兴趣降低。	仪式和重复行为在某一个或多个场合中显著影响患者的功能。若他人试图中断其重复刻板行为或将其从狭隘兴趣中转移出来，会表现抵抗

专家点评 儿童保健医生应和家长共同关注早期发现ASD儿童与早期干预。

（邹小兵）

【参考文献】

1. Kaner L. Autistic disturbances of afective contact. Nerv Child, 1943, 2: 217-250.
2. Susan E. Folstein, Joseph Piven. Etiology of autism: genetic influences. Pediatrics, 1991, 87: 767-773.
3. Chris Plauche' Johnson, MEd, Scott M. Myers, the council on children with disabilities. identification and evaluation of children with autism spectrum disorders. Pediatrics, 2007, 120(5): p1183-1215.
4. Hernandez P1, Ikkanda Z. Applied behavior analysis: behavior management of children with autism spectrum disorders in dental environments. J Am Dent Assoc, 2011, 142(3): 281-287.
5. National Institute of Mental Health (2011). A parent's guide to autism spectrum disorder. Retrieved. 2012. (http://www.nimh.nih.gov/health/publications/a-parents-guide-to-autism-spectrum-disorder/index.shtml)
6. Myers, S M., Johnson, C P. American Academy of Pediatrics Council on Children with Disabilities. Management of children with autism spectrum disorders. Pediatrics, 2007, 120(5): 1162-1182.

第七节 注意缺陷多动障碍

导读 注意缺陷多动障碍(ADHD)是儿童最常见的神经行为障碍之一。临床上以持续存在与年龄不相称的注意力不集中、多动/冲动症状，造成儿童的学业成就、职业表现、情感、认知功能、社交等多方面的损害。**一级儿童保健机构应常规进行ADHD儿童发育和行为筛查，ADHD儿童的治疗应由三级儿童保健机构或高级发育－行为专科，或部分二级儿童保健机构承担。**

注意缺陷多动障碍(attention deficit hyperactivity disorder，ADHD)是儿童最常见的神经行为障碍之一，与遗传因素、神经生物因素、社会心理因素有关。治疗需要教师、家长和医生共同参与，采用心理支持、行为矫正、家庭和药物治疗的综合措施。

一、研究状况与流行病学资料

(一) 研究状况

医学上认识ADHD症状经历了100余年时间，ADHD术语的变化也经历几个阶段。1902年英国医生George Frederick Still首先认识ADHD症状，命名为“道德控制缺陷”(Defect of Moral Control)。1922年北美学者受当时脑炎流行影响，认为ADHD是脑炎后的行为异常(post-encephalitic behavior disorder)。20世纪40年代史特劳斯(C.Strauss)发现多动症状儿童并非都有脑部异常的证据，脑损伤的概念逐渐被脑轻微损伤(minimal brain damage)和脑功能轻微失调(minimal brain dysfunction，MBD)取代。20世纪60年代，许多学者的质疑脑功能轻微失调(MBD)概念，认为宜采用如阅读障碍、语言障碍等描述比较具体的学习或者行为障碍名称。美国心理学家切斯和劳弗(S.Chess，M.Laufer)提出“多动症候”的名称用于活动过度(hyperactive)的儿童。1968年DSM-Ⅱ将有类似症状的儿童描述为“儿童期的异常多动反应”(Hyperkinetic Reaction of Childhood)。1980年DSM-Ⅲ将“儿童期的异常多动反应”定义为“注意缺陷症”(attention deficit disorder，ADD)。1987年修改为“注意缺陷多动症”(Attention Deficit Hyperactive Disorder，ADHD)，沿用至今(图3-13-7)。

目前，国际上最具影响力的ADHD诊断标准是国际疾病分类第10版(International Classification of Disease，10th ed，ICD-10)和美国精神障碍诊断与统计手册第5版(Diagnostic and Statistical Manual of Disease，2013，5th ed，DSM-Ⅴ)。DSM-Ⅴ诊断ADHD范围与ICD-10-CM分级系统一致。我国ADHD的诊断标准采用的是《中国精神障碍分类方案与诊断标准》第3版(Chinese Classification of Mental Disorders，2001，3rd ed，CCMD-3)。2011年11月美国儿科学会发表的《儿童青少年ADHD诊断、评估和治疗的临床实践指南》(Clinical Practice Guideline ADHD: Clinical Practice Guideline for the Diagnosis，Evaluation，and Treatment of attention-Deficit/Hyperactivity Disorder in Children and Adolescents)修正2000年指南中关于诊断ADHD的年龄范围，从原来的6~12岁扩大至4~18岁。

2006年中华儿科杂志组织中华医学会儿科学分会儿童保健学组、神经学组、中华医学会精神病学分会儿童精神医学学组专家参考美国《精神障

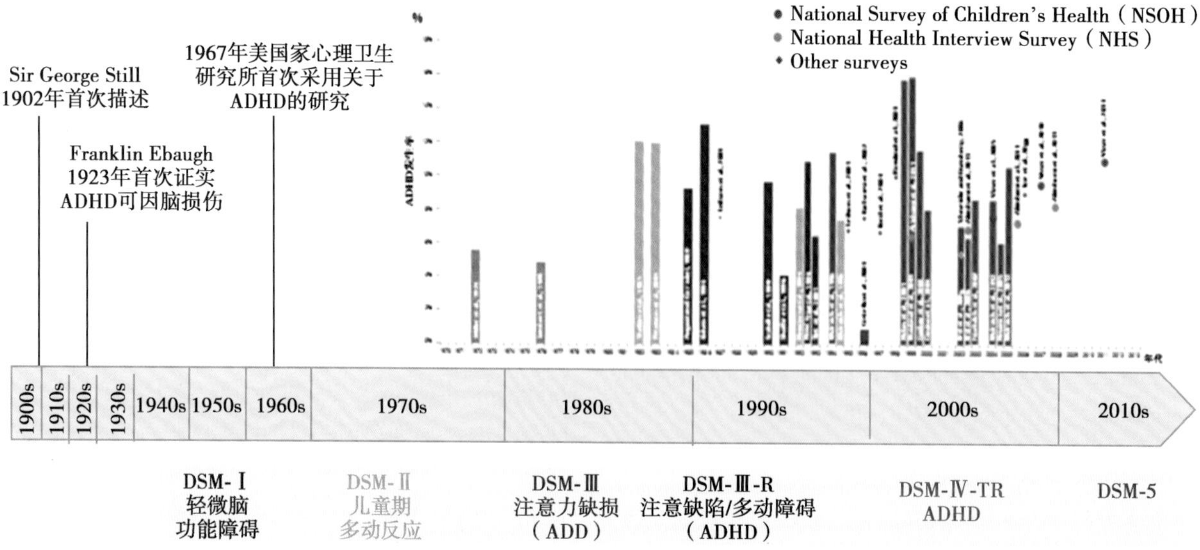

图 3-13-7　ADHD 发展史

碍诊断与统计手册》(第 4 版)撰写《儿童注意缺陷多动障碍诊疗建议》。

(二) 流行病学资料

1. 患病率 ADHD 患病率的调查结果相差较大,除国家和地区患病率存在差异外,主要可能与诊断标准不同有关。估计学龄儿童 ADHD 患病率为 4%~12%。2003 年美国报道约 7.8% 的 4~17 岁儿童、青少年被诊断为 ADHD,2007 年增加为 9.5%,2011 年则上升至 11%,提示 ADHD 发病率在上升。我国地区性资料显示 ADHD 患病率为 4.31%~5.83%,估计我国约有 1461 万 ~1979 万 ADHD 儿童。

2. 性别 各国报道 ADHD 的男童发病均较女童高。美国的资料显示 ADHD 男童发病率为 13.2%,女童为 5.6%。我国报道男、女童 ADHD 发病之比为 4∶1~9∶1。

二、病因

至今 ADHD 发病的生物学机制尚不确定。大多数学者认为 ADHD 是一种有多重障碍的综合征,与遗传、神经生物及社会心理等多种因素有关。

(一) 遗传因素

遗传因素是 ADHD 发病的主要原因之一。家系研究表明 ADHD 有明显家族聚集性。如父母一方有 ADHD 的儿童有 50% 机会发生 ADHD,如同胞有一个 ADHD,其他儿童患 ADHD 的机会是 30%。或父母和兄弟姐妹患 ADHD 的儿童患 ADHD 的风险是正常人的 2~8 倍。双生子研究发现 75% 的 ADHD 亚型的变异可以归因为遗传因素。如果双胞胎中的一个确认为 ADHD,另外一个患 ADHD 的可能将 >50%。

近年分子遗传学研究发现几种与 ADHD 有关的易患基因,涉及多巴胺能神经递质系统、去甲肾上腺素能神经系统、5- 羟色胺能神经系统,包括多巴胺 D4 受体基因、多巴胺转运体基因、多巴胺 D5 受体基因、儿茶酚胺氧甲基转移酶基因、去甲肾上腺素转运体基因、肾上腺素 a 受体 2A 及 2C 基因、编码 5- 羟色胺转运体基因、5- 羟色胺受体 1B 基因及 5- 羟色胺受体 2C 基因等。其中与 ADHD 关系最密切的是多巴胺 D4 受体基因。多巴胺 D4 受体是 G 蛋白偶联受体,属于多巴胺 D2 样受体家族,在注意和控制有重要作用的脑区的表达丰富,如前额叶皮质,尤其是前扣带回皮质。ADHD 患儿多巴胺受体 D4 基因突变使其对多巴胺的敏感性下降,引起脑内输出 - 输入环路异常。多巴胺等中枢神经递质不足的儿童出现活动过度、警觉性、心境、认知等异常表现。因此,临床采用兴奋剂和其他一些药物提高多巴胺和去甲肾上腺素的作用抑制前额叶活动以治疗 ADHD。

(二) 神经生物因素

大脑的发育过程中额叶进化成熟最迟,易受不良因素损伤。临床发现 1/3~1/4 的 ADHD 儿童到青少年期症状趋于好转。因此,有学者认为 ADHD 可能存在大脑额叶发育迟缓,影响额叶发育成熟的各种因素均可致病。神经生物学和神经影像学的研究亦证实部分 ADHD 儿童存在额叶功能和皮层连接缺陷，尤其在尾状核、壳核和苍白球。

ADHD 儿童的大脑皮层发育按照正常的脑发育程序发展，但比正常发育的儿童落后数年，提示 ADHD 儿童表现为脑皮层成熟延迟而不是异常。皮层发育的延迟突出表现在与执行功能有关的外侧前额叶皮层。执行功能主要包括注意和抑制、任务管理、工作记忆、计划、监控等方面。皮层发育的延迟导致的执行功能障碍常表现为反应抑制、注意控制、奖赏机制、较高级的运动控制和工作记忆方面的问题。

（三）社会心理因素

流行病学研究结果显示 ADHD 儿童的症状与单亲家庭、父母患有精神或行为问题、父母离异、家庭氛围紧张、童年早期暴露于高水平的铅环境、母亲吸烟、酗酒等相关。但家庭和社会因素致 ADHD 发病的机制不清楚。

三、临床表现与分型

ADHD 的核心症状是注意缺陷、多动和冲动，有三个亚型。

（一）临床表现

1. 注意缺陷 正常 5~6 岁儿童有意注意维持 10~15 分钟，7~10 岁时维持 15~20 分钟。ADHD 儿童注意力的特点是无意注意占优势，有意注意减弱，注意力集中的时间短暂，注意强度弱，注意范围狭窄。因此 ADHD 儿童对周围无关、有关刺激都反应，不能滤过无关刺激，表现为常丢三落四，作业、考试时常漏题，马虎粗心、易犯低级错误，做事拖沓、没有计划性等。上课时注意不集中，对老师的提问茫然不知。对于感兴趣的游戏、电视节目、书刊等则能全神贯注或注意力相对集中，因此常被家长误以为其注意无问题。提示多动症主要影响儿童主动注意，严重 ADHD 儿童被动注意也会受影响，看电视的时候也不能用心。

2. 多动 DSM-Ⅴ诊断标准描述 ADHD 儿童的多动是“经常在不合适的场合跑来跑去或爬上爬下”。即 ADHD 儿童多动的特点是不分场合、无目的性，在静止性游戏中表现尤为明显。动作杂乱无章，有始无终，缺乏完整性，乱写乱画，招惹是非，甚至离开座位在教室乱跑。全然不顾环境对其行为的要求。生活中也经常做事虎头蛇尾，难以善始善终。

因 ADHD 儿童自我控制能力差，常呈现活动过度的现象，表现为与年龄不相称的多动，包括躯体活动、手的活动以及言语过多。追溯病史，家长可反映部分 ADHD 儿童在胎儿期即出现宫内胎动频繁，或婴儿期易兴奋、多哭闹不安、睡眠差、喂养困难，日常生活行为不合作（如排便、洗澡、穿衣时），表现特别“胆大”，会走路即想跑，不玩安静的游戏，来回奔跑。或学龄前期表现手脚不停，显得格外活泼，幼儿园老师反映“不守纪律”，难以静坐，好喧闹和捣乱，常更换玩具。上学后老师反映“上课纪律差”、“课堂上小动作多”，无法静心做作业，话多插嘴，坐不稳。

3. 冲动 ADHD 儿童常对不愉快的刺激反应过度，易兴奋和冲动、不分场合、不顾后果，难以自控、甚至伤害他人，不遵守游戏规则，缺乏忍耐或等待。在家翻箱倒柜，对玩具、文具任意拆散、毫不爱惜。容易犯错误，对老师、家长的批评置若罔闻、屡教屡犯。参加游戏活动不能耐心等待轮换，易插队或放弃。ADHD 儿童常因行为冲动发生意外事故，甚至出现严重后果，如喜欢爬高、翻越栏杆、突然横穿马路等。ADHD 儿童与人谈话交流或回答问题时，不能耐心地倾听别人说话，往往别人没讲完或问题没问完，打断别人的对话。做作业或考试时粗心大意常看错题，简单题目做错。ADHD 儿童遇到困难常常急躁不安、缺乏信心。

4. 其他 ADHD 儿童发展社交技能、应对挫折和控制情绪方面可存在困难，如易发脾气、执拗、任性、脾气暴躁、鲁莽，稍不如意即大吵大闹、蛮横无理，经常干扰别人，容易与人冲突、争吵、打架。ADHD 儿童常伴有学习障碍，但其学习障碍并非由于智能障碍所致。ADHD 儿童的智力与正常儿童一样，多在正常范围内，少数伴有轻度智能障碍。但学习成绩一般与智力水平不一致，因注意力分散造成学习成绩不佳，成绩波动较大。因 ADHD 的核心症状往往共患品行障碍，ADHD 儿童常不被同龄人所接受，人际关系差，与同伴、教师、父母的关系常存在问题，社会适应能力也较差。因经常被老师批评、家长责备、同学嘲笑，而常出现退缩、回避、害怕上课、逃避考试甚至逃学。过多失败和挫折的经历使儿童忧郁少言，悲观失望，不愿与同学交往。ADHD 儿童常常自我评价降低，自信心不足，部分儿童出现情绪问题，表现为烦躁、易激惹、不高兴，甚至出现自伤、攻击他人的行为。ADHD 儿童常常动作笨拙，精细协调困难，手指不灵活，手眼协调差。

（二）临床分型

DSM-Ⅴ根据症状维度将ADHD临床分为三个亚型：注意缺陷为主型的亚型，主要表现为难以保持注意集中、容易分心、做事有始无终、日常生活杂乱无章等；多动冲动为主型的亚型，主要表现为与环境不协调的行为过多、喧闹和急躁；混合型的亚型，即注意缺陷与行为冲动症状均显著。

四、评估与诊断

ADHD的诊断主要依据临床表现，缺乏客观指标。多动、冲动和注意力不集中是一组非特异性临床表现，正常儿童青少年的发育进程中亦可存在。但DSM-Ⅴ描述ADHD特征性的注意不集中、多动/冲动或两者都有的症状至少持续6个月，且在多个场景出现(如学校、家庭)；发育水平与实际年龄不一致，直接影响社会活动、学业和职业工作。为避免出现过度诊断或漏诊的情况，需进行详细的评估，与父母和儿童的访谈，广泛收集来自父母或带养人、教师和学校其他人员的信息，进行相关的心理学评估和实验室检查。

（一）评估

1. 采集病史 ADHD的诊断需儿童的主要抚养人和教师提供正确、完整的病史，包括现病史(就诊原因、主要行为问题、环境适应问题等)、个人史(出生史、生长发育史、生活史等)、既往史(既往神经系统疾病、抽搐、精神疾病等)、家族史(父母健康状况、性格特点、家族中是否有类似现象)等。

2. 体格检查 包括神经系统检查、生长发育情况、营养状况、听力、视力以及精神状态等。

3. 心理评估 主要包括智力测验、注意测定和其他一些评估量表。智力测验常用韦氏学龄前儿童智力量表(WIPPS-CRR)和韦氏学龄儿童智力量表(WISC-CR)。智力测定有助于判断ADHD的功能损害程度，同时也有助与智能障碍鉴别。

4. ADHD评估 常用不同量表从不同角度评估，如Conner父母问卷(PSQ)、教师用量表和ADHD筛查量表(SNAP-IV)，儿童注意方面如持续性操作测试、学习障碍筛查量表(PRS)、Achenbach儿童行为量表(CBCL)以及气质量表等。

5. 辅助检查 必要时进行影像学检查，脑电图，血液、尿液生化等辅助检查帮助鉴别诊断。

（二）筛查与诊断

需按三级处理，即一级儿童保健机构常规进行儿童发育和行为筛查，或对家长反映儿童有不明原因的异常行为进行早期干预与随访，如动作“过多”、或睡眠差、喂养困难，日常生活行为不规则等；随年龄增长行为偏离仍持续存在者转诊至二级儿童保健机构进行诊断性测试、干预，疑诊ADHD者转诊至三级或高级发育-行为专科进行评估、诊断、治疗。

1. 筛查 在一、二级儿童保健机构中进行参照《儿童及青少年精神诊断在基层医疗分类：诊断和统计手册初级护理(DSM-PC)初级保健儿童青少年精神分类》(The classification of Children and adolescent mental diagnoses in primary case: diagnostic and statistical manual for primary care. DSM-PC，V65.49.，V40.3.)以区分不同程度的多动和冲动(表3-13-24、表3-13-25)。

表3-13-24 儿童正常发育多样性及表现

多动/冲动	发育表现
婴幼儿：常很活跃/冲动，使精力不足或耐心不足的成人烦恼	婴儿：对刺激应答有个体差异。部分婴儿可能对触足、声音、光线有过度的活跃，可表现为扭动以避开照养人；或婴儿的愉快应答表现为活动增多
学龄儿和青少年：游戏时可兴奋，可出现正常的冲动行为，特别竞争情景时	儿童早期：转圈、提问，撞击物品或人 儿童中期：可长时间玩很兴奋的游戏，偶出现冲动行为 青少年：喜欢长时间的活跃(如跳舞)，可与同伴做危险性动作

表3-13-25 儿童多动冲动行为问题

多动/冲动行为问题	多动冲动行为的发育表现
儿童的行为影响与他人的关系或获得相应年龄的技能。儿童出现某些多动或冲动症状，但尚不足以定为ADHD行为障碍者，或异常行为问题；可伴有其他不良行为，如不良情绪行为或攻击性/对立违抗行为	婴儿：扭动、攀爬；伴有高活动水平的感觉运动低下或过度 儿童早期：常在游戏中撞人或撞倒东西而受伤，不愿进行安静的游戏，如坐、看、听故事 儿童中期：不遵循游戏规则，扰乱他人，不能完成家务 青少年：干蠢事，惹他人生气，不遵守课堂秩序，或看电视时不安宁

2. 诊断

(1) 行为评估：三级儿童保健机构，或高级发育-行为专科，或有条件的二级儿童保健机构评估，依据DSM-Ⅴ的诊断标准，进行治疗。判断标准为至少6条符合DSM-Ⅴ描述的9条多动冲动行为或注意缺陷行为表现(表3-13-26~表3-13-28)。

表 3-13-26 DSM-Ⅴ描述多动冲动症状

	冲动症状
1	在座位上常坐立不安，用手或脚敲打，或扭动
2	随意离开座位，如在教室、办公室或其他工作地方
3	在不合适的场所乱跑或攀爬，若为年长儿或成人则表现坐立不安
4	难以安静的玩耍或参加娱乐活动
5	不停地动，仿佛像被发动机一直驱动的那样，如不能安静在饭店、会议室难以久坐，让人感觉坐立不安
6	常说个不停
7	回答问题时不经思考脱口而出，如与人交谈常常抢话
8	需要轮流时常难以等待，如排队时
9	打扰别人，如打断别人对话、游戏、活动，不经允许随便用他人的东西；若为年长儿、成人常干扰他人做事

表 3-13-27 DSM-Ⅴ描述注意缺陷症状

	注意缺陷症状
1	注意不集中，或做作业粗心出错，或工作中在其他活动中忽略或漏掉细节，工作出差错
2	完成任务或游戏活动时难以集中注意，如难以专注听讲座、对话与长时间阅读
3	说话时常常不能注意听，在没有任何明显的干扰时也心不在焉
4	不能按指令完成学校作业、家务、或工作任务，如工作时注意不易集中或转移目标
5	难以组织任务和活动，如难以处理连续性任务以及保持材料与物品顺序，工作杂乱无章，管理能力差，不按时完成任务
6	避免或不愿参加需要长时间与精力的任务，如家庭作业；年长儿或成人不愿准备报告、填表、看长篇文章
7	常丢失完成任务或进行活动的必要东西，如书、笔、书包、工具、钥匙、作业、眼镜、电话本等
8	易被外来刺激分心，如年长儿和成人易被无关事吸引
9	常忘记日常活动，如做家务、差事；年长儿和成人忘记回电话、付账单、约会等

表 3-13-28 DSM-Ⅴ其他诊断条件

	其他症状
1	<12 岁出现注意或多动 - 冲动症状
2	≥17 岁的青年、成人有注意缺陷或多动 - 冲动症状≥5 条即可诊断 ADHD
3	儿童在≥2 个场所出现 ADHD 核心症状，包括家庭和学校；症状持续≥6 个月
4	症状不是发生在精神分裂症、或其他精神障碍过程中，也不能用其他心理障碍解释（如心境障碍、焦虑障碍、分离障碍、人格障碍、物质中毒或撤退物质）

（2）**功能评估**：ADHD 儿童的诊断必须要有功能损害的证据支持。研究证实 ADHD 儿童在学业成就、家庭关系、同伴关系、自尊、自我概念、意外伤害和适应功能方面有明显功能损害。无论有无共患学习障碍，ADHD 儿童学业成就低下，常被转特殊教育、留级、辍学或开除；被同伴轻视致自尊心低下。ADHD 儿童的家庭往往父母不和、教养困难、与父母交流问题等。

3. **鉴别诊断**

（1）**正常行为多样性儿童**：将正常儿童行为的多样性误诊为儿童的多动和冲动，原因之一是错误评估行为症状。如儿童处于疲惫、饥饿、焦虑状态时，或在陌生情景中可能出现多动和冲动行为。有些儿童气质所致活动水平较高，也可出现多动和冲动行为。儿童被忽视、受到身体或性虐待、长期处于紧张状态时可出现多动和冲动行为。

部分儿童出现 ADHD 的某些症状，但达不到诊断标准规定的问题行为数量（如注意缺陷行为<6 条）；且儿童的行为症状仅限于某一特定环境或场合发生，或仅存在于相同的场合（如仅在学校，或在家庭）；出现的症状可是语言、学习或智能障碍的继发症状。家庭出现的症状可能与父母交流、父母期望值过高、环境限制或父母精神疾病状态有关。部分儿童有 AHDH 症状但学习技能或社会交往等方面功能正常，不能诊断 ADHD。学龄儿童多动、冲动、注意缺陷不严重或仅为情景性的，只出现在教育或社交环境，不出现在家庭环境。学龄期儿童可有多动或情景性的注意问题，但课堂表现好、学业成绩高和社会交往良好者也不是 ADHD。评估 ADHD 核心症状对学业成就、课堂表现、家庭生活、社交技能、独立能力、自尊、娱乐活动和自我照顾方面的影响时，需要进行详细的询问帮助临床判断。

（2）**疾病鉴别**：ADHD 的诊断需排除可能引起类似 ADHD 症状的情况或伴发 ADHD 症状的综合征，如婴儿酒精综合征、脆性 X 染色体综合征、甲状腺功能亢进、以及某些药物的副反应。此外，还需与智能障碍、抽动秽语综合征、品行障碍、孤独症谱系障碍、儿童精神分裂症、适应障碍、躁狂发作和双相障碍、焦虑障碍、特殊学习技能发育障碍等疾病鉴别。

4. **共患病** 多数 ADHD 儿童青少年存在共患病，加重 ADHD 儿童功能损害。最常见的共患病包括破坏行为［对立违抗（ODD）、品行障碍］、焦虑障碍、抑郁障碍、学习障碍、睡眠障碍、智力障碍和孤独症谱系障碍(表 3-13-29)。共患病影响 ADHD 的治疗目标和结局,如共患 ODD 的 ADHD 儿童可能发展为品行障碍,增加青少年物质滥用的风险。共患心境障碍的 ADHD 儿童在青少年期的结局比单纯 ADHD 儿童差。共患抑郁障碍的 ADHD 儿童对兴奋剂的反应可与单纯 ADHD 儿童不同。

表 3-13-29 ADHD 共患病患病率

共患病	ADHD	无 ADHD
对立违抗	35%	2%~6%(男)
品行障碍	25%	6%~16%(男);2%~9%(女)
焦虑障碍	25%	5%~10%
抑郁障碍	18%	2%(儿童);5%(成人)
学习障碍	15%	7%

五、治疗

ADHD 儿童的治疗应由三级儿童保健机构或高级发育 - 行为专科,或部分二级儿童保健机构承担。2006 年《中华儿科杂志》编委会组织中华医学会儿科学分会神经学组、儿童保健学组和中华医学会精神病学分会儿童精神学组共同发表《儿童注意缺陷多动障碍诊疗建议》,明确提出 ADHD 是一个慢性疾病,各相关学科的医生应共同制订相应的治疗计划,医生治疗计划需有家长和老师积极配合,采用心理支持、行为矫正、家庭和药物治疗的综合措施,才能收到良好的效果。

ADHD 治疗方法选择儿童的年龄有关(表 3-13-30)。2011 年美国儿科学会《儿童青少年 ADHD 诊断、评估和治疗的临床实践指南》建议对 4~18 儿童、青少年 ADHD 治疗方案不同。

表 3-13-30 ADHD 儿童治疗原则

年龄	治疗原则
4~5 岁(学龄前期)	行为治疗为主,行为治疗无效或严重功能损害时考虑药物治疗
6~11 岁(学龄期)	建议首选药物治疗,推荐药物治疗和行为治疗的联合疗法
12~18 岁(青少年)	建议以药物治疗为首选,辅以心理治疗

(一)行为治疗

研究发现 ADHD 儿童对刺激表现为觉醒不足,奖惩行为难以有效矫正行为问题。因此,需要在药物治疗基础进行 ADHD 儿童行为治疗。行为治疗的原则包括行为矫正技术和社交学习理论,强调预防性管理,通过观察与模仿恰当的行为、态度和情感反应,塑造 ADHD 儿童的行为。有研究证据显示常用 ADHD 儿童有效的行为治疗方法包括正性强化、消退、惩罚等。正性强化用于使某种行为持续或增多;消退、惩罚等方法使某种行为减少或消失;消退与正性强化结合可促进恰当行为的出现,减少不良行为。

(二)药物治疗

治疗 ADHD 的药物主要包括中枢兴奋剂和去甲肾上腺素再摄取阻断剂。药物治疗原则需个体化,小剂量开始,逐渐调整,达到个人最佳剂量并维持治疗。治疗过程采用恰当的方法对药物的疗效进行评估,注意可能出现的不良反应。

1. 兴奋剂 为多巴胺和去甲肾上腺素再摄取阻断剂,提高尾状核和前额叶皮质中多巴胺和去甲肾上腺素的水平。兴奋剂可改善儿童在校学习行为,减少干扰和坐立不安;缩短家庭作业时间,改善家长与儿童沟通,提高治疗依从性。我国治疗 ADHD 的中枢兴奋剂主要为盐酸哌甲酯,据疗效持续时间分为长效(10~12 小时)和短效(3~6 小时)两种制剂(表 3-13-31)。

表 3-13-31 盐酸哌甲酯治疗 ADHD

年龄	剂量		作用持续时间
6~17 岁	短效盐酸哌甲酯(利他林,Ritalin)	每次 5mg,每日 1~2 次开始(晨 7:00 和中午),每周逐渐增加 5~10mg(最大推荐剂量为 60mg/日);常用最适量为 0.3~0.7mg/kg,2~3 次/日	4 小时
	长效盐酸哌甲酯(MHP 缓释片)	18mg/日,始 1 次/日晨服,剂量稳定期间每 1~2 周调整一次剂量	12 小时

<6 岁儿童慎用盐酸哌甲酯,禁忌证包括青光眼、药物滥用、服用单胺氧化酶抑制剂的患者或急性精神病的患者。盐酸哌甲酯可能出现的不良反应有头痛、腹痛、影响食欲、入睡困难、眩晕,部分儿童可出现运动性抽动。副作用常在治疗早期出现,症状轻微,多在剂量调整后或服药一段时间后改善。使用兴奋剂之前应慎重评估医学情况,包

括心脏病病史、心动过速、昏厥、癫痫、猝死家族史、肥厚性心肌病、长QT综合征，进行心血管系统检查。一般，兴奋剂治疗儿童ADHD安全有效，需定期随访儿童体格发育，监测血压、心率。

2. 非兴奋剂盐酸 托莫西汀可能是通过提高大脑内的细胞外去甲肾上腺素浓度，纠正其代谢紊乱而改善ADHD症状，同时可有效改善共患焦虑障碍。目前多认为ADHD发病机制与儿茶酚胺类神经递质多巴胺和去甲肾上腺素翻转效应降低有关。盐酸托莫西汀可选择性抑制去甲肾上腺素的突触前运转，增强去甲肾上腺素功能，在大脑前额叶有增加多巴胺和去甲肾上腺素的作用，从而改善ADHD的症状。

体重不足70公斤的儿童和青少年开始治疗时，盐酸托莫西汀的每日总剂量应约0.5mg/kg，并且在3天的最低用量之后增加给药量，至每日总目标剂量，约为1.2mg/kg，可每日早晨单次服药或早晨和傍晚平均分为两次服药。剂量超过1.2mg/kg/日未显示额外的益处。儿童和青少年每日最大剂量不应超过1.4mg/kg或100mg，选其中较小的剂量。

3. 其他 三环类抗抑郁药（TCAs）包括丙咪嗪、地昔帕明和去甲替林是治疗ADHD的二线药，作用机制是抑制去甲肾上腺素的再摄取起作用。当兴奋剂和去甲肾上腺素再摄取阻断剂治疗无效或有治疗禁忌情况时，可在专科医生指导考虑使用。

（三）家庭培训

ADHD儿童青少年进入治疗阶段时需进行父母培训，加强医生与ADHD儿童父母的沟通和互动，使家长能积极主动地处理ADHD儿童的学习、情绪、交流等问题。培训内容包括ADHD医学科普知识（发病率、病因、临床表现、干预和治疗），以及家长与儿童关系、家庭教育、ADHD儿童学习干预、行为管理、情绪调控等系列培训活动。家长培训效果与ADHD儿童家庭接受规范药物治疗有关，家长需理解ADHD是一慢性的神经发育障碍，应长期治疗。如儿童与家长治疗依从性较好，儿童功能和生活质量明显改善；如ADHD延迟用药可加重ADHD儿童学习、情绪、交往等功能损害；中断药物治疗则使已取得的疗效前功尽弃。目前国内已经开展父母小组形式培训，特别新近确诊的儿童家庭需参加培训，保证随访和治疗依从性。

（四）学校干预

国内已有学者研究ADHD治疗过程中医学、家庭和学校三者关系，强调ADHD治疗的医、教、家庭结合。成功的学校干预可减少儿童在学校的不良行为，有助ADHD儿童提高学习效率。征得父母同意后，医生让老师了解ADHD儿童的诊断和治疗计划；同时，老师亦将儿童在校行为与医生沟通，建立信息传递监测系统，即采用“每日家庭-学校报告卡”有可效监测儿童课堂行为。父母和老师共同确定3~5个损害学校表现的目标行为，老师填写ADHD儿童在学校的行为表现，儿童回家将后“每日家庭-学校报告卡”交家长，达到及时反馈儿童行为作用，提高儿童、家长和老师的依从性。当儿童行为得到控制，每日报告卡应与奖励制度（如特权或奖金）相联系，以正性强化方法巩固儿童治疗效果。

（五）补充和替代治疗

目前补充和替代治疗方法包括中医药治疗、脑电生物反馈治疗等。因缺乏随机、对照试验研究，同时部分替代治疗可能有副作用或对儿童有害，临床尚未被推广应用。除非父母准备尝试替代治疗或已经证实临床使用有效，医生可考虑治疗方案部分结合替代治疗方法。

六、预后

ADHD儿童的远期结局与症状的严重程度和类型，共病（如精神障碍、学习障碍）、智力、家庭环境和治疗有关。经综合治疗的ADHD儿童的预后较好，未经治疗的ADHD儿童到成人时，约有1/3是多动症的残留症状，或出现反社会人格障碍、酒精依赖、癔症、焦虑症和部分精神分裂症状。多动症状多始于幼儿期，进入小学后表现的更明显。随着年龄增长年长儿多动的症状逐渐减少，而注意缺陷和冲动的症状仍常存在。70%~85%ADHD儿童症状冲动和注意力不集中可持续到青少年期和成年期。成人ADHD的研究表明成人ADHD的社会经济地位较低。ADHD的青少年在同伴交往中常表现不成熟，如处理事情灵活性较差，不能体会别人感受，自我为中心等，交通事故发生率较高。ADHD青少年共患品行障碍，物质滥用的风险增大，是单纯ADHD患者的2倍以上。青少年ADHD女童比男童易患抑郁、焦虑、师生关系差、易受外界影响。ADHD的儿童青少年发生缺课、留级和退学几率较高。共患学习障碍和精神障碍加重 ADHD 儿童学习不良的结局。虽然兴奋类药物的治疗不一定提高考试分数或者达到最终教育程度，但治疗与较好的长远学习结局相关。

七、预防

ADHD 病因不清，预防主要是避免各种危险因素，为儿童创造温馨和谐的家庭环境、良好安静的学习环境、正确培养儿童的行为习惯、养成良好的卫生习惯和饮食习惯，有助于减少 ADHD 所致的功能损害或减轻 ADHD 的症状或改善 ADHD 的短期或长期结局。对于有高危因素的儿童应定期随访观察；对在婴幼儿早期和学龄前期就有注意分散、活动过多、冲动任性等症状的儿童，在进行行为矫正的同时，应及早进行提高注意力的训练。

专家点评

- 学习成绩不是判断儿童是 ADHD 的重要依据，需要评估与诊断。因学习成绩差有各种原因，如学校适应困难、视觉问题、阅读障碍、语言发育问题、视觉空间障碍、书写障碍和计算障碍等不同原因。
- 儿童有 AHDH 症状表现但学习技能或社会交往等方面的功能支持，不符合 ADHD 的诊断标准。
- 儿童上课不专心，但成绩可，老师如认为是 ADHD，应让家长带儿童到医院检查。

（金星明）

【参考文献】

1. American Academy of Pediatrics. Clinical practice guideline ADHD: clinical practice guideline for the diagnosis, evaluation, and treatment of attention-deficit/hyperactivity disorder in children and adolescents.Pediatrics, 2011, 128 (5): 1007-1022.
2. 中华医学会儿科分会儿童保健学组，神经学组，中华医学会精神病学分会儿童精神医学学组．儿童注意缺陷多动障碍诊疗建议．中华儿科杂志，2006，10(44): 758-759.
3. 刘智胜，静进．儿童心理行为障碍．北京．人民卫生出版社，2007，160-167.
4. 沈晓明，金星明．发育和行为儿科学．南京．江苏科学技术出版社，2003，254-263.
5. 邹小兵，静进．发育行为儿科学．北京．人民卫生出版社，2005，237-244.
6. Reiff MI, Stein MT. Attention-Deficit/ Hypetactivity Disorder// Voigt RG, Macias MM, Myers SM. Developmental and Behavioral Pediatrics. Elk Grove Village, IL: American Academy of Pediatrics, 2011: 327-345.
7. 美国儿科学会(AAP)指南，ADHD：儿童和青少年注意缺陷 / 多动障碍的诊断、评估和治疗临床实践指南 .Pediatrics（中文版），2011，128(5): 1-16.
8. Mark Wolraich, Marianne E. Felice, Dennis Drotar: The Classification of Child and Adolescent Mental Diagnoses in Primary Care: Diagnostic and Statistical Manual for Primary Care (Dsm-PC) Child, 1996.
9. 中华医学会精神科分会 .CCMD-3，中国精神障碍分类与诊断标准．第 3 版．济南：山东科学技术出版社，2001.
10. American Academy of Pediatrics, Committee on Quality Improvement and Subcommittee on Attention-Deficit/ Hyperactivity Disorder. Clinical practice guideline: diagnosis and evaluation of the child with attention-deficit/ hyperactivity disorder. Pediatrics, 2000, 105(5): 1158-1170.

第八节　抽动障碍

导读　抽动障碍是常见的儿童青少年神经精神疾病之一，以不自主的、突发的、快速的、反复单一或多个部位的肌肉运动抽动或发声抽动为主要临床特点，可伴多动、注意力缺陷、强迫行为等疾病。运动 / 发声抽动所引起的功能损害严重影响儿童学业和社会生活，并导致低自尊、社会退缩、品行障碍等。治疗以心理行为治疗结合药物，儿童、家长和学校应同时参与干预。

抽动障碍（tic disorders, TD）是一种以不自主、反复、快速、无目的的一个或多个部位肌肉运动或发声抽动为主要表现的神经精神疾病。遗传、神经生物、神经免疫和社会心理等多种因素与 TD 发生有关，治疗需要从心理支持、行为治疗和药物治疗等多方面入手，家长的耐心配合、学校干预等亦对疾病转归有重要作用。

一、研究状况与流行病学资料

抽动（tic）一词由法语“tique”演绎而来，原意为扁虱，形容抽动症状类似牛马被扁虱叮咬时出现的不自主、无目的、重复性快速肌肉缩抖现象。Tourette 综合征（TS，TD 的主要亚型）的首次命名和描述已有一百多年历史。1885 年法国医生 Georges Gilles de la Tourette 报道和描述 9 例病例，因而冠此名。1963 年我国学者林节首次报道 3 例 TS 患儿，国内外关于 TS 的报道逐渐增多。

因诊断标准、调查对象、调查方法以及地区差异等因素的影响，文献报道的 TD 发病率差异较大（0.02%~18.26%）。2012 年荟萃分析结果显示短暂性抽动障碍的患病率为 2.99%（95% confidence interval，1.60%-5.61%），TS 患病率为 0.77%（CI，0.39%-1.51%），其中男性 1.06%，女性 0.25%。我国有报道湖南长沙市 6~15 岁儿童短暂性抽动障碍患病率为 7.7%。另有报道 7~16 岁儿童青少年的患病率在 0.4% 左右。

二、病因及机制

TD 病因和发病机制尚不清楚。近来的研究提示 TD 可能由多种因素有关，包括遗传因素、神经生物因素、心理和环境因素等在儿童生长发育过程中相互综合作用的结果。

（一）遗传因素

家系研究显示 10%~66% 的 TS 儿童有阳性家族史，TS 的一级亲属中 TS 与慢性运动或发声 TD 的患病率分别为 10%~100% 和 7%~22%，明显高于普通人群。单卵双生子发生 TS 的同病一致率为 75%~90%，当诊断扩展至所有形式的抽动时一致率高达 100%；而双卵双生子的同病一致率仅为 8%~23%。可见 TS 确有明显的遗传倾向。研究发现 TS 儿童染色体 2p、4q34-35、5q-35、7q22-q31、8q13-q22 存在遗传异质性。抽动障碍国际遗传联盟报告染色体 2p23.2、1p、3p、5p 和 6p 多代间存在连锁相关，每个家庭染色体 2 都有阳性链接信号。分子遗传学方面，多巴胺（DA）系统和 5- 羟色胺（5-HT）系统相关基因是 TD 的候选基因。此外，神经节后连接蛋白 SAP90/PSD95 相关蛋白 3（SAPAP3/DLGAP3）被认为新的候选基因。

（二）神经生物因素

1. 神经病理因素 仅有的几例 TD 大脑的尸检报告均显示 TS 患儿尾状核、苍白球等体积减小，苍白球内部神经元总数增加，而苍白球外部和尾状核内却减少；基底神经节 GABA 小清蛋白阳性细胞数量和密度的减少。尾状核有高达 50% 的 GABA 能快闪中间神经元（FSINs）减少，壳核 FSINs 减少为 30%~40%。研究还发现，苍白球外段（GPe）GABA 能小清蛋白阳性投射神经元减少和苍白球内部（GPi）GABA 能投射神经元的戏剧性增多。此外，TD 患者存在感觉运动区的胆碱能中间神经元减少。由此推断，基底神经节联想和感觉运动区中间神经元功能失调可能是抽动的神经基础。

2. 神经生化因素

（1）多巴胺：基底节环路多巴胺（DA）系统功能紊乱，如 DA 受体超敏、DA 神经投射过多或突触前功能异常可能是 TS 的主要机制。研究发现 TS 患者脑脊液中 DA 的主要代谢产物高香草酸（HAV）量降低，且下降水平与疾病的严重程度相关。DA 拮抗剂氟哌啶醇、哌咪清等可抑制抽动症状；而 DA 活性剂如哌甲酯、苯丙胺和可卡因等加重抽动症状，表明抽动与 DA 系统异常有关。体内神经影像研究显示 TD 确实存在新纹状体多巴胺转运体（DAT）增加和腹侧纹状体 DA 储存、释放增加。但值得注意的是部分 TD 患者对抗精神病药无反应，而中枢兴奋剂却可改善其症状，提示 DA 假说仍需进一步的深入探索。

（2）5- 羟色胺：TS 可能与 5- 羟色胺（5-HT）功能失调有关。TS 患者基底神经节和接受中缝背核神经投射的其他区域均存在 5-HT 和其代谢产物 5- 羟吲哚乙酸降低。但亦有报道称 TD 个体不存在额叶和枕叶 5-HT 受体的异常，体内神经影像结果也没有充足证据支持 5-HT 异常在 TS 发病中的作用。临床发现，5-HT 再摄取抑制剂仅对 40% 的 TS 患者有效。

（3）去甲肾上腺素：去甲肾上腺素（NE）系统间接影响 DA 能神经通路的功能。早期研究发现可乐定、胍法辛等 a 2 受体激动剂可缓解抽动症状。这类药物可减少中枢 NE 释放并间接影响 DA 系统功能。由此认为 NE 能系统在 TS 中的作用。此外，NE 系统的作用可更好地解释压力对抽动程度的影响。

（4）组胺：组胺是一种重要的神经递质，哺乳动物中组胺能神经元仅分布在下丘脑后部的结节乳头核（tuberomammillary nucleus，TMN），其神经纤维投射至全脑。研究发现组胺能神经递质在 TD 的发病机制中起作用，L- 组氨酸脱羧酶功能失调可能是主要原因。

（5）谷氨酸和 γ- 氨基丁酸：谷氨酸和 γ- 氨基丁酸（GABA）分别作为兴奋性氨基酸神经递质和抑制性神经递质在眶额叶 - 纹状体 - 丘脑环路

中起重要作用，两者功能的失衡可能是抽动行为的主要原因。

(6) **其他**：其他神经递质如乙酰胆碱、阿片肽，以及环磷腺苷、性激素等功能失调与TS发病的相关研究亦有报道。

（三）神经免疫因素

约20%~35%的TS与感染后自身免疫反应有关。经常患上呼吸道感染、喉咙痛、慢性扁桃体炎的儿童易患TD，而TD患儿在发病前4~6周常有细菌或病毒感染史，病原包括巨细胞病毒、疱疹病毒、螺旋体、支原体等，其中最受关注的是A组溶β血性链球菌（GABHS）。链球菌感染可引起相关的儿童自身免疫性神经精神障碍（Pediatric Autoimmune Neuropsychiatric Disorders Associated with Streptococcal Infections，PANDAS），该概念用以描述青春期前起病的儿童强迫和抽动障碍，其症状随链球菌性咽喉炎、猩红热等链球菌感染而恶化。研究发现，TD患儿血清中抗链球菌M12和M19蛋白抗体滴度增加，而链球菌M蛋白是GABHS的主要毒力因素，能与大脑的人体组织抗原决定簇发生免疫交叉反应，增加酪氨酸羟化酶活性，使神经元突触释放DA增加。对于这类TS患者，除给予常规的精神药物外，血浆置换和免疫球蛋白静脉注射可能有效，但尚缺乏充足的循证依据。有关PANDAS仍有许多未定领域。

（四）社会心理因素

1. 人格特征 艾森克人格量表（EPQ）调查显示，TS儿童具有如下人格特征：①内倾的个性特征；②神经质量表得分较高，患儿情绪不稳定易激惹；③掩饰性T分低，患儿掩饰能力差、心理成熟延迟、敏感脆弱；④各亚型TS个性特征相似。人格特征可能是TS发病的中介因素，影响疾病的严重程度，而疾病本身也会对儿童的人格造成影响。

2. 心理社会应激 严重的生理和社会压力、疲劳、焦虑等可导致抽动症状的恶化。应急事件，如强烈的精神创伤或重大生活事件可能与TS有关。观看恐怖电视和刺激性强的动画片导致的精神过度紧张、学习压力过重等也影响TS。此外，家教过严、父母对儿童的关心理解和保护不足、惩罚和拒绝过多也与TS有关。

（五）其他

1. 围产期因素 围产期异常如孕母承受较大的压力、吸烟、饮酒等，胎儿或新生儿疾病、低出生体重等可能是TS的危险因素。研究报道，低出生体重和使用产钳助产与TS患儿抽动严重程度有关，孕母吸烟将增加TS合并ADHD和OCD的风险。

2. 药物 长期大量服用抗精神病药物（如氯氮平）、中枢兴奋剂（哌甲酯、苯丙胺等）和雄激素、可卡因、吗啡等可引起抽动。

三、临床表现与分型

（一）临床表现

1. 运动型抽动 由躯体某些部位的单一抽动到多个部位或肢体的复杂复合抽动。起病通常从头面部肌肉的抽动开始，逐渐转向肩颈部、四肢、躯干部。多表现为眨眼、摇头、努嘴、弄鼻、皱眉、点头、仰头、伸舌、舔嘴、耸肩、斜颈、搓手、握拳、举臂、踢腿、踮脚、收腹、挺胸、扭腰等，也有做"鬼脸"等其他复杂、鬼怪的行为。

2. 发作性抽动 一般出现较晚。表现为似动物的叫声、哼声、清嗓、吸鼻、吐痰声、咳嗽等，也可有重复性语言或无意义、模仿语言或秽语。

3. 感觉性抽动 一般出现在运动性抽动或发作性抽动之前，患儿身体局部有不适感，如压迫感、眼睛干涩不适、扭痛、鼻痒、躯体痒感、出汗、冷热感等时发生抽动，亦可为非局限性、无特异的感觉时抽动，如冲动和焦虑时发生抽动。

（三）分型

DSM-Ⅴ根据抽动类型、病程长短等将抽动障碍分为Tourette综合征、慢性运动/发声抽动障碍、短暂性抽动障碍。将有抽动表现，但不完全满足抽动障碍诊断标准者分为其他类型抽动障碍和未分类的抽动障碍。

四、诊断与鉴别诊断

（一）诊断

1. 诊断流程 抽动障碍的临床诊断需详细询问病史，完善体格检查、神经系统检查和精神检查，同时做好相关的辅助检查（图3-13-8）。临床医生可通过与儿童的会谈，观察其行为表现。但少数儿童在医生诊断室可短暂控制症状，易被忽视。

2. 诊断标准 1980年美国精神疾病学会修订《精神障碍诊断和统计手册》第3版（DSM-Ⅲ）对TD进行系统临床分类，制定相应的诊断标准。1994年DSM-Ⅳ将抽动的起病年龄由21岁调整为18岁。目前，国际最具影响力的TD诊断标准是美国《精神障碍诊断与统计手册》（第5版）

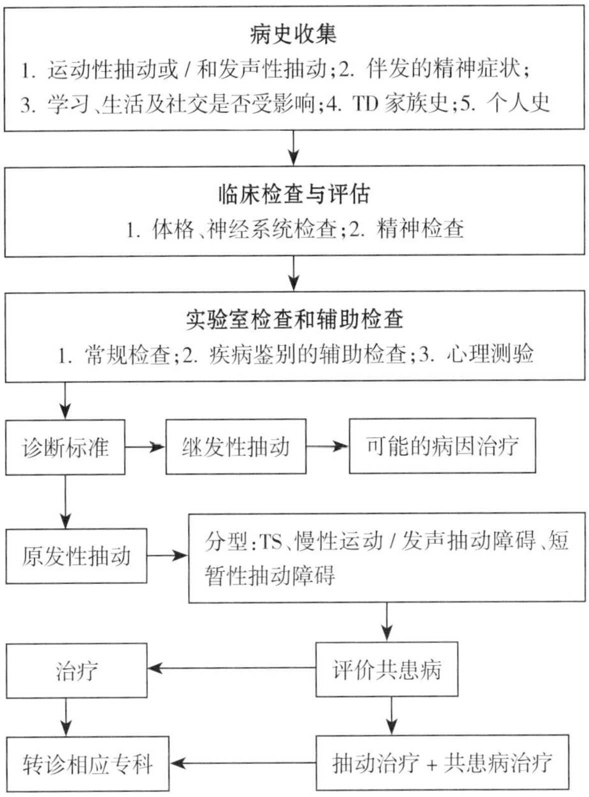

图 3-13-8 抽动障碍诊断流程图

(Diagnostic and Statistical Manual of Disease, 2013, 5th ed, DSM-Ⅴ)(表 3-13-32)。我国采用中华医学会精神医学分会修订的《中国精神障碍分类方案与诊断标准》第 3 版(Chinese Classification of Mental Disorders, 2001, 3th ed, CCMD-3)的抽动障碍诊断标准(表 3-13-33)。

(二) 鉴别诊断

1. 风湿性舞蹈病 又称小舞蹈症、感染性舞蹈症，与链球菌感染有关。风湿性舞蹈病(sydenharn chorea)病变主要累及尾状核、丘脑下核神经元，是一种可逆性炎性病变。该病多发于 5~15 岁儿童，早期有不安宁、易激惹、进攻性冲动和注意力不集中等表现，伴随不自主运动的表现日益严重并出现典型“舞蹈”样动作，肢体呈不自主、不规则快速运动，四肢动作较多，尤以肢体远端为著，多涉及面部，可波及全身，动作幅度较大；可伴有构音不全及咽下困难，但不会出现不自主发生或秽语；精细动作不能完成，肌张力降低和肌无力、实验室检查，咽试培养可得链球菌。血白细胞增加，红细胞沉降率增快，C 反应蛋白小家增高，类风湿因子阳性，抗链球菌溶血素“O”升高，血清抗链球菌激酶增加，血清黏蛋白增多等。需注意，因该病多发生在感染后 2~3 个月，血清学检查可能阴性。颅脑 MRI 检查早期多正常，单光子发射计算机断层成像(SPECT)显示尾状核头部与基底神经节灌注减低。

2. 肝豆状核变性 又称 Wilson 病，是一种常染色体隐性遗传病。5~40 岁多出现临床症状，起病多缓慢隐匿，少数急性起病，主要表现包括进行性加重的锥体外系症状、肝硬化、精神症状、肾功

表 3-13-32 DSM-Ⅴ的抽动障碍诊断标准

疾病	诊断标准
Tourette 综合征(307.23)	A. 多种运动性抽动和一种或多种发音抽动，两者可不同时出现 B. 自首次发作已持续一年以上，抽动频率可增可减 C. <18 岁起病 D. 症状并非由于物质(可卡因)或躯体情况(亨廷顿病、病毒性脑炎后)的直接生理效应所致
慢性运动/发声抽动障碍(307.22)	A. 一种或多种运动性抽动或发声抽动，运动或发声抽动不同时存在 B. 自首次发作已持续一年以上，抽动频率可增可减 C. <18 岁起病 D. 症状并非由于物质(可卡因)或躯体情况(亨廷顿病、病毒性脑炎后)的直接生理效应所致 E. 不满足 Tourette 综合征的诊断标准
短暂性抽动障碍(307.21)	A. 一种或多种运动和(或)发声性抽动 B. 病程持续不足一年 C. <18 岁起病 D. 症状并非由于物质(可卡因)或躯体情况(亨廷顿病、病毒性脑炎后)的直接生理效应所致 E. 不满足 Tourette 综合征和慢性运动/发声抽动障碍的诊断标准
其他类型抽动障碍(307.20, F95.8)	出现抽动症状，并干扰或损害其社会、职业生活或其他重要功能，但不满足抽动障碍的全部诊断标准和该疾病在神经发育障碍诊断分类中的任一标准。该类型可用于临床医生认为患者抽动表现虽不满足 TD 诊断标准，但存在特定原因时。诊断记录中，应注明其病因(多在 18 岁后起病)
未分类的抽动障碍(307.20, F95.9)	出现抽动症状，并干扰或损害其社会、职业生活或其他重要功能，但不满足抽动障碍的全部诊断标准和该疾病在神经发育障碍诊断分类中的任一标准。该类型用于临床医生未明确患者症状不满足 TD 诊断的原因，或没有充足的信息做出明确的诊断时

表 3-13-33 CCMD-3 的抽动障碍诊断标准

诊断标准	内容
症状	表现为多种运动抽动和一种或多种发声抽动，多为复杂性抽动，二者常同时出现。抽动可在短时间内受意志控制，应激状态加剧，睡眠时消失
严重程度	生活和社交功能明显受损，患儿感到十分痛苦和烦恼
病程	18 岁前起病，症状可延续至成年，几乎每天多次发生抽动，至少持续 >1 年；或间断出现抽动，但 1 年中症状缓解 <2 个月

能损害和角膜色素 K-F 环。锥体外系症状包括手足舞蹈样动作，肌张力不全改变、精细动作困难和帕金森样症状。精神行为改变包括情绪不稳、易冲动、注意力不集中、思维缓慢、学习困难等。实验室检查肝功能损害，血清铜蓝蛋白降低、尿铜排泄增加。7 岁以上患儿眼角膜检查易见 K-F 环。颅脑 MRI 检查可发现基底节病变。

3. 神经棘红细胞病 神经棘红细胞病(neuroacanthocytosis，NA)是一种罕见的遗传性病，病理改变涉及大脑、脊髓等多个部位。该病多见于青春期或成年早期，发病年龄 8~62 岁，男性多于女性。临床表现以运动障碍为主，凡锥体外系损害症状均可出现，以口面部不自主运动、肢体舞蹈最常见。此外，患儿亦常出现性格改变和精神症状，轻者表现淡漠、抑郁、焦虑、注意力涣散，重者可出现冲动性行为或反社会行为、强迫观念或行为等。半数患儿可能出现进行性的智力减退，少数患儿亦有癫痫发作。实验室检查在周围血象可见棘红细胞，血清肌酸激酶活动增高。颅脑 CT 和 MRI 显示有明显的尾状核局灶性萎缩伴侧脑室前角扩大。

4. 癫痫 癫痫患儿的部分运动性发作形式多样，表现为躯体某个部位的抽动，不伴随意识丧失。肌阵挛性发作表现为某个肌肉或肌群突然快速有力的收缩，肢体动作范围可大可小，可单个发作，也可连续发作，伴随意识障碍。脑电图检查，部分运动性发作患儿表现有局灶性癫痫样放电，肌阵挛发作有多棘慢波或棘慢、尖慢波综合或泛化的全导异常放电。

5. 迟发性运动障碍 儿童常有长期(>1 年)服用抗精神病药物史，减量或突然停药用后发生不自主运动障碍为迟发性运动障碍(tardive dyskinesia，TD)。迟发性运动障碍出现震颤外，还可出现所有类型的不自主动作，多为面部表现，甚至有多种不自主动作合并出现，自主运动时可减轻或消失，睡眠时症状消失。如不停药，迟发性运动障碍将持续不退；停药后，约半数患者在 1 年内可有好转。

6. 与其他运动异常的鉴别 临床工作中抽动障碍需与儿童常见精神障碍的不同表现运动异常鉴别(表 3-13-34)。

(四) 抽动引起的功能损害

1. 社会适应性困难 可使某些患儿出现短暂或长期的社会性缺陷，尤其长期复杂的运动性抽动、发声抽动可致社交孤立、欺侮等。发声抽动会影响课堂纪律，患儿面对来自老师和同学的压力，容易导致社会退缩、社交孤立。

2. 情绪问题 20%~30% 的 TD 儿童存在不同程度的抑郁症状，持续的情绪抑郁、焦虑、低自尊等，社会退缩等亦常见。

3. 躯体损伤 抽动所致的重复的非生理性运动可引起抽动部位疼痛难受，使患儿烦躁易怒。部分 TD 儿童以为疼痛可缓解抽动症状，试图用自我伤害(如伸展手臂等)控制自己抽动。

4. 其他损伤 抽动影响睡眠质量，导致入睡困难或因睡眠不足而出现白天的低觉醒状态。频繁的发声抽动影响患儿讲话，课间影响周围同学，儿童因抽动无法专心上课，影响学业。

(五) 共患病

79% 的抽动障碍合并有其他精神病理状态，共患病的存在增加疾病的复杂性和严重性，也是影响治疗效果的主要原因。处理共患病、改善儿童的社会心理功能可能比单纯治疗抽动更重要。

1. 注意缺陷多动障碍 TD 合并 ADHD 的患病率为 21%~90%，部分 TD 儿童的 ADHD 症状可能先于抽动出现。合并 ADHD 者的抽动症状较单纯 TD 更严重，并且常伴随学业困难、社交障碍，同时也更易出现行为问题和其他的精神神经疾病。共患 ADHD 和 TD 的儿童在外向型行为和某些内向型行为上均存在缺陷。男童有较多的问题行为、社交退缩、多动、冲动攻击性、违纪等，女童的攻击和社交退缩亦较多见。随着年龄增长，抽动症状可能缓解，但 ADHD 症状可持续至成年。

表 3-13-34 抽动障碍与其他常见的儿童精神障碍中的运动异常

运动异常	定义	常见原因
抽动(tics)	• 突发的,刻板运动或发生 • 运动表现特征随时间进程改变 • 暂时可压制 • 常先兆冲动 • 压力使症状加剧,分散注意力可缓解症状	• Tourette 综合征 • 慢性抽动障碍 • 短暂性抽动障碍
刻板行为(stereotypies)	重复的、无目的的自发运动	• 孤独症 • 广泛性发育障碍 • 精神发育迟滞 • 刻板性运动障碍
舞蹈病(chorea)	• 简单的、随意的、无规律的非刻板性的运动 • 无先兆症状,注意力分散时加重 • 从身体的一部位蔓延至另一部位	• <8 月龄婴儿 • 大脑性麻痹 • 哈姆氏舞蹈病 • 遗传性舞蹈病 • Kernicteris • Lesch-Nyhan 综合征 • 缺氧或中风
运动障碍(dyskinesia)	• 伴随着持续的肌肉紧张出现的缓慢、长期的扭动	• 药源性 • 特发性扭转性肌张力障碍 • 缺氧或中风 • 威尔森氏症 • 亨廷顿氏病 • 帕金森病
手足徐动(athetoid)	• 缓慢、不规则的扭转运动。常见手指、脚趾,偶见于脖子 • 缓慢的"舞蹈病"	见舞蹈病
肌阵挛(myoclonia)	• 短暂、突发的肌肉痉挛,常致某块肌肉或是某肌群的抽动	• 生理性:打嗝、焦虑、运动诱发 • 病理性:青少年肌阵挛性癫痫,威尔森氏症,缺氧
联带运动(synkinesis)	• 特定动作引起的无意运动,如闭眼时嘴角上扬	• 生理性

2. 强迫症 TD 儿童 OCD 的发生率约为 11%~80%。合并症更易出现在症状严重的 TD 儿童上,强迫观念和强迫行为会随着 TS 病程延长而出现或加重。OCD 影响儿童学习和社会生活,5~10 岁共患 OCD 的 TD 儿童共存其他疾病的几率升高,10~17 岁者焦虑、心境恶劣等内化性情绪障碍的发生率升高。

3. 学习障碍 TD 儿童合并 LD 比率为 22.75%,国内报告为 9.92%。TD 儿童学业困难涉及多种因素,可因共患 LD 而表现为阅读障碍、计算和书写困难等,也可能是严重的 TD、服用药物的不良反应、执行功能损害的直接后果或与共患 ADHD、OCD 等有关。

4. 睡眠障碍 12%~62% 的 TS 儿童有睡眠障碍,包括梦魇、夜惊、梦游、入睡困难、早醒等。

5. 其他 13%~76% 的 TD 患儿存在恶劣心境,7%~28% 存在双相情感障碍,25%~70% 的 TS 患儿出现暴怒发作。TD 儿童的品行问题、违纪行为等均明显高于正常人,合并 ADHD 和(或)OCD 者其品行障碍更严重。此外,TD 亦可能合并孤独症谱系障碍、精神分裂症、人格障碍、自伤行为、特定习惯性障碍等。

五、治疗

(一) 药物治疗

症状严重、影响儿童日常生活、学习和社交,或单纯心理行为治疗无效者应及早转诊儿童精神心理专科,在专科医生指导下进行合理的药物治疗。用药原则：①起始剂量小，待足够判断药物疗效后逐渐小计量加药；②保持最低有效剂量，减少副作用；③最小程度合并用药；④加用或停用药物时每次仅能改变1种药物；⑤缓慢减药，防治症状反弹加重。

（二）心理行为治疗

心理行为治疗是短暂性抽动障碍、轻度慢性抽动障碍的主要治疗方法，也是严重抽动患者综合治疗的一个方面，对药物治疗起辅助作用，目标在于改善抽动障碍，干预共患病、改善社会功能。心理治疗不仅针对儿童，对家庭和学校的干预同样重要。

1. 心理支持 通过进行支持性心理咨询，使儿童了解疾病的性质，减少因疾病而产生的自卑、自责，正确处理同伴关系，理性面对同伴的误解和嘲笑。急慢性应急可加重抽动症状，因此应教会患儿应对应激的方法及应对同伴排斥和讥讽的方法。对于合并ADHD、OCD等的患儿，亦应给予相应的心理治疗。

2. 家庭教育 使家长了解疾病的特征，儿童的表现是疾病而非故意调皮捣蛋，缓解家长的担心和焦虑，避免过度关注儿童的抽动行为。调整生活方式，密切观察和耐心等待抽动症状的消失通常是有效方法。心理咨询可缓解家长焦虑、紧张心情。

3. 学校干预 学校老师和同学宣传TD基本知识，包容和关心TD儿童。因患病而影响学习的儿童，应适当减轻负担，鼓励儿童参加正常的学校生活，帮助其维持正常的伙伴关系，提高自尊心。

4. 行为治疗 年龄较大的儿童可通过行为治疗进行干预，主要的方法包括：习惯方向训练（habit reversal training，HRT），密集练习（massed practice，MP）、放松训练（relaxation training）、自我监察（self-monitoring，SM）、暴露和阻止应答（exposure and response prevention，ERP）、认知行为治疗（cognitive behavioral therapy，CBT）、生物反馈训练（biofeedback training）、自信心训练（assertiveness training）等。但研究最多，应用最广的是HRT，已有充足的证据表明HRT可有效缓解抽动症状。其余方法尚缺乏大样本病例对照研究验证治疗效果。

六、预后与预防

TD大多数可缓解，预后良好。少数症状迁延，但积极治疗，儿童可正常学习生活。研究显示80%的10岁前起病的抽动障碍儿童青春期后症状可逐渐减轻，18岁时50%的症状消失；延续至成年的抽动障碍虽然不能完全缓解，但18岁后症状强度和频度有所减轻。部分合并其他行为障碍或精神障碍的儿童治疗困难。

TD的病因不明，遗传、神经递质、心理社会等多方面因素与TD发生有关。因此，应尽量避免母亲孕期和婴儿出生时的各种危险因素，减少出生后不良的社会心理因素，以预防疾病的发生。具有遗传易感性的儿童，遭遇心理应激时易诱发TD；加强个性塑造，及时疏导不良情绪，培养乐观积极的性格和处事态度，提高心理承受能力。社会心理因素对TD有重要影响，儿童在家庭、学校和社会中遇到的各种使其紧张、焦虑的因素均可诱发或加重抽动症状。加强父母的心理健康教育、改善教养方式、避免观看恐怖电视和刺激性强的动画片等易致精神紧张的因素，合理安排作息时间等均可降低TD发生风险。

专家点评

- 教育家长认识抽动障碍特征；
- 学校老师和同学学习TD基本知识，包容和关心TD儿童；
- 抽动障碍治疗需要心理支持、行为治疗和药物治疗等综合措施，家长配合、学校干预对疾病转归有重要作用。

（静进）

【参考文献】

1. 李建英．抽动障碍．发育行为儿科学．北京：人民卫生出版社，2005，230-236.
2. Plessen K J. Tic disorders and Tourette's syndrome. Eur Child Adolesc Psychiatry，2013，22 Suppl 1：S55-S60.
3. 徐通，翊周．儿童抽动障碍病因及发病机制．中国实用儿科杂志，2012，7（27）：502-505.
4. 刘智胜．儿童抽动障碍诊断要点．中国实用儿科杂志，2012，27（7）：481-485.
5. 王华．儿童抽动障碍鉴别诊断．中国实用儿科杂志，2012，（7）：487-491.
6. Mol D N. Co-morbid disorders in Tourette syndrome. Behav Neurol，2013，27（1）：7-14.
7. 卢大力，苏林雁．儿童抽动障碍心理评估及心理治疗．中国实用儿科杂志，2012，27（7）：494-499.
8. Frank M，Cavanna A E. Behavioural treatments for Tourette

syndrome: an evidence-based review. Behav Neurol, 2013, 27(1): 105-117.

第九节 特定学习障碍

导读 学习障碍是儿童时期最常见的神经发育障碍之一，影响童的学习和生活质量。

一、研究现况与流行病学资料

(一) 关于定义

学习障碍是儿童时期最为常见的神经发育障碍之一。尽管对儿童学习困难的医学研究可追溯至19世纪，但因研究领域或侧重点不同，至今关于儿童阅读障碍的概念和界定存在争议。2000年DSM-Ⅳ-TR定义儿童学习障碍为儿童标准化的阅读、数学或写作等学业成就测试结果显著低于同年龄、同学龄儿童和同智力水平。即学习障碍儿童的阅读、数学或写作能力显著低于认知能力，学习障碍既非听力或视力受损所致，也非教育不当所致。2013年DSM-Ⅴ将DSM-Ⅳ中的阅读障碍、数学障碍和写作障碍和学习障碍未分类型合并，命名为"特定学习障碍(Specific Learning Disorder, SLD)"，强调SLD的诊断需排除智力障碍所致的学习困难；补充描述SLD症状和严重度，提出儿童学习障碍的症状存在发育性的变化；为使儿童青少年能获得日常生活的功能，需确定SLD的严重程度并提供的相关支持。

(二) 研究发展状况

儿童学习困难(Learning disabilities, LD)的研究经历几个发展阶段，最早对阅读障碍(dyslexia)的报道可追溯至19世纪。1877年德国神经学家Adolf Kussmaul将无明显脑损伤的、认知能力正常的、有阅读困难的儿童描述为"失读症"(word blindness)。1887年德国医生定义为阅读障碍(dyslexia)。1963年美国神经生理学家Samuel Orton首先应用"学习障碍"的术语，认为无法阅读的儿童的左脑语言功能区发育迟缓或异常，影响儿童阅读、写作、言辞、理解或动作技能。Samuel Orton与语言学家Anne Gillingham合作设计学习障碍儿童干预计划，其具体方面仍在使用并仍处评估过程中。

因学习困难儿童的训练不仅需要家长、学校老师参与，还需要社会、政府的支持，1969年美国国会批准"儿童特别学习障碍行动"，是第一部关于支持学习困难儿童的法律。心理学家柯克(Samuel Kirk)创办由教育家与家长组成"学习障碍儿童联合会"，倡议承认学习障碍的存在并提供特殊教育服务。1975年美国国会通过第一部残疾人教育法(the Individuals with Disabilities Education Act, IDEA)，包括LD儿童。IDEA定义LD为"儿童有一种或多种基本心理障碍，表现听、说、阅读和数学能力损害，不包括因视听或运动迟缓、智能发育异常或情绪紊乱儿童"。

20世纪80~90年代认识到社区教育是满足LD儿童的最适宜途径，给LD儿童提供早期干预的机会，设立辅助技术和全面学习计划。至今，社区教育已有相当多的LD儿童成功的范例。

学习障碍最初研究的依据仍源于19世纪对后天性语言障碍神经病学的研究。人们从后天脑损伤的成年人失语症研究中发现失语症存在语言产生和理解的特异性缺陷，提示学习困难存在选择性认知缺陷，而非大脑迟延发育，可通过介入治疗识别及纠正学习过程。

近年，人们采用新技术研究LD的发病机制。1996年美国乔治敦大学国家心理健康研究所LD研究中心的Guinevere Eden儿科教授和她的团队用功能性磁共振成像(fMRI)研究阅读困难儿童的脑的功能状况。2005年耶鲁大学的Jeffrey Gruen教授进行阅读困难儿童的基因研究。虽然LD的病因尚不清楚，新的科学技术发展将逐渐揭示LD的发病机制。

(三) 流行病学资料

1. 患病率 流行病学资料显示各国的学习障碍患病率报道不一。DSM-Ⅳ-TR估计美国约5%学龄儿童被诊断为学习障碍，阅读障碍和数学障碍的患病率分别为4%和1%。DSM-Ⅳ-TR推测儿童阅读障碍的发生率为5.3%~11.8%，数学障碍则为5.9%~13.8%，但近期研究发现各类学习障碍发生率远高于DSM-Ⅳ-TR的推测。德国约10%的在校学生有学习障碍，其中4%~8%为阅读障碍，4%~6%为数学障碍。以色列约5.29%的在校学生患学习障碍。我国静进等报道儿童学习障碍为6.6%。文献报道儿童学习障碍和注意力缺陷多动症的共患率较高，达31%~45%。

2. 性别 男童出现学习困难的发生率是女童的2~3倍。

二、病因

(一) 遗传因素

1987 年 Richardson 的研究发现 LD 儿童的一级亲属中 LD 的发病率达 45% 以上。LD 的双胎研究显示单卵双胎同病率显著高于双卵双胎或单胎儿童,阅读障碍和数学障碍显示有家族高发性特征,如有阅读障碍父母的后代患阅读障碍的几率是正常家庭儿童的 8 倍。研究结果证明阅读障碍的主要病因是遗传因素而不是环境和发育因素,目前已知的获选基因包括 *DCDC2*、*DYX1C1*、*KIAA0319*、*ROBO1* 基因。近来的研究发现 1 号和 6 号染色体与音韵识别功能有关,15 号染色体则与语句认知有关联,影响儿童对某些语音的解码发生困难。多个独立家族应用广泛的基因组扫描技术证明更多的染色体区域(2,3,18)都可能与阅读障碍有关。父母有数学障碍的儿童患有数学障碍的几率是正常家庭儿童患病几率的 10 倍。双胞胎和领养儿童发生数学障碍的研究结果提示数学障碍遗传可能性为 0.20~0.90。一份关于 7 岁双胞胎的大规模实验研究揭示同卵双胞胎在数学成绩的相关性表明遗传是主要影响因素。数学能力和阅读能力之间的遗传相关性较大,也提示大部分基因可以预测不同领域表现的个体差异,与普罗因(Plomin)和柯凡克(Kovas)提出学习能力和学习障碍的"通才基因"理论一致。"通才基因"理论认为影响一种学习技能的基因(比如影响阅读)可以影响另一种学习技能(比如数学)。

(二) 神经生物因素

结构成像研究证实阅读障碍的儿童和正常儿童的大脑左半球结构存在细微差别大脑左半球功能与控制语言技能有关。功能性神经成像研究验证阅读障碍儿童与正常儿童进行语音任务和阅读任务时大脑激活模式亦呈现差异,提示大脑左半球包括额下回、颞中回、颞上回和角回在内的大部分区域的处理技能受损以及连接中断。西莫斯(Simos)用磁源成像(MSI)发现阅读障碍儿童与正常儿童在听词汇时大脑激活模式没有差异,而认读时大脑激活模式呈现差异。即正常儿童的大脑枕叶区和大脑两半球腹侧视觉联合皮层和左颞区(角回、韦尼克氏区和上颞区)均呈激活状态,而有阅读障碍儿童左颞区呈现无激活状态,右颞区却呈激活状态。研究结果均表明患有阅读障碍的儿童大脑左半球中的功能连接存在异常。

西莫斯和同事为患有严重词汇认读障碍的青少年提供 80 个小时的集中语音认读课程,采用功能成像实验观察干预教育对大脑激活模式的影响。接受干预教育的阅读障碍儿童大脑左半球激活程度提高,大脑右半球活动量降低,词汇认读能力显著提高,与艾尔沃德(Aylward)采用功能性磁共振成像观察进行短期干预教育的阅读障碍儿童结论相似。同时,有阅读障碍的高危幼儿接受早期干预教育后,大脑激活模式也出现"正常化"现象。

针对患有数学障碍和未患数学障碍的儿童的数学与数学干预教育神经成像研究尚处于初始阶段。功能神经成像研究发现脑损伤的成人与正常成人在进行不同类型的数学加工时具有差异性,提示不同的数学加工发生在不同的神经回路中。德阿纳(Dehaene)等人提出大脑顶叶的神经回路与数学功能和数学障碍有关,认为一个神经回路属于双边壁内系统,主要负责定量处理;一个位于左角回区域,负责数字口头传递;一个位于后顶叶系统,负责需要空间注意的数学加工,比如估量。但目前尚不清楚数学技能习得过程中大脑发育是否遵循神经回路分工,以及这些神经回路是否与数学障碍有关亦不清楚数学技能数学的干预教育是否影响神经回路的运行。

(三) 社会心理因素

环境因素是阅读和数学学习的首要影响因素。许多实验通过对比社会经济弱势儿童和非社会经济弱势儿童发现小学入学时社会经济弱势儿童掌握的词汇数量是后者的一半;幼儿园入学阶段社会经济弱势儿童只认识一个字母;社会经济弱势儿童在小学入学时掌握非正式的数与量化知识少。接受数学干预教育后,弱势学龄前儿童也产生积极的效果,语音教学和字母教学的干预教育对年长弱势儿童效果较好。因此,为社会经济弱势儿童提供较好认知能力发展的环境,可改善学术技能的学习。另有研究报道受虐待儿童中发生学习障碍频率较高,父母亲不和睦或离异、家庭暴力或对儿童期望值不合理、教学方法不当或粗暴等均可导致或加重儿童的学习问题。同时,学习障碍儿童易出现焦虑、注意困难、适应困难、情绪问题和学业失败导致挫败感和不良自我意识,更易遭到父母教师训斥、体罚和排斥等,进一步削弱儿童学习动机。

三、临床表现与分型

(一) 临床表现

1. 早期表现 自幼好动和哭闹,对外刺激敏感和过激反应;养育困难、较难建立正常的母子依恋关系;幼儿期和学龄前期接受性、表达性语言和言语清晰度方面表现延迟;学龄前期不能画出简单形状(如3岁画图形、4岁画方型、5岁画三角形)、视觉认知不良、协调运动困难、精细动作笨拙和书写困难等,可伴啃咬指甲、攻击或退缩、伙伴交往不良等行为问题。

2. 学校表现

(1) 认知水平:认知能力基本正常,但存在不平衡现象,韦氏智力量表测试结果显示PIQ可高于VIQ,各分测验也存在差异。学习障碍儿童的认知特征不随年龄增长而改变,但可能会用其他高领域的学习技能代偿低水平能力,青春期时可逐渐建立自己的学习能力结构。

(2) 语言问题:语言理解和语言表达困难,表现词汇量少、构音或辅音发音困难;常会表现"充耳不闻"、不大理会父母或老师的话,易被视为不懂礼貌;说话时常会省略辅音,语句缺乏关系词;有类似口吃表现、说话词不达意、节律混乱、语调缺乏抑扬、多用肢体语言等。

(3) 阅读障碍:视觉性阅读困难和听觉性阅读困难。视觉性阅读困难表现为视觉认知障碍,能听理解和大致理解书写的文章,但对正确辨别理解细节部分困难,阅读时遗漏或加字,容易出现"语塞"或阅读太急,读同音异义字困难或经常相互混用,默读常用手指指着字行读,小学三年级以后尤为显著。出现书写问题,如持笔困难、字迹潦草、错别字多;不愿或逃避写作与抄写作业,有时知道语文作业答案,要别人代抄写。听觉性阅读障碍表现为听理解差、听或视知觉速度过慢、无法注意语句的关键字或段落;有文字书写和文字记忆能力,能读出文章,但不理解。儿童在听觉学言语阶段即存在问题,不能很好理解他人的语言。

(4) 视空间障碍:手的触觉辨别能力或精细动作协调能力差,存在顺序和左右认知、计算和书写障碍。符号镜像颠倒,如把b视为d,p为q,m为w,was为saw,6为9,"部"写为"陪"等。计算时常常忘记计算过程的进位或错位,直式计算排位错误,数字顺序颠倒。结构性障碍使视觉信号无法传入运动系统,从而使空间知觉不良,方向感差;判断远近、长短、大小、高低、方向、轻重以及图形等困难;甚至表现穿鞋左右不分,翻穿衣裤,经常走错房间,记不住乘车方向和路线,定位困难和容易迷路等。

(5) 非言语性LD(non-verbal learning disability,NLD):又称右脑综合征(The right hemisphere syndrome)社会认知障碍。表现为不会察言观色,人际关系和沟通方面理解困难;对顺序、时间、场所、位置的理解困难;伴有动作发育不良、平衡能力差、精细动作协调困难、视觉空间能力欠缺等。

(6) 情绪和行为问题:多伴有多动、不易集中注意力,难以适应集体活动:常常伴情绪问题,自我评价低、不愿上学、焦虑或强迫行为,严重者可发展为品行障碍类问题。

(二) 临床分型

根据神经心理模式和治疗教育理念,学习障碍曾被分为为言语型LD(verbal learning disability,VLD)和非言语型LD(non-verbal learning disability,NLD)两大类。VLD包括语言理解障碍、语言表达障碍、阅读障碍、书写障碍和计算障碍等类型。DSM-Ⅳ诊断手册将学习障碍分为阅读障碍(reading disorder)、计算障碍(mathematics disorder)、书写障碍(disorder of written expression)、不能特定的LD(learning disorder not otherwise specified)等。其中阅读障碍又分为获得性阅读障碍(acquired dyslexia)和发展性阅读障碍(developmental dyslexia),前者是指后天脑损伤(如脑外伤、脑肿瘤等)造成的阅读困难。

特定学习障碍(Specific Learning Disorder,SLD)临床上有三种亚型:①伴阅读受损:即在阅读的准确性、阅读速度或流畅性和阅读理解力等方面出现问题;②伴书面表达受损:即在拼写准确性、语法和标点准确性和书面表达清晰度或条理性等方面出现问题;③伴数学受损:即在数字感、算术事实的记忆力和计算能力的准确性或流畅性、数学推理能力的准确性等方面出现问题。

四、评估与诊断

学习障碍的诊断主要依据临床表现,缺乏客观指标。多强调学业成绩和认知能力测评结果存在"明显差异",即学业成绩和全面智力商数之间存在1~2处或多处的标准偏差,而非使用严格的差异划分来判断儿童是否具有某项学习障碍。儿童在完成具体学业任务过程中存在的问题可以反映特定的学习障碍:口头表达、听力理解、书面表达、基础阅读技能、阅读流畅技能、阅读理解、数学计算和数学解题等。DSM-Ⅴ描述在干预措施下特发性学习障碍的各种特征性症状依然存在,至少持续6个月;儿童发育水平与实际年龄、认知水平和教育水平不一致,直接影响社会活动、学业和职业工作。为避免出现过度诊断或漏诊的情况,需进行详细的评估,与父母和儿童的访谈,广泛收集来自父母或带养人、教师和学校其他人员的信息,进行相关的心理学评估和实验室检查。

(一) 评估

1. 采集病史 诊断学习障碍的非常重要的临床资料源于父母和教师提供的正确、完整的病史和医疗记录,包括现病史(就诊原因、主要行为问题、环境适应问题等)、个人史(出生史、生长发育史、生活史等)、既往史(既往铅中毒、铁缺乏症、神经系统疾病和精神疾病等)、家族史(家庭养育环境、家族中是否有类似现象及其他发育障碍等)等。

2. 体格检查 包括神经系统检查、生长发育情况、营养状况、听力、视力以及精神状态等。

3. 心理评估 包括智力测验、学业成就测验。智力测验常用韦氏学龄前儿童智力量表(C-WYCSI)和韦氏学龄儿童智力量表(C-WISC)。学习障碍儿童智能正常,但存在智力结构不平衡,如语言智商和操作智商明显低于正常同龄儿,差异≥1SD。智力测定还有助判断学习障碍儿童认知特征,同时可排除精神发育迟滞或孤独症谱系障碍。学业成就测验较常用的广泛成绩测验、Peabody个人成就测验等,评定相同年龄和学龄儿童学业和学习技能所达到水平,所得结果为学习商(Learning Quotient,LQ)(注:学业成就测验类的评价指标,计算方法类似智商)。判断结果需将综合分析智商和学习商,如智商和学习商均低,则学习困难因智能迟缓;如智商正常,而学习商≤$P20^{th}$则认为是特殊学习技能的发育障碍。

4. 教师评估 教师对学生学业方面的评估有一定的准确性。根据教师的经验和学习成绩大致评估儿童的学习情况,可为儿童学习困难的经验评估方法。

5. 学习障碍评估量表 常用量表有学习障碍筛查量表(PRS)、Conner's父母问卷(PSQ)、教师用量表和ADHD筛查量表(SNAP-IV),注意方面如持续性操作测试Achenbach儿童行为量表(CBCL)、气质量表和社会适应性量表等。

6. 辅助检查 主要用以鉴别诊断,包括脑电图、血铅、血清铁等。必要时进行影像学检查,包括功能性磁共振(fMRI)和计算机X线断层摄影。

(二) 筛查与诊断标准

按三级防治原则进行。一级儿童保健机构常规筛查儿童发育和行为,早期发现儿童发育迟缓,早期干预。需重点监测高危儿,包括家长反映有困难性气质特征的儿童、语言发育延迟或有协调性运动困难和精细动作笨拙等问题的儿童,进行早期干预与随访。随年龄增长儿童能力和行为偏离仍持续存在者需转诊至二级儿童保健机构进行诊断性测试与干预,疑诊学习障碍者转诊至三级儿童保健机构或高级发育-行为专科评估、诊断和治疗。

1. 筛查 一级儿童保健机构可采用《年龄与发育进程问卷》(简称ASQ),"布瑞根斯筛选测验"以及《儿童发育进程家长评估表-成长标志》(PEDS:DM)筛查学龄前儿童早期学习技能。入园后或学期结束前宜重新评估有学习障碍风险的儿童。如儿童学习简单数字、字母或计数方面困难,或教师担忧儿童学习情况时,宜转诊进一步评估一级儿童保健机构的儿童保健医师在儿童健康体检时应询问学龄儿童学业情况,以识别需要转诊的儿童。询问家长关于儿童阅读、数学和书写方面情况,如"一年级时你的孩子学会所有的字母和字母发音吗?认得数字吗?会加减法运算吗?有没有记不住单词拼写和数字的情况?"、"老师有没有对你的孩子学业进展情况表示担忧"等。

2. 诊断 三级儿童保健机构、或高级发育-行为儿科、或有条件的二级儿童保健机构依据依据DSM-Ⅴ的诊断标准对转诊儿童评估、诊断和治疗。

(1) 诊断标准:以下A、B、C、D四个项目是DSM-V基于临床病史(发育、躯体、家庭、教育)以及学校的报告和心理教育的评估,因此,需符合A、B、C、D四个项目内容方诊断儿童特定学习障碍(表3-13-35)。

(2) 程度分级:

1) **轻度:**1~2个学业存在某些学习技能的困难,但在学校期间有支持服务时,儿童可通过代偿发挥功能。

2) **中度:**1个或多个学业存在明显学习技能困难,如学校期间缺乏间歇的、强化特殊教育,儿

表 3-13-35　DSM-5 特定学习障碍诊断标准

诊断标准	
A. 学习和使用学业技能的困难：尽管有干预措施，儿童仍存在至少 1 项症状，且持续至少 6 个月：	① 不准确或缓慢、费力地读字，如大声读单字但不正确，或缓慢、犹豫、频繁猜测，难以念出字 ② 难以理解所阅读内容的意思，如可准确地读出内容但不能理解顺序、关系、推论或更深层次意义 ③ 拼写困难，如可能添加、省略或替代元音或辅音 ④ 书面表达困难，如句子有多种语法或标点符号的错误；段落组织差，书面表达思想不清晰 ⑤ 难以掌握数感、数字或计算，如数字理解能力差，不能区分数字的大小和关系；简单加法需扳手指计算；计算步骤紊乱 ⑥ 数学推理困难，如不会应用数学概念、数字或方法解决数量的问题
B. 学业技能显著低于实际年龄应具备水平，显著影响学业、或职业表现、或日常生活的活动，与标准化成就测评和综合临床评估结果一致。年龄超过 17 岁者标准化测评可替代学习困难病史	
C. 学习困难开始于学龄期，但直到学习涉及受损学业技能能力时，才完全表现出来（如定时测试，读或写冗长、复杂的报告，做有严格的截止日期或复杂的作业时）	
D. 学习困难不能用儿童智力障碍、视觉或听觉问题，或其他精神或神经病性障碍、心理社会的逆境解释；也不能以教师的教学问题解释	

童学习技能不能得到改善。因此，儿童在学校、工作场所或在家需要适当的支持性服务才能准确和有效地完成活动。

3）**重度**：严重的学习技能的困难影响几个学业领域，在学校期间如无持续强化的、个体化的特殊教育，儿童不可能学会学习技能。即使在学校、工作场所或家中有适当的支持性服务，儿童仍不能有效地完成所有活动。

3. 鉴别诊断　学习障碍须与精神发育迟滞、孤独症、选择性缄默症、品行障碍、注意缺陷多动性障碍、癫痫等相鉴别。

4. 共患病　多数学习障碍儿童青少年都存在共患病，共患病可加重学习障碍儿童的功能损害。最常见的共患病包括注意力缺陷多动症、对立违抗和品行障碍、焦虑障碍、抑郁障碍、睡眠障碍、药物滥用障碍、社交不良等。

五、治疗

（一）一般治疗

据儿童学习困难的原因对症治疗，并教育家长据儿童智商或学习商水平，理解、鼓励和支持儿童的学习。

（二）教育干预

学习障碍儿童应在普通学校就读，参加学校年级组织特别辅导小组进行教育训练。学习障碍问题涉及学科教育、社会适应、情绪、行为活动等方面，因而矫治体系的组成涉及多学科合作，包括特殊教学教师、儿童保健医师、心理学医师、作业疗法师、语言治疗师等。

1. 治疗教育体系常规程序

（1）制订个别教育计划；

（2）进行个别指导计划；

（3）普通学校内设特殊教育班级：学习障碍儿童的个别化教育计划可在常规教室环境进行，而强化学习某些学科时需要单独的特殊教育教室；

（4）时间概念的教育训练；

（5）中期效果评估等。

2. 矫治方法

（1）感觉统合疗法；

（2）行为疗法；

（3）正负强化；

（4）游戏疗法；

（5）社会技能训练；

（6）理解规则训练；

（7）结构化教育训练：①手眼协调训练：如划消实验、触觉辨认训练、电脑操作训练、手语训练、视动训练、书法训练、运动等；②视觉分析训练：如半视野速示训练、Neker立方图辨认、点状图定位训练、结构图辨别训练、重叠结构辨认、方向辨认训练、物体体积面积判断训练等；③结构化训练：如感知觉训练与检测、视觉理解训练、电脑训练、书写训练、意义理解训练、正确发音训练、注意力（自控）训练等。

（三）药物治疗

治疗学习障碍无"特效药"。但学习障碍的共患病可用药物治疗，如伴注意缺陷和多动的学龄学习障碍儿童可口服盐酸哌甲酯片，但伴抽动或癫痫的LD儿童则慎用或避免使用盐酸哌甲酯。三环类抗抑郁药作为二线用药对学习障碍儿童多动、焦虑、冲动、人际交往不良及遗尿等症状具有疗效，但需按发育-行为科医师或儿童精神科医师的医嘱服用药物。

六、预后

半数以上LD儿童症状随年龄增长而自行缓解或减轻，但部分特殊技能缺陷可持续至成年期以后。15%~30%患儿可能继发品行障碍和反社会行为，或导致长期社会适应不良，青春期后出现抑郁、自杀或精神疾病风险较高。

有研究显示儿童6岁时可确诊阅读障碍。学习障碍的儿童其他每项评估点的成绩都较差，特别是阅读成绩改善较慢。70%确诊有阅读障碍的三年级儿童至高年级后仍有阅读障碍。虽然研究发现阅读障碍可能持续终生，但部分阅读障碍的儿童学业成绩较高。部分儿童期诊断阅读障碍的大学生阅读理解能力好于词汇认知能力，但仍存在语音处理缺陷；虽然学业和职业生涯中取得成功，但需要花费更多时间改善阅读能力，或需要辅助帮助。

七、预防

学习障碍的病因尚未完全明了，预防有一定困难。但诸多研究显示高危儿的学习障碍发生率显著高于正常出生儿童。因此，首先做好优生优育工作，最大限度降低高危儿的发生可能有助减少特定学习障碍的发生。其次，重点监控和早期干预教育可预防或降低高危人群学习障碍的患病儿率。再者，专业人员的健康指导、父母管理指导、家庭功能培训等，亦可有效预防和降低儿童发生学习障碍的风险。

专家点评

- 学习障碍是儿童时期最为常见的神经发育障碍之一。
- 学习障碍病因涉及遗传、神经生物和社会心理因素等多方面。
- 学习障碍主要表现是认知结构不平衡、语言理解和表达困难、阅读障碍、视觉空间辨别障碍、社会认知困难、继发情绪和其他行为问题等。
- LD的预防治疗主要是优生优育、父母管理指导、儿童教育训练和心理社会支持方法等综合措施，教育干预是主要方法。

（徐秀）

【参考文献】

1. 刘湘云，陈荣华，赵正言．儿童保健学．第4版．南京：江苏科学技术出版社，2011，252-256.
2. 邹小兵，静进．发育行为儿科学．北京：人民卫生出版社，2005，251-256.
3. Wolraich ML., Drotar DD., Dworkin PH., Perrin EC. Developmental-Behavioral Pediatrics. Evidence and Practice. American Academy of Pediatrics. Mosby Elsevier, 2011, 313-326.
4. Voigt RG., Macias MM., Myers SM. Developmental and Behavioral Pediatrics. American Academy of Pediatrics. Mosby Elsevier, 2008, 445-462.
5. 美国精神医学学会．张道龙等译．精神障碍诊断与统计手册．第5版．北京：北京大学出版社，2014：29-32.
6. 静进．儿童学习障碍及其治疗．实用儿科杂志，2006，21(23)：1673-1677.

第十节 品行障碍

导读 品行障碍是儿童、青少年反复出现、持续的与年龄、社会规范行为以及道德准则不相符的攻击性和反社会行为，病因与遗传、神经功能异常、心理功能缺陷及不良的家庭环境影响因素等有关。品行障碍矫治较为困难，强调预防为主，早期发现和早期干预，同时结合家庭功能训练和社区干预，亦可配合药物治疗。

品行障碍(conduct disorder,CD)是儿童青少年期反复、持续出现的攻击性和反社会行为,且行为与其年龄、社会规范行为以及道德准则不相符,不仅影响患儿本身的社会行为与学习功能,损害到他人及公共利益。品行障碍包括攻击、破坏财物、逃学、撒谎、偷窃、逃学、离家出走、残忍、违拗对抗、不服管教等异常行为。如持续至青春期后,通常转化为青少年违法犯罪,亦可发展为反社会人格障碍。儿童期品行障碍男童多于女童,青春期后性别差异明显缩小。美国儿童心理卫生服务中为青少年品行障碍和反社会行为付出的教育、卫生、司法及社会服务的费用最高。DSM-4 中将品行障碍归为"破坏性行为障碍"(disruptive behavior disorder,DBD),即持续的反社会行为行为模式为特征的精神障碍,典型类型即"对立违抗障碍"(oppositional defiant disorder,ODD)和品行障碍。

一、研究状况

19 世纪初法国医生 Philippe Pinel 将品行障碍青少年称为狂躁不伴谵妄。1837 年德国精神病学家 James Cowles Prichard 曾用道德混乱定义无明显精神病儿童反复出现的反社会行为。20 世纪初德国精神病学家 Emil Kraepelin 认为反社会行为是一种精神病的顿挫形态。1967 年 Freedman 在其所著的教科书中用了反社会性人格障碍来描述那些总是陷入麻烦却又不能吸取教训的儿童。1980 年 DSM-Ⅲ正式将攻击性行为和反社会性行为单独列为品行障碍,用以诊断具有攻击和反社会行为的儿童。1992 年国际疾病分类第 10 版(ICD-10)亦将儿童青少年反社会性行为和攻击性行为单独列为品行障碍。

二、流行病学资料

1. 患病率 2013 年估计全球有约 5110 万的人存在品行障碍。CD 是儿童青少年心理行为障碍中患病率较高的疾病,因诊断标准、民族(种族)、社会文化、经济条件、研究方法等不同,CD 患病率报道差异很大。儿童的 CD 患病率约为 1%~10%(表 3-13-36)。青少年拘留所的儿童青少年 CD 上升(23%~87%)。

表 3-13-36 各国报道 CD 患病率

作者	国家	儿童年龄	CD 患病率(%)
Roberts	美国	11~17 岁	6.5
Rutter	英国(怀特岛)	10~11 岁	4.0
Alyahri	也门	7~10 岁	7.1
Leung	中国香港	7~9 岁	1.7
潘雯	中国辽宁省	7~16 岁	5.77
罗学荣	中国湖南省		1.45
向孟泽	中国四川省		2.9~13.6

2. 性别与年龄 CD 患病率存在性别和年龄差异,如 Szatmari 等研究显示男童 CD 患病率为 2.6%,女童为 1.0%;美国提供的数据显示 18 岁以下人群中男性 CD 患病率为 6%~16%,女性为 2%~9%。Rutter 认为 CD 的性别差异可能与生物因素有关,也可能与社会环境对儿童的要求、期待和评价不同有关。CD 通常起病于学龄期,有学者认为 CD 患病率的高峰期在 7~13 岁,持续至 16 岁以后则通常发展为反社会性人格障碍。Roberts 等研究则提出青少年期儿童 CD 患病率随年龄增长而下降。

3. 共病状态 CD 常与其他心理行为障碍存在共病状态,多见注意缺陷障碍(ADHD)共病。研究证实至少 50% 的 CD 儿童同时患有 ADHD。一项湖南省的流行病学调查显示 CD 与 ADHD 共患率达到 10.69%,而单独患 CD 的儿童仅为 1.41%,提示 CD 与 ADHD 共病状况可能影响患病率的调查准确性。ADHD 和 CD 的共同发生也可能属疾病分类学的问题,但两种疾病共同发生是一种单独的疾病分类特征,还是其中一种疾病严重化的表现,尚无确切结论。此外,情感障碍也是 CD 儿童常见的共患病,亦有学者认为品行障碍是情感障碍的首发症状。

三、病因与相关机制

1. 遗传生物学基础 CD 家族高发性较明显,单卵双生子同病率明显高于异卵双生子,但目前尚未找到密切相关的特定基因。候选基因涉及:儿茶酚胺甲氧基转移酶相关基因,在前额叶的代谢中发挥重要作用,与执行认知功能相关,研究认为其在 ADHD 合并 CD 的攻击行为中起作用;单胺氧化酶相关基因,研究认为其缺陷和变异与攻击行为增加相关,在逆境环境中增加 CD 风险;多巴胺相关基因,其递质参与奖赏和强化机制,功能失调可能是 CD 的危险因素,药理干预可以减少攻击行为;一氧化氮(NO)相关基因是一种调节抑郁和攻击行为的神经递质，有研究认为该基因通过影响额叶的控制功能，与冲动性精神障碍有关。此外，5-羟色胺（5-HT）相关基因也可能导致CD风险增加，而脑源性神经营养因子相关基因通过调节5-HT神经元在儿童期的生长与调节影响攻击行为的发生。大多数研究都证明攻击行为与遗传有关，如一项丹麦研究结果显示亲生父母（尤其是父亲）的犯罪次数与被寄养儿子的犯罪率显著相关。

5-HT是稳定额叶信息加工和控制行为情绪反应的重要神经递质，低水平5-HT引起行为去抑制。许多研究发现CD患儿脑脊液5-羟吲哚乙酸（5-HIAA，5-HT代谢物）与攻击行为呈负相关，外周血5-HT活性与破坏性行为亦呈负相关，但也有不一致的研究结果。现发现血清总胆固醇水平降低与CD的攻击行为显著相关，攻击和暴力行为可能因多不饱和脂肪酸中的Omega-3不足而加重，补充Omega-3可减少CD儿童攻击行为的发生频率。CD的冲动行为也可能与较高的生活应激水平和下丘脑-垂体-肾上腺轴（hypothalamic-pituitary-adrenal axis，HPA）轴活性不足有关。研究认为冲动性攻击个体可能存在HPA轴负反馈调节功能不足，而低水平的皮质醇浓度与无情特质的掠夺性攻击行为有关。也有研究发现睾酮水平高的男童表现不耐烦和易激惹，出现攻击行为和破坏行为的倾向增加。但研究尚存在争议，缺乏足够证据证明雄性激素是过激行为的直接诱发因素，普遍认为雄激素的介导是由于HPA轴中促肾上腺皮质激素-β-内啡肽在早期压力或遗传因素作用下功能平衡转变所致。

2. 中枢神经系统异常和功能变化 磁共振成像结果表明CD男童左前额叶、双侧颞叶、杏仁核、脑岛、扣带回和左侧海马灰质容量明显减少，且与症状严重程度相关。有证据显示小脑通过与边缘系统和HPA轴的连接对恐惧情绪和情感处理产生重要调控作用。杏仁核感知和解释环境刺激，并将刺激与情绪反应相联系起来。研究发现CD儿童看负性内容图片时左侧杏仁核的激活程度较低，提示CD儿童情绪加工存在异常，同时前扣带回的低激活也提示其情绪控制能力削弱和冲动攻击倾向增强。事件相关电位研究结果提示CD儿童存在脑区发育延迟与不平衡，尤其是额叶和颞顶区，反映CD儿童对环境线索的注意和加工存在异常。

研究显示CD患者的基础心率、皮肤电传导和皮电活动较正常人低，表现为低焦虑和低恐惧，这种低唤醒状态最终导致行为去抑制，对具有负性后果的行为不予抑制，易引发攻击行为。CD儿童生理缺陷可能妨碍儿童学会通过回避以避免受到惩罚的个人能力。而高反应水平的儿童对刺激能作出适当反应，学会抑制攻击行为。研究发现违法青少年的感觉阈值较高，为保持阈值平衡便会欲求更强烈的感觉刺激。CD的症状出现与儿童自控能力降低有关。

3. 心理功能缺陷 执行功能缺陷是CD和ADHD儿童相同的表现特征。执行功能是一种重要的高级认知能力，使个体能够有意图的计划和执行一项目标的功能，包括计划、抑制、决策、认知灵活性、工作记忆和自我监控等方面。威斯康星卡片分类测试（WSCT）研究表明CD儿童的注意转换和灵活性较差，行为缺乏预测性和计划性，且冲动性强，反映的执行功能低下。影像学及电生理研究结果也支持CD执行功能相关脑区功能异常。

社会信息加工理论认为儿童双方发生冲突时，个体对同伴行为的反应取决于对同伴意图的主观理解，而非意图本身；儿童对刺激线索的编码和解释能力落后是导致攻击行为发生的主要原因。对情境信息进行解释时当事儿童对他人意图的归因和对行为计划的评估也会影响到儿童的行为，具有敌意性归因偏见的儿童往往将他人的意图看成是恶意的。儿童做出归因后并不马上采取行动，而是在自我效能感的影响和根据情景条件来确定行为反应。当确信攻击行为能够有效解决问题时，就有可能采取攻击性反应。研究显示CD儿童的社会信息加工过程存在缺陷，内隐认知过度警惕和寻找敌意线索，偏向做出敌意性归因，加之缺乏抑制，对行为的期待出现偏差而表现易激惹、冲动、冷漠和攻击等行为。

4. 家庭和环境因素 研究显示CD儿童的家庭多具有惩罚、严厉、拒绝和否认的特点。暴力管教和家庭不睦通常会潜移默化影响儿童的价值观判断，甚至将攻击暴力模仿和内化为自身解决问题的有效手段，并演绎到他人身上。同时，家庭经济条件差、父母有犯罪史或药物依赖等也使子女发生CD的比例明显增加。低收入与家庭不幸事件的发生常常相关联，低收入更易导致部分家庭功能缺失和家庭问题的发生，使违纪青少年来自体力劳动家庭的比例远高于中产阶级家庭。

亚文化理论认为不良青少年团伙集结在一起可构成具有自身价值观的行事准则和道德规范，形成自己的亚文化圈来反叛和对抗主流文化、权威及其价值观。儿童青少年的亚文化特征具有叛逆性和冲动性，在一些青少年团体或生活阶层中违法行为已被同化到青少年的一般行为中，以至于那些缺少机会接受正常健康教养的青少年很容易融入到这类行为氛围中。亚文化圈内的违法行为具有普遍性，轻微时很难判断其本质，易被忽略导致任其发展。有研究认为在不良的亚文化团体中即使不存在其他危险因素，CD的发生率也较其他文化圈内的儿童高。

另外，社会学习理论认为儿童青少年攻击行为可在同伴中相互习得而来，儿童触犯规则的可能性与违法者接触的频率、持续时间及相互作用的性质相关。研究已证实儿童青少年不良行为的可能性与其同伙和朋友出现同类行为有很高的相关，甚至可以被其预测。CD儿童普遍具有被拒绝儿童的特征如冲动攻击、逆反违抗、易激惹、怨恨他人、不顺从、适应不良等，导致同伴接受性低，人际关系和社会交往差，适应能力低下，使CD儿童在班级群体中处于孤立和受排斥地位，加剧和恶化原有的异常行为。

儿童的某些不良行为一旦被贴上某种标签，可能使周围对其产生歧视性定式看法。而这种定势看法也使周围人对CD儿童的过失行为变得敏感和关注，若此时给予严厉处置或社会拒绝排斥，则会使当事儿童改变自我形象及态度，更易使CD儿童再度回到不良团伙当中，以更强烈的攻击和反社会行为来报复权威。相反，若社会对有某些不良行为的儿童表示忍耐和宽容，且行正向引导和榜样作用，则可促使儿童修正自我概念和行为，有助减少异常行为。

四、临床表现

1. 攻击行为 又称侵犯行为，是指基于愤怒、敌意、憎恨和不满等情绪，对他人、自身或其他目标采取的破坏性行为，多见于男童。幼年时的攻击行为表现为暴怒发作、屏气发作、过分吵闹等，逐渐发展为违拗、拒绝服从、抢夺玩具和欺侮其他儿童等。学龄期表现为言语中伤、威胁恐吓他人、骚扰同学、对抗老师、欺辱他人等，严重者经常因打架斗殴、勒索钱财等遭教师或其他家长投诉；有些儿童可伴自伤自虐行为，喜欢虐待动物等。青春期时则发展为暴力对抗成人管教，强奸或猥亵女性，加入不良少年团伙等。有攻击行为的女童多表现言语攻击，身体攻击少于男童，易过早发生性行为。

2. 说谎 CD儿童学龄期时最初是为逃避父母或教师的惩罚，逐渐变为经常有意或无意地说假话经常性说谎成为习惯模式。学龄前CD儿童的撒谎多为无意性或为引起他人关注，并不理解撒谎的道德含义，缺乏明显正当的动机，至学龄后觉得撒谎可逃避个人责任或骗取利益，如诈骗钱财。

3. 偷窃 多始于学龄期，常表现为偷拿同学或伙伴的学习用具或玩具，是自我意识可自我控制能力尚未发育成熟的缘故。偷窃习惯后会常在多种场合，如在家、学校偷拿父母、老师和同学的财物。习惯性偷窃行为可激活脑内奖赏通路，从而更加强化偷窃欲望。CD儿童偷窃被发现和惩罚时，常会立刻认错并表示悔改，事后仍惯偷如常，甚至变本加厉，并伴有说谎狡辩，成为青春期违法犯罪的典型行为。

4. 出逃 学龄期常因在家或学校受到惩罚后，为逃避管教而逃学和离家出走。青春期后外逃原因和手段变得更复杂，如受不良少年团伙引诱、自暴自弃、想彻底脱离成人管教、恋爱及性行为等，离家时间可在数天至数月不等，一旦加入不良青少年团伙则极易参与团伙犯罪。

5. 恶作剧 常编造一些出人意料、不可理喻的恶作剧来捉弄同学、父母或老师，其程度远超过他人的承受能力，并以他人的恐惧和惊惶喊叫等为个人心理满足和成功体验，也常因遭到团体排斥体而用恶作剧行为来吸引他人关注。

6. 破坏行为 故意破坏他人物品或公物，起初多出于好奇而拆卸、破坏物品，后发展为发泄情绪而破坏自家或公共财物；当心理冲突无法宣泄时，CD儿童也可以破坏物品为乐趣和兴奋，达到化解心理冲突的目的。

7. 纵火 起初多出于好奇心、恶作剧或受挫后为发泄情绪而玩火纵火。喜欢玩弄打火机、火柴、煤气灶而引发失火，喜欢在遗弃的厂房或工地点燃纸片、木材等物品玩耍，极易引发公共场所失火。严重时故意纵火犯罪。

8. 物质依赖 如网络成瘾、吸烟或酗酒、吸食各类毒品等，甚至参与贩卖毒品或各类违禁物。

五、品行障碍发展过程与分类

CD可依据病程和预后、年龄及表现特征进行分类。

1. 年龄及表现特征 近来认为CD发展有2个阶段。第一阶段为"儿童期类型"(childhood-onset type),即10岁前发病。此阶段CD症状可能与持续生命历程和行为有关,特别与ADHD有关。第二阶段为"青少年类型"(adolescent-onset type),即发病在10岁后。青春期起病的CD与个体发育、社会、环境等因素关系更密切,常是一种发展过程,问题行为局限于青春期,在青春期过后即消失。童年期起病的CD破坏性行为更持久,成年后反社会行为倾向更严重。

2. 社交能力损害程度 ICD-10将CD分为局限于家庭关系的CD、非社交性CD、社交性CD和未特定的CD四类。局限于家庭关系的CD指儿童所有行为问题均局限于家庭环境,针对家庭成员,而在学校和其他社会环境中表现相对较好或接近于正常,其主要原因多与不良的家庭环境与教养方式有关。非社交性CD的特征是难与他人建立感情、同伴关系肤浅、过分自我中心和利己主义、缺乏罪恶感、内疚和同情心。社交性CD则多表现为与他人,至少与同龄人具有感情上的联系,能够对同伴表示关心,建立较为持久的友谊。非社交性CD与社交性CD相比,个性的精神质特征更多,初始年龄较小,程度也更严重,症状顽固,易反复,对治疗和预后造成困难。

六、诊断与鉴别诊断

目前尚无确定诊断CD的测试方法,诊断主要依据病史。医生体格检查和血生化实验和脑的MRI可帮助排除与CD相似的医学情况。

1. 诊断标准 DSM-Ⅳ将CD与对立违抗性障碍(ODD)和未特定分类的破坏性行为障碍归为破坏性行为障碍(DBD),DSM-5中ODD和CD与其他障碍被归类为破坏性、冲动-控制和品行障碍(表3-13-37)。

DSM-Ⅴ与DSM-Ⅳ的CD诊断标准相近,补充符合CD诊断标准同时表现缺乏亲社会情绪的个体增加关于冷漠无情特质的描述性特征说明(表3-13-38)。具有"冷漠-不易动情"的个体属严重

表3-13-37 DSM-Ⅳ的CD诊断标准

诊断标准	不良行为
A. 侵犯他人基本权利或违犯与年龄相称的主要社会准则,持久反复发生的不良行为,过去12个月内具有不良行为≥3项,其中至少1项发生在6个月之内	攻击人和动物: (1)经常欺负、威胁或恐吓他人 (2)经常挑起躯体打斗 (3)使用对他人导致躯体伤害的武器(如短棍、砖头、碎瓶子、刀、枪) (4)残忍对待他人 (5)残忍对待动物 (6)对受害者实施抢劫(如,路劫、偷钱包、勒索和武装抢劫) (7)强迫他人进行性活动 破坏财产: (8)故意导致严重损害 (9)故意破坏他人财产 欺骗或偷窃: (10)闯入他人的住所、建筑或机车中 (11)经常说谎以获得好处、优待或避免责任 (12)偷价值不菲的东西而不面对受害者 严重违反纪律: (13)即使家长阻止,经常夜间外出过夜,始于13岁之前 (14)与家长住时,整夜外逃至少两次或至少一次有一段时间不回家 (15)经常逃学,始于13岁前
B. 行为问题已明显影响社交、学业或工作	
C. 如年龄>18岁,尚不符合反社会人格障碍诊断标准	

表 3-13-38　CD 中“冷漠 - 不易动情”诊断描述

诊断描述	
1. 满足 CD 的所有诊断标准	
2. 持续 >12 个月表现冷漠无情，临床医生通过多种信息来源（如儿童自我评价或他人评价）确认存在冷漠无情特征	缺乏懊悔或内疚：做错事不感到内疚 冷漠 / 缺乏共情：不理会 / 不关心他人感受 不关心：不在意自己学业、工作或其他重要活动表现差 缺乏感动：不表现出对他人的情感或情绪关心，只有比较表面（情绪与行为不一致，可在情绪的“开启 / 关闭”间快速转换）或是使用恐吓他人的情绪

CD 类型。

2. 鉴别诊断　症状有重叠，但治疗效果可帮助鉴别。

(1) **ADHD：**常伴有多动、冲动、不守纪律、好惹是生非等行为问题，易合并 CD。与 ADHD 的鉴别要点是 ADHD 有明显的注意力缺陷，且经服用中枢兴奋剂后行为症状可得到明显控制。若 ADHD 与 CD 合并出现则诊断共病。

(2) **情绪障碍：**儿童期焦虑症和抑郁症可伴有烦恼、易激惹、攻击性和破坏性行为。情绪障碍的病程为发作性的，儿童的行为与情绪异常密切相关，抗焦虑或抗抑郁药物治疗有效。

(3) **抽动症和抽动 - 秽语综合征：**儿童或伴有强迫性或冲动性骂人、秽语，也可有攻击行为。虽然近年来有文献报道 10%~30% 的抽动症患儿伴 CD 症状，但抽动症和抽动 - 秽语综合征主要表现多发性运动和（或）发声抽动，使用氟哌啶醇等药物治疗可缓解和治愈。

(4) **儿童少年精神分裂症：**儿童存在思维障碍、感知觉异常和意志行为改变等分裂症的典型表现，使用抗精神病药物治疗可以改善。CD 儿童的行为与思维、情绪表现一致，无分裂样症状。

七、治疗和干预

CD 儿童的治疗应由Ⅲ级儿童保健机构或高级发育和行为专科以及部分Ⅱ级儿童保健机构承担。

1. 治疗原则

- 减少儿童破坏性行为的正强化作用；
- 增加儿童亲社会和依从的行为的强化作用，父母的关注是主要的。一般惩罚采用暂停活动时间（time out）的方式、剥夺一些权利（如取消参加活动或教室外面反省等）；
- 对儿童的破坏性行为采用惩罚方法必须有效果。

2. 综合治疗　CD 的治疗较为困难，缺乏单一有效的治疗方法，多采用行为及家庭治疗，辅助药物治疗等的综合治疗方法（图 3-13-9）。

(1) **行为矫正：**由专业治疗师完成。

1) **行为治疗：**包括阳性强化疗法和惩罚疗法，利用操作性条件反射原理，改变儿童的行为方式，逐渐减少不良行为，巩固良好行为。

2) **认知行为治疗：**为“问题解决技巧训练”，帮助儿童识别认知扭曲或错误，改善错误的认知加工，学习处理人际关系问题的方法，如识别有破坏性的负性认知，替代以合理的认知，学习情绪管理技术，学习有效的表达和沟通技巧（如社交性言语、协商），学习替代性的行动。治疗包括帮助儿童理解问题与合理解释问题、与儿童一起制订解

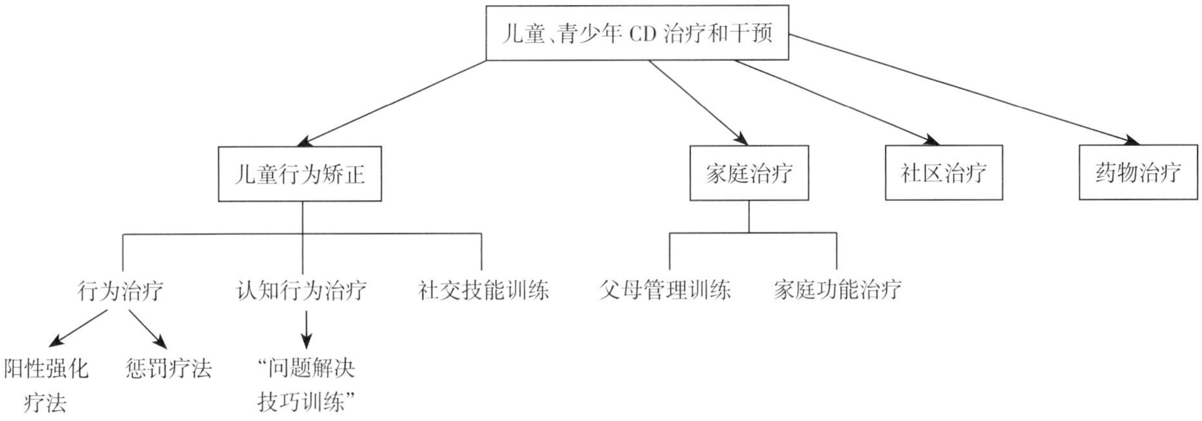

图 3-13-9　儿童、青少年 CD 治疗和干预

决问题的计划、实施计划以及检验治疗结果四个步骤。

3) **社交技能训练**:治疗师的训练儿童的策略包括提供指令、治疗者示范、儿童练习、矫正反馈以及对于适当行为的社交性强化等;辅导父母学习该训练方法,将学习的社交技能融入生活,强化训练。由此发展的心理剧法,通过角色扮演使儿童学会理解他人、正视自我、模仿榜样、改变行为。

(2) **家庭治疗**:是治疗成功的关键因素。

1) **父母管理训练**:父母管理训练(Parent Management Training,PMT)是以父母-儿童交互理论(Parent-Child Interaction Theory,PCIT)为基础,以操作条件原则为主的社会学习技巧,改变父母和儿童的行为。训练以积极强化为核心,通过阳性强化法促进儿童亲社会行为,通过忽视和适当惩罚抑制不当行为,改善儿童与父母之间的关系,对儿童攻击性 CD 效果最好。

2) **家庭功能治疗**:以系统论和行为心理学理论为基础,从家庭的整体功能分析问题,学习沟通和解决问题的技巧,增加家庭成员的交流和支持。该方法受所有家庭成员配合程度的影响,疗效异质性大。

(3) **社区治疗**:部分 CD 儿童家庭功能严重紊乱,不适合直接使用家庭治疗的方式。故借助社区的力量帮助 CD 儿童青少年,发展社区有效干预途径。形式多样,可借助社区服务中心、相关社会团体、志愿者、社工组织等社会支持系统,为儿童创造一个积极健康的环境,引导其亲社会行为的发展。同时,可以实施学校干预计划,如社交技能训练和学习技能训练等,促使其融入同龄人团体,增加自尊心,改善不良行为。

(4) **药物治疗**:主要是对症治疗,以控制攻击性、情绪不稳定的症状为主。

八、预防及预后

家庭环境是预防儿童发生 CD 的重要环节,包括优生优育,避免围产期高危因素;建立良好的亲子关系和一致的教养态度,父母树立良好的行为榜样,避免家庭冲突、家庭暴力或溺爱教养。对儿童过失行为处理及时恰当,以合理的沟通和教育方式抑制不良行为。父母与幼儿园和学校建立紧密联系,及时获知儿童在团体环境中的行为表现,与老师和学校协同监督和处理儿童问题。增加对儿童自尊心和自信心的培养,有助于其建立积极的认知模式,合理处理和解决挫折及负性事件,避免攻击行为的发生。高危家庭(婚姻问题、生活环境不良、家长有人格或精神问题)以及有不良的教养方式的家庭(过于溺爱或忽视、暴力的教养方式)尽早干预。采用心理咨询与心理治疗的方法帮助处理家庭危机,最大限度减少对儿童的影响。存在高危素质的儿童(如异常生育史、早期气质难养型、患 DHD、学习困难、情绪问题等)给予特别关注和养护,避免超负荷训练、过高期望、排斥和歧视。学校教育计划有相应预防性培训,积极咨询有关专家,保持教养的敏感性,配合及时适当的医疗介入。

良好社会环境可降低儿童 CD 发生率,如呼吁媒体和相关社会团体的正面宣传,促进良好行为规范和行为准则的形成和遵守,传播积极的认知调节模式,影响个体的思维观念和行为约束,为儿童青少年创造良好的社会环境,从而降低 CD 的发生率。

儿童 CD 的发展及预后受发病年龄、严重程度、行为类型及家庭环境等多因素影响。一般认为,儿童期起病型有更多对抗权威行为,比青少年期起病者病程更长,预后更差。研究认为,儿童早期出现的 CD 有 50% 以上发展为成年人格障碍,其发生其他精神疾病的几率亦增多,他们在成年后的婚姻关系和其他社会关系中存在较多问题;青春期出现的 CD 则多为一过性障碍,与青春期的心理冲突和情绪问题有很大关系,多数在成年后缓解。CD 症状越严重,预后越差,所需治疗时间越长,是违法犯罪的高危人群。

专家点评

- 儿童品行障碍较难治疗,早期治疗有帮助。
- 家长发现儿童有经常有麻烦、情绪波动、恐吓他人、虐待动物等异常行为问题应尽早看医生。

(静进)

【参考文献】

1. 陶国泰,郑毅,宋维村.儿童少年精神医学.第2版.南京:江苏科学技术出版社,2008.
2. 苏林雁.儿童精神医学.长沙:湖南科学技术出版社,

2014.
3. 埃里克 . J. 马什，著 . 徐浙宁译 . 异常儿童心理学 . 第 2 版 . 上海：上海人民出版社，2009.
4. 陈立民，张卫，姚杜鹃，等 . 西方儿童和青少年品行障碍的干预研究评析 . 中国健康心理学杂志，2007（06）：562-565.
5. Mark L. Wolraich，Dennis D. Drotar，Paul H. Dworkin，Ellen C. Perrin. Developmental-Behavioral Pediatrics：Evidence and practice. 1st ed. Philadelphia：Mosby，Inc.，2008.
6. J. AM. ACAD. Practice Parameter for the Assessment and Treatment of Children and Adolescents With Oppositional Defiant Disorder，Child Adolesc. Psychiatry，2007，46（1）：126-141.

第十一节 发育迟缓与智力障碍

导读 <5 岁的儿童据发育里程碑落后于同龄儿童程度判断发育迟缓，一般不直接诊断智力障碍。>5 岁儿童智商测定比较可靠和稳定，可直接诊断智力障碍。

一、概述

1. 定义 智力障碍 / 发育迟缓（intellectual disability/developmental delay，ID/DD）是发育过程中（青春期结束之前）出现的认知及社会适应能力障碍。>5 岁的儿童智商测定比较可靠和稳定，可以直接诊断智力障碍；<5 岁的婴幼儿、学龄前儿童发育存在个体差异等原因，智商测定结果欠可靠，且婴幼儿早期轻度发育迟缓并不一定将来持续智力减低。因此，<5 岁的儿童仅能根据发育里程碑的相应时间落后于同龄儿童程度判断发育迟缓，一般不直接诊断智力障碍。

2. 流行病学 人群中 ID/DD 的患病率为 1%~3%。2000 年抽样调查显示我国 0~6 岁儿童智力残疾现患率为 0.931%，年均发现率为 1.331‰，每年新增 13.6 万例，其中 2/3 原因不明。4 岁儿童的 ID/DD 现患率最高（13.57‰），农村儿童 ID/DD 现患率（10.73‰）高于城市（7.60‰）。

二、诊断

ID/DD 的诊断包括临床诊断和病因学诊断。2013 年美国心理学会（The American Psychiatric Association，APA）发表的 DSM- Ⅴ 和 2014 年英国国家卫生研究院剑桥生物医学研究中心研究所发表关于“智力障碍 / 发育延迟研究指南”（A guide to the investigation of intellectual disability/developmental delay in East Anglia，by National Institute for Health Research Cambridge Biomedical Research Centre）中描述 ID/DD 是一神经发育障碍性疾病，涉及多种病因。ID/DD 的诊断过程很重要的是寻找病因，包括非遗传因素（如围产期因素、中枢神经系统感染、外伤、中毒等）和遗传因素（传统染色体病、亚端粒异常、单基因病等）。

（一）临床诊断

临床诊断主要依据临床资料。因此，应尽可能全面收集，以获得关于 ID/DD 儿童病情性质（静止性病程或进展性病程）、发病年龄（可能的）、疾病的定性诊断（倾向性）等资料，是选择病因诊断方法的重要参考依据。

1. 病史 为 ID/DD 病因的诊断提供非常重要信息。除现病史外需详细收集家族史、围产史、发育史和疾病史及用药史。

（1）**家族史**：详细询问家族中有无类似病例或其他神经系统疾病的患者，有无近亲结婚，若家族史阳性尤其是大家系应该绘制家系图。

（2）**围产史**：详细了解母亲孕期感染、服药、吸烟、酗酒等不良事件；分娩时的患儿异常情况（宫内窘迫、窒息、感染、颅内出血）；患儿生后疾病（低血糖、严重黄疸）等影响智力发育的疾病。

（3）**发育史**：详细了解儿童语言、大运动、精细运动、个人与社会发育里程碑的年龄（提示延迟程度）；学龄期儿童的学业情况。

（4）**疾病史**：儿童既往的疾病情况，重点是中枢神经系统感染、头颅外伤、癫痫等。

（5）**用药史**：确定患儿是否服用可能对认知造成障碍的药物，如神经精神类药物（包括抗癫痫药）。

2. 体格检查 ID/DD 儿童，尤其是中 - 极重度儿童，多伴有畸形、体格发育迟缓。常见的体表畸形包括：头围小 / 大、腭弓高、耳位低、上唇薄、人中长、眼睑下垂、眼裂下斜、内眦赘皮、短鼻梁、通贯掌等。内脏畸形：心脏、肾脏、肝脏、胃肠道，中枢神经系统畸形等。因此，ID/DD 儿童查体除体格发育指标外，应特别仔细确定体表畸形、主要脏器畸形及神经系统异常，检查结果有助诊断方向的考虑。

3. 发育评估 DSM- Ⅴ 和英国国家卫生研究

院剑桥生物医学研究中心研究所的指南描述 ID/DD 儿童的广泛障碍包括功能、能力和技能，发育评估应按智力损害涉及的三方面进行，即概念方面（语言、阅读、书写、数学、推理、知识和记忆）、社会能力（感情、社会判断、人际交流、交朋友与维持友谊能力）、生存能力（生活自理、工作职责、资金管理、完成学校和工作任务）（详见本篇第十二章心理行为发育评价）。发育评估结果有助判断发育 / 智力损害的程度以及范围。

4. 诊断标准 根据临床资料、发育评估结果，ID/DD 临床诊断需同时满足发病年龄 <18 岁（发育期）、认知功能 < 同龄儿童平均水平 2SD（或 IQ<70）以及伴有社会适应性行为缺陷 / 障碍 3 条标准。

5. 智力障碍分度 据智商（intelligence quotient, IQ）或者发育商（development quotient, DQ）结果将智力障碍分为轻度、中度、重度和极重度（表 3-13-39）。

（二）病因学检查

依据病史与体格检查结果选择最可能诊断的方法逐步筛查，应该与儿科神经及临床遗传学专业医生合作，尽可能明确病因诊断（详见第四篇第十五章）。

1. 代谢检查 肝肾功、电解质、肌酶、氨基酸及有机酸代谢筛查，排除已知的代谢性疾病如苯丙酮尿症、枫糖尿征等。部分患儿可根据临床提示选择性的行溶酶体酶、极长链脂肪酸等检查。

2. 中枢神经系统影像学检查 头颅磁共振检查有助于发现脑结构的异常，如中枢神经系统发育畸形、脑积水、白质脑病等疾病。磁共振质子谱分析可用于分析脑组织内的代谢产物，有助于确定与 ID/DD 有关的某些代谢性疾病，如 Canavan 综合征等。

3. 染色体检查 染色体异常（chromosome abnormality）是引起智力障碍最常见的原因之一。染色体异常包括传统染色体病、隐性染色体异常

表 3-13-39 ID/DD 分度与临床表现

分度	IQ/DQ	临床表现		预后	病因
		学龄前	学龄期		
轻度	50~70	学龄前发育迟缓不明显，但不很活泼，对周围事物缺乏兴趣；言语发育略迟，抽象性词汇掌握少；分析能力差，认识问题肤浅	学习成绩较差，尤其是数学。特殊教育后可以达到小学 6 年级左右水平	可作简单具体工作	可发现部分生物学病因，但大部分病因尚不清楚
中度	36~49	婴幼儿期发育较迟缓。语言功能发育不全，吐词不清，词汇贫乏	理解力差，计算力差，学习困难，只能进行简单的具体思维，缺乏抽象思维能力。对周围环境认识和适应能力差，只能对事物有表面认识	长期特殊教育和训练后部分患儿可学会简单的人际交往，基本卫生习惯、安全习惯和简单工作。需看护人持续性帮助完成日常生活中概念性任务	部分患儿伴有多发畸形，多数中度智力障碍患儿具有生物学病因
重度	20~35	婴幼儿期显著 GDD	语言发育显著落后，自我表达能力很差，动作十分笨拙，抽象概念缺乏，理解能力低下	有一定的自我保护能力，能躲避明显的危险。少数经过系统的习惯训练，可养成极其简单的生活和卫生习惯．终生需要他人照顾	具有一种或多种生物学病因
极重度	<20	婴儿期即严重发育落后	缺乏语言功能或仅能说单字，如无意识发音“爸”、“妈”等。运动能力显著落后，或终生不能行走。缺乏自我保护的能力，不能躲避明显的危险	个人生活不能自理，部分患儿早年夭折	多数患者伴有多发畸形和其他神经系统疾病如癫痫。多数患儿可以找到病因，其中半数以上为遗传性疾病

（染色体微缺失/重复）（详见第四篇常见遗传性疾病诊断与鉴别）。常规核型分析可发现传统染色体病（9%~36%），如21-三体综合征、18-三体综合征等；隐性染色体异常（亚端粒重组5%~7%，中间重组10%~15%）。20世纪90年代的研究发现某些不明原因ID/DD儿童常规核型分析结果正常，而存在染色体微缺失/重组。因此，疑诊染色体异常而常规核型检查未发现异常的ID/DD儿童应进行多重连接依赖的探针扩增（multiplex ligation-dependent probe amplification，MLPA）和（或）微阵列比较基因组学（aCGH）检查。

4. 基因突变检测 主要是针对单基因遗传病。脆性X染色体综合征是导致男童ID/DD最常见病因之一，男童ID/DD需行*FMR1*基因筛查排除脆性X染色体综合征。Rett综合征是导致女童最常见的原因之一，Rett综合征有典型临床表现，疑诊Rett综合征女童患者宜进行*MECP2*基因检查。

5. 脑电图监测 脑电图检查对ID/DD儿童的病因无诊断意义，不需要常规检查，除非疑诊癫痫，或癫痫性脑病所致的ID/DD。

三、处理

（一）病因治疗

对确诊病因的ID/DD患儿，如甲状腺功能减低症、苯丙酮尿症等内分泌或遗传代谢性疾病，应尽早采用激素替代或特殊饮食疗法，对改善预后非常关键。如合并其他疾病，包括中毒、营养不良、听力及视力障碍等，则应及时矫治，有利于康复。对因社会心理文化因素造成的轻度ID/DD儿童，需改变环境条件，生活在友好和睦的家庭，加强教养，则智力发育可得到明显改善。

（二）特殊训练、康复和预后

ID/DD儿童的康复治疗应根据智力损伤的程度、年龄、条件等，安排特定的训练，制订长远和近期的计划，有计划、有步骤的进行。学龄前ID/DD儿童的大脑尚处于发育的关键期，康复训练应以早期干预为主，对智力改善有关键性的作用。学龄期ID/DD的轻度或部分中度儿童应尽早接受特殊教育，对无条件进行特殊教育的儿童应到普通学校学习，如果方法得当，也会有益于患者的智力发展。中、重度智力障碍ID/DD儿童应在康复机构接受以基本生活能力训练为主的特殊教育。但所有的特殊训练与康复都应是在专业的团队中进行。2000年Robert E.在"医生护理残疾和慢性疾病儿童"（The Physician's Guide to Caring for Children with Disabilities and Chronic Conditions）一书中指出发育迟缓儿童的特殊护理需要有经验的儿童保健医生与家长、儿童早期教育工作者、教师和学校的其他员工组成团队。部分发育迟缓儿童需要转到以发育-行为儿科医生为主的由儿童心理专家、语音和语言治疗师、职业治疗师、听力专家和医学社会工作者组成的儿童发育团队。部分发育迟缓需转医学遗传学家诊治。尽管如此，儿童保健医生仍需与儿童发育团队、儿科神经专业医生以及医学遗传学家合作。不是所有发育迟缓儿童都需要经过所有的团队评估，有的发育迟缓儿童还需要营养师、行为专家评估。

目前医学发展水平的实际情况是大部分ID/DD尚无特效药物治疗。因此，尽可能减少ID/DD的发生是最重要的；对已发生ID/DD的儿童应积极康复，尽可能提高儿童的生活质量。尽量明确病因并给予特异性治疗，早期发现，尽可能的早期干预以及积极处理并发症。目标是最大限度激发患儿的潜能，尽可能使儿童回归正常社会生活，部分儿童有可能有一定学业成就和简单工作能力。

专家点评

- 目前多数发育迟缓/智力障碍患儿尚无有效治疗药物，不可轻信某些缺乏足够科学依据的药物广告宣传/误导。目前最主要的治疗是在有资质的专业团队中进行综合康复训练和适合儿童认知发育水平的特殊教育。发育儿科、儿科神经、临床遗传专业的医生共同进行系统检查、病因学诊断，制订个体化的诊治方案；
- 诊断儿童ID/DD不需常规做脑电图，除非合并（或）疑及癫痫发作时；
- 头颅影像学检查，尤其是头颅磁共振检查对于明确智力障碍的病因有重要帮助，如有条件应该常规检查；
- 注意鉴别听力障碍和认知功能障碍，及早发现耳聋并及时处理。

（姜玉武）

【参考文献】

1. Michael Shevell. Global Developmental Delay and Mental

Retardation or Intellectual Disability: Conceptualization, Evaluation, and Etiology. Pediatr Clin North Am, 2008, 55 (5): 1071-1084.

2. LAURA COUGHLIN: AAP Releases Guidelines on Clinical Evaluation of the Child with Mental Retardation or Developmental Delays. Am Fam Physician, 2007, 75 (3): 419-422.
3. John B. Moeschler, Michael Shevell, and the Committee on Genetics: Clinical Genetic Evaluation of the Child With Mental Retardation or Developmental Delays. AMERICAN ACADEMY OF PEDIATRICS. PEDIATRICS, 2006, 117(6): 2304-2316.
4. M. Shevell, S. Ashwal, D. Donley, et al; Practice parameter: Evaluation of the child with global developmental delay. Neurology, 2003, 60: 367-380.
5. A guide to the investigation of intellectual disability / developmental delay in East Anglia. UK, PHG Foundation 2 Worts Causeway Cambridge, CB1 8RN.
6. The American Psychiatric Association (APA). The Diagnostic and Statistical Manual of Mental Disorders (DSM-5). 2013.
7. Robert E N, Larry W D. The Physician's Guide to Caring for Children with Disabilities and Chronic Conditions. Paul H. Baltimore: Brookes Publishing Co, 2000.

第十四章 神经发育异常相关疾病

第一节　诊断思路

导读　神经发育异常疾病是儿童发育期常见疾病之一，涉及儿科多个亚专业，需要儿童保健、发育-行为、神经、遗传与代谢以及神经康复等学科联合诊治。

正确采用各种发育量表和智力障碍量表进行评估，不难发现和确定儿童有神经发育异常(developmental disorders)问题。临床上需正确鉴别不同病因导致的神经发育异常，以有效进行医学干预和管理。

一、确定疾病性质

因与治疗方案、预后有关，需据疾病的病程以及相关的辅助检查确定是进展性疾病还是非进展性疾病。如儿童出现发育停滞或者倒退往往提示存在进展性神经发育障碍疾病，需鉴别发育迟缓(developmental delay，DD)和发育停滞(developmental stagnation，DS)、发育倒退(developmental regression，DR)。

DD为非进展性疾病，DS和DR是进展性疾病(表3-14-1)。DD是描述儿童的发育水平低于生理年龄，如仅仅是发育迟缓，随年龄增长患儿仍在继续沿程序发育，即能不断获得新的技能，但较同龄儿落后。DS则是随年龄增长儿童不能获得新的技能，即停止在某一阶段，不再继续发育。DR则是儿童丧失已经获得的技能，如已会坐的儿童现在不会坐，或既往能走，现在不会走。但DR需与某些限制运动的非神经系统疾病鉴别，如急性或进展性骨关节疾病，可因关节疼痛等致患儿运动受限，如走路等，临床上可误诊为运动技能丧失。

表3-14-1　神经发育异常疾病鉴别

疾病性质	神经发育障碍
非进展性疾病	发育迟缓(DD)：沿程序发育，但较同龄儿落后
进展性疾病	发育停滞(DS)：随年龄增长发育停止在某一阶段 发育倒退(DR)：丧失已经获得的发育技能

二、转诊

儿童发育期进展性神经发育疾病多为神经遗传病、变性病、脑白质脱髓鞘性疾病、癫痫性脑病等，故建议患儿转诊儿科神经、儿科遗传专科医生诊断、处理。儿童非进展性神经发育疾病应据临床特点、影像学等进行病因学诊断，包括脑性瘫痪等；某些非进展性神经发育疾病由遗传性病因所致或为某种遗传性疾病的综合征亦应转专科进行病因学诊断,例如脆性X综合征、Rett综合征、孤独症谱系障碍、大多数染色体疾病(21-三体综合征等传统染色体病以及染色体微缺失/重复疾病)等。

专家点评 神经发育异常是儿科医生与儿童保健科医生经常遇到的临床问题。但医学的发展尚难以确定神经发育异常的病因。

(姜玉武)

【参考文献】

1. Michael Jaffe, Yoram Tal, HuseinDabbah. Infants With a Thumb-in-Fist Posture. PEDIATRICS, 2000, 105 (3): e41.
2. Ashwal B S, Russman P A, Blasco, et al. Practice Parameter: Diagnostic assessment of the child with cerebral palsy. Report of the Quality Standards Subcommittee of the American Academy of Neurology and the Practice Committee of the Child Neurology Society. Neurology, 2004, 62: 851-863.
3. Rosenbaum P, Paneth N, Leviton A, et al. A report: the definition and classification of cerebral palsy. Dev Med Child Neurol, 2006, 49: 8-14.
4. Bosanquet M, Copeland L, Ware R, et al. A systematic review of tests to predict cerebral palsy in young children. Dev Med Child Neurol, 2013, 55 (5): 418-426.

第二节 脑性瘫痪

导读 脑性瘫痪(cerebral palsy, CP)是发育中的脑损伤所致的非进展性功能障碍,主要表现运动和姿势控制异常的永久性障碍。需与多种其他发育障碍性疾病鉴别。正确早期诊断、积极合理的综合康复治疗可以明显改善预后。

一、定义

2004年美国神经病学学会(AAN)质量标准委员会和儿童神经学会(CNS)的实践委员会共同发表关于“脑瘫儿童诊断评估的实践参数”的临床指南(Practice Parameter: Diagnostic assessment of the child with cerebral palsy. Report of the Quality Standards Subcommittee of the American Academy of Neurology and the Practice Committee of the Child Neurology Society)描述脑性瘫痪(cerebral palsy, CP)是发育中的脑损伤所致一非进展性功能障碍,主要表现运动和姿势控制异常的永久性障碍;多伴有感觉、知觉、认知、交流和(或)行为障碍以及癫痫、继发性肌肉骨骼障碍。

2006年中国小儿脑性瘫痪康复学术会议结合国内的实际情况定义“脑性瘫痪是自受孕开始至婴儿期非进行性脑损伤和发育缺陷所导致的综合征,主要表现为运动障碍及姿势异常。

国内外对脑瘫定义的差异主要是关于“发育期”的认识,国际上认为只要是运动发育成熟以前都是发育期,而国内则限定在胚胎及婴儿期。

二、流行病学

估计发达国家发病率约1.5‰~2.5‰活产儿,发展中国家为1.5‰~5.6‰。男童较多。我国约为1.8‰~4‰。

三、病因及危险因素

脑性瘫痪的直接病因是脑损伤和脑发育缺陷。脑损伤和脑发育缺陷可发生在出生前、出生时和出生后。出生前因素包括母体因素(如妊娠期感染、药物、理化因素、营养障碍等),遗传因素和中枢神经系统先天畸形。出生时因素包括早产、低出生体重(≤2000g)、窒息、产伤和多胎等。出生后因素包括缺氧缺血性脑病、胆红素脑病、中枢神经系统感染和低血糖等。70%~80%脑性瘫痪患儿与产前因素有关,10%与出生后窒息有关。早产儿,尤26周前早产儿发生脑性瘫痪的危险性显著增加,24~34周龄的早产儿的脑损伤多继发于缺氧、感染所致的脑室周围白质软化。遗传性疾病、早期脑发育中大脑的继发性损害、脑发育畸形、出生后窒息等多见足月儿,继发于缺氧缺血性脑病(HIE)的CP与基底节、丘脑、大脑灰质不同程度的损伤有关。

四、临床表现

(一)中枢性运动及姿势发育障碍

1. 中枢性运动发育障碍

(1)大运动发育落后:抬头、翻身、坐、站立、走等早期运动发育里程碑落后>2~3月龄,如4月龄后始抬头、8月龄后始坐、13月龄后始站、15月龄后始独走。早期运动发育里程碑落后越早、延迟时间越长提示病情越严重。

(2) **精细运动发育落后**：多与大运动发育落后同时存在，表现主动伸手抓物、手指捏物等精细动作落后 >3~4 月龄，如 6 月龄不能主动伸手抓物、12 月龄不会拾物。

(3) **自主运动困难**：动作僵硬，肌张力过高或过低，不能完成自主运动模式，出现异常运动模式。

(4) **主动运动减少**：新生儿期吸吮能力差，少哭；2~3 月龄婴儿表现双腿蹬踢少或单腿蹬，手活动少等。

2. 异常姿势　如持续头易背屈、斜颈、四肢痉挛、手常握拳状（握持反射不消退及病理性增强）、拇指内收（thumb adduction）（7 月龄后仍存在）（图 3-14-1）、上臂常内旋后伸、足尖着地（toe-walking）、剪刀步（scissor gait）和角弓反张（opisthotonos）（图 3-14-2、图 3-14-3）等。

3. 肌张力改变　肌张力增高，如呈角弓反张状、或双上肢常内旋状、婴儿后期扶站呈剪刀状或足尖着地、腱反射亢进、内收肌角（adductor angle）<90°；肌张力降低或阵发性肌张力不全。

4. 反射异常　提示婴儿的神经发育异常或颅内疾病，如原始反射延迟消退、保护性反射不出现或减弱，锥体束征（如巴宾斯基征、奥本海姆征等）持续阳性或者不对称阳性。

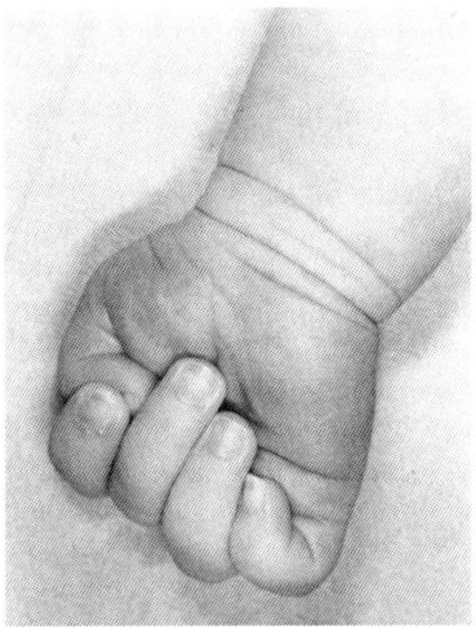

图 3-14-1　拇指内收

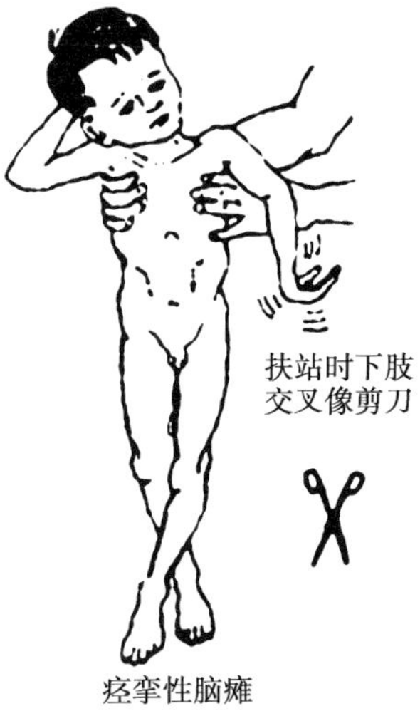

图 3-14-2　脑瘫剪刀步角弓反张

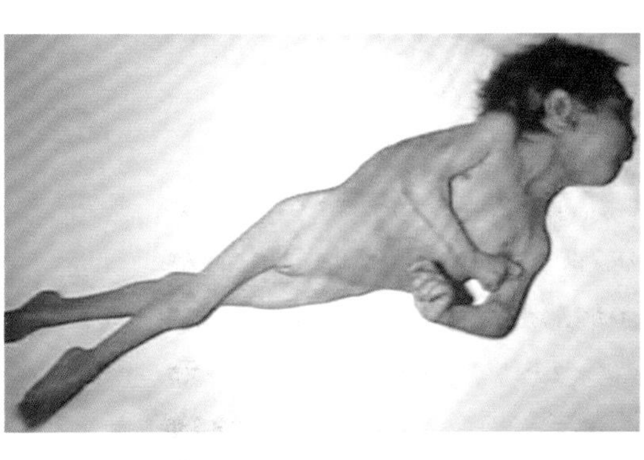

图 3-14-3　角弓反张

（二）合并症

脑性瘫痪儿童常有癫痫、智力障碍、视觉障碍、听觉障碍和语言障碍五种合并症，与脑损伤的范围与程度有关。75% 的脑性瘫痪患儿有至少一种合并症。

1. 智力障碍　约 75% 脑性瘫痪儿童智力落后，其中 50% 为轻度或中度智力障碍，25% 为重度智力障碍；混合型脑瘫儿童多有智能落后。

2. 癫痫　约 25%~35% 脑性瘫痪儿童伴有癫痫，也有研究表明可能高达 50%，出生后颅内感染、出血等原因所致的脑性瘫痪多伴有癫痫，1 岁以内发病，以痉挛性四肢瘫痪和偏瘫更为常见。部分出生后有颅内感染、出血史的儿童仅表现脑电图痫样放电而无癫痫发作，则不能诊断癫痫而治疗，但应定期随访。

3. 语言发育障碍　约 30%~70% 脑性瘫痪患儿存在不同程度语言发育障碍。

4. 视觉障碍　20%~50% 的脑性瘫痪患儿有视觉障碍，最常见的是内外斜视、眼球震颤、凝视障碍以及追视、上视麻痹等，多与宫内感染有关。

5. 听觉障碍　新生儿核黄疸所致手足徐动型脑性瘫痪多伴有听觉障碍。

6. 骨关节发育异常　因髋关节过度屈曲、内收，50% 痉挛性 CP 儿童发生进行性髋关节半脱位（subluxation）或脱位（dislocation）；膝关节过度伸屈形成外翻或内翻，马蹄足（equinus）及足内翻或外翻。

7. 其他　脑性瘫痪儿童可合并吞咽或喂养障碍（详见第五篇第二十五章第二节喂养障碍）继发营养不良，以及心理行为问题，如学习障碍、注意缺陷多动障碍等。

五、诊断及鉴别诊断

（一）诊断

1. 诊断方法　脑性瘫痪的诊断是一种临床描述性诊断，不是病因学诊断。脑性瘫痪的临床诊断需多个专业学科的共同参与，包括儿童神经科、发育-行为儿科、儿童康复科、儿童心理科等。诊断主要依据病史(包括病程发展)、神经系统的体格检查以及相关的辅助检查。一般1岁后诊断CP,儿童发育落后状况不确定。

(1) **病史**:病史资料收集有助于病因分析,包括详细询问各种造成脑损伤的产前、产时和出生后因素。发育史可提供儿童运动发育落后的程度的临床证据,需追问运动发育里程碑落后的月龄;同时可获得有关合并症的资料,如其他能区的发育情况(语言、精细运动、个人与社会等),以及婴儿异常姿势、不自主动作症状出现的时间。询问中尚需获得病程发展的资料,用以判断疾病性质(进展性/静止性),如仔细询问儿童自身发育是进步,还是停滞甚至倒退。同时,注意鉴别进展性脑病变导致的运动障碍加重和静止性脑病变导致的肌张力增高引发的继发性肌肉骨骼障碍。

(2) **体格检查**:详细的神经系统体格检查对脑性瘫痪的诊断十分重要。首先确定肌张力情况(正常、张力增高或张力减低);鉴别中枢性张力与周围神经肌肉病,如有中枢性张力减低,肌力正常、深腱反射存在,而周围神经肌肉病肌力下降,深腱反射常不能引出或者减弱。婴儿需进行各种生理反射、姿势和不自主运动的检查评估。另外,还应对儿童可能伴随的其他神经精神疾病进行评估,如智力障碍、认知障碍和心理行为问题等。

(3) **运动及姿势异常的评估**:早期采用合适的运动和姿势评估量表、辅助性评估器具进行评估有助于早期及时诊断和治疗,如粗大运动功能测试量表(GMFM)与Peabody粗大运动发育量表(PDMS2GM)等对于脑性瘫痪的早期发现、疗效评估随访都具有重要价值。脑性瘫痪的运动功能评估需发育-行为儿科和儿童康复科医师共同完成。

(4) **辅助检查**:目的是进行脑性瘫痪的病因学诊断,包括影像学技术包括婴幼儿经囟门的头颅超声以及头颅CT、MRI等。但不是所有辅助检查对CP诊断有助,2004年美国神经学会(AAN)和儿童神经学会(CNS)的指南采用询证医学的方法评估临床诊断CP的方法(表3-14-2)。

2. 诊断标准

(1) **必备条件**:①中枢性运动功能障碍和运动发育落后;②姿势异常,包括动态和静态情况下的姿势异常;③肌力和肌张力的改变。

(2) **参考条件**:①反射异常;②脑性瘫痪的病因学依据;③头颅影像学结果证实为非进展性脑损伤;④排除遗传代谢病和其他中枢神经系统进行性疾病。

(二) 鉴别诊断

1. 运动障碍性疾病 儿童期或成年期运动功能发育基本成熟后,因其他病因致出现的运动障碍(movement disorders)。

2. 智力障碍性疾病 临床上,智力障碍与CP的诊断常常混淆,或不正确的交换诊断。尽管75%的CP儿童伴不同程度智力落后,但二者的病因、症状和严重程度不同(表3-14-3)。

3. 遗传代谢性疾病/变性病 常为进展性,致发育停滞并逐渐倒退,严重者可早期死亡。病史询问、神经系统检查以及随访观察病情演变有

表 3-14-2 儿童的诊断方法的证据评估

检查方法		证据强度
神经影像学(CT、MRI)	● 病因不确定时可做,如围产期影像学检查 ● MRI结果较CT更好提示CP病因与发生时间	强证据支持 (Level A, Class Ⅰ、Ⅱ evidence) (Level A, Class Ⅰ、Ⅲ evidence)
代谢和基因检测	对CP儿童不是常规检查	良好证据支持 (Level B, Class Ⅱ、Ⅲ evidence)
凝血试验	因偏瘫的CP儿童不明原因脑梗发生率较高,为除外凝血机制异常可做	良好证据支持 (Level B, Class Ⅱ、Ⅲ evidence)
EEG	● 不能获得CP病因学资料 ● 如病史提示有癫痫或癫痫综合征宜做EEG	强证据支持 (Level A, Class Ⅰ、Ⅱ evidence) (Level A, Class Ⅰ、Ⅱ evidence).
智力、视力、听力、语言筛查与营养、生长发育监测	应做	强证据支持 (Level A, Class Ⅰ、Ⅱ evidence)

表 3-14-3 智力障碍与 CP 的鉴别

	CP	智力障碍性疾病
年龄	<2 岁	<18 岁
病因	胎儿期或生后早期脑损伤，如宫内 TORCH 感染、胎盘血栓或血管异常、毒物，或新生儿病毒性脑炎或脑膜炎	多数病因不清，遗传性疾病可能是主要原因，如神经遗传性疾病或染色体异常
病变部位	脑部（包括大脑、小脑及脑干），不包括脊髓、外周神经和肌肉等	脑部，主要是大脑
症状	脑损伤致运动中枢性运动功能障碍和运动发育落后，并可致口腔功能障碍（吞咽困难或流涎	智能发育落后，不能完成自己常规任务或不能日常生活自理
处理	物理治疗	指导帮助 MR 儿童适应常规任务，尽可能发挥潜能

助于确定疾病的进展性情况。头颅 MRI 检查对诊断有重要参考价值。分子遗传学技术检查可帮助明确病因，结果亦有益于遗传咨询（详见第四篇 常见遗传性疾病诊断与鉴别）。

4. 暂时性运动发育迟缓 少数婴幼儿仅因大运动发育落后就诊，体格检查常常显示头围或前囟较大，无明确脑损伤史，认知功能基本正常，神经系统检查基本正常，影像学证据仅提示外部性脑积水。即婴儿暂时性运动发育迟缓因特发性脑积水（external hydrocephalus）或良性脑积水（benign external hydrocephalus）所致。1 岁内脑积水吸收，儿童运动功能逐渐达正常儿童水平。

5. 韧带松弛症 神经系统检查肌力、肌张力及深腱反射正常，关节活动度异常增大，则支持韧带松弛症诊断，而不是脑性瘫痪。

6. 拇指内收 疾病情况状态反映上运动神经元受损的情况，又被称为"皮质拇指"（cortical thumb）。因婴儿早期因生理性肌张力较高，常表现拇指内收。为了解婴儿拇指内收与疾病诊断的关系，2000 年以色列 Hanna Khoushy 儿童中心的 Michael Jaffe 在 *PEDIATRICS* 发表一随访正常足月新生儿拇指内收至 12 月龄的前瞻性研究文章，结果显示所有婴儿至 7 月龄时拇指内收均消退，无异常神经体征、或大运动、精细运动异常，证实婴儿早期拇指内收的临床意义较少，如婴儿 7 月龄后仍存在拇指内收应除外神经功能障碍的可能。亦有学者提出婴儿早期如 Moro reflex 检查时拇指都不伸展提示拇指内收征阳性。

7. 生理性肌群发育不平衡 1 月龄末婴儿可短时间俯卧抬头，1.5~2 月龄肌肉发育较前好、更协调，扶坐时可控制头，即竖颈（vertical neck）。一般，婴儿颈后肌发育先于颈前肌，故先俯卧位抬头，后竖颈。不宜将 <3 月龄婴儿竖颈不稳诊断脑瘫。

8. 特发性足尖行走 部分正常儿童发育过程出现双侧足尖行走步态，如持续 2 年需与脑瘫、先天性挛缩跟腱或麻痹肌肉疾病如 Duchenne 型肌营养不良症等疾病鉴别。病史和体格检查排除发育障碍或其他肌病或神经疾病后诊断为特发性足尖行走。特发性足尖行走预后良好。部分正常婴儿较早（5~6 月龄）坐学步车，学走路时可出现短期足尖行走步态，除有足尖行走步态外运动发育正常。

五、处理与预后

脑性瘫痪的处理原则主要是康复（rehabilitation）训练（治疗）及并发症处理，目的是尽可能促进综合能力提高、改善生活质量，如穿衣、梳头、刷牙、喝水、进食等日常生活能力的学习。但康复强调早期诊断、早期康复、早期综合处理并发症。

综合治疗前应进行综合评定（包括运动、智力、语言和生活质量评估），然后据患儿存在障碍的情况制定个体化的综合治疗方案。有效的治疗需要相关专业团队参与，辅以社区网络的全方位支持以及家长老师的积极配合，提供必要的学习和社会活动机会，制定长期有针对性的康复治疗目标和计划。

（一）个体化的综合康复治疗

1. 改善营养 脑瘫儿童有严重喂养困难的儿童需肠内营养支持，是康复治疗的基础。

2. 物理疗法 / 功能训练 是儿童脑性瘫痪治疗的最主要方法，目的在于抑制异常反射活动和姿势，促进正常粗大运动和精细运动发育，改善和提高语言功能。目前国内外多采用 Bobath 法和引导式教育法等。同时采用作业治疗、语言治疗和感觉统合治疗等。还可配合采用水疗及生物反馈疗法等，对促进四肢肌力改善，降低肌张力，缓解剪刀步、尖足有一定作用。

3. 药物疗法 主要目的是针对痉挛性脑性瘫痪，减轻肌张力和/或姿势障碍，为物理康复提供条件。口服巴氯芬、乙哌立松等能有效缓解肢体痉挛，但可能出现流涎和镇静作用。对于锥体外系型脑性瘫痪，药物治疗可有效调节纹状体多巴胺的活性，例如苯海索、左旋多巴或甲基多巴胺等可用于肌张力不全。肉毒杆菌毒素A(Botulinum Toxin A)肌内注射法，即用肉毒杆菌毒素A注射到患儿肢体畸形的痉挛肌肉，以缓解肌肉的痉挛，改善脑性瘫痪患儿的畸形状态，为康复训练创造有利条件。

4. 外科治疗 对痉挛型脑性瘫痪的相关畸形进行外科矫治十分重要，现已从单一、序贯治疗转向同步治疗，包括对软组织和骨骼矫治，例如肌腱延长术，下肢、臀部、脊柱矫治术等，录像带步态分析可帮助用于确定手术方案和术后疗效评估，另外还可采用选择性背侧脊神经根切除术，深部脑刺激等。

5. 矫形器、支具使用 此法用特殊装置或人工方法如长短下肢矫形器、拐杖、轮椅、矫形鞋等帮助改善肢体功能或替代受损的功能。

6. 中医疗法 针灸、推拿、中药熏蒸等治疗也有一定辅助作用。

（二）并发症的治疗

并发症的处理对于改善脑性瘫痪患儿的生活质量有很重要的作用，包括髋关节发育不良、癫痫等，需要相关专科治疗。对患儿和家长的心理和精神疾患应定期提供医疗支持和咨询服务。

专家点评

● 脑性瘫痪是一组运动及姿势发育行障碍，早期容易与很多疾病混淆，粗大运动功能测试量表(GMFM)与Peabody粗大运动发育量表(PDMS2GM)可以帮助早期发现运动发育障碍，可以对此按照脑性瘫痪进行早期积极的合理的针对性的康复治疗，但是需要进一步通过随访观察、病因学诊断等除外其他疾病，推荐至少18月龄后再做脑性瘫痪的最终诊断。

● 中枢性协调障碍(central coordination disorder)不是疾病名称，更不是脑性瘫痪的早期诊断代名词。

（姜玉武）

【参考文献】

1. Bosanquet M, Copeland L, Ware R, et al. A systematic review of tests to predict cerebral palsy in young children. Dev Med Child Neurol, 2013, 55(5): 418-426.
2. Rosenbaum P, Paneth N, Leviton A, et al. A report: the definition and classification of cerebral palsy. Dev Med Child Neurol, 2006, 49: 8-14.
3. Ashwal B S, Russman P A, Blasco, et al. Practice Parameter: Diagnostic assessment of the child with cerebral palsy. Report of the Quality Standards Subcommittee of the American Academy of Neurology and the Practice Committee of the Child Neurology Society. Neurology, 2004, 62: 851-863.
4. Michael Jaffe, Yoram Tal, HuseinDabbah. Infants With a Thumb-in-Fist Posture. PEDIATRICS, 2000, 105(3): e41.
5. Babb A, Carlson WO. Idiopathic toe-walking. S D Med, 2008, 61(2): 53, 55-75.
6.《中华儿科杂志》编辑部，中华医学会儿科分会神经学组. 2004年全国小儿脑性瘫痪专题研讨会纪要. 中华儿科杂志, 2005, 43(4): 261-262.

第三节 癫痫

导读 癫痫为儿童最常见的神经系统疾病，大多数癫痫患者儿童时期起病，随着临床与脑电图诊断、病因诊断水平的不断提高，特别是随着影像学、分子遗传学技术以及抗癫痫药物的不断发展，儿童癫痫的诊断和治疗水平不断提高，也越来越强调专业化、个体化、长程综合管理，追求最大限度的达到患儿能够获得的学术发展和生活质量。

一、概述

1. 定义 癫痫(epilepsy)是一种以具有持久性的产生癫痫发作的倾向为特征的慢性脑部疾病。癫痫不是单一的疾病实体，而是一种慢性脑功能障碍性疾病，有不同病因基础、临床表现各异、反复癫痫发作为共同特征。癫痫发作(epileptic seizure)是脑神经元异常过度、同步化放电活动所致一过性临床症状和/或体征，临床表现与同步化放电神经元的放电部位、强度和扩散途径有关。癫痫发作不等同于癫痫，癫痫发作是一种症状，可见于癫痫患者，也可以见于非癫痫的急性脑功能障碍，例如病毒性脑炎、各种脑病的急性期等。

2. 流行病学 我国的患病率约为7‰，估计全球约有1050万活动性癫痫儿童及青少年。

二、临床表现

癫痫的临床表现主要是癫痫发作，但近年的研究证明癫痫不仅是临床发作，且常伴各种神经行为共患病(neurobehavioural comorbidities)，包括认知障碍、精神疾病及社会适应性行为障碍。

(一) 癫痫发作

癫痫发作的临床表现取决于同步化放电的癫痫灶神经元所在脑部位、放电强度和扩散途径。常见的癫痫发作包括：

1. 部分性发作 神经元异常过度放电起源于一侧大脑的某一区域，临床表现为：

(1) 简单部分性发作

1) 运动性发作：为一侧某一部位的抽搐，包括肢体、手、足、口角、眼睑等的抽搐。如发作时神经元异常放电沿大脑皮质运动区扩展时，临床上表现为发作先从一侧口角开始，依次发展至手、臂、肩、躯干、下肢等，称为杰克逊发作(Jacksonian seizures)；当运动发作后，抽搐部位可出现短暂性瘫痪，称为Todd麻痹(Todd palsy)。少数患者可出现旋转发作或姿势性发作。

2) 感觉性发作：主要表现躯体某一部位的发作性感觉异常。

3) 自主神经症状发作：主要表现上腹不适、呕吐、苍白、出汗、潮红、竖毛、肠鸣、尿失禁等，但必须伴随其他发作形式方考虑诊断。

4) 精神性发作：可出现精神症状，如幻觉、错觉、记忆障碍、定向力障碍、情感或语言障碍等。

(2) 复杂部分性发作：出现不同程度的意识障碍和幻觉、焦虑、恐怖等精神症状，可伴有自动症(automatism)，即重复刻板或无目的的动作，如努嘴、咀嚼、舔唇、拍手、自言自语、吞咽等。

2. 部分继发全面性发作 前两类发作均可发展成为全面性发作。

3. 全面性发作

(1) 强直-阵挛性发作：表现为突然意识丧失、口吐白沫、两眼上翻或凝视、瞳孔散大、对光反射消失以及四肢强直-阵挛，可伴大小便失禁，发作后进入昏睡，醒后可出现头痛、呕吐、疲乏、对发作无记忆。

(2) 失神发作：以短暂意识障碍为主，典型表现为突然停止正在进行的活动，两眼凝视，持续数秒钟后恢复，发作很少超过30秒。发作后可继续原来的活动，对发作不能记忆。失神发作常常没有先兆，且发作频繁，每天可达数次或数十次。

(3) 强直性发作：表现为持续而强烈的肌肉收缩强直，可表现固定姿势，如头眼偏斜、双臂外旋、角弓反张、呼吸停滞等。

(4) 阵挛性发作：表现为肢体、躯干或颜面部有节律的抽搐。

(5) 肌阵挛性发作：可表现肢体某一部位肌肉或肌群突然、快速有力地收缩，出现快速抽动。

(6) 失张力发作：由于肌张力的突然丧失而不能维持机体的正常姿势，身体沿重力作用方向下跌(或者头或双肩的下垂)。

(二) 癫痫综合征及癫痫分类

癫痫综合征(epileptic syndrome)指由一组具有相近的特定临床表现和电生理改变的癫痫(即电-临床综合征)。临床上常结合发病年龄、发作特点、病因学、伴随症状、家族史、脑电图及影像学特征等所有相关资料，综合做出某种癫痫综合征的诊断。明确癫痫综合征对于治疗选择、判断预后等方面都具有重要指导意义。

1981年国际抗癫痫联盟(ILAE)根据临床发作表现及其脑电图特点，制定了癫痫临床发作分类(表3-14-4)，在此基础上我国进行了简化和制定。1985年ILAE在临床发作分类的基础上，综

表3-14-4 癫痫发作分类(ILAE，1981)

癫痫发作分类	
1. 部分性发作(或局灶性发作)(partial，focal，localized seizures)	(1) 单纯部分性发作(simple partial seizures)：①运动性发作；②感觉性发作；③自主神经性发作；④精神症状性发作 (2) 复杂部分性发作(complex partial seizures) (3) 部分性发作继发全面性发作
2. 全面性发作(generalized seizure)	(1) 失神发作(absence seizures) (2) 肌阵挛发作(myoclonic seizures) (3) 阵挛性发作(clonic seizures) (4) 强直性发作(tonic seizures) (5) 强直-阵挛性发作(tonic-clonic seizures) (6) 失张力性发作(atonic seizure)
3. 不能分类的癫痫发作(unclassified epileptic seizure)	

合病因、起病年龄、预后及转归以及脑电图特征，将癫痫与癫痫综合征进行了分类，1989年重新修订（表3-14-5）。两种分类目前仍然广泛应用于儿科临床工作。2001年以来，ILAE不断对癫痫的分类体系进行修订，从而使得癫痫与癫痫综合征的分类得到不断更新发展，新的分类由于现在还未完全定型，所以仍介绍1981年的发作分类和1989年的综合征分类。

表3-14-5 癫痫与癫痫综合征分类（ILAE，1989）

癫痫与癫痫综合征分类	
1. 部分性癫痫有局部起源部位	（1）特发性部分性癫痫：于特殊年龄起病，分为：①儿童良性癫痫伴中央颞区棘波；②儿童癫痫伴枕部放电；③原发性阅读性癫痫 （2）症状性部分性癫痫：有脑结构及代谢改变。包括：①儿童慢性进行性持续性部分癫痫；②诱发性癫痫；③颞叶、额叶、顶叶、枕部癫痫 （3）隐源性部分性癫痫
2. 全面性癫痫两侧大脑半球同步放电，发作往往伴有意识障碍	（1）特发性：与遗传相关，起病与年龄有关。包括：①新生儿良性家族性惊厥；②良性新生儿惊厥；③良性婴儿肌阵挛癫痫；④儿童失神癫痫；⑤青少年失神癫痫；⑥青少年肌阵挛性癫痫；⑦全身强直-阵挛性癫痫 （2）隐源性或症状性：有特异或非特异性病因：①婴儿痉挛；②Lennox-Gastaut综合征；③早期肌阵挛脑病；④小婴儿癫痫性脑病伴暴发抑制；⑤症状性全身强直-阵挛性发作
3. 不能分类的癫痫	①新生儿惊厥；②婴儿严重肌阵挛癫痫；③慢波睡眠持续性棘慢波癫痫综合征；④获得性癫痫性失语
4. 特殊癫痫综合征	特殊情况下发生，如热性惊厥，中毒、药物、代谢异常

三、诊断要点

1. 癫痫诊断 确诊需据典型的发作表现结合脑电图癫痫性异常。癫痫的发作类型及综合征分类对正确治疗、合理进行抗癫痫药物以及判断预后十分重要。目前按国际抗癫痫联盟制定、新的癫痫发作分类和癫痫综合征分类判断癫痫的发作类型及综合征分类。

癫痫诊断过程应该明确5个问题：①有无癫痫；②如有癫痫，确定发作类型；③能否诊断癫痫综合征，如能诊断癫痫综合征，确定是哪种综合征；④明确病因；⑤明确可能存在的神经及社会生活功能障碍和共患病。

2. 鉴别诊断

（1）**屏气发作**：首次发作多见6月龄~1.5岁婴幼儿，多有明显诱因，且只发生在清醒期。多数表现在啼哭后哭声停止，呼吸停止在呼气相；有时呈角弓反张；严重时可以出现意识丧失，甚至真正全面性强直阵挛发作，但应是先发绀后才出现惊厥。发作间期脑电图正常，发作期可有节律性慢波。

（2）**点头痉挛**：幼儿期起病，临床上表现三联征：①眼震-低波幅快速，单眼或双眼，不对称，常为水平位；②点头-连续；③斜颈-头位不正。症状为自限性，学龄前期缓解，智力运动发育正常，脑电图正常。但需除外视神经胶质瘤、先天性眼震等其他疾病。

（3）**交叉擦腿**：神经心理、行为发育问题。

（4）**抽动障碍**：详见本篇第十三章第八节抽动障碍。

（5）**非癫痫发作性事件**：婴儿期很常见。非癫痫发作性事件（non-epileptic paroxysmal events，NEPE）是发育中的生理性现象，可能与血管迷走神经致正常的心血管过度反应有关。典型的诱发因素多为位置的突然改变。有学者报告NEPE有5类运动发作事件，即出现反复快速眨眼；反复摇头（似乎说"不"）；头部转动、手臂伸展以伸展身体或改变姿势，伴面色改变；喜欢手淫样动作；反复头屈曲。家长为婴儿运动发作事件焦虑，看神经科医生，甚至看急诊。婴儿期的NEPE表现持续几周或几月后可完全消退，无任何神经运动发育异常。虽然NEPE是婴儿发育中的正常现象，但临床儿科医生与儿童保健医生需要与癫痫发作鉴别，如观察几周或几月仍不消退，或者不典型，或者伴有其他神经系统症状，需转诊儿科神经专业医生进一步检查，包括脑电图（EEG）、神经影像学、血液分析等，以明确诊断。

四、治疗原则

癫痫的治疗原则首先应该强调以患者为中心，控制癫痫发作的同时，尽可能减少不良反应；强调治疗开始应关注患儿远期整体预后，即平衡最佳的有效性和最大的安全性。理想的目标不仅是完全控制发作，而且是使患儿达到其能够达到的最好的身心健康和智力运动发育水平。因此，癫痫临床处理中既要强调遵循治疗原则(指南),又要充分考虑个体性差异,即有原则的个体化的治疗。

1. 明确诊断 正确诊断是合理治疗的前提。因癫痫临床症状纷繁复杂,按诊断的5个问题尽可能细化、全面;治疗过程中不断修正、完善诊断,尤其是治疗效果不理想时,应重新审视初始诊断,包括癫痫诊断、发作/癫痫综合征/病因学诊断分类等,否则长期的误诊误治可增加儿童与家庭的心理与经济负担。

2. 明确治疗目标 虽然癫痫治疗主要仍以控制癫痫发作为首要目标,但癫痫治疗的最终目标不仅是控制发作,更重要的是提高儿童生活质量,保障儿童正常生长发育、降低患儿致残程度,尽可能促进其获得正常的社会生活(包括学习)。

3. 合理选择处理方案 癫痫的病因学异质性高,因此目前治疗方法多样,包括抗癫痫药物治疗、外科切除性治疗、外科姑息性治疗、生酮饮食治疗、免疫治疗等。但抗癫痫药物治疗仍然是绝大多数癫痫患者的首选治疗。选择治疗方案应充分考虑癫痫(病因、发作/综合征分类等)的特点、共患病情况以及患儿的个人、社会因素,进行有原则的个体化综合治疗。临床工作中,癫痫诊断并不是完全如教科书写的典型,癫痫治疗也并不都顺利,治疗过程中应据治疗反应不断修正初始治疗方案,或进行多种治疗手段的序贯/联合治疗。

4. 恰当的长期治疗 癫痫的抗癫痫药物治疗应坚持长期、足疗程原则。据癫痫病因、综合征类型及发作类型以及患者的实际情况选择合适的抗癫痫药疗程。

5. 保持规律健康的生活方式 与其他慢性疾病的治疗一样,癫痫患儿应保持健康、规律的生活,避免睡眠不足、暴饮暴食以及过度劳累;如有发作诱因,应尽量祛除或者避免。在条件许可的情况下,鼓励患儿参加正常的学习生活,但注意避免意外伤害发生,比如溺水、交通事故等。

专家点评

- 癫痫是最常见的、可治疗的儿童神经系统疾病,部分甚至完全治愈的疾病;
- 癫痫的临床表现复杂,病因多样,疑诊儿童应立即转诊儿科神经专科确诊与分型,制定合理治疗方案;
- 抗癫痫药仍然是首选的治疗方法,难治性癫痫需专科治疗,包括癫痫病灶切除手术、特殊饮食治疗等;
- 癫痫属慢性病,需个体化的长期综合治疗才能达到最好的预后,需要多学科密切合作,包括儿科神经专业、儿童保健专业以及发育-行为儿科专业医生。

(姜玉武)

【参考文献】

1. Marcdante KJ, Kliegman RM. Nelson Essentials of Pediatrics, 7th Edition. Philadelphia: Saunders Elsevier, 2014.
2. Piña-Garza JE. Fenichel's Clinical Pediatric Neurology: A Signs and Symptoms Approach, 7th Edition. Philadelphia: Saunders Elsevier, 2013.
3. Swaiman KF, Ashwal S, Ferriero DM, et al. Swaiman's Pediatric Neurology: Principles and Practice, 5th Edition, Philadelphia: Saunders Elsevier, 2012.
4. Shuper A, Mimouni M: Problems of differentiation between epilepsy andnon-epileptic paroxysmal events in the first yearof life. Archives of Disease in Childhood, 1995, 73: 342-344.

4

第四篇

常见遗传性疾病诊断与鉴别

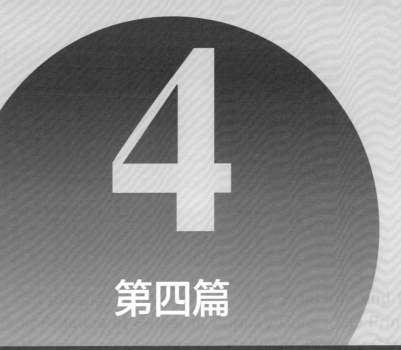

15 第十五章 遗传病概述

第一节 基本概念

导读 遗传病具有先天性、终身性和家族性的特征，种类繁多，涉及全身各个系统，与临床各专业有关，临床表现多样。了解遗传病分类、遗传方式、遗传病的临床表现和主要的辅助检查是遗传病的基础。

遗传学是生物学的一个分支，其中医学遗传学（medical genetics）是专门研究、诊断治疗由遗传因素导致的疾病的学科（单基因遗传病、多基因遗传病以及基因相关性遗传病）。医学遗传学与人类遗传学（human genetics）研究领域不同，医学遗传学的研究对象是遗传病病因、病理性状的遗传规律及遗传物质基础。人类遗传学则探讨人类正常性状与病理特征的遗传现象及物质基础。医学遗传学包括临床工作（诊断、处理）、遗传咨询、营养、临床诊断实验，研究出生缺陷与畸形（致畸因素）、智力低下、孤独症谱系障碍、线粒体疾病（mitochondrial disorders）、骨骼发育不良、结缔组织疾病、肿瘤遗传、产前诊断等。

遗传病（genetic disease，inherited disease）是指由遗传物质发生改变或由致病基因所控制的疾病，具有先天性、终身性和家族性的特征。遗传性疾病是因一种或多种基因异常所致遗传异常，但遗传病不都是遗传的，如出生缺陷可是生殖细胞的基因突变致DNA改变，癌症可因环境因素影响基因突变而改变。

遗传病种类繁多，涉及全身各个系统，几乎涉及临床所有专业，如神经、内分泌、心血管、呼吸、肾脏、眼、耳、精神心理、皮肤等。临床表现及诊断有特殊性，临床症状可呈缓慢进展，亦有急性发作和危象表现。同一疾病可有婴儿型、儿童型、成人型等不同表现，不同疾病可有不同表现，又可表现出相同或者相似的临床表现，例如，不同类型的糖原累积症、黏多糖贮积病有相似的临床表现，目前认识到有十余种亚型，由不同致病基因控制，诊断和鉴别诊断依赖实验室的酶学和基因诊断，临床诊断和鉴别诊断有难度。

有关统计报道遗传病的种类多达2万余种，其中明确临床表型和致病基因的单基因遗传病达4171种（表4-15-1）。单一病种的遗传病发病率很低，但儿科疾病中遗传病所占的比例较高。

目前多数遗传病尚缺乏有效治疗方法，存活患儿常伴有智力低下和体格残疾，因此疾病的预防就更为重要。新生儿疾病筛查、产前筛查和产前诊断的进步，推动了遗传病的早期诊断和预防。随着感染性疾病和营养不良性疾病得到较有效的控制，以及遗传病检测技术、治疗和预防的进步，遗传病在疾病谱中的地位越显重要。饮食治疗和

表 4-15-1 临床表型和致病基因都明确的人类孟德尔遗传病 *

人类孟德尔遗传病	疾病数
常染色体疾病	3852 种
X 伴性连锁疾病	287 种
Y 连锁疾病	4 种
线粒体基因病	28 种

* 引自 OMIM 网站，至 2014 年 7 月

药物治疗的发展，显著改善了部分患者的预后。儿科和妇产科的遗传咨询和产前诊断显著降低出生缺陷和严重遗传病的发生率。

专家点评 基层儿科医生、儿童保健机构医生（primary care pediatricians，PCP）在早期识别遗传性疾病中起重要作用。由于家长不清楚怎么就诊，直接看基层儿科医生、儿童保健医生，要求“全面检查”。因此，基层儿科医生、儿童保健医生最早接触家长与儿童。为减少误诊、漏诊儿童遗传病，PCP 应学习遗传病的基本知识、常见的临床表现、检查方法、遗传咨询及预防方法，了解基因组医学的进展，尽可能及时转诊遗传专科诊治。

（顾学范）

【参考文献】

1. 顾学范 . 临床遗传代谢病 . 北京：人民卫生出版社，2015.
2. Behrman，kliegman，Jenson. Nelson Textbook of Pediatric.17th edition. Philadelphia：Elsevier Saunders，2004.
3. Willis AS，van den Veyver I，Eng CM. Multiplex ligation-dependent probe amplification（MLPA）and prenatal diagnosis. Prenat Diagn，2012，32：315-320.
4. Kenneth Lyons Jones. Smith's Recognizable Patterns of Human Malformation.6th edition. Philadelphia：Elsevier Saunders，2005.）.
5. William L Nyhan，Bruce A Barshop，Aida I Al-Aqeel. Atlas of inherited metabolic diseases. 3rd edition. UK，Hodder Arnold，2012.

第二节 遗传病分类

导读 据遗传物质的结构和功能改变的不同将遗传病分为五大类。

一、染色体病

由各类染色体异常导致的疾病，目前已明确的染色体畸变综合征有数百种。根据染色体异常的性质，可分为染色体数目异常和染色体结构异常。染色体数目异常是指整条染色体的丢失或者增加，比如 21- 三体综合征；染色体结构异常包括缺失（loss）、易位（translocation）、倒位（inversion）、环形染色体（circular chromosome）和等臂染色体（isochromosome）等大片段结构改变。染色体病（chromosome disease）又分为常染色体异常和性染色体异常两大类。性染色体数目异常，主要有 XO，XXY，XYY，XXX 这四种类型。

随着细胞基因组芯片分析（cytogenomic microarray analysis，CMA）技术发展，使得染色体核型分析不能发现的许多微缺失以及拷贝数变异能得以发现。研究发现细胞基因组芯片能检测出的微缺失以及病理性拷贝数变异发生率远高于常规染色体核型分析，对多发畸形、不明原因智力落后 / 发育迟缓等疾病有较高的诊断价值，临床上推广细胞基因组芯片分析技术后将替代多数染色体核型分析。

二、单基因遗传病

由单个基因突变所致的遗传病，每种单基因病均源自相关基因的突变，目前报道的单基因遗传病（monogenic diseases）已达数千余种，但每种疾病的发病率非常低。一对基因中只要有 1 个致病基因存在就可表现出性状称为显性基因（dominant gene），一对基因需 2 个基因同时存在病变时才出现表现性状称隐性基因（recessive gene）。单基因遗传病按不同遗传模式分为以下 5 类遗传方式：

1. 常染色体显性遗传 致病基因在常染色体上，亲代只要有 1 个显性致病基因传递给子代，子代就会表现性状。如软骨发育不全、成骨不全。常染色体显性遗传（autosomal dominant inheritance，AD）家系特点是患者为杂合子型，亲代中有 1 人患病；父母一方有病，子女有 50% 患病风险率（图 4-15-1）；父母双方有病，子女有 75% 患病风险率；男女发病机会均等；父母的同胞或上代有病，父母无病，子女一般无病。因疾病外显率不同，可表现为完全显性、不完全显性、延迟显性（杂合子 Aa 在生命早期显性基因并不表达，待一定年龄

后才表达，如遗传性舞蹈病等）等。此外，常染色体显性遗传病中新生基因突变（自发性突变）的发生频率较高，许多常染色体显性遗传病患者并无可追溯的家族史。

2. 常染色体隐性遗传 致病基因在常染色体上，为一对隐性基因。只携带1个致病突变基因的个体不发病，为致病基因携带者，只有携带2个相同致病基因（纯合子）才致病。多数遗传代谢病为常染色体隐性遗传（autosomal recessive inheritance，AR），如苯丙酮尿症、白化病等。常染色体隐性遗传家系特点为父母均为健康者（携带者），患者为纯合子，同胞中25%发病，25%正常，50%为携带者（图4-15-2）。家族有常染色体隐性遗传病者，父母近亲婚配，子女患遗传病的风险率明显增高。

3. X连锁显性遗传 致病基因在X染色体上。X连锁显性遗传（X-linked dominant inheritance）家系特点是患者双亲之一是患者，男性患者后代中女儿100%是患者，儿子100%都正常；女性患者后代中，50%的子女为患者。女性患者病情较轻，如抗维生素D性佝偻病（图4-15-3）。典型的X染色体连锁显性遗传家系经常表现为只有父亲、舅舅与外甥同患疾病的情况。

4. X连锁隐性遗传 定位于X染色体上的致病基因随X染色体而传递疾病。女性带有1个隐性致病基因，多为表型正常的致病基因携带

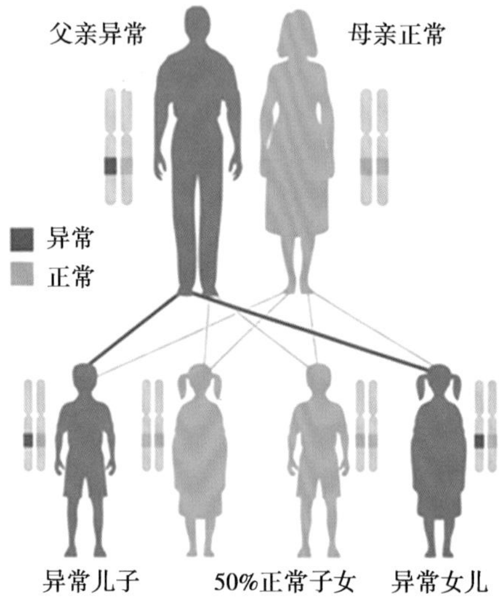

图 4-15-1 常染色体显性遗传规律

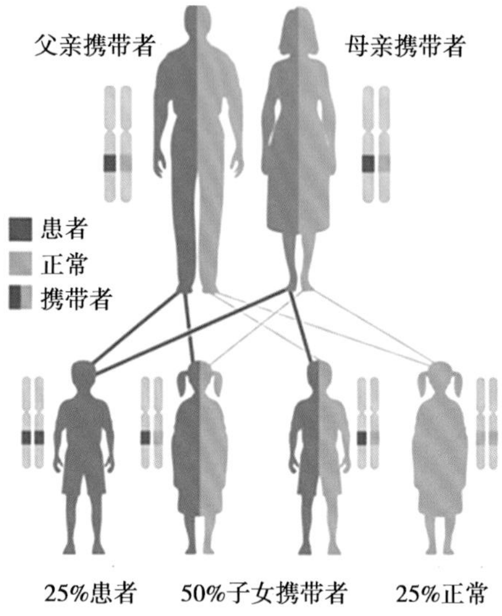

图 4-15-2 常染色体隐性遗传规律

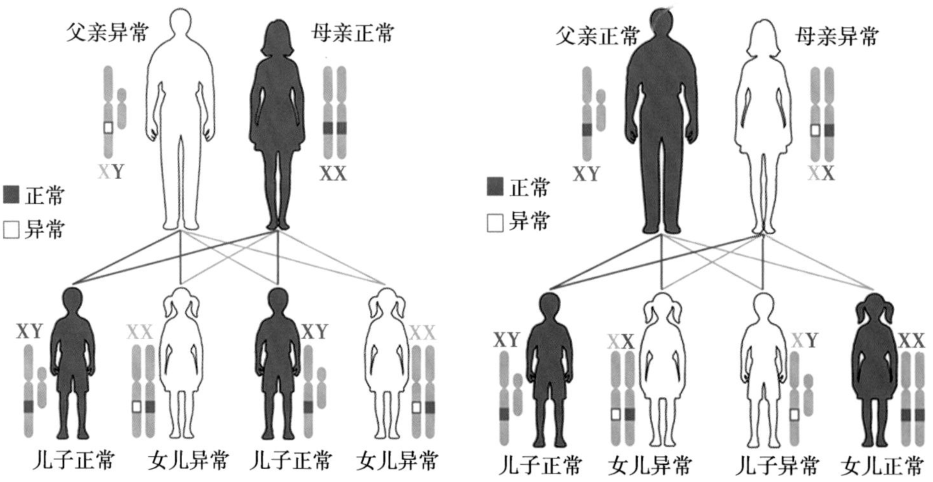

图 4-15-3 X连锁显性遗传规律

者，极少可因 X 染色体随机失活而发病。男性只有一条 X 染色体，即使是隐性基因，也会发病，如血友病、进行性肌营养不良等。X 连锁隐性遗传(X-linked recessive inheritance)家系特点是男性患者与正常女性婚配，儿子均正常，女儿均是携带者。若女性携带者与正常男性婚配，儿子 50% 是患者，50% 正常；女儿 50% 为携带者，50% 正常(图 4-15-4)。

5. Y 连锁遗传 致病基因位于 Y 染色体上。Y 连锁遗传(Y-linked inheritance)只有男性出现症状，父传子。如性别决定基因(*SRY* 基因)突变所致的性反转等(图 4-15-5)。

三、多基因遗传病

由多对异常基因及环境因素共同作用致病。每对基因作用微小，但有积累效应，致使超出阈值而发病。这些微效基因的总和加上环境因素的影响，就决定了个体的疾病性状。如 2 型糖尿病、高血压、神经管缺陷、兔唇等都属多基因遗传病(polygenic diseases)。

四、线粒体病

人类细胞中有一部分 DNA 存在于细胞质的线粒体内，称为线粒体 DNA，按母系遗传。线粒体病(mitochondrial diseases)是由于基因突变而产生的一组较为独特的遗传病，主要引起线粒体酶代谢缺陷，致使 ATP 合成障碍、能量来源不足而导致的一组异质性病变。目前已发现 60 余种疾病与线粒体基因突变有关，根据线粒体病的不同临床表现，可分为：①线粒体肌病：线粒体病变以肌无力为主；②线粒体脑肌病：病变同时侵犯骨骼肌和中枢神经系统；③线粒体脑病：病变侵犯中枢神经系统为主。此外还有线粒体病引起的耳聋、糖尿病等。

五、基因组印记

又称遗传印记(genetic imprinting)。20 世纪 90 年代科学家们开始发现一些不符合孟德尔遗传定

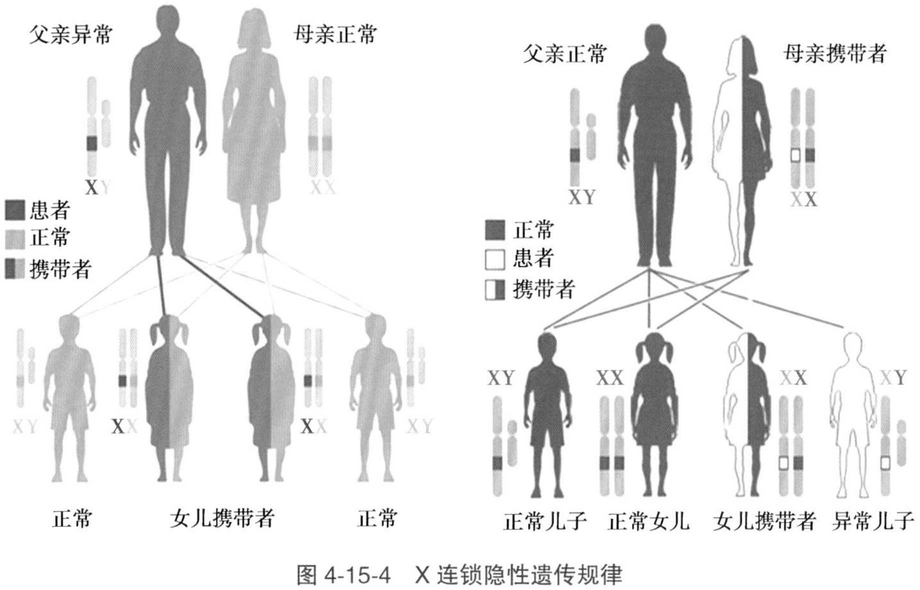

图 4-15-4 X 连锁隐性遗传规律

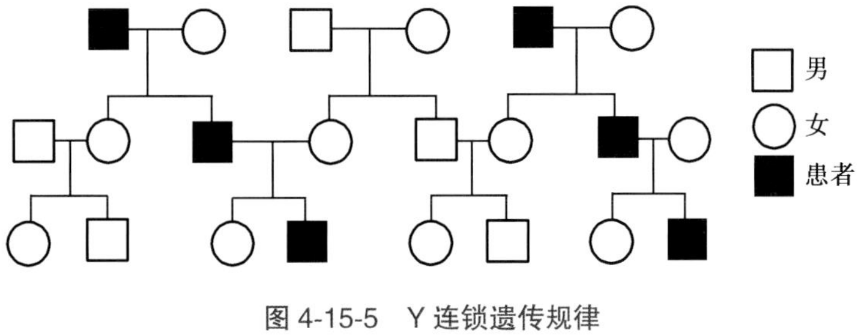

图 4-15-5 Y 连锁遗传规律

律的遗传现象，如基因组印记(genomic imprinting)。基因根据亲代的不同而有不同的表达，某些基因呈单等位基因表达，即父源与母源的基因拷贝不能同时表达；或者是父源或母源等位基因通过某种特异的基因修饰机制，特异性地抑制另一母源或父源染色体等位基因表达；也可能是在父母受精卵形成过程中，特异性地对源自父亲或源自母亲的等位基因做一印记使其只表达父源或母源等位基因。如 Prader-Willi 综合征和 Angelman 综合征都是 15q11-13 缺失，Prader-Willi 综合征(PWS)是父源性 15q11-13 缺失(母源单亲二体)，Angelman 综合征(AS)为母源性 15q11-13 缺失(父源单亲二体)(图 4-15-6)。基因组印记还会影响某些遗传病的表现度、外显率等。

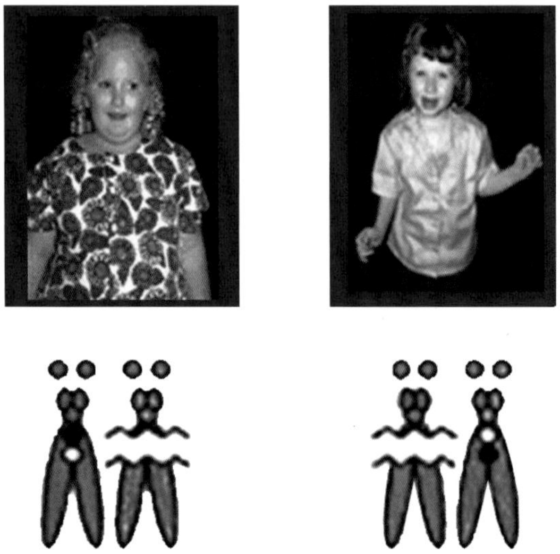

父源性 15q11-13 缺失(母源单亲二体)Prader-Willi 综合征　　母源性 15q11-13 缺失(父源单亲二体)Angelman 综合征

图 4-15-6　Prader-Willi 综合征和 Angelman 综合征的 15q11-13 缺失情况

专家点评　遗传病由遗传物质发生改变而引起的疾病，涉及胎儿、儿童和成人，临床表现多样。遗传病有不同的疾病分类，遗传方式有隐性、显性、伴性等多种方式。

(顾学范)

【参考文献】

1. William L Nyhan, Bruce A Barshop, Aida I Al-Aqeel. Atlas of inherited metabolic diseases. 3rd edition. UK, Hodder Arnold, 2012.
2. 陆国辉，徐湘民．临床遗传咨询．北京：北京大学医学出版社，2007.
3. Behrman, kliegman, Jenson. Nelson Textbook of Pediatric. 17th edition. Philadelphia: Elsevier Saunders, 2004.
4. Scriver C R, Beaudet AL, Sly WS, Valle D. The Metabolic & molecular Bases of Inherited Disease. 8 edition. New York: McGraw-Hill Medical Publishing Division, 2001.
5. Willis AS, van den Veyver I, Eng CM. Multiplex ligation-dependent probe amplification (MLPA) and prenatal diagnosis. Prenat Diagn, 2012, 32: 315-320.
6. Kenneth Lyons Jones. Smith's Recognizable Patterns of Human Malformation. 6th edition. Philadelphia: Elsevier Saunders, 2005.).
7. 顾学范．临床遗传代谢病．北京：人民卫生出版社，2015.

第三节　遗传病诊断思路

导读　遗传病的诊断是开展遗传咨询和防治的基础，但遗传性疾病早期表现缺乏特异性，诊断与鉴别诊断依赖儿科医生、儿童保健医生的识别能力，包括基础医学知识和临床经验。**遗传病的诊断需收集详细的临床资料、提出初步诊断、选择相应实验室检查技术。**临床资料可提供诊断特殊的临床综合征和(或)疾病的重要线索 - 特有症状与体征，但需医生仔细寻找或捕捉；实验室方法包括细胞核型分析、基因分析、蛋白或酶活性、异常代谢物的测定等，结果是疾病诊断的证据，当结果与最初的诊断不符时需修正。

一、疑诊或早期识别

PCP，特别是一、二级儿童保健机构的 PCP 应有识别遗传病儿童的警觉性，发现异常及时转诊。

1. 染色体疾病　儿童有先天畸形、特殊面容、体格生长障碍、智力发育落后、性发育异常或有遗传病家族史。

2. 遗传代谢性疾病　与儿童就诊年龄、急性或慢性发病、反复发作、发作诱因、家族史等有关。

(1) 新生儿期：急性代谢紊乱表现，如喂养困难、黄疸持续不退、腹泻、持续呕吐、肝大、惊厥、尿中有持续臭味，实验室检查示低血糖、酸中毒、高氨血症、电解质异常。

(2) 儿童期：症状反复发作、体征进行性加重，如反复呕吐、进行性嗜睡或昏迷、进行性肝大、进行性肌病表现、进行性发育落后或倒退等。发作多有诱因，如应激状态（感染、发热、接种疫苗、手术、创伤、脱水）、特殊食物摄入（高蛋白食物、水果、蔗糖、奶制品、乳糖）等。

二、病史

重点是胎儿宫内发育与家族史。

1. 母亲妊娠史 与胎儿发育情况密切相关，如母亲糖尿病史，因糖尿病母亲婴儿畸形发生率高；羊水量，因羊水过多时胎儿常伴有畸形。

2. 母亲孕期病史及用药史 胎儿器官畸形可与宫内感染有关，如弓形虫、风疹及巨细胞病毒感染，但孕期感染病史、药物与胎儿畸形因果关系尚不确定。虽然回顾性流行病学调查结果显示某些药物与胎儿畸形有关，但缺乏药物致畸证据；推测母亲孕期服药可能仍与疾病有关。

3. 家系调查和家谱分析 详细了解其他成员健康状况。

三、体格检查与临床表现

基层儿科医生和一、二级儿童保健医生临床高度疑诊儿童患遗传性疾病时，应及时转诊。

1. 染色体病 临床主要特征为多发畸形与程度不同的智能落后。多发畸形包括特殊面容（详见第二篇第五、六章）、先天性心脏病、消化道畸形、外生殖器畸形、泌尿系统畸形、肢体畸形、皮肤和毛发色素异常、体格生长迟缓等（表 4-15-2）。表情幼稚、智能落后、哭声小似猫叫、尿味异常等为常见症状。

2. 遗传代谢性疾病 遗传代谢病为有生化代谢异常的遗传病。因机体代谢的某种酶、载体蛋白、膜或受体等编码基因突变，编码产物功能改变，致生化代谢紊乱，使代谢产物蓄积，或终末代谢产物缺乏从而产生病变。多数遗传代谢病（inherited metabolic diseases）属于常染色体隐性遗传，少数为常染色体显性遗传、X 连锁伴性遗传，或者线粒体遗传。遗传代谢病病种繁多，常见有 500~600 种。虽然单一病种的患病率较低，属于罕见病，发病率在几万分之一至几千万分之一，但如将所有遗传代谢病的种类相加，其总体发病率则较高。有报道新生儿的遗传代谢病发病率 >0.5%。因不同遗传代谢病的代谢物质、代谢途径不同，体内任何器官和系统均可受累，临床表现复杂多样，缺乏特异性，较染色体病更难识别，为临床疑难杂症。临床主要特征与儿童就诊年龄、发病情况有关（表 4-15-3）。

表 4-15-2 常见体征 - 多发畸形

部位	
特殊面容	
眼	眼裂小，眼距宽，外眦上斜，有内眦赘皮、虹膜异常、斜视、蓝巩膜
鼻	鼻梁低平、鼻尖平或圆
耳	外耳小，耳位低、耳廓异常
颌	小下颌
口腔	人中长、上唇长 / 短、硬腭窄小、伸舌、舌大、唇裂、腭裂
头部	小头、巨头、头型异常、前额低平
毛发	发际低、色素浅、易断裂
皮肤	色素异常、手指 / 掌纹异常、手掌三叉点（atd 角 >45°）
颈部	颈短而宽、颈蹼
胸部	漏斗胸、乳距开
心脏	先天性心脏病
四肢	指距 > 身高、手指细长或短、多指（趾）、并指（趾）、缺指（趾）、手指屈曲挛缩、指（趾）蹼、草履足、小指短 / 弯、足趾异常、肘外翻、四肢短小
脊柱	侧弯、后突、前突畸形
外生殖器	隐睾、尿道下裂
身材	矮小、过高

表 4-15-3 新生儿、婴幼儿遗传代谢病的常见临床表现

受累器官、系统	新生儿	婴幼儿
发病情况	急性代谢紊乱	有或者无诱因的急性代谢紊乱、反复发作、进行性加重
神经系统	代谢性脑病、昏迷、惊厥	嗜睡、昏迷、肝大、黄疸；共济失调、智力低下、语言、运动发育迟缓、发育倒退等
消化系统	喂养困难、呕吐、重度黄疸、肝脾大	食欲缺乏、恶心、腹胀、腹泻、肝功异常等
肌肉系统	肌力、肌张力低下	进行性肌病
骨骼		脊柱、四肢的骨骼畸形
特殊面容		特殊面容，如黏多糖贮积症
眼睛、皮肤、毛发		白内障、晶体脱位、角膜K-F环、白化病的巩膜和皮肤，苯丙酮尿症毛发色浅，毛发弯曲、易脆（Menkes病）等
尿特殊气味	鼠尿味（苯丙酮尿症）、枫糖浆味（枫糖尿症）、汗脚味（戊二酸尿症Ⅱ型、异戊酸尿症）等	表现同新生儿
代谢紊乱	电解质和水盐代谢紊乱、低血糖、低血磷、高血氨、高乳酸等	表现同新生儿

专家点评 遗传代谢病的代谢物质、代谢途径不同，体内任何器官和系统均可受累，临床表现复杂多样，缺乏特异性，较染色体病更难识别，为临床疑难杂症。**临床主要特征与儿童就诊年龄、发病情况有关基层儿科医生和Ⅰ、Ⅱ级儿童保健医生临床高度疑诊儿童患遗传性疾病时，应及时转诊。**

（顾学范）

【参考文献】

1. William L Nyhan, Bruce A Barshop, Aida I Al-Aqeel. Atlas of inherited metabolic diseases. 3rd edition. UK, Hodder Arnold, 2012.
2. 陆国辉，徐湘民．临床遗传咨询．北京：北京大学医学出版社，2007.
3. Behrman, kliegman, Jenson. Nelson Textbook of Pediatric. 17th edition. Philadelphia: Elsevier Saunders, 2004.
4. Scriver C R, Beaudet AL, Sly WS, Valle D. The Metabolic & molecular Bases of Inherited Disease. 8 edition. New York: McGraw-Hill Medical Publishing Division, 2001.
5. Willis AS, van den Veyver I, Eng CM. Multiplex ligation-dependent probe amplification (MLPA) and prenatal diagnosis. Prenat Diagn, 2012, 32: 315-320.
6. Kenneth Lyons Jones. Smith's Recognizable Patterns of Human Malformation.6th edition. Philadelphia: Elsevier Saunders, 2005.).
7. 顾学范．临床遗传代谢病．北京：人民卫生出版社，2015.

第四节 实验室方法选择

导读 三级儿童保健机构，或部分有条件的二级儿童保健机构医生应据临床表现选择实验室检查方法，诊断不明确者宜及时转遗传代谢专科诊治。

一、染色体病

根据临床情况与实验室条件选择常规方法与新技术（表 4-15-4）。

二、遗传代谢性疾病

1. 基本筛查 儿童出现急性代谢性紊乱的临床表现时，体内已发生改变，如血生化、电解质等。基本筛查方法可在基层医院进行，如血气分析（包括乳酸分析），血氨、血电解质检查，血糖，肝肾功能，肝酶，心肌酶谱，血脂等。早期的生化异常可帮助基层医生、儿童保健医生发现诊断线索（特别是低血糖、高氨血症、高乳酸血症），及时转诊，为诊断和治疗赢得机会。

2. 诊断性检测 遗传代谢性疾病的诊断性检测有代谢物分析、酶学分析（蛋白质功能）和基因分析三种检测方法。

(1) 代谢物分析：是最早应用于检测遗传代谢

性疾病的方法，包括测定血、尿等体液中的生化代谢物质，如血糖、血氨、电解质、酮体、乳酸/丙酮酸、尿酸、铜蓝蛋白、17-羟孕酮等。近年开展的遗传代谢病串联质谱检测技术(MS/MS)、气相色谱质谱技术(GC/MS)已逐步成为遗传代谢病的常规检测工具(表4-15-5、表4-15-6)。串联质谱技术采用干血滤纸片的微量血一次进行30多种氨基酸、有机酸、脂肪酸代谢性疾病检测。

表4-15-4 染色体疾病实验室方法

实验室方法		适应范围	优、缺点
1. 染色体核型分析(karyotype analysis)	常规、经典的细胞遗传检测技术	染色体数目异常和大片段结构异常	缺点：分辨率较低(>10Mb)($1M=1\times10^6$)，染色体微缺失、微重复(拷贝数变异)与各类基因突变均无法检出
2. 细胞基因组芯片技术	目前临床首选遗传学检测新技术，可一次对某样本整个基因组进行检查	①染色体拷贝数变异疾病：染色体异常、染色体微缺失和微重复综合征 ②复杂疾病及多基因遗传病：单核苷酸多态性分析	优点：①高通量：一张芯片可检测所有基因组的基因拷贝数变异(CNVs) ②高分辨率：(<100Kb)($1M=1\times10^3$)，甚至可检测1Kb的拷贝数变异，SNP芯片可检测单个核苷酸改变

表4-15-5 干血滤纸片串联质谱技术可检测的部分遗传代谢病

遗传代谢性疾病种类	可检测疾病
氨基酸代谢病	高苯丙氨酸血症(苯丙酮尿症和四氢生物蝶呤缺乏症)、枫糖尿病、氨甲酰磷酸合成酶缺乏症、鸟氨酸氨甲酰转移酶缺乏症、瓜氨酸血症、精氨琥珀酸尿症、精氨酸血症、高鸟氨酸血症、同型半胱氨酸血症、高甲硫氨酸血症、酪氨酸血症、非酮性高甘氨酸血症等
有机酸血症	甲基丙二酸血症、丙酸血症、异戊酸血症、戊二酸血症Ⅰ型、3-甲基巴豆酰辅酶A羧化酶缺乏症、生物素酶缺乏症、全羧化酶合成酶缺乏症、β-酮硫解酶缺乏症、丙二酸血症、2-甲基丁酰辅酶A脱氢酶缺乏症等
脂肪酸氧化障碍疾病	原发性肉碱摄取障碍、肉碱棕榈油酰转移酶缺乏症Ⅰ型、肉碱棕榈油酰转移酶缺乏症Ⅱ型、短链酰基辅酶A脱氢酶缺乏症、中链酰基辅酶A脱氢酶缺乏症、极长链酰基辅酶A脱氢酶缺乏症、多种酰基辅酶A脱氢酶缺乏症、2,4-二烯酰辅酶A脱氢酶缺乏症等

表4-15-6 尿液气相色谱/质谱检测技术可检测的部分疾病及异常代谢

疾病或代谢异常	疾病或代谢异常
苯丙酮尿症	3-羟基-二羧酸尿症
甲基丙二酸尿症	甘油酸尿症
丙酸尿症	2-酮己二酸尿症
β-酮硫解酶缺乏症	尿黑酸尿症
异戊酸尿症	鸟氨酸氨甲酰转移酶缺乏症
3-甲基巴豆酰辅酶A羧化酶缺乏症	枫糖尿病
多种辅酶A羧化酶缺乏症	酪氨酸血症-Ⅰ型
3-羟基-3-甲基戊二酸尿症	海绵状脑白质变性(卡纳万病)
3-甲基戊烯二酸尿症	脑-肝-肾综合征
戊二酸血症Ⅰ型	乳酸尿症
戊二酸血症Ⅱ型	乳清酸尿症
3-羟-异丁酸尿症	酮症
5-羟脯氨酸尿症	二羧酸尿症
2-羟基戊二酸尿症	草酸尿症
4-羟-丁酸尿症	尿嘧啶尿
甲羟戊酸尿症	丙戊酸代谢物

(2) **酶学检查**：测定基因表达后翻译合成的酶蛋白活性，进行遗传代谢病的确诊。酶活性检测标本包括患者的血清、红细胞、白细胞、皮肤成纤维细胞、肝脏组织等，采用微量的荧光底物或者人工合成的底物，用荧光分光光度计或普通分光光度计进行检测。临床上常用的有20多种溶酶体病的酶学检测，例如戈谢病、脑白质营养不良、黏多糖贮积病等。酶学检查也是某些疾病分型的重要依据，如黏多糖贮积病。

(3) **基因诊断**：是疾病特异性分子诊断方法，在DNA水平上对受检者的某一特定致病基因进行分析和检测。从白细胞或其他组织，包括羊水细胞和绒毛膜绒毛细胞（产前诊断）、口腔黏膜细胞（咽拭子）和成纤维细胞（皮肤活检获取）获得足够的DNA。采用DNA扩增技术，如聚合酶链反应（PCR），扩增后进行DNA直接测序分析。基因诊断（genetic diagnosis）在临床诊断和产前诊断中有重要地位，能在基因水平诊断遗传病，也可发现携带者，为遗传咨询提供精确信息。

第一代Sanger测序技术用于临床致病基因明确的单基因遗传病。新一代测序技术（next generation sequencing technology，NGS）可在一次实验中检测全部的基因组，快速完成一个人的全基因组测序，揭示个体全部的DNA序列，显示个体DNA序列多态性、缺失、重复和点突变，是对传统测序技术的一次革命性的改变，其高通量、高灵敏度和低运行成本优势突出，具有广阔的临床应用前景。NGS包括全基因组测序，全外显子测序（whole exome sequencing），或者对一组临床表现相同而致病基因不同、或一组特定疾病基因的靶向外显子测序（panel sequencing，target sequencing），是一种有效、相对低价的测序策略，广泛应用于单基因遗传病的分子诊断研究。

专家点评

- 遗传病是由遗传物质发生改变而引起的疾病，涉及胎儿、儿童和成人，临床表现多样。遗传病有不同的疾病分类，遗传方式有隐性、显性、伴性等多种方式，诊断需要有细胞、生化、酶学、分子等实验室检测依据。
- 据临床特征可查阅SMITH人类先天性畸形图谱（Smith Recognizable Patterns of Human Malformation）或网站 www.orphan.net 帮助基层医生、儿童保健医生认识遗传性疾病。

（顾学范）

【参考文献】

1. William L Nyhan, Bruce A Barshop, Aida I Al-Aqeel. Atlas of inherited metabolic diseases. 3rd edition. UK, Hodder Arnold, 2012.
2. 陆国辉，徐湘民. 临床遗传咨询. 北京：北京大学医学出版社，2007.
3. Behrman, kliegman, Jenson. Nelson Textbook of Pediatric. 17th edition. Philadelphia: Elsevier Saunders, 2004.
4. Scriver C R, Beaudet AL, Sly WS, Valle D. The Metabolic & molecular Bases of Inherited Disease. 8 edition. New York: McGraw-Hill Medical Publishing Division, 2001.
5. Willis AS, van den Veyver I, Eng CM. Multiplex ligation-dependent probe amplification (MLPA) and prenatal diagnosis. Prenat Diagn, 2012, 32: 315-320.
6. Kenneth Lyons Jones. Smith's Recognizable Patterns of Human Malformation. 6th edition. Philadelphia: Elsevier Saunders, 2005.).
7. 顾学范. 临床遗传代谢病. 北京：人民卫生出版社，2015.

第十六章 16

常见儿科遗传代谢性疾病

第一节 21-三体综合征

导读 21-三体综合征是最常见的导致儿童智力低下的儿科染色体疾病。21-三体综合征可引起多系统损害，但不是每例患儿都具有所有的缺陷，即表型变化很大。

一、研究状况与发展史

（一）发展史

21-三体综合征（Trisomy 21）又称为唐氏综合征（Down syndrome，DS）。曾称"先天愚型"，因不符合伦理，已被废弃。1838年法国精神病学家让-艾蒂安·埃斯基罗尔（Jean-étienne Dominique Esquirol）、1844年法国医生爱德华·吉列尔莫（Édouard Séguin）曾描述相关症状。直到1866年英国医生John Langdon Down详细描述有关症状后命名为Down syndrome。1959年法国的研究者证实Down syndrome是因有一额外的21号染色体，使染色体呈三倍体改变导致的疾病，即有47条染色体。约88%的DS为生殖细胞减数分裂期母亲的染色体不分离，8%为父亲的染色体不分离，2%~3%为嵌合体。DS临床特点为100%智能障碍（平均IQ为40~70）、生长迟缓、特殊面容、多种先天畸形、免疫系统功能异常。

（二）研究状况

1. 病理生理 有2个关于DS发病的基因作用机制学说，即发育不稳定（developmental instability）和染色体失衡与基因剂量效应（gene-dosage effect）。按基因剂量效应学说，21号染色体的基因在细胞、组织过度表达，从而导致异常的表型。多余的21q22.3近端部分复制导致典型的临床表现（表4-16-1），为：

- 智能低下；
- 特殊面容；
- 手的异常；
- 先天性心脏病。

细胞学和分子学分析显示21q22.1~q22.3为DS典型症状关键区域（Down syndrome critical region，*DSCR*）。*DSCR*含有许多酶的编码，如过氧化物歧化酶1（SOD1）、胱硫醚-β-合成酶（CBS）、甘氨酰胺核糖核苷酸合成酶-氨基咪唑核糖核苷酸合成酶-甘氨酰胺甲酰基转移酶（GARS-AIRS-GART）。*DSCR*含有与先天性心脏病有关的基因，在脑和心脏高度表达的一个新的基因*DSCR1*，是DS的候选基因，与智能低下和心脏畸形有关。

DS儿童的骨骼肌肉异常表现是身高发育较落后；可有寰枕和寰枢椎活动过度、颈椎畸形，致寰枢椎和颈椎不稳，可发生软弱，甚至瘫痪。约5%的DS儿童有消化道畸形，包括十二指肠闭

表 4-16-1 DS 的各系统异常表现

症状与体征	%
智力损害	99
身材矮小	90
脐疝	90
颈部皮下脂肪肥厚	80
肌张力低	80
高腭弓	76
扁平头	75
韧带松弛	75
甲状腺疾病	4~18
听力问题	75
鼻梁塌	68
第 1、2 足趾分开(草鞋足)	68
寰枢椎不稳	1~2
孤独症	1
巨结肠症	<1
牙异常	60
眼裂外斜	60
短手掌	60
颈短	60
睡眠呼吸暂停症状	50~75
第 5 指弯曲	57
虹膜布鲁什菲尔德斑	56
通贯掌	53
伸舌	47
先天性心脏病	40~50
视觉问题	60
隐睾	20
消化道闭锁	12
惊厥	1~13
消化道闭锁	12

锁、巨结肠和脂泻病。多数 DS 儿童伴有耳鼻喉畸形、听力受损、反复耳感染。研究显示儿童耳聋患病率为 2.5%，DS 儿童和青少年耳聋患病率达 45%~90%，并随着年龄增加耳聋患病率升高。约 60% 的 DS 儿童伴眼发育畸形。DS 异常的生理功能包括甲状腺代谢和肠道吸收不足；DS 有肥胖的倾向；反复感染可能与免疫反应受损有关；自身免疫性疾病发病率增加，如少见的桥本氏甲状腺炎。DS 儿童易发生白血病，特别是一过性骨髓增生性疾病和急性巨核细胞白血病。几乎所有的伴有白血病的 DS 儿童均是由于造血转录因子基因 *GATA1* 的突变引起。因此，有白血病的 DS 儿童至少是 3 种疾病混合状态，即 21- 三体、*GATA1* 基因突变和第三个未定义的基因改变。

2. 脑损害 2015 年美国学者 Romano 用神经影像学证实 DS 患者的大脑皮质随年龄增长变薄。

研究显示 DS 患者可较早发生阿尔茨海默病（Alzheimer disease，AD）或阿尔茨海默型痴呆病。原因尚不清楚，可能与额外的 21 染色体有关，因额外的 21 染色体可致 β 淀粉样肽产生增加。虽然多数 DS 脑的改变伴有 AD，但 AD 并不存在 DS 的智力低下。AD 患者脑中 β 淀粉样肽（amyloid beta）增加、堆积致脑神经元减少，但脑神经元减少的确切机制不清楚。尸解研究资料显示几乎所有的 DS 40 岁时脑的斑块和神经元纤维缠结明显增加，类似于 AD 脑的特征性异常蛋白沉积，但并不都发展为 AD。目前的研究关注部分 DS 发展为 AD、而 AD 不会发展为 DS 症状的原因。

二、流行病学

1. 发病率 DS 是最常见的儿科染色体疾病。据报道每年约有 1/1000 的 DS 婴儿出生。不同国家地区 DS 的发病率不尽相同。我国活产婴儿中 21- 三体综合征的发生率约为 0.5‰~0.6‰，60% 的 DS 胎儿早期流产。据“全国妇幼卫生监测报告”2005 年我国 DS 发病率为 2.71/ 万，其中城市发病率为 3.2/ 万，农村为 1.7/ 万。美国出生缺陷及发育障碍性疾病预防和控制中心数据显示，美国 DS 在活产婴儿的发生率约为 1/600~1/800。美国每年约有 6000 例新的 DS 出生。约 1/3 的重度学龄儿童智力低下是 DS 所致。

偶见一家有几个 DS 的情况。同胞发生 DS 的危险性也与母亲妊娠年龄有关。

2. 性别与种族 DS 为常染色体显性遗传病，男女均发病，新生儿男婴发病率略高于女婴（1.15 : 1）。尚无关于 DS 种族差别报告。有报告患 DS 的美国黑色人种比 DS 白色人种寿命短。

三、诊断与鉴别诊断

（一）诊断

1. 病史 出生后因畸形体征很快可被诊断。1 岁时临床表现将更明显，皮肤的体征随年龄增长逐渐增加。出生未诊断 DS 的儿童，家长则多以儿童发育落后为就诊原因。临床医生采集病史特别注意：

- DS 的产前诊断；
- 认知、运动、语言发育落后；
- 喂养问题；
- 继发于心脏损害的节律不齐、晕厥发作、心悸、胸痛；
- 听、视觉发育延迟，反复呼吸道感染等；
- 睡眠呼吸暂停症状，如睡眠打鼾、睡眠不安、觉醒困难、日间嗜睡及行为问题；
- 继发于十二指肠蹼或闭锁所致的消化道梗阻；
- 继发于巨结肠病的无粪便排出。

2. 体征 DS 几乎涉及各个系统，儿童至少有 8 个特异性体征与症状，颅面异常是最突出体征之一（图 4-16-1~ 图 4-16-4）。

- **颅面异常**：枕后与面部扁平、短头（brachycephaly）、内眦赘皮、鼻梁塌、睑裂上斜、小鼻、小嘴、

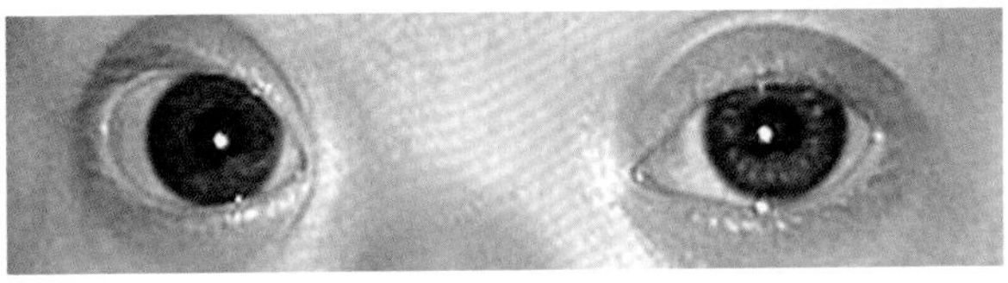

图 4-16-1 眼距开、鼻梁塌、虹膜布鲁什菲尔德斑

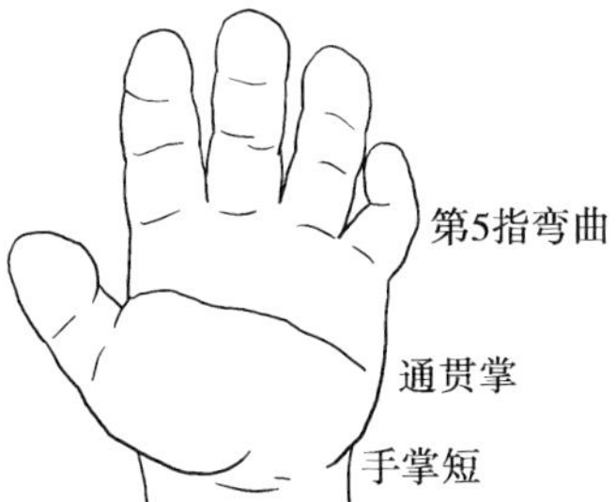

图 4-16-2 DS 手掌体征

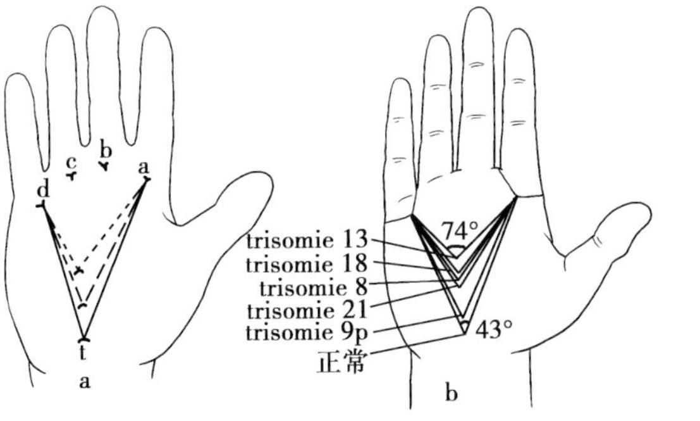

图 4-16-3 atd 角

a. 手掌远侧轴三角（atd 角）（distal axial triradius，atd-angle）；
b. 常染色体三体综合征的 atd 角

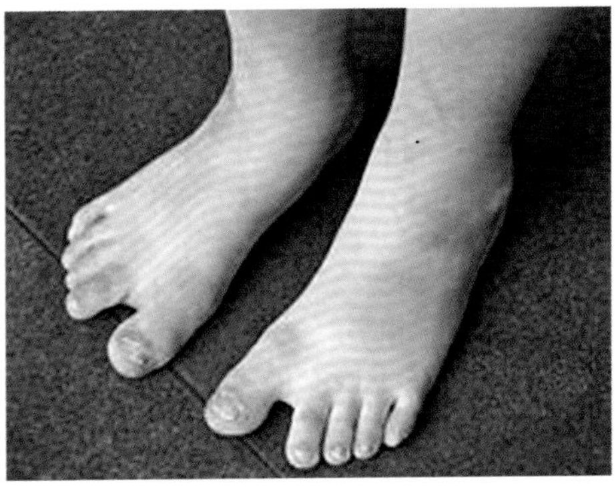

图 4-16-4 草鞋足

伸舌、小耳或耳发育不良、颈部皮下肥厚。

- **皮肤**：60%DS 有手掌猿线（通贯掌）（图 4-16-2）、手掌三叉点（atd）>45°（图 4-16-3）、指纹可全部为尺侧箕纹、足底纹少、皮肤细腻。
- **四肢**：短、手掌短、第 5 小指短内弯、第 1~2 足趾间宽（草鞋足）（图 4-16-4）、关节过度伸展或过度屈曲。
- **肌肉**：张力减退。
- **心脏**：先天性心脏病。

3. 精神心理、行为问题 文献报告 13%~17.6% 的 DS 儿童有心理、行为问题，如抑郁、焦虑、强迫症、精神分裂症、神经性厌食等精神心理问题，以及 ADHD、对立违抗性障碍和品行障碍。据报道约 7%（1/150）的 DS 儿童有孤独症样表现。但 DS 儿童心理、行为问题随年龄增长逐渐改善。

（二）鉴别诊断

染色体分析可确诊与鉴别疑诊病例，如：

- 49，XXXXY 综合征，或其他多个 X 染色体疾病；
- 先天性甲状腺功能减退症；
- 嵌合体；
- 部分 21- 三体（或 21q 复制）；
- 罗伯逊易位 21- 三体；
- Zellweger 综合征（脑 - 肝 - 肾综合征）或其他过氧化物酶病；
- 18 三体。

四、实验室检查

1. 染色体核型分析

(1) 标准型：约占 95%，核型为 47，XX（或 XY），+21（图 4-16-5）。

(2) 易位型（translocations）：约占 2.5%~5%，其中最常见核型为 D 组 14 号与 G 组 21 号易位，

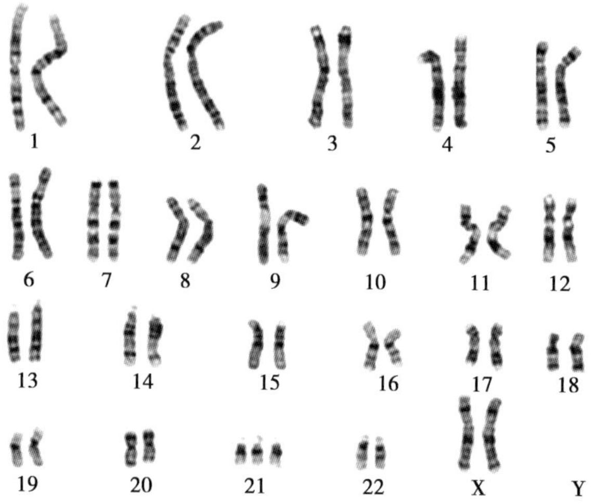

图 4-16-5 标准型 21- 三体核型

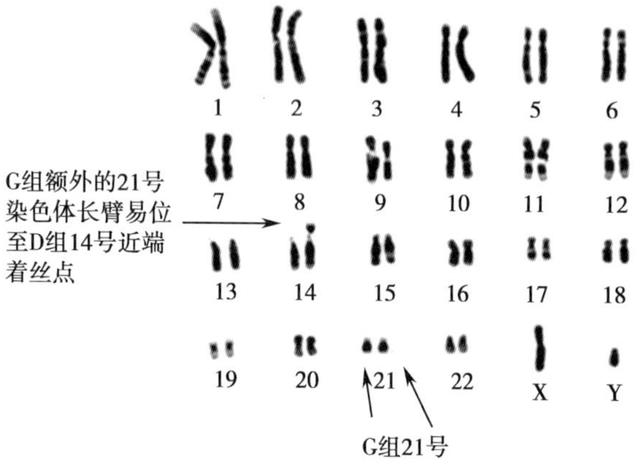

图 4-16-6 46,X Y,-14,+t(14q21q)核型

核型为46,XX(或XY),-14,+t(14q21q)(图4-16-6)。还可见D组13、15号与G组21号易位和G组21与22、21与21的Gq Gq易位。其中75%是新的不平衡易位,25%为家族性易位。

(3) **嵌合体型**(mosaicism):约占2%~4%,核型为46,XX(或XY)/47,XX(或XY)+21。

2. 心脏超声 因DS合并先天性心脏病畸形率高,有条件的患儿应常规心脏检查。

3. 发育水平或智力测试 有助了解患儿发育水平或智商。

4. 眼、耳常规检查 排除斜视、屈光不正、先天性白内障、听力障碍等损害。

5. 脑电图检查 有抽搐病史DS儿童需脑电图检查。

6. 其他检查 根据病情可进行甲状腺功能、免疫功能、阴囊B超等检查。

五、保健措施

DS是儿童最常见的遗传性疾病。目前尚无治疗方法,主要是需要采取综合措施,加强保健。因此,2001年美国儿科学会发表关于DS儿童的健康保健指南,2011年再次修改发表。我国基层儿科医生与儿童保健医生临床工作可参照该指南(表4-16-2)。

六、预后

表 4-16-2 DS 儿童的预防保健措施

年龄	评估	预见性指导
出生～1月龄	产前染色体检查诊断 DS的新生婴儿,医生应再仔细阅读产前染色体检查报告报告,结合临床确定诊断喂养问题 听、视觉筛查 心脏检查	呼吸道感染的易感性 常规肾功能与尿筛查
1~12月龄	中耳炎 因DS儿童有获得性甲状腺问题,建议新生儿甲状腺功能筛查正常的DS儿童6月龄、12月龄各筛查一次,以后一年筛查一次 出生时未进行眼检查者,6月龄应眼检查	采用国家的或WHO的儿童生长曲线监测体重与体重/身长的生长趋势;因过去的特殊的Down综合征体格生长曲线不能反映DS儿童的生长状况,已不再推荐使用,直到制定新的曲线 与家长讨论DS儿童的情绪问题 早期干预措施 家庭遗传指导
1~5岁	体格生长与行为发育状况 4岁前每年进行听、视觉复测 3~5岁进行颈部X线摄片,排除寰枢椎异常 先天性心脏病监测 筛查血色素,治疗贫血 每年一次甲状腺功能筛查 睡眠问题	早期干预,包括理疗、语言治疗等 儿童行为问题与处理 教育家长干预儿童性暴露的危险,让儿童知道不要相信陌生人 母亲再次妊娠风险 避免肥胖

续表

年龄	评估	预见性指导
5~13 岁	监测儿童的生长发育状况，强调健康饮食，避免肥胖 听力评估 每 2 年一次视力检查 每年一次评估甲状腺功能 先天性心脏病随访 血常规检查，治疗贫血 预防寰枢椎异常 睡眠问题	儿童的学校表现 与家长讨论社会、家庭状况，包括经济水平 儿童行为问题与处理 评估儿童独立能力、自我照顾能力 青春期儿童的心理、生理变化，帮助 DS 儿童理解与青春期生理问题；避免女童意外妊娠
13~21 岁青少年	每年进行血常规、甲状腺功能、听觉、视觉检查 先天性心脏病随访 预防运动中寰枢椎损伤	讨论过度成人的问题，包括监护人的职责、长期的经济计划、慢性疾病与增加阿尔茨海默病危险 监测 BMI，建议健康生活方式，包括饮食与运动 讨论行为和社会状况 避免女青年意外妊娠问题 继续监测、鼓励青少年独立能力发展，讨论独立生活、就业问题 转至成人医学保健

1. **寿命** DS 降低宫内生存能力，增加婴儿死亡率。约 75% 的 DS 在胚胎期或胎儿期死亡，25%~30%DS 婴儿 1 岁内因呼吸道感染、先天性心脏病、食道闭锁、巨结肠、十二指肠闭锁、白血病死亡，但是实体肿瘤较少。DS 患者寿命较短，部分寿命达 60 岁，平均死亡年龄为 49 岁。

2. **生存能力** DS 儿童生理发育落后，包括骨骼、牙齿、成熟情况等。生存年龄与 DS 患者的认知、生理功能有关，最主要的疾病是认知落后、痴呆、免疫功能受损致严重感染、运动受限、视觉损害和癫痫，而不是先天性心脏病。随年龄增长，DS 患者发生阿尔茨海默病样的痴呆症状增加，75% 的 DS 患者 40 岁左右出现阿尔茨海默病的症状与体征。嵌合型 21- 三体综合征的患者，DS 症状与体征较轻或不明显，但易较早发生阿尔茨海默病的症状与体征，可能与不同组织 21- 三体细胞分布量有关。

3. **DS 患者教育水平** 与患者生存能力有关，加强包括职业技能学习、工作支持能力等的训练，帮助 DS 患者与融入社会，提高生存质量。

七、预防

尚无 DS 的治疗方法。目前的医学水平主要措施是避免 DS 的出生，包括降低母亲妊娠 DS 胎儿的机会；早期发现 DS 胎儿，减少 DS 出生。

（一）减少高危因素

1. **避免高龄父母** 21- 三体综合征的发生与父、母亲妊娠年龄密切相关，特别是母亲（表 4-16-3）。流行病学资料显示孕妇年龄愈大，卵子老化，染色体发生不分离的风险率越高。

表 4-16-3 胎儿 DS 发生率与母亲妊娠年龄

母亲妊娠年龄（岁）	DS（活产）
15~29	1/1500
30~34	1/800
35~39	1/270
40~44	1/100
>45	1/50

2. **平衡易位携带者筛查** 易位型患儿的双亲应进行核型分析，以便发现平衡易位携带者：如母方为 D/G 易位，则每一胎都有 10% 的风险率；如父方为 D/G 易位，则风险率为 4%。绝大多数 G/G 易位病例均为散发，父母亲核型大多正常，但亦有发现 21/21 易位携带者，其下一代 100% 罹患本病。

3. **嵌合体者筛查** 双亲中一方为嵌合体，生育患儿的危险性增高，一般认为嵌合型有遗传性，再发率高。

4. **阳性家族史筛查** 标准型唐氏综合征的再发风险率为 1%。因此，家族中有 21- 三体综合征患者、母亲有习惯性流产史、或母亲有 DS 皮纹特征者应为筛查对象。

5. **避免不良的环境因素** 有害的生物、化学、物理、药物因素可增加染色体变异发生的几率，为胎儿生长不良的环境因素。

（二）产前诊断

是目前早期发现 DS 胎儿的重要措施。2007 年美国妇产科医生协会（The American College of Obstetricians and Gynecologists，ACOG）的指南建议所有妊娠妇女需采用非侵入性安全的方法筛查胎儿染色体疾病。

1. 母亲血清生化标志物筛查 为减少羊膜穿刺进行产前诊断的盲目性，应先进行血清标志物 HCG、AFP 测定。回顾性研究显示用母亲血清进行胎儿蛋白筛查（maternal serum alpha-fotoprotein screening，MSAFP）与超声波检查结合评估 DS 的正确率为 20%，如 MSAFP+ 绒毛膜促性腺激素（hCG）2 项筛查则正确率为 59%，如妊娠中期 MSAFP+hCG+uE_3（游离雌三醇）三项筛查正确率达 69%，假阴性为 5%。

2. 产前诊断 DS 可在母亲妊娠中期羊膜腔穿刺取样羊水、经皮脐带血（PUBS）、绒毛（CVS）以及母血中的胎儿细胞进行染色体核型分析，帮助诊断（详见本篇第十七章）。

专家点评

● DS 是儿童最常见的遗传性疾病，诊断不难。目前尚无治疗方法，儿童保健医生（primary care pediatricians，PCP）应按不同年龄 DS 儿童进行定期健康保健。

● 应采取综合措施，加强保健，提高 DS 儿童的生存质量。

（宋苹 熊丰）

【参考文献】

1. Marilyn J. Bull，the Committee on Genetics. From the American Academy of Pediatrics：guidance for the clinician in rendering pediatric care：clinical report—health supervision for children with Down syndrome. Pediatrics，2011，128（2）.
2. Lisa Graham. ACOG releases guidelines on screening for fetal chromosomal abnormalities practice guidelines.Am Fam Physician，2007，76（5）：712-716.
3. American Academy of Pediatrics. Guidance for the clinician in rendering pediatric care：clinical report—health supervision for children with Down syndrome. Pediatrics，2011，128（2）.
4. Yoder P，Woynaroski T，Fey M，et al. Effects of dose frequency of early communication intervention in young children with and without Down syndrome. Am J Intellect Dev Disabil，2014，119：17-32.
5. Sepúlveda EM，López-Villaseñor ML，Heinze EG. Can individuals with Down syndrome improve their grammar？ Int J Lang Commun Disord，2013，48：343-349.
6. Lin HC，Wuang YP. Strength and agility training in adolescents with Down syndrome：a randomized controlled trial. Res Dev Disabil，2012，33：2236-2244.
7. Delavarian M，Gharibzadeh S，Afrooz GA，et al. Improving motor functions in children with Down syndrome. Med Hypotheses，2013，81：746.

第二节 先天性卵巢发育不全综合征

导读 特纳综合征为亲代生殖细胞在减数分裂过程中或早期合子分裂期中，性染色体不分裂、合子卵裂中姐妹染色单体不分裂，或染色体在有丝分裂中部分缺失（嵌合型）所致。特纳综合征发生率约 1/2500 活产女婴，临床症状涉及多个系统；个体差异较大，有的仅有几个症状，有的有所有症状与体征。但几乎所有 TS 女童身材矮小、无卵巢功能。

一、发展史与研究状况

（一）发展史

先天性卵巢发育不全综合征（或特纳综合征，Turner syndrome，TS）是常见的染色体疾病之一，是人类唯一能存活的单体病。TS 是性染色体 X 呈单体所致或部分缺失所致。1938 年美国内分泌学家 Henry Turner 首次描述 7 位 15~23 岁因身材矮小、无第二性征的患者，并命名为 Turner syndrome。欧洲学者亦称 Ullrich-Turner syndrome、或 Bonnevie-Ullrich-Turner syndrome，以示欧洲学者早期也对此疾病有所认识。1959 年英国伦敦学者 Charles Ford 与他的同事首次在“柳叶刀”杂志报道一例 14 岁 TS 女童是 45，X 核型。2000 年 3 月在意大利那不勒斯召开的第五届国际特纳综合征研讨会更新 1994 年的诊断标准。

（二）研究状况

因 X 单体的胚胎不易存活，约 99% 的 X 染色体缺失的 Turner 综合征的胎儿发生流产。X 染色体缺失的 Turner 综合征的单一的 X 染色体多数来自母亲，因此失去的 X 染色体因父亲的精母细胞性染色体不分离所致。X 染色体来自母亲，由父亲的精母细胞性染色体不分离形成 X 染色体丢失。部分细胞中的染色体组可发生数量或结构上的改变，即染色体异常。

虽然目前尚不能完全确定位于 X 染色体的基因缺失与临床症状的关系，但已明确与体格发育异常的多数基因位于 Xp（Xp11.2-p22），与性发育异常有关的基因位于 Xq（Xq24）。近来，已证实致 Turner 综合征部分临床症状的第一个基因，特别是身材矮小，即位于 Xp 的 *SHOX* 基因（矮小同源盒，Short Stature HomeobOX SHOX-Containing gene）。研究显示 SHOX 蛋白质在长骨软骨细胞中表达，有软骨生成作用。Turner 综合征矮小的原因之一是 X 染色体缺失或部分 X 染色体缺失，不能表达 2 个有活性的 *SHOX* 基因。

2011 年美国 NIH 资助的一项研究发现新的诊断 Turner 综合征技术 XCAT-TS（X Chromosome Abnormality Test），有效率为 98%。

二、流行病学

1. 发病率　TS 发病率各国报道相近，约为 1/2000~1/2500 活产女婴。10%~15% 的自然流产是 45，X 核型。约 1%~2% 的胚胎是 45，X，99% 在妊娠前 3 个月自然流产。

2. 种族　TS 发病无明显种族与地区差别。

3. 性别　Turner 综合征只发生于女性。

4. 年龄　TS 从受孕第一个细胞分裂致终身，但诊断往往在 10 岁后。

三、诊断与鉴别诊断

（一）诊断

基层儿科医生与一、二级儿童保健机构的医生据病史、临床体征疑诊 TS，应及时转诊。

1. 病史重点　儿童多进入青春期年龄无第二性征发育就诊，其次为身材较矮。

- **体格生长缓慢**：身高体重增长逐渐落后于

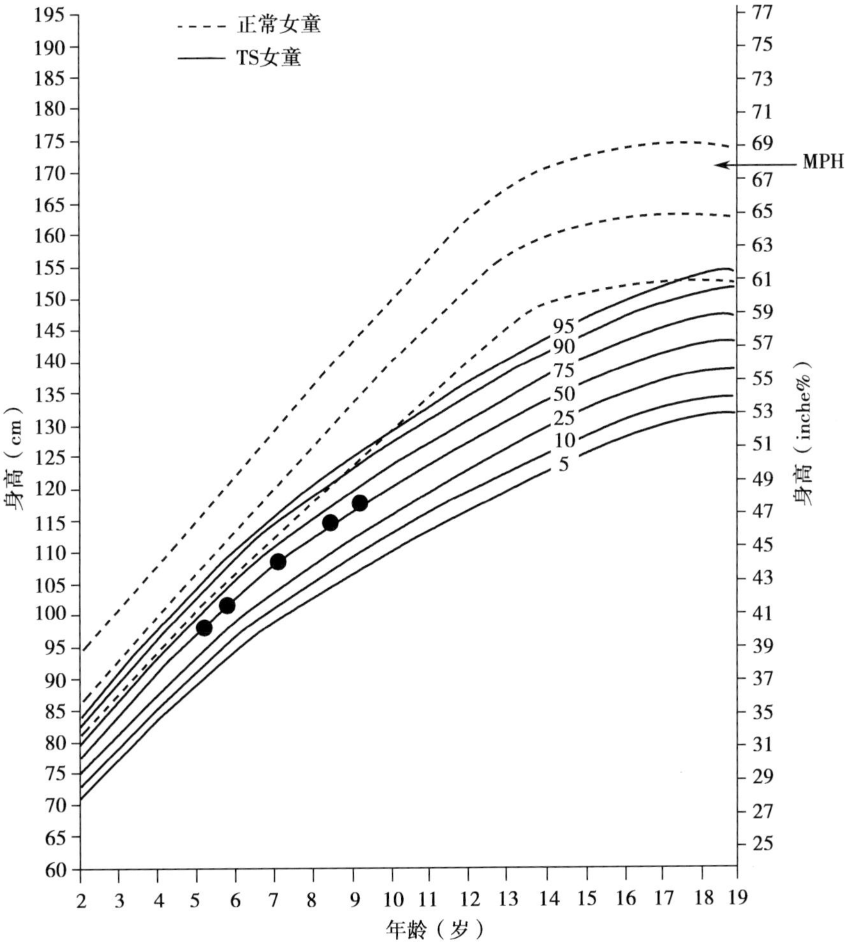

图 4-16-7　TS 生长曲线

同年龄同性别儿童（图 4-16-7），青春期发育年龄无第二性征发育。

- **智能发育：**基本正常。
- **新生儿期：**喂养困难、手足背水肿、面部痣、颈部皮肤皱褶等（图 4-16-8、图 4-16-9）。

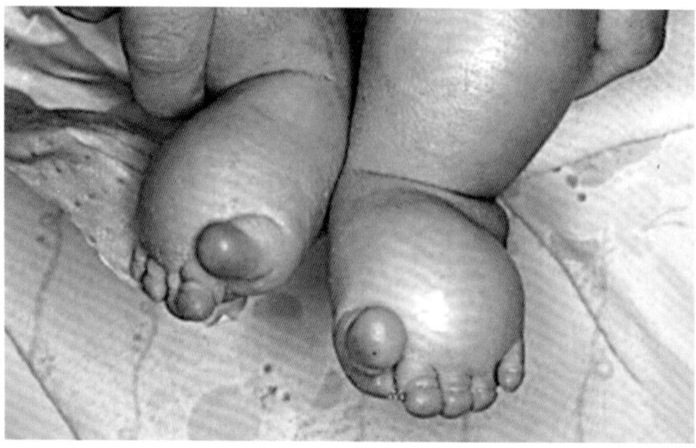

图 4-16-8　手足淋巴性水肿

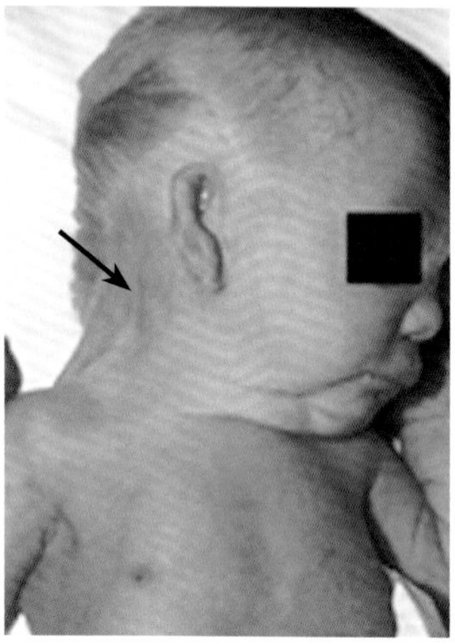

图 4-16-9　颈蹼

2. 体征　有较明显个体差异，但需仔细体格检查（表 4-16-4）。

（二）鉴别诊断

1. Noonan 综合征　曾被称为“男性 Turner 综合征”。Noonan 综合征是常染色体显性遗传，男女均可患病，虽然体征亦有身矮、外生殖器发育不良及其他异常，但染色体为 46，XX，不宜称“男性 Turner 综合征”。

2. 原发性性腺发育不良　有乳房、阴毛不发育，外生殖器幼稚，无月经来潮。B 超示子宫、卵巢发育不良，性激素检查示 FSH、LH 升高，雌二醇降低。女童身高多正常，亦无畸形。

3. 其他矮小症　生长激素缺乏症、宫内发育迟缓、体质性青春期发育延迟、特发性矮小症等有各自临床体征。

四、实验室检查

三级儿童保健机构的医生和有条件的二级儿童保健机构的医生根据病史、临床体征疑诊 TS，可进行必要实验室检查，以助确诊。

1. 染色体核型分析　与其他染色体疾病一样，Turner 综合征有丢失、断裂和额外染色体三种情况。

（1）**X 染色体缺失：**女童丢失一条 X 染色体，即 45，X，占 60% 的 TS（图 4-16-10）。

（2）**染色体结构异常：**为部分 X 染色体缺失，如 X 染色体长臂等臂 Xi（Xq），短臂等臂 Xi（Xp），长臂或短臂缺失 46，X，i（Xq），或 46，X，i（Xp）；环

表 4-16-4　TS 临床症状、体征

发生情况	发生比例	发生情况	发生比例	发生情况	发生比例
常见	>50%	较常见	<50%	偶见	<5%
身材较矮		颈蹼		肝脏问题	
性腺发育不良		先天心脏病		骨质疏松	
手足淋巴性水肿		肾发育异常		脊柱畸形	
外耳异常		听力问题		炎症性肠病	
指甲异常		血压异常		神经母细胞瘤	
上腭窄、牙列紊乱		甲状腺疾病		幼年风湿病	
小颌		色素痣		结肠癌	
发际低		淋巴性水肿			
乳距开					
第 4 掌骨短					
胫骨骨疣					
超重 / 肥胖趋势					
反复中耳炎					

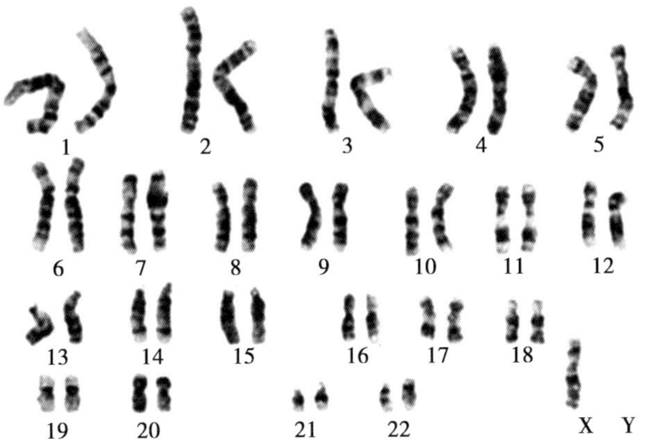

图 4-16-10　Turner 综合征染色体核型（45，XO）

状染色体 46，X，r（X）或易位。临床表现与缺失多少有关。

（3）**嵌合型**：25% 的 TS 为嵌合体。可有多种嵌合体，如 45，X/46，XX，45，X/47，XXX；或 45，X/46，XX/47，XXX 等。临床表现根据嵌合体中哪一种细胞系占多数而异。正常性染色体占多数，则异常体征较少；反之，若异常染色体占多数，则典型的异常体征较多。

2. 内分泌检查　性激素检查提示促黄体生成激素（LH）、促卵泡生成素（FSH）升高、雌二醇减低；部分患者有生长激素（GH）缺乏、胰岛素样生长因子 -1（IGF-1）分泌低下。

3. 超声波检查　显示子宫、卵巢发育不良，严重者子宫呈纤维条索状。心血管、肾脏超声常常提示有心血管、肾脏发育异常。

4. 骨骼 X 线摄片　Turner 综合征女童骨龄落后于实际年龄，第 4、5 掌骨短，可见马德隆畸形。

五、治疗

为对症治疗，即改善 Turner 综合征女童成年终身高，促进第二性征发育，辅助生殖，社会心理支持及相关疾病的对症处理。三级儿童保健机构的医生据病史、临床体征实验室检查确诊的 TS 患者应转诊内分泌专科治疗；TS 患者可在二～三级儿童保健机构定期随访，包括骨龄、监测身高及性征发育情况，协助专科医生及时调整用药等。

1. 生长激素治疗　1995 年美国 FAD 批准重组人生长激素治疗 TS，提高生长速率，可改善 TS 女童成年身高。影响生长激素治疗效果的因素包括开始治疗年龄及骨龄、生长激素用药剂量及疗程、遗传靶身高、雌激素替代治疗的时间等。明确诊断后越早治疗效果越好。

2. 性激素替代治疗　Turner 综合征女童达到青春期年龄后可采用雌激素替代疗法。一般 12~14 岁开始小剂量天然雌激素 17β 雌二醇治疗 6~12 个月，逐步增加至成年人替代治疗剂量，以促进乳房及外生殖器发育。2 年后可进行周期性的雌激素 - 孕激素疗法（人工周期治疗），有助于患者的第二性征发育及提高生活质量。因雌激素具有促进骨骺愈合，限制骨骼生长，青春期前忌用。

六、保健措施

TS 是儿童常见的遗传性疾病。目前尚无治疗方法，主要是需要采取综合措施，加强保健。2003 年美国儿科学会发表关于 TS 儿童的健康保健指南。我国基层儿科医生与儿童保健医生临床工作可参照该指南（表 4-16-5）。

七、预防

（一）产前随访

1. 诊断与咨询　产前超声波检查发现胎儿水肿、心脏畸形、肾脏异常、生长迟缓或肢体较短的结果提示胎儿为 TS；或因母亲年龄较大，常规进行胎儿 21- 三体染色体筛查时意外发现胎儿为 TS 的情况，均建议采用羊膜穿刺获得的羊水细胞或经皮脐血抽样获得的胎儿细胞进行核型分析。确定母亲有 Turner 综合征（45，X），或其他类型 TS 的婴儿后，医学遗传专家、儿科内分泌医生、或其他有 TS 相关知识的医生应及时给 TS 家庭提供遗传咨询。

2. 预见性指导　儿科医生与父母讨论 TS 的诊断与预后、治疗和干预措施。如家长决定尽早终止妊娠，需指导家长，第二胎发生 TS 的危险很小，因 TS 的发生与母亲无关，除非是嵌合型与 X 结构异常的情况。

（二）高危因素

1. 环境因素　目前尚不清楚环境因素对 Turner 综合征发生的影响。生育正常儿童的家长仍可生出 Turner 综合征的婴儿。

2. 母亲年龄　似与 TS 发育异常无关。

八、预后

1. 生育能力　极少数嵌合型患者可能有生育能力，但流产或死胎率极高，30% 后代患有染色体畸变。Turner 综合征患者的生殖辅助治疗可采用人工授精或卵子玻璃化冷冻技术。有报道少数

表 4-16-5 TS 儿童的预防保健措施

年龄	诊断与咨询	预见性指导
0~1 岁	确定诊断:与遗传学专家回顾产前核型分析,讨论进一步细胞遗传学检查必要性 髋关节发育检查 听力筛查 心脏检查:包括产前超声波结果“正常”的婴儿,因二叶主动脉瓣和主动脉缩窄可能漏诊 血压和脉搏测量:比较上下肢收缩压有助诊断主动脉缩窄 肾脏超声波检查	与家长讨论喂养、淋巴水肿持续时间等问题 内分泌治疗咨询 心脏异常并发症讨论:TS 儿童发生亚急性细菌性心内膜炎可能性
1~12 月龄	体重评估:利尿后淋巴性水肿消退,第一个月宜评估 TS 儿童体重 血压和脉搏测量:比较上下肢收缩压有助诊断主动脉缩窄 眼检查:排除非交替斜视 耳检查:排除中耳炎 听力筛查	预防中耳炎 预防心脏问题 预防泌尿道感染 发育干预
1~5 岁	随访体格生长:采用生长曲线评估 TS 儿童生长,如出现生长缓慢,请内分泌专家评估生长状况;标记开始生长激素治疗的时间 评估语言发育:听力损害 TS 儿童需评估语言发育状况 血压和脉搏测量:比较上下肢收缩压有助诊断主动脉缩窄 听力评估 尿常规检查:了解泌尿系统情况 甲状腺功能检查:4 岁前 1~2 次 评估发育状况	预防心脏问题 预防中耳炎
5~13 岁	TS 诊断与治疗 监测体格发育:特别是 GH 和雌激素治疗的儿童 监测泌尿系统 血压和脉搏测量:比较上下肢收缩压有助诊断主动脉缩窄 听力评估 甲状腺功能检查:1~2 年一次 脊柱发育检查	发现潜在的学校问题 与家长讨论儿童矮身材致心理问题 预防骨质疏松
13~21 岁	血压和脉搏测量:比较上下肢收缩压有助诊断主动脉缩窄 高血脂筛查 听力评估 脊柱发育检查 心脏检查 甲状腺功能检查:1~2 年一次 性功能评估 性激素替代治疗:内分泌专家治疗 监测学校功能与行为	讨论社会适应性问题 讨论有关生育问题 性教育 讨论向成人过渡问题

TS有生育能力；嵌合型TS无遗传性问题，但部分X染色体缺失的TS可影响下一代。

2. 性发育 多数TS女童无正常青春期发育，无月经发生。3%~8%的单一TS和12%~21%的嵌合体TS可有正常青春期发育和月经出现。

3. 寿命 与正常人相同。

4. 智力 一般，TS智力正常。若为性染色体结构异常可致智力低下，如环形X伴*XIST*基因丢失或某些常染色体易位。

专家点评 有时临床上难以鉴别TS与其他疾病的症状与体征，因此及时、正确的诊断是改善预后的关键。若家长认为女童有TS症状或家长担心女童的身高、性发育时应尽早看医生。

（曾燕　熊丰）

【参考文献】

1. Jaime L. Frìas, MD, Marsha L. Davenport, MD, the Committee on Genetics, and the Section on Endocrinology: Health Supervision for Children With Turner Syndrome. Pediatrics, 2003, 111(3): 692-702.
2. Rivkees SA, Hager K, Hosono S, et al. A highly sensitive, high-throughput assay for the detection of turner syndrome. J Clin Endocrinol Metab, 2011, 96(3): 699-705.
3. P. Saenger, K. Albertsson Wikland, G S CONWAY, et al. Recommendations for the diagnosis and management of Turner syndrome. J Clin Endocrinol Metab, 2001, 86: 3061-3069.
4. Daynna J. Wolff, Daniel L Van Dyke, Cynthia M Powell, et al. Laboratory guideline for Turner syndrome. Genet Med, 2010, 12(1): 52-55.

第三节　高苯丙氨酸血症

导读 原发高苯丙氨酸血症（hyperphenylalaninemia, HPA）是最常见的一组氨基酸代谢异常性疾病，为常染色体隐性遗传；包括经典的苯丙氨酸羟化酶（phenylalanine hydroxylase, PAH）所致的苯丙酮尿症（phenylketonuria, PKU）和四氢生物蝶呤（tetrobiopterin, BH_4）缺乏症或BH_4缺乏型PKU。

98%的HPA是由PAH基因突变所致的经典PKU；2%为BH_4缺乏型PKU，使苯丙氨酸不能转变为酪氨酸，酪氨酸不能转变成多巴胺，色氨酸不能转变成5-羟色胺。5-羟色胺为重要的神经递质，其缺乏可加重神经系统的损害，故BH_4缺乏型PKU又称为神经递质疾病。

一、发展史与研究状况

（一）发展史

1934年挪威生理学家用化学药物发现2例因苯丙氨酸先天性代谢缺陷所致的苯丙酮尿症（PKU），当时称为"智力发育不全性苯丙酮尿"（imbecillitas phenylpyruvica），推测为常染色体隐性遗传。因尿中出现苯酮和苯丙酮酸，1935年英国医学遗传学家Lionel Penrose更名"智力发育不全性苯丙酮尿"为苯丙酮酸尿症（phenylketonuria）。1937年美国纽约州的智力低下和发育障碍基础研究机构的George Jervis发现PKU是因缺乏苯丙氨酸羟化酶（phenylalanine hydroxylase）。1949年英国的Louis Woolf提出采用食物治疗PKU的想法后，1951年英国伯明翰儿童医院的Evelyn Hickmans博士与Horst Bickel博士合作发展采用食物治疗PKU的方法。儿童摄入无苯丙氨酸的牛奶6个月后智力发育和行为改善，同时也认识到早期治疗是治疗的关键。1960年美国纽约州水牛城的Robert Guthrie教授发明一种采用滤纸血片筛查PKU方法，即Guthrie细菌生长抑制试验。1961年滤纸血片筛查PKU方法在美国筛查近100万新生儿。1983年人类苯丙氨酸羟化酶基因第一次被美国德克萨斯州贝勒医学院的Savio Woo教授分离与克隆，为以后开展研究PKU的基因治疗奠定基础。1993年美国公布国家PKU治疗指南与标准，强调是"为生命治疗"（Treatment for Life）。

（二）研究状况

1. 病因 PKU是一种常染色体阴性遗传性疾病，为位于12q23.2的PAH基因的突变引起。已证实有>500种*PAH*基因突变。

2. 新生儿筛查 致力于改善筛查方法，支持筛查后的长期随访研究，为研究扩展筛查数据资料。

3. 治疗干预 包括近年开展的基因治疗干预、终身饮食治疗。

(1) **基因和细胞治疗**:基因治疗 PKU 的机制是转移功能性 PAH 酶至肝脏,治疗最大的挑战是免疫反应。其他新技术包括重组腺相关病毒载体(recombinant adenovirus-associated vectorsr, AAV)和用异体组织治疗。

(2) **酶替代治疗**:动物实验结果显示注射聚乙二醇苯丙氨酸解氨酶(PEG-PAL)可降低血 Phe 水平。2009 年美国一家制药公司开始 PKU 的酶替代临床试验,现在已进入最后临床实验阶段。

(3) **中性氨基酸治疗**:大量中性氨基酸(large neutral amino acids, LNAA's)治疗 PKU 显示有很好的辅助治疗效果,但不可替代食物。食物中加入的 LNAA's 可与 Phe 竞争转运至脑,降低血 Phe 水平。

(4) **糖巨肽**:是一种具有生物活性的高纯度乳清蛋白,与乳过氧化物酶、乳铁蛋白及蛋白水解酶、胨等共存于乳清中的微量蛋白质。糖巨肽(*glycomacropeptide*, GMP)是制作奶酪过程中,凝乳酶分解乳中 κ- 酪蛋白后释放的一种 c- 末端亲水性糖肽。GMP 含 Phe 极少,用 GMP 制作的食物可提供 PKU 食物需要的氨基酸,但血 Phe 浓度明显下降。

4. 药物治疗 2007 年美国 FDA 批准二盐酸沙丙蝶呤(sapropterin dihydrochloride)-KUVAN 治疗苯丙酮尿症,是首个获准治疗苯丙酮尿症(PKU)的专一性治疗药物。适用于降低由与 PKU 相关的四氢生物蝶呤引起的高苯丙氨酸血症患者的苯丙氨酸血浓度,治疗期间仍需限苯丙氨酸饮食。估计 Kuvan 可用于治疗 30%~50% 全球发达国家已诊断出约 5 万的 PKU 患者。

5. 心理社会研究 开展多中心的 PKU 患者、家庭的心理社会适应研究。

6. 病理生理研究 主要研究代谢对 PKU 患者脑功能发育的影响。

7. 肝移植术 因 PKU 患者肝脏细胞缺乏 PAH,希望用正常肝脏细胞替代 PKU 患者部分肝脏。目前仍在动物实验阶段。

二、流行病学

1. 发病率 各国 HPA 的患病率差异较经典 PKU 小。美国 HPA 约为 15/1 000 000~75/1 000 000 新生儿。PKU 患病率各国不同(表 4-16-6)。BH_4 缺乏症患病率约 1/1 000 000 新生儿,或为 PKU 的 1.5%~2%。

2. 种族 HPA 发生无种族差别。PKU 多发生在白色人种和亚洲人。

表 4-16-6 不同国家、地区 PKU 患病率

国家	患病率(/活产婴儿)
美国	350/1 000 000
土耳其	1/2600
也门犹太人	1/5300
苏格兰	1/5300
爱沙尼亚	1/8090
匈牙利	1/11 000
加拿大	1/20 000
前南斯拉夫	1/25 042
非洲裔美国人	1/50 000
丹麦	1/12 000
法国	1/13 500
英国	1/14 300
挪威	1/14 500
中国	1/10 397
意大利	1/17 000
巴西米纳斯吉拉斯州	1/20 000
芬兰	<1/100 000
日本	1/125 000

3. 性别 HPA 为常染色体隐性遗传疾病,无性别差别。

4. 年龄 HPA 多新生儿筛查诊断,确诊 PKU 需实验中心进行诊断性实验。部分病例是母亲产前筛查或随访出生缺陷婴儿证实。

三、病理生理

原发高苯丙氨酸血症(hyperphenylalaninemia, HPA)是最常见的一组氨基酸代谢异常性疾病,为常染色体隐性遗传;包括经典的苯丙氨酸羟化酶(phenylalanine hydroxylase, PAH)所致的苯丙酮尿症(phenylketonuria, PKU)和四氢生物蝶呤(tetrobiopterin, BH_4)缺乏症或 BH_4 缺乏型 PKU。当血苯丙氨酸水平 >2mg/dL(120mmol/L)为高苯丙氨酸血症(hyperphenylalaninemia, HPA),若血苯丙氨酸水平 >20mg/dl(1200mmol/L)应为苯丙酮尿症(phenylketonuria, PKU),2~20mg/dl 为非苯丙酮尿的高苯丙氨酸血症(non-phenylketonuric hyperphenylalaninemia)。苯丙氨酸水平≤6mg/dl(360mmol/L)时不需要饮食控制治疗,即为良性情况;≥12mg/dl(725mmol/L)时需饮食控制治疗,可出现智力损害。98% 的 HPA 是由 PAH 基因突变

所致的经典 PKU；2% 为 BH_4 缺乏型 PKU。经典型 PKU 患者 PAH 缺乏，血浆 PA（>20mg/dl）和尿苯丙酮酸排出增加（约 1g/d），尿中出现苯乙酸。BH_4 是苯丙氨酸、酪氨酸、色氨酸三种芳香族氨基酸羟化酶的辅酶。BH_4 缺乏时，苯丙氨酸不能转变为酪氨酸，血苯丙氨酸升高、苯丙氨酸羟化酶（PAH）正常，又称 BH_4 缺乏型 PKU。因 BH_4 缺乏苯丙氨酸不能转变为酪氨酸，致酪氨酸不能转变成多巴胺，色氨酸不能转变成 5- 羟色胺。5- 羟色胺为重要的神经递质，其缺乏可加重神经系统的损害，故又称 BH_4 缺乏型 PKU 为神经递质疾病（图 4-16-11）。BH_4 缺乏是一种特殊类型的 PKU，有高苯丙氨酸血症，但不是 PAH 缺乏引起。BH_4 缺乏型 PKU 儿童食物控制不能改善临床症状，或治疗效果不佳为恶性苯丙酮尿症（malignant phenylketonuria），临床预后极差，多在早期夭折。现在已有早期诊断和治疗方法，能使预后改善。

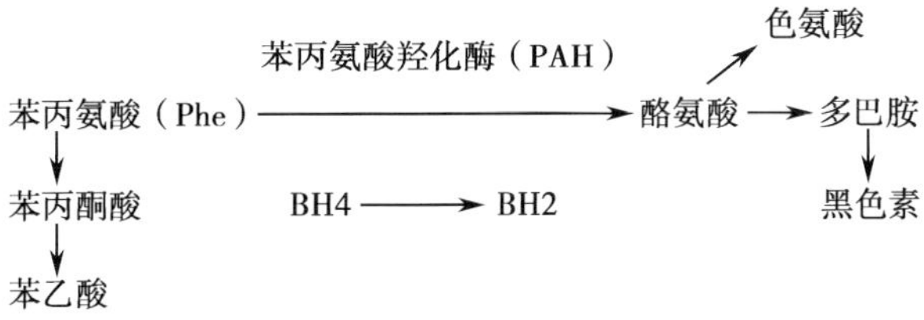

图 4-16-11 苯丙氨酸代谢示意图

BH_4 缺乏型 PKU 亦为常染色体隐性遗传病，是 BH_4 因合成或代谢酶缺陷所致氨基酸代谢障碍，影响脑内神经递质的合成，出现严重神经损害症状体征和智能障碍。已证实 6- 丙酮酰四氢生物碟呤合成酶（PTPS）缺乏（约 58%）、促联二氢生物碟呤合成酶（DHPR）缺乏（约占 35%）、鸟苷三磷酸环化水解酶（GTPCH）缺乏（3%~4%）和蝶呤 -4α- 二甲醇胺脱水酶（PCD）缺乏（3%~4%）4 种酶缺乏。

控制血浆 PA 水平与儿童 IQ 密切相关，但出生几周即严格控制食物中 phe 量，PKU 儿童仍有轻度神经心理异常。HPA 致儿童智力低下的原因不清，可能与少量神经递质异常有关。

PKU 的临床表现有明显异质性，基因型和表型基本一致，但突变与临床苯丙氨酸耐受性的变异程度关系不明显。

四、诊断与鉴别诊断

（一）诊断

国家法定进行新生儿 PA 筛查（详见第七篇第三十二章第二节），故多数 HPA 新生儿期即可诊断。因地区差别可能有少数漏诊 HPA 儿童，基层儿科医生与一～二级儿童保健机构的医生据病史、临床体征疑诊 HPA，应及时转诊。

1. 经典型 PKU

（1）**体征与症状**：出生时正常，生后 3~6 个月始出现症状。

- **皮肤与毛发颜色**：因黑色素合成减少，皮肤逐渐变白皙、毛发色浅可为多数 PKU 患者特征性皮肤表现（图 4-16-12）。

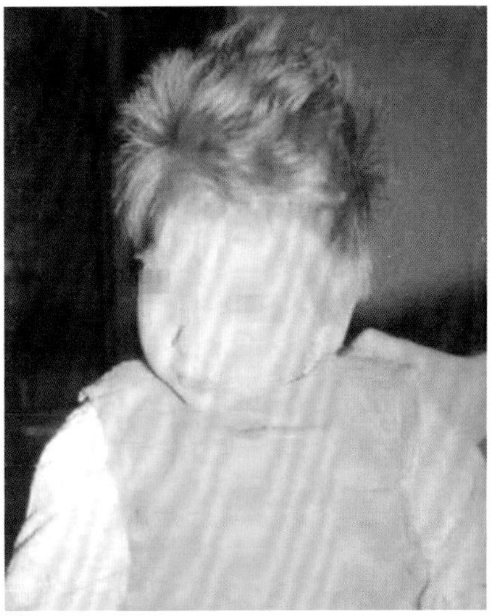

图 4-16-12 PKU 患者特征性皮肤毛发表现

- 湿疹（或特应性皮疹）
- 对光敏感
- 智能发育落后
- 尿特殊霉味或鼠臭味
- 癫痫（50%）
- 反复感染
- 锥体外系表现（如帕金森氏症）

病情轻重与 Phe 水平有关。轻者表现为反复的湿疹，多动及步态异常，神经系统症状不突出；部分患儿智能发育落后是唯一线索。严重者表现为脑瘫、肌张力增高、癫痫发作、腱反射亢进等。未经治疗的患者智商 <50，可伴脑电图异常。

（2）**实验室检查**：

- **筛查实验**：采用尿三氯化铁及 2,4- 二硝基苯肼试验。为非 HPA 特异性试验，因枫糖尿病、酪氨酸血症也可结果阳性。
- **血苯丙氨酸水平检测**：采用标准的氨基酸分析仪或串联质谱检测（表 4-16-7）。

表 4-16-7 血苯丙氨酸水平的临床意义

临床意义	血苯丙氨酸水平	
	mg/dl	mmol/l
高苯丙氨酸血症(HPA)	>2	>120
苯丙酮尿症(PKU)	>20	>1200
非苯丙酮尿的高苯丙氨酸血症	2~20	

- **头颅 MRI**:未经治疗的 PKU 儿童有认知、运动、行为等功能异常时可进行 MRI 检查。T_1 加权图像可显示脑室三角区周围脑组织条形或斑片状高信号区,并向前、后角的脑室旁组织延伸;脑白质的异常包括髓鞘发育不良和(或)脱髓鞘病变、脑白质空泡变性及血管性水肿等改变。

2. BH_4 缺乏症

(1) **临床表现**:有较大异质性,轻型可不治疗,严重病例治疗亦难以改善症状。与 PKU 相同,出生时基本正常,多 4 月龄后症状逐渐明显,新生儿筛查可正常。如新生儿筛查未发现 BH_4 缺乏症,婴儿可出现进行性发育迟缓、神经系统损害症状(心理行为发育迟缓、肌张力异常、运动障碍、抽搐、流涎、吞咽困难等)

(2) **实验室检查**:

- **血苯丙氨酸水平检测**:同经典型 PKU。
- **BH4 负荷试验**:是一快速而可靠的辅助诊断方法。口服 BH_4 后 4~8 小时血 Phe 水平由实验前的 20mg/dl 下降至 2mg/dl,如 4 小时后 <10mg/dl 为 BH_4 负荷试验(BH_4 loading test)阳性结果。经典型 PKU 患者的 BH_4 负荷试验为阴性结果或 Phe 水平下降极少。
- **筛查实验**:尿蝶呤谱分析鉴别 BH_4 缺乏症,即采用高效液相色谱仪测定尿新蝶呤(N)、生物蝶呤(B),计算生物蝶呤比例 B%[B/(B+N)×100%]。BH_4 合成酶缺乏患儿呈现不同的尿蝶呤谱改变。
- **头颅 MRI 与 MR 波谱成像**:未经治疗的 BH_4 缺乏型 PKU 儿童 MRI 显示较少脑白质变化,磁共振波谱成像(MR spectroscopy)则显示较经典型 PKU 多的脑白质变化。MR 波谱成像可用于监测药物治疗效果和了解 BH_4 缺乏症的脑神经生理改变。

(二) 鉴别诊断

1. 经典型 PKU

- 高苯丙氨酸血症
- BH_4 缺乏症
- 伴智力低下的其他疾病
- 酪胺酸血症Ⅱ型(Richner-Hanhart syndrome)
- 白化病(详第二篇第五章第三节)

2. BH_4 缺乏症

- 高苯丙氨酸血症
- 经典型 PKU

五、治疗

虽然 PKU 是一不能治愈的遗传代谢性疾病,但如较早诊断与控制苯丙氨酸水平,新生儿仍然可正常生长发育。

1. **食物控制标准** 以血苯丙氨酸水平判断 PKU 儿童食物控制效果有一定争议。如一项研究显示,美国的多数 PKU 治疗中心建议当儿童血苯丙氨酸水平 >10mg/dl(600mmol/L)时控制食物苯丙氨酸摄入。但其他医疗机构建议血苯丙氨酸水平 >8~9mg/dl(480~545mmol/L)时需饮食治疗。英国医学研究理事会建议 PKU 儿童血苯丙氨酸水平 >6.6~10mg/dl(400~600mmol/L)时进行饮食治疗。目前无国际统一的 PKU 处理指南,但各国处理 PKU 的方法均同意采用饮食控制血苯丙氨酸水平。一般认为儿童血苯丙氨酸水平 >6mg/dl(360mmol/L)时需饮食控制治疗。

2. PKU 儿童饮食控制治疗

(1) **特殊治疗性食品**:控制食物中苯丙氨酸摄入。

- 在医生指导下继续人乳喂养,人乳中 Phe 含量是牛奶的 1/3;
- 较大婴幼儿及儿童选用低 Phe 配方,据血 Phe 水平调整;Phe 配方与普通牛奶比例(3∶1~2∶1)。

(2) **低蛋白饮食**:建议采用低蛋白食物、低淀粉蔬菜类和水果类食物。因高蛋白食物含较多必需氨基酸,包括中性氨基酸苯丙氨酸。因此,需限制高蛋白食物摄入,如肉类、奶类、坚果类与大豆食物。淀粉食物也有一定量的苯丙氨酸,如面包、土豆、玉米和豆类食物。研究显示一片面包约含 120~150mg 苯丙氨酸。

(3) **营养补充**:PKU 儿童仍需一定量苯丙氨酸维持正常生长,如多数 PKU 新生儿需从食物获得 40~60mg/(kg·d)苯丙氨酸以维持正常生长发育,年长儿和成人 PKU 可耐受 200~400mg/d 苯丙氨酸。研究显示控制食物的苯丙氨酸微摄入可影响铁、锌、硒和其他营养素以及必需氨基酸摄入。因此,PKU 儿童需补充酪氨酸和其他必需氨基酸、维生素、矿物质、能量。现在已有新的补充氨基酸胶囊。能量由低蛋白食物供给，如谷类与仿奶酪食物。

3. BH_4 缺乏症 补充 BH_4［10~20mg/（kg·d）］与低苯丙氨酸饮食治疗。

4. 血苯丙氨酸水平监测 定期监测PKU儿童血苯丙氨酸水平至最佳健康范围或"目标范围"（target ranges），建议新生儿1~2次/周，年长儿和成人1次/周。<10岁PKU儿童血苯丙氨酸的最佳健康范围或"目标范围"为2~6mg/dl（120~360μmol/L）。

5. 治疗时间 青春期后仍需控制饮食。有很强的证据显示成人期也可出现高苯丙氨酸血症。甚至未经治疗的智力低下的PKU患者控制饮食后仍然可改善行为和体格发育状况。因此，建议HPA患者终身低苯丙氨酸饮食。

6. 药物治疗 系列临床研究证实二盐酸沙丙蝶呤（sapropterin dihydrochloride）-Kuvan可增加PKU患者食物中的中性氨基酸摄入，是一安全、有效的治疗PKU的药物。补充大中性氨基酸有助减低血和脑苯丙氨酸水平。

六、预防

（一）高危因素

1. 非苯丙酮尿的高苯丙氨酸血症 部分轻度苯丙氨酸羟化酶（PAH）的儿童过度摄入蛋白质食物后，血苯丙氨酸水平升高时，需控制蛋白质食物摄入量使血苯丙氨酸水平恢复至正常水平。如非苯丙酮尿的高苯丙氨酸血症的儿童摄入过多普通婴儿配方（1800~2100ml/d）时，血苯丙氨酸可>10~12mg/dl；减少普通婴儿配方至<1000ml时血苯丙氨酸水平可下降至正常范围。

2. 食物添加剂 阿斯巴甜（aspartame）是一种人造甜味剂，许多儿童药物、维生素、饮料和食物中均添加阿斯巴甜。如儿童维生素或一勺抗生素糖浆可使血苯丙氨酸达200mg/d，对可耐受1000mg/d的儿童没有影响。但如经常摄入甜味食品、软饮料、儿童药物、维生素等，均可增加血苯丙氨酸水平。如340g（12盎司）甜饮料约含105mg苯丙氨酸，为正常苯丙氨酸摄入量的25%~50%。因此，PKU儿童需限制阿斯巴甜摄入。

（二）新生儿筛查

中国《新生儿疾病筛查管理办法》已于2009年6月1日施行，是早期诊断与预防HPA的重要措施。

七、保健措施

1. 社区管理 已诊断与治疗的高苯丙氨酸血症、PKU、与非苯丙酮尿的高苯丙氨酸血症儿童是Ⅰ、Ⅱ级儿童保健机构管理的重点儿童，包括督促定期监测PKU儿童血苯丙氨酸水平、监测生长发育。

2. 家长教育 一、二级儿童保健机构应配合PKU治疗中心进行家长教育，包括家庭与托幼机构、学校食物的选择、避免食物添加剂、营养素的补充、过度治疗致苯丙氨酸过低也可使儿童智力损害等科普知识。

教育PKU妇女了解未治疗的妊娠危险性，血苯丙氨酸（>6mg/dl）的母亲有出生小头畸形智力低下和缺陷的婴儿的可能。

八、预后

1. 母亲年龄 似与儿童高苯丙氨酸血症无关。

2. 寿命 高苯丙氨酸血症与正常人相同。

3. 智力发育 多项研究结果均显示血苯丙氨酸与儿童智力发育水平密切相关，血苯丙氨酸增加100μmol/L，儿童IQ下降1.3~4.1。良性高苯丙氨酸血症儿童IQ似乎较治疗后的PKU儿童较低，甚至出现血苯丙氨酸水平相近的情况，可能因血苯丙氨酸水平波动有关。出生后1个月内食物控制使血苯丙氨酸水平正常的儿童智力正常，IQ与同胞相近；继续维持治疗的儿童生活质量正常。研究报告已治疗的PKU儿童血苯丙氨酸>360μmol/L时可有轻微行为问题。

专家点评

● 加强新生儿筛查，尽早发现高苯丙氨酸血症。

● 因高苯丙氨酸血症表现的多样性和不典型性，临床发现不明原因的多动症、智能发育落后及反复湿疹、脑瘫，应想到高苯丙氨酸血症的可能，需进行遗传代谢病的筛查，以免漏诊。

（熊丰）

【参考文献】

1. Parker SE, Mai CT, Canfield MA, et al. Updated national

birth prevalence estimates for selected birth defects in the United States, 2004-2006. Birth defects research. Part A, Clinical and molecular teratology, 2010, 88: 1008-1016.
2. 中华医学会儿科学分会内分泌遗传代谢学组，中华预防医学会出生缺陷预防与控制专业委员会新生儿筛查学组．高苯丙氨酸血症的诊治共识．中华儿科杂志，2014, 52(6): 420-425.
3. Camp KM, Parisi MA, et al. Phenylketonuria scientific review conference: state of the science and future research needs. Mol Genet Metab, 2014, 112(2): 87-122.
4. Hélène Ogier de Baulny, Véronique Abadie, Francxois Feillet, et al. Management of phenylketonuria and hyperphenylalaninemia. J. Nutr, 2007, 137: 1561-1563.

第十七章 遗传病预防

第一节　遗传病三级预防

导读　儿科遗传病的三级预防，即预防遗传病发生的措施、减少遗传病患儿出生与早期筛查和诊断治疗。

目前，多数遗传病的诊断治疗困难或费用昂贵，难以普遍实施。因此，开展儿科遗传病的三级预防，降低儿科遗传病发生，或早筛查、早治疗。

一、一级预防

防止遗传病发生的措施（表 4-17-1）。

1. 避免近亲结婚　是最重要的、也是比较简单易行的措施。流行病学研究显示父母近亲结婚所生子女患遗传病的比例较非近亲婚配家庭的高 150 倍，畸形发生率高 3 倍以上。因此，我国政府 2001 年 4 月公布的《中华人民共和国婚姻法》第二章第七条规定禁止“直系血亲和三代以内的旁系血亲”结婚。

2. 产前遗传咨询　孕妇或家族成员有遗传病或先天畸形史、家族中多次出现或生育过智力低下儿或反复自然流产者，应进行产前遗传咨询，寻找病因，尽可能明确诊断，积极进行婚育指导，可预防或减少遗传病患儿的出生。目前我国南方地区已开展婚前重型地中海贫血杂合子筛查，进行遗传咨询和婚育指导，可显著降低地中海贫血的发生。

3. 筛查携带者　致病基因携带者是正常人群中的一个特殊群体，表型正常而体内携带隐性致病基因（杂合子）或平衡易位染色体，是可将致病基因传递给后代的高危人群。虽然每种隐性遗传病的发病率低，但有人群中有较多致病基因携带者。如苯丙酮尿症的发病率为 1∶11 000，但人群中致病基因携带者达 1∶50~1∶60。当双亲之

表 4-17-1　遗传病的三级预防

	一级预防	二级预防	三级预防
目的	减少遗传病发生	减少遗传病患儿出生	生后早筛查、早治疗
时间	婚前、孕前	母亲妊娠期	出生后
对象	健康人群	普通孕妇、高风险孕妇	遗传病及出生缺陷患儿
措施	遗传咨询、避免近亲结婚、携带者筛查	影像学、生化、基因的产前筛查、产前诊断	生化、基因、细胞、影像分析，新生儿筛查，治疗和康复

一为染色体平衡易位，后代异常胚胎的几率较高。因此，筛查隐性遗传病携带者有助于婚育指导与产前诊断，可预防和减少遗传病患儿的出生。

二、二级预防

预防遗传病患儿的出生。在遗传咨询的基础上，有目的地对遗传病高危家庭进行产前诊断，即通过直接或间接地对孕期胚胎或胎儿进行生长和生物标记物、特定基因的检测，确定诊断，减少遗传病患儿出生。根据特定的遗传性疾病或者先天缺陷，可用不同的产前诊断方法进行诊断。例如通过观察胎儿表型的形态特征（超声、胎儿镜检查）、染色体检查（细胞遗传学技术）及基因分析或其表达产物测定（酶和生化测定）来诊断。所用标本的采集可由羊膜腔穿刺术、绒毛膜绒毛吸取术、脐带穿刺术和从母血中分离胎儿细胞等方法来完成。目前，采用新一代高通量DNA测序技术，结合生物信息分析，通过检测母亲外周血中的胎儿游离DNA，进行胎儿21-三体综合征、18-三体综合征、13-三体综合征的检测，以及多种微缺失、微重复综合征的检测，已经取得重要进展。该检测可在孕12周以后的早、中期进行，具有无创取样、高灵敏度、准确性高的特点，无流产风险，是一项比较安全的产前检测，可明显降低染色体异常患儿的出生，降低出生缺陷。

三、三级预防

出生后的早期筛查和诊断治疗。新生儿疑有遗传病，出生后即尽可能采用血生化、基因分析或染色体分析技术早期诊断。新生儿疾病筛查是提高人口素质的重要措施之一，通过快速、敏感的检验方法，对一些先天性和遗传性疾病进行群体筛查，使患儿在临床上尚未出现疾病表现，而其体内生化、代谢或者功能已有变化时就诊断，结合早期有效治疗，避免重要脏器出现不可逆性的损害，保障儿童正常的体格发育和智能发育。目前新生儿疾病筛查已在全国推广，各地主要筛查先天性甲状腺功能减低症和苯丙酮尿症两种导致智能发育障碍的疾病。苯丙酮尿症发病率约为1∶11 000，先天性甲状腺功能减低症发病率约为1∶3000，有的地区开展了葡萄糖-6-磷酸脱氢酶缺乏症、先天性肾上腺皮质增生症筛查，部分城市已经开展了串联质谱技术进行遗传代谢病筛查，大大扩大了筛查的疾病谱。新生儿疾病筛查可使患儿出生2~4周内得到确诊。通过后续积极治疗，多数患者预后良好，极大降低了遗传代谢性疾病的危害。

专家点评 遗传病严重危害人类身心健康，不仅给个人、家庭及社会带来沉重负担，而且危及子孙后代，直接影响人口素质的提高。多数遗传病无法治疗的情况下，开展遗传病的三级预防和遗传咨询可减少遗传病的发生及降低危害。

（顾学范）

【参考文献】

1. William L Nyhan, Bruce A Barshop, Aida I Al-Aqeel. Atlas of Inherited Metabolic Diseases. Third edition. Hodder Arnold, UK, 2012.
2. 顾学范. 临床遗传代谢病. 北京：人民卫生出版社，2015.
3. Levy HL. Newborn screening by tandem mass spectrometry: a new era. Clinical chemistry, 1998, 44: 2401-2402.
4. Behrman, Kliegman, Jenson. Nelson Textbook of Pediatric, 17th edition. Philadelphia: Saunders, 2004.

第二节 遗传咨询

导读 医学专业人员向有发生遗传性疾病高危个人及家庭提供指导，包括有关疾病信息、再发风险、产前诊断方法和治疗。

一、定义

传统的遗传咨询（genetic counseling）由从事医学遗传学专业人员完成遗传病问题的解答，对患者及亲属结婚、生育、产前诊断等问题提出建议和指导。近10余年基因组医学的发展，遗传咨询发展为一个帮助人们了解遗传疾病对医学、心理和家庭影响的程序，遗传咨询是医学遗传学的一个重要分支。

近年许多遗传病逐步被诊断，部分遗传性疾病可得到早期治疗、早期干预。目前，遗传代谢病的治疗主要为饮食限制、药物干预、基因转移治疗和其他代谢调控等。但多数遗传代谢病仍缺乏有效治疗方法。因此，遗传咨询对减少或避免遗传性疾病的发生，提倡和实行优生具有重要意义。

二、遗传咨询

(一) 咨询对象

遗传咨询的对象包括：

1. **筛查阳性** 新生儿疾病筛查阳性或者遗传代谢病检测阳性者；

2. **高龄孕妇** 孕妇年龄达到或者大于 35 岁；

3. **高危环境** 外环境致畸物暴露的孕妇；

4. **高危家庭**

(1) **妊娠异常史**：母亲曾有遗传病胎儿或生育过遗传病的儿童；反复自发性流产史；

(2) **不孕症**：夫妇不孕不育；

(3) **遗传病**：夫妇一方患遗传病；

(4) **遗传病家族史**：夫妇一方有遗传病家族史或为致病基因携带者。

(二) 咨询程序

1. **采集信息家族史** 解释、评估疾病的发生或再发风险率。需要详细了解家族遗传病发生情况、疾病史、母亲病史(流产、死胎、早产)、婚姻状况(年龄、近亲婚姻、健康状况)、家庭与工作环境(特殊化学物、X 线暴露)、类似疾病发生情况、有遗传病发生的详细家系发病情况，绘制出家系谱。

2. **确定遗传病** 进行相关疾病的遗传、实验室检测、治疗处理及预防教育，并提供与疾病有关的各种可以求助的渠道及研究方向。

3. **指导家庭** 帮助家庭认知和接受所患遗传疾病的再发风险，促进知情选择。

(三) 注意事项

1. **遗传异质性** 遗传咨询的基础是准确的疾病诊断。确定遗传方式时应注意遗传异质性的问题。具有某一相同的遗传症状或性状，在不同家系中是由不同基因型引起的，这种症状(或性状)相同而基因型不同的现象称为“遗传异质性”，可分为等位基因异质性及基因座异质性。等位基因异质性指同一遗传病由同一基因座上发生不同突变引起。基因座异质性指同一遗传病由不同基因座上的突变引起。由于遗传基础不同，故具有遗传异质性的遗传病，在遗传方式、发病年龄、病程进展、严重程度、预后及发病或复发风险等都可能不同，进行遗传咨询时须一一查清。只有确定致病基因以及突变部位，才能较准确推算发病或再发风险，以正确指导婚育优生。

2. **区别先天性与遗传性疾病** 先天性疾病和家族性疾病不都是遗传性疾病。先天性疾病(congenital disease)是个体生来即有异常表型，可为遗传病，但并非都是遗传病，如先天性梅毒、先天性肝炎等，均是由孕母在妊娠期间受到病原生物体感染所致。同样，遗传病亦并非都表现为先天性，某些遗传病出生时无异常表型，要到特定的年龄才发病，如亨廷顿舞蹈病、脊髓性小脑共济失调等。临床上，严格区分由遗传因素与非遗传因素所造成的先天畸形(congenital malformation)或出生缺陷(birth defects)往往较难，但又必要。因先天性与遗传性疾病的预后不同，遗传咨询需区别先天性与遗传性疾病，有助有针对性的正确指导。

3. **遵循医学伦理** 遗传咨询应遵循医学伦理，行善、公平正义、知情同意、医疗保密、重视生命价值等原则。让患者与家庭成员理解遗传性疾病发生在人群中存在一定比例的致病基因，每个人都有同等的机会携带有这种致病基因，其后代可能由此而致病，发病是偶然的不幸，但不是个人的过失，以解除家庭顾虑或家庭成员间的误会。

专家点评 遗传咨询向患者或者患者家属解释和讨论疾病的遗传方式、遗传风险、疾病性质、实验室结果以及治疗和预后等问题，讨论再生育的选择或者措施。

(顾学范)

【参考文献】

1. William L Nyhan, Bruce A Barshop, Aida I Al-Aqeel. Atlas of Inherited Metabolic Diseases. Third edition. Hodder Arnold, UK, 2012.
2. 顾学范. 临床遗传代谢病. 北京：人民卫生出版社，2015.
3. Levy HL. Newborn screening by tandem mass spectrometry: a new era. Clinical chemistry, 1998, 44: 2401-2402.
4. Behrman, Kliegman, Jenson. Nelson Textbook of Pediatric, 17th edition. Philadelphia: Saunders, 2004.

第三节 产前诊断

导读 在遗传咨询的基础上，有目的地对遗传病高危家庭，通过对孕期胚胎或胎儿进行影像、细胞、生化、基因等的检测，确定胎儿是否患有某些遗传性疾病，即为产前诊断，该措施可明显减少遗传病患者的出生。

据遗传咨询风险评估的结果，建议孕妇采取适当的产前诊断方法（prenatal diagnosis）。产前诊断又称“宫内诊断”，是细胞遗传学、分子遗传学、生化遗传学、影像学等多学科和临床医学结合形成的一门交叉学科，针对某些特定疾病的高风险家庭，以生殖健康为目的，对胎儿进行某些遗传性疾病的检测。如确定胎儿患有可治性疾病，选择适当时机进行宫内治疗；如为不可治疗性疾病，家庭可知情选择。

一、产前诊断适应对象

1. 染色体异常 夫妇一方为染色体异常（数目或结构），或生育过染色体病患者的孕妇，或为表型正常的染色体异常携带者。

2. 单基因病 夫妇一方为某种单基因病患者，或曾生过某种单基因病后代的孕妇。

3. 神经管畸形 夫妇一方有神经管畸形或生过开放性神经管畸形儿的孕妇。

4. 异常妊娠史 孕妇曾有不明原因的自然流产、畸胎史、死产或新生儿死亡等情况。

5. 羊水异常 孕妇羊水过多。

6. 环境致畸因素暴露 夫妇一方有致畸因素接触史。

7. 高龄孕妇 孕妇年龄 >35 岁。

8. 家族史 遗传病家族史阳性，又近亲婚配的孕妇。

二、产前诊断方法

有目的地对遗传病高危家庭进行产前诊断，即通过直接或间接地对胚胎或胎儿进行生长和生物标记物、特定基因的检测确定诊断（表 4-17-2）。

1. 实验室检查 母亲第一胎异常，若再次怀孕应明确第一胎病因。据特定的遗传性疾病或者先天缺陷，选择不同的产前诊断方法。如超声、胎儿镜检查观察胎儿表型的形态特征；采用羊膜腔穿刺术、绒毛膜绒毛吸取术、脐带穿刺术和母血中分离胎儿细胞等方法采集标本，进行染色体检查及基因分析或表达产物（酶和生化测定）测定。目前，采用新一代高通量 DNA 测序技术，结合生物信息分析，检测母亲外周血中的胎儿游离 DNA，进行胎儿 21- 三体综合征、18- 三体综合征、13- 三体综合征的检测和其他微缺失、微重复综合征已取得重要进展。产前检测可在母亲妊娠 12 周后的早、中期进行，具有取样无创安全、灵敏度与准确性高的特点。

原位杂交技术是细胞遗传学与分子遗传学方法的结合产物，可提高诊断的分辨率和准确性。FISH 检查必须预先知道异常发生部位并有针对性地选择特异性探针，只能对个别问题进行分析。

基因芯片技术可一次检查某一样本的整个基因组的基因拷贝数变异，基因芯片检测通量高，分辨率高，可检测大部分染色体异常和常规染色体分析无法检测出的微缺失和微重复综合征。

根据 DNA 序列的碱基变化，基因突变可分为点突变、大片段突变和动态突变等。人体器官或组织的细胞基因组相同，采用基因分析方法，在个体发育的任何阶段、任何有核细胞为材料，都可检测出基因的缺陷。

对人群中某些高发、严重致残的遗传病进行

表 4-17-2 遗传病产前检查实验方法选择

方法	基因诊断	酶学诊断	细胞遗传学	生化代谢物测定
发病机制	单基因遗传病有基因突变	基因突变导致酶蛋白活性下降	染色体数目或结构异常	遗传代谢物在体内聚积
选择	首选	与基因诊断结合	据适应证	一般不推荐
可靠性	+	+（排除母体细胞污染）		—
适应证	① 单基因病：常见的氨基酸代谢病、有机酸代谢病、脂肪酸氧化障碍疾病等 ② 杂合子筛查	常见溶酶体贮积病：戈谢病、黏多糖贮积病各型等	① 多发畸形、微小畸形者 ② 双亲之一为平衡易位携带者 ③ 多次流产史者 ④ 染色体病家族史阳性	少数有机酸血症，例如甲基丙二酸尿症等，需结合基因诊断
样本	羊水	羊水	羊水	羊水
方法	先证者先确定基因诊断，怀孕早中期进行绒毛膜或者羊水检测	先证者先确定基因诊断，怀孕早中期进行绒毛膜或者羊水检测	① 染色体核型分型 ② 原位杂交技术 ③ FISH 技术：染色体微小缺失 ④ 基因芯片检测技术	

杂合子筛查为基础的产前诊断也在发展。如婚前进行地中海贫血杂合子筛查的前瞻性检测正在取得显著的社会效益。

2. 医学影像学诊断 超声波检查图像清晰、分辨力强、几乎无创伤，临床应用广泛。在不同妊娠期进行检查，可确定胎儿存活情况、胚胎数目、胎儿体表畸形（如无脑儿、脊柱裂、畸胎瘤等）、器官、畸形（某些心脏畸形、食管闭锁、小肠闭锁、肾积水和多囊肾等）；判断胎位、胎儿生长迟缓、肢体畸形有关的遗传病。

专家点评 产前诊断可降低遗传病患者的出生，阻止同一种遗传病在家庭中再发生。如确定胎儿患有可治性疾病，选择适当时机进行宫内治疗；如为不可治疗性疾病，家庭可知情选择。

（顾学范）

【参考文献】

1. William L Nyhan, Bruce A Barshop, Aida I Al-Aqeel. Atlas of Inherited Metabolic Diseases. Third edition. Hodder Arnold, UK, 2012.
2. 顾学范. 临床遗传代谢病. 北京：人民卫生出版社，2015.
3. Levy HL. Newborn screening by tandem mass spectrometry: a new era. Clinical chemistry, 1998, 44: 2401-2402.
4. Behrman, Kliegman, Jenson. Nelson Textbook of Pediatric, 17th edition. Philadelphia: Saunders, 2004.

The Principle and Practice of Pediatric Primary Care The Principle and Practice of P
Primary Care The Principle and Practice of Pediatric Primary Care The Principle and Pra
Pediatric Primary Care The Principle and Practice of Pediatric Primary Care The Princ
Practice of Pediatric Primary Care The Principle and Practice of Pediatric Primary Ca
Principle and Practice of Pediatric Primary Care The Principle and Practice of Pediatric
Care The Principle and Practice of Pediatric Primary Care The Principle and Pra
Pediatric Primary Care The Principle and Practice of Pediatric Primary Care The Princ
Practice of Pediatric Primary Care The Principle and Practice of Pediatric Primary Ca
Principle and Practice of Pediatric Primary Care The Principle and Practice of Pediatric
Care The Principle and Practice of Pediatric Primary Care The Principle and Pra
Pediatric Primary Care The Principle and Practice of Pediatric Primary Care The Princ
Practice of Pediatric Primary Care The Principle and Practice of Pediatric Primary Ca
Principle and Practice of Pediatric Primary Care The Principle and Practice of Pediatric
Care The Principle and Practice of Pediatric Primary Care The Principle and Pra
Pediatric Primary Care The Principle and Practice of Pediatric Primary Care The Princi

5

第五篇

儿 童 营 养

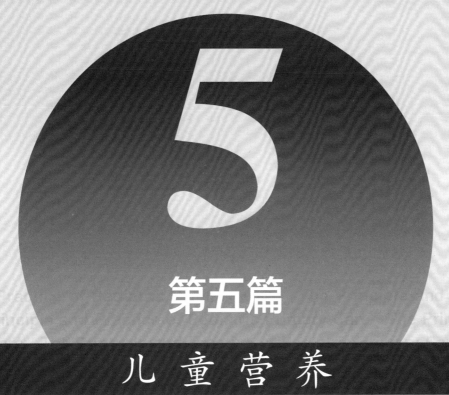

18 第十八章

营养学基础

第一节 儿童营养素需要量及推荐摄入量

导读 2013年DRIs修订版在EAR、RNI、AI、UL等4个参数基础上增加3个与预防非传染性慢性疾病有关的指标。儿童膳食营养素参考摄入量是评估儿童营养状况的重要依据,包括评估个体儿童营养素摄入水平与制订个体/群体儿童膳食计划。

人体从饮食中获得各种营养素维持身体基本功能。如某种营养素长期摄入不足或过量均危害健康。人体应尽可能合理的平衡膳食,以获得身体需要的各种营养素。人体的营养需要存在个体差异,与年龄、性别、生理及体力活动状况有关,也与营养素消化、吸收、利用和体内代谢状态有关。膳食评价和膳食规划是营养健康科学研究与营养改善实践的重要内容,因此需依据人体的营养需要制订人群营养标准以判断相关工作效果。遗传是影响个体营养状况的重要因素之一。虽然,不可能为每一特定个体制定营养需要量,但所有的个体营养素需要仍然有共性,即各种营养素的需要有一定范围,是制订人群营养标准的基础。因而基于有一定代表性人群(样本)中获得的人体营养素平均需要量的研究资料可作为评估身体营养素需要的参照标准,即膳食营养素参考摄入量(dietary reference intakes,DRIs)。据统计学原理,制定不同年龄、性别及体力活动水平和生理状态人群的DRIs。儿童是身体特殊的生命阶段,营养需要有特殊性,儿童的DRIs与成人不同。

一、发展史与研究状况

1. **发展史** 第二次世界大战期间美国政府和军方请科学界制订确保士兵最低营养需要的基本食物营养供应标准,1943年美国国家研究院(National Research Council,NRC)发布的第1版膳食营养素供给量(recommended dietary allowances,RDA),反映营养学研究进展与社会营养健康需要结合,具有里程碑意义。20世纪初营养素缺乏疾病的研究促进各种营养素研究的进展,包括发现新营养素、成分与功能研究。美国NRC和食物与营养委员会(Food Nutrition Board,FNB)每5年修订一次RDA,至1989年已发表第10版RDA。RDA是美国营养领域的基础性工作,已成为不同时期美国人营养素供给领域的权威性指导文件,同时也引领和影响世界许多国家开展类似工作。

1979年英国提出英国人的膳食营养素参考数据,称为膳食参考值(dietary reference values,DRVs)。1992年欧洲共同体食物科学委员会(EC-SCF)提出欧共体膳食能量和营养素摄入量建议。

欧洲许多国家，如意大利、西班牙、德国、奥地利、法国和荷兰等国家同时制订本国营养素需要量和推荐量建议。

虽然 RDA 的概念和相关体系基本相同，但传统的 RDA 概念已不能完全涵盖营养素促进健康的作用。在多年营养研究的基础上，1998 年美国 FNB 发展 RDA 为新的膳食营养素参考摄入量（dietary reference intake，DRIs）体系，包括平均需要量（estimated average requirement，EAR）、推荐摄入量（recommended nutritional intake，RNI）、适宜摄入量（adequate intake，AI）、可耐受最高摄入量（tolerable upperintake level，UL）4 个参数，适用于营养缺乏和营养素摄入过量的预防。

与国际营养界同步，20 世纪 30 年代我国营养学界开始关注国人营养需要量，1955 年正式使用“每日膳食中营养素供给量（RDA）”描述推荐的营养素摄入量。2000 年中国营养学会参考国外制定 DRIs 经验和相关资料，编辑了第 1 版《中国居民膳食营养素参考摄入量》。为更好地开展社会公众健康服务，与国际营养学接轨，实现营养科学研究成果的转化，2010 年中国营养学会再次组织专家着手《中国居民膳食营养素参考摄入量》的修订。经过文献检索、科学论证、撰稿编写、审阅评议等系列工作，2013 年完成第 2 版《中国居民膳食营养素参考摄入量》的修订和编写，2014 年正式发布与出版。

2. 儿童能量需要量的研究现状 能量需要量的组成包括基础代谢、热动力作用、活动、生长消耗和排泄。儿童能量需要量定义为食物产能满足一定水平的活动、支持理想生长发育的总能量消耗（TEE）。其他营养素的需要量是满足群体中所有个体，而能量需要量则是基于群体的平均需要量，避免能量供给过低与过高发生营养不良（不足与过剩）。过去研究婴儿的食物能量摄入是基于观察正常婴儿的生长估计 TEE，缺乏运动消耗的能量资料。近年从双标水与心率监测获得的新的 TEE 资料使儿童能量需要量发生改变。2004 年 FAO/WHO/UNU 和 2002 年美国医学研究所（IOM）的婴儿能量需要量的建议较 1985 年 FAO/WHO/UNU 的建议低 12~20%；7 岁男童降低 18%，女童降低 20%；7~11 岁男童降低 12%，女童低 5%；12~18 岁青少年则增加 12%。2002 年 IOM 的建议中 7 岁儿童能量需要量降 8%，7~11 岁儿童降 2%，12~18 岁青少年则增加 8%（图 5-18-1）。研究能量需要量的基本原则没有改变，儿童青少年能量需要量的改变是源于新的 TEE 资料。从我国婴儿总能量需要量的变化可说明我国营养需要量的研究逐渐与国际营养界同步（表 5-18-1）。

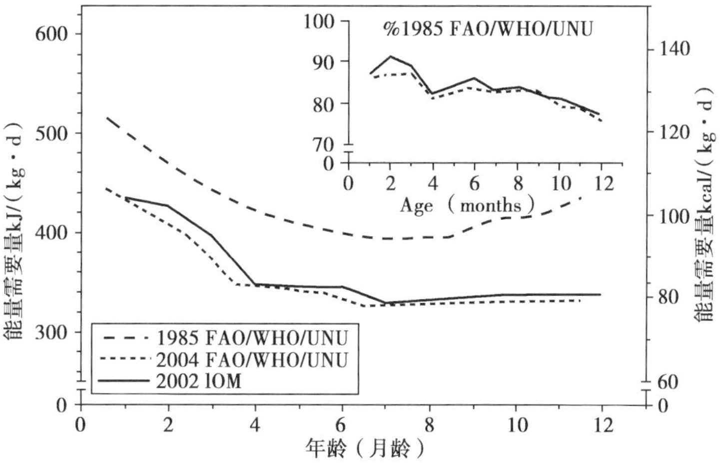

图 5-18-1 婴儿能量需要量

表 5-18-1 我国婴儿总能量需要量的变化 kcal/（kg·d）

年龄	中国营养学会			2004FAO/WHO/UNU	2002 IOM
	1988 年 RDA	2000 年 DRIs	2013 年 DRIs		
<6 月龄	120	95	90	113~81	107~82
6~12 月龄	100	95	80	79~81	80~82~81.3

二、基本概念

2013 年 DRIs 修订版在 EAR、RNI、AI、UL 等 4 个参数基础上增加宏量营养素可接受范围（acceptable macronutrient distribution ranges，AMDR）、预防非传染性慢性疾病的建议摄入量（proposed intake for preventing non-communicable chronic disease，PI-NCD 或 PI）和膳食成分的特定建议量（specific proposed levels，SPL）等 3 个与预防非传染性慢性疾病有关的指标。

1. 平均需要量 为某一特定性别、年龄及生理状况的群体某种营养素需要量的平均值，摄入量达到 EAR 水平时可满足群体中 50% 个体对该营养素的需要，但不能满足剩余 50% 个体对该营养素的需要。如个体营养素需要量高于 EAR，提示该个体摄入量充足的可能性较高；若低于 EAR 则个体摄入量不足的可能性较大。EAR 是制定推荐摄入量的基础。

2. 推荐摄入量 正常人群营养素的平均需要量按正态分布（图 5-18-2），当营养素摄入量为 EAR+2SD 时，可满足 97%~98% 个体的营养素需要量，达到维持健康、组织有适当的储备状况，称为营养素摄入量的推荐水平，相当于传统的 RDA。个体营养素摄入宜大于 RNI 水平，或适当提高以获得膳食中的营养素良好状态。不同身高、体重的个体 RNI 应按每体重（kg）计算需要量，即采用理想体重与现实体重调整 RNI。

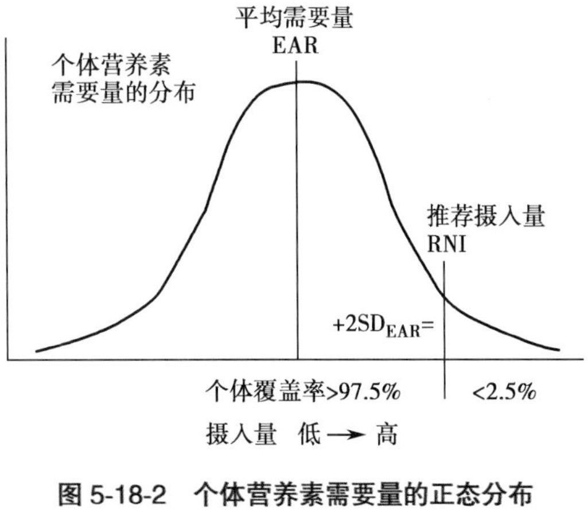

图 5-18-2 个体营养素需要量的正态分布

3. 适宜摄入量 通过观察或实验获得的健康群体某种营养素的平均摄入量为 AI。当某一人群某种营养素的个体需要量资料缺乏或不足时，无法获得 EAR 及 RNI 时，可用 AI 代替 RNI。一般，AI 会高于 RNI 水平，但不是准确反映个体或群体营养需要的判定界值，准确性不如 RNI。

4. 可耐受的最高摄入量 是平均每日可摄入的某营养素最高限量，即从生物学角度判断可被耐受的某种营养素摄入水平。UL 不是建议的营养素摄入水平，超过 UL 的摄入水平提示存在健康损害风险。某些营养素因缺少资料尚未设定 UL 数值，或某些营养素的毒副作用小时也未制订 UL，但不提示该营养素不存在过量摄入的风险。故对无 UL 的营养素，应了解无 UL 数据的原因(表 5-18-2)。

表 5-18-2 膳食营养素参考摄入量（DRIs）体系

	内容描述
EAR	是某一特定性别、年龄及生理状况群体中对某营养素需要量的平均值，摄入量达到 EAR 水平时可以满足群体中半数个体对该营养素的需要，而不能满足另外半数个体的可能性
RNI	可以满足某一特定群体中绝大多数（97%~98%）人体的需要
AI	通过观察或实验室获得的健康人群某种营养素的摄入量，不能确定 RNI 时使用
UL	平均每日可摄入某营养素的最高量

5. 其他 设定用以预防非感染性慢性疾病（NCD）的内容，包括 AMDR、PI-NCD 和 SPL。AMDR 为脂肪、蛋白质和碳水化合物理想的摄入量范围，以占总能量摄入量的百分比表示。2013 版《中国居民膳食营养素参考摄入量》AMDR 采用 FAO（2010）和美国 DRIs 专家委员会（IOM，2005）提出的 AMDR 的下限（L-AMDR），用于满足能量需求与预防缺乏，上限（U-AMDR）用于预防慢性非传染性疾病。PI 是以非传染性慢性病 I 级预防为目标的必需营养素的每日摄入量。易感人群的某些营养素摄入量达到或接近 PI 时，可降低发生 NCD 风险。SPL 用于营养素以外的食物成分，每日膳食中食物成分摄入量达到 SPL 时有利于维护人体健康。

三、膳食营养素参考摄入量的原理和建立方法

1. 营养素需要量和分布规律 营养素需要量与身体生物学状态有关，因体内代谢过程和功能不同对营养物质需求也不相同。如身体对维生素 C 的需要可体现多种生物学状态，包括满足身

体内血管胶原合成所需，体内一定量维生素C可避免或预防坏血病发生，或体内较高水平维生素C有抗氧化作用等。

营养素需要量的定义是维持人体正常生理功能，使身体处于"适宜营养状况"所需营养素的最低量，或预防营养缺乏性疾病的最低量，涉及营养素的消化、吸收等因素。吸收率高的营养素供给量与需要量相近，如身体可吸收80%~90%的从膳食来源的维生素A、维生素C；吸收率很低的营养素则其营养素需要量和膳食供给营养素（摄入量）有较大差别，因铁的吸收率较低，仅为膳食摄入铁的3%~15%，故成年男子（65kg）铁的需要摄入量（6~30mg/d）远高于铁的吸收量（0.9mg/d）。

"良好的健康状态"和某种营养素维持健康的需要量有不同的认定标准。联合国粮食及农业组织（Food and Agriculture Organization，FAO）和世界卫生组织（World Health Organization，WHO）联合专家委员会提出三种营养素需要量：①基本需要量（basal requirement）：为预防临床可察知的功能损害所需要的营养素量；满足基本需要，身体能正常生长和繁育，不出现明显的营养缺乏症状；但组织内营养素储备不足，短期内供给不足可出现缺乏；②储备需要量（normative requirement）：使组织中储存的一定水平营养素的需要量，可满足身体的基本需要，避免出现临床可察知的功能损害。营养素储备量是一较理想的需要量状态，但难以确定合理的储备量。③预防需要量：为不出现明显临床损害的营养素最低需要量，低于基本需要量水平。

研究个体需要量的分布资料可获得群体需要量，用以估计某一营养素摄入量满足某一个体营养需要的可能性概率（图5-18-3）。

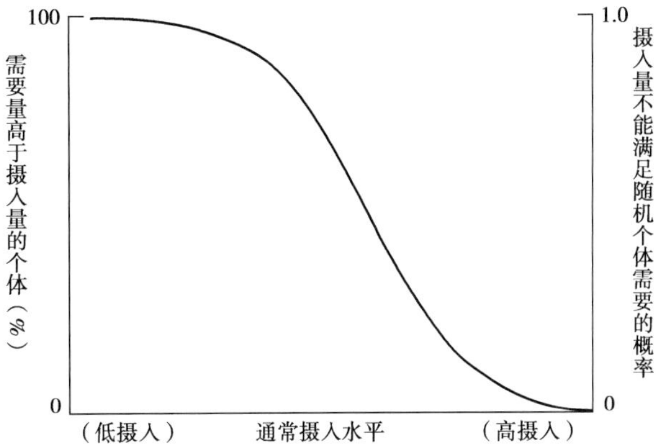

图5-18-3 个体营养需要的可能性概率

当某种营养素膳食摄入量逐渐增加时，人群中需要量高于摄入量的个体的百分比逐渐下降；个体出现从"低摄入量"至"高摄入量"变化，营养素摄入量不足的风险亦从100%逐渐下降为0。如膳食营养素摄入量继续增加，甚至增加至一较高水平时则发生营养素摄入过量的风险（图5-18-4）。

2. 营养素需要量的测定

（1）能量需要量测定：有直接测热法、气体代谢法、稳定同位素双标水法、心率监测法、运动感应器测量法、调查记录法以及心率监测和运动感应器结合法。双标水法（doubly labeled water，DLW）是测定能量消耗的金标准，广泛应用于各种人群能量消耗测定。美国最新版DRI体系中能量需要量的数据均来源于DLW测定方法。

（2）营养素平衡研究：以测量营养素摄入和排出量的平衡关系确定营养素的需要量，如氮平衡实验估计蛋白质需要量，钙、锌、碘平衡实验等。

（3）营养素耗竭、补充和饱和实验法：对志愿

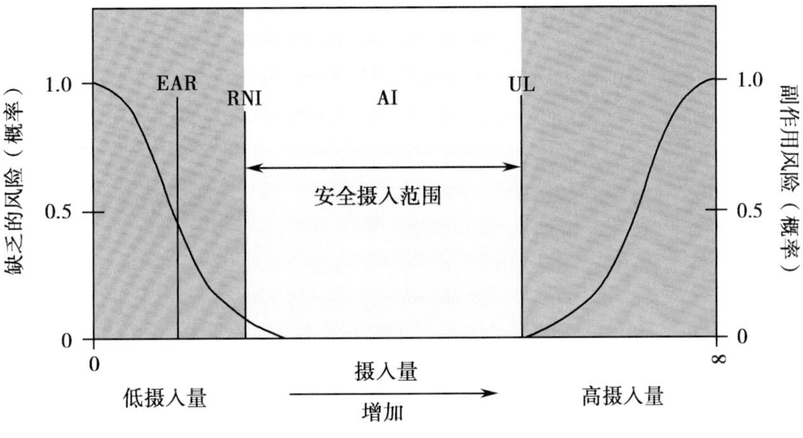

图5-18-4 膳食营养素参考摄入量（DRIs）体系

（浅色：良好膳食中营养素理想摄入水平；深色：存在风险的摄入量范围）

者的营养素缺乏膳食进行营养素耗竭，或额外补充不同剂量营养素，观察营养素缺乏症状的出现或消失情况，估计营养素需要量。

3. EAR 制定

(1) 成人 EAR：据营养素需要量实验中获得的、符合正态分布的个体需要量资料，估计总体需要量的平均值，采用平均值计算法制定成人 EAR；不符合正态分布的资料，经过统计学处理转换为正态分布资料后再进行估计。

(2) 儿童青少年 EAR：儿童和孕妇、乳母人群缺少足够的营养素需要量研究资料，往往以成人 EAR 推算妇幼人群 EAR。推算依据 4 个假设：①儿童和成人维持生理功能所需的营养素按千克代谢体重（$W^{0.75}$ 为代谢体重）的计算方法相同；②成年人 EAR 是维持有关生理功能所需的营养素量；③儿童生长所需额外的营养素量和生长所需额外的蛋白质量的比例一致；④<14 岁儿童营养素的需要量无明显性别差异。

(3) RNI 制订：与营养素需要量的资料分布状态有关：

- 资料为正态分布或近似正态分布时，RNI=EAR+2SD。
- 数据符合正态分布或对称分布，但资料不足以计算标准差时，人为设定变异系数（coefficient of variation，CV）为 10%，SD=10% EAR，RNI=1.2×EAR。
- 资料不符合正态分布时，则采用统计学方法将数据转换为正态分布，$P50^{th}$ 与 $P75^{th}$ 分别为 EAR、RNI 估算值，再将 EAR 和 RNI 的数据转换回原始单位。

(4) 婴儿 AI 制定：因难以进行婴幼儿群体营养素需要量研究，现有 DRI 体系中，婴幼儿的多数营养素都为 AI。

- **<6 月龄**：纯人乳是健康足月、<6 月龄婴儿的理想营养来源，因此可以认为摄入人乳的营养素量即婴儿各种营养素的 AI。《中国居民膳食营养素参考摄入量（2013 版）》以人乳摄入量 750ml/d（780g/d）计算 <6 月龄婴儿的 AI。因人乳营养素成分有一定差异，尽可能选用高质量的研究资料与我国居民为研究对象的营养研究结果。
- **7~12 月龄**：营养素的 AI 由两部分构成：①平均每日摄入 0.6L 人乳的营养素；②其他食物提供的营养素。如无其他食物的相关资料时，AI 按代谢体重法取小婴儿和成人推算结果的平均值。

(5) UL 制定：制定依据为相关营养素在人群中的“未观察到有害作用剂量”（no observed adverse effect level，NOAEL）和“观察到有害作用最低剂量”（lowest observed adverse effect level，LOAEL）资料。以某人群中较长时间每日摄入相关营养素，且未产生不良作用的最高摄入量为 NOAEL，即未出现可观察到的危害作用的营养素量；LOAEL 则为产生危害反应的最低摄入剂量。

据人群营养素的 NOAEL 和 LOAEL 及不确定性系数（uncertainty factor，UF）数据确定儿童、青少年的 UL。成年人 UL=NOAEL/UF，如不能确定 NOAEL，则 UL=LOAEL/UF。针对营养素的 NOAEL，UF 为 1~10；如用 LOAEL，则需要使用更大的 UF。儿童、青少年缺乏相关数据时，由成年人 UL 外推计算：$UL_{儿童}=UL_{成人}\times(体重_{儿童}/体重_{成人})$。此外，婴儿营养素危害性作用的资料有限，同时婴儿处理过量化学物质的能力不足，目前仅确定了少数营养素的 UL。

四、能量 DRI

（一）儿童能量代谢特点

儿童能量的需要与年龄和生理状态有关。如婴儿肠道吸收功能不成熟、代谢率较高，故以体重表示的 6 月龄内婴儿的能量需要是成人的 3 倍。儿童总的能量消耗包括基础代谢率、食物的热力作用、组织生长合成、活动和排泄过程的能量消耗。

1. 基础代谢率 20℃（18~25℃）室温下，餐后 10~14 小时，清醒、安静状态下测量维持身体基本生命活动所需的最低能量为基础代谢（for basal metabolism rate，BMR）。BMR 与年龄、性别、环境温度、健康情况、肌肉组织多少、营养状况等因素有关。婴儿重要器官的代谢率与其重量成比例。新生儿脑发育的能量为 BMR 的 70%，婴儿为 60%~65%。儿童 BMR 的较成人高，随年龄增长、体表面积的增加逐渐减少。如婴儿 BMR 约为 55kcal/(kg·d)，7 岁时 BMR 为 44kcal/(kg·d)，12 岁时约为 30kcal/(kg·d)，成人为 25~30kcal/(kg·d)。

2. 食物的热力作用 食物中的宏量营养素代谢过程为人体提供能量，同时在消化、吸收过程中出现能量消耗额外增加的现象，即消耗能量，如氨基酸的脱氨以及转化成高能磷酸键产生的能量消耗，称为食物的热力作用（for thermic effect of food，TEF）。食物的热力作用与食物成分有关。蛋白质分解后,57% 的氨基酸在肝脏内合成尿素而消耗能量,氨基酸产生高能磷酸键少,体内能量消耗持续约 10~12 小时。蛋白质本身在消化、吸收过程中所需的能量相当于摄入蛋白质产能的 25%,故热力作用最高。脂肪的热力作用为 2%~4%,取决于脂肪酸被氧化或贮存。碳水化合物转化为葡萄糖和糖原消耗 7% 的能量。婴儿食物含蛋白质多,食物热力作用占总能量的 7%~8%;年长儿的膳食为混合食物,其食物热力作用为 5%。儿童过多摄入蛋白质可增加体内食物热力作用(表 5-18-3)。

3. 活动消耗 为儿童活动消耗的能量(for physical activity),与儿童体格生长水平、活动强度、活动时间、活动类型有关。故活动所需能量波动较大,并随年龄增加而增加,如 3 月龄婴儿活动所需的能量为 0.2BMR,6 月龄时增加到 0.4BMR。

儿童活动所需能量对儿童生长发育的意义在于可调节部分能量,如当能量摄入不足时儿童表现为活动减少,以此节省能量,保证身体基本功能和满足重要脏器的代谢。

4. 排泄消耗 为正常情况下未经消化吸收食物损失的能量(for excreta),约占总能量的 10%,腹泻时增加。

5. 生长所需 组织生长合成所消耗的能量,为儿童特有。生长所需能量(for growth)与儿童生长的速度呈正比,即随年龄增长而逐渐减少。如 1 月龄婴儿能量摄入的 35% 用于生长,1 岁时为 3%,3 岁为 2%,直至青春期第 2 个生长高峰前均维持较低水平,青春期为 4%。

上述五部分能量的总和即为儿童能量的需要量。一般,基础代谢占 50%,排泄消耗占能量的 10%,生长和运动所需能量占 32%~35%,食物的热力作用占 7%~8%(图 5-18-5)。2013 版《中国居民膳食营养素参考摄入量》推荐:<6 月龄婴儿能量平均需要量为 90kcal/(kg·d),7~12 月龄为 80kcal/(kg·d),1 岁后以每日计算(附表 2-1,2-2)。婴儿能量需要与生长速度、活动量有关,如 1~4 月龄婴儿生长速度迅速,单位体重计算每日能量较高;4~6 月龄生长速度减慢,运动发育仅可抬头、坐,虽然婴儿日平均总能量增加,但按单位体重计算每日能量需要略有下降;8~9 月龄后随运动的发育,按单位体重计算每日能量需要将增加。婴儿体格生

表 5-18-3 1g 宏量营养素产能

1g	体外产热	体内产能消耗	产能
蛋白质	5.65kcal	1.3kcal	(5.65-1.3)×92%=4kcal(16.74kJ/g)
脂肪	9.45kcal		9.45×95%=9kcal(33.66kJ/g)
碳水化合物	4.1kcal		4.1×98%=4kcal(16.74kJ/g)

附:单位换算 1kcal=1g 水从 15℃到 16℃所需的热量
1kcal=4.184 千焦耳(kJ) 1kJ=0.239kcal

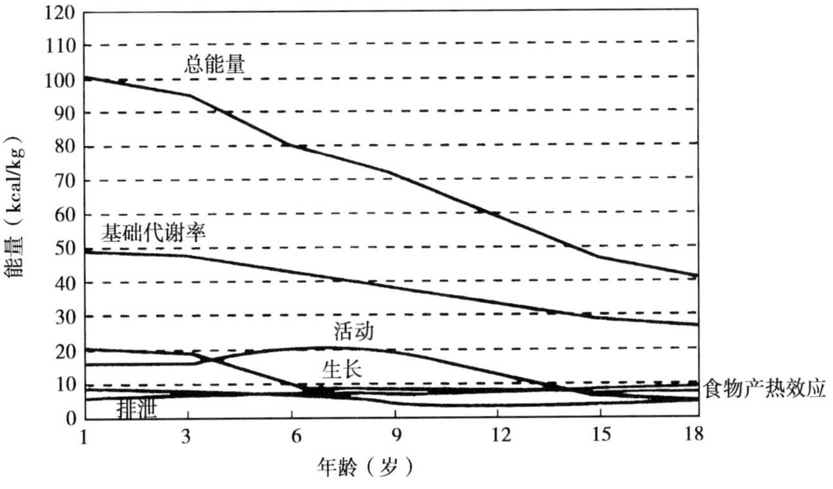

图 5-18-5 能量消耗变化与年龄关系

长良好、活动水平与健康状况一致并可维持正常活动的需要时，提示婴儿从食物中摄入能量与能量消耗达到平衡。

（二）能量特点

能量摄入不足与能量摄入过多都可增加缺乏风险与过剩风险（图 5-18-6），因此，能量无 RNI 数值，群体的能量推荐摄入量等同于该群体的平均能量需要量（estimated energy requirement，EER），为维持身体正常生理功能所需要的膳食能量摄入。EER 支持个体或群体健康生长发育，能长时间保持良好的健康状态，有良好体型、身体构成以及理想活动水平，胜任必要的经济和社会活动。EER 与性别、年龄、体重、身高和体力活动水平等因素有关（表 5-18-4）。能量推荐数据中不需要增加安全量，也无 UL。

（三）婴幼儿、儿童和青少年 EER 推算

婴幼儿、儿童和青少年 EER= 每日总能量消耗（total energy expenditure，TEE）+ 组织生长的能量储存量。

1. 婴幼儿 EER 推算

- 采用 WHO/FAO/UNU 推荐的、基于 DLW 测定方法获得 TEE 估计公式：纯人乳喂养儿 TEE（MJ/d）=−0.635+0.388×bw（kg）

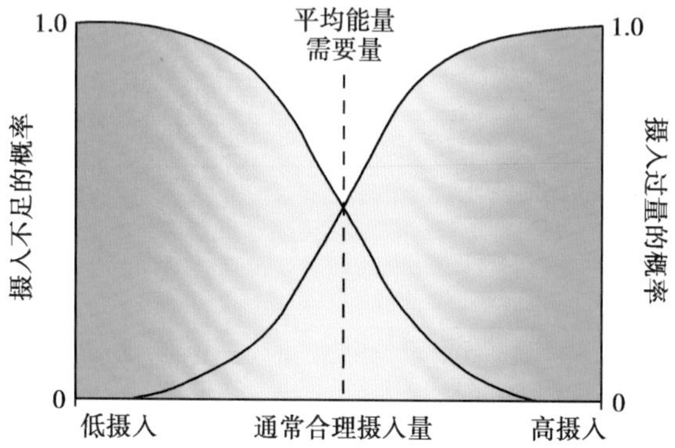

图 5-18-6 膳食能量摄入量与不足和过量风险的关系

表 5-18-4 人群能量需要量

EER	内容描述
成人	一定年龄、性别、体重、身高和体力活动水平的健康群体维持能量平衡所需要摄入的膳食能量的平均值
儿童	特定年龄、体重、身高、性别（<3 岁无性别差别，>3 岁有性别差别）的健康儿童群体，维持正常生长发育相应的正能量平衡所需要的膳食能量摄入量平均值
孕妇	+ 母体自身组织器官生长所需要的能量 + 胎儿生长所致组织沉积
乳母	+ 分泌乳汁所需的能量，以及泌乳活动所额外消耗的能量需要量

或 TEE（kcal/d）=−152.0+92.8×bw（kg）

部分人乳喂养儿 TEE（MJ/d）=−0.416+0.371×bw（kg）

或 TEE（kcal/d）=−99.4+88.6×bw（kg）

- 婴儿组织生长所需能量储存量估计：按 WHO/FAO/UNU 报告推算（表 5-18-5）。
- 婴儿 EER=TEE+ 能量储存量

（1）<6 月龄 EER：按纯人乳喂养推算 TEE（表 5-18-6）。

（2）7~12 月龄 EER：已引入其他食物，为部分人乳喂养（表 5-18-7）。

2. 儿童、青少年 EER 目前无中国儿童、青少年人群的 DLW 能量代谢实验数据，依据两方面的路径推算儿童和青少年 TEE。一种路径采用 2004 年 WHO/FAO/UNU 报告推荐的 DLW 和心率监测法获得 TEE 计算公式：男童 TEE（MJ/d）=1.298+0.265×bw（kg）−0.0011×［bw（kg）］^{2}；女童 TEE（MJ/d）=1.102+0.273×bw（kg）−0.0019×［bw（kg）］^{2}，但结果可能高估中国儿童 TEE。另一路径采用要因加算法，即用 2005 年 Henry 的基础能量消耗（BEE）估算公式与 2008 年 Sasaki 用 DLW 法测定的日本儿童青少年身体活动水平（PAL）的平

表 5-18-5 婴儿组织生长所需的能量储存量的估计

月龄	体重增加	能量储存	
		男	女
<3	1g	25.1kJ/g（6.0kcal/g）	26.2kJ/g（6.3kcal/g）
4~6	1g	11.6kJ/g（2.8kcal/g）	15.6kJ/g（3.7kcal/g）
7~9	1g	6.2kJ/g（1.5kcal/g）	7.4kJ/g（1.8kcal/g）
10~12	1g	11.4kJ/g（2.7kcal/g）	9.8kJ/g（2.3kcal/g）

表 5-18-6 <6 月龄婴儿 EER 推算

性别	*TEE(MJ/d)	** 体重增长(g/d)		* 能量储存(MJ/d)	EER		
		<3 月龄	4~6 月龄		MJ/d	kcal/d	kcal/(kg·d)
男	1.693	37.6	19.0	0.582	2.275	540	90
女	1.499	32.4	18.2	0.567	2.066	490	89

* 按 TEE 公式与表 5-18-5 结果推算

**2009 年中国卫生部妇幼司公布的 7 岁以下儿童生长标准数据

表 5-18-7 7~12 月龄婴儿 EER 推算值

性别	*TEE(MJ/d)	** 体重增长(g/d)		* 能量储存(MJ/d)	EER		
		7~9 月龄	10~12 月龄		MJ/d	kcal/d	kcal/(kg·d)
男	2.923	10.2	8.0	0.077	3.0	715	80
女	2.738	10.2	7.9	0.076	2.814	670	80

注:*,** 同表 5-18-6

均值获得青少年的 EER(EER=BEE×PAL+ 能量储存量)。

五、宏量营养素 DRI

(一) 蛋白质

1. 蛋白质特点 儿童生长发育迅速,所需蛋白质量相对较多,新生儿期蛋白质需要量最高,以后随年龄增长逐步下降。婴儿蛋白质需要量(g/kg)与优质蛋白质需要量均较成人多。蛋白质参与体液的渗透压调控,供能约占总能量的 8%~15%。蛋白质长期摄入不足或过多均可影响碳水化合物、脂肪代谢,导致生长发育迟滞、组织功能异常,甚至威胁生命。

蛋白质主要由 20 种基本氨基酸组成,儿童除需要与成人相同的 9 种必需氨基酸(essential amino acids,EAAs)外,如亮氨酸(leucine)、异亮氨酸(isoleucine),缬氨酸(valine)、苏氨酸(threonine)、蛋氨酸(methionine,)、苯丙氨酸(phenylalanine)、色氨酸(tryptophan,)、赖氨酸(lysine)、组氨酸(histidine),还有半胱氨酸(cysteine)、酪氨酸(tyrosine)、精氨酸(arginine)和牛磺酸(taurine)等为儿童期的条件必需氨基酸(conditionally essential amino acids),即对特殊儿童人群尚需外源性供给。如 <4 月龄婴儿肝脏内半胱氨酸亚磺酸脱羧酶发育不成熟,体内不能合成牛磺酸,故牛磺酸是婴儿期所需的条件性必需氨基酸;早产儿体内蛋氨酸转变成胱氨酸的酶活性较低,胱氨酸可能也是必需的。婴儿需要酪氨酸的原因不很清楚。胎儿早期苯丙氨酸转变成酪氨酸的苯丙氨酸羟化酶(phenylalanine hydroxylase)已达成人水平,故早产儿可转变苯丙氨酸为酪氨酸。

近年采用蛋白消化率校正氨基酸评分法(Protein Digestibility Corrected Amino Acid Score,PDCAAS)评价蛋白质质量,即根据食物蛋白质的必需氨基酸组成、蛋白质的消化率以及蛋白质提供必需氨基酸的能力等判定蛋白质的生物学价值。因为过多的氨基酸不能被身体作为氨基酸来利用,任何高于 1.0 的 PDCAAS 记分均为 1.0。当蛋白质的 PDCAAS≥1.0 时提示可满足人体必需氨基酸需要量,为高质量或优质蛋白质,如乳类和蛋类生物利用价值最高(表 5-18-8、表 5-18-9)。PDCAAS 低于 1.0 的低质量蛋白质,其氨基酸组分不能满足 2~5 岁儿童对氨基酸的需要量,消化率也较低。人的氨基酸需要量在不同生长阶段不同。婴儿食物蛋白质质量的评价是根据人乳的氨基酸成分作为记分模式。人乳和婴儿配方含有所有必需氨基酸,包括半胱氨酸、酪氨酸和精氨酸。某些蛋白质的一种或几种必需氨基酸含量相对较低,使其他的必需氨基酸在体内不能被充分利用,蛋白生物学利用价值降低,称为限制氨基酸(limiting amino acid)。如小麦限制氨基酸为赖氨酸、苏氨酸、缬氨酸;大米为赖氨酸、苏氨酸;玉米为赖氨酸、色氨酸、苏氨酸;大麦为赖氨酸、苏氨酸、蛋氨酸;燕麦为赖氨酸、苏氨酸、蛋氨酸;花生为蛋氨酸;大豆为蛋氨酸(表 5-18-10)。不同食物的合理搭配可相互补充必需氨基酸的不足,提高蛋白质的生物利用价值,即蛋白质互补作用。如米、麦、玉米中的蛋白质缺乏赖氨酸,若配以富含赖氨酸的豆类,则可大大提高其蛋白质的利用率。食物加工,如豆制品的制作可使蛋白质与纤维素分开,消化率从整粒食用的60%提高到90%以上。

表 5-18-8 食物蛋白质的生物学价值比较

生物学价值	食物				
高	人乳	牛乳	鸡蛋	牛肉	鱼肉
中	大豆粉	葵花子	大米	马铃薯	燕麦
低	豌豆	玉米粉	木薯	白面粉	明胶

表 5-18-9 PDCAAS 比较

食物	PDCAAS
乳清蛋白	1.0
鸡蛋蛋白	1.0
酪蛋白	1.0
牛乳	1.0
分离的大豆蛋白	1.0
牛肉	0.92
大豆	0.91
四季豆	0.68
黑麦	0.68
全小麦	0.54
滨豆	0.52
花生	0.52
小麦面筋	0.25

表 5-18-10 食物蛋白质中的限制氨基酸

食物	限制氨基酸
小麦	赖氨酸
大米	赖氨酸
菜豆	色氨酸
黄玉米	赖氨酸、色氨酸
豆类	蛋氨酸(或半胱氨酸)
牛肉	苯丙氨酸(或酪氨酸)
鸡蛋	无
牛奶或乳清蛋白	蛋氨酸(或半胱氨酸)

2. 蛋白质 DRIs

(1) <6 **月龄婴儿:**据婴儿摄入人乳的量(780g/d)与蛋白质含量(1.16g/100g)计算获得<6月龄婴儿蛋白质的AI为9g/d。若<6月龄婴儿体重代表值为6kg,推算蛋白质AI则为1.5g/(kg·d)。配方的蛋白质含量低于人乳,故应适当增加非人乳喂养婴儿的蛋白质AI。欧洲一项随机对照研究表明高蛋白质摄入可致<2岁婴幼儿体重增长过快,而低蛋白质摄入可能降低以后超重/肥胖风险。因此,<6月龄婴儿蛋白质推荐量不宜过高。多项随机对照双盲实验表明1.8g/100kcal蛋白质可满足<4月龄内婴儿的生长需要量。4~6月龄婴儿在乳量充足的情况下不必增加蛋白质的摄入。

(2) **7~12 月龄婴儿:**蛋白质的AI为人乳蛋白质摄入量与其他食物蛋白质摄入量之和。因缺乏7~12月龄中国婴儿其他食物蛋白质摄入量的资料,根据成人蛋白质的EAR和RNI,采用代谢体重法进行推算获得7~12月龄婴儿蛋白质RNI(20g/d)。

(3) **2~18 岁儿童、青少年:**采用蛋白质维持量与生长发育所需蛋白质储存量估算。2013版《中国居民膳食营养素参考摄入量》用PDCAAS法和代谢体重法修正获得2~18岁儿童、青少年蛋白质EAR和RNI(表5-18-11)。

PDCAAS 法:从2002年中国居民营养状况调查中2~18岁儿童、青少年膳食结构获得2~18岁儿童、青少年膳食蛋白质质量的PDCAAS的最低值(0.74≈0.7)。以2007年WHO/FAO/UNU建议的儿童和青少年蛋白质安全摄入量除以0.7获得2~18岁儿童、青少年蛋白质RNI。

代谢体重法:由成人蛋白质的EAR和RNI推导出儿童、青少年蛋白质EAR和RNI。

3. 氨基酸 DRIs　婴儿、儿童和青少年每日必需氨基酸平均需要量高于成人,因包括维持体重所需的氨基酸量和生长所需氨基酸量。2013版《中国居民膳食营养素参考摄入量》采用2007年WHO/FAO/UNU的婴儿、儿童青少年必需氨基酸EAR作为我国必需氨基酸的推荐摄入量的参考值(表5-18-12)。

(二) 脂类及脂肪酸 DRI

1. 脂类及脂肪酸特点　脂类包括脂肪和类脂。脂肪是人体能量的主要来源和储存形式,脂肪由甘油和脂肪酸组成三酰甘油酯;类脂包括磷脂、糖脂、脂蛋白、类固醇(胆固醇、麦角因醇、皮质甾醇、胆酸、维生素D、雄激素、雌激素、孕激素)。膳食中的脂类及脂肪酸有促进脂溶性维生素吸收、维持体温和保护脏器、提供必需脂肪酸作用。

表 5-18-11 2~18 岁儿童、青少年蛋白质的参考摄入量(g/d)

年龄/岁	PDCAAS 法				代谢体重法				修订值			
	男		女		男		女		男		女	
	EAR	RNI	EAR	RNI	EAR	RNI	EAR	RNI	EAR	RNI	EAR	RNI
1~	15	20	15	20	20	25	20	25	20	25	20	25
2~	15	25[a]	15	25[a]	25	30	20	25	20	25	20	25
3~	15	25[a]	15	25[a]	25	30	25	30	25	30	25	30
4~	15	30[a]	15	30[a]	25	30	25	30	25	30	25	30
5~	20	30[a]	20	30[a]	25	35	25	30	25	30	25	30
6~	20	35[a]	20	35[a]	30	35	25	35	25	35	25	35
7~	25	35	25	35[a]	35	40	30	40	30	40	30	40
8~	30	40[a]	30	40[a]	35	45	30	40	30	40	30	40
9~	35	45[a]	30	45[a]	40	50	35	45	40	45	40	45
10~	40	50[a]	35	50[a]	40	50	40	50	40	50	40	50
11~	40	50	40	50	45	55	40	50	45	55	40	50
12~	45	55	45	55	50	60	45	60	50	60	45	55
13~	50	65	45	60	55	65	50	60	55	65	50	60
14~	55	70	50	60	60	70	45	55	60	70	50	60
15~	60	70	50	60	60	75	45	55	60	75	50	60
16~	60	75	50	50	60	75	45	55	60	75	50	60
17~	60	75	50	60	65	80	45	60	60	75	50	60

[a] RNI 根据蛋白质占能量的比值进行了调整,使其蛋白质占能量的比重至少达 8%。

引自:中国营养学会.中国居民膳食营养素参考摄入量.2013 版.北京:科学出版社,2014:109-110.

表 5-18-12 2007 年 WHO/FAO/UNU 建议必需氨基酸的 EAR[mg/(kg·d)]

年龄(岁)	组氨酸	异亮氨酸	亮氨酸	赖氨酸	含硫氨基酸	芳香族氨基酸	苏氨酸	色氨酸	缬氨酸
0.5	22	36	73	64	31	59	34	9.5	49
1~	15	27	54	45	22	40	23	6.4	36
3~	12	23	44	35	18	30	18	4.8	29
11~	12	22	44	35	17	30	18	4.8	29
15~	11	21	42	33	16	28	17	4.5	28
18~	10	20	39	30	15	25	15	4.0	26

引自:中国营养学会.中国居民膳食营养素参考摄入量.2013 版.北京:科学出版社,2014:113.

磷脂有维持生物膜结构和功能的作用,参与脑、神经组织构成,以脂蛋白形式参与脂类运输。类固醇激素前体合成维生素 D_3、胆汁酸、固醇类激素等参与调节物质代谢。

脂肪酸(fatty acid)是由不同数量碳原子数组成直链烃,是构成甘油三酯和磷脂的重要成分,结构式为 $CH_3(CH_2)COOH$。可以根据脂肪酸碳链上碳原子数、有无双键、双键数以及双键位置进行分类(表 5-18-13)。含有反式非共轭双键结构的不饱和脂肪酸总称为反式脂肪酸(TFA)。

人体可合成饱和脂肪酸、单不饱和脂肪酸,但不能合成必需脂肪酸 n-3 系和 n-6 系,如亚油酸($C_{18:2n-6}$,linoleic acid,LA)、亚麻酸($C_{18:3n-3}$,α-linolenic acid,LNA)。亚油酸是 n-6 系的脂肪酸,可衍生

表 5-18-13 脂肪酸分类

分类			
碳链上碳原子数	<6:短链脂肪酸(SCFA)	6~12:中链脂肪酸(MCFA)	>12:长链脂肪酸(LCFA)
碳链双键 - 饱和度	无双键 - 饱和脂肪酸(SFA)	有双键 - 不饱和脂肪酸(UFA)	
UFA 碳链双键数		1 个:单不饱和脂肪酸(MUFA) ≥2 个:多不饱和脂肪酸(PUFA)	
UFA 第 1 个双键位置		n-3 不饱和脂肪酸 n-6 不饱和脂肪酸	

多种 n-6 不饱和脂肪酸,如花生四烯酸($C_{20:6}$,arachidonic acid,AA)。植物油不含 20、22 碳的 n-3 系和 n-6 系脂肪酸。植物可合成亚油酸($C_{18:2}$)。通过酶链的延长和去饱和作用,ALA 和 LA 可转化为长链不饱和脂肪酸(long-chain polyunsaturated fatty acids,LCPUFA)。LCPUFA 是人体的必需脂肪酸,包括亚油酸(LA)、亚麻酸(LNA),花生四烯酸(AA 或 ARA)和二十二碳六烯酸(DHA)。食物中的亚油酸主要来源于玉米油、芝麻油、葵花子油、红花油等。亚油酸在体内可转变成亚麻酸和花生四烯酸($C_{20:6}$,arachidonic acid,AA)。亚麻酸主要来源于亚麻籽油、低芥酸菜子油、豆油。亚麻酸分为 α- 亚麻酸和 γ- 亚麻酸。α- 亚麻酸为 n-3 脂肪酸,可衍生多种 n-3 不饱和脂肪酸,包括二十碳五烯酸($C_{20:5}$,eicosapentaenoic acid,EPA)和二十二碳六烯酸($C_{22:6}$,docosahexaenoic acid,DHA)。海洋哺乳动物、深海鱼和鱼油富含 EPA 和 DHA。动物性食物,如蛋黄、肉、肝、内脏也含 DHA 和 AA。必需脂肪酸参与构成线粒体膜和细胞膜、体内磷脂和前列腺素的合成以及胆固醇代谢。DHA、AA 是构成脑和视网膜脂质的主要成分,DHA 约占大脑皮质和视网膜总脂肪酸含量的 30%~45%,脑神经元、突触、视网膜光感受器视盘含大量 DHA。故 n-3 脂肪酸与视力、认知发育有关。n-3 系与 n-6 系脂肪酸平衡协调可维持身体正常免疫功能。n-6 系的脂肪酸(亚油酸)促进生长发育,DHA、AA 缺乏是婴儿低出生体重原因之一。动物实验发现精子的形成也与必需脂肪酸有关。

亚麻酸、亚油酸转变成 DHA 和 AA 的去饱和酶活性与年龄、营养状况、激素水平、组织器官等有关。足月新生儿体内的 LCPUFAs 源于胎盘转运。人乳可提供新生儿生理需要的全部营养素,包括 DHA 和 AA,且人乳中 DHA 和 AA 比例合适。人乳或配方喂养可满足婴儿体内的 LCPUFAs 需要。婴儿膳食中的亚麻酸可在肝脏、视网膜、脑合成 DHA,约 5% 的食物中的 α- 亚麻酸可在婴儿肝脏内合成 n-3 长链多不饱和脂肪酸。

早产儿因体内贮存少、去饱和酶活性低而合成不足、亚麻酸和亚油酸易被氧化供能(因寒冷、感染、饥饿)等因素,不能利用必需脂肪酸前体(α- 亚麻酸、亚油酸)生产足够的 DHA 和 AA。同时,早产儿生长发育快、需要量大,易发生 LCPUFAs 缺乏,需适当补充。

2. 膳食脂肪 AI 体内可合成的脂肪和脂肪酸过量摄入均影响人体健康,推荐摄入量不设立 L-AMDR,仅有 U-AMDR;必需脂肪酸与婴幼儿膳食脂肪需要量(高度依赖)是根据健康人群摄入量中位数或参照国际组织数据制订 AI。DHA 和 AA 需要量尚无确切定论。脂肪和脂肪酸 AI 和 AMDR 以脂肪供能 / 总能量(%E)表示;膳食中含量低、人体需要量少的脂肪酸,如 ARA、EPA 和 DHA 以绝对量表示(附表 2-3)。

(1) **<6 月龄婴儿**:据人乳脂肪含量及泌乳量推算脂肪 AI。2013 版《中国居民膳食营养素参考摄入量》依据中国人乳含量调查结果(750ml/d,680kcal/L,脂肪含量 36.5g/L),估计人乳脂肪供能比为 48.3%,推荐 0~6 月龄婴儿膳食脂肪的 AI 为 48%E。FAO 推荐 0~6 月龄婴儿脂肪的 AI 为 40%E~60%E。

(2) **7~12 月龄婴儿**:膳食仍以乳类为主,含脂肪较高,其他食物脂肪含量不多,脂肪的供能比较纯乳类喂养的小婴儿低。参照 2010 年欧盟食品安全局(EFSA)推荐的参考摄入量与脂肪供能比的过渡,我国 7~12 月龄婴儿膳食脂肪 AI 推荐为 40%E。

(3) **1~3 岁幼儿**:食物以脂肪含量较高的乳类向成人混合膳食转变。FAO 及 EFSA 建议幼儿膳食脂肪供能宜应逐渐降低。我国 1~3 岁幼儿膳食脂肪 AI 定为 35%E。

(4) **儿童、青少年**:膳食已经成人化,过多脂肪的摄入增加超重/肥胖的风险。2010年FAO推荐2~17岁儿童青少年膳食脂肪的AMDR与成人相同(25%E~35%E),EFSA(2010)推荐为20%E~30%E。我国推荐4~17岁儿童青少年膳食脂肪的AMDR与成人相同,为20%E~30%E。

3. 膳食脂肪酸AI 人体可合成SFA,一般不设AI与L-AMDR。为预防过多摄入SFA所引起的相关慢性病发生风险的增加,必需脂肪酸应占脂肪所提供能量的1%~3%。

(1) **婴儿**:SFA的需要参考人乳含量。

(2) **幼儿**:目前尚无证据提出SFA的AMDR。

(3) **2~18岁儿童、青少年**:2010年FAO推荐U-AMDR为8%E。我国推荐4~17岁儿童、青少年SFA的U-AMDR为<8%E。

FAO(2010)未设定2~18岁儿童、青少年MUFA的AI,而提出MUFA供能比计算公式:AMDR(%E)=膳食脂肪供能比(%E)-SFA(%E)-PUFA(%E)-TFA(%E),其摄入量估计>15%E。

2013版《中国居民膳食营养素参考摄入量》亦未设定2~17儿童青少年MUFA的AMDR,仅提出控制总脂肪供能<30%,SFA<8%E~10%E的原则,满足n-6PUFA、n-3PUFA适宜摄入量,其余膳食脂肪供能由MUFA提供。

(4) **n-6 PUFA**:包括LA、ARA和γ-亚油酸。研究显示LA摄入量最高的五分位组(摄入量的前1/5)(14.5g/d)比摄入量最低的五分位组(摄入量的后1/5)(5.7g/d)患哮喘的危险增加20%,提示过多摄入LA可能对儿童产生负面影响,可能与LA体内生成前列腺素和白三烯等炎症因子有关。因有必要限制儿童LA的摄入量。目前EFSA和FAO均推荐4~6岁儿童LA的AI为4%E,7~17岁儿童、青少年的LA的AI和AMDR与成年人一致(4.0%E、2.5%E~9%E)。2010年FAO推荐1~3岁幼儿LA的AI为3.0%E~4.5%E,认为可满足幼儿合成ARA的需要,不特别推荐ARA的AI。我国推荐0~6月龄婴儿LA的AI为4.2g/d(7.3%E),7~12月龄婴儿LA的AI为4.6g/d(6.0%E),1~3岁幼儿LA的AI为4%E,亦不特别推荐ARA的AI。FAO(2010)推荐0~6月龄婴儿ARA的AI为0.2%E~0.3%E(115mg/d~173mg/d),据此中国推荐0~6月龄婴儿ARA的AI为150mg/d。

(5) **n-3多饱和脂肪酸**:包括ALA、EPA和DHA。尽管EPA和DHA可由ALA衍化生成,但转化效率低,且ALA食物来源有限,膳食摄入量较低。婴儿脑和视功能发育需较多EPA和DHA,故制定n-3多饱和脂肪酸的AI非常必要。人乳(n-6)/(n-3)比约为5~10。

1) **ALA的AI**:据人乳中含量推算,推荐0~6月龄婴儿ALA的AI为500mg/d(0.87%E);7~12月龄婴儿ALA的AI为510mg/d(0.66%E);1~3岁幼儿ALA的AI为0.60%E;4~17岁儿童、青少年ALA的AI为0.6%E。

2) **DHA的AI**:由于<6月龄婴儿合成有限,故DHA是<6月龄婴儿的条件必需脂肪酸。FAO(2010)推荐0~6月龄婴儿DHA的量为0.1%E~0.18%E(58~104mg/d),建议7~36月龄婴幼儿DHA的AI定为10~12mg/kg。EFSA(2010)推荐7~24月龄婴幼儿DHA的AI为100mg/d。2013版中国居民DRI推荐0~6月龄婴儿DHA的AI为100mg/d,与EFSA 2010年的推荐值一致;7~36月龄婴幼儿DHA的AI为100mg。FAO(2010)认为4岁儿童的EPA+DHA推荐摄入量(100mg/d),至10岁时(250mg/d)并逐渐增加至成人水平。因证据不足,我国目前尚未制订EPA+DHA的AI。

一般推荐LA/LNA比为5~15。按2013年中国营养学会推荐婴儿LA的AI4.2~4.6g/d与LNA的AI500~510mg/d推算我国婴儿食物的LA/LNA比为8~9.0。婴儿配方中LA/LNA<10,LNA占总能量的1.5%。一般AA∶DHA为1∶1~2∶1。

(三) 碳水化合物DRIs

1. 碳水化合物特点 亦称糖类,是自然界最丰富的能量物质,也是人类膳食能量的主要来源。6月龄内婴儿的碳水化合物(carbohydrate,CHO)主要是乳糖、蔗糖、淀粉。身体CHO存在形式主要有葡萄糖、糖原和含糖的复合物。CHO可与脂肪酸或蛋白质结合成糖脂、糖蛋白和蛋白多糖构成细胞和组织。细胞膜上的糖链(糖蛋白的一种)是细胞借以相互识别、黏着和抑制接触的特异性标志之一。

2. 碳水化合物DRIs 2013版《中国居民膳食营养素参考摄入量》根据大脑对葡萄糖的利用和需要,估计1~7岁儿童CHO的最低需要量为100g/d,变异系数为20%,获得1~7岁儿童的CHO平均需要量为120g/d;11~17岁青少年最低需要量135g/d。建议CHO平均需要量为150g/d;0.5~1岁则基于成人代谢数值计算

CHO的可接受范围是基于能量的平衡按适宜的能量比例确定的。

(1) 0~6 **月龄婴儿**:人乳是婴儿最佳食物来源,能够满足 <6 月龄婴儿全部能量和营养需要。美国 IOM 的人乳资料中乳糖含量为 7.2~7.4g/100g,建议 0~6 月龄婴儿 CHO 的 AI 为 65g。中国调查资料显示人乳乳糖含量为约 7.8g/100g(7.5~8.0g/100g),推荐 0~6 月龄婴儿的 CHO 的 AI 为 60g/d。

(2) 7~12 **月龄婴儿**:CHO 需要量的制定以人乳为基础,累加其他食物 CHO 量。美国 7~12 月龄婴儿 CHO 需要量推荐值为 95g/d,荷兰为 86g/d。我国缺乏婴儿其他食物 CHO 的数据,则以 0~6 月龄婴儿 CHO 的 AI 为基础,采用代谢体重比推算 7~12 月龄婴儿 CHO 需要量为 82g/d,修正后为 85g/d。

(3) 2~18 **岁儿童和青少年**:我国推荐 2~18 岁儿童和青少年 CHO 的可接受范围为 50%E~65%E(附表 2-4)。

六、重要矿物性营养素 DRI

矿物质来源于食物,有一定生理功能(详见本篇第二十三章第二节)。2013 版《中国居民膳食营养素参考摄入量》中矿物性营养素推荐量多采用 AI。

1. 钙 以人乳为基础计算推荐 0~6 月龄婴儿钙的 AI 为 200mg/d,UL 为 1000mg/d;7~12 月龄婴儿钙 AI 是以小婴儿膳食参考摄入量为基础,采用代谢体重比推算为 250mg/d,UL 为 1500mg/d。儿童和青少年的钙 DRI 数据则是结合平衡实验结果,采用要因加算法计算得出各年龄段 EAR,设 CV 为 10%,修正后得出各年龄段的钙的推荐值 RNI 分别为:1~3 岁 600mg/d;4~6 岁 800mg/d;7~10 岁 1000mg/d;11~13 岁 1200mg/d;14~17 岁 1000mg/d(附表 2-5)。

2. 磷 以人乳为基础计算 0~6 月龄婴儿磷的 AI 为 100mg/d。以小婴儿和成人磷的 EAR 为基础,采用代谢体重比推算 7~12 月龄婴儿磷的 AI 为 180mg/d。2~18 岁儿童、青少年在成年人 EAR 的基础上采用代谢体重比法推算(CV=10%)计算获得 1~3 岁磷的 RNI 为 300mg/d;4~3 岁 350mg/d;7~10 岁 470mg/d;11~13 岁 640mg/d;14~17 岁 710mg/d(附表 2-5)。

3. 铁 健康母亲乳汁的铁可维持 0~6 月龄婴儿生长发育需要,即铁的 AI 为 0.3mg/d。7~12 月龄婴儿与年长儿的铁需要量 = 基本铁丢失 + 血红蛋白中的铁蓄积量 + 非存储性组织铁的增加量 + 储存铁的增加,膳食铁的吸收率约为 8%(CV=20%)获得铁的 EAR 为 7mg/d,RNI 为 10mg/d。11~17 岁是生长加速期,男童青春期血红蛋白总量和含量均明显增加,其增加量甚至超过经期女性的铁需要量。女童在月经初潮前生长加快,月经来潮后仍保持快速生长,铁需要量大,包括基本铁丢失 + 非存储性组织铁的增加量 + 储存铁的增加 + 月经铁的丢失。2013 版《中国居民膳食营养素参考摄入量》采用要因加算法计算儿童和青少年的铁的平均需要量获得 EAR 和 RNI(附表 2-6)。

4. 碘 以人乳中碘含量为基础计算获得 0~6 月龄婴儿碘的 AI 为 85μg/d;7~12 月龄婴儿 AI 则采用代谢体重法从 0~6 月龄 AI 值推算为 115μg/d。儿童和青少年碘 RNI 为 1~6 岁 90μg/d;7~10 岁 90μg/d;11~13 岁 110μg/d;14~17 岁 120μg/d。

5. 锌 以人乳锌含量推算 0~6 月龄婴儿锌的 AI 为 2.0mg/d,7~12 月龄婴儿锌的 AI 为 3.5mg/d。儿童和青少年的锌推荐量采用要因加算法估计,获得 1~3 岁锌的 RNI 为 4.0mg/d;4~6 岁 5.5mg/d;7~10 岁 7.0mg/d;11~13 岁男童 10.0mg/d、女童 9.0mg/d;14~18 岁男童 11.5mg/d、女童 8.5mg/d。

七、维生素 DRI

(一) 概述

维生素定义是身体不能合成的、存在于食物中的、有生物活性的成分。同时,维生素需要量甚微,既不参与身体构成,也不提供能量,但具有多种特殊的生理功能。维生素可分脂溶性和水溶性维生素。

维生素 A、维生素 D、维生素 E、维生素 K 为脂溶性维生素。水溶性维生素包括维生素 B_1(硫胺素)、维生素 B_2(核黄素)、维生素 B_6(吡哆醇、吡哆醛、吡哆胺)、维生素 B_{12}(氰钴胺素)、维生素 C(抗坏血酸)、烟酸(抗糙皮病因子、维生素 PP)、叶酸、泛酸、生物素等。

脂溶性维生素主要改变复合分子及细胞膜的结构,为高度分化组织的发育所必需;分子特异性不高,均有前体;因易溶于脂肪和脂肪溶剂中,故可储存在体内;脂溶性维生素排泄缓慢,缺乏时症状出现较迟,过量易致中毒。

水溶性维生素主要参与辅酶的形成,有高度的分子特异性,没有前体,除碳、氢、氧以外,还常常含有氮、硫、钴等元素;因易溶于水,其多余部分可迅速从尿中排泄，不易储存，需每日供给；缺乏后迅速出现症状，过量不易发生中毒。

维生素的供给量不分年龄、性别。各种维生素的作用和来源不同（详见本篇第二十三章第二节），维生素A、C、D、B、K、叶酸是儿童易缺乏的维生素。

（二）重要维生素的DRI

1. 维生素A 2013版《中国居民膳食营养素参考摄入量》对维生素A的DRIs重点修订内容为用视黄醇活性当量（retinol activity equivalents，RAE）代替以往使用的视黄醇当量（retinolequivalent，RE）。RAE=膳食或补充剂来源全反式视黄醇（μg）+1/2补充剂纯品全反式β-胡萝卜素（μg）+1/12膳食全反式β-胡萝卜素（μg）+1/24其他膳食维生素A原类胡萝卜素（μg）。同时调整EAR和RNI数据，增加或调整婴幼儿和较大儿童、孕妇的UL数值。

目前缺乏婴儿、儿童和青少年维生素A需要量的代谢研究资料。故婴儿的维生素A推荐量采用AI，2~18岁儿童、青少年则采用从成人数据推荐的RNI。以人乳维生素A浓度（400μg/L）为参考值，则0~6月龄婴儿维生素A的AI为300μg RAE/d；7~12月龄婴儿维生素A的AI采用代谢体重法由小婴儿AI和成人RIN推算取均值，数据确定为350μg RAE/d。利用成人EAR数据按照代谢体重法推算儿童和青少年的EAR，再用20%变异系数，计算获得儿童的RNI（附表2-7）。

目前缺乏可靠的婴儿维生素A的NOAEL资料。根据婴儿连服维生素A 1~3个月，出现囟门膨出等毒副作用，临床诊断维生素A中毒的病例报告，确定LOAEL为视黄醇6000μg/d。选择最大不确定系数*UF=10.0*，推算婴儿UL水平为600μg RAE/d。

2. 维生素D 因人乳中维生素D含量较低，不宜用于估计婴儿维生素D的AI，制定婴儿维生素D的EAR证据尚不足。20世纪90年代Specker在中国南北方进行一项足月婴儿出生至6月龄补充维生素D随机对照研究，分3组补充维生素D 2.5、5、10μg/d。3组婴儿6月龄时均无佝偻病发生，但北方地区10μg/d组血清25（OH）D水平显著高于其他两组，中位数为62.5nmol/L。根据维生素D 10μg/d可维持适宜婴儿血清25（OH）D水平超过50nmol/L、无临床维生素D缺乏表现的对照组研究结果，作者建议婴儿维生素D的适宜摄入量为10μg/d。

北欧（北纬49.5°以北）和南极洲（南纬78°以南）冬季进行的9项随机对照临床试验研究的荟萃分析表明6~60岁人群血清25（OH）D平均水平与维生素D平均摄入量之间呈对数线性关系：y（血清25（OH）D水平nmol/L）=9.9ln（维生素D摄入IU/d）。回归方程的95%可信区间的下限为y=8.7ln（维生素D摄入IU/d）。无内源性维生素D合成的条件下平均维生素D摄入量为313IU/d时可使人群平均血清25（OH）D达到50nmol/L（即50%的个体血清25（OH）D水平达到或超过50nmol/L），取整数320IU/d（8μg/d）为成人维生素D的EAR。设CV=10%，则RNI为384IU/d，取整数推算成人RNI亦为10μg/d（400IU/d）。

年龄与维生素D摄入量、血清25（OH）D水平无显著影响。有研究结果显示钙营养正常情况下，当血清25（OH）D水平<30nmol/L时幼儿佝偻病发病增加，同时血清25（OH）D水平为28~50nmol/L时钙吸收率最高。青少年血清25（OH）D水平为50nmol/L时骨矿物质含量明显增加，钙吸收率最大。研究均提示以50%个体25（OH）D水平达到50nmol/L所需膳食维生素D摄入量为EAR，结合血清25（OH）D水平与膳食维生素D摄入量的对数线性关系，建议儿童青少年维生素D的EAR与成人相同为8g/d，RNI为10g/d（附表2-7）。

婴儿维生素D摄入过高可增加生长迟缓发生率，但研究发现婴儿维生素D平均摄入量为44.4μg/d、持续近6个月，儿童未出现生长发育异常。故设定44.4μg/d（≈45μg/d）为儿童的NOAEL（Bransby et al，1964），不确定系数为2，建议婴儿维生素D的UL值为20μg/d。因缺乏特定数据用于1~17岁人群维生素D的UL，目前仍采用成人和婴儿的UL按体重比推算。

3. 维生素K 是含2-甲基-1,4萘醌基团的一组化合物。维生素K_1（叶绿醌，phylloquinone）和维生素K_2（甲萘醌，menaquinone）是天然维生素K的两种类型。

中国居民的维生素K营养状况和膳食供给数据研究较少，维生素K的推荐值均为AI。据2002年中国居民营养与健康状况调查获得的膳食维生素K摄入量数据，确定成年人膳食维生素K的AI值为80μg/d。

以人乳中维生素K_1的平均浓度为2.5μg/L为基础计算0~6月龄婴儿维生素K的AI为2.0μg/d。7~12月龄婴儿AI则从0~6月龄婴儿的AI按代谢体重法外推，为 3.0μg/d。因 7~12 月龄婴儿已进食其他食物，维生素 K 摄入应比纯人乳喂养婴儿的多。采用代谢体重法由成人数据外推获得 1~3 岁幼儿维生素 K 的 AI 为 30μg/d，4~6 岁儿童为 40μg/d，7~10 岁 50μg/d，11~13 岁 70μg/d，14~17 岁 75μg/d（附表 2-7）。因无天然食物或补充剂维生素 K 动物或人群研究资料，故目前暂不制订维生素 K 的 UL 值。

4. 维生素 B_1 化学名称为硫胺素，也称抗神经炎因子、抗脚气病因子，在人体内的主要活性形式为焦磷酸硫胺素（TPP），亦称辅羧酶。

依据人乳中含量推算 0~6 月龄婴儿维生素 B_1 的 AI 为 0.1mg/d。采用代谢体重法从小婴儿 AI 值推算 7~12 月龄婴儿维生素 B_1 的 AI，同时从成人 RNI 估计其他食物中的 AI 值，修改后约为 0.3mg/d。1~10 岁儿童维生素 B_1 的推荐量（无性别差别）则是从成人数据推算 1~3 岁儿维生素 B_1 的 EAR 为 0.5mg/d、4~6 岁 0.6mg/d、7~10 岁 0.8mg/d，按变异系数为 10% 计算则 RNI 分别为 0.6mg/d、0.8mg/d、1.0mg/d。11~13 岁 EAR 为男性 1.1mg/d、女性 1.0mg/d，RNI 为男性 1.3mg/d、女性 1.1mg/d；14~17 岁的 EAR 为男性 1.3mg/d、女性 1.1mg/d，RNI 为男性 1.6mg/d、女性 1.3mg/d。

5. 维生素 B_2 又称核黄素。食物中大部分维生素 B_2 是以黄素单核苷酸（flavin mononucleotide，FMN）和黄素腺嘌呤二核苷酸（flavin adenine dinucleotide，FAD）辅酶的形式与蛋白质结合存在。

0~6 月龄婴儿维生素 B_2 推荐量根据母乳维生素 B_2 含量计算获得，AI 为 0.4mg/d；7~12 月龄 AI 则是也是从小婴儿和成人推荐量分别推算，再取平均值并修订获得，确定为 0.5mg/d。

成年人 EAR 推算获得儿童和青少年的推荐量：1~3 岁 0.5mg/d，4~6 岁 0.6mg/d，7~10 岁 0.8mg/d，11~13 岁男性 1.1mg/d、女性 0.9mg/d，14~17 岁男性 1.3mg/d、女性 1.0mg/d；RNI 为：1~3 岁 0.6mg/d，4~6 岁 0.7mg/d，7~10 岁 1.0mg/d，11~13 岁男性 1.3mg/d、女性 1.1mg/d，14~17 岁男性 1.5mg/d、女性 1.2mg/d。

维生素 B_1 和 B_2 极少发生因膳食或补充剂摄入过量引起不良副作用的报告，故均未制订 UL。

6. 维生素 C 是人体内重要的水溶性抗氧化营养素之一。

1 岁以内婴儿维生素 C 推荐量为 AI。0~6 月龄维生素 C 的 AI 据人乳含量（5mg/100g）和婴儿摄乳量确定为 40mg/d；7~12 月龄婴儿 AI 也从小婴儿和成人数据推算为 40mg/d。成人数据外推得到儿童、青少年 EAR：1~3 岁 35mg/d；4~6 岁 40mg/d；7~10 岁 55mg/d；11~13 岁 75mg/d；14~17 岁 85mg/d；用变异系数 10% 计算 RNI 为：1~3 岁 40mg/d；4~6 岁 50mg/d；7~10 岁 65mg/d；11~13 岁 90mg/d；14~17 岁 100mg/d。

尽管维生素 C 的毒性非常低，但目前有较多大剂量维生素 C 摄入造成不良后果的报告，有助提出 UL 数据。目前确定成人 UL 为 2000mg/d。按体重比值，成人 UL 数据外推儿童、青少年维生素 C 的 UL 为：1~3 岁 20mg/d；4~6 岁 25mg/d；7~10 岁 35mg/d；11~13 岁 45mg/d；14~17 岁 55mg/d。因缺少婴儿维生素 C 资料，故未制订婴儿维生素 C 的 UL。

7. 叶酸 化学名为蝶酰单谷氨酸。体内的活性形式为四氢叶酸，主要生理作用是作为体内生化反应中一碳单位转移酶系的辅酶，参与核酸和蛋白质的合成、DAN 的甲基化、同型半胱氨酸的代谢。

膳食中叶酸约 3/4 是以叶酸盐（以多谷氨酸叶酸）形式存在，而人工合成叶酸的分子结构为蝶酰单谷氨酸。膳食叶酸参考摄入量采用膳食叶酸当量（dietary folate equivalent，DFE）表示，DFE（μg）=［天然食物来源叶酸 μg+（1.7× 合成叶酸 μg）］。

婴儿叶酸推荐量以 AI 表示。0~6 月龄婴儿叶酸的 AI 依据人乳水平推算为 65μg DFE/d；7~12 月龄婴儿叶酸 AI 从小婴儿和成人数据推算，为 100μg DFE/d。成人数据外推儿童、青少年叶酸 EAR：1~3 岁 130μg DFE/d；4~6 岁 150μg DFE/d；7~10 岁 210μg DFE/d；11~13 岁 290μg DFE/d；14~17 岁 320μg DFE/d；用变异系数 10% 计算 RNI 为：1~3 岁 160μg DFE/d；4~6 岁 190μg DFE/d；7~10 岁 250μg DFE/d；11~13 岁 350μg DFE/d；14~17 岁 400μg DFE/d。

八、膳食纤维 DRI

1. 定义 现代膳食纤维（dietary fiber，DF）定义强调食物中 DF 对人体的营养价值，将生理学功能相似的物质均归为 DF，即不能在小肠内消化吸收、可进入结肠发酵的物质，故包含一些既往不被认为是 DF 的物质，如低聚糖、抗性淀粉、不能被消化的单糖、双糖等。2010 年 WHO/FAO 定义膳食纤维为 10 个和 10 个以上聚合度（degree of polymerization，DP）的碳水化合物聚合物，且该物质不能被人体小肠内的酶水解，并对人体具有健康效益。中国食品标准GB/Z21922-2008对膳食纤维的定义是使用"≥3DP聚合度的碳水化合物为膳食纤维"的概念。虽然低聚糖是含3~9个单糖结构的缩合物，不完全符合新的DF定义，但根据低聚糖对人体的作用，2008年营养与特殊食品委员会的DF定义特别注释低聚糖属DF范畴。小婴儿的DF来源是乳汁中未完全被消化吸收的乳糖、低聚糖或食物中未消化吸收的淀粉。

2. 膳食纤维DRI 目前尚无婴幼儿膳食纤维推荐值。儿童DF推荐摄入量以美国标准为主，多以成人DF摄入量为基础推算制定。1993年美国儿科协会（AAP）据成人DF摄入量重新修订的指南中推荐>2岁儿童DF摄入量为0.5g/（kg·d）。1993年美国食品药品监督管理局（FDA）根据能量消耗制定人群DF推荐摄入量约12g/1000kcal。1995年美国健康基金会（AHF）指南以排便正常为依据，建议>2岁儿童DF摄入量为(年龄+5~10)g/d，(年龄+10)g/d接近FDA的12g/1000kcal推荐意见。2002年美国科学协会（NAS）据DF摄入量与心肌梗死和（或）冠心病风险的相关性，推算1岁以上人群DF摄入量标准为14g/1000kcal。2005年美国FNB推荐DF摄入与年龄、性别有关（表5-18-14）。2004年北欧营养推荐（NNRs）学龄儿童DF摄入量宜为10g/d，逐渐增加DF摄入量，青春期达成人水平（25~35g/d）。欧洲儿科胃肠病学、肝病学与营养学会建议学龄儿童在平衡膳食基础上摄入10g/d膳食纤维，青少年DF摄入量应逐渐达成人的推荐量。我国推荐成人（19~50岁）膳食纤维的摄入量为25~30g/d，建议每日1/3的谷物为全谷物食物，蔬菜、水果摄入≥500g。因儿童需要能量密度较高的食物，膳食纤维的摄入量应适当减少，建议<14岁儿童为10g/1000kcal（2.4mg/MJ）。婴儿后期肠道功能逐渐发育成熟，肠道缺乏从乳类来的DF（主要是未消化的乳糖），食物中未消化吸收的淀粉减少，需要逐渐引入含一定量DF的半固体或固体食物。有研究认为随其他食物的引入，6月龄后膳食纤维的摄入量应逐步提高，12月龄应达到10g/1000kcal（2.4g/MJ）。

表5-18-14 儿童DF需要量（FNB）

年龄（岁）	DF（g）
1~3	19
4~8	25
9~13	女童26 男童31
14~18	女童26 男童38

九、水DRI

水是人体必不可少的膳食成分。人体含水总量称作总体水含量（total body water，TBW）。个体对水的需要量与性别、年龄、体成分、代谢、气候、环境温度和湿度、身体活动、膳食等因素有关，且同一个体在不同环境或生理条件下也有差异。因此，水的人群推荐量不等同个体每日的需要量。

婴幼儿体内水占体重的比例较大，基础代谢率高，肾脏功能发育尚未成熟，易发生体液和电解质的失衡。WHO建议纯人乳喂养的0~6月龄婴儿不需额外补充水分。据人乳含水量推算我国0~6月龄婴儿水的适宜摄入量为0.7L/d。以人乳供水量（540mL/d）加其他食物和饮水量（330mL/d）计算婴儿7~12月龄总水AI为0.9L/d。以人乳提供的水量（480mL/d）加饮水量（825mL）估计1~3岁幼儿总水AI为1.3L/d。我国尚无3岁儿童水摄入的数据，故参考1~2岁幼儿数据，3岁儿童总水AI定为1.3L/d。

儿童和青少年体内水含量随年龄增大而降低，但仍高于成人。4~6岁儿童饮水量根据成人按体重比和生长系数推算，定为0.8L/d，参考我国成人调查中饮水量占总水量的比例推算，4~6岁儿童总水AI为1.6L/d。据我国4城市儿童、青少年的饮水调查数据，同时参考我国成年人饮水量调查结果（56%总水），建议我国7~10岁儿童总水推荐量为1.8L/d；11~13岁男童2.3L/d、女童2.0L/d；14~17岁男童2.5L/d、女童2.2L/d。

专家点评

- EAR可用以判断个体某营养素摄入量不足的可能性或评估群体摄入不足的发生风险，包括评价或计划群体的膳食摄入量，但EAR不用于规划个体膳食的营养素目标量或推荐量。
- RNI是预防营养缺乏的最基本水平，可用于个体每日摄入营养素的目标值，是规划个体膳食参考的最主要指标。

- AI可用于膳食指导和膳食规划，判断营养素不足风险时应注意AI与RNI差别。
- 制订个体和群体膳食规划时，应避免膳食营养素摄入量接近或超过UL水平，降低营养素过量摄入风险性。

（汪之顼）

【参考文献】

1. 葛可佑. 中国营养科学全书. 北京：人民卫生出版社，2004.
2. 中国营养学会. 中国居民膳食营养素参考摄入量. 2013版. 北京：科学出版社，2014.
3. 中国营养学会. 中国居民膳食营养素参考摄入量. 北京：中国轻工业出版社，2000.
4. 王卫平 儿科学. 第8版. 北京：人民卫生出版社，2013.
5. 《中华儿科杂志》编辑委员会，中华医学会儿科学分会儿童保健学组，全国佝偻病防治科研协作组. 维生素D缺乏性佝偻病防治建议. 中华儿科杂志，2008，46(3)：190-191.
6. 李宁，黎海芪，魏庄，等. 我国4城市学龄前儿童血清维生素B_{12}营养状况调查. 营养学报，2009，31(6)：527-531.
7. 国家卫生部妇幼保健与社区卫生司. 中国7岁以下儿童生长发育参照标准. 北京：国家卫生部，2009.
8. 《中华儿科杂志》编辑委员会，中华医学会儿科学分会血液学组，中华医学会儿科学分会儿童保健学组. 儿童缺铁盒缺铁性贫血防治建议. 中华儿科杂志，2008，46(7)：502-504.
9. 黎海芪. 2009年中国儿童保健状况. 中国实用儿科杂志，2010，25(5)：344-347.
10. Kalhan S C，Kilic I. Carbohydrate as nutrient in the infant and child：range of acceptable intake. Eur J Clin Nutr，1999：53(suppl 1)：S94-S100.
11. Maffei HV，Vicentini AP. Prospective evaluation of dietary treatment in childhood constipation：high dietary fiber and wheat bran intake are associated with constipation amelioration. J Pediatr Gastroenterol Nutr，2011，52(1)：55-59.
12. Koletzko B，Von kries R，Closa R，et al. Lower protein in infant formula is associated with lower weight up to age 2y：a randomized clinical trial. Am J Clin Nutr，2009，86(4)：995-1002.
13. Williams C，Bollella M. A new recommendation for dietary fiber in childhood. Pediatrics，1995，96(5)：985-988.
14. Williams CL，Dietary fiber in children. Pediatrics，2006，149：S121-S130.
15. American Heart Association，Samuel S. Gidding，Chair，Barbara A. Dennison，Cochair，Leann L. Birch，et al：Dietary Recommendations for Children and Adolescents：A Guide for Practitioners. PEDIATRICS，2006，117(2)：544-559.
16. Institute of Medicine of the National Academies，Food and Nutrition Board. Dietary reference intakes for energy，carbohydrate，fiber，fat，fatty acids，cholesterol，protein，and amino acids. Washington，DC：The National Academies Press，2005.
17. Nordic Council of Ministers. Nordic nutrition recommendations 2004，integrating nutrition and physical activity. Copenhagen，Denmark：Nordic Council of Ministers，2004.
18. Nancy F. ButteEnergy Requirements of Infants and Children. Rigo J，Ziegler EE(eds)：Protein and Energy Requirements in Infancy and Childhood.Nestlé Nutr Workshop Ser Pediatr Program，2006，58：19-37.

第二节 消化系统发育与营养

导读 胎儿期肠道营养转运机制发育已较成熟。新生儿的肠道功很快取代胎盘功能，有能力通过内吞作用吸收完整的大分子物质。婴幼儿肠道吸收和消化的能力仍然不成熟，婴儿的生长需要特殊的营养环境，存在对营养素负荷的适应性应答机制。

一、消化系统发育

1. 消化器官胚胎发育 胚胎第3周消化器官在原肠胚(gastrulation)基础上形成，原肠胚包括内胚层、中胚层和外胚层三个胚层。胚胎第4周内胚层被卷入筒状的胚体内，形成一盲管即原始消化管。哺乳动物的胚胎从头至尾和横向折叠，使部分内胚层-条状的卵黄囊整合入胚胎，形成消化道。原肠分化为前肠(头端foregut)中肠(与卵黄囊相连部分，midgut)和后肠(尾端，hindgut)3部分。前肠衍化为咽、食管、胃、十二指肠的前2/3。前肠与卵黄囊蒂交界处的肠管内胚层增生突出形成一个囊，为肝憩室，肝脏、胆囊、胰腺则从肝憩室发育而来。中肠衍化为十二指肠的后1/3、空肠、回肠、盲肠、阑尾、升结肠和横结肠的前2/3。中肠衍化来的肠管血液供应源于肠系膜上动脉。后肠衍化为横结肠的后1/3、降结肠、乙状结肠、直肠和肛管的上段。前肠摄取食物并进行初始消化；中肠主要负责营养素的吸收；后肠发育成剩余的大肠及直肠，主要负责水和离子的重吸收，以及消化残渣的酵解及排泄(图 5-18-7)。消化管和消化腺发育源于内胚层细胞，如肝脏、胆囊等组织源；中胚层组织包绕消化管，形成肠道平滑肌。直接从胃尾部的内皮细胞派生的背侧和腹侧两个独立的支囊融合后发育为胰腺(图 5-18-8)。

2. 肠道上皮细胞发育 胃肠道上皮细胞(intestinal epithelial cells)在干细胞群的调节下每4~5日更新一次。胚胎期小肠上皮细胞由肠黏膜下层的细胞分化，分化的细胞停留于隐窝。隐窝底部的上皮细胞不断进行有丝分裂，完成有丝分裂的细胞在其他细胞的推动下逐渐从隐窝向绒毛移行到达小肠绒毛顶端并脱落，脱落的肠道上皮细胞进入肠腔，随粪便排出。隐窝底部的上皮细胞向绒毛移行迁移所需的时间称为细胞周转，迁移过程称为黏膜细胞的迁移。

肠道上皮细胞源自内胚层，干细胞衍生 5 种主要的上皮细胞系，①柱状细胞(goblet cells)，占80%，位于微绒毛(villus)顶部，主要功能是吸收和

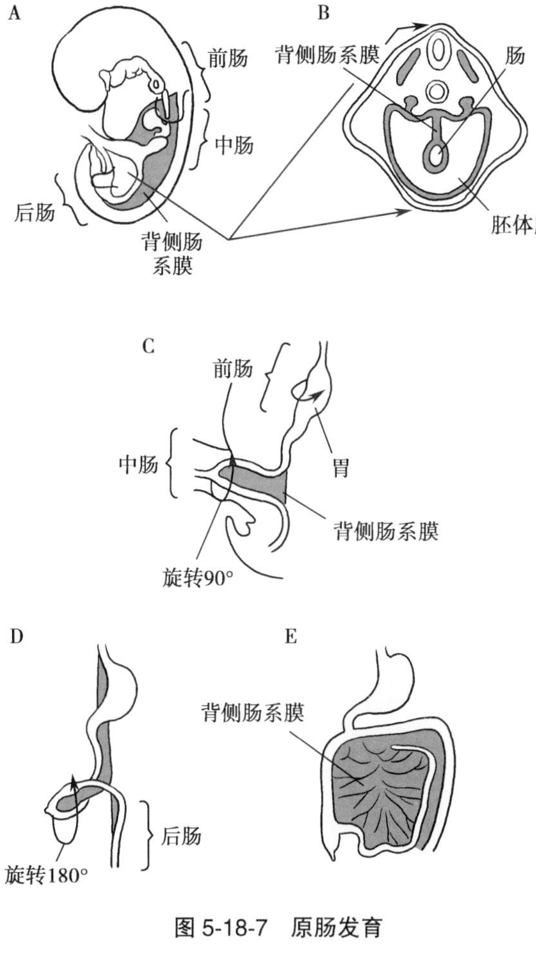

图 5-18-7　原肠发育

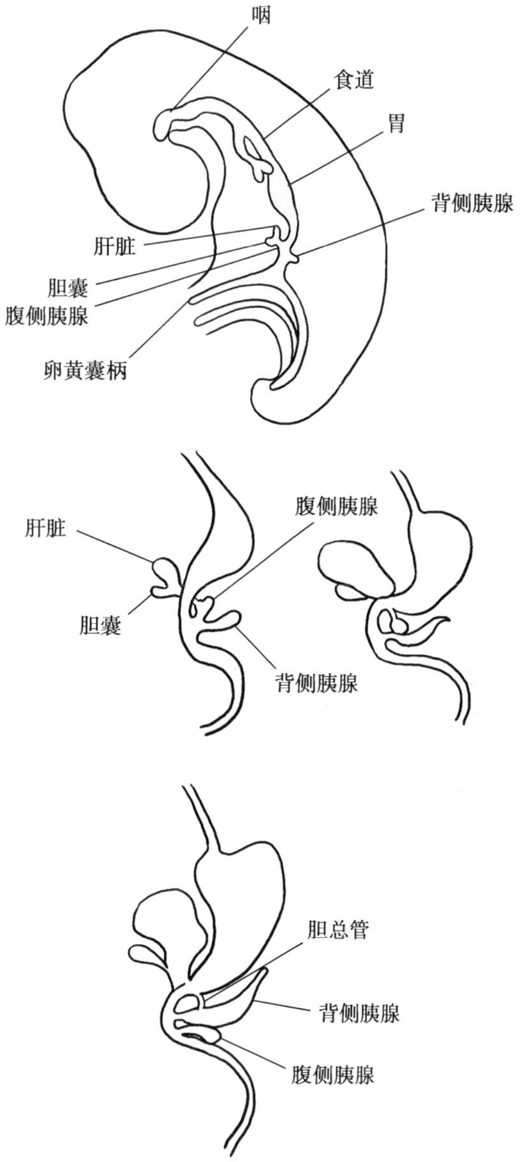

图 5-18-8　消化道器官发育

分泌；小肠绒毛上皮细胞在游离面伸出的细小突起为小肠上皮细胞刷状缘(brush border cell)，增加表面吸收面积；微绒毛膜刷状缘有多种分解各种营养素的消化酶，称刷状缘酶(brush border enzyme)，包括肽酶(peptidases)、葡糖糖化酶(glucoamylase)、双糖酶(disaccharidases)；②球状细胞能产生黏蛋白颗粒；③肠内分泌细胞(enteroendocrine cell)通过内分泌和旁分泌的方式分泌多肽激素，通过多种方式影响胃肠道功能；④潘氏细胞(paneth cell)是移行到隐窝基底的大细胞，表达和分泌数种蛋白，包括溶解酵素、肿瘤坏死因子 α 和抗细菌防御素，使隐窝维持无菌状态；⑤束簇细胞，较少，可在长微绒毛中被发现。M(膜或微皱褶)细胞是在 Peyer 集合淋巴结(Peyel collection lymph nodes)旁的第

六种类型的上皮细胞，参与抗原递呈（图 5-18-9）。

固有层形成基膜，支撑与调节上皮细胞的功能。固有层包括成纤维细胞、肌成纤维细胞、血管内皮细胞和平滑肌细胞以及各种血液细胞系等多种细胞。部分细胞中分泌对干细胞增殖和上皮细胞的分化重要的生长因子，如 R 反应因子、Wnt 和转移生长因子 β2。

3. 肠道屏障发育 肠道屏障（intestinal barrier）有 300~400m^2 的表面面积，是人体与外界环境接触最多的部分。肠道屏障由复杂的 4 部分构成，即生理的、化学的、免疫的和微生物的屏障（图 5-18-10）。

胎儿早期肠道生理性屏障始发育，前 3 月组织结构基本形成，胎儿 8 周龄时小肠与结肠上皮细胞绒毛、杯状细胞和肠道内分泌细胞形成，10 周龄时细胞膜相互联系的紧密连接（tight junctions）已可检测（图 5-18-11B）。10、12~19 周龄隐窝发育（图 5-18-11C）；30 周龄时结肠上皮细胞绒毛消退（图 5-18-11D）。22 周龄时最初小肠吸收上皮细胞为多层（图 5-18-11A），很快形成与成人相近的单层柱状上皮细胞（见图 5-18-11B）。同时，开始细胞分化形成隐窝 - 绒毛轴（crypt-villus axis），肠干细胞的自我更新、增殖和分化均沿着隐窝绒毛轴发生。微绒毛肠上皮细胞、柱状细胞和肠道内分泌细胞都源于隐窝的干细胞。胎儿 12 周时小肠杯状细胞产生黏液素（mucin），形成化学屏障（见图 5-18-11B）；同时分泌细胞出现，形成天然免疫屏障（innate immunological barrier），如胎儿 12 周龄出现潘氏细胞，13 周龄产生防御素（defensins），20 周龄产生溶菌酶，隐窝数逐渐增加成熟直至成人期（图 5-18-11C~E）。胎儿 17 周龄已有 M 细胞，19 周龄 Peyer 集合淋巴结已可区分 T 细胞、B 细胞与树突

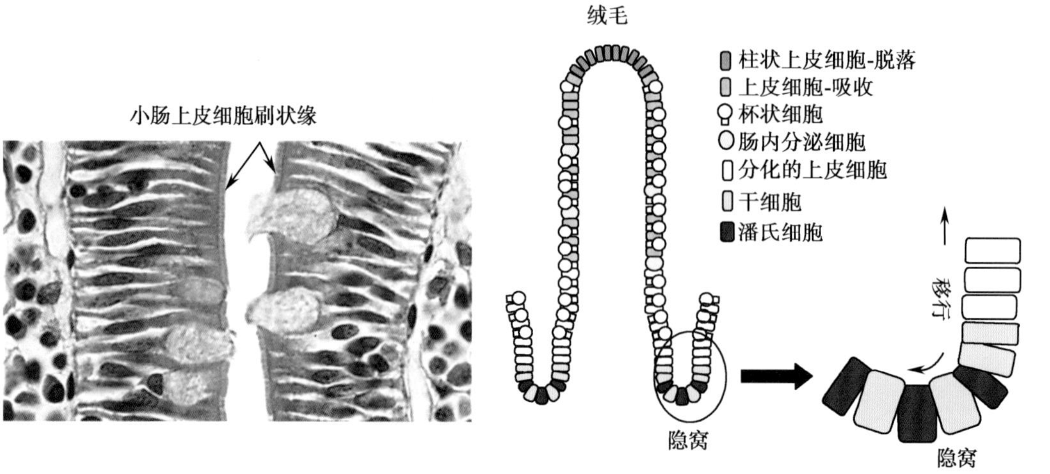

图 5-18-9 小肠绒毛示意图

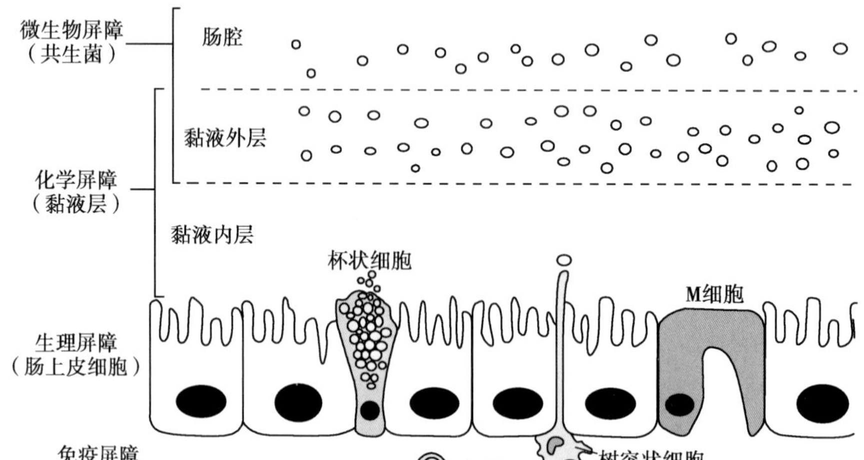

图 5-18-10 肠道屏障组成

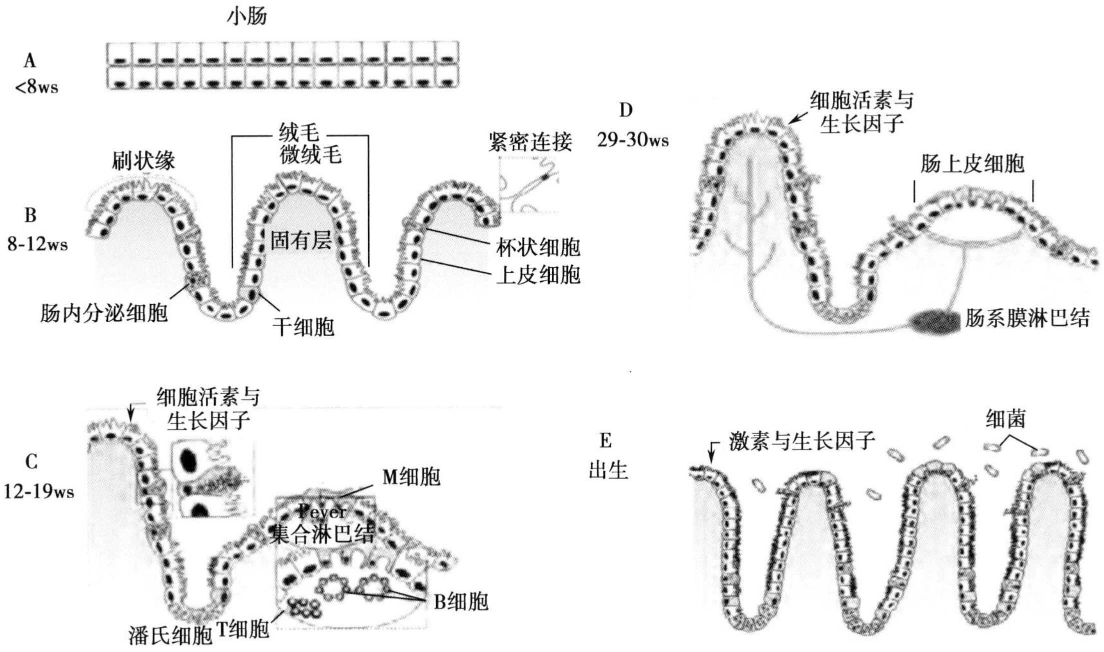

图 5-18-11　肠道上皮细胞发育

状细胞(见图 5-18-11C)。胎儿 16 周龄开始吞咽羊水刺激肠道细胞分化与生长。当胎儿肠道黏膜具有渗透性时,大分子可在羊水与胎儿血清间进行交换。

生后第 1 周出现肠道关闭(gut closure)或黏膜关闭(图 5-18-12)。出生至肠道关闭期间,肠道可吸收人乳中完整的 IgG;可以小肠上皮细胞吞饮方式吸收,被婴儿利用。同时异体蛋白(如牛奶蛋白、鸡蛋白蛋白)、毒素、微生物以及未完全分解的代谢产物会以吞饮方式(pinocytosis)或通过上皮细胞间隙直接吸收。与成人不同,新生儿对蛋白质的摄取主要依赖大分子转运,较大的多肽和蛋白质能进入肠腔。人乳的大分子包括酶、生长因子和免疫球蛋白,有助于形成新生儿的消化、屏障和免疫功能。大分子能通过跨细胞或从细胞间隙穿过肠上皮。新生儿肠道对大分子的摄取是宫内吸收的延续,因羊水含有部分蛋白质大分子(包括免疫球蛋白、激素、酶和生长因子)。新生儿时期的小肠对完整的蛋白质通透性较高,因此婴儿血清中常含有较高滴度的食物抗原抗体。消化过程肠腔蛋白质抗原从穿过刷状缘膜逃逸的机制尚不清楚。任何原因致肠道关闭延迟或异常,如早产儿、SGA,可使婴儿发生感染、炎症与过敏性疾病几率增加。因此,小婴儿,特别是新生儿的食物蛋白质应有一定限制。人乳中的激素和生长因子调节肠道关闭过程,同时是刺激肠道上皮生长与成熟的关键因素。

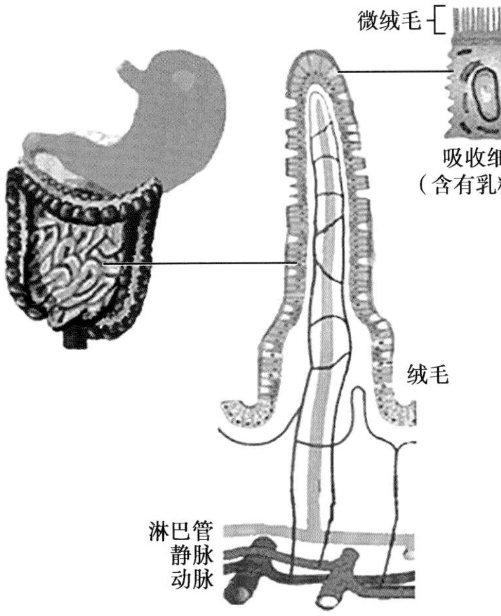

图 5-18-12　肠道屏障功能发育

4. 消化酶的发育　目前关于正常足月儿消化系统的生理发育过程尚不清楚,但生后各种消化酶的水平可间接反映消化道发育状况(图 5-18-13)。

(1) 脂肪酶:脂肪消化的第一步在胃内,被舌脂肪酶或胃脂肪酶水解。但物种间脂肪酶的结构与特点不同,啮齿目动物(鼠)主要是口腔的舌

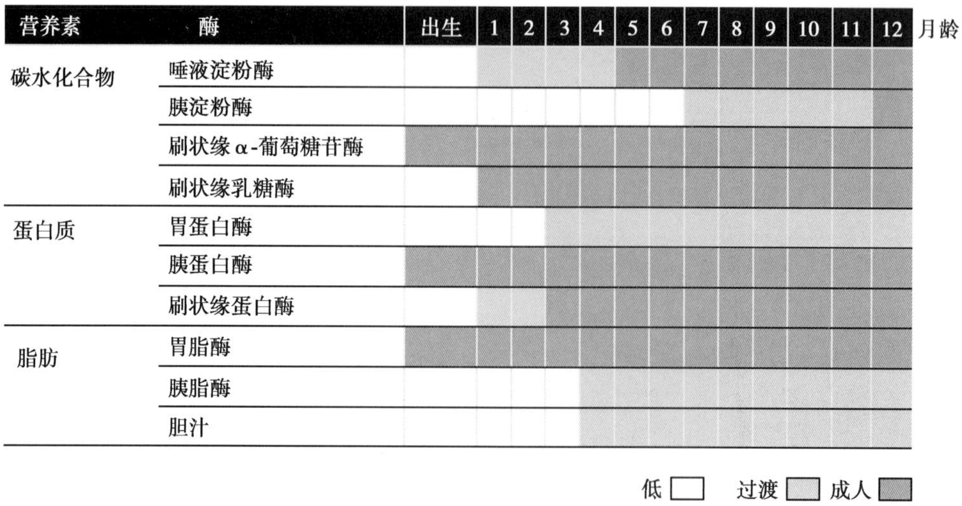

营养素
酶
出生
1
2
3
4
5
6
7
8
9
10
11
12
月龄
碳水化合物
唾液淀粉酶
胰淀粉酶
刷状缘α-葡萄糖苷酶
刷状缘乳糖酶
蛋白质
胃蛋白酶
胰蛋白酶
刷状缘蛋白酶
脂肪
胃脂酶
胰脂酶
胆汁
低
过渡
成人

图 5-18-13　出生后第一年消化酶发育进程

脂肪酶，其他的哺乳动物主要是胃脂肪酶（gastric lipase，GL）。1988 年已明确人类无舌脂酶。人类的脂肪酶主要有胃脂肪酶、胆盐刺激脂肪酶（bile salt stimulated lipase，BSSL）胰脂肪酶（pancreatic lipase，PL）帮助肠道消化吸收食物中的脂肪。胎儿 11 周龄时可检测到 GL，逐渐发育至婴儿早期达到成人水平。胎儿 16 周龄产生 PL，新生儿期胰腺分泌极少（因需胆盐激活），几乎无法测定，2 岁后达成人水平。胎儿 2~3 月龄开始分泌胆汁，出生时胆汁缺乏；胃酸低，6 月龄胃酸达成人水平。婴儿的生长和脑发育需要脂肪，人乳是富含脂肪的，但婴儿消化道脂肪酶发育尚不成熟，使新生儿生理性消化能力低于成人。因此，婴儿消化道脂肪酶的量与质、胆盐、pH、餐次、进食类型均与成人不同。婴儿脂肪消化主要依赖 GL、胆盐依赖性脂肪酶（bile salt-dependent lipase，BSDL）（或羧酸酯酶，carboxyl esterase lipase）、和胰脂肪酶相关蛋白 2（pancreaticlipase-related protein 2，PLRP2）。与成人不同，婴儿的脂肪消化主要在胃。GL 在早产儿和新生儿有独特的代偿功能，具有保持胃内合适酸度、抗胃酸和胃蛋白酶作用，活性可保存到小肠；且不依赖胆盐和辅助因子，有助胃内脂肪消化，在一定程度上代偿 PL 不足。婴儿 GL 的活性可水解食物中 >60% 的甘油三酯（triacylglycerol，TAG），成人则为 10%~30%。BSSL 进入十二指肠与胆盐结合时才被激活，将单甘酯转化成甘油和游离脂肪酸。新生儿期多数单甘酯不被吸收。BSSL 有水解视黄醇酯和神经酰胺的作用。随婴儿年龄增加，约在断离人乳、引入半固体、固体食物的年龄，肝脏功能逐渐成熟，胆盐分泌增加，PLRP2、BSDL、BSSL 对 TAG 的消化作用不再是主要作用。婴儿吸收脂肪的能力随年龄增加而提高，如 33~34 周龄的早产儿脂肪的吸收率为 65%~75%；足月儿脂肪的吸收率为 90%；6 月龄婴儿脂肪的吸收率达 95% 以上。

乳腺产生人乳脂肪酶，同时人乳中有 BSSL，类似于胰腺的 BSDL 作用。人乳的脂肪酶可补偿胰脂酶的不足。但人乳中的脂肪吸收是逐渐增加的，2 月龄后达 90%~95%，早产儿也相似。人乳中还含有其他脂肪酶，如脂蛋白脂肪酶。但因方法学的困难，使婴儿脂肪消化的机制研究仍是体外研究，至今尚不完全清楚人乳 TAG 的消化与吸收机制。

（2）淀粉酶、双糖酶：婴儿早期食物中的碳水化合物主要是乳糖，其次为蔗糖和少量淀粉多糖（淀粉），随淀粉酶的成熟消化淀粉能力逐渐提高。新生儿唾液淀粉酶、胰腺淀粉酶（pancreatic amylase）以及刷状缘膜的葡萄糖化酶和双糖酶（如乳糖酶）浓度非常低，但 1 月龄后很快达到成熟的浓度；新生儿乳糖的摄入可诱导乳糖酶活性。新生儿十二指肠小肠 α- 淀粉酶（α-amylase）活性低，但肠内葡萄糖化酶（glucosidase）含量较高，约为成人的 50%~100%，可补偿淀粉酶不足，使淀粉发酵（fermentation）变为短链脂肪酸，帮助淀粉消化。初生时完全测不到胰淀粉酶，3 月龄后逐渐增高，2 岁达成人水平。

淀粉酶（amylase）主要由胰腺和唾液腺分泌，催化淀粉及糖原水解，生成葡萄糖、麦芽糖及含有

α1,6- 糖苷键支链的糊精。双糖酶分解双糖为单糖。新生儿和婴儿早期胰腺分泌 α- 淀粉酶不足，消化淀粉的能力有限。婴儿主要依赖乳汁中的乳糖分解为果糖和半乳糖获得能量，α- 淀粉酶消化作用较少。因此，幼小哺乳动物断奶过程是研究的乳糖酶浓度下降较好时机。

人乳含少量淀粉酶，进入婴儿消化道可不被分解，参与消化部分淀粉，代偿胰淀粉酶不足。估计哺乳的早期 100mL 人乳的淀粉酶 1 小时可消化 20g 淀粉。人们推断人乳存在淀粉酶是进化过程的痕迹，使人乳喂养的婴儿可消化淀粉，以减少吸取母亲的能量和营养素。

(3) **蛋白酶**：胃黏膜的主细胞合成的胃蛋白酶原被胃酸激活生成胃蛋白酶（pepsin），胃蛋白酶将各种水溶性蛋白质分解成多肽；胰腺分泌的胰蛋白酶是肽链内切酶，胰凝乳蛋白酶是催化蛋白质肽键水解的内肽酶，刷状缘的肽酶分解肽为氨基酸。胎儿中期检测到的少量胃酸、内因子、胃泌素随胎龄逐渐增加。生后 1 日的新生儿胃 pH<4，最初的喂养可使胃蛋白酶的活性迅速增加。新生儿主细胞活性和胃蛋白酶的分泌较低。婴儿早期配方喂养可缓冲胃酸降低胃蛋白酶活性。

胎儿 5 月龄时胰腺开始分泌。早产儿胰蛋白酶水平较低，2 日龄和 7 周龄婴儿十二指肠液中胰蛋白酶浓度无明显差别，婴儿 1~3 月龄胰蛋白酶逐渐成熟。新生儿糜蛋白酶活性较低，随年龄迅速增加，6 月龄婴儿糜蛋白酶活性已达到年长儿水平，3 岁时达到成人水平。成人消化蛋白质的速度比儿童快 60%。

二、消化道功能发育

消化道的主要功能是消化和吸收摄入的食物（图 5-18-14）。胃肠道消化作用主要有两种方式：①运动功能：将食物磨碎，使食物与消化液充分混合，并不断将食物向消化道的下方推送；②分泌功能：分泌多种消化酶，分解食物中的蛋白质、脂肪和糖类等大分子物质。胃肠道是一全身最大的免疫器官，对摄入的致病性抗原物质有重要的屏障和防御作用。

（一）运动功能

1. 咽部 是呼吸道和消化道的共同通道，可分为鼻咽（部）、口咽（部）、喉咽（部）。进食时，咽的主要功能是与口腔完成吞咽这一复杂的反射动作，和食道共同将食物团从口腔送入胃内。

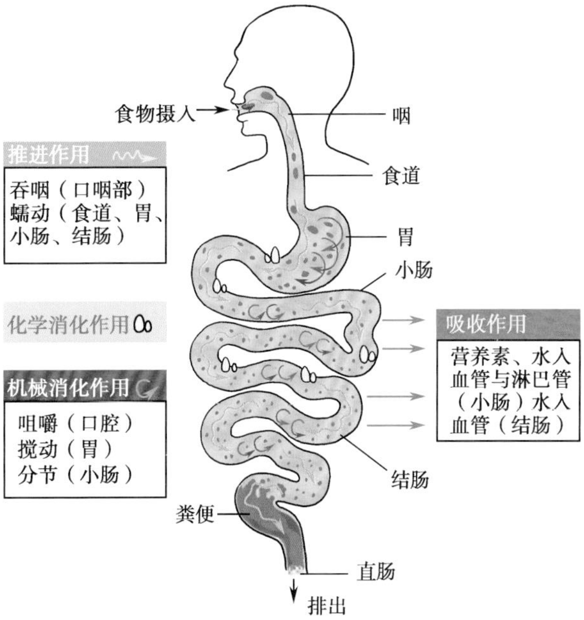

图 5-18-14 消化道的主要功能

2. 食道 由上括约肌、下括约肌和食道体组成。非进食时的食道下括约肌处于闭合状态，使食道内压力高于胃内压约 4~8mmHg，致胃内容物不易反流食管。进食时吞咽动作引起食道原发性蠕动，食物团则致食道的继发性蠕动。食道的继发性蠕动可加强原发性蠕动的推进力，同时清除吞咽时胃内容物反流后滞留在食道中的残留食物。

3. 胃 非消化期的胃每间隔 1.5~2 小时出现周期性收缩运动，产生胃排空作用。进食后胃的运动包括紧张性收缩、容受性舒张、节律性收缩、蠕动和胃排空。胃紧张性收缩为一缓慢而持续的收缩运动，可以提高胃内压，促进化学性消化，加快液体的排空。胃的容受性舒张使胃的容量与摄入量相适应，避免进食后的胃内压过高，同时有利于食物的暂时储存。胃的蠕动运动则有研磨食物、推动食糜的作用。胃内容物进入十二指肠的过程称为胃排空。胃排空的速度与食物摄入量、食物的酸碱度、食物的温度、食物的渗透压和食糜组成有关。如脂肪、蛋白质可延长排空时间，凝块大、脂肪多的食物胃内停留时间较长，影响胃的蠕动和分泌功能。胃排空摄入水的时间约 0.5~1 小时，人乳约 2~3 小时，牛乳 3~4 小时，混合食物 4~5 小时。此外，年龄、全身状况亦可影响胃的排空时间。

胃十二指肠连接部的协调运动是胃排空的基础，幽门括约肌可控制一次排空量。如胃切除术或胃肠吻合术后的患者常发生倾倒综合征。

4. **小肠** 进食后小肠运动即转为消化运动形式，主要有分节运动、蠕动和紧张性收缩，其特征是收缩的节律和振幅不规整。小肠分节运动是以环形肌为主的节律性收缩与舒张运动，使食糜与消化液充分混合，有利于化学性消化；同时使食糜与肠壁紧密接触，促进吸收。小肠蠕动与分节运动重叠进行，蠕动是一种推进性收缩运动，将分节运动作用后的食糜推进下一肠段再分节运动。小肠平滑肌紧张性收缩则与肠内压的变化有密切的关系。食物从胃排空至回肠末端时小肠停止运动，随后空腹小肠出现周期性的时相性收缩运动，为移行性复合运动运动(migrating motor complex，MMC)，小肠周期性运动的生理意义尚不清楚，但MMC有强烈推进食糜作用。

5. **结肠** 运动形式包括分节运动、多袋推进运动、蠕动和集团运动。分节运动可以使肠内容物充分的混合，其他几种运动形式有利于内容物在结肠内推进。

(二) 分泌功能

胃肠道不仅是消化器官，也是目前已知的最大最复杂的内分泌器官。消化道分布有摄取胺前体、脱羧、产生肽类或活性胺能力的内分泌细胞均称为APUD细胞(amine precursor uptake decarboxylation cells)。当胃肠道的分泌功能失调时，会引发多种胃肠道功能紊乱性疾病。

1. **唾液** 正常为无色、无味的低渗液，由唾液腺分泌。唾液有一定的消化作用，并能中和进入口腔的有害物质，同时具有杀菌功能。

2. **胃液** 胃黏膜含有多种分泌细胞，表面黏液细胞和颈黏液细胞分泌大量黏液；黏膜上皮细胞分泌HCO_3^-；主细胞分泌胃蛋白酶原；壁细胞分泌盐酸；G细胞分泌胃泌素。盐酸和胃蛋白酶原具有重要的消化作用。黏液和HCO_3^-形成黏液屏障，保护胃黏膜免受胃酸的侵蚀；HCO_3^-可消除胃内多余的H^+。此外，APUD细胞有分泌肽类激素的特性。

3. **胰液** 含大量的胰酶、抑制胰酶的物质以及黏液。胰酶在消化过程中起关键作用，胰酶抑制物有抑制胰蛋白酶的作用。若酶原在胰腺内被激活，可自身消化胰腺，引发胰腺的炎症和坏死。因此，胰酶抑制物有使胰腺免受胰酶潜在消化作用的自身保护作用。

(三) 免疫功能

肠道是人体最大的免疫系统，但胃肠道免疫系统不同于其他免疫器官。正常情况下，肠道淋巴组织受肠腔抗原刺激发生局部免疫应答反应，主要由sIgA和sIgM抗体抑制病原体克隆和“危险”抗原的吸收，产生免疫排除作用；同时肠腔抗原的全身性免疫反应弱，即发生黏膜耐受或口服免疫耐受(oral tolerance，OT)。口服耐受是对进入肠道抗原的低反应，是免疫清除(immune exclusion)和系统免疫反应抑制的伴随结果。当小肠免疫系统处理抗原能力有限，接触过多抗原或不适当的抗原破坏了肠黏膜的自身稳定，肠道抗原引起的免疫反应失去正常调节时，则可发生与免疫相关的胃肠疾病，如食物过敏、慢性萎缩性胃炎、乳糜泻、炎症性肠病等。

三、营养素消化与吸收

食物进入口腔经过咀嚼可分解部分营养素，因口腔分泌的消化酶较少。营养素主要在小肠(small intestine，SI)被消化酶分解消化后吸收。

(一) 脂肪消化与吸收

食物中的脂肪主要是TAG和少量(3%~6%)磷脂。甘油三酯由3分子脂肪酸和1分子甘油酯化产生。脂肪酸的链的长度与不饱和程度影响脂肪吸收，如中链脂肪酸(medium-chain fatty acids，MCFA)较长链脂肪酸易于吸收；其次与脂肪酸在TAG的位置有关，如在TG的sn-2位置的脂肪酸易于吸收。正常情况约97 %的脂肪被吸收。

脂肪酸在人乳脂肪有特殊位置，主要是饱和脂肪酸-棕榈酸。人乳含20%~25%的棕榈酸(palmitic acid，C16:0)，70%在甘油三酯的sn-2位置。人乳的脂肪被肠道内生脂酶水解后生成单甘酯和游离脂肪酸，由肠道吸收(图5-18-15)。婴儿配方甘油三酯的α棕榈酸则在sn-1、sn-3位置。胰脂肪酶选择性水解sn-1、sn-3棕榈酸，产生2个α游离棕榈酸。α游离棕榈酸肠道吸收差，与钙形成钙-脂肪酸皂(calcium-fatty acid soap)，随粪便排出。钙-脂肪酸皂不溶于水，使大便硬结，也丢失棕榈酸与钙。

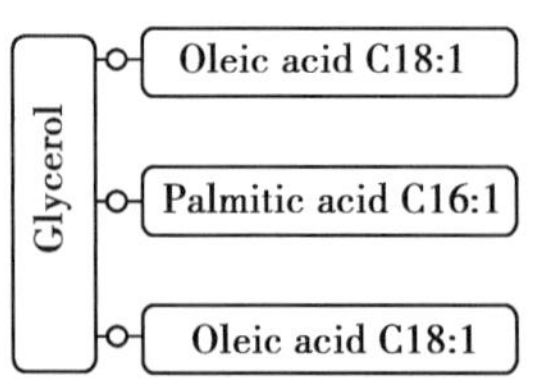

图5-18-15 人乳脂肪酸构成

食物脂肪最初在胃部经胃蛋白酶水解为单甘酯(monoglycerides)、双甘酯(diglycerides)、游离脂肪酸。但只有少量食物脂肪在胃内消化,大部分脂肪在小肠消化吸收。脂肪不溶于水,进入肠道的脂肪需经胆盐乳化后消化吸收。肝脏分泌的胆汁含有丰富的胆盐,胆盐有净化脂肪作用,减少脂肪的表面张力,使脂肪乳化成非常细小的乳化微粒。被乳化的脂肪颗粒可附着脂肪酶。脂肪颗粒越小,越易通过小肠黏膜被吸收。胰脂肪酶和肠脂肪酶都有消化脂肪作用,但胰脂肪酶是最重要的脂肪酶。脂肪在胰脂肪酶的作用下水解为单甘酯、双甘酯、游离脂肪酸和甘油。短链脂肪酸(short chain fatty acids, SCFA)可直接被小肠黏膜内壁吸收。长链脂肪酸(long-chain fatty acids, LCFAs)的吸收是穿过小肠黏膜进入肠黏膜的末端淋巴管,在淋巴管再酯化成甘油三酯,与胆固醇、脂蛋白、磷脂结合,形成乳糜微粒进入淋巴系统,最后进入血液,运送到身体各个组织(图 5-18-16)。近年认为长链多不饱和脂肪酸可能是早产儿的条件必需脂肪酸。

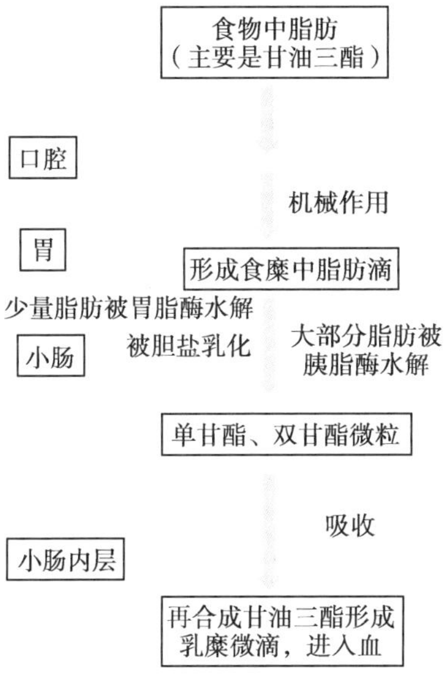

图 5-18-16 脂肪的消化与吸收过程示意图

(二) 碳水化合物消化吸收

食物中的碳水化合物主要是淀粉,少量低聚糖和单糖;消化吸收分小肠消化吸收与结肠发酵 2 部分。

1. 小肠消化吸收 食物中单糖可直接吸收,淀粉和低聚糖需经消化酶分解后吸收。淀粉消化始于口腔唾液淀粉酶,分解成少量麦芽糖和葡萄糖。胃酸可使唾液淀粉酶失活,故淀粉主要在小肠消化吸收,即胰淀粉酶是主要消化酶。胰淀粉酶将淀粉水解为α- 糊精、麦芽寡糖和麦芽糖,再经α- 糊精酶、麦芽糖酶水解为葡萄糖而吸收(图 5-18-17)。食物中的双糖(蔗糖、乳糖)在小肠双糖酶(如乳糖酶、果糖和蔗糖酶 - 异麦芽糖酶)作用下最终产生游离的单糖分子从刷状缘吸收。食物中的碳水化合物多分解为单糖,主要是葡萄糖,其次为果糖和半乳糖。血液中的葡萄糖有可被组织细胞摄取,通过有氧氧化和酵解途径为细胞供能;或进入肝细胞和骨骼肌细胞,合成糖原贮存;当摄入的碳水化合物超过身体需要时,葡萄糖可进入脂肪组织转化为脂肪贮存(图 5-18-18)。

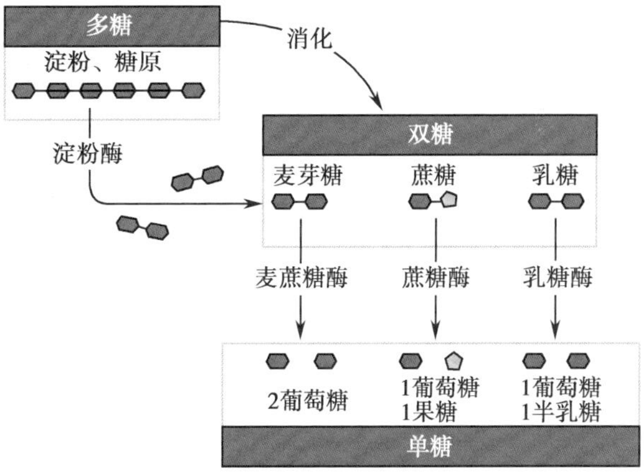

图 5-18-17 碳水化合物的消化

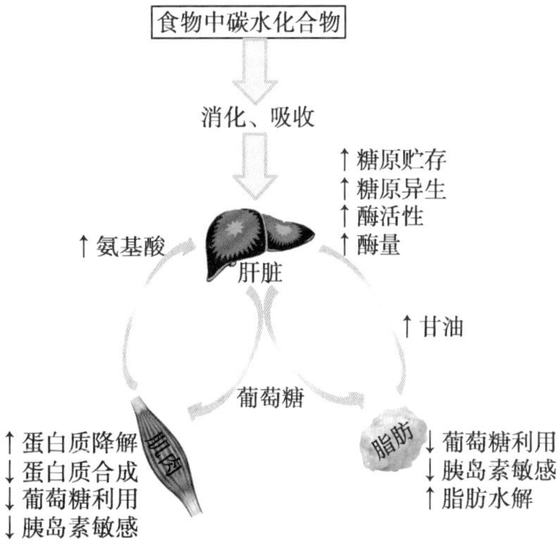

图 5-18-18 碳水化合物的吸收与利用

糖是能量代谢的主要来源,为一种亲水极性分子,通过转运穿过相对疏水的肠刷状缘膜。半乳糖在肠细胞中的转运机制与葡萄糖相同,即通过顶端 SGLT 和基底侧 GLUT2。半乳糖进入门静脉血液循环后被半乳糖激酶转化为半乳糖 -1- 磷酸盐，形成糖原。虽然葡萄糖能转化为半乳糖满足细胞的需求（如糖蛋白和粘多糖），但膳食中乳糖是半乳糖的唯一来源。果糖通过 GLUT5 转运入 BBM。研究显示果糖吸收不良可能与婴幼儿及学龄前儿童的腹泻和腹痛有关。果糖吸收后在果糖激酶作用下代谢，然后被醛缩酶裂解，产生甘油醛和二羟丙酮磷酸。代谢产物最终进入糖酵解路径，产生糖原。少部分果糖可能通过葡糖激酶的激活来催化提高葡萄糖代谢。大量果糖通过代谢满足糖分解旁路，有助于甘油三酯合成。

2. 结肠发酵 食物中未消化的碳水化合物在肠道细菌作用下部分或完全发酵，产生大量短链脂肪酸、乙醇和气体，刺激肠壁、促进肠蠕动（详见本章第四节）。食物中未消化的碳水化合物主要是膳食纤维（dietary fiber，DF），包括淀粉或淀粉的降解产物、多聚糖、低聚糖、木质素及相关的植物成分。婴儿早期 DF 的来源是乳汁中未能被消化吸收的乳糖（约 10%）、丰富的低聚糖及食物中未能被完全消化的淀粉物质。近 25% 的 1 周龄足月儿表现部分乳糖吸收不良的症状。但新生儿的乳糖吸收不良常较轻，无症状，未被吸收的乳糖在结肠经过细菌酵解，产生 SCFAs。新生儿肠道吸收乳糖的能力有限，可能对促进健康的肠道菌群和给结肠细胞提供重要营养素（如丁酸）有帮助。因此，人乳是婴儿 DF 的第 1 个来源，婴儿后期肠道功能逐渐发育成熟，DF 成分逐渐与成人相近。

（三）蛋白质消化和吸收

蛋白质消化始于胃液中胃蛋白酶的分泌。胃腺分泌的胃液（pH 为 0.9~1.5）中含有胃蛋白酶原，在胃酸以及自身作用下被激活。胃蛋白酶是胃中仅有的蛋白水解酶。胃液中的胃蛋白酶在胃液的酸性条件下特异性较低地水解各种水溶性蛋白质，产物为多肽、寡肽和少量氨基酸。胃蛋白酶还有凝乳作用，可使人乳在胃中部分消化。研究证实，人乳蛋白质降解在哺乳过程即开始，在 2 周龄人乳喂养足月婴儿胃中已可分离生物活性肽，具有免疫调节和抗菌作用。胰腺和肠黏膜分泌的蛋白水解酶将蛋白质分解为小的多肽，活性多依赖于摄入蛋白质的氨基酸残基成分。

胃和胰腺蛋白质水解产生的寡肽产物在小肠 BBM 被羧化酶和氨肽酶水解，释放三肽、二肽和单氨基酸从刷状缘吸收（图 5-18-19）。胎儿中期肠道羧肽酶、氨肽酶、三肽酶和二肽酶的活性可被检测。游离氨基酸被特殊的具有活性的转运蛋白吸收入黏膜，胎儿 12 周龄时可检测小肠黏膜氨基酸转运。

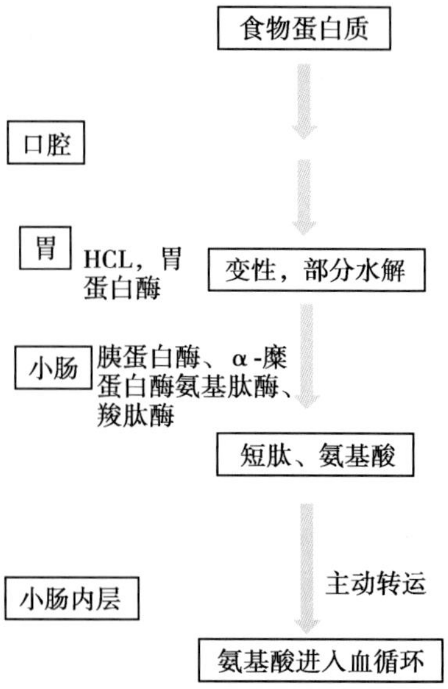

图 5-18-19 蛋白质消化、吸收示意图

一般未经分解的蛋白质不能吸收，仅 2% 少量食物蛋白和肽被吸收，无营养价值，但可为诱发过敏反应的抗原。氨基酸的吸收主要在小肠上段进行，为主动转运过程。加热使蛋白质变性易于消化为氨基酸，在十二指肠与近端空肠可迅速吸收；未加热的蛋白质和内源性蛋白质较难消化，需在回肠吸收。

四、新生儿营养素的消化吸收特点

详见第十九章婴儿喂养。

五、人乳的营养优势

详见第十九章婴儿喂养。

专家点评 胎儿消化系统器官和肠道上皮细胞不断生长发育，新生儿肠道即具有多种功能，消化、吸收、分泌和动力功能适应乳类饮食。出生前肠道营养转运机制多已发育，出生时新生儿的肠道可立即取代胎盘功能。生后各种消化酶水平可间接反映消化道发育状况。婴儿期以及婴幼儿后的消化和吸收能力的程度尚未定论，存在对营养素负荷的适应性应答机制。

（陈洁）

【参考文献】

1. American Academy of Pediatrics. Development of gastrointestinal function. Pediatric Nutrition Handbook, 7th ed. 2013, 15-38.
2. Spence JR, Mayhew CN, Rankin SA, et al. Directed differentiation of human pluripotent stem cells into intestinal tissue in vitro. Nature, 2011, 470 (7332): 105-109.
3. R.C. Anderson, J.E. Dalziel, P.K. Gopal, et al: The Role of Intestinal Barrier Function in Early Life in the Development of Colitis. Colitis. 2012: 67-74.
4. 海静，王邦茂. 肠黏膜屏障与功能. 解剖与临床. 2007, 12 (2): 138-140.
5. Yvan Vandenplas, Thomas Ludwig, Hania Szajewska. Gut Health in Early Life: Implications and Management of Gastrointestinal Disorders. John Wiley and Sons Ltd, 2015.
6. Evan Abrahamse, Mans Minekus, George A, et al. Development of the Digestive System-Experimental Challenges and Approaches of Infant Lipid Digestion. Food Dig, 2012, 3: 63-77.
7. M. Ramíreza, L. Amatea, A. Gil. Absorption and distribution of dietary fatty acids from different sources. Early Human Development, 2001, 65 Suppl95-101.
8. Dallas DC, Guerrero A, Khaldi N. A peptidomic analysis of human milk digestion in the infant stomach reveals protein-specific degradation patterns. J Nutr, 2014, 144 (6): 815-820.
9. Samuel J.Fomon, MD. Assessment of Growth of Formula-Fed Infants: Evolutionary Considerations (SPECIAL ARTICLE). PEDIATRICS, 2004, 113 (2): 389-393.
10. Lien EL. The role of fatty acid composition and positional distribution in fat absorption in infants. J Pediatr, 1994, 125 (5Pt2): S62-68.

第三节　进食技能发育

导读　具有良好进食技能的儿童能获得足够的营养满足理想的生长与发育。儿童进食技能的正常发育有赖于解剖结构完整、神经发育成熟以及行为学习过程。口腔敏感性、精细与大运动发育水平和体验机会显著影响儿童学习进食的过程。进食技能的获得除有复杂的生理基础外，还与儿童的气质、儿童与抚养人的关系、环境与文化的影响有关。大多数儿童能顺利获得进食技能。

理解正常的进食技能发育可帮助儿科医生在临床工作中认识儿童进食技能的发育过程，监测有喂养问题的儿童，包括喂养困难的儿童。

一、感知觉发育

进食技能学习需要感知觉和感知觉的反馈，涉及本体感受、触觉、压力觉、温度觉和味觉。特别是婴儿早期味觉发育与以后进食的偏爱行为密切有关。让婴儿较早感觉愉快的口腔刺激，如进食、咬东西、吃手指有利于以后进食固体食物和食物的转换（嗅觉及味觉发育详见第三篇第七章第四节感知觉发育）。

二、进食技能发育

进食技能发育是一复杂过程，受多种因素影响，如解剖发育、神经生理、环境、社会以及文化等。广义的喂养包括婴儿与抚养人之间关系，需要婴儿吸吮、吞咽、呼吸协调。喂养或进食不同于食物吞咽过程。进食主要是口腔阶段的功能，包括口腔准备和食物团块在口腔的转送。喂养时有一预先反应过程，获得到食物，食物进入口腔，通过咀嚼形成食物团块，用舌转送食物团块到咽喉。进食和吞咽发育涉及复杂的生理以及胎儿和婴幼儿发育水平。

（一）口腔反射发育

新生儿依赖各种原始生理反射吸吮和吞咽液体食物，是最早的进食技能发育。

1. 吸吮/吞咽反射　接触婴儿唇和口周出现张口和吸吮动作，或液体进入婴儿口腔，舌体立即将液体送到口腔后部吞咽，为吸吮/吞咽反射（suck/swallow reflex）。吸吮/吞咽反射从出生持续至4月龄，此期食物为液体。故吸吮/吞咽反射适应纯乳汁营养摄入。新生儿具备吸吮与吞咽功能主要靠吞咽反射完成。

2. 觅食反射　用物体或手指接触婴儿口周（嘴角、上下唇、面颊、颌部）时，婴儿立即出现张口转向接触方向的反应为觅食反射（rooting reflex）。胎儿28周出现觅食反射（rooting reflex），约4月龄消退。觅食反射帮助婴儿寻找食物，如乳头，是婴儿出生时具有的一种最基本的进食动作（图5-18-20）。临床用觅食反射评估新生儿舌前部的延伸

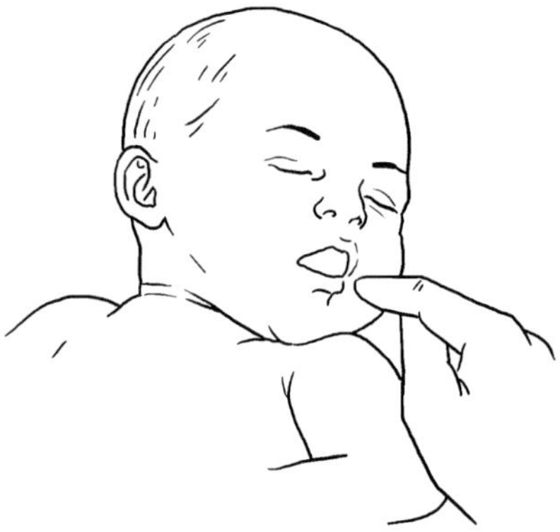

图 5-18-20 觅食反射

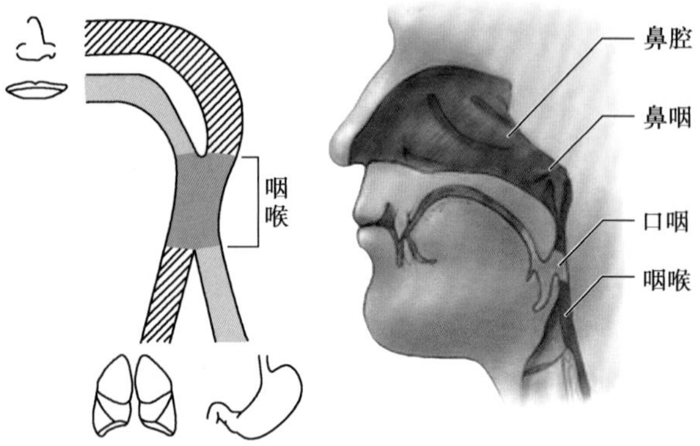

图 5-18-21 咽喉部是吸吮与呼吸共同通道

功能。

3. 舌挤压反射 当接触婴儿的唇部，婴儿立即出现舌伸出口腔的动作为舌挤压反射（tongue thrust reflex），临床用以评估伸舌功能。舌挤压反射帮助婴儿从乳头摄入液体食物（乳汁）。足月儿舌挤压反射持续至 4~6 月龄消退。

4. 咽反射 将任何物体，如勺或小块固体食物放在口腔后部，立即被婴儿用舌向前推出的动作为咽反射（gag reflex）。咽反射是预防婴儿吞食可引起哽咽或窒息的食物或物体的一种保护性反射，4 月龄后减弱，某些婴儿可延续至成人。婴儿的咽反射是 4~6 月龄补充其他食物的生理依据之一。

5. 横舌反射 在牙龈下部或用手指刮刷舌的边缘出现舌体偏向同侧现象为横舌反射（transverse tongue reflex），临床用以评估舌偏侧运动功能。横舌反射从胎儿 28 周出现，持续至终身。

6. 定相咬反射 胎儿 28 周至 9~12 月龄出现下颌快速有节奏上下的运动为定相咬反射（phasic biting reflex）。

（二）吸吮与吞咽发育

与摄入食物的能力有关。

1. 吞咽的神经生理 吞咽是一复杂的神经 - 肌肉活动，由脑干的吞咽中枢控制，25 组以上的肌肉参与。口腔感觉运动功能和吞咽涉及脑与脑干通路，通过神经系统多级水平控制吞咽活动。中枢神经（CNS）的传入和传出神经调节正常的吸吮、吞咽、呼吸运动。咽喉部是气体与食物的共同通道，是人体的最复杂神经肌肉活动部位（图 5-18-21）。

脑和脑干神经发育成熟是吞咽的基础，使婴儿能够接受口腔喂养。24~25 周胎儿的颅神经（CN）髓鞘开始发育，如动眼神经（Ⅲ），滑车神经（Ⅳ）、展神经（Ⅵ）以及面神经（Ⅶ）、舌咽神经（Ⅸ）和舌下神经（Ⅻ）。颅神经的发育与下颌、舌前部的活动和吸吮动作发育一致。口咽部分的感觉神经是身体最丰富的部位，包括味觉、本体觉、位点辨别以及口腔的立体感觉、触觉、痛觉、化学和温度觉等。进食和吞咽的神经生理调节复杂，涉及感觉神经传入纤维、运动神经传出纤维、相应的脑干吞咽中枢和上延髓传入神经。主要由颅神经Ⅴ、Ⅶ、Ⅸ、和Ⅹ的感觉神经传入脑干吞咽中枢（表 5-18-15）。颅神经Ⅴ、Ⅶ、Ⅸ、Ⅹ、Ⅻ和颈神经 C_1~C_3 的运动神经传出脑干吞咽中枢（表 5-18-16）。严重喂养困难儿童可因神经肌肉疾病致吞咽困难。

表 5-18-15 吞咽的颅神经感觉传入神经

颅神经（CN）	神经支配部位
三叉神经的上颌支（V_2）	一般感觉、舌前 2/3、软腭、鼻咽、嘴
面神经（Ⅶ）	味觉、舌前 2/3、舌 - 唇感觉
舌咽神经（Ⅸ）	舌后 1/3 味觉和一般感觉，扁桃体、软腭和腭感觉
迷走神经（Ⅹ）- 喉上神经	咽、喉、舌底、内脏

表 5-18-16 吞咽的颅神经运动传出神经

吞咽阶段		神经支配部位
口腔	参与咀嚼的颊肌、唇肌、面部肌肉	Ⅶ的颊肌支 三叉神经的下颌支（V_3）
	舌内肌	面神经（Ⅶ）
	舌外肌	舌下神经
	舌腭肌	颈部神经袢（颈神经 C_1-C_2） 迷走神经（Ⅹ）
咽喉	茎突咽肌	舌咽神经（Ⅸ）
	腭、喉、咽	迷走神经（Ⅹ）
	腭帆张肌	三叉神经的下颌支（V_3）
	舌骨和咽的运动	V_3、Ⅶ、C_1-C_2
食道	环咽肌开启	VII、V
	蠕动	迷走神经（X）

2. **婴儿期口腔特点** 小婴儿口腔、咽喉部的解剖适应吸吮乳汁，如舌相对较大，充满口腔，有颊脂肪垫，口腔空间较小；舌位置较向前，舌运动较受限；咽较小，会厌与软腭接近（图 5-18-22）。婴儿后期口腔、咽喉部解剖逐渐发生改变，如颊脂肪垫逐渐消失，舌的后 1/3 下降到咽部，使咽喉位置下降，口腔较前明显增大；咽部的增长、喉的下降使口、咽的位置近 90°，软腭与会厌分开；舌出现向两侧运动范围扩大，下颌向下、向前的改变。乳牙的萌出是另一重要的解剖结构的变化，乳牙可帮助咬和咀嚼质地较硬的食物。

3. **吞咽的三个阶段** 成熟的吞咽过程包括口腔准备阶段与口腔阶段、咽喉阶段和食道阶段（图 5-18-24）。小婴儿的食物为液体，因此吞咽无口腔准备阶段和口腔阶段。婴儿 6 月龄后引入半固体和固体食物即发展为成熟的吞咽三个阶段。临床上儿童的进食行为问题多发生于吞咽的口腔阶段，如咀嚼与吞咽问题。4~6 月龄婴儿引入半固体食物时即出现吞咽的口腔准备阶段与口腔阶段，舌体下降，舌的前部逐渐开始活动，可判别进食的部位，食物放在舌上可咬和吸；舌体顶着上腭，挤压食物到舌后部吞咽。当吸吮发育成熟后，出现舌体前部至后部的运动，为有效吞咽。

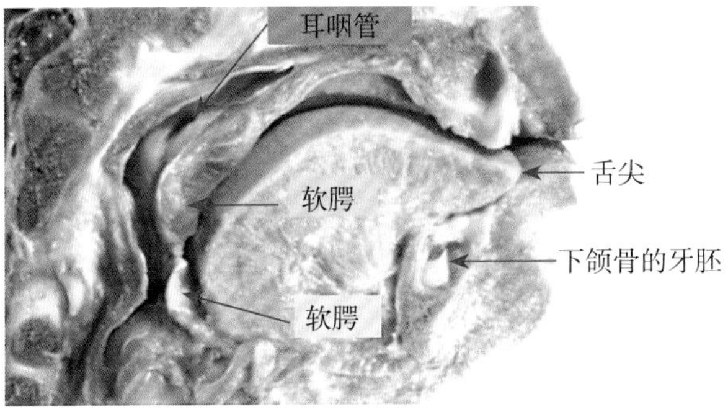

图 5-18-22 新生儿口腔舌、软腭、会厌位置

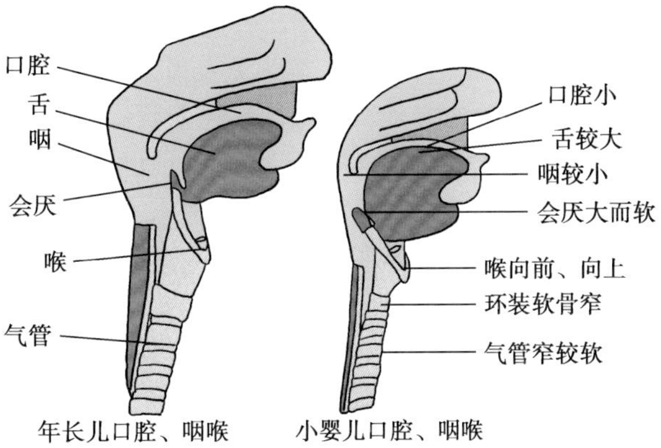

图 5-18-23 儿童口咽发育

4. **吸吮/吞咽发育** 超声波检查时可看到 10~12 周龄胎儿出现吞咽动作，是第一个咽部运动反应。多数胎儿 15 周龄出现吞咽，22~24 周龄出现连续吞咽活动。

胎儿 15 周龄开始出现吸吮动作（sucking & swallowing），胎儿 18~24 周龄开始出现明显的舌前后动的吸吮。胎儿自己的口 - 面刺激亦可出现吸吮与吞咽。28 周龄时胎儿的舌可卷为筒状，出现口腔吸 - 吞反射使少量羊水摄入。34~36 周龄胎

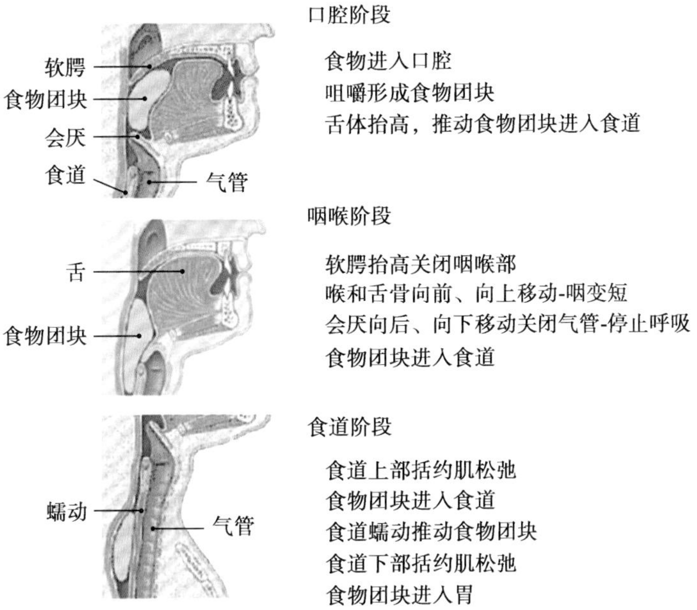

口腔阶段
软腭
食物团块
会厌
食道
气管
食物进入口腔
咀嚼形成食物团块
舌体抬高，推动食物团块进入食道
咽喉阶段
舌
食物团块
软腭抬高关闭咽喉部
喉和舌骨向前、向上移动-咽变短
会厌向后、向下移动关闭气管-停止呼吸
食物团块进入食道
食道阶段
蠕动
气管
食道上部括约肌松弛
食物团块进入食道
食道蠕动推动食物团块
食道下部括约肌松弛
食物团块进入胃

图 5-18-24 吞咽过程的三个阶段

儿有稳定的吸吮和吞咽动作,36周龄后吸吮与呼吸逐渐协调(表5-18-17)。婴儿进食固体食物提示主动吞咽行为发育成熟。吸吮动作发育成熟后才出现有效的吞咽动作,婴儿吸吮-吞咽功能的发育经历从出生时的反射动作到2月龄的有意识动作。足月儿每吸10~30次停顿一次,吞咽:呼吸:吸吮协调。喂养困难的早产儿可见"吸吮差",呼吸、吸吮、吞咽协调差。吸吮协调差表现为吸吮活动无节律,功能不全;异常颌和舌的活动致吸吮停顿。

表5-18-17 胎儿吸吮/吞咽发育

吞咽功能	胎龄(周)
吞咽	10~14
真正吸吮	18~24
舌卷为筒状	28
完全经口喂养	34~37

早期婴儿的食物为乳汁,舌的前后运动和唇的稳定作用产生吸吮(suckle)乳汁的能力,吸吮时唇不能完全闭合。3~6月龄的婴儿舌在口腔内上下活动、下颌轻微上下运动出现吮吸动作(suck),吮吸时闭唇(图5-18-25,表5-18-18)。已有研究证实婴儿吸吮人乳时需要较强和时间较长的吸吮动作和肌肉运动,较吸吮人造奶头、奶瓶费力,口腔产生70~170mmHg的负压,乳汁被"推"向后到咽部刺激吞咽。婴儿吸吮人造乳头时乳汁易于从奶瓶吸出,吸吮产生的负压较低,婴儿通过下颌和舌的前部挤压硬腭压出乳汁,不需要面部和口腔肌肉过强运动。因无射乳反射,奶瓶喂养时婴儿需用舌向上牙床方向用力压乳头(图5-18-26,表5-18-19)。

研究显示奶瓶喂养与人乳喂养婴儿的下颌、牙弓发育相近。亦有研究显示婴儿用橡皮乳头时间越长,下颌变形的可能越大。营养性吸吮与吮吸动作均不同于非营养性吸吮手指或玩具动作。正常的营养性吸吮节律是每秒一次,非营养性的吮吸节律不定,或快或慢。

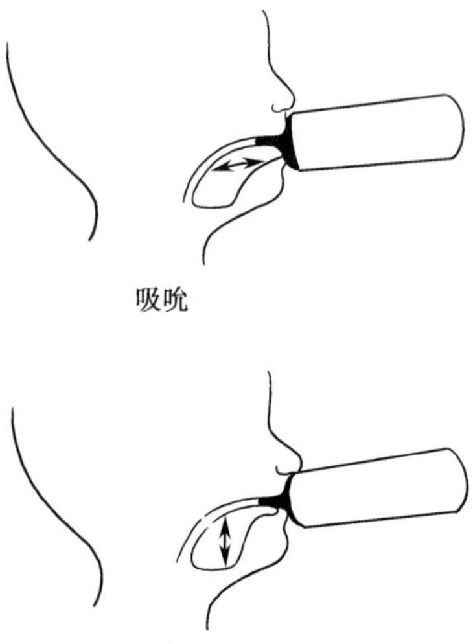

图5-18-25 比较吸吮与吮吸舌的运动

表5-18-18 吸吮与吮吸特征比较

特征	吸吮	吮吸
舌的状况	平、薄、杯状或碗状	平、薄、略呈杯状或碗状
舌运动	水平方向前后运动	垂直方向上下运动
舌活动范围	不超过唇中线	从下牙床到硬腭前部
唇	松软	紧
消退时间	婴儿早期	终身

(三)咀嚼发育

口腔阶段的咀嚼动作是婴儿食物转换所必需的技能。咀嚼(chewing)是有节奏的咬运动、滚动、磨的口腔协调运动,代表婴儿消化功能发育成熟。神经元发育逐渐成熟和外界条件的刺激促进咀嚼发育,"学习"是重要环节。舌的挤压反射消退年

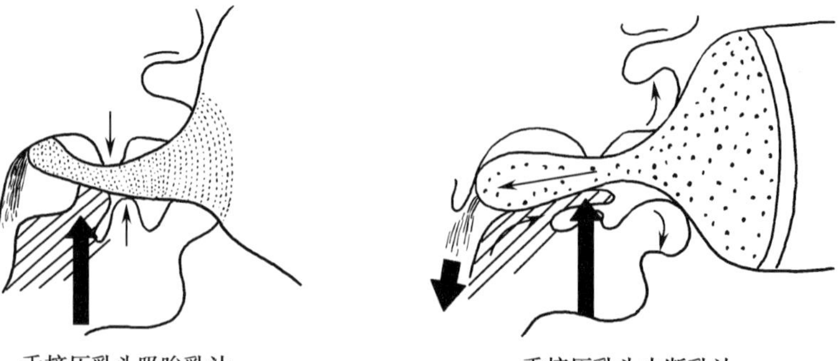

图5-18-26 人乳喂养与配方喂养吸吮比较

表 5-18-19 人乳喂养与配方喂养过程的比较

参数	人乳喂养	配方喂养
吸吮频率	连续吸吮 88 次 / 分 间歇吸吮 80 次 / 分	连续吸吮 63 次 / 分 间歇吸吮 58 次 / 分
吸吮动作	舌表面有节奏的、有力的运动	运动有力似增速性的活塞，对乳头压力大于人乳喂养
吸吮 - 呼吸协调	吸吮突然发作时呼吸，有个体差异	交替吸吮与呼吸，吸吮时无呼吸
呼吸类型	吸气长于呼气	呼气长于吸气
心动过缓	无	1/5 婴儿可发生
吸乳头情况	张大嘴吸住母亲乳头，乳头和乳房组织可随婴儿口腔大小改变	吸乳头较少，婴儿嘴宜适合乳头
唇	婴儿唇向外凸，在乳房上放松，起封闭作用	双唇闭合在一起，噘唇以维持与乳头接触
舌	吸吮过程舌在乳头周围形成沟槽状，从前向后蠕动	舌上下顶着乳头后部，"活塞"似的控制乳汁量
下颌的运动	运动显著	运动小
吸吮时间	有个体差异，从几分钟到 30 分钟以上	一般 5~10 分钟
温度和量	温度和量适宜婴儿	不定
声音	安静进食，可听到吞咽声，大些婴儿高兴时发出"咕、咕"声或像唱歌的声音	吞咽空气可发出短促的高调声
营养性与非营养吸吮	同时存在	都为营养性吸吮

龄是学习咀嚼发育的关键年龄，约为 6 月龄。引入固体食物前，应有 1~2 个月训练婴儿的咀嚼和吞咽行为的时期。10 月龄后才接触固体食物的婴儿，由于错过咀嚼发育关键年龄，婴儿可表现为拒绝质地不同的固体食物，不成熟的咀嚼和吞咽行为，如吃固体食物时常常出现"呛"、"吐出"或"含在口中不吞"等现象，需经历一困难的学习过程才能矫治。

（四）进食技能发育

与大运动、语言的发育一样，婴儿发育成熟过程中可获得各种必需的进食技能，从勺中取食，再到自己用手抓食，最后可独立用勺进食。儿童进食技能的获得进程是相同的，即早期的原始生理反射逐渐消退，与进食其他食物有关的口腔功能、手和运动功能则逐渐发育，但发育的水平存在个体差异（表 5-18-20）。2 月龄左右的婴儿吸吮动作成熟；4 月龄时婴儿吸、吞动作可分开，可随意吸与吞；婴儿 5 月龄时吸吮能力已较强，上唇可吸净勺内食物，出现有意识咬的动作；6 月龄婴儿会有意识张嘴接受勺及食物，嘴和舌协调完成进食，下唇活动较灵活，进食时常撅嘴，以吸吮动作从杯中饮，常呛咳或将舌伸出；8 月龄婴儿常常以上唇吸吮勺内食物。食物的口腔刺激、味觉、乳头感觉、饥饿感均可刺激吸吮的发育。让婴儿较早感受愉快的口腔刺激，如进食、咬东西、吃拇指等均有利于以后进食固体食物和食物的转换。

表 5-18-20 婴幼儿自我进食能力判断

自我进食发育	关键年龄（月）	%	
手抓食物	4~6 7~8	68 96	开始训练 应该达到
唇从勺中吃食物撒少	7~8 9~11 12 ~14	77 88 90	开始训练 应该达到
用勺自喂撒少	7~8 9~11 12~14 15~18	5% 11% 29% 64%	开始训练 大部分应达到
自己从小口杯喝	7~8 9~11 12~14 15~18	42% 70% 91% 96%	开始训练 大部分应达到
自己从常规杯子喝	9~11 12~14 15~18	10% 14% 34%	开始训练

6~7 月龄婴儿可接受切细的软食，有意训练 7 月龄左右婴儿咬、嚼指状食物、从杯呷水，9 月龄

始学习用勺自喂,9~12月龄婴儿咀嚼各种煮软的蔬菜、切碎的肉类,1岁学习用杯喝奶,均有利于儿童口腔发育成熟。婴儿1岁左右逐渐出现舌体上抬、卷裹食物团块,下颌运动产生了食物团块在口腔内的转动送到牙齿的切面,可磨咬纤维性食物并感觉食物性质;2岁左右幼儿随吞咽动作发育成熟,嘴唇可控制口腔内食物。

三、进食技能判断

判断4~6月龄婴儿具备的进食技能对确定开始食物转换时间很重要,包括婴儿大运动发育(已可竖颈、控制头稳)以及能将食物从舌前传到舌后吞咽,提示婴儿的发育从吸吮过渡到可用勺进食其他半固体、固体食物。用手抓(6月龄)和拇示指拾物(8月龄)是学习自我进食的2个重要的技能,也可用以评估婴儿进食不同食物的能力(表5-18-21)。

四、影响因素

1. 儿童食物接受类型 可影响儿童接受新食物的能力。儿童食物接受类型是从其经历的食物刺激获得的,即儿童对食物熟悉的程度决定对食物的喜爱。

婴儿早期对新食物的拒绝也是一种适应性保护功能。婴儿后期必须逐渐学习接受一些新的食物,才能成功地从液体为主的食物转变到成人固体食物。所有引入的食物对婴儿来说都是新的,可表现出拒绝或"厌新"(neophobia)。如果婴儿有足够的机会(8~10次),在愉快的情况下去尝试新食物,婴儿会很快从拒绝到接受。抚养者的灰心和焦急、或强迫的方法对儿童接受新食物会产生负面作用。

2. 儿童对食物的偏爱 表现进食能力差,但不是真正的进食技能发育落后,需要鉴别。儿童进食的偏爱行为与早期的经历有关,因儿童已具有判断某些食物可吃或不可吃的能力。如4~5岁儿童已有与成人相似的对食物好恶倾向,包括拒绝不愉快的味道,或有害的、非食物性的东西。儿童的这种拒绝行为可避免摄入某些对自己有害的食物。儿童,包括婴儿,往往出现连续几日选择某

表5-18-21 婴幼儿口腔运动与吞咽发育

月龄	原始反射	舌的发育	吸吮-吞咽	唇发育	下颏发育	咀嚼发育
0~3	觅食反射 定相咬反射 舌挤压反射	舌平、或杯状	吸吮触发的吞咽动作		下颏、舌、唇不能独立运动	
4~6	逐渐消退整合	转送半固体食物咽部困难 吞时舌外顶	吸吮-吞咽发育	进食半固体不能闭唇,食物流出 上唇可吸净勺内食物	下颏、舌、唇不能独立运动	出现咬的动作
7~9		转送食物团块从一侧到舌中,再从舌中到另一侧	吸吮-吞咽-呼吸协调	闭唇时口角能闭紧 用下唇移动食物 用上唇清理勺中食物	下颏运动可与舌、唇运动分开	
10~12				用上切牙清除下唇食物 吞咽液体或固体食物时唇可闭紧	从杯喝时下颏上下运动减少	咬食物准
13~15			喝时吸吮-吞咽-呼吸协调好 吞咽技能有进步	清理唇上食物 学习用吸管吸		咀嚼食物时清理口周食物
16~18					喝时下颏稳固杯口	咀嚼时食物抛撒少
19~24		转送食物团块从一侧到另一侧 用舌清理唇上食物	吞咽与呼吸协调很好		从杯口喝 从杯喝很少漏出	
25~36		用舌清理牙龈和颊部食物				

些食物的现象，可能是儿童体内一种自然的营养素平衡。成人应容许儿童广泛选择食物。经常变换食物种类和质地，增加味觉的刺激，可使儿童熟悉、接受、习惯某些特殊的食物味道，减少儿童对某些熟悉的食物产生偏爱。强迫儿童接受某些有营养的、不太好吃的食物，儿童被迫或为获得奖励而进食，反而会使儿童不喜欢有营养的食物。应正面鼓励婴儿接受食物。

3. 与抚养者的关系 健康、积极的婴儿与抚养者之间的关系是成功喂养的关键(表 5-18-22)。儿童保健医生应让抚养者了解婴儿正常的喂养发育包括自我平衡(homeostasis)、依恋(attachment)和分离/个性化(separation/individuation)三个阶段。自我平衡是婴儿(0~2 月龄)最初的自我调节能力，如早期饥饿表现(表 5-18-23)，从过度刺激或不安后的自我恢复等。依恋阶段表现为婴儿(3~6 月龄)开始注意与喂养有关的其他人，将喂养当成社交的时间，如婴儿大口吸吮后开始有明显停顿的时间，抚养者可能认为婴儿已饱或需要打嗝，实际可能是婴儿一种需要社交的最初表现。6 月龄后婴儿开始努力自己控制周围环境，是婴儿分离/个性化的开始。6~36 月龄的婴幼儿最初的喂养行为是努力获得自我意识。抚养者应有节制地允许儿童探索。进食时间常常是独立与依赖间平衡的挑战。

进食是一种社会性活动，社会、家庭的习惯可影响儿童对食物的喜恶。就餐时儿童与成人、同胞在一起，家庭成员进食的行为和对食物的反应

表 5-18-22 家庭在婴儿喂养中的作用

教育/态度	行为	健康状况
婴儿		
• 信任感 • 与父母关系密切 • 进食愉快	• 人乳喂养成功 • 配方喂养成功 • 补充其他食物顺利	• 原始反射发育正常 • 大运动与精细运动发育正常 • 体格生长正常 • 身体健康
家庭		
• 与婴儿关系密切 • 乐意喂养婴儿 • 了解婴儿的营养需求 • 满足婴儿需要的成功感 • 了解健康的生活方式重要性，包括健康的进食行为和规律的活动	• 满足婴儿营养需求 • 能正确判断婴儿饥饿与饱足的表现 • 抱婴儿喂养时有眼光交流 • 喂养时与婴儿有语言交流 • 提供愉快进食环境 • 有营养来源于营养程序 • 如发生问题会寻求帮助	• 健康状况好

表 5-18-23 婴儿饥饿与饱足表现

月龄	饥饿表现	饱足表现
0~5	• 醒来或摇头 • 吸吮手拳头 • 哭或烦恼 • 等待喂养时间稍长时张嘴	• 闭唇 • 头传开 • 减少或停止吸吮 • 吐出乳头或睡觉
~6	• 哭或烦恼 • 看见抚养者笑，或等待喂养时间稍长时发出咕咕声 • 头转向勺或欲抓食物到口	• 减少或停止吸吮 • 吐出乳头 • 头传开 • 分心或注意周围事物
5~9	• 抓勺或食物 • 手指食物	• 进食速度减慢 • 紧闭嘴或推开食物
8~11	• 手抓食物 • 手指食物 • 食物出现时很兴奋	• 进食速度减慢 • 推开食物
10~12	• 可用语言或声音表示要求进食某一特殊食物	• 摇头说“不要了”

可作为儿童的榜样。让婴儿后期就经常与成人共进餐,使婴儿有较多机会模仿成人的进食动作,从开始用手抓食物到学会使用勺子、筷子进食。

4. 独立能力 儿童独立能力与学习自我进食有关。儿童不宜过多依赖成人进食,允许婴儿尽早参与进食活动,如让6月龄左右婴儿自己扶奶瓶吃奶;7~9月龄时学习从杯中饮水,自己手拿饼干或面包吃;10~12月龄学习自己用勺;18月龄~2岁可独立进食。

5. 疾病因素 详见本篇第二十五章第二节。

专家点评

● 原始的口腔生理反射对婴儿早期的喂养时非常重要的。但发育迟缓的儿童原始生理反射可延迟消退,或比正常儿童反应更强或更弱。

● 在婴儿哭闹或睡眠时含母亲乳头或人造乳头安抚婴儿,是婴儿早期龋齿(early childhood caries,ECC)的主要原因。

● 非营养性吸吮,包括吸吮人乳、手指、安抚奶嘴、毛毯或玩具,均提示是婴儿需要与成人接触的一种反应,使婴儿感到安全和放松,也是婴儿用嘴接触物品向环境学习。因吸吮的强度、方向和力度不同可能影响口腔发育,但吸吮手指影响较小。

(黎海芪)

【参考文献】

1. J. Arvedson and L. Brodsky (Eds.). Pediatric Swallowing and Feeding: Assessment and Management. San Diego, CA: Singular Publishing Group, 1993.
2. Nancy Butte. The start healthy feeding guidelines for infants and toddlers. Journal of the American Dietetic Association. 2004, 104(3): 442-454.
3. Infant Nutrition and Feeding. A Guide for Use in the WIC and CSF Programs. United States Developmental of Agriculture Food and Nutrition Service, Special Supplemental Nutrition Program for Women, Infants, and Children (WIC). 2009. (http://www.nal.usda.gov/wicworks/Topics/FG/CompleteIFG/index.html)
4. Z. Radzi, N.A. Yahya. Relationship between breast feeding & bottle-feeding to craniofacial & dental development. Annal Dent Univ Malaya, 2005, 12: 9-17.
5. Story M, Holt K, Sofka D, eds. Bright Futures in Practice: Nutrition. Arlington, VA: National Center for Education in Maternal and Child Health, 2000.

第四节 肠道菌群与消化吸收功能

导读 2005年Rook等提出肠道正常菌群的学说,即人体肠道正常菌群是经过长期进化在宿主体内形成的定植微生物群落,正常状态下对宿主是有益的和必需的。双歧杆菌等益生菌对人体的生长发育、营养物质代谢、免疫功能、疾病预防、维护肠壁吸收分泌功能、合成身体必需的一些维生素和微量元素、抵御致病菌侵入、分解代谢肠道中的有害物质、参与胆红素的肠肝循环、维护肝脏功能及保护身体健康等方面有重要作用。

肠道黏膜菌群(intestinal mucosal flora)是复杂的微生态系统(ecosystem),有近500种细菌,200万个编码基因。肠道活的细菌大约有10^{14}个,相当于人体细胞的10倍,由厌氧菌、兼性厌氧菌、需氧菌组成,97%~99%以上为专性厌氧菌,共同维系肠道微生态的动态平衡。

一、肠道菌群分布与分类

1. 分布 正常生理状态下,肠道表层主要是大肠杆菌和肠球菌附着在黏膜表面称腔菌群,可游动,属于兼性厌氧或需氧菌;中层是类杆菌为主的兼性厌氧菌;深层即紧贴肠黏膜上皮者为双歧杆菌和乳酸杆菌。以双歧杆菌、乳酸杆菌为主的专性厌氧菌与肠黏膜上皮表面特异性受体相结合,形成组分相当固定的菌膜结构和生物屏障,构成肠道定植抗力,有效抵御过路菌对身体的侵袭。

胃内由于胃酸的影响,细菌的种类和数目较少($<10^3$CFU/ml),胃中存在乳酸杆菌、酵母菌、链球菌、葡萄球菌等,但只有乳酸杆菌能被大量分离出来。小肠是细菌过渡区,肠液流量大,可将细菌在繁殖前冲洗到远端回肠和结肠。十二指肠正常菌群与胃相似,空肠细菌浓度多$<10^5$CFU/ml,主要为革兰阳性的需氧菌;回肠末端细菌浓度为10^3~10^7CFU/ml,革兰氏阴性杆菌超过革兰氏阳性杆菌。大肠细菌的数量远远超过小肠,数量达10^{11}~10^{12}CFU/ml。因结肠内容物移动缓慢,大肠内环境呈中性或弱碱性,有利于细菌大量繁殖。粪

便干重的 1/3 为活细菌,其中厌氧菌的数量超过需氧菌的 100~10 000 倍(图 5-18-27)。

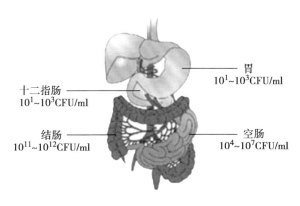

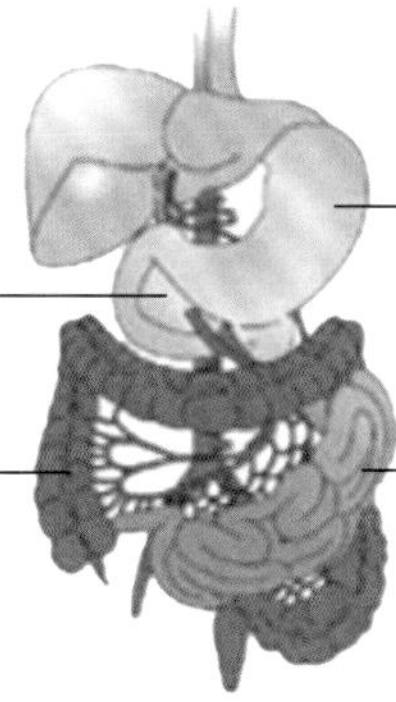

图 5-18-27　消化道菌群分布

2. **分类**　人类肠道细菌种类有个体差异,肠道存在 4 种主要的微生物门类即厚壁菌(firmicutes)、拟杆菌(bacteroidetes)、放线菌(actinobacteria)和蛋白菌(proteobacteria)。大部分肠道细菌很难用微生物技术培养,需要分子生物学技术帮助分析与鉴定。人类肠道正常菌群概念尚有争议,20 世纪 90 年代多数学者认为按照对宿主的作用,微生态学将定居于肠道的正常菌群分为 3 类。

(1) **原籍菌**:或固有菌(indigenous flora),是人类进化过程中适应环境和自然选择形成的相当固定的细菌菌群。原籍菌(autochthony)在宿主解剖部位密度最高,为低免疫原性的专性厌氧菌,如类杆菌属、乳酸菌属。双歧杆菌和乳酸杆菌属于乳酸菌属,是肠道的有益菌,其中双歧杆菌是最重要的肠道有益菌。

(2) **外籍菌**:或过路菌(transient flora),也称环境菌或条件致病菌,数量在有益菌与有害菌之间,作用呈双向。外籍菌(allochthony)在宿主解剖部位密度低,免疫原性较高,包括需氧菌或兼性厌氧菌,数量少,其数量超过正常范围即可引起疾病,如葡萄球菌、大肠杆菌、链球菌、韦荣氏球菌。正常微生态环境,条件致病菌数量少,约为 10^5~10^8 个 /g 大便,不致病,为维持微生物群落生态平衡的必要组成部分,对肠道食物消化、吸收,防止致病菌侵入有重要作用。病理情况下,条件致病菌数量异常增多时可致病,如分解肠道腐败物质,产生胺、硫化氢等有害物质,甚至分泌产生对身体和肠道有害的毒素。

(3) **共生菌**:与原籍菌有共生关系的生理性菌,与外籍菌有共生拮抗关系。共生菌(sumbiotic flora)是肠道的优势菌群,10^9~10^{10} 个 /g 大便,宿主终身携带(常住菌)。共生菌对宿主有益无害,可合成多种维生素、蛋白质,辅助肠黏膜进行消化、吸收,刺激肠道免疫功能和防御致病菌的侵袭以保护肠道健康。

过去认为粪便中含有大量需氧菌,如大肠杆菌,其他尚有少量肠球菌、粪链球菌、葡萄球菌等。现在研究发现粪便厌氧菌数量比需氧菌多 1000~10 000 倍。

二、婴儿肠道微生态的菌群演替

肠道微生物屏障对婴幼儿非常重要。长期以来认为出生时新生儿肠道是无菌的。近年的研究显示,发育中的胎儿肠道已有定植微生物,至出生后 1 年趋向于成人的微生物菌群。许多因素影响肠道微生物,如分娩方式、妊娠时间、抗生素应用(母亲与婴儿),喂养方式或其他环节因素。

新生儿生后数小时肠道首先定植的是肠杆菌、葡萄球菌、链球菌和肠球菌等兼性厌氧菌;24 小时左右新生儿肠道出现大肠杆菌,迅速繁殖增多,成为肠道优势菌种。因大肠杆菌大量生长繁殖,消耗肠腔内有限的氧气,为专性厌氧的双歧杆菌、类杆菌、优杆菌等提供生存、定植条件。厌氧细菌(真细菌、梭菌属)出现较晚,2~3 日龄的新生儿肠道双歧杆菌等专性厌氧菌迅速增加,约一周后新生婴儿大便双歧杆菌可达 10^9~10^{11}/g,成为肠道优势菌。有研究表明人乳喂养的新生婴儿肠道双歧杆菌 > 肠道总体菌量的 95%,甚至高达 99%。人乳喂养婴儿肠道双歧杆菌较配方喂养婴儿高达 10 倍左右。

肠道双歧杆菌大量生长、繁殖以及发酵分解乳糖,致肠腔内大量乳酸、醋酸、丁酸产生,致肠道 pH 下降至 5~5.5。肠道 pH 下降不利于肠道内有害菌生长,如腐败杆菌等;同时,拟杆菌、乳杆菌也下降(<1%)。

三、肠道菌群的生理作用

1. 营养代谢作用

(1) **代谢作用**:肠道菌群的重要代谢作用是发酵未消化的食物残渣和肠道黏液。糖类发酵是结肠内主要的能量来源,包括未消化的糖类(抗消化淀粉、纤维素、半纤维素、果胶和树胶)和未消化的寡糖,同时分解部分多肽和蛋白质。代谢终产物主要是短链脂肪酸,如乙酸、丙酸、丁酸。肠上皮细胞吸收丁酸,为肠上皮细胞的主要能量来源。

醋酸盐和丁酸盐可进入三羧酸循环，提供人体5%~10%的能量需求。有学者将结肠菌群的发酵看做是身体对能量物质的第2次消化吸收，并称之为“结肠内的能量利用(colonic energy salvage)”。乙酸与丙酸从门静脉转运至肝脏代谢。

(2) **合成作用**：肠道厌氧菌可以合成多种维生素如B_1、B_2、B_{12}、维生素A、E、K等，参与钙、镁、铁等离子的吸收。矿质离子的吸收有利于糖等物质代谢顺利地进行。菌体的氮80%可被宿主利用。

2. 促进结肠上皮细胞的增殖和分化 胃肠道的微生物影响细胞的增殖，结肠上皮细胞的分化与定植的微生物有关。微生物代谢产生的短链脂肪酸促进结肠上皮细胞的分化和繁殖。

3. 生物屏障作用 肠道正常菌群是身体重要的屏障，阻止潜在的致病菌入侵或外袭菌在黏膜上的定植。实验研究显示无菌动物对条件致病菌有较高的敏感性，定植抗性限制胃肠道条件致病菌生长。肠道厌氧菌可维持正常肠蠕动，可阻止致病菌肠道定植。厌氧菌产生的短链脂肪酸使肠腔内呈酸性，氧化还原电位低，不利于致病菌的繁殖。

4. 免疫作用 正常菌群促进免疫器官的发育成熟。研究发现无菌动物的胃肠黏膜淋巴细胞较少，血液中免疫球蛋白的浓度较低，若无菌动物暴露于普通条件下淋巴细胞数目迅速增长，血清中免疫球蛋白的浓度上升。研究已证实双歧杆菌能激活身体的吞噬活性，促进特异性和非特异性抗体的产生。乳酸杆菌促进辅助性T细胞的发育，诱导产生多种细胞因子预防IgE介导的过敏反应。

四、儿科常见消化道疾病的肠道菌群特点

1. 肠道菌群与食物过敏 食物过敏(food allergy)的定义为身体对一种或多种食物蛋白抗原产生的由免疫介导的不良反应(详见本篇第二十七章第一节)。食物过敏儿童和健康儿童肠道菌群存在着差异，即过敏婴幼儿肠道乳酸杆菌、双歧杆菌定植较少，肠杆菌、链球菌定植较多，需氧菌比例较高、厌氧菌比例较低，肠杆菌比例较高、拟杆菌比例较低。食物过敏儿童和健康儿童肠道菌群的差异可持续2年以上。动物实验显示幼仔肠道内益生菌的数量减少可导致个体免疫系统成熟延迟，食物抗原口服耐受诱导及Thl/Th2失衡纠正困难，过敏发生率及严重程度增加。益生菌可诱导Th0细胞向Thl细胞分化，同时抑制Th2细胞反应。

2. 超重/肥胖 肥胖是一种慢性代谢性疾病，也是其他慢性疾病发生的危险因素，如心血管疾病、糖尿病、骨质疏松症和癌症。肠道菌群与人类健康有密切关系。近年的研究特别关注肥胖与肠道菌群。动物或人的研究发现肥胖、糖尿病或非酒精性脂肪肝的身体肠道存在肠道菌群数量或组成的变化。2004年美国华盛顿大学(圣路易斯)的杰夫戈登教授证实肠道菌群作为一种“内化的环境因子”(internalization of environmental factors)可直接调控动物脂肪合成与存储相关基因的表达，改变动物的能量代谢，使其过度合成和存储脂肪，最终导致肥胖的形成。2013年《自然》杂志发表Le Chatelier等学者的文章，文中指出健康与肥胖者肠道菌群基因和种类有显著差别，肠道菌群种类较少的人表现肥胖、胰岛素抵抗、血脂异常和血管炎症。进食较多高纤维的食物，如水果、蔬菜等可增加肠道菌群数量，改善肥胖患者的临床症状，提示改善食物结构可改变肠道菌群。动物模型实验亦显示肠道拟杆菌属增加与体脂肪积聚有关。儿童超重与以后发生肥胖密切相关。有研究显示婴儿期肠道脆弱拟杆菌较高和葡萄球菌减少与学龄期体质指数增加有关。如正常7岁儿童较超重儿童粪便中含较多双歧杆菌和较少葡萄球菌。肠道菌群可能影响能量吸收、脂肪代谢以及致全身低水平慢性炎症反应诱发肥胖的发生。

研究结果提示改变肠道菌群可治疗肥胖。但目前仍需研究特殊菌株与体重调节的关系；拟杆菌门、厚壁菌门、古菌相对比例；修饰肠道菌群的方法；以及抗生素、益生菌、益生元的安全性。

3. 腹泻

(1) **急性腹泻**：多由病毒或细菌感染，腹泻患者肠道菌群失调，厌氧菌数量显著下降，需氧菌的数量增多；双歧杆菌的数量减少与病情严重程度相关，中间菌数量增多。益生菌对急性腹泻病具有减轻症状、缩短病程的作用。

(2) **迁延性慢性腹泻**：病因较多，非常复杂，肠道菌群失调为主要致病因素之一。肠道菌群失调的原因可能与长期大量应用抗生素有关。但近期有研究显示排除反复感染和肠道器质性疾病以及抗生素应用，杆菌、类杆菌、双歧杆菌明显减少是慢性腹泻独立危险因素。慢性腹泻者粪便需氧优势菌发生变化，除正常大肠埃希菌外的其他菌群如奇异变形杆菌、液化沙雷菌、尿链球菌等单独或与大肠埃希菌一起成为优势菌群，导致肠道微生

态环境改变，刺激肠黏膜引起腹泻。

(3) **抗生素相关性腹泻**：抗生素应用直接作用微生物，显著影响肠道生态平衡，如抑制有益菌生长，使耐药的有害菌成为优势菌，导致肠道菌群失调诱发抗生素相关性腹泻。艰难梭菌是正常人肠道的一种菌群，约占3%。正常情况下艰难梭菌被其他有益菌抑制繁殖，降解产生的毒素，对人体是无害的。如长期口服抗生素，减少肠道有益菌，致艰难梭菌大量繁殖并产生毒素导致腹泻。肠道菌群失调与抗生素使用种类、联合用药、用药持续时间均有密切关系，几乎所有的抗生素对肠道菌群都有影响。抗生素相关性腹泻发生率与抗生素的抗菌谱有关，如对革兰阴性菌作用较强的抗生素(包括广谱抗生素)对肠道菌群影响大。

4. 坏死性小肠结肠炎　是新生儿，特别是早产儿最常见的严重消化道疾病，病因尚不明确。因小肠出现持续肠缺血损害，肠道黏液产生受损致肠道细菌侵袭发生坏死性小肠结肠炎(necrotizing enterocolitis，NEC)，多需外科手术治疗。手术治疗存活者部分可有短肠综合征、肠梗阻等后遗症。梭状芽胞杆菌、大肠埃希菌、克雷伯菌、沙门菌、志贺菌、弯曲杆菌、假单胞菌、链球菌等病原菌定植在肠道是NEC的危险因素。双歧杆菌和乳酸杆菌定植减少与NEC发病有关。嗜酸乳杆菌/婴儿双歧杆菌可酸化肠道环境，选择性预防细菌生长。临床上，口服的益生菌产品，如某嗜酸乳杆菌/婴儿双歧杆菌已用于有NEC的极低出生体重早产儿。一项Meta分析资料显示口服非致病性细菌有益于改变肠道细菌菌群，可降低疾病严重程度；但未说明理想的治疗时间、剂量、口服周期以及潜在副作用。目前采用益生菌制剂治疗NEC多是实验性的，缺乏标准。

5. 炎症性肠病　至今病因与发病机制不明，有证据支持炎症性肠病(inflammatory bowel disease，IBD)存在肠道菌群定植异常情况，肠道微生态环境的改变而导致或加重IBD发病。无菌环境下动物模型不发生结肠炎，IBD通常发生在微生物定植最多的肠道部位。IBD患者结肠黏膜正常细菌过度增生，黏膜菌群的变化不仅是一种继发现象，而且是特异性宿主反应。已有较多研究结果提供了有价值的关于肠道菌群的生物学信息与功能，发现IBD患者肠道菌群发生改变。但尚不清楚肠道菌群组成与IBD病原菌的关系，动物实验与临床观察结果均显示部分IBD患者抗生素治疗有效。有研究证实某些细菌用于维持症状缓解，但目前的临床资料较少，尚不清楚益生菌、益生元等治疗IBD的作用。

6. 肝硬化　是肝脏组织慢性损伤的病理学结局，形成门脉高压症。肝硬化(cirrhosis)发生肠道菌群失调与胃肠道淤血与组织水肿、胃肠蠕动减慢以及胆汁和胆酸分泌下降有关。研究未发现肝硬化患者肠外致病菌生长，而主要为细菌易位，可能因肠黏膜屏障功能破坏，肠道微生态紊乱致某些细菌过度繁殖和身体免疫功能损害。适当服用益生菌可能有促进肠道健康、改善肠-肝轴(gut-liver axis)和免疫调节作用，可用于治疗和预防肝脏疾病。

7. 其他消化道疾病　目前研究显示婴儿胆汁淤积症、急性胰腺炎发生发展与肠道菌群有关。

专家点评　导致肠道菌群失调的原因较多，如疾病、抗生素应用、手术、放疗。与肠道菌群紊乱可能有关的消化道疾病主要有急性、迁延性和慢性腹泻、抗生素相关性腹泻、新生儿坏死性小肠结肠炎、婴儿胆汁淤积、旅行者腹泻、炎症性肠病、肠易激综合症、急性胰腺炎、肝硬化等，但确切的作用方式和机制尚不明确。虽然已有证据提示益生菌有一定防治作用，但仍需循证医学资料支持。

(陈洁)

【参考文献】

1. 李兰娟.感染微生态学.第2版.北京：人民卫生出版社，2012.
2. 赵立平，菲娜.肠道菌群与肥胖症的关系研究.微生态与感染，2013，8：67-71.
3. Duguid JP，Old DC. Adhesive properties of Enterobacteriaceae. In：Beachey EH，ed.Bacterial Adherence，Receptors and Recognition.London，England：Chapman and Hall；1980，6：185-217.
4. Kalliomi M，Salminen S，Arvilommi H，et al. Probiotics in primary prevention of atopic disease：a randomised placebo-controlled trial. Lancet，2001，357(9262)：1076-1079.
5. Geraldine O. Canny1 and Beth A. McCormick：Bacteria in the Intestine，Helpful Residents or Enemies from Within? _INFECTION AND IMMUNITY，2008，76(8)，3360-3373.
6. Emmanuelle Le Chatelier，Trine Nielsen，Junjie Qin，et al. Richness of human gut microbiome correlates with metabolic markers. Nature，2013，500(7464)：541-546.

19 第十九章

婴儿喂养

第一节 婴儿喂养发展

导读 从人类生物进化的角度看，母亲的喂哺是人类延续的基本生理现象。

婴儿喂养的发展包括人乳（奶妈）喂养、奶瓶和配方的应用。

一、人乳喂养

从人类生物进化的角度看，母亲的喂哺是人类延续的基本生理现象。人类对母亲乳汁喂养的认识和态度在历史上经历过若干不同的阶段。

1. 中国 人乳喂养自然是首选，中国历史上一直崇敬人乳喂养（图5-19-1），也有关于人乳分泌的描述。如公元752年王焘在《外台秘要·卷三十五》中已有关于人乳量的描述，即“儿生十日，始哺如枣核，二十日倍之；五十日如弹丸；百日如枣。若乳汁少，不得依此法，当用意少少增之。儿若早哺之及多者，令儿头面身体喜生疮，愈而复发，令儿尪弱难长。”因存在母亲乳汁不足的情况，于是出现经济条件好的家庭“借奶”的现象，逐渐产生“奶妈”。“奶妈”是婴儿喂养实践的第一个演

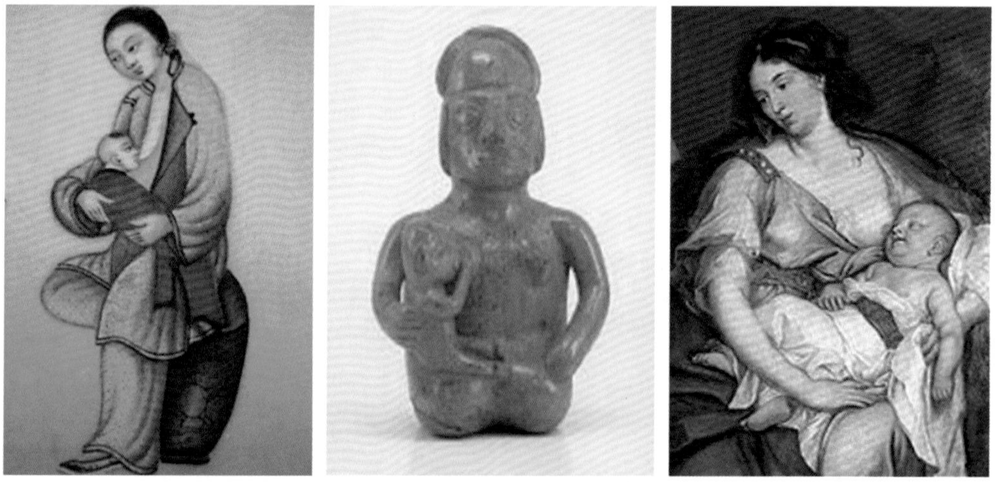

图5-19-1 描述母亲喂哺婴儿的文物

变。中国历史上有名的孙思邈(581-682年)撰于公元652年的《千金方》中已有关于奶妈的描述,“凡乳母者,其血气为乳汁也。五情善恶,悉血气所生。其乳儿者,皆须性情和善,形色不恶,相貌稍通者。若求全备,不可得也。但取不狐臭、瘿瘘、气嗽、瘑疥、痴瘙、白秃、疬疡、沈唇、耳聋、齆鼻、癫痫,无此等疾者,便可饮儿”。普通人家如母亲乳汁不足可向邻居有多余乳汁的母亲要乳汁喂养婴儿,无条件家庭只有采用米浆喂养是当时满足婴儿最低营养水平 - 存活的方法。

2. 国外 犹太人已有关于母亲喂哺期的法典规定:“婴儿必须哺乳至24月龄,不可提前断奶”。希腊公元前950年较高社会地位的以色列妇女可要求奶妈帮助喂养婴儿,故在采用牛奶和配方以前奶妈喂养已较普遍。17世纪法国产科医生均支持母亲喂哺自己的婴儿。

二、兽乳替代

1. 中国 中国人喝牛奶的历史可追溯到唐高宗時期。唐代人喝牛奶,仅限于宫廷贵族之家。北宋以后,由于推行保护耕牛及奶牛的政策,使得牛奶产量增加,奶制品也得到相应发展。因缺乏动物奶杀菌处理技术,当时的婴儿不喝动物奶。早期可能只有生活在牧区的婴儿才有机会喝鲜牛、羊奶。

2. 欧美国家 19世纪采用奶瓶喂养并逐渐替代奶妈喂养。公元前2000年的婴儿坟墓发现有不同形状的喂养器皿盛用动物乳汁喂养婴儿,有木制的、陶瓷的、牛角制作的(图5-19-2)。16~18世纪的欧洲有船型器皿喂婴儿面糊等半流质食物。

19世纪早期,因乳类不能贮存和灭菌,加之用不洁器皿喂养婴儿,导致1/3的奶瓶喂养婴儿死亡。19世纪中期奶瓶与人造乳头的较快发展。1851年法国出现第一个玻璃奶瓶;1896年英国出现船型的、两头开口的奶瓶一直用到20世纪50年代。奶瓶喂养婴儿较为普遍后,奶妈替代喂养减少。

三、牛奶、配方喂养

最初的奶粉是从军队开始的。

1. 中国 1217年成吉思汗要穿越东西长880公里、南北宽440公里的可吉尔库姆沙漠西征花辣子摩的最大的问题是军粮供给和恶劣的沙漠气候。于是蒙古大将慧元发明一种便于携带的粉末状奶粉和肉松作为军粮。大将慧元的奶粉成就成吉思汗的大业,于是起国号元,封聪明的人叫慧聪。因此,中国应是发明奶粉最早的国家,慧元是世界上最早的成人奶粉品牌。意大利马可·波罗在游记中也有关于中国元朝的蒙古骑兵曾携带过一种奶粉食品的记述,是至今世界上公认的人类最早使用奶粉的有文字记录。与中国当时经济发展水平有关,“慧元奶粉”并没有在中国普遍使用,更没有发明中国的婴儿奶粉。

2. 欧美国家 1760年法国化学家Jean Charles Des-Essartz第一次分析比较人、牛、绵羊、驴、马和山羊的乳汁成分后,他首次提出人乳是婴儿营养的最好来源,人乳的脂肪提供40%~60%的能量以及有特殊功能性的成分,如脂肪酸、磷脂、胆固醇。

动物乳汁研究结果是科学家们研制配方的理论基础。同时,19世纪采用奶瓶喂养的方法也促使科学家研究以动物乳为基础的婴儿营养。1805年法国人帕芒蒂伦瓦尔德首先建立奶粉工厂。1865年化学家Justus von Liebig研制一种易于保存的婴儿配方,至1883年出现27种专利品牌的婴幼儿食品。1912年始制造易清洁的橡胶奶嘴,冰箱的问世也使牛奶可较长时间贮存。1929年科学家们发展一种大豆为基础的配方给牛奶蛋白过敏的婴儿食用。20世纪40~50年代人们已知道无法人奶喂养的婴儿可采用婴儿配方。二战期间欧美奶粉才逐渐传到中国,当时也只是少数有经济能力的家庭能够购买。20世纪80年代婴儿配方奶陆续

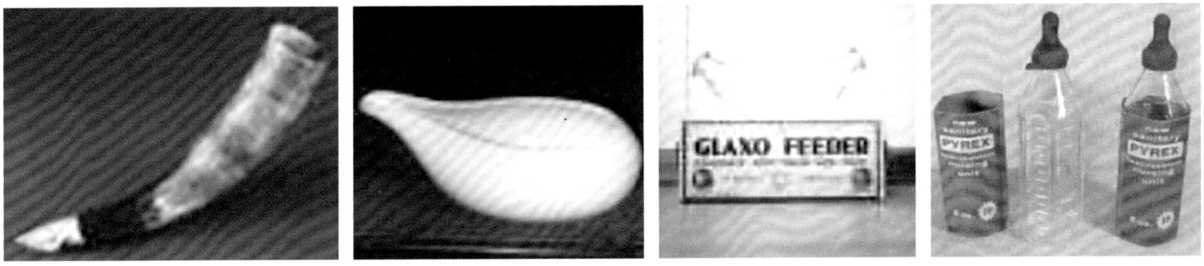

图5-19-2 奶瓶的发展

进入中国，促进中国婴儿配方的发展。近30年中国经济的发展使婴儿营养品基本与国际接轨。

1959年开始生产铁强化配方。美国儿科学会(The American Academy of Pediatrics，AAP)建议无法进行母亲乳汁喂养或母亲乳汁不足的婴儿均应采用牛乳为基础的强化铁配方喂养，婴儿可获得适量铁营养，成功降低婴儿缺铁性贫血的发生。当时的标准强化铁配方是在1夸脱(1.101L)乳液中加入硫酸亚铁，提供10~12mg元素铁。因有些抚养者认为婴儿配方的铁可致消化道问题，如肠绞痛、便秘、腹泻、呕吐，故需要低铁婴儿配方。1997年AAP营养委员会曾建议的低铁配方(<4mg Fe/quart)已不再生产。现在多数牛乳为基础的配方降低了铁的含量，约为5mg Fe/quart。然而，有研究证实强化铁配方与低铁配方的消化道问题发生率相近。因此，无法进行母亲乳汁喂养或母亲乳汁不足的婴儿采用牛乳为基础的强化铁配方喂养可满足铁的需要。现在无关于应用铁强化配方的禁忌指南。

尽管牛奶喂养婴儿和配方的普及挽救很多婴儿的生命，但牛奶喂养和配方喂养对人乳喂养也有较大冲击，使70年代的人乳喂养下降至最低。有许多研究显示牛奶与配方喂养对儿童健康有不利一面，如儿童发生特应性疾病、糖尿病以及肥胖病的比例增加。因而，20世纪70年代后开始世界范围的促进人乳喂养的运动。

四、食物转换

1. 关于断乳与补充食物名称 婴儿在胎儿期完全依赖母亲-胎盘获得营养，出生后则完全依赖母亲的乳汁获得营养，满足生长。和其他哺乳动物一样，随婴儿逐渐成熟必然脱离母亲独立生存，首先是逐渐脱离母亲的乳汁。因此，出现“断乳”的名称。“断乳”的原意是“使哺乳动物的幼仔，包括人类的婴儿完全脱离母亲的乳汁，习惯于其他食物”。但“断乳”往往易产生误解，使一些地区或国家的母亲，甚至医生理解为“完全停止母亲乳汁”的喂养，结果影响婴儿的营养需要。实际上，人类的婴儿生后2年的营养来源主要是乳类。因此，不建议使用“断乳”一词。

婴儿完全脱离母亲乳汁前有一段时间学习进食与家庭成员同样食物的适应过程，有的英文文献或教科书称进食其他食物为“supplementary foods”、或“complementary foods ”，即“补充食物”。最初的中国学者将“supplementary foods”、“complementary foods”翻译成“断乳食品”、“辅助喂养”、“辅食”，并沿用至今。但这种称谓易产生概念混淆，如“断乳食品”可能误以为用其他食物完全替代乳类；“辅助喂养”或“辅食”也易产生婴儿可在任何时间进食的误解。临床上大部分儿科医生和儿童保健医生仍用“辅食”的概念指导家长，结果家长用“辅食”“挤去”或“占用”可继续进食乳类的时间。权威的Nelson儿科学描述婴儿补充食物为“other foods”，即“其他食物”，方法为“引入”(introduction)。

WHO的关于“补充食物”(Complementary foods，CF)的定义是除人乳外的富含营养素固体食物或液体食物(不包括含维生素、矿物质或药物的滴剂、糖浆，包括婴儿配方)。2009年美国农业部(USDA)在《婴儿营养与喂养-母亲婴儿儿童与商品补充粮食计划的指南》中关于CF的定义是除乳类外(人乳、婴儿配方)给婴儿引入的、可提供营养素的其他食物(液体、半固体、固体)。美国儿科学会(AAP)的有关婴儿喂养指南则描述为“半固体、固体食物”。2009年中华医学会儿科分会(Chinese Association Pediatrics，CAP)儿童保健学组(Pediatric Primary Care Group，PPCG)发表的“婴幼儿喂养建议”定义半固体、固体食物“是除乳类以外，适合婴儿营养需求和进食技能发育的其他食物”。

2001年美国著名的儿童营养学家Samuel J. Fomon在关于“20世纪婴儿喂养”一文中则采用“Beikost”。“Beikost”源于德语，意思是“一种除牛奶或营养配方以外的半固体或固体婴儿食物”。可见“引入”其他食物、“补充食物”与“辅食”含义是有差别的，术语的正确描述可影响专业人员与家长的行为。

2. 关于引入其他食物的时间 一直受到儿童营养界关注，也存在争议。各国婴儿引入其他食物的年龄各不相同(1~18月龄)，可能与各国经济、文化、宗教有关。

二十世纪30年代至70代美国婴儿引进食物的年龄较早。1935年曾报告婴儿食物引进年龄为5~6月龄，1937年则变为4~6月龄。1954年美国儿科医生报道88%的婴儿在3月龄前引入固体食物，有66%的婴儿在8周龄前就开始引入固体食物。美国儿科界也逐渐认识婴儿进食其他食物需要学习用勺，必须大运动发育较好，可以竖颈，即头、颈肌肉发育好，多数婴儿能竖颈的年龄为4月龄。因此，美国儿科学会(AAP)对婴儿其他食物引进年龄亦逐渐延迟，如 1958 年 AAP 建议婴儿固体食物引入年龄为生后第 3~4 个月，2005 年 AAP 则将婴儿引入固体食物年龄修改为 6 月龄左右，但建议应个体化，如有独特需求、发育良好的婴儿可早于 4 月龄，而少数婴儿尚不具备接受其他食物的能力时可延迟至 8 月龄。2007 年 AAP 建议婴儿固体食物引入年龄为生后 6 月龄，但美国儿科学会营养委员会仍建议引入年龄为 4~6 月龄（图 5-19-3）。2008 欧洲小儿胃肠营养学会（ESPGHAN）、2013 年英国饮食协会的政策声明（BDA）均建议婴儿引入固体食物的年龄不早于 4 月龄（17 周龄），但也不迟于 6 月龄（26 周龄）。2001 年 WHO 专家咨询委员会对 3000 余篇有关纯人乳喂养最佳持续时间的文献系统回顾后建议婴儿纯母亲乳汁喂养的时间为 6 月龄；如母亲和婴儿均健康，人乳喂养可持续到 12 月龄或更长时间。2009 年《中华儿科杂志》编辑委员会、中华医学会儿科学分会儿童保健学组撰写的《婴幼儿喂养建议》主张婴儿引入其他食物的年龄不早于 4 月龄，也不宜迟于 8 月龄，多为 4~6 月龄。2013 年德国学者基于近年的研究建议按营养需要和发育的成熟情况婴儿引入固体食物的年龄宜为第 5~6 月龄（150~180 日龄）。

近年的研究提示婴幼儿食物过敏可能与食物引入的年龄有关。2000 年 AAP 曾经建议给婴儿引入食物延迟“6 月龄后引入固体食物，1 岁后食用其他奶制品，2 岁后食用鸡蛋，3 岁后食用花生、坚果、鱼等食物”。因无证据支持延迟 4~6 月龄后可预防过敏性疾病发生，2004 年 AAP 修改为“建议婴儿 4~6 月龄后引进其他食物”。2008 年有研究显示，人类产生黏膜免疫耐受的关键时期可能在 4~6 月龄（图 5-19-4），与大多数国家的喂养实践

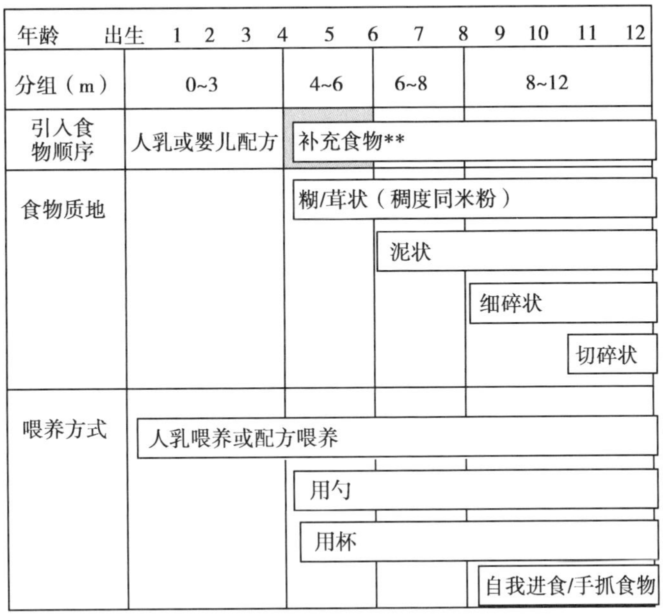

图 5-19-3　2007 年 AAP 建议引入婴儿食物的顺序、质地与方式

斜杠代表多数婴儿的发育可接受其他食物年龄，但只是建议年龄，有个体差异；** 补充食物：包括婴儿米粉、蔬菜、水果和其他蛋白质丰富的食物，质地宜适合不同年龄婴儿进食技能发育

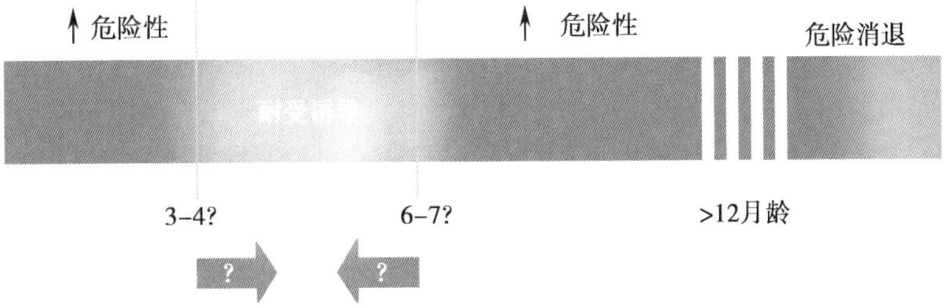

图 5-19-4　促进免疫耐受的策略

结果一致。

五、人乳库的发展

人乳库的发展应与“奶妈”有关。过去，当婴儿没有自己母亲的乳汁时，常常请朋友、亲戚，甚至陌生人家的乳母用多余的乳汁哺乳婴儿，以后发展为“奶妈”。19 世纪初人们的观念发生改变，逐渐鼓励有多余乳汁的母亲捐赠自己的乳汁给患病的婴儿，包括早产儿。随着收集与贮存乳汁技术的发展，使多余的人乳被安全贮存，必要时用于需要的婴儿。1909 年奥地利维也纳成立第一个人乳库。1919 年美国马萨诸塞州的首府波士顿和德国亦分别成立人乳库。1985 年北美人乳学会(the Human Milk Banking Association of North America，HMBANA)成立，1990 年制定人乳库建立的标准。100 多年来，尽管配方喂养产品不断改善，但其他任何营养产品永远都不可替代人乳喂养婴儿。捐赠安全的人乳也证明人乳喂养是不可替代的。人乳库的发展需要多学科合作，包括儿科医师、微生物学家、病毒学家、营养学专家、细胞学专家等。21 世纪的人乳库将会得到更好的发展。中国人乳库亦在发展，2013 年中国的广州和南京相继成立人乳库。

专家点评 婴儿喂养过程必须经过其他食物引入阶段，是婴幼儿逐渐向成人饮食过渡阶段；引入其他食物的时间、种类与婴儿的发育水平有关，不宜简单按婴儿的年龄处理。

(黎海芪)

【参考文献】

1. Emily E. Stevens，Thelma E. Patrick，Rita Pickler. A History of Infant Feeding. The Journal of Perinatal Education，2009，18(2)：32-39.
2. Samuel J. Fomon：Infant Feeding in the 20th Century：Formula and Beikost. American Society for Nutritional Sciences，J. Nutr，2001，131：409S-420.
3. Alessandro Fiocchi. 婴儿固体食物引入的世界概况 . 中华儿科杂志，2008，46(3)：164-169.
4. Andrea von Berg：Dietary Interventions for Primary AllergyPrevention-What Is the Evidence? World Rev Nutr Diet，2013，108：71-78.
5. The British Dietetic Association Policy Statement. Complementary Feeding：Introduction of solid food to an Infants Diet.(www.bda.uk.com)
6. American Academy of Pediatrics Section on Breastfeeding. Breastfeeding and the use of human milk. *Pediatrics*，2012，129：e827-e841.
7. AAP. Complementary Feeding. In：Kleinman RE，editor. Pediatric Nutrition Handbook. 5th ed.Elk Grove Village，IL，2012，103-115.
8. USDA. The Infant Nutrition and Feeding：A Guide for Use in the WIC and CSF Programs，2009.(https：//wicworks.fns.usda.gov/wicworks/Topics/FG/CompleteIFG.pdf)
9. Susan L Prescott. PROMOTING TOLERANCE IN EARLY LIFE：PATHWAYS AND PITFALLS.Current Allergy &Clinical Immunology，2008，21(2)：64-69.
10. Boyce AJ. Guidelines for the Diagnosis and Management of Food Allergy in the United States：Report of the NIAID-Sponsored Expert Panel. J Allergy. Clin Immuno，2010，126(6)：S1-S58.

第二节 适宜喂养技术

导读 采用适宜喂养技术改善婴幼儿营养状况，促进儿童生长发育，保证儿童健康，从而改善儿童的生存状况。适宜喂养技术即据婴幼儿发育水平与消化道成熟状况选择基础食物。

一、人乳喂养

母亲的乳汁是婴儿理想的营养来源，可以满足婴儿生长和发育的需要。2009 年中华医学会儿科学分会(Chinese Pediatric Society，Chinese Medical Association)儿童保健学组(Pediatric Primary Care Group，PPCG)发表的“婴幼儿喂养建议”建议婴儿纯人乳喂养不少于 4 月龄。PPCG 建议“在引入其他食物满足婴儿生长发育需要的同时，建议对婴儿人乳喂养至 12 月龄。

广义的人乳喂养包括母亲用自己的乳汁喂养、奶妈或其他乳母的乳汁喂养和用人乳库的乳汁喂养。人乳喂养可在婴儿与母亲之间建立安全、爱的密切联系。因此，应积极促进和支持母亲用自己的乳汁喂养婴儿。

(一) 人乳的益处

1. 对婴儿的益处 提供平衡营养素满足婴儿生长和发育。人乳中的营养素易被婴儿消化吸收。在喂养的过程中人乳汁可随婴儿的生长需要改变成分。研究已证实如果所有的母亲产后 1 小时即哺乳，则每年可挽救100万婴儿的性命。

• 人乳汁经济（仅1/5婴儿配方喂养的费用）、方便、温度适宜；

• 有利于婴儿心理健康，母亲与婴儿的皮肤接触，使婴儿感到安全，有爱的满足；

• 人乳汁含丰富的“生物因子”，包括IgA、溶菌酶、白介素、生长因子、酶和核苷酸，预防婴儿感染；母亲乳汁的分泌型抗体进入婴儿体内可成为婴儿免疫系统的一部分；

• 降低发生消化道疾病、呼吸道疾病、中耳炎的危险；

• 可能对儿童认知发育有益；

• 有助预防食物过敏；

• 对预防儿童超重/肥胖有益。

2. 对母亲的益处

• 方便、经济、省时；

• 刺激催乳素分泌；

• 哺乳可促进乳母产后子宫复原；提高血中催乳素水平，抑制卵巢对促滤泡素的反应，使雌二醇下降，抑制垂体促黄体生成素分泌，使黄体缺乏正常冲动，抑制排卵，有助计划生育；

• 可能有助预防乳腺与卵巢癌；

• 有助母亲较快恢复孕前体重状态。

（二）人乳喂养的基础知识

1. 乳汁分泌生理

（1）乳腺的组织解剖：腺泡细胞成串形成小叶与小叶内导管，若干小叶形成一个乳叶，乳腺由结缔组织分隔有15~25个乳叶；腺泡细胞分泌的乳汁从小叶内导管汇集进入叶间导管，总导管、输乳管、输乳管窦将腺泡腔与乳头连通，乳汁从开放的乳头排出。乳腺泡腔和导管周围有肌上皮细胞（myoepithelial cells）（图5-19-5）。

（2）乳头大小判断：一般乳头的概念包括乳头和乳晕部分，但医学上多分别描述。即乳晕是乳房环型色素沉着部分，指示乳腺导管所在；乳头在乳房中部突出的部分。人类妇女的乳头约长3/8英寸（或10mm），有的妇女的乳头长≥2cm为长乳头；乳晕的平均直径为1.25英寸（或3.2cm），最大可达4英寸（或10.2cm）。妇女乳头平均为12~15mm（相当一角硬币大小），<12mm为小乳头，16~23mm为大乳头，>23mm为特大乳头。临床实际中，母亲产后几周乳头达到最大，以后逐渐回复原来正常大小。

（3）妊娠乳房的改变：女性青春期乳腺的发育

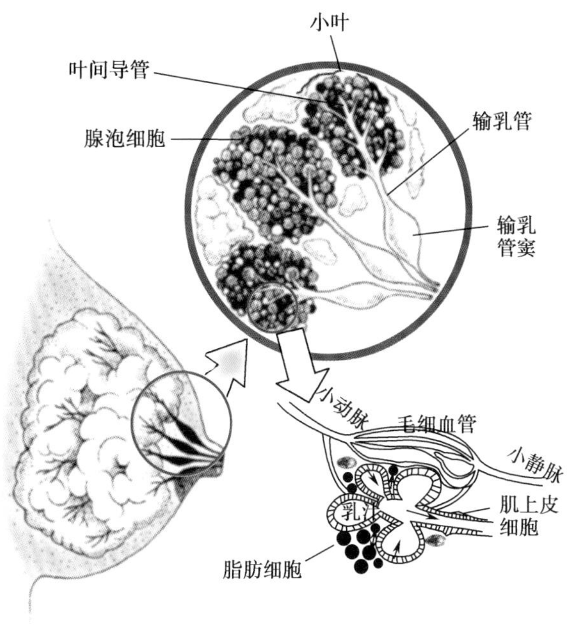

图5-19-5 乳房解剖

主要受雌激素刺激，孕激素、生长激素等也参与乳腺发育。妊娠24周后受催乳素与雌激素、孕激素及其他激素共同作用，乳房的生理、解剖都发生变化，为产后泌乳作准备。如人绒毛膜生长素、孕酮促进腺泡、小叶结构发育，使乳腺小叶末端导管发展成为小腺泡。胎盘分泌的雌激素刺激乳腺基质发育、脂肪堆积、小管生长，孕激素刺激乳腺腺泡发育。妊娠前母亲乳房的大小与乳汁分泌量无关。但妊娠前至产后母亲的乳房应约增大2~3倍。

（4）激素调节：婴儿吸吮母亲的乳头时，刺激母亲乳头乳晕感受器，将神经冲动从脊髓的传入神经传到母亲下丘脑，刺激垂体分泌2种重要的激素，即分催乳素（prolactin，PRL）与催产素（oxytocin，OT）（图5-19-6）。

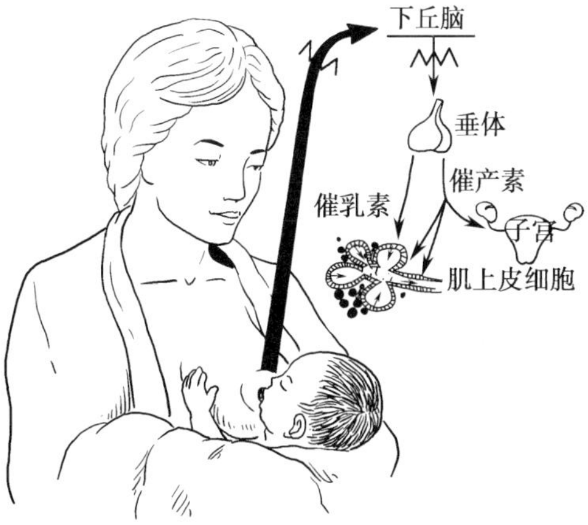

图5-19-6 乳汁分泌调节

1）**催乳素的泌乳作用**：PRL是垂体前叶（腺垂体）嗜酸细胞分泌的一种蛋白质激素，主要作用为促进乳腺发育生长，刺激并维持泌乳。妊娠期血液雌激素、孕激素浓度高，与PRL竞争乳腺细胞受体，使血液PRL浓度低。分娩后产后孕酮、雌激素水平显著下降，PRL大量与乳腺细胞受体结合，作用于乳腺细胞的C-ATP，合成脂肪、乳糖、酪蛋白等营养素，生成乳汁。母体血中高水平的催乳素是维持泌乳的关键，使乳腺细胞不断生成乳汁。频繁哺乳（8~12次/24小时）与乳房排空均是使催乳素维持较高水平的关键。如产妇分娩后不哺乳，母亲血清催乳素的浓度常在一周后降到妊娠早期的低水平。同时，因下丘脑与情绪有关，母亲情绪越放松泌乳则越多。

2）**催产素作用**：婴儿吸吮母亲乳头同时刺激垂体前叶（N垂体）分泌OT。

OT作用于包绕在乳腺泡腔和导管周围的肌上皮细胞，肌上皮细胞收缩（见图5-19-5）的结果是将乳汁挤到乳导管，迅速产生"射乳反射"（Milk Ejection Reflex，或let down），即婴儿吸吮乳头30~45秒后，双侧乳房射乳。射乳反射可使婴儿在很短时间内吸吮大量乳汁，乳房排空，有利于乳汁的合成、分泌。同时，OT使子宫平滑肌收缩，排出恶露，促进子宫复原。当建立良好的哺乳后，哺乳过程可使母亲形成射乳反射的条件反射，如婴儿的哭声、母亲看见婴儿等。母亲哺乳前热敷或按摩乳房，卧位哺乳亦可促进产生射乳反射；母亲焦虑、疲倦、疼痛、窘迫等不良情绪则抑制射乳反射。

2. 人乳的特点 人乳的蛋白质、脂肪、碳水化合物、维生素、矿物质、酶、激素、生长因子、抗炎因素、免疫诱导和调节对婴儿有特殊的生理作用。人乳是6月龄内婴儿的营养唯一来源，人乳的营养成分已作为建立婴儿食物与营养素适宜摄入量的依据。母亲乳汁的成分在一次哺乳过程和整个哺乳期间都可满足婴儿生长和发育的需要。

（1）**初乳**：为孕后期与分娩4~5日以内的乳汁。黄色是因含丰富的β-胡萝卜素，碱性，比重1.040~1.060（成熟乳1.030）。虽然初乳量少，每日量约15~45ml，但初乳营养丰富，含脂肪较少而蛋白质较多（主要为免疫球蛋白），维生素A、牛磺酸和矿物质的含量颇丰富，并含有初乳小球（充满脂肪颗粒的巨噬细胞及其他免疫活性细胞），对新生儿的生长发育和抗感染能力十分重要。如果婴儿出生前母亲没有初乳，用吸奶器吸可刺激子宫收缩，引起早产。

（2）**过渡乳**：产后5~14日的乳汁为过渡乳，乳汁的脂肪、乳糖、水溶性维生素和能量逐渐增加，蛋白质、免疫球蛋白、脂溶性维生素和矿物质下降。

（3）**成熟乳**：14日以后的乳汁为成熟乳。一次哺乳过程中初始部分乳汁较稀薄，蛋白质含量较高；随哺乳时间延长乳汁变得黏稠、乳白色，含较多脂肪，使婴儿产生饱足感而安静入睡。

（三）建立良好的人乳喂养

成功的人乳喂养应当是母子双方都积极参与并感到满足。当母亲喂养能力提高，婴儿的摄乳量也将提高。建立良好的人乳喂养需要孕母分泌充足的乳汁，形成有效的射乳反射以及婴儿有力的吸吮。

1. 母亲健康状况 大多数健康的孕妇都具有哺乳的能力，但真正成功的哺乳则需孕妇身、心两方面的准备和积极的措施。保证孕母营养合理，孕期体重增加适当（12~14kg），母体可贮存足够脂肪，供哺乳能量的消耗。妊娠前母亲的BMI宜维持正常范围内。尽管消瘦母亲的妊娠期体重增加适当，但仍可能生出低体重儿；肥胖母亲合并妊娠症的危险增加，如剖宫产、妊娠期糖尿病、高血压、出生缺陷和围产期死亡等。妊娠、哺乳妇女适当营养素摄入对胎儿和乳汁的分泌是重要的。若母亲妊娠期营养不足可使胎儿宫内营养不良，哺乳期营养素不足可使乳汁某些营养素（如维生素A、B_1、B_6、B_{12}、碘）缺乏。妊娠期妇女需增加能量200~300kcal/d（+15%），哺乳期妇女需增加能量500kcal/d（+25%）（表5-19-1）。

表5-19-1 妊娠期妇女营养素需要量

营养素	增加推荐量	最大量或总量
能量	妊娠后3个月200kcal（840kJ）/d	EAR
蛋白质	6g/d	51g/d
维生素B_1	0.1mg/d	0.9mg/d
维生素B_2	0.3mg/d	1.4mg/d
烟酸	—	RNI
叶酸	100μg/d	300μg/d
维生素C	120mg/d	50mg/d
维生素D	10μg/d	RNI
	—	RNI
铁	3mg/d	RNI
镁、锌、铜	—	RNI
碘	100 μg/d	250μg/d

2. 正确的喂哺技巧 包括刺激婴儿的口腔动力，有利于吸吮；唤起婴儿的最佳进奶状态（清醒状态、有饥饿感），哺乳前让婴儿用鼻推压或用舌舔母亲的乳房，哺乳时婴儿的气味、身体的接触刺激乳母的射乳反射。采用最适当的哺乳姿势，使母亲与婴儿感到放松。如母亲可选择卧位、侧卧位、蜡抱式、抱球式等不同的哺乳姿势（图 5-19-7）。

3. 哺乳次数与时间 适当的哺乳次数有助维持哺乳与增加乳汁分泌。纯母亲乳汁喂养的新生婴儿宜 8~12 次 /d（或 1.5~3 小时），一般白天不宜超过 2~3 小时、夜间不超过 4 小时哺乳。如新生婴儿仍在睡觉，需唤醒哺乳。随婴儿年龄增加，晚睡眠时间较长，夜间哺乳次数逐渐减少，日间增加哺乳量。

0~2 月龄的小婴儿每日多次、按需哺乳，使吸吮有力，乳头得到多次刺激，乳汁分泌增加。按需哺乳不仅可使催乳素在血中维持较高的浓度，还能保证婴儿有较强的吸吮力。因此有力的吸吮是促进乳汁分泌的重要因素。如给婴儿喂过多糖水，常使其缺乏饥饿感，导致婴儿思睡、吸吮无力，则乳母的乳头缺乏刺激，泌乳量减少。产后乳晕的传入神经特别敏感，诱导催产素分泌的条件反射易于建立。出生后 2 周是建立人乳喂养的关键时期。吸吮是主要的条件刺激，应尽早开始第一次吸吮（产后 15 分钟 ~2 小时内）。婴儿出生后第一次吸吮的时间对成功建立人乳喂养十分关键。出生时嗅觉、视觉和触觉的发育使婴儿能本能地实现"乳房爬行（breast crawl）"，帮助婴儿很快找到母亲的乳房，开始第一次吸吮。如果婴儿不能很快开始第一次吸吮，婴儿的警觉关键期刚过而进入睡眠，婴儿的第一次吸吮则被延迟。尽早第一次吸吮亦可减轻婴儿生理性黄疸，因频繁吸吮，刺激肠蠕动，排便增加，减少胆红质的肠肝循环；同时还可减轻生理性体重下降，减少低血糖的发生。

4. 人乳量判断 婴儿生长正常，体重增加适当是乳量充足的重要指征，如 3~4 月龄婴儿体重应增加 1 倍；或哺乳后婴儿感到满足，或常常需唤醒哺乳；哺乳时可听到婴儿持续的吞咽声；尿量适当，即 3~5 日龄的新生婴儿，色淡黄，小便 4~8 次 / 日或 3~4 个被尿浸透的尿片 / 日，5~7 日龄为 >6 次 / 日。为顺利进行纯人乳喂养，生后 2~4 周内应避免给婴儿补充配方、水、或用安抚奶嘴、或交替进行人乳与配方喂养均可减少婴儿对母亲乳房的刺激，使人乳量逐渐减少，最后导致很早断离人乳。正常情况下，母亲分娩后 2 周乳房开始变小，为正常的回缩，不是判断乳汁分泌量的依据。当婴儿出现觅食反射、频繁吸吮手指、有些焦躁不安、欲哭表情、嘴发出"吧唧"声为婴儿饥饿的行为，即应哺乳（图 5-19-8）。不宜等婴儿持续哭闹才哺乳，因哭闹已表示婴儿很饥饿。

生后 8~12 日，或 6 周龄，或 3 月龄时婴儿常常可表现进食频繁，提示可能短期内出现生长加速，但有个体差异。

5. 哺乳问题处理 喂养成功的关键之一是母亲乳头、乳房健康。

（1）**乳头护理：**需要产前或产后做简单的乳头挤、捏护理。每日用清水（忌用肥皂或酒精之类）擦洗乳头。

（2）**乳头过大或过小：**人乳喂养成功的需要母亲、婴儿、乳头的同步作用。妇女的乳头大小有差别，部分妇女乳头过大或过小，家长担心婴儿吸吮困难。

1）**长、大乳头的喂养方法：**乳头长≥2cm、直径≥2.3cm 为长、大乳头（图 5-19-9）。一般，婴儿吸吮大乳头没有任何问题，往往因其他原因家长已用配方喂养使婴儿不愿吸吮母亲的大乳头；或

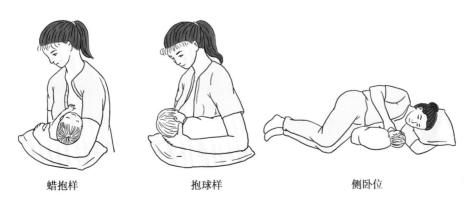

图 5-19-7　不同的哺乳姿势

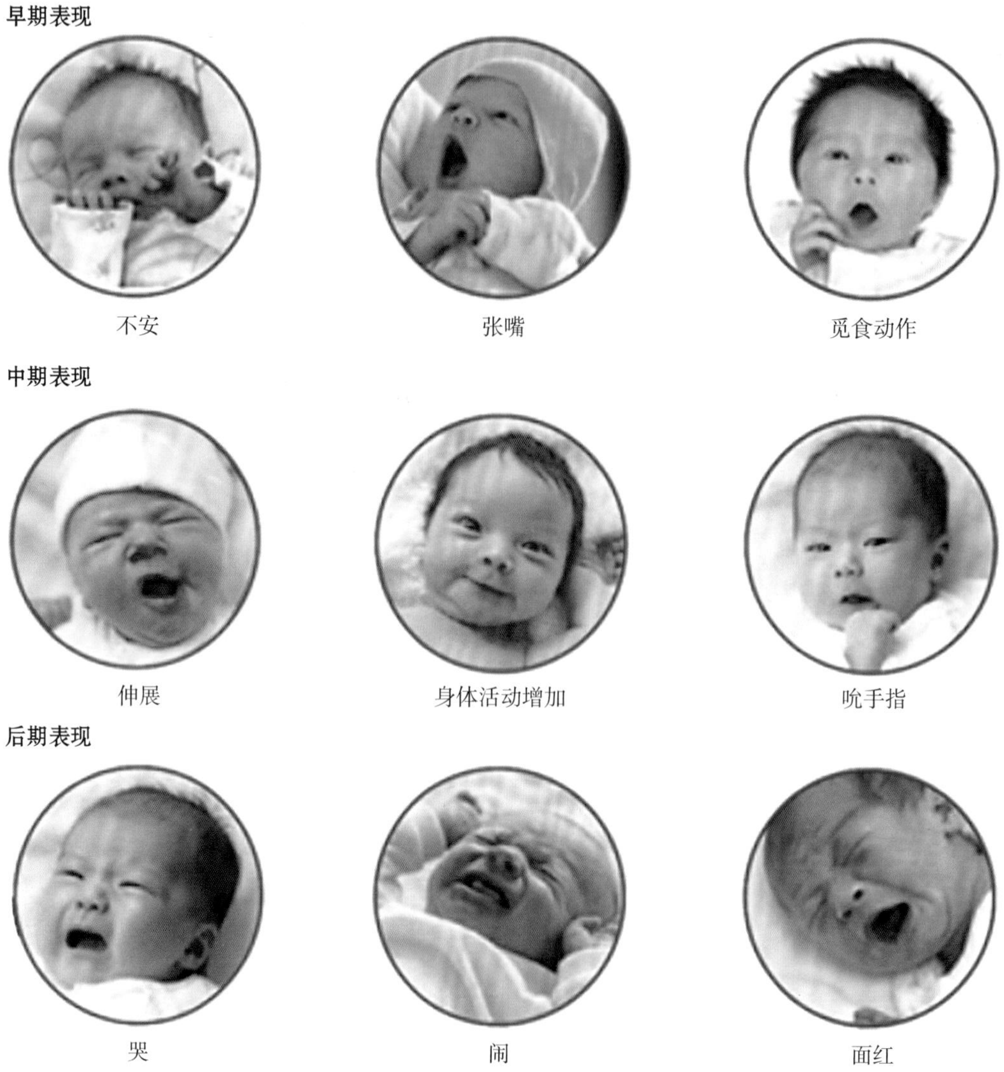

图 5-19-8 婴儿饥饿表现

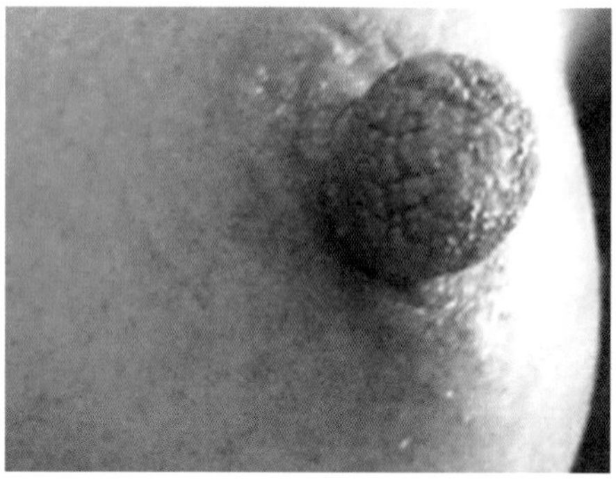

图 5-19-9 乳头过大

婴儿太小或太弱(嘴小)不能吸吮母亲过大的乳头，使吸吮乳汁困难。事实上人造乳头较母亲乳头大，婴儿可以吸吮；母亲的乳头比人造乳头软、易塑性，因此，大乳头不影响婴儿吸吮。吸吮时让婴儿张大嘴含住乳头，并采用抱球的姿势易成功哺乳。母亲的过长、大的乳头有时可塞住婴儿口腔，若婴儿拒绝吸吮母亲长、大的乳头时，可吸出乳汁用奶瓶喂养，但随婴儿年龄增长，情况可逐渐缓解。

2) **乳头过小或乳头内陷**：乳头过小即乳头扁平。大多数母亲的乳头突出，易于婴儿吸吮。少数母亲的乳头扁平或内陷，常见于初产妇。因妊娠期母亲乳头皮肤变得松软，约 1/3 的孕妇有不同程度的乳头扁平或内陷(图 5-19-10)。但只有 1/10 的孕妇的乳头扁平持续到分娩。真正的乳头内陷是乳头皮肤与底部组织粘连，使哺乳困难。让母亲学习“乳房喂养”，而不是用“乳头喂养”婴儿。即哺乳时母亲与婴儿胸贴胸，使婴儿下颌贴近母亲乳房口含乳晕部分，使乳晕下的输乳管窦内的乳汁迅速排出(图 5-19-11)。只要婴儿吸吮方法正确，即使母亲的乳头扁平或内陷，大部分婴儿仍可从扁平或内陷乳头吸吮乳汁。同时，应让母亲学

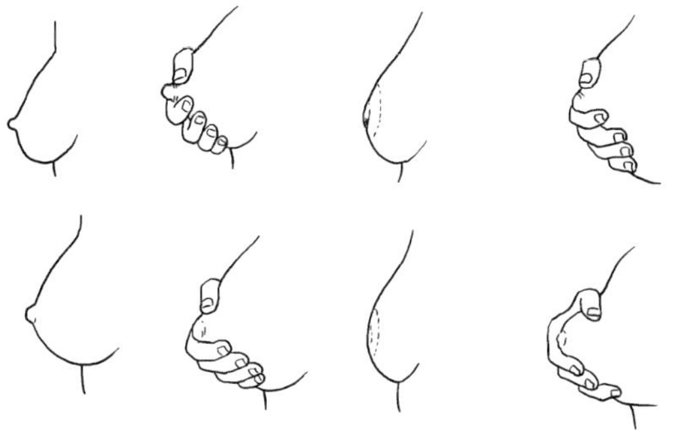

图 5-19-10　扁平乳头和乳头内陷的护理方法

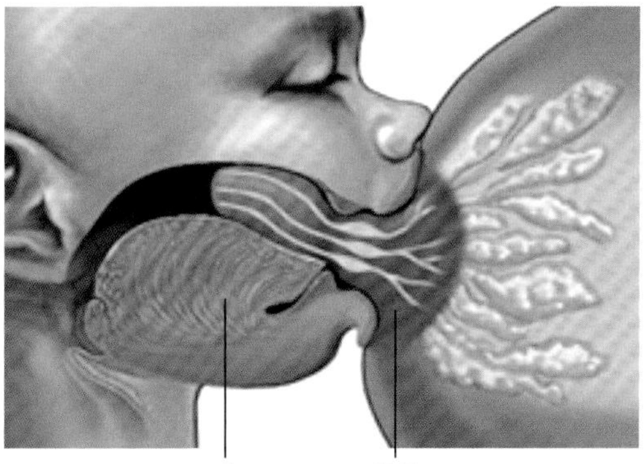

图 5-19-11　正确的婴儿吸吮方法

习护理扁平乳头和乳头内陷的方法。

(3) **预防乳头痛**：哺乳后自然让乳头在空气中风干、保持乳罩干燥、采用不同哺乳姿势等方法可减少乳头皮肤皲裂；同时，避免婴儿过度饥饿，因为饥饿婴儿易发生咬乳现象。未哺乳时保持乳房皮肤自然干燥，不宜用热吹风机或灯烤干；避免用低劣香皂或保湿剂，洗澡时避免擦伤；不宜在乳头或乳晕处用乳霜、软膏；严重时及时看医生。有专家建议每次哺乳后可挤出少许乳汁均匀地涂在乳头上，乳汁中丰富的蛋白质和抑菌物质可保护乳头表皮，预防乳头皮肤皲裂。

(4) **乳房结节**：局部热敷，哺乳前洗热水澡10~20分钟，有利形成射乳反射；轻揉乳晕部分使乳头外凸，婴儿易于含住；按摩乳房使乳汁流出通畅；哺乳后冷敷，减少肿痛；频繁哺乳，减少积乳。

(5) **乳腺炎**：乳房红、肿、热、痛，同时可有全身症状，如发烧、头痛、恶心、畏寒、全身不适时，需立即看医生。采用对婴儿无害的药物，仍可继续哺乳；婴儿宜频繁哺乳，使两个乳房均排空有助于减少乳腺炎发生。

6. 影响母亲开始或继续哺乳因素　很多因素可影响母亲的哺乳行为，包括社会、家庭、朋友的态度，母亲的身体状况、工作环境，以及不当使用婴儿配方等。母亲妊娠后应让母亲学习有关人乳喂养的基本知识，了解哺乳对婴儿与母亲本人的益处，帮助解除影响哺乳的障碍。

因与泌乳有关的多种激素都直接或间接地受下丘脑的调节，下丘脑功能与情绪有关，故情绪影响泌乳。心情压抑可以刺激肾上腺素分泌，使乳腺血流量减少，阻碍营养物质和有关激素进入乳房，从而使乳汁分泌减少。刻板地规定哺乳时间也可造成精神紧张，故在婴儿早期应采取按需哺乳的方式，并保证乳母的身心愉快和充足的睡眠，避免精神紧张，可促进泌乳。

(四) 断离人乳

每个婴儿都需经历断离母亲哺乳的过程。为使婴儿在此过程生长与情感不受影响，需要让母亲充分了解此过程。其他食物引入至完全替代人乳为断离人乳期，继续人乳喂养时间有个体差异，依母亲乳汁情况决定人乳喂养时间。婴儿至6月龄后，若反复夜醒，体重增长不足提示母亲乳汁质、量逐渐下降，可采用代授法逐渐增加婴儿配方以维持婴儿正常生长，婴儿配方量至800ml/d即可完全替代人乳。一般，婴儿12月龄左右完全断离人乳。部分婴儿6月龄后生长良好提示母亲乳汁较好，母亲能按常规引导婴儿接受其他食物，人乳喂养可持续至2岁左右。如4月龄内的人乳喂养婴儿连续2月体重增长不满意时，常常提示人乳不足。此时应采用婴儿配方补充人乳喂养(补授法)。补授时，人乳哺喂次数一般不变，每次先哺人乳，将两侧乳房吸空后再以婴儿配方补足人乳不足部分。这样有利于刺激人乳分泌。补授的乳量由婴儿食欲及人乳量多少而定，即“缺多少补多少”。

6~8月龄是婴儿形成依恋阶段，为避免婴儿过度依恋人乳，需培养婴儿有良好的进食习惯。如3~4月龄后宜逐渐定时哺乳，4~6月龄逐渐断夜间奶，培养对其他食物的兴趣以及有自我进食的技能等。让婴儿直接学习用杯喝配方可减少依赖奶瓶喂养问题，如睡时吸奶形成“奶瓶龋齿”或将吸吮奶嘴作为抚慰婴儿的方法。

(五) 不宜哺乳情况

母亲感染HIV、患有严重疾病应停止哺乳，如慢性肾炎、糖尿病、恶性肿瘤、精神病、癫痫或心功能不全等。乳母患急性传染病时，可将乳汁挤出，经消毒后哺喂。乙型肝炎的母婴传播主要发生在临产或分娩时，是通过胎盘或血液传递的，因此乙型肝炎病毒携带者并非哺乳的禁忌。母亲感染结核病，经治疗，无临床症状时可继续哺乳。

二、婴儿配方喂养

无法进行母亲乳汁喂养的婴儿需要采用配方喂养。

1. 配方选择 所有婴儿配方均经过科学研制，可给不能进行人乳喂养或人乳不足的健康足月婴儿生长需要的各种营养素。市售婴儿配方包括牛乳或大豆为基础的配方、低敏配方以及其他有特殊医学问题儿童的配方。

(1) **牛乳为基础的配方**：多数婴儿配方是以牛乳为基础增加乳糖、植物油、维生素和矿物质。酪蛋白是牛乳的主要蛋白质，乳清蛋白是人乳的基础蛋白质。因此，目前已发展含较多乳清蛋白的婴儿配方。但婴儿配方中的乳清蛋白与人乳乳清蛋白仍有差别，主要是氨基酸和蛋白质成分的不同。牛乳为基础的配方中蛋白质供能为9%，脂肪供能48%~50%，碳水化合物供能40%~45%。因此，牛乳为基础的配方脂肪较低，碳水化合物、蛋白质、矿物质则高于人乳。

(2) **大豆为基础的配方**：目的是为牛奶不耐受婴儿发展大豆为基础的配方，含大豆蛋白质、植物油、维生素、矿物质，蔗糖或玉米糖浆为碳水化合物的来源。因大豆含必需氨基酸蛋氨酸低，故应强化蛋氨酸。大豆为基础的婴儿配方的蛋白质供给10%~11%能量，45%~49%由脂肪供给，41%~43%为碳水化合物提供。强化铁的量与牛奶为基础的配方相同。AAP认为大豆为基础的配方对牛奶过敏的婴儿安全有效。除牛奶过敏外，大豆为基础的配方还可用于半乳糖血症(galactosemia)、遗传性乳糖缺乏症，但不适宜于6月龄内的健康婴儿、急性胃肠炎后的乳糖不耐受、肠绞痛，亦不用于牛奶蛋白过敏性肠病或小肠结肠炎，不能预防高危儿的牛奶蛋白过敏。

(3) **低敏配方**：参考有关章节。

(4) **无乳糖配方**：参考有关章节。

(5) **其他动物乳制品**：AAP营养委员会不建议全牛乳、低脂或脱脂乳喂养婴儿，也不建议给婴儿喂养羊乳。因羊乳含铁、叶酸、维生素C、维生素D、维生素B_1、维生素B_3、维生素B_5(泛酸)、维生素B_6等营养素不足。同时，羊乳的肾负荷高于牛乳。现在有部分羊乳制品强化维生素D和叶酸。

2. 配方喂养方法 同人乳喂养一样，配方喂哺婴儿亦需要有正确的喂哺技巧，包括正确的喂哺姿势、唤起婴儿的最佳进奶状态。配方奶喂哺婴儿应特别注意选用适宜的奶嘴和奶瓶、奶液温度适当、奶瓶清洁以及喂哺时奶瓶的位置，奶液的安全贮存，不宜用微波炉热奶以避免奶液受热不均或过烫，采用奶瓶喂米粉不利于婴儿学习吞咽。

3. 配方调配 规范的调配方法对保证婴儿营养摄入至关重要(图5-19-12)。一般市售配方配

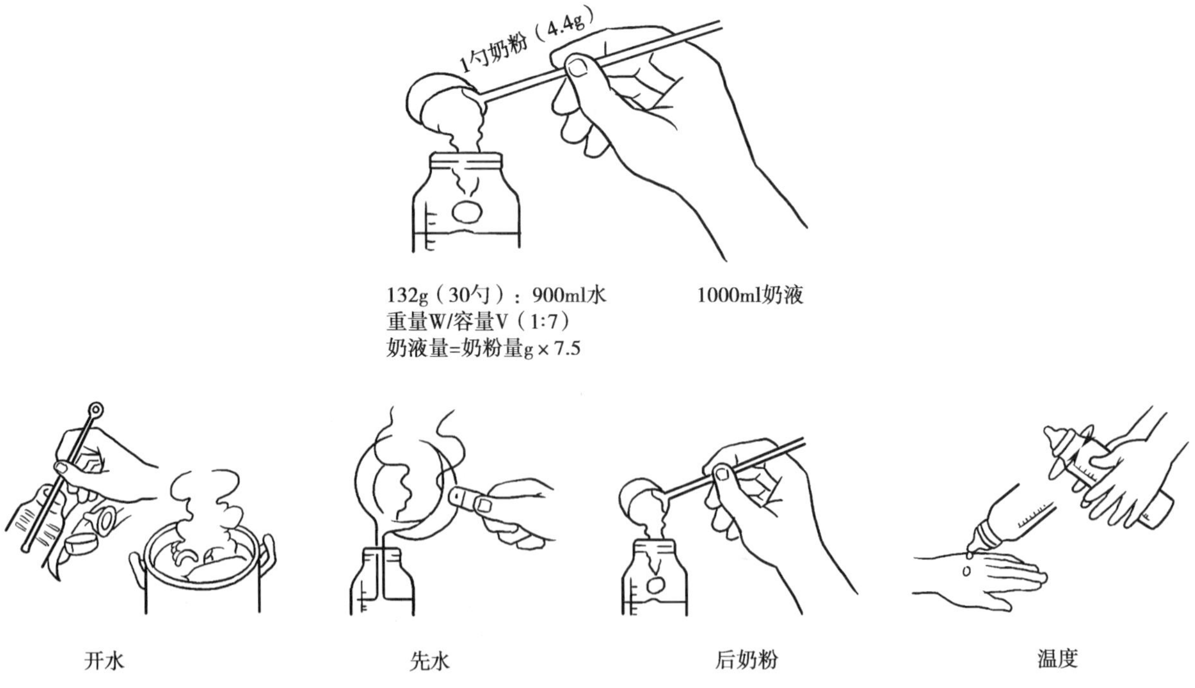

图5-19-12 规范的调配方法

备统一规格的专用小勺。如盛4.4g配方粉的专用小勺,1平勺宜加入30ml温开水;盛8.8g配方粉的专用小勺,1平勺宜加入60ml温开水(重量比均为1∶7)。家长或医生往往不重视调配方法。过浓或稀释配方均影响婴儿营养状况。如家长为婴儿冲调配方600ml/d,但婴儿实际消耗配方120g/d,相当900ml/d时,可初步判断配方调配过浓(抖平、半勺);婴儿可无饥饿感(间隔时间超过3小时)、大便干、不消化,最重要的是配方过浓使肾脏负荷过重对婴儿不成熟的肾脏产生潜在损伤。如婴儿体重不足、摄入冲调后的配方量“高”于实际消耗配方量时,多为配方冲调稀释(过多水、或用米汤、开奶茶、中药等),长期使用稀释配方可致婴儿营养不良。

注:1平勺为自然舀后刮平,若摇或磕“平”可使配方粉重量增加,冲调后的配方液浓度增加。

4. 摄入量估计 配方是6月龄内婴儿的主要营养来源时,需要正确指导家长或评价婴儿的营养状况,主要是估计婴儿摄入量。婴儿的体重、RNIs以及配方制品规格是估计婴儿配方摄入量的必备资料。一般市售婴儿配方100g供能约500kcal,婴儿能量需要量为90kcal/(kg·d),故需婴儿配方奶粉约18g/(kg·d)或135ml/(kg·d)。或采用月消耗奶粉量估计日奶量,如月消耗900g奶粉4听,相当婴儿进食奶量900ml/d。按规定调配的配方奶蛋白质与矿物质浓度接近人乳,只要摄入量适当,总液量亦可满足需要。

三、过渡期食物

婴儿期随着生长发育的逐渐成熟,需要经历由出生时的纯乳类向成人固体食物转换的过渡时期。应让婴儿在食物转换的过渡时期逐渐接受成人固体食物,培养对各类食物的喜爱和自己进食的能力。尽管婴儿生后有不同的喂养方式,在食物转换的过渡时期食物的引入方法相同。

1. 关于概念 婴儿从纯乳类食物逐渐接受的其他食物常常被称为过渡期食物,或半固体、固体食物。过渡时期食物常称之换乳食物、旧称“辅食”、或断乳食物,是除人乳或配方奶(兽乳)外,为过渡到成人固体食物所补充的富含营养素的半固体食物(泥状食物)和固体食物。引入时宜考虑婴儿的发育、营养状况、医学情况,同时需要了解社会因素、文化、经济状况以及宗教对食物制作的影响,保证食物的结构、风味等能够被婴儿接受(详见本章第一节)。

2. 引入其他食物年龄 各国均没有严格的规定,应根据婴儿发育成熟状况决定,包括儿童进食技能发育水平转换婴儿食物质地,而不是用实际年龄判断,体重和能量也不是决定引入其他食物的因素。

一般,3~4月龄婴儿消化道发育逐渐成熟,有消化其他蛋白质、脂肪和碳水化合物的能力(详见本篇第十八章第二节);肠道免疫屏障功能发育,可防止对引入食物中的大分子蛋白质产生过敏;4~6月龄婴儿神经肌肉发育较好,可以竖颈,可控制头在需要时转向食物(勺)或吃饱后把头转开;口腔明显增大能接受勺喂,可闭唇从勺中取食物,可咀嚼、吞咽半固体食物(泥状食物)和固体食物,可接受食物质地与颜色的改变;肾脏功能发育成熟,可排出产生肾负荷高的食物代谢产物,如肉类食物。乳类可满足婴儿6月龄内营养需要。因此,一般引入其他食物的婴儿年龄为4~6月龄(图5-19-13)。

婴儿的发育年龄不一定与生理年龄一致,可能出现喂养技能发育落后情况,此类婴儿不宜与

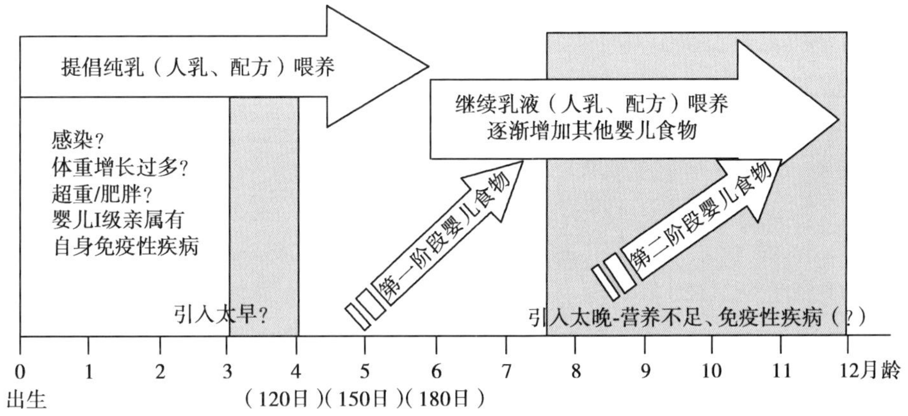

图5-19-13 引入其他食物的年龄

正常健康婴儿相同对待，需要评估发育水平，了解采用口腔喂养的能力和食物质地接受能力。如早产、低出生体重、疾病多次住院治疗、生长落后、神经肌肉发育延迟、被忽视或受虐待、抑郁、唇腭裂、因长期静脉或管道喂养、或其他医学情况(如21-三体综合征、脑瘫)儿童。

3. 引入的其他食物 当婴儿口腔功能逐渐发育，需随婴儿年龄增长逐渐增加食物的黏稠度与块状食物，食物的质地从泥茸状到碎状的食物，再到小块状食物。即引入食物的质地应适合婴儿的发育年龄(图5-19-14)。

(1) 婴儿第一阶段食物：中华医学会儿科分会儿童保健学组发表的“婴幼儿喂养建议”描述婴儿第一阶段食物为特别制作的婴儿产品或家庭自制的含一定营养素(如维生素C)、不含调味品(糖、盐)的泥状(茸状)食物，多为植物性食物，包括强化铁的米粉、根茎类或瓜豆类的蔬菜泥。

6月龄后多数人乳喂养的婴儿应补充其他食物满足能量、铁、锌、维生素D和其他营养素的需要。因婴儿生长发育较快，铁和维生素D缺乏的患病率较高，中华医学会儿科分会儿童保健学组和AAP均特别强调补充铁与维生素D。4~6月龄的婴儿体内贮存铁消耗已尽，选择的食物应同时补充铁营养。通常能满足这些条件的食物是强化铁的米粉。其次引入的食物是根块茎蔬菜，补充少量维生素、矿物质营养外，主要是训练婴儿的味觉，增加膳食纤维摄入。

儿童喜爱他们熟悉的食物，这不是食物本身的特点，而是儿童从自己的经历中获得。婴儿最初的对新食物的抵抗可通过多次体验改变。因此，婴儿食物转变期有一个对其他食物逐渐习惯的过程。此期让婴儿熟悉多种食物，特别是蔬菜类，有利于儿童期对食物的接受能力。开始引入的新食物宜单一引入，让婴儿反复尝试，持续约一周，或直至婴儿可接受为止，再换另一种，以刺激味觉的发育。单一食物引入的方法可帮助了解婴儿是否出现食物过敏。如引入强化铁的米粉一周后可引入燕麦粥。

(2) 婴儿第二阶段食物：经过第一阶段食物训练已能分别接受各种食物，无明显过敏反应，7~8月龄婴儿宜混合食用；食物品种接近成人食物，宜含更多营养素，不含调味品(糖、盐)。食物的硬度或大小应适度增加，适应婴儿咀嚼、吞咽功能的发育，如末状、碎状、指状或条状软食，包括水果、蔬菜、鱼肉类、蛋类和豆类食物。引入的食物制作应以当地食物为基础，注意食物的质地、营养密度、卫生、制作多样性。乳类仍为婴儿营养的主要来源，应保证800ml左右。

引入的其他食物的过程也是婴儿学习进食技能的过程(详见本篇第一章第三节)。因此，食物宜让婴儿易于拿，软易于咀嚼，如指状食物包括熟通心面、面条、小面包、小块水果、蔬菜以及饼干等。7~9月龄后食物的质地从泥(茸)状过渡到碎末状可帮助学习咀嚼，增加食物的能量密度。与人类进化过程一致，儿童进食应有从手抓到用餐具的过程，婴儿手抓食物更容易；须允许婴儿自己吃，

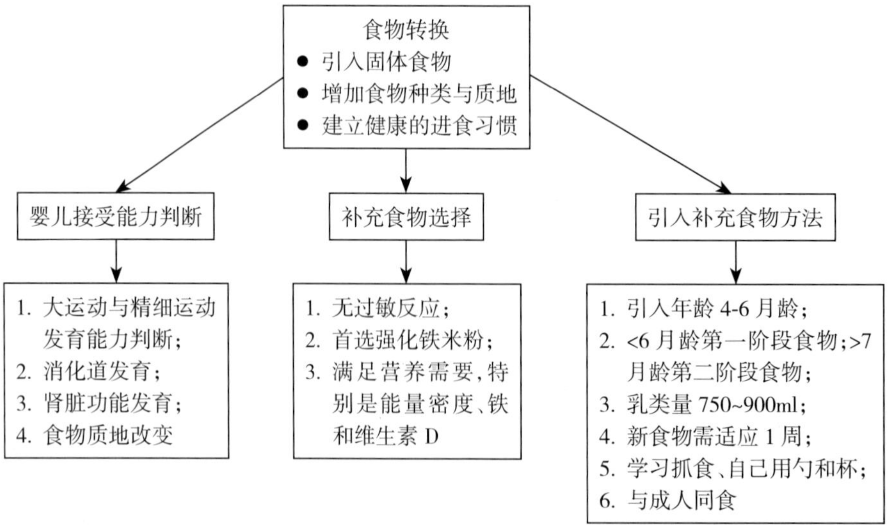

图5-19-14 婴儿食物转换

对发展进食技能很重要。10~12 月龄婴儿可在餐桌上与成人同食，手抓食物进餐。如家庭条件允许婴儿进餐时可坐婴儿餐椅或加高椅，便于婴儿与成人同餐学习进食技能，增加进食兴趣，又有利于眼手动作协调和培养独立能力。

专家点评

● 单一食物引入的方法可帮助了解婴儿是否出现食物过敏。如每种新的含蛋白质丰富的食物，如鱼虾、鸡蛋引入时间间隔宜一周左右，如无反应再引入新的一种含蛋白质丰富的食物。

● 注意让婴儿逐渐学习从勺中摄取食物、抓食物、拿食物入口至自己进食、自用勺与杯喝等生存技能。

（黎海芪）

【参考文献】

1. American Academy of Pediatrics Section on Breastfeeding (2012). Breastfeeding and the use of human milk. Pediatrics, 2012, 129: e827-e841. (http://pediatrics.aappublications.org/content/129/3/e827.full.html)
2. Kleinman RE. Complementary Feeding. In: Pediatric Nutrition Handbook. 5th ed.Elk Grove Village, IL: AAP, 2012, 103-115.
3. USDA. The Infant Nutrition and Feeding: A Guide for Use in the WIC and CSF Programs. 2009. (https://wicworks.fns.usda.gov/wicworks//Topics/FG/CompleteIFG.pdf)
4. Susan L Prescott: PROMOTING TOLERANCE IN EARLY LIFE: PATHWAYS AND PITFALLS, Current Allergy &Clinical Immunology, 2008, 21 (2): 64-69.
5. Boyce AJ. Guidelines for the Diagnosis and Management of Food Allergy in the United States: Report of the NIAID-Sponsored Expert Panel. J Allergy. Clin Immuno, 2010, 126 (6): S1-58.

第三节 基础食物选择

导读 婴儿消化系统发育不成熟，生长又处最快时期，摄入食物量受限，需要按婴儿发育水平选择基础食物，满足能量与其他重要营养素的需要。

一、婴儿食物

1. 纯乳类食物 婴儿是生后生长发育最快时期，需要丰富的营养。但婴儿消化道发育尚不成熟，婴幼儿的胃容量有限（每餐约 30g/kg）（表 5-19-2，图 5-19-15），需要高能量密度食物。能量密度为每克食物所提供的能量［能量（卡或千焦）/g 食物］。国际上建议 6~8 月龄婴儿食物的能量密度为 0.6kcal/g，12~23 月龄为 1.0kcal/g。稀粥、羹汤、肉汤含水量多，能量密度较低（<0.2kcal/g）。乳类能量密度为 0.6~0.7kcal/g 或 2.5-2.9kJ/g，为较高能量密度食物，又含优质蛋白质，可适应婴幼儿消化道成熟状况。中华医学会儿科分会儿童保健学组和 AAP 均建议婴儿乳类摄入量 750~900ml/d 可满足婴儿期大部分能量和蛋白质需要，是婴儿主要的基础食物。因此，婴儿补充其他食物时不宜减少乳类摄入量。

2. 谷类 属碳水化合物，易于消化，很少出现过敏反应，是提供能量的重要来源。谷类食物

表 5-19-2 婴儿胃容量

年龄	胃容量
足月儿	30~35ml
3 月龄	100ml
1 岁	250ml

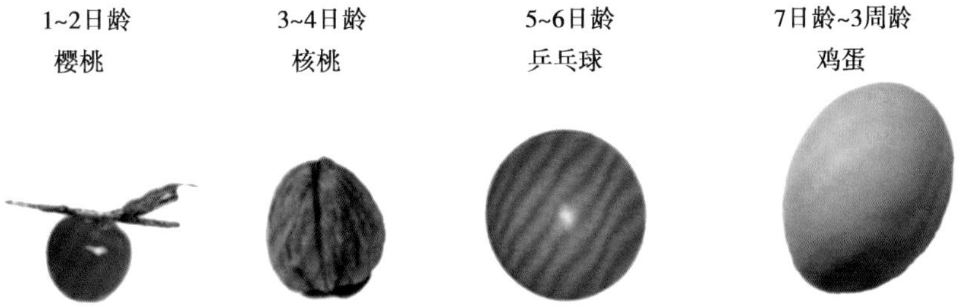

图 5-19-15 新生儿胃容量发育示意图

还可随婴儿发育进程逐渐改变质地以增加能量密度，如大米制作的米粉、粥、软饭能量密度不同。婴儿消化道承受容量有限，大量补充低能量密度食物（如米粉、粥），增加消化道负担；长期补充低能量密度食物又可使婴儿体重增长不足。乳汁（人乳和配方）的脂肪提供50%的能量，补充碳水化合物食物后降为20%~30%。

谷类食物使用方便，如干的婴儿米粉可用人乳、婴儿配方、水冲调。为给4~6月龄婴儿补充铁营养，各国均建议在米粉中强化铁。各种含铁谷类食物中首选强化铁的米粉。因小麦易于产生过敏反应，建议婴儿8月龄后引入小麦（面食）。

3. 蔬菜类 给婴儿提供营养素，包括纤维素、维生素A、维生素C和矿物质。蔬菜含纤维素丰富可促进婴儿消化道发育，如降低儿童功能性便秘的发生，有助婴儿学习咀嚼、吞咽等。蔬菜是婴儿补充食物中的基础食物之一。AAP不建议婴儿食用含氮较高的某些家制蔬菜，如菠菜、甜菜根、萝卜、胡萝卜等，有报道可引起高铁血红蛋白症（methemoglobinemia），出现发绀、心动过速、激惹、腹泻、呕吐等症状。

4. 蛋类 建议1岁后引入蛋白、全蛋食物。为避免感染沙门氏菌肠炎，儿童不可进食生鸡蛋。

5. 肉类、鱼虾类 为高蛋白质食物，宜6月龄后引入。因鱼虾是一种常见易发生过敏反应的食物，特别应观察儿童食鱼虾后的反应。某些鱼类含汞量高，对婴儿有神经系统有毒性作用，如长鳍金枪鱼。含汞量较低的有虾、淡水金枪鱼、三文鱼、鳕鱼和鲶鱼等五种。建议1岁后引入贝壳类食物。

6. 水果类 给婴儿提供其他营养素，包括纤维素，维生素A、维生素C和矿物质。近年果汁已成为婴儿的饮品。因口味好，婴儿很容易接受。虽然，果汁含碳水化合物、维生素C，是水的很好来源。但水果对婴儿有潜在的不利作用，一是可影响奶量和其他食物的摄入致营养不良；二是有些水果其中含山梨糖醇（sorbitol），如西梅、梨、樱桃、苹果，过多摄入果汁可诱发消化道症状，如腹泻、腹痛、胀气；三可诱发龋齿。因此，果汁对<6月龄的婴儿无营养益处。如果不影响其他食物的摄入，纯果汁可作为较大婴儿的部分健康食物来源。较大婴儿饮用果汁时宜用杯，可避免婴儿睡眠时间饮用；每日摄入果汁量不宜过多（<180ml/d），鼓励学习进食新鲜水果。中华医学会儿科分会儿童保健学组和AAP均建议避免额外给6月龄内婴儿过多的水或果汁。

7. 铁营养补充 虽然婴儿引入其他食物的年龄有个体差异，但都各国指南都建议6月龄后婴儿应补充铁、锌等重要微量营养素。2008年中华医学会儿科分会儿童保健学组发表的《儿童缺铁和缺铁性贫血防治建议》建议“纯人乳喂养者应从2~4周龄开始补铁，剂量1~2mg/（kg·d）元素铁，直至1周岁；不能人乳喂养的婴儿人工喂养者应采用铁强化配方乳，一般无需额外补铁”。

8. 其他 罐头食物含盐或糖较多亦不适宜婴儿。婴儿不宜食蜂蜜。

二、基础食物选择

基础食物是提供能量和重要营养素的食物，如婴儿摄入不足可发生营养不良。婴儿的基础食物是乳类，包括人乳和婴儿配方。研究证实乳类的减少是6月龄后生长速度减缓的重要原因之一。因婴儿不成熟的消化道发育，接受食物能力有限，需要强调首先满足婴儿的基础食物，而不是成人的各类食物。2岁后儿童消化成人固体食物能力才发育成熟，可逐渐接受成人的各类食物。

婴儿消化道功能成熟状况与年龄有关，因此基础食物的选择有所不同（表5-19-3，表5-19-4）。婴儿6月龄后引入其他食物，消化道发育亦较成熟，现在不再认为引入食物的顺序很重要。因此，营养需要是引入的最重要依据，如能量密度需要。婴儿期提供能量和其他重要营养素的第一基础食物是乳类，随年龄增加，乳类占总能量比例逐渐减少，谷类食物占总能量比例则逐渐增加，但量有

表5-19-3 基础食物供能排序（E%）

食物排序	5~6月龄	7~8月龄	9~11月龄
1. 乳类	85~95	75~80	65~70
2. 谷类	15~5	20~15	30
3. 蔬菜		3	3
4. 其他食物		2	2

表5-19-4 乳类食物喂养安排

月龄	喂养餐次	每次摄入量
<1	7~8	2~4 ounces（60~120ml）
1~3	5~7	4~6 ounces（120~180ml）
3~6	4~5	6~7 ounces（180~210ml）
6~9	3~4	7~8 ounces（210~240ml）
9~12	3	7~8 ounces（210~240ml）

表 5-19-5　过渡期食物的引入

月龄	食物		餐次		进食技能	备注
	性状	种类	主要基础食物	其他基础食物		
4~6	泥状食物	第一阶段食物	6~5 次奶 800~900ml	逐渐加至 1 餐	用勺喂	断夜奶 定时
7~9	末状食物	第二阶段食物	5~4 次奶 700~800ml	1~2 餐	学用杯 抓食	
10~12	碎状食物 指状食物		4 次奶 600~800ml	2 餐	断奶瓶 自用勺	

个体差异(表 5-19-5)。如一个 5 月龄婴儿,体重 7kg,摄入总能量应为 630kcal/d 即 90kcal/(kg·d),乳量为 800~900m(540~600kcal),米粉 8~10g;一个 8 月龄婴儿 8.5kg,摄入总能量为 680Kcal/d 即 80Kcal/(kg·d),乳量为 750~800ml(500~540kcal),谷类约 50~40g;一个 11 月龄婴儿 9kg 摄入总能量为 720Kcal/d(80Kcal×9kg),乳量为 700~750ml/d(470~500kcal),谷类约 70~65g。

专家点评

● 给婴儿引入其他食物的原则是维持原乳量基础上补充,因此有个体差异。如婴儿每日 6 次奶量已为 900ml,即每次平均为 140~150ml,提示婴儿还不需要补充其他食物。若婴儿每日 5 次奶量已达 900ml,提示婴儿有能力接受其他食物。即婴儿奶量达 800~900ml 后可根据婴儿需要引入其他食物,体现个体差异和保证婴儿基础食物的方法或原则。虽然鸡蛋、水果富有营养,但不是婴儿的基础食物。

● 称其他食物为"辅食",使基层医生或家长误认为 2 次喂奶之间给婴儿食用其他食物为"辅助",结果影响婴儿食欲,降低奶量。

● 当婴儿有能力接受其他食物时,即婴儿从纯乳类喂养转为乳类与其他基础食物喂养(如谷类);随年龄增长谷类逐渐为主要基础食物,乳类降为其他食物。

(黎海芪)

【参考文献】

1. von Berg A. Dietary interventions for primary allergy prevention-what is the evidence?World Rev Nutr Diet, 2013, 108:71-78.
2. Zutavern A, von Mutius E, Harris J, et al. The introduction of solids in relation to asthma and eczema. Arch Dis Child, 2004, 89:303-308.
3. Filipiak B, Zutavern A, Koletzko S, et al. Solid food introduction in relation to eczema: results from a four-year prospective birth cohort study. J Pediatr, 2007, 151:352-358.
4. Zutavern A, Brockow I, Schaaf B, et al. LISA Study Group: Timing of solid food introduction in relation to eczema, asthma, allergic rhinitis, and food and inhalant sensitization at the age of 6 years: results from the prospective birth cohort study LISA. Pediatrics, 2008, 121: e44-e52.
5. Kathryn G.Dewey. Nutrition, growth, and complementary feeding of the breastfed infant. Breastfeeding, part I. The Evidence for Breastfeeding. The pediatric clinics of North America, 2001, 48(1): 87-104.
6. AAP. The Use and Misuse of Fruit Juice in Pediatrics, 2001.
7. Anderson. Joy, Malley. Kathryn, Snell. Robynne: Is 6 months still the best for exclusive breastfeeding and introduction of solids? A literature review with consideration to the risk of the development of allergies. Breastfeeding Review, 2009, 17(2): 23-31.
8. Nancy Butte: The start healthy feeding guidelines for infants and toddlers. Journal of the American Dietetic Association, 2004, 104(3): 442-454.

第四节　早产儿喂养

导读　早产/低出生体重儿是婴幼儿、儿童期生长迟缓、感染性疾病、发育落后和死亡的高险人群。有效的健康干预措施可避免三分之二的死亡发生,降低其患病率,而合理喂养就是其中一项重要的干预手段。

我国每年有 120 万早产儿出生,约占全球早产儿总数的 10%,居世界第 2 位。早产儿出生后第一年科学的营养管理不仅关系到近期的生长发育,而且直接影响到远期预后。

一、生理特点

(一) 消化系统

早产儿出生时虽然胃肠道解剖结构分化完成,但胃容量小,胃肠动力功能差,消化吸收能力弱,黏膜屏障功能尚未发育成熟,免疫应答不完善。消化道发育不成熟表现为胃排空慢、肠蠕动弱、肠胀气,或因胃食管反流(gastroesophageal reflux,GER)而出现呕吐。消化道成熟度不仅与消化、吸收功能有关,亦与消化道的内分泌、外分泌功能有关。早产儿胃酸分泌少、胰酶活性不足,分泌胆盐和肠肝循环较差,消化脂肪能力不足,乳糖酶水平低。早产儿胎龄越小、体重越低,发育成熟度越低,发生喂养不耐受、消化功能紊乱和坏死性小肠结肠炎(Necrotizing enterocolitis,NEC)的风险越高。

早产儿机体调节能力差,吸吮 - 吞咽 - 呼吸不协调,表现吸吮活动无节律,下颌和舌活动异常,奶液在吞咽至食道阶段时仍有呼吸,易进入气道致呛咳或吸入肺部。至 34~36 周胎龄时其吸吮 - 吞咽 - 呼吸逐渐协调,胎龄 37 周后则完全成熟。

(二) 神经系统

20 周胎龄后胎儿脑发育呈线性方式增长,34 周的胎儿脑皮质约为足月儿的 1/2,35~41 周时脑白质髓鞘较前增加 5 倍。因此,早产儿头围发育水平可提示脑发育状况。早产儿睡眠 - 觉醒周期不稳定,觉醒时间较短使摄入奶量受限,不能满足能量需要。

(三) 营养代谢需求

基于正常胎儿营养素的需要判断早产儿的营养需求(表 5-19-6)。早产儿宫内营养储备低,生后各种并发症的影响使代谢消耗增加,因此实际上对能量和营养素的需求大于正常同胎龄胎儿的营养需求。

能量的摄入决定早产儿的体重生长速率,蛋白质获得(protein gain)是早产儿实际生长(“real” growth)的最好指征。蛋白质影响身长和头围的生长,身长代表早产儿的线性生长。采用蛋白 / 能量比(protein/energy,P/E)有助了解早产儿营养状况。体重 1000g 的早产儿体内储存蛋白质 88g,晚期胎儿通过胎盘从母体获得 4g/(kg·d) 蛋白质。2010 年欧洲早产儿喂养指南推荐早产儿适宜能量、蛋白质摄入(表 5-19-7)。早产儿蛋白质摄入 3.0~4.5g/kg 时,体重增长率与蛋白质量呈正相关关系;若蛋白质摄入 <3.0~3.5g/kg 而能量较高时,体重增长正常,但体脂增加。

表 5-19-6 胎儿营养需求

	营养需求(kg/d GA,weeks)					
	<28	28~31	32~33	34~36	37~38	39~41
胎儿生长						
体重增长(g)	20	17.5	15	13	11	10
瘦体重增长(g)	17.8	14.4	12.1	10.5	7.2	6.6
蛋白质增长(g)	2.1	2	1.9	1.6	1.3	1.2
营养需求						
能量(kcal/kg)	125	125	130	127	115	110
蛋白质(g/kg)	4	3.9	3.5	3.1	2.5	1.5
蛋白质 / 能量(g/100kal)	3.2	3.1	2.7	2.4	2.2	1.4
钙(mg/kg)	120~140	120~140	120~140	120~140	70~120	55~120
磷(mg/kg)	60~90	60~90	60~90	60~90	35~75	30~75

引自 Koletzko B,Poindexter B,Uauy R. Nutrition Care of Preterm Infants. Scientific Basis and Practical Guidelines. Karger,2014,269.

表 5-19-7 2010 年欧洲早产儿喂养指南

	适宜能量 kcal/(kg·d)	蛋白质 g/(kg·d)	P/E(g/100kcal)
早产儿	110~135		
体重 <100g		4.0g~4.5	3.6~4.1
体重 1000~1800g		3.5g~4.0g/(kg·d)	3.2g~3.6

因早产儿胎龄和出生体重不同，宫内营养储备的差别很大，生后对营养素和能量的需求不同（表 5-19-8）。因此，2009 年《中华儿科杂志》编委会、中华医学会儿科学分会新生儿学组和中华医学会儿科学分会儿童保健学组共同撰写的"早产/低出生体重儿喂养建议"中提出早产儿营养管理的目标应基于出生体重和年龄。

表 5-19-8 早产儿生后状况与营养素和能量需求

	早产儿状况	营养素和能量目标
第一阶段	"转变期"（生后 7d）	维持生命体征稳定、营养与代谢平衡
第二阶段	"稳定 - 生长期"（临床状况平稳至出院）	达到正常胎儿在宫内的增长速率 15g~20g/（kg·d）
第三阶段	"出院后时期"（出院至 1 岁）	达到理想的追赶性生长

二、乳类选择

（一）人乳

研究证实早产母亲的乳汁（Human milk from women delivering prematurely）成分与足月母亲的乳汁不同（表 5-19-9）。早产儿母亲的乳汁如同宫内胎盘作用的延续，营养价值和生物学功能更适于早产儿的需求，成分与母亲孕龄有关。早产母亲的乳汁蛋白质含量高，利于早产儿的快速生长；乳清蛋白：酪蛋白为 70：30，脂肪、乳糖含量低，易于吸收；某些激素、肽类、氨基酸、糖蛋白等成分可促进早产儿小肠发育成熟；含有较多抗感染成分，如抗微生物因子（分泌型 IgA、乳铁蛋白、溶菌酶、低聚糖等），抗炎症因子（抗氧化物、表皮生长因子、细胞保护因子等）以及白细胞等；DHA、ARA、牛磺酸含量是足月人乳的 1.5~2 倍，有利早产儿神经系统和视觉发育。人乳中还含有多种未分化的干细胞，潜在影响早产儿的远期健康。

WHO 积极倡导新生儿重症监护病房进行人乳喂养（包括捐赠人乳），以降低早产相关疾病的发生率（喂养不耐受、坏死性小肠结肠炎、慢性肺疾病、早产儿视网膜病、生长和神经发育迟缓）。大量研究显示早产母亲的乳汁具有其他配方无法替代的天然成分，且益处呈现剂量与效应的关系，即早产儿摄入人乳量越多，获益越大。因此，人乳喂养也是早产儿首选的喂养方式，建议人乳喂养≥6 月龄。

表 5-19-9 早产儿与足月儿母亲乳汁成分的比较

成分（/L）	早产过渡乳 6~10 日龄	早产成熟乳 22~30 日龄	足月成熟乳 ≥30 日龄
蛋白质（g）	19 ± 0.5	15 ± 1	12 ± 1.5
IgA（mg/g 蛋白质）	92 ± 63	64 ± 70	83 ± 25
非蛋白氮（% 总氮）	18 ± 4	17 ± 7	24
脂肪（g）	34 ± 6	36 ± 7	34 ± 4
碳水化合物（g）	63 ± 5	67 ± 4	67 ± 5
能量（kcal）	660 ± 60	690 ± 50	640 ± 80
钙（mmol）	8.0 ± 1.8	7.2 ± 1.3	6.5 ± 1.5
磷（mmol）	4.9 ± 1.4	3.0 ± 0.8	4.8 ± 0.8
镁（mmol）	1.1 ± 0.2	1.0 ± 0.3	1.3 ± 0.3
铁（mmol）（mg）	23（0.4）	22（0.4）	22（0.4）
锌（mmol）	58 ± 13	33 ± 14	15~46
铜（mmol）	9.2 ± 2.1	8.0 ± 3.1	3.2~6.3
锰（μg）	6.0 ± 8.9	7.3 ± 6.6	3.0~6.0
钠（mmol）	11.6 ± 6.0	8.8 ± 2.0	9.0 ± 4.1
钾（mmol）	13.5 ± 2.2	12.5 ± 3.2	13.9 ± 2.0
氯（mmol）	21.3 ± 3.5	14.8 ± 2.1	12.8 ± 1.5

引自 Tsang RC，Uauy R，Koletzko B. Nutrition of the Preterm Infant. 2nd Ed. Digital Educational Publishing，Inc，2005：287.

（二）强化人乳

虽然早产母亲的乳汁有益于早产儿生长，但早产儿本身摄入奶量能力有限，同时早产母亲乳汁的蛋白质、矿物质含量难以满足早产儿宫外加速生长的需要，特别是极（超）低出生体重早产儿生长。为此，20世纪80年代研制出人乳强化剂（human milk fortifier，HMF）。HMF加入早产母亲的乳汁或捐赠人乳为强化人乳，增加人乳中蛋白质、能量、矿物质和维生素含量。目前国际上均推荐人乳喂养的低出生体重早产儿采用强化人乳喂养。

多数HMF是基于牛乳配方的产品，亦有源于人乳的制品；商品化的HMF有粉剂和浓缩液态产品。强化人乳喂养适用于胎龄<34周、出生体重<2000g的早产儿。当早产儿能耐受60~80ml/(kg·d)的人乳后即可强化人乳。不同HMF产品配制不同，一般标准配制的强化人乳能量密度为80~85kcal/dl，蛋白质2.5~2.8g/dl（2.9~3.3g/100kcal）。

（三）早产儿配方

适用于胎龄<34周、出生体重<2000g的早产儿住院期间应用。早产儿配方（Premature Formulas，PF）成分与强化人乳相近（表5-19-10）。早产儿配方特点：

(1) **蛋白质**：高于早产母亲的乳汁和婴儿配方含量（2.8~3.5g/100kcal），氨基酸组成可满足早产儿快速增长的生理需要；

(2) **脂肪**：提供满足生长所需的高能量，长链多不饱和脂肪酸促进神经系统的发育，中链脂肪酸占40%~50%；

(3) **碳水化合物**：含40%~50%乳糖和50%~60%聚葡萄糖组成的碳水化合物混合体，供给所需要能量；

(4) **维生素和矿物质**：强化较重要的维生素与矿物质，以满足早产儿生长代谢的需求，血浆渗透压不增加。

（四）早产儿出院后配方

早产儿出院标准为体重达2000g，可经口喂养，生命体征稳定。早产儿出院后如长期采用早产儿配方可导致过多的能量、蛋白质及其他营养素的摄入，增加代谢负荷，故目前有介于早产儿配方与普通婴儿配方之间的过渡配方，即早产儿出院后配方（Premature Discharge Formulas，PDF），以满足早产儿继续生长的需要。早产儿出院后配方亦可用于出院后人乳不足时的补充，适用于有营养不良高危因素的早产儿出院后一段时期内应用（表5-19-10）。

三、早产儿喂养

（一）住院期间喂养

1. **喂养原则** 住院期间每日监测体重增长、

表5-19-10 配方主要成分比较（/100ml）

营养成分	婴儿配方	强化人乳	早产儿配方	早产儿出院后配方
能量（kcal）	67.2~68.0	80~85	80.0~81.0	72.0~74.0
蛋白质（g）	1.45~1.69	2.5~2.8	2.20~2.40	1.85~1.90
脂肪（g）	3.5~3.6	4.1~4.3	4.1~4.3	3.4~4.1
碳水化合物（g）	7.3~7.6	7.9~9.6	8.6~9.0	7.7~8.0
钙（mg）	51~53	112~138	134~146	77~90
磷（mg）	28~36	60~78	67~73	46~49
铁（mg）	1.0~1.2	0.46~1.36	1.2~1.4	1.3~1.4
钠（mmol）	0.71~1.17		1.3~1.5	1.0~1.1
钾（mmol）	1.74~1.89		2.1~2.7	1.9~2.2
氯（mmol）	1.13~1.44		1.9~2.0	1.5~1.7
维生素A（IU）	200~204	983~1210	250~1000	330~340
维生素D（IU）	40.5~41.0	120~304	70.0~192.0	52.0~59.0
维生素E（IU）	1.35~1.36		3.2~5.0	2.6~3.0
维生素K（μg）	5.4~5.5		6.5~9.7	5.9~8.0

引自Ronald E. Kleinman. Pediatric Nutrition Handbook. 5th Ed. 2004；Reginald C. Tsang，Ricardo Uauy，Berthold Koletzko，et al. Nutrition of the Preterm Infant. 2nd Ed. 2005.

出入量和喂养不耐受情况，喂养不足部分由肠外营养进行补充。采取个体化的喂养策略和处理方法，提倡人乳喂养(包括捐赠人乳)。无先天性消化道畸形及严重疾患、血流动力学相对稳定的早产儿应在生后24~48小时内尽早开奶。根据早产儿耐受情况增加奶量，逐渐从肠外营养过渡到完全肠内营养，由管饲过渡到经口喂养或直接哺乳。住院早期肠内营养不足部分由肠外营养补充供给。

2. 喂养方法

(1) **人乳喂养**：胎龄≥34周、临床状况稳定的早产儿可母婴同室，直接哺乳。

(2) **经口喂养**：吸吮、吞咽和呼吸功能尚欠协调的胎龄≥32周的早产儿可尝试经口喂养。

(3) **管饲喂养**：胎龄<34周早产儿吸吮和吞咽功能不全，或不能经口喂养(疾病及治疗因素)，或部分早产儿经口喂养不足需要补充者。管饲喂养期间应同时进行非营养性吸吮，促进胃肠功能成熟，为直接哺乳做准备。

(二) 出院后喂养

临床上，多数胎龄小的早产儿出院时胎龄不足40周，存在较多营养物质累积缺失，表现生长不足，生长曲线出现偏离。2006年欧洲儿科胃肠、肝病、营养学会(ESPGHAN)发表的《早产儿出院后喂养指南》和2009年《中华儿科杂志》编辑委员会，中华医学会儿科学分会新生儿学组，中华医学会儿科学分会儿童保健学组的《早产/低出生体重儿喂养建议》均强调早产儿出院后需要继续强化营养，采取个体化的喂养策略以达到理想的营养状态，满足正常生长和追赶性生长两方面需求。早产儿的正常生长轨迹受遗传和性别的影响，而追赶性生长则取决于胎龄、出生体重、并发症及其严重程度、住院期间的营养和出院前的生长状况等多种因素，个体之间的差异很大。

1. 营养风险程度的分类

早产儿出院前新生儿科医生应进行喂养和生长的评估，根据营养风险的程度分为高危(high risk，HR)、中危(moderate risk，MR)和低危(low risk，LR)三种情况(表5-19-11)，是出院后个体化营养指导的基础。

儿童保健医生随访时需多次评估早产儿营养风险程度，若病情变化中或低危早产儿再次出现高危早产儿的情况(第3~8条之一)时宜以相应营养风险程度调整喂养方案。

2. **强化营养方法** 即据出院时早产儿营养不良危险程度评估选择，即高危(HR)、中危(MR)早产儿需继续采用强化人乳(HMF)、早产儿配方(PF)或早产儿出院后配方(PDF)的喂养法方法强化营养(表5-19-12)。但强化喂养有个体差异，如有营养不良高危因素的早产儿、小于胎龄儿强化时间可能较长。不同喂养方式强化的方法也有不同，如住院期间采用80kcal/100ml强化人乳和早产配方喂养的早产儿出院后需持续至胎龄40周左右。为避免过多的能量和营养素摄入和过高的肾脏负荷，出院后应根据生长和血生化情况调整人乳强化的能量密度，可较住院期间略低，如半量强化(73kcal/100ml)；早产配方逐渐转换为早产儿出院后配方(73kcal/100ml)。部分人乳喂养者则可在出院后采取人乳加早产儿配方或人乳加早产儿出院后配方的方法。

表5-19-11 早产儿营养风险程度的分类

评估项目		高危早产儿(HR)	中危早产儿(MR)	低危早产儿(LR)
1	胎龄(ws)	<32	32~34	>34
2	出生体重(g)	<1500	1500~2000	>2000
3	胎儿生长受限	有	无	无
4	经口喂养	欠协调	顺利	顺利
5	奶量ml/(kg·d)	<150	>150	>150
6	体重增长(g/d)	<25	>25	>25
7	宫外生长迟缓	有	无	无
8	*并发症	有	无	无

*注：并发症包括支气管肺发育不良、坏死性小肠结肠炎、消化道结构或功能异常、代谢性骨病、贫血、严重神经系统损伤等任一条

表 5-19-12 早产儿喂养方案选择

	人乳喂养	部分人乳喂养	配方喂养
HR	HM+HMF(80~85kcal/100ml)至 38~40 周后，调整 HM+1/2HMF(73kcal/100ml)；鼓励部分直接哺乳、部分 HM+HMF，为将来停止强化、直接哺乳做准备	HM>50%，则足量 HM+HMF+PF 至胎龄 38~40 周，之后转换为 HM+1/2HMF+PDF HM<50%，或无 HMF 时，鼓励直接哺乳 + PF(补授法)至胎龄 38~40 周后转换为直接哺乳 +PDF(补授法)	PF(80kcal/100ml)至胎龄 38~40 周后转为 PDF(73kcal/100ml)
	据早产儿生长和血生化情况，一般需应用至校正 6 月龄左右。在医生指导下补充维生素 A、D 和铁剂		
MR	HM+HMF(80~85kcal/100ml)至 38~40 周后调整为 HM+1/2HMF(73kcal/100ml)；鼓励部分直接哺乳、部分 HM+1/2HMF 的方式，为将来停止强化、直接哺乳做准备	①HM>50%，则 HM+PF 至胎龄 38~40 周后转换为 HM+1/2HMF+PDF ②HM<50%，或无 HMF 时，鼓励直接哺乳 + PF(补授法)至胎龄 38~40 周后转换为直接哺乳 +PDF(补授法)	PF(80kcal/100ml)至胎龄 38~40 周后转换为 PDF(73kcal/100ml)
	根据早产儿生长和血生化情况，一般需应用至校正 3 月龄左右。在医生指导下补充维生素 A、D 和铁剂		
LR	HM：直接哺乳、按需哺乳，最初喂养间隔 <3 小时，包括夜间；注意补充维生素 A、D 和铁剂	直接哺乳 + 普通婴儿配方(补授法)，促进泌乳量	采用普通婴儿配方
	如生长缓慢(<25g/d)或血碱性磷酸酶升高、血磷降低，可适当应用 HMF	如生长缓慢(<25g/d)或奶量摄入 <150ml/(kg·d)，可适当采用部分 PDF	

3. 强化营养支持的时间　因早产儿存在个体差异，不宜采用某一个体重或年龄决定出院后强化营养支持的时间。强化营养的时间有个体差异，一般以早产儿营养风险程度与体格发育水平判断，二者应是一致的。

(1) **强化营养时间**：一般，高危(HR)需强化的时间较长，可至校正胎龄 6 月龄，甚至 1 岁；中危(MR)早产儿需强化喂养至校正胎龄 3 月龄；低危(LR)早产儿可强化喂养至足月，即校正胎龄 40 周。

(2) **乳类转换**：当校正胎龄后体格生长各项指标达 $P25^{th}$~50th 水平时，宜采用逐渐降低奶方的能量密度方法至 67kcal/100ml，即转换为纯人乳或普通婴儿配方，以避免体重 / 身长 >$P90^{th}$。

4. 其他食物的引入　早产儿引入其他食物的年龄有个体差异，与其发育成熟水平有关。胎龄小的早产儿引入时间相对较晚，一般矫正胎龄 4~6 月龄，甚至可 7~8 月龄。引入其他食物的方法同正常足月儿。

5. 其他营养素的补充

(1) **维生素 D**：据 2008 年《中华儿科杂志》编委会、中华医学会儿科学分会儿童保健学组、全国佝偻病防治科研协作组《维生素 D 缺乏性佝偻病防治建议》早产 / 低出生体重儿生后即应补充维生素 D 800~1000U/d，3 月龄改为预防量(400U/d)，直至 2 岁。

(2) **铁剂**：2011 年世界卫生组织发表的《低 - 中等收入国家低出生体重儿喂养指南》和 2009 年我国《早产 / 低出生体重儿喂养建议》早产儿生后 2~4 周始补充元素铁 2~4mg/(kg·d)，直至矫正胎龄 1 岁。补充量包括强化铁配方、人乳强化剂、食物和铁制剂中的所有铁元素含量。

(三) 喂养评估

出院后定期随访需多次喂养评估，尤其出院后早期，由于环境、生活节律和喂养方式的改变，部分住院时间较长的早产儿可出现不适应的表现，如人乳喂养不顺利、哺乳困难、进食奶量明显减少、呛奶、呕吐、大便不通畅等，甚至导致短期内体重减轻，使再次入院儿率增加。出院前的宣教、母婴间的接触和喂养指导，出院后一周内及时的沟通和干预是非常必要的。喂养成功体现在理想的生长，需定期评估早产儿的体重、身长、头围和体重 / 身高(参考第二篇第四章第三节)，有条件时可检测血生化、骨密度、体成分测定等多项指标全面评价。

专家点评　出院后仍有部分早产儿需要继续强化营养支持，新生儿医生与儿童保健医生配合密切监测喂养和生长状况。

(王丹华)

【参考文献】

1. 中华医学会肠外肠内营养学分会儿科学组，中华医学会儿科学分会新生儿学组，中华医学会小儿外科学分会新生儿外科学组．中国新生儿营养支持临床应用指南，临床儿科杂志，2013，31(12)：1177-1182.

2.《中华儿科杂志》编辑委员会，中华医学会儿科学分会新生儿学组，中华医学会儿科学分会儿童保健学组．早产/低出生体重儿喂养建议．中华儿科杂志，2009，47(07)：508-510.

3. Aggett PJ，Agostoni C，et al. Feeding preterm infants after hospital discharge：effect of dietary manipulation. ESPGHAN Committee on Nutrition. J Pediatr Gastroenterol Nutr，2006，42：596-603.

4. Tsang RC，Uauy R，Koletzko B，et al. Nutrition of the preterm infant，scientific basis and practical guidelines. 2nd Ed. Digital Educational Publishing，Inc，2005.

5. Koletzko B，Poindexter B，Uauy R. Nutrition Care of Preterm Infants，scientific basis and practical guidelines.p269. Karger.2014.

6. Aggett PJ，Agostoni C，Axelsson I，et al. Feeding Preterm Infants After Hospital Discharge：A Commentary by the ESPGHAN Committee on Nutrition. J Pediatr Gastroenterol Nutr，2006，42(5)：596-603.

7. Agostoni C，Buonocore G，CarnielliEnteral VP，et al. Nutrient Supply for Preterm Infants：Commentary From the European Society for Paediatric Gastroenterology，Hepatology，and Nutrition Committee on Nutrition. Journal of Pediatric Gastroenterology and Nutrition，2010，50：1-9.

8. Lapillonne A，O'Connor DL，Wang DH，Rigo J. Nutritional recommendations for the late-preterm infant and the preterm infant after hospital discharge. J Pediatr，2013，162(3 Suppl)：S90-S100.

第五节 小于胎龄儿喂养

导读 合理适宜的喂养使多数小于胎龄儿可出现不同程度的追赶性生长，2~3岁达正常儿童水平。“健康和疾病的发育起源”学说(DOHaD)揭示胎儿期营养不良，全身器官将发生永久的改变特别是重要脏器。消化道受损严重的小于胎龄儿虽然生后有较好的营养支持，仍可出现喂养困难，延续宫内的营养不良状态，生长发育落后。

一、消化系统及营养代谢特点

胎儿从母体获得营养物质依赖于正常的子宫胎盘循环，当宫内环境不良时胎儿会发生适应性的变化以保证其生存，如减缓生长速度，血流重新分布和脐动脉阻力升高，红细胞增多，葡萄糖以无氧酵解为主，乳酸和丙酮酸增加等。各种营养素和能量的缺乏，使胎儿的瘦体重、脂肪、糖原储备和骨矿物质含量均减少，故导致宫内生长受限。病理因素使来自母体的营养物质减少与自身的合成代谢能力低下，如蛋白质和脂肪的吸收率较适于胎龄儿减低11%~14%，蛋白质合成能力有限，氧耗量和能量消耗增加。临床上尽管考虑胎儿的营养储备受到不同程度的影响，关注小于胎龄儿(small for gestation age，SGA)的营养支持策略，但SGA儿较AGA儿更易发生喂养不耐受，有发生坏死性小肠结肠炎(NEC)的高风险；或追赶性生长不充分，体格生长和神经系统发育落后(详见第二篇体格生长与相关疾病)。

二、喂养特点

合理适宜的喂养使多数SGA可出现不同程度的追赶性生长，2~3岁达正常儿童水平。“健康和疾病的发育起源”学说(DOHaD)揭示胎儿期营养不良，全身器官将发生永久的改变，尤其是重要脏器(详见第一篇第二章第一节)。消化道受损严重的SGA虽然生后有较好的营养支持，仍可出现喂养困难，延续宫内的营养不良状态，生长发育落后。

(一)原则

1. 据胎龄制定喂养策略 2006年世界卫生组织在发展中和发达国家的研究表明SGA儿与相同胎龄AGA的营养需求是相似。因此，SGA儿童喂养策略应主要据胎龄而不是出生体重，即促进SGA儿童适度线性生长与较好的神经系统结局。

2. 成熟度 早产SGA的喂养亦需按发育成熟度或营养不良危险程度选择喂养方式。

(二)喂养方法

1. 胎龄<34周早产SGA 多属于高危(HR)、中危(MR)早产儿，出院后也需强化营养适当补充铁和其他微量元素(同早产儿喂养)，至体格生长各项指标>P10th。

2. 胎龄>34周早产SGA 尽可能人乳喂养。临床状况稳定的情况，建议出生后30分钟内尽早吸吮母亲乳房，既可预防低血糖发生，又可促进母亲泌乳。母婴同室有益于促进母亲乳汁分泌乳。如SGA新生儿吸吮无力，可将母亲乳汁挤出喂哺。每2~3小时哺乳一次，密切监测血糖，维持血糖>2.6mmol/L。产前有中重度生长受限、脐血流多普勒超声异常SGA新生儿，应先肠外营养，至足量人乳喂养。SGA儿童住院、母婴分离的情况下，母亲亦应频繁吸出乳汁(至少8~10次/日)。

3. 足月SGA 喂养方法同正常足月儿。不能将出生体重相近的足月低体重儿和早产儿采用相同强化营养处理方法，因为成熟度、生长轨迹和营养需求有很大差异。为降低SGA成人期发生代谢综合征的风险，各国指南均不推荐足月SGA儿出院后常规使用早产儿配方或早产儿过渡配方促进生长。

4. 严重喂养困难SGA 为减少生长落后程度可采用管饲喂养，同时转诊寻找病因。

(三) 喂养评估

1. 定期随访评估 同早产儿喂养评估。

2. 生长评估 参考第二篇第四章第三节。

专家点评 SGA婴儿喂养较早产儿可能更困难，约15%的SGA儿童2岁后生长发育水平仍落后。因此，预防SGA的生长落后关键是降低SGA发生率。

(王丹华)

【参考文献】

1. Tudehope D, Vento M, Bhutta Z, et al. Nutritional requirements and feeding recommendations for small for gestational age infants. J Pediatr, 2013, 162(3 Suppl): S81-S89.
2. Adamkin DH and Committee on Fetus and Newborn. Postnatal Glucose Homeostasis in Late-Preterm and Term Infants. Pediatrics, 2011, 127: 575.
3. Bozzetti V, Tagliabue PE, Visser GH, et al. Feeding issues in IUGR preterm infants. Early Hum Dev, 2013, 89, Suppl 2: S21-S23.

第二十章

幼儿和学龄前儿童营养

第一节 幼儿营养

导读 幼儿胃肠道功能已较成熟，是以乳类为主食逐渐向成人谷类食物为主过渡的重要时期。同时，建立良好的进食环境，可培养儿童进食技能和习惯。

一、营养特点

幼儿生长发育较婴儿期减慢，但仍处在快速生长发育的时期，而且活动量较婴儿期增多，仍需要保证充足的能量和优质蛋白质。幼儿期儿童消化代谢功能仍不成熟，乳牙陆续萌出，但咀嚼功能尚不成熟；胃容量较婴儿增加，但进食量仍有限。胃肠道消化吸收对外界不良刺激的防御功能尚不成熟。幼儿自己喂哺的意识强烈，能逐渐自己使用杯子、匙进食，开始有控制进食情景的意识，如玩弄食物、有接受和拒绝食物的行为。

2013 年版《中国膳食推荐指南》建议 1~3 岁儿童能量推荐量为 1100~1200kcal/d，膳食蛋白质 25~30g/d。膳食蛋白质、脂肪和碳水化合物占总能量比例分别是 12%~15%，30%~35% 及 50%~60%，优质蛋白质供给量占每日蛋白质总量的 35%~50%。

二、膳食安排

（一）食物选择

1. 主食 幼儿膳食逐渐以谷类为主食，能接受全谷物和系列加工食品。全谷物产品含 B 族维生素、镁、铁、纤维、蛋白质和不饱和脂肪酸，可适当选择小米、玉米、黑米等杂粮与大米、小麦搭配；选择时令新鲜蔬菜和水果。

2. 动物类、豆制品食物 肉、鱼、乳、是优质蛋白质、B 族维生素、铁和锌的来源，动物内脏和动物血可交替食用，2 岁后应优选低脂产品如鸡肉，瘦猪肉。

3. 奶制品 母亲乳汁充足、幼儿不眷恋人乳、生长正常者可继续给予人乳喂养至 2 岁，或每日 500ml 配方或鲜奶。如幼儿牛奶蛋白过敏可选择低敏配方。2006 年美国儿科学会建议 2 岁后可适当摄入低脂奶。

4. 水摄入量 中国婴幼儿膳食指南建议幼儿每日需水量约 1250~2000ml，约 1/2 来自水、果汁。据季节和儿童活动量决定饮水量，以不影响幼儿日常饮食为度。幼儿最好的饮料是开水，奶类，而不是饮料。幼儿食物摄入可参考 2010 年中国营养学会妇幼分会公布《中国孕期、哺乳期妇女和 0~6 岁儿童膳食指南》（表 5-20-1）与美国心脏协会发表《儿童、青少年预防心血管疾病的膳食指南》（表 5-20-2）。

表 5-20-1 幼儿、学龄前儿童食物参考摄入量(日)

食物种类	1~3 岁	3~6 岁
谷类(g)	100~150	180~260
蔬菜类(g)	150~200	200~250
水果类(g)	150~200	150~300
鱼虾类(g)	100	40~50
禽畜肉类(g)		30~40
蛋类(g)		60
液态奶(ml)	350~500	300~400
大豆及豆制品(g)	—	25
烹调油(g)	20~25	25~30

表 5-20-2 美国儿童膳食指南表

食物	2~3 岁	4~8 岁(女童)	4~8 岁(男童)
能量(卡)	1000~1400	1200~1800	1200~2000
动物性食物(盎司)	2~4	3~5	3~5.5
水果(杯)	1~1.5	1~1.5	1~2
蔬菜(杯)	1~1.5	1.5~2.5	1.5~2.5
谷类(盎司)	3~5	4~6	4~6
牛奶(杯)	2~2.5	2.5~3	2.5~3

注:能量摄入与生长与活动量有关,1 盎司 =28.3495231g,1 杯 =240ml

(二) 食物制备与安全

幼儿膳食质地较成人食物软,但不宜过碎煮烂,易于幼儿咀嚼、吞咽和消化。采用蒸、煮、炖、煨等烹调方式,以清淡为宜。少用或不用含味精或鸡精,色素、糖精的调味品,注意食物多样化和色香味更换。避免幼儿摄入引起窒息和伤害的食物,如小圆形糖果和水果、坚果、果冻、爆米花、口香糖,以及带骨刺的鱼和肉等,少食高脂、高糖食物、快餐食品、碳酸饮料;控制过多含糖饮料的摄入,以免影响食欲和过多能量的摄入。

(三) 餐次和进食技能培养

幼儿进餐应有规律,包括定时、定点、适量进餐,仍以每日 4~5 餐为宜,即早、中、晚正餐、点心 1~2 次,进餐时间 20~25 分钟 / 次为宜。培养儿童自我进食技能的发展,不规定进食方法(手抓、勺、筷),不强迫进食,2 岁后应自我、自由进食。

(四) 进食环境

幼儿进餐环境轻松、愉悦,有适宜的餐桌椅、及专用餐具。每日有机会与家人共进餐,有助于幼儿接受家庭膳食。进食前应暂停其他活动,避免过度兴奋;专心进食,进餐时不可边吃边玩、边看电视、追逐喂养、责备或训斥儿童。餐前洗手、开始学习用餐时的礼仪。3 岁左右的儿童常出现挑食表现,可持续至 4 岁。尊重儿童对食物的爱好和拒绝态度,但家长给儿童制作可口的营养、平衡的食物,使儿童能选择有利自己健康的食物。

专家点评 多样、营养丰富的饮食和定期体育活动对儿童青少年健康生长发育非常重要,有助于儿童学习,减少肥胖与贫血发生,最重要的可预防成年后患慢性疾病。

(李晓南)

【参考文献】

1. American Academy of Pediatric. Caring for Your Baby and Young Child: Birth to Age 5, 2014.

第二节 学龄前儿童营养

导读 学龄前儿童消化道功能接近成人,食物制备与成人相同,进食安排与成人同步。学龄前儿童已有一定理解能力,可进行初浅的营养教育。

一、营养特点

学龄前儿童生长发育平稳发展,但仍需充足营养素。2013 年《中国居民膳食营养素参考摄入量》建议 3~6 岁学龄前儿童能量推荐摄入量为 1200~1400kcal/ 日,男童高于女童。谷类所含有的丰富碳水化合物是其能量的主要来源。蛋白质的推荐摄入量为 30~35g/ 日,蛋白质供能占总能量的 14%~15%,50% 源于动物性食物蛋白质,可满足微量元素需要(如锌、铁、碘和维生素);足量乳制品、豆制品摄入是维持丰富钙营养的有效方法。学龄前儿童食物摄入可参考 2010 年中国营养学会妇幼分会公布《中国孕期、哺乳期妇女和 0~6 岁儿童膳食指南》(见第一节表 5-20-1)与美国心脏协会发表儿童、青少年预防心血管疾病的膳食指南(见第一节表 5-20-2)。

二、膳食建议

（一）食物选择

学龄前儿童口腔功能较成熟，消化功能逐渐接近成人，已可进食家庭成人食物。但需有营养的食物，如新鲜水果、蔬菜、低脂奶制品、瘦肉类（鸡、鸭、鱼、牛、猪、羊肉）、全谷类。正餐时少用汤类代替炒菜，稀饭代替米饭。尽量避免纯能量食物，如白糖、粉丝、凉粉、藕粉等，少吃零食，饮用清淡饮料。

品种多样，膳食平衡，膳食多样化，以满足儿童对各种营养成分的需要，如荤素菜的合理搭配，粗粮、细粮的交替使用，保证蛋白质、脂肪、碳水化合物之间的比例，以及足够的维生素、矿物质摄入。学龄前儿童功能性便秘发生率较高，需适量的膳食纤维，全麦面包、麦片粥、蔬菜是膳食纤维的主要来源。

（二）食物制备

与成人相同，但食物口味仍以清淡为主，不宜添加各类调味品；少油煎、油炸食物，避免刺多的鱼骨。儿童已能逐渐接受部分家庭食物习惯，如酸辣食物。

（三）餐次与进食能力

进食时间基本与成人同步，每天可安排1~2次点心。如幼儿园儿童晚餐时间过早，儿童回家应适当加餐，避免晨起低血糖发生。进食的能量比例宜早餐20%~30%，午餐30%~35%，点心10%~15%，晚餐25%~30%。4岁儿童不再紧握勺或筷进食，能像成人一样熟练用勺或筷自己进食，喜欢参与餐前准备工作。

（四）学习进食礼仪

家长应教儿童餐桌仪表，如嘴里有食物不宜说话，学会用餐巾纸擦嘴，不越过别人餐盘取食物。家庭的共进餐习惯使儿童可学到更好的餐桌礼仪。比起言教，更重要的是家长的行为，因儿童行为是家长行为的镜子。每天应至少有一次愉快家庭进餐时间，儿童也可参与准备与结束清洁工作，有益儿童对食物的认识和选择，增进交流。

三、零食选择

零食是非正餐时间食用的各种少量的食物和（或）饮料（不包括水）。2007年中国居民零食专项调查显示>60%的3~17岁儿童青少年每天晚上吃零食，均因为“好吃”选择零食。调查显示儿童青少年零食提供能量可占总能量的7.7%，接近幼儿点心提供的能量，零食尚提供部分膳食纤维（18.2%）、维生素C（17.9%）、钙（9.9%）、维生素E（9.7%）。因此，正确指导儿童青少年适当选择、控制零食过多摄入非常必要。2006~2007年中国疾病预防控制中心营养与食品安全所受卫生部疾病预防控制局委托研究和编制《中国儿童青少年零食消费指南》将零食分为“可经常食用”、“适当食用”和“限制食用”三种（表5-20-3），从营养与健康的角度强调儿童青少年应以正餐为主，不可以零食替代正餐。如需为儿童选择零食，建议家长参照零食消费分类指南选择“可经常食用”的零食，避免“限制食用”零食。

专家点评 学龄前儿童多与家人共进餐，注意培养良好饮食习惯，不挑食、不偏食，定时定量进食，不乱吃零食；学习遵守餐桌礼仪，注意口腔卫生。

（李晓南）

表5-20-3 零食消费分类

分类	糖果	肉蛋	谷类	豆类	果蔬	乳类	坚果	薯类	饮料	冷饮
可经常食用	—	瘦肉、鸡蛋、鱼虾等	玉米、低糖麦片或面包	豆浆、豆花、白豆干	新鲜水果	低脂奶或酸奶	花生米、榛子、瓜子	蒸、煮红薯或土豆	无糖果汁	—
适当食用	黑巧克力、牛奶巧克力	方腿、培根、牛肉干	月饼、蛋糕	甜/咸的豆浆、粉皮	含糖、盐的果蔬干	奶酪、调味奶	鱼皮花生、腰果	甘薯球、地瓜干	含糖果蔬饮料、含乳饮料	以鲜奶、水果为主的冰淇淋
限制食用	棉花糖、奶糖、水果糖	汉堡、热狗、炸鸡类	方便面、奶油夹心饼干	油豆腐、臭豆腐	罐头水果	黄油、炼乳	—	炸薯片（条）	糖浓度高饮料汽水、可乐	甜味色艳的冰淇淋

【参考文献】

1. Scottish Executive. Nutritional guidance for early years, food choices for children aged 1-5 years in early education and childcare settings., Edinburgh, 2006.
2. 中国营养学会. 中国儿童青少年零食消费指南. 营养学报, 2008, 30(2): 123.

第二十一章 21

儿童青少年营养

第一节 学龄儿童和青少年营养

导读 学龄儿童学习和体育活动增加，部分进入青春期的青少年出现第二生长高峰，需增加能量和营养素。青少年多自己选择食物，应据青少年生长发育水平、活动量，个体化指导平衡膳食，减少营养不良（不足与过剩）发生风险。

一、营养特点

多数学龄儿童体格仍维持稳步的增长，除生殖系统外的其他器官、系统，包括脑的形态发育接近成人水平，肌肉发育较好。乳牙脱落，恒牙萌出，口腔咀嚼吞咽功能发育成熟，消化吸收能力基本达成人水平。学龄儿童学习任务重、体育活动量大，但发育的性别、活动强度存在差异，能量摄入量需满足生长速度、体育活动需要，保证优质蛋白质供给，各种矿物质如钙、铁、锌和维生素的需要较前增加。部分学龄青少年出现第二生长高峰，生长加速，能量和蛋白质的需要量明显增加，易发生营养不足或过剩。但目前尚缺乏青少年营养需要的科学证据，2013版《中国居民膳食营养素参考摄入量》按青少年年龄、性别和活动水平推荐膳食参考量，如能量推荐量是青少年能量摄入平均值，据青春期生长速度和身体组成成分计算蛋白质RNIs。青少年生长速度、体育活动和新陈代谢率个体差异大，难以据发育成熟度计算。基层儿科医生、儿童保健医生评价青少年个体营养状况的时应据儿童体格发育水平、膳食、临床、生化资料综合评价。

青少年生长发育为第二高峰，总能量和营养素需要高。如总能量的20%~30%用于生长发育；女童蛋白质平均摄入量为60g/d，男童75g/d；50%蛋白质源于动物和大豆蛋白质，以提供丰富的必需氨基酸，满足快速生长发育需要。青春期儿童骨骼快速增长，青春期增加45%骨量，矿物质的需求量要大于儿童期或成年期。如钙推荐摄入量应达1000~1200mg/d，锌推荐摄入量需增至9~11mg/d；女童铁推荐摄入量为18mg/d，男童则16mg/d；男女童碘的需要量均为110~120μg/d；各种维生素的需要亦增加。学龄儿童、青少年营养素摄入可参考2013年中国营养学会公布《中国居民膳食营养素参考摄入量》。

二、膳食安排

学龄儿童、青少年膳食安排与成人相同，需保证足够的能量和蛋白质的摄入，主食宜选用可保留B族维生素的加工粗糙的谷类，据季节及供应情况做到食物种类多样，搭配合理，提高食物的营养价值；提供含钙丰富的食物，如乳类和豆制品。

学龄儿童、青少年食物摄入可参考中国(表5-21-1)与美国心脏协会发表儿童、青少年预防心血管疾病的膳食指南(表5-21-2)。

表 5-21-1 学龄儿童、青少年食物参考摄入量(日)

食物种类	食物参考摄入量
谷类(g)	350
蔬菜类(g)	300
水果类(g)	50~100
鱼虾类(g)	100~125
禽畜肉类(g)	100~125
蛋类(g)	50
液态奶(ml)	250
大豆及豆制品(g)	20~30
烹调油(g)	10~15
食糖	15

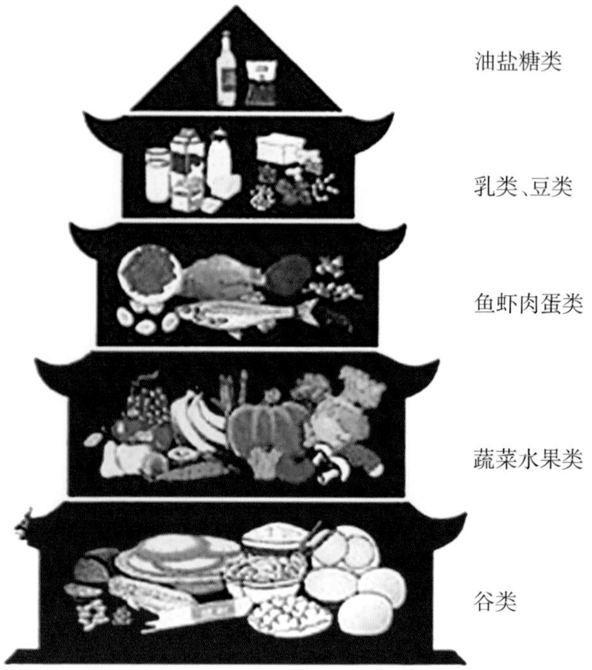

图 5-21-1 中国居民平衡膳食宝塔

三、营养知识教育

教育学龄儿童、青少年有关预防营养性疾病的科普知识,使青少年能选择有益健康的食物。

1. 膳食平衡 教育儿童与家长了解“营养好”的概念。“营养好”不是以油荤食物多、价格贵、少见食物判断,也不是以食物的色香味判断,是摄入的食物营养素均衡。平衡膳食或营养素均衡是食物摄入丰富,适当搭配,满足能量及各种营养素的需求,身体健康,即可维持正常的体重、血脂、血压,无微量元素缺乏性疾病。注意同类食物互换,使膳食平衡又不单调。可参考2007中国营养学会推荐的“中国居民平衡膳食宝塔”(图5-21-1),2011年美国农业部的“我的餐盘”(My Plate)(图5-21-2),以及2013年英国卫生部的“膳食平衡盘”(Eatwell Plate)指导青少年营养行为(图5-21-3)。

2. 预防慢性非感染性疾病 肥胖症、糖尿病、心脏病、高血压和癌症等为慢性非感染性疾

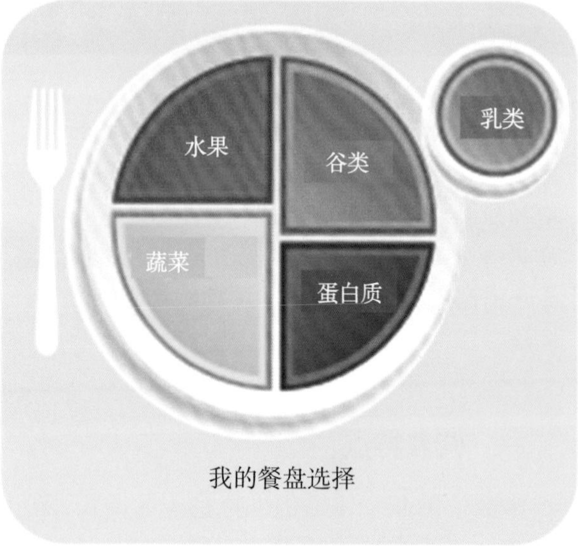

图 5-21-2 我的餐盘(美国)

表 5-21-2 美国儿童膳食指南

食物	9~13岁(女)	9~13岁(男)	14~18岁(女)	14~18岁(男)
能量(卡)	1400~2200	1600~2600	1800~2400	2000~3200
动物性食物(盎司)	4~6	5~6.5	5~6.5	5.5~7
水果(杯)	1.5~2	1.5~2	1.5~2	2~2.5
蔬菜(杯)	1.5~3	2~3.5	2.5~3	2.5~4
谷类(盎司)	5~7	5~9	6~8	6~10
牛奶(杯)	2.5~3	3	3	3

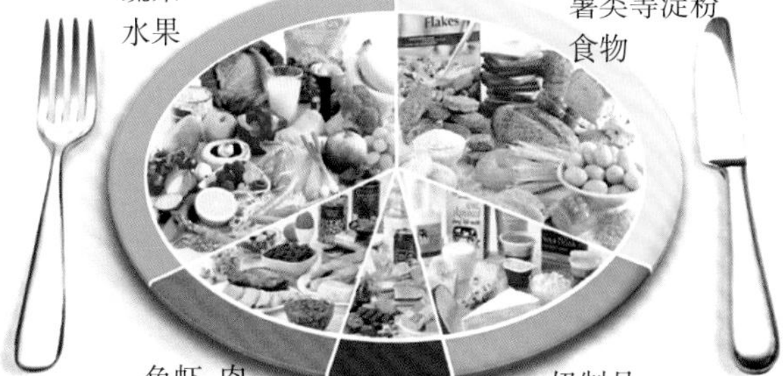
蔬菜
水果
谷类、土豆、
薯类等淀粉
食物
鱼虾、肉
蛋、豆类
含糖饮料、
高脂零食
奶制品

图 5-21-3 膳食平衡盘(英国)

病。儿童青少年超重/肥胖使成人期发生慢性非感染性疾病危险性增加。选择含饱和脂肪及反式脂肪少的食物是预防慢性非感染性疾病的重要措施之一。自然食品中反式脂肪酸含量很少,多为植物油加工产生,即植物油脂液态不饱和脂肪加氢硬化成为固态或半固态的油脂,使食品口感更松脆美味。人造黄油、奶油蛋糕类的西式糕点、烘烤食物(饼干、薄脆饼、油酥饼、炸面包圈、薯片以及油炸薯条、炸鸡块)等食物含较多反式脂肪酸。

专家点评 注意青少年膳食平衡,养成良好饮食习惯。家庭、同伴、教师、媒体和广告等因素影响着青春期儿童的饮食行为。

(李晓南)

【参考文献】

1. Scottish Executive. Nutritional guidance for early years, food choices for children aged 1-5 years in early education and childcare settings., Edinburgh, 2006.
2. 中国营养学会,中国居民平衡膳食宝塔. 北京:人民卫生出版社,2007.
3. United States Department of Agriculture. “USDA's MyPlate”, 2011.
4. Public Health England. Eatwell Plate, 2013.

第二节 易出现的营养问题

导读 学龄儿童营养问题往往与生长发育过快有关。同时,年长学龄儿童逐渐进入青春发育阶段,可出现与心理行为、生活方式有关的营养问题。

一、缺铁性贫血

青春期儿童生长发育快速,对铁的需求量增加。青少年男性肌肉发育较好,血容量的扩大,血红蛋白浓度提高;青少年女性铁摄入不足、经期流血过多可致缺铁性贫血。因此,青春期要注意增加铁的营养摄入,预防缺铁性贫血(详见本篇第二十三章第二节 I 型营养素缺乏)。

二、神经性厌食

神经性厌食是女青少年较常见一种进食行为障碍。常因过度担心自己的体型和体重,以控制食物摄入或采取过度运动、呕吐、导泻等方法限制食物摄入,体重显著下降。

神经性厌食可导致儿童严重营养不良,甚至极度衰竭危及生命,影响青少年身心健康与发育(详见第三篇第十三章第五节)。

三、超重/肥胖

儿童青少年超重/肥胖可增加成年后患糖尿病、心血管病和某些肿瘤等慢性病发病风险。早期筛查、诊断和评估肥胖儿童及其健康风险,并及早进行干预,是遏制我国日益严重的慢性病上升趋势的关键环节(详见本篇第二十四章第一节)。

专家点评 学龄儿童、青少年仍需提供充足的能量和各种营养素,但能量摄入不宜过多,应与生长速度、活动量相当;宜低盐少糖,少摄入饱和脂肪及反式脂肪,适量补充膳食纤维。注重营养知识的健康教育,引导青少年合理选择食物搭配,预防营养不足和营养过剩。

(李晓南)

【参考文献】

1. 李秀钧. 代谢综合征胰岛素抵抗综合征. 第 2 版. 北京:人民卫生出版,2007.
2. Berhold Koletzko,著. 王卫平,主译. 临床儿科营养. 北京:人民卫生出版,2009.
3. 中国营养学会. 中国居民膳食营养素参考摄入量. 第 3 版. 北京:人民卫生出版,2014.

22 第二十二章

儿童营养评价

评价儿童营养不良的方法或目的因群体儿童和个体儿童不同。评价群体儿童营养状况(<5 岁)主要通过体格生长水平调查了解流行强度,或为趋势、状况的描述。调查结果与该地区或国家的经济、文化状况有关,可帮助政府决策时提供数据,不涉及任何病因。近年 WHO 以儿童人群 W/H 的状况作为儿童人群营养不良流行强度判断标准。评价个体儿童营养状况主要是了解是否存在营养不良(malnutrition),如存在营养不良需要明确是原发的还是继发的、营养不良缺乏的发展阶段等问题,以采取相应的干预措施。

营养不良不是单一疾病,而是一种异常的状态,即可因食物供给不足(灾荒、战争)、或食物摄入不当(缺乏知识)、或疾病吸收不良使儿童获得的营养素(能量、蛋白质、维生素、矿物质)不能维持正常组织、器官的生理功能,发生营养低

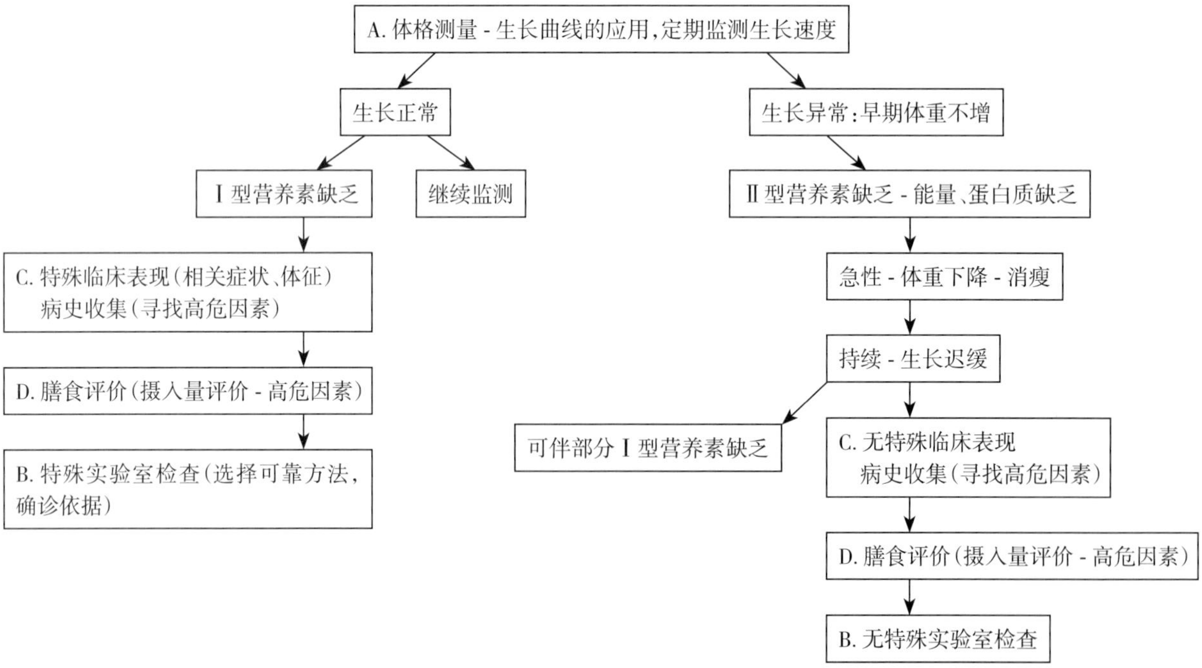

图 5-22-1 儿童营养评价的流程

下(undernutrition)或营养过剩(overnutrition)的状况。营养低下是营养素不足的结果,而营养过度是摄入营养素失衡或过量的结果。因此,正确认识营养素缺乏或过剩应按照营养不良的定义从病史中确定高危因素、临床表现,以相应的实验室方法评价营养素代谢的生理生化状况,可概括为"ACDB",即"A"人体测量(anthropometric measurement)、"C"临床表现(clinical indicators)、"D"膳食评价(dietary assessment)、"B"实验室或生化检查(biochemical or laboratory tests)4 步(图 5-22-1),评估流程与营养素缺乏类型有关(详见本篇第二十三章第一节营养素缺乏的分类)。

第一节　体格测量和评价

导读　体格发育调查是运用人体测量学的技术和方法,通过观察和测量个体或群体儿童的身体形态指标,研究体格发育的规律和各种内、外因素对体格发育的影响,制定儿童青少年卫生保健措施;根据大样本的人群测量数据,可制定儿童体格发育的评价标准或参照值。

儿童生长发育过程对营养的变化极为敏感,能动态反映总体营养状况,及早发现生长异常等原发性营养问题。体格发育监测儿童生长状态及生长速率变化是儿童营养状况评价的最简单和直观方法,质控难度较小,是 WHO 推荐评价儿童营养状况的首选指标(详见第二篇第四章第二节体格发育调查)。为正确选择和使用评价标准,须了解所用标准的制定情况,包括代表人群、调查及研究方法、数据表达及界值点等。生长评价是儿童保健工作的重要内容之一。儿童体格生长评价应包括发生长水平、生长速度以及匀称程度三方面。定期监测和评估儿童的生长状况,可早期发现生长偏离,以及时采取病因研究、营养指导、随访以及转诊等有效措施,使儿童得到及时诊断和干预治疗。

(汪之顼)

【参考文献】

1. 李辉,季成叶,宗心南,等 . 中国 0~18 岁儿童青少年身高、体重的标准化生长曲线 . 中华儿科杂志,2009,47:487-494.
2. 中华人民共和国卫生部妇幼保健与社区卫生司,首都儿科研究所,九市儿童体格发育调查研究协作组 . 中国儿童生长标准与生长曲线 . 上海:第二军医大学出版社,2009.
3. Roche AF,Sun SS. Human growth:assessment and interpretation. Cambridge,UK:Cambridge University Press,2003.
4. WHO Expert Committee on Physical Status:the use and interpretation of anthropometry. World Health Organization,Geneva,1995.
5. Falkner F and Tanner JM. Human Growth.2nd edtidon.Plenum Press,1986,Vol 2.
6. 叶广俊,胡虞志,林琬生 . 现代儿童少年卫生学 . 北京:人民卫生出版社,1999.

第二节　膳食调查与评价

导读　膳食调查是寻找儿童营养问题高危因素。经典的儿童膳食调查方法有 24 小时膳食回顾法、膳食史法和食物频数法、称重记录法、记账或查账法 5 种方法,近年新发展一"即时性图像法"特别适合儿童临床膳食调查。

儿童膳食资料的评价包括食物摄入状况和食物结构的评价和膳食营养素摄入水平的评价,食物摄入状况结果需与权威的膳食推荐量(DRIs)比较,膳食营养素摄入水平则与膳食营养素参考摄入量(RNI)比较。

膳食是儿童获得营养的基本途径,是各种原发性营养问题的主要影响因素,无论是社会因素或家庭因素导致的食物短缺,或因饮食行为问题导致营养问题多可从膳食状况上找到原因和防治策略。因此,儿童膳食调查(dietary survey,DS)包括膳食摄入资料和分析评估,了解被调查儿童一定时间内通过膳食所摄取的能量和各种营养素的数量和质量,分析实际的膳食基础资料,评定调查对象正常营养需要能得到满足的程度,是儿童营养状况评价重要内容之一。DID 是全面、合理评价儿童营养状况的基础,可同时了解儿童摄入能量、重要营养素水平以及喂养史、饮食行为状态、对食物偏好等情况。

膳食调查的技术资料多为成人人群的膳食调查与评价。儿童健康工作中所需要开展的膳食调查和评价工作技术和方法学与成人不同。儿童保健和临床营养工作中的膳食评价多以婴幼儿个体为目标，相关的技术和方法应突出针对其膳食特殊性和个体化实施的细节；儿童群体的膳食调查多以托幼机构的学龄前儿童为对象，或部分在校小学生为对象。儿童群体就餐环节多，膳食信息来源收集具有较高挑战性，相应的膳食调查工作需要较高的技术要求。

一、膳食摄入资料调查

（一）分类

经典的膳食资料调查包括称重法、记账法、化学分析法、询问法和食物频数法等等，可单独进行，也可联合进行；或用于人群，或用于个体的膳食调查；或用于科学研究的专项调查，或用于健康改善的实践。

1. 回顾性膳食摄入资料调查 包括24小时膳食回顾法（24-hour dietary recall）、膳食史法、食物频数法等询问性方法，以及查账法、平衡表法等资料查询性方法。回顾性膳食调查方法可用于人群与个体，调查已经发生的膳食摄入/消费状况，基本特征是调查过程不影响被调查者的饮食生活，不干扰膳食/食物消费。

2. 前瞻性膳食摄入资料调查 包括称重法、记账法、称重记录法、化学分析法等，调查按时间进展同时记录、分析膳食摄入状况的方法。因评价工作与被调查者膳食行为同时进行，影响对被调查对象的饮食生活，特别是入户称量、记录膳食内容时。

3. 即时性膳食摄入资料调查 一种新的膳食调查方法，介于回顾性和前瞻性之间。

（二）儿童膳食摄入资料调查

儿童膳食摄入资料调查多采用24小时膳食回顾法、膳食史法、食物频数法，以及称重记录法。

1. 24小时膳食回顾法

（1）基本方法：儿童膳食往往在多个环节、场所完成，被调查对象报告24小时内（前一日的午夜至次日午夜）所有食物摄入情况，包括饮料、营养补充剂，进食时间、食物准备方法、商品食物等。被调查对象为儿童代理人，即为制备食物和喂给儿童食物者（如家长、其他抚养人、幼儿园保育员、老师），可较准确回顾和描述过去24小时内儿童摄入的全部食物（包括饮料）的种类和数量（表5-22-1）；各种食物的摄入量则由调查人员确定。连续多日进行24小时膳食回顾法，可更准确获得儿童食物消耗量。一般多采用连续三日24小时膳食回顾。

（2）特点：24小时膳食回顾调查方法省力、简便易行。调查过程不影响儿童饮食和进餐，调查结果较客观，易反映儿童日常膳食状况；可连续多日进行，不同时间的膳食资料。质控水平决定调

表5-22-1 儿童膳食调查24小时回顾调查表

姓名________ 性别_____ 年龄_____ 调查日期____________ 调查地点________________________________

调查者_________

进餐时间	食物名称[a]	原料名称[b]	原料特征[c]	原料重量（g）	可食部[d]
进餐时间：早餐、午餐、晚餐、零食[e] 据调查目的可补充进餐地点、制作方法和制作地点等内容					

注：a. 食物名称是儿童在调查期间内所食用的由单一或复合原料烹制的各种即食状态的食品的通俗名称；如主食（米饭），菜名（如西红柿炒鸡蛋）；b. 原料名称是烹制食品使用的各种食物原料，采用食物成分表中的名称，如西红柿炒鸡蛋的原料是西红柿、鸡蛋；c. 原料重量是各种食物原料市品重量；d. 可食部是去掉不可食用部分后剩余部分的重量，以占食物原料市品重量的百分比（查食物成分表）表示；e. 零食注餐次间进食的各种食物和饮料（不包括水）

查结果，较好的质控结果可量化评估。24小时膳食回顾调查数据的准确性依赖被调查者的记忆和调查者判断膳食内容和食物分量的能力；儿童进食餐次多，或被访谈者多则易产生误差。

(3) **质量控制**：包括调查者培训与调查前的准备工作、被调查者表达能力与依从性等。被调查者有较好记忆与语言表达能力，重视调查活动，积极主动配合；较熟知常见食物和烹调方法。为保证结果真实性，被调查者应无准备参加调查。调查者经充分培训，包括访谈技能、较准确判断膳食内容和食物分量，熟悉食物成分表信息；工作认真、耐心、仔细，尽可能不遗漏信息；了解被调查人群的饮食背景，熟悉常见食物的烹调制作方法和特征。调查前准备充分(材料、表格、食物核对清单、食物图谱、食物成分表、食物模型、烹调器皿称重等)。为避免误差可按季节调查。营养研究要求质控更严格时可入户调查。

虽然食物图谱是常常被考虑辅助食物估量的工具，但回顾性膳食调查往往难以确定是过去的膳食事件，包括食物的分量、状态、视觉形态等。汪之顼等人研制的《回顾性膳食调查辅助参照食物图谱》设计儿童膳食评估所需要分量和食物形态(图5-22-2)，借助食物自身形体或者分量对比、背景刻度坐标和日常生活中熟知的物品(易拉罐)等3个视觉参照体系可帮助被访谈者和调查者估计回忆食物的摄取量。

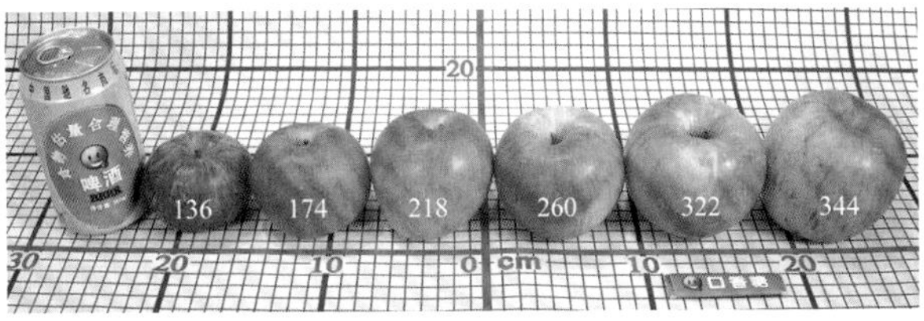

图5-22-2 回顾性膳食调查辅助参照量参照食物图片

2. 称重记录法

(1) **基本方法**：称重记录法(weighed diet records)用日常的称量工具对被调查对象(个体、家庭或群体)消耗的食物定量评估，由调查对象或抚养者在一定时间内完成，是一较准确的膳食调查方法。

实际称量各餐进食量，以生/熟食物比例计算实际摄入量是关键(表5-22-2)。对照“食物成分表”获得当日主要营养素人均量。调查尚包括主餐外的其他食物重量。多应用于集体儿童膳食调查，也可据调查目的选择个人进行膳食调查。

表5-22-2 膳食调查记录表

早餐　　就餐儿童人日数：225　　年　　月　　日

	食物品种				
	大米	蛋	…	…	
生重(kg)	28	7.5	…	…	…
熟重(kg)	66.7	…	…	…	…
剩余熟重(kg)	25.61				
*实际摄入熟重(kg)	41.09				
生重/熟重	0.4198	…	…	…	…
**实际摄入生重(kg)	17.25	7.5			合计
蛋白质(g)	1138.5	952.5	…	…	…
脂肪(g)	155.25	847.5	…	…	…
碳水化物(g)	13334.25	150	…	…	…
钙(mg)	3105	4125	…	…	…
能量(kcal)	59340	12000	…	…	…

* 实际摄入熟重(kg)= 熟重 - 剩余熟重

** 实际摄入生重(kg)= 生重/熟重×实际摄入熟重或摄入熟重/总熟重×总生重(总生重/总熟重×摄入熟重)计算

集体儿童膳食称重调查时常以平均数法分析结果，即从每日摄入食物种类、数量计算各种食物中某营养素的总量，该营养素摄入量/人日数=人平均营养素摄入量。人日数为三餐人数的平均数。如三餐就餐儿童数相差较大，应按各餐主食量与就餐人数计算人日数(人日数=早餐主食量/早餐人数+中餐主食量/中餐人数+晚餐主食量/晚餐人数)。

个体采用称量法进行膳食调查时，制作过程需单独进行，包括进餐、制备和烹调。因个体膳食量少、操作不便，可结合膳食记录获得食物生重量、熟重与剩余熟食重等。如个体儿童与家庭成员同时进餐，则需要在衡量的全体成员膳食中估计儿童消费的分量。

(2) **特点**：称重记录法不依赖被调查者的记忆，故获得的食物摄入量数据较可靠，准确性高，质控较好；连续多日的调查数据可提供个人每日膳食的波动情况，有助调整膳食安排；膳食中的低频食物也可评估。但称重法较复杂，费时(3~4日)费力。因称重记录法为前瞻性调查，相关调查活动和操作易干扰儿童正常饮食和进餐。

(3) **质量控制**：需简单培训儿童食物制作人(家长或厨师、配餐员)，以主动配合调查。准备调查表格、食物成分表、计算器、秤、标记重量的各种器皿。仔细称量各种食物的生、熟重量，获得较准确的生重/熟重。

3. 记账或查账法 是最早、最常用的膳食调查方法。被调查对象或研究者记录一定时期内的所有食物采购量或消耗总量为膳食账目，或者利用家庭、膳食单位已有的膳食账目（采购记录、出入库记录等），研究者用膳食账目计算同期进餐每人的食物日平均摄入量。集体儿童的人均食物摄入量可用食物熟食量－剩余量的熟重/进餐人数。记账法可调查较长时期的膳食（1月或数月）摄入情况，适于家庭调查、托幼机构、中小学校调查。

（1）基本方法：建立或获取膳食记录或账目前后均需盘存。详细记录每日食物采购量、每日食物废弃量（变质、丢弃或喂饲动物），确定同时段进餐人数。幼儿园儿童存在年龄与人数差别，不同年龄儿童按能量推荐量折算为某个年龄。

每日食物的摄入量＝食物摄入总量/就餐总人日数，据食物成分表计算食物摄入的各种营养素的量。

（2）特点：操作较简单，适用大样本调查。因不依赖被调查者和调查者的记忆，遗漏食物少。被调查单位人员（如托幼机构）经过短期培训可掌握该方法，自行定期自查；适合进行全年不同季节的调查。但调查结果只反映集体托幼机构某阶段的人均摄入量。

（3）质量控制：准确记录膳食与用餐人日数是获得较准确结果的关键。

4. 膳食史法与食物频数法

（1）基本方法：膳食史法（diet history method）和食物频数法（food frequency）的调查程序较简单，为较抽象方法，主要获得概括性的膳食信息，适用膳食规律的个体/群体。故儿童、严重肥胖、精神障碍者不宜采用膳食史和食物频数调查方法。

回顾调查膳食状况适宜慢性疾病研究，如心血管疾病，糖尿病和肿瘤及慢性营养不良等或者源于母亲孕期膳食的儿童健康问题，对发病因素分析更有意义。

1）膳食史法：是一经典的膳食分析方法，包括提供所有摄入食物信息。膳食史的调查方法是访谈被调查对象，回顾目前或过去某个时期（1月、6月，或一年）总体膳食概况，评估该个体（可集合为群体）某阶段的饮食习惯、膳食行为状况和膳食模式。因方法较费时，准确性不足，膳食史的方法多用于个体的临床诊疗实践，不宜用于流行病学研究。如膳食史方法结合定量的食物频率法，也可据研究目的、对膳食详细程度的需求进行营养流行病学调查，确定食物频率的模式。如蔬菜的消费，可以概括各种蔬菜的总体消费频率，也可以细化为各类蔬菜甚至各种蔬菜的消费频率。当食物消耗种类多，季节变化大时，膳食史也可获得较准确的膳食摄入信息。

2）食物频率法：或食物频数法。为获得个体膳食史，多采用食物频数法调查。以问卷形式获得被调查者某一段时期内（日、周、月，甚至年）摄取食物的频率方法评价膳食营养状况，包括经常摄入的食物种类、次数。因不强调摄取食物的量，结果为定性资料。频数法膳食调查也可定量和半定量，但调查个体和群体膳食适用性、有效性和准确性较受限。食物频数法多用于大样本流行病调查，分析相对粗糙的膳食信息，获得膳食因素与慢性疾病风险之间的关系。大样本量部分弥补数据精确性不足的缺陷。

（2）膳食史与食物频数法的特点：能迅速获得儿童日常食物摄入种类和摄入量，反映长期营养素摄取模式，作为研究疾病和健康状况与膳食模式关系的依据，或作为指导门诊/社区个体或群体营养的参考依据。

（3）质量控制：结果依赖被调查者的记忆，准确性差，有一定偏倚。

5. 即时性图像法 因儿童就餐环节多，采用回顾性的询问法（如24h膳食回顾）与前瞻性的记录法（如称重法）各有优缺点。近年汪之顼等人发展"即时性图像法"（instant image method）适宜个体儿童的膳食调查。

（1）材料和设备：纸张、塑料或尼龙布为印刷材质的特制的有网格线（1cm×1cm）和粗框线（50cm×38cm）餐盘背景纸（图5-22-3），据材料性质可一次性使用或反复使用；可导出或远程传送数码影像文件的影像解析度>100万像素的数码照相机（或智能手机）。

（2）基本方法：儿童需单独进餐（包括零食等），同时将盛有食物的陶瓷平盘置于平铺于台面的餐盘背景纸的框线内，记录该餐各种食物名称和各种配料名称。儿童抚养人从不同角度拍照食物时，需餐盘与背景纸框线同时进入影像画面；如食物较多，可分次拍摄。进餐结束时拍摄剩余食物影像。对质地不均、外形不规则的食物，需从正上方和前、后侧偏45°多角度拍摄，以尽量获取有助于

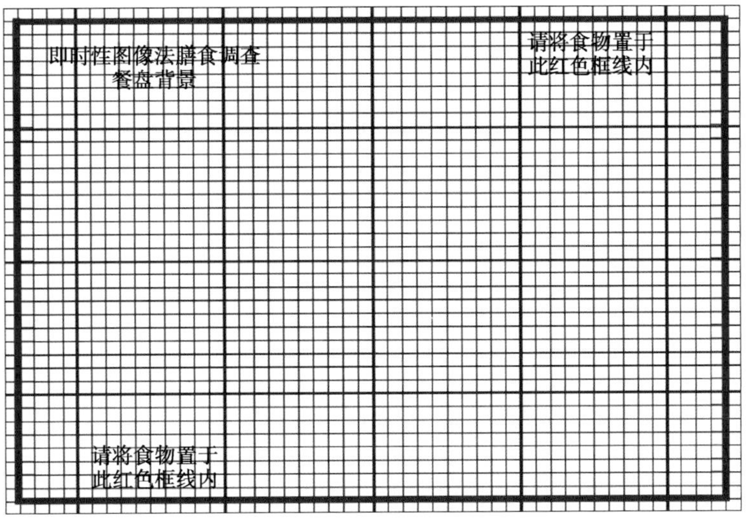

图 5-22-3 即时性图像法餐盘背景纸示意图

准确估量的食物信息；质地均匀、外形规则的形态固定食物只拍正上方影像即可。影像文件需按预定规则进行编号、收集，再通过存储介质（U 盘）或远程传送（电子邮件、微信、微博等）方式将影像数据文件连同食物记录单传送到后方技术平台（食物估量工作站）（图 5-22-4）。后方技术人员依据膳食影像和食物记录信息，借助预先建立的相关估量参比食物图谱，对受试者进餐食物摄入量进行估计后评价膳食状况。

（3）**特点**：有效避免回顾性调查时对记忆和描述能力的依赖，省却称重食物的繁琐过程；即时性图像法易衔接儿童多环节的膳食，将儿童进餐现场情况直接转移到后方技术平台，有利于数据的质量控制；亦可分别记录日托儿童在幼儿园与家中进餐食物情况，有助全面评估儿童膳食状况。后方技术平台采用相同背景的图谱估计摄入食物量后分析完成膳食评估。一般专业人员经过培训可小规模独立实施，如图像法集约化则效率更高。

（4）**质量控制**：简单培训儿童抚养人，指导抚养人的拍摄食物影像技术；后方技术平台专业人员采用图谱估计摄入食物量的能力。

二、儿童膳食资料评价

儿童膳食资料的评价包括食物消费量与相关推荐量进行比较，或者计算出膳食营养素摄入量与相应人群膳食营养素参考摄入量相比较。

1. 食物结构评价

评价的基本方法：将一定时间内调查获得的食物消费量资料按食物分类规则分类、折算后重量合计，获得各类食物日平均摄入量，与权威组织

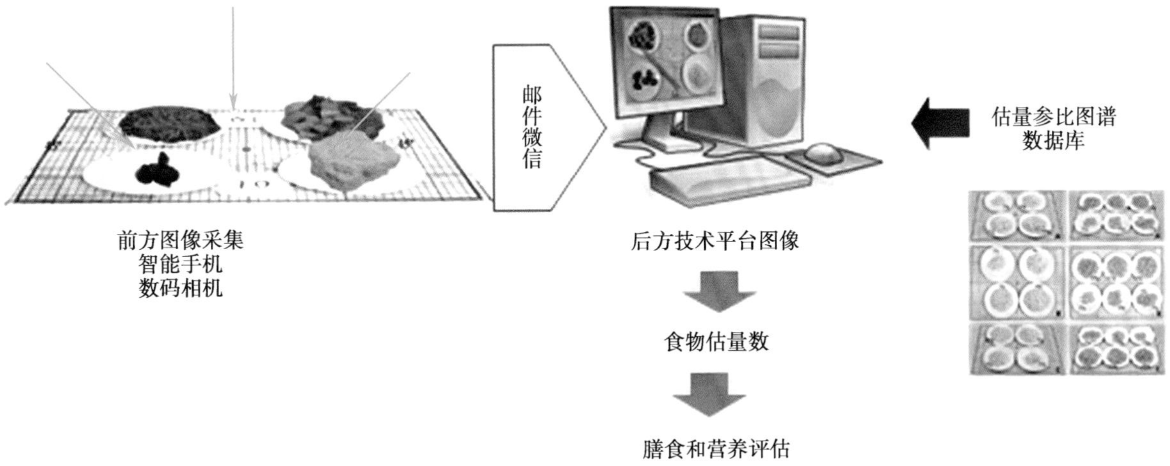

图 5-22-4 即时性图像法工作流程示意图

表 5-22-3　儿童膳食宝塔推荐食物量

食物类别	6~12 月龄	1~3 岁	4~6 岁
乳类或乳制品	人乳或配方 600~800ml	配方 80~100g 或鲜奶 350ml	鲜奶 300~400ml
谷类、薯类及杂豆	谷类 40~110g	100~150g	180~260g
蔬菜	25~50g	150~200g	200~250g
水果	25~50g	150~200g	150~300g
蛋类	蛋黄或鸡蛋 1 个	共 100g	60g
鱼虾、贝类	共 25~40g		40~50g
畜禽肉类			30~40g
大豆、大豆制品	—	—	共 25g
坚果类	—	—	
油脂(烹调油)	5~10g	20~25g	25~30g

推荐各类食物日适宜摄入量(同年龄、性别儿童)比较。

1) **食物分类**:建议按《中国居民膳食指南》的食物分类原则将食物分为谷薯杂豆、蔬菜、水果、畜禽肉类、鱼虾贝类、蛋类、乳和乳制品、大豆和大豆制品、坚果类以及烹调油脂类食物十大类。

2) **食物量折算**:即可食部计算和可比较基本状态的折算。食物摄入量以可食部重量计算,将食物的市品重量 × 可食部比例(查询《中国食物成分表》)。如实际摄入香蕉重量 = 香蕉市品 180g× 可食部比例 59%=106.2g。

3) **可比较基本状态折算**:即将同类食物统一为相同状态的折算。如摄入的鲜玉米则需折算为干玉米的重量后与推荐量比较。乳类食物推荐量是以鲜奶为基本状态,其他状态的乳制品如乳粉、奶酪则需要按照复原比例(奶粉 / 鲜奶 =1/7),或者按照蛋白质等量原则将奶酪(g)折算为鲜奶(g)后比较。

4) **权威组织推荐儿童膳食食物量**:《中国 0~6 岁儿童膳食指南》2007 年由中国营养学会颁布《中国居民膳食指南(2007)》与中国营养学会妇幼分会的《中国孕期、哺乳期妇女和 0~6 岁儿童膳食指南(2007)》的推荐数据用于儿童膳食调查资料评价,包括 0~6 月龄婴儿、6~12 月龄婴儿、1~3 岁儿童、学龄前儿童喂养(膳食)指南与平衡膳食宝塔、喂养指南、学龄前儿童膳食指南(表 5-22-3)。

动物性食物蛋白质为优质蛋白质。动物性食物蛋白质和脂肪占食物总蛋白质和脂肪比例有助于判断儿童膳食结构的合理性。婴儿蛋白质需要量与优质蛋白质需要量较高,一般建议婴幼儿 >1/2 食物蛋白质应为动物性食物;青少年应至少 1/3 食物蛋白质来自动物性食物,另 1/3 食物蛋白质来自大豆制品类食物;宜适当控制动物性食物油脂比例。

2. 营养素摄入水平评价

基本方法:将调查获得的各种食物消费量资料按食物成分表计算获得儿童日膳食总能量及营养素摄入量,然后与中国居民膳食营养素参考摄入量(DRI)的相关推荐数值比较,对儿童膳食营养状况做出判断。按研究目的亦可分别计算食物蛋白质、脂质和碳水化合物提供能量与膳食总能量比(%),评价膳食能量百分比结构。

1) **中国居民膳食营养素参考摄入量数值**:可供膳食评价中参考使用(附表 2)。

2) **食物成分表**:采用《中国食物成分表》(第 2 版)和《中国食物成分表 2004》,部分食物成分可从网上查用其他国家的食物成分数据库,一般多用《美国农业部食物成分标准数据库》。

3) **膳食营养素摄入量评估**:除能量外的营养素摄入量评估需将儿童个体日平均膳食营养素摄入量与 DRIs 比较,属概论评估(表 5-22-4)。儿童群体的膳食资料(平均值)只需与 EAR 比较即可,不需要与 RNIs 比较。

表 5-22-4　个体膳食营养状况判断标准

DRIs		结论	不足风险概率
平均摄入量	EAR	营养素摄入不足	>50%
	>EAR,但≤RNI	营养素摄入不足	2.5%~50%
	≥RNI	营养素摄入充足	
	>UL	警惕过量	

4）**总能量水平与结构评估**：DRI推荐的膳食能量水平是参考人群的平均水平。当评估总能量水平时，个体总能量水平越接近推荐数据，总能量水平适当的可能性越大；同样，群体儿童总能量水平越接近推荐数据，越适当。无论个体与群体儿童总能量水平偏离推荐水平越远，存在问题的可能性越大。

此外，计算三种供能营养素与膳食总能量比，了解膳食能量百分比结构。不同年龄儿童膳食能量百分比结构不同，如婴儿膳食脂肪供能比较高（>50%），蛋白质供能8%~15%；>4岁的儿童、青少年膳食脂肪供能比为20%~30%，蛋白质供能以12%~15%为宜，碳水化合物占总能量的50%~60%。

5）**进食行为评价**：包括儿童进餐次数、零食习惯、饮水量以及进食环境等。

例如：6岁女童，近3日膳食摄入资料（表5-22-5），食物结构评价（表5-22-6），能量和营养素摄入量数据与DRIs数值比较（表5-22-7）。

分析结果：3日膳食分类结果显示该女童食物摄入量普遍偏低，可能存在膳食营养摄入不足风险。产能宏量营养素摄入基本适当，部分维生素与矿物质摄入不足。

表5-22-5 第1日膳食摄入资料

餐次	第1日			第2日			第3日		
	食物名称	原料名称	摄入量（g）	食物名称	原料名称	摄入量（g）	食物名称	原料名称	摄入量（g）
早餐	花卷	小麦粉	27	面包	小麦粉	34	香蕉	香蕉	101
	牛奶	牛奶	125	牛奶	牛奶	180	面包	面包	34
							牛奶	牛奶	180
中餐	蛋炒饭	稻米	65	米饭	稻米	45	米饭	稻米	63
		鸡蛋	5	炒土豆丝	土豆	38	红烧昂刺鱼	黄颡鱼	50
	炒土豆丝	土豆	35	炒包菜丝	包菜	20	芦笋炒蘑菇	芦笋	18
	黄瓜炒鸡蛋	黄瓜	23	菜秧鸡蛋汤	油菜	55		蘑菇	13
		鸡蛋	30		鸡蛋	15	丝瓜炒蛋	丝瓜	25
	芹菜肉丝炒豆干	芹菜	20	红烧草鱼	草鱼	25		鸡蛋	8
		猪肉	10				煮毛豆	毛豆	10
		豆腐干	2				菊花西红柿汤	嫩菊花叶	25
								西红柿	20
晚餐	米饭	稻米	45	米饭	稻米	50	米饭	稻米	55
	红烧草鱼	草鱼	60	包菜海带鸡蛋汤	包菜	25	菊花西红柿汤	嫩菊花叶	25
	菜秧汤	油菜	65		海带	10		西红柿	20
	炒土豆丝	土豆	33		鸡蛋	8	拌黄瓜丝	黄瓜	5
	炒包菜丝	包菜	30	拌黄瓜丝	黄瓜	50	烧牛肉	牛肉	37
	洋葱炒鸡蛋	洋葱	5	烧鸭翅	鸭翅	25	丝瓜炒鸡蛋	丝瓜	20
		鸡蛋	5	木耳炒腐竹	黑木耳	5		鸡蛋	12
					腐竹	60	煮毛豆	毛豆	22
晚点	酸奶	酸奶	100	酸奶	酸奶	200	鲜橙汁250ml	橙汁	25
								蔗糖	
	油桃	油桃	130	香蕉	香蕉	91	饼干	饼干	20
	饼干	饼干	12	面包	面包	10	樱桃	樱桃	43
				蛋糕	蛋糕	25	芒果	芒果	128
	烹调油/日	菜籽油	25	烹调油/日	菜籽油	25	烹调油	菜籽油	25

表 5-22-6 食物结构评价

食物类别	4~6 岁儿童推荐量(g)	实际摄入量(g)	评价
谷类薯类及杂豆	180~260	158.3	偏少
乳类和乳制品	鲜奶 300~400	261.7	偏少
蔬菜	200~250	195.0	偏少
水果	150~300	164.5	适当
蛋类	60	33.0	偏少
鱼虾贝类	40~50	45.0	适当
畜禽肉类	30~40	24.0	偏少
坚果类 大豆和大豆制品	25	16.3	偏少
烹调油 / 日	25~30	25.0	估计量,不评价

表 5-22-7 日平均能量和营养素摄入量评价

营养素	EAR	RNI/AI	UL	3 日平均摄入量	评价
能量(kcal)	1250~1450			1274	可能适宜
蛋白质(g)	25	30		43.69	摄入充足
脂肪(g)	占能量比 20%~30%	44.69	供能比 31.5%		基本适宜
维生素 A(μg RAE)	260	360	900	220.68	<EAR,摄入不足
维生素 E(mg)	—	7	200	22.74	摄入充足
维生素 B_1(mg)	0.6	0.8		0.59	<EAR,摄入不足
维生素 B_2(mg)	0.6	0.7		0.80	摄入充足
烟酸(mg)	—	8.0	15.0	8.51	摄入充足
维生素 C(mg)	40	50	600	74.68	摄入充足
钙(mg)	650	800	2000	483.39	<EAR,摄入不足
铁(mg)	7.0	10.0	30.0	11.38	摄入充足
锌(mg)	4.5	5.5	12.0	6.24	摄入充足
硒(μg)	25	30	150	25.45	摄入不足,需改善

专家点评 膳食评估可早期发现营养素不足的高危因素,及时矫正可避免儿童原发性营养不良。

(汪之顼)

【参考文献】

1. 葛可佑. 中国营养科学全书. 北京:人民卫生出版社,2004,1278-1280.
2. Geoffrey P Webb. Nutrition. Maintaining and improving health. fourth edition. London:Hodder Arnold,2012,65-72.
3. 中国营养学会. 中国居民膳食指南(2007). 拉萨:西藏出版社,2008,172-182.
4. 中国营养学会妇幼分会. 中国孕期、哺乳期妇女和 0~6 岁儿童膳食指南(2007). 北京:人民卫生出版社,2008,6-38.
5. 杨月欣,王光亚,潘兴昌. 中国疾病预防控制中心营养与食品安全所. 中国食物成分表(第一册). 第 2 版. 北京:北京医科大学出版社,2009,4-190.
6. 杨月欣. 中国食物成分表 2004. 北京:北京大学医学出版社,2004.
7. 中国营养学会. 中国居民膳食营养素参考摄入量(Chinese DRIs)(2013 版). 北京,中国科学出版社,2014.
8. 中国营养学会. 中国居民膳食营养素参考摄入量(Chinese DRIs)(2013 版)速查数据手册. 北京,中国科学出版社,2014.
9. 汪之项,孙忠清,钟春梅.回顾性膳食调查辅助参照食物图谱的研制.中国营养学会妇幼营养第七次全国学术会议论文,2010,484-488.
10. 李祖文,范萍,孙忠清,等.回顾性膳食调查辅助食物图谱对促进食物估重效率作用的评价.中国营养学会妇幼营养第七次全国学术会议论文,2010,430-436.
11. 吴欣耘,汪之项,马秀玲,等.食物图谱辅助提高24h回顾法膳食调查准确性的评价研究.营养学报,2012,34(6):558-562.
12. 汪之项,张曼,武洁姝等.一种新的即时性图像法膳食调查技术和效果评价.营养学报.2014,36(3).
13. Lindsay H. Allen and Stuart R. Gillespie.What Works? A Review of the Efficacy and Effectiveness of Nutrition Interventions. 2001,United Nations. Administrative Committee on Coordination Sub-Committee on Nutrition(ACC/SCN) in collaboration with the Asian DevelopmentBank(ADB).(http://www.unscn.org/Publications/NPP/npp19.pdf).
14. Ann M. Coulston,Carol J. Boushey,Mario G. Ferruzzi,Nutrition in The Prevention AND Treatment of Disease. Chapter1,Dietary Assessment Methodology by Frances E. Thompson,Amy F. Subar.THIRD EDITION. Elsevier Inc. 2013.

第三节 临床评估

营养相关性体征的临床检查,主要针对营养缺乏病的各种临床表现和体征进行检查和观察,与营养素缺乏的病理类型或病程有关(详见本篇第二十三章第一节营养素缺乏的分类、第二节Ⅰ型营养素缺乏、第三节Ⅱ型营养素缺乏)。

第四节 营养素的实验室检测

导读 血、尿的实验室检查是身体营养状况的重要参考数据,但某些非营养因素可影响实验结果,如药物、脱水、疾病或其他代谢状态(压力或紧张)。因此,营养调查的实验室资料需与其他营养评估资料综合分析。

一、研究状况

多种微量营养素缺乏影响全世界约20亿人。特殊微量营养素缺乏的疾病在感染性疾病的预防、慢性疾病预防和神经-认知发育有重要作用。营养状况的实验室检查是指借助生物化学、组织学、生理学或病理学实验手段,通过对身体特定组织、分泌物或排泄物中营养素或其代谢产物浓度、生化状态、转化状态进行测定,或者测定身体内需要依赖特定营养素的,或者与特定营养素有关的代谢酶活性、代谢途径效率以及与特定营养素有关的表达产物,或者测定与特定营养素关联密切的生理功能的状态,反映身体相关营养素状况。结果可发现身体营养储备水平低下、亚临床营养缺乏或者严重营养缺乏、营养过剩状态或者营养代谢异常等,辅助营养障碍的临床诊断或人群营养风险筛查。实验室生化和功能检查涉及知识面内容广、指标繁多、方法各异、技术较复杂、样本采集与仪器设备要求较高等,结果客观性强,与诊断治疗直接相关。但目前缺乏全球统一的、可靠的微量营养素生物学检测方法,是临床评估微量元素难以进行的主要原因。

如评估食物微量营养素可提示潜在的微量营养素缺乏,生化检查结果应包括摄入部分与身体贮存两部分内容。但部分微量营养素的概念难以确定,生化检查结果有时亦难以区分摄入部分与身体贮存。因此常规实验室结果并不能反映所有的微量营养素体内实际状况。实验室检查结果仅具有相对的参考作用。因此,实验室生化和功能检查是儿童营养状况评价中最具挑战的内容。

鉴于食物和营养对促进健康和疾病预防的重要作用,需发展反映营养素摄入、体内状态、功能作用的营养生物标记。2010年2月美国国立儿童健康与人类发展研究所(NICHD)、美国国立卫生研究院(NIH)、美国卫生和人类服务部(HHS)等权威机构组织关于"发展营养生物标记建立共识"的研讨会(Biomarkers of Nutrition for Development: Building a Consensus),确定发展营养生物标记物的方案(The BOND program)。营养生物标记物定义为身体内可被检测的一种独特的或有生物学特性的生化代谢产物。营养生物标记物有为3部分内容,即营养物质暴露(exposure)、状态(status)与功能(function/effect),相互有重叠(图5-22-5)。营养物质暴露取决于评估的目标,如临床评估的基本信息是鉴别食物摄入不足还是对临床状况或干预的生理性反应,或评估目标人群摄入状况(适宜、不足、或是对干预的正常反应)。营养物质状态代

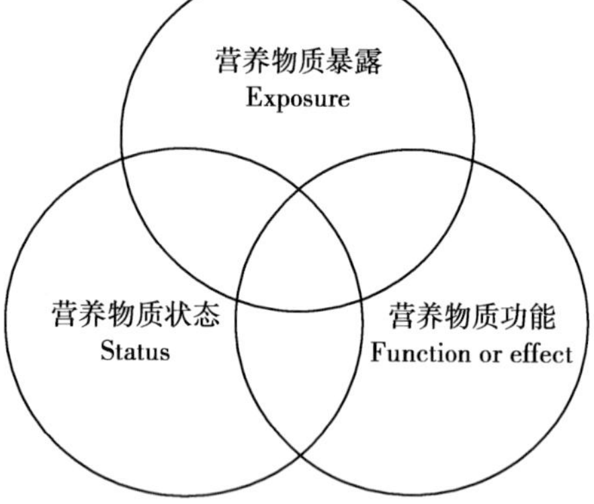

图 5-22-5 营养生物标记物分类与相互关系

表个体或群体符合公认标准的情况。营养物质的直接功能/作用是检测营养素在体内作为酶与相关辅因子的功能作用,如维生素 B_6 或吡哆醇为红细胞谷丙转氨酶、维生素 B_1 或硫胺素作为转酮醇酶作用;间接功能/作用研究与营养相关的系统功能状况以及营养问题的全身反应(如锌与生长,维生素A与视觉)。但营养物质暴露指标不能完全反映身体营养状况与营养素功能/作用。因此,营养素生物标记物的研究涉及人体应摄入营养素的量、营养素需要量、营养素的体内状况(缺乏或过多)、营养素的功能以及治疗与干预的反应等。目前正在研究的微量营养素有叶酸、碘、铁、维生素A,维生素 B_{12}、锌6种,除锌外,其他5种均为Ⅰ型营养素。

二、Ⅰ型营养素缺乏的实验室检查方法

(一)常用检测样本类型和标记物

Ⅰ型营养素缺乏在出现症状前即所谓亚临床状态时已有生化和生理改变。膳食调查是了解营养物质暴露指标,提示临床高危因素,有助选择适当的实验室检测方法,尽早发现人体营养储备低下的状况,可较客观、灵敏地显示身体营养状况的早期变化。

实验室检测可测定儿童体液营养物质状态、排泄物中各种营养物质及其代谢产物或其他有关的化学成分浓度水平,以了解营养物质的功能/作用。营养物质状况的实验室检查常采用的检测样本为血液(血清、血浆、红细胞、白细胞)、尿液、粪便等。评价营养状况的实验室检查目标标志物包括:①血液中营养素或相关代谢物或其他相关标志物水平;②尿液中营养素或代谢产物的排泄量;③与营养素有关的血液成分或酶活性水平;④血液、尿液中的异常代谢产物;⑤负荷实验、饱和实验或示踪实验:测定额外普通营养素或同位素标记营养素在血液中的浓度或尿液、粪便的排泄量。因组织营养物质比血液中的营养物质消耗得快,故测量部分营养素的红细胞和白细胞水平比测定血浆或血清中相应营养素浓度更能反映身体营养状况。用测量生理功能的方法来鉴定营养缺乏的严重程度,比分析体液等组织中营养素水平更有效。但少数Ⅰ型营养素,如钙,在人体内受到精细调节或受其他因素影响,因此,临床判断钙营养不良状态的实验室方法选择受限。

(二)主要Ⅰ型营养素检测

Ⅰ型营养素包括碘、铁、钙、铜、维生素类,多数Ⅰ型营养素营养不良状态可通过直接测定营养素在组织中的浓度、或代谢产物明确判断,如铁、碘、维生素等。但目前尚未明确所有Ⅰ型营养素的暴露、体内状态与功能。如钙营养状态的实验室方法选择受限。实验方法与应用参考梅奥临床实验室最新资料。

1. 铁

(1) **应用**:医学常规检查监测一般健康情况,或帮助筛查、诊断、疾病、监测治疗效果(如贫血、血液系统疾病、感染等)。

(2) **样本类型**:全血、血清、血浆。

(3) **评价铁营养状况的生物标记物**:铁营养状况可采用一种或多种实验评估循环中的铁量、血运铁的能力以及组织中铁贮存量。是美国发展营养生物标记的方案(The BOND program)首批研究的6个微量营养素之一。

- **血红蛋白分析**:筛查方法,简单、价廉、易于操作,但为非特异性检验。
- **血清铁蛋白**:为含铁的蛋白复合物,由去铁蛋白和铁核心 Fe^{3+} 组成,是铁贮存于人体的主要形式之一。血清铁蛋白(serum ferritin)测定是检查体内铁贮存量的金标准,但受炎症影响。
- **血清铁**:是铁与血浆中的β1球蛋白结合的复合物,血清铁(serum iron)为转运铁蛋白,将循环中的铁转运到红细胞,制造血红蛋白。
- **血清转铁蛋白受体**:为功能性铁的灵敏标记物。但血清转铁蛋白受体(sTfR)缺乏标准化检测方法。
- **锌原卟啉**:幼红细胞和网织红细胞合成血红蛋白过程中未能与铁结合的非血红素原卟啉

(FEP)。铁缺乏时FEP升高,可作为红细胞生成缺铁期的指标。FEP易受铅中毒、慢性病贫血、铁粒幼红细胞贫血、珠蛋白生成障碍性贫血和严重溶血性贫血等的影响。

- **铁调素**:是一参与调节血铁水平的小分子肽类激素。铁调素(hepcidin)为人体铁调节系统的新的标志。

(4) 检测方法:

- **血红蛋白分析**:化学比色法,采用血红蛋白自动分析仪。
- **血清铁蛋白**:放射免疫法。
- **血清铁**:主要测定方法有原子吸收分光光度法、电量滴定法、化学比色法。目前多采用化学比色法。采用可见分光光度计(520nm)进行化学比色法(亚铁嗪比色法、双联吡啶比色法、菲洛嗪比色法)。
- **血清转铁蛋白受体**:酶联免疫双抗体夹心法。
- **锌原卟啉**:荧光法、分光光度法、高效液相色谱法和色谱-质谱联法。
- **铁调素**:竞争性酶联免疫分析法。

2. 碘

(1) 应用:尿碘检测适合筛查人群碘营养状况,可为碘替代治疗的监测尿碘排除方法,或碘^{131}摄入实验时评价身体碘的负荷情况。

(2) 样本类型:尿、血清、血浆。

(3) 评价碘营养状况的生物标记物:是美国发展营养生物标记的方案(The BOND program)首批研究的6个微量营养素之一。

- **尿碘**:>90%膳食的碘从尿排出,故尿碘水平是评估膳食碘和体内碘营养状况的标准方法,反映近日碘摄入状况。尿碘检测可用于计算尿碘/肌酐比值,但结果不可靠。
- **甲状腺功能试验**:碘在体内主要是合成甲状腺素。检测甲状腺功能间接反映身体碘营养状况与功能,包括血清蛋白结合碘、血清甲状腺素(T_4)、血清游离甲状腺素、血清三碘甲腺原氨酸(T_3)、血清促甲状腺激素、血清反三碘甲腺(2)原氨酸、血清甲状旁腺激素、血清甲状腺球蛋白。

(4) 检测方法:

- **尿碘**:感应耦合电浆质谱分析仪(ICP-MS)、标准化的砷铈催化分光光度测定方法(选择性离子电极,ISE)。
- **甲状腺功能试验**:化学发光法与放射免疫法。

3. 铜　是人体必需的微量元素之一,是许多酶的重要组成成分。铜在中枢神经系统中具有重要作用。

(1) 应用:主要用于诊断肝豆状核变性疾病(Wilson disease)、铜缺乏症综合征或卷发综合征(Menkes kinky hair syndrome)以及梗阻性肝脏疾病。

(2) 样本类型:尿、血浆。

(3) 评价铜营养状况的生物标记物:

- **血清铜**:是血浆铜蛋白的重要组成成分,参与合成黑色素以及胶原物质。
- **尿铜**:胆囊系统是铜排泄主要途径。收集24小时尿液,4小时内检测尿铜(CU)。尚无<15岁儿童CU正常值,≥16岁15~60μg/d,>60μg/d异常。
- **血浆铜蓝蛋白**:体内铜功能的生物标志物。血浆铜蓝蛋白既是α2-糖蛋白,又是铜氧化酶。因此,血浆铜蓝蛋白(ceruloplasmin)与膳食摄入铜的状况灵敏性和特异性无关,不是评价健康个体生物的铜营养状况的生物标志物。

(4) 检测方法:

- **血清铜**:空腹收集血样采用化学比色法、原子吸收分光光度法(atomic absorption spectrophotometry,AAS)。
- **尿铜**:化学比色法、电感耦合等离子体质谱(ICP-MS)测定。
- **血浆铜蓝蛋白**:空腹取血样,采用免疫扩散法。

4. 钙　人体的各部分组织都有钙参与,如骨骼、牙齿、神经调节、肌肉收缩、凝血机制、心脏搏动。正常情况下血钙水平被严密调控维持血钙在较窄范围,身体的钙与膳食含钙量、维生素D、血磷及激素水平等因素有关。血钙水平异常有相应的临床症状。离子钙占总钙的50%~55%,是有生理活性的钙。

(1) 应用:肝移植术、心肺分流术、新生儿换血术以及危重病人评估体内钙的状态。

(2) 样本类型:血清、血浆。

(3) 评价钙营养状况的生物标记物:

- **血离子钙**:可了解身体钙的状况,不是骨骼的贮存钙。血钙检测不能用以研究膳食钙与骨钙丢失。尽管膳食钙摄入不足,或骨质疏松时钙从骨骼流失,血钙水平仍然可维持正常水平。

(4) **检测方法**:

- **血离子钙**:选择性离子电极(ISE)。

5. 维生素 A

(1) **应用**:诊断维生素 A 缺乏与过量。

(2) **样本类型**:血清、血浆、或末梢血干血点。

(3) **评价维生素 A 营养状况的生物标记物**:是美国发展营养生物标记的方案(The BOND program)首批研究的 6 个微量营养素之一。

- **血清视黄醇**:临床应用较广泛,适用于人群维生素 A 营养状况的评价,是诊断的金标准。
- **视黄醇结合蛋白**:是血液中维生素的转运蛋白,由肝脏合成。视黄醇结合蛋白(RBP)检测方法较稳定。

(4) **检测方法**:

- **血清视黄醇**:高效液相色谱法(HPLC)。
- **视黄醇结合蛋白**:酶联免疫吸附实验(ELISA)。

6. 维生素 D

(1) **应用**:维生素 D 缺乏与过量的诊断,鉴别不同病因的佝偻病与骨质疏松症,监测维生素 D 替代治疗。

(2) **样本类型**:血清、血浆。

(3) **评价维生素 D 营养状况的生物标记物**:已有较多关于维生素 D 的敏感性与特异性生物标记物的研究,可提供关于维生素 D 暴露、营养状态与功能的信息。因维生素 D 的生物标记物受其他生理与代谢因素的影响,只有少数生物标记物被临床应用(图 5-22-6)。25(OH)D 与维生素 D 受体关系少,维生素 D 受体不宜为评价维生素 D 的生物标记物。

- **血浆** 25-OH-D:循环中的半衰期较长,血浓度未被严密调控,可反映体内维生素 D 暴露状况。血浆 25-OH-D 浓度与生理状况、身体脂肪组织、血液稀释情况、年龄、疾病、肝脏营养状况、肾功能等有关。
- **甲状旁腺功能**:为间接检测维生素 D 的功能生物标记物。

(4) **检测方法**:

- **血浆** 25-OH-D:竞争性蛋白结合法、放射免疫法、化学发光免疫法、电化学发光免疫法、酶联免疫法、液相色谱法 - 质谱联用(LC-MS/MS),近年推荐 LC-MS/MS。
- **甲状旁腺功能检测**:电化学发光免疫分析法。

7. 维生素 K

(1) **应用**:诊断与鉴别诊断维生素 K 缺乏与出血性疾病。

(2) **样本类型**:血浆、血清。

(3) **评价维生素 K 营养状况的生物标记物**:检测体内维生素 K 水平的方法未广泛应用,或不是常规用于筛查维生素 K 缺乏。

- **凝血酶原时间(PT)**:
- **人凝血酶原前体蛋白(PIVKA-Ⅱ)**:PIVA-Ⅱ水平是反映凝血功能的生物学标记物。维生素 K 缺乏时 PIVA-Ⅱ增加,是一维生素 K 缺乏状态的

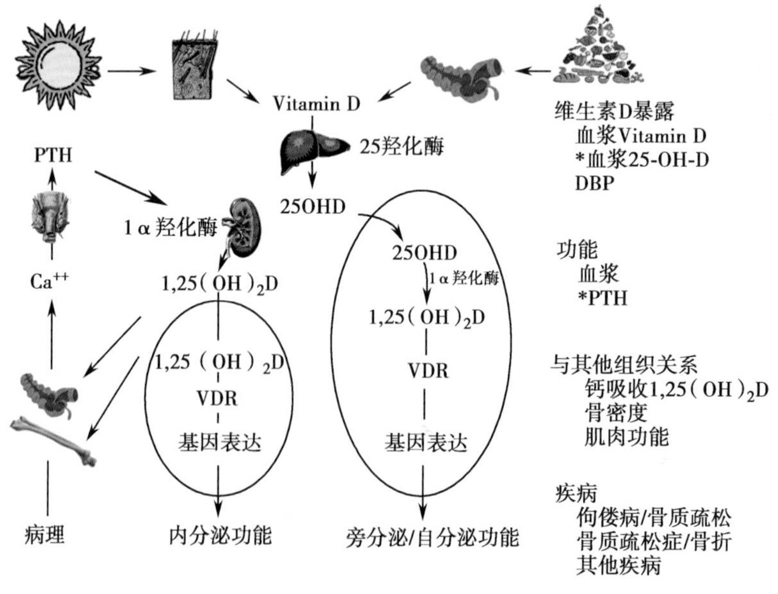

图 5-22-6 维生素 D 暴露、功能与疾病的潜在生物标记物

敏感标记物。

● **活化部分凝血活酶时间（APTT）**：APTT 结果超过正常对照 10 秒以上即为延长。APTT 是与内源凝血因子缺乏鉴别的最可靠的筛选试验。

（4）检测方法：

● **凝血酶原时间（PT）**：液相质谱 - 串联质谱质（LC-MS/MS）。

● **人凝血酶原前体蛋白**：放免法检测。

● **活化部分凝血活酶时间（APTT）**：采用全自动血凝仪，散射光凝固法。

8. 维生素 C

（1）应用：诊断维生素 C 缺乏与过量。

（2）样本类型：尿液、血浆。

（3）评价维生素 C 营养状况的生物标记物：检测全血、血浆或白细胞血维生素 C 浓度是目前最敏感评估身体评估维生素 C 营养状况方法。

● **血浆维生素 C**：空腹取血样本，48 小时内测定；<2.0mg/L 提示显著降低，2.0~3.0mg/L 边缘性维生素 C 缺乏，>3.0mg/L 摄入适当。禁食后检测血浆维生素 C 水平较低时不能证实坏血病的存在。血浆维生素 C 的浓度反映膳食维生素 C 摄取情况，与临床诊断往往不完全平行。

● **尿负荷试验**：采用滴定法检测尿负荷曾为评估维生素 C 营养状况的方法。24 小尿液维生素 C 正常值为 20~40mg/dl，维生素 C 缺乏时尿液维生素 C 下降。若立即补充维生素 C，尿维生素 C 水平尚难恢复正常，因先恢复体内组织储存，血液含量增多后，即过剩的维生素 C 由尿中排出。因此，间接反映身体维生素 C 代谢池的状况。现已较少用。

（4）检测方法：

● **血浆维生素 C**：分光光度计，高效液相色谱法（HPLC）。

● **尿负荷试验**：总维生素 C 采用 2，4- 二硝基苯肼法，还原型维生素 C2，6- 二氯酚靛滴定法。

9. 维生素 B_1 又称硫胺素。硫胺素是水溶性维生素，体内贮存少，消耗快。体内以羧化酶，转羟乙醛酶系统的辅酶形式参与糖类代谢，是物质代谢和能量代谢的关键性酶。维生素 B_1 还参与体内的氧化脱羧作用，为支链氨基酸代谢所必需。

（1）应用：评估硫胺素缺乏，鉴别其他原因的多发性神经炎。

（2）样本类型：全血、血浆或血清。

（3）评价维生素 B_1 营养状况的生物标记物：

● **全血与血清（浆）硫胺素检测**：早晨空腹取血，避光保存。全血硫胺素检测是目前最好的评估硫胺素体内状况的方法。血浆中只有 <10% 的硫胺素，故血清（浆）硫胺素检测敏感性和特异性较差。

● **硫胺二磷酸检测**：硫胺二磷酸（thiamin diphosphate）是硫胺素的活性形式，较硫胺素易于检测。硫胺二磷酸血浆（血清）含量低，检测全血或红细胞的硫胺二磷酸的敏感性、特异性高，是判断体内硫胺素营养状况和贮存的最准确方法。参考值为 70~180nmol/L，<70nmol/L 提示硫胺素缺乏。

● **尿负荷试验**：临床亦可采用尿液维生素 B_1 排出量和转酮酶活性系数分析 24 小时负荷试验和任意一次尿中维生素 B_1 与肌酐排出量的比值了解尿中维生素 B_1 排出量。尿排出维生素 B_1 正常值为 100~200μg/d。

● **转羟乙醛酶活性检测**：是一间接评估体内维生素 B_1 状况的方法，特异性差。因转羟乙醛酶（transketolase，TKT）活性需要硫胺素，如 TKT 活性下降提示硫胺素缺乏。

（4）检测方法：

● **全血、血浆**：荧光检测的高效液相色谱法（HPLC）。

● **硫胺二磷酸检测**：荧光检测的高效液相色谱法（HPLC）。

● **尿负荷试验**：光度化学分析（photometric chemical analysis）。

10. 维生素 B_2 又称核黄素。与食物中脂肪、碳水化合物、蛋白质转化能量有关。

（1）应用：诊断与鉴别诊断核黄素缺乏，低血浆水平提示核黄素缺乏。

（2）样本类型：抗凝血浆。

（3）评价维生素 B_2 营养状况的生物标记物：

● **红细胞谷胱甘肽还原酶活性**：谷胱甘肽还原酶是红细胞内烟酰胺腺嘌呤二核苷酸磷酸（NADP）和 FAD- 黄素腺嘌呤二核苷酸 - 依赖酶（FAD-dependent enzyme）与主要的黄素蛋白。检测红细胞谷胱甘肽还原酶活性系数（EGR）可间接评估核黄素营养状况。体外以 FAD 刺激红细胞谷胱甘肽还原酶，当活性系数≥1.4 表示核黄素缺乏，1.2~1.4 表示边缘状态，<1.2 表示核黄素营养状况良好。EGR 不适用谷胱甘肽还原酶缺乏、葡萄

糖-6-磷酸脱氢酶缺乏和β-地中海贫血者。

● **红细胞核黄素**：直接检测红细胞核黄素，与红细胞谷胱甘肽还原酶活性系数具有可比性，且不受其他因素的影响。

● **尿负荷试验**：为实验性平衡实验（experimental balance studies），但尿核黄素排泄较慢，当核黄素摄入达1.0mg/d，组织内核黄素饱和，尿核黄素排泄才慢慢增加。当大量摄入核黄素（2.5mg/d）时，尿核黄素排泄与吸收平衡。如未补充核黄素时，尿核黄素排泄<19μg/g肌氨酸酐，或<40μg/d均提示核黄素缺乏。24小时尿核黄素测定可获得尿排出核黄素的量，但尿量不易收集，尤其是儿童。有学者建议采用测空腹1小时尿中维生素B_2排出量，测得值再折算24小时的排出量。

(4) 检测方法：

● **红细胞谷胱甘肽还原酶活性系数**：比色度检测技术。

● **红细胞核黄素**：高效液相色谱（HPLC）法。

● **尿负荷试验**：荧光测定法。

11. 维生素B_6 是B族维生素的一种，与氨基酸代谢关系密切，是脱羧酶的辅酶。

(1) 应用：评估维生素B_6缺乏，诊断与评估低磷酸酯酶症（HPP），因低磷酸酯酶症（HPP）时5-磷酸吡哆醛（PLP）增加。如在补充维生素B_6者宜停服2周后检测。

(2) 样本类型：血浆、尿。

(3) 评价维生素B_6营养状况的生物标记物：

● **血浆PLP**：检测血浆中PLP可较准确地反映维生素B_6的营养状况。当PLP浓度<20nmol/L时，为维生素B_6缺乏。正常水平为空腹检测吡哆酸（PA）3~30mcg/L，5-磷酸吡哆醛（PLP）5~50mcg/L。如PLP>100mcg/L、PA≤30提示HPP。

● **色氨酸负荷试验**：因色氨酸降解的主要途径需PLP依存的尿氨酸酶，维生素B_6缺乏时色氨酸代谢产物及衍生物黄尿酸生成增加。色氨酸负荷试验即口服色氨酸100mg/kg，测定24小时尿中黄尿酸排出量>65μmol提示维生素B_6缺乏。维生素B_6依赖症口服大剂量色氨酸黄尿酸排泄不增加。

● **尿4-吡哆酸**：如<1.0mg/d提示维生素B_6缺乏。4-吡哆酸的排出量几乎能立即对膳食维生素B_6摄入量反应，以>3μmol/d为适宜营养状态的指标。直接检测24小时尿液中吡哆醇代谢产物4-吡哆酸可反映近期的维生素B_6摄入量，或核黄素缺乏，男性低于女性。

● **红细胞天门冬氨基酸转氨酶和谷丙转氨酶活性系数测定**：因红细胞天门冬氨基酸转氨酶（α-EAST）和谷丙转氨酶（α-EALT）需经PLP活化，为间接测定，已被广泛用于评价长期维生素B_6营养状况目，取代色氨酸负荷试验。若α-EAST活性系数>1.6，α-EALT活性系数>1.2提示维生素B_6缺乏。

● **血浆同型半胱氨酸**：维生素B_6缺乏血浆同型半胱氨酸升高，但叶酸与B族维生素缺乏也影响同型半胱氨酸水平。正常为5~15μmol/L。

(4) 检测方法：

● **血浆PLP**：采用高效液相色谱法（HPLC）。

● **色氨酸负荷试验**：荧光光谱定量测定法。

● **尿4-吡哆酸**：光化学荧光分析法。

● **红细胞谷丙转氨酶**：淀粉凝胶电泳法。

● **血浆同型半胱氨酸**：放射免疫法，或HPLC。

12. 叶酸 是水溶性维生素，又称维生素B_9，与维生素B_{12}统称为红细胞成熟因子。人体内叶酸大部分由肠道微生物合成，约20%的源于食物。食物中缺乏叶酸，数日后血清叶酸水平下降，但组织中贮存可能正常。短期食物摄入不足时较少影响RBC叶酸水平。

(1) 应用：诊断大细胞贫血，鉴别叶酸和维生素B_{12}缺乏，或某些药物治疗时评价叶酸营养水平，如苯妥英、普里米酮、水杨酸偶氮磺胺吡啶、氨苯喋啶、盐酸二甲双胍。

(2) 样本类型：血清。

(3) 评价叶酸营养状况的生物标记物：是美国发展营养生物标记的方案（The BOND program）首批研究的6个微量营养素之一。

● **血清叶酸**：血清叶酸水平对叶酸摄入量的变化和叶酸代谢的暂时变化比较敏感，低血清叶酸水平不一定反映体内储存的耗竭。血清叶酸水平检测特异性较低。

● **红细胞叶酸**：含量是血清维生素B_{12}的10~20倍，且不受叶酸摄入情况的影响，故结果能代表体内叶酸的实际情况。红细胞叶酸的正常范围是160~640ug/L或360~1460nM。

(4) 检测方法：

● **血清叶酸检测**：放免法，或化学发光法。血清叶酸正常值<3ng/mL提示叶酸缺乏。

● **红细胞叶酸检测**：化学发光法，红细胞叶酸检测仪，红细胞叶酸 = 全血叶酸 / 红细胞比容%。

13. **维生素 B_{12}** 是唯一含金属元素的维生素，又叫钴胺素。维生素 B_{12} 是红细胞生成和维持正常神经系统功能的重要营养素。动物性蛋白质是人类获得维生素 B_{12} 的唯一来源，同时需要内源因子（intrinsic factor，IF）帮助吸收。身体可从回肠重吸收进入肝脏，很少排出体外。维生素 B_{12} 缺乏可因缺乏动物性食物，或缺乏内源因子，或小肠吸收不良所致。

(1) **应用**：评估维生素 B_{12} 营养状况，诊断维生素 B_{12} 缺乏。诊断大细胞性贫血应同时检测血清叶酸与维生素 B_{12} 水平。

(2) **样本类型**：血清、血浆。

(3) **评价维生素 B_{12} 营养状况的生物标记物**：是美国发展营养生物标记的方案（The BOND program）首批研究的 6 个微量营养素之一。

- **血清维生素 B_{12}**：维生素 B_{12} 缺乏时同型半胱氨酸甲基化转化为蛋氨酸、甲基丙二酰 CoA 转化为琥珀酰 CoA 反应受阻，代谢底物总同型半胱氨酸（tHcy）和甲基丙二酸（MMA）堆积。虽然有研究显示血清维生素 B_{12} 轻度降低时血清 tHcy 和 MMA 明显升高。但血清 tHcy 和 MMA 测定方法特异性差、步骤复杂、价格昂贵，临床应用受限，且维生素 B_{12} 代谢产物诊断标准尚未统一。目前公认的仍是以血清维生素 B_{12} 水平为诊断指标。
- **血清半胱氨酸、甲基丙二酸（MMA）浓度**：维生素 B_{12} 缺乏时半胱氨酸和 MMA 转化障碍，半胱氨酸和 MMA 在血液中积聚，因此测量其浓度对诊断维生素 B_{12} 有较高敏感性和特异性。但有肾功能异常时可影响结果判断。
- **尿 MMA 测定**：正常尿液甲基丙二酸为 0~3.5mg/d，钴胺素缺乏时尿 MMA 排泄增加。因此尿 MMA 测定是钴胺素缺乏的一个可靠而敏感的指标，方法快速、方便，适于流行病学调查。但测试仪器昂贵，临床使用受限。
- **骨髓检查**：维生素 B_{12} 缺乏骨髓增生活跃，以红细胞为主，呈巨幼变。1991 年 Fine 等认为仅依据巨幼细胞性贫血来诊断维生素 B_{12} 缺乏可漏诊 30% 的维生素 B_{12} 缺乏，提示血常规与血涂片方法特异性差。
- **血清全钴胺素转运蛋白Ⅱ（Holo TC-Ⅱ）**：<40pg/ml 为钴胺素缺乏。血清中的维生素 B_{12} 与三种运输蛋白结合，其中仅与全反钴胺Ⅱ（holoTCⅡ）结合的维生素 B_{12} 能被运送到细胞而被利用。holoTCⅡ是可被组织利用的体内维生素 B_{12} 的活性型，测定 holo TCⅡ水平可更敏感反应身体维生素 B_{12} 水平，有较高的特异性。虽 holo TCⅡ与血清维生素 B_{12} 有很大相关性，但临床意义却不如血清维生素 B_{12} 测定，不能代替血清维生素 B_{12} 的测定。血清 holo TCⅡ测定的临床意义须进一步的研究。
- **希林试验**：当疑似 IF 缺乏时，需要希林试验（Schilling test）确定诊断。病因检查 Schilling 实验和修正 Schilling 实验，分别测量患儿吸收晶体维生素 B_{12} 和结合维生素 B_{12} 的能力。

(4) **检测方法**：

- **血清维生素 B_{12}**：化学发光免疫法，竞争结合受体方法。血清维生素 B_{12} 正常值 >300ng/L，150ng/L~300ng/L 为维生素 B_{12} 边缘性或亚临床缺乏，<150ng/L 为维生素 B_{12} 缺乏。

三、Ⅱ型营养素检测

Ⅱ型营养素包括锌、氮、钾、磷、硫、镁、必需氨基酸以及能量（脂肪与碳水）。Ⅱ型营养素互相关联，如锌、氮、钾、磷、硫、镁、氨基酸均为蛋白质的组成成分之一，临床难有单一缺乏的情况，常常同时伴有其他几种营养素缺乏，如锌、磷、硫，实验室方法难以获得。Ⅱ型营养素缺乏早期实验室诊断方法，如能量-蛋白质营养不良。

1. **蛋白质** 筛查中度营养不良不敏感，多在严重蛋白质营养不良或监测治疗效果时临床可选择性检测（表 5-22-8）。

(1) **血清蛋白质**：急性蛋白质丢失或短期内蛋白质摄入不足，白蛋白可以维持正常。肝脏合成的血浆前白蛋白又称甲状腺素结合蛋白或维生素

表 5-22-8 血清蛋白临床评价标准

血清蛋白	半衰期	正常值	中度缺乏	重度缺乏
白蛋白（g/L）	20 日	35~55	21~27	<21
前白蛋白（mg/L）	1.9 日	250~500	100~150	<50
运铁蛋白（g/L）	8 日	2.0~4.0	1~1.5	<1
视黄醇结合蛋白（mg/L）	10 小时	40~70		

A 转运蛋白，反映急性蛋白质缺乏比白蛋白敏感。血浆视黄醇结合蛋白，因半衰期短，可快速反映营养治疗的效果，又称为体内快速反应蛋白，但因受其他因素影响结果易波动，临床上少用。血清运铁蛋白可反映身体蛋白质的治疗效果，但浓度受血清铁的影响。血清白蛋白半衰期较长，灵敏度较低；血清前白蛋白、视黄醇结合蛋白、前白蛋白，甲状腺结合前白蛋白(半衰期 2 天)和转铁蛋白(半衰期 3 天)等代谢周期较短的血浆蛋白质具有一定诊断营养不良价值，但特异性较差。

(2) **血清氨基酸比值**：严重蛋白质营养不良儿童血亮氨酸、异亮氨酸等必需氨基酸和酪氨酸、精氨酸等非必需氨基酸减少；而其他非必需氨基酸正常或增高。空腹血清氨基酸比值(SAAR)=(甘氨酸 + 丝氨酸 + 谷氨酸 + 牛磺酸)/(异亮氨酸 + 亮氨酸 + 缬氨酸 + 蛋氨酸)，SAAR 正常值 <2，>3 提示蛋白质营养不良。

(3) **尿肌酐**：肌酐(creatinine)是肌肉在人体内代谢的产物，每 20g 肌肉代谢可产生 1mg 肌酐。肌酐主要由肾小球滤过排出体外。血肌酐有外源性和内源性，外源性肌酐是动物性食物在体内代谢后的产物，内源性肌酐是体内肌肉组织代谢的产物。身体动物性食物摄入量稳定、肌肉代谢正常时，肌酐的生成较恒定。24 小时尿肌酐测定可辅助判断肌肉组织营养状况。肾功能正常时可用尿肌酐 / 身长指数(CHI)辅助判断肌蛋白消耗状况。但除急慢性肾功能不全外，重度充血性心力衰竭、甲状腺功能亢进、贫血、肌营养不良、白血病、素食以及服用雄激素、噻嗪类药等情况均可出现尿肌酐减低。尿肌酐测定已不为临床营养不良判断指标。

(4) **尿羟脯氨酸指数**：羟脯氨酸(hydroxyproline，Hp)是一种非必需氨基酸。Hp 是结缔组织中胶原纤维的主要成分之一。身体胶原纤维广泛分布于全身各器官中，胶原蛋白是身体内含量最多的蛋白质，占人体蛋白质总量的 1/3。利用 Hp 在胶原蛋白中含量最高的特点，测定尿液羟脯氨酸排出量可辅助判断人体胶原组织代谢状况，如骨吸收与骨形成。羟脯氨酸排出量受到甲状腺激素，生长激素，肾上腺皮质激素，性激素等诸多的激素的影响。羟脯氨酸的排出量与生长速度有关，营养不良儿童尿中排出减少。羟脯氨酸指数(hydroxyproline/creatinine)= 羟脯氨酸(μmol/ml)/ 肌酐[μmol/(ml·kg)]。上世纪中曾用羟脯氨酸指数判断营养不良儿童蛋白质营养状况。3 岁内儿童羟脯氨酸指数比较恒定，学龄前儿童为 2.0~5.0，<2 提示生长缓慢。

2. 脂类 评价脂类营养的指标包括血清总脂、血清总胆固醇、游离胆固醇和胆固醇酯、血清高密度脂蛋白胆固醇、血清低密度脂蛋白胆固醇、血清极低密度脂蛋白胆固醇、血清总甘油三脂、血清游离脂肪酸等。血脂检测可辅助判断营养不良状态，如营养低下时血脂下降，营养过剩时血脂上升；亦可用于评价饮食控制与药物治疗效果。

3. 碳水化合物 血清葡萄糖、血浆胰岛素、血浆胰高血糖素、葡萄糖耐量实验、胰高血糖素耐量实验、尿糖定性、尿糖定量等可辅助判断营养不良的严重程度、合并症与治疗反应。

4. 锌 铁、维生素 A、碘、锌、和硒营养素的缺乏被认为是全球公共卫生问题，其中铁、维生素 A、碘是最常见的单一营养素缺乏。已有的铁、维生素 A、碘、和硒的生物学标记物可进行相关营养素的流行病学研究。锌为Ⅱ型营养素，缺乏较好的生物学标记物，锌缺乏的流行病学研究主要是依赖设计很好的小量锌补充随机研究。目前锌缺乏简单、有效的实验诊断方法。

(1) **应用**：评价锌缺乏。

(2) **样本类型**：血浆。

(3) **评价维生素锌营养状况的生物标记物**：

- **血浆锌**：已广泛临床应用，可用于评价人群血锌状况。但评价个体锌营养状况敏感性与特异性低，血浆锌水平下降身体不一定为缺锌状态，或身体锌缺乏时血浆锌亦可正常。因此，血浆锌仅作为个体锌营养状况评价参考指标。
- **红细胞锌**：锌缺乏时红细胞膜的锌明显下降，敏感性较血清锌好。
- **白细胞、或单核细胞、血小板锌**：结果比红细胞锌含量更敏感，但需血量较多(> 血 5ml)，操作较复杂，临床不易推广。
- **血清碱性磷酸酶**：为含锌酶，可间接评估体内锌营养状况，特异性、敏感性差。
- **双同位素研究锌动力学和平衡**：利用天然锌的稳定性同位素，富集其中含量较少的同位素，如 ^{70}Zn、^{67}Zn。采用静脉注射一种同位素，同时口服另一种同位素的方法进行标记，检测血液、大小便中各种同位素的丰度，追踪锌在人体内的代谢过程。再结合人体锌的区室模型(compartmental modeling)测定体内可交换锌代谢池(exchangeable

表 5-22-9 炎症对铁生物学标记物的影响

血生物学标记物	炎症影响		反应机理
	速度	反应	
铁	8 小时内	下降 50%	抑制铁从巨噬细胞释放，被新的去铁铁蛋白摄入
血红蛋白 血球容积	慢，或正常 慢，或正常	下降 20%~30% 下降 20%~30%	血清铁不足以替代老红细胞，TNF、IFN-γ 抑制红细胞生成
锌原卟啉（ZPP）	慢	慢性炎症贫血时 4-5 倍增加	Hb 下降，ZPP 增加
转铁蛋白	24 小时内快速	下降 20%~30%	血管舒张与毛细血管渗透性增加
转铁蛋白受体（TFR）	24 小时	下降 30%~50%	影响红细胞生长或 TNF、IFN-γ 抑制 TFR 基因表达
血清铁	8 小时内，快速	与 CRP 平行增加 30%~100% 以上	TNF、IL-6、IFN-γ 刺激铁合成

zinc pool，EZP），肠道内源性锌（endogenous fecal zinc，EFZ），以及人体锌吸收率（fraction absorption of zinc，FAZ）等重要的锌代谢指标。因实施、检测以及数据分析等相当复杂昂贵，只能用于小规模研究。

（4）检测方法：

• **血浆（清）锌检测：**动态反应池 - 电感耦合等离子体质谱仪（DRC-ICP-MS）。血浆锌正常值 <10 岁儿童 0.60~1.20mcg/ml，≥11 岁 0.66~1.10mcg/ml。血锌增高无临床意义。

• **血细胞锌检测：**采用质子激发 X 荧光法（Particle Induced X-ray Emission，PIXE）、或电感耦合等离子体质谱（ICP-MS）测定，目前该分析法尚未普及。红细胞锌正常值 1000~1600μg/dl。

四、影响因素

1. 感染 多种重要营养素的血生物学标记物水平与感染有关，如视黄醇、25-OH-D（维生素 D）、血清铁、转铁蛋白受体、锌、总脂质、维生素 C 等（表 5-22-9）。此外，运铁白蛋白、视黄醇结合蛋白与感染与创伤有关。一次检测的异常结果难以说明是营养素异常，或感染所致，或两者均有。感染时可伴 C- 反应蛋白（CRP）或其他炎症指标异常可帮助鉴别。

2. 疾病 肥胖可影响视黄醇 / 视黄醇结合蛋白（RBP）比值。高血铜可在 Menkes 病（钢发综合征）、血色沉着病、胆汁性肝硬化、甲状腺功能亢进、各种感染、各种急慢性恶性疾病（包括白血病）。

3. 药物 雌激素、避孕药可致尿铜升高，低蛋白血症、吸收不良、肾病综合征时尿铜可下降。补充锌可干扰肠道正常铜吸收致低铜血症。

4. 标本来源 血液、尿液样本多用于实验室评估营养状况检的检测，也有采用毛发、唾液等标本评价儿童的营养状况。但毛发、唾液等标本受环境因素影响较大，检测结果不可靠。如发锌受头发生长速度、环境污染、洗涤方法及采集部位等影响，结果与血浆锌无相关，故发锌不宜为诊断锌缺乏的可靠指标。

专家点评

• 目前国内采用原子吸收分光光度计一次性测定多种血微量元素含量，声称用来评价儿童营养状况，但检测缺乏实验室依据。身体内微量元素分布存在组织特异性，全血标本中含量变化往往不能灵敏地反映身体内状况的变化，或者不是有意义的指标。如血液中铁主要存在于血红蛋白，全血铁含量的意义和血液中血红蛋白含量一致；**血钙含量只是身体一系列血钙内稳态调节的结果，和身体内钙储备量无直接关系，受到其他内分泌调节影响。全血锌含量与血清锌都不是评判个体锌营养状况的灵敏指标，缺少可靠的判定参考值。**

• 营养素缺乏的预防仍然强调全面营养，均衡膳食。2010 年美国联邦政府关于食物的指南指出“**营养素缺乏的预防主要是食物。高营养密度的食物不仅可提供重要的维生素和矿物质，还可提供膳食纤维和有益于健康的其他成分；只有某些维生素或矿物质缺乏特殊情况需额外采用补充品**”。

（汪之顼）

【参考文献】

1. 葛可佑．中国营养科学全书(上、下册). 北京：人民卫生出版社，2004，9.
2. 王卫平．儿科学．第八版．北京：人民卫生出版社，2013，3.
3.《中华儿科杂志》编辑委员会，中华医学会儿科学分会儿童保健学组，全国佝偻病防治科研协作组．维生素 D 缺乏性佝偻病防治建议．中华儿科杂志，2008，46(3)：190-191.
4.《中华儿科杂志》编辑委员会，中华医学会儿科学分会儿童保健学组．婴幼儿喂养建议．中华儿科杂志，2009，47(7)：504-507.
5.《中华儿科杂志》编辑委员会，中华医学会儿科学分会血液学组，中华医学会儿科学分会儿童保健学组．儿童缺铁和缺铁性贫血防治建议．中华儿科杂志，2008，46(7)：502-504.
6. 李宁，黎海芪，魏庄，等．我国 4 城市学龄前儿童血清维生素 B12 营养状况调查．营养学报，2009，31(6)：527-531.
7. 黎海芪．2009 年中国儿童保健状况．中国实用儿科杂志，2010，25(5)：344-347.
8. Daniel J Raiten，Sorrel Namasté，Bernard Brabin，et al. Executive summary—Biomarkers of Nutrition for Development：Building a Consensus. Am J Clin Nutr，2011，94(suppl)：633S-650S.
9. Lynn B Bailey，Patrick J Stover，Helene McNulty，et al. Biomarkers of Nutrition for Development-Folate Review. The Journal of Nutrition，Supplement：Biomarkers of Nutrition for Development(BOND) Expert Panel Reviews，2015，45.
10. Sherry A Tanumihardjo. Vitamin A：biomarkers of nutrition for development. Am J Clin Nutr，2011，94(suppl)：658S-665S.
11. Michael Hambidge. Biomarkers of Trace Mineral Intake and Status.J. Nutr，133：948S-955S.
12. Ann Prentice，Gail R Goldberg，Inez Schoenmakers. Vitamin D across the lifecycle：physiology and biomarkers. Am J Clin Nutr，2008，88(suppl)：500S-506S.

第二十三章 常见的营养相关性疾病

第一节 营养素缺乏的分类

导读 经典的营养素分类方法未显示营养素缺乏的病理生理反应特征，难以具体帮助临床医生判断微量营养素缺乏的实际问题。按营养素缺乏时身体出现2种基本不同病理生理反应的分类方法，将营养素分为Ⅰ型营养素和Ⅱ型营养素。

经典的营养学中，营养素分类是按营养素生理功能分类，将约40种营养素分为能量、宏量营养素(蛋白质、脂类、碳水化合物)、微量营养素(矿物质，包括常量元素和微量元素；维生素)以及其他膳食成分(膳食纤维、水)四类。多年来教科书亦按经典的营养学的营养素分类方法描述营养素缺乏。但经典的营养素分类方法未显示营养素缺乏的病理生理反应特征，难以具体帮助临床医生判断微量营养素缺乏的实际问题。因此，临床上比较容易判断儿童能量营养过剩的状况，如超重/肥胖；而其他营养素不良的状况则往往难以判断，特别是营养素低下时，临床出现的问题最多。临床医生评价儿童营养状况时往往较少考虑或不熟悉各种营养素在体内代谢特点，基本用同一方法(如我国各地进行的"微量元素"检查)判断不同营养素的状况，结果往往产生错误的结论。为帮助理解营养素缺乏的临床表现与正确处理，20世纪80年代英格兰阿伯丁大学学者Michael H. N. Golden提出一新的营养素分类的系统。

一、Golden营养素缺乏分类方法的发展

1986年Michael H. N. Golden分析动、植物以及人类营养素缺乏的研究结果发现，种植在低硒的土地的小麦，生长正常，但小麦含硒浓度低；如将小麦种在低锌的土地，小麦生长矮小但含硒浓度正常；植无其他严重疾病的大鼠若饲以低硒食物可有正常的生长速度，而大鼠饲以低锌食物后生长停止，检测大鼠大部分组织锌浓度正常情况，但大鼠最后因锌缺乏死亡。Golden发现人类营养素的缺乏资料也有类似临床表现，即一部分营养素缺乏时儿童生长正常，组织浓度下降，有特殊临床表现；另一部分营养素缺乏时组织浓度正常，除生长速度下降外无特殊临床表现。Golden据不同的营养素缺乏时有2种完全不同反应的事实提出按营养素缺乏时身体出现2种基本不同病理生理反应的分类方法，将营养素分为Ⅰ型营养素和Ⅱ型营养素(图5-23-1)。经过近20余年的研究，Golden营养素缺乏分类方法不断完善，得到WHO、联合国的营养常务委员会(United Nations Standing Committee on Nutrition，UNSCN)、

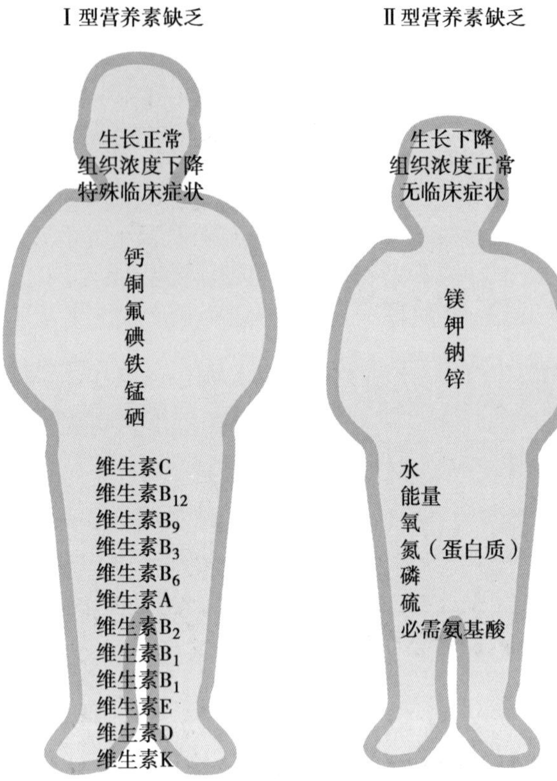

图 5-23-1　营养素缺乏时身体的病理生理反应

世界粮食计划署（World Food Programme，WFP）和联合国难民署（United Nations High Commissioner for Refugees，UNHCR）等权威组织与专家的认同。2008 年英国医学研究理事会国际营养组织与伦敦卫生学和热带医学、美国加州大学戴维斯分校风湿病学和变态反应与临床免疫学，英国伦敦卫生热带医学基因组和生物医学科学设施与传染病和热带疾病和免疫学科、波士顿大学医学校和公共卫生学院、巴西联邦大学、华盛顿大学医学院基因组科学中心 6 位专家共同撰写关于“发展中国家研究营养 - 疾病关系的新的挑战”文章中特别描述“为理解营养缺乏的本质和结果，Golden 按营养素缺乏时身体的病理生理反应提出一个新颖的营养素分类方法，Ⅰ型与Ⅱ型营养素”适度添加Ⅰ型营养素可有抗氧化与增加抵抗力的效果；增加Ⅱ型营养素可达到追赶生长的作用。因此，2008 年 WHO，UNICEF，WFP 和 UNHCR 组织的 <5 岁儿童营养不良的膳食处理的讨论会中又称Ⅰ型营养素为保护性营养素（protective nutrients type Ⅰ），Ⅱ型营养素为生长营养素（growth nutrients）。

Golden 的营养素缺乏的分类方法与以往教科书描述营养素并无实质性的区别，只是反映营养素本身的特征，即身体对营养素的需要和代谢方式，据营养素缺乏时的临床现象分类。实际上，仔细分析以往的教科书按经典营养素分类描述各类营养素的缺乏亦可获得类似结果。

二、营养素缺乏分类

Golden 按营养素缺乏的不同病理生理反应将营养素分Ⅰ型营养素与Ⅱ型营养素。

1. Ⅰ型营养素　包括碘、铁、钙、铜、氟、锰、硒以及所有的维生素。身体的反应特点是组织浓度下降，最早的表现是特殊的临床症状，但没有生长迟缓。如若持续时间长、严重时可继发生长障碍。此类营养素缺乏到出现临床症状的过程有三个阶段，即当食物供给不足或需要量增加时身体内发生调节或适应性变化以保证身体重要的生理功能，即组织贮存首先被动用；继而身体代谢发生改变，适应性失调出现功能异常或出现临床症状；最后生长发育受损，严重时可危及生命。

Ⅰ型营养素缺乏多为单一营养素缺乏致病。最常见的Ⅰ型营养素有铁缺乏性贫血、维生素 A 性干眼症、碘缺乏性甲状腺肿与甲状腺功能低下症。如铁属Ⅰ型营养素，当食物中缺乏时最初体内铁贮存耗竭后出现铁缺乏的临床表现，组织中铁浓度明显下降，但不影响体格生长。此外，维生素 C 缺乏症（坏血病，scurvy），维生素 PP（烟酸缺乏）致糙皮病（或陪拉格病，pellagra）以及维生素 B_1 性（脚气病，beri-beri）均发生在食物中缺乏的特殊人群中。

一般，人们对Ⅰ型营养素碘、铁营养不良的临床表现比较熟悉，而对铜和钙营养不良不很了解。正常情况下人类很少发生缺铜或铜过多。有 2 种少见的遗传性铜代谢性疾病，新生儿的发生率约为 1/100 000，即 Wilson 病和 Menkes 病，有严重的特征性临床表现，需要特殊的诊断方法。“钙营养不良”是一难以界定的状态，即使在摄入量较低或过高的情况下，身体受多个激素调节，血钙水平仍可维持在正常范围以保证正常生理功能。故钙的生化指标不是反映钙营养状况的合适指标，往往可用内分泌调节指标间接反映身体钙营养状况。临床上常常误将“钙”和骨骼的生长联系。实际上，“骨”既是“器官”又是“组织”，二者的生理意义不同。作为“器官”的骨的形态生长是软骨细胞的生长，以及骨化、重建，需要几乎所有的Ⅱ型营养素，如胶原和糖蛋白。骨“组织”则是一大的钙贮库，含有体内 99% 的钙，与骨量发育有关；长期钙营养不足可致骨质疏松，而无长度的生长改变。骨量发育还受性别、运动、年龄、遗传等因素影响，其中遗传起主要作用，即 80% 骨量峰值受遗传控制。

2. Ⅱ型营养素缺乏 包括锌、氮、钾、磷、硫、镁、必需氨基酸及能量（脂肪与碳水化合物），缺乏的共同表现是身长/高、体重生长速度下降，但组织中含量正常，无特殊临床症状与体征。虽然有某种Ⅱ型营养素缺乏为主的临床情况，如能量或蛋白质缺乏。但Ⅱ型营养素互相关联，如锌、氮、钾、磷、硫、镁、氨基酸均为蛋白质的成分之一，常常同时伴有其他几种营养素缺乏，如锌、磷、硫。如食物中蛋白质缺乏，则同时可有锌缺乏，身体的反应是线性生长（身高）生长停止，体重下降，但大部分组织中锌浓度正常，无特殊临床表现。

3. Ⅰ型营养素和Ⅱ型营养素的实验室检查 按定义或理论上，实验室或动物实验可证实某一种Ⅰ型营养素营养不良的状态将影响一种或多种生理功能，故Ⅰ型营养素营养不良状态的判断应依据缺乏的临床表现以及直接测定营养素在组织中的浓度、或代谢产物而获得。目前，实验室的检查可明确大部分Ⅰ型营养素营养不良状态的判断，如铁、碘、维生素等，但钙营养不良状态的实验室方法选择受限。

Ⅱ型营养素缺乏时组织含量正常，出现生长迟缓需要较一时间过程；且Ⅱ型营养素互相关联，如锌、氮、钾、磷、硫、镁、氨基酸均为蛋白质的组成成分之一，临床难有单一缺乏的情况，常常同时伴有其他几种营养素缺乏，如锌、磷、硫，实验室方法难以获得。判断Ⅱ型营养素锌缺乏主要依据临床资料、高危因素分析（详见本篇第二十二章第四节营养素的实验室检测）。

专家点评 临床上采用营养素缺乏的分类方法有助医生从生长发育状况与临床表现初步判断儿童营养状况，减少误诊与漏诊，或过度医疗。

（黎海芪）

【参考文献】

1. Waterlow, J.C. Golden, M.H. The Role of Individual Nutrient Deficiencies in Growth Retardation of Children as Exemplified by Zinc and Protein. In: Linear Growth Retardation in Less Developed Countries. New York: Raven Press, 1988, pp. 143-163.
2. Golden, M.H. The Nature of Nutritional Deficiency in Relation to Growth Failure and Poverty. Acta Paediatrica Scandanavica, 1991, 374, 95-110.
3. UNITED NATIONS NATIONS UNIES ADMINISTRATIVE COMMITTEE ON COORDINATION-SUBCOMMITTEE ON NUTRITION£¬SCN News, Number 12. (http://www.unscn.org/layout/modules/resources/files/scnnews12.pdf)

第二节 Ⅰ型营养素缺乏

导读 Ⅰ型营养素缺乏主要包括维生素 A 缺乏、B 族维生素缺乏、维生素 C 缺乏、维生素 D 缺乏、维生素 K 缺乏、铁缺乏和碘缺乏。

一、维生素 A 缺乏

维生素 A 为脂溶性微营养素，与所有脊椎动物视觉、上皮组织、免疫系统、生殖等正常功能有关。维生素 A 包括视黄醇、视黄醛、视黄酯及视黄酸。体内视黄醛可氧化成视黄酸，但不可逆；视黄酸可促进动物生长，与视觉活性、生殖无关。“类维生素 A”术语包括天然和合成维生素 A，但合成维生素 A 不具备所有功能。

（一）发展史

1. 维生素 A 发现 维生素 A（维生素 A）是第一个被发现的脂溶性维生素。1000 多年前唐朝孙思邈在《千金要方》记载动物肝脏可治疗夜盲症。古埃及人也认识到夜盲症可食用肝脏。文献也记载巴西土人以鱼肝油、丹麦人用橄榄油治疗干眼症。1819 年法国生理学家 F. Magendie 发现营养不良的狗会发生眼角膜溃疡，增加死亡的危险。1912 年英国的生物化学家 Frederick Gowland Hopkins 发现在牛奶中有一未知的、可促进大鼠生长的因子，1929 年 Hopkins 因此获得诺贝尔奖。1913 年美国 2 个独立的研究团队耶鲁大学的 Lafayette Mendel 和 Thomas Burr Osborne 与威斯康星大学的 lmer McCollum 和 Davis 同时发现食物脂肪对“促进生长因子”的作用；1918 年将脂溶性“促进生长因子”被称为辅助生长因子（accessory factors），1920 年被命名为维生素 A。学者们发现儿童生长障碍、干眼症、感染风险增加均与维生素 A 缺乏相关。1928 年 Green 和 Mellanby 曾将维生素 A 命名为抗感染因子，但抗生素的广泛应用使维生素 A 的抗感染作用未得到重视。1967 年美国哈特兰等三位科学家因发现维生素 A 治疗眼病的化学过程而获得诺贝尔奖。1931 年瑞士化学家 Paul Karrer 发现维生素 A 的化学结构。1947 年荷兰的 2 位化学家，David Adriaan van Dorp and Jozef Ferdinand Arens 首次合成维生素 A。

当学者们了解胡萝卜素，如 β- 胡萝卜素可在体内转变为维生素 A 时，希望建立食物中的胡萝卜素与视黄醇换算系统。1930 年瑞士科学家 Paul Karrer 确定 β- 胡萝卜素和维生素 A 的关系与单位换算，即 1 国际单位（international unit，UI）相当于 0.3μg 视黄醇，0.6μg β- 胡萝卜素或 1.2μg 其他类胡萝卜素；以后采用视黄醇当量（retinol equivalent，RE）作为维生素 A 的单位。1937 年 Paul Karrer 因此获诺贝尔生理学或医学奖。2001 年胡萝卜素与视黄醇换算系统修改为 1RE 相当 1μg 视黄醇，2μg β- 胡萝卜素（溶解在油），食物中则为 6μg β- 胡萝卜素，或 12μg of α- 胡萝卜素、γ-β- 胡萝卜素、β- 隐黄素（cryptoxanthin）。因有较多研究证实只有 1/2 的维生素 A 原类胡萝卜素被吸收，2001 年美国医学研究所（IOM）推荐用新的视黄醇换算单位为视黄醇活性当量（retinol activity equivalent，RAE）。按新的分类方法 1g RAE 相当 1μg 视黄醇，2μgβ- 胡萝卜素（溶解在油），食物中则为 12μg 或 24μg 维生素 A 原类胡萝卜素 α- 胡萝卜素、γ- 胡萝卜素和 β- 隐黄素。

2. 流行病学研究 1976 年美国霍普金斯大学公共卫生院眼科医生、流行病学家 Sommer 首次在印度尼西亚 6 个村庄的 4500 例 6 月龄 ~5 岁儿童每年 2 次大剂量补充维生素 A，降低儿童角膜软化和失明风险，儿童死亡率降低 1/3。Sommer 教授在非洲和亚洲的研究也显示维生素 A 营养与儿童死亡率明显相关。在 Sommer 教授强力推动下世界范围内很多发展中国家学者开展每年 2 次大剂量维生素 A 补充研究。1992 年在不同国家的 8 个较大规模的维生素 A 干预研究结果显示维生素 A 干预可将 6 月龄 ~5 岁儿童死亡率降低 19%~54%。婴儿、儿童的生长发育与抗感染性疾病需要较多维生素 A 营养。存在维生素 A 缺乏公共健康问题的国家，给 1~5 月龄的婴儿提供大剂量维生素 A 的补充计划是儿童*生存*对策的一部分，已覆盖 71% 的发展中国家人群。美国国际开发署、联合国儿童基金会和 Alfred Sommer 教授在意大利 Bellagio 召开维生素 A 缺乏专题研讨会一致认为轻度维生素 A 缺乏增加儿童死亡的风险，每 4~6 月周期补充维生素 A 可降低儿童死亡率，重症麻疹儿童应口服维生素 A 可减少失明和死亡的风险。1997 年 WHO、联合国儿童基金会的全球健康政策建议，所有国家的儿童都应采用每 6 月大剂量口服维生素 A，以改善儿童维生素 A 缺乏情况。1998 年 WHO、UNICEF、加拿大国际发展署、美国国际开发和微量营养素行动署启动维生素 A 全球行动（维生素 AGlobal Initiative）。2009 年哥本哈根经济高峰会议上世界有影响力的经济学家推荐，最符合成本效益的投资方式是改善人类健康和发展，定期维生素 A 补充在所有干预中成本效益较高。

我国原卫生部在 WHO/UNICEF 及世界银行的推动下，1999 年 12 月至 2000 年 3 月由首都儿科研究所负责选择沿海、内地、边远地区 14 个省市的 28 个县调查 0~6 岁儿童维生素 A 状况，结果显示城市儿童维生素 A 缺乏患病率为 5.2%，农村 15.6%，农村中Ⅳ类县为 23.8%。我国为轻度亚临床维生素 A 缺乏地区，部分边远贫困县为中度临床缺乏地区，需对维生素 A 缺乏儿童进行干预。

大剂量补充维生素 A 的方案执行 20~30 年来，全球维生素 A 缺乏得到较好控制。近年 WHO 重新评估大剂量补充维生素 A 的效果，采用 Meta 分析 1~5 月龄婴儿补充维生素 A 的效果，结果发现 1 岁内补充维生素 A 对降低呼吸道感染与腹泻发病率、死亡率作用不明显，而大剂量补充维生素 A 后婴儿可出现前囟张力增加、呕吐等副作用。同时，2 项 Cochrane 系统综述显示妊娠母亲补充维生素 A 对降低母亲死亡率、围产期死亡率、新生儿死亡率的危险亦无明显作用。因此，2011 年 WHO 发表关于不建议新生儿、1~5 月龄婴儿补充维生素 A 的指南（强烈推荐）；除是非严重缺乏的地区，一般也不建议妊娠母亲补充维生素 A（强烈推荐）。2011 年 WHO 的指南只推荐在维生素 A 缺乏为严重公共健康问题的地区可给 6~59 月龄的婴幼儿大剂量补充维生素 A（强烈推荐），即当地 24~59 月龄儿童夜盲症发病率≥1%，或 6~59 月龄儿童维生素 A 缺乏（血清血清视黄醇≤0.70μmol/l）患病率≥20%。WHO 明确指出新指南将替代 1997 年的指南。

3. 维生素 A 缺乏标准制定 1976 年 WHO/USAID 的一次会议中首先报告维生素 A 缺乏

与干眼症，决定以血清视黄醇的界值点<10~20μg/100ml或0.35~0.70μmol/l为低维生素A水平，<10μg/100ml或<0.35μmol/l为维生素A缺乏。1982年有专家提出，对有可能发展为维生素A缺乏的亚临床维生素A缺乏的儿童，此血清视黄醇的界值点用以判断维生素A缺乏已经太低。随研究的进展，有证据显示亚临床维生素A缺乏的儿童存在死亡率增加的危险。1996年WHO采用干眼症为儿童维生素A缺乏的临床指征，以伴夜盲症的妊娠后期妇女或儿童为维生素A缺乏达5%为公共健康问题的界值点（表5-23-1）。一项尼泊尔的研究显示有干眼症妇女血清视黄醇为0.72（±0.41）μmol/L，正常妇女则为1.03（±0.39）μmol/L（p<0.001）。1996年专家组决定修改血清视黄醇的界值点为0.70μmol/l，同时制定人群维生素A缺乏严重程度的判断标准（表5-23-2）。

表5-23-1 夜盲症流行病学判断标准

严重程度判断标准	夜盲症（XN）	
	24~71月龄	孕妇
轻度	>0%~<1%	≥5%
中度	≥1%~<5%	
重度	≥5%	

表5-23-2 学龄前儿童、妊娠妇女维生素A缺乏流行病学判断标准

严重程度判断标准	血清维生素A<0.7μmol/L
轻度	≥2%~<10%
中度	≥10%~<20%
重度	≥20%

4. 研究进展

（1）维生素A核受体与作用机制：核受体是一类配体依赖的核转录因子超家族成员。1987年Giguere和Petkovich在不同实验室研究孤儿受体（未明确配体的细胞核激素受体）的配体时，几乎同时发现视黄酸受体（retinoic acid receptor，RARs）。1990年Mangelsdorf发现另一类视黄酸受体RXR（retinoic acid X receptor，RXRs）。RARs与RXRs各有3个亚类α、β、γ，α受体分布所有组织细胞，β受体分布以神经细胞为主，γ受体分布以骨和皮肤细胞为主。细胞内存在与类视黄醇特异结合的蛋白质，即细胞视黄醇结合蛋白质Ⅰ、Ⅱ（CRBP-Ⅰ，CRBP-Ⅱ），细胞视黄酸结合蛋白质Ⅰ、Ⅱ（CRABP-Ⅰ，CRABP-Ⅱ），具有转运视黄醇、视黄酸的功能。全反式视黄酸（ATRA）和9-顺式视黄酸（9-cisRA）作为核激素发挥作用，ATRA只与RARs结合；虽然9-cisRA可结合RARs和RXRs两大类受体，但在体内主要与RXRs结合。受体被激活时能够在靶基因的启动子与“视黄酸反应成分”（RARE）结合调节靶基因表达。已知有500多种基因受维生素A调节，提示维生素A以一定方式参与身体一切活动过程（图5-23-2，表5-23-3）。

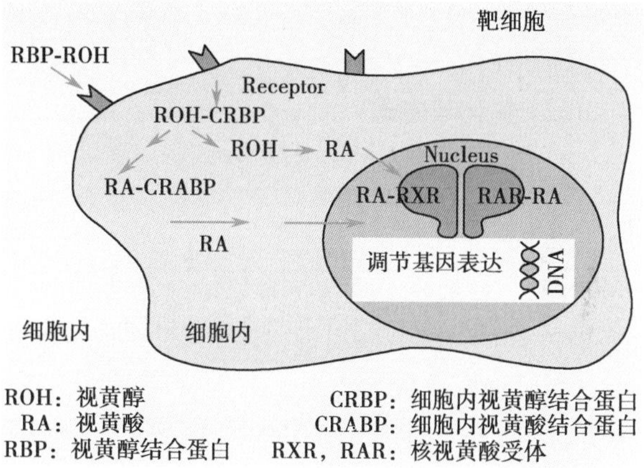

图5-23-2 细胞内维生素A代谢及信号转导模式图

表5-23-3 维生素A通过RAR和（或）RXR受体调节的部分有代表性的基因

基因名称	基因功能/作用
催产素	生殖
生长激素	生长
磷酸稀醇丙酮酸羧基化激酶	葡萄糖异生作用
第一级乙醇脱氢酶	乙醇氧化
反型谷氨酰胺酶	细胞生长和细胞死亡
昆布氨酸B1	细胞间的交互作用
基质明胶蛋白	骨骼生长和强壮皮肤
角蛋白	皮肤
细胞视黄醛结合蛋白Ⅰ	维生素A的代谢
β-视黄醛受体	维生素A的作用
Hox1.6	胚胎形成
多巴胺D2受体	中枢神经系统

视黄酸相关孤儿受体（retinoid-related orphan receptors，RORs）亚家族主要包括RORα、RORβ和RORγ等三个成员，其中RORs通过调控相关基因表达，在身体发育、免疫反应、生物节律以及细

胞代谢等多种生理过程有重要作用。近年的研究发现 RORs 表达或功能异常与某些疾病有关，如肿瘤、免疫炎症性疾病、动脉粥样硬化等心血管疾病。核受体信号转导通路目前已在多种重要疾病中的作用受到高度关注，视黄酸相关孤儿受体可能成为这些疾病药物治疗的重要靶点。

(2) 参与其他激素调节：视黄酸受体属于核受体家族“类固醇 - 甲状腺 - 类视黄醇家族”成员，核受体家族与有交互作用。近年研究显示其他激素核受体须与 RXR 结合形成异二聚体才能发挥作用。可见，维生素 A 和它的 RXR 是激素反应系统的调节者(表 5-23-4)。

(二) 生化与生理

1. 生化特性 维生素 A 是由类视黄醇(retinoids)家族组成，包括视黄醇(retinol)、视黄醛(retinal)、视黄酯(retinyl ester)及视黄酸(retinoic acid，RA)(图 5-23-3)。体内视黄醛可氧化成视黄酸，但不可逆。视黄酸可促进动物生长，与视觉活性、生殖无关；视黄酸参与调节细胞分化、生长和胚胎发育。有三种形式维生素 A，即视黄醇、β- 胡萝卜素(beta-carotenes)和类胡萝卜素(carotenoids)。视黄醇是维生素 A 最基本的形式，存在动物源食物；β- 胡萝卜素是视黄醇的前体，存在植物源食物，哺乳动物 2/3 的维生素 A 来源于 β- 胡萝卜素。

表 5-23-4 与 RXR 形成异二聚体结合核受体家族成员及其相应配体

细胞核受体	配体
视黄醇类物质 X 受体(RXR)	9- 顺型视黄酸
视黄酸受体(RAR)	全反型视黄酸
维生素 D 受体(VDR)	1,25- 二羟基维生素 D
甲状腺素受体(TR)	三碘甲状腺原氨酸(T3)
雌激素受体(ER)	雌激素
黄体酮受体(PR)	黄体酮
肾上腺糖皮质激素受体(GR)	皮质醇
肾上腺盐皮质激素受体(MR)	醛固酮
雄激素受体(AR)	睾酮
脂类 X 受体(LXR)	胆固醇代谢产物
过氧化物酶体增值物激活受体(PPAR)	脂溶性分子

类胡萝卜素是植物中的一组天然脂溶性色素，至今已经发现近 450 种天然类胡萝卜素。β- 胡萝卜素的分子结构相当于 2 分子维生素 A，在肝脏及小肠黏膜内经过酶的作用 50% β- 胡萝卜素变成维生素 A。食物中的维生素 A 和胡萝卜素经肠道吸收在体内可转变为视黄醛。

除全顺式视黄醇外，视黄醇有 5 种异构体，其

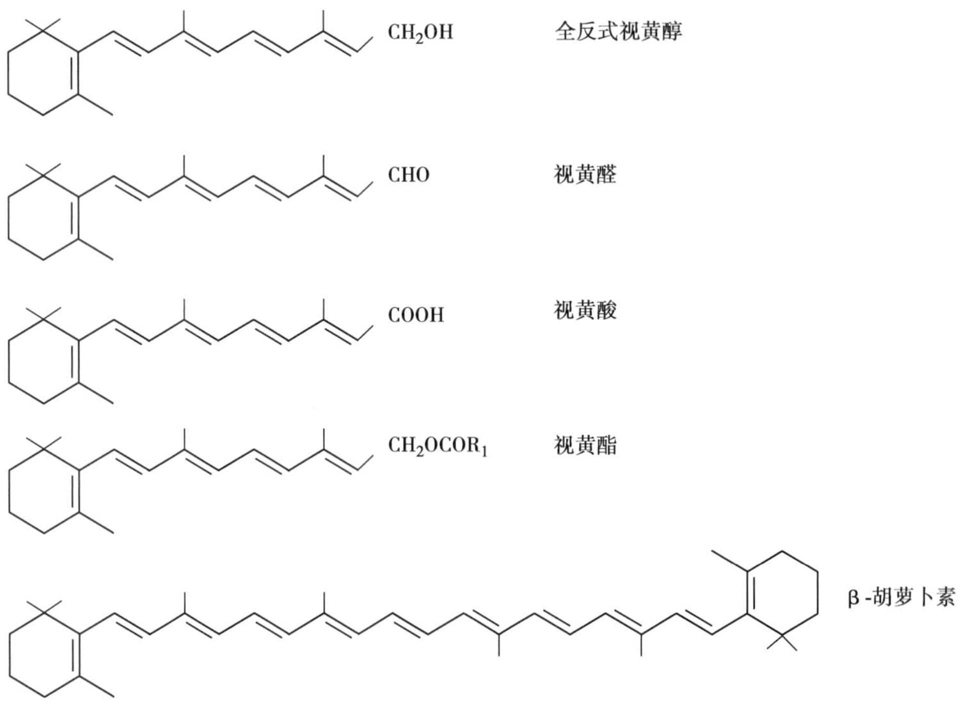

图 5-23-3 维生素 A 同系物的结构式

中重要的是11-顺式视黄醇(11-cis-retinol),是视黄醇活性形式。近年研究认为9-顺式视黄酸(9-cis-Retinoic acid)有基因调节作用,但体内活性尚不清楚。天然13-顺式视黄酸(13-cis-Retinoic acid)已被发现,可能是一代谢产物,临床用作为转化为全反式视黄酸的前药。全反式视黄醇β-紫罗酮环C末端的羟基氧化形成视黄醛,视黄醛氧化形成视黄酸。视黄酸通过酰基辅酶A脂肪酸的酯化作用而形成视黄酯。视黄酸是维生素A体内有多种生理作用的重要活性形式。

2. 生理功能

(1) **肠道吸收:**胰腺分泌液与十二指肠、空肠刷状缘有多种视黄酯水解酶(retinyl ester hydrolase,REH)。胡萝卜素或视黄酯被胰腺和小肠水解酶水解,在小肠近段转化为视黄醇,比例为6∶1。视黄醇分子弥散进入肠道细胞,在肠道卵磷脂:视黄醇脂肪酰转移酶(LRAT)的作用下与CRBP-Ⅱ结合后吸收。食物中70%~90%的视黄醇在肠道吸收,但肠道维生素A吸收与体内维生素A水平无关,即使摄入增加时也仍然吸收,是出现维生素A吸收过量的原因。维生素A吸收过程需适量胆盐和少量脂肪,分别吸收约5%。食物中约1/3 β-胡萝卜素被吸收,混合于乳糜微粒。肠道吸收的大部分乳糜颗粒中大部分视黄醇与β-胡萝卜素在肠道转为视黄酯被肝脏吸收,少量转为视黄酸从肝静脉进入体循环。乳糜微粒中少量维生素或β-胡萝卜素可进入脂肪和其他组织,包括乳腺组织。乳糜微粒中大部分的维生素A与β-胡萝卜素被肠道受体调节进入肝脏的肝实质细胞。

(2) **肝脏代谢:**维生素A的肝脏代谢受到许多因素的影响,包括肝脏实质细胞和星状细胞的加工处理和贮存。细胞外结合蛋白调节维生素A在组织中的分布作用与食物维生素A的摄入量无关,细胞内的结合蛋白与酶参与调节细胞内的维生素A贮存、激活和降解。过量摄入则产生大量视黄酯进入组织,不受限地进入肝脏。正常情况体内90%的维生素A贮存在肝实质细胞。新生儿特别是早产儿肝脏中的贮存相对较少,大量的维生素A分布在其他组织。视黄酯在肝脏再次被水解为视黄醇并转运至内质网,与内质网的RBP结合,在高尔基体形成视黄醇-RBP复合体后从肝实质细胞内分泌,90%~95%的视黄醇被肝窦间隙星状细胞以视黄醇棕榈酸盐的形式摄取,形成细胞浆内的脂滴(图5-23-4)。星状细胞可将

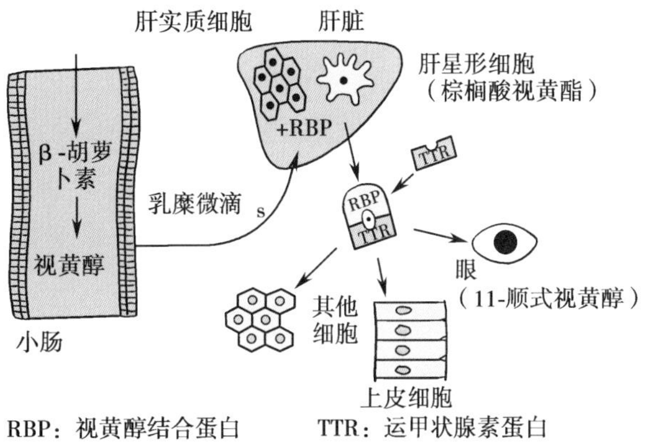

图5-23-4 维生素A的转运和代谢

视黄醇-RBP复合体分泌至大循环或在释放之前重新转移回肝实质细胞。肝外组织也有少量星状细胞,提示存在全身有一维生素A贮存细胞网,身体需要时可有效转化为视黄醇。维生素A经视黄酯的脱脂作用从肝脏与周围组织动员入血。血液中维生素A与RBP结合以运甲状腺素蛋白(transthyretin)或前白蛋白(prealbumin,PA)-视黄醇复合物形式转运视黄醇,可降低肾小球对视黄醇的过滤。肝脏依赖锌和氨基酸合成RBP,维持较窄的RBP血清水平(40~50μg/dl)。通过受体调节视黄醇从RBP-运甲状腺素蛋白复合物释放,被周围组织摄取,RBP则由肾脏排泄。

(3) **视觉生理:**视网膜有2种视细胞,即1亿个视杆细胞(rods)与700万个视锥细胞(cones)。2种视细胞的外段有不同的光敏感化学物质,视杆细胞的是视紫质(rhodopsin),视锥细胞的为视紫兰质(iodopsins)。当光接触2种视细胞即发生复杂的化学反应,使视细胞有不同功能,视杆细胞与弱光有关,视锥细胞与明视觉及色觉有关(图5-23-5)。在视细胞外端的维生素A还原酶作用下还原视黄醛为维生素A,色素上皮细胞微粒体中酯酶酯化维生素A贮存于色素上细胞(RPE)。全反式视黄醇可以被视黄醇异构酶催化为11-顺-视黄醇,进而氧化成11-顺-视黄醛,11-顺-视黄醛可以和视蛋白结合成为视紫红质。弱光暴露引起视紫红质物理结构改变,视黄醛的11-C扭转成全反视黄醛,视蛋白的立体构形也发生变化,视紫红质分解为视蛋白和全反视黄醛,在还原酶的作用下还原为全反式视黄醇。全反型视黄醛经微光照射,又重新转变为11-顺视黄醛,与视蛋白结合形成视紫红质,重新开始整个循环过程以保证视杆细胞持续感光(图5-23-6)。

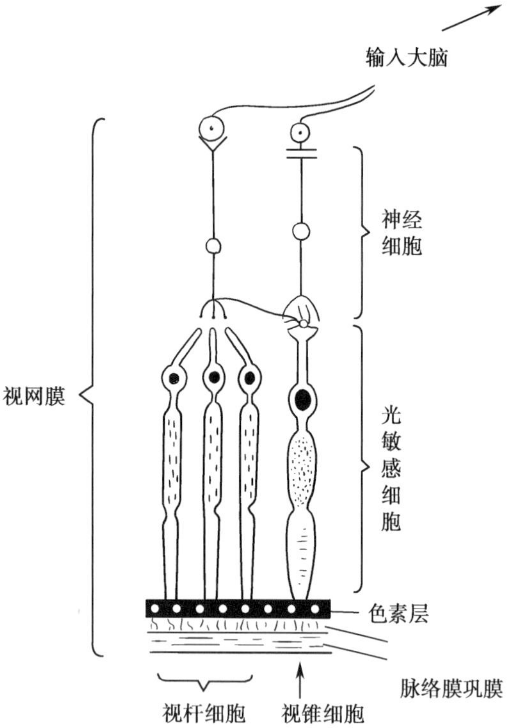

图 5-23-5 视网膜视杆细胞与视锥细胞

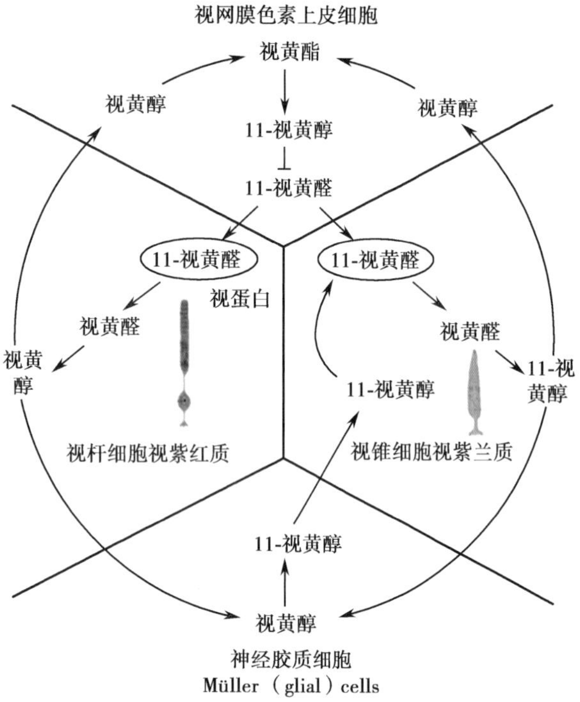

图 5-23-6 视循环示意图

虽然视网膜只有少量维生素 A，但因存在 11-顺式视黄醛可再次产生视觉循环或周期，维持暗视觉。维生素 A 缺乏时 RPE 的贮存的视黄酯减少，视觉循环速度明显减慢，很快地失去暗视觉能力，临床出现“夜盲”。视锥细胞中视紫兰质形成蓝、绿、红色敏感色素，11-顺视黄醇能有效吸收强光。维生素 A 参与产生视紫兰质，导致视锥细胞构成视觉颜色。

(4) **细胞分化**：包括皮肤、呼吸道、免疫系统、生殖泌尿等系统。视黄酸通过相应的酶系统参与调节机制，有学者认为视黄酸在全身各组织和器官的细胞的细胞分化中起激素样的关键作用。

1) **皮肤**：维生素 A 调控与合成糖蛋白和黏多糖等化合物有关的酶类表达，维持上皮细胞完整性，稳定细胞膜，使各系统上皮细胞保持形态和功能健全。

2) **免疫系统**：维生素 A 参与维持身体的免疫活性，帮助身体维护淋巴细胞库，参与维护 T 细胞介导的免疫反应，促进免疫细胞产生抗体的能力，促进 T 淋巴细胞产生某些细胞因子。维生素 A 缺乏通过影响免疫细胞内视黄酸受体的表达相应下降而影响身体的免疫功能。

3) **造血系统**：维生素 A 缺乏时造血系统作为血细胞再生器官也受影响。上世纪 80 年代发现成人维生素 A 缺乏时尽管铁摄入正常仍发展为贫血，仅采用维生素 A 治疗贫血可改善。动物实验、临床和社区研究均证实维生素 A 缺乏与红细胞生成有关，但机制尚不清楚。动物实验提示维生素 A 缺乏时红细胞生成减少可能与骨髓铁的利用下降或被抑制有关。同时，维生素 A 缺乏使运铁蛋白合成下降，影响贮存铁从肝脏释放，肝脏铁积累增加，出现类似于缺铁性贫血的小细胞、低色素贫血；或维生素 A 缺乏影响红系早幼红细胞增殖分化，或影响红细胞生成素合成。有证据显示维生素 A 缺乏常伴贫血，补充维生素 A 可改善身体铁的状况；但维生素 A 不能改善因铁缺乏的原发性贫血。

4) **胚胎发育**：视黄醇和视黄酸在基因调节和胚胎发育中有重要作用。胎儿对视黄醇浓度非常敏感，视黄醇和视黄酸不足或过量均可致流产和畸形。鸟类和啮齿动物模型的研究发现视黄酸核受体与胚胎发育相关，胚胎发育按照一定的空间时间模式进行与 RA 有关。可能通过 RA 介导的视黄酸核受体 RARs 与 RXRs 调控靶基因的表达，影响胚胎的发育，如心脏形态构建、脊椎动物胚胎神经系统的生长与分化，以及参与胚胎肺发育过程中的很多关键事件。

5) **妊娠期需经 RBP**：进行母亲 - 胎儿视黄醇的代谢和转运调节。动物实验证实胚胎、胎儿和胚胎外的组织已可检测到RBP，提示RBP在母亲-胎儿间转运适当的视黄醇有重要作用。大鼠妊娠后期胎肝视黄醇含量增长，RBP含量增长较快，提示胎鼠开始合成RBP。但目前尚不清楚妊娠期低的RBP表达的确切作用，也不清楚RBP表达的阈值。人类视黄醇从母体血循环经胎盘转运至胎儿的机制和调节方式亦不清楚。有研究报道胎儿晚期，当母亲为轻-中度维生素A缺乏时，胎儿有一定调节视黄醇胎盘转运能力，增加胎盘视黄醇的转运；但若母亲严重缺乏维生素A，则胎盘转运能力不足。

6) **生殖系统：**维生素A缺乏可抑制睾丸精子生成。

(三) 食物来源

维生素A主要有动物性食物的视黄酯和植物类食物的类胡萝卜素两大来源(表5-23-5)。类胡萝卜素广泛存在于自然界红色、橘黄色和黄色多种植物和动物中，身体都不能合成类胡萝卜素，但可转换为维生素A原。目前发现有50多种类胡萝卜素可转换为维生素A原，如α-胡萝卜素、β-胡萝卜素和γ-胡萝卜素等，其中β-胡萝卜素形成维生素A的活性最高，深绿色蔬菜和黄红色水果含量丰富。

表5-23-5 常见富含维生素A的食物

来源	品名	视黄醇(ug/100g)
动物来源 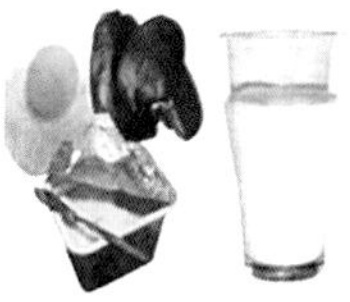	浓缩鱼肝油	15 000
	羊、牛肝	15 000
	鸡肝	10 414
	猪肝	4972
	蛋黄	438
	蛋类	140
	婴儿配方	60
	人乳	57
	鳝鱼	50
	鲜牛乳	40
植物来源* 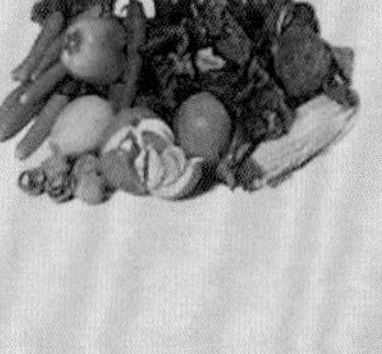	胡萝卜	2000
	熟南瓜	862
	深绿叶菜	685
	西红柿	100
	金黄色芒果	307
	杏	250
	番木瓜	124

*等值视黄醇

(四) 维生素A不足/缺乏

1. 定义 维生素A缺乏症(维生素A deficiency disorder，VAD)是身体维生素A不足导致的疾病，包括临床型维生素A缺乏(<0.7μmol/L)、亚临床型维生素A缺乏及可疑亚临床型维生素A缺乏(或边缘型维生素A缺乏)。临床型维生素A缺乏表现为特异的皮肤角化过度和眼干燥症；边缘型和亚临床型维生素A缺乏无特异表现，主要与反复呼吸道感染、腹泻和贫血等广泛影响有关，增加儿童的发病率和死亡率。

2. 流行病学资料 维生素A缺乏症是全球范围内最普遍存在的公共卫生问题(图5-23-7)，与铁、碘并列为全球三大微营养素缺乏。维生素A缺乏是发展中国家儿童严重感染和死亡发生的最主要的营养影响因素之一，边缘型和亚临床型维生素A缺乏无特异表现，主要与反复呼吸道感染、腹泻和贫血等广泛影响有关，亚临床型维生素A缺乏儿童感染性疾病的发病率与死亡率较正常儿童高3~4倍，与儿童发病率和死亡率的增加有显著关系。据WHO 1995~2005年公布的资料确认维生素A缺乏是一主要公共健康问题，估计影响1900万妊娠妇女、1.9亿学龄前儿童，主要是非洲与东南亚地区。全球1/3孕妇发生夜盲症(600万)，其中非洲孕妇占9.8%，东南亚孕妇9.9%；255万非洲学龄前儿童发生夜盲症，为全球1/2。估计全世界维生素A缺乏与100万~200万儿童死亡有关，35万学龄前儿童因维生素A缺乏而致盲。

中国政府已在《九十年代中国儿童发展规划纲要》中承诺消除维生素A缺乏。2000年我国14省6岁以下儿童维生素A缺乏首次流行病学调查(城市2877人，农村5792人)，发现夜盲症0.8%(儿童8例、母亲61例)，结膜干燥症7例。11.7%血清维生素A不足，其中城市150例(5.2%)，农村868例(15%)。按WHO标准维生素A缺乏率10%~20%为中度流行地区，我国为缺乏中度流行地区。

2002年中国CDC进行"中国居民营养与健康状况调查"首次将维生素A缺乏纳入调查，3~12岁儿童维生素A缺乏率为9.3%，维生素A边缘性缺乏率为45.1%。农村儿童维生素A缺乏率(11.2%)和边缘性缺乏率(49.6%)均显著高于城市(3.0%和29.0%)，尤其是二、三、四类农村的儿童；少数民族和文化低母亲、西部贫穷地区发病率明显高于东部和城市。2010年我国改为对维生素A缺乏进行监测，不再进行全国集中流行病学调查。

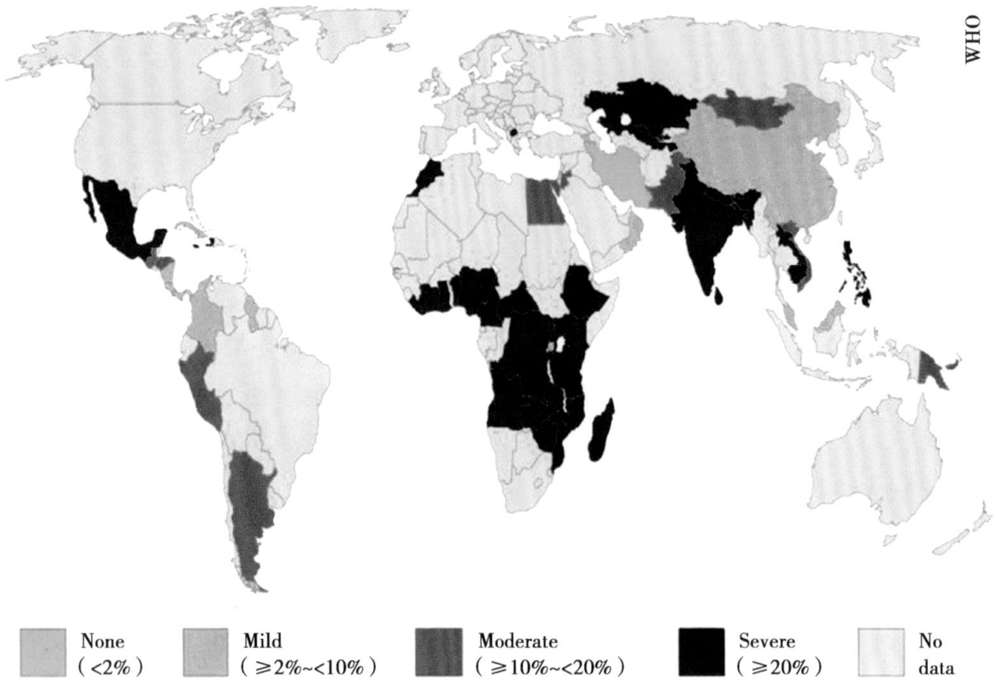

图 5-23-7 全球 5 岁以下儿童维生素 A 缺乏流行情况(1995-2005 年)

3. 高危因素

(1) **贮存不足**:早产儿、双胎儿、低出生体重儿等体内维生素 A 贮量不足,生长发育迅速阶段易发生维生素 A 缺乏。

(2) **摄入不足和需求增加**:孕母维生素 A 缺乏致人乳维生素 A 浓度减少是发展中国家与地区婴儿维生素 A 摄入不足的常见原因。因贫困或缺乏营养知识,人乳不足或无人乳的母亲长期给婴儿纯淀粉类食物喂养,或断人乳后给脱脂乳、炼乳,缺乏动物性食物及富含 β- 胡萝卜素的蔬菜、水果摄入使婴幼儿维生素 A 缺乏。疾病状态使儿童体内维生素 A 的消耗增加,如慢性感染性疾病、肿瘤等。

(3) **吸收不良**:消化系统疾病(如慢性痢疾、慢性肝炎、肠炎、先天性胆道梗阻等),或膳食脂肪过低影响维生素 A 及 β- 胡萝卜素的吸收。

(4) **代谢障碍**:肝病、甲状腺功能低下、蛋白质营养不良致视黄醇结合蛋白合成不足,锌营养缺乏等使维生素 A 转从肝脏转运障碍致血浆维生素 A 降低。

4. **临床表现** 维生素 A 缺乏症的临床表现与缺乏阶段和程度有密切关系(图 5-23-8),可疑和亚临床缺乏阶段主要表现为非特异的临床表现,如感染增加和贫血等,重度缺乏阶段表现为维生素 A 缺乏的特异表现——干眼症。

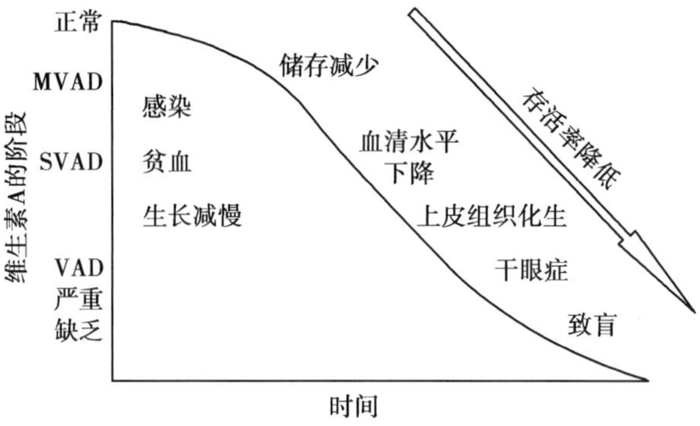

图 5-23-8 维生素 A 缺乏症的临床表现与程度关系示意图

(1) **亚临床状态维生素 A 缺乏**:包括可疑和亚临床维生素 A 缺乏,即维生素 A 摄入不足导致使体内维生素 A 贮存下降或基本耗竭,血浆或组织中维生素 A 水平处于正常低值水平或略低于正常水平,无维生素 A 缺乏眼干燥症临床表现,而表现与维生素 A 有关的其他非特异症状,如反复上呼吸道、消化道感染,缺铁样贫血等。

(2) **临床型维生素 A 缺乏**

1) **眼部**:眼部的症状和体征是维生素 A 缺乏症最早被认识,预后最严重。夜盲或暗光中视物不清最早出现,持续数周后,开始出现干眼症的表现,外观眼结膜、角膜干燥,失去光泽,痒感,泪减少,眼部检查可见结膜近角膜边缘处干燥起皱褶,角化上皮堆积形成泡沫状白斑，为结膜干燥斑或毕脱斑（Bitot't spots）。继而角膜发生干燥、混浊、软化畏光、眼痛，可继发眼部感染；严重时可发生角膜溃疡、坏死，引起穿孔，虹膜脱出导致失明（表5-23-6）。注意检查与治疗时需待儿童自然睁眼后进行，动作轻柔，勿压迫眼球，以免角膜穿孔，虹膜脱出。

表 5-23-6 干眼症分类（WHO1982 资料）

分类	症状	
XN	夜盲	
XIA	结膜干燥	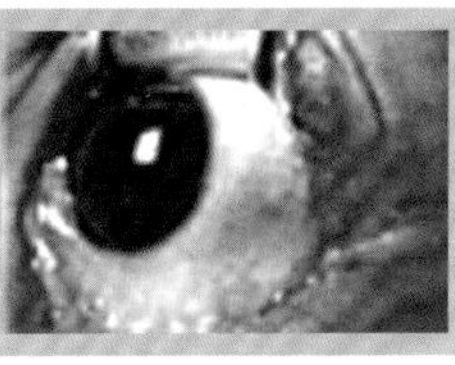
X1B	眼毕脱氏斑	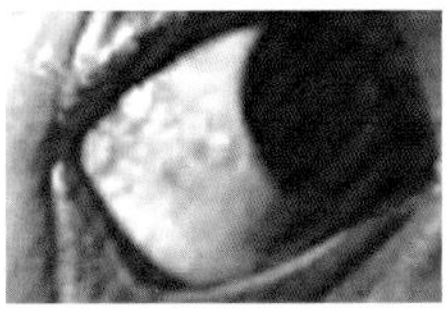 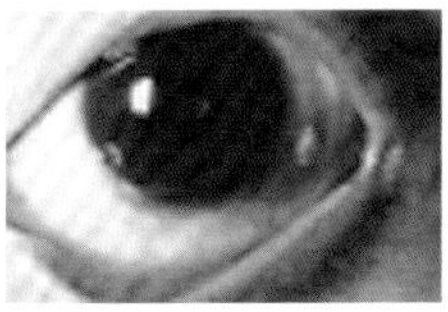
X2	角膜干燥	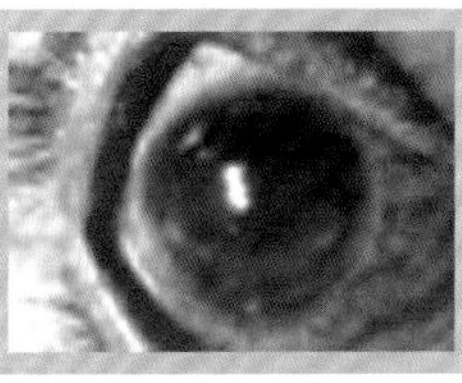
X3A	角膜溃疡/角膜软化（<1/3 角膜）	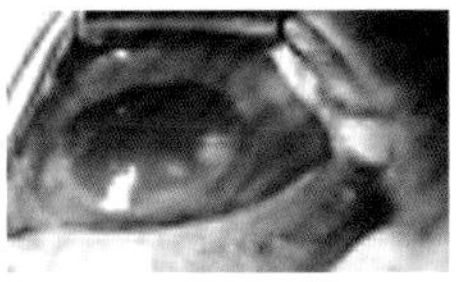
X3B	角膜溃疡/角膜软化（≥1/3 角膜）	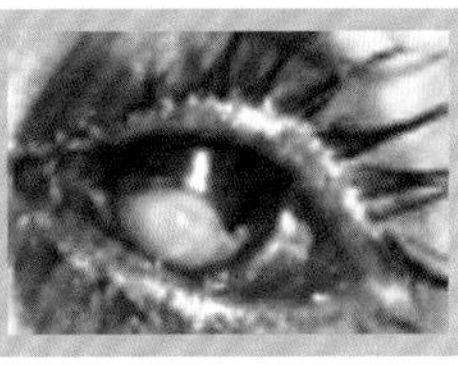
XS	角膜瘢痕	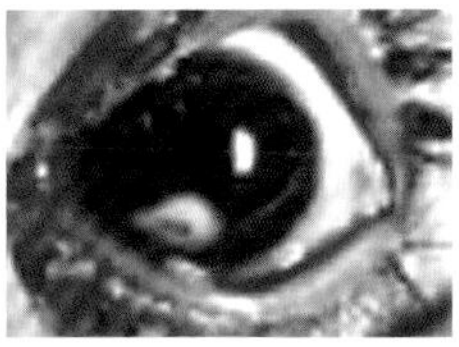
XF	角膜干燥症眼底（周边眼底的黄白色点状损害。荧光素钠染色表现为局灶性视网膜色素上皮缺损。）	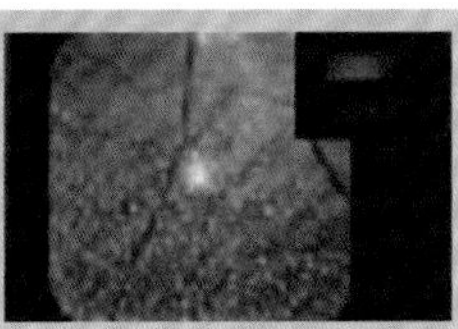

2）**皮肤**：早期仅感皮肤干燥、易脱屑，有痒感，渐至上皮角化增生，汗液减少，角化物充塞毛囊形成毛囊丘疹。检查触摸皮肤时有粗砂样感觉，以四肢伸面、肩部为多，可发展至颈背部甚至面部。毛囊角化引起毛发干燥，失去光泽，易脱落，指（趾）甲变脆易折、多纹等。

3）**感染发病和死亡率增高**：可疑和亚临床维生素 A 缺乏阶段，免疫功能低下就已存在，主要表现为反复呼吸道和消化道感染，且易迁延不愈，增加疾病发病率和死亡率，多为 6 月龄 ~2 岁儿童。

4）**贫血**：边缘和亚临床维生素 A 缺乏可出现贮存铁增加、外周血血清铁降低、类似于缺铁性贫血的小细胞低色素性轻度贫血。

5. **实验室检查**

（1）**实验室诊断**：

1）**血清、人乳视黄醇**：采用微量荧光法、高效液相方法（HPLC）和 LC/MS/MS 串联质谱方法测定。血清维生素 A（视黄醇）反映肝脏维生素 A 贮存，如维生素 A 严重耗竭（<0.07μmol/g 肝脏），或明显过量（>1.05μmol/g 肝脏）。因此，血清维生素 A（视黄醇）主要用于评估人群维生素 A 的分布与流行病学情况（表 5-23-7），不宜用以评估个人维生素 A 状况，也不宜评估干预后维生素 A 的状况。如个人维生素 A 水平较低时，宜考虑肝脏维生素 A 贮存状况。人群干预时维生素 A 血清视黄醇变化可帮助判断干预效果。母亲营养不良时可影响乳汁的维生素 A 浓度减少（表 5-23-7）。

表 5-23-7 维生素 A 缺乏分型

分型	血清视黄醇（μmol/L）	临床表现	人乳视黄醇（μg/dl）
正常	>1.05		≥70
可疑亚临床维生素 A 缺乏或边缘型	0.7~1.05	贫血、感染	
维生素 A 缺乏	<0.7	夜盲症、皮肤症状	<30
临床维生素 A 缺乏（严重）	<0.35	干眼症	

2）**相关剂量反应**：相关剂量反应试验（RDR）依据视黄醇不足时游离状态的 RBP 滞留在肝脏，补充视黄醇后，结合状态的 RBP 释放入循环。因肝脏释放的视黄醇的数量与其肝脏贮存量已经排空的程度成正比，可间接判断体内维生素 A 贮存状

况。如 RDR 值大于 20% 为阳性，表示存在亚临床维生素 A 缺乏状态。RDR%=(A_5–A_0)/A5×100%(A_0：空腹时静脉血，A_5：口服视黄醇制剂 450μg 5 小时后静脉血)。或采用血清 30 日的剂量反应(+s30DR)，为改良相关剂量反应，即第一次取血后 30~45 日第二次取血，可用以监测维生素 A 干预效果。

3) **血清视黄醇结合蛋白测定**：与血清维生素 A 有较好相关性，能反应血清视黄醇水平。采用全自动生化仪胶乳增强比浊法，基层医院均可应用。但全国尚无参考值，局部实验室正常参考值男童 3.6~7.2g/L，女童 2~5.3g/L。RBP 降低提示维生素 A 缺乏，需排除感染、蛋白质能量营养不良。

4) **血清视黄醇结合蛋白 / 运甲状腺素蛋白比率**(RBP/TTR)：因是维生素 A 缺乏和感染时 RBP 均可降低，而维生素 A 缺乏时 TTR 不影响水平。因此血清视黄醇结合蛋白(RBP)转甲状腺素蛋白(TTR)摩尔比率(RBP/TTR)可间接评估感染时体内维生素 A 水平。

(2) **暗适应检查**：采用暗适应计检查合作的受检者。对象为疑诊夜盲症的儿童，即主观感觉弱光条件下视物不清，俗称黄昏盲。

(3) **膳食维生素 A 摄入量的评估**：提供有用的补充信息，即维生素 A 缺乏的高危因素。根据国际维生素 A 咨询组的半定量方法，采用 24 小时回顾摄入富含维生素 A 食物的量，即用蔬菜、水果、动物食物和强化食品 4 类食物具体成分。维生素 A 摄入量低于 RNI 有缺乏可能。

6. 诊断 目前国内基层医院多不能检测血清(血浆)维生素 A 水平，临床诊断多依据有明确摄入不足或消耗增加的病史，以及明显的维生素 A 缺乏的临床表现进行诊断。可疑亚临床和亚临床维生素 A 缺乏无特异的临床表现，若儿童反复呼吸道感染，或伴贫血等表现时，可采用诊断性治疗间接判断。

7. 治疗

(1) **一般治疗**：即调整饮食、祛除病。因提供富含维生素 A 的动物性食物或含胡萝卜素较多的深绿色蔬菜、黄红色水果及其他蔬菜；有条件的地方也可采用维生素 A 强化食品，如婴儿配方。同时重视原发病的治疗。

(2) **特异性治疗**：采用维生素 A 制剂治疗。2010 年中华医学会儿科学分会儿童保健学组与中华儿科杂志编辑部共同撰写《儿童微量营养素缺乏防治建议》中治疗维生素 A 缺乏的口服维生素 A 剂量为 7500~15 000μg/d(相当 2.5 万~5 万 U/d)，2 天后减量为 1500μg/d(4500U/d)。慢性腹泻或肠道吸收障碍患儿可先采用维生素 AD 注射剂深部肌注，连续 3~5 天后改为口服治疗。

2005 年 WHO、UNICEF 和 IVACG(the international vitamin A consultative group)制定维生素 A 补充方案(表 5-23-8)。

表 5-23-8 大剂量维生素 A 预防与治疗维生素 A 缺乏建议

年龄	治疗剂量[1]	预防剂量	频率
<6 月龄	50 000IU	50 000IU	10、14 和 16 周龄接种及脊髓灰质炎疫苗接种时
6~11 月龄	100 000IU	100 000IU	每 4~6 月一次
>1 岁	200 000IU	200 000IU	每 4~6 月一次
妇女[2]	200 000IU	400 000IU	产后 6 周内

[1] 同年龄段人群，如确诊干眼症应立即给予单剂量，24 小时后第二次，2 周后第三次；确诊为麻疹儿童立即给予单剂量，24 小时后第二次；确诊蛋白 - 能量营养不良儿童给予单剂量，此后每日补充维持需要量的补充量；

[2] 确诊育龄期妇女(13岁~49 岁)为活动性的角膜损害的立即补充维生素 A 200 000IU，24 小时后第二次，2 周后第三次；轻度眼部体征(夜盲症和(或)毕脱斑)的育龄期妇女补充维生素 A10 000IU/d 或 25 000IU/w，至少 3 个月

(3) **眼局部治疗**：严重维生素 A 缺乏症患者常需眼睛局部治疗，包括维生素 AD 滴剂直接滴眼。为预防结膜和角膜发生继发感染，减轻结膜和角膜干燥不适可采用抗生素眼药，如用左氧氟沙星或妥布霉素眼膏抗感染 3~4 次 / 日。上皮生长因子类眼液有助角膜修复，3 次 / 日。

8. 预防

(1) **高危人群**：早产儿、双胎儿、低出生体重儿以及妊娠、哺乳妇女等。

(2) **健康教育**：教育家长注意儿童膳食的营养平衡，经常食用富含维生素 A 的动物性食物(牛奶、鸡蛋、肝脏等)和深绿色蔬菜和黄红色水果及蔬菜可预防发生维生素 A 缺乏。小年龄儿童是预防维生素 A 缺乏的主要对象，坚持人乳喂养，孕妇和乳母多食富含维生素 A 食物，或补充多种微量营养素。无法人乳喂养的婴儿采用婴儿配方喂养。

(3) **预防性干预**：按 2011 年 WHO 的最新指南在流行地区采用大剂量预防。

二、B族维生素缺乏

B族维生素(B-Complex Vitamins)是一类具有不同化学组成和功能的维生素,因此被列为一个家族。B族维生素是所有人体组织必不可少的营养素,有十二种以上,被世界一致公认的人体必需B族维生素有9种,均是水溶性维生素,包括维生素B_1(硫胺素,thiamin)、维生素B_2(核黄素,riboflavin)、维生素B_3(烟酸,niacin)、维生素B_5(泛酸,pantothenic acid)、维生素B_6(吡哆醇,pyridoxine)、维生素B_7(生物素,biotin)、维生素B_9(叶酸,folic acid)、维生素B_{12}(钴胺素,cobalamin)和胆碱(choline)(图5-23-9)。

(一)发展史

1. 维生素B_1 1897年荷兰生理学家、近代营养学先驱Christiaan Eijkman在印尼爪哇发现像当地绵羊"Beri-beri"样,走路困难且只吃精磨白米的患者,称其为"脚气病";以未经碾磨的糙米能治疗"脚气病"。Eijkman发现可用于治疗脚气病的物质能用水或酒精提取,称为"水溶性B"。1906年证明食物中含有除蛋白质、脂类、碳水化合物、无机盐和水以外的"辅助因素",量很小,但为动物生长所必需。1911年经波兰化学家C.丰克鉴定,糙米中能对抗脚气病的物质是胺类(一类含氮的化合物),是维持生命所必需的,建议命名为"Vitamine"。即Vital(生命的)amine(胺),中文意思为"生命胺"。因Eijkman发现维生素B,1929年与F.G.霍普斯共获诺贝尔生理学或医学奖。以后陆续发现化学性质与生理功能不同的许多维生素,虽然有的维生素不含胺和氮,但仍沿用丰克的命名,只是去掉最后字母"e"。最初发现的维生素B后来证实为维生素B复合体,经提纯分离发现,维生素B是性质和在食品中的分布类似的几种物质,多数为辅酶。B族维生素在体内滞留的时间只有数小时,必须每天补充。

2. 维生素B_2 1879年维生素B_2从牛奶中分离,称乳黄素(lactochrome)。上世纪20年代人们认为维生素B_2是预防陪拉格病(糙皮病,烟酸缺乏症)的因子。1923年美籍匈牙利营养学家、儿科医生Paul Gyorgy在德国海德尔堡研究发现,以鸡蛋蛋白饲养的小鼠会产生一种维生素缺少症,称之为vitamin H(现已知为生物素,或维生素B_7)。因陪拉格病和vitamin H缺乏都有皮炎表现。1933年Gyorgy的研究显示,酵母(菌)、肝脏、米糠中有一种成分可预防小鼠生长迟缓,同时在提取液中发现一种黄绿荧光物质与小鼠生长有关,称之"核黄素"(ovoflavin),即维生素B_2。1934年确定核黄素的结构,并合成。

3. 维生素B_6 1934年美籍匈牙利营养学家、儿科医生Paul Gyorgy发现可以治疗小鼠肢端皮炎的物质,命名为维生素B_6。1938年美籍波兰人Samuel Lepkovsky营养学家从米糠中分离维生素B_6。1939年美国化学家Stanton A. Harris,Karl Folkers决定吡哆醇的结构。

4. 维生素B_{12} 19世纪人们开始注意到同时

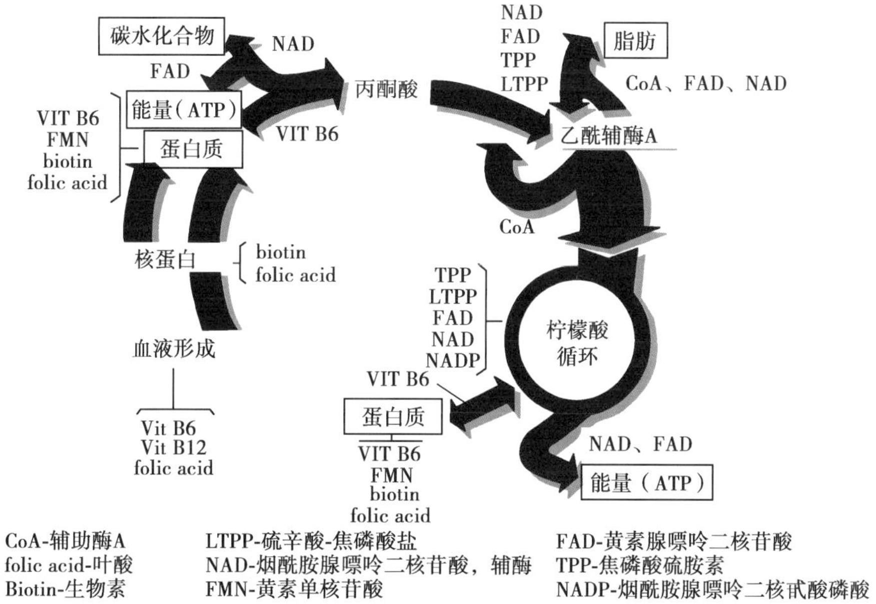

图5-23-9 B族维生素参与代谢示意图

有贫血、消化道、神经系统异常(包括脊髓和周围神经)症状的病例。1822 年苏格兰外科医生 James Scarth Combe 首先描述,随后英国医生 Thomas Addison、德国医生 Michael Anton Biermer 均有报道,并命名为"Addison 贫血"。1877 年加拿大医生 Ostler 和 Gardner 给出恶性贫血(pernicious anemia, PA)的术语,沿用至今。1920 年美国医生、病理学家 George Whipple 提出生肝脏可用以治疗 PA。1926 年美国学者 George Minot、William Murphy 开始每天用小牛肝脏治疗 PA 患者。1934 年 Whipple、Minot、Murphy 共同获得诺贝尔医学奖。1929 年美国医生、生理学家 William B. Castle 提出消化道内因子(intrinsic)和食物作为外因子(extrinsic)在 PA 中的作用。1948 年成功从肝脏分离出氰钴维生素(cyanocobalamin)(维生素 B_{12})。1958 年学者们认识到维生素 B_{12} 缺乏所致神经系统症状。

5. 叶酸 1920~1930 年英国皇家自由医院的病理学家、血液学专家 Lucy Wills 在印度工作时发现可用酵母或酵母提取液治疗孕妇的"巨细胞"贫血,称酵母提取液的物质为"Wills 因子"。1941 年美国生物化学家 Esmond Snell 从菠菜叶子分离"Wills 因子",称为"叶酸"(拉丁语"folium"意"叶")。1945 年开始有化学合成的叶酸用于治疗巨细胞贫血,特别是难治性巨细胞贫血。

(二) 维生素 B_1 缺乏

维生素 B_1,又称硫胺素,是发现最早的维生素。维生素 B_1 由嘧啶环和噻唑环结合而成,为无色结晶体,溶于水,在酸性溶液中稳定,碱性溶液中不稳定,易被氧化和受热破坏。体内硫胺素 80% 以焦磷酸硫胺素(thiamin pyrophosphate, TPP)形式贮存,10% 为三磷酸硫胺素(thiamine triphosphate, TTP),其他为单磷酸硫胺素。

1. 生理功能 维生素 B_1 不耐热。硫胺素主要参与能量代谢,尤其是碳水化合物代谢,需要量取决能量代谢。

(1) 构成辅酶: TPP 是硫胺素的活性形式,在葡萄糖有氧分解代谢及支链氨基酸骨架的氧化途径中,有三种 α- 酮酸脱氢酶体系需要 TPP 为辅酶,分别为丙酮酸脱氢酶体系,α- 酮戊二酸脱氢酶体系,支链 α- 酮酸脱氢酶体系。TPP 也是体内转酮酶的辅酶(图 5-23-10)。

(2) 抑制胆碱酯酶的活性: 硫胺素可抑制胆碱酯酶的活性,减少乙酰胆碱水解。乙酰胆碱有促进胃肠蠕动的作用。

表 5-23-9 常见 B 族维生素

维生素	化学名或其他名称	来源	主要功能	临床表现
维生素 B_1	硫胺素	瘦肉、内脏、豆类、谷类等	辅酶,参与碳水化合物、支链氨基酸代谢	干型(周围神经系统)、湿型(心血管型)以及婴儿型脚气病
维生素 B_2	核黄素	肝、肾、牛奶、奶酪、鸡蛋和绿叶蔬菜	参与体内生物氧化与能量生成 参与其他 B 族维生素的代谢	与多种营养素缺乏同时存在,常见 5 大症状:眼充血、畏光,口腔炎,皮肤对光敏感,皮脂排出障碍,神经系统症状
维生素 B_3	泛酸(遍多酸)烟碱酸、尼古丁酸	婴儿配方、肝脏、瘦猪肉、鲑鱼、家禽	构成辅酶 A 和酰基载体蛋白	陪拉格病或糙皮病,伴腹泻、皮炎、智力低下
维生素 B_6	吡哆醇类,包括吡哆醇、吡哆醛及吡哆胺	猪肉、火鸡、牛肉、香蕉、鹰嘴豆、马铃薯和开心果,婴儿配方、牛奶、谷类食物	辅酶,参与氨基酸代谢、碳水化合物、脂肪代谢	4 大症状:婴儿惊厥,外周神经炎,皮黏膜炎,贫血
维生素 B_7	生物素(维生素 H)	奶酪、肝、肾、大豆中的含量丰富,其次为蛋类、蔬菜、谷物等	脱羧 - 羧化反应和脱氨反应中起辅酶作用	严重剥脱性皮炎和肌张力低下为特征。皮肤粗糙、颜面部皮损、脱发、嗜睡、幻觉、肌张力低下及感觉过敏
维生素 B_9	蝶酰谷氨酸、叶酸、维生素 M、叶	新鲜绿叶蔬菜中含量丰富,肝、肾、酵母和蘑菇	一碳单位传递体,与合成 DNA、RNA 有关	疲倦、头痛、心悸、注意力分散、口腔炎、舌炎(红、痛、肿)、腹泻等;严重缺乏致巨幼红细胞性贫血
维生素 B_{12}	钴胺素、氰钴胺、辅酶 B_{12}	肉、鱼、禽、蛋、奶等各种动物性食物	以辅酶形式参与体内生化反应	巨幼红细胞贫血,神经系统症状

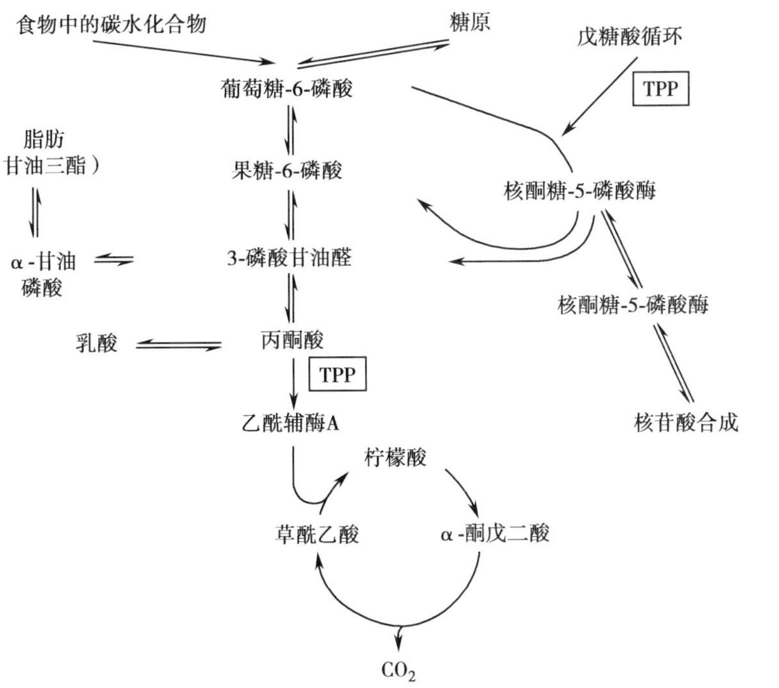

图 5-23-10　TPP 在碳水化合物代谢中的作用

(3) **对神经组织的作用**：神经组织中 TTP 含量高，TTP 可能与膜钠离子通道有关。

2. 吸收与代谢　硫胺素吸收的主要部位是空肠和回肠，包括主动吸收与被动扩散 2 种形式。当小肠硫胺素水平较低时，硫胺素主动吸收；若小肠硫胺素浓度较高时，发生黏膜被动扩散吸收过程。

硫胺素在人体的半衰期是 9~18 天，如不补充很快耗竭。大量饮茶、酒精、叶酸缺乏可致硫胺素吸收障碍。硫胺素的磷酸化也在小肠进行，进入小肠细胞的硫胺素在三磷酸腺苷的作用下，约 80% 磷酸化为 TPP，10% 磷酸化为 TTP，其余为单磷酸硫胺素，经门静脉转运送到肝脏，再经血转运到全身各组织。身体不能自己合成硫胺素，组织中硫胺素贮存最大 30mg。骨骼肌含量最高，其他组织也含硫胺素，如脑、心脏、肝脏和肾脏。血液中约 90% 硫胺素存在血细胞中，其中 90% 在红细胞内。硫胺素由肾脏排出，排出量与摄入量有关。

3. 病理生理　主要为末梢神经、丘脑、乳头体和小脑变性。病理检查可见末梢神经受损，髓鞘退化及色素沉着，施万细胞(schwann cell)呈空泡变性，重者神经轴被破坏，出现断裂萎缩及变性。受累神经支配的肌肉萎缩，镜下可见肌纤维横纹消失、混浊肿胀及脂肪变性。硫胺素缺乏也可致脑血流量显著减少以及血管阻力增加。心脏扩大肥厚，心肌纤维肿胀、断裂、空泡、间隙水肿。血管充盈，致下肢肿胀以及浆膜腔积液，包括心包腔、胸腔和腹腔等。

单一维生素缺乏引起多个系统改变的原因尚不清楚，可能主要与遗传性缺乏与硫胺素代谢相关的三种酶有关。另外一种解释是硫胺素缺乏时可能存在其他维生素缺乏共同作用的结果，因目前关于硫胺素缺乏的临床多沿用上世纪严重营养不良地区的资料。2003 年以色列曾因 600~1000 名婴儿进食无硫胺素的配方粉而发生硫胺素缺乏，但仅少数婴儿出现临床表现。故关于硫胺素缺乏的病理改变需进一步研究。

4. 高危因素

(1) **摄入不足**：膳食中硫胺素含量不足，或食物中的硫胺素丢失，或破坏增加均可致原发性的硫胺素缺乏。WHO 与 FAO 的资料显示，人乳平均硫胺素含量为 0.21mg/L(0.62mmol/L)，相当摄入硫胺素 0.16mg(0.49mmol)/0.75L 人乳 /d。6 月龄内婴儿血硫胺素平均浓度为 210±53nmol/L，但 12~18 月龄幼儿有所下降。正常人乳硫胺素水平低于牛乳(42μg/ml)，但正常妇女乳汁硫胺素含量可满足婴儿生长所需。当哺乳母亲硫胺素缺乏时，婴儿也存在缺乏的风险(表 5-23-10)。大多数硫胺素存在于谷物的外胚层，精制谷物的硫胺素含量降低，故以精白大米为主食者易出现硫胺素缺乏。硫胺素不耐热，尤其是在中性或碱性介质中。捞

表 5-23-10 WHO 推荐人乳硫胺素含量评估标准

评估标准	人乳硫胺素水平(μg/L)
正常	100~200
边缘缺乏	50-99
严重缺乏	<50

饭(大米水煮后捞出蒸熟弃米汤)或食物加碱可破坏其中的硫胺素。

(2) 吸收不良或消耗增加:消化道疾病影响硫胺素吸收,致继发性硫胺素缺乏,如长期腹泻、严重肝脏疾病、胃旁路手术后、神经性厌食、长期接受胃肠外营养而未补充维生素等。酗酒也可影响硫胺素的吸收和利用。

(3) 需要量增加:包括生理需要增加,如妇女妊娠与哺乳;疾病消耗增加,如甲状腺功能亢进、发烧、手术;身体能量代谢增加,如摄入较多碳水化合物、或长期输高浓度葡萄糖等情况均可致继发性硫胺素缺乏或诱发硫胺素缺乏。

(4) 先天性遗传代谢缺陷:致硫胺素转运及代谢过程异常。如硫胺素反应性巨幼细胞性贫血(thiamine-responsive megaloblastic anemia)是一种常染色体隐性遗传性疾病,因由 1 号染色体上的硫胺素运输基因异常。枫糖尿症(maple syrup urine disease)则是因以 TPP 为辅酶的复合酶系统(支链 α- 酮酸脱氢酶)异常,导致亮氨酸、异亮氨酸和缬氨酸的脱羧受阻而造成。韦尼克脑病(Wernicke's encephalopathy,WE)或韦尼克 - 科尔萨科夫综合征(Wernicke-Korsakoff 综合征),是慢性酒中毒常见的代谢性脑病,可能与编码人硫胺素转运体 2(human thiamine transporter 2,hTHTR2)的 *SLC19A3* 基因发生突变导致维生素 B_1 缺乏的急症有关。

5. 流行病学 缺乏确切数据。

6. 临床分类与表现 早期表现包括疲倦、淡漠、易怒、抑郁、嗜睡、精神不集中、厌食、恶心、腹部不适等,进一步可出现刺痛感、烧灼感等周围神经炎症状,脚趾和脚的皮肤感觉异常,深部肌腱反射减弱,振动感消失,腿部肌肉触痛、痉挛,充血性心脏衰竭,以及心理神经障碍。将维生素 B_1 缺乏按受损系统与年龄分类分为干型(周围神经系统)、湿型(心血管型)以及婴儿型(infantile)。

(1) 干型:特征性表现为对称性的周围神经病变。主要累及肢体远端,下肢发病较上肢早,且感觉异常先于运动障碍,先远端后近端,为对称性。始感觉下肢无力,有针刺或烧灼样感觉,肌肉酸痛,尤以腓肠肌最为明显,有时可有腓肠肌抽搐、痉挛、严重时行走困难;随病情进展可出现肢体麻痹,呈手套样或袜套样感觉障碍,触觉和(或)痛觉减弱以致消失;病情继续加重则肢体肌肉萎缩,如伸肌受累,可发生足下垂和(或)腕下垂。如累及喉返神经,可出现声音嘶哑。

神经系统另一表现即韦尼克脑病,或韦尼克 - 科尔萨科夫综合征,发生在部分酗酒者中,合并有韦尼克脑病及科尔萨科夫精神病症状。韦尼克氏脑病表现神经运动迟缓或冷漠、眼球震颤、眼肌麻痹、共济失调、意识障碍,如不及时治疗可引起昏迷和死亡。科尔萨科夫精神病包括精神错乱、发声困难、记忆力受损并虚构最近发生的事件等。韦尼克氏脑病是在长期慢性硫胺素缺乏的基础上发生严重急性硫胺素缺乏而引起;科尔萨科夫精神病则可能在韦尼克氏脑病反复发作后而发展。

(2) 湿型:或水肿型。因硫胺素缺乏而引起的心肌病、心功能损害。硫胺素缺乏时血丙酮酸和乳酸堆积,周围血管扩张,外周阻力降低,血流加快,回心血量增加,心动过速,心输出量增高;回心血量增加,致右心肥大与扩张,右心室舒张末期压力亦增高,最终发展为充血性心力衰竭,如未及时治疗则导致死亡。患者感觉心悸、气促、心前区闷胀,心尖区可闻收缩期杂音及第三心音,舒张压降低,脉压增大,可有水冲脉及毛细血管搏动。X 线检查表现为心脏扩大,肺动脉弓突出明显,右心扩大。心电图表现为低电压,P-R 间期缩短,Q-T 时间延长,T 波平坦、双相或倒置。病程可呈慢性经过,也可呈暴发经过,可因心力衰竭于几小时或几天内死亡,尤其多见于婴幼儿。

(3) 婴儿型:见于因母亲有亚临床型硫胺素缺乏的 2~4 月龄纯人乳喂养的婴儿。早期可出现便秘、吵闹、焦躁不安和呕吐。症状与年龄有关(表 5-23-11)。有研究显示婴儿期硫胺素缺乏可能损害儿童的语言发育。

(4) 亚临床型:见于以碳水化合物为主硫胺素

表 5-23-11 婴儿型硫胺素缺乏临床表现

月龄	症状
1~3	主要心血管受损,病情险恶情况,如出现发绀和急性心力衰竭,可在 2~4 小时死亡
4~6	声带麻痹,失音症
7~9	假性脑膜炎,有呕吐、惊厥等脑膜炎表现,脑脊液(-)

摄入不足的人群，包括有缺乏高危因素的人群，如妊娠、哺乳、慢性疾病、手术、腹透析治疗、重体力劳动。

7. 实验室检查 疑诊硫胺素缺乏者可进行尿硫胺素、红细胞转酮醇酶活性检测（详见本篇第五章第四节）。脑磁共振检查有助于韦尼克脑病的诊断，常表现为特征性的对称的双边内侧丘脑和中脑导水管周围区域的高强度信号。

8. 诊断与鉴别诊断 硫胺素缺乏的诊断主要依据膳食营养状况，临床表现以及实验室检查等。诊断性治疗是临床诊断硫胺素缺乏的重要措施，同时有助鉴别由其他原因引起的双侧性下肢神经病变，甲状腺功能亢进性心脏病、贫血性心脏病以及中毒性、病毒性心肌炎等疾病。

9. 治疗 治疗原则为积极补充维生素 B_1，尤其对于重症患儿应尽早大剂量维生素 B_1 治疗，同时治疗原发病或消除危险因素（表 5-23-12）。治疗不良反应较少。

表 5-23-12 硫胺素缺乏的治疗

硫胺素缺乏	治疗	维持治疗
轻度	口服维生素 B_1 10~50mg/d，2 周	5~10mg/d，1 月
重症	肌注维生素 B_1 10~25mg/d，2 周	5~10mg/d，1 月
婴儿型	每天肌内注射维生素 B_1 10mg/d，5 日	10mg/d；母亲口服补充维生素 B_1 10mg，2~3 次 /d
先天性硫胺素代谢异常	极大剂量硫胺素（100~600mg/d），3 周后能观察到效应	

硫胺素缺乏常伴有其他 B 族维生素的缺乏，应同时补充其他 B 族维生素，并调整膳食。静脉输注葡萄糖可加重维生素 B_1 缺乏，临床需加以重视。

10. 预防

(1) 高危人群：有高危因素的人群是预防的重点对象，宜预防性治疗。2002 年 WHO 与美国 FAO 在“Human Vitamin and Mineral Requirements”报告中建议，妇女在妊娠第 2~3 期或后 180 日需补充硫胺素 22mg（0.12mg/d）；因硫胺素从乳汁中分泌 0.2mg/d，建议哺乳母亲补充硫胺素 0.2mg/d 以满足哺乳期能量增加的需要。

(2) 营养教育：摄入含硫胺素谷物是我国居民硫胺素的主要来源，改进谷物加工方法，同时纠正不合理的烹饪方法，避免谷物中硫胺素的流失和破坏，是预防硫胺素缺乏的重要手段。瘦肉、内脏、豆类、蔬菜和水果等也是硫胺素的良好来源。强化米、面等谷物中的硫胺素可提高摄入量。大多数商品化的婴儿食品已强化硫胺素。2013 年中国营养学会公布婴儿、儿童、青少年硫胺素的推荐摄入量见附表 2。

（三）维生素 B_2 缺乏

维生素 B_2，又称核黄素（riboflavin）。核黄素核糖醇侧链 5- 羟甲基磷酸化形成黄素单核苷酸（flavin mononucleotide，FMN），FMN 可进一步转化为黄素腺嘌呤二核苷酸（flavin adenine dinucleotide，FAD）。人体内的核黄素约 60%~95% 为 FMN，5%~22% 为 FAD，游离核黄素 <2%。核黄素缺乏即维生素 B_2 缺乏病。

1. 生理功能 维生素 B_2 耐热，与碳水化合物、脂肪、蛋白质代谢有关。

(1) 参与体内生物氧化与能量生成：核黄素在体内以 FAD、FMN 与特定蛋白质结合，形成黄素蛋白，通过三羧酸循环中的酶及呼吸链等参与体内氧化还原反应与能量生成。

(2) 参与其他 B 族维生素的代谢：FAD 和 FMN 分别作为辅酶参与色氨酸转变为烟酸，以及维生素 B_6 转变为磷酸吡哆醛的过程。

(3) 抗氧化：FAD 作为谷胱甘肽还原酶的辅酶，参与体内抗氧化防御系统，维持还原型谷胱甘肽的浓度。

(4) 其他：与细胞色素 P450 结合，参与药物代谢等。

2. 吸收与代谢 膳食中游离核黄素以 FMN 和 FAD 形式与蛋白结合，在胃酸和蛋白酶的作用下与蛋白分离为游离核黄素。核黄素在小肠上端以依赖 Na^+ 的主动转运方式吸收，进入肠上皮细胞后，大部分很快被黄素激酶磷酸化为 FMN。胃酸、胆汁酸盐可促进核黄素吸收，咖啡因、酒精、铜、铁、锌等干扰吸收。进入血液后，核黄素大部分与白蛋白结合，小部分与免疫球蛋白等结合运输，并通过特异载体蛋白进入组织细胞内。因肠道吸收有限，大部分核黄素从尿液中排出，无中毒问题。6 月龄前婴儿核黄素来源于乳汁。WHO 与 FAO 的资料报告，人乳平均核黄素含量为 0.35mg/L（931nmol/L）或 0.26mg/0.75L 人乳 /d（691nmol/0.75L

人乳 /d)。

3. 病理生理　核黄素缺乏时，体内的黄素酶活性降低，尤其红细胞谷胱甘肽还原酶活性显著降低，致能量、蛋白质和脂类代谢受损，食物利用率下降，生长抑制。核黄素缺乏可引起特殊的上皮损害，如脱毛、脂溢性皮炎、轻度的弥漫性上皮角化。核黄素缺乏可引起神经功能失调(如末梢周围神经炎、触觉异常)，免疫功能低下等。核黄素缺乏可影响维生素 B_6 和烟酸的代谢，使小肠黏膜产生过激反应，小肠绒毛数量减少而长度增加，影响膳食铁的吸收，继发贫血。母亲妊娠期严重核黄素缺乏可致胎儿心脏、四肢畸形。

4. 高危因素

(1) **摄入不足**：核黄素不能在体内合成，乳类与乳类制品是核黄素主要来源，其他食物包括谷类、肉类、深绿色蔬菜(如菠菜、芦笋、西兰花等)。故食物中缺乏核黄素为最常见的原因，为原发性核黄素缺乏。

(2) **食物加工过程损失**：碾磨的谷物损失约60% 核黄素，故发达国家在精白面粉中强化核黄素。因强化维生素 B 的精米色黄，不被社会接受，故精米未强化。如碾磨前加蒸热糙米可保留大部分核黄素，因加热过程核黄素进入芽胚和糊粉层。

(3) **疾病**：为继发性核黄素缺乏，如需要量增加、吸收不良以及代谢异常等所致。慢性腹泻，乳糜泻(celiac disease)、短肠综合征(short bowel disease)、囊性纤维化(cystic fibrosis)、肝脏疾病、慢性酒精中毒、神经性厌食，甲状腺和肾上腺皮质功能不全影响核黄素辅因子的合成，可发生核黄素缺乏。

(4) **医源性**：光照治疗破坏核黄素，接受光照治疗的新生儿，血清核黄素水平下降。长期服用巴比妥类药物等亦会导致核黄素破坏。

5. 流行病学　无确切核黄素缺乏的流行病学资料。

6. 临床表现　核黄素缺乏常与多种营养素缺乏同时存在，特别是 B 族维生素缺乏，少见单一核黄素缺乏。虽然核黄素缺乏无特异性的症状和体征，但诊断核黄素缺乏的症状不难，主要有 5 大症状：

- **眼**：充血、畏光、流泪、烧灼感。
- **口腔**：舌炎、唇炎、口角炎，可伴唇黏膜水肿、皲裂(cheilosis)，若累积咽部黏膜，则有咽痛、咽部充血水肿。
- **皮肤**：四肢皮肤对光敏感。
- **皮脂排出障碍**：会阴部皮肤与口周油性鳞片状皮疹。
- **神经系统症状**：感觉迟钝。

7. 实验室检查　因核黄素缺乏症状为非特异性，临床鉴别诊断往往需要实验室检查(详见本篇第二十二章第四节)。

8. 诊断与鉴别诊断　核黄素缺乏诊断主要依据详细的膳食询问及实验室检查。试验性治疗，即给予核黄素补充后观察临床效果，也可用于诊断。核黄素缺乏的症状为非特异性，且其缺乏常与其他维生素并存，故需临床鉴别诊断。

9. 治疗　调整膳食，每日口服核黄素 0.5mg/kg 治疗，至症状消退；同时补充其他 B 族维生素。

10. 预防

(1) **高危人群预防**：母亲有核黄素摄入不足时其母乳喂养婴儿也易出现核黄素缺乏。因此，WHO 建议，妊娠妇女应补充核黄素 0.3mg/d 以满足胎儿生长需要；哺乳母亲估计从乳汁分泌核黄素 0.3mg/d，因乳汁中的核黄素利用率为 70%，则母亲应补充核黄素 0.4mg/d。婴儿食品强化维生素 B_2，如婴儿配方。新生儿黄疸蓝光治疗时需给新生儿补充核黄素。

(2) **营养教育**：摄入富含核黄素食物。核黄素大量存在于肝、肾、牛奶、奶酪、鸡蛋和绿叶蔬菜(表 5-23-13)。牛奶中主要是游离核黄素，少量与 FMN 和 FAD 结合。全牛奶中 14% 的核黄素与特殊蛋白质共价结合。因核黄素对光敏感，牛奶出售宜纸盒包装。鸡蛋白与蛋黄含有与核黄素结合的特殊蛋白质，以贮存游离核黄素供胚胎发育。2013 年中国营养学会公布了婴儿、儿童、青少年核黄素的推荐需要量(附表 2)。

表 5-23-13　食物核黄素含量

食物	核黄素含量(mg/kg)
牛奶	1.7
奶酪	4.3
牛肉	2.4
西蓝花	2.0
苹果	0.1

(四) 维生素 B_6 缺乏

维生素 B_6 包括吡哆醛(pyridoxine，PN)、吡哆醇(pyridoxal，PL)和吡哆胺(pyridoxamine，PM)。维

生素 B_6 缺乏包括食物中摄入不足、或药物所致维生素 B_6 缺乏症以及维生素 B_6 依赖症两种情况，维生素 B_6 依赖症为摄入正常的维生素 B_6 量仍出现维生素 B_6 不足的表现，为遗传性疾病。

1. 生理功能

(1) **参与氨基酸代谢**：维生素 B_6 是转氨、脱羧基、糖原水解的重要辅酶，维持健康脑发育与正常神经功能：

- 5- 磷酸吡哆醛（pyridoxal 5′-phosphate，PLP）是合成 5- 羟色胺、多巴胺、肾上腺素、去甲肾上腺素、γ- 氨基丁酸(GABA)5 种重要神经介质的辅酶；与组胺合成有关；
- 参与重要转氨酶过程；
- 合成神经调节质丝氨酸的丝氨酸消旋酶是 PLP- 依赖酶；
- PLP 是与蛋氨酸有关的胱硫醚合酶与胱硫醚酶的辅酶；
- PLP 是食物中硒形成硒代蛋氨酸的辅酶。

(2) **参与碳水化合物代谢**：糖原磷酸化酶与肝糖分解有关，PLP 是糖原磷酸化酶的辅酶。

(3) **参与脂肪代谢**：PLP 是促进鞘脂合成的酶的重要成分，特别是合成神经酰胺需要 PLP；与体内亚油酸和亚麻酸合成花生四烯酸和二十二碳六烯酸有关。

(4) **红细胞合成**：PLP 作为氨基乙酰丙酸合成酶的辅酶参与血红蛋白合成，与血红素形成有关；同时促进血红蛋白与氧结合。

(5) **基因表达**：PLP 可能与某些基因的表达增加或减少有关。如细胞内的 PLP 水平增加可致糖皮质激素转录降低，维生素 B_6 缺乏时白蛋白 mRNA 的基因表达增加。同样，PLP 影响糖蛋白 IIb 表达，抑制血小板聚集。

2. **吸收与代谢**　维生素 B_6 以游离与结合方式存在于食物中。食物中的维生素 B_6 以被动扩散方式在空肠和回肠吸收。吡哆醛激酶使吡哆醛(PN)和吡哆胺(PM)磷酸化后在黄素依赖酶的作用下转变为 PLP 并转送至肝脏细胞。PLP 与肝脏的脱辅基酶蛋白结合，或释放至血清与白蛋白结合进入组织的线粒体和细胞质。游离吡哆醇(PL)则被碱性磷酸酶、肝脏和肾脏的醛氧化酶和吡哆醛脱氢酶降解，生成 4- 吡哆酸（pyridocine acid，4-PA）和其他无活性的代谢物，经尿排出。少量维生素 B_6 从大便排出。估计食物中 40%~60% 的维生素 B_6 氧化形成 4-PA。

3. **病理生理**　PLP 是色氨酸、蛋氨酸、GABA 代谢的辅酶，色氨酸是各种神经介质的前体，形成过程需烟酸。故维生素 B_6 缺乏可引起糙皮病样综合征（pellagra 病），脂溢性皮炎，舌炎，唇干裂。维生素 B_6 参与（神经）鞘脂类合成与神经介质代谢有关，维生素 B_6 缺乏或过量可导致如周围神经病变神经疾病，抑郁、惊厥发作；影响造血系统，可出现为正红细胞、小红细胞。

多种先天性代谢疾病为维生素 B_6 依赖症。如维生素 B_6 依赖性癫痫，为常染色体隐性遗传性疾病，由吡哆醇依赖的抑制性神经递质 GABA 合成减少而引起。维生素 B_6 依赖性黄尿酸症为犬尿氨酸酶缺陷引起；胱硫醚尿症为胱硫醚酶缺陷所致；维生素 B_6 依赖性同型半胱氨酸尿症为胱硫醚 β- 合成酶缺陷引起。维生素 B_6 与血红素合成有关，可出现维生素 B_6 反应性贫血，为小细胞低色素性贫血，系氨基乙酰丙酸合酶缺乏所致。

4. **高危因素**　多数食物都含有维生素 B_6，原发性维生素 B_6 缺乏少见。

- **营养不良**：维生素 B_6 的代谢依赖于体内核黄素、烟酸、锌等，故单纯的维生素 B_6 缺乏罕见，而往往伴有多种营养素的缺乏。贫困地区的儿童有维生素 B_6 缺乏的风险。
- **疾病**：肠道疾病伴有脂肪吸收不良；肝脏疾病以及酒精中毒损伤肝脏功能；白血病和慢性肾衰。
- **药物**：口服避孕药、药物（如异烟肼，环丝氨酸，肼苯哒嗪，青霉胺，以及阿司匹林、对乙酰氨基酚、吲哚美辛、萘普生等非选择性非甾体抗炎药）致维生素 B_6 失活、消耗过多及需要量增加而导致维生素 B_6 缺乏。故母亲长期口服避孕药可致母亲与哺乳的婴儿维生素 B_6 缺乏。母亲妊娠早期呕吐口服大剂量维生素 B_6，婴儿出生后可能出现较大剂量的维生素 B_6 依赖。
- **代谢异常**：高碱性磷酸酶水平可诱发吡哆醛降解。内源性或外源性雌激素可直接而抑制犬尿氨酸酶产生类似吡哆醛缺乏，改变色氨酸代谢。

5. 流行病学

(1) **发病率**：多为继发于疾病、药物的吡哆醇缺乏，少见原发性与遗传性吡哆醇依赖性疾病。吡哆醇依赖性惊厥（PDE）是一可治疗的代谢性疾病，发病率与诊断与筛查方法有关（1：200 000~1：20 000）。

(2) **年龄**：吡哆醇依赖性惊厥多发生于 <3 月龄的婴儿，多见于新生儿。吡哆醇反应性贫血或

遗传性铁粒幼性细胞贫血多在生后前几年发病。尽管吡哆醇缺乏可发生任何年龄人群，但老年人发病率较高。

6. 临床表现

(1) **轻度原发性维生素 B_6 缺乏：**临床表现为非特异性，表现为舌炎、口角炎、唇干裂、易激惹、抑郁和呆滞等。

(2) **严重维生素 B_6 缺乏与维生素 B_6 依赖症：**有四大临床表现。

- **婴儿惊厥：**可表现为烦躁和全身惊厥发作，并常伴有胃肠道症状和惊恐反应。部分患儿母亲曾在妊娠期以大剂量维生素 B_6 控制孕吐。
- **周围神经炎：**多与药物有关，如异烟肼治疗结核期间可能发生外周神经病变。
- **皮、黏膜炎：**舌炎，口角炎，眼周、鼻周及口周的脂溢性皮炎。
- **贫血：**维生素 B_6 反应性贫血为小细胞、低色素性贫血，血清铁浓度、铁结合蛋白饱和度升高，骨髓和肝脏含铁血黄素沉积。

7. 实验室检查 维生素 B_6 缺乏的临床表现无特异性，常同时存在 B 族维生素缺乏，或鉴别诊断时需实验室检查(详见本篇第二十二章第四节)。

8. 诊断与鉴别诊断

(1) **诊断：**据病史、临床表现、膳食调查以及治疗可初步诊断，B 族维生素试验性治疗结果为诊断的重要依据。

(2) **鉴别诊断：**最常见的疾病包括其他 B 族维生素缺乏、婴儿惊厥、贫血。

1) **其他 B 族维生素缺乏：**维生素 B_6 缺乏的临床表现无特异性，可能同时存在其他 B 族维生素缺乏，故应进行排除性实验治疗(如核黄素、烟酸)。

2) **婴儿惊厥：**<3 月龄婴儿出现惊厥应排除维生素 B_6 缺乏或依赖症。如排除婴儿惊厥的常见原因(如低钙血症、低血糖、感染)后，可肌内注射吡哆醇 100mg 试验性治疗。如果惊厥发作停止，应高度怀疑维生素 B_6 缺乏，并进行实验室检查帮助确诊。

3) **贫血：**维生素 B_6 反应性贫血与缺铁性贫血均为低色素性贫血，但维生素 B_6 反应性贫血患儿的血清铁水平常升高，伴转铁蛋白饱和度增高和肠道对铁吸收增加，有铁负荷过多的证据，骨髓、肝脏和其他器官有含铁血黄素沉积。

9. 治疗 维生素 B_6 缺乏主要是替代治疗，吡哆醇剂量与病情有关(表 5-23-14)。同时调整膳食，补充其他维生素，尤其是 B 族维生素。

表 5-23-14 维生素 B_6 缺乏治疗

临床表现	吡哆醇	疗程	多种维生素
无外周神经炎	口服 5~25mg/d	3 周	+ 吡哆醇 1.5~2.5mg
有外周神经炎	口服 10~50mg/d	3 周	+ 吡哆醇 1~2mg
维生素 B_6 依赖惊厥症	肌注 100mg/d 口服 10~100mg/d	终身	
其他维生素 B_6 依赖症	肌注 2~10mg/d 或口服 10~100mg/d	终身	
维生素 B_6 反应性贫血(铁粒幼细胞贫血)	口服 50~600mg/d (一般 50~200mg/d)	终身	

所有维生素 B_6 依赖症的治疗均宜寻找个体化的吡哆醇治疗剂量，即维持症状消退又不产生不良反应(外周神经病)。有报道，大剂量维生素 B_6 用于治疗儿童孤独症、腕管综合征、抑郁、高草酸尿症、痛经等，但缺乏临床循证依据。

10. 预防

(1) **高危人群预防：**有报道中国育龄妇女有吡哆醛缺乏的危险，可能与饮食习惯有关。因此，加强妊娠期妇女营养是预防的关键。虽然多年来维生素 B_6 与其他药物联用以控制妊娠早期呕吐，但应避免妊娠妇女过多摄入吡哆醇。因口服大剂量吡哆醇妊娠妇女的婴儿发生吡哆醇依赖性惊厥的风险增加，婴儿生后最初几周内应补充维生素 B_6。高蛋白饮食的人群可能需要额外补充维生素 B_6。应用吡哆醇拮抗剂的特殊药物(如异烟肼、环丝氨酸和青霉胺)治疗时应补充维生素 B_6，如果出现神经系统症状则应口服吡哆醇或减少治疗剂量。

(2) **营养教育：**平衡膳食是预防营养性疾病的关键。烹调、贮存均可使维生素 B_6 丢失，包括冷冻、制成罐头，最多可丢失 >50%。植物性食物的维生素 B_6 较动物性食物的维生素 B_6 稳定，如牛奶中的维生素 B_6 在制成奶粉过程损失 30%~70%；维生素 B_6 存在谷类食物的胚芽层，碾磨过程可使维生素 B_6 减少。猪肉、火鸡、牛肉、香蕉、鹰嘴豆、马铃薯和开心果，营养状况良好母亲的乳汁、婴儿配方、牛奶、谷类食物也是维生素 B_6 的良好来源。

维生素 B_6 对人的健康作用涉及疾病的预防与治疗，过多维生素 B_6 摄入可导致外周感觉神经病或神经退行性变。但进食维生素 B_6 含量丰富的食物不会引发维生素 B_6 过多的不良反应。近年美国 RDS 和国家卫生研究所(NIH)推荐成人维生素 B_6 膳食摄入量为 2mg/d,上限宜 <100mg/d。2013 年中国营养学会推荐成人 B_6 的膳食摄入量为 1.6mg/d,可耐受量最高摄入量为 60mg/d,婴儿、儿童、青少年核黄素的推荐需要量为 0.2~1.4mg/d(附表 2)。

(五) 维生素 B_{12} 缺乏

维生素 B_{12},又称钴胺素(cobalamin),是唯一含金属元素的维生素,也是唯一的一种需要肠道分泌物(内源因子)帮助吸收的维生素。钴胺素在体内以甲基钴胺素(methylcobalamin)和腺苷基钴胺素(adenosylcobalamin)二种辅酶形式参与体内生化反应而发挥其生理作用。钴胺素缺乏可致巨幼红细胞贫血,妊娠母亲钴胺素缺乏与胎儿神经管畸形相关。

1. 生理功能 维生素 B_{12} 作为辅酶参与体内两个重要的代谢反应。

(1) 参与氨基酸合成:甲基钴胺素作为蛋氨酸合成酶的辅酶,从 5- 甲基四氢叶酸获得甲基后转而供给同型半胱氨酸,并在蛋氨酸合成酶的作用下合成蛋氨酸。甲基钴胺素可接受甲基四氢叶酸提供的甲基参与合成甲硫氨酸。合成胸腺嘧啶需 5,10 亚甲基四氢叶酸,四氢叶酸是 DNA 合成过程的辅酶。因此甲基钴胺素与 DNA 合成有关。

(2) 参与脂肪代谢:甲钴胺素作为甲基丙二酰辅酶 A 异构酶的辅酶,促进甲基丙二酸辅酶 A 转变为琥珀酸辅酶 A 而参与三羧酸循环,与神经髓鞘中脂蛋白形成有关,保持神经纤维髓鞘的完整性。

2. 吸收与代谢 维生素 B_{12} 是粉红色结晶,水溶液在弱酸中相当稳定,强酸、强碱下易分解,日光、氧化剂及还原剂易破坏维生素 B_{12}。身体需要的维生素 B_{12} 不能在体内合成,主要源自动物性食物,部分由肠道微生物合成。

维生素 B_{12} 的吸收可分为内因子依赖途径和非内因子依赖途径。内因子(intrinsic factor,IF)为胃黏膜壁细胞分泌一种糖蛋白。食物中的钴胺素与蛋白质结合在胃酸、胃蛋白酶及胰蛋白酶的作用下释放钴胺素。释放的钴胺素与 IF 结合,在 cubilin 受体作用下以 IF- 钴胺素的形式在回肠末端吸收(图 5-23-11)。此外,维生素 B_{12} 的吸收还有其他非内因子依赖途径,可能与人类进化有关。如 Adkins 的研究发现,人乳中的维生素 B_{12} 与咕啉结合蛋白(haptocorrin)结合在受体上,受体可介导维生素 B_{12} 的吸收。新生儿胃壁细胞分泌内因子的功能不成熟,新生儿肠壁存在复合物的受体,以非内因子依赖途径可弥补内因子依赖途径吸收维生素 B_{12} 的不足。人类肠上皮细胞表达的唾液酸糖蛋白受体也可能参与维生素 B_{12} 的非内因子依赖途径。但维生素 B_{12} 吸收的非内因子依赖途径机制目前尚不完全清楚,可能存在特殊维生素 B_{12} 结合蛋白。20 世纪 50 年代后许多研究证实,维生素 B_{12} 的吸收可不完全依赖于内因子和完整的回肠黏膜。如大剂量的钴胺素可通过肠道和口腔黏膜扩散进入体内。Martinot 等采用 Shilling 试验研究维生素 B_{12} 缺乏患者,发现约 55%~60% 的患者是因食物中的维生素 B_{12} 与食物蛋白分离障碍,仅 6%~17% 为内因子缺乏,提示维生素 B_{12} 缺乏的主要原因可能不是单一内因子缺乏,而是内

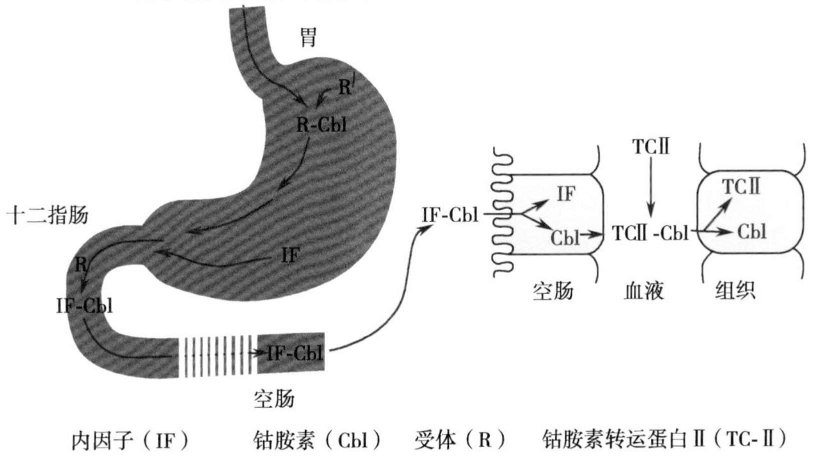

图 5-23-11 维生素 B_{12} 吸收的内因子依赖途径

因子依赖途径中食物维生素 B_{12} 分离障碍。

被吸收的维生素 B_{12} 一部分贮存在肝脏，一部分与转钴蛋白Ⅱ(transcobalamin Ⅱ，TC-Ⅱ)结合随血流运送到组织参与细胞 DNA 的合成代谢。钴胺素进入血循环后与转运蛋白结合，TC-Ⅱ携带钴胺素至细胞表面有 TC-Ⅱ特异受体的组织，如肝、肾、骨髓、红细胞、胎盘等，通过受体介导的内吞作用进入细胞，并将钴胺素转化为活性形式 - 甲基钴胺素和腺苷基钴胺。血浆中还有其他两种钴胺素转运蛋白，即钴胺素转运蛋白Ⅰ和Ⅲ(TC-Ⅰ和 TC-Ⅲ)，反映钴胺素的组织储存状况。钴胺素主要从尿排出，部分从胆汁排出。

钴胺素的肝肠循环对其重复利用和维持体内含量稳定十分重要。体内维生素 B_{12} 贮存在肝脏，每天丢失量仅为储存量的 0.1%，如吸收不良时体内贮存的维生素 B_{12} 可维持 5~10 年才出现症状。紧张状态下维生素 B_{12} 的需要显著增加，同样消耗体内维生素 B_{12} 的贮存。

3. 病理改变 钴胺素缺乏通过阻抑甲基化反应，同型半胱氨酸合成蛋氨酸和甲基丙酰辅酶 A 转变为琥珀酰辅酶 A 两个反应的底物总半胱氨酸(total homocysteine，tHcy)和甲基丙二酸(methylmalonic acid，MMA)堆积。tHcy 和 MMA 为神经毒素和血管毒素，引起神经系统一系列病理损害，表现为由末梢神经开始逐渐向中心发展斑状、弥漫性的神经脱髓鞘，累及脊髓和大脑，形成亚急性复合变性。

钴胺素缺乏时叶酸代谢障碍，积累甲基四氢叶酸，致幼稚红细胞内 DNA 合成减少，分裂与增值时间延长，胞核发育落后于胞浆血红蛋白生成，形成巨红细胞贫血。

4. 高危因素

(1) **摄入不足**：钴胺素存在于肉、鱼、禽、蛋、奶等各种动物性食物中，因膳食摄入不足而导致缺乏并不多见。严格素食者，可发生维生素 B_{12} 缺乏。如人乳维生素 B_{12} 不足可导致乳儿维生素 B_{12} 缺乏，多见于有隐性维生素 B_{12} 缺乏、恶性贫血、长期素食、胃肠道手术的乳母，婴儿钴胺素缺乏的临床症状多在 4~5 月龄时才出现。有报道患有苯丙酮尿症患儿为降低体内苯丙氨酸水平盲目拒绝动物蛋白导致维生素 B_{12} 缺乏症。

(2) **吸收障碍**：食物维生素 B_{12} 吸收障碍是 60%~70% 维生素 B_{12} 缺乏的原因。维生素 B_{12} 吸收过程中任何辅助因子异常或吸收部位改变都可影响维生素 B_{12} 的吸收，如炎症性肠病(节段性肠炎、新生儿坏死性小肠结肠炎)、回肠末端切除等可影响钴胺素的吸收。内憩室或小肠重复畸形、肠道寄生虫等因过度消耗或分解 IF- 钴胺素复合体而引起钴胺素缺乏。肠内感染的寄生虫或过度繁殖的细菌都可以与维生素 B_{12} 竞争肠内吸收部位，影响维生素 B_{12} 的吸收。有学者研究发现，幽门螺杆菌感染与维生素 B_{12} 缺乏有相关性，抗生素治疗可改善维生素 B_{12} 水平，但致病机制尚未明确。克罗恩病和乳糜泻患者因回肠吸收面积减少导致维生素 B_{12} 缺乏率增高。

(3) **先天性维生素 B_{12} 代谢异常**：包括 IF 缺乏、受体缺乏、钴胺素转运蛋白缺乏、细胞内维生素 B_{12} 利用障碍以及药物等。

1) **胃 IF 缺乏或缺陷**：先天性恶性贫血(PA)是一种罕见的常染色体隐性遗传性疾病，基因定位 11q13，内因子编码基因多态性及碱基缺失可导致 PA。PA 患儿约 1 岁出现临床症状，与胎儿期储存钴胺素的消耗一致。少年恶性贫血是发生在较大年龄儿童中的另一种罕见疾病，是一种类似于成人型恶性贫血的免疫功能紊乱。胃手术也可导致 IF 缺乏。

2) **先天性 R- 蛋白缺乏**：是一种常染色体显形遗传病，可影响维生素 B_{12} 与内因子结合，致病基因尚未明确。儿童较少见。

3) **TC-Ⅱ异常病**：是一种常染色体隐性遗传病，*TCN2*(OMIM275350)为致病基因，基因定位 22q11.2-qter。有学者认为，TC-Ⅱ亲和力轻微变化与高半胱氨酸血症和先天性神经管缺陷有相关性。细胞外维生素 B_{12} 是通过细胞表面钴胺素 -TCⅡ受体进入细胞内，当 TC-Ⅱ与维生素 B_{12} 的亲和力降低时维生素 B_{12} 向细胞内转运障碍致细胞内维生素 B_{12} 缺乏，细胞内代谢物堆积，引起心血管和神经系统的病理改变，但病变机制尚不清楚。钴胺素的储存形式 TC-Ⅰ和 T-Ⅲ未受影响，血清钴胺素水平正常。婴儿生后第一周可出现特征性表现，包括生长不良、腹泻、呕吐、舌炎、神经系统异常，以及巨幼红细胞性贫血。当出生后有严重的巨幼红细胞性贫血，血清钴胺素和叶酸水平正常者，排除其他先天性代谢异常时则提示为 TC-Ⅱ缺乏。

4) **细胞内维生素 B_{12} 利用障碍**：为常染色体隐性遗传病，包括腺苷钴胺素(cblA、cblB)合成异常、甲基钴胺素(cblE、cblG)合成异常或二者(cblC、cblD、cblF)合成均异常三种情况。

5）**钴胺素受体缺乏或缺陷**：家族性回肠末端IF-钴胺素受体缺陷为罕见病，发病率约为1/200 000。为染色体10p12.1的*CUBN*基因缺陷引起，导致IF-钴胺素受体表达下降；部分与蛋白尿（Imerslund-Grasbeck综合征）相关。

（4）**药物**：有报道服用影响胃酸分泌的药物，如质子泵抑制剂（PPIs）引起维生素B_{12}缺乏。长期服用抗糖尿病药、降血糖药（二甲双胍）有对抗钙依赖性回肠膜的作用，影响回肠维生素B_{12}的吸收导致轻度维生素B_{12}缺乏，补充钙剂可缓解；估计有10%~30%的服用二甲双胍的患者发生维生素B_{12}缺乏。大剂量维生素C（500mg）可能对食物中维生素B_{12}的利用有不利影响，而且摄取维生素C500mg以上可能发生维生素B_{12}缺乏症。不适当补给叶酸可能诱导或加重维生素B_{12}缺乏。有报道临床上用作麻醉剂的氧化亚氮可与维生素B_{12}中钴元素反应，导致维生素B_{12}失去生物活性，引起脊髓变性病变。

5. 流行病学

（1）**发病率**：国外资料显示成人维生素B_{12}缺乏的检出率为20%~50%；儿童维生素B_{12}缺乏为3%~11%，边缘性缺乏的检出率为22%~33%。2006年重庆地区调查2~7岁儿童维生素B_{12}缺乏检出率为4.5%，边缘性缺乏检出率为10.7%。2008年北京、珠海、重庆、武汉4城市2~7岁儿童血清维生素B_{12}缺乏检出率为1.5%，边缘性缺乏为3.2%。估计一般人群发生PA约为0.1%，>60岁的老年人则为1.9%。

（2）**地区**：北欧PA发生率较高，特别是斯堪的纳维亚国家以及非洲后裔，可能与有较高的意识到维生素B_{12}缺乏以及诊断方法先进有关。

（3）**性别**：中国2006~2008年调查资料显示，2~7岁儿童血清维生素B_{12}缺乏无明显性别差别。PA可发生任何年龄的人，但多见40~70岁的中老年人，特别是>65岁的老年人。先天性PA出现临床症状的中位年龄为2岁（9月龄~10岁）。

（4）**种族**：PA发病率白色人种较西班牙和黑色人种高。

6. **临床表现**　长期以来巨幼细胞性贫血、神经精神异常为维生素B_{12}缺乏的典型临床表现。近来研究发现，维生素B_{12}缺乏不仅损害血液系统，还涉及其他系统功能异常，如成人心脑血管疾病、衰老、认知能力下降和老年痴呆病有关。近来研究发现，儿童维生素B_{12}缺乏也可表现为正色素或小细胞性贫血，可能与合并其他类型贫血（缺铁性贫血、地中海贫血）有关。机制不很清楚，可能维生素B_{12}缺乏伴有缺铁性贫血时掩盖红细胞巨幼变，或维生素B_{12}缺乏患者因红细胞严重巨幼变破碎成红细胞碎片掩盖巨幼变表现有关。有学者认为，仅据巨幼细胞性贫血诊断维生素B_{12}缺乏可漏诊30%的维生素B_{12}缺乏患者。维生素B_{12}缺乏临床表现复杂性、不典型性也可能与血清维生素B_{12}水平检测技术的提高有关，即维生素B_{12}缺乏的检出率远高于以临床大细胞贫血为表现的维生素B_{12}缺乏。因此，临床诊断维生素B_{12}缺乏不宜完全依据经典的临床表现为标准。同时，维生素B_{12}缺乏的临床表现与疾病的严重程度有关。轻度钴胺素缺乏的临床表现为非特异性，如乏力、疲劳、生长迟缓、或烦躁。其他常见表现包括，面色苍白、舌炎、呕吐、腹泻、黄疸等。严重钴胺素缺乏导致巨幼红细胞性贫血和神经系统症状。

（1）**巨幼红细胞贫血**：即大细胞性贫血（MCV>100fL），进展期中性粒细胞和血小板亦可下降少量，类似再生障碍性贫血或白血病。血清钴胺素浓度<100 pg/ml，血清铁和血清叶酸浓度正常或升高，血清乳酸脱氢酶活性明显增强，提示红细胞生成无效。血清胆红素水平可能出现中度升高（2~3mg/dl）。

（2）**神经系统症状**：可发生手足对称性麻木、感觉异常、共济失调、肌张力低下、惊厥、发育迟缓、发育倒退，以及神经精神变化。儿童维生素B_{12}缺乏首发症状常为神经系统改变而血液系统改变不典型。

7. **实验室检查**　目前有血清钴胺素、血清半胱氨酸、甲基丙二酸（MMA）浓度、尿MMA测定以及血清全钴胺素转运蛋白Ⅱ等检测方法，但目前公认的仍是以血清维生素B_{12}水平为诊断指标（详见本篇第五章第四节）。

8. 诊断与鉴别诊断

（1）**诊断标准**：目前对血清维生素B_{12}缺乏的判断标准尚有争议。国内教科书多以200~900pg/ml为血清维生素B_{12}正常范围，当血清维生素B_{12}低于100pg/ml才视为维生素B_{12}缺乏。20世纪60年代国外已采用血清维生素B_{12}>300pg/ml为正常、200~300pg/ml为边缘性缺乏、<200pg/ml为缺乏的标准。

维生素B_{12}缺乏诊断主要依据临床表现、血常规检查及血清钴胺素检测。血清钴胺素水平明显下降时可确定钴胺素缺乏，同时需进一步明确原因。高度疑诊维生素 B_{12} 缺乏的患者可先给予一定量的维生素 B_{12} 进行诊断性治疗。如果维生素 B_{12} 治疗有效，亦可诊断维生素 B_{12} 缺乏。维生素 B_{12} 缺乏的治疗有胃肠外途径和口服两种。但恶性贫血患者有严重维生素 B_{12} 缺乏，口服效果不明显。同时口服剂量和疗程尚亦未标准化，所以口服治疗一般不用于恶性贫血的诊断性治疗。

(2) **鉴别诊断**：钴胺素缺乏需与叶酸缺乏相鉴别，两者均可导致巨幼红细胞贫血，补充叶酸可减轻巨幼红细胞贫血，但不能消除神经系统症状，甚至加重神经系统症状。

9. 治疗 随着对维生素 B_{12} 吸收机制研究的进展，近年治疗维生素 B_{12} 缺乏已从单一肌肉注射发展为肌肉注射和口服治疗两种途径（表 5-23-15）。

表 5-23-15 肌内注射治疗维生素 B_{12} 缺乏

维生素 B_{12} 缺乏	羟钴胺	疗 程
不伴有精神症状者	250~1000μg×3/ 周 × 2 周	250μg×1/ 周至血细胞计数正常后 1000μg×1/3 个月
有精神症状者	1000μg×1/2d 至症状消失	1000μg×1/2 个月

钴胺素吸收或利用不良的患儿需终身定期的肌内注射治疗。有研究显示，口服维生素 B_{12} 50μg/d 已可提高血清维生素 B_{12} 水平，提示成人口服维生素 B_{12} 治疗量约为推荐摄入量的 40~800 倍。一般国外学者认为，口服补充维生素 B_{12} 的疗程为 1~18 月。资料显示，维生素 B_{12} 治疗 2~4 日后一般精神症状好转，网织红细胞增加，6~7 日可达高峰，约 2 周血液学指标可恢复正常。儿童口服补充维生素 B_{12} 的剂量、疗程尚未统一。国内重庆的研究采用 100μg/d（约为推荐摄入量的 100 倍），1 月后血液学指标恢复正常。

10. 预防

(1) **高危人群**：鉴于食品中叶酸强化，应筛查正常红细胞性贫血者维生素 B_{12} 缺乏，而不宜等待发生巨细胞贫血出现后。

对于实行严格素食的妊娠及哺乳母亲的母乳喂养婴儿，应预防性补充钴胺素。但需关注膳食中缺乏动物性食物的贫困地区儿童维生素 B_{12} 缺乏。

(2) **营养教育**：钴胺素广泛存在于各种动物性食物中，平衡膳食可预防缺乏。营养状况良好母亲母乳中的钴胺素含量充足，初乳中含有高浓度的钴胺素；婴儿配方的钴胺素含量充足，因此乳类喂养可避免维生素 B_{12} 缺乏。老年人维生素 B_{12} 缺乏的主要原因是吸收障碍，而儿童缺乏的原因主要是摄入不足，因此儿童维生素 B_{12} 推荐摄入量及预防、治疗剂量均宜低于成人和老人。2013 年中国营养学会公布了婴儿、儿童、青少年维生素 B_{12} 推荐摄入量（附表 2）。

（六）维生素 B_9（叶酸）缺乏

叶酸（folic acid）由蝶啶、对氨基苯甲酸和谷氨酸残基组成的一种水溶性 B 族维生素，参与合成嘌呤和胸腺嘧啶。为身体细胞生长和繁殖所必需的物质，帮助蛋白质的代谢，与维生素 B_{12} 共同促进红细胞的生成和成熟。

1. 生理功能 四氢叶酸是叶酸在体内有生理活性的形式，是体内生化反应中一碳单位转移酶系的辅酶，是一碳单位传递体。从组氨酸、丝氨酸、甘氨酸、蛋氨酸等氨基酸均释放的一碳单位以四氢叶酸作为载体参与其他化合物的生成和代谢，参与嘌呤和胸腺嘧啶的合成，与合成 DNA，RNA 有关（图 5-23-12）；参与氨基酸转化，如丝氨酸与甘氨酸的互换、组氨酸转化为谷氨酸、同型半胱氨酸与蛋氨酸之间的互换等；参与血红蛋白及重要的甲基化合物合成，如肾上腺素、胆碱、肌酸等。

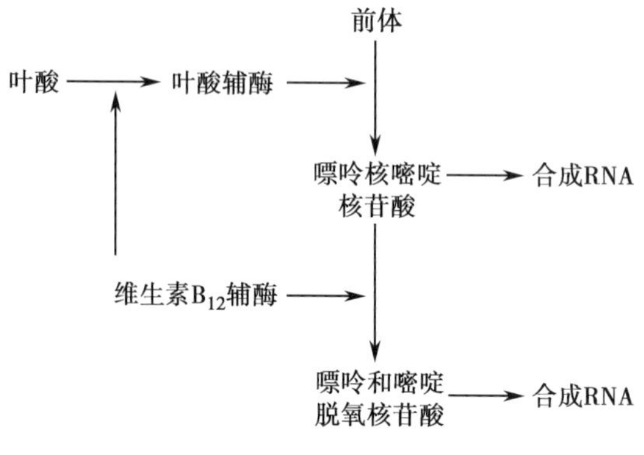

图 5-23-12 叶酸与维生素 B_{12} 参与 RNA、DNA 合成

2. 吸收与代谢 食物中叶酸经过在维生素 C 和烟酰胺腺嘌呤二核苷酸磷酸的参与下还原成二氢叶酸，在烟酰胺腺嘌呤二核苷酸磷酸参与下再经二氢叶酸还原酶的作用还原成具有生理作用的四氢叶酸，携带一碳单位形成 5- 甲基四氢叶酸、亚甲基四氢叶酸等多种活性形式发挥生理作用。体

内 80% 叶酸是 5- 甲基四氢叶酸，大部分被转运至肝脏储存。通过肾小球滤过的叶酸多可在肾小管近端再吸收，胆汁排出的叶酸部分也可在小肠重吸收。叶酸体内重吸收功能使身体摄入不足时尚可维持 4 个月不出现症状。

3. 病理生理 叶酸缺乏使体内一碳单位传递受阻，核酸合成及氨基酸代谢均受影响。叶酸缺乏时首先影响细胞增殖速度较快，如造血组织。叶酸缺乏时骨髓幼红细胞分裂增殖速度减慢，停留在巨幼红细胞阶段而成熟受阻，细胞体积增大，核内染色质疏松，形成巨幼红细胞贫血。

孕早期叶酸缺乏可引起胎儿神经管畸形，包括脊柱裂、无脑等中枢神经系统发育异常。神经管缺陷（neural tube defects，NTDs）与遗传、营养和致畸因素有关。与叶酸转运与代谢的基因缺陷与发生 NTDs 有关。如 5，10- 亚甲基四氢叶酸还原酶的基因位于 1 号染色体，有两个常见的等位基因，*C677T* 和 *A1298C*。*C677T* 纯合子婴儿的脊柱裂风险增加，母亲为 *C677T* 纯合子的婴儿后代发生脊柱裂的风险也增加，卒中患儿的 *C677T* 等位基因携带率明显增加。流行病学和临床研究显示补充叶酸有助睛阻断代谢异常，但机制尚不清楚。抗惊厥药物有增加 NTDs 的风险，特别是丙戊酸钠与卡马西平，可能与增加氧化应激与干扰叶酸代谢有关。

母亲叶酸缺乏与先兆子痫、胎盘早剥的发生率增高有关，胎儿易宫内发育迟缓，发生唇腭裂和先天性心脏病的风险也增加。

4. 高危因素

(1) **摄入不足**：绿叶蔬菜和新鲜水果摄入不足，或摄入过多加工食物可导致叶酸缺乏。缺乏叶酸母亲的婴儿存在叶酸缺乏风险。羊奶中缺乏叶酸，以羊奶喂养婴儿时必须补充叶酸。

(2) **吸收不良**：消化道疾病，如慢性腹泻或炎症性肠病，如乳糜泻、克罗恩病、HIV 感染、慢性感染性肠炎、肠病性肠瘘等可致叶酸吸收不良。叶酸吸收不良的原因之一是肠道叶酸结合酶分泌不足，慢性腹泻干扰叶酸的肠肝循环，使叶酸的肠道排泄增快，丢失增加。

(3) **需要增加**：代谢与造血增加的情况，如妊娠母亲、婴儿生长、肿瘤。

(4) **疾病**：肝疾病、肾透析、维生素 B_{12} 缺乏增加叶酸排泄。先天性二氢叶酸还原酶缺乏致形成具有生物活性的四氢叶酸不足，发展为严重的巨幼红细胞贫血。亚甲基四氢叶酸还原酶缺乏症可见部分无血液学异常的胱氨酸尿症患者，表现为精神运动发育迟缓，社交障碍，以及惊厥。近期还有报道因存在自身抗体，血浆中的叶酸不能转运到脑脊液，脑组织叶酸缺乏致神经系统症状。

(5) **药物**：叶酸代谢阻断药物，如拮抗叶酸药物结合二氢叶酸还原酶以阻止活性四氢叶酸的形成，易诱发巨幼红细胞性贫血，如甲氨蝶呤、乙胺嘧啶、甲氧苄啶、柳氮磺胺吡啶、考来烯胺等药物；抗惊厥药物阻碍叶酸吸收，如苯妥英、扑米酮、苯巴比妥等；过多抗氧化剂使叶酸破坏增加。

5. 流行病学 美国未强化叶酸前 16% 的人群血清叶酸 <6.8nmol/L，强化叶酸后人群血清叶酸低水平降至 0.5%。其他国家报道较少。

6. 临床表现 叶酸缺乏早期可出现非特异性临床症状，如疲倦、头痛、心悸、注意力分散、口腔炎、舌炎（红、痛、肿）、腹泻等。叶酸严重缺乏可致巨幼红细胞性贫血。婴幼儿叶酸缺乏而引起的巨幼细胞性贫血的发病高峰期在 4~7 月龄，早于缺铁性贫血，营养不良婴幼儿可同时发生。叶酸缺乏多伴缺铁性贫血，以及白血病与血小板降低。但叶酸在缺铁性贫血中的作用机制尚不清楚。

7. 实验室检查 叶酸缺乏是血清叶酸水平或红细胞叶酸水平降低，同型半胱氨酸水平升高，但维生素 B_{12}、维生素 B_6 缺乏，以及肾功能不全时，血清同型半胱氨酸也升高（详见本篇第二十二章第四节）。

8. 诊断与鉴别诊断 疑诊叶酸缺乏的儿童血常规检查，结果显示红细胞体积大（平均红细胞体积 >100fl），网织红细胞计数低，可见有核红细胞，中性粒细胞和血小板减少；同时血清叶酸水平 <3ng/ml 或红细胞叶酸水平 <140ng/ml 可以确诊。

叶酸缺乏需与维生素 B_{12} 缺乏鉴别，应同时检测血清维生素 B_{12} 水平，血清或尿甲基丙二酸水平。

9. 治疗 确诊叶酸缺乏口服叶酸 0.5~1.0mg/d，疗程 3~4 周，至血常规检查正常后口服含叶酸 0.2mg 的多种维生素维持治疗，同时改善膳食。疑诊叶酸缺乏可口服叶酸小剂量试验性治疗（0.1mg/d×1 周），一般在 72 小时后有血液学反应提示叶酸缺乏。

大剂量叶酸（>0.1mg）可以纠正维生素 B_{12} 缺

乏引起的巨幼红细胞贫血,但可能加重相关的神经系统异常。

10. 预防

(1) **高危人群:**叶酸是胎儿脊髓、脑发育的重要维生素,妊娠妇女均需补充叶酸可明显降低胎儿神经管缺陷的发生,服用抗惊厥药物的妇女怀孕前、整个妊娠期应补充叶酸 1~5mg/d。极低出生体重儿常伴有轻度巨幼红细胞性贫血,亦建议常规补充叶酸。因此,叶酸补充是基层保健与公共卫生的重要措施。自从上世纪 90 年代执行强制叶酸强化项目后叶酸缺乏发生率显著下降。几乎所有国家均有强制叶酸强化项目,如 2012 年 WHO 公布《妊娠妇女补充铁和叶酸指南》(表 5-23-16)、2014 年英国血液学会发表《钴胺素和叶酸疾病的诊断与治疗指南》、中华人民共和国原卫生部《2010 年增补叶酸预防神经管缺陷项目管理方案》,2011 年中华医学会围产医学分会产科学组关于《孕前和孕期保健指南》。将来研究的方向是筛查与发生 NTDs 有关缺陷基因的高危人群。

表 5-23-16 妊娠妇女补充铁与叶酸建议

补充成分	元素铁:30~60mg 叶酸:0.4mg
方式	每日补充
疗程	整个妊娠期
目标人群	妊娠妇女、成年妇女
补充地点	所有机构

(2) **营养教育:**新鲜绿叶蔬菜中含叶酸丰富,肝、肾、酵母和蘑菇叶酸含量也较多。食物烹调过程、腌制及贮存均可破坏叶酸,加水煮沸易损失大。维生素 C、葡萄糖、锌可促进叶酸吸收。酒精、含雌激素的口服避孕药、抗惊厥药物、阿司匹林以及甲氨蝶呤等抗叶酸药物均可影响叶酸吸收和利用。乳腺分泌叶酸结合蛋白(FBP),有助乳汁中叶酸肠道吸收,避免叶酸被细菌利用。乳制品含有 FBP,特别是发酵的乳制品含较多 FBP,加热可破坏部分 FBP。奶酪的 FBP 较少,因生产过程使乳清被分离。茶、可可、果酒和其他植物食物含的儿茶酚、多酚类抑制叶酸活性,有报道每日喝中国茶可增加胎儿发生神经管缺陷的风险。叶酸的吸收与来源有关,饮食叶酸等效(DFE)可用以评估合成叶酸与食物叶酸的不同吸收状况。如约 50% 的食物中的叶酸有生物利用率,空腹补充叶酸制剂吸收率近 100%,与食物同摄入吸收率为 85%。正常成人需 400μg/d 叶酸补充日消耗与尿与胆汁(粪便)的排出。健康人体内可贮存 500~20 000μg 的叶酸。

营养状况良好的母亲乳汁及婴儿配方中叶酸含量充足。商品化婴儿食品及部分麦片、谷物等食物已强化叶酸。2013 年中国营养学会公布了婴儿、儿童、青少年叶酸推荐摄入量(附表 2)。

虽然大剂量叶酸可预防贫血,但若同时存在维生素 B_{12} 缺乏的情况,大剂量叶酸可能延迟维生素 B_{12} 缺乏的诊断,特别是神经系统症状。此外,近年有研究证实大剂量叶酸可能有增加癌症的危险。建议在医生指导下补充叶酸,同时宜检测维生素 B_{12} 水平。叶酸补充的上限剂量是 1000μg (1mg)。

三、维生素 C 缺乏

生物体内维生素 C 是一种抗氧化剂,保护身体免于氧化剂的威胁。维生素 C 的主要作用是参与胶原蛋白的生物合成,此外还参与叶酸代谢、铁的吸收和转运等。维生素 C 缺乏可导致坏血病。维生素 C,即抗坏血酸(ascorbic acid),是一种有效的还原剂,维生素 C 缺乏可引起坏血病(scurvy、scorbutus)。

(一) 发展史

1556 冬天是欧洲坏血病流行的高峰,当时很少人知道是因为冬季缺乏水果、蔬菜而爆发坏血病。很久以后,法国探险家 Jacques Cartier 注意到吃柑橘、柠檬、浆果的水手未患坏血病,或可治愈坏血病。1742 年英国医生 James Lind 首先将食物用于坏血病治疗,他将柠檬汁给坏血病患者服用,几次后即痊愈。James Lind 的发现促使人们发现了维生素 C。1884 年英国医生 Thomas Barlow 描述婴儿坏血病的特征,髋与膝半屈"青蛙样"姿势,故又称婴儿坏血病为 Barlow 病。18 世纪后期许多婴儿死于坏血病。19 世纪早期的研究发现,巴氏消毒破坏了婴儿奶中维生素 C,引发坏血病而死亡。人乳喂养的婴儿很少发生坏血病,因人乳含有丰富的维生素 C。1912 年研究显示,注射维生素 C 可治疗患坏血病的豚鼠。19 世纪 30 年代,匈牙利美国生理学家发现抗坏血酸(ascorbic acid),称为维生素 C,1937 年获得诺贝尔生理学奖。

(二) 生理功能

维生素 C 在人体内有抗氧化,清除氧自由基;

促进胶原合成，阻断亚硝胺在体内形成；促进肝内胆固醇代谢等作用。

1. 作为辅酶参与羟化作用 作为多巴胺羟化酶和肽基甘氨酸羟化酶的辅酶是维生素C特殊代谢功能。羟化反应是体内许多重要物质合成或分解的必要步骤，如胶原蛋白合成时，多肽链中的脯氨酸及赖氨酸残基必须先分别羟化为羟脯氨酸及羟赖氨酸；神经递质5-羟色胺及去甲肾上腺素从氨基酸合成时、胆固醇转化为胆汁酸、药物或毒物分解等均经羟化完成。

2. 还原作用 是维生素C的非特异的功能，在体内使氧化型谷胱甘肽还原为还原型谷胱甘肽，本身被氧化，而发挥抗氧化作用。如体内高浓度的维生素C有助于胱氨酸还原为半胱氨酸，两个半胱氨酸组成的二硫键是抗体分子中的重要结构，促进叶酸还原为活性四氢叶酸；使含巯基酶分子中的巯基维持在还原状态从而保持酶活性。维生素C使食物中的Fe^{3+}还原为易于吸收的Fe^{2+}，维持铁的还原状态，同时与铁螯合，增加铁的吸收。进食时摄入25mg维生素C，食物中铁吸收增加65%；若摄入1g维生素C，食物铁吸收可增加9倍。

3. 其他 维生素C具有解除重金属毒性，预防癌症，清除自由基等作用。

（三）吸收与代谢

体内维生素C以L-抗坏血酸（还原型抗坏血酸）和L-脱氢抗坏血酸（氧化型抗坏血酸）形式存在。血浆维生素C约有80%为还原型，20%为氧化型。抗坏血酸在体内吸收有主动转运与单纯扩散两种形式。人类抗坏血酸在小肠上段刷状缘膜以钠-依赖主动转运形式吸收，基底外侧膜则为不依赖钠转运形式吸收。维生素C的吸收与摄入量有关。如摄入100mg/d维生素C，80%~95%的维生素C被吸收；如摄入1g则吸收下降为50%，摄入6g吸收25%，摄入12g吸收16%。未吸收的抗坏血酸被小肠细菌代谢。正常情况血浆中约5%的维生素C为脱氢抗坏血酸。吸收后维生素C在体内组织分布不均匀，浓度最高的是腺体组织，如肾上腺和垂体组织抗坏血酸；最低是肌肉与脂肪组织。约70%的抗坏血酸经血浆和红细胞转运，剩余进入白细胞。不同细胞的维生素C浓度相差很大，如单核细胞内抗坏血酸浓度是血浆的80倍，是血小板的40倍，粒细胞是25倍。除白细胞约含总血浆的10%抗坏血酸外，身体无特殊贮存抗坏血酸的器官。人体维生素C库约有1500mg维生素C。抗坏血酸在肝脏代谢，肾脏排泄抗坏血酸的阈值约是1.4mg/100ml血浆。过量摄入维生素C肾脏排泄不变，或以代谢物排出；但若血浆维生素C浓度下降肾脏排泄维生素C减少。正常情况下，摄入体内的抗坏血酸约50%~70%分解代谢为CO_2和草酸，以草酸盐形式排出，可能与草酸盐结石形成有关。身体摄入不足至少3个月后，维生素C下降至350mg才出现坏血病的临床表现。

（四）病理生理

维生素C缺乏可引起胶原蛋白合成异常及其结构缺陷。结缔组织形成障碍，毛细血管脆性及管壁渗透性增加，引起皮肤、黏膜、骨膜下、关节腔及肌肉内出血；或不能形成骨样组织，软骨内成骨无法进行，已经形成的骨小梁也变脆和容易断裂，骨膜松弛发生骨膜下出血，尤其是在股骨和胫骨远端；胶原缺乏使牙齿松动、牙龈充血与水肿。严重维生素C缺乏时可导致骨骼肌变性、心脏肥大、骨髓抑制及肾上腺萎缩。

维生素C缺乏还影响肠道内铁的吸收、血红蛋白合成以及红细胞的成熟；影响免疫球蛋白及神经递质的合成并与白细胞吞噬功能相关。

（五）高危因素

1. 摄入不足 母亲妊娠期维生素C摄入充足，其婴儿出生时有充足的储存，脐带血浆中的维生素C含量为母亲的2~4倍。但母亲妊娠期及哺乳期维生素C摄入不足可能导致喂养婴儿的维生素C缺乏。加热、烹调可破坏食物中的维生素C。纯牛奶喂养的婴儿，或贫困地区购买食物困难，可致维生素C来源匮乏。

2. 需要量增加 妊娠、哺乳及甲状腺功能亢进时维生素C的需要量增加；急性和慢性炎症性疾病、发热、手术以及烧伤也显著增加维生素C的需要量；铁缺乏、寒冷以及蛋白质消耗时维生素C的需要量也可增加。

3. 吸收障碍或丢失增加 腹泻时维生素C随粪便丢失量增加，胃酸缺乏则使维生素C吸收减少，冷或热应激增加维生素C的尿排泄。

4. 遗传因素 有研究证实，人体血浆蛋白的结合珠蛋白（haptoglobin，Hp）存在遗传多态性，其中基因型Hp 2可能在维生素C缺乏发病机制中是一重要的非营养性调节因子。Hp 2-2聚合体较少抑制血红蛋白驱动的氧化应激，导致抗坏血酸消耗。白种人有35%的Hp 2-2，南非和东亚人为50%。提示检测Hp 2-2可能有助发现易发生临床维生素C缺乏的易感人群。

5. 其他 长期大剂量补充维生素C，体内维生素C的分解代谢及肾脏排泄增加。当突然停止大剂量补充时，易发生维生素C缺乏。妊娠母亲大剂量补充维生素C，其新生儿出生后维生素的需要量增加。

（六）流行病学

2003~2004年美国国家健康营养调查(NHANES)资料显示，6岁以上儿童与成人维生素C缺乏率为7.1%，2005-2006年下降为3.6%。英国一项调查显示约20%的低收入人群有维生素C缺乏。

（七）临床表现与分类

1. 临床表现 维生素C缺乏引起的坏血病可发生于任何年龄，常见的发病年龄在6~24月龄，若母亲妊娠期维生素C摄入不足则新生儿期就可出现症状。临床表现与严重程度有关。

(1) **轻度**：多为小婴儿早期的维生素C缺乏，临床表现无特异性，易误诊、漏诊为流感或其他自限性疾病。

- 恶心；
- 发热；
- 腹泻；
- 疲乏；
- 食欲下降；
- 无其他原因的不适；
- 肌肉、关节痛；
- 皮肤毛囊周围少量出血点。

(2) **严重缺乏**：为维生素C缺乏的特征性临床表现。

- **出血**：皮肤出血；

牙龈：肿胀、出血，牙齿松动、脱落；

骨膜下出血：常见沿胫骨骨干肿胀、压痛、按压有凹陷；

其他部位：偶见消化道、尿、关节腔出血，严重时可有颅内出血。

- **肢体疼痛**：婴儿下肢常处于髋外展、屈膝位，或"蛙状"以缓解骨膜下出血的疼痛；婴儿拒绝活动下肢，呈假性瘫痪状(pseudoparalysis)；
- 伤口愈合慢
- 皮肤、毛发干燥
- 婴幼儿骨生长障碍
- **骨骼症状**：部分婴儿可见第6~8肋骨肋软骨交界处膨大，与佝偻病的肋串珠相似，称为"坏血病串珠"(scorbutic rosary)；坏血病串珠产生原因不清楚，可能与呼吸时临时钙化带断裂有关；
- **贫血**：维生素C缺乏影响铁吸收，而长期出血或伴有叶酸缺乏亦可引起贫血。一般为正细胞性贫血，少数为巨幼红细胞贫血；
- **免疫功能降低**：易感染。

(3) **晚期**：出现黄疸、发热、全身水肿、惊厥，致死性并发症为颅内出血或心包积血。

2. 分类 维生素C缺乏的分类主要依据实验室检查结果(表5-23-17)。

表5-23-17 维生素C缺乏的分类

		适当	边缘缺乏	缺乏
全血	mmol/L	>28	7~28	<17
	mg/L	>5.0	3.0~5.0	<3.0
血浆	mmol/L	>17	11~17	<11
	mg/L	>3.0	2.0~3.0	<2.0
白细胞	pmol/10^6	>2.8	1.1~2.8	<1.1
	mg/10^6	>0.5	0.2~0.5	<0.2

（八）实验室检查

1. 检测全血、血浆或白细胞维生素C浓度 是目前最敏感的评估身体维生素C营养状况的方法。尿负荷试验曾为评估维生素C营养状况的方法现已少用(详见本篇第二十二章第四节)。

2. X线表现 严重维生素C缺乏可有长骨X线影像变化。典型的坏血病X线影像变化发生在长骨远端，特别是膝盖部位。①骨干骺端临时钙化带因钙盐沉积呈致密增厚(坏血病白线)；下方是一带状骨质疏松区，称坏血病带(trummerfeld zone)，骨折时可分离或移位；干骺端临时钙化带向侧面、骨膜向上生长形成特征性鹰嘴样突起，称为侧刺(pelkan spurs)；临时钙化带边缘骨皮质和疏松质可呈单侧或双侧缺损，或形成透光裂隙，称坏血病角；②骨骺中心密度减低，呈毛玻璃状，周围出现致密环；③长骨骨干皮质变薄，骨质减少(osteopenia)、骨小梁不清，透亮度增加；④严重坏血病的骨膜下出血的影像学表现不明显；恢复期可见到长骨周围梭状、哑铃状的钙化阴影。坏血病临床症状消退后X线改变仍可持续多年。

（九）诊断与鉴别诊断

1. 诊断 据特征性的临床表现，特别是典型的皮肤病变，详细的膳食调查，实验室检查结果可作出诊断。

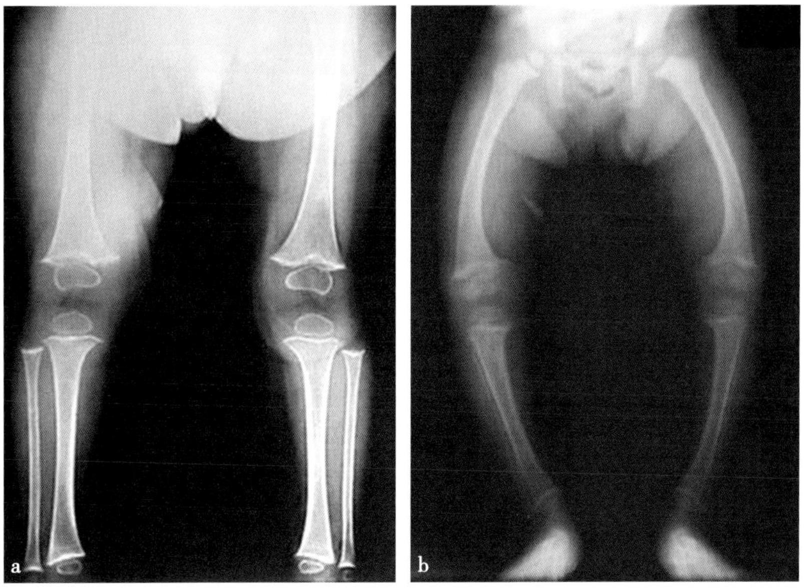

图 5-23-13　维生素 D 缺乏性佝偻病与坏血病下肢 X 线比较

a. 坏血病特征性下肢毛玻璃样骨质减少、坏血病白线和坏血病带；b. 维生素 D 缺乏性佝偻病下肢干骺端杯口、毛刷改变、骨质疏松（osteoporosis）

2. 鉴别诊断

(1) 出血性疾病：毛细血管脆性试验，出血、凝血及凝血酶原时间检测等均有助于鉴别诊断。

(2) 维生素 D 缺乏性佝偻病：较少出现下肢肿、不动症状，坏血病的肋串珠较佝偻病肋串珠少见，其角度更尖锐，内侧可扪及凹陷。病史、体检、实验室检查可帮助鉴别（图 5-23-13）。

(3) 梅毒：最易与坏血病混淆。梅毒患者骨干骺端也可见鹰嘴样突起，但无致密的干骺端线。同时，病史与体征可鉴别，如梅毒发生年龄较早，并伴其他体征。

(4) 其他：关节炎或肢痛症、过敏性紫癜、血小板减少性紫癜等疾病鉴别。

(十) 治疗

1. 食物补充　调整膳食增加新鲜水果和蔬菜的摄入，适当补充多种维生素。

2. 护理　骨骼病变明显的患儿制动，防止骨折及骨骺脱位。牙龈出血者注意应注意口腔清洁。

3. 抗坏血酸治疗　口服抗坏血酸 100mg×(3~5) 次 /d，至总量达 4g 后减为 100mg/d；或口服抗坏血酸 1g ×(3~5) 次 /d，后减速为 300~500mg/d×1 周，以后以推荐量维持。治疗后出血症状 24 小时、疼痛与发热 48 小时后逐渐缓解；牙龈、皮肤出血症状 10~12 天治愈，但骨膜下血肿消退需要数月。

4. 贫血治疗　合并巨幼红细胞性贫血者应补充适量的叶酸或维生素 B_{12}。

(十一) 预防

1. 高危人群　需关注长期纯牛奶喂养婴儿、经济困难家庭饮食单一、妊娠与哺乳妇女、神经性厌食者、1 型糖尿病、消化道疾病、血液透析与腹膜透析患者的维生素 C 的补充。

2. 营养教育　人类 90% 的维生素 C 来源新鲜水果和蔬菜，特别是柑橘类水果维生素 C 含量丰富。因烹调过程可损失 20%~40% 的维生素 C，注意烹调方法，必要时补充维生素 C。营养状况良好母亲的母乳以及婴儿配方中的维生素 C 含量充足。各国政府或组织推荐适当补充维生素 C（表 5-23-18），2013 年中国营养学会已公布婴儿、儿童、青少年维生素 C 推荐摄入量（附表 2）。

表 5-23-18　各国政府或组织推荐维生素 C 补充量

组织或国家	mg/d	mg/w
WHO	45	300
英国食物标准处	40	280
欧洲营养标签委员会	80	
加拿大卫生部(2007 年)	男 90，女 75	
美国国家科学院	60~95	
日本国家健康与营养所	100	

四、维生素D缺乏

19世纪中期学者们已认识到皮肤暴露于特殊的日光紫外光谱可合成维生素D的前体。维生素D的需要量即是预防佝偻病的最小剂量，人们需要重新认识维生素D对人体健康的作用，涉及对维生素D血浓度的认识。但维生素D的水平与疾病的关系仍然不清楚，关注身体维生素D水平与疾病的关系是进一步的研究方向。

（一）发展史

西方工业革命鼎盛时期在北欧、美国很多儿童出现一种奇怪的软骨骼、下肢弯曲、生长迟缓的疾病，1605年被Glisson、Beboot和Whisle诊断为"佝偻病"。这种致儿童骨骼畸形的疾病还致女童成年后骨盆畸形而分娩困难，使剖宫产技术在英国开始流行。1822年Sniadecki发现阳光可治疗与预防佝偻病。1827年Bretonneau用鱼肝油治愈一例15月龄的佝偻病儿童，使人们想到佝偻病是营养缺乏所致。1921 Hess和Huger在纽约证实严重佝偻病经阳光照射后可以改善佝偻病的症状。

19世纪至今对维生素D的认识经历三个阶段：

第一阶段（19世纪早期~19世纪中期）：直到19世纪20年代人们才认识佝偻病的病因。1919~1920年Mellanby用犬建立佝偻病模型，采用鱼肝油治疗有效，此后科学委员会才考虑佝偻病是营养性疾病。1925 Hess和Weistock曾经用汞蒸汽灯（紫外光）照射后切下的皮肤治疗大鼠的佝偻病，发现人的皮肤中含有形成抗佝偻病的因子。最初人们认为鱼肝油中的维生素A是抗佝偻病因子，1922年美国营养学家Elmer McCollum（图5-23-14）破坏鱼肝油中维生素A做同样的实验，结果相同，提示抗佝偻病因子并非维生素A。1925 Mecollum和其同事命名抗佝偻病因子为维生素D，即第四种维生素，当时尚不清楚维生素D与其他维生素不同。1930年德国哥廷根大学的A.Windaus教授首先确定维生素D的化学结构。1932年阐明经过紫外线照射麦角固醇而得到的维生素D_2的化学特性。维生素D_3的化学特性直到1936年才被确定。

19世纪中期学者们认识到皮肤暴露于特殊的日光紫外光谱可合成维生素D的前体，2~3日后转化为维生素D，再在肝脏和肾脏中形成有活性的维生素D，经血液到达全身的组织与器官。维生素D是一脂溶性维生素，可贮存于体内，有潜在蓄积中毒可能。1971年Michael F. Holick首先分离和证实1,25(OH)$_2$D是维生素D在肠道的有活性代谢物。

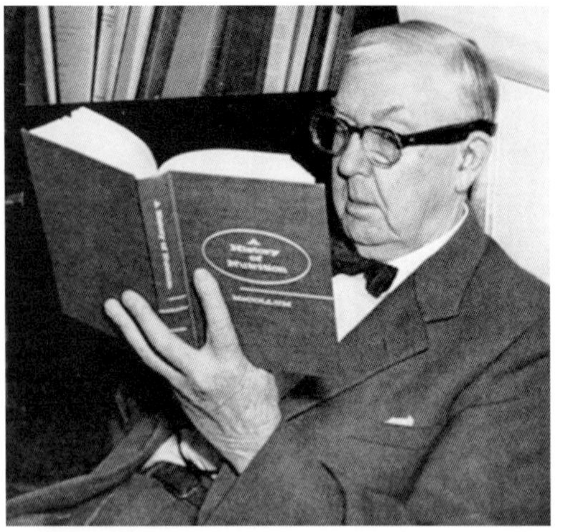

图5-23-14 美国营养学家Elmer McCollum首创维生素字母命名系统

第二阶段（19世纪中期~2008年）：虽然1966年Lund and leluca的研究认识到维生素D的代谢过程，但维生素D的作用尚未完全清楚。19世纪中期逐渐展开对维生素D生理功能研究的革命。一批富有洞察力的学者挑战对维生素D的最初的认识，探索维生素D对人类健康的重要意义。近百年来认为维生素D的需要量即是预防佝偻病的最小剂量，重新认识维生素D对人体健康的作用，涉及对维生素D血浓度的认识。研究显示维生素D不仅对骨骼健康重要，还有促进人体的免疫功能、抗癌、抗氧化、预防心血管疾病与关节退行性疾病等重要作用。维生素D的受体存在于全身各个组织器官，包括骨骼、脑、甲状腺、子宫。

第三阶段（2009年~）：虽然近来的研究显示人类血25(OH)D的水平达到40ng/ml才可能有预防退行性疾病的作用，但维生素D的水平与疾病的关系仍然不清楚，因低水平和高水平的维生素D都可致病。关注身体维生素D水平与疾病的关系是进一步的研究方向。

（二）生化与生理

1. 生化特性 维生素D是具有A、B、C、D环的相同结构、侧链不同的一组复合物的总称，A、B、C、D环的结构来源于类固醇的环戊氢烯菲环结构（图5-23-15）。目前已知的维生素D至少有10种，但最重要的是维生素D_2和维生素D_3。维生素D不溶于水，只能溶解在脂肪或脂肪溶剂，属脂溶性

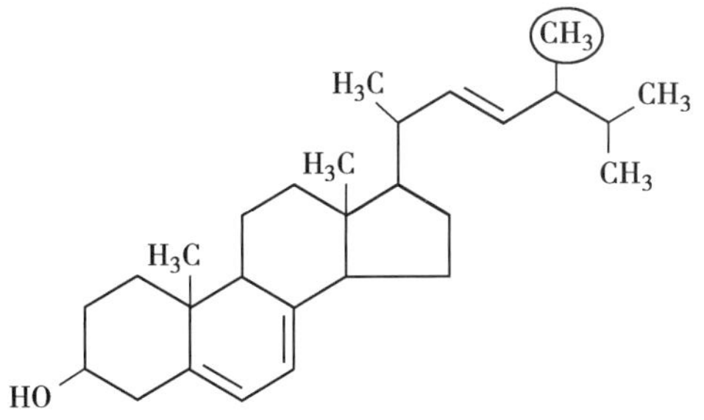

麦角骨化醇（ergosterol）

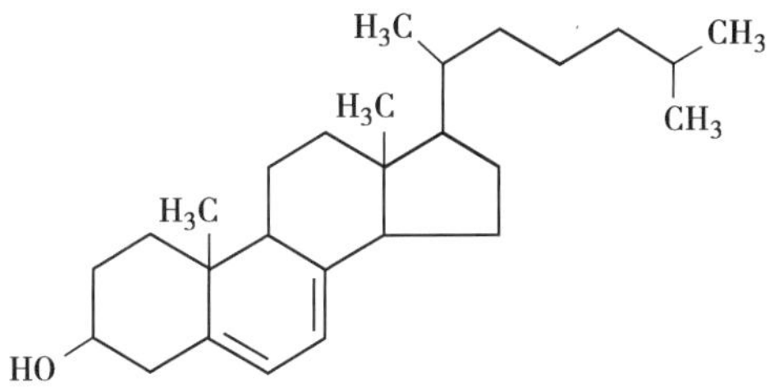

胆骨化醇（7-DHC）

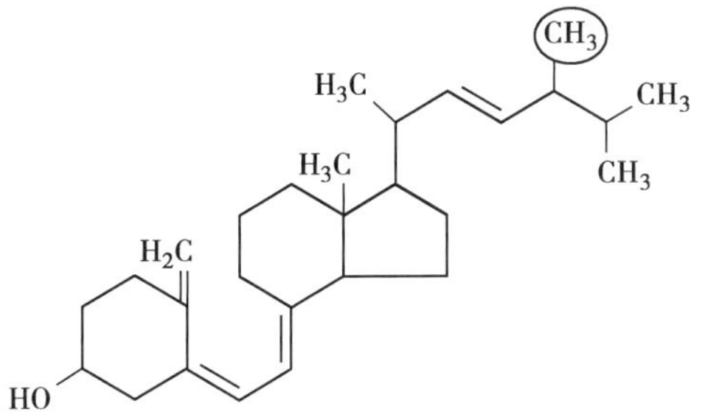

Vitamin D_2

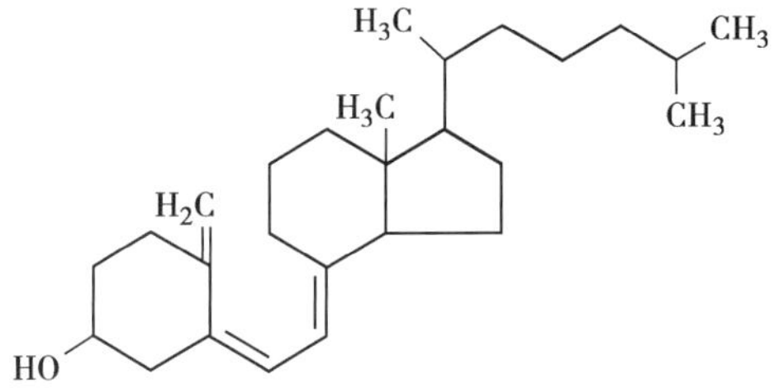

Vitamin D_3

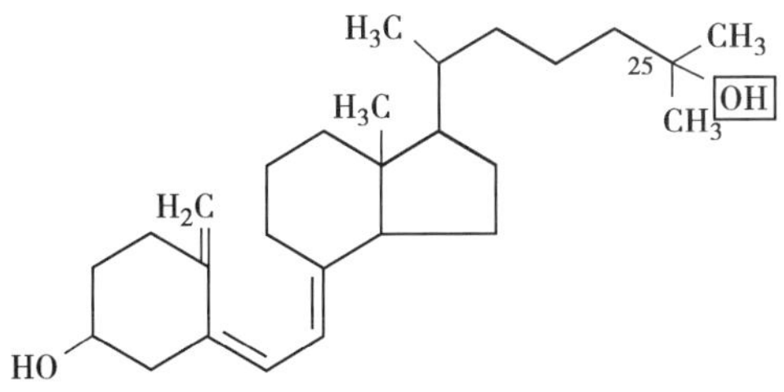

25-hydroxyvitamin D_3

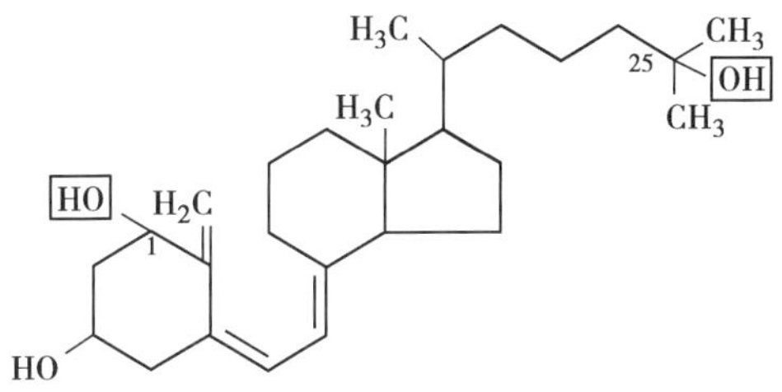

1，25-dihydroxy

图 5-23-15 维生素 D 结构图

维生素；维生素 D 在中性及碱性溶液中能耐高温和氧化。130℃条件下加热 90 分钟不改变维生素 D 生理活性，但在酸性条件下维生素 D 则逐渐分解；食物烹调加热过程不会丢失维生素 D。维生素 D 生成与阳光有密切关系，又称"阳光维生素"（sunshine vitamin）。

2. 代谢 维生素 D 原的 B 环 5、7 位为双键，吸收 270~300nm 波长的光量子后可启动一系列复杂的光化学反应形成维生素 D。维生素 D 是麦角固醇的光照产物是维生素 D_2，又称麦角钙化醇；维生素 D 原为 7- 脱氢胆固醇的光照产物是维生素 D_3，维生素 D_3 称胆钙化醇（表 5-23-19，图 5-23-16）。多数高等动物的皮肤组织含 7- 脱氢胆固醇，经阳光或紫外光照射发生光化学反应可转化成维生素 D_3。

维生素 D 本身并没有生理功能。在胆汁的作用下，膳食中的维生素 D 在小肠乳化后吸收入血。血循环中的维生素 D 与血浆 α- 球蛋白结合（VitD binding protein，DBP）转运至肝脏，被肝细胞内质网和线粒体的 25- 羟化酶作用形成 25-（OH）D 再进入血循环。在 PTH 和成纤维细胞生长因子 23（fibroblast growth factor 23，FGF23）控制下，25-（OH）D 在肾脏被 1α 羟化酶和细胞色素 P450（CYP）27B1（CYP27B1）转化为 1α，25-$(OH)_2D$。25- 羟化酶的活性被 PTH 刺激；1α 羟化酶活性被 PTH、低血磷上调，高血磷、1，25$(OH)_2D$ 抑制 1α 羟化酶活性。血液循环中的 1，25-$(OH)_2D$ 经 DBP 转运蛋白载运到达小肠、骨等靶器官中与靶器官细胞的受体（VDRn）或膜受体（VDRm）结合发挥相应的生物学效应，即产生 200 多种蛋白质和 FGF23。FGF 23 上调 CYP 24，下调 CYP 27B，调节血磷浓度。FGF-23 是一被骨细胞和成骨细胞合成的循环型激素。1，25$(OH)_2D$ 和磷摄入刺激 FGF-23 合成，FGF-23

表 5-23-19 维生素 D 前体和代谢物命名

生化名称	临床名称	缩写	注释
胆骨化醇 (7-Dehydrocholesterol Cholecalciferol)	Provitamin D_3 Previtamin D_3	7-DHC Previt D_3	细胞膜的脂质成分； 皮肤光合作用形成或从食物中获得
麦角骨化醇 (Ergocalciferol)	Previtamin D_2	Previt D_2	食物中获得； 为维生素 D 的前体
骨化醇(Calcidiol)	25-Hydroxyvitamin D	25-(OH) vit D	循环中的维生素 D,生物活性低
骨化三醇(Calcitriol)	1,25-Dihydroxyvitamin D	1,25-$(OH)_2$vitD	活性维生素 D,被严密调节

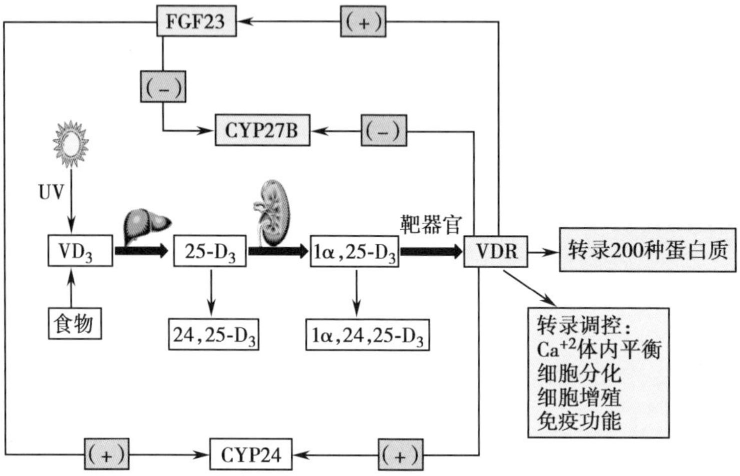

图 5-23-16 维生素 D 代谢

同时又抑制 1,25$(OH)_2$D 生成,降低肾脏钠 - 磷转运,使活性 1,25$(OH)_2$D 变为无活性 24,25$(OH)_2$D。

正常情况下,血循环中约 85% 的 1,25$(OH)_2$D 与 DBP 相结合,15% 与白蛋白结合,仅 0.4% 以游离形式存在。游离形式 1,25$(OH)_2$D 对靶细胞发挥其生物效应。1,25-$(OH)_2$D 在 24- 羟化酶作用下变为维生素 D_3-23 羧酸(calcitroic acid),从肾脏排出。

3. 生理功能 维生素 D_2 与维生素 D_3 有同样的生理作用。维生素 D 的活性形式有 25- 羟维生素 D、1,25- 二羟维生素 D、24,25- 二羟维生素 D 等,其中以 1,25- 二羟维生素 D 为主要形式。肝脏释放入血循环中的 25-OHD 浓度较稳定。血清 25(OH) D 的半衰期较长(25 日),因此血清 25(OH)D 是维生素 D 的体内状况的最好指标。正常血清 25(OH) D 浓度为 15~50ng/ml(30~80ng/ml)(表 5-23-20,表 5-23-21)。虽然 25-OHD 有动员骨钙入血的功能,但生物活性作用较弱,抗佝偻病的生物活性亦较低。1,25-$(OH)_2$D 生物活性最强,但 1,25$(OH)_2$D 的半衰期只有 4 小时,浓度较 25-OHD 低 1000 倍,且严密受到甲状旁腺激素、钙、磷调节使血清 1,25$(OH)_2$D 浓度较稳定,即使体内维生素 D 不足以较严重,1,25$(OH)_2$D 水平可仍在正常范围内。故循环中的 1,25$(OH)_2$D 水平不代表体内维生素 D 状况。

表 5-23-20 血浆维生素 D 代谢产物正常值

代谢产物	血浆水平
Vitamin D_2	1~2ng/ml
Vitamin D_3	1~2ng/ml
25(OH) D_2	4~10ng/ml
25(OH) D_3	12~40ng/ml (26~70ng/ml)
总 25(OH)D	15-50ng/ml (30~80ng/ml)
24,25$(OH)_2$D	1~4ng/ml
1,25$(OH)_2$D	
婴儿	70~100pg/ml
儿童	30~50pg/ml
青少年	40~80pg/ml
成人	20~35pg/ml

表 5-23-21 正常儿童、青少年血清 25(OH)D 浓度(美国)(ng/ml)*

年龄 (ys)	平均数 (95% conf.interval)		百分位数(95% conf. interval)						样本量
			10th		50th		90th		
儿童、青少年									
6~11	25.5	(24.2~26.9)	17.0	(16.0~19.0)	26.0	(24.0`27.0)	35.0	(32.0~39.0)	991
12~19	22.0	(21.0~23.1)	13.0	(11.0~14.0)	23.0	(22.0`24.0)	35.0	(33.0~35.0)	2167
男童、青少年									
6~11	26.1	(24.5~27.9)	18.0	(17.0~20.0)	26.0	(24.0`27.0)	38.0	(33.0~44.0)	497
12~19	23.1	(21.9~24.3)	13.0	(11.0~16.0)	24.0	(22.0~25.0)	35.0	(34.0~37.0)	1068
女童、青少年									
6~11	24.9	(23.6~26.3)	17.0	(15.0~19.0)	26.0	(24.0~27.0)	35.0	(32.0~37.0)	494
12~19	21.0	(20.0~22.0)	11.0	(9.00~13.0)	22.0	(20.0~22.0)	33.0	(32.0~35.0)	1099

* 源于美国 2001-2002 年≥6 岁人群健康与营养调查

1,25-(OH)$_2$D 主要通过作用于靶器官(肠、肾、骨)而发挥生理功能:①促小肠黏膜细胞合成一种特殊的钙结合蛋白(CaBP),增加肠道吸收,磷也伴之吸收增加,1,25-(OH)$_2$D 可能有直接促进磷转运的作用;②增加肾小管对钙、磷重吸收,特别是磷的重吸收,提高血磷浓度,有利于骨的矿化作用;维生素 D 还可防止氨基酸通过肾脏时丢失,缺乏时可致尿中的氨基酸排泄量增加;③促进成骨细胞的增殖和破骨细胞分化,直接作用于骨的矿物质代谢(沉积与重吸收)。

多年来的研究确认维生素 D 是生命必需的营养素和钙磷代谢的最重要生物调节因子,与骨骼的健康密切相关。同时,已认识到 1,25-(OH)$_2$D 生成与发挥生物作用的过程具有内分泌腺的特点,即维生素 D 是激素的前体,肾脏合成 1,25-(OH)$_2$D,维生素 D 结合蛋白(VitD binding protein,DBP)是维生素 D 内分泌系统中的一个关键成分,携带维生素 D 及维生素 D 代谢产物到身体各靶器官。因此,维生素 D 不仅是一个重要的营养成分,更是一组脂溶性类固醇(fat-soluble secosteroids)。近年来的研究发现 CYP27B1 也存在肾外组织,可在肾外使 25-(OH)D 转为 1,25-(OH)$_2$D,产生旁分泌或自分泌作用(图 5-23-17)。1,25-(OH)$_2$D 参与全身多种细胞的增殖、分化和凋亡,影响神经肌肉功能正常和免疫功能的调控过程,即维生素 D 对人体健康的作用不再局限于骨骼或钙磷代谢。某些疾病状态下 1α- 羟化酶增加或降低或 VDR 缺陷的代谢性疾病时可选择检测血清 1,25(OH)$_2$D 水平,如慢性肾脏疾病、各种遗传性疾病、瘤源性软骨病、HIV 蛋白酶抑制剂应用或严重维生素 D 缺乏时 1,25(OH)$_2$D 水平降低,肾外 1α- 羟基化发生或遗传性抗维生素 D 佝偻病 1,25(OH)$_2$D 水平升高。

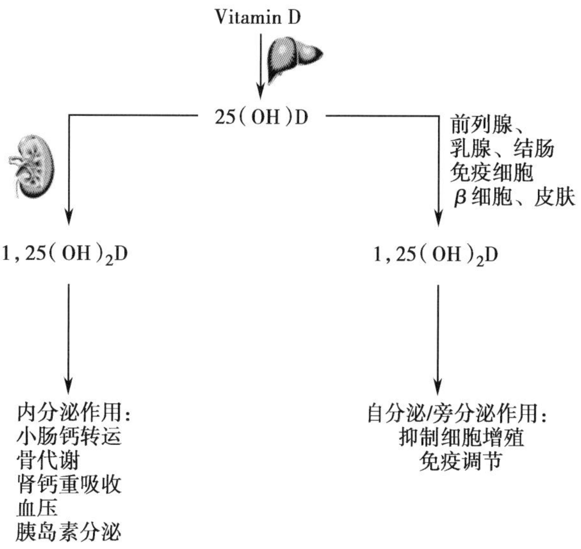

图 5-23-17 1,25-(OH)$_2$D 的生理功能

4. 维生素 D 体内调节

(1) 自身反馈作用:正常情况下维生素 D 的合成与分泌是据身体需要受血中 25-OHD 的浓度反馈调节,即生成的 1,25-(OH)$_2$D 的量达到一定水平时,1,25-D 直接抑制 PTH 分泌形成负反馈,抑制 25-(OH)D 在肝内的羟化以及 1,25-(OH)$_2$D 在肾脏羟化过程(图 5-23-18)。

(2) 血清 1,25(OH)$_2$D 调节:血清 1,25(OH)$_2$D 水平被 PTH,血钙、血磷和 FGF-23 调控。肾脏生

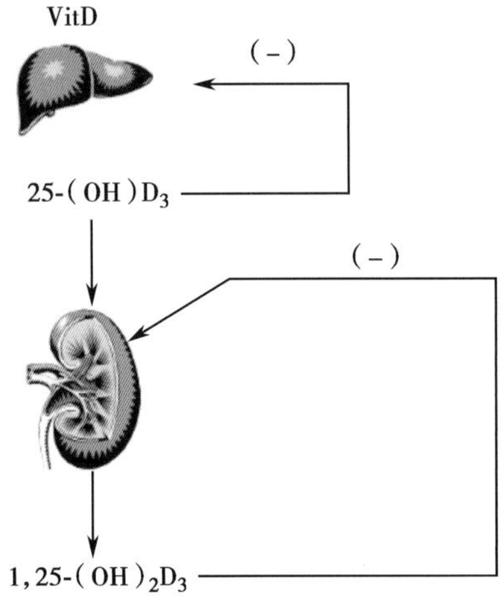

图 5-23-18 维生素 D 负反馈调节

成 1,25-$(OH)_2D$ 间接受血钙浓度调节，即血钙过低时甲状旁腺（PTH）分泌增加，PTH 刺激肾脏 1,25-$(OH)_2D$ 合成增多；PTH 与 1,25-$(OH)_2D$ 共同作用于骨组织，增加破骨细胞活性，降低成骨细胞活性，骨重吸收增加，骨钙释放入血，使血钙恢复，以维持正常生理功能（图 5-23-19）。血钙过高时，降钙素（CT）分泌，抑制肾小管羟化生成 1,25-$(OH)_2D$。血磷降低可直接促肾脏内 25-OHD 羟化生成 1,25-$(OH)_2D$ 的增加，高血磷则抑制其合成。高血磷由骨细胞的 FGF-23 刺激产生（图 5-23-20）。

血清 25(OH)D 水平升高与维生素 D 摄入有关，但非是呈直线相关关系，原因尚不清楚，可能与基础水平、摄入量的时间有关。有研究显示当摄入维生素 D 的剂量≥1000IU/d 时，每摄入维生素 D40 IU 时血清 25(OH)D 上升约 1nmol/L；而维生素 D 的剂量≤600IU/d 时，则每摄入维生素 D40 IU 血清 25(OH)D 上升约 2.3nmol/L，提示血清 25(OH)D 的上升与摄入维生素 D 总量有关。

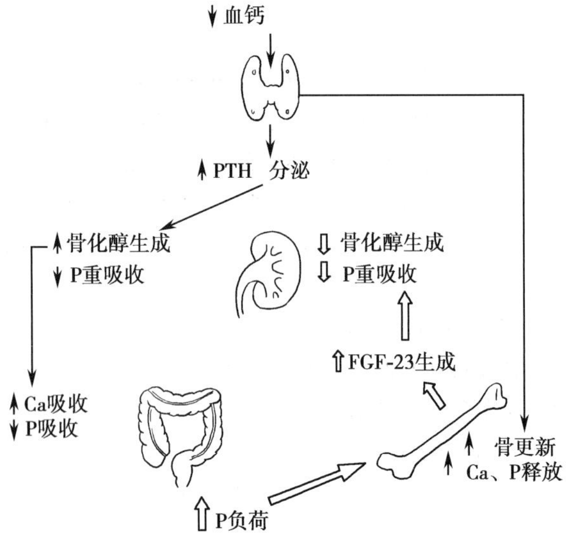

图 5-23-19 血钙浓度与甲状旁腺调节

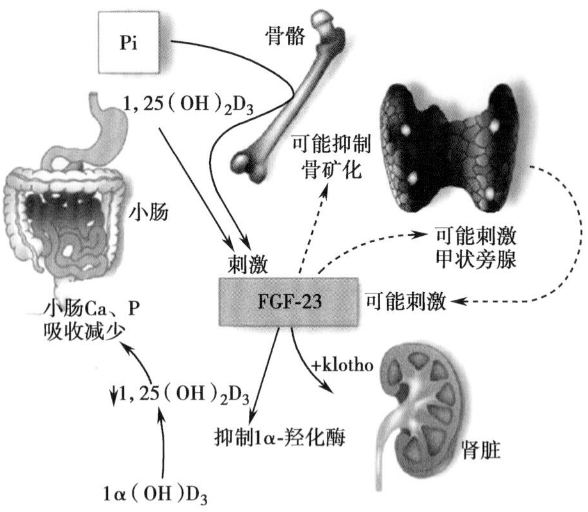

图 5-23-20 血磷浓度调节

（三）维生素 D 来源

人体的维生素 D 主要由自身合成，部分来源于动物性食物。人类的进化过程显示，人类获得充足的阳光情况下不需要从食物中获得维生素 D。事实上也只有少数食物含丰富的维生素 D，如鱼油。尽管现代社会有各种维生素 D 强化食物，但人类 95% 以上的维生素 D 仍主要来源于日光暴露。

婴幼儿体内维生素 D 来源有三个途径：

1. 母体 - 胎儿转运 胎儿可通过胎盘从母体获得维生素 D。研究已证实母体血清 25-OHD 浓度显著高于脐血，两者呈正相关关系。母亲血 25-OHD 可经胎盘转至胎儿体内贮存，以满足生后一段时间的生长需要。胎龄越近于足月，胎儿体内贮存 25-OHD 越多。因此，早期新生儿体内维生素 D 的量与母体的维生素 D 的营养状况及胎龄有关（图 5-23-21）。

2. 食物维生素 D 是婴幼儿维生素 D 的外源性来源。维生素 D_2 主要由植物中合成，酵母，麦角，蕈类等含量较多。维生素 D_3 主要存在于海鱼、动物肝脏、蛋黄和瘦肉、脱脂牛奶、鱼肝油、乳酪、坚果和海产品中。但天然食物中的维生素 D 含量都比较低，包括人乳（12~60IU/L）；谷物、蔬菜、水果几乎不含维生素 D，肉类含量亦较少，其中动物肝脏、鱼肝油、蛋黄含量相对丰富些。海鱼肝含量维生素 D_3 最为丰富，如鳕鱼肝含维生素 D_3

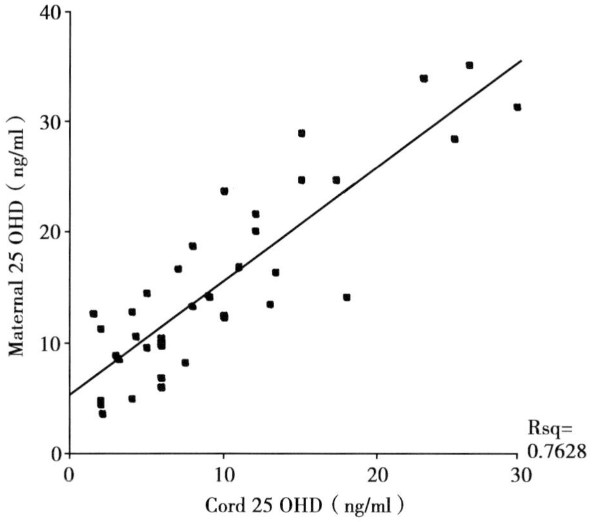

图 5-23-21 母亲血和脐带血 25 OHD 水平的关系

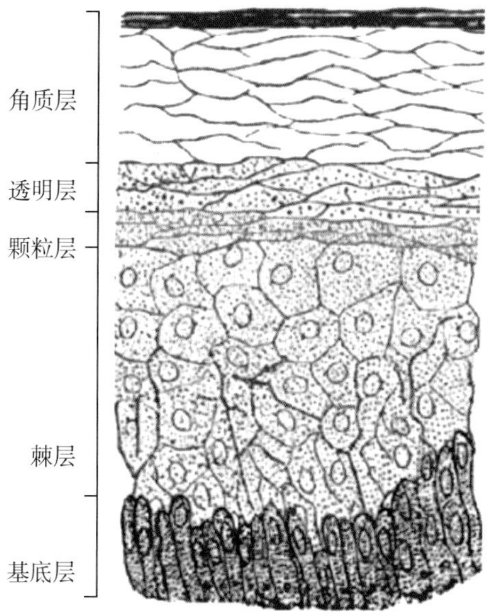

图 5-23-22 皮肤结构

200~750μg/100g、比目鱼及剑鱼肝分别含 500~10 000μg/100 克、25 000μg/100g。研究证实我国儿童可从食物中获得维生素 D 约 3.75μg(150IU)。随强化食物的普及，婴幼儿可从强化食物中获得充足的维生素 D，如维生素 A、D 强化全牛奶 1000ml 中含维生素 D 15μg(600IU)；100g 婴儿配方含维生素 D 7.5μg(300IU)，婴儿配方米粉 100g 含维生素 6.25~7.5μg(250IU~300IU)。

3. 皮肤光照合成 内源性维生素 D 是人类维生素 D 的主要来源。多数脊椎动物的表皮和皮肤组织含 7- 脱氢胆固醇(7-DHC)，是维生素 D 生物合成的前体，在阳光或紫外光的光化学反应作用下产生维生素 D_3，即胆骨化醇，为内源性维生素 D_3。人的皮肤有表皮层和真皮层。表皮层有角质层、透明层、颗粒层、棘层和基底层 5 层(图 5-23-22)，维生素 D 产生于棘层和基底层。

皮肤产生维生素 D_3 的量与日照时间、波长、暴露皮肤的面积有关。因此，人体对维生素 D 的需要量受日光照射的影响。人类和脊椎动物全身暴露 30 分钟可产生 10 000~20 000IU 维生素 D。

紫外线 B 波段(ultraviolet radiation B，UVB)275~320nm，又称为中波红斑效应紫外线。UVB 合成维生素 D 的最佳波长为 295~297nm。UVB 有中等穿透力，波长较短的部分可被透明玻璃吸收，但通过玻璃窗的 UVB 极少。日光的中波紫外线大部分被臭氧层所吸收，只有不足 2% 能到达地球表面，夏天和午后较强。UVB 紫外线能促进体内矿物质代谢和维生素 D 的形成，但对人体具有红斑作用，长期或过量照射使皮肤黑、红肿、脱皮。

季节、暴露的时间(紫外线强度)、衣服遮盖情况、皮肤色素深浅、使用防晒霜等情况都可影响紫外线的量以及维生素 D 的合成。地理纬度不完全提示人群平均血清 25(OH)D 水平，甚至在北极生活的人春、夏、秋季的日光可有充足的维生素 D 贮存在肝脏与脂肪。衣服完全遮盖紫外线能量下降 50%，或严重空气污染时下降 60%。有研究显示每周 2 次日光暴露面、双手臂与腿(无防晒霜皮肤合成。延长日光暴露时间可使维生素 D 前体合成增加 10%~15%。

(四) 维生素 D 缺乏佝偻病

1. 定义 营养性维生素 D 缺乏佝偻病(rickets with nutritional Vitamin D deficiency)是由于儿童体内维生素 D 不足使钙、磷代谢紊乱，产生的一种以骨骼病变为特征的全身慢性营养性疾病。典型的表现是生长着的长骨干骺端和骨组织矿化不全致软骨和骨骼畸形，成熟骨矿化不全则表现为骨质软化症(osteomalacia)。

2. 流行病学资料 十二世纪的罗马已有关于佝偻病的描述。20 世纪北欧、东北欧儿童佝偻病发生率较高，有报道荷兰小婴儿中 80% 患佝偻病。19 世纪 30 年代公众卫生服务采取牛奶强化维生素 D、婴儿和儿童补充鱼肝油的举措使美国和其他工业化国家几乎根治佝偻病。但近年据报道佝偻病在发达中国家有回升的趋势，可能与工业化国家的空气污染有关。

估计全世界约有10亿人维生素D缺乏或不足，涉及不同年龄的人群，正常婴儿、儿童和青少年维生素D不足比例较高。因此，维生素D缺乏是一世界性的健康问题。因维生素D缺乏的定义与研究技术的不同，使维生素D缺乏的发生率难以比较。虽然许多研究的结果显示维生素D的水平很低，但研究设计提供的人群资料多依据维生素D缺乏的高危因素，如样本来源于人乳喂养婴儿、有色皮肤、女性、生活在北方、缺少日光暴露未补充维生素D等特殊人群；同时样本量亦不足，结果的科学性、代表性不足。2001~2004年第3次全美国健康和营养调查（NHANES Ⅲ）资料结果显示12~19岁儿童维生素D缺乏发生率（25（OH）D<25nmol/L）不高（<1%），而维生素D不足比例较高。

3. 高危因素

(1) **食物中未补充维生素D**：长期纯人乳喂养、牛奶蛋白过敏、乳糖不耐受、未补充维生素D是佝偻病发生的重要原因之一。素食者、无蛋素食者缺乏维生素D强化食品。

(2) **日光暴露不足**：泛用防晒霜，室内活动过多（如幼儿园儿童）。

(3) **疾病因素**：如消化道疾病可伴脂肪吸收不良，如炎症性肠病（IBD）、肝脏病、囊性纤维病、慢性肠炎、克罗恩病等致肠道食物中的脂肪吸收障碍降低维生素D的吸收。超重/肥胖者虽然皮肤合成维生素D能力正常，但大量皮下脂肪贮存维生素D使循环中维生素D含量下降；或进行胃分流术后，使小肠上部吸收维生素D下降。肾脏疾病亦影响维生素D转化为有活性的代谢产物。

(4) **其他医学情况**：如减肥药（奥利司他）和降胆固醇药物（考来烯胺）可降低维生素D的吸收。抗惊厥药（苯巴比妥、苯妥英）促进肝脏维生素D分解。

4. **发病机制** 维生素D缺乏性佝偻病的本质是甲状旁腺功能代偿性亢进的结果。长期严重维生素D缺乏造成肠道吸收钙、磷减少，身体低血钙症致甲状旁腺功能代偿性亢进，动员骨钙释出血清钙浓度在正常或接近正常的水平，以维持正常生理功能；同时，PTH的分泌增加抑制肾小管磷的重吸收，继发身体严重钙、磷代谢失调，特别是严重低血磷（图5-23-23）。血磷降低的使细胞外液钙、磷浓度不足破坏软骨细胞正常增殖、分化和凋亡的程序；钙化管排列紊乱，使长骨骺线失去正常形态，成为参差不齐的宽带，钙化带消失；骨基质不能正常矿化，成骨细胞代偿增生，碱性磷酸酶分泌增加，骨样组织堆积于干骺端，骺端增厚，向两侧膨出形成"串珠"，"手足镯"。骨膜下骨矿化不全，成骨异常，骨皮质被骨样组织替代，骨膜增厚，骨质疏松；颅骨骨化障碍而颅骨软化，颅骨骨样组织堆积出现"方颅"。临床即出现一系列佝偻病症状和血生化改变。

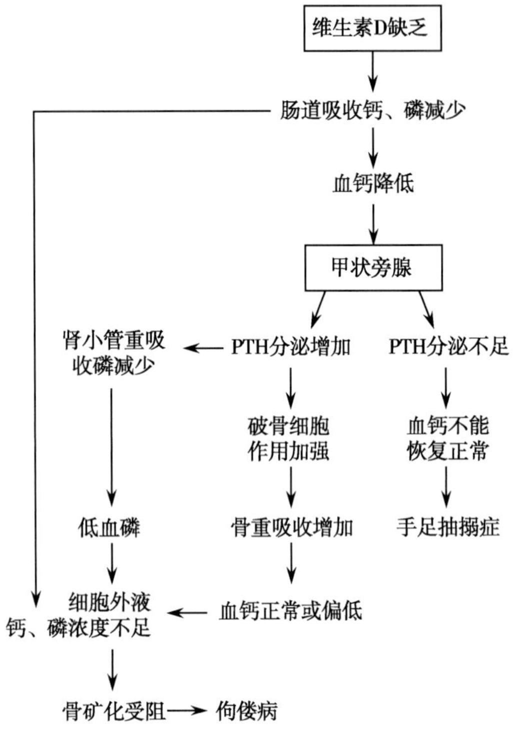

图5-23-23 维生素D缺乏发病机制

部分小婴儿维生素D缺乏时身体出现甲状旁腺功能低下，原因至今尚不清楚，推测与婴儿体内基础状况较差有关，特别是钙营养。钙营养状况较差的婴儿维生素D缺乏的早期甲状旁腺急剧代偿分泌增加以维持血钙；当维生素D继续缺乏，甲状旁腺功能反应过度而疲惫，不能维持身体血钙水平，出现血钙降低的手足搐搦临床表现。因此维生素D缺乏性手足搐搦症的婴儿同时存在甲状旁腺功能亢进所产生的佝偻病表现和甲状旁腺功能低下所致的低血钙临床表现。

5. **临床表现** 儿童维生素D缺乏主要表现生长最快部位的骨骼改变，亦可影响肌肉发育及神经兴奋性的改变，因此临床表现与年龄有关。佝偻病的骨骼改变常在维生素D缺乏后数月出现，围产期维生素D不足的婴儿佝偻病出现较早。重症佝偻病患儿可有消化和心肺功能障碍，并可影响行为发育和免疫功能。临床上佝偻病可分初（早）期、活动期、恢复期、后遗症期（表5-23-22、表5-23-23）。维生素D缺乏性手足搐搦症的婴儿临床症状表现有隐匿型与典型发作（表5-23-24）。

6. 实验室检查 检测血清25（OH）D、血Ca、血P、ALP、PTH，骨骼X线摄片。液相色谱-质谱联用技术（HPLC-MS）检测血清25（OH）D的方法最准确，但昂贵、技术复杂致临床未能广泛应用。目前的方法因界值点的不同，存在30%以上的批内和批间差别，同时也缺乏国际校正标记物，实验结果的差别使临床判断困难。

7. 诊断

(1) 金标准：目前仍以血生化、骨骼X线片为诊断维生素D缺乏的金标准。

表5-23-22 维生素D缺乏性佝偻病的临床表现

分期	月龄	临床症状与体征	血生化					骨骼X线改变
			25D	Ca	P	ALP	PTH	
早期	<6	非特异	↓	↓	↓	–、±	↑	正常，或钙化带稍模糊
活动期（未治疗）		一般症状：生长落后、精神萎靡、腹大、肌肉无力、骨骼畸形：	↓↓	–、±	↓↓	↑↑	↑↑	长骨干骺端临时钙化带模糊或消失消失，呈毛刷样、杯口状改变；骨骺软骨盘增宽（>2mm）；骨质稀疏，骨皮质变薄；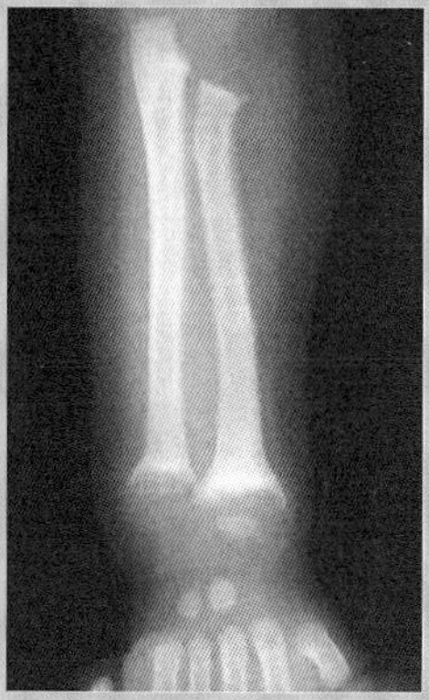 活动期长骨X线表现
	<6	颅骨软化						
		手足搐搦		↓↓			↓↓	
	>6	四肢：手足镯、骨折						
	>12	胸廓：肋串珠、肋膈沟、“鸡胸”						
		下肢：“O”型 “X”型						
		脊柱：侧弯、前突、后突						
恢复期（日光照射或治疗后1~2月）			±	±	±	±	±	2~3周：出现不规则的钙化线，以后钙化带致密增厚；骨骺软骨盘恢复<2mm；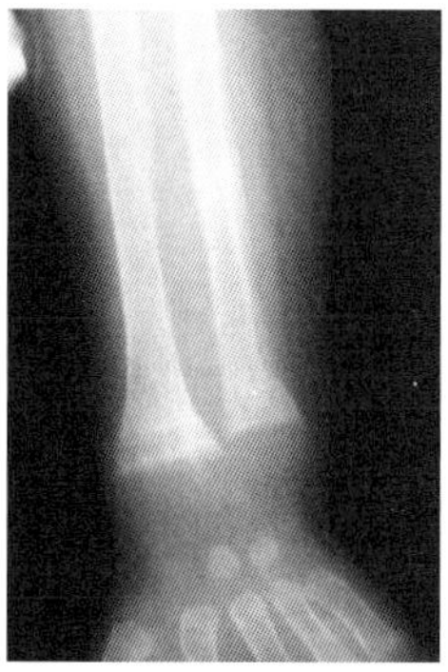 恢复期长骨X线表现
后遗症期	>24	骨骼畸形	–	–	–	–	–	骨骼畸形

表 5-23-23 佝偻病的临床体征与鉴别

体征	年龄	检查方法	鉴别
头颅 颅骨软化(乒乓感)	<6 月龄	手指压枕骨或顶骨的后部 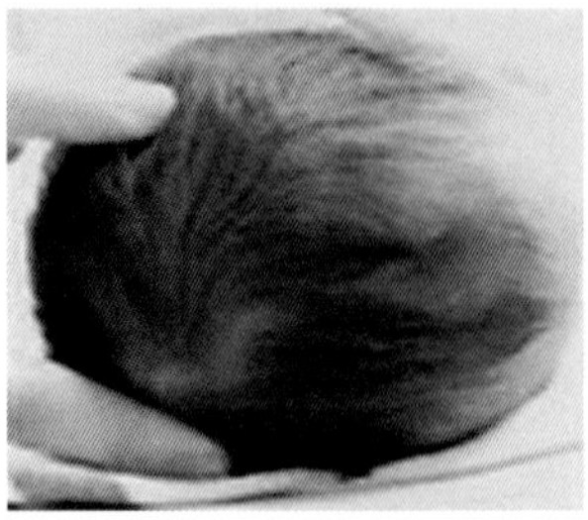 颅骨软化检查方法	
前额突出(方颅)	7~12 月龄	从上向下观察“方颅” 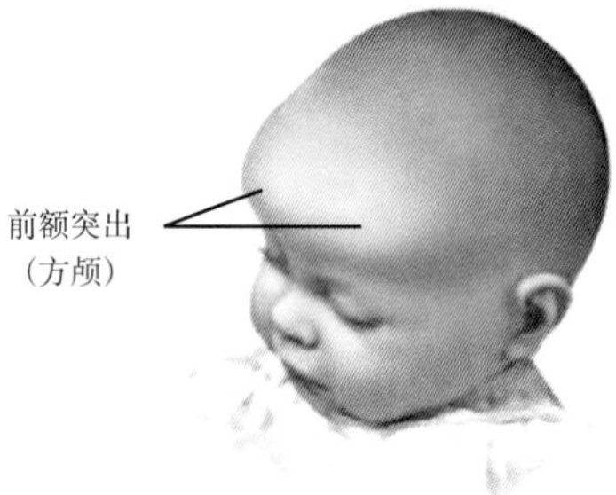 从上向下观察前额突出(方颅)	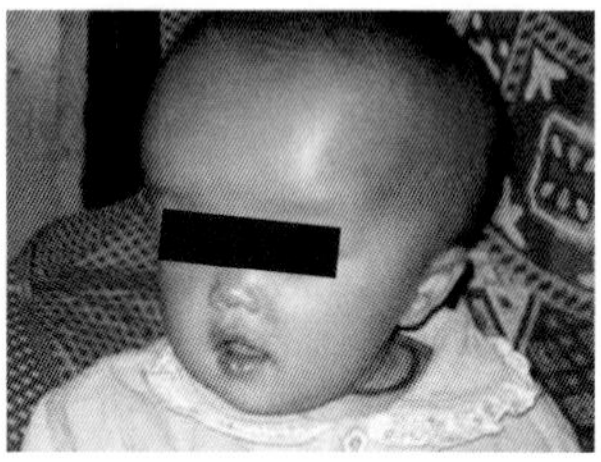 脑积水 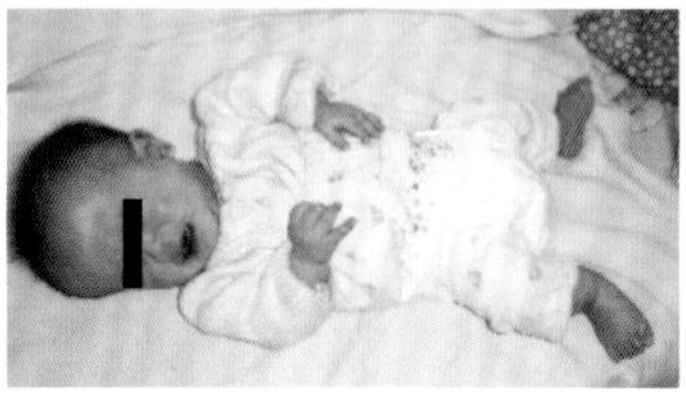 软骨营养不良(舟状头)
胸部 * 肋串珠(rachitic rosary)	>12	检查者 4 个手指同时顺肋骨方向触摸,可在每根肋骨与肋软骨交界处触及一半圆形隆起,似从上至下的串珠,以第 7~10 肋骨最明显 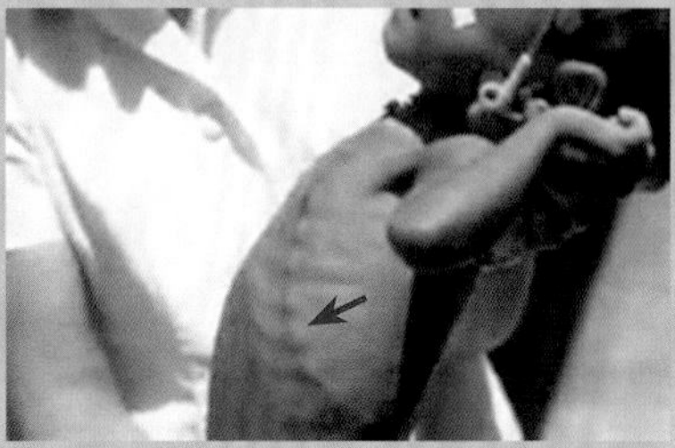 肋骨串珠	
Harrison 沟(肋膈沟)		膈肌附着处的肋骨受膈肌牵拉而内陷,胸廓下缘形成一水平凹陷 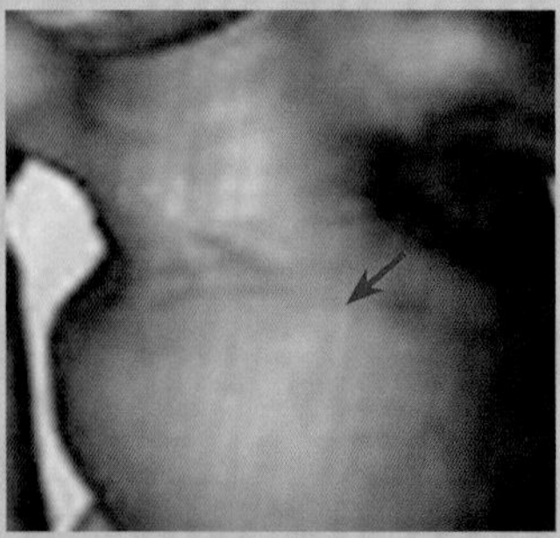 肋膈沟	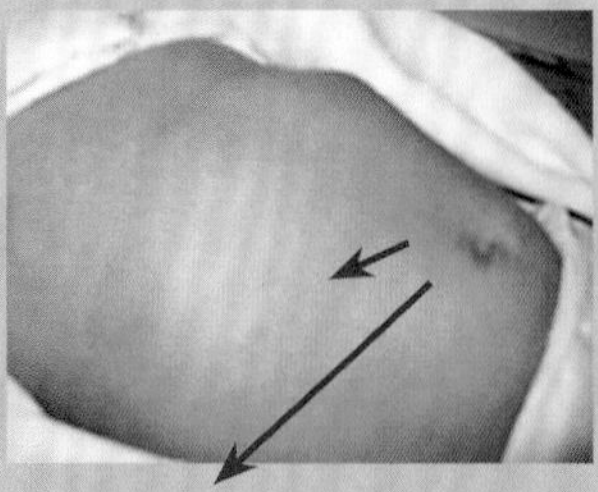 正常肋缘(误为“外翻”)

续表

体征	年龄	检查方法	鉴别
四肢 手足镯	>6 月龄	检查者的拇、示指在儿童手腕、足踝部伸、屈侧上下滑动可触及钝圆形环状隆 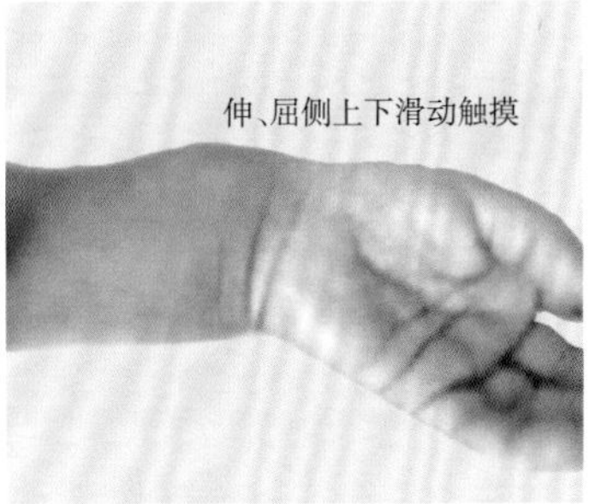 手足镯触摸方法	
下肢畸形		婴儿站立与行走后双下肢负重形成下肢弯曲，可出现股骨、胫骨、腓骨弯曲，形成膝内翻（“O”型）或膝外翻（“X”型） 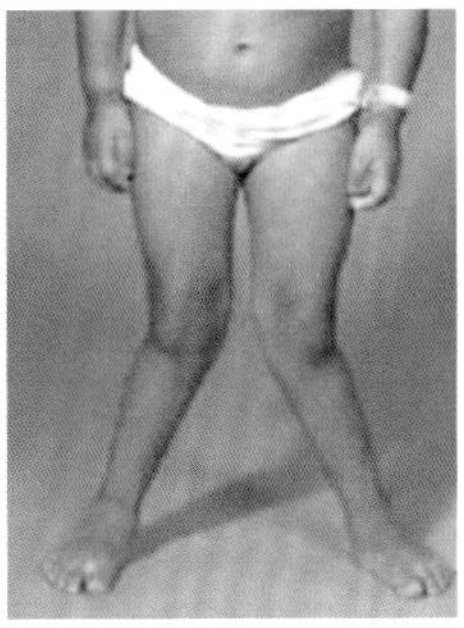 膝外翻（“X”型） 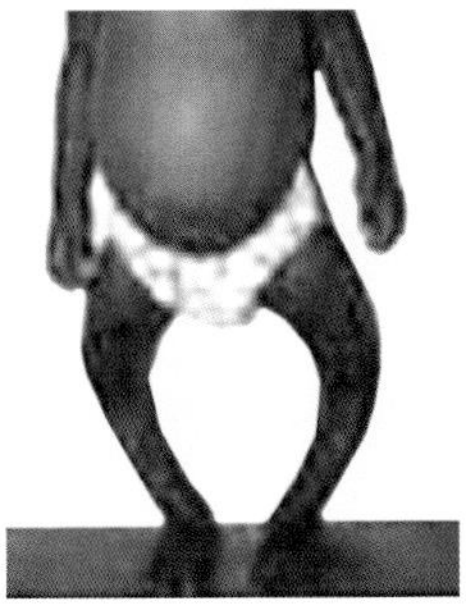 膝内翻（“O”型）	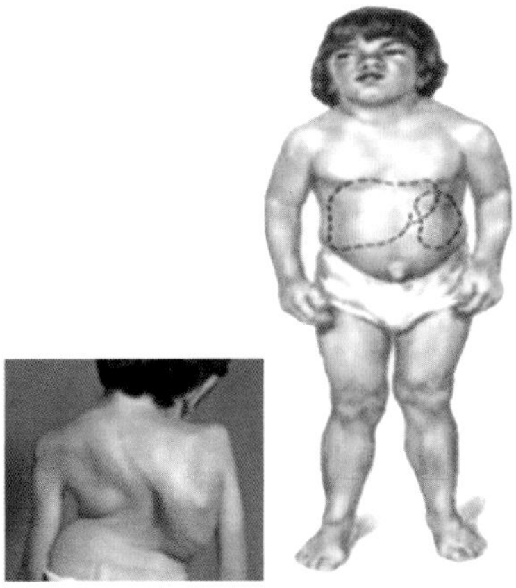 黏多糖病骨骼畸形 正常儿童可有生理性弯曲和正常的姿势变化，如足尖向内或向外等（见第二篇第六章第四节）。 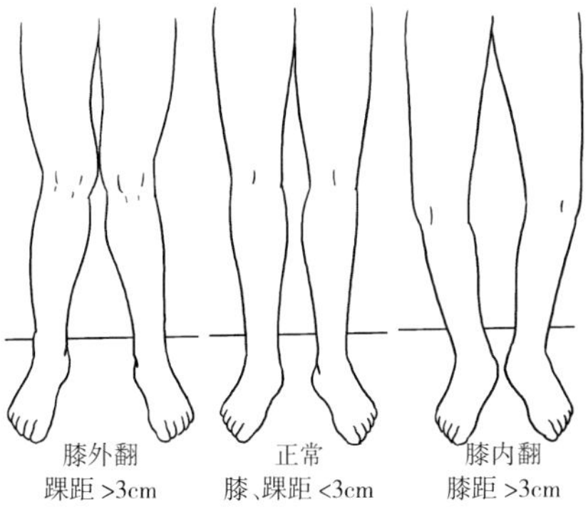 下肢生理性弯曲

* 近年 Nelson 儿科学已不将“鸡胸”、“漏斗胸”列为佝偻病的体征；因二者均不是佝偻病的特征性骨骼畸形，有 30 余种疾病可有“鸡胸”，“漏斗胸”为先天胸部发育畸形

表 5-23-24 维生素 D 缺乏性手足搐搦症临床表现

临床分型	年龄	血 Ca(mmol/L)	临床表现	鉴别
隐匿型 面神经征 (Chvostek sign)	婴儿	1.75~1.88	无典型发作症状 以指尖或叩诊锤轻叩患儿颧弓与口角间的面颊部(第 7 颅神经孔处),出现眼睑和口角抽动者为阳性,新生儿期可呈假阳性 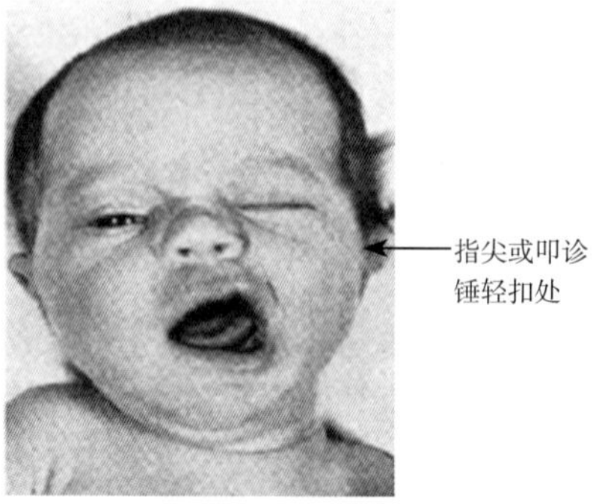 **面神经征**	
腓反射 (Peroneal sign)			以叩诊锤叩击膝下外侧腓骨小头处的腓神经,引起足向外展者为阳性 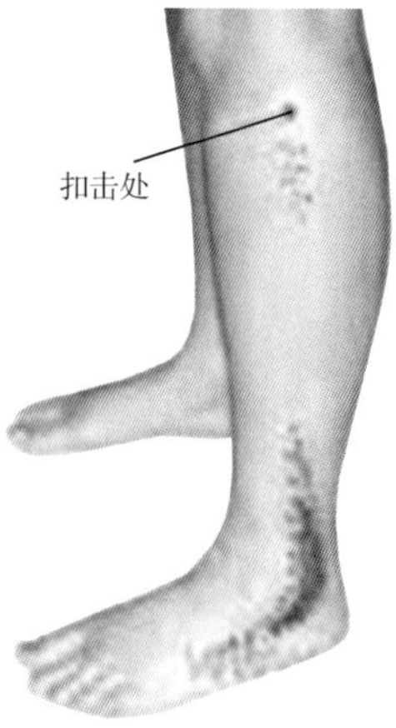 **腓反射检查方法**	
陶瑟征 (Trousseau sign)			充气血压计袖带,使上臂血压维持在收缩压与舒张压之间,5 分钟之内出现手痉挛症状者为阳性 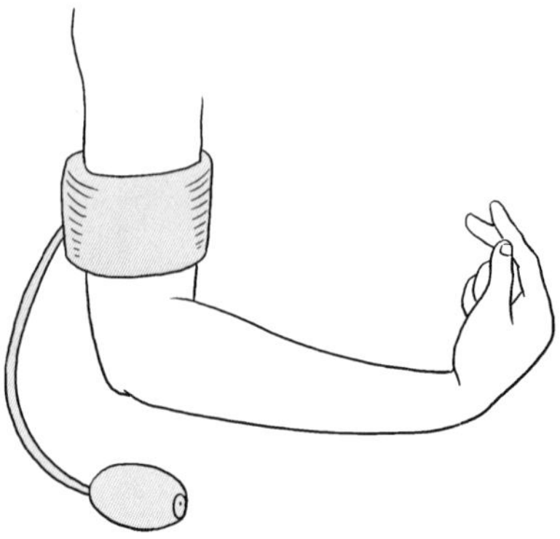 **陶瑟征**	

续表

临床分型	年龄	血 Ca(mmol/L)	临床表现	鉴别
典型发作	婴儿 婴幼儿	<1.75	无热惊厥 喉痉挛	低血糖症、低镁血症、婴儿痉挛症、原发性甲状旁腺功能减退症等

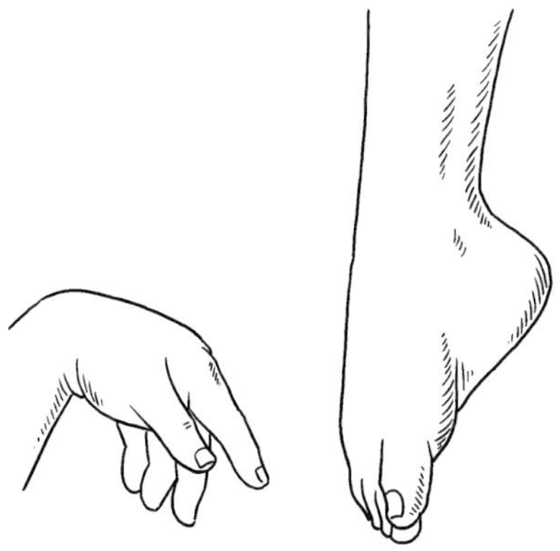

手足搐搦

(2) **关于血清 25(OH)D 浓度结果的判断:**因血清 25(OH)D 检测结果有差别,影响准确的维生素 D 不足 / 缺乏的定义,如有的儿童诊断为维生素 D 缺乏或不足却缺乏骨骼异常的临床证据。因此,目前维生素 D 状况的分类是基于理论与科学的解释,而不是依据儿童年龄评价骨骼发育的前瞻性研究。故血清 25(OH)D 浓度的界值点亦无一致的科学结论,依据血清 25(OH)D 水平判断维生素 D 的标准也就存在不同意见(图 5-6-24)。成人血清维生素 D 水平的低限来源于正常健康人血清 25(OH)D 水平 ±2SD[8ng/ml(20nmol/L)~15ng/ml(37.5nmol/L)],有地区差别的原因可能包括部分维生素 D 不足有关。成人的研究显示某些特殊的、继发甲状旁腺功能亢进的情况下血清 25-OHD<15ng/mL~20ng/mL,当 25-OHD 恢复至 30~40ng/mL 时甲状旁腺激素水平下降。因此,多数专家同意成人以 25-OHD<20ng/mL 为维生素 D 缺乏;21ng/mL~29ng/mL 则为相对不足情况,或亚临床维生素 D 缺乏,即维生素 D 不足,但无矿物质改变(如低血钙、低血磷)所致临床症状与体征(如佝偻病或骨质疏松);>30ng/mL 为正常。儿科的资料较少,需要进一步研究儿童、青少年的维生素 D 确切水平。美国医学研究院(IOM)和美国儿科学会定义血清 25(OH)D 浓度 <11ng/mL(27.5nmol/L)为维生素 D 缺乏,有明显佝偻病体征;血清 25(OH)D 水平为 11ng/ml~15ng/ml(27.5nmol/L~37.5nmol/L)应提示存在维生素 D 缺乏的危险;血清 25(OH)D 浓度为 12ng/mL~20ng/mL(30nmol/L~50nmol/L)则可能存在潜在不足的危险;血清 25(OH)D 浓度≥20ng/mL(≥50nmol/L)可覆盖 97.5% 的人群,提示机体维生素 D 足够。过多补充使血清 25(OH)D 浓度 >50ng/mL(>125nmol/L)则可能有潜在的副作用。

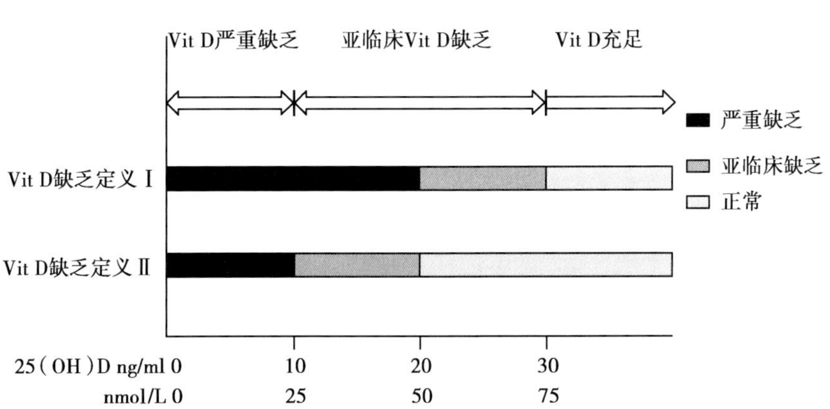

图 5-23-24 维生素 D 不足 / 缺乏的不同定义

8. **鉴别诊断** 临床需要鉴别不同病因所致佝偻病，以维生素D缺乏致继发性甲状旁腺功能亢进最多见，包括维生素D缺乏、日光暴露不足、食物中维生素D缺乏或疾病致维生素D吸收不良，其次为原发性磷缺乏、或终末器官抵抗1,25 $(OH)_2D$（表5-23-25）。

9. **治疗** 婴儿、儿童维生素D缺乏佝偻病理想的方案尚存在争议，因资料多来源于小样本的临床观察。大剂量维生素D与治疗效果的关系缺乏可靠的指标来评价血中维生素D代谢产物浓度、维生素D的毒性、高血钙症的发生以及远期后果。因此大剂量治疗应有严格的适应证。

(1) 维生素D缺乏佝偻病：目的在于控制活动期，防止骨骼畸形，治疗的原则应以口服治疗为主。2009年中华儿科杂志与儿童保健学组发表的《儿童维生素D缺乏性佝偻病防治建议》和2012

表5-23-25 各种佝偻病的临床特征

类型	血清Ca水平	血清P水平	ALP活性	尿氨基酸浓度	遗传类型	已知基因异常
Ⅰ. 继发性甲状旁腺功能亢进：(维生素D缺乏致25(OH)D低，不能生成1,25 $(OH)_2D$						
1. 维生素D缺乏						
a. 日光暴露少	–、↓	↓	↑	↑		
b. 食物中维生素D少	–、↓	↓	↑	↑		
c. 先天性	–、↓	↓	↑	↑		
2. 维生素D吸收不良	–、↓	↓	↑	↑		
3. 肝脏疾病	–、↓	↓	↑	↑		
4. 抗惊厥药物	–、↓	↓	↑	↑		
5. 肾病性骨营养不良	–、↓	↓	↑	V		
6. 维生素D-依赖Ⅰ型	↓	–、↓	↑	↑	AR	有
Ⅱ. 原发性磷缺乏						
1. 家族性低磷酸盐血症	–	↓	↑	↑	XD,AD	有
2. 范可尼综合征						
a. 胱氨酸病	–	↓	↑	↑	AR	有
b. 酪胺酸病	–	↓	↑	↑	AR	有
c. 脑眼肾综合征(Lowe syndrome)	–	↓	↑	↑	XR	有
d. 获得性	–	↓	↑	↑		
3. 近侧肾小管酸中毒Ⅱ型	–	↓	↑	↑		有
4. 肿瘤性低磷酸血症	–	↓	↑	–		有
5. 磷缺乏或吸收不良						
a. 肠道外高营养	–	↓	↑	–		
b. 磷摄入过少	–	↓	↑	–		
Ⅲ. 终末器官抵抗1,25 $(OH)_2D$						
1. 维生素D-依赖性Ⅱ型	↓	↓、–	↑	↑	AR	有

注：AR（常染色体隐性遗传）；AD（常染色体显性遗传）；不定（V，variable）；XD（X-连锁显性遗传）；XR（X-连锁隐性遗传）

年美国科学研究院(OIM)均建议维生素 D 治疗剂量为 50ug~100μg/d(2000IU~5000IU)(表 5-23-26)。除采用维生素 D 治疗外,注意加强营养,坚持每日户外活动,适当补充钙剂。

表 5-23-26 维生素 D 缺乏治疗的建议方案

年龄(y)	建议
0~1	维生素 D 2000IU/d,6 周;或维生素 D 5000IU/w,6 周,检测血 25(OH)>30ng/ml 采用 400~1000IU/d 维持。
1~18	维生素 D 2000IU/d,6 周;或维生素 D 5000IU/w,6 周,检测血 25(OH)>30ng/ml 采用 600-1000IU/d 维持

(2) **维生素 D 缺乏手足搐搦:**

1) **控制惊厥或喉痉挛:**为急救处理,包括立即吸氧,防止舌头致窒息,必要时对作气管插管以保证呼吸道通畅,以及抗惊厥治疗。

2) **钙剂治疗:**积极提高血钙水平,如 10% 葡萄糖酸钙 5~10ml 加入 10%~25% 葡萄糖液 10~20ml 缓慢静脉注射(>10 分钟)或静脉点滴。惊厥反复发作时,可每日静脉注射 2~3 次,惊厥停止后改口服钙剂。宜注意防止注射过快引起血钙骤升的严重反应,如发生呕吐,甚至心脏骤停。不可皮下或肌肉注射以免造成局部坏死。轻者无惊厥或喉痉挛者可口服 10% 氯化钙。

3) **维生素 D 治疗:**急诊情况控制后,按维生素 D 缺乏性佝偻病治疗方法采用维生素 D 治疗补充。

10. 预防 健康人群只要保证摄入适当量的维生素 D,维生素 D 缺乏性佝偻病是完全可以预防的疾病。因此,各国重视的是维生素 D 预防量的摄入。

(1) **健康教育:**采取积极综合措施,宣传维生素 D 缺乏的正确防治知识。

(2) **补充维生素 D 类型:**维生素 D_3 是维生素 D 的天然形式,多从于羊毛脂(sheep wool lanolin)或鱼油。维生素 D_2 是合成产品。近年的研究显示维生素 D_2 只有维生素 D_3 一半的效力。

(3) **健康人群补充维生素 D 剂量:**虽然最初认识维生素 D 来源于鱼肝油而命名为 Vit D,但按维生素的定义 - 维生素体不能合成的、存在于食物中的、有生物活性的成分,维生素 D 已不再是一种营养成分 - 维生素,而属前激素(pre-hormone)。维生素 D 的需要量也是基于发现维生素 D 治疗佝偻病的营养科学的成就以及预防佝偻病的最小剂量。维生素 D 仍归类为维生素的原因是身体需要量少,且可加入食物被强化。

研究证实从日光合成维生素 D 的量有一反馈机制,可避免过量 / 中毒。但日光暴露与皮肤癌的关系尚不确定,因此美国医学研究所(IOM)无关于日光暴露的时间或量的建议,食物推荐摄入量中的维生素 D 也只是来源于食物的维生素。多数人通过阳光暴露可满足维生素 D 的生理需要,血循环的 25(OH)D 水平可达 50nmol/L(20ng/ml),并不都需从食物或另外补充维生素 D。可用检测血 PTH 水平和钙的排出实验评估食物中钙和维生素 D 的方法。同时,维生素 D 的供给量尚与钙、磷的供给量有关。

世界卫生组织建议 6 岁以下儿童、孕妇和乳母摄入维生素 D 为 10μg(400IU)/d。2008 年我国中华医学会儿科分会与 2013 年中国营养学会推荐的各年龄儿童维生素 D 摄入量亦为 10μg(400IU)/d。孕母应多户外活动,食用富含钙、磷、维生素 D 以及其他营养素的食物。妊娠后期适量补充维生素 D20ug/d(800IU/d)有益于胎儿贮存充足维生素 D,以满足生后一段时间生长发育的需要。2~3 周龄的婴儿即可户外活动,冬季也要注意保证每日 1~2 小时户外活动时间。足月儿生后 2 周始补充维生素 D 10μg/d(400IU/d),至 2 岁。早产儿、低出生体重儿、双胎儿生后 2 周龄开始补充维生素 D 20μg/d(800IU/d),3 月龄后改预防量。夏季户外活动多,可暂停服用或减量。一般可不加服钙剂。2008 年美国儿科学会临床指南比中国提前和延长补充维生素 D 的年龄段(表 5-23-27)。美国食品药品监督管理局建议所有人群补充维生素 D 400IU/d;婴儿摄入配方量 >500ml/d 时,仍至少应

表 5-23-27 美国维生素 D 推荐摄入量或适宜摄入量(RNIs,AI)

年龄	男童	女童
0-12ms*	400IU**(10mcg)	400IU(10mcg)
1-13ys	600IU(15mcg)	600IU(15mcg)
14-18yrs	600IU(15mcg)	600IU(15mcg)

* 适宜摄入量(Adequate Intake,AI);

** 维生素 D_3 的计量单位有重量单位与国际单位(IU)。1 微克 D_3 相当 40IU,或 1IU 维生素 D_3 相当 0.025ng 胆钙化醇。

需补充维生素 D 200 IU。美国内分泌学会的临床指南建议 <1 岁儿童每日摄入 400~1000IU，1~18 岁为 600~1000IU，19 岁后为 1500~2000IU 可维持血 25(OH)D 浓度 >30ng/ml。可见关于补充维生素 D 的剂量各文献中仍有显著差别，需要研究维生素 D 治疗结果的评价。

尽管目前调查的结果均显示各年龄维生素 D 摄入量较低，是否需要增加维生素 D 的推荐摄入量仍存在争议。预防儿童短期和长期的健康问题的确切的血清 25(OH)D 水平尚不清楚。目前的资料均提示补充维生素 D400~1000IU/d 可使血清 25(OH)D≥30ng/ml (75nmol/L)，但补充量与儿童出生时体内维生素 D 的贮存水平有关。

11. 预后

(1) 佝偻病：治疗后，较轻的骨骼畸形随着体格生长多能自行矫正。严重的下肢畸形，4 岁后可考虑外科手术矫形。

(2) 维生素 D 缺乏与健康关系：长期以来讨论关于维生素 D 缺乏的预后仅局限于骨骼畸形的矫正。过去虽然已认识到维生素 D 缺乏的儿童免疫功能低下，但对儿童身体健康的长期影响认识不足。因除佝偻病外，已有证据显示在整个生命期维生素 D 不足是发生慢性疾病的危险因素之一，甚至生命早期维生素 D 不足对儿童和成人发生疾病有潜在影响，包括自身免疫性疾病、心血管疾病和肿瘤。近来的研究提示较高的血清 25(OH)D 水平 (>30ng/ml 或 75nmol/l) 有益于理想的健康状况 (表 5-23-28)。肾外许多细胞有维生素 D 受体可转化 25(OH)D 为 1,25(OH)$_2$D 的生理意义可能也在于此。维生素 D 在身体的生理功能还涉及细胞生长、神经肌肉、免疫功能的调节和有降低炎症反应的作用。维生素 D 参与许多基因编码蛋白调节细胞分化、增殖和凋亡过程。维生素 D 缺乏与健康关系包括抗慢性疾病(如肿瘤、心血管疾病)，是身体生理状态的参数(如免疫反应、甲状旁腺激素水平，以及代表身体某些功能状态(如骨骼健康、身体活动能力)。研究还显示维生素 D 有预防 2 型糖尿病、高血压、葡萄糖耐受不良、多发硬化症等。但研究结果来自体外实验、动物实验以及流行病学调查，需要随机对照临床试验确定。

表 5-23-28 血清 25(OH)D 浓度与人体健康关系

血清 25(OH)D 浓度		健康状况
nmol/L*	ng/ml	
<30	<12	维生素 D 缺乏，儿童为佝偻病，成人骨质疏松
30-50	12-20	多认为对骨健康不利，或对其他健康情况有影响
≥50	≥20	多认为对骨骨骼或其他健康情况有利
>125	>50	新证据显示有潜在副作用，特别是 >150nmol/L(>60ng/ml)

* 1nmol/L=0.4ng/ml

五、维生素 K 缺乏

维生素 K 参与体内氧化磷酸化过程，在凝血过程中有重要作用，维生素 K 缺乏与婴儿出血性疾病相关，婴儿出生时需常规补充维生素 K。维生素 K 缺乏可发生于任何年龄的人，但主要多见婴儿，未补充维生素 K 的人乳喂养婴儿是维生素 K 缺乏的高危儿。

(一) 发展史

1929 年丹麦生物化学家 Henrik Dam 在研究鸡饲料中的胆固醇(cholesterol)衍生物时发现维生素 K，并发现其与凝血有关。德文命名为维生素 K，英文为凝血维生素。为此，1943 年 Henrik Dam 和美国生物化学家同时获诺贝尔生理学或医学奖。19 世纪 40 年代发现维生素 K 的拮抗剂——华法林(warfarin)，并沿用至今。但直到 19 世纪 70 年代发现 γ- 羧基谷氨酸(Gla)后才认识到凝血因子和维生素 K- 依赖蛋白(Vitamin K-dependent protein，VKDPs)，及其在骨骼的作用。19 世纪 90 年代以来发现 VKDPs 更多的功能，包括对其他组织的作用，如心血管系统。

(二) 生理功能

维生素 K 是一脂溶性维生素，是 2- 甲基 -1，4- 萘醌衍生物的总称。维生素 K 主要有 3 种类型，维生素 K_1(Phylloquinone，叶绿醌)、维生素 K_2(Menaquinone，甲基萘醌)和维生素 K_3(Menadione，甲萘醌)。维生素 K_1 有一个叶绿醌侧链，是唯一在植物中发现的维生素 K 的同系物；维生素 K_2 的第 3 位为含有 4~13 个异戊二烯单位的乙戊烯侧链所取代，活性约为维生素 K_1 的 60%，由肠道内细菌合成，能供应维生素 K 的部分需要；维生素 K_3 为化学合成物，不含侧链，水溶性优于其他两种形式，多用于治疗。

1. 调节凝血蛋白合成 维生素 K 的作用似

辅酶，在凝血蛋白前体 NH_2- 末端的 10-12 谷氨酸残基转为有活性的 γ- 羧基谷氨酸过程中，需维生素 K 依赖的谷氨酰羧化酶，维生素 K 依赖蛋白质通过钙通道介导结合在磷脂表面参与正常的抗血栓形成过程。但维生素 K 作为羧化酶的辅酶作用机制尚不很清楚。肝脏合成Ⅱ、Ⅶ、Ⅸ、和Ⅹ 4 个凝血因子以及抗凝蛋白 C、S 与 Z 过程需维生素 K。

2. 协同骨组织中维生素 K 依赖蛋白 像凝血因子形成一样，维生素 K 参与骨髓骨钙素、基质 γ- 羧基谷氨酰蛋白，特别是骨钙蛋白（osteocalcin）与钙进行 γ 羧化作用。骨钙蛋白在骨重建和矿化过程有重要作用。

（三）吸收与代谢

约 80%~85% 的维生素 K 在回肠末端吸收进入淋巴系统，与乳糜微粒结合，并转运到肝脏；同时小肠绒毛的胆盐和正常的脂肪吸收也需要维生素 K 的有效吸收，肝脏贮存长链维生素 K_2。如维生素 K 摄入 <10μg/d，身体将发生缺乏维生素 K，体内贮存的维生素 K 可维持 1 周生理功能。正常血浆或血清维生素 K 水平为 0.2~1.0ng/ml，<0.15ng/ml 提示组织贮存维生素 K 降低，如体内维生素 K 摄入不足。

（四）病理生理

1. 凝血功能异常 维生素 K 缺乏致低凝血酶原血症，维生素 K 依赖凝血因子浓度下降，表现为凝血缺陷和出血。

2. 骨组织合成异常 维生素 K 缺乏影响骨钙蛋白 γ 羧化，因此与骨质疏松、骨转化有关。

（五）高危因素

维生素 K 缺乏的高危因素与婴儿年龄有关。

1. 新生儿

（1）母亲使用药物：包括抗癫痫药物，特别是苯巴比妥、苯妥英钠；或头孢菌素、或香豆素抗凝剂，但机制尚不清楚；

（2）体内维生素 K 储存少：如低出生婴儿、有产伤与疾病婴儿，胎盘转运脂质相对不足；

（3）合成不足：新生儿肠道菌群尚未建立，肠道菌群合成维生素 K 不足；人乳维生素 K 含量较低（2.1mg/L< 牛乳 4.9mg/L），尚无早产儿母亲的乳汁维生素 K 水平的资料。人乳中维生素 K 含量低，与母亲饮食无关。配方中为维生素 K_1 较人乳高 50 倍，婴儿平均可摄入维生素 K_1 50μg/d。但摄入维生素 K 与血浆维生素 K 水平不一致。研究显示，人乳喂养婴儿平均血浆维生素 K_1 水平为 0.29~0.53nmol/L（0.13~0.24mg/L），配方喂养婴儿则为 9.8~13.3nmol/L（4.4~6.0mg/L）。但人乳维生素 K 低的发生率高于维生素 K 缺乏性出血（vitamin K deficiency bleeding，VKDB）发生率，即尚不清楚个体发生 VKDB 的触发点，即不能预测发生 VKDB 的个体。

（4）疾病：新生儿疾病伴胆汁郁积可诱发维生素 K 不足。

2. 新生儿期后

（1）营养不良：继发于膳食摄入不足；

（2）吸收不良：影响小肠吸收维生素 K 的疾病，如囊性纤维化、胆道疾病、慢性肝脏疾病、乳糜性腹泻、局限性肠炎（Crohn disease）、慢性非特异性溃疡性结肠炎（colitis）、慢性胰腺炎、短肠综合征以及肠道菌群紊乱；

（3）药物：长期使用广谱抗生素致肠道菌群紊乱，细菌合成维生素 K 不足。

（六）流行病学

1. 发生率 因各国诊断标准不同，维生素 K 缺乏发生率不同。美国报道 <5 日龄的婴儿不伴出血的维生素 K 缺乏约为 50%，典型的伴出血性维生素 K 缺乏为 0.25%~1.7%。美国未补充维生素 K 的人乳喂养婴儿发生出血性维生素 K 缺乏为 20/100 000 活产婴儿，欧洲 5/100 000，日本为 11/100 000，泰国则为 72/100 000。

2. 年龄、性别 维生素 K 缺乏可发生在任何年龄，但多见小婴儿；无明显性别差别。

（七）临床分型与表现

维生素 K 缺乏导致低凝血酶原血症和凝血异常，引起的新生儿出血性疾病，临床分型、严重程度与发病年龄有关（表 5-23-29）。

表 5-23-29 维生素 K 缺乏临床分型

分期	发生年龄	病史	临床表现
早发型	<1 日龄	母亲妊娠期用药史	头颅血肿、脐带残断渗血、皮肤与呼吸道出血、颅内出血，血量较少
典型	1~5 日龄	特发性，母亲用药史	脐带残断出血、消化道出血、颅内出血，血量中
晚发型	2~12 周龄	特发性，非症状性肝脏疾首次发病为出血	出血较严重，50% 为颅内出血

(八) 实验室检查

维生素K缺乏时凝血酶原时间(prothrombin time, PT)延长,部分凝血活酶时间(partial thromboplastin time, PTT)延长,维生素K依赖性凝血因子(因子Ⅱ、Ⅶ、Ⅸ、Ⅹ)浓度下降,血浆叶绿醌浓度下降(详见本篇第二十二章第四节)。

(九) 诊断与鉴别诊断

1. 诊断 根据症状、体征和病史与实验室结果可诊断维生素K缺乏。检测凝血酶原时间(PT)和活化部分凝血活酶时间(aPTT),维生素K缺乏患者PT升高,aPTT正常;若PT与aPTT均升高,提示严重维生素K缺乏。人凝血酶原前体蛋白(PIVKA-Ⅱ)是维生素K缺乏的敏感指标(详见本篇第二十二章第四节营养素的实验室检测)。

2. 鉴别诊断

(1) 出血性疾病:所有出血性疾病均应排除VKDB,或低凝血酶原血症。最有效的鉴别是检测凝血因子V,因凝血因子V在肝脏合成但不依赖维生素K。如凝血因子V和依赖维生素K的凝血因子都低,应考虑维生素K缺乏。维生素K缺乏时血浆纤维蛋白原水平、凝血酶、血小板计数和出血时间均在正常范围,可与其他出血性疾病相鉴别。

(2) 肝脏疾病:试验性治疗可排除肝脏疾病引起的低凝血酶原血症,肌内注射1mg维生素K_1,2~6小时内凝血酶原水平明显增加,则排除肝脏疾病。

(十) 治疗

新生儿出血性疾病,静脉注射维生素K_1,每次1mg,根据需要,每8小时一次。轻度凝血酶原不足,肌内注射维生素K_1 1~2mg;严重凝血酶原缺乏伴出血表现时,肌内注射维生素K_1 5mg。

(十一) 预防

1. 高危人群

(1) 所有婴儿:综合分析近20年来各国维生素K缺乏发生率与VKDB的主动监测资料显示,所有新生婴儿都需要维生素预防。但关于预防VKDB的有效剂量、途径尚缺乏共识。口服维生素K预防有出现失败的报告,肌肉注射的脂溶性维生素的药效持久性较好,可缓慢维持疗效数周,出现出血危险很低。一般建议出生时均应给予预防剂量的维生素K,出生时宜一次肌内注射维生素K_1 1mg(早产儿为0.5mg)。美国多采用肌内注射补充维生素(表5-23-30),美国部分州强制性规定,新生儿注射维生素K。德国、新西兰多采用口服途径补充维生素K。英国则较谨慎,2015年前尚无国家的指南。2015年英国发表《新生儿临床指南-实行维生素K补充措施》(表5-23-31)。2013年新西兰儿科学会、助产士学院、护理学会、皇家医学院、皇家妇产科学院等机构与组织均建议所有的婴儿宜获得维生素K的预防性补充(表5-23-32)。

表5-23-30 美国斯坦福大学医学院预防维生素K缺乏的方案

所有婴儿	给药途径与时间			
	出生时		2~4周龄	6~8周龄
	肌肉注射	口服	口服	口服
家长同意肌肉注射	0.5~1mg			
家长拒绝肌肉注射		2~4mg	2mg;(或人乳喂养婴儿2mg/周,或25mcg/d×13周)	2mg

表5-23-31 英国新生儿临床指南-实行维生素K补充方案*

给药途径	所有新生儿		补充时间		
	足月儿≥34周早产儿	<34周早产儿			
肌肉注射	1mg	0.5mg	出生时	4~7日龄	4周龄(人乳喂养)
口服			2mg	2mg	2mg

* 建议高危母亲产前口服维生素K 20mg×4周;医生决定有医学问题新生儿维生素K补充方案

表5-23-32 新西兰儿科学会预防维生素K缺乏的方案

给药途径	所有新生儿		补充时间		
	足月儿	<1000g早产儿			
肌肉注射	1mg	0.5mg	出生时	3~7日龄	6周龄
*口服			2mg	2mg	2mg

* 如婴儿发生呕吐宜1小时后重复

(2) **母亲抗癫痫治疗**：产前 2 周始至分娩时，母亲口服维生素 K 20mg/d。

(3) **儿童消化道疾病**：脂肪吸收不良，如囊性纤维化、胆汁淤积型肝病患儿需要适量补充维生素 K；长期腹泻以及需要长期抗生素治疗或有脂肪泻的婴儿和儿童应预防性补充维生素 K。

2. 营养教育 较丰富的维生素 K 来源(>100μg/100g)的食物是绿叶蔬菜、油类(大豆、棉籽油、油菜籽、橄榄油等)，肠道细菌可合成维生素 K。胎儿与婴儿可通过胎盘和母亲的乳汁获得维生素 K。虽然补充维生素 K 后发生 VKDB 的危险性降低，但偶有发生，家长需配合观察。当婴儿开始接受其他食物后维生素 K 缺乏的危险降低。

目前各国尚无统一的维生素 K 推荐量，因维生素 K 补充可能出现过敏反应，但尚不知大剂量维生素 K_1 或 K_2 有无不良反应，故推荐量中也未设可耐受最高摄入量(UL)。2013 年中国营养学会公布儿童、青少年维生素 K 的适宜摄入量(附表 2)。

六、铁缺乏

除维生素 A、碘外，铁是儿童三种最容易缺乏的营养素之一，因铁缺乏时身体不能合成足够的血红蛋白而产生缺铁性贫血。缺铁性贫血是儿童中最常见的营养缺乏性疾病。铁在人体内参与血红蛋白和 DNA 合成以及能量代谢等重要生理过程。铁是人体最容易缺乏的营养素之一。铁缺乏(iron deficiency，ID)以及缺铁性贫血(iron deficiency anemia，IDA)是世界范围内最常见的单一营养缺乏性疾病。

(一) 发展史

关于血红蛋白发现的重大事件：1825 年 J. F. Engelhard 发现多种脊椎动物的血红蛋白 Fe/ 蛋白质比例相同。1840 年德国学者 F. L. HÜnefeld 发现血红蛋白转送氧的功能。1922 年 M. Heidelberger 明确马、狗的氧络血红蛋白(oxygenated hemoglobin)。1959 年澳大利亚 - 英国分子生物学家 M. Perutz 采用 X 射线晶体学方法建立血红蛋白、肌红蛋白分子结构，获得 1962 年诺贝尔化学奖。

(二) 生理功能

自然界中的铁由四种稳定性同位素构成，即 ^{54}Fe、^{56}Fe、^{57}Fe 和 ^{58}Fe，天然丰度分别为 5.8%、91.72%、2.2% 和 0.28%；另外还有 9 种铁的放射性同位素。

生物体内存在四种主要的含铁蛋白，含铁血红素蛋白(血红蛋白、肌红蛋白、细胞色素)、铁硫酶(falvoproteins，hemeflavoprotein)、铁储存和转运蛋白(转铁蛋白、乳铁蛋白、铁蛋白、含铁血黄素)以及其他的含铁或铁活化酶。人的血红蛋白由四个亚基构成，分别为两个 α 亚基和两个 β 亚基；血红蛋白的每个亚基由一条肽链和一个血红素分子构成，肽链盘绕折叠成球形球形结构又被称为珠蛋白，血红素分子在里面(图 5-23-25)。肌肉组织内

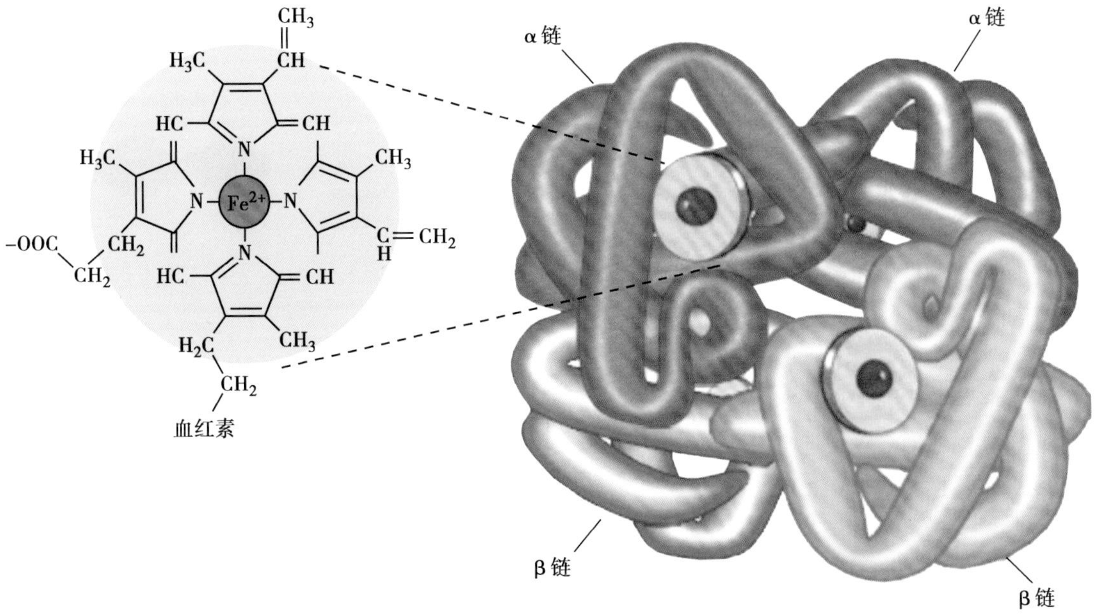

图 5-23-25 血红蛋白结构

的肌红蛋白(myoglobin)由1个血红素和1个球蛋白链组成(图5-23-26)。

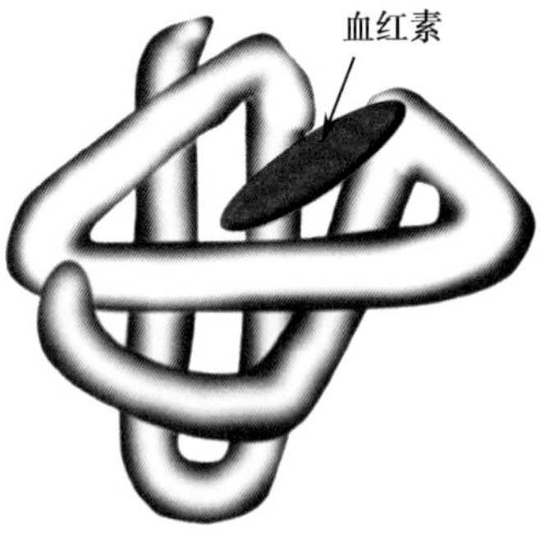

图 5-23-26 肌红蛋白结构

1. **运输氧** 氧与红细胞中的血红蛋白(hemoglobin)结合将氧从肺转运到身体其他部分。血红蛋白是红细胞中唯一的非膜蛋白,运载氧的一种蛋白质。肌红蛋白基本功能是在肌肉中转运和储存氧,肌肉收缩时释放氧。

2. **细胞呼吸** 铁作为血红蛋白、肌红蛋白、细胞色素(cytochromes)以及一些呼吸酶的成分,参与体内氧与二氧化碳的转运、交换和组织呼吸过程。细胞色素是一系列以血红素为活性中心的含铁蛋白,通过细胞色素在线粒体中的电子传导作用,影响呼吸和能量代谢。细胞色素在氧利用率高的组织(如心肌)中含量最高。铁蛋白(ferritin)的基本作用是摄取铁,防止铁水解、聚合、沉淀,以及铁的动员、移出和利用。

3. **红细胞形成和成熟** 铁也与红细胞形成和成熟有关。

4. **参与免疫功能** 铁水平与抗体的产生、杀菌酶活性、淋巴细胞转化率、吞噬细胞移动抑制因子、中性粒细胞吞噬功能等有关。

5. **其他** 铁还参与催化促进β-胡萝卜素转化为维生素A、嘌呤与胶原的合成、脂类在血液中的转运以及药物在肝脏的解毒等。

(三)吸收与代谢

铁在食物中主要以三价铁的形式存在,有2种类型铁,10%的血红素铁(haem iron)和90%非血红素铁(non-haem iron)。非血红素铁的吸收明显受到膳食因素的影响,如蛋白质、脂肪、碳水化合物、钙、锌、维生素A、维生素E、维生素C、维生素B_2等有利铁吸收;膳食的非营养素成分则抑制铁吸收,如膳食纤维、植酸、草酸、多酚类化合物。因此,植物性食物中的铁吸收率明显低于动物性食物,一般混合膳食中的铁吸收率为14%~18%,而素食中的铁吸收率为5%~12%。人乳与牛乳含铁量均低(0.5~1.0mg/L),但生物利用率不同。人乳中约50%的铁被吸收,但牛乳仅10%。婴儿配方中铁的吸收率约为4%。身体的状况,如铁营养状况、生理与病理状况等影响铁的吸收。如体内铁储存量多时,铁吸收率就降低;体内铁储存量低、需要量高时,铁吸收率增加。肉类食物中40%的铁为血红素铁,其他为非血红素铁。植物性食物中的铁均为非血红素铁。膳食铁主要在近端小肠吸收。少量丢失的铁可由膳食补充。

体内的铁处于一种稳定的平衡状态,即吸收和储留的铁可以补充丢失及特殊需要(如生长)的铁(图5-23-27)。人体缺乏对铁的有效排泄途径,仅少量通过肠道黏膜细胞、皮肤脱落等途径而丢失,因此体内铁的总量和平衡通过肠道吸收调节而控制。人体内铁稳态主要有三种机制维持:①反复利用红细胞铁;②调控肠道铁的吸收;③铁蛋白储存铁和释放铁以满足特殊需要。身体总铁约400mg用于细胞贮存氧(肌红蛋白),或能量产生氧化还原的反应。少量铁(3~4mg)与运铁蛋白结合在血浆中循环。铁在血液系统中与运铁蛋白结合,并被运送至骨髓以合成血红蛋白,或运送至单核-巨噬细胞系统的细胞中贮存,或运送至体内其他需铁组织。体内各种细胞通过调节表面运铁蛋白受体数目满足自身铁的需要,不同组织

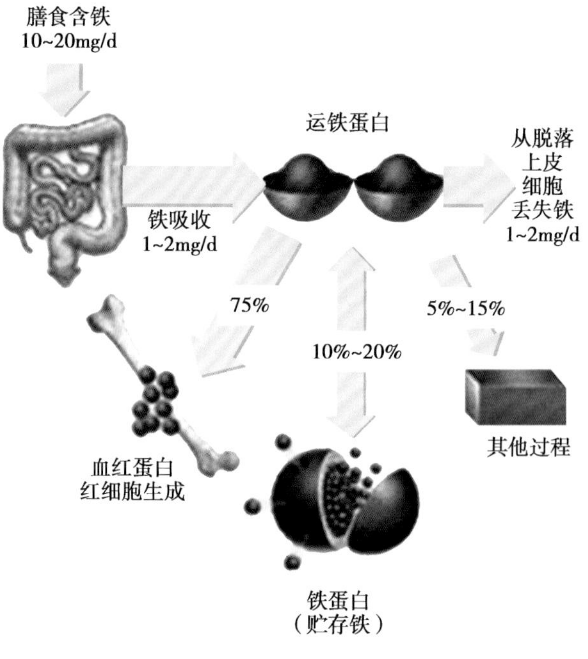

图 5-23-27 铁的吸收与代谢

细胞表面的受体数目不同。铁转运系统控制着体内铁的流向及其在体内的分布，可防止血液系统内游离铁离子的形成和自由基生成，贮存铁参与维持血液铁水平稳定作用。因游离铁有一定毒性作用，体内游离铁很少。

足月新生儿体内含铁量约为200~300mg(75mg/kg)，为维持正常生长和替代正常丢失，应补充铁至75mg/kg。正常情况铁丢失较少，肠道、皮肤、尿道细胞脱落，使婴儿期体内约2/3的铁从黏膜丢失，相当20μg/kg/d。若发生腹泻或牛奶蛋白过敏肠道铁丢失增加。如出生体重3kg的新生儿，1岁时体重增长为10kg，约需要补充铁270~280mg才可维持正常体内铁的贮存(表5-23-33)。

表 5-23-33 婴儿体内铁含量

	出生时	12月龄
体重(kg)	3.0	10.0
Hb(g/dl)	17.0	11.0
血容量(ml/kg)	90.0	75.0
总血容量(ml)	270.0	750.0
总 Hb(g)	47.9	82.5
Hb 中的铁(mg)	162.8	280.5
组织铁(7mg/kg)	21.0	70.0
贮存铁(10mg/kg)	30.0	100.0
体内总铁量(mg)	213.8	450.0
* 铁丢失 / 年	–	47.0
外源性铁补充(mg)	–	283.0
需要量 /d	–	0.78

*20μg/(kg·d)

体内代谢铁的主要来源为红细胞衰老解体释放的血红素铁，90%衰老红细胞的血红素铁可被重新利用。衰老或受损的红细胞由脾脏巨噬细胞从循环中清除。巨噬细胞从血红蛋白的血红素中回收铁，并将其返回到血清与运铁蛋白结合。红系祖细胞利用回收的铁生成血红蛋白，从而完成铁的循环利用。体内铁以铁蛋白和含铁血黄素贮存在肝、脾和骨髓，以肝实质细胞中的含量最多，其余大部分存在于肌肉组织及网状内皮细胞中。肝脏合成的运铁蛋白(iron binding globulin)是一类能可逆地结合三价铁的糖蛋白，主要功能是从小肠、肝脏和网状细胞等处转运铁到需要铁的组织。含铁血黄素(hemosiderin)是不稳定的铁蛋白聚合体，主要为氢氧化铁并凝结为无蛋白的棕色、颗粒状物质。

血红素可被肠细胞表面的血红素铁转运体(haem iron transporter，HCP)摄取、内吞进入肠上皮细胞，在细胞内涵体和溶酶体中释放二价铁。肠道内非血红素铁与结合的有机物分离(如蛋白质、氨基酸、有机酸等)后，在抗坏血酸以及细胞膜十二指肠细胞色素b(duodenal cytochrome B，DCYTB)的作用下转化为二价铁吸收。十二指肠黏膜细胞顶膜的酸性微环境形成H^+的电化学梯度，促使Fe^{2+}通过二价金属离子转运体(divalent metal-ion transporter，DMT1)进入肠细胞。铁在肠细胞基底膜被转移到循环中的运铁蛋白，由膜铁转运蛋白1(ferroportin 1)介导与膜铁转运辅助蛋白(hephaestin)的协同作用，肝脏产生的铁调素(hepcidin)则可与膜铁转运蛋白1结合，致铁内化和降解，减少铁转移到血液(图5-23-28)。吸收入人体的铁主要进入血液系统用于合成血红蛋白。快速生长期的婴儿、儿童、青少年因血容量扩张迅速，约90%的吸收铁进入血液系统，成人则为80%。

(四) 病理生理

与身体铁缺乏的程度有关(图5-23-29)。

1. 铁缺乏阶段 铁缺乏(ID)首先影响铁贮存，但临床尚无症状，或为非特异性症状。

(1) 活动：ID时人体肌红蛋白合成受阻，可引起肌肉组织供氧不足，出现易疲劳、乏力等。

(2) 组织代谢：ID时体内含铁酶及铁依赖酶的活力下降，影响体内重要的氧化、水解、转换、合成等代谢过程，使组织和细胞的正常功能受阻。

2. 红细胞生成较少 铁是合成血红蛋白的原料，ID时新生红细胞中血红蛋白量不足。

3. 缺铁性贫血阶段 缺铁性贫血(IDA)是铁缺乏的主要临床表现。

(1) 缺铁性贫血：严重铁缺乏时DNA合成受阻，影响幼红细胞的分裂增殖，红细胞变形能力降低而寿命缩短，形成小细胞低色素性贫血。

(2) 消化系统：胃酸可减少、肠黏膜萎缩、慢性胃肠炎，影响胃肠道正常的消化吸收，偶见舌炎及口腔黏膜改变，致营养缺乏症及吸收不良综合征。

(3) 神经系统：IDA儿童可出现反应低下、注意力不集中、记忆力差、情绪多变、智力减退等临床表现，补充铁剂后很快好转，但也有部分表现难以逆转。儿童缺铁的神经系统损害的机制可能与

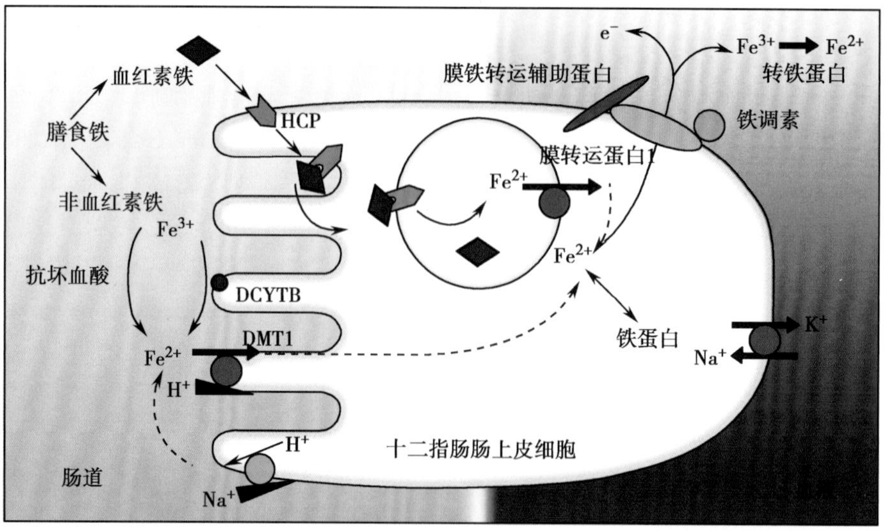

注：HCP血红素铁转运体　DCYTB十二指肠细胞色素b　DMT1二价金属离子转运体

图 5-23-28　铁在肠道上皮细胞的吸收及转运

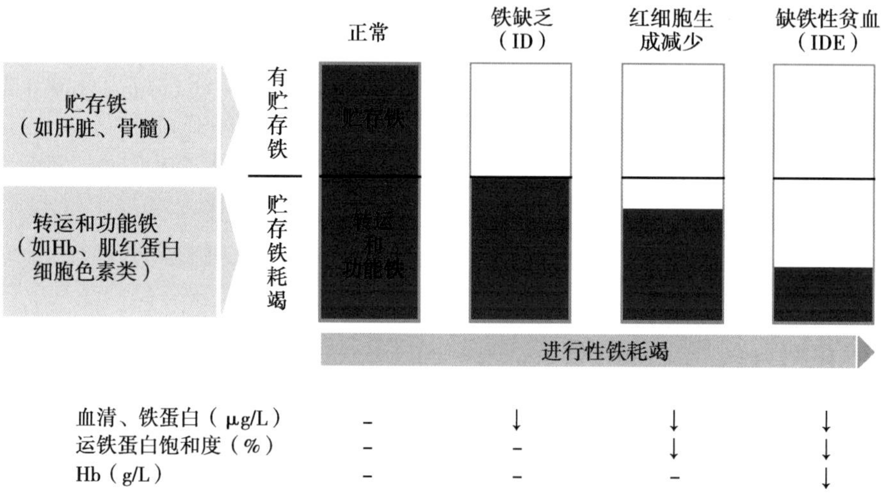

图 5-23-29　铁缺乏发展过程

铁依赖的单胺氧化酶活力下降，神经递质功能改变以及影响儿茶酚胺代谢有关。

（4）**与感染的相关性**：ID 时与杀菌有关的含铁酶及铁依赖酶活性下降，还可直接影响淋巴细胞的发育与细胞免疫力，易发生感染。

（五）高危因素

1. 贮存铁不足　母亲妊娠期铁缺乏使胎儿铁贮存不足，早产和低出生体重儿，包括足月儿婴儿期贫血几率增高。

2. 铁摄入不足　出生使胎儿从宫内的无氧环境到宫外有氧环境，血红蛋白分解产生的铁成为部分贮存铁，可满足婴儿在出生后 4~6 个月内对铁的需求。婴儿早期快速生长使体内存在铁基本耗竭，须从其他食物补充铁。故 7~11 月龄婴儿未及时合理引入含铁丰富的食物，易出现 ID 和 IDA。

3. 铁的生物利用率低　以植物性食物为主或素食者容易发生 ID 和 IDA。因非血红素铁的生物利用低。

4. 生理性需要量增加　身体对铁的需要量增加，如早产 / 低出生体重儿，青春期少女易发生 ID 和 IDA。

5. 异常丢失　据病史须排除 IDA 儿童失血性贫血，尤其是年长儿童。隐性出血引起的慢性 ID 或 IDA 可以由胃肠道损伤引起，如消化性溃疡、梅克尔憩室、息肉、血管瘤，或炎症性肠病等；钩虫感染、严重消化道牛奶蛋白食物过敏也可致肠道出血导致 ID 和 IDA。

6. 贫困 经济文化水平低的地区与国家缺铁与缺铁性贫血的患病率高。

(六) 流行病学

1. 患病率 WHO 将铁缺乏列为与死亡有关的十大危险因素之一。2011 年 WHO 估计全球 41.8% 的孕妇贫血，其中至少一半为铁缺乏；全球约两亿七千三百万 5 岁以下儿童贫血中约 42% 铁缺乏。发达国家中儿童 ID 也是一个尚未解决的问题，如 2010 年美国儿科协会(AAP)估计，6 月龄婴儿 ID 为 4%，12 月龄为 12%，幼儿为 6.6%~15.2%，幼儿 IDA 为 0.9%~4.4%。2000~2001 年中国进行 7 月龄 ~7 岁儿童铁缺乏症流行病学调查结果显示，ID 发生率为 32.15%、IDA7.18%，其中 7~12 月龄婴儿的 ID 和 IDA 发生率最高(44.17%、20.18%)。按 WHO 关于缺铁性贫血的公共健康问题分类，美国为轻度、中国属中 ~ 重度缺铁性贫血地区(表 5-23-34)，地区差别与经济水平有关。

表 5-23-34 WHO 基于血红蛋白水平进行缺铁性贫血的公共健康问题分类

公共健康问题分类	IDA 发生率(%)
正常	≤4.9
轻度	5.0~19.9
中度	20.0~39.9
严重度	≥40.0

2. 年龄 任何年龄都可发生 ID 或 IDA，但发生的高危人群是 6~24 月龄的儿童。WHO 分析 11 个国家的 31 859 例 0~24 月龄的儿童血红蛋白检测结果，发现约 50% 的贫血发生在 6~24 月。

(七) 临床分类与表现

1. 贫血程度分类 儿科学依据血红蛋白含量或红细胞数的儿童贫血分类(表 5-23-35)。

表 5-23-35 儿童贫血分类

贫血程度	血红蛋白(g/L)	
	6 月龄 ~6 岁	新生儿
轻度	~90	144~120
中度	~60	~90
重度	~30	~60
极重度	<30	<60

2. 临床表现 ID 及轻度 IDA 无特异临床表现，中重度 IDA 儿童的临床表现与 ID 的程度和进展情况有关。

(1) 一般表现：因身体存在代偿机制，如 2,3-二磷酸甘油酸(2,3-DPG)含量增高、氧解离曲线移动，轻度 ~ 中度 IDA 较少出现因组织缺氧而引起的体力差、易疲劳、不活泼、食欲减退等贫血症状。

(2) 功能改变：可影响儿童认知、行为与体能发育。

1) 神经系统：轻度 ~ 中度 IDA 儿童可能有烦躁表现，贫血进展烦躁加重。ID 可影响儿童神经系统和认知发育。研究显示，IDA 出现前已可影响到儿童注意力、警觉性以及学习能力。铁剂治疗后儿童行为改善较血液学改善早，但补充铁剂不能完全逆转 ID 所造成的神经系统损害。此外，ID 或 IDA 儿童易出现屏气发作可与铁在某些酶促反应中的作用有关，如单胺氧化酶、过氧化氢酶和过氧化物酶均为含有铁酶。

2) 免疫功能下降：易发生反复感染，严重可伴营养不良。

3) 体能发育不足：因肌肉能量不足，儿童可表现体能不足，如乏力、学习工作能力下降。

4) 血液、心血管循环系统：严重 IDA 婴幼儿可出现骨髓外造血，表现肝、脾、淋巴结可轻 ~ 中度增大，心率增快、气急、心脏扩大，伴收缩期杂音；如合并呼吸道感染时易发生心力衰竭。

5) 消化系统：轻度 ~ 中度 IDA 儿童可喜食冰块、挑食、异食癖(pagophagia)等表现，贫血进展儿童可表现厌食，食欲下降、舌炎。

(3) 其他：铅污染地区的 ID 或 IDA 儿童肠道铅吸收增加，可加重铅中毒。

(八) 实验室检查

体内铁损耗可分为三个阶段：铁减少期，红细胞生成缺铁期，缺铁性贫血期(图 5-23-29)。铁减少期，组织储存铁耗竭，骨髓含铁血黄素消失，血清铁蛋白下降，血清运铁蛋白受体(serum transferring receptor，sTfR)升高；红细胞生成缺铁期，血清铁降低，血清运铁蛋白增加，运铁蛋白饱和度降低，红细胞游离原卟啉(free erythrocyte protoporphyrin，FEP)增加；在缺铁性贫血期，出现小细胞低色素性贫血(表 5-23-36)(详见本篇第二十二章第四节)。

(九) 诊断与鉴别诊断

1. 诊断标准 WHO、UNICEF 和联合国大学

表 5-23-36 铁营养状况的实验室指标

实验室指标	铁缺乏	缺铁性贫血	铁过量
血清铁蛋白	↓	↓↓	↑
运铁蛋白饱和度	↓	↓	↑↑
血清运铁蛋白受体	↑↑	↑↑↑	↓
血红蛋白	正常	↓	正常
平均红细胞容积	正常	↓	正常

建议以血红蛋白浓度低于正常同年龄性别人群的均值 -2SD 为 IDA 标准(表 5-23-37)。以 ID 约为 IDA 的 2.5 倍估计人群 ID 的状况。因 1~6 月龄儿童血红蛋白值变化大,尚无统一贫血诊断标准。目前 0~6 月龄婴儿贫血标准为中华医学会儿科分会血液组暂定标准。美国 CDC 建议采用锌原卟啉(EP)界定铁缺乏状况:<5 岁儿童以 >70μg EP/dl 红细胞,≥5 岁儿童以 >80μg EP/dl 红细胞。

表 5-23-37 WHO 建议的贫血判断标准

人群	年龄(岁)	血红蛋白(g/L)
儿童	0.50~4.99	110
儿童	5.00~11.99	115
儿童	12.00~14.99	120
未妊娠妇女	>15	120
妊娠妇女		110
男人	>15	130
* 儿童	<1 月龄	145
	1~4 月龄	90
	4~6 月龄	<100

* 中华医学会儿科分会血液组暂定标准

2. **临床表现** ID 及轻中度 IDA 无特异的临床表现,其诊断主要依据 ID 的高危因素,各项实验室指标以及对铁剂试验性治疗的反应。

(1) **高危因素:**如铁摄入量低,摄入铁以非血红蛋白为主,对铁的需要量增加,有异常铁丢失的因素等。

(2) **实验室检查:**血常规血红蛋白检测是目前最常用的筛查 ID 和 IDA 的实验室指标,但缺乏特异性和敏感性。血红蛋白结合 MCV、MCH 等可与部分其他原因的贫血相鉴别,进一步结合血清铁蛋白、运铁蛋白饱和度等可确诊 ID 或 IDA。

(3) **铁剂试验性治疗:**贫血患儿补充铁剂后,血红蛋白水平迅速上升。治疗 4 周血红蛋白上升 10g/L 为治疗有效,可确诊为 IDA。

3. **鉴别诊断** 与其他小细胞贫血鉴别诊断(表 5-23-38)。

表 5-23-38 小细胞贫血的鉴别诊断

	缺铁性贫血	地中海贫血	慢性疾病	铁粒幼细胞贫血
血清铁蛋白	↓	↑	正常或↑	正常或↑
红细胞分布宽度	↑	正常或↑	正常	↑
血清铁	下降	正常或↑	正常或↓	正常或↑
总铁结合力	↑	正常	轻微↓	正常或↑
转铁蛋白饱和度	↓	正常或↑	正常或轻微↓	

(1) **α- 和 β- 地中海贫血:**因轻型 α- 和 β- 地中海贫血儿童血红蛋白浓度偏低或正常低限,无特殊临床表现易与轻度缺铁性贫血混淆。据地中海贫血高发地区、家族史阳性,血常规筛查可见红细胞显著增加(>5.0×10^{12}/L),血红蛋白电泳血红蛋白 A_2 及血红蛋白 F 增高需排除地中海贫血,地中海贫血基因检测可确诊。

(2) **慢性疾病和感染性贫血:**慢性疾病和感染性贫血多为正细胞性贫血,但偶可为轻度小细胞贫血。炎性疾病时血清铁和运铁蛋白水平均降低,血清铁蛋白水平正常或升高,但血清运铁蛋白受体水平正常。

(3) **铅中毒:**铅中毒和缺铁性贫血二者都表现为红细胞原卟啉浓度升高,红细胞形态相似;但铅中毒时常有明显的红细胞嗜碱性点彩,并有血铅、尿粪卟啉水平升高等。

(十) 治疗

2008 年《中华儿科杂志》编辑委员会、中华医学会儿科学分会血液学组、中华医学会儿科学分会儿童保健学组共同发表《儿童缺铁和缺铁性贫血防治建议》的关于 IDA 治疗原则包括补充铁剂,去除 ID 的高危因素并增加铁的摄入。铁剂治疗无效时提示需再确认 IDA 的诊断,如可能存在未确认的持续失血,或铁剂吸收不良等。

1. **一般治疗** 增加食物铁的摄入、提高食物铁的生物利用率,如增加含铁丰富的动物性食物、富含维生素 C 的新鲜蔬菜和水果。加强重症 IDA 儿童护理,预防及治疗感染。

2. **铁剂治疗** 口服铁剂治疗为主要途径。典型的 IDA 经治疗后血液学反应快速，一般较少采用输血纠正重度贫血，除非极重度贫血或伴严重感染。

(1) **口服铁剂**：常用各种亚铁盐，如硫酸亚铁、葡萄糖酸亚铁、富马酸亚铁等。铁剂治疗剂量以元素铁计算，如硫酸亚铁含 20% 的元素铁，富马酸亚铁含 33% 的元素铁。总量为 3~6mg/(kg·d) 的元素铁，3 次 /d。

足量补充铁剂后的治疗反应是临床重要的确诊 IDA 依据，铁剂治疗 7~10 天网织红细胞增生达高峰，血红蛋白回升，4 周复查血常规显示血红蛋白上升 10~20g/L。贫血纠正后仍需继续服用铁剂 1~2 个月，以补足体内的铁储存。餐间服用铁剂可增加铁的吸收率，但目前建议随餐服用，以减少胃肠道不良反应，增加依从性。不良反应严重时，可更换不同剂型的铁剂，或剂量减半。

(2) **其他维生素**：可同时口服维生素 C 促进铁吸收，补充其他维生素和微量元素，如维生素 B_2、叶酸、维生素 B_{12}。

3. 继发贫血的疾病治疗 治疗引起 ID 的原发疾病，尤其是各种隐性或显性失血性疾病，如钩虫感染、消化道溃疡、炎症性肠病、牛奶蛋白过敏等。

(十一) 预防

铁缺乏与缺铁性贫血是可以预防的单一营养素缺乏疾病。我国儿童 ID 与 IDA 患病率较高的原因主要是预防措施不足，包括常规筛查和补充铁，以及铁营养的科学知识不普及。

1. 降低贫困 改善经济文化水平。

2. 高危人群

(1) **妊娠母亲**：我国妊娠妇女贫血患病率较高(约 50%)。妊娠期母亲铁缺乏状况影响胎儿体内铁的贮存，研究证实即使母亲为轻度 ID 仍可致婴儿早期贫血。2014 年中华医学会围产医学分会发表《妊娠期铁缺乏和缺铁性贫血诊治指南》建议妊娠母亲铁缺乏和轻、中度贫血者以口服铁剂治疗为主，并改善饮食，进食富含铁的食物。重度贫血者治疗至血红蛋白恢复正常后继续口服铁剂 3~6 个月或至产后 3 月。WHO 建议在贫血患病率较高的地区(>40%)，妇女妊娠期应补充铁 60mg/d、叶酸 400μg/d。

因分娩时脐带结扎时间与婴儿早期贫血发生有关。如延迟 3 分钟结扎脐带，新生儿多获得 20~30ml/kg 的血液灌注，相当获得 30~35mg 铁。因此，分娩时延迟脐带结扎的措施可明显改善婴儿铁营养状况，不增加高胆红素血症和红细胞增多症发生。

(2) **婴幼儿、青春期少年**：改善饮食增加铁摄入并提高铁的生物利用率是最主要的预防措施。2010 年美国 AAP 的关于《0~3 岁儿童缺铁性贫血诊断与预防临床指南》、2008 年《中华儿科杂志》编辑委员会、中华医学会儿科学分会血液学组、中华医学会儿科学分会儿童保健学组发表的《儿童缺铁和缺铁性贫血防治建议》均建议预防性铁剂补充(表 5-23-39)。2011 年 WHO 建议在贫血流行地区(>20%)学龄前及学龄儿童的地区可采用间断补铁方法改善儿童铁营养状况(表 5-23-40)。

表 5-23-39 <3 岁儿童铁的需要量或补充量

年龄	铁的需要量或补充量	
	美国 AAP	中国 CAP
早产儿	1~12 月龄：每日 2~4mg/kg	人乳喂养 2~4 周龄补铁，剂量 1~2mg/(kg·d)×12 月
足月儿 0~6 月龄	人乳喂养 4 月龄后每日 1mg/kg 至可摄入含铁丰富的食物	人乳喂养 4 月龄后每日 1mg/kg 至可摄入含铁丰富的食物
7~12 月龄	11mg/d(补充铁或富含铁食物)	增加摄入含铁丰富的食物
1~3 岁	7mg/d(富含铁食物)	

表 5-23-40 学龄前及学龄儿童的地区间歇补铁方法(WHO，2011)

目标人群	24~59 月龄	5~12 岁
* 铁元素补充(mg)	25	45
剂型	糖浆或滴剂	片剂或胶囊
服法	1 次 / 周	
间歇时间	补充 3 个月，间歇 3 个月	
周期	整学年 /1 年(2 个周期)	

* 铁元素 25mg = 富马酸亚铁 75mg，硫酸亚铁 125mg，葡萄糖酸亚铁 210mg

铁元素 45mg= 富马酸亚铁 135mg= 硫酸亚铁 225mg，葡萄糖酸亚铁 375mg

(3) **定期筛查**：结合血红蛋白检测和 ID 高危因素评估可早期发现 ID 及 IDA。各国筛查方案的差别与儿童贫血患病率有关。我国建议早产 / 低出生体重儿可在 3~6 月龄时，足月儿可在 6~9 月龄时行血常规筛查，具有 ID 高危因素的幼儿、青春期少年应每年筛查血红蛋白。美国 AAP 建议所有儿童 9~12 月龄首次筛查血红蛋白,在 15~18 月龄再次筛查血红蛋白。

3. 健康教育

(1) 食物的铁含量: 教育家长了解食物中铁的含量与吸收率,有利儿童食物的选择。2013 年中国营养学会已公布铁的推荐摄入量(附表 2)。

(2) 改善喂养方法: 提倡纯人乳喂养 4~6 月龄,不能人乳喂养的婴儿应采用强化铁的配方喂养。多数婴儿期喂养的流行病学调查结果显示,婴儿期转换食物的质与量影响婴儿后期,甚至幼儿期铁营养状况,如过早增加谷类食物而减少乳量(人乳或配方)影响铁的摄入。4~6 月龄婴儿引入的第一个半固体食物(或泥状、糊状食物)应是强化铁的谷类,并逐渐引入富含铁的瘦肉等动物性食物。

(3) 治疗依从性: 我国婴幼儿总体缺铁性贫血和铁缺乏的患病率没有明显下降的另一重要的原因是治疗的依从性较差。铁缺乏对人类生命各个阶段的功能产生不同程度的危害,特别是处于迅速生长发育的儿童阶段。铁剂治疗依从性不佳,未服用足量铁剂等可影响治疗效果。

(4) 改善卫生环境: 减少感染机会。

七、碘缺乏

碘(iodine)是人体的必需微量元素之一,碘过多或缺乏都可致甲状腺疾病。碘缺乏会引致碘缺乏病影响甲状腺,健康成人体内的碘总量为 30mg(20~50mg),其中 70%~80% 存在于甲状腺。碘是合成甲状腺素必不可少的成分,碘缺乏和碘缺乏病(iodine deficiency disorders,IDD)是全球公共卫生问题之一。碘缺乏与地理环境有关,IDD 的分布具有明显的地方性。中国是碘缺乏的国家之一。通过全民食盐加碘(universal salt iodization,USI),IDD 的发生已显著下降。

(一) 发展史

1. 碘 1811 年法国化学家 Bernard Courtois 在一偶然的机会发现碘。当时 Courtois 在父亲的哨石厂工作,同时在 Dijon 学院学习化学。Courtois 试图采用蒸发方法从海生植物(如黑角菜、昆布和其他藻类)的灰分浸取液中提取哨石和其他盐类,如硫酸钾、硫酸钠、氯化钠、碳酸钠等。Courtois 发现,提取浸取液过程中铜锅被严重腐蚀,推测浸取液中可能存在某种新物质跟铜发生反应。Courtois 加入浓硫酸以除掉浸取液中的硫化物,但蒸发浸取液时意外地发现浸取液产生一种紫色气体。紫色气体冷却凝结后形成片状的暗黑色晶体,并具有金属光泽。Courtois 发现该暗黑色晶体不易与氧或碳发生反应,但能与氢和磷化合,也能与锌直接化合。Courtois 推测暗黑色晶体可能是一种新的元素,与法国化学家 Charles-Bernard 和 Nicolas 研究。1813 年 Désormes 和 Clément 确认晶体是一种与氯类似的新元素,Gay-Lussac 和英国化学家 Humphry Davy 等化学家论证该暗黑色晶体具有元素的性质。1814 年新元素被定名为碘,希腊文意为紫色。

2. 碘缺乏病 甲状腺肿(goiter)是碘缺乏的临床最典型表现。在中国、埃及和古罗马均有采用富含碘的藻类、海绵治疗甲状腺肿的医学记载。因撒丁岛有较多甲状腺肿和克汀病患者,1848 年意大利国王卡罗阿尔贝托(Carlo Alberto)在撒丁岛进行首次碘缺乏的流行病学调查。但当时碘缺乏所致的地方性甲状腺肿未被重视,认为不是疾病而只是影响美观。18 世纪后期至 19 世纪初,地方性甲状腺肿在欧洲南部阿尔卑斯山附近发病率很高,甚至遍及整个村子。但当时不清楚发生地方性甲状腺肿的原因,只是认为可能与空气、水有关。19 世纪北美地方性甲状腺肿多为轻度,较少影响智力。如因瑞士土地含碘较少,出现较多克汀病患者,误以为遗传原因。直到 20 世纪初才认识到克汀病、地方性甲状腺肿是因碘缺乏所致。18 世纪将呆小(cretin)作为医学术语,来描述克汀病(cretinism),笨拙或精神失常者。

3. 碘盐补充 1917 年美国、1922 年瑞士首先采用碘盐预防地方性甲状腺肿。1994 年 WHO 和 UNICEF 在一次关于卫生政策特别会议中提出,USI 是成本 - 效益最高的预防 IDD 措施,可保证所有人获得足够碘摄入。1990 年的世界儿童峰会决定 2000 年全世界 25% 的人群应采用碘盐,2006 年达到 66%。中国是 19 世纪 60 年代开始采用碘盐,2000 年已覆盖 90% 以上的人群。

(二) 碘与甲状腺的生理功能

1. 碘 是一种卤族化学元素,自然界只有一种稳定的同位素 ^{127}I,另有 32 种放射性同位素,以 ^{131}I 用途最广。碘呈紫黑色晶体,易升华,有毒性和腐蚀性。碘易溶于乙醚、乙醇、氯仿、四氯化碳等有机溶剂,形成紫红色溶液,碘遇淀粉会变蓝色。碘在人体唯一生理功能是合成甲状腺激素。

2. 甲状腺功能　是人体最大的内分泌腺体。甲状腺滤泡的方形上皮细胞内，过氧化酶将聚集的碘催化为具有活性的碘原子。甲状腺上皮细胞中碘原子与酪氨酸结合形成二碘酪氨酸(diiodotyrosine，DIT)，2 分子 DIT 合成为 4 碘甲腺原氨酸(T_4)，即甲状腺素，储存于腺体细胞的胞浆内(图 5-23-30)。当碘化不完全时，只有 3 个碘原子称为三碘甲腺原氨酸(triiodothyronine，MIT)，或 T_3。T_3 生理作用比 T_4 强，但活性维持时间短。

甲状腺素分子量大，不能直接进入血液，甲状腺素生成后与甲状腺球蛋白连接贮存在滤泡的胶质。身体需要时甲状腺球蛋白经蛋白水解酶作用，释出甲状腺素进入血液。游离的甲状腺素进入效应细胞，影响线粒体上的酶活性而起作用。人体其他组织(包括肝脏和肾脏)的脱碘酶亦有将 T_4 转变为 T_3 功能，或 T_4 脱碘为 2 碘甲酰原氨酸和 1 碘甲酰原氨酸。甲状腺外的甲状腺素约 1/3 分布在血浆，1/3 在肝脏，其余则分布在其他组织。甲状腺素可逆地与特殊载体 - 甲状腺结合球蛋白紧密结合，故血浆中游离 T_4 浓度低，但游离 T_4 在组织发挥重要功能。

甲状腺素主要功能是参与能量代谢、促进 DNA 及蛋白质的合成、维生素的吸收和利用、活化多种重要酶，对生物氧化和代谢有促进作用；促进神经系统发育，包括神经元的迁移与分化、神经突起的分化和发育、髓鞘的形成和发育等。甲状腺素下丘脑 - 垂体 - 甲状腺轴调节甲状腺生成，垂体 TSH 的分泌既受下丘脑控制，又受靶腺激素的反馈调节。垂体前叶(腺垂体)分泌的促甲状腺激素(TSH)经血液到达甲状腺促使甲状腺激素的合成与释放，下丘脑则受中枢神经系统调节。

(三) 碘的吸收与代谢

自然界的碘来源主要是海鱼、海藻，谷类食物含碘微量。食物和水中的碘主要为无机碘化物，在胃及小肠上段被迅速、完全吸收。有机碘在肠道降解释放出碘化物后方可被吸收，与氨基酸结合的碘可被直接吸收；与脂肪酸结合的有机碘可不经肝脏，由乳糜管进入血液。膳食钙、镁以及某些药物(如磺胺)抑制肠道碘吸收；蛋白质、能量不足也不利胃肠道对碘的吸收。消化道吸收的碘进入门静脉后，部分进入血液循环，输送至甲状腺、心、肺、肾、肌肉、皮肤及其他组织；部分则由肝脏转入胆汁，再进入消化道，其中部分经再吸收重新进入门静脉到肝，谓之“碘的肠肝循环”。碘主要通过肾脏排泄，部分经肠道排出。

食物中碘的需要由甲状腺素(T_4)决定。甲状腺从血液中摄取碘的能力很强，甲状腺中碘的浓度比血浆高 25 倍以上。长期缺碘时由血液进入甲状腺的碘可达 80% 或更多；而碘摄入充足时，肠道吸收的碘约 10% 进入甲状腺。TSH 促进甲状腺收集碘。甲状腺是人体储存碘的最主要组织，如碘供给充足，甲状腺的碘含量可达 10~20mg，如长期缺碘则可降至 200μg 或以下。

(四) 碘缺乏病理生理

食物摄入碘不足合成甲状腺素时，血清 T_4 水平下降，同时出现促进甲状腺激素合成的代偿过

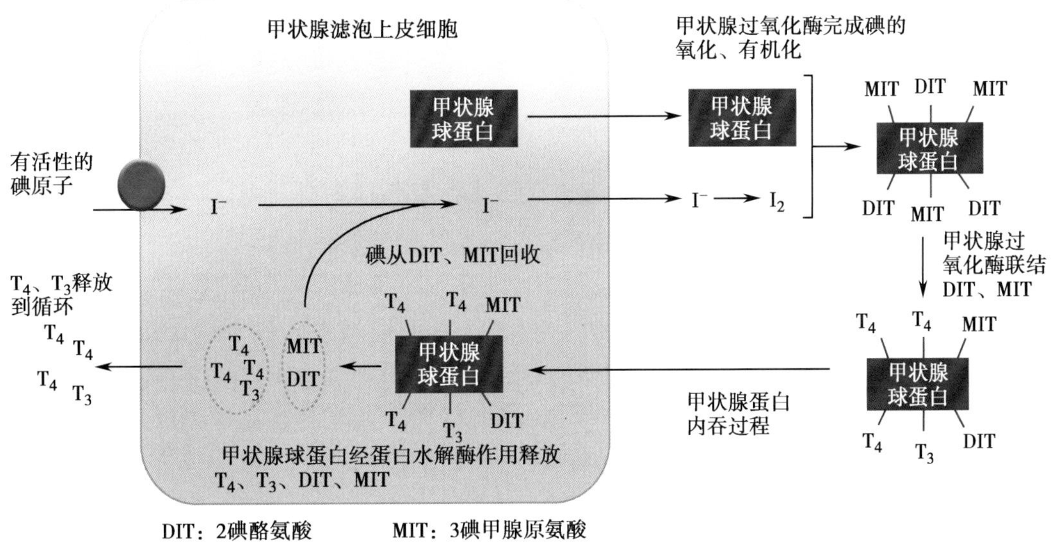

图 5-23-30　甲状腺素合成

程。垂体对循环中低 T_4 的敏感性下降，释放较多 TSH。TSH 刺激甲状腺滤泡细胞生长与代谢，刺激碘摄入、甲状腺素合成和分泌增加。因 T_3 的生物活性是 T_4 的 20~100 倍，合成需要的碘原子少，甲状腺的 TSH 水平增加、碘贮存下降促 T_3 代偿性合成增加，以维持身体正常生理功能。同时，甲状腺激素在肝脏脱碘增加，碘释放回循环被甲状腺摄取，肾脏、肠道的排碘亦减少。甲状腺代偿性的结果是甲状腺增大，始呈弥漫性肿大，随后出现小结。弥漫性甲状腺肿在补碘后数月至数年可恢复，但甲状腺结节则不能再复原，即甲状腺肿进入不可逆阶段。部分小结可自动分泌甲状腺素，以维持甲状腺正常功能。研究证实，自动分泌甲状腺素小结可能与小结有 TSH 活性突变受体有关。碘缺乏继续加重时甲状腺失代偿，甲状腺素合成下降，出现甲状腺功能减低。成人可表现甲状腺功能减低的症状与体征，先天性甲状腺功能减低可胎儿流产、死产、发育障碍和先天畸形。因甲状腺素（T_4）在胎儿 15 周龄 ~3 岁脑、中枢神经系统的生长与发育中有重要作用，因此先天性甲状腺功能减低的 T_4 下降主要影响胎儿和小婴儿中枢神经系统发育和成熟，可伴严重生长迟缓。

（五）高危因素

1. 环境碘缺乏 碘化物存在于海水和土壤中，在某些特定的地理环境中，由于土壤或水源的碘不足，如近海地区水源中碘化物浓度为 4~10μg/L，而缺碘地区水源中碘化物浓度 <2μg/L，土壤缺碘致植物的含碘量低，动物也摄碘不足；上述地区的人群碘摄入不足，发生碘缺乏和 IDD。

2. 致甲状腺肿物质 是影响或干扰甲状腺素合成、释放、代谢，并最终引起甲状腺肿的物质（goitrogens）。常见致甲状腺肿物质为含硫有机物、黄酮类、多羟基酚和酚衍生物、药物、水源的微生物污染等。

3. 其他 高钙可抑制肠道碘吸收，促使碘从肾脏排出；高氟可竞争性抑制碘进入甲状腺滤泡上皮；缺硒时谷胱甘肽过氧化物酶活性下降，使自由基清除障碍而损伤甲状腺，Ⅰ型和Ⅱ型脱碘酶活性下降，加重缺碘对甲状腺的损害；铁可能也参与碘的代谢，伴有缺铁性贫血的甲状腺肿大儿童对补充碘治疗无反应，而同时补充铁剂后则对碘补充反应良好。

（六）流行病学

1. 患病率 2014 年 WHO 估计全世界仍有 1.88 亿人碘摄入不足（碘摄入 <100μg/d），其中 30%~70% 为甲状腺肿大，1%~10% 是甲状腺功能减低。临床上，IDD 多与维生素 A、硒缺乏地域相同，可能与以木薯、小米等淀粉类为主要食物有关。

2. 种族、性别年龄 无种族差别，主要是地理环境与食物影响。10 岁后女童甲状腺肿大患病率高于男童，甲状腺功能减低症患病率无明显性别差异。虽然 IDD 可发生在任何年龄，但胎儿、新生儿 IDD 严重影响生长发育。

（七）临床表现与分度

1. 临床表现 缺碘对人体的损伤取决于缺碘的程度、缺碘的持续时间、身体所处的发育阶段以及身体对缺碘的反应等。碘缺乏对人类最大的危害是造成下一代不同程度的脑发育障碍（表 5-23-41）。

表 5-23-41 IDD 表现

生理年龄	IDD 后果
所有年龄	甲状腺肿大 甲状腺功能减退 对核辐射易感性增加
胎儿	流产 死产 先天畸形 围产期死亡率增加
新生儿	新生儿甲状腺功能减退 地方性克汀病 神经型：智力落后、聋哑、斜视、痉挛性瘫痪、 粘肿型：黏液性水肿、身材矮小、智力落后 婴儿死亡率增加
儿童和青春	智力发育障碍 体格发育障碍 甲状腺肿大 亚临床型克汀病 碘诱发性甲状腺功能亢进（IIH）
成人	甲状腺肿及其并发症 甲状腺功能减退 智力障碍 碘诱发性甲状腺功能亢进（IIH）

偶有因发生医源性碘摄入过多（>1g），可致口腔、咽喉、腹部烧灼感，出现腹痛、呕吐、恶心、腹泻，严重可发生昏迷。

2. 分度 WHO/UNICEF/ 国际碘缺乏控制委员会（ICCIDD）关于碘缺乏的临床分类依据尿碘含量、甲状腺肿大患病率、新生儿 TSH 筛查结果以及临床表现（表 5-23-42）。

表 5-23-42　碘缺乏临床分度

碘缺乏	无	轻度	中度	重度
尿碘(μg/L)	>100	50%~99%	20%~49%	<20%
甲状腺肿大(%)	<5%	5%~20%	20%~30%	>30%
新生儿 TSH 水平 >5IU/ml(全血)	<3%	3%~20%	20%~40%	>40%
甲状腺功能减低	0	0	+	+

(八) 实验室检查

据尿碘与甲状腺功能可判断碘缺乏状况(详见本篇第二十二章第四节)。

(九) 诊断与鉴别诊断

典型甲状腺功能减低,临床诊断不难,但长期轻度碘缺乏所致的亚临床型甲状腺功能减低症状隐匿,而且碘缺乏对于胎儿期及婴幼儿期生长发育的影响最为显著,所造成的伤害也难以逆转,所以应特别重视对妊娠期母亲及婴幼儿碘缺乏及 IDD 的筛查和诊断。

1. 碘缺乏病史　有在碘缺乏病流行的碘缺乏区的居住史。

2. 碘缺乏的临床表现和体征　甲状腺肿大,可表现为弥漫性肿大或甲状腺结节等。地方性甲状腺功能减低患儿可表现为精神发育迟滞、体格生长落后。

3. 实验室检查异常　尿碘降低,甲状腺功能异常。

4. 其他辅助检查　地方性甲状腺功能减低患儿伴骨龄延迟,B 超检查可确定甲状腺结节。

(十) 治疗

确诊碘缺乏和 IDD 后,需要补充碘剂治疗。一般弥漫性甲状腺肿在有效补碘后的数月到数年内逐渐消退,巨大甲状腺肿或伴有压迫症状者可采用手术治疗;甲状腺萎缩或有甲状腺功能减退者需用甲状腺素替代治疗。

确诊 IDD 的婴儿应给予 L- 甲状腺素,每天 3μg/kg,1 周加 50μg 碘化物以尽快恢复甲状腺功能,随后继续补充碘化物。监测血浆 TSH 水平直至达到正常。

(十一) 预防

1. 高危人群　婴幼儿、妊娠与哺乳妇女是碘缺乏高危人群,WHO 与美国医学研究所(IOM)建议儿童碘需要量 90~150μg/d(表 5-23-43)。2013 年中国营养学会公布儿童碘的推荐摄入量为 90~120μg/d。WHO 建议单次碘补充为 <2 岁婴幼儿 200mg/ 年,妊娠与哺乳妇女 400mg/ 年。

从公共卫生角度增加饮用水含碘量,或控制饮用水中干扰碘吸收元素。如按一定比例投放入碘化物于供水系统;或改进水质,控制饮用水中钙、氟、镁、锰等元素含量。

2. 营养教育　增加富碘食物的摄入。如海产品(海带、紫菜、鲜带鱼、海参、海蜇等)含碘量是陆地植物的几倍甚至几十倍,如海带含碘量为 10mg/kg,每月吃 1~2 次即可满足人体对碘的需要。此外,蛋类、瘦肉、奶制品的含碘量也相对较高。预防缺碘的有效途径是补充碘,其中 USI 是最有效的预防碘缺乏的措施。教育家长购买食盐时识别碘盐标志(图 5-23-31)。USI 国家规定在食盐中添加碘的标准为 20~30mg/kg。我国食盐中加入的碘盐为碘酸钾(35±15)mg/kg。以我国居民平均食盐摄入量 12g/d,目标摄入量 6g/d 计算,从加碘食盐含碘量为 120~360μg/d;如烹调过程碘损失 20%,仍可获碘 96~288μg/d。

表 5-23-43　各国建议碘需要量

建议补碘量(μg/d)					
高危人群	WHO	高危人群	IOM	高危人群	中国营养学会
<5 岁儿童 *	90	1~8 岁	90	1~12 岁	90
6~12 岁儿童	120	9~13 岁	120	11~13 岁	110
≥12 岁儿童	150	青少年与未孕妇女	150	>14 岁	120
妊娠与哺乳妇女	250	妊娠妇女 哺乳妇女	220 290	妊娠妇女 哺乳妇女	230 240

*0~6 月龄婴儿碘来源人乳,即哺乳母亲需补充碘;
7~24 月龄婴幼儿的食物如未强化碘时需补充碘

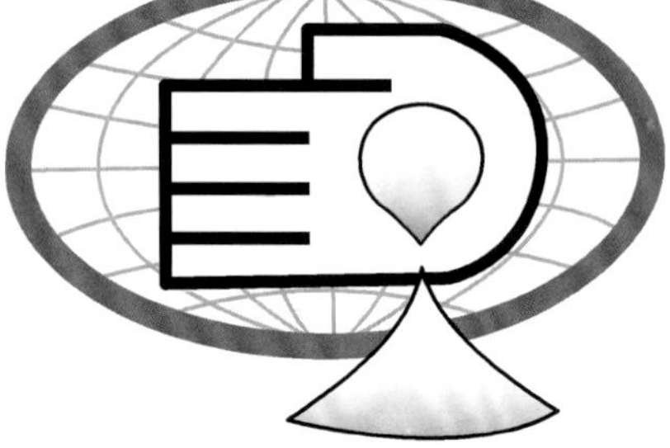

图 5-23-31 全球碘盐标志

八、钙缺乏

导读 钙(calcium)是人体内含量最丰富的矿物元素,足量的钙摄入对维持儿童、青少年正常的骨矿物含量、骨密度,达到理想的骨量峰值,减少骨折和老年期骨质疏松风险等至关重要。人体在正常生理状况下血钙水平受到严密的分泌调控,因此"钙缺乏"难以判断。

钙占人体重的1.9%,是除氧、碳、氢、氮外的身体第5位基本成分。研究表明,儿童期的钙营养不足可增加成年后罹患各种慢性疾病的风险,如骨质疏松症、高血压、肿瘤、糖尿病以及其他代谢性疾病。

(一)钙补充发展史

1974年FAO/WHO公布人群钙摄入量建议。1997年美国医学研究所(IOM)首次建立钙的参考值。2011年AAP同意IOM关于钙和维生素D的建议,以替代2006年AAP关于钙摄入的临床报告和2008年关于维生素D缺乏报告。

2011年IOM建议,临床医生应建议患者进食富含钙和维生素D的食物;鼓励增加从食物中摄入的钙和维生素D,同时鼓励多运动或活动,如步行、跳跃、跑步、跳舞、游泳或骑自行车,并提出儿童骨健康指南,包括负重运动、食物、补充、筛查和干预。只有在儿童、青少年有低强度骨折等医学情况时才以双能X线吸收测量法筛查骨密度,尚无证据常规筛查所有儿童。

2013年中国营养学会已公布儿童钙推荐摄入量(附表2)。

(二)生理功能

钙对保证骨骼正常生长和维持骨骼健康起着至关重要的作用。骨组织由骨细胞和钙化的骨基质组成。骨基质中65%为矿物质,35%为有机物。骨矿物质中39.9%是钙以晶状的羟磷灰石和无定形的磷酸钙形式存在。骨骼通过成骨作用(osteogenesis)和溶骨作用(osteolysis),保持各组分与血液间的动态平衡。骨钙的更新速率因年龄而变化。如婴儿的骨钙年转换率可达100%,儿童骨钙年转换率为10%,健康年轻成人为5%,40岁后骨钙年转换下降为0.7%。骨钙的更新可维持钙的动态平衡,更新老化的骨质,还可适应生理需要而改变骨骼的结构。所以骨骼既有明显的支撑作用又是钙的储存库。钙也是牙齿的重要组分,但牙齿钙无转换更新。儿童、青少年为骨的生长阶段,约30岁左右骨质发育达到顶峰,称峰值骨密度,此后骨质开始生理性丢失。

虽然分布在体液和其他组织中的钙不足总钙量的1%,但钙对体内的生理活动和生物化学过程起着重要的调节作用。血液中约50%的钙与白蛋白结合,其他以游离或离子钙的形式存在。离子钙与细胞功能密切相关,如参与调节神经、肌肉的兴奋性,介导和调节肌肉以及细胞内微丝、微管等的收缩;影响毛细血管通透性,并参与调节生物膜的完整性和质膜的通透性及其转换过程;参与调节多种激素和神经递质的释放,作为细胞内第二信使,介导激素的调节作用,直接参与脂肪酶、ATP酶等的活性调节;激活多种酶,如腺苷酸环化酶、鸟苷酸环化酶及钙调蛋白等,调节代谢过程及细胞生命活动;与细胞的吞噬、分泌、分裂等活动密切相关;是血液凝固过程所必需的凝血因子,使可溶性纤维蛋白原转变为纤维蛋白。

(三)吸收与代谢

食物中25%~50%的钙被吸收后转至钙库贮存。食物中钙是与其他食物成分形成复合物,吸收前以可溶性或离子钙从钙复合物释放。食物中的钙在近端小肠以主动和被动形式吸收。当膳食钙摄入不足时,以主动吸收为主,但主动吸收不能完全补偿钙摄入不足。钙的主动吸收需要钙结合蛋白与$1,25(OH)_2D$参与。如缺乏维生素D食物中的钙只有10%~15%被吸收。钙的摄入量较高时,钙可被动地以离子扩散方式吸收,$1,25(OH)_2D$可能也参与离子钙的被动吸收过程。影响钙吸收的膳食因素有酒精、咖啡因、草酸、植酸等。蛋白质摄入对钙代谢平衡的利弊尚有争议,高蛋白膳食增加尿钙的排出,但同时又促进肠道钙的吸收。脂肪有助于膳食钙的吸收。钙的排泄主要通过肠道和肾脏，少量经汗液排出。肠道排出钙包括膳食中未被吸收的钙和内源性钙(即黏膜、细胞、唾液、胰腺和胆汁排出的体内的钙)(图 5-23-32)。血钙水平取决于肾脏对钙的滤过量和重吸收量。钙摄入量对尿钙排泄无明显影响。

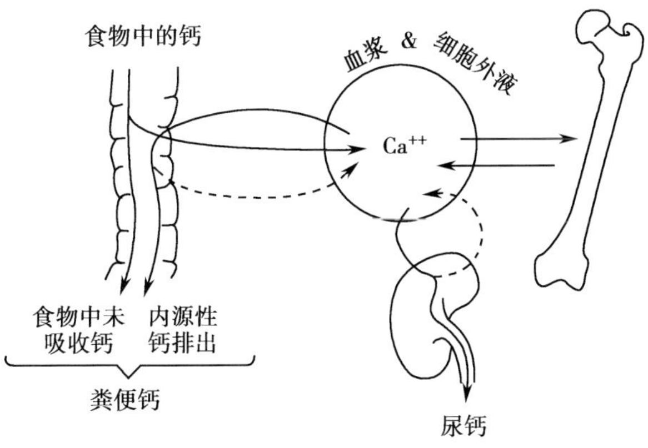

图 5-23-32　体内钙吸收与代谢

尸体解剖分析结果显示胎儿无脂肪组织中 0.1%~0.2% 为钙，成人为 2%。新生儿体内的钙为 24g(600mmol)，20 岁则达到 1300g(32.5mol)，提示 20 年中身体钙的正平衡需达 180mg(4.5mmol)/d。估计钙的转换率为 10~20mEq/d，约 500mg/d 钙从骨骼释放和吸收，达动态平衡。正常情况肠道吸收钙与尿钙排出量相等。尽管有钙的流动，因作用于骨骼、肾脏和肠道的甲状旁腺激素(PTH)、维生素 D 以及降钙素存在复杂反馈机制，体内离子钙水平较稳定。同时，身体钙水平与镁、磷、维生素 A、维生素 C、维生素 K 等微量营养素密切相关。血清钙的快速调节依赖于骨骼钙的贮存。人体钙的平衡由钙的摄入、吸收和排泄三者之间的关系所决定。遗传因素、种族、性别也影响钙的吸收和平衡。此外，运动锻炼也是骨骼健康的重要决定因素，跑、跳等中等强度的负重运动有利于保持骨骼钙的稳态。

(四) 病理生理

慢性钙缺乏或营养不足致骨矿化不全，主要表现为骨骼病变，发生骨软化、骨质疏松(osteoprosis)，即骨质减少，骨质含量(BMC)和骨质密度(BMD)降低，骨折风险增加。疾病状态的血钙降低致神经系统激惹，出现手足搐搦后(tetany)，肌肉痛性痉挛(抽筋)等临床症状。儿童长期钙摄入不足伴有维生素 D 缺乏时，可引起新生骨骼的结构异常，骨钙化不良，骨骼变形，形成佝偻病(rickets)。此外，有研究提示人体钙营养状况与血压、心血管疾病、糖尿病、肿瘤等慢性疾病相关。

(五) 高危因素

1. 乳类食物摄入不足　乳类食物是钙营养的主要来源，儿童、青少年膳食中缺乏奶或奶制品等高钙食物，是导致儿童、青少年钙营养慢性缺乏的重要因素。

2. 肠道钙吸收不良　维生素 D 不足或缺乏，或肝肾脏疾病影响维生素 D 活化；腹泻等消化道疾病影响肠道钙的吸收，导致身体钙贮存不足。

3. 钙的需要量高　当身体对钙的需要量高时钙缺乏或钙营养不足的风险增加，如早产 / 低出生体重儿由于出生后的追赶性生长而对钙需求量增加。与生长速度一致，婴儿、青少年骨钙沉积比例最高。如 12.5 岁女童、14.0 岁男童骨骼钙的沉积速率达到峰值，儿童第二生长高峰时获得成人骨量的 40%。

4. 其他　母亲妊娠期钙和(或)维生素 D 摄入不足致使胎儿期钙贮存不足，是造成婴儿早期钙营养不足的重要因素之一。

(六) 流行病学

因缺乏足够的资料，钙缺乏的患病率不清楚。目前仍缺乏评估人群钙营养状况的可靠生物化学指标，WHO 采用钙摄入量估计钙缺乏或钙营养不足状况。各国钙摄入量差别很大，发展中国家钙摄入量普遍不足，特别是亚洲，北美、欧洲钙摄入量较高。

(七) 临床表现

因缺乏评估钙营养状况的可靠生物化学指标，儿童钙营养状况在临床难以判断，即使钙摄入量较低临床往往无明显的症状与体征，多在中老年后出现骨质疏松、腰腿痛、骨折。临床上，常将与发生低钙血症(hypocalcemia)有关医学情况误诊为“钙缺乏”，如新生儿暂时性甲状旁腺功能不足致低钙血症、维生素 D 缺乏性手足抽搦(详见本章第二节)、输血后低钙血症以及长期抗惊厥药物治疗。

(八) 实验室检查

缺乏评估钙营养状况的可靠生物化学指标，同时正常儿童体内血钙水平受到严格调控，血钙水平不能用于判断人体钙营养状况。调查食物钙食物摄入状况是判断儿童钙营养状况较好的指标。但各国钙推荐摄入量不同，判断标准不同，加拿大的婴儿钙推荐量低于美国、WHO 推荐量。其

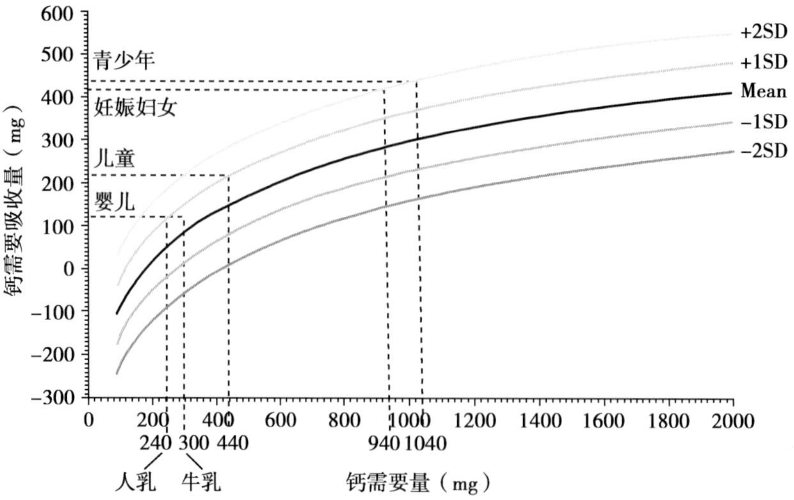

图 5-23-33 不同人群钙摄入需要量与吸收

他方法，如骨密度、尿或血浆的稳定性同位素重吸收的生物学标记物检测方法复杂，费用昂贵，结果易受其他因素影响，临床少用（详见本篇第二十二章第四节）。

（九）诊断与鉴别诊断

目前因缺乏特异性临床表现与检测方法，诊断钙营养不足较困难，主要依据高危因素、膳食调查。临床出现低钙血症或高钙血症时多有其他疾病，而不宜简单归咎于"钙缺乏"。

（十）治疗

调整膳食，增加膳食钙的摄入。积极查找导致钙缺乏的高危因素及基础疾病，并采取有效干预措施。

钙补充剂量以补足食物摄入不足部分为宜。只有无法从食物中摄入足量钙时，才使用钙补充剂。儿童钙缺乏或钙营养不足常同时存在其他微量营养素缺乏，如镁、磷、维生素 A、C、K 等，补充钙的同时宜补充其他相关微量营养素。

（十一）预防

1. 高危人群 婴儿、儿童、青少年生长发育需要充足钙营养，<2 岁婴幼儿、青少年，特别是女青少年是钙营养不足的高危人群（图 5-23-33）。

2. 营养教育 教育家长与儿童，了解钙营养的重要性，如何选择富含钙的食物、钙与运动、维生素 D 的关系。目前我国居民膳食钙摄入普遍处于较低水平，其中尤以 11~13 岁青少年膳食钙摄入达到推荐摄入量的比例最低。

（1）补充富含钙的食物：食物钙的 70%~80% 来源于乳类食物，包括人乳与配方。维生素 D 水平适宜时人乳及配方中的钙足以满足正常足月婴儿的需要，不必额外补充。早产 / 低出生体重、双胎 / 多胎婴儿需补充钙，可采用人乳强化剂、特殊早产儿配方，或补充维生素 D 与钙剂。儿童摄入 500ml/d 牛奶或相当量的奶制品大致可满足钙的需要，青春期少年则需要摄入 750ml/d 牛奶，同时保持适宜维生素 D 水平才能满足其快速生长对钙的需要。除乳类食物外，植物性食物（大豆及其制品、绿色蔬菜）以及钙强化的食品可获得 25% 的食物钙。

（2）增加膳食钙的吸收：人乳中磷酸盐较牛乳有利钙的吸收，维生素 D 促进钙的吸收。

（3）避免抑制钙吸收：草酸盐、植酸盐抑制食物钙吸收。植物性食物含草酸盐类较多，如菠菜、甘薯、豆类；植酸盐食物较高的食物，如豆类蔬菜、整粒谷物。虽然钠、蛋白质增加尿钙排除，但对儿童的影响可能较小，因生长期钙大量沉积骨骼。

专家点评

● 儿科医生与儿童保健医生应仔细了解儿童食物钙摄入情况（食物种类与钙摄入量），推荐富含钙的食物。如儿童食物摄入钙较低，补充钙总量宜 <500mg/d。美国骨与矿物质研究学会建议"家长不宜自己给儿童补钙"，儿童生长需要的钙宜从平衡膳食获得（700~1000mg/d）。食物中的钙含量少，与脂肪、蛋白质同时摄入，吸收较慢，对血清钙水平影响较少，安全有效。

● 血清维生素 A（视黄醇）反映肝脏维生素 A 贮存，如维生素 A 严重耗竭（< 0.07μmol/g

肝脏),或明显过量(>1.05μmol/g 肝脏)。因此,血清维生素 A(视黄醇)主要用于评估人群维生素 A 的分布与流行病学情况,不宜用以评估个人维生素 A 状况,也不宜评估干预后维生素 A 的状况。

● 维生素 A 缺乏是一完全可避免发生的营养性缺乏疾病。随生活水平的提高,典型的临床型维生素 A 缺乏已不多见,隐匿的亚临床维生素 A 缺乏发生率不低;对反复感染、贫血的儿童应警惕亚临床维生素 A 缺乏。

● WHO 关于 B 族维生素的建议:需要的人群包括儿童、青少年、妊娠与哺乳妇女、老年人,基本工作是加强对人们与政府的营养教育,让全社会有健康食物。

● 坏血病是食物维生素 C 缺乏。人类不能自己合成维生素 C,需要从食物获得。维生素 C 缺乏是可预防的营养性疾病,应经常摄入水果、蔬菜或强化维生素 C 的食物。虽然维生素 C 缺乏已不常见,但仍然有慢性营养不良的儿童存在维生素 C 缺乏或边缘性缺乏,临床需鉴别。

● 影响维生素 D 水平的因素较多,包括日光暴露情况、皮肤色素、基础维生素 D 水平、肠道吸收率、维生素 D 类型、年龄、遗传因素(与 VD R 活性有关)。因此,预防维生素 D 不足不仅仅是补充维生素 D。

● 指导正确补充维生素 D:补充维生素 D 宜检测血 25(OH)D 基线值,补充维生素 D 4 周后再检测,以判断补充剂量;在医生指导下补充维生素 D,避免引发高维生素;宜用维生素 D_3 补充;

● 指导日光浴要点:上午 10 点~下午 2 点最佳日光浴时间;每日户外活动 15~20 分钟,尽量暴露身体皮肤,避免日光过强照射。

● 妊娠与哺乳母亲需告诉医生自己补充维生素 K 的情况。

● 有代谢性疾病,如 6- 磷酸葡糖脱氢酶缺乏(G-6PD)以及抗凝治疗婴儿不需要补充维生素 K,肾透析治疗时宜避免过多维生素 K 摄入。

● 缺铁性贫血,特别是轻度贫血症状少或非特异性,易被家长忽略。家长,甚至不少儿科医生认为轻度贫血可"食物补充",对铁缺乏和缺铁性贫血的后果不了解,即使治疗也不能坚持完成疗程。因此,铁缺乏的预防与治疗均需家长密切合作。

● 碘缺乏是世界范围最重要的、可预防的、损伤脑的疾病。生活在严重碘缺乏地区的人群智商(IQ)可能低于其他非碘缺乏地区 13.5。碘缺乏影响儿童学习能力、妇女健康、社区生命质量、经济发展。但在所有营养素缺乏疾病中 IDD 控制最容易、经济效益最高。

(黎海芪 盛晓阳)

【参考文献】

1. American Academy of Pediatrics. Pediatric Nutrition Handbook. 6th edition. 2009.
2. Weaver CM, Peacack M. Calcium. Adv. Nutr., 2011, 2: 290-292.
3. Holick M. Resurrection of vitamin D deficiency and rickets. J. Clin. Invest, 2006, 116: 2062-2072.
4. Abrams SA. Calcium and vitamin D requirements of enterally fed preterm infants. Pediatrics, 2013, 131: e1676-e1683.
5. Institute of Medicine. Dietary Reference Intakes for Vitamin D and Calcium. Washington, DC: The National Academies Press, 2011.
6. Wagner CL, Greer FR. American Academy of Pediatrics Section on Breastfeeding; American 7.Academy of Pediatrics Committee on Nutrition. Prevention of rickets and vitamin D deficiency in infants, children, and adolescents. Pediatrics, 2008, 122(5): 1142-1152.
7. FAO/WHO. Human Vitamin and Mineral Requirements.2001.
8. Sommer A. Preventing blindness and saving lives: the centenary of vitamin A. JAMA Ophthalmol, 2014, 132(1): 115-117.
9. Donald S, McLaren, Martin Frigg. Sight and Life manual on vitamin A deficiency disorders.Second Edition. Sight and Life, Switzerland, 2001.
10. Awasthi S, Peto R, Read S, et al. Vitamin A supplementation every 6 months with retinol in 1 million pre-school children in north India: DEVTA, a cluster-randomised trial. Lancet, 2013, 27, 381(9876): 1469-1477.
11. WHO, UNICEF, IVACG Task Force. Vitamin A supplements: a guide to their use in the treatment and preventionof vitamin A deficiency and xerophthalmia, 2nd ed. Geneva, World Health Organization, 1997. (http://whqlibdoc.who.int/publications/1997/9241545062.pdf).
12. WHO.Guideline.Neonatal vitamin A supplementation. World Health Organization, 2011.

13. WHO. Guideline.Vitamin A supplementation in infants 1-5 months of age. Geneva,World Health Organization,2011.
14. WHO. Guideline.Vitamin A supplementation in pregnant women. Geneva,World Health Organization,2011.
15. WHO.Guideline. Vitamin A supplementation in infants and children 6-59 months of age.Geneva,World Health Organization,2011.
16. Ross AC,Physiology,DietarySources,and Requirements. Encyclopedia of Human Nutrition,Elsevier Ltd,2013,4.
17. Riki Kawaguchi,Jiamei Yu,Jane Honda,et al. A Membrane Receptor for Retinol Binding Protein Mediates Cellular Uptake of Vitamin A. Science,2007,9,315(5813):820-825.
18. WHO.Global prevalence of vitamin A deficiency in populations at risk,1995-2005.
19. WHO,Alfred Sommer. Vitamin A Deficiency And Its Consequences-A field guide todetection and control. 3rd edition.1995.
20. 中华医学会儿科学分会儿童保健学组,中华儿科杂志编辑部.儿童微量营养素缺乏防治建议.中华儿科杂志,2010,48(7):502-509.
21. WHO. Thiamine deficiency and its prevention and control in major emergencies,1999.
22. American Academy of Pediatrics,Pediatric Nutrition Handbook. 6th edition. 2009.
23. Barbara A Bowman,Christine M Pfeiffer,Wanda D Barfield. Thiamine deficiency,beriberi,and maternal and child health:why pharmacokinetics matter. Am J Clin Nutr,2013,98:635-636.
24. Debra Coats,Elizabeth L Frank,Joel M Reid,et al. Thiamine pharmacokinetics in Cambodian mothers and their breastfed infants. Am J Clin Nutr,2013,98:839-844.
25. Iris Fattal,Naama Friedmann and Aviva Fattal-Valevski. The crucial role of thiamine in the development of syntax and lexical retrieval:a study of infantile thiamine deficiency. Brain,2011,134:1720-1739.
26. Satoshi Kono,Hiroaki Miyajima,Kenichi Yoshida,et al. Mutations in a Thiamine-transporter gene and Wernicke's-like encephalopathy. N Engl J Med,2009,360:1792-1793.
27. Hsin-Yueh Chang,Feng-Yao Tang,Der-Yuan Chen,et al. Clinical use of cyclooxygenase inhibitors impairs vitamin B-6 metabolism. Am J Clin Nutr,2013,98:1440-1449.
28. Nadia Roumeliotis,David Dix,Alisa Lipson. vitamin B_{12} deficiency in infants secondary to maternal causes. CMAJ,2012,184(14):1593-1598.
29. Ingrid Torsvik,Per Magne Ueland,Trond Markestad,et al. Cobalamin supplementation improves motor development and regurgitations in infants:results from a randomized intervention study. Am J Clin Nutr,2013,98:1233-1240.
30. R Green. vitamin B_{12}:Physiology,DietarySources,and Requirements. Encyclopedia of Human Nutrition.Third Edition. Elsevier Ltd,2013,P351-356.
31. Royal College of Obstetricians and Gynaecologists:Periconceptional folic acid and food fortification in the prevention of neural tube defects scientific impact paper,2013,4.
32. WHO. Guideline:Daily iron and folic acid supplementation in pregnant women,2012.
33. Devalia V,Hamilton MS,Molloy AM.the British Committee for Standards in Haematology. Guidelines for the diagnosis and treatment of cobalamin and folate disorders. Br J Haematol,2014,166(4):496-513.
34. 中华人民共和国卫生部办公厅.2010年增补叶酸预防神经管缺陷项目管理方案.2010.
35. 中华医学会围产医学分会产科学组.孕前和孕期保健指南.2011.
36. American Academy of Pediatrics,Pediatric Nutrition Handbook. 6th edition. 2009.
37. Lykkesfeldt J,Michels A. Vitamin C. Adv Nutr,2014,5:16-18.
38. Li Y,Schellhorn HE. New developments and novel therapeutic perspectives for vitamin C. J Nutr,2007,137:2171-2184.
39. Schlueter AK,Johnston CS. Vitamin C:Overview and Update. J Evidence-Based Complementary & Alternative Medicine,2011,16:49
40. Schleicher RL,Carroll MD,Ford ES,and Lacher DA. Serum vitamin C and the prevalence of vitamin C deficiency in the United States:2003-2004 National Health and Nutrition Examination Survey(NHANES). Am J Clin Nutr,2009,90:1252-1263.
41. DA Bender. Physiology,dietary sources,requirements. Ncyclopedia of Human Nutrition,4,P363-369.
42. American Academy of Pediatrics. Pediatric Nutrition Handbook. 6th edition. 2009.
43. Shearer MJ. VitaminKdeficiency bleeding in early infancy. Blood Rev 2009;23:49-59.
44. Winckel MV,Bruyne RD,Velde AVD,Biervliet SV. Vitamin K,an update for the pediatrician. Eur J Pediatr,2009,168:127-134.
45. Greer FR. VitaminK the basics-What's new? Early Human Development. 2010;86:S43-S47.
46. Ferland G:The discovery of vitaminK and its clinical applications. Ann Nutr Metab,2012,61(3):213-218.
47. Martin J. Shearer,Xueyan Fu,Sarah L. Booth. VitaminK Nutrition,Metabolism,and Requirements:Current Concepts and Future Research. American Society for Nutrition.Adv. Nutr.,2012,3:182-195.

48. NIH. Institute of Medicine, Food and Nutrition Board. Dietary Reference Intakes for Calcium. and Vitamin D. Washington, DC: National Academy Press, 2010.
49. How much vitamin D for children? Clin Cases Miner Bone Metab, 2012, 9(2): 112-117.
50. NIH: Vitamin D. Fact Sheet for Health Professionals. (http://ods.od.nih.gov/factsheets/VitaminD-HealthProfessional/)
51. Susanna Y. Huh, Catherine M. Gordon: Vitamin D deficiency in children and adolescents: Epidemiology, impact and treatment. Rev Endocr Metab Disord, 2008, 9: 161-170.
52. Luisella Cianferotti, Claudio Marcocci. Subclinical vitamin D deficiency. Best Practice & Research Clinical Endocrinology & Metabolism, 2012, 26: 523-537.
53. Pornpoj Pramyothin, Michael F. Holick. Vitamin D Supplementation: Guidelines and Evidence for Subclinical Deficiency.Curr Opin Gastroenterol, 2012, 28(2): 139-150.
54. Robert M. Kliegman: Nelson Textbook of PEDIATRICS.19th Edition.Elsevier Inc, 2011.
55. 中国儿童铁缺乏症流行病学调查协作组．中国7个月～7岁儿童铁缺乏症流行病学的调查研究．中华儿科杂志, 2004, 42(12): 886-891.
56. American Academy of Pediatrics, Pediatric Nutrition Handbook. 6th edition. 2009.
57. Food and Nutrion Board and Institute of Medicine. Dietary reference of intakes of vitamin A, vitamin K, Boron, Chromium, Copper, Iodine, Iron, Manganese, Molybdenum, Nickel, Silicon, Vanadium and Zinc. Washington, D.C: National Academy Press, 2001
58. Cindy NR. An update on iron homeostasis: Make new friends, but keep the old. Am J Med Sci 2013, 346(5): 413-419.
59. Richard Hurrell, Ines Egli. Iron bioavailability and dietary reference values. Am J Clin Nutr, 2010, 91(suppl): S 1461- S 1467.
60. Robert D. Baker, Frank R. Greer and The Committee on Nutrition Diagnosis and prevention of iron deficiency and iron-deficiency anemia in infants and young children (0-3 years of age). Pediatrics, 2010, 126: 1040.
61. 中华医学会围产医学分会．妊娠期铁缺乏和缺铁性贫血诊治指南．中华围产医学杂志, 2014, 17(7): 451-454.
62. UNICEF, 联合国大学, WHO. Iron Deficiency Anaemia Assessment, Prevention, and Control: A guide for programme managers.WHO, 2001.
63. WHO. Worldwide prevalence of anaemia 1993-2005 WHO Global Database on Anaemia, 2008. (http://apps.who.int/iris/bitstream/10665/43894/1/9789241596657_eng.pdf)
64. John Beard. Indicators of the iron status of populations: free erythrocyte protoporphyrin and zinc protoporphyrin; serum and plasma iron, total iron binding capacity and transferrin saturation; and serum transferrin receptor. (http://www.who.int/nutrition/publications/micronutrients/anaemia_iron_deficiency/9789241596107_annex3.pdf)
65.《中华儿科杂志》编辑部, 中华医学会儿科学分会血液学组, 中华医学会儿科学分会儿童保健学组．儿童缺铁和缺铁性贫血防治建议．中华儿科杂志, 2008.
66. WHO. Guideline: Intermittent iron supplementation in preschool and school-age children.2011.
67. WHO. Guideline: Delayed umbilical cord clamping for improved maternal and infant health and nutrition outcomes. Geneva: World Health Organization, 2014.
68. WHO. Guideline: Daily iron and folic acid supplementation in pregnant women. Geneva, World Health Organization, 2012.
69. WHO. WHO Guideline: Fortification of food-grade salt with iodine for the prevention and control of iodine deficiency disorders, 2014.
70. American Academy of Pediatrics, Pediatric Nutrition Handbook. 6th edition. 2009.
71. Ristic-Medic D, Piskackova Z, Hooper L, et al. Methods of assessment of iodine status in humans: a systematic review. Am J Clin Nutr, 2009, 89(suppl): S 2052- S 2069.
72. Swanson CA and Pearce EN. Iodine insufficiency: A global health problem? Adv Nutr, 2013, 4: 533-535.
73. Trumbo PR. Evidence needed to inform the next dietary reference intakes for Iodine. Adv Nutr, 2013, 4: 718-722.
74. Zimmermann MB. Iodine deficiency in pregnancy and the effects of maternal iodine supplementation on the offspring: a review. Am J Clin Nutr, 2009, 89(suppl): S 668-S 672.
75. Zhou SJ, Anderson AJ, Gibson RA, et al. Effect of iodine supplementation in pregnancy on child development and other clinical outcomes: a systematic review of randomized controlled trials. Am J Clin Nutr, 2013, 98: 1241-1254.
76. WHO/UNICEF/ICCIDD. Assessment of iodine deficiency disorders and monitoring their elimination. A guide for programme managers.Third edition.2007.

第三节 Ⅱ型营养素缺乏

导读 Ⅱ型营养素缺乏主要包括蛋白质、能量营养不良和锌缺乏。

一、蛋白质、能量营养不良

长久以来将儿童营养不良和超重/肥胖分

别作为独立的疾病诊治，儿童营养不良亦为蛋白质 - 能量营养不良（PEM）的代名词。美国学者则称营养缺乏为营养失衡。发展中国家蛋白质 - 能量营养不良发生率较高，发达国家则表现为过多的不健康食物摄入，如脂肪和精制碳水化合物，使超重 / 肥胖儿童增加。蛋白质 - 能量营养不良和超重 / 肥胖的儿童均不能维持正常组织、器官的生理功能。因此，近年来认为儿童营养不良不是单一疾病，而是一种异常的状态，包括营养低下（undernutrition）和营养过度（overnutrition）。营养低下是营养素不足的结果，而营养过度是摄入营养素失衡（imbalances）或过量的结果。但多数国家学者描述儿童营养不良时仍是食物不足或食物质量差发生儿童能量 - 蛋白质营养低下（protein-energy malnutrition，PEM）的表现。因此，营养不良是医学和社会性疾病，根源是贫困。

（一）流行情况与高危因素

1. 流行病学资料 蛋白质 - 能量营养不良多见于 3 岁以下婴幼儿。WHO 的资料显示儿童营养不良患其他疾病和早期死亡的危险增加，是全球 5 岁以下儿童死亡的最重要原因（图 5-23-34）。营养不良影响不同年龄的人群，特别是低收入的、受教育的贫困人；70% 的蛋白质 - 能量营养不良儿童在亚洲，26% 在非洲，4% 在拉丁美洲和加勒比海地区。每年约有 600 万饥饿儿童，100 万儿童维生素 A、锌缺乏，低出生体重、宫内生长迟缓致 220 万儿童死亡。2 岁内的营养不良多不可逆，包括铁缺乏，损伤儿童认知能力，影响健康与教育，加重疾病（图 5-23-35）。碘缺乏是损害儿童智力发

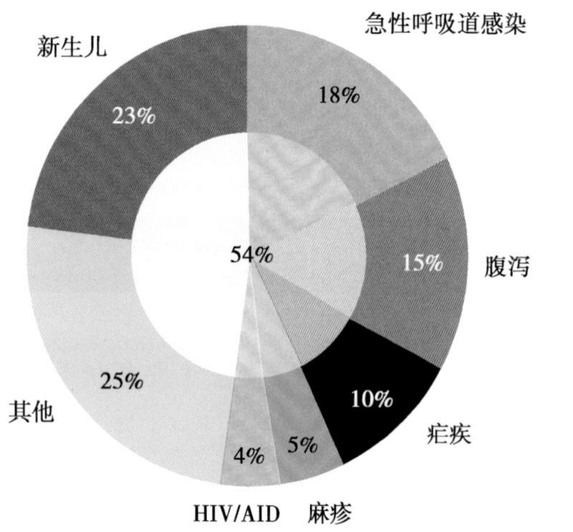

图 5-23-34 发展中国家 5 岁以下儿童死亡原因（2002）（源于 WHO 资料）

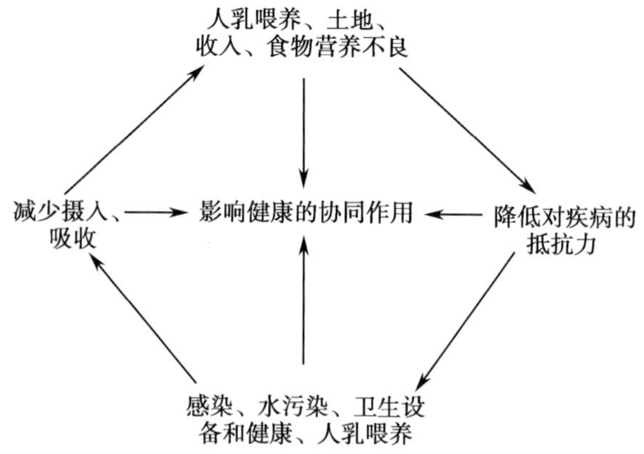

图 5-23-35 感染与营养不良的关系

育的最常见的、可预防原因。有中度碘缺乏的母亲与婴儿 IQ 降低 10~15，是国家发展的潜在影响因素。

2005 年母亲儿童营养不良工作组（the Maternal and Child Malnutrition Study Group，MCUSG）以 WHO 儿童体格生长标准分析 139 个低收入国家的 388 个资料的 5.56 亿 <5 岁儿童，其中 20%（1.12 亿）儿童发生低体重，32%（1.78 亿）生长迟缓，10%（5500 万）消瘦；资料亦显示每年 1000 万 <5 岁儿童死亡中有 19% 低体重，15% 生长迟缓，15% 消瘦（严重消瘦 4.4%），3.3% IUGR/IBW，即儿童死亡中 >50% 的儿童存在营养不良。全世界低体重儿童有 1.78 亿，其中 36 个发展中国家 90% 的 <2 岁儿童矮小与营养不良有关；全世界有 390 万 <5 岁儿童的死亡与营养不良有关（占总死亡的 1/3），每年有 2000 万儿童因严重、急性营养不良死亡。因此，世界各国都将 5 岁以下儿童营养不良患病率作为评价国家社会发展进步的重要指标之一。

虽然近 30 年随我国经济的发展，我国儿童的营养状况有很大改善，但营养问题仍然是影响儿童健康的基本问题之一。1995~2000 年 UNICEF、WHO 的资料显示我国 <5 岁儿童中 10% 为中、重度低体重，17% 为中、重度矮小，2003 年 ~2008 年分别下降至 6%~7%、15%。2002 年原卫生部、科技部和国家统计局组织在全国 31 个省 / 自治区 / 直辖市（不含香港、澳门特别行政区及台湾省）的“中国居民营养与健康状况调查”资料显示我国 5 岁以下儿童生长迟缓率为 14.3%，低体重率为 7.8%；其中农村儿童营养不良是城市的 3~4 倍。营养不良仍然是影响中西部地区部分农村儿童生长发育和健康的主要原因。

2. 高危因素 营养不良的高危因素（nutrition

risk factors, NRFs）有各种情况，如长期食物摄入量低于推荐量，喂养方法不当，食物单调；或继发疾病。

（1）食物供给不足（原发性营养不良）：因战争、贫穷、饥荒儿童食物匮乏和急性疾病如腹泻致儿童发生营养不良。随我国经济、文化的发展，因食物匮乏所致营养不良的儿童已显著减少。目前儿童营养不良主要原因是因家长知识缺乏使儿童能量、蛋白质以及与能量、蛋白质有关的微量营养素摄入不足。原发性营养不良多见婴幼儿，如长期婴儿乳类不足（质或量），幼儿食用低能量食物（米粉、稀粥、面汤）、不良饮食习惯（零食多、饮水或果汁过多）（图 5-23-36）。

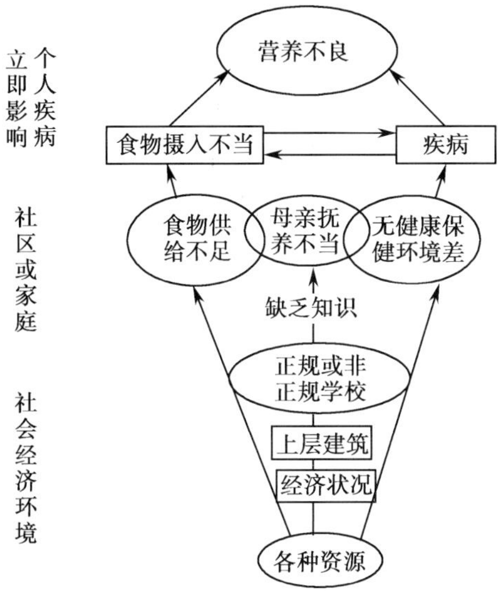

图 5-23-36 儿童营养不良高危因素

（2）疾病因素（继发性营养不良）：因胎儿期生长迟缓（fetal growth retardation）致低出生体重或小于胎龄儿、早产；慢性感染性疾病如结核、迁延性腹泻，艾滋病、肿瘤、慢性肾衰、炎症性肠病等致营养素吸收不良或消耗增加；先天性畸形，如先天性食道狭窄（congenital oesophageal stenosis）、先天性气管软骨食管异位症（tracheobrochial remnants）儿童进食乳类时生长尚可，4~6 月龄引入半固体、固体食物后出现严重呕吐、吞咽困难、反复肺炎致营养不良、生长发育迟缓。

因咀嚼、吞咽和消化食物困难、疼痛、恶心、纳差使住院儿童摄入食物不足，疾病也使加速营养素丢失，如创伤、烧伤和药物。

（二）儿童营养不良的研究状况

营养是儿童健康的基本保障，儿童体格发育状况可间接反映儿童营养状况，如间接反映身体成分（瘦组织、脂肪）变化。体重反映能量贮存在脂肪组织增加或减少状况；身长的增长（或线性生长）直接反映身体非脂肪组织（fat-free-mass）的增长。良好营养条件下的儿童线性生长代表非脂肪组织的生长潜能水平，即身长（线性生长）反映生长潜力。儿童营养不良的研究经历采用单一体重指标至体重与身高结合评估，分度标准从采用体格指标下降的百分数（%）至采用 *Z* score 与标准差方法的过程。

1. 按体格发育指标分类方法（<5y 儿童） 1956 年 Gómez 和 Galvan 研究墨西哥的墨西哥城住院的营养不良儿童死亡的影响因素，依体重低于同年龄儿童平均体重百分比的程度将营养不良分类为三度（表 5-23-44）。儿童死亡的危险因素与营养不良的程度有关。Gómez 的儿童营养不良分类方法至今尚在应用，可在儿童人群内和不同的儿童人群间比较。但 Gómez 的儿童营养不良分类方法不涉及身高，评估生长迟缓与超重 / 肥胖时受限。

表 5-23-44 Gómez 的儿童营养不良分类方法

分度	% 同龄同性别儿童体重
正常	90%~100%
轻度：Ⅰ级	75%~89%
中度：Ⅱ级	60%~74%
重度：Ⅲ级	<60%

1972 年英国生理学家 John Conrad Waterlow 发表新的儿童营养不良的分类方法，优点是补充身高 / 年龄、体重 / 身高评估儿童营养不良。Waterlow 认为身高 / 年龄用于评估儿童因慢性营养不良出现身材矮小情况；体重 / 身高则用于评估急性营养不良，评估时可不考虑儿童年龄。

1977 年 WHO 在 Waterlow 的儿童营养不良分类方法基础上修改，儿童营养不良调查中可以体重（W）、身（长）高（L、H）、体重 / 身（长）高[W/L

表 5-23-45 Waterlow 的儿童营养不良分类方法

分度	生长迟缓（%）H/age	消瘦（%）W/H
正常	>95%	>90%
轻度：Ⅰ级	87.5%~95%	80%~90%
中度：Ⅱ级	80%~87.5%	70%~80%
重度：Ⅲ级	<80%	<70%

(H)]确定群体儿童营养不良流行率与个体儿童营养不良类型与程度(表 5-23-45)。1983 年 WHO 的资料已作为国际参数,采用基于 *Z* scores 的数据评估儿童营养不良状况,即低体重、消瘦与生长迟三种情况。三者可不一致,只要有其中一项达到标准则提示儿童存在营养不良状况,但不能确定病因。低体重的定义是体重 < 参照人群的体重中位数减 2 SD 或 *Z* 值 <-2,生长迟缓则是身长(高)< 参照人群的身高中位数减 2 SD 或 *Z* 值 <-2,消瘦是体重 / 身高 < 参照人群的体重 / 身高中位数减 2 SD 或 *Z* 值 <-2。儿童营养不良状况的严重程度则以中位数 -nSD 表示,如"中度"为≤-2SD~-3SD,"重度"为 <-3SD(表 5-23-46)。低体重儿童多同时存在生长迟缓,即 W/L(H)可能近于正常范围,无消瘦,即相对身长而言低体重的儿童可有生长迟缓、正常,甚至超重几种情况(图 5-23-37)。发展中国家 <5 岁儿童营养不良的主要问题是生长迟缓。

表 5-23-46 WHO 修改的儿童营养不良分型与分度方法

分型	分度		状态
	中	重	
低体重(underweight)(W/A<-2 SD)	≤-2 SD~-3SD	<-3SD	
生长迟缓(stunting)(H/A<-2 SD)	≤-2 SD~-3SD z-score <-2	<-3SD z-score <-3	持续营养不良
消瘦(wasting)(W/H <-2 SD)	≤-2 SD~-3SD z-score <-2	<-3SD z-score <-3	急性营养不良

正常儿童 消瘦儿童 生长迟缓儿童

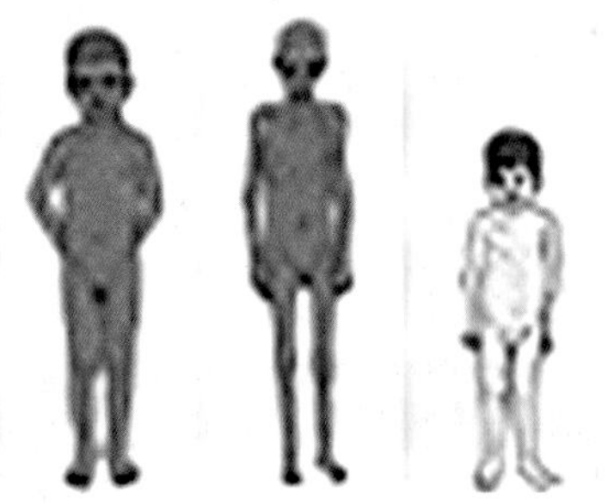

	正常儿童	消瘦儿童	生长迟缓儿童
体重 / 年龄 %	100	70	70
身高 / 年龄 %	100	100	84
体重 / 身高 %	100	70	100

图 5-23-37 体重、身高、体重 / 身高的关系

因此,近年 WHO 建议再改进营养评估和营养不良分类方法,主要以 W/H 判断儿童营养不良状况和评估干预情况。消瘦为儿童因各种因素致短期内Ⅱ型营养素(生长营养素)中能量不足发生体重明显丢失,身长(高)尚未改变,为"急性营养不良状态"。过去称生长迟缓为"慢性营养不良"。但儿童生长迟缓是一动态、累积、进行的状态,生长迟缓(stunting)需经历一较长时间达到矮小(stunted),是生长迟缓的最终结果,即过程已有较长时间。生长迟缓为Ⅱ型营养素(生长营养素)中蛋白质以及相关营养素较长时间缺乏所致。因此,近年已将儿童生长迟缓视为"持续营养不良状态"。

2. 群体儿童营养不良调查 是儿童(<5 岁)营养现况调查,通过体格生长水平检测获得儿童人群中营养不良的流行特征,或为趋势、状况的描述。根据儿童人群数量的不同,可以采用全面的普查方法,也可用随机抽样的调查方法,或者是两者结合的随机整群抽样的方法。可进行不同地区或同一地区几年内儿童营养状况资料比较。群体儿童营养不良的结果用流行率(患病率)表示,如中(重)度低体重患病率 = 调查儿童的中(重)度低体重人数 / 调查儿童总数(%)。近年 WHO 以儿童人群 W/H 的状况作为儿童人群营养不良流行强度判断标准。调查结果与该地区或国家的经济、文化状况有关,不涉及任何病因。分析营养不良患病率较高的原因,可帮助政府制定相应干预措施时提供数据。

3. 个体儿童营养不良的判断 需仔细询问儿童喂养史、生长发育史和疾病史(高危因素),体格生长评价、膳食调查、体格检查与相应的实验室检查等结果综合分析,以判断儿童是否存在营养不良;如存在营养不良需要确定是原发的还是继发的,以及营养不良缺乏的发展阶段等问题,以采取相应的干预措施(详见本篇第二十二章)。

(三) 营养不良临床表现与实验室检查

儿童营养不良的临床表现与实验室结果与发生的程度有关。

1. 临床表现

(1) 中度营养不良:

- **群体儿童中度营养不良:** W/H<2SD 为急性营养不良;当人群中有 5%~10% 的儿童 W/H<2SD,则该儿童人群存在中度急性营养不良。
- **个体儿童中度营养不良:** 体格生长指标判断是 W/H≤2SD~3SD,体重不增是中度营养不良

(Moderate Malnutrition，MM)的早期临床表现。

(2) **重度营养不良**

• **群体儿童重度营养不良**：当人群中有 >10% 儿童 W/H<2SD，则该儿童人群存在严重营养不良。

• **个体儿童重度营养不良**：体格生长指标判断是 W/H<3SD，临床上蛋白质 - 能量重度营养不良可分为能量缺乏为主型和蛋白质缺乏为主型。

1) **消瘦衰弱型营养不良(marasmus)**：长期Ⅱ型营养素(生长营养素)能量摄入不足致慢性的体内脂肪、肌肉和其他组织的严重消耗、生长迟缓，多发生于 6~12 月龄的断离人乳的婴儿，或发生慢性腹泻的儿童。

2) **恶性营养不良**：以蛋白质缺乏为主的营养不良。临床特征是全身水肿、虚弱、表情淡漠、生长迟缓头发变色、变脆、易脱落、易感染等，即恶性营养不良病(kwashiorkor)。"kwashiorkor" 系非洲加纳语译音，译意为"红小孩"，因恶性营养不良时儿童除水肿外，毛发和皮肤常发红。

3) **消瘦 - 浮肿型营养不良**：即同时存在蛋白质 - 能量不足的混合型营养不良(kwashiorkor-marasmus)。

2. **实验室检查** 尽管实验室结果可用于个体儿童营养不良状况的评价，但近年的研究提示实验室方法不是营养不良的准确指标或对儿童营养不良的诊断无特异性。营养不良儿童可被训练有素的医生结合体格生长资料在没有实验室结果前即可诊断。因此，营养不良的实验室检查尚需进行成本 - 效益评估。但重度营养不良儿童的生化指标改变可帮助医生了解全身各器官系统的功能状态，监测治疗反应，或评估住院儿童出院前的营养状况。

营养不良儿童的一般筛查实验包括血液学检查及蛋白质营养状况、器官功能测试。

(1) **中度营养不良**：缺乏早期特异性或敏感诊断指标，体重不增是营养不良的早期征兆。

(2) **重度营养不良**：严重蛋白质营养不良时多有多种营养素缺乏，如锌、磷、氮等。重度营养不良可有重要脏器功能损害，以及血红蛋白、白蛋白、血清前白蛋白、甲状腺素、转铁蛋白水平、胰岛素样生长因子Ⅰ(IGF-Ⅰ)和免疫功能等不同程度下降(表 5-23-47)。

1) **血清白蛋白、血清蛋白浓度**：血清白蛋白正常值 35~55g/L。轻度及中度营养不良变化不大，严重营养不良血清白蛋白显著降低(10~25g/L)。

表 5-23-47 消瘦型和水肿型营养不良的实验室检查

实验室检查	消瘦型营养不良	水肿型营养不良
血清白蛋白	接近正常	极度降低
血清免疫球蛋白	正常或升高	降低
血清酶		
脂肪酶	正常	极度降低
淀粉酶	正常	降低
酯酶	略降低	降低
血清脂类		
甘油三酯	正常	正常
胆固醇	正常	降低
游离脂肪酸	增加	增加
尿肌酐—身长指数	降低	明显降低
尿素 / 肌酐比值	降低	明显降低

但血清白蛋白半衰期较长(19~21 日)故灵敏度较低。血清前白蛋白是较为敏感的指标，变化早于血清白蛋白，于营养不良的早期即下降，能显示出轻微的蛋白质营养缺乏，但特异性差，因为急性炎症、恶性肿瘤、肝硬化前白蛋白也可降低。虽然视黄醇结合蛋白(半衰期 10 小时)、前白蛋白(半衰期 1.9 天)，甲状腺结合前白蛋白(半衰期 2 日)和转铁蛋白(半衰期 3 日)等代谢周期较短的血浆蛋白质具有早期诊断价值，但亦有特异性不足的问题。胰岛素样生长因子 -1(IGF-1)反应较灵敏，是诊断蛋白质营养不良的较好指标，但生长激素缺乏、肝功能异常时 IGF-1 也会降低。

2) **尿羟脯氨酸指数**：羟脯氨酸(hydroxyproline)简称 Hp 是一种非必需氨基酸，是身体内结缔组织中胶原纤维的主要成分之一。胶原纤维广泛分布于全身各器官中，所以胶原蛋白是身体内含量最多的蛋白质，人体蛋白质总量的 1/3 是胶原蛋白。利用羟脯氨酸在胶原蛋白中含量最高的特点测定尿液羟脯氨酸排出量以判断人体或其他有身体胶原组织代谢。羟脯氨酸排出量受到甲状腺激素，生长激素，肾上腺皮质激素，性激素等诸多的激素的影响。羟脯氨酸的排出量与生长速度有关，营养不良儿童尿中排出减少。上世纪中期曾用羟脯氨酸指数(hydroxyproline/creatinine)［羟脯氨酸(μmol/ml)/ 肌酐［μmol/(ml·kg)］检测营养不良儿童蛋白质营养状况。3 岁内儿童羟脯氨酸指数比较恒定，学龄前儿童为 2.0~5.0，<2 表示生长缓慢。

3) **微量营养素**:严重营养不良儿童因食物摄入不足除Ⅱ类生长营养素缺乏外,尚伴Ⅰ类功能性营养素缺乏,如铁、维生素 A、维生素 B、维生素 B_{12} 缺乏。医生宜根据临床表现进行特殊维生素和微量元素检测。

4) **瘦素**:瘦素作为脂肪细胞分泌的一种蛋白质激素,是肥胖基因编码的产物,主要作用于下丘脑。营养不良儿童可脂肪含量下降使血清瘦素水平明显降低,神经肽(NPY)分泌减少,抑制食欲,增强物质与能量代谢。同时瘦素通过与其他内分泌激素(如胰岛素、胰岛素样生长因子-1、胰岛素样生长因子结合蛋白)相互作用,参与连接能量代谢、营养平衡和内分泌反应的重要环节。因此,有学者把瘦素作为一个营养指标,但瘦素检测尚没有广泛应用。

5) **其他**:严重营养不良儿童存在电解质紊乱以及血生化异常,如低钾、低钙、低镁、低血糖等。

(四) 营养不良处理(治疗)

中、重度营养不良儿童的处理均包括治疗原发病、控制感染与其他合并症等对症治疗措施,以及补充富含营养素的食物,恢复儿童体内丢失的营养素。但严重营养不良的儿童需要逐渐补充使身体能适应增加的营养,维持高于正常水平的摄入量至体重恢复正常。同时,需监测恢复情况,避免营养不良再发生。但因营养缺乏程度不同,身体受损不同,处理中、重度营养不良儿童营养紊乱有所不同。

1. 中度营养不良营养处理

(1) **营养补充方案**:治疗严重营养不良已有较成熟的一致意见,但在治疗谷类食物不足为主的中度营养不良婴幼儿的成本-效益方面尚未统一。目前尚无为中度营养不良儿童制定的 RNIs。中度营养不良儿童营养素需要量的推荐意见多数介于正常儿童 RNIs 和严重营养不良儿童治疗之间,WHO 建议补充特殊配制的食物,如 F75、F100 配方(表 5-23-48),同时采用当地食物,以保证患儿食物摄入Ⅰ型(功能性、预防性营养素)和Ⅱ型(生长营养素)等 30 余种营养素使儿童加速生长至正常水平。

表 5-23-48 F75、F100 食物的制作

食物成分	F75	F100
①*脱脂奶粉(g)	25	80
糖(g)	70	50
谷物粉(g)	35	-
植物油(g)	27	60
矿物质(ml)	20	20
维生素(mg)	140	140
加水至	1000ml	1000ml
②或鲜奶(ml)	300	880
糖(g)	100	75
植物油(g)	20	20
矿物质(ml)	20	-
加水至	1000ml	1000ml

* 加少量水与脱脂奶粉、糖、谷物粉、油搅匀,煮 5~7 分钟,冷却后加维生素、矿物质(F75 中无铁)

(2) **效果监测**:治疗恰当的表现为体重增加率约为 5.5g/(kg·d),但体重的增加不代表身体生理、生化、免疫功能和解剖结构恢复正常;身高的增长比体重的增加能更好地反映营养不良儿童是否获得适当的营养。消瘦和矮小的儿童的营养需要不同,康复时间亦不同。中度消瘦儿童治疗需 2~4 周恢复,而矮小儿童恢复到正常儿童水平则需数月或数年。因此,生长迟缓的儿童应尽早治疗,2 岁内是治疗的"窗口关键"期。

2. 重度营养不良处理

(1) **营养补充方案**:采用营养素/能量密度比指导高蛋白、高能量的食物治疗,其中 1/2 的蛋白质宜从奶制品中获得。F75 和 F100 亦用于治疗严重营养不良儿童。但治疗的最初阶段饮食营养素含量较低,主要以 F75(75kcal/100ml,蛋白质 0.9g/100ml)供给能量;2~7 日儿童耐受后,采用 F100(100kcal,或 420kJ/100ml;蛋白质 2.9g/100ml),有益于儿童恢复追赶生长(图 5-23-38)。F75、F100 可自己配制(表 5-23-48),亦可选用商品配方。为避免肠道负荷过重,宜由少量逐渐增加致耐受;无法耐受者需采用肠内营养方法。

WHO 建议 <5 岁严重营养不良儿童能量补充计算可分三步进行,即第一步(早期治疗)需维持儿童现有体重,即获得的食物能量至少应达现有体重的能量需要量;第二步(治疗中期或稳定期)逐渐增加能量使体重达实际体重/身高的 $P50^{th}$ 或均值,又因营养不良儿童多有感染,能量需要较正常儿童增加 8kcal/kg;第三步(恢复期)儿童的能量摄入按实际年龄的体重($P50^{th}$ 或均值)计算。

(2) **效果监测**:24~36 月龄严重营养不良儿童经补充高蛋白、高能量仍难以纠正生长迟缓,可出

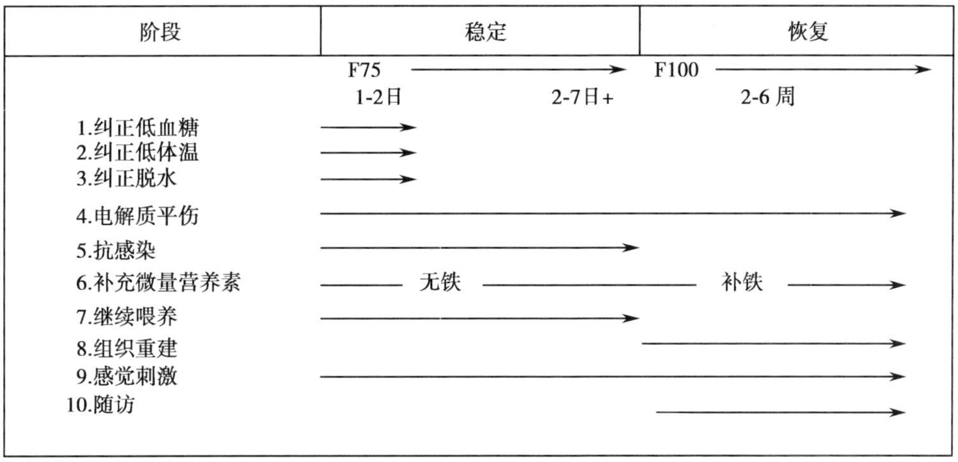

图 5-23-38 重度营养不良治疗过程

现补充过度情况，即体重增长过多。近年报道的给低体重儿童增加食物能量研究结果显示有增加超重/肥胖的儿童的危险。因此，宜以体重/身高(W/L)为标准评估，决定是否需继续补充营养，避免发生超重/肥胖。

(五) 儿童营养不良的预后与预防

1. 儿童期营养不良的预后 儿童长期营养不良的后果尚不确定，部分儿童完全康复，部分则遗留程度不同的损害，如肠道吸收不良、神经心理行为。预后与营养不良发生的年龄、持续时间和严重程度有关。一般，丢失 10% 的体重时身体尚可代偿，无明显临床表现，但如体重丢失 >40% 则可出现半昏迷状态、持续腹泻、黄疸、低血钠，严重者可因心脏衰竭、电解质紊乱、低体温致命。消瘦型营养不良(marasmus)的恢复晚于水肿型(kwashiorkor)。全世界约 5%~15% 的消瘦多发生在 6~24 月龄儿童，致 20%~40% 儿童 2 岁时矮小。营养不良与贫困导致发育不良-疾病负担-工作能力下降的恶性循环。母亲妊娠期营养不良致胎儿宫生长迟缓(fetal growth retardation)、低出生体重，同样产生婴儿-儿童-青少年-成年-老年的发育不良疾病负担-工作能力下降的恶性循环(详见第一篇第二章第一节)。因此，2009 年 63 届世界健康大会提出达到千年发展目标必须降低母亲和儿童营养不良。

2. 儿童期营养不良的预防 儿童营养不良是可预防的疾病，包括科学喂养(提倡人乳喂养、其他食物引入)、合理安排生活制度、定期生长监测、预防各种传染病和矫正先天畸形等。

(1) **预防重点人群**：5 岁内是发生营养不良的高发年龄，而干预、预防中度营养不良是提高全球儿童健康水平的关键。

(2) **预防措施**：直接干预行为包括改善母亲营养状况(补充叶酸、铁、多种微量营养素、补充钙、平衡蛋白质和能量的食物)，促进人乳喂养、补充强化维生素 A 和锌；改善 6~24 月龄儿童的食物。人乳喂养至少至 6 月龄可最有效预防儿童早期营养不良。发生灾害时及时提供食物可短期的帮助，但需要长期的措施，如发展农业、开展公共卫生项目(儿童生长和发育监测、营养知识、营养补充)以及改善食物供给系统。特别是儿童生长和发育监测可早期发现生长偏离的儿童早期干预，可降低中度营养不良发生，避免重度营养不良。婴幼儿喂养是儿童生长的基础保健，大约 30%<5 岁儿童矮小与喂养差和反复感染有关。即使在很差的情况下，改善家长的喂养方法或行为可明显改善儿童能量和营养素的摄入，减少儿童营养不良发生。

易被忽略的是住院儿童的营养不良发生情况，需要筛查导致营养不良的疾病，反复评估高危儿童的营养状况，降低疾病儿童的营养不良发生率。

(3) **效果评估**：降低儿童群体营养不良发生率的直接效果应是降低 IUGR、儿童生长迟缓和婴幼儿死亡率。

二、锌缺乏

锌缺乏包括营养性不足与遗传性锌缺乏。营养性锌缺乏/不足无特异症状，缺乏敏感、可靠的实验室指标。目前有关人群锌营养状况的资料有限，影响预防锌缺乏措施的实施。肠病性肢端皮炎与暂时性新生儿锌缺乏均与遗传有关，临床症状较严重。

锌是重要的微量元素。食物中的锌多与动物蛋白质同时摄入，因此锌是一与营养不良发病率有关的重要营养素。锌在人体内参与几乎所有的代谢过程，对儿童的体格、免疫、中枢神经系统生长和发展均具有重要作用。儿童锌缺乏或营养不足是一个全球性的公共卫生问题。2003 年世界卫生组织将预防和治疗儿童锌缺乏作为减少 5 岁以下儿童患病率和死亡率的重要措施之一。

（一）发展史

1869 年首次发现黑曲霉的生长需要锌；1929 年 Lutz 采用双硫腙技术在人的多个组织中检测到锌，估计 70kg 的人体内有 2.2g 锌；1933 年发现锌对小鼠生长的重要作用；1939 年中国发现维生素 B_1 缺乏（beriberi）患者皮肤、指甲锌水平降低；1940 年尸体解剖发现所有组织均含有锌；1942 年研究显示锌从粪便排出；1950 年首次检测血清锌为 17.3~22.1μmol/L；1956 年发现肝硬化患者血清锌低；1958 年印度血液专家 Ananda S Prasad 首次报告伊朗一例 21 岁严重铁缺乏的素食男性青少年矮小如 10 岁儿童，并伴有性发育迟缓、肝脾大，疑诊锌缺乏；1963 年确诊该男性青少年为锌缺乏综合征，从而认识到锌是人类生长的重要微量营养素。

1902 年 Wende 首先报道了一种少见的染色体隐性遗传性锌缺乏疾病；1942 年挪威医生 Danbold 和 Closs 命名为肠病性肢端皮炎（acrodermatitis enteropathica，AE）。2001 年 Wang 和 Walsh 证实 AE 是染色体 8q24.3 上 *SLC39 A4* 基因突变。1973 年 Green 证实小鼠的"致死性乳汁"（Lethal milk）是一位于 2 号染色体 *ZnT4* 基因突变的隐性遗传疾病。1980 年 Aggett、1985 年 Prasad 报道人乳喂养早产儿有与 AE 不同的锌缺乏表现，称哺乳获得性锌缺乏（acquired zinc deficiency of lactogenic origin），或暂时性新生儿锌缺乏（transient neonatal zinc deficiency，TNZD）。1982 年 Weymouth 和 Zimmerman 发现早产儿锌缺乏是因乳汁锌水平低，与小鼠的"致死性乳汁"症状相似。2012 年 Lasry 证实 TNZD 是母亲 *ZnT2* 基因 G87R 位点的杂合突变所致。

（二）生理功能

锌几乎涉及人体所有生物化学功能，300 种以上酶的活性需要锌，100 多种锌金属酶，包括烟酰胺腺嘌呤二核苷酸脱氢酶，RNA 和 DNA 聚合酶、DNA 转录因子以及碱性磷酸酶、超氧化物歧化酶和碳酸酐酶等；锌结合在金属酶催化部位的酶蛋白，有催化酶活性的作用和稳定酶蛋白四级结构作用；锌在锌指蛋白（zinc finger protein）中有重要的稳定结构作用。锌与细胞膜含硫、氮的配基结合形成牢固的复合物，维持细胞膜稳定。锌参与近 2000 种转录因子，调节基因表达，蛋白质合成；锌对细胞免疫调节有重要作用，有抗氧化、抗炎作用。

（三）吸收与代谢

人体所有组织、体液中均含锌，约 30mmol(2g)，主要存在于骨骼、牙齿、毛发、皮肤、肝脏、肌肉、白细胞和睾丸。其中骨骼肌含锌占 60%；骨组织含锌约 30%（1.5~3μmol/g，或 100~200μg/g）；瘦体质约含锌 0.46μmol/g（30μg/g）。血浆锌转换率快，受到严密调控，为总体锌的 0.1%。眼脉络膜（4.2μmol/g，或 274μg/g）和前列腺液（4.6~7.7mmol/L，或 300~500mg/L）含锌最高。

瘦红肉、牡蛎、肝脏是富含锌的食物(25~50mg/kg，或 380~760μmol/kg 生重)。膳食锌主要在十二指肠和小肠上段吸收。锌吸收有饱和性的特征，随摄入量增加，吸收率逐渐减少，锌总吸收量增加并接近饱和。空腹的人口服含锌水溶液吸收率最好（60%~70%），固体食物锌吸收率较低；锌吸收率与食物含锌量和食物成分有关，如食物中的植酸含量影响锌的吸收。

人体内锌的代谢平衡主要依赖于肠道锌吸收以及肠道内源性锌的排泄之间的平衡。锌从肾脏、皮肤和肠道排出，排出量与锌的摄入有关。体内的锌主要通过肠道以内源性锌排出，肠道丢失锌约 7~45μmol/d（0.5~3.0mg/d），肾脏与皮肤排出均为 7~10μmol/d（0.5~0.7mg/d）。饥饿和肌肉分解代谢时肾脏排出锌增加，剧烈运动和环境温度升高时皮肤汗液排出锌增加。

人乳锌含量有个体差异，同时人乳锌浓度随婴儿年龄增长逐渐下降（表 5-23-49）。人乳锌浓度逐渐下降是一种生理现象，与母亲膳食和营养状况、吸烟、口服避孕药等环境因素无关，也与母亲身体状况，如早产、胎次、分娩年龄、营养不良、感染、糖尿病等无关。人乳锌浓度下降机制尚未明确，可能进化过程形成。

（四）病理生理

1. 影响 DNA、RNA 以及蛋白质合成 因影

表 5-23-49 人乳平均锌浓度变化(mg/L)

日龄	1	7	15	30	60	90	120	150	180
人乳锌含量	8.0	12.0	4.56	3.36	2.65	1.66	1.35	1.2	0.98

响部分含锌酶及锌指蛋白的结构稳定,导致功能异常。锌缺乏使细胞膜稳定性下降,影响细胞膜的屏障功能、转运功能以及受体结合。锌缺乏可造成生长障碍、免疫功能低下、性发育延迟等一系列异常。

2. **吸收障碍** 肠病性肢端皮炎(AE)是因染色体 8q24.3 上的 SLC39A4 基因突变致使肠道锌吸收障碍。*SLC39A4* 基因参与编码溶质载体蛋白 - 人锌 / 铁调节转运蛋白(hZIP4)。hZIP4 有调控从细胞外或细胞器间隙转运锌离子至胞浆的功能,即控制细胞膜锌的摄入。hZIP4 在十二指肠和空肠高度表达,*SLC39A4* 基因突变使肠道 hZIP4 表达减少,肠道吸收锌能力下降,同时缺乏转运锌的结合配体加重锌吸收不良。此配体由胰腺分泌,人乳中也有该配体。另外一种遗传性锌缺乏为获得性锌缺乏(acquired zinc deficiency of lactogenic origin),或暂时性新生儿锌缺乏(transient neonatal zinc deficiency,TNZD),与母亲锌转运体 *ZnT2* 基因(*SLC30A2*)G87R 位点的杂合突变有关。*SLC30A2* 基因编码锌转运蛋白 ZnT2。当 *SLC30A2* 基因发生突变时使锌分泌下降,母亲血清锌转运至乳腺减少,乳汁分泌锌量约为正常的人乳锌水平的 25%,使纯人乳喂养婴儿锌不足明显。

(五) 高危因素

1. **摄入不足** 多见 6~12 月龄婴儿,主要是膳食中锌摄入量不足。虽然人乳锌吸收率可以达到 50%,初乳锌浓度较高(>3mg/L),随哺乳期持续下降,婴儿 6 月龄时人乳锌浓度下降至 <1mg/L。故 6~12 月龄如未及时给予富含锌的食物可导致婴儿锌缺乏。如同时发生急性腹泻等使内源性锌丢失增加的因素,则可增加婴儿锌缺乏的风险。高植酸食物抑制锌的摄入,如植物性食物。长期无锌的胃肠外营养(TPN)可致锌摄入不足。

2. **贮存不足** 胎儿体内锌的贮存主要在宫内后 3 个月[850μg/(kg·d)]。因此,早产儿易发生锌缺乏;同时生后肾脏及肠道排泄锌增加、摄入量不足加重锌缺乏。

3. **疾病** 罹患乳糜泻、囊性纤维化等胃肠道和肝脏疾病的儿童肠道内源性锌排泄增加,肠道锌的吸收不足,使患儿锌缺乏的风险增加。

4. **遗传因素** 基因突变可导致锌吸收障碍和乳汁分泌锌不足,从而导致肠病性肢端皮炎(AE)和暂时性新生儿锌缺乏(TNZD)。

(六) 流行病学

1. **营养性锌缺乏** 尽管近 50 年有很多国家的研究评估血浆锌浓度,提示锌缺乏或不足有流行趋势,但全球锌缺乏的资料仍然不足。目前按能量、动物性食物摄入估计全世界有 17.3% 的人群锌摄入不当,发展中国家营养性锌缺乏可能影响近 20 亿人群,5 岁以下儿童生长迟缓与锌摄入不当相关。

2. 肠病性肢端皮炎

(1) **发病率**:尚不清楚。丹麦估计 AE 的发生率为 1/500 000。

(2) **性别、种族**:无明显差别。

(3) **发病年龄**:典型发病多在生后几周。

(4) **预后**:未经治疗的 AE 儿童多在生后几年死亡,但经治疗的 AE 儿童存活率为 100%。

3. **暂时性新生儿锌缺乏** 发病率不清楚。2014 年 Federica Dassoni 报告 2008~2011 年 18 例 4~20 月龄婴幼儿诊断 TNZD(11 例女 : 7 例男,1 : 0.6)。

(七) 临床分类与表现

1. 临床分类

(1) **按病情分类**:急性锌缺乏多因长时间无锌的胃肠外营养(TPN)引起,而慢性锌缺乏则因食物锌不足、吸收不良引起。

(2) **按严重程度分类**:边缘性与轻度锌缺乏或锌营养不足为食物中锌不足,严重锌缺乏为遗传性锌吸收不良。

2. 临床表现

(1) **边缘性与轻度锌缺乏**:无特异临床表现。主要表现为生长迟缓、性发育与骨发育延迟、皮炎、腹泻、反复呼吸道或胃肠道感染、食欲低下、味觉异常、脱发、行为改变等。

(2) **肠病性肢端皮炎**:为一罕见的常染色体隐性遗传性疾病。婴儿出生几个月出现进行性、致死性的严重锌缺乏表现,皮肤水疱、湿疹、干燥、鳞屑、或类似银屑病的皮损,对称地分布于口周、肢

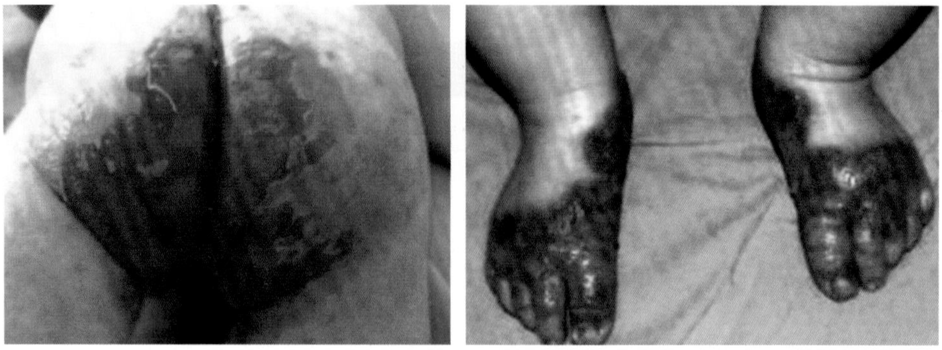

图 5-23-39 肠病性肢端皮炎会阴与足部皮损

端、会阴区以及脸颊、膝盖和肘部(图 5-23-39)。头发呈奇特红色,脱发;畏光、结膜炎、睑缘炎,裂隙灯检查显示角膜营养不良;可伴慢性腹泻、口腔炎、指甲营养不良、生长发育迟缓、伤口延迟愈合、烦躁不安,并发细菌感染及白色念珠菌感染等,病程进展缓慢呈间歇性进展。

(3) **暂时性新生儿锌缺乏**:婴儿出生时正常,纯人乳喂养,皮肤表现与 AE 相似,生长迟缓(图 5-23-40,图 5-23-41)。但婴儿锌吸收正常,补充锌可改善症状。

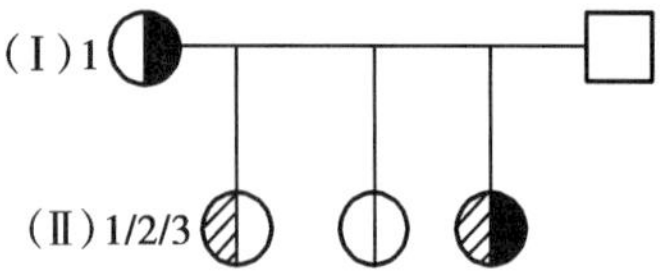
(Ⅰ)1
(Ⅱ)1/2/3
1/2黑的圈：母亲（Ⅰ）与Ⅱ.3有
（SLC30A2）G87R位点的杂合突变；
斜线圆：表示出现临床症状，
3个婴儿分别人乳喂养至3月龄、
1月龄、6月龄

图 5-23-40 一 TNZD 女童家系

(八) 实验室检查

血清锌是比较可靠也被广泛采用的实验室指标,但缺乏敏感性。轻中度锌缺乏时血清锌仍可保持在正常水平。此外,血清锌容易受到感染、进食等病理和生理因素的影响。目前建议 <10 岁儿童血清锌的下限为 65μg/dl(详见本篇第二十二章第四节)。

(九) 诊断与鉴别诊断

1. 诊断

(1) **营养性锌缺乏**:诊断主要依据病史获得高危因素、临床表现,可参考血清锌水平。高危因素是评估锌缺乏风险的重要依据,有助确定诊断与治疗。存在锌缺乏高风险因素的儿童进行试验性锌补充治疗结果有助诊断。如补充锌剂后儿童生长改善,1 个月内相关症状消退。

(2) **肠病性肢端皮炎**:血清锌水平极低(<30μg/dl)与基因检查可确诊,诊断性治疗结果有助临床诊断。

(3) **暂时性新生儿锌缺乏**:与肠病性肢端皮炎有相似临床表现,鉴别诊断较困难。过去认为多发生在早产儿,现在证实人乳喂养的足月儿同样可以发生。诊断依靠临床表现及口服锌的反应,症状迅速改善。乳汁锌水平检测与基因检查可确诊。

2. 鉴别诊断

(1) **生物素缺乏症**:严重剥脱性皮炎和肌张力低下为特征。

(2) **特应性皮炎**:多有家族史,为慢性、复发性炎症性皮肤病,主要表现为剧烈的瘙痒、明显的湿疹样变和皮肤干燥。

(3) **食物过敏**:有报道 AE 可出现食物过敏表现,血清总 IgE 和 sIgE 可鉴别。

(4) **蛋白质 - 能量营养不良**:病史、体格检查、发病年龄可鉴别。

(十) 治疗

1. 营养性锌缺乏治疗

(1) **调整膳食**:以增加锌的摄入。

(2) **补充锌**:可选择葡萄糖酸锌、硫酸锌、甘草锌等制剂,以元素锌计算。2004 年 WHO 建议腹泻儿童口服补液盐同时给予锌补充,>6 月龄元素锌 20mg/d,<6 月龄 10mg/d,疗程 2 周 ~1 个月。支气管炎、肺炎等下呼吸道感染患儿补充锌剂也有减轻症状和缩短病程的效果。此外,大剂量锌补充可用于肝豆状核变性、镰状细胞贫血的治疗,以及预防黄斑变性所致失明。目前也有尝试以锌含片和鼻喷雾剂治疗病毒性感冒以缩短病程。

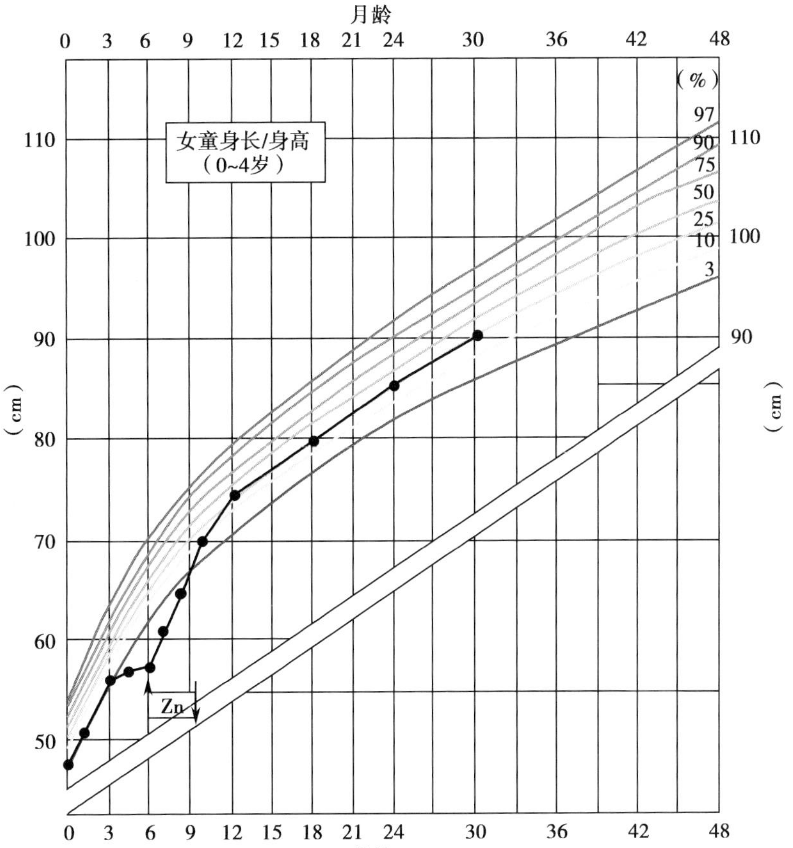

II.3出生正常，纯人乳喂养，3周龄出现皮肤症状，3月龄时生长迟缓，身长<P3rd，6月龄始锌补充治疗，身长恢复正常速度

图 5-23-41 暂时性新生儿锌缺乏女童生长曲线

2. 肠病性肢端皮炎治疗 元素锌 1~3mg/(kg·d),静脉给锌剂量可为每日 300~1000μg/kg。终身补充锌剂。

3. 暂时性新生儿锌缺乏治疗 锌补充治疗同 AE,症状恢复后,可从食物中补充锌。

(十一) 预防

1. 高危人群 除早产儿、患胃肠道、肝脏疾病的儿童外,婴儿、儿童、青少年、妊娠妇女是锌营养不足的高危人群;AE 或 TNZD 家族史阳性儿童也是锌缺乏的危险人群。

2. 营养教育 儿童锌缺乏/不足的预防在于改善饮食,提高膳食锌的摄入量。美国健康饮食指南和 2010 年中华医学会儿科学分会儿童保健学组和《中华儿科杂志》编辑部撰写的《儿童微量营养素缺乏防治建议》均强调膳食锌主要来自于动物性食物以及婴儿强化食品,植物性食物锌含量低。2013 年中国营养学已会公布儿童锌推荐摄入量(附表 2)。

专家点评

● 营养不良是儿童期可预防疾病,按体格生长指标有助早期发现判断儿童营养不良,但不能确定病因。儿童营养不良病因需依据体格生长评价、膳食调查、体格检查与相应的实验室检查等结果综合分析。

● 人群锌缺乏多为轻~中度锌营养不足/缺乏,营养教育是主要干预措施。遗传性锌缺乏中肠病性肢端皮炎发病率低,病情严重;暂时性新生儿锌缺乏(TNZD)婴儿易与其他疾病混淆,临床遇见出生时正常,纯人乳喂养婴儿出现不能用其他原因解释的皮肤与生长迟缓症状时宜鉴别 TNZD,避免误诊或漏诊。

(黎海芪　盛晓阳)

【参考文献】

1. Golden MH. The role of individual nutrient deficiencies

in growth retardation of children as exemplified by zinc and protein. Linear growth retardation in less developed countries. Nestle-Nutr-Workshop-Ser. N.Y.: Raven Press. 1988, 14: 143-163.

2. Andrew M. Prentice, M. Eric Gershwin, 3 Ulrich E. Schaible, et al. Gordon: New challenges in studying nutrition-disease interactions in the developing world. The Journal of Clinical Investigation, 2008, 118 (4): 1322-1329. (http://www.ncbi.nlm.nih.gov/pmc/articles/PMC2276778/pdf/JCI0834034.pdf)
3. Management of moderate malnutrition in under-5 children by the health sector. (http://www.who.int/nutrition/topics/MM_consultation_background.pdf)
4. Golden M. Proposed recommended nutrient densities for moderately malnourished children. Food and Nutrition Bulletin. The United Nations University, 2009, 30: s3.
5. Andrew Seal, Claudine Prudhon. Nutrition information in Crisis Situations. Assessing Micronutrient deficiencies emergencies. Current practice and future directions United nations system, Standing Committee on Nutrition, 2007.
6. Ananda S. Prasad. Discovery of human zinc deficiency: 50 years later. J Trace Elem Med Biol, 2012, 26 (2-3): 66-69.
7. Prasad AS, Miale Jr A, Farid Z, et al. Zinc metabolism in patients with the syndrome of iron deficiency anemia; hypogonadism and dwarfism. J Lab Clin Med, 1963, 61: 537-549.
8. FAO/WHO. Vitamin and mineral requirements in human nutrition. Second edition. 2004. (http://apps.who.int/iris/bitstream/10665/42716/1/9241546123.pdf?ua=1)
9. Jose G. Dorea: Zinc in human milk (Review article). Nutrition Research. 2000, 20 (11): P1645-1687.
10. Maria Consolata Miletta, Andreas Bieri, Kristin Kernland. Transient Neonatal Zinc Deficiency Caused by a Heterozygous G87R Mutation in the ZnT-2 Gene in the Mother Highlighting the Importance of Zn2+ for Normal Growth and Development. International Journal of Endocrinology, 2013. (http://www.hindawi.com/journals/ije/2013/259189/)
11. American Academy of Pediatrics. Pediatric Nutrition Handbook. 6th edition. 2009.
12. Food and Nutrition Board and Institute of Medicine. Dietary reference of intakes of vitamin K, Boron, Chromium, Copper, Iodine, Iron, Manganese, Molybdenum, Nickel, Silicon, Vanadium and Zinc. National Academy Press, Washington, D.C, 2001.
13. Krebs NF. Update on zinc deficiency and excess in clinical pediatric practice. Ann Nutr Metab, 2013, 62 (suppl 1): 19-29.
14. Young GP, Mortimer EK, Gopalsamy GL, et al. Zinc deficiency in children with environmental enteropathy-development of new strategies: report from an expert workshop. Am J Clin Nutr, 2014, 100: 1198-1207.
15. Lowe NM, Fekete K, Decsi T. Methods of assessment of zinc status in humans: a systematic review. Am J Clin Nutr, 2009, 89 (suppl): S 2040-S 2051.
16. King JC. Zinc: an essential but elusive nutrient. Am J Clin Nutr, 2011, 94 (suppl): S 679-S 684.
17. Hambidge KM, Miller LV, Westcott JE, et al. Zinc bioavailability and homeostasis. Am J Clin Nutr, 2010, 91 (suppl): S 1478-S 1483.

第四节　营养素过多

导读　营养素过多主要包括维生素A过多症，维生素D过多症。

一、维生素A过多症

维生素A过多症（hypervitaminosis A）是因摄入过量维生素A而产生的中毒症状与体征。

（一）过量因素

1. 摄入过多富含维生素A的食物　动物肝脏贮存较多维生素，长期摄入易维生素A过量，如北极熊、海象、海豹、大比目鱼、鳕鱼。胡萝卜素摄入过多可致高胡萝卜素血症，但不产生中毒。

2. 补充过量　补充量超过推荐量的上限时中毒可能性增加。多发生在6月龄~3岁婴幼儿，因家长给患儿服用过多的鱼肝油，或把维生素A胶丸当做糖丸误食，或重复补充维生素A。

3. 医源性　长期大量用维生素A预防或治疗，如皮肤疾病。

4. 个体差异　中国营养学会规定的维生素A的UL为2000μgRE（6667IU），因个人耐受力不同以及体内原有的储存量不同，维生素A中毒剂量、年龄均有个体差异。儿童对维生素A特别敏感，部分儿童可因遗传因素而仅能耐受较低剂量的维生素A，如每日摄入1500IU/kg可致中毒。

（二）病理生理

维生素A对人体有重要作用，但人体缺乏分解过多维生素A的机制，当摄入维生素A过多时可发生中毒症状。

1. 骨转换增加　体外研究显示视黄酸可能与成骨细胞、破骨细胞内特殊核受体（视黄酸受体，或类维生素 A 的受体）结合抑制成骨细胞，刺激破骨细胞，使骨重吸收增加，骨形成降低，形成广泛性特发性骨质增生、骨膜增厚、骨质疏松，出现自发性骨折、骨痛等症状与体征。骨骺过早闭合，影响儿童身材发育。

2. 降低细胞膜和溶酶体膜的稳定性 使细胞膜受损，组织酶释放，皮肤、骨骼、脑、肝等多种脏器发生组织病变。如脑室脉络膜丛分泌脑脊液量增加产生颅压增高（pseudotumour cerebri），易激动、疲乏、头痛、肌肉无力、坐立不安；皮肤干燥、痒、鳞屑、皮疹、脱皮、脱发、指（趾）甲易脆；恶心、呕吐、食欲降低、腹痛、腹泻、肝脾肿大、黄疸；血红蛋白和血钾减少，凝血时间延长，易于出血。

3. 致畸作用 妊娠早期妇女摄入维生素 A 过量可能诱发胎儿畸形。

（三）临床表现

1. 临床分类 据缓急临床上可分为急性中毒和慢性中毒。

(1) 急性中毒：大量摄入维生素 A 后 6~8 小时出现症状。

(2) 亚急性或慢性中毒：摄入维生素 A 数月或数年后逐渐出现症状。

2. 中毒剂量

(1) 急性中毒：儿童 1 次剂量 >90mgRE（30 万 IU）、成人 >300mg RE（100 万 IU）可发生急性中毒；早产儿摄入 1.71mg 或（5700IU），一周内可出现症状。

(2) 亚急性或慢性中毒：有报道摄入维生素 A>25 000IU/d 6 年，或 >100 000IU/d 6 月以上可出现症状。

(3) 致畸：胎儿 8 周龄时妊娠妇女如摄入维生素 A>10 000IU/d 有可能诱发胎儿畸形。

3. 临床表现

(1) 急性中毒：

① **婴幼儿：**可出现前囟隆起，张力增加，伴恶心、呕吐，以及疲乏、嗜睡或过度兴奋等神经系统症状。婴幼儿脑脊液检查压力增高，细胞数正常，蛋白质量偏低，血糖正常。

② **年长儿：**可诉头痛，偶有视觉模糊、复视，严重时有假性脑瘤的表现。眼底检查可见视神经乳头水肿。

(2) 亚急性或慢性中毒：临床表现多样，早期不易引起注意。主要影响皮肤、黏膜和神经肌肉系统。视觉模糊和头痛可为首发症状。一般症状为食欲不振，易激惹烦躁，可有低热，消化紊乱；毛发稀少、干枯、易脱发；皮肤干、斑丘疹、瘙痒、脱皮和色素沉着、手掌和脚底脱皮；口角皲裂易出血；四肢长骨肌肉连接处疼痛伴肿胀，以前臂、小腿长骨为多见，运动可加重疼痛；出现骨质疏松。严重程长病情严重者可有骨骼畸形后遗症。

体检可见贫血、四肢疼痛、肝脾肿大。

(3) 胎儿畸形：母亲怀孕早期口服大剂量维生素 A 可出现胎儿先天畸形，畸形导致的自发流产和出生缺陷达到 20%。

（四）诊断与鉴别诊断

1. 诊断 过量摄入维生素 A 的病史，伴随有相应的临床表现。血浆维生素 A 浓度明显升高但有时不够敏感，结合病史和对临床诊断很重要。X 线检查、实验室检查（血钙浓度、肝功能等）结果可帮助诊断。

2. 鉴别诊断 慢性维生素 A 中毒的早期临床表现可能只是个别症状或体征，容易误诊，应注意同佝偻病、坏血病等鉴别。

（五）实验室检查

包括骨骼 X 线摄片、血常规、肝功能以及血清维生素 A 浓度检测。在血液中检测到维生素 A 酯是维生素 A 过量的生化指标，而血清视黄醇浓度和血清视黄醇结合蛋白浓度不能可靠地反映维生素 A 过量。因此，判断慢性或急性维生素 A 中毒血视黄醇浓度是一个不敏感的指标。正常情况下，血维生素 A 浓度（1~3μmol/L）受到生理调控，变化范围较窄，即不同量维生素 A 摄入血维生素 A 浓度变化不明显。当维生素 A 过量时，视黄酯可从肝脏星状细胞进入血循环，使血视黄酯增加，因此，血视黄酯可为体内维生素 A 状况的生物标记物。高液相色谱法检测空腹血视黄酯浓度 >10% 总维生素 A，可考虑维生素 A 过量。X 线检查可见长骨骨皮质增生，骨膜增厚。脑脊液检查可显示压力增高。肝功能检查可出现转氨酶升高，严重者可出现慢性间质性肝炎或肝硬化表现。血生化可有血钙增高。

（六）治疗

1. 停止服维生素 A 维生素 A 中毒一旦确诊，应立即停止服用维生素 A 制剂和含维生素 A 的食物。急性维生素 A 中毒的症状一般在 1~2 周内消失，但肝脾肿大及骨骼改变需 6 月左右恢复。一般不需要其他治疗，预后较好。

2. 对症治疗 治疗如呕吐引起的水和电解

质紊乱等。

（七）预防

维生素A摄入量宜低于最高耐受量，在专业人员指导下补充维生素A。

二、维生素D过多症

维生素D是一脂溶性维生素，贮存于体内脂肪组织中，有潜在蓄积中毒的危险。维生素D过多症或维生素D中毒出现高钙血症，身体组织器官产生相应的临床症状。因维生素D摄入过多，体内脂肪组织维生素D过量蓄积，出现高钙血症，使身体组织器官产生相应的临床症状，即维生素D过多症（hypervitaminosis D）或维生素D中毒（Vitamin D intoxication）。

（一）过量因素

1. 过度医疗 维生素D中毒的病例多因维生素D制剂（主要是合成的维生素D）摄入过多，或被诊断为佝偻病儿童短期内获得多次大剂量维生素D注射治疗；或每日给予维生素D预防量过大，甚至大剂量维生素D数月内反复肌肉注射。

2. 误诊 误将骨骼代谢性疾病或内分泌疾病诊为佝偻病而长期大剂量维生素D治疗。

3. 药物 某些药物可使血维生素D浓度增加，如地高辛、噻嗪类利尿剂。

4. 疾病 某些疾病可在补充正常剂量维生素D时产生维生素D中毒症状，如肝肾疾病、结核病、甲状腺功能亢进、结节病以及组织胞浆菌病等疾病。

5. 个体差异 可能少数儿童对维生素D高度敏感。

（二）病理生理

正常情况下身体存在维生素D反馈作用（详见本篇第六章第二节）。大剂量维生素D摄入使体内维生素D反馈作用失调，血清1,25-（OH）2D3分泌持续增加，肠吸收钙与磷增加，*血钙浓度过高*，降钙素（CT）的调节使血钙沉积于骨与其他器官组织。如钙盐沉积于肾脏可产生肾小管坏死和肾钙化，严重时可发生肾萎缩、慢性肾功能损害；钙盐沉积于小支气管与肺泡，损坏呼吸道上皮细胞引起溃疡，或形成钙化灶；如钙盐沉积中枢神经系统，心血管等重要器官组织出现较多钙化灶，可产生不可逆的严重损害。高血钙还明显使骨过度再吸收。

维生素D中毒的机制尚不清楚。有3个学说解释维生素D中毒的机制：①维生素D摄入使血浆1,25（OH）2D浓度上升，使细胞内1,25（OH）2D浓度增加；②维生素D摄入使血浆25（OH）D上升超过DBP结合“游离”25（OH）D能力，25（OH）D进入细胞作用于基因表达；③维生素D摄入使维生素D的代谢产物浓度增加，特别是25-（OH）D，超过DBP结合能力，使“游离”1,25（OH）2D进入靶细胞。有学者认为3个理论共同解释维生素D中毒机制似乎更恰当，但需要研究进一步证实。目前动物实验和关于维生素D中毒的临床报道均提示血浆25（OH）D3是判断中毒的生物学标记物。出现中毒症状的血浆25（OH）D3阈值尚有争论。

（三）临床表现

1. 中毒剂量 儿童服用维生素D制剂500~1250μg/d（2万IU/d~5万IU/d），或50μg/kg/d（2000IU/kg/d）连续数周或数月即可发生中毒。少数敏感儿童摄入维生素D100μg/d（4000IU/d）连续1~3月即可出现中毒症状。

2. 临床表现 维生素D中毒的症状主要继发于高钙血症。

（1）早期中毒症状：维生素D中毒症状无特异性，如低热，倦怠、烦躁不安；体重下降，多尿，心律不齐；恶心、呕吐、厌食、便秘、腹痛。

（2）严重中毒症状：高血钙致血管、组织钙化，损伤心脏、血管和肾脏，易误诊为其他疾病。心血管系统的症状，如高血压、Q-T间期缩短、心律不齐。中枢神经系统症状包括嗜睡，肌张力减退，神智不清，方向障碍，抑郁，精神错乱，幻觉，和昏迷。高钙血症损伤肾的浓缩功能，出现尿频、夜尿、烦渴，甚至脱水酸中毒和高钠血症；可出现急性肾功能不全、肾结石、肾钙质沉着症，最后发生慢性肾功能不全。皮下脂肪坏死是婴幼儿高钙血症的常见症状。死亡常常与心律紊乱和脱水有关。

（四）实验室检查

包括长骨X线摄片、血生化检测、血常规、尿常规。

1. 血生化检测 血清25-（OH）D浓度显著升高（>150ng/ml）是诊断的依据。维生素D中毒临床症状主要是高钙血症，早期血钙可升高>3mmol/L（12mg/dl），后期血钙常下降至正常或略高。高磷血症也很常见，甲状旁腺素水平有所降低；可出现氮质血症、脱水和电解质紊乱。

2. 尿常规 尿钙强阳性（Sulkowitch反应）；尿

蛋白阳性，严重时可见红细胞、白细胞、管型。

3. **血常规** 可有贫血，但机制不清，可能与肾脏功能受损有关。

4. **X线检查** 可见长骨干骺端钙化带增宽(>1mm)，致密，骨干皮质增厚，骨质疏松或骨硬化；颅骨增厚，呈现环形密度增深带；严重时大脑、心、肾、大血管、皮肤可有钙化灶。

5. **肾脏B超** 示肾萎缩。

(五) 诊断与鉴别诊断

1. **诊断** 有明确的过量摄入维生素D的病史及血生化检查结果支持诊断。

2. **鉴别诊断**

(1) **维生素D缺乏性佝偻病**：因早期症状无特异性，且与早期维生素D缺乏性佝偻病的症状有重叠，如烦躁不安，多汗等，常易漏诊、误诊。仔细询问病史是鉴别诊断的关键。

(2) **高钙血症疾病**：如甲状旁腺功能亢进，除高钙血症外产生低磷血症；Williams综合征有表型特征且伴随有心脏疾病；肾功能不全时钙摄入过多导致高钙血症。

(六) 治疗

1. **立即停服维生素D** 如血钙过高应限制钙的摄入，包括减少富含钙的食物摄入。限制维生素D摄入，包括维生素D其他来源，如多种维生素强化食品，减少户外活动。注意保持水电解质的平衡。

2. **控制高钙血** 是处理维生素D中毒的关键。

(1) **纠正脱水**：高钙血症的患者有脱水时，通过补液稀释纠正肾前性氮质血症而降低血清钙水平，使尿排量增多，增加尿钙的排出。同时，尿钠排出增加同时会增加尿钙排出。初期采用生理盐水输液对治疗轻度和中度高钙血症都有明显的效果，还可辅以利尿剂使钙的排出增加。

(2) **糖皮质激素治疗**：降低高钙血。糖皮质激素通过阻滞1,25-(OH)2D功能、抑制肠内钙结合蛋白的生成减少肠道对钙的吸收，同时可以降低25-OH D和1,25-(OH)2D水平。强的松的剂量为1~2mg/(kg·d)。

(3) **降钙素**：使破骨细胞转入不活动状态，因而抑制骨的溶解破坏，并促进成骨细胞生成新的骨组织，将钙储存于骨中降低血钙，但作用较缓慢。

(4) **加速钙排泄**：静脉或口服二磷酸盐疗效较好。二磷酸盐通过对破骨细胞的作用阻止骨的再吸收。口服$Al(OH)_3$或依地酸二钠减少肠钙的吸收，使钙从肠道排出。严重高钙血症患者，尤其是对其他治疗效果不明显时采用低钙或无钙的透析液进行血液透析可很快降低血清钙。

(七) 预后与预防

1. **预后** 多数维生素D过量儿童可完全康复。但严重维生素过多症可是致死性的，也可导致慢性肾功能不全。维生素D是在脂肪组织存储，血液高水平维生素D可持续数月，需严密监测25-(OH)D、血清钙和尿钙水平。

2. **预防** 我国和一些发达国家均提出了预防维生素D中毒的每日补充量以及最高摄入剂量(详见本章第二节)。婴儿维生素D的UL为1000IU/d，儿童、青少年为2000IU/d。日光暴露不会导致维生素D中毒，体内皮肤需先经光合成胆骨化醇，再生成维生素D_3；同时，部分胆骨化醇转变为无活性的形式。

专家点评

● 因维生素A过量症状无特异性，儿科医生、儿童保健医生应仔细询问病史、认真体格检查，注意婴幼儿前囟与皮肤症状。正确指导家长给儿童补充维生素A。

● 维生素D的补充不是越多越好，应按推荐剂量给儿童补充维生素D；

● 维生素D中毒的诊断关键是病史询问；

● 治疗的关键是停用维生素D、减少钙的摄入，纠正高钙血症；

● 佝偻病患儿使用大剂量维生素D要严格按照治疗剂量，同时监测血清25-(OH)D的浓度。

(毛萌)

【参考文献】

1. Maija H. Zile：Vitamin A deficiency and excess.《Nelson Pediatrics》,19th, Chapter 45, page 190-191.
2. Penniston KL, Tanumihardjo SA (February 2006). "The acute and chronic toxic effects of vitamin A". The American Journal of Clinical Nutrition 83(2):191-201.
3. 中华医学会儿科学分会儿童保健学组，《中华儿科杂志》编辑委员会．儿童微量营养素缺乏防治建议．中华儿科杂志，2010，48(7)：502-509.
4. 黎海芪，毛萌．儿童保健学．第2版．北京：人民卫生出版社:173-174 页 .

5. Larry A. Greenbaum:Rickets and Hyperminosis D. Nelson Pediatrics, 19th, Philadelphia: Saunders, Chapter 48:208-209.

6. Hathcock JN, Shao A, Vieth R, Heaney R (January 2007). "Risk assessment for vitamin D". Am. J. Clin. Nutr. 85(1): 6-18.

7. 中华医学会儿科学分会儿童保健学组,《中华儿科杂志》编辑委员会 . 儿童微量营养素缺乏防治建议 . 中华儿科杂志,2010,48(7):502-509.

8. 毛萌,李廷玉 . 儿童保健学 . 第 3 版,北京:人民卫生出版社,2014.

9. Glenville Jones. Pharmacokinetics of min D toxicity. Am J Clin Nutr 2008;88(suppl):S582-586.

第二十四章 24

儿童肥胖及相关性疾病

第一节 儿童肥胖

导读 WHO定义肥胖为慢性病，儿童肥胖在发达国家或发展中国家呈现流行趋势，中国儿童肥胖人数位列全球第二。肥胖导致一系列的代谢异常，严重损害儿童青少年（简称“儿童”）身心健康，增加成年后罹患糖尿病、心血管病和某些肿瘤等慢性病的风险。儿科医生、儿童保健医生应有预防与处理肥胖儿童的基本知识。

一、定义

肥胖（obesity）是长期能量摄入超过消耗，导致体内过多能量以脂肪形式贮存，使增加的脂肪组织达到损害人体健康的程度。“超重”则是指体重相对于身高的增加，或超过某一标准或参照值。肥胖是指身体出现多余的脂肪组织，一个超重的个体可以是肌肉或骨量的增加，也可能是脂肪的增加，因此，准确诊断肥胖及程度需要对体脂肪精准的测量。

二、流行病学资料

除非洲撒哈拉周边地区和海地等食物不足的贫穷地区和国家外，肥胖已经成为一个全球性的公共卫生问题。2004年WHO估计全世界约2200万<5岁儿童超重/肥胖。国际肥胖专门工作组（IOTF）报告 至少有10%，或1.55亿的5~17岁学龄儿童超重/肥胖，其中约3000万~4500万是肥胖，占世界5~17儿童2%~3%。儿童超重/肥胖状况日趋严重。20世纪70年代发达国家和地区学龄前儿童肥胖开始流行，肥胖检出率逐年上升，呈全球流行趋势。2011年WHO报告全球有4000多万名5岁以下儿童超重，16亿15岁以上人超重或肥胖。

近年发达国家与发展中国家儿童肥胖患病率都呈增加的流行趋势。如上世纪美国6~18岁儿童超重/肥胖从70年代的15%上升至90年代的25%。欧洲、加拿大、澳大利亚等发达国家中多数国家近10~15年儿童肥胖率增加1~2倍，超重率增加2~3倍。2013年发达国家男童超重/肥胖患病率为23.8%，女童22.6%；1980年发展中国家儿童超重/肥胖男、女童患病率为8.1%、8.4%，2013年分别增长为12.9%、13.4%，提示患病率虽低于发达国家，但增长速度过快。非洲裔美国人的青春期女童和美籍墨西哥人6~12岁男童肥胖患病率更高。

20世纪80年代始我国儿童肥胖出现增长趋势，许多大城市儿童少年肥胖率已接近或超过发达国家。据1995年~2005年全国学生体质健康调研结果显示7~18岁儿童肥胖增加近2倍(表5-24-1)。2005年后中西部欠发达地区及农村地区儿童肥胖亦有增加的趋势。2013年我国男童超重/肥胖率达23%,女童14%。

表 5-24-1 1995~2005 年 7~18 岁儿童肥胖患病率

		1995 年	2000 年	2005 年
男童	城	5.9%	10.1%	12.8%
	乡	1.6%	3.7%	
女童	城	3.0%	4.9%	5.8%
	乡	1.2%	2.4%	

三、常用测量方法及评价指标

(一)直接测量

体脂肪含量(body fat percentage,BF%)为人体脂肪组织占体重的百分比,是判断肥胖的直接测量指标,以此作为诊断肥胖的检测指标,符合肥胖的定义。直接测量技术包括双能X线(dual-energy x-ray absorptiometry,DXA)、气体置换、计算机断层扫描(computerized axial tomography,CT)、核磁共振(magnetic resonance imaging,MRI)、水下称重(underwater weighing)、双标水和生物电阻抗(bioelectrical impedance analysis,BIA)。其中前六个是测量和诊断体脂肪含量的“金标准”,DXA是“金标准”诊断技术中最经济、易操作和无创的诊断技术,不仅测量全身脂肪量,也可以区分身体不同部位(躯干、四肢)的脂肪量。特别是近年新的DXA技术还实现了区分内脏与皮下脂肪量,实现对个体心血管代谢异常发生风险的预测。DXA设备体积大,价格昂贵,依赖专业人员操作,目前,仅局限用于临床肥胖的诊断,不适合人群流行病学调查和高危个体的筛查。BIA虽然不属于肥胖的“金标准”诊断技术,特异性较DXA低,但因其经济、便捷和快速的优势,并随着其与金标准设备的验证试验,目前BIA技术的使用范围越来越广泛,甚至有替代体重计作为常规测量体重及脂肪率的趋势。

(二)间接测量

实际上,该类技术测量的是体格或体重而非脂肪量。多用于人群流行病学调查,反映人群营养状况,可初步判断超重和肥胖状况。由于儿童处于生长发育的持续过程中,并非所有发育阶段的体重变化均等同于体脂肪量的变化,因此,以体重为代表的间接测量技术和指标的应用优势是从群体中筛查肥胖的高危个体,而无法准确真实地评估个体的肥胖程度。

1. 体重/身长(高) WHO规定2岁以下儿童测量身长,2岁以上测量身高,故该指标的表示方式为体重/身长(W/L)或体重/身高(W/H),通常用于评估10岁以下儿童的体格状态。具体评估标准多采用如下两种:①超过理想体重的比率([个体体重-理想体重]/理想体重)×100%,以>20%为肥胖切点,以10%~20%为超重切点;②标准正态离差(*Z*值)=(个体体重-参照人群的体重平均值)/参照人群体重的标准差。当*Z*值=0时,表示个体体重水平相当于参照人群的P50分位;*Z*值=2时,处于参照人群的P98分位。

2. 体重指数(BMI) 是目前全球应用最广泛的评价成人和儿童超重和肥胖状态的间接测量指标。因为身高和体重的测量方法可靠、易操作、成本低,受试者依从性好,被认为是一较好的评价肥胖指标。BMI的局限是:①不同种族人群的体成分存在差异,同样BMI水平但体脂肪量及比例的不同;②肌肉型个体体重较重易被误诊,如运动员;③BMI与体肪含量及比例的关联性存在性别间的差异,如青春期前后男童BMI的变化与肌肉和骨骼等非脂肪组织关联;④尚缺乏儿童BMI与远期以疾病作为结局指标关联的循证依据,因此目前儿童BMI判定标准基本属于“统计学标准”。

3. 皮褶厚度 属于间接测量肥胖的指标。使用皮褶卡尺测量身体多个部位的皮下脂肪厚度,尤以三头肌和肩胛下两个部位的皮褶厚度应用最广(详见第二篇第四章第二节)。将皮褶厚度测量结果带入预测公式,可间接估计全身体脂肪量和百分比。需要注意的是,目前预测公式主要是基于白种人的研究结果,不一定适用中国人。并且该方法的测量误差(测量者间的误差,重复测量误差)较高,应用范围有限。

4. 腰围、腰臀围比与腰围身高比 腰围(waist circumference,WC)、腰臀围比(waist hip ratio,WHR)、腰围身高比(waist height ratio,WHtR)测量方法简单(详见第二篇第四章第二节),成本低,结果可靠,是间接测量腹部脂肪、评价腹型肥胖的指标。腹型肥胖与心血管代谢性危险因素和2型糖尿病的发生风险具有强关联性,是独立的预测因子。目前成人主要采用WC评价腹型肥胖。如美国国家胆固醇教育计划(NCEP)和国际糖尿病联盟(IDF)均将WC作为成人代谢综合征(MS)诊断的组分之一。采用 WC 评估儿童腹型肥胖时需要考虑年龄、性别和身高因素，实际应用时复杂繁琐。目前儿童腹型肥胖多采用 WHtR 评估。如我国学者米杰等采用工作者特征曲线（ROC）技术研究 WHtR 与心血管代谢危险因素（高血压、IFG、血脂异常）的关联性，通过验证回代实验，提出适合中国儿童的 WHtR 标准，即 WHt=0.46 作为判定腹型肥胖的预警界点（相当 BMI 指标评价的超重），0.48 为腹型肥胖界点；0.50 为严重腹型肥胖的界点。

四、判断标准与分类

（一）标准

至今儿童超重和肥胖尚无统一判定标准。为使儿童超重和肥胖的评价与成人衔接以及国际间比较，国内外均采用 BMI 作为儿童肥胖的评价指标，但 BMI 判定切点尚未统一。生理状态下，BMI 值随着出生后的发育而变化，即出生后迅速上升，婴儿期后开始下降，学龄期前后达到最低点，随后逐渐上升，青春期呈现快速上升趋势（图 5-24-1）。因此，儿童肥胖的评价需制定不同年龄、性别的 BMI 判定切点。

1. 国际标准 推荐使用 WHO 或 IOTF 两个标准。

（1）WHO 标准：包括两部分，其中，0~5 岁儿童，以 BMI> 参照人群均值的 2SD 为“超重”，>3SD 为“肥胖”；5~19 岁儿童，以 BMI>1SD 为“超重”，>2SD 为“肥胖”。WHO 标准将 0~5 岁与 5~19 岁数据平滑过渡衔接，因此上述 2 个年龄段中 5 岁的切点值相同。

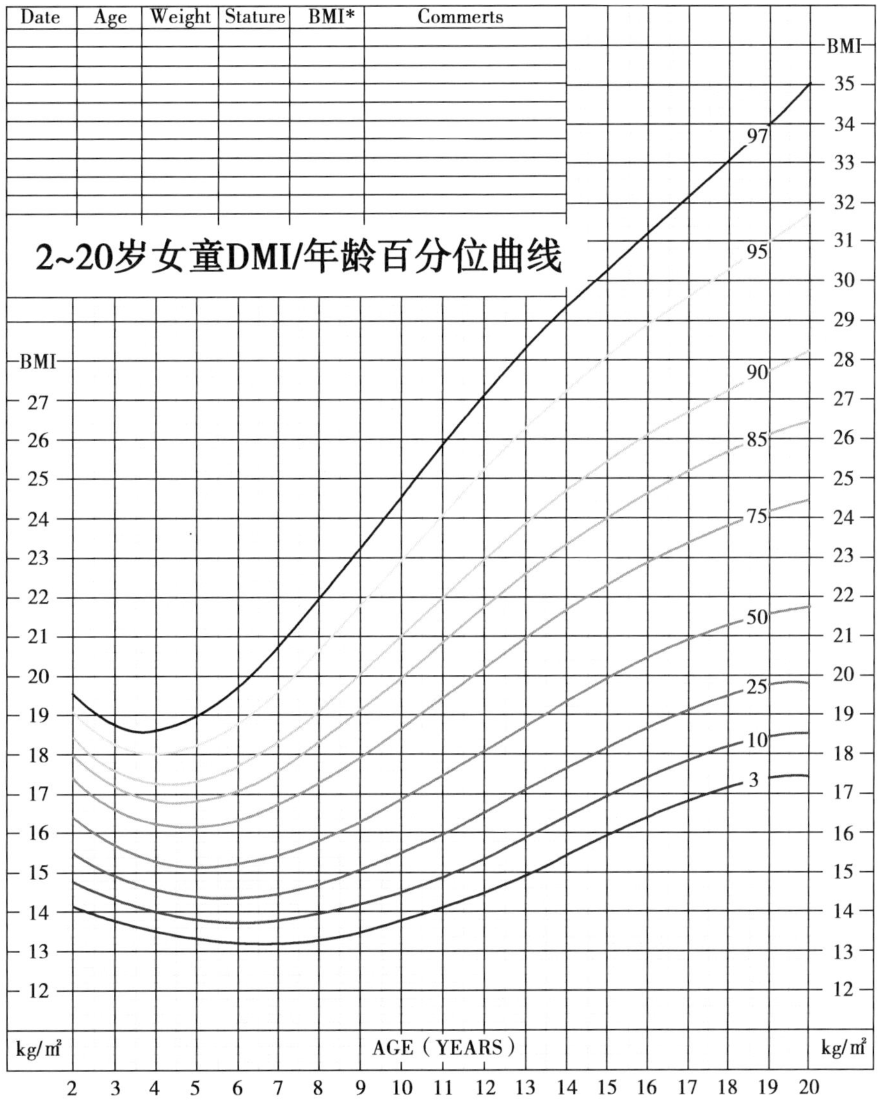

图 5-24-1 儿童 BMI 变化与年龄的特点

表 5-24-2 国际(WHO、IOTF)及中国筛查儿童超重和肥胖的标准(BMI 切点),kg/m^2

年龄(岁)	WHO 标准				IOTF				WGOC 标准			
	超重		肥胖		超重		肥胖		超重		肥胖	
	男	女	男	女	男	女	男	女	男	女	男	女
2	17.4	17.2	18.3	18.1	18.41	18.02	20.09	19.81	NA	NA	NA	NA
3	17.0	16.9	17.8	17.8	17.89	17.56	19.57	19.36	NA	NA	NA	NA
4	16.7	16.8	17.6	17.9	17.55	17.28	19.29	19.15	NA	NA	NA	NA
5	16.7	17.0	17.7	18.1	17.42	17.15	19.30	19.17	NA	NA	NA	NA
6	16.8	17.1	17.9	18.4	17.55	17.34	19.78	19.65	NA	NA	NA	NA
7	17.1	17.4	18.3	18.8	17.92	17.75	20.63	20.51	17.4	17.2	19.2	18.9
8	17.5	17.8	18.8	19.4	18.44	18.35	21.60	21.57	18.1	18.1	20.3	19.9
9	18.0	18.4	19.5	20.2	19.10	19.07	22.77	22.81	18.9	19.0	21.4	21.0
10	18.6	19.1	20.2	21.1	19.84	19.86	24.00	24.11	19.6	20.0	22.5	22.1
11	19.3	20.0	21.1	22.2	20.55	20.74	25.10	25.42	20.3	21.1	23.6	23.3
12	20.1	20.9	22.1	23.3	21.22	21.68	26.02	26.67	21.0	21.9	24.7	24.5
13	20.9	21.9	23.1	24.4	21.91	22.58	26.84	27.76	21.9	22.6	25.7	25.6
14	21.9	22.9	24.2	25.5	22.62	23.34	27.63	28.57	22.6	23.0	26.4	26.3
15	22.8	23.7	25.2	26.3	23.29	23.94	28.30	29.11	23.1	23.4	26.9	26.9
16	23.7	24.2	26.1	27.0	23.90	24.37	28.88	29.43	23.5	23.7	27.4	27.4
17	24.4	24.7	26.9	27.4	24.46	24.70	29.41	29.69	23.8	23.8	27.8	27.7
18	25.0	24.9	27.5	27.7	25.00	25.00	30.00	30.00	24.0	24.0	28.0	28.0

注:表内数字为每岁、男/女儿童被判别为超重或肥胖的 BMI 切点值。应用举例:按 WHO 标准,6 岁男童的 BMI≥17.9 为肥胖,BMI 值为 16.8~17.9 为超重

(2) **国际肥胖工作组(IOTF)标准**:为英国 Cole 教授等利用 6 个国家和地区的儿童 BMI 数据,采用 LSM 曲线平滑方法,使年龄、性别的超重、肥胖诊断切点曲线在 18 岁时分别通过 WHO 成年超重($25kg/m^2$)和肥胖($30kg/m^2$)水平,达到与成年 BMI 诊断切点衔接的目的。鉴于中国成人超重、肥胖诊断切点分别是 $24kg/m^2$ 和 $28kg/m^2$,因此,IOTF 的肥胖诊断切点高于 WHO 的肥胖诊断切点,采用 IOTF 标准得到的儿童肥胖率大约是 WHO 标准获得的肥胖率的 50%。

上述两个标准的应用价值是用于国家和地区之间的数据比较。WHO 标准中 0~5 岁 BMI 切点是基于前瞻性研究数据研发产生,因此,更适合该阶段儿童超重和肥胖状态的评估。

2. 中国标准 中国肥胖问题工作组(WGOC)依据 2000 年全国 30 个省/直辖市 7~18 岁汉族学生体质调研数据,建立了中国学龄儿童(7~18 岁)超重、肥胖 BMI 筛查标准,简称 WGOC 标准。2007 年前卫生部疾病预防控制局将该标准作为行业标准随"中国学龄儿童超重和肥胖预防与控制指南"正式发布。中国标准适合 7~18 岁学龄儿童,儿童保健临床和科研主要为前学龄前儿童,可采用 WHO 标准(表 5-24-2)。

(二) 肥胖程度分类

目前尚缺乏具有循证依据的评估肥胖程度的标准,可参考中国叶广俊提出的以体脂肪率判定儿童肥胖程度的标准(表 5-24-3)。

表 5-24-3 体脂肪率(%)判定儿童肥胖程度

性别	年龄(岁)	轻度肥胖	中度肥胖	重度肥胖
男生	6~18	20%	25%	30%
女生	6~14	25%	30%	35%
女生	15~18	30%	35%	40%

注:体脂肪率 =[全身脂肪量(kg)/体重(kg)]×100%
(来源:叶广俊.现代儿童少年卫生学.北京:人民卫生出版社,1999:473.)

五、高危因素

现已认识肥胖是一种慢性病，但发生肥胖的原因多可预防。多因素作用导致儿童肥胖，遗传与环境因素有协同作用。

（一）遗传

父母肥胖是儿童发生肥胖的危险因素。研究已证实多基因遗传在肥胖发生发展过程中的作用，增加个体儿童对肥胖易感性。目前已发现有超过600种基因、标记和染色体条带与人类肥胖有关，包括*FTO*（fat mass and obesity）基因、*INSIG2*（insulin-induced gene 2）突变、瘦素缺乏和阿片-黑色素-皮质素前体缺乏等。

（二）宫内营养

胎儿期营养代谢与孕妇营养与健康状况密切相关，母亲妊娠期营养不良或营养过剩与儿童期及以后的肥胖发生风险关联，如母亲妊娠期体重增加过多与妊娠期糖尿病，新生儿出生体重过重等。研究提示宫内生长迟缓和早期婴儿的追赶生长是发生向心性肥胖和心血管疾病的危险因素。有学者以出生体重作为胎儿环境的代表性指标研究学龄期、青春期、成年期肥胖发生率，结果二者呈“U”形关系，即出生体重过高与过低均增加以后肥胖的发生风险。

（三）不良生活行为习惯

1. 膳食因素 高能量食物和含糖饮料增加儿童额外的能量摄入，营养价值低。同时，不健康食物充斥市场，糖、盐、脂肪较高，影响儿童选择健康食物的能力。同时，家庭环境和父母的行为是一个重要的驱动因素，父母的不良饮食行为及生活习惯直接影响儿童的行为。母亲受教育程度是儿童肥胖发生的一个重要保护因素。

2. 活动量少 是儿童发生肥胖的危险因素之一。发生肥胖的关键是能量失衡，如每日摄入量高于消耗量的1%~2%即可致肥胖。除基础代谢和产热消耗外，活动量决定能量消耗。因环境的不安全性儿童静坐时间增加（电视、电脑、上课），体力活动减少（车代步、游戏、体育运动少）。

六、发病机制

肥胖是能量摄入与消耗之间的不平衡导致的结果，作为复杂的慢性病，肥胖的发生机制涉及饮食、代谢、遗传和中枢神经系统、内分泌激素等多个环节、多条通路和多个机制，这些因素互相影响作用，使身体的能量平衡产生紊乱。至今，肥胖的发生机制尚未阐明，但某些通路或机制的研究有所突破，如神经内分泌机制。研究发现，胃肠道激素与中枢神经系统之间形成的神经内分泌反馈环通过连接脂肪组织监测“储存燃料”感受，并实现对食物摄取包括食欲和满足感的短期控制。迷走神经元反馈，GI激素包括胆囊收缩素、类胰高血糖素肽-I、YY肽（缩氨酸）可以提升对食物饱足感。感受饥饿的激素则刺激食欲，启动进食行为。脂肪组织通过分泌一系列脂肪细胞因子（如瘦素）及多种激素释放提供有关能量储存水平信息并反馈到大脑，在下丘脑的弓形核和脑干的孤束核发挥作用，并轮流地激活特殊的神经元网络。脂肪细胞分泌脂肪细胞因子进入血液后，降低食欲，并强化禁食的意识。脂联素水平减低与胰岛素敏感性下降和不良心血管结局密切相关。动物实验和对人类志愿者的研究证实，下丘脑瘦素水平升高使身体产生饱足感，瘦素水平降低则刺激食物摄入，高瘦素水平抑制饥饿感。脑神经肽，包括神经肽Y、豚鼠相关神经肽以及阿立新（苯基二氢喹唑啉）对食欲有刺激作用，反之，黑皮质素和黑皮质素刺激激素与满足感有关。但儿童和成人的肥胖与血清瘦素水平的相关性、方向效应尚不清楚。

七、诊断与鉴别诊断

（一）临床诊断与评估

参照BMI的判定标准确定儿童超重/肥胖，临床诊断依据WC、WHtR、BF%标准。

（二）鉴别诊断

需鉴别产生肥胖症状的原发性病因，如内分泌和遗传疾病，以及某些药物的作用（表5-24-4）。

八、预后

肥胖降低儿童体能和抵抗力，增加罹患疾病的易感性，降低个人生活质量，形成疾病负担。肥胖引起负面的社会心理效应儿童生存竞争力和社会适应性，加重家庭和社会经济损失。

（一）心血管系统

1. 高血压 肥胖是成人原发性高血压的一个重要危险因素，儿童肥胖不仅是儿童高血压的危险因素，也会增加成年期发生高血压的风险。

2. 血脂紊乱 肥胖儿童易出现血脂紊乱，血清总胆固醇、低密度脂蛋白胆固醇（LDL-C）和甘油三酯（TG）水平升高，而高密度脂蛋白胆固醇

表 5-24-4 导致继发性肥胖症的内分泌和遗传性疾病

疾病	症状	实验室检查
内分泌疾病		
库欣综合征	向心性肥胖，多毛症，满月脸，高血压	地塞米松抑制试验
高胰岛素胰岛细胞增生症	胰腺瘤，高血糖，莫里亚克综合征	胰岛素水平
遗传性疾病		
昂斯特伦综合征	认识损害，色素沉着性视网膜炎，糖尿病，听力损害，性功能减退，视网膜退行性变	*ALMS1* 基因
Bardet-Biedl 综合征（BBS，多指(趾)畸形 - 生殖功能减退 - 肥胖 - 色素性视网膜炎综合征）	色素沉着性视网膜炎，肾脏畸形，多指(趾)，性功能减退	*BBS1* 基因，常染色体遗传
Biemond 综合征	认知损害，虹膜缺损，性功能减退，多指(趾)	
Cohen 综合征	儿童期肥胖，矮身材，上颌门牙突出，张力低，智力低下，头小畸形，视觉活动下降	位点 8q22 的 *VPS13B* 基因突变(或 *COH1* 基因)
9q34 缺失	肥胖发生早，智力低下，短头，一字眉，突额，行为与睡眠障碍	9q34 缺失
ENPP1 基因突变	胰岛素抵抗，儿童期肥胖	染色体 6q 突变
Frohlkh 综合征(肥胖性生殖无能综合征)	丘脑下部肿瘤，肥胖	
瘦素或瘦素受体基因缺乏	早发严重肥胖，低促性腺素性功能减退症	瘦素
黑皮质素 4 受体基因突变	早发严重肥胖，线性生长加速，食欲旺盛，高胰岛素血症，肥胖最常见的原因，纯合子比杂合子更严重	*MC4R* 突变
Prader-Willi 综合征(PWS，肥胖 - 生殖无能 - 肌张力低下综合征)	新生儿期张力减退，婴儿期生长缓慢，手脚小，智力低下，性腺功能减退，食欲过盛，严重肥胖，饥饿激素异常增高	第十五条染色体部分缺失或部分父系基因表达丢失(15q12 的 *SNRPN* 基因缺陷)
前鸦片黑皮质素缺乏	肥胖，红头发，肾上腺功能不足，高胰岛素原血症，	*POMC* 基因功能丧失性突变

(HDL-C)水平下降(详见本章第四节)。

3. 心脏功能受损 超声检查发现肥胖儿童心室各腔径、心室肌厚度和心肌重量明显大于同龄正常体重儿童，原因在于肥胖儿童心脏每搏输出量明显增高，持续性心输出量增高导致心血管系统永久性损害。

4. 早期动脉粥样硬化 肥胖对动脉粥样硬化的影响在儿童期就已出现。研究发现，在校正其他致动脉粥样硬化危险因素后，BMI 与冠脉脂纹沉积的密集程度呈正相关，肥胖如合并血压和血脂异常，主动脉粥样硬化则进一步加重。

5. 代谢综合征(metabolic syndrome，MS) 流行病学资料证明肥胖与代谢综合征(MS)的发生发展关系密切，肥胖儿童更容易聚集 MS 的其他组分。2004 年北京市 BCAMS 调查数据显示采用美国国家胆固醇教育计划标准，超重 / 肥胖儿童中 MS 检出率分别为 7.6% 和 29.8%，远高于正常对照儿童(0.9%)。

(二) 内分泌系统

1. 胰岛素抵抗和 2 型糖尿病 高胰岛素血症和糖耐量损伤与儿童肥胖有关。研究显示 2 型糖尿病的发病率年龄下降趋势与儿童肥胖增加有关。肥胖儿童有糖耐量反应迟缓现象，胰岛素分泌绝对值明显高于对照组。进食过多可刺激胰岛 β- 细胞释放胰岛素，导致肥胖儿童的糖代谢障碍。肥胖儿童可伴高胰岛素血症和胰岛 β 细胞分泌功能亢进。

2. 性发育 肥胖儿童体内性激素水平较正常儿童高，性成熟较早。如肥胖女童可出现初潮提前和月经周期异常；经量少或闭经与肥胖、胰岛素抵抗、多毛症、痤疮和黑棘皮征为多囊卵巢综合征。

(三) 呼吸系统

1. 哮喘 研究显示儿童期超重与哮喘有关。NHANES Ⅲ数据显示美国儿童中哮喘的发生率随 BMI 四分位值的升高相关(8.7% vs 9.3% vs 10.3%

vs 14.9%,$p=0.0001$)。BMI增加对哮喘的作用可能是由于肥胖改变了呼吸系统的机械特性,也可能与炎症机制的代偿调节有关。

2. 睡眠呼吸障碍 阻塞性睡眠呼吸暂停症(OSA)是一种以睡眠时反复发作的咽部塌陷为特征,导致低氧血症和睡眠结构改变的临床病症,肥胖是OSA发生的重要因素之一,尤其是严重肥胖儿童。BCAMS研究数据显示北京市肥胖儿童睡眠障碍相关症状的发生率较高。

(四) 消化系统

研究显示儿童肥胖程度与脂肪肝患病率呈现线性关系,中重度肥胖儿童可出现糖脂代谢紊乱,血清瘦素、C肽、空腹血糖、血脂(甘油三酯)明显升高,近1/3肥胖儿童并发脂肪肝,或肝功能异常。脂肪肝是脂质代谢紊乱的一种表现,肥胖儿童的总胆固醇(TC)和甘油三酯水平升高,增加肝脏负荷,大量的甘油三酯会在肝细胞中蓄积形成脂肪肝。

(五) 心理行为与认知

肥胖儿童因担心身体形象被别人取笑和排斥,缺乏自信,心理负担较大;同时防备心理也增强,过分关注自己举动、言行是否符合常规;或不愿外出,过度保护自己。心理行为障碍使肥胖儿童失去社交机会,二者的恶性循环使儿童社会适应能力降低。综合测试发现肥胖儿童的智商、数学、语文成绩、学习积极性可低于正常同龄儿童,与肥胖程度有关。

(六) 其他

国外报道肥胖儿童易发生骨科并发症,如股骺畸形和Blount综合征(负重所致的胫骨变形疾病)。肥胖儿童中发现血清超敏C-反应蛋白水平升高,提示肥胖儿童中可能存在血管内皮的炎性反应,超敏C-反应蛋白水平与胰岛素抵抗和血管内皮的损伤存在密切的联系。

九、预防

针对所有儿童、高危人群和个体、已发生肥胖及与肥胖有关疾病者,WHO确定人群肥胖防治策略分为全球性预防(universal prevention)、选择性预防(selected prevention)和目标性预防(targeted prevention)三个层次。成人肥胖预防采取节食、运动、手术和药物等措施,主要目标是减少身体多余脂肪。儿童肥胖防治措施需保证儿童正常发育,制定与年龄与严重程度有关个体化方案,使肥胖儿童的体重恢复理想状态,维持至成人期。

(一) 原则

1. 维持正常生长发育 保证儿童体格生长正常发展水平。维持正常体重增长速率,尤其是脂肪组织,与身体其他组织的增长比例适宜。

2. 促进有氧代谢能力 加强运动和体质健康。

3. 控制体重 建立良好的生活行为习惯,树立正确的健康观念,使肥胖不出现反弹。

4. 临床处理 一般不主张超重/肥胖儿童采用节食的饥饿疗法,也不主张用药治疗。因肥胖致器官损害的儿童可用药物或手术治疗,但必须在专业医生指导下进行。

(二) 肥胖控制关键时期

儿童可能发展成肥胖的关键时期是胎儿期、婴儿期、学龄前期(5~7岁)和青春期四个时期。

1. 胎儿期 注意孕期母亲营养平衡,尤其妊娠晚期,保证母亲与胎儿营养供应正常,避免胎儿体重增长过快或胎儿营养不良。

2. 婴儿期 是生后脂肪集聚的第一个关键时期,尤其是0~6月龄。科学喂养方式,提倡母亲乳汁喂养,人乳对婴儿期肥胖有一定预防作用。

3. 学龄前期 是体内脂肪增长的第二个高峰,控制体重增长过快可有效与培养良好的饮食习惯和生活行为有助降低儿童肥胖。

4. 青春期 生长发育的第二个高峰,也是形成成人肥胖的关键时期。既要保证青少年的正常生长发育,也要避免体重增长过快;加强运动,养成良好的生活习惯。

(三) 预防措施

1. 定期筛查 是儿童保健的基本工作内容之一。2013年美国临床系统改进研究所(ICSI)公布《预防与处理儿童、青少年肥胖健康指南》提出预防肥胖的目标人群是所有家庭和儿童。因此,所有儿童需定期体检,筛查超重/肥胖,尽早干预(图5-24-2)。

(1) **计算BMI**:从儿童保健定期体格测量记录数据计算所有>2岁儿童的BMI,按判断标准确定超重/肥胖儿童,但<2岁婴幼儿不诊断“肥胖”。

(2) **测量血压**:所有>3岁儿童需每年测量一次血压;

(3) **血脂筛查**:9~11岁儿童每年检测一次血脂;

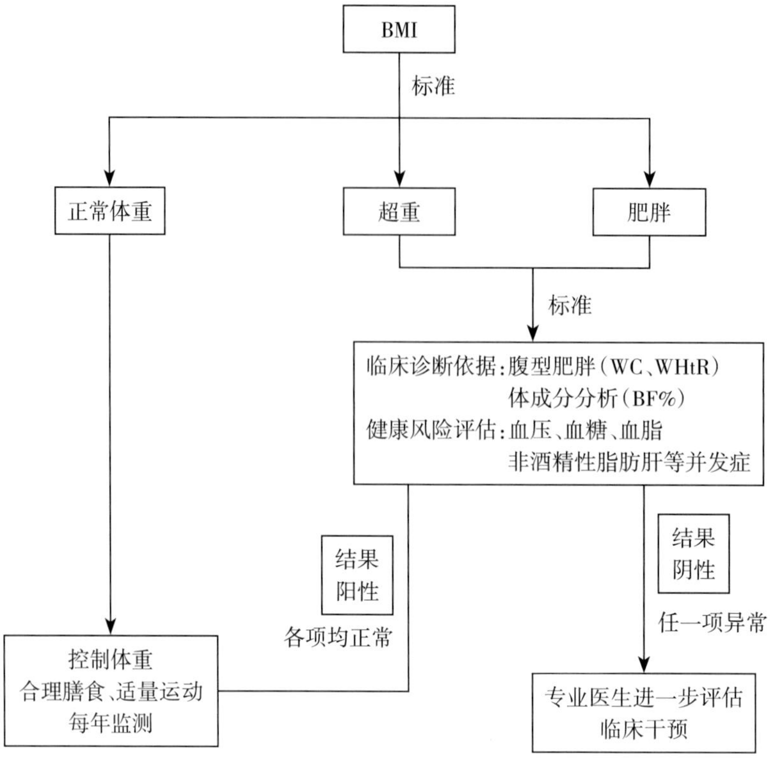

图 5-24-2 儿童肥胖诊断评估及干预流程图

(4) **危险因素评估**：每年评估一次儿童健康危险因素，包括父母肥胖、家族中三代人肥胖、高血压、动脉粥样硬化、高血脂、2 型糖尿病以及癌症等发生情况。随访的重点是有肥胖发生高危因素的儿童。

(5) **实验室检查**：据儿童 BMI、体格检查与高危因素判断结果进一步检查，包括筛查 2 型糖尿病和糖调节异常、血脂，肝、肾功能，肝脏 B 超等。

(6) **转诊**：实验室检查结果（包括血压）异常者需转专科治疗。

2. **健康教育** 以改进家庭饮食和行为习惯为目标，不良生活方式的逐渐改变和长期保持是干预有效的标志。

(1) **营养教育**：

1) **家庭**：教育家庭选择低脂低热量的食物，多吃新鲜蔬菜和水果，不宜过分强求体重减轻。

2) **学校**：应为学生提供营养配餐，儿童保健医生定期进行膳食分析。

(2) **体育运动**：

1) **家庭**：鼓励家长和儿童一起锻炼，保证儿童每天有至少 30 分钟 ~1 小时运动时间。避免 2 岁以下儿童看电视，减少等静态活动时间，儿童看电视时间 <2 小时 /d。

2) **学校**：有良好的活动场地、保证所有儿童有体育运动的时间和足够运动量。

(3) **健康生活方式教育**：包括营养知识、良好的饮食习惯和健康的生活方式。

1) **家庭**：家长学习营养科普知识，选择健康的食物；创造健康的家庭环境，鼓励家长模范作用，帮助儿童早期形成健康的生活方式。建议家长限制儿童喝含糖饮料、按推荐量摄入水果与蔬菜、>2 岁儿童喝脱脂奶、每日有早餐、尽可能在家与家人就餐、限制儿童在外就餐（特别是快餐）、适当进食量、保证充足睡眠。

2) **学校**：是儿童进行健康教育最直接、最有效的场所，如在学校开展减肥计划，如“营养课堂”和“快乐十分钟”身体活动为主要干预措施。

3) **社区**：控制儿童肥胖需社区与社会支持。社区进行健康教育和开展肥胖的防治计划，带动社区建立健康观念和行为，互相影响形成良性循环，使社会风气向有利于健康促进的方向发展，有利儿童与成人肥胖发病率的控制。

4) **初级卫生保健**：WHO 提出以初级卫生保健为基础的策略，卫生保健人员参与、促进家长和儿童形成健康的生活习惯；家长定期与健康保健医生或专家联系咨询，获得改善健康状况的建议和保健知识。儿童保健医生应将每年定期评估儿童膳食、体育活动量情况告知家长。

专家点评

- 常规筛查儿童超重/肥胖是儿童保健的基本工作内容之一；
- 儿童不宜短期（<3个月）减重，因短期内体重减少10%可危害健康；
- 儿童需维持正常的生长发育，不宜采用任何形式的饥饿疗法；
- 现有的减肥药物和手术方法其安全性和有效性尚待证实，儿童不宜采用减肥食品、药物，或手术和理疗方法减重。

（米杰　叶佩玉　毛萌）

【参考文献】

1. Ng M, Fleming T, Robinson M, et al. Global, regional, and national prevalence of overweight and obesity in children and adults during 1980-2013: a systematic analysis for the Global Burden of Disease Study 2013. Lancet, 2014, 30, 384(9945): 766-781.
2. World Health Organization. Child growth standards. (http://www.who.int/childgrowth/en/)
3. Cole TJ, Bellizzl MC, Flegal K M, et al. Establishing a standard definition for child overweight and obesity worldwide: international survery. BMJ, 2000, 320(7244): 1240-1243.
4. 中国肥胖问题工作组. 中国学龄儿童青少年超重、肥胖筛查体制指数值分类标准. 中华流行病学杂志, 2004, 25(2): 97-102.
5. 马军，蔡赐河，王海俊. 1985-2010年中国学生超重与肥胖流行趋势. 中华预防医学杂志, 2012, 46(9): 776-780.
6. Freedman DS, Khan L K, Dietz W H, et al. Relationship of childhood obesity to coronary heart disease risk factors in adulthood: the Bogalusa Heart Study. Pediatrics, 2001, 108(3): 712-718.
7. Wang G, Dietz WH. Economic burden of obesity in youths aged 6 to 17 years: 1979-1999. Pediatrics, 2002, 109: e81-e91.
8. World Health Organization. Obesity: Preventing and managing the global epidemic Report of a WHO consultaion. WHO Technical Report Series. Geneva: WHO, 2000.
9. 中华人民共和国卫生部疾病预防控制局. 中国学龄儿童少年超重和肥胖预防与控制指南（试用）》. 北京：人民卫生出版社, 2008.

第二节　儿童高血压

导读　高血压是威胁人类健康的主要慢性疾病之一。1/3以上的高血压儿童成年后发展为高血压，较早出现靶器官损害。2005年美国心脏病学会（AHA）出版的《血压测量指南》要求培训测量者学习准确测量过程，包括采用标准测量仪器、选择合适袖带、被测者姿势、听诊方法（柯氏音法）以及正确读测量值。**儿科医生、儿童保健医生应学习正确测量、诊断和评估儿童高血压并对高危儿早期干预，是高血压防治的关键环节。**

一、流行病学资料

我国成人高血压患者2.7亿，每5名成人中至少1人患高血压。成人高血压起源于儿童时期。随着肥胖的流行及人们认识的改变，儿童高血压以原发性为主，全球儿童高血压患病率约5%左右，且逐年增加。因各地区经济、生活行为等因素而存在差异（3%~20%）。2010年中国学生体质调研结果显示中国儿童高血压患病率为14.5%（男生16.1%，女生12.9%），并随年龄呈上升趋势。我国各地区、不同民族的儿童高血压患病率差异较大，有男高女低、北高南低、农村高于城市的特点。

二、影响儿童血压的生理因素

血压水平在不同地区，不同儿童人群尽管有一定差异，但均受到年龄、性别、身高等因素的作用而呈现相似的自然变化规律。

1. 年龄　血压随着儿童年龄的增长而增长，7~17岁期间，儿童收缩压随年龄的增加幅度大于舒张压，即收缩压平均增加17.2~36.8mmHg，舒张压增加3.0~24.0mmHg。

2. 性别　男童青春期生长突增前血压略低于同龄女童；突增后男童血压均值超过女童。即在成长过程中男、女童血压曲线出现两次交叉，交叉年龄与身高、体重的交叉年龄基本一致，提示儿童血压变化过程受体格生长水平影响。

3. 身高　身高对血压有重要影响。一般，身高较高的儿童血压较同年龄身高较矮者高。

三、高危因素

与肥胖发生的高危因素相似。

1. 超重/肥胖 超重/肥胖是导致儿童血压升高的关键性因素。研究表明超重/肥胖儿童高血压患病率约为20%~50%，患病风险是正常儿童的1.2~5.5倍。肥胖发生年龄越小，肥胖程度越严重，发生高血压的风险性越大。

2. 遗传 大量研究证实高血压是一种多基因遗传性疾病。高血压家庭的儿童表现基因调控的遗传易感性，双亲一方或双方患高血压病子女发生高血压的危险较正常家庭高2~5倍，母系比父系高血压的影响作用更大。高血压也存在种族差异，如黄种人和黑种人的血压水平及高血压患病率高于白色人种；我国蒙古族、回族等少数民族儿童血压与高血压患病率高于汉族儿童。

3. 宫内营养 20世纪80年代Barker等学者提出的"成人疾病的胎源学说"认为孕期营养缺乏等因素导致的胎儿宫内发育迟缓和出生时相对较低的体重是发展为原发性高血压的危险因素，且不依赖于吸烟、肥胖、社会经济地位、母亲妊娠年龄而独立存在。同时，有研究显示孕期营养过剩等导致的巨大儿（出生体重≥4000g）与儿童期血压偏高有关，故有学者推测出生体重与儿童原发性高血压并非呈线性关系，而是U形关系。

4. 不良的生活习惯 增加儿童血压升高的风险，包括不健康膳食结构（如高盐、高脂、高糖饮食）和不规律的饮食习惯（如不吃早饭）、静坐少动、精神心理压力、噪声及环境污染等。研究显示食盐摄入量与儿童血压呈正相关，食用富含Mg、K、Ca的蔬菜、水果和奶制品可降低儿童血压。同时，规律进行体育锻炼可以促进能量平衡，降低体重，降低儿童血压，而久坐的生活方式（每日锻炼时间<60min）则会增加多种心血管疾病的患病风险。另有研究发现生活环境中噪声与长期空气污染（NO_2和PM2.5）的暴露也与儿童血压偏高有关。

四、血压测量方法

准确地测量血压是识别高危儿童的简单、有效方法。

（一）测量仪器

1. 台式水银血压计（听诊法） 测量血压结果稳定性，水银柱式血压计（听诊法）仍是目前间接血压测量的"金标准方法"（图5-24-3）。目前儿童血压标准资料均源于该测量方法。但台式水银血压计对操作者技术要求高，操作不便捷，同时水银对人体健康和环境污染有潜在副作用，限制台式水银血压计广泛应用。

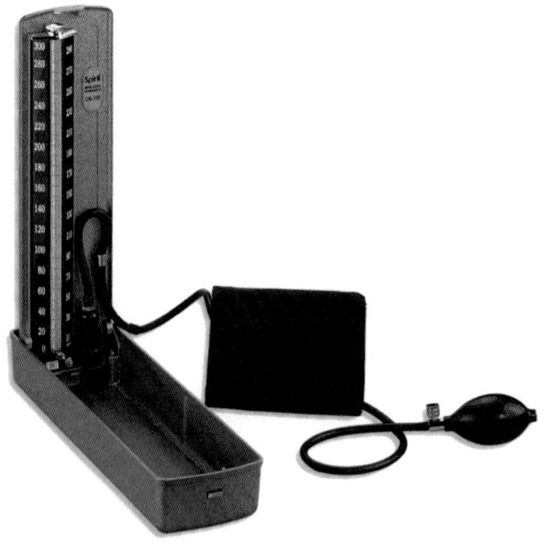

图5-24-3 台式水银血压计

2. 医用自动电子血压计（示波法） 可自动显示被测者收缩压、舒张压、平均动脉压、心率和测量时间；结果客观，减少血压数值尾数选择的偏好和主观偏倚，避免情绪紧张所致血压升高情况。经国际标准（BSH、AAMI和ESH）验证，医用上臂式电子血压计已逐渐用于临床血压测量。电子血压计使用方便，可用于<3岁儿童血压测量、重症监护患者血压的连续测量、鉴别隐蔽性高血压；家庭或儿童可自我监测高血压靶器官和抗高血压药物的治疗效果。电子血压计具有不需放置传感器、不易受外界噪声干扰、无污染、数据可输入计算机等优点（图5-24-4）。但电子血压计需定期校正，结果与听诊法测得血压水平不完全一致。故采用示波测量法判定的儿童高血压需听诊法重复测量确诊。

（二）测量袖带

1. 袖带大小 理想的袖带（气囊）宽度应为上臂长的40%（即尺骨鹰嘴与肩峰连线中点），袖

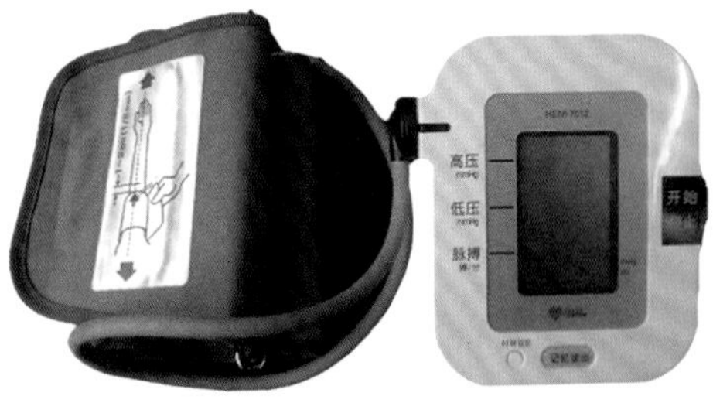

图5-24-4 医用自动电子血压计

带(气囊)长度为上臂围的 80%~100%,即气囊长度:宽度比值至少为 2∶1(图 5-24-5)。

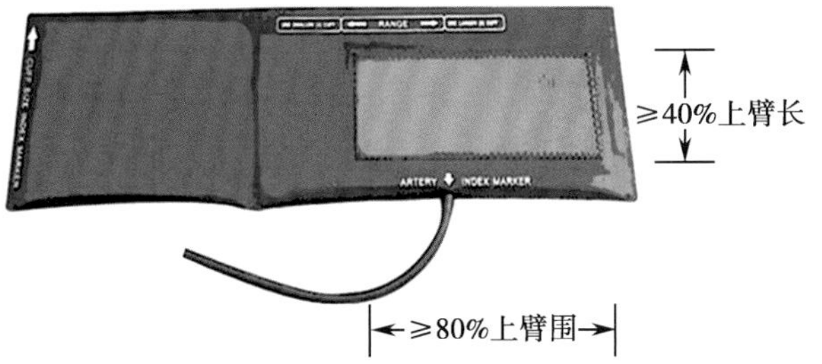

图 5-24-5 袖带气囊选择标准

2. 袖带选择 根据被测者的上臂围度选择合适袖带,可参考 2004 年美国心脏病学会关于《临床血压测量指南》建议血压测量袖带选择(表 5-24-5)。袖带大小对于儿童血压的准确测量非常重要,袖带过短血压读数偏高,袖带过长则血压读数偏低。

表 5-24-5 血压测量袖带选择

年龄	上臂围(cm)	袖带(cm)	
		宽度	长度
儿童			
新生儿	10	4	8
婴儿	15	6	12
儿童	22	9	18
成人			
身材矮成人	22~26	10	24
成人	27~34	13	30
身材高成人	35~44	16	38
成人大腿	45~52	20	42

(三)测量方法

1. 姿势 测量时的姿势影响血压读数。一般取坐位测量,婴幼儿可仰卧位;前臂置于桌面上,与心脏同水平,否则由于上臂肌肉紧张可致收缩压升高(图 5-24-6)。

2. 测量方法 3 岁以上儿童首选台式水银血压计(听诊法)测量上臂肱动脉血压。袖带低端边缘以下(肘窝上 2cm),听诊器置于肘部肱动脉。测量时快速充气,气囊内压力达桡动脉搏动消失后再升高 30mmHg(1mmHg=0.133kPa)为宜,然后缓慢以稳定放气(2~6mmHg/秒)过程听诊器在体表肱动脉处可听到与血压变化一致的声音强度变化。有研究显示双上肢血压存在差别,但不清楚差别的原因。2005 年美国心脏病学会(AHA)出版新的《血压测量指南》建议第一次测量血压者宜测量双上肢。

3. 读数 1905 年俄国学者 Korotokoff 根据血压测量过程声音强度变定义为 5 个时相,即放气过程第一次出现的声音(收缩压)清脆并逐渐加强,为第Ⅰ时相(K1);随袖带内压力下降,清脆的声音转变为柔和,如同心脏杂音的声音,为第Ⅱ时相(K2);压力再度下降后声音又转变为与第Ⅰ时相相似的加强的声音,为第Ⅲ时相(K3);当压力下降至声音突然减弱而低沉(变音),即为第Ⅳ时相(K4);当压力继续下降至声音消失为第Ⅴ时相(K5)。人耳能分辨的具有临床意义是 K1、K4 和 K5,分别记为收缩压、舒张期 K4(变调音)和 K5(消音)。国际医学组织命名为柯氏音法(Korotkoff sound method)并沿用至今。儿童舒张压读数取 K4 还是 K5,国内外尚不统一。《中国儿童青少年血压参照标准》

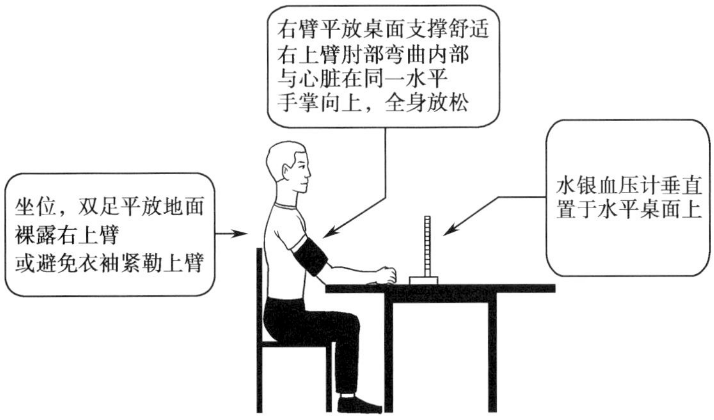
右臂平放桌面支撑舒适
右上臂肘部弯曲内部
与心脏在同一水平
手掌向上,全身放松
坐位,双足平放地面
裸露右上臂
或避免衣袖紧勒上臂
水银血压计垂直
置于水平桌面上

图 5-24-6 血压测量姿势示意图

分别给出了基于K4和K5的参考标准，建议采用听诊法（汞柱血压计）实际测量中，对于13岁及以下儿童，最好同时记录K4和K5，分别与标准比较后进行诊断。随着示波技术的逐步推广使用，儿童DBP测量值将逐步统一。儿童血压至少要测量2次，两次之间间隔1分钟，以如果2次测量结果相差>5mmHg则需要再加测1次，以符合条件的相邻两次测量结果的平均值作为该儿童的血压水平。

表 5-24-6 美国心脏病学会关于临床血压测量要点

建议	结果解释
被测者坐姿宜舒服（靠背椅，双下肢不交叉，上肢裸露）	坐位测量舒张压偏高，仰卧位收缩压稍高；坐无靠时舒张压增加；双下肢交叉收缩压增加
被测者手臂宜放在与心脏相同水平	上肢低于右心房则血压读数增加，高于心脏水平则读数偏低；如上肢悬空或被测者自己用手支撑则血压读数增加。
袖带长应为>80%的上臂长	袖带过短增加测量误差A
放气时水银柱以2~3mm/秒速度下降	如水银柱下降>2~3mm/秒则收缩压低、舒张压偏高
听到的第1声为收缩压，最后1声为舒张压；水银柱读数为2mmHg内	
测量过程不宜交谈	交谈可产生测量偏移

4. 其他

（1）**环境**：测量环境宜安静和温暖（室温约21℃），被测者在测量前及测量过程中始终处于安静状态，是获取准确血压读数的前提。

（2）**食物与水量摄入**：进食、吸烟以及膀胱的过度充盈等均可能影响血压，故血压测量的前30分钟停止进食、吸烟等，排空膀胱。

五、儿童血压判断标准

（一）定义

儿童血压水平判断需结合年龄、性别和/或身高，以儿童血压收缩压（systolic blood pressure，SBP）或舒张压（diastolic blood pressure，DBP）参照值的P90th、P95th和P99th为"正常高值血压"、"高血压"和"严重高血压"的界值点。以《中国儿童青少年血压参照标准》进行评估。为方便流行病学人群调查和临床应用的便捷性，中国标准未给依据身高的血压切点，对极少数由于身材过高或处于身高快速增加期的儿童可能会被误判为高血压（假阳性）。如判定为"高血压"：①儿童无临床症状，如头痛、头晕、恶心等，可间隔1~2个月复测血压，或多时点监测血压水平；如监测血压水平持续超过标准，则可判定为"高血压"；②如果判定为"严重高血压"，均视为"高血压"，不考虑身高情况。

（二）标准

2010年"中国儿童青少年血压参照标准"协作组研制的《中国儿童青少年血压参照标准》包括不同年龄、性别的血压百分位值以及舒张压（DBP）K4和K5的评价标准（DBP-K4，DBP-K5），适用于我国汉族3~17岁儿童（表5-24-7、表5-24-8）。该标准应用便捷，但对极少数因身材过高所致血压偏高儿童可能存在假阳性诊断。

六、诊断与评估

儿童高血压患者诊断性评估主要包括确定血压水平、病因、靶器官损害及程度、其他心血管疾病及并发症等4方面。

（一）确定血压水平

1. 确定血压升高 受到血压的适应性调节及向均值回归作用的影响，高水平的血压反复测量后血压水平会降低。研究证实第三时点的确定的儿童高血压患病率约3%，较第一时点约低80%。因此，2010年《中国高血压指南》提出除非有高血压症状存在，一般需经≥3次不同时点测量的血压水平≥P_{95}方可确定存在高血压。示波法测量的高血压儿童，需再使用听诊法进行确诊。家中血压不高而诊室出现血压升高儿童，需采用24h动态血压监测（ABPM）排除儿童血压升高为一时情绪紧张（或"白大衣现象"）所致。

2. 高血压程度分级

① 高血压1级：$P95^{th}$~$P99^{th}$+5mmHg；

② 高血压2级：≥$P99^{th}$+5mmHg。

（二）病因

确诊高血压后，需确定是原发性或继发性高血压，即进一步检查引起高血压基础疾病。

1. 原发性高血压 为10岁后儿童血压升高的主要原因。儿童原发性高血压一般无自觉症状、血压升高程度较轻。与心血管疾病的家族史、不良生活行为习惯（如高盐、高脂饮食、吸烟、过量饮酒）、精神紧张、肥胖有关。

表 5-24-7　中国男童血压评价标准（mmHg）

年龄（岁）	SBP			DBP-K4			DBP-K5		
	正常高值	高血压	严重高血压	正常高值	高血压	严重高血压	正常高值	高血压	严重高血压
3	102	105	112	66	69	73	66	69	73
4	103	107	114	67	70	74	67	70	74
5	106	110	117	69	72	77	68	71	77
6	108	112	120	71	74	80	69	73	78
7	111	115	123	73	77	83	71	74	80
8	113	117	125	75	78	85	72	76	82
9	114	119	127	76	79	86	74	77	83
10	115	120	129	76	80	87	74	78	84
11	117	122	131	77	81	88	75	78	84
12	119	124	133	78	81	88	75	78	84
13	120	125	135	78	82	89	75	79	84
14	122	127	138	79	83	90	76	79	84
15	124	129	140	80	84	90	76	79	85
16	125	130	141	81	85	91	76	79	85
17	127	132	142	82	85	91	77	80	86

表 5-24-8　中国女童血压评价标准（mmHg）

年龄（岁）	SBP			DBP-K4			DBP-K5		
	正常高值	高血压	严重高血压	正常高值	高血压	严重高血压	正常高值	高血压	严重高血压
3	101	104	110	66	68	72	66	68	72
4	102	105	112	67	69	73	67	69	73
5	104	107	114	68	71	76	68	71	76
6	106	110	117	70	73	78	69	72	78
7	108	112	120	72	75	81	70	73	79
8	111	115	123	74	77	83	71	74	81
9	112	117	125	75	78	85	72	76	82
10	114	118	127	76	80	86	73	77	83
11	116	121	130	77	80	87	74	77	83
12	117	122	132	78	81	88	75	78	84
13	118	123	132	78	81	88	75	78	84
14	118	123	132	78	82	88	75	78	84
15	118	123	132	78	82	88	75	78	84
16	119	123	132	78	82	88	75	78	84
17	119	124	133	79	82	88	76	78	84

2. 继发性高血压　继发性高血压的发生与年龄呈负相关。>6 岁儿童多因肾脏功能紊乱和主动脉狭窄所致血压升高；6~10 岁儿童则多为肾实质疾病。

（三）靶器官病理改变

儿童原发性高血压较少引起急性器官损害，多有靶器官损害（target organ damage，TOD）以及健康危害。

1. 左心室肥厚　是儿童高血压最突出的靶器官损害长期血压升高造成患者心脏后负荷增加，导致心肌组织生长和纤维化，使舒张功能改变及左心室肥厚（LVH）。左心室肥厚是心血管疾病发病和死亡的一个重要预测因子。美国儿童高血压工作组第 4 次报告建议将心脏二维超声作为评估儿童高血压及其靶器官损害的常规检测。

2. 动脉结构功能改变　主要特征是动脉弹性和扩张性减退，血管壁平滑肌细胞增生，动脉壁发生弥漫性纤维化和动脉粥样硬化。动脉弹性减低诱发高血压多种靶器官损害，是心血管疾病进展最早的病理改变之一。动脉脉搏波传导速度（PWV）已作为评估动脉弹性的非侵入性手段之一。因动脉功能和结构的改变出现在临床症状前，颈动脉内膜中层厚度（cIMT）能早期反映全身动脉粥样硬化，可采用超声检测方法筛查早期高危敏感人群。

3. 肾小球动脉硬化　长期血压升高使肾小球动脉硬化，肾小球的滤过功能改变，尿中出现蛋白分子。2010 年《中国高血压防治指南》推荐微量白蛋白尿（MAU）为肾脏早期损害的指标。

4. 眼底动脉　长期高血压使动脉硬化，包括眼底动脉。因此，眼底动脉硬化是全身血管系统损伤程度的窗口，视网膜小动脉硬化、出血、渗出等表现在一定程度上反映了高血压病情变化。眼底视网膜检查是直接观察系统性微血管改变的唯一途径，可直接观察高血压微血管损害程度。

5. 其他健康损害　有研究显示儿童高血压可导致阻塞性睡眠呼吸暂停综合征（OSAS）、学习能力和执行能力发生障碍等。

七、治疗

2010 年《中国高血压防治指南》提出儿童高血压的治疗目标是减少对靶器官的损害，降低远期心血管病发病率，使原发性高血压或未合并靶器官损害的高血压的血压降至 $P95^{th}$ 以下；合并肾脏疾病、糖尿病或出现高血压靶器官损害儿童的血压降至 $P90^{th}$ 以下（图 5-24-7）。

（一）非药物治疗

多数高血压儿童采用非药物治疗达到血压控制目标。

1. 控制体重　延缓 BMI 增加是肥胖相关高血压基本干预措施。体重控制降低个体对盐的敏感性，改善其他心血管危险因素（如血脂紊乱和胰岛素抵抗等），可避免药物治疗或推迟药物治疗时间。

2. 增加有氧锻炼　定期持续地进行体育锻炼是有效降低血压的方式之一。美国国家高血压教育项目工作组建议儿童应每日有 30~60 分钟中等强度的有氧运动，将看电视和玩电脑游戏等静态活动时间控制 <2 小时。

3. 调整饮食结构　美国《儿童青少年心血管病危险因素综合防治指南》建议引入控制高血压饮食策略（Dietary Approaches to Stop Hypertension，DASH），即增加水果和蔬菜、低脂 / 脱脂乳制品、全麦食品以及鱼、家禽、豆类、种子、坚果，同时减少糖、红肉、食盐摄入。此外，补充钙、钾、镁、叶酸、锌、不饱和脂肪酸、纤维素等营养素有助血压降低。在营养学家指导下根据体重控制效果不断调整饮食干预计划。

（二）药物治疗

1. 适应证　高血压儿童有高血压临床症状、继发性高血压、出现高血压靶器官损害、糖尿病，或非药物治疗 6 个月后无效者。

2. 治疗原则　在心血管科专业医生指导下进行，开始单一用药、小剂量。药物选择与发病机制、严重程度以及其他疾病史和并发症有关，同时需考虑与儿童依从性、耐受性、药物副作用。

八、预后与预防

（一）预后

未经干预的儿童高血压以血压轨迹的形式延续为成人高血压，增加成人心血管疾病发病风险。儿童长期血压轻度升高亦可造成心脏、脑、血管和肾脏等重要靶器官损害，影响儿童生活质量，给家庭和社会带来沉重疾病与经济负担。

研究证明高血压是心血管、肾脏疾病的独立危险因素。但缺乏发生靶器官损害的血压阈值，心血管疾病（CVD）病理改变可在正常血压范围逐渐进行性增加重，包括血压正常高值阶段，往往直

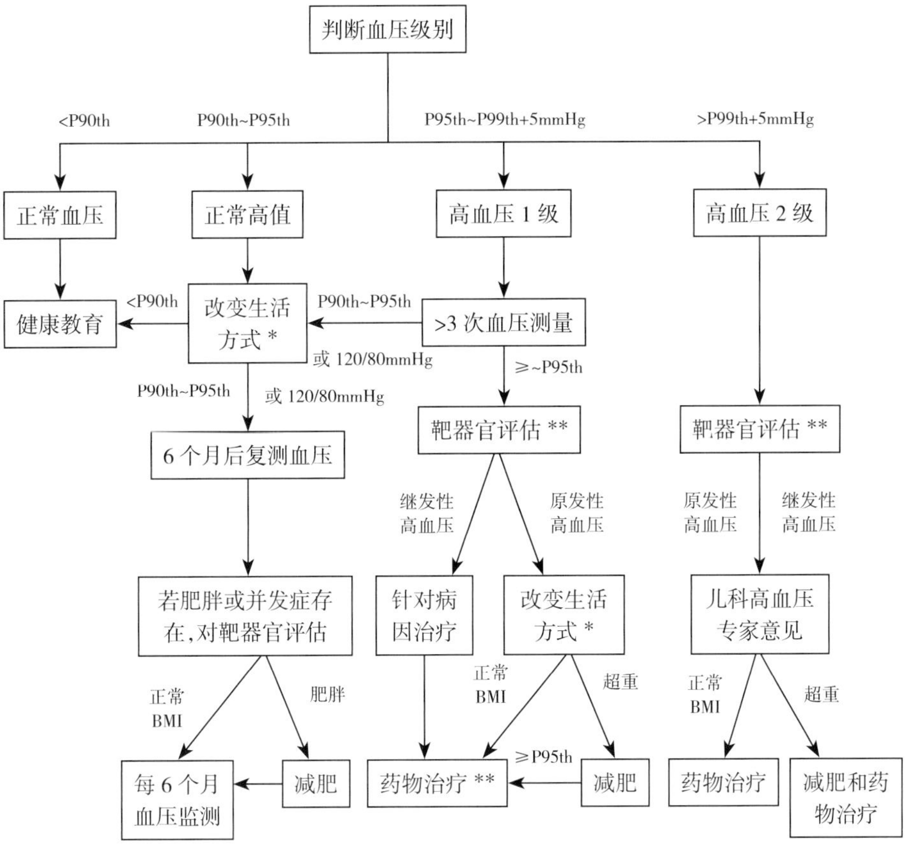

图 5-24-7 儿童高血压诊治流程图

* 包括饮食改变和体育锻炼;** 特别注意幼儿、及高血压、家族史、糖尿病和其他危险因素

至出现临床症状才被诊断。估计15%血压比正常值高的人有冠心病。研究证实CVD的病理改变动脉粥样硬化源于儿童时期,且儿童发展动脉粥样硬化的高危因素可延续至成人。

(二)预防

儿童高血压多为轻至中度升高,靶器官损害多为功能性改变,若及早发现与干预,可有效控制甚至完全恢复正常。危险因素和危险行为可加速儿童期动脉粥样硬化发展,降低危险因素和行为则可延迟疾病临床进展。因此,预防儿童青少年期高血压的关键是遏制高血压上升。2012年美国NIH和国家心脏、肺、血液研究所专家组共同发表对关于《儿童、青少年心血管健康与降低危险因素指南》,提出儿童高血压预防包括预防危险因素发展的初发预防和降低已有危险因素的初级预防。因此,儿童、青少年高血压的预防需要儿科医生和初级儿童保健医生(PCP)参与。

1. 高危人群 具有危险因素和危险行为的儿童,包括家族有高血压与代谢综合征史、不良营养/饮食习惯,儿童血压高限或高血压、久坐不动生活习惯、超重/肥胖等。

2. 预防对象 所有儿童为预防危险因素发展的初发预防,高危人群是降低已有危险因素的初级预防。

(三)预防措施

1. 定期筛查血压 是儿童保健的基本工作内容之一(表5-24-9)。定期筛查血压儿童血压可尽早筛查血压正常高值和高血压儿童,尽早干预;同时监测儿童血压水平,可掌握儿童血压动态变化。筛查血压频率与年龄、高危因素有关。

表 5-24-9 定期筛查血压

年(岁)	筛查血压	高危人群
0~2	无常规筛查	有医学疾病、已知血压升高
3~17	所有儿童,1次/年	筛查血压正常高值和高血压者

2. 健康教育 包括培养良好的饮食习惯和健康的生活方式、适当运动,如<2岁儿童不看电视,>2岁总媒体时间1~2h/d,卧室无电视,家庭活

动至少 1 次 / w；中度至剧烈体育运动 1h/d；剧烈体育运动 3 次 /w。

专家点评 定期筛查、定期监测、预防肥胖是儿童保健工作防治儿童高血压主要内容。

（米杰 董虹孛）

【参考文献】

1. 国家心血管病中心 . 中国心血管病报告 . 北京：中国大百科全书出版社，2014，2-36.
2. 王文，张维忠，孙宁玲，等 . 中国血压测量指南 . 中华高血压杂志，2011，12：1100-1115.
3. 中国高血压防治指南修订委员会 . 中国高血压防治指南 2010. 中华心血管病杂志，2011，39（7）：597-599.
4. 孙宁玲 . 高血压治疗学 . 北京：人民卫生出版社，2009，305-317.
5. Falkner B. Hypertension in children and adolescents：epidemiology and natural history. Pediatr Nephrol，2010，25（7）：1219-1224.
6. Li Y，Wu J，Yu J，et al. Is fetal macrosomia related to blood pressure among adolescents? A birth cohort study in China. Journal of Human Hypertension，2013，27（11）：686-692.
7. Chiolero A，Paradis G，Kaufman JS. Assessing the Possible Direct Effect of Birth Weight on Childhood Blood Pressure：A Sensitivity Analysis. Am J Epidemiol，2014，179（1）：4-11.
8. Bilenko N1，Rossem LV，Brunekreef B，et al. Traffic-related air pollution and noise and children's blood pressure：results from the PIAMA birth cohort study. Eur J Prev Cardiol，2013，doi：10.1177/2047487313505821.
9. Urbina E1，Alpert B，Flynn J，et al. Ambulatory Blood Pressure Monitoring in Children and Adolescents：Recommendations for Standard Assessment A Scientific Statement From the American Heart Association Atherosclerosis，Hypertension，and Obesity in Youth Committee of the Council on Cardiovascular Disease in the Young and the Council for High Blood Pressure Research. Hypertension，2008，52（3）：433-451.

第三节 儿童糖尿病

导读 糖尿病（是一组以血糖水平慢性增高为特征的代谢性疾病，与遗传和环境因素有关。儿童糖尿病有 1 型糖尿病、2 型糖尿病和特殊类型糖尿病 3 种类型。**肥胖是儿童 2 型糖尿病发病最重要的危险因素，特别是腹型肥胖；**肥胖与儿童 2 型糖尿病发病的高危因素相同，如不良饮食习惯与生活行为方式。**基层儿科医生、儿童保健医生需了解儿童 2 型糖尿病的临床表现、筛查方法，参与儿童糖尿病的随访、预防工作。**

因儿童年龄、共患病等较复杂临床问题使基层儿科医生和儿童保健医生对儿童 T2DM 的处理缺乏信心。美国儿科学会认为儿童 T2DM 由儿科专科医生诊断，初级保健医生宜与多学科医生共同发展一家庭医疗模式提供糖尿病儿童的保健、护理、预防，满足糖尿病儿童健康需要。近年美国权威医学机构、杂志连续发表与儿童 T2DM 保健、预防为主题的指南，如 2012 年美国国家心脏、肺、血液研究所发表关于《儿童、青少年心血管健康和降低危险因素指南》、2013 年美国儿科学会（AAP）发表《新诊断儿童、青少年 T2DM 的处理指南》、2016 年美国糖尿病学会（ADA）发表《糖尿病护理标准》，足见对儿童 T2DM 防治的重视。基层儿科医生、儿童保健医生需了解儿童 2 型糖尿病的临床表现、筛查方法，参与儿童糖尿病的随访、预防工作。

一、概念

1. 定义与分类 糖尿病（diabetes mellitus，DM）是一组因胰岛素异常致血糖水平慢性增高，伴碳水化合物、蛋白质、脂肪代谢紊乱为特征的疾病，临床表现多尿、烦渴、多食等特征。临床分原发性与继发性糖尿病，原发性儿童糖尿病有 1 型糖尿病（type 1 diabetes mellitus，T1DM）、2 型糖尿病（type 2 diabetes mellitus，T2DM）和特殊类型糖尿病 3 种类型，继发性糖尿病有其他基础疾病。

2. 病因 糖尿病因胰岛素分泌缺陷和 / 或正常分泌的胰岛素水平发生生物学作用缺陷所致。2 型糖尿病在胰岛素抵抗基础上的发生进行性胰岛素分泌缺陷（图 5-24-8）。

二、流行病学资料

1. 患病率 过去认为儿童时期的糖尿病多数是自身免疫引起的 1 型糖尿病，儿童 2 型糖尿病患病率 <10%。20 世纪末儿童 2 型糖尿病显著增加，估计 <20 岁儿童的 2 型糖尿病增长

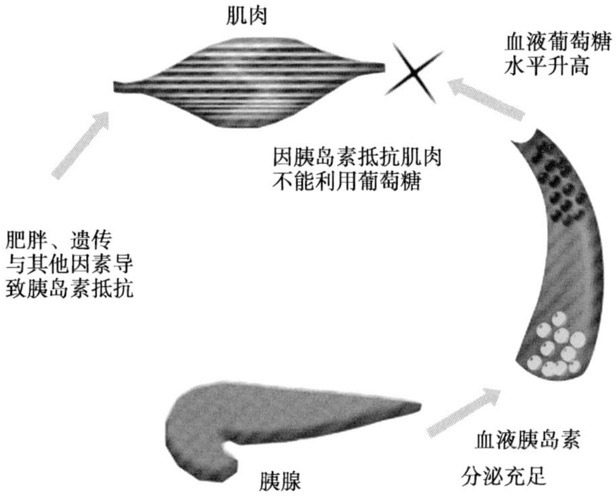

图 5-24-8 2 型糖尿病发病机制示意图

率为 2.3%/ 年，新增的儿童糖尿病主要为 T2DM (15%~45%)。随我国经济发展人们生活方式和饮食结构发生改变，使儿童肥胖率、T2DM 患病率迅速上升。文献报道儿童糖尿病患病率为 0.2~900/10 万，可能与地区、种族、经济状况、研究设计、检测方法有关。如我国采用尿糖筛查法和末梢全血血糖筛查法获得的儿童T2DM患病率为40~80/10万。2009 年中国居民营养与健康状况调查（CHNS）采用空腹静脉血浆检测得到 7~17 岁儿童糖尿病患病率为 900/10 万。

2. 种族 儿童 2 型糖尿病的发病率和患病率在不同种族间差异明显，高危种族包括美洲原著居民、澳大利亚土著居民、非洲裔美国人、西班牙人、太平洋岛国和亚洲人群，Pima 印第安人是全球 T2DM 发病率最高的民族。

3. 性别 女童中 T2DM 的发病率高于男童 (1.2：1~2.0：1)。

三、危险因素

除肥胖外，儿童 2 型糖尿病与肥胖发病的高危因素相同。T2DM 是遗传与环境作用的结果，遗传因素增加个体发病的易感性，环境因素促进遗传作用的外显。

（一）肥胖

肥胖是儿童 T2DM 最重要的危险因素，与 T2DM 的发病密切相关。肥胖儿童中空腹血糖异常（IFG）、糖耐量减低（IGT）和糖尿病的检出率明显高于正常儿童。研究显示肥胖儿童中 T2DM 的患病率为 2.2%。能量消耗减少、体脂增多和腹型肥胖是发生 T2DM 的危险因素。肥胖儿童随体质指数（BMI）增加，胰岛素敏感性逐渐下降，血糖升高，导致糖代谢紊乱。腹型肥胖者较依据 BMI 判断的肥胖者胰岛素清除率降低 3 倍。虽然腹型肥胖儿童糖耐量试验结果可正常，但胰岛 β 细胞的功能已经减弱。随腹型肥胖程度的加重，儿童青少年发生 T2DM 的风险增加，发生率是 T1DM 的 4 倍。

（二）遗传

研究显示父母为 T2DM 的子女往往儿童时期呈现出过多的体脂蓄积的临床表型，表现为内脏脂肪型肥胖，较早发生胰岛素抵抗并逐渐加重。多项研究提示早发性 T2DM 存在更为明显的家族聚集现象，糖尿病家族史是儿童发生 T2DM 的独立危险因素。但 T2DM 的遗传机制不如 T1DM 清楚。

（三）胎儿宫内发育不良

宫内发育是胎儿的生长敏感期，不良的子宫内环境通过调整表观遗传学表达影响胎儿的生长发育。胎儿期营养不良更容易导致胰岛素抵抗，胰岛 β 细胞数量和功能的降低，增加生后发生 T2DM 的易感性。经历宫内营养不良环境的胎儿或低出生体重儿出生后经历与宫内环境不相匹配的过度的营养摄入，使体重或脂肪的过快增长，成人后发生 T2DM 的风险显著增加。巨大儿（出生体重 >4.0kg）同样有增加以后发生 T2DM 的风险，可能与宫内过度营养或母亲妊娠糖尿病有关，使胎儿暴露于高血糖和高胰岛素水平宫内环境诱发胎儿发生胰岛素抵抗状态，促进脂肪过度发育的同时也导致胎儿生后糖 - 胰岛素轴的逐渐失衡，增加发生 T2DM 易感性。

（四）不良生活习惯

1. 不良饮食习惯 高能量食物和含糖饮料增加儿童额外的能量摄入。

2. 活动量少 流行病学调查显示活动减少是 IGT 和 T2DM 的危险因素。儿童静坐少动直接导致能量消耗减少，加之不良饮食习惯易出现肥胖，诱发周围组织胰岛素抵抗（即对胰岛素敏的感性下降）。运动频率的增加与 T2DM 发病风险下降呈剂量反应关系，长期活动减少与疾病终点有时间效应相系。

四、诊断与鉴别诊断

T2DM 的医学评估包括临床诊断、并发症与合并症。

（一）临床诊断分期

糖尿病发生和发展过程经历多个临床分期。目前诊断标准有 WHO（1999 年）、ADA（2003 年）和 ADA（2012 年、2016 年）标准（表 5-24-10）。2016 年美国糖尿病学会（ADA）发表《糖尿病护理标准》建议儿童 T2DM 前期与 T2DM 诊断包括超重 / 肥胖加下述任意 2 项高危因素，即糖尿病家族史（1 级或 2 级亲属有 T2DM）、种族与地区（印第安人、非洲裔、拉美、亚裔、太平洋岛）、胰岛素抵抗症状或相关情况（如黑色棘皮病、血脂异常、高血压、多囊性卵巢综合征、SGA）和母亲有糖尿病或妊娠糖尿病史。

1. 糖尿病前期 糖尿病前期为血糖超过正常值，但尚未达到糖尿病诊断标准，反映基础状态下及糖负荷后血糖调节功能受损，包括空腹血糖受损（impaired fasting glucose，IFG）和糖耐量减低（impaired glucose tolerance，IGT），两者统称为糖调节受损（impaired glucose regulation，IGR）（表 5-24-11）。糖尿病前期（pre-diabetes）有增加发展血管合并症危险。2016 年美国糖尿病学会（ADA）发表《糖尿病护理标准》建议儿童 T2DM 前期采用 A1C 筛查。

表 5-24-10 糖尿病的诊断标准（2012，ADA）

实验室检查	结果
空腹血糖 [a]	（FPG）≥7.0mmol/L
口服糖耐量试验（OGTT）2 小时血糖	≥11.1mmol/L
糖化血红蛋白 [b]（HbA$_1$c）	≥6.5mmol/L
随机血糖 [c]	≥11.1mmol/L+ 糖尿病症状

注：美国 ADA2012 年糖尿病诊断标准，加入 HbA$_1$c 的诊断标准。a. 空腹指至少 8h 没有进食热量；b.HbA$_1$c 检测应该采用美国糖化血红蛋白标准化计划组织（NGSP）认证的方法进行，并与糖尿病控制和并发症研究（DCCT）的检测进行标化；c. 随机血糖指不考虑上次用餐时间，一天中任意时间的血糖；符合标准 1~3 的无糖尿病症状者，需改日重复检查

表 5-24-11 糖代谢状态分类（2012，ADA）

实验室检查	静脉血浆葡萄糖（mmol/L）	
糖代谢分类	空腹血糖（FPG）	糖负荷后 2h 血糖（OGTT）
正常血糖	<5.6	<7.8
空腹血糖受损（IFG）	5.6~6.9	—
糖耐量减低（IGT）	—	7.8~11.0
糖尿病	≥7.0	≥11.1

2. 糖尿病期 实验室检查异常与明显临床症状。

（二）鉴别诊断

1. 1 型糖尿病 是多因素影响的免疫介导疾病，以 T 细胞介导的 β 细胞功能损害为特征，导致身体胰岛素缺乏（图 5-24-9）。

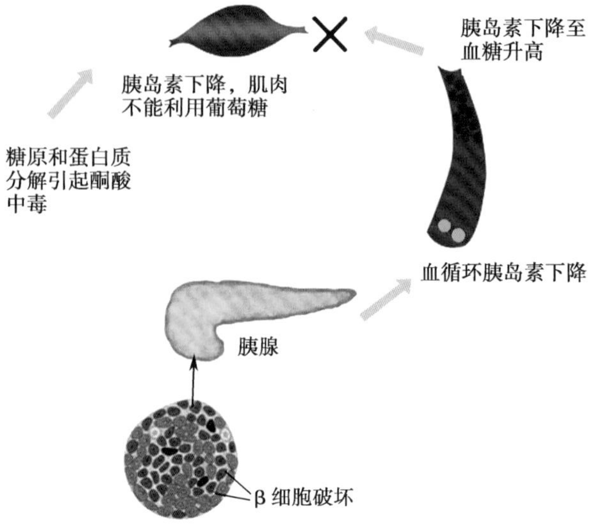

图 5-24-9 1 型糖尿病发病机制示意图

T1DM 和 T2DM 的诊断、治疗不同，临床需鉴别。T1DM 儿童起病多数较急，几日内突然表现为明显多尿、多饮、多食和体重减轻，一般 1~3 个月内可明确诊断。T2DM 患者多起病隐匿，有超重 / 肥胖、T2DM 家族史。少数 T2DM 急性起病，亦表现为多饮多尿酮症而需要暂时性胰岛素治疗，临床上应和 T1DM 作鉴别（表 5-24-12）。

2. 特殊类型糖尿病 包括青少年发病的成人型糖尿病（maturity onset diabetes of the young，MODY），属常染色体显性遗传疾病。新生儿糖尿病是发生 <6 月龄的单基因疾病，因 AC/HYAMI 印记缺陷致暂时性糖尿病或基因编码 β- 细胞 KATP 通道的 Kir6.2 亚单位缺陷，为常染色体显性遗传。

3. 继发性糖尿病 某些遗传综合征（如 21- 三体、Turner 综合征、Klinefelter 综合征）、内分泌疾病（如 Cushing 综合征、甲状腺功能亢进等）、遗传性囊性纤维化以及某些药物（如泼尼松、噻嗪类利尿剂）等可有糖尿病改变。

五、治疗

T2DM 治疗与护理是一项复杂、长期的工作。

表 5-24-12　儿童 1 型、2 型糖尿病临床鉴别

鉴别点	1 型糖尿病	2 型糖尿病
起病	急性起病，症状明显	缓慢起病，症状不明显
体重	通常不超重(有 1/4 可能超重)	超重 / 肥胖(80%)
临床特点	体重下降、多尿、烦渴、多饮	T2DM 家族史(+)、黑棘皮症、多囊卵巢综合征
内源性胰岛素	低	高
C 肽	低 / 缺乏	正常 / 升高
抗体		
ICA	(+)	(-)
GAD	(+)	(-)
IA-2A	(+)	(-)
治疗目的	降低血糖	降低血糖
药物治疗	胰岛素	改变生活行为方式、口服降糖药或胰岛素
相关自身免疫性疾病	并存几率高	并存几率低

注：ICA：胰岛细胞抗体；GAD：谷氨酸脱羧酶抗体；IA-2A：人胰岛细胞抗原 2 抗体

(一) 目的与目标

1. **治疗目的**　与 T1DM 相同。降低血糖和 HbA_1c 至正常范围，消除糖尿病症状，预防和延缓各种急慢性并发症、共患病的发生，提高生活质量，使糖尿病患儿能生活和健康成长。

2. **治疗目标**　主要通过改善与营养和活动相关的生活方式控制血糖在正常范围。

(二) 调整生活方式

儿童 T2DM 的治疗主要是饮食和运动治疗，将改善糖尿病儿童的代谢异常，包括体重减少、血糖控制，特别对脂肪肝有益。

1. **饮食治疗**　合理地控制饮食是治疗糖尿病的基础，避免病情恶化与减少并发症。儿童应保证有充足营养满足生长发育需要。

- 控制总热量：但保证儿童正常生长发育的需要。
- 均衡膳食：保证足够营养，蛋白质(20% 总能量)，脂肪(25% 总热量)，饱和脂肪酸占 1/3；避免高糖高脂食物，多高纤维素食物。
- 定时定量：少量多餐，一日 3 餐主餐和 2 次加餐，避免集中进食。

2. **运动治疗**　有利控制体重，增加胰岛素的敏感性、血糖的控制和促进生长发育。运动方式和运动量应个体化，循序渐进，强度适当，量力而行，注意安全。

(三) 药物治疗

在专科医生指导下进行。

1. **降糖药**　饮食和运动治疗 2~3 个月效果不佳者可采用用口服降糖药，治疗宜个体化。但儿童口服降血糖药物的疗效和安全性尚未全面评估。美国食品和药物管理局(FDA)仅批准二甲双胍用于 >10 岁儿童。

2. **胰岛素治疗**　少数严重儿童 T2DM 需胰岛素治疗。

(四) 定期随访

为了解治疗情况，儿童儿童宜 2~3 个月在糖尿病专科门诊复查，调整治疗方案。

(五) 健康教育和心理治疗

是糖尿病儿童综合治疗的重要内容，关系治疗效果。

1. **健康教育**　糖尿病史一复杂的慢性疾病，除药物治疗外尚需长期降低危险因素的医学护理。糖尿病儿童与家庭学习自我处理的方法(self-management education，DSME)和医学营养治疗预防并发症、降低并发症发生的危险。给儿童与家长讲解糖尿病病程和治疗方法与自我管理科普知识，学习预防并发症的各项自我护理方法，强调定期检查的必要性。使家长与儿童在知情的情况下治疗依从性更好，积极参与改变生活行为的治疗，包括饮食和运动计划。

2. **心理治疗**　社会、学校和家庭都应给糖尿病儿童更多关爱。糖尿病自我管理教育不仅学习糖尿病知识，同时帮助糖尿病患儿及家庭将糖尿病治疗融入生活。

六、预后

儿童糖尿病的预后取决于血糖水平是否得到

较好控制,长期高血糖水平易发生各种急性、慢性并发症。儿童糖尿病的急性并发症包括酮症酸中毒、低血糖、糖尿病高渗性非酮昏迷、感染;远期慢性并发症包括糖尿病肾病、糖尿病视网膜病、动脉粥样硬化、外周血管病和糖尿病周围神经病变以及脂肪肝。23% 的 T2DM 伴阻塞性睡眠呼吸暂停,癌症危险性增加(如肝癌、胰腺癌、子宫内膜癌、直肠 / 结肠癌、乳腺癌、膀胱癌。虽然 T2DM 患者骨密度正常,发生股骨骨折危险增加。此外,有高频与低频听力损害、男性睾酮水平低。

七、预防

包括降低 T2DM 发病危险因素和减少儿童 T2DM 并发症,需要多学科合作。

(一) Ⅱ级预防

1. 早期筛查 因血糖水平是逐渐升高的和早期症状不明显,多年后出现高血糖才诊断为 T2DM。T2DM 的早期有增加发展血管合并症的危险,因此早期识别非常重要。

(1) 高危人群: 有高危因素的 >10 岁儿童。

(2) 筛查方法: 尽管资料不多,2016 年美国糖尿病学会(ADA)发表的《糖尿病护理标准》仍建议采用 A1C 筛查 T2DM 前期儿童,每三年筛查一次。

(二) 健康生活方式

T2DM 前期儿童坚持长期严格按照糖尿病预防项目(DPP)增加中 - 剧烈体育活动,至少 150 分钟 / 周可降低 7% 体重。健康饮食,维持体重,戒烟(详见本章第一节)。

(三) 预防合并症

1. 自我处理疾病能力 包括按医嘱用药,自我监测血糖、血压。

2. 定期检查 眼、足、肾脏、免疫功能。

专家点评

● 儿童糖尿病应采取三级预防措施,包括营养、运动、糖尿病知识教育、心理支持、血糖监测、药物和胰岛素治疗。

● 儿童保健医生需在"正常儿童"筛查中发现可疑的糖尿病患儿,转至内分泌专科进行儿童糖尿病分型诊断,参与临床治疗和护理。

(米杰 黄贵民)

【参考文献】

1. American Diabetes Association. Diagnosis and Classification of Diabetes Mellitus. Diabetes Care, 2012, 35 (suppl): S64-S71.
2. Fagot-Campagna A, Pettitt DJ, Engelgau MM, et al.Type 2 diabetes among North American children and adolescents: an epidemiologic review and a public health perspective. J Peciatr, 2000, 136: 664-672.
3. Yan S, Li J, Li S, et al.The expanding burden of cardiometabolic risk in China: the China Health and Nutrition Survey. Obes Rev, 2012, 13 (9): 810-821.
4. Rush EC, Plank LD, Mitchelson E, et al.Central obesity and risk for type 2 diabetes in Maori, Pacific, and European young men in New Zealand.Food Nutr Bull, 2002, 23: 82-86.
5. Panamonta O, Thamsiri N, Panamonta M.Prevalence of type Ⅱ diabetes and metabolic syndrome among overweight school children in Khon Kaen, Thailand.J Med Assoc Thai, 2010, 93: 56-60.
6. Moy CS, Songer TJ, LaPorte RE, et al.Insulin-dependent diabetes mellitus, physical activity and death.Am J Epidemial, 1993, 137: 74-81.
7. Bavdekar A, Yajnik CS, Fall CH, et al. Insulin resistance syndrome in 8-year -old Indian children: small at birth, big at 8 years, or both? Diabetes, 1999, 48 (12): 2422-2429.
8. Hyppönen E, Power C, Smith GD. Prenatal growth, BMI, and risk of type 2 diabetes by early midlife. Diabetes Care, 2003, 26 (3): 2512-2517.
9. Pettitt DJ, Lawrence JM, Beyer J, et al. Association between maternal diabetes in utero and age at offspring's diagnosis of type 2 diabetes. Diabetes Care, 2008, 31 (11): 2126-2130.
10. 中国 2 型糖尿病防治指南学术委员会 . 中国 2 型糖尿病防治指南(2010 年版). 中国糖尿病杂志, 2012, 20:(1): S1-S37.

第四节 儿童血脂异常

导读 儿童青少年血脂异常是儿童青少年时期发生血脂代谢紊乱,即血浆中总胆固醇、甘油三酯增高及高密度脂蛋白 - 胆固醇降低。心血管疾病可始于儿童期,血脂异常是重要危险因素。**筛查、处理儿童血脂异常是初级儿童保健的工作内容之一,包括确认不良生活方式与血脂异常、肥胖、高血压、糖尿病等慢性病家族史。**

研究显示心血管疾病(cardiovascular disease,CVD)可始于儿童期,脂质代谢(dyslipidemia)异常的儿童早期出现的血管内皮损伤与血浆胆固醇水平相关,是CVD的致病性危险因素。早期干预可延缓病理进程,阻断或逆转疾病的过程。防治脂质代谢紊乱、及早有效干预是预防CVD重要措施之一。

一、概述

1. 定义 血脂是血浆脂类的总称,主要成分是血浆甘油三酯(triglyceride,TG)和胆固醇(cholesterol)。因血浆TG和胆固醇有疏水性,不溶于水,需与血液载脂蛋白蛋白质(apo)和极性类脂(如磷脂)结合形成亲水性球状巨分子复合物-脂蛋白后,被运输进入组织细胞。因此,血脂代谢的实质就是血浆脂蛋白代谢(图5-24-10)。高脂血症系血浆中胆固醇和(或)TG水平高于正常参考值,实际上是血浆某一类或几类脂蛋白水平升高的表现,应称为高脂蛋白血症。近年来已认识到血浆中高密度脂蛋白-胆固醇(high density lipoprotein-cholesterol,HDL-C)降低也属血脂紊乱。虽然临床仍沿用高脂血症,但"脂质异常血症"能更确切反映身体血脂代谢紊乱。儿童青少年血脂异常是儿童青少年时期的血脂代谢紊乱,系指血浆中总胆固醇(total cholesterol,TC)和(或)TG水平高于正常参考值及低HDL-C血症。

2. 生理特征 儿童血脂水平与遗传、种族、地区、生活方式、年龄、性别及测定时间有关。7日龄的新生儿TC、LDL-C即迅速上升,7岁前达到儿童期高峰,与青年人水平相似。因TG测定值与进食有关,婴儿需哺乳后3~4小时取血,故推测生后TC、TG迅速上升可能与哺乳有关。7日龄新生儿的HDL-C水平低于脐血水平,1岁时HDL-C/TC约29%;1岁后继续上升,学龄前超过成人水平;HDL-C/TC升高至40%,高于成人。

二、流行病学资料

研究表明我国儿童青少年血脂异常发生率呈上升趋势。如1987年北京市儿童青少年血脂异常的总检出率为6.07%,其中>5.20mmol/L为2.4%,>1.70mmol/L 3.7%,无TC、TG同时增高者。2004年再次对北京市儿童青少年调查发现高脂血症[TC≥5.20mmol/L和(或)TG≥1.70mmol/L]总检出率为9.61%,其中TC增高者占1.21%,TG增高者占8.79%,TC、TG同时增高者占0.39%,提示北京市儿童高脂血症的现患率较前明显增高。过去认为杂合子家族性高胆固醇血症(familial hypercholesterolemia,FH)为1/500,但按荷兰脂质诊所网络诊断标准判断人群FH发病率可能为1/200,若以分子定义诊断则发病率为1/244;家族性混合性高脂血症(familial combined hyperlipidemia,FCH)发生率约(1~2)/100。

三、高危因素

儿童不健康生活方式是发生血脂紊乱的最重要高危因素,如能量摄入过多、静坐生活方式等。2011年美国国立心肺及血管研究所公布《儿童和青少年心血管健康与降低危险综合指南》中肥胖是遗传与环境相互作用的结果,肥胖的发生与多基因有关。儿童肥胖患病率的急剧增加导致儿童血脂异常人群大幅上升,表现为TG中度至重度升高,LDL-C正常至轻度升高,HDL-C降低。因

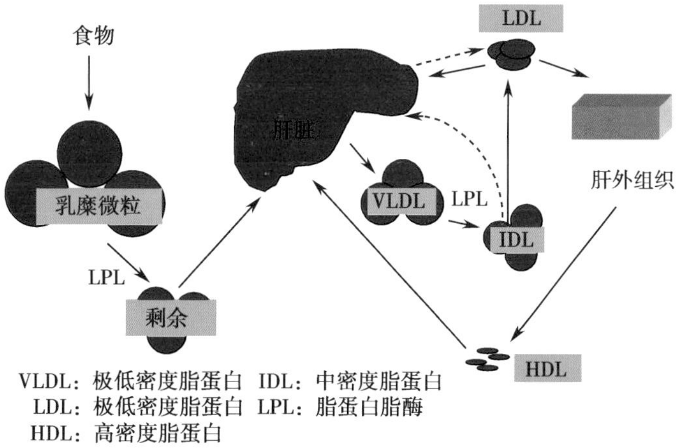

图5-24-10 血脂代谢示意图

此与肥胖密切相关的高脂血症成为预防和治疗的重点。

四、临床表现

多数高脂血症患者无特殊临床症状和体征发现，往往在体格检查血液生化检验（测定血TC和TG）时发现高脂血症。儿童高脂血症比成人症状和体征较少，除非早发CVD；严重FH儿童可有黄色瘤等表现。

五、诊断与鉴别诊断

（一）诊断标准

诊断高脂血症主要依据实验室检测血浆（清）TC和TG浓度。近年研究显示非高密度脂蛋白-胆固醇（non-HDL-C）较TC、低密度脂蛋白-胆固醇（LDL-C）、HDL-C更准确预测血脂异常持续性、AS以及心血管事件的发生。同时，非-HDL-C可在非禁食状态检测，临床可操作性强。因此，目前推荐增加非HDL-C作为儿童血脂异常识别的筛查项目。

目前国际尚无统一的儿童高脂血症的诊断标准。2011年美国国立心肺及血管研究所发布了《儿童和青少年心血管健康与降低危险综合指南》提出最新的儿童青少年血脂诊断标准（表5-24-13），供参考。

（二）分类及鉴别诊断

1. 临床分类

(1) 高胆固醇血症：为空腹血浆或血清TC水平高于正常。

(2) 高甘油三酯血症：为空腹TG水平增高。

(3) 混合性高脂血症：除空腹血浆或血清胆固醇升高外，TG水平亦高于正常值。

(4) 低HDL-C血症：为空腹血浆或血清中HDL-C水平降低。

2. 鉴别诊断

(1) 原发性高脂血症：为原因不明的高脂血症。多为遗传基因缺陷，包括单基因遗传病和多基因遗传病；或遗传与环境因素相互作用所致。一般，原发性高脂血症需排除继发性高脂血症。

儿童、青少年原发性高脂血症脂质紊乱多为先天基因缺陷所致（表5-24-14）。如FH系低密度脂蛋白（LDL）基因缺陷，家族性载脂蛋白B100缺乏（FDB）是载脂蛋白（apo）B_{100}基因缺陷，家族性异常β脂蛋白血症（FD）与*apoE*基因异常密切相关。费城儿童医院的脂肪-心脏研究中心诊断儿童高脂血症中75%为显性遗传所致脂蛋白代谢紊乱，其中21%为FH，67%为FCH，11%为FD，1%为家族性高甘油三酯血症（familial hypertriglyceridemia，FHTG）。

(2) 继发性高脂血症：系某些明确的全身系统疾病所引起的血脂异常。儿童青少年继发性高脂血症较成人少见，原因也与成人不同（表5-24-15）。

六、治疗

血脂异常的儿童和青少年（包括遗传性疾病所致的胆固醇水平升高特别是纯合子型FH者），很可能在青少年时期就发生CVD，应加强规范化降脂治疗，降低血浆胆固醇水平，防止心血管事件发生。2011年美国国立心肺及血管研究所发布的《儿童和青少年心血管健康与降低危险综合指南》

表5-24-13 儿童青少年血脂水平（mg/dl）

分类	低值[a]（mg/dl）	正常（mg/dl）	临界（mg/dl）	高值[a]（mg/dl）
TC	—	<170	170~199	≥200
LDL-C	—	<110	110~129	≥130
Non-HDL-C	—	<120	120~144	≥145
Apo B	—	<90	90~109	≥110
TG				
0~9y	—	<75	75~99	≥100
10~19y	—	<90	90~129	≥130
HDL-C	<40	>45	40~45	—
Apo A-1	<115	>120	115~120	—

a. HDL-C和Apo A-1低值为$P10^{th}$，临界值和高值分别为$P75^{th}$、$P95^{th}$

表 5-24-14 儿童、青少年常见原发性高脂血症脂质紊乱特点

原发性脂代谢紊乱	脂质 / 脂蛋白异常
家族性高胆固醇血症	纯合子：↑ ↑ LDL-C
家族性载脂蛋白 B 缺陷	杂合子：↑ LDL-C* ↑ LDL-C
家族性混合型高脂血症 *	Ⅱa 型：↑ LDL-C Ⅳ型：↑ VLDL-C，↑ TG Ⅱb 型：↑ LDL-C，↑ VLDL-C，↑ TG Ⅰb 型和Ⅳ型常伴有 ↓ HDL-C
多基因遗传性高胆固醇血症	↑ LDL-C
家族性高甘油三酯血症 (200~1000 毫克 / 分升)	↑ VLDL-C，↑ TG
严重的高甘油三酯血症 (>1000 毫克 /dl)	↑乳糜微粒，↑ VLDL-C，↑ ↑ TG
家族性低 α 脂蛋白血症	↓ HDL-C
异常 β 脂蛋白血症	↑ IDL-C，↑乳糜微粒残粒
(TC：250~500 毫克 /dl；TG：250~600mg/dl)	

* 系儿童青少年常见的两个脂质和脂蛋白紊乱；后者常伴肥胖

LDL-C：低密度脂蛋白胆固醇，VLDL-C：低密度脂蛋白胆固醇，HDL-C：高密度脂蛋白胆固醇，TG：甘油三酯 IDL-C：中间密度脂蛋白胆固醇

表 5-24-15 儿童继发性高脂血症常见原因

常见原因	
外源性	药物：糖皮质激素、β- 受体阻滞剂、口服避孕药、化疗药物、抗反转录病毒药物、异维 A 酸，噻嗪类利尿药，抗惊厥药，合成代谢激素 酒精：
内分泌 / 代谢疾病	甲状腺功能减退症 / 垂体功能减退症 1 型和 2 型糖尿病、妊娠、多囊卵巢综合征、脂肪代谢障碍、急性间歇性卟啉病
肾脏疾病	慢性肾脏疾病、溶血性尿毒综合征、肾病综合征
感染性疾病	急性病毒 / 细菌感染 *、HIV、肝炎
肝脏疾病	阻塞性肝病 / 胆汁淤积、胆汁性肝硬化、Alagille 综合征、Zieve 综合征
免疫性疾病	系统性红斑狼疮、幼年型类风湿性关节炎
代谢性病	糖原累积病、高雪氏病、胱氨酸贮积病、少年 Tay-Sachs 病、尼曼 - 匹克病
其他	川崎病、神经性厌食症、实体器官移植后、癌症幸存者、早老症、特发性高钙血症、Klinefelter 综合征、沃纳综合征、部分多发性骨髓瘤患者

* 感染 3 周后测量

提出两套临床治疗流程（图 5-24-11、图 5-24-12）。

1. **饮食治疗** 是治疗儿童青少年血脂异常的基础，即使是纯合子 FH，饮食治疗也具有重要作用。特别是对于儿童患者，饮食治疗可能是最佳选择。可使轻中度血脂异常恢复正常。分为第一套膳食方案（CHILD1）和第一套膳食方案（CHILD1）。（表 5-24-16）

2. **转诊** 部分中 - 重度及血脂异常需严格饮食控制与药物干预才能达到治疗目标值，需转诊专科医生治疗。

3. **药物治疗** 总原则是饮食干预无效者，在专科医生指导下用药，定期复查及随诊。首选他汀类药物，但强调不可滥用药物，坚持饮食干预。加强监测血脂和药物副作用，还需仔细地进行营养评价、生长发育判断，并且要注意治疗措施对儿童的心理影响。降低血脂药包括中药，但疗效尚

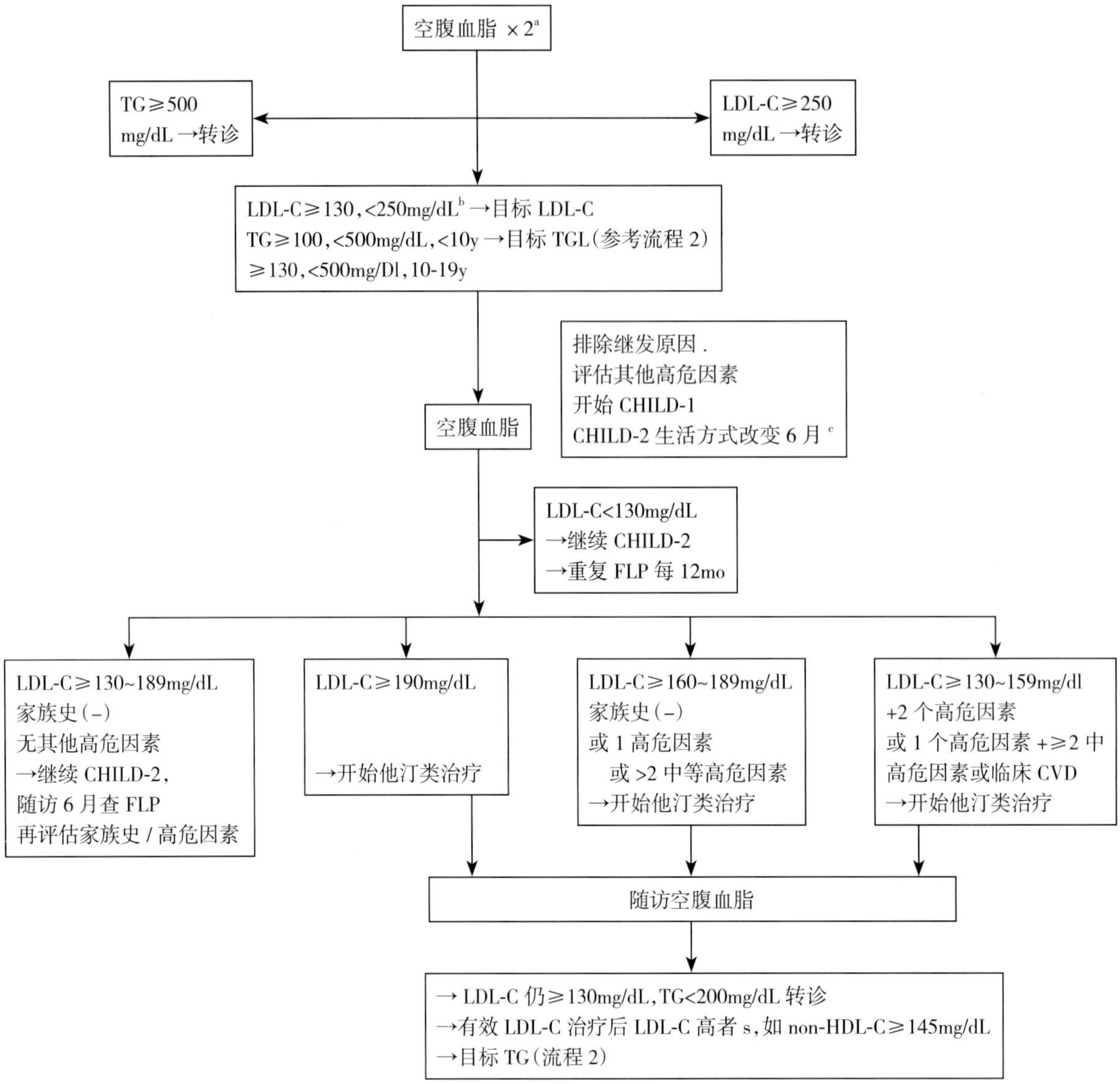

图 5-24-11 脂质异常血症诊治流程图 1- 目标 LDL

a. 2 周 ~3 月测空腹血脂(FLPs);b. >10 岁儿童药物治疗;c. 儿童 LDL>190mg/dl,同时有其他高危因素者,可试验 CHILD-2

待评估。

4. 其他治疗方法 包括血浆净化治疗、基因治疗以及外科治疗。

5. 治疗原发病 对于继发性高脂血症,强调积极预防和治疗原发病。

七、预后

有明确的病理学研究结果证明 AS、CVD 始于儿童期,脂肪条纹沉积在动脉壁,青少年和成人早期进展为纤维斑块。但与成人不同的是肥胖儿童的心血管高危因素通过改变生活方式是可以逆转与减轻。

八、预防

(一) 预防原则

1. 健康食物 鼓励低饱和脂肪酸、低胆固醇饮食。保证生长和发育,维持理想体重。

2. 良好生活习惯 远离烟酒,避免被动吸烟,适量运动。

(二) 高危人群及筛查

超重 / 肥胖、有 CVD、高脂血症家族史的儿童。2011 年美国国立心肺及血管研究所发表《儿童和青少年心血管健康与降低危险综合指南》提出有循证医学证据的血脂筛查和饮食生活方式建议。

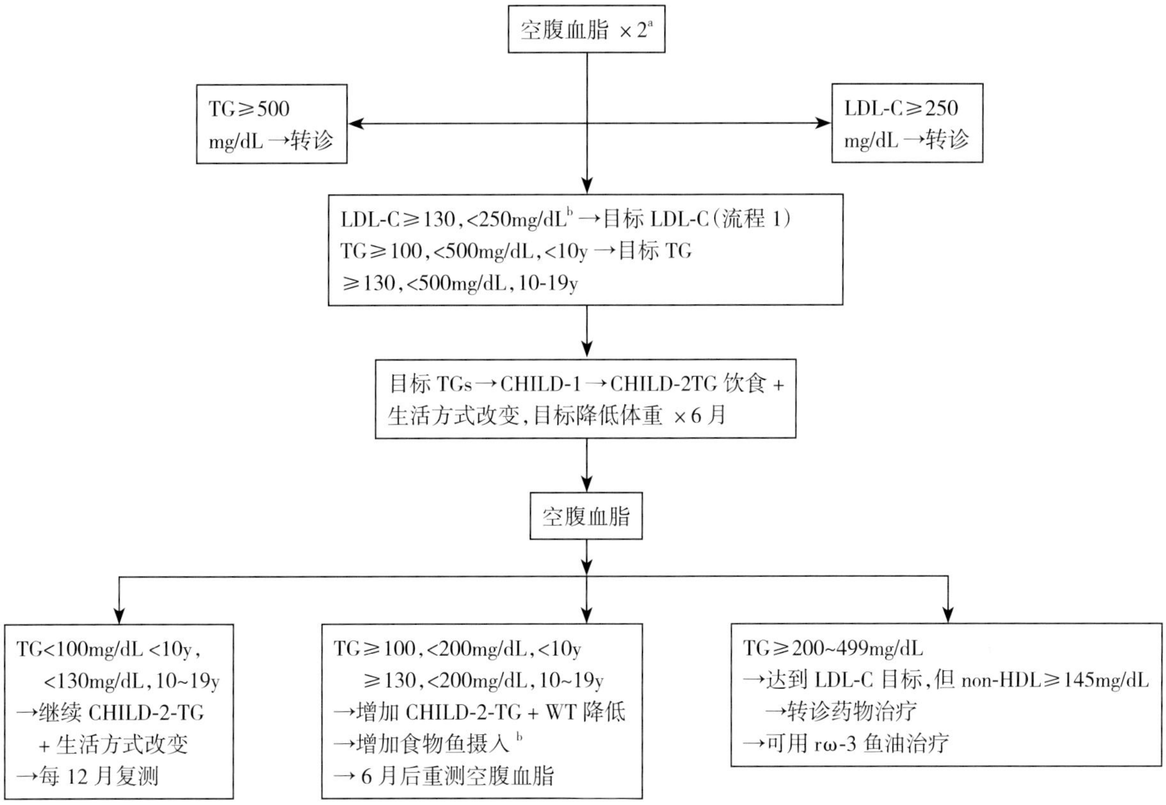

图 5-24-12 脂质异常血症诊治流程图 2- 目标 TG

a. 2 周~3 月测空腹血脂(FLPs);b. FDA 和环境保护局建议育龄、妊娠与哺乳妇女避免食用某些品种的鱼、贝类,食用含汞低的鱼、贝类

表 5-24-16 儿童、青少年血脂筛查和饮食生活方式建议

高危因素	年龄(岁)					
	<1	1~4	5~9	9~11	12~17	18~21
家族史(+)	—	评估家族史	再评估家庭成员健康状况	再评估 CVD 家族成员	再评估家庭成员健康状况	再评估 CVD 家族成员
烟暴露	建议家庭禁烟,劝告家长戒烟	继续建议家庭禁烟	了解儿童烟暴露情况,劝告儿童戒烟	评估儿童吸烟状况,戒烟咨询	继续与家长讨论,给戒烟咨询	强制戒烟,提供戒烟需求
营养/膳食	支持人乳喂养,最好至 1 岁;如 1 岁后人乳不足补充配方奶	1-2 岁可饮全牛奶,2 岁后饮脱脂奶;果汁 125ml;2 岁后转 *CHI LD1	CHILD1	CHILD1	了解儿童获得健康食物情况,健康食物咨询	与家长学习健康食物
生长-超重/肥胖	了解家庭成员肥胖史,与家长讨论 W/H 生长曲线与健康食物关系	身高、体重、BMI 曲线;2 岁后用 BMI 分类体重,与家长讨论	身高、体重、BMI 曲线;与家长讨论曲线 BMI P85th 相交;关注食物/运动 6 月,如未改变,给控制肥胖建议食物	与家长、儿童讨论身高、体重、BMI 曲线;如曲线 BMI P85th 相交,关注食物/运动 6 月,如未改变,给控制肥胖建议食物;如 BMI 为 P95th,按肥胖流程处理	与家长、儿童讨论身高、体重、BMI 曲线;如曲线 BMI P85th 相交,关注食物/运动 6 月,如未改变,给控制肥胖建议食物;如 BMI 为 P95th,按肥胖流程处理	与家长、儿童讨论身高、体重、BMI 曲线;如曲线 BMI P85th 相交,关注食物/运动 6 月,如未改变,给控制肥胖建议食物;如 BMI 为 P95th,按肥胖流程处理

续表

高危因素	年龄(岁)					
	<1	1~4	5~9	9~11	12~17	18~21
高脂血症	不需常规筛查	2岁以上，有CVD、高脂血症家族史者筛查空腹血脂	有CVD、高脂血症家族史者筛查空腹血脂	常规筛查非禁食血脂(non-HDL-C、TC、HDL-C)或空腹血脂；异常者按流程处理	有CVD、高脂血症家族史者筛查空腹血脂，异常者按流程处理	常规筛查非禁食血脂(non-HDL-C、TC、HDL-C)或空腹血脂；与家长讨论；异常按成人流程处理
血压	如婴儿在NICU新生儿有心肾脏、泌尿道疾病者需测量BP	>3岁后测量BP/年，并按指南评估，与家长讨论	测量BP/年，并按指南评估，与家长讨论；异常者按高血压流程处理	测量BP/年，并按指南评估，与家长讨论；异常者按高血压流程处理	测量BP/年，并按指南评估，与家长讨论；异常者按高血压流程处理	测量BP/年，并按指南评估，与家长讨论；异常者按指南处理
体育活动	鼓励家长常规活动为儿童做榜样，<2岁不考虑活动时间	鼓励活动游戏；限制荧屏时间2h/d；卧室无电视	建议中-剧烈1h/d，限制荧屏时间2h/d	了解儿童活动情况，中-剧烈1h/d，限制荧屏时间2h/d	了解儿童活动情况，中-剧烈运动1h/d，空闲时荧屏时间2h/d	与家长、儿童讨论长时间活动方式，限制静止时间
糖尿病筛查	—	—	—	检测空腹血糖，异常者转专科	检测空腹血糖，异常者转专科	检测空腹血糖，异常者转专科

*CHILD1(Cardiovascular Health Integrated Lifestyle Diet)即第一阶段心脏健康食物与生活习惯

- 限制或避免含糖饮料；
- 鼓励喝水；
- 避免反式脂肪酸食物(人造植物黄油等原料的食品，如珍珠奶茶、薯条、蛋黄派、饼干、方便面、薄脆饼，巧克力、沙拉酱、奶油蛋糕、面包；冰淇淋、咖啡伴侣或速溶咖啡)；
- 鼓励高纤维食物；
- 限制盐的摄入；
- 鼓励低脂牛奶；
- 教育儿童摄入食物量适当；
- 鼓励每日体育活动；
- 限制胆固醇高的食物(<300mg/d)(胆固醇含量为200~300mg/100g，如猪肾、猪肝、猪肚、蚌肉、蛏肉、蛋黄、蟹黄等)；
- 教育儿童好的进食习惯；
- 鼓励富含水果、蔬菜的DASH食物(Dietary Approaches to Stop Hypertension，高血压膳食疗法)，以及低脂或无脂牛奶、全谷类、鱼、禽类、豆类、坚果、低糖、红肉食物。

CHILD-2即第二阶段心脏健康食物与生活习惯

- 脂肪占能量25%~30%；
- 饱和脂肪产能量<7%；
- 约10%的能量为单不饱和脂肪酸；
- 食物胆固醇<200mg/d(如草鱼、鲫鱼、鲢鱼、黄鳝、河鳗、甲鱼、蟹肉、猪排、鸡肉等)；
- 尽可能避免反式脂肪酸食。

(三)健康教育

目的是维持长期正常体重与血脂。

1. 营养教育 向家长、儿童进行健康饮食教育，包括低脂食物、反式脂肪酸、饱和脂肪酸、低胆固醇食物教育(表5-24-16)。

2. 体育活动 有益控制病情，降低危险因素。降低一种危险因素可改善其他危险因素，如加强锻炼可以减轻体重，减轻体重可降低血压和降低LDL-C和TC水平，升高HDL-C，改善胰岛素抵抗，降低糖尿病潜在危险。

专家点评

● 儿童青少年血脂代谢紊乱系血浆中总胆固醇和(或)甘油三酯水平高于正常参考值及低高密度脂蛋白-胆固醇血症。

● 儿童青少年血脂异常与成人动脉粥样硬化相关性心血管疾病的发生密切相关,成人动脉粥样硬化从儿童期开始。

● 预防儿童青少年血脂异常是儿童保健工作内容之一,CHILD1与CHILD2有助儿童改变营养摄入和饮食习惯,鼓励低饱和脂肪酸、低胆固醇饮食,降低儿童青少年血胆固醇水平。

(向伟)

【参考文献】

1. 向伟. 小儿血脂异常-基础与临床. 北京:人民卫生出版社,2001,171-303.
2. 赵水平. 临床血脂学. 北京:人民卫生出版社,2006,278-294.
3. 赵水平. 血脂异常诊断与治疗分册. 北京:科学出版社卫生出版分社,2009. 325-369.
4. 刘颖,米杰,杜军保,等. 北京地区6~18岁儿童血脂紊乱现况调查. 中国实用儿科杂志,2007,22(2):101-102.
5. National Heart, Lung, and Blood Institute. Expert panel on integrated guidelines for cardiovascular health and risk reduction in children and adolescents: summary report. Pediatrics, 2011, 128(5): S213-56.
6. National Cholesterol Education Program. Report of the expert panel on blood cholesterol levels in children and adolescent. Pediatrics, 1992, 89(3part 2): 525-584.
7. 《中华儿科杂志》编辑委员会. 儿童青少年血脂异常防治专家共识. 中华儿科杂志,2009,47(6):426-428.
8. 向伟,杜军保. 儿童青少年血脂异常防治专家共识解读. 中华儿科杂志,2009,47(8):637-639.
9. 中国营养学会. 中国居民膳食指南. 营养学报,2008,30(1):2-18.

第五节 儿童非酒精性脂肪肝病

导读 非酒精性脂肪肝是儿童肥胖常见的临床并发症,是儿童慢性肝脏疾病最常见的原因之一,已成为重要的公共卫生问题。非酒精性脂肪肝发生与胰岛素抵抗及遗传易感性密切相关,病理改变与酒精性肝病相似,病理发展过程为单纯性脂肪肝、脂肪性肝炎、肝硬化和肝细胞癌。

一、定义与流行病学资料

(一)定义

非酒精性脂肪肝(nonalcoholic fatty liver disease, NAFLD)为肝脏脂肪浸润,非酒精所致肝脏损害,属组织学或影像学诊断名称。

(二)流行病学资料

1. 检出率 NAFLD的流行病学研究资料不多。估计全世界正常人群中约20%(6.3% to 33%)人有NAFLD,差别可能与方法学不同有关。美国成人NAFLD约为20%~30%。日本报告估计NAFLD的每年患病率为(31~86)/1000。英格兰的资料显示NAFLD的每年患病率为29/100 000,若采用超声波诊断则为17%~46%。但NAFLD的肝硬化发生率不清楚。

2006年美国Schwimmer等在2~19岁742例尸检中采用肝活检诊断获NAFLD检出率为9.6%,其中青少年(15~19岁)为17%;NAFLD儿童中有23%的肝组织学改变符合NASH的诊断。2010年Wiegand分析德国、奥地利、瑞士3个国家16 390名儿童中NAFLD患病率为11%。2010年Bellentani S等采用超声与肝脏酶学指标相结合诊断NAFLD结果显示3%~10%的儿童有NAFLD,肥胖儿童则达40%~70%。

中国缺乏儿童NAFLD流行病学研究,仅有部分地区的相关报道。2006年万燕萍采用B超检查上海市浦东新区1180名6~14岁儿童,结果显示NAFLD检出率为2.1%。2007年米杰等采用B超技术检测调查北京市659名肥胖儿童NAFLD检出率为10.2%,2013年再次调查1735名肥胖儿童,示NAFLD检出率为17%。

2. 性别与年龄 儿童发生NAFLD的高峰年龄是2~19岁。有研究发现肥胖男生NAFLD发生是肥胖女生的6倍。2010年Wiegand分析德国、奥地利、瑞士3国家男童NAFLD明显高于女童(男14.4%,女7.4%),随年龄增加NAFLD检出率增加。

二、高危因素

儿童NAFLD是遗传-环境-代谢应激相关的

疾病，多伴代谢综合征的高危因素，如肥胖、糖尿病、脂肪代谢障碍（表5-24-17）。

表5-24-17 NAFLD高危因素

与诊断有关高危因素	其他高危情况
肥胖	多囊性卵巢综合征
2型糖尿病	甲状腺功能减低症
脂肪代谢异常	阻塞性睡眠呼吸暂停
代谢综合征	垂体功能减退症
	性腺功能减退
	胰腺十二指肠切除术

（一）肥胖

是儿童NAFLD最主要危险因素，特别是腹型肥胖。Schwimmer等采用肝活检研究结果显示38%的肥胖儿童确诊NAFLD。美国肥胖成人为80%。孟玲慧等在2007年调查北京地区肥胖儿童NAFLD检出率与肥胖程度相关。

（二）胰岛素抵抗

胰岛素抵抗（insulin resistance，IR）是高胰岛素血症、高血糖症以及脂质代谢紊乱致血管内皮功能障碍，脂质代谢异常、高血压血管炎症，因肝细胞内脂肪过度积聚与肝细胞对损害因子的敏感性增加致NAFLD最初损害，其他因素对肝脏的损害导致肝细胞损伤、炎症及纤维化形成。

（三）代谢综合征

2007年国际糖尿病联盟（IDF）发表的儿童青少年代谢综合征（MS）诊断包括腹型肥胖、高血压、高血糖、高TG和低HLD-C。活检确诊NAFLD儿童中65.8%伴代谢综合征，肝纤维化发生与MS严重程度有关。

（四）遗传因素

遗传是NAFLD发病的主要因素，是早期发病的重要因素。成年人的药物基因组（如*PNPLA3*的遗传变异）研究发现*rs738409* C>G单核苷酸能编码*I148M*变种，伴脂肪含量改变、ALT增高，使非酒精性脂肪肝炎（nonalcoholic steatohepatitis，NASH）和肝纤维化风险大大增加。*I148M PNPLA3*变异可改变甘油三酯含量。*PNPLA3*受油脂合成过程的调节，同时参与甘油三酯代谢。ALT水平持续异常的肥胖儿童NASH肝纤维化组织学改变的严重程度与*PNPLA3*基因型有关。*rs2854116 SNP*遗传变异与儿童脂肪肝密切相关，但不依赖*PNPLA3*。

三、发病机制

1. 发病机制 尽管儿童NAFLD的发病机制目前尚未阐明，多种学说均认为多因素致肝脏损害。近年的研究对NAFLD发病机制有更深入理解，最初的"二次打击"假说（two-hit hypothesis）认为是肝脏甘油三酯堆积，或脂肪变性增加肝脏损伤，其他因素即"二次打击"的易感性增加，对肝脏的损害导致肝细胞损伤、炎症及纤维化形成。研究发现游离脂肪酸（FFA）可直接损伤肝脏，出现修正的"二次打击"（modified 2-hit）假说。肥胖与胰岛素抵抗时有大量FFA进入肝脏，包括进行β氧化和酯化的甘油，致肝脏脂肪堆积。已有证据显示FFA可增加氧化应激和激活炎症通路直接引起毒性作用。近来认识到肝脏损伤过程氧化应激抑制成熟肝细胞的复制，致肝的卵圆细胞增生，增生的细胞不同于肝细胞。卵圆细胞和肝细胞样的细胞与肝脏纤维化有关。伴有肝细胞增生减少的细胞死亡是NAF LD发病机制的"三次打击"（"third hit"）理论（图5-24-13）。

2. 病理生理 NAFLD是肝脏组织学改变过程，NASH的特征是炎症、肝细胞坏死，是NAFLD进展阶段，最后为不可逆的纤维化改变（图5-24-14）。

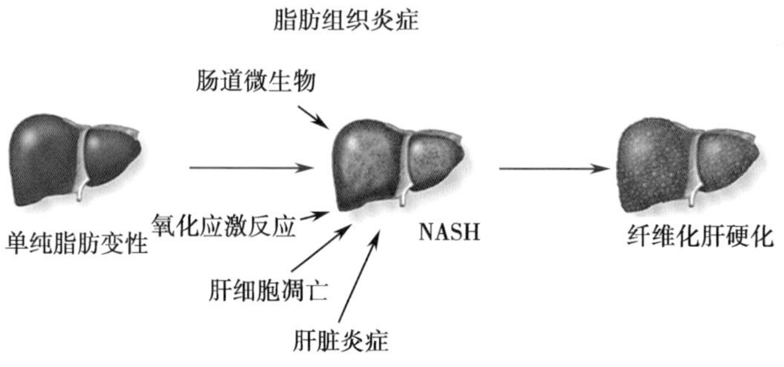

图5-24-13 NAFLD的发病机制示意图

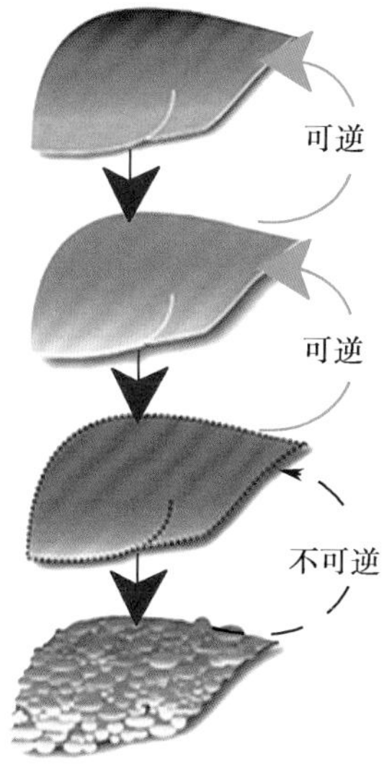

图 5-24-14　NAFLD 的病理过程

四、实验室检查

1. 肝功能　NAFLD 初期丙氨酸氨基转移酶（ALT）和谷草转氨酶（AST）水平轻度升高，随病情进展逐渐上升。但转氨酶诊断 NAFLD 的敏感性和特异度不高，有人群队列研究显示多达 78% 的脂肪肝患者转氨酶水平在正常范围，应筛查转氨酶正常的肥胖儿童 NAFLD。

2. 脂质代谢　NAFLD 脂质代谢紊乱，血清三酯酰甘油升高、游离脂肪酸增高、高密度脂蛋白胆固醇降低，低密度脂蛋白胆固醇和载脂蛋白 B 升高。肥胖儿童 NAFLD 可有空腹胰岛素水平升高；合并糖代谢紊乱时，可有空腹血糖升高，此时需通过口服糖耐量试验明确有无糖尿病。

3. 影像学检查

（1）**肝脏超声检查**：是最常用的影像学检查方法，价廉、无创，儿童和家长依从性较好。研究显示肝组织中脂肪含量 >33% 时超声检测灵敏度和特异度较好。超声检测肝脏脂肪变性程度与肝活检脂肪变性程度有很好的相关性，但超声无法区分肝脏脂肪变性与脂肪性肝炎。儿童 NAFLD 的超声结果具备以下 3 项中的 2 项可诊断为“弥漫性脂肪肝”，即肝脏近场回声弥漫性增强（“明亮肝”），回声强于肾脏；肝内管道结构显示不清；肝脏远场回声逐渐衰减。

（2）**CT 扫描和 MRI 检测**：较超声更敏感，脂肪肝程度可量化；但价昂贵，需镇静处理，儿科应用受到限制，多用于科研。CT 诊断脂肪肝的依据为肝脏密度普遍降低，肝 / 脾 CT 值之比小于 1.0。其中，肝 / 脾 CT 比值 <1.0 但 >0.7 者为轻度，≤0.7 但 >0.5 者为中度，≤0.5 者为重度脂肪肝。

4. 肝活检　是 NAFLD 诊断、分级和分期的“金标准”，监测疾病的进展及治疗反应，同时有助鉴别诊断。但肝活检属于有创方法，儿童与家长依从性较差，限制临床应用。美国肝病研究学会和美国胃肠病学会建议肝穿刺用于鉴别自身免疫性肝炎、NASH 的药物治疗前明确 NASH 的诊断。儿童 NAFLD 典型的病理学改变表现为脂肪变性、气球样变、炎性反应和纤维。

五、临床表现

临床上 NAFLD 缺乏典型症状与体征，往往在体检时因肝脏增大或肝脏酶学指标升高才被诊断。

六、诊断与鉴别诊断

（一）诊断

目前国内尚无儿童 NAFLD 的诊断标准，主要是依据病史、实验室检查及影像学检查等综合判断。肝活检是诊断 NAFLD“金标准”。

参考 2010 年中华医学会肝病学分会脂肪肝和酒精性肝病学组制定的《非酒精性脂肪肝病诊疗指南》，国内儿童 NAFLD 诊断需符合 3 项条件（表 5-24-18）。治疗反应可帮助诊断早期 NAFLD，如减肥和改善胰岛素抵抗后异常酶谱和影像学脂肪肝改善甚至恢复正常者可明确 NAFLD 的诊断。

表 5-24-18　儿童 NAFLD 诊断标准

诊断标准	内容
病史	无饮酒史或饮酒折合乙醇量 <140g/ 周（女性 <70g/ 周）； 排除其他原因脂肪肝：病毒性肝炎、药物性肝病、全胃肠外营养、肝豆状核变性、自身免疫性肝病；
实验室	血清 ALT 和（或）AST、GGT 持续增高 >6 月，AST/ALT > 2； 脂质代谢紊乱；
病理学	符合脂肪性肝病的诊断标准

七、干预与治疗

国内外儿童 NAFLD 的诊疗方案尚未达成共

识。2012 年美国肝病协会认为缺乏较大规模的临床随机对照试验和评估风险 - 效益研究，且儿童 NAFLD 疾病自然史和发病机制不明确，尚缺乏基于循证医学证据的防治指南。

（一）干预

是儿童 NAFLD 基础治疗措施，包括生活行为方式的改变，如合理饮食，增加运动量。

（二）药物治疗

为避免严重器官损伤，改变生活方式效果不佳的儿童 NAFLD 需适当药物治疗。但目前儿童 NAFLD 药物治疗研究较少，尚无效果显著的药物。

（三）手术治疗

组织学尚无对儿童重度 NAFLD 定义，减肥手术对于儿童正常生长发育的影响也不明确，故手术治疗儿童 NAFLD 需谨慎对待（表 5-24-19）。

表 5-24-19　NAFLD 治疗方法

治疗方法	措施
干预	健康饮食：低饱和脂肪，高食物纤维摄入 增加运动量：有氧运动 >1 小时 / 日 体重控制：缓慢减轻体重，降低 10% 体重；
药物	降脂药物：纤维酸类、他汀类 控制胰岛素抵抗：双胍类、噻唑烷二酮类 其他（有效，尚待验证）：甜菜碱、胆烷酸、维生素 E
手术	干预与药物无效者：胃旁路术、肝移植

八、预后

有关儿童 NAFLD 自然史的资料有限。一项 16 年纵向研究表明与成人一样，儿童 NAFLD 是一进展性临床过程，可发展为肝硬化和需要肝移植的终末期肝病。儿童 NAFLD 也可能是代谢异常向 2 型糖尿病、高血压及心血管疾病发展的肝脏表现，代谢异常引起的心脑血管疾病是影响儿童 NAFLD 预后的重要因素。

九、预防

儿童 NAFLD 多为可逆性病变，早期发现并给予积极的生活行为干预，临床或亚临床症状可改善或逆转。

1. 早期筛查　因 NAFLD 缺乏典型的自觉症状和临床体征，对肥胖及代谢异常儿童早期检出 NAFLD 具有重要意义。2012 年欧洲儿科胃肠病学、肝病学和营养协会（ESPGHAN）肝脏病学委员会建议所有 >3 岁、BMI>P95th 的儿童或有高危因素、BMI 为 P85th~P94th 的儿童进行肝脏超声检测、ALT 筛查、脂质分析和空腹血糖测定。

2. 健康教育

（1）**健康饮食**：多蔬菜、水果、谷类食物，少红肉、高糖食物（图 5-24-15）。

（2）**避免损害肝脏**：如酒精或含酒精的饮料、药物（如乙酰氨基酚）。

（3）**加强体育活动**：增加运动量。

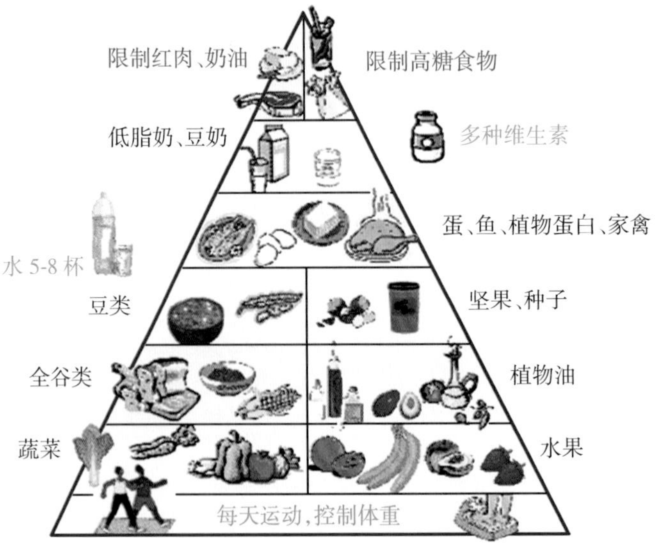

图 5-24-15　健康食物金字塔

专家点评

- 有NAFLD家族史、>3岁的超重/肥胖儿童应进行肝脏超声、肝功能检测排除NAFLD，结果呈阳性者需干预，结果阴性者定期随访；
- 多数儿童NAFLD病变可逆，早期发现、积极生活行为干预，可改善或逆转临床或亚临床症状。

（米杰　刘琴）

【参考文献】

1. Bethany Croke, Deborah Sampson. Nonalcoholic Fatty Liver Disease Implications for Clinical Practice and Health Promotion.Journal for Nurse Practitioners, 2012, 8(1): 45-50.
2. NAGA CHALASANI, ZOBAIR YOUNOSSI, JOEL E.LAVINE. The Diagnosis and Management of Non-alcoholic Fatty Liver Disease: Practice Guideline by the American Gastroenterological Association, American Association for the Study of Liver Diseases, and AmericanCollege of Gastroenterology.GASTROENTEROLOGY, 2012, 142(7): 1592-1609.
3. Vajro P, Lenta S, Socha P, et al. Diagnosis of nonalcoholic fatty liver disease in children and adolescents: position paper of the ESPGHAN Hepatology Committee. J Pediatr Gastroenterol Nutr, 2012, 54: 700-713.
4. J. K. DOWMAN, J.W. TOMLINSON, P.N. NEWSOME. Pathogenesis of non-alcoholic fatty liver disease. Q J Med, 2010, 103: 71-83.
5. Schwimmer JB, McGreal N, Deutsch R, et al.Influence of gender, race, and ethnicity on suspected fatty liver in obese adolescents. Pediatrics, 2005, 115(5): 561-565.
6. Obika M. Noguchi H.Diagnosis and evaluation of nonalcololic fatty liver disease.Exp Diabetes Res, 2012, 2012: 145754.
7. Bellentani S, Marino M.Epidemiology and natural history of nonalcoholic fatty liver disease.Annals of Hepatology, 2009, 8(1): S4-S8.
8. Kleiner DE, Brunt EM.Nonalcoholic fatty liver disease: pathologic patterns and biopsy evaluation in clinical research. Semin Liver Dis, 2012, 32(1): 3-13.
9. 中华医学会肝脏病学分会脂肪肝和酒精性肝病学组. 非酒精性脂肪性肝病诊疗指南(2010年1月修订). 中华肝脏病杂志, 2010, 49(3): 275-278.

第六节　儿童代谢综合征

导读　代谢综合征(MS)是一组发生心脏病、糖尿病的高危因素表现在同一身体的综合征，包括腹型肥胖、高血压、血脂异常及糖耐量异常等。儿童肥胖的增加使儿童代谢综合征患病率有增高趋势，严重威胁儿童健康。目前尚缺乏儿童代谢综合征的统一定义。肥胖是代谢综合征的始发因素，早期识别高危因素，采取有效措施预防和控制代谢综合征发生。初级儿童保健医生需认识儿童存在的可能导致成年后发生心血管疾病的高危因素。

一、定义

代谢综合征(metabolic syndrome, MS)是一组导致心脏病、糖尿病的发病风险增高，并在同一身体呈现聚集状态的代谢异常症候群，包括腹型肥胖、高血压、高甘油三酯水平，高密度脂蛋白胆固醇水平下降及糖耐量异常等，近年称之为心血管代谢危险因素。全世界成人高血压、糖尿病及心血管疾病等非传染性慢性病发病率快速上升。随着儿童肥胖的患病率的增长，近年已认识到MS已不只是成人的疾病，儿童人群中呈现流行趋势。

尽管儿童MS的诊断标准尚未统一，但儿童人群MS流行的趋势构成对儿童人群近期健康的危害已为各国学者的共识。

二、流行病学资料

各国MS患病率差异较大可能与不同诊断标准有关。美国NHANES数据依不同MS诊断标准12~19岁儿童人群MS患病率为2.0%~9.4%，肥胖儿童MS的患病率12.4%~44.2%，仍高于正常儿童。因此估计美国约有200多万儿童为MS。韩国儿童MS患病率由1998年的6.8%上升至2001年的9.2%，2005年儿童MS患病率达到13.0%，较1998年约增加1倍。

中国居民2002年营养与健康状况调查显示15~19岁儿童的MS患病率为3.7%，城市高于乡村(4.2% vs 3.5%)，女性高于男性(4.0% vs 3.4%)；超重/肥胖儿童MS的患病率分别为23.4%和35.2%。按MS-IDF 2007定义2010年中国北京、天津、上海、杭州、重庆和南京等6城市调查数据显示10~16岁儿童MS患病率为1.4%，肥胖儿童为16.8%；若按MS-CHN 2012定义儿童MS患病率为2.4%，肥胖儿童MS患病率为28.8%。2004年北京市BCAMS的6~18岁儿童调查数据采用修正的Cook腰围和血压诊断标准（北京儿童>P90th）以及美国糖尿病协会和IDF的空腹血糖诊断标准（100mg/dl或≥5.6mmol/L），则正常体重、超重、肥胖儿童MS患病率分别为0.9%、7.6%和29.8%。

三、高危因素

儿童代谢综合征与肥胖发生的高危因素相似，是遗传因素和环境因素共同作用结果（详见本章第一节）。

1. 肥胖 儿童肥胖是代谢综合征的最重要危险因素。肥胖，特别是中心性（腹型）肥胖是T2DM病因的关键因素，腹围测量是评估儿童肥胖、判断代谢危险因素增加的重要方法。各国儿童代谢综合征诊断指标均将腹型肥胖作为MS最重要的必备指标。

2. 遗传因素 MS有复杂的临床表型，遗传因素影响MS的各组成成分，但机制不明。如IR多有家庭成员中聚集现象，2型糖尿病患者一级亲属中的发生率显著高于无2型糖尿病家族史的人群。MS各组分都有较高的遗传度，但多种环境因素，如高能量饮食、运动不足及宫内环境等影响表型的发生。人类长期进化过程中形成遗传选择与能量储存关联基因，当能量储存基因型暴露于食物供给丰富的环境时可转化为对身体损害的作用，引起肥胖和糖尿病。有学者提出肥胖、2型糖尿病和MS有关的“节俭基因”的理论，但至今尚未发现“节俭基因”。

3. 生活行为因素 近年提出“致肥环境”（obesogenic’ environment）概念，即影响肥胖发生的社会经济因素，是肥胖产生强影响的因素。如高糖、脂的不健康饮食、运动不足或静态活动时间过长（如看电视、玩游戏、写作业）使能量消耗减少、能量蓄积，是儿童肥胖、高血压、血脂异常、高血糖发生的危险因素，易发展为儿童代谢综合征。研究显示睡眠时间不足、吸烟与饮酒与代谢综合征的发生有关。

4. 宫内营养 母亲孕期营养过剩或营养不良使胎儿体重过大或宫内生长迟缓，均是儿童肥胖、前驱糖尿病和MS重要预测因素。

四、病理生理

脂肪组织不仅储存能量，且具有强大的内分泌功能。内脏脂肪组织可分泌一系列脂肪因子，如瘦素、脂联素及抵抗素等，脂联素可以增强胰岛素敏感性、降低炎症反应和抗动脉粥样硬化作用。肥胖尤其是内脏肥胖时分泌的脂肪因子谱发生变化，使代谢调节功能紊乱并降低抗炎作用，使身体处于慢性炎症状态，导致IR和MS发生。脂肪细胞会合成和释放某些细胞因子，如PAL-1、TNFα、IF-6、视黄醇结合蛋白4（RBP-4）、CRP、单核细胞趋化蛋白（MCP-1）及巨噬细胞迁移抑制因子（MIF），通过血液或旁分泌的作用使胰岛素信号转导受到干扰，影响胰岛素敏感性，最终导致IR。细胞因子的异常分泌在血管病变的过程中起到重要的作用。有一项关于2~5岁儿童MS与过多脂肪组织的关系的研究显示肥胖儿童胰岛素敏感性降低，炎性分子可在胰岛素信号通路产生有害效应。巨噬细胞分泌的前炎性细胞因子浸润白色脂肪组织，失去对胰岛素的反应（图5-24-16）。因此，MS的最主要原因是胰岛素抵抗，减轻体重可间接增加胰岛素敏感性。

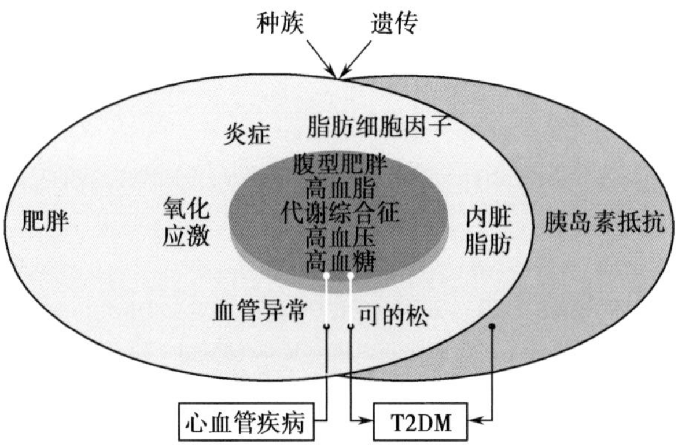

图5-24-16 代谢综合征的高危因素与发病机制

五、诊断与鉴别诊断标准

（一）诊断

1998年WHO首先提出代谢综合征的概念，随研究的深入，MS定义也不断完善。国际上成人诊断多采用美国国家胆固醇教育计划（NCEP）成人治疗组第三次报告（NCEP-ATPⅢ）和国际糖尿病联盟（IDF）提出MS定义。因儿童代谢指标有年龄差异，如高血压、高脂血症诊断标准存在争议。故目前儿童人群的MS定义尚未统一，MS组分的选择与组分指标诊断界值点存在争议。各国多参照成人 MS 诊断标准修订儿童诊断标准（表 5-24-20）。

1. 美国胆固醇计划标准 是 Cook 分析 NHANES 数据库的 12~19 岁儿童 MS 患病率，依据 NCEP-ATP Ⅲ成人 MS 定义，参考美国 2004 年儿童血压标准与 NCEP 儿童血脂诊断标准，以及 ADA 儿童 2 型糖尿病定义，提出儿童 MS 参考定义和诊断标准（MS-ATP Ⅲ）。

2. 国际糖尿病联盟（IDF） 2007 年发表第一个国际儿童 MS 的诊断标准（MS-IDF2007）与成人 MS 标准相同，强调儿童 MS 诊断年龄。

3. MS-CHN 2012 2012 年中华医学会儿科学分会相关专家组提出《中国儿童青少年代谢综合征定义和防治建议》。《建议》以 2007 年 IDF 儿童 MS 定义为基础提出 >10 岁儿童的 MS 诊断标准，6~10 岁儿童不建议诊断 MS，提出危险因素异常界值。

（二）鉴别诊断

糖尿病或正常青春期儿童都有胰岛素敏感性下降。但正常青春期儿童的激素水平改变影响身体脂肪、血压、脂类代谢，可有一过性生理性胰岛素敏感性下降，称青春期“生理性胰岛素抵抗”。

六、治疗

目前尚无治疗 MS 的特效药物，治疗目标是改变干预不良生活方式以适当降低体重，包括健康饮食、增加运动量（表 5-24-21）。研究显示即使超重 / 肥胖儿童体重不减轻，生活方式改变儿童心血管危险因素谱亦将改善。儿童 MS 共患病需转专科治疗（如高血压、糖尿病、重度脂肪肝等）（详见本章第一 ~ 五节）。

七、预后

儿童代谢综合征早期仅表现为肥胖、血压偏高，其他高血糖及血脂异常等各种危险因素的聚集尚未达到疾病状态，但如对危险因素不进行控制和干预，可加速疾病发展进程。儿童期的代谢异常在心血管及代谢系统已产生病理改变。当各种危险因素增强、出现聚集时，可发生动脉硬化，甚至出现急性心血管事件。多数 MS 儿童是成人

表 5-24-20 儿童青少年代谢综合征诊断标准

来源	年龄（岁）	危险因素 5 项：必备项目	危险因素 5 项	3 项
ATP Ⅲ	12~19	肥胖（腹围 >$P90^{th}$）	① 高血糖（空腹≥6.1mmol/L） ② 高血压（>$P90^{th}$） ③ 高 TG（≥1.24mmol/L） ④ HDL-C（≤1.03mmol/L）	> 肥胖 +2 项
2007IDF	6~10	肥胖（腹围 >$P90^{th}$）	据家族史筛查	
	10~16	肥胖（腹围 >$P90^{th}$）	成人 MS 标准	> 肥胖 +2 项
	>16		成人 MS 标准	>3 项
中国（CHN2012）	6~10	肥胖（腹围 >$P95^{th}$）	① 高血压(>$P95^{th}$，或 SDP≥120mmHg 或 DBP≥80 mmHg）	不诊断
			② 脂代谢紊乱： HDL-C（<1.03mmol/L）， 或 non-HDL-C（≥3.76mmol/L） 或 TG（≥1.47mmol/L） ③ 高血糖（IFG≥5.6mmol/L）	1 项
	≥10	肥胖（腹围 >$P90^{th}$）	① 高血糖（IFG≥5.6mmol/L，或 IGT≥7.8mmol/L，或 T2DM） ② 高血压（>$P95^{th}$） ③ 高 TG（≥1.47mmol/L） ④ HDL-C（<1.03mmol/L）， 或 non-HDL-C≥3.76mmol/L	> 肥胖 +2 项
		建议 WHtR 筛查	男≥0.48、女≥0.46	

注：TG mg/dl × 0.0113 =mmol/L，血糖 mg/dl × 0.0555=mmol/L，HDL-C mg/dl × 0.02606 = mmol/L

表 5-24-21 儿童代谢综合征预防、治疗建议 *

干预对象	内容	措施	特殊需要
所有儿童	生活方式 膳食评估 营养教育	适当能量满足生长；脂肪占总能量的 25%~35%，饱和脂肪占能量的 7%，反式脂肪酸占能量 1%，胆固醇 300mg/d	
	运动	儿童活动情况：运动 1h/d，荧屏（TV、计算机、游戏）时间 <2h/d 鼓励增加活动量	运动专业人员指导
BMI $P85^{th}$~ 95th		维持 BM/age<$P85^{th}$ 如 BMI 25kg/m^2，维持 2~4 岁儿童体重增长 1kg/2cm 身高 4 岁儿童维持现有 BMI 以降低 BMI，或体重与身高增长一致；	
BMI $P95^{th}$		儿童：维持体重不增； 青少年：体重逐渐减 1~2kg/ 月至 BMI 降低	营养师指导
BMI $P95^{th}$+ 共患病		体重逐渐减 1~2kg/ 月至较健康 BMII 评估需增加共患病治疗	营养师指导 药物治疗

* 参考 2009 年美国 ADA 关于儿童、青少年代谢综合征处理

期心血管病、糖尿病高发人群，发生心肌梗死、脑卒中等心血管疾病的风险增高。同时，高尿酸血症、睡眠呼吸暂停、多囊性卵巢综合征、肝炎及非酒精性脂肪肝、老年痴呆症及某些癌症密切相关。

八、预防

儿童代谢综合征的防治策略主要是首先识别其高危因素。有高危因素的儿童即是罹患 MS 的高危人群。高危因素包括儿童肥胖、有代谢性疾病家族史（肥胖、高血压、血脂紊乱、2 型糖尿病和 CVD 家族史者）、宫内营养失衡（出生体重小于胎龄或巨大儿）、母亲妊娠糖尿病、不健康生活习惯（缺乏运动、高能量膳食）、脂肪组织的弹回年龄过早等。预防儿童代谢综合征的关键是预防儿童超重 / 肥胖，故预防措施相同（详见本章第一节）。

专家点评

● 儿童代谢综合征可发展为 T2DM 和心血管疾病。肥胖是儿童代谢综合征最重要的危险因素，重度肥胖及复合型肥胖增加儿童罹患代谢综合征的发生风险。初级儿童保健医生应警惕儿童存在的导致成年后发生心血管疾病的高危因素。

● 代谢综合征早期往往仅是各种危险因素的聚集，尚未达到疾病状态时通过饮食及运动等行为方式控制肥胖可预防。

（米杰 闫银坤）

【参考文献】

1. Zimmet P, Alberti KG, Kaufman F, et al. The metabolic syndrome in children and adolescents-an IDF consensus report. Pediatr Diabetes, 2007, 8: 299-306.
2. IDF. The IDF consensus definition of the Metabolic Syndrome in Children and Adolescents, 2007.
3. Julia Steinberger, Stephen R. Daniels, Robert H. Eckel, et al. Progress and Challenges in Metabolic Syndrome in Children and Adolescents. Circulation, 2009, 119: 628-647.
4. Cook S, Auinger P, Li C, et al. Metabolic syndrome rates in United States adolescents, from the National Health and Nutrition Examination Survey, 1999-2002. J Pediatr, 2008, 152: 165-170.
5. Li Y, Yang X, Zhai F, et al. Prevalence of the metabolic syndrome in Chinese adolescents. Br J Nutr, 2008, 99: 565-570.
6. 儿童代谢综合征中国工作组 . 中国六城市学龄儿童代谢综合征流行现状研究 . 中华儿科杂志, 2013, 51: 409-413.
7. 万乃君、米杰、王天有，等 . 北京市超重和肥胖学龄儿童中代谢综合征的流行特征 . 中华儿科杂志, 2007, 45: 417-421.
8. 中华医学会儿科学分会儿童保健学组，中华医学会儿科学分会心血管学组 . 儿童青少年血脂异常防治专家共识 . 中华儿科杂志, 2009, 47: 426-428.
9. 中国高血压防治指南修订委员会：中国高血压防治指南 2010. 中华心血管病杂志, 2011, 39: 579-616.
10. 中华医学会儿科学分会内分泌遗传代谢学组，中华医学会儿科学分会心血管学组，中华医学会儿科学分会儿童保健学组 . 中国儿童青少年代谢综合征定义和防治建议 . 中华儿科杂志, 2012, 50: 420-422.

第二十五章 25

婴儿喂养问题及障碍

第一节 常见婴儿喂养问题

导读 常见婴儿喂养问题需学习有关生理、营养学基础知识。

一、溢乳

多数人乳喂养或配方喂养婴儿生后都易出现溢乳现象，或吐奶，特别是新生婴儿。多因喂养方法不当，如奶头过大、吞入气体过多时，但若婴儿无任何不适奶量足够、大小便正常（尿不湿6~8个/日，至少3次大便/日），体重增长正常，没有吐奶引起的呼吸问题，提示婴儿没有医学问题。一般吐奶4~6月龄后可自行消退，所以有人称为“快乐的吐奶”（happy spitter）（详见本篇第二十六章第二节）。

二、体重增长不足

临床应用概念不清，常与生长偏离（growth deviation）或生长迟缓（failure to thrive）混淆。体重增长不足描述婴幼儿（<3岁）W/age生长曲线下降1~2个主百分位线（相当1~2SD）；生长偏离或生长迟缓包括W/age<P3rd，或W/L<P5th，或W/age生长曲线下降2个主百分位线（相当2SD）。儿童保健门诊儿童约2/3的婴幼儿存在不同程度体重增长不足现象

1. **问题** 能量摄入不足、吸收不良与消耗过多三种情况可致婴幼儿体重增长不足（表5-25-1）。能量摄入不足是最常见的原因，多因喂养问题所致。

(1) **食物引入时间不当**：过早引入固体食物影响人乳铁吸收，增加食物过敏和肠道感染的机会；过晚引入其他食物，肠道发育延迟，或错过味觉、咀嚼功能发育关键年龄，则造成进食行为异常，断离人乳困难，婴儿营养不足等问题。

(2) **食物能量密度低**：9月龄后的婴儿已可接受能量密度较高的成人固体食物。如经常食用能量密度低的食物（汤面、稀粥、汤饭、米粉），或摄入液量过多，婴儿可表现进食后不满足，体重增长不足甚至下降（图5-25-1），或常于夜间醒来要求进食。

2. **处理** 婴儿后期消化功能发育较成熟，应注意逐渐增加婴儿6月龄后的固体食物能量密度比，满足生长需要。婴儿食物构成乳类占较大比例，含水量已较多；其他食物质地较软，亦含较多水分。故避免给婴儿额外液量影响进食与体重增长。

三、进餐频繁

1. **问题**

(1) **进食频繁**：婴儿6月龄后（超过7~8次/日），

表 5-25-1 体重增长不足的主要病因

能量摄入不足	吸收不良 / 丢失	消耗过多
配方冲调不当(稀释)	肠道疾病	甲状腺功能亢进
食物引入时间不当	肝脏疾病	低氧血症(慢性呼吸道疾病、心脏疾病)
食物选择不当(过多水、果汁、零食)	短肠综合征	肾脏
能量密度低的食物(汤面、稀粥、汤饭、米粉)	遗传性疾病	败血症
餐次过多	代谢性疾病	慢性感染
食物短缺(贫困、灾害)	酶缺乏	烧伤
家长 - 儿童关系问题	过敏性肠病	ADHD
忽视	慢性消化道感染	恶性疾病

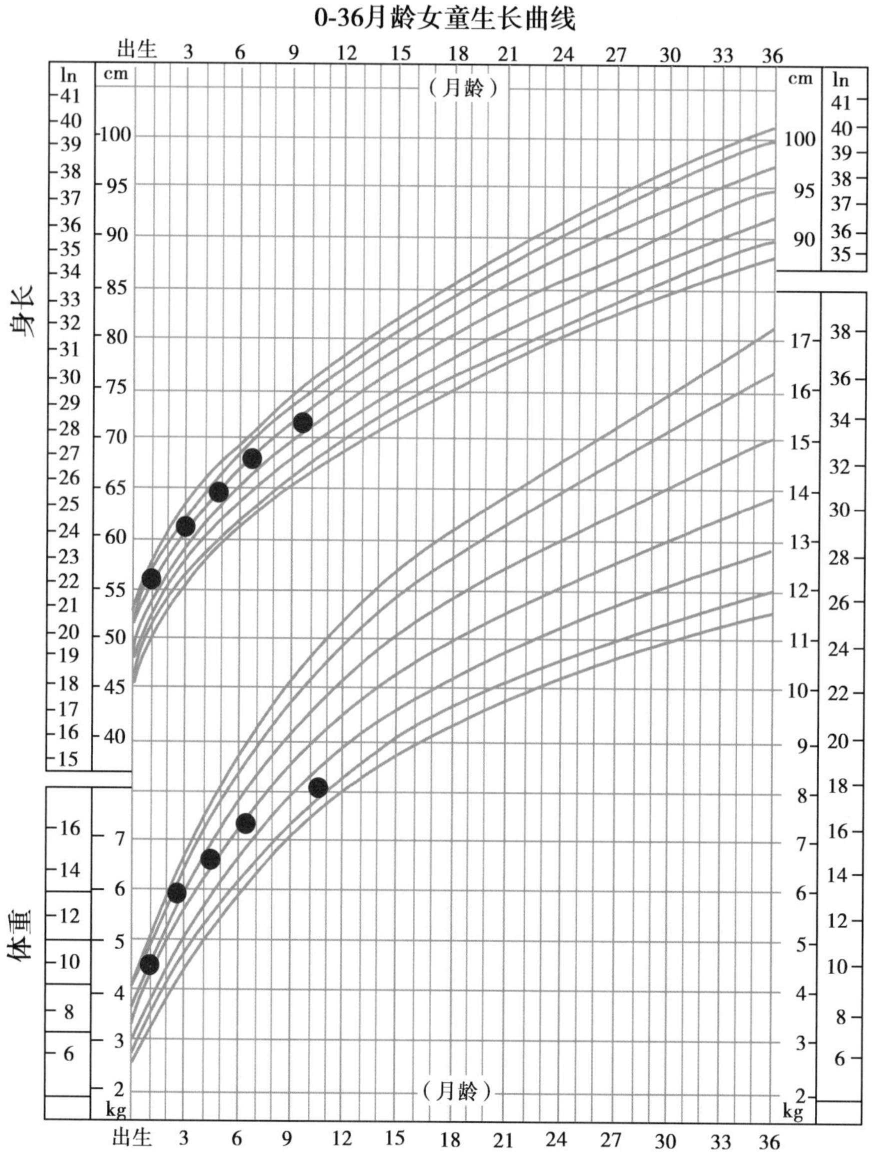

图 5-25-1 能量不足致体重增长不足

未按婴儿年龄调整进食时间与量，维持新生儿的喂养方法。

(2) **“按需”哺乳(喂养)**：误认为按需没有年龄限制，任由婴儿决定，延迟停止夜间进食，影响日间正常食欲。

(3) **餐次多则摄入多**：部分家长误认为餐次多婴儿就可摄入更多，均使胃排空不足，影响婴儿食欲。

(4) **婴儿乳量需恒定**：家长误以为婴儿每次摄入乳汁量应该相同，如剩余乳液则“努力”让婴儿在下一次进食前完成，结果 6 次进食变为 10 次或更多。婴儿胃内始终有食物，缺乏饥饿感，进食量反而日益下降。

(5) **“辅食”替代主食 - 乳汁的摄入**：引入其他食物以“辅食”对待，随时补充，也影响婴儿胃的排空。

2. 进食餐次的生理学基础

(1) **婴儿有判断进食量的能力**：一般 20~30 分钟即可获得足够食物满足生长。

(2) **胃排空时间**：与婴儿消化能力密切相关。喂养的间隔时间约为 2~3 小时，婴儿有利消化食物，胃的排空，形成饥 - 饱循环。

(3) **胃排空与食糜组成有关**：脂肪、蛋白质可延长排空时间。如凝块大、脂肪多的食物影响胃的蠕动和分泌功能，胃内停留时间较长。水在胃的排空时间约 0.5~1 小时，人乳约 2~3 小时，牛乳 3~4 小时，混合食物 4~5 小时。温度、年龄、全身状况亦可影响排空时间。

3. 处理　婴儿 4~6 月龄后喂养宜定时，一般安排间隔 3 小时，一日六餐有利于消化，每次摄入量不宜固定(详见本篇第十九章第二节)。

四、乳头过大或过小

喂养成功的关键之一是母亲乳头、乳房健康。母亲乳头过大或过小影响哺乳，需技术指导(详见本篇第十九章第二节)。

五、换乳困难

1. 问题

(1) **味觉习惯**：4~6 月龄婴儿习惯人乳(乳头、乳汁味道)或某种配方(味道)，如需转换配方难以适应。同时婴儿的味觉可敏感区别人造乳头与母亲的乳头，婴儿拒绝奶瓶，从人乳喂养转变为配方喂养较为困难。

(2) **眷恋母亲**：特别是人乳喂养的婴儿眷恋母亲，断离困难。

(3) **“厌新”**：配方味道恒定，是婴儿从未接触的食物味道。

2. 处理

(1) **抚养人行为**：应有耐心，可在婴儿饥饿时用婴儿配方替代人乳，或先喂配方后喂人乳。4~5 月龄婴儿出现依恋行为，建议母亲与婴儿分床有助培养婴儿较好生活习惯。

(2) **变换方法**：或随婴儿年龄增加，在人乳喂养过程先用奶瓶喂人乳，后逐渐增加配方量；或逐渐使用奶瓶喂养次数，也可帮助婴儿逐渐从人乳转换为配方与奶瓶。

(3) **Medela 补充喂养系统**：(Supplemental Nursing System，SNS) 采用有 2 条较细硅胶管的奶瓶挂在母亲胸前(图 5-25-2)，管的一端在奶瓶内，另一端贴在母亲乳头上，可让婴儿吸吮母亲乳头时不感觉细管的存在，同时吸到人乳和配方，“混淆”婴儿的味觉以逐渐适应；或直接用虹吸原理补充喂养(图 5-25-3)。Medela 补充喂养系统(supplemental nursing system，SNS) 可避免婴儿拒绝人造乳头或

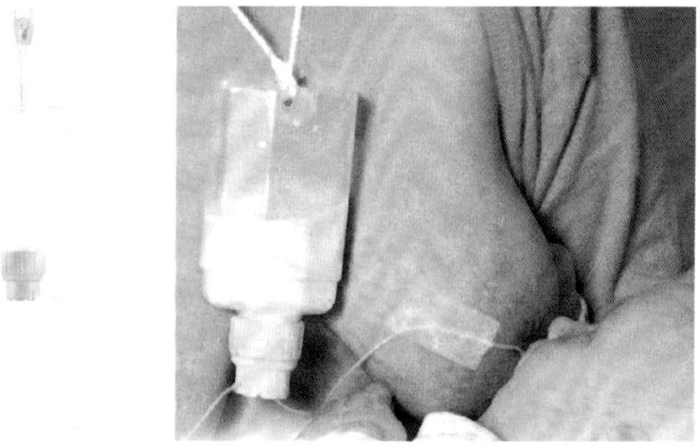

图 5-25-2　Medela 补充喂养系统

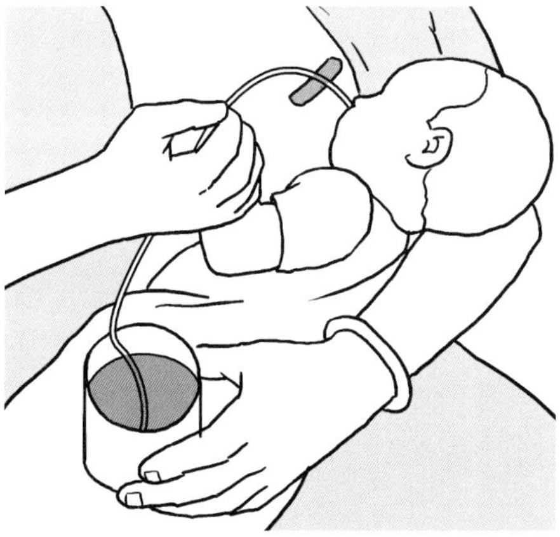

图 5-25-3　硅胶管虹吸原理补充喂养方法

配方奶，维持人乳喂养、持续补充人乳的不足，也有利于密切母子关系。

SNS用新鲜人乳或其他母亲的新鲜乳汁，可帮助建立纯人乳喂养。母亲与婴儿亲密接触（皮肤与皮肤接触）有利与母亲哺乳时的激素分泌，如催产素和催乳素分泌；如人乳不足而婴儿又拒绝配方时，亦可采用配方同时摄入，使婴儿习惯配方味道后，帮助婴儿逐渐从人乳转换为配方与奶瓶。

总之，婴儿换奶方法多种，需据情况选择。

五、喂养困难

大多数儿童经历各种味道、质地和各种喂养方法后会自然进食。反射性吸吮和饥饿提供最初的进食动力。然而，在儿童发育的任何阶段，生理的因素和病理的疾病均可干扰儿童进食。如难以适应环境、过度敏感气质的婴儿常常有不稳定的进食时间，常常表现感觉或行为为主的喂养困难，睡觉时喂哺；唇、腭裂婴儿吸吮时不能关闭口腔，产生无效吸吮；发育迟缓或其他并发症常常运动性的喂养障碍，如脑瘫儿童表现口腔运动或吞咽功能不全，即吸吮差或吐舌，不能从勺中吃，不能咀嚼固体食物，有时会被液体或固体在吸气时噎塞，导致口腔摄食差，生长不足。适当、早期评价和治疗儿童喂养问题，可减少营养、生长、发育问题的发生（详见本章第二节）。

专家点评 婴幼儿喂养问题较多，多为家长喂养行为不当所致。儿科医生、儿童保健医生需应用基础医学知识认识与处理。

（黎海芪）

【参考文献】

1. Czinn SJ, Blanchard S. Gastroesophageal reflux disease in neonates and infants: when and how to treat. Paediatr Drugs. 2013, 15(1): 19-27.

第二节 喂养困难

导读 儿童喂养困难为描述临床提示喂养问题的总称，缺乏统一定义。儿童保健科常见儿童喂养困难多为母亲认为有"问题"的情况，程度较轻，少部分儿童可能存在器质性原因。如家长因儿童喂养问题看医生，儿科医生或儿童保健医生应重视家长的陈述，按流程确认喂养困难的性质。

一、概念

一致同意的术语命名是任何医学问题分类的重要基础。但临床应用或儿童营养文章常常提及的术语，如厌新（neophobia）、挑食（picky）、喂养障碍（feeding disorder）与喂养困难（feeding difficulty）则缺乏统一定义。一般认为喂养障碍是描述潜在器质性、营养性或情感性所致的有严重后果的临床问题，相当于2013年美国精神病学协会（APA）出版新的"精神疾病诊断和统计手册-5"（DSM-V）中的回避/限制性摄食障碍（avoidant/restrictive food intake disorder, ARFID）和第10版国际疾病统计分类（the International Statistical Classification of Diseases, 10th Revision）的R63.3相关健康问题。DSM-V在DSM-IV-TR基础上重新归类和定义喂养和进食障碍，包括ARFID、异食癖（pica）、反刍障碍（rumination disorder, RD）、神经性厌食（anorexia nervosa, AN）、神经性贪食（bulimia nervosa, BN）及其他特定的喂养或进食障碍（other specified feeding or eating disorder, OSFED）（表5-25-2）。喂养困难则是描述临床提示喂养问题的总称，多为母亲认为有"问题"的情况。DSM-V未描述喂养困难的概念，可能临床常用的"喂养困难"一词常用于描述程度较轻尚不足以被诊断为喂养障碍的问题，包括喂养者与儿童间互动不良。因此，喂养困难亦可见于营养状态良好，甚至是超重肥胖儿童。目前多数学者认为喂养困难或障碍均指固体食物或流质食物在口腔处理阶段发生异常，包括喂养进食技巧不成熟、挑食、食欲低下及拒食等。一般，临床儿科医生多关注器质性疾病所致喂养障碍，不注重系统研究儿童行为问题；精神心理学家则更偏重行为问题。儿童保健医生则需要一个易于操作的、器质性与行为观察结合的、涉及儿童与家长关系的判断方法（图5-25-4）。儿童喂养困难诊治常需多学科合作，若儿科医生与儿童保健医生认为儿童存在喂养障碍则应及时转诊。如家长因儿童喂养问题看医生，儿科医生或儿童保健医生应重视家长的陈述，按流程确认喂养困难的性质。

表 5-25-2 喂养和进食障碍诊断变化情况

疾病症状		DSM-Ⅳ标准	DSM-Ⅴ标准变化	
		归类	归类	修改内容
异食癖	症状:发育过程持续不适宜进食非食物类物质;与文化及社会因素无关 持续时间:≥1 个月	儿童障碍	喂养和进食障碍	
RD	症状:反复吐出食物 持续时间:≥1 个月	儿童障碍	喂养和进食障碍	
婴儿或早期儿童喂养障碍	症状:6 岁前发生,长期摄入不足致体重明显下降或不增,不以其他障碍或食物缺乏解释; 持续时间:≥1 个月	儿童障碍	喂养和进食障碍	重新命名:回避/限制性摄食障碍(ARFID) 删除持续时间标准 删除发病年龄标准

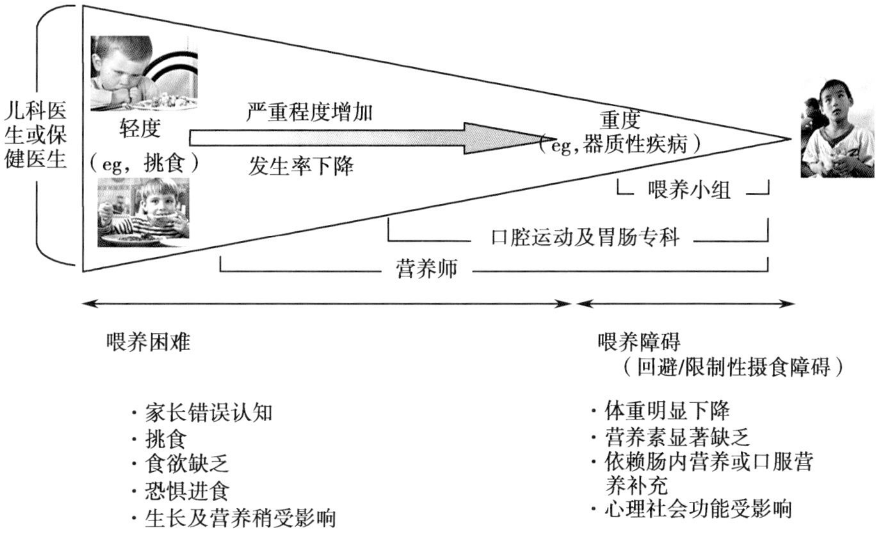

图 5-25-4 喂养困难与喂养障碍临床表现

二、流行病学资料

约 25% 的母亲认为孩子至有少有 1 个喂养问题,但其中估计仅 1% ~5% 符合喂养障碍的标准(图 5-25-5)。

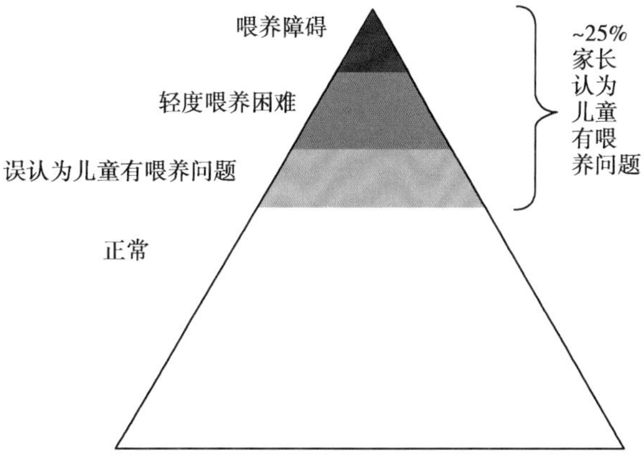

图 5-25-5 婴幼儿喂养问题分布示意图

三、诱因

虽然儿童喂养困难的原因较多、分类方法不同,但涉及营养的问题相同。分析喂养困难的原因需涉及食物因素、儿童本身特点以及儿童与抚养者互动情况 3 方面。

1. 食物因素 食物来源、品种、搭配与制作不当可致喂养问题。如食物量及种类不当使摄入不足或搭配不均衡;食物品种、质地与儿童发育年龄不符合时可出现"挑食"或"拒食"现象。

2. 儿童特点

(1) 气质:不同气质类型的婴幼儿可有不同进食行为,如困难型气质儿童难以抚养,易出现进食行为问题。

(2) **进食技能发育不良**：婴儿延迟学习新进食技能致进食技能发育延迟可出现不同程度进食困难，因咀嚼、吞咽功能差，出现“挑”、“偏”食细软食物，拒绝质地较硬或较长食物现象。

(3) **不良进食经历**：疾病情况下曾在进餐时出现疼痛、恶心等症状经历的儿童进食时可有不愉快的记忆，即使病愈后也可发生食欲缺乏和厌食行为。部分儿童有插管、喉镜等治疗操作的记忆，进食时可出现“拒食”。

(4) **器质性疾病**：儿童患有急、慢性疾病时可能造成喂养困难，重者甚至发生喂养障碍。

3. 儿童-家长互动不良 进餐时儿童-家长的互动与态度影响儿童进食，如家长能理解婴儿进餐与自我择食意愿可促进儿童顺利进餐；若家长仅注意儿童营养，强迫儿童进食，则进食将成儿童负担并诱发焦虑。当家长将患病儿童视为“脆弱儿童”，忽略与年龄相应的进餐规则；儿童康复后难以适应正常的进餐规则从而造成进食冲突。家庭成员焦虑，如焦虑母亲的婴儿易发生喂养困难。

四、临床表现

喂养困难的临床表现程度不一，可从基本正常（家长错误理解）至严重症状（行为和器质性障碍），但多数为轻~中度问题（表 5-25-3）。

表 5-25-3 喂养困难临床特点

提示症状 / 体征
进食时间长（>30 分钟）
拒食 >1 个月
进食时捣乱、紧张
缺乏适当的独立进食行为
幼儿仍夜间进食
儿童分散注意力时增加进食
纯人乳喂养或配方喂养时间延长
难以接受质地较硬的食物

临床上，据家长描述儿童喂养困难的症状表现可分为食欲缺乏、挑食、恐惧进食及互动不良。

(一) 食欲缺乏

1. 家长错误理解 家长对儿童进食过度焦虑，但儿童体格生长正常。正常儿童食入量基本与生长速度一致。如家长将家族性矮小、进食量少的儿童视为“食欲缺乏”，采取不恰当喂养方法，如强迫进食则可致喂养困难。

2. 精力旺盛的“食欲缺乏” 常出现于进食方式转变阶段，即儿童出现自我意识，希望自我进食时。儿童可表现活跃，对除进食外的任何事情均感兴趣，注意力易分散，进餐时难以安坐，缺乏饥饿感而摄食量少。部分儿童可体重增长不足。精力旺盛儿童的进食过程易出现儿童-家长冲突，若解决不当可影响儿童认知发展潜力，出现退缩、抑郁、攻击等不良行为。

3. 精神不振的“食欲缺乏” 儿童多感倦怠、性格孤僻或生长速度不足，但无潜在医学问题。家长可能意识不到儿童存在的生长或喂养问题，儿童可能被虐待或忽视，对周围环境不感兴趣，与代养者缺少言语及眼神交流。

4. 器质性疾病 儿童因疾病影响食欲，长期进食不足导致营养缺乏，儿童体重增长不足或下降。需详细询问病史及体格检查排除器质性疾病。

(二) “挑食”

不是医学术语，多为家长的判断。尽管如此，不同的文化国家、作者给“挑剔”进食的儿童有不同定义。儿科医生与儿童保健医生需了解“挑剔”进食是喂养困难的较轻的形式，少数儿童有明显的感觉障碍，应予以鉴别。

1. 家长错误理解 18~24 月龄婴儿进食技能发育过程中可出现不愿意尝试新食物现象，即“厌新”，是一自我保护行为；多次暴露（8~15 次），儿童熟悉食物后逐渐接受新食物。但若家长不了解儿童发育过程需经历尝试新食物，可误认为儿童“挑食”。

2. 轻度“挑食” 多数儿童有轻度或一过性“挑剔进食”，无医学与体格生长问题。儿童不完全回避某一种类或质地的食物，但反复多次暴露并不能改变儿童接受食物情况。轻度“挑食”儿童的家庭易发生进餐不和谐。

3. 重度“挑食” 多为喂养障碍儿童。儿童可有“感觉性食物厌恶”，表现为完全回避某一种类、质地或稠度的食物；食谱范围狭窄导致营养素摄入不均衡；部分儿童可对声音、光亮、皮肤接触等产生过度反应；生长明显受抑制。

4. 器质性“挑食” 常见发育迟缓儿童（如染色体异常、线粒体病、神经系统损害、孤独症谱系障碍），对食物表现高度敏感或不敏感，口腔运动功能延迟；或吞咽障碍儿童。

(三) 恐惧进食

1. 家长错误理解　健康小婴儿可出现生理性胃肠道功能紊乱，如肠绞痛 / 过度哭闹；部分可能与食物过敏、便秘、胃食管反流、尿路感等有关，家长错误认为婴儿哭闹是恐惧进食(详见本篇第二十六章第四节)。

2. 创伤后　因多次进食后出现疼痛等痛苦经历，婴儿看见食物、奶瓶，甚至餐椅即哭闹不安；年长儿则会因曾发生呛咳、呕吐、插管或强迫进食后恐惧进食。如持续时间较长可致体重下降或不增。

3. 器质性疾病　喂养时的疼痛由器质性疾病本身引起，从而造成恐惧进食，如嗜酸性粒细胞食管炎、胃炎、小肠动力障碍等。

(四) 喂养互动不良

家长的喂养方式及态度受文化背景、家长及儿童的特点影响。除应答型外，控制型、溺爱型和忽视型均为喂养不良互动模式。

1. 控制型　约一半以上的家长表现控制型。家长可忽视儿童的饥饿信号，采用强迫、惩罚及不恰当的奖励方式促进儿童进食。控制型互动方式初期很有效，但随时间延长，可致儿童能量摄入不均衡、蔬菜水果摄入不足、营养不足或过剩的风险增加。

2. 溺爱型　家长未给儿童设定进餐规则，只想满足儿童的进餐需要，不分时间、地点、环境为儿童准备特殊或多种食物，忽视儿童就餐过程发出的信号。溺爱型的互动喂养方式可致儿童营养摄入不均衡，如高脂食物较多，增加儿童超重风险。

3. 忽视型　喂养者未尽抚养儿童责任，与儿童缺少言语、肢体交流，忽视儿童的进餐信号及生理、情感需求；甚至不为儿童提供食物，致儿童生长障碍。部分忽视型家长可能自身存在情绪障碍，如抑郁等。

五、临床评估与实验室检查

因喂养困难缺少统一及规范的定义，故目前尚无统一诊断标准。虽然儿童保健工作中的儿童喂养困难多与行为问题有关，但亦少数儿童可能存在器质性疾病。只有排除器质性原因，才可诊断与行为有关的喂养困难(图 5-25-6)。因此，排除器质性病因是评估的关键。

(一) 临床评估

1. 病史采集　详细询问与喂养困难相关的病史，排除基础疾病。包括喂养困难出现及持续时间、程度、母孕史、家族史、过去疾病史及住院治疗情况(有无气管插管等)、儿童与喂养者关系、儿童气质、家庭环境及情绪问题等(表 5-25-4)。

表 5-25-4　行为问题及器质性疾病的警示征象

行为问题警示征象	器质性疾病警示征象
食谱狭窄	吞咽障碍
喂养不当	吸入
进食突然中断	进食时明显疼痛
呛咳窒息	呕吐及腹泻
生长障碍	发育迟缓
	慢性循环 - 呼吸道症状
	生长障碍

2. 体格检查　包括与基础疾病相关的体格检查以及口腔功能及神经系统检查。口腔功能包括唇闭合情况、舌在口腔位置与运动情况、下腭稳定性及反映口腔敏感性的咽反射等(表 5-25-5)；同时检查颅面、口腔畸形(如唇腭裂、巨舌症)体征。神经心理行为检查可获与神经肌肉发育异常有关的进食与吞咽障碍的信息，如脑神经、肌力、肌张力、反射、认知、语言、视觉跟踪、大运动、精细运动及感觉功能等。

表 5-25-5　口腔运动功能评估

	评估内容
1	吞咽功能和安全性
2	临床评估：头颈部位置、舌和下颌运动、牙列、呼吸、言语、坐姿
3	改良吞钡检查：评价口腔、咽部和食管上端的吞咽情况、吞咽功能
4	食物质地：非营养性口腔刺激 口腔超敏反应

3. 观察进食过程　是评估的重要方法之一。医生现场观察或通过录像可了解儿童进餐情况，如姿势、位置、进食技能、行为状态、对外界环境的反应、呼吸、心率等，是评估儿童口腔功能、吞咽功能及呼吸协调能力的重要信息。同时，可观察家长与儿童在进餐时的交流方式(表 5-25-6)。

4. 营养状况评估　与选择治疗措施有关(详见本篇第五章)。

(二) 实验室检查

体检结果及生长发育正常的喂养困难儿童，

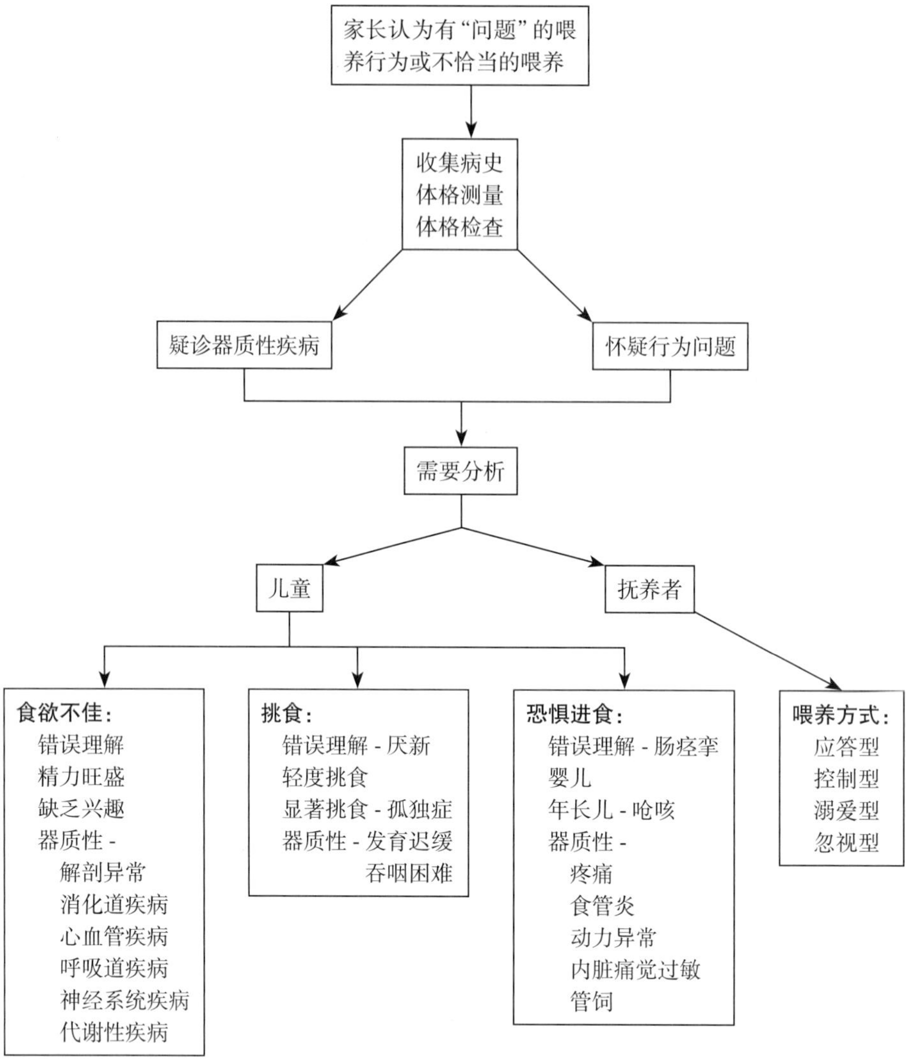

图 5-25-6 喂养困难的诊断与处理流程

表 5-25-6 儿童进食状况

	影响因素
环境	过多刺激，分散注意力（如电视、玩具）；无家庭进餐气氛等
位置	餐椅与餐桌不当
餐具	餐具与儿童发育水平不符
食物	食物制作不当（色、香、味、品种、质地）
父母行为	高声或责骂声，体罚；与儿童交流不适当；自身不良进餐行为等

通常不需要进行实验室检查。喂养困难出现生长不足时，需排除器质性疾病。详细的喂养史、生长发育史、过去疾病史及体检可为选择进一步的实验室检查提供线索。排除器质性疾病宜转诊专科，如食物过敏、遗传代谢性疾病、吞咽功能障碍需进行相关确诊检测，包括食物过敏确诊试验、基因、血氨基酸或尿有机酸等检测以及视吞咽检查、纤维内镜检查、超声检查等检查。

六、鉴别诊断

1. 器质性疾病 多发生严重喂养障碍（表 5-25-7）。

2. 回避/限制性摄食障碍 儿童对进食无兴趣导致摄入食物种类及能量不足，伴体重丢失、不增或显著的生长障碍、营养素显著缺乏及心理社会功能受影响。多见于婴儿及儿童早期，也可持续至成人期。

DSM-V 的回避/限制性摄食障碍（ARFID）诊断标准：

(1) 喂养或进食障碍：如对进食明显无兴趣，感官性食物厌恶；因担忧进食后发生令人厌恶的结果而不愿进食，导致长期不能获得合理的营养

表 5-25-7 常见喂养障碍的器质性原因

病因	疾病
解剖结构异常	唇裂、腭裂、Pierre-Robin 序列
心肺疾病	慢性肺病、复杂性先天性心脏病
神经肌肉疾病	脑性瘫痪、脑神经发育异常、占位性疾病
食管先天异常	气管 - 食管瘘、食管狭窄
消化道疾病	消化性食管炎、炎症性肠病
消化道动力障碍	贲门失弛缓症、慢性假性梗阻
遗传性疾病	Prader-Willi 综合征，21- 三体综合征
代谢性疾病	尿素循环障碍、甲状腺功能减低
其他	胃食管反流症、食物过敏

和 / 或能量需求。符合下列≥1 条：①体重显著下降；②营养素显著缺乏；③依赖肠内营养或口服营养补充；④显著影响心理功能。

(2) 进食障碍不能以文化习俗及食物缺乏解释。

(3) 进食障碍与控制体重、体型无关。

(4) 进食障碍不能以现存其他疾病或智力障碍解释。如症状发生于其他疾病病程中，且足够严重，应更多临床关注。

七、临床处理

1. 病因治疗 严重喂养困难儿童需转诊，或由多学科医生组成的喂养治疗小组对患儿进行相应治疗是最为有效的治疗方法。如胃食管反流症的儿童转儿科消化科采用相关药物（如 H_2 受体阻断剂或质子泵抑制剂）改善症状，减轻进食时疼痛等不良感觉的负性刺激；唇腭裂儿童适时行手术修复，逐步恢复正常进食技能；口腔触觉异常儿童可采用口腔振动及按摩等促进触觉发育；吞咽困难儿童（如脑瘫）需行吞咽康复训练，必要时行手术干预。

2. 营养支持 病因治疗过程中需有营养师的参与，帮助制定最初的喂养计划，保证儿童有充足营养支持。喂养困难致儿童生长障碍时可据年龄选择增加能量摄入方法，如人乳强化剂、高能量配方、固体食物中适量加入油类、奶酪、牛奶、多聚糖等，或适当增加进餐频率或（和）时间等。当患儿摄入量不能满足需要量时可采用管饲，病程较短者可插胃管、鼻饲或静脉营养；病程长者予以食管及胃肠造瘘术，保证其基本营养需求，预防营养性疾病发生。

3. 进食技能的康复训练 儿童营养状态得到改善后，需语言病理学家、作业训练师、心理学家参与，帮助儿童建立正常的进食技能。对器质性疾病所致喂养障碍需专业人员对患儿进行进食技能的康复训练，如增加舌体力量或应用补偿性技巧增加摄食的安全性（如下颚回缩或转头）等方法训练吞咽功能。为避免有神经运动问题儿童进餐时头颈位置不正确致气道不畅，矫正进食姿势问题往往需物理训练师及专门喂养人员合作。咀嚼功能异常的儿童据不同症状选择不同质地食物；喉关闭不良或口腔包食欲缺乏、舌控制能力弱的儿童可选择质地稠厚的食物（如泥状物或固体软食）。

4. 行为疗法 因抚养者喂养方式不当所致儿童喂养问题可采用行为分析法改善抚养者行为，建立良好家长 - 儿童间的互动关系。同时，个体化处理喂养困难儿童。如精力旺盛的食欲缺乏幼儿应强调一般进餐规则，使儿童有饥饿感，刺激食欲；精神不振的食欲缺乏幼儿需注意喂食环境，必要时住院营养支持；过分挑食者应在营养素补充同时有计划地引入新食物；恐惧进食儿童可需据情况更换餐具、进餐时间，甚至采用口腔运动干预及行为治疗等。

八、预后

多数喂养困难为暂时性，轻者随年龄增长逐渐恢复正常；约 3%~10% 的程度较重、持续存在者可出现生长发育迟缓、营养不良、语言发育迟缓、构音障碍等问题。单纯喂养行为问题儿童，经合理干预治疗后可矫正，虽短期内可影响营养摄入、生长发育，甚至出现心理行为问题，但长期预后良好。器质性疾病所致喂养障碍儿童预后与疾病严重程度、治疗效果相关，积极干预可改善预后。

九、健康教育

由受过训练的临床医生对抚养者进行教育是儿童喂养成功重要的条件。

1. 喂养者的责任 教育家长学习应答型喂养方式，即能有效区分不同角色承担的责任。如家长可决定儿童进食地点、时间及食物，判断儿童进食情况；家长设定进食规则、进食进餐示范、正面谈论食物；对儿童在进餐过程中的饥饿和饱足信号及时反馈；由儿童根据自身饱足及饥饿循环决定吃不吃，吃多少。喂养是家长 - 儿童的互动过程，应答型喂养模式可促进儿童进食，减少垃圾食品摄入及超重发生。处理喂养问题需改善家长的喂养态度从控制型、溺爱型和忽视型转变为应答型。

2. 进食基本规则 教育家长了解儿童进食基本规则（表 5-25-8），包括控制进食时间、良好的就餐环境及培养儿童进食技能等。家长对生长正常的儿童，重点关注饮食行为问题，不宜过度焦虑，或采取强迫进食方式。

表 5-25-8 儿童进餐规则

内容
1. 避免进食时用电视、电话、玩具等方式分散儿童注意力
2. 家长对儿童就餐情况保持中立态度
3. 进食规律、促进食欲：限制就餐时间（20~30 分钟）4~6 餐 / 点心，餐间适量饮水
4. 提供与儿童年龄相符的食物种类及质地
5. 给小婴儿逐渐引入新食物（尝试 8~15 次）
6. 鼓励较大婴儿、幼儿自己进食，包括抓食
7. 允许与儿童年龄相符的狼藉

3. 进食技能训练 是减少喂养困难发生的有效方法之一。教育家长在关键期给婴儿充分机会发展进食技能，包括适当口腔刺激，增加口腔运动力量及协调性，改善肌肉张力和姿势控制。此外，选择不同形状、大小的奶瓶或杯子亦有利于不同进食能力儿童摄入液体食物（如乳类食物）。

专家点评

● 儿童保健临床工作中多见行为问题导致的喂养困难，但需排除器质性原因；

● 处理儿童喂养困难应按病因、严重程度个体化指导；

● 虽然儿童喂养困难需与喂养障碍部分病因重叠，但喂养困难儿童多与行为问题有关；喂养障碍儿童多伴体重丢失、不增或显著生长障碍，需转诊。

（胡燕）

【参考文献】

1. Kelly NR, Shank LM, Bakalar JL, et al. Pediatric feeding and eating disorders: current state of diagnosis and treatment. Curr Psychiatry Rep, 2014, 16: 446-458.
2. Kerzner B, Milano K, MzcLean WC, et al. A practical approach to classifying and managing feeding difficulties. Pediatr, 2015, 135(2): 344-356.
3. Duggan CP, Watkins JB, Walker, WA. Feeding difficulties. Nutrition in pediatrics: basic science, clinical applications. 4th edition. 2008, 470.
4. Koletzko B. Feeding disorders. Pediatric nutrition in practice. Karger, 2008, 190.
5. Arvedson JC. Assessment of pediatric dysphagia and feeding disorders: clinical and instrumental approaches. Dev disabil res rev, 2008, 14: 118-127.

第二十六章 婴儿胃肠功能紊乱

第一节 概述

导读 婴儿胃肠功能紊乱常见，为非病理性，多与婴儿胃肠道生理特点、喂养方式和食物的选择有关。配方喂养婴儿胃肠功能障碍发生率较人乳喂养婴儿高。初级保健或初级医疗机构通过安抚家长、健康教育、喂养指导和护理指导可处理婴儿胃肠功能紊乱。

一、概念

肠道病理性疾病产生的各种症状可通过病理学确诊，药物治疗，如腹痛、恶心、呕吐、腹胀、腹泻、便秘、进食困难或大便困难。1994年罗马Ⅰ标准制定胃肠功能紊乱（functional gastrointestinal disorders，FGID）的25种症状诊断标准，定义FGID为慢性或复发性消化道症状，无器质性病变和生化异常。1999年罗马Ⅱ标准的功能性胃肠病诊断发表。2006年发表的新罗马Ⅲ描述关于成人与儿童的8组FGIDs诊断标准中2组为儿童、青少年FGIDs。同时，罗马Ⅲ标准更明确描述婴幼儿胃肠功能紊乱是不能以解剖结构或生化异常解释的症状，包括与年龄相关的、慢性的或反复出现的症状，如溢乳、大便次数增多、便秘、肠痉挛或过度哭闹、肠胀气等胃肠道症状，但不影响生长发育。

二、流行病学资料

1. 发生率 婴幼儿常常发生FGIDs，但发生率多不清楚。因方法和标准的差别，不同的研究FGID的发生率不同。文献报告约半数以上的婴儿至少出现一个FGID症状，包括胃食管反流、大便次数增多、便秘、肠痉挛或过度哭闹、肠胀气等胃肠道症状。一项3000例婴儿的出生至6月龄的随访研究显示55%的婴儿出现至少一个FGID症状。最常见的症状是婴儿肠绞痛和胃食管反流。婴儿胃食管反流与年龄有关，高峰是2~4月龄（67%~87%），随后很快下降，12月龄时仅4%~8%。有一严格按Rome标准的研究结果显示儿科医生报告的1020例婴儿中吐奶为0.7%。估计婴儿肠绞痛的发生率为5%~19%。各国资料显示9%~26%的家庭因婴儿过度哭吵寻求帮助，20%的婴儿有肠绞痛症状。国内根据流行病学调查儿科门诊和儿童保健门诊中胃肠患病率38.0%~54.9%。

2. 婴儿FGIDs特点

（1）**年龄**：1~2月龄小婴儿即可出现FGIDs，随年龄增长发生率、发生频率与程度降低，1岁后逐渐消退。

（2）**非病理性**：不能用解剖结构或生化异常来解释慢性或反复性胃肠症状。

(3) **生长状况**:婴儿生长发育正常。

(4) **喂养方式**:FGIDs 发生与喂养方式关系不明显,但人乳喂养发生率较低,或纯人乳喂养转部分人乳或配方喂养时易发生 FGIDs。

(5) **性别与种族**:婴幼儿 FGIDs 无明显性别、种族差别。

三、发生机制

尽管有不少关于 FGID 的研究与学说,但 FGID 发生机制目前仍然不清楚。FGIDs 的发生可能主要与消化道的生理成熟程度有关,如涉及婴儿胃肠功能发育不成熟,包括胃容量小且呈水平位、胃动力较差、胃排空较慢,胃酸、胃蛋白酶分泌较少;小肠绒毛短、吸收面积少,消化酶分泌总量不足;大肠长度短、水钠吸收少,肠菌群未很好建立。婴儿营养需要与胃肠道消化能力出现一过性不平衡产生 FGIDs。生命早期的遗传和环境因素,特别是家庭环境、感染影响社会心理状况,即个人对生活压力敏感性、应对能力等同样影响对肠道功能失调的耐受性,即存在"脑 - 肠"变量的相互作用。近年有学者认为 FGID 是社会心理因素和肠道生理改变通过"脑 - 肠轴"(brain-gut axis)作用产生的临床症状(图 5-26-1)。

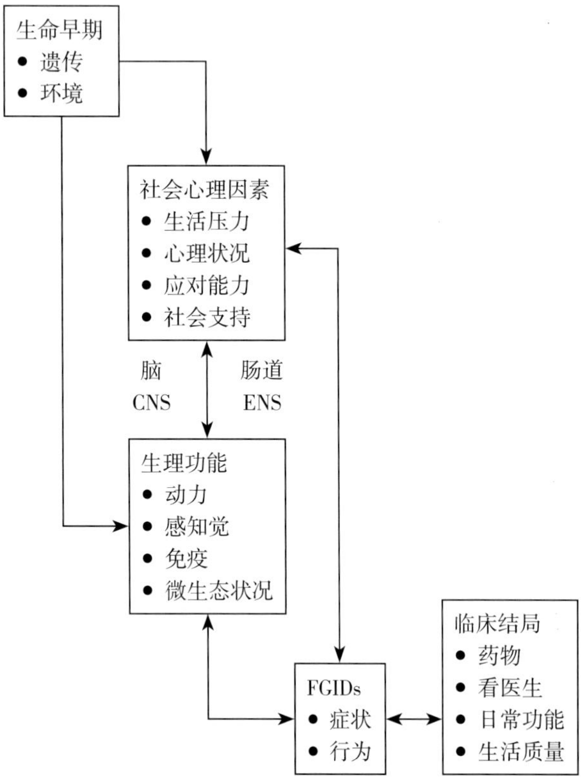

图 5-26-1 FGIDs 发生机制

四、处理要点

临床儿科医生与儿童保健医生处理有胃肠道症状的婴儿时,需进行临床评估,包括仔细询问病史、体检等。FGIDs 的临床特点是诊断的重要依据。临床疑似胃肠器质性疾病的临床表现("危险信号")时,需严密观察,如症状改善、儿童生长发育良好,继续随访;如 2~4 周后婴儿临床症状未改善良或生长发育下降,则应排除器质性疾病转诊专科(图 5-26-2)。

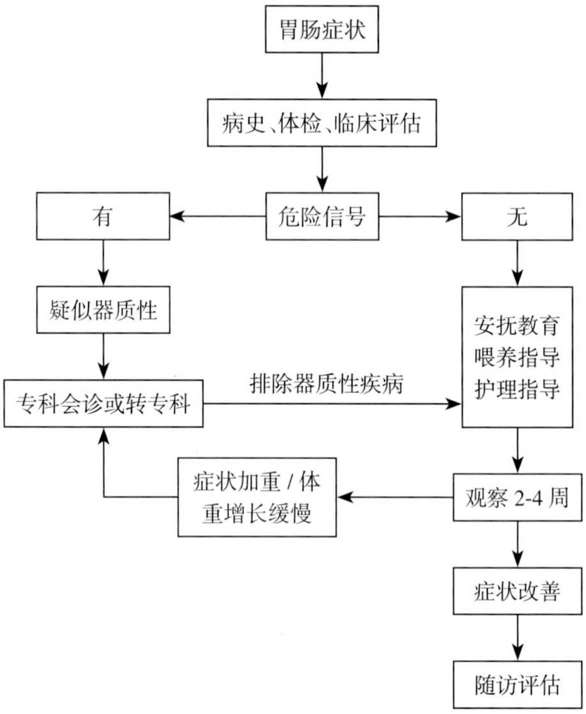

图 5-26-2 婴幼儿胃肠疾病处理流程

专家点评

• 婴儿 FGIDs 预后较好,多为自限性。但如认识不足、或处理不当亦可带来不良临床后果。

• 消化道症状的反复性和持续性,致婴儿不适、家长情绪不安,家长盲目换配方或频繁就诊,进行不必要的检查和治疗。

• 婴儿 FGIDs 部分症状与器质性疾病症状重叠,如胃食管反流病、感染性腹泻、先天性巨结肠等症状,需仔细鉴别,避免延误诊治。

(陈洁)

【参考文献】

1. Iacono G, Merolla R, D'Amico D, et al. Gastrointestinal symptoms in infancy: a population-based prospective study. Dig Liver Dis, 2005, 37: 432-438.
2. Hyman PE, Milla PJ, Benninga MA.. Childhood functional gastrointestinal disorders: neonate/toddler. Gastroenterology, 2006, 130: 1519-1526.
3. Pina DI, Liach XB, Iglesias VV, et al. Prevalence and dietic management of mild gastrointestinal disorder in milk-fed infant. World J agastroenterol, 2008, 14: 248-254.
4. 刘伟, 肖丽萍, 李云, 等. 上海市闵行区婴幼儿轻度胃肠功能紊乱的流行病学调查. 中华儿科杂志, 2009, 47: 917-921.
5. Vandenplas Y. Gutierrez-Castrllon P, Velasco Benitez C, et al. Practical algorithms for managing common gastrointestinal sumptoms in infants. Nutrition, 2013, 29: 702.

第二节 婴儿胃食管反流

导读 约50%~60%的3~4月龄婴儿发生溢乳，与胃肠道解剖生理特点有关。

一、定义

婴儿胃食管反流(regurgitation)为胃内容物反流至咽部、口腔、溢出口外，临床多称为溢乳/吐奶。溢乳/吐奶多发生<6月龄婴儿，多为生理性胃食管反流。罗马Ⅲ诊断婴儿胃食管反流标准应包括发生溢乳/吐奶≥2次/日，持续≥3周，不伴恶心、吐血、误吸、呼吸暂停、生长不良、喂养或吞咽困难及异常姿势等症状。

二、流行病学资料

新生儿即可发生溢乳，2~4月龄为高峰，2月龄为86.9%，约50%~60%的3~4月龄婴儿发生溢乳，12月龄为7.6%，大部分的婴儿12~14月龄后自行缓解。随年龄增长溢乳消退。

三、发生原因

1. 解剖生理特点 多数婴儿发生溢乳/吐奶与胃肠道解剖生理特点有关。婴儿食管短、下食管括约肌压力低，胃容量小、胃排空慢、胃食管反流。

2. 进食量 溢乳/呕吐也与婴儿食入的乳汁量有关，食物量越大，胃排空时间越长，胃内压力越高，则食管下括约肌发生一过性自发松弛的频率就越高，易发生溢乳/吐奶。

3. 体位 与婴儿喂养后的体位有关，如多仰卧，亦易发生溢乳/吐奶。

4. 疾病 如有过敏性疾病家族史，建议停食易发生过敏的食物2周，如鸡蛋、牛奶、麦面等，观察吐奶是否与过敏有关。

5. 其他 如婴儿在补充维生素、铁、氟化物、中草药，建议暂停，观察与溢乳/吐奶关系。

四、鉴别诊断

医生对每位因溢乳/吐奶就诊的婴儿都应认真排除病理性呕吐。鉴别的最简单、实用的方法之一是采用生长曲线评估婴儿生长状况，如婴儿体重增长正常则可认为是生理性溢乳；如婴儿体重增长缓慢则需要排除病理性吐奶。

当婴儿吐奶伴“危险信号”时，基层医生与儿童保健医生应立即转诊。

危险信号：

- 症状严重：恶心、频繁呕吐、吐物伴有血；
- 吸吮-吞咽不协调：喂养、吞咽困难；喂养伴呼吸暂停，或过度哽咽，或反复咳嗽，或反复肺炎；
- 喂养困难：喂养时易激惹、哭闹、拒食，进食时间较长(30~40分钟)；
- 表情痛苦/异常姿势；
- 生长不足：不能解释的体重2~3个月增长不足或下降。

五、处理原则

1. 少量喂养 避免过量、过频进食，应按需或顺应喂养，提供适宜的奶量。过度喂养致胃内充满乳汁易加重溢乳/吐奶。少量喂养即配方喂养的婴儿每次可减少30ml，即，2~3小时胃排空后再喂；人乳喂养儿一次哺乳<20分钟，少量多次喂哺。如母亲哺乳时射乳反射强，可用以人造乳头隔开母亲乳头，避免婴儿吞咽过多乳汁而吐奶。

2. 打嗝 促使婴儿打嗝(hiccough)可预防吐奶，最好是喂养过程婴儿能多次打嗝，但不宜为了让婴儿打嗝改变喂养规律。但打嗝预防吐奶作用不如少量喂哺。

3. 增稠配方 可减少溢奶的频率和量。欧美和一些亚洲国家有增稠配方销售，含有大米、玉米或马铃薯淀粉、瓜儿豆胶或刺槐豆胶，增加乳液黏稠度可缓解溢乳/吐奶症状，如减少吐奶的频率和量。亦可自制增稠配方，但谷物类淀粉增加能量摄入，导致婴儿体重增长过快。普通配方加“家制增稠配方”可增加乳液渗透压，导致食管下端括约肌松弛次数增加，反而易发生更多溢奶/吐奶。增稠配方存在一定副作用，不宜长期食用。

4. 体位 哺乳时婴儿宜斜抱、半坐位、或坐位，使上身竖直姿势；哺乳后竖抱婴儿约30分钟，避免哺乳后频繁改变婴儿体位，以减少胃内容物刺激食管下端；或可用斜的垫抬高婴儿头部（图5-26-3）。婴儿6月龄后可让婴儿用助步车（去轮），使婴儿保持直立姿势。

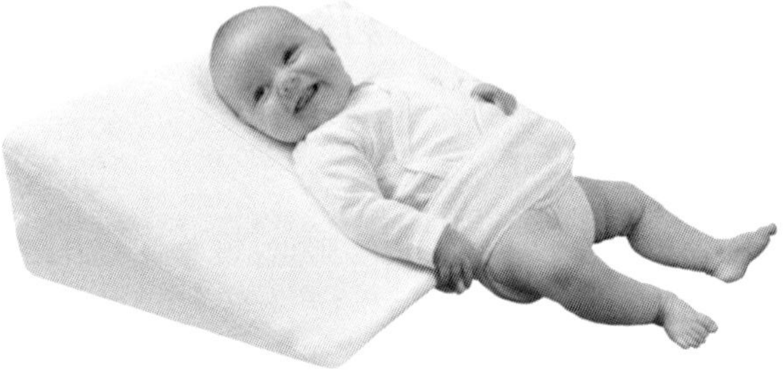

图 5-26-3 抬高婴儿头部

5. 坚持随访 观察“危险信号”。

六、健康教育

是婴儿胃食管反流的处理重要措施之一。对父母的健康教育包括讲解婴儿胃食管反流的原因、预后，达到安抚家长、解除家长焦虑的目的，减少不必要的医疗干预。同时，需要给家长有关科普知识，如教育家长婴儿有饱足感，奶瓶有剩余奶液是正常现象，每餐奶量可有不同。

专家点评 医生对每位因溢乳/吐奶就诊的婴儿都应认真排除病理性呕吐。鉴别的最简单、实用的方法之一是采用生长曲线评估婴儿生长状况。与胃食管反流不同，呕吐是由平滑肌和骨骼肌参与的中枢神经反射。约6%的婴儿发生呕吐。

（陈洁）

【参考文献】

1. Iacono G, Merolla R, D'Amico D, et al. Gastrointestinal symptoms in infancy: a population-based prospective study. Dig Liver Dis, 2005, 37: 432-438.
2. Hyman PE, Milla PJ, Benninga MA. Childhood functional gastrointestinal disorders: neonate/toddler. Gastroenterology, 2006, 130: 1519-1526.
3. Pina DI, Liach XB, Iglesias VV, et al. Prevalence and dietic management of mild gastrointestinal disorder in milk-fed infant. World J agastroenterol, 2008, 14: 248-254.
4. 刘伟，肖丽萍，李云，等．上海市闵行区婴幼儿轻度胃肠功能紊乱的流行病学调查．中华儿科杂志，2009，47：917-921.
5. Vandenplas Y. Gutierrez-Castrllon P, Velasco Benitez C, et al. Practical algorithms for managing common gastrointestinal sumptoms in infants. Nutrition, 2013, 29: 702.

第三节 便秘/婴儿粪便滞留

导读 正常健康儿童大便次数与年龄、食物有关。如1周龄的新生儿约4次/日，2岁约2次/日，4岁约1次/日。儿童便秘诊断较复杂，不宜仅依据大便次数。如正常人乳喂养的婴儿可1次/周，无大便困难；有大便困难婴儿也可多次大便/日。儿科医生、儿童保健医生应了解正常的大便困难的类型。

一、定义

多数儿童的便秘情况无医学问题，称为“功能性便秘”（functional constipation，FC）。罗马Ⅲ的儿童FC诊断标准包括：①大便≤2次/周；②有大便潴留史；③伴疼痛或腹痛；④直肠有大粪块；⑤有粗大粪块史，可致厕所堵塞。<4岁儿童诊断FC至少有2项，症状持续1个月（见附件）。婴儿粪便潴留或排便困难（dyschezia）与便秘不同，主要为<6月龄婴儿。罗马Ⅲ诊断排便困难的标准为多每次大便费力或哭闹持续约10分钟，大便性状软或稀便；生后即可发生，可数次/日。

二、流行病学资料

全世界约3%的儿童发生FC，17%~40%的儿童始于第1年。婴儿排便困难的发生率与研究方法、诊断标准、研究对象有关，估计发生率为3%~14%。FC与婴儿排便困难无明显性别差别，与喂养方式有关。如一项研究报告人乳喂养婴儿大便秘结为1%，普通无益生菌配方喂养的婴儿则达9%。

三、发生原因

1. 解剖生理特点 婴儿腹肌收缩力小、肛门括约肌功能发育不成熟、腹压增高和盆底肌肉收缩不协调导致粪便潴留。

2. 喂养方式 生后几月龄的小婴儿出现排便困难原因不清，可能与喂养方式有关，影响婴儿大便次数与性状。如人乳喂养的<4月龄婴儿排便次数不定，可多至12次/日，或少到1次/3~4日。配方奶喂养婴儿可出现大便次数减少，大便较硬结。因配方中的甘油为结合α棕榈酸，在脂肪酶作用下分解为2个游离棕榈酸(palmitic stearic acid)和1个单甘油酯。α棕榈酸和硬脂酸形成不溶于水的脂肪酸钙，即钙皂(图5-26-4)。人乳中24%的脂肪酸是棕榈酸，其中70%是β棕榈酸。脂肪酶不能分解人乳中结合在甘油的β棕榈酸，β棕榈酸和钙被肠道吸收。

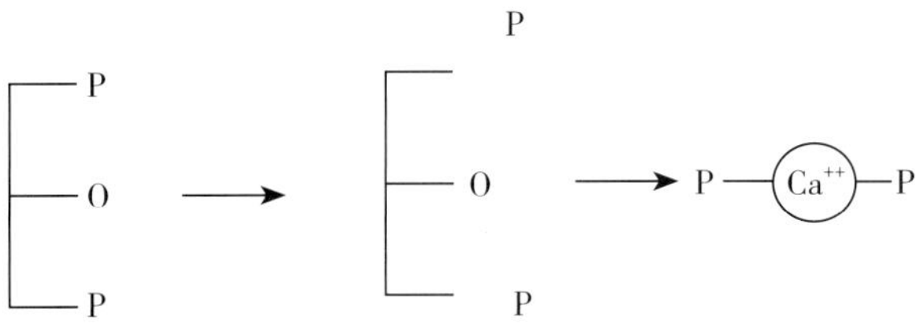

图5-26-4 脂肪酸钙的形成

四、鉴别诊断

婴儿发生排便困难就诊时，基层医生与儿童保健医生需仔细了解排便持续时间、排便频率、大便坚实度和量以及伴随症状(疼痛、大便出血、腹痛)，体格检查注意腹部体征(包块、腹胀)，肛门检查除外外科疾病，还需要排除如先天性巨结肠、肛门狭窄、神经发育异常、内分泌或代谢性疾病等。

五、处理原则

1. 人乳喂养 人乳含有预防3月龄内婴儿排便困难的成分。

2. 饮食调整 儿童功能性便秘是一常见、预后较好的疾病，改善饮食与生活习惯可自行消退。小婴儿的饮食建议包括摄入少量含有山梨醇的果汁，如西柚汁、梨汁和苹果汁，缓解后即停用。部分水解配方或深度水解配方以及益生元和(或)益生菌强化且不以棕榈油为主要脂肪来源的配方对于功能性排便困难可能有益，但确切功效缺乏足够的临床证据。

婴儿6月龄后食物中宜补充一定量膳食纤维(DF)(详见本篇第十八章第一节)。因DF在肠道中有保水软化大便、促进肠道运动、增加大便体积功能，肠道DF发酵促进大便细菌增殖有关。

3. 补充益生菌 有助肠道共生细菌产生短链脂肪酸通过人乳低聚糖发酵，短链脂肪酸有刺激肠道蠕动作用。

4. 特殊发酵配方 用嗜热链球(Streptococcus thermophilus 065)和短双歧杆菌(bifidobacterium breve C50)发酵制成的特殊发酵配方可改善婴儿肠道不适，包括增加蛋白酶抑制能力、乳糖酶活性，使小肠蛋白质、乳糖消化完全；增加钙、镁等矿物质的吸收。目前国内市场尚无特殊发酵配方。

5. 药物 便秘时间持续较长时间时可偶用甘油栓剂，刺激排便，但不宜常规使用以免产生依赖。

6. 坚持随访 观察"危险信号"。

六、健康教育

为使家长积极配合医生尽快改善儿童改善饮食与生活习惯，家长的健康教育包括讲相关科普知识，纠正便秘是水量不足的错误认识，增加膳食纤维摄入。

专家点评 虽然90%的婴儿便秘是功能性的，但发生便秘的儿童年龄越小越需排除发生便秘的器质性疾病。

(陈洁)

【参考文献】

1. Iacono G, Merolla R, D'Amico D, et al. Gastrointestinal symptoms in infancy: a population-based prospective study. Dig Liver Dis, 2005, 37: 432-438.
2. Hyman PE, Milla PJ, Benninga MA.. Childhood functional gastrointestinal disorders: neonate/toddler. Gastroenterology, 2006, 130: 1519-1526.

3. Pina DI, Liach XB, Iglesias VV, et al. Prevalence and dietic management of mild gastrointestinal disorder in milk-fed infant. World J agastroenterol, 2008, 14:248-254.
4. 刘伟，肖丽萍，李云，等．上海市闵行区婴幼儿轻度胃肠功能紊乱的流行病学调查．中华儿科杂志，2009，47：917-921.
5. Vandenplas Y. Gutierrez-Castrllon P, Velasco Benitez C, et al. Practical algorithms for managing common gastrointestinal sumptoms in infants. Nutrition, 2013, 29:702.

第四节　肠绞痛 / 过度哭闹

导读　3月龄前婴儿可傍晚或晚上发生不明原因哭闹，6~8周龄是哭闹高峰。临床往往难以区别过度哭闹行为与因"肠绞痛"过度哭闹状况，但可从持续时间鉴别。

一、定义

1954年Wessel首次描述婴儿肠绞痛（infantile colic，IC）为"每天持续哭闹≥3小时，每周至少3天，持续至少3周。2006年Rome Ⅲ诊断IC的标准是<4月龄婴儿原因不明激惹、烦躁或哭闹，每天至少3小时，每周至少发生3日，至少持续1周，且起止突然。婴儿生长正常，3~4月龄后婴儿哭闹自行消退。

二、流行病学资料

罗马Ⅲ引用的研究资料显示IC的发生率为6%~20%。国内无相应流行病学调查资料，一项0~24月龄儿童的调查数据显示婴儿IC仅1.7%。IC方式与婴儿性别、胎次、喂养方式无关。5%的IC婴儿持续哭闹不止。

三、发生原因

IC发生原因尚不明确，有多种病因假说。一些学者认为可能因胃肠功能紊乱、食物不耐受、乳糖酶降低、牛奶蛋白过敏、胃食管反流或肠道菌群失调有关。另外一些学者认为小婴儿长时间的哭吵和难以安慰的行为是中枢神经发育不成熟所致的行为综合征。多数婴儿烦躁和腹胀气不是病理性的，但如果腹部气体过多可出现腹胀、腹痛等症状。胃肠道、心理和神经发育的不平衡可能是主要原因（表5-26-1）。

四、鉴别诊断

目前婴儿肠绞痛尚无统一诊治方案，诊断依据罗马Ⅲ标准。建议首先排除潜在的疾病。如婴儿哭闹伴反复发生食物反流、呕吐、咳嗽不止、Sadifer综合征的特征性斜颈样姿势、过敏家族史、特应性疾病症状（皮疹、喘息）、胃肠道出血、生长迟缓、腹胀等症状或"危险信号"宜及时转诊儿科胃肠专科。同时排除中枢神经疾病（婴儿偏头痛、硬脑膜下血肿、脑膜炎），感染（病毒感染、中耳炎、尿道感染）、外伤（虐待、骨折、眼异物）等疾病状态时婴儿哭闹。

五、处理原则

1. 预见性指导　婴儿6周龄始对家长进行基于行为原则的育儿指导有助于预防12周以上婴儿发生哭闹夜惊。建议家长通过改变带养的方式来解决<3月龄的婴儿非器质性功能障碍引起的哭闹。0~3月龄是婴儿发育的过渡期，大多数婴儿

表5-26-1　婴儿肠绞痛 / 哭闹的原因

	发生原因
神经系统	中枢神经系统发育不成熟，不稳定行为和不能自我安定入睡难以抚养型气质；
胃肠系统	
① 胃肠功能、运动改变	生后几周中枢神经系统一过性紊乱影响婴儿胃肠运动，但因果研究不一致。某些激素不平衡，如胃肠动素、生长素。便秘可致IC
② 肠道微生态失衡	胃肠道乳酸菌属的差别可致IC发生，影响胃肠道发育、屏障功能，导致食物不耐受。人乳喂养婴儿发生IC采用特殊益生菌可减少IC发生次数
③ 食物不耐受 / 敏感	食物不耐受可伴IC。约25%中、重度的IC可能与牛奶蛋白有关，即牛奶蛋白依赖性IC。控制母亲食物的牛奶蛋白可降低IC发生
④ 乳糖酶活性低 / 一过性继发乳糖不耐受	结肠中的双歧杆菌和乳酸杆菌酵解食物中未消化的乳糖产生乳酸和气体。气体可致肠道胀气；乳酸和乳糖增加肠道渗透压，使水分进入肠道，加重肠道膨胀

都能顺利度过。

2. **特殊配方**

(1) **特殊发酵配方**(见本章第二节)。

(2) **低敏配方**:有特应性疾病家族史的婴儿建议采用牛奶蛋白水解配方,但仅有少量证据表明深度水解以及部分水解配方有效。

3. **护理指导** 增加婴儿安全感,如襁褓包婴儿、或采用袋鼠式搂抱、采用改良的"蜡烛包";腹部按摩,体位舒适,摇篮轻摇,舒缓轻音乐安抚婴儿。

4. **坚持随访** 观察"危险信号"。

六、健康教育

帮助家长获得时间放松,减少焦虑;与家长讨论控制或减少哭闹的方法,关注婴儿愉快表现;改变家长对婴儿哭闹一定提示婴儿"不正常"的想法,也可能婴儿哭闹是给成人的反馈或者显示比较有活力的表现。

专家点评

- 家长厌烦婴儿哭闹很是正常的情绪反应,但需知婴儿摇晃症候群(Shaken infant syndrome)的危害。
- 鼓励和培养家长建立良好的父母 - 子女关系。

(陈洁)

【参考文献】

1. Iacono G, Merolla R, D'Amico D, et al. Gastrointestinal symptoms in infancy: a population-based prospective study. Dig Liver Dis, 2005, 37: 432-438.
2. Hyman PE, Milla PJ, Benninga MA.. Childhood functional gastrointestinal disorders: neonate/toddler. Gastroenterology, 2006, 130: 1519-1526.
3. Pina DI, Liach XB, Iglesias VV, et al. Prevalence and dietic management of mild gastrointestinal disorder in milk-fed infant. World J agastroenterol, 2008, 14: 248-254.
4. 刘伟,肖丽萍,李云,等. 上海市闵行区婴幼儿轻度胃肠功能紊乱的流行病学调查. 中华儿科杂志, 2009, 47: 917-921.
5. Vandenplas Y. Gutierrez-Castrllon P, Velasco Benitez C, et al. Practical algorithms for managing common gastrointestinal sumptoms in infants. Nutrition, 2013, 29: 702.

第五节 婴儿反刍综合征

导读 婴儿反刍属非病理性问题。因缺乏准确的流行病学资料,过去认为反刍综合征较少见,可能与对发生反刍的认识不足有关。

一、定义

婴儿反刍综合征(infant rumination syndrome, IRS)是消化道功能性症状,表现为胃内未消化食物随意地、习惯性地返回到口腔,婴儿可再咀嚼后咽下或吐出。反刍常常在进食后1~2小时发生,典型的慢性婴儿反刍可几乎每日每餐后发生。

罗马Ⅲ诊断婴儿反刍综合征的标准为有以下症状≥3个月:①腹肌、横膈和舌反复收缩运动;②胃内容物反流至口腔、吐出或再咀嚼咽下;③至少符合以下3条;a.3~8月龄出现反刍症状;b.采用GERD的治疗手段、胆碱能抑制剂、更换配方、管饲、经胃造瘘喂养等均无效;c.不伴恶心、无痛苦;d.睡眠或与其他人交流时不发生反刍。美国精神病学会第五版《精神障碍的诊断与统计手册》(*DSM-V*)将婴儿反刍归类为进食与喂养障碍,诊断标准为反复食物反流至少1个月,返回口腔的食物可再咀嚼后咽下或吐出;反刍症状与胃食管疾病以及其他医学情况无关,如胃食管反流症、幽门狭窄;除外神经性厌食症、暴食症、厌食症以及食物回避/限制以及与心理异常情况(如广泛性焦虑障碍)、或神经发育疾病(如智能低下)有关的进食问题。

二、流行病学资料

因缺乏准确的流行病学资料,认为反刍综合征较少见。但近年反刍综合征病例较过去增加,但不确定发生率增加原因。据报道约6%~10%的3~12月龄婴儿发生反刍。青少年发生反刍的平均年龄为12.9±0.4岁,女性较多见。多数婴儿1岁后反刍自然消退。

三、发生原因

发生反刍的机制尚不清楚。多数学者认为反刍可能与摄入食物使胃扩张,刺激食管下端括约肌松弛,致部分胃内食物返到口腔内。进食时吞咽较多气体诱发打嗝反射(belch reflex)致食管下端括约肌松弛可能是主要原因。虽然与遗传有关的证据较少,有全家人都发生反刍的报告,提示反刍可能与遗传有关。

四、鉴别诊断

婴儿反刍常常被误诊,可能与家长描述症状不清楚有关。如家长可描述“反复呕吐”、“反流”或“胃食管反流症”表现;医生的诊断是“胃轻瘫”(gastroparesis,DGP)或其他有呕吐症状的疾病(如进食障碍),给予的检查与治疗对反刍无帮助。DGP是以胃排空延缓为特征的临床症状群,往往是进食几小时后出现恶心、干呕,随即将食入的一餐食物全部吐出,伴苦或酸味。临床上,还需与先天性胃肠道畸形、膈疝、胃肠道感染等疾病鉴别。与厌食症不同,反刍是一刺激性症状,不是婴儿有意的行为。

婴儿反刍的诊断主要依据医生仔细询问病史,鉴别呕吐与反刍发生情况。呕吐是需要用力将胃内容物射出,呕吐物不可能停留在口腔。婴儿反刍无常规有价值的诊断实验。虽然胃十二指肠测压术(gastroduodenal manometry)有助诊断,40%的反刍患者可出现高的R波,但测压术是一侵入性的检查,临床少用。

反刍综合征为非器质性疾病。反刍致婴儿体重下降、营养不良、生长发育迟缓情况较少。<3月龄小婴儿易发生溢乳等生理性反流,需与反刍鉴别。<3月龄的婴儿一般不诊断反刍,但需密切观察。

五、处理原则

药物治疗婴儿反刍的效果差,目前反刍的治疗方法主要是改变婴儿生活环境与行为。行为治疗可采用嫌恶疗法(aversive training),即婴儿出现反刍时给予数滴苦、酸液汁,建立嫌恶反射,终止效果较好。腹式呼吸(diaphragmatic breathing)方法可终止打嗝反射,但较复杂,不适于治疗婴儿反刍。少数学者采用电击疗法治疗婴儿反刍,尚需论证。

六、健康教育

主要教育家长或抚养者改变婴儿生活环境与行为,抚养人应更多关爱反刍婴儿,改善喂养方法,不强迫喂食。

专家点评 鉴别呕吐、胃食管反流与反刍发生的临床表现,是诊断的关键。

(陈洁)

【参考文献】

1. Rasquin A, Di Lorenzo C, Forbes D. Childhood functional gastrointestinal disorders: child/adolescent. Gastroenterology, 2006, 130: 1527-1537.
2. DOUGLAS A. DROSSMAN: The Functional Gastrointestinal Disorders and the Rome Ⅲ Process. GASTROENTEROLOGY, 2006, 130(5), 1377-1390.
3. Yvan Vandenplas, Thomas Ludwig, Hania Szajewska. Gut Health in Early Life: Implications and Management of Gastrointestinal Disorders. John Wiley and Sons Ltd, 2015.
4. Miranda A. L. van Tilburg, PhD1, Paul E. Hyman, MD2, Lynne Walker, et al. Prevalence of Functional Gastrointestinal Disorders in Infants and Toddlers. THE JOURNAL OF PEDIATRICS, 2015, 166, (3): 684-689.
5. Rome Ⅲ Diagnostic Criteria for Functional Gastrointestinal Disorders Appendix A: Rome Ⅲ Diagnostic Criteria for FGIDs. (http://www.romecriteria.org/assets/pdf/19_RomeⅢ_apA_885-898.pdf)
6. Nicholas J. Talley, Rumination Syndrome. NY: Gastroenterol Hepatol, 2011, 7(2): 117-118. (http://www.ncbi.nlm.nih.gov/pmc/articles/PMC3061016/)

第二十七章

食物不良反应

食物不良反应(adverse reaction to food)是描述食物或食物添加剂引起的临床异常反应,包括食物过敏、食物不耐受和食物中毒。食物过敏、食物不耐受又称为食物非毒性反应(图 5-27-1)。食物过敏(food allergy,FA)为免疫学机制介导的食物不良反应,即食物蛋白引起的异常或过强的免疫反应,可由 IgE 或非 IgE 介导,表现为一疾病群,症状累及皮肤、消化、呼吸、心血管等系统。食物不耐受(food intolerance,FI)则为非免疫介导的食物不良反应,包括机体本身代谢异常(如乳糖酶缺乏)、对某些食物内含的药物成分(如久置奶酪中含的酪胺)易感性增高、甚至是心理因素等。

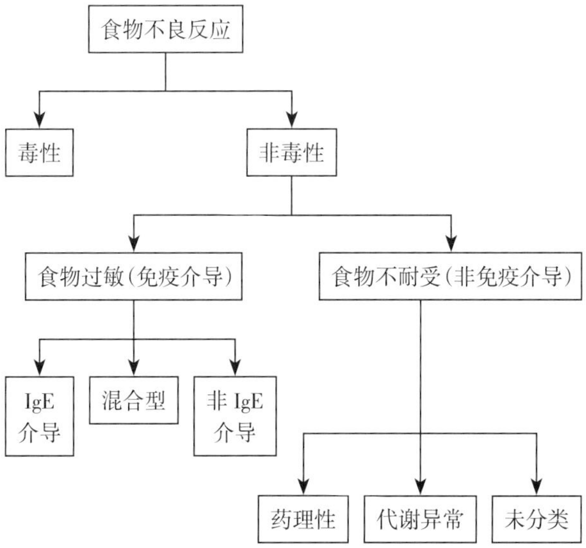

图 5-27-1　食物不良反应分类

第一节　食物不耐受

导读　食物不良反应包括食物过敏、食物不耐受和食物中毒,出现的临床症状与与食物或食物添加剂有关。因症状与其他疾病有重叠,临床需谨慎鉴别。

一、定义

欧洲临床免疫与过敏学会基于不同发病机制提出"食物不良反应"的分类标准,食物不耐受属非免疫介导的食物不良反应,是对某一物质的异常的生理性应答,症状可累及胃肠道、呼吸道及皮肤等器官。食物不耐受曾称为"非过敏性食物变态反应"(non-allergic food hypersensitivity)或"假性过敏反应"(pseudo-allergic reaction)。随着对食物不耐受机制的深入认识,命名将被更新。因反应迟发、呈剂量依赖、许多食物存在等因素,难以确定机体对食物成分的非免疫性异常反应。

二、流行病学资料

1. **发生率**　人群约为 15%~20%,与 20 年前

报告的食物不耐受相近(20%)。功能性胃肠紊乱(FGIDs)的消化道症状,即肠易激综合征(IBS)中50%~84%与食物不耐受有关。

药理性食物反应是FI中较常见原因,其中食物天然成分所致FI较多。因缺乏实验室检查方法,多为报告的症状发生率(表5-27-1)。

表5-27-1 食物不耐受发生率

食物种类	食物	报告的症状发生率(%)
谷物	小麦面包	4.8~34.8
蔬菜	卷心菜	9.6~57
	洋葱	8.9~36
	豌豆和豆类	21.4~46
奶制品	牛奶	4.4-41.7
其他	辛辣调料	25.9~45
	脂肪/油炸	13.3~44
饮料	咖啡	26.2~39

2. 年龄、性别 FI发生有个体差异,某些高敏感体质的人体内天然的、或人工合成的物质积累到一定程度可导致不耐受反应。FI可发生于任何年龄,病情进展可快可慢。诱发因素可是病毒感染、疾病状态或某个化学物质暴露。成年人发生药理性食物反应女性多于男性,可能与食物中化合物与类似激素结构成分有关。

三、病因与发病机制

食物不耐受(FI)的病因发病机制尚不明确。目前认为FI发病原因与某些酶缺乏(如乳糖不耐受因乳糖酶缺乏)、药物(如生物胺,组胺的反应)以及某些食品添加剂有关。

1. 消化酶缺乏 因机体缺乏消化所需的物质或酶,致食物某些成分不能消化吸收,如乳糖酶不足、先天性果糖不耐受等。

2. 药理性食物反应 是FI中较常见原因,其中食物天然成分所致FI较多。因食物中某些小分子量的化学物质使某些敏感机体产生不良反应。

(1) **食物天然成分**:如水杨酸、柠檬黄色素和苯甲酸盐,苯甲酸盐和水杨酸盐天然存在于许多不同的食物,包括水果、果汁、蔬菜、香料、香草、坚果、茶叶、葡萄酒和咖啡等(表5-27-2)。

(2) **食品添加剂**:如防腐剂、色素、乳化剂、调味剂等。

(3) **其他**:如胺,硝酸盐,亚硫酸盐和一些抗氧化剂。

3. 代谢性食物反应 多为先天性或获得性的营养物质代谢异常,如糖尿病、乳糖酶缺乏、苯丙酮尿症、蚕豆病、肝豆状变性等。

四、临床表现

临床表现无特异性,主要为消化道,如腹胀、腹泻、腹痛、肠易激综合征;亦可涉及皮肤、呼吸系统。

五、诊断与鉴别诊断

1. 诊断

- **病史采集**:重点与症状有关的食物。
- **排除疾病**:基础疾病与食物过敏。
- **激发实验**:食物添加剂不耐受可采用排除食物、症状改善(可维持3~4周)、激发实验。
- **详细食物成分评价**:发现与症状有关的特殊食物成分,如外源性组胺、酪胺、苯乙胺的证据;低短链可发酵碳水化合物食物可排除(FODMAP),包括低聚糖、双糖、单糖、多元醇。

表5-27-2 诱发胃肠症状的食物化学成分

食物化学成分	食物	诱发胃肠激惹症状机制
水杨酸盐类	咖啡、茶、绿苹果、香蕉、柠檬、油桃、紫红李子、葡萄、西柚、西红柿、胡萝卜、黄瓜、豌豆、药草、调味品	刺激肥大细胞过度产生白三烯代谢物导致促炎性反应和平滑肌收缩
胺(如组胺)	酒、啤酒、成熟奶酪、熏制肉制品、罐头鱼	产生低胺氧化酶反应影响食物组胺去毒作用,过多组胺增加平滑肌收缩
谷氨酸	西红柿、奶酪、浓缩固体汤料、酵母膏、味精	不清楚,但可除外食物添加excitotoxins(激活神经元,促进身体对疼痛的敏感度)、
咖啡因	咖啡、茶、巧克力、可乐类饮料、咖啡因饮料	刺激中枢神经系统,可能通过胃肠神经内分泌激素(胆囊收缩素、缩氨酸、胃泌激素或胃动素)增加胃液分泌和结肠运动

表 5-27-3 食物不耐受与食物过敏的常见症状

食物不耐受		食物过敏		
个体因素	食物因素	IgE 介导	混合介导	非 IgE 介导
酶缺陷：原发/发乳糖不耐受果糖不耐受（发育不成熟）	微生物感染：大肠杆菌、金黄色葡萄球菌、梭状芽孢杆菌	皮肤：荨麻疹、血管性水肿、红疹、风团、接触性荨麻疹	皮肤：特应性皮炎、接触性皮炎	皮肤：接触性皮炎、疱疹样皮炎
胃肠道异常：炎性肠病、肠易激综合征	中毒：组胺（鲭亚目鱼中毒）、贝类毒素	胃肠道：口腔过敏综合征、胃肠道严重过敏反应	胃肠道：过敏性嗜酸性粒细胞增多性食管炎、胃肠炎	胃肠道：食物蛋白诱发小肠结肠炎、直肠结肠炎、肠病、乳糜泻
特发性反应：软饮料中咖啡因	药理反应：咖啡因、可可碱（巧克力、茶）、色胺（西红柿）、酪胺（奶酪）	呼吸系统：急性鼻结膜炎、支气管痉挛	呼吸系统：哮喘	呼吸系统：Heiner 综合征
心理因素（食物恐惧）	污染：重金属、杀虫剂、抗生素	全身性：过敏性休克、运动性严重过敏反应		
偏头痛（少见）				

● **实验室检查**：呼吸实验测试食物碳水化合物吸收不良（乳糖、果糖、山梨醇），葡萄糖 6- 磷酸脱氢酶缺乏（G6PD）时 G6P 活性检测。

● **共聚焦激光显微内镜**：某些病例可直观观察消化道黏膜改变。

2. 鉴别诊断

(1) **食物过敏**：虽然 FI 与食物过敏家族史无关，但病史和临床表现相似，需首先排除食物过敏（表 5-27-3）。与 FI 不同，易发生食物过敏的食物多为大分子的动物蛋白和坚果类食物。通过食物过敏诊断方法可明确鉴别（详见本章第二节）。婴儿早期的牛奶蛋白过敏与牛奶相关症状难以鉴别。2014 年比利时儿童消化科专家 YvanVandenplas 提出“牛奶相关症状评分”方法（cow's milk-related symptom score，CoMiSS），帮助儿科医生与儿童保健医生临床早期识别婴儿与牛奶相关症状。CoMiSS 应用需多次评估，不能替代食物激发试验。

(2) **器质性疾病**：食物不耐受症状是非特异性的，应注意鉴别。

(3) **食物特异性 IgG 抗体**：在食物不耐受诊断中的意义存在较大争议。虽然有研究报告根据特异性食物 IgG 抗体结果剔除肠易激综合征和偏头痛患者的相应食物可减轻症状，但美国、欧洲临床免疫与过敏学会的指南均不推荐特异性食物 IgG 抗体作为食物不耐受诊断的依据。因食物特异性 IgG 抗体测定与临床症状吻合性差、缺乏具有诊断价值的对照试验、重复性差。此外，细胞毒性测定、皮肤电检法、毛发分析实验、虹膜学、脉冲测试以及舌下或皮下中性激发实验等方法诊断食物不耐受都缺乏科学依据。

六、处理

严格回避不耐受食物是最好的治疗措施。回避饮食过程应注意营养素的替代和补充。

七、预防

1. **高危人群** 食物不耐受与遗传因素有关。对父母双方或一方有食物不耐受的婴幼儿，食物不耐受患病率高于双亲正常的婴幼儿。

2. **健康教育** 教育家长了解相关科普知识，学会正确阅读食品标签，选择安全的食物。加强个人食物不耐受的观念，预防食物不耐受发生。

专家点评

● 临床表现难以区分食物不耐受与食物过敏，需正确鉴别，有助预防和治疗食物不良反应。

● 目前国内外均有缺乏科学依据的诊断食物不耐受的无效测试方法，需鉴别。

（陈洁）

【参考文献】

1. Brnijnzeel—Koomen C，Ortolani C，Aas K，et al.Position paper of the European academy of allergology and clinical immunology on adverse reactions to food. Allergy，1995，12：357-378.

2. Ortolani C, Pastorello EA. Food allergies and food intolerances. Best Pract Res Clin Gastroenterol, 2006, 20: 467-483.
3. 刘志超, 刘建刚, 田中华, 等. 食物特异性 IgG 抗体与荨麻疹发病的关系. 济宁医学院学报, 2007, 30(4): 335-336.
4. 韩煦, 常敏艳. 食物不耐受的研究进展. 医学综述, 2012, 18: 1043-1045.
5. YurdagülZopf, Eckhart G. Hahn, Martin Raithel. The differential diagnosis in food intolerance. DtschArztebl Int. 2009 May; 106(21): 359-370.
6. Pariarca G, SchiavinoD, Pecora V, et al. Food allergy and food intolerance: diagnosis and treatment. Intern Emerg Med, 2009, 4: 11-24.
7. Yvan Vandenpla, Christophe Dupont, Philippe Eigenmann, et al. A workshop report on the development of the Cow's Milk-related Symptom Score awareness tool for young children. ActaPædiatrica. John Wiley & Sons Ltd, 2015, 104: 334-339.

第二节 乳糖不耐受

导读 乳糖不耐受是各国儿童与成人的常见临床问题。临床治疗不需药物治疗，主要措施是调整饮食。

一、概述

乳糖不耐受(lactose intolerance, LT)又称乳糖酶缺乏(lactase deficiency)或肠乳糖酶缺乏(hypolactasia)，因肠道缺乏乳糖酶不能分解乳中的乳糖为葡萄糖和半乳糖而产生临床症状。若乳糖吸收障碍无临床症状则称为乳糖吸收不良(lactose malabsorption, LM)。2006 年美国儿科学会营养委员会定义 LT 为进食乳糖或含乳糖食物后有一种或多种临床表现的临床综合征，如腹痛、腹泻、恶心、腹胀 / 胀气。临床症状与乳糖酶缺乏程度、摄入乳糖量有关。

二、发病机制

乳糖酶(lactase)学名为 β- 半乳糖苷半乳糖水解酶，或 β- 半乳糖苷酶，存在于十二指肠黏膜上皮细胞绒毛远端刷状缘，与人类健康的关系密切。乳糖酶是成熟最晚的双糖酶，消化道含量最低，易受损，恢复也最慢。

幼小婴儿主要依赖乳汁中的乳糖获得能量，断奶后则可从其他食物中获得能量。乳糖是一双糖，不能直接从小肠吸收进入血循环，需乳糖酶将乳糖水解为葡萄糖和半乳糖(详见本篇第二十二章第二节消化系统发育与营养)。乳糖酶缺乏时，未经消化的乳糖进入结肠，结肠的细菌分解代谢乳糖，引起发酵，产生乳酸、丙酸、丁酸等有机酸以及氢气、甲烷和二氧化碳等混合气体，刺激肠道产生症状。进入结肠的未吸收的乳糖、发酵产物增加结肠渗透压，产生腹泻。

三、流行病学资料

1. 发病率 新生婴儿肠道乳糖酶活性高，适应乳类较高水平乳糖的消化吸收。5~6 月龄后乳糖酶逐渐下降，但下降的速度和程度有个体与种族差异。正常情况多数人幼年停止食乳后出现乳糖不耐受，但部分人可持续存在乳糖酶至成人期。估计全世界 75% 的成人乳糖酶活性下降。新生儿先天性乳糖酶缺乏(congenital lactase deficiency)的发病率尚不清楚。芬兰的发病率较高，约为 1/60 000。

2. 种族、年龄、性别 乳糖不耐受的发生存在种族和年龄差异，与性别无关。北欧为 5%，意大利西西里为 71%，非洲和亚洲则为 90%。中国人是乳糖不耐症的高发人群。我国汉族人群乳糖酶缺乏 75%~95%。儿童乳糖酶缺乏的发生率随年龄增长而升高，中国儿童乳糖不耐受发生率为 12.2%~32.2%。

食用乳制品为主的国家发生率较低，如北欧成人型乳糖酶缺乏的发生率仅 2%；其他国家黑色人种和北欧犹太人成人型乳糖酶缺乏发病率为 60%~80%、美洲印第安人 80%~100%、美国白色人种 6%~22%、西班牙 50%~80%、印度北方 20%~30%、印度南方 60%~70%、亚洲 95%~100%。

四、病因与临床分类

1978 年美国儿科学会营养委员会首次描述 LT，近年 LT 的研究有显著进展。

2006 年美国儿科学会营养委员会补充描述 LT 不同病因的定义。

1. 先天性乳糖酶缺乏 即婴儿出生后即缺乏乳糖酶，是一少见的常染色体隐性遗传疾病。先天性乳糖酶缺乏(congenital lactase deficiency)婴儿小肠组织活检组织结构正常，但乳糖酶活性非常低下甚至无活性。20 世纪前先天性乳糖酶缺乏的婴儿生后内因不能吸收乳汁中的乳糖(人乳含量为9%,牛乳为4.7%),能量严重缺乏,发生严重营养不良而死亡。因此,先天性乳糖酶缺乏的婴儿不能采用人乳或含乳糖的常规配方喂养,需要采用无乳糖的特殊配方,度过婴儿期则可存活至成年。

2. 原发性乳糖酶缺乏 全世界约70%的人群为原发性乳糖酶缺乏(primary lactase deficiency),也是儿童期发生乳糖吸收不良和乳糖不耐受的最常见原因。人类乳糖酶的活性与人种、年龄等因素有关。乳糖不耐受发生的年龄取决于小肠内乳糖酶减少的年龄,大多数人乳糖酶活性持续至2~15岁,随年龄增长逐渐达成人乳糖酶缺乏水平。成人乳糖酶缺乏又称成人型乳糖酶缺乏(adult-type hypolactasia,ATH)或肠乳糖酶不持久症(lactase nonpersistence),或遗传性乳糖酶缺乏(hereditary lactase deficiency)。ATH发病率与年龄、种族以及使用乳制品有关,是一遗传性缺乏持续乳糖酶等位基因。乳糖酶并非诱导酶,延长哺乳期或连续摄乳,仍存在不可逆的生理性降低现象。研究显示成人乳糖酶的下降受基因调控(乳糖酶基因关闭),编码乳糖蛋白的乳糖酶基因在2号染色体长臂(q)21区(2q21)。因此,LT被认为是一自然选择现象。乳糖酶的基因表达与乳糖酶活性关系密切,随着年龄的增长,乳糖酶基因表达降低,乳糖酶的活性逐渐降低甚至消失,形成ATH,但不影响营养。

近来认为欧洲、印度和非洲某些地区的人群乳糖酶持续较高可能与基因突变有关,可在婴儿断离人乳后仍继续表达乳糖酶。大约44%乳糖不耐受的妇女妊娠时可进食乳类食物,即可再次获得乳糖消化能力,可能与妇女妊娠时小肠蠕动减慢和肠道菌群改变有关。

3. 继发性或获得性乳糖酶缺乏 主要发生在婴幼儿。婴幼儿常因急性胃肠炎、腹泻、化疗、肠道寄生虫或环境因素使损伤小肠黏膜表面绒毛,不成熟的肠道上皮细胞乳糖酶缺乏致继发性乳糖酶缺乏(secondary,acquired,or transient lactase deficiency),疾病恢复肠黏膜修复后乳糖酶可恢复正常。如儿童轮状病毒性腹泻常发生1~2周的LT。虽然多数研究与meta分析结果显示多数儿童因急性胃肠炎继发乳糖吸收不良的临床意义不大,可继续人乳喂养、或含乳糖的常规配方喂养,无任何明显的不良后果(包括营养、水、疾病恢复时间与治疗)。但<3月龄的小婴儿与营养不良的儿童为发生乳糖不耐受高危儿,继续人乳喂养、或含乳糖的常规配方喂养可影响疾病的恢复。因此,WHO建议持续感染后腹泻(>14日)的儿童宜避免摄入含乳糖的乳制品。大量应用内酰胺酶类抗生素也可继发性乳糖不耐受,但机制不明。

4. 肠黏膜发育不完全 乳糖酶位于小肠刷状缘,乳糖酶至少要到胎儿34周龄才开始有活性。早产儿和某些刚出生的婴儿因肠黏膜发育不成熟,乳糖酶活性偏低,肠黏膜发育成熟后乳糖不耐受症会消失。婴儿肠绞痛可能因为生后短暂的乳糖酶活性偏低所致。

5. 乳糖吸收不良 是摄入乳糖量与肠道乳糖酶水解乳糖能力暂时失衡的生理性问题,临床表现与LT相似。

五、临床表现与诊断

1. 临床表现 LT的临床表现是一组症状,可在进食乳制品30分钟或2小时后出现恶心、呕吐、腹胀、腹泻、腹痉挛痛、肠鸣音异常等小肠刺激征。临床症状的严重程度与摄入乳糖量有关,多数人可耐受一定量的乳糖。

2. 诊断 详细病史资料有助于判断临床症状与LT关系。实验室诊断方法包括小肠功能激发试验、空肠乳糖酶测定、粪便还原物质检查(斑氏试剂法clinitest)、乳糖耐量试验、氢呼气试验和大便酸性试验。小肠活检和基因诊断方法受实验方法条件限制,临床应用较少。临床疑诊LT儿童可采用小肠功能激发试验与大便酸性试验,方法简单、非侵袭性,婴幼儿与家长的依从性较好。小肠功能激发试验即儿童进食多于正常情况的乳制品,观察症状出现时间。如30分钟或2小时出现症状则应考虑乳糖酶缺乏。大便酸性试验依据乳糖不耐受时,结肠的细菌分解乳糖,产生酸性物质。如大便pH<5.5提示乳糖不耐受。国内临床的半乳糖定量测定是筛查方法,不宜用于确诊乳糖不耐受。

六、治疗

一般,乳糖不耐受不需药物治疗,主要措施是饮食调整。基本原则是避免含乳糖食物、适当替代食物保证营养、钙营养以及酶制剂的使用。

乳糖不耐症的治疗与临床类型有关。先天性乳糖酶缺乏应终身食用无乳糖饮食。继发性乳糖不耐受主要治疗原发病,同时暂时采用无乳糖或低乳糖饮食；乳糖酶缺乏导致的慢性腹泻和营养不良宜纠正水电解质紊乱后要进行营养支持治疗。原发性乳糖不耐受儿童临床症状与禁食的乳糖量密切相关，少量多次摄入乳制品，可增强对乳糖的耐受性。

1. 限制含乳糖食物 控制或减少乳糖摄入或含乳糖食物可有效地控制和减轻症状。因存在个体差异，需要控制实际生活中个体乳糖耐受量（表 5-27-4）。

表 5-27-4 食物中乳糖含量

乳制品	量	乳糖量	%
常规牛奶	250ml	12g	4.80
低脂乳	250ml	13g	5.20
常规酸乳	200g	9g	4.50
低脂酸乳	200g	12g	6.00
芝士	30g	0.02g	0.07
农家鲜干酪	30g	0.1g	0.33
奶油	1 勺(5.9ml)	0.03g	0.51
冰淇淋	50g	3g	6.00

2. 补充乳糖酶 乳糖酶可有效改变乳糖吸收不良。但乳糖酶的肠道作用受肠道各种因素影响，如乳糖酶片在胃肠道可被降解，其他食物亦可破坏酶的活性；胃肠道温度、pH 等也可影响酶的活性。有采用乳糖酶制剂完全水解乳糖的乳制品，其他营养成分未变。但乳糖酶制剂完全水解乳糖的乳制品增加乳汁甜度 3~4 倍，口感不适。且乳糖酶制剂完全水解乳糖的乳制品方法成本高，国内尚无工业化生产。

3. 发酵乳和益生菌 牛奶经乳酸菌发酵为酸奶，乳酸菌活菌的 β- 半乳糖苷酶可分解 25%~50% 的乳糖，利于机体吸收；同时发酵乳中活菌还有改善肠道菌群作用，但酸乳只能作为牛乳制品的替代物。长期补充益生菌可改善乳糖不耐受症状，可能与增加结肠内 β 半乳糖苷酶活性有关。

4. 无乳糖替代配方 以大豆或牛乳为基础的无乳糖替代配方。碳水化合物来源以蔗糖、葡萄糖聚合体、麦芽糖糊精、玉米糖浆替代乳糖，其他成分同常规牛奶配方。无乳糖替代配方用于先天性乳糖酶缺乏、原发性缺乏乳糖酶缺乏以及半乳糖血症。美国儿科学会不主张在治疗继发性乳糖酶缺乏或乳糖吸收不良的情况限制食物中乳糖，认为治疗原发疾病症状即消退。2009 年中华医学会儿科学分会消化学组的有关《儿童腹泻诊断治疗原则的专家共识》处理中提及"病毒性肠炎常有继发性双糖酶（主要是乳糖酶）缺乏，对疑似病例可暂时给予低（去）乳糖替代配方，时间 1~2 周"。国内外的临床研究均显示儿童腹泻恢复期因继发乳糖不耐受短时间采用无乳糖替代配方可有助于肠黏膜恢复，但不宜长期使用。因乳糖不仅提供婴儿生长所需要的能量，同时乳糖是小婴儿食物纤维来源，有益于小肠有益菌的生长；乳糖还有助于肠道钙的吸收。

专家点评 乳糖酶缺乏因病因不同有不同临床表现。临床诊断儿童乳糖不耐受可通过限制食物中乳糖或非侵入性检查确定。治疗可采用含乳糖酶的乳制品，或口服乳糖酶，或限制含乳糖食物与乳制品，但长期限制乳制品需补充钙营养。

（陈洁）

【参考文献】

1. Heyman MB. Lactose intolerance in infants, children and adolescents.J Pediatrics, 2006, 118: 1279-1286.
2. Ortolani C, Pastorello EA . Food allergies and food intolerances. Best Pract Res ClinGastroenterol, 2006, 20: 467-483.
3. Gordon BR. Approaches to testing for food and chemical sensitivities. Otolaryngol. Clin. North Am, 2003, 36: 917-940.

第三节 儿童食物过敏

导读 食物过敏（food allergy, FA）为免疫学机制介导的食物不良反应，即食物蛋白引起的异常或过强的免疫反应，可由 IgE 或非 IgE 介导；表现为一疾病群，症状累及皮肤、呼吸系统、消化系统、心血管系统等系统。正确诊断食物过敏需要合理选择测试方法，口服食物激发试验是确诊"金标准"，据临床病史正确解释试验结果。目前治疗主要包括严格回避过敏原以及对症处理。

一、定义

公元前 460~370 年，现代医学之父、古希腊医生 Hippocrates 首先认识到牛奶可能引起荨麻疹和胃部不适。1906年奥地利儿科医生皮尔凯(Clemens von Pirquet)首先提出“过敏”概念。1915 年美国学者在《波士顿医学外科杂志》报道食物过敏后，将食物过敏引入现代研究阶段。

2004 年 WAO 定义食物过敏(food allergy，FA)为免疫学机制介导的食物不良反应，即食物蛋白引起的异常或过强的免疫反应，可由 IgE 或非 IgE 介导；表现为一疾病群，症状累及皮肤、呼吸系统、消化系统、心血管系统等系统。食物过敏是婴幼儿期常见的变态反应性疾病。

二、流行病学资料

(一) IgE 介导的食物过敏

文献报告多为 IgE 介导食物过敏患病率，涉及报告患病率及确诊患病率。因研究方法、标准不同患病率存在差异。

1. 报告的患病率 自述的或家长报告的食物过敏患病率为 9.1%~34.9%。近期 meta 分析问卷调查显示 3%~35% 人认为自己患有食物过敏，其中牛奶、鸡蛋过敏患病率分别为 1.2%~17% 和 0.7%~7%；其次为花生和海鲜，分别为 0~2% 和 0~10%。Steinke 问卷调查欧洲 10 个国家成人与儿童食物过敏的患病率为 4.7%，主要为 <3 岁儿童(7.2%)。 2008 年 Marrugo 问卷调查获得的食物过敏患病率约 14.9%~35%。

发展中国家有关食物过敏的流行病学资料较少。重庆医科大学附属儿童医院 1999 年、2009 年 2 次问卷调查家长报告儿童食物过敏率分别为 16.7% 与 13.7%。

约 10% 的报告的食物过敏被食物激发试验确诊。虽然报告的食物过敏患病率高于确诊患病率，但报告的食物过敏率仍可为公共卫生提供食物过敏诊断相关信息，有助高危人群预防过敏性疾病；同时亦可估计食物过敏潜在医疗服务需求，指导公共卫生机构为服务对象选择医疗机构，制定公共健康规划。

2. 确诊患病率 采用“金标准”双盲安慰剂对照食物激发试验(double blind placebo-controlled food challenge，DBPCFC)确诊的数据是代表人群食物过敏患病率的真实流行病学资料。

系统分析结果显示食物激发试验确诊的食物过敏患病率为 1%~10.8%，其中牛奶、鸡蛋、花生过敏的患病率为 0~3%、1.7% 与 0.2%~1.6%。各国报道的食物过敏患病率异质性较强，如美国确诊 0~3 岁儿童食物过敏的患病率约为 6%~8%；哥伦比亚为 2.3~4.2%；2010 年我国重庆、珠海及杭州三市流行病学调查结果显示 0~2 岁儿童食物过敏平均检出率为 5.8%。

有研究提示食物过敏的患病率逐年增加。meta 分析显示各国报告食物过敏的患病率存在差异与研究设计、诊断方法及种族差异有关，难以比较不同研究结果。各种流行病学研究中缺乏食物过敏发病率时间变化的连续性研究资料，同时研究方法与设计不完全相同，亦难以说明食物过敏的发病率确实升高。确定世界食物过敏患病率以及流行状况是一难度较大的课题，需有较好的研究设计、研究方法的质量控制(包括人员培训、方法与结果判断、试剂等)。

(二) 非 IgE 介导的食物过敏

因诊断和临床表现的特殊性，难以获得非 IgE 介导的食物过敏(non-IgE mediated food allergy，NFA) 确切患病率。Sampson HA 认为 60% 的牛奶蛋白过敏患者为 NFA。美国明尼苏达一项近 30 年的报道结果显示 1976 年嗜酸细胞性食管炎(eosinophilicesophagitis，EE)的发病率为 0.35/10 万，2005 年升至 9.45/10 万，推测 EE 的患病率为 55/10 万，与 Spergel JM 报告的 52/10 万相近。中国广东中山大学附属中山医院的一项食道病理学回顾研究提示 EE 发生率为 0.34%(12/3490)。Spergel JM 一项大样本调查结果显示嗜酸细胞性胃肠炎 / 结肠炎的患病率为 28/100 000，儿童多于成人。2004~2006 年以色列学者 Katz Y 的一项大样本研究结果显示食物蛋白诱导的小肠结肠炎综合征(food protein induced enterocolitis syndrome，FPIES) 患病率为 0.34%(44/13 019)，NFA 牛奶蛋白过敏占 57.7%(79/137)。意大利的一项多中心研究显示 19%(66/346)食物过敏为 FPIES。Xanthakos SA 认为 64% 的小婴儿直肠出血为食物蛋白性直肠结肠炎(过敏性肠炎)。儿童期的非 IgE 介导的牛奶蛋白过敏(Cow's milk protein allergy，CMPA)自然缓解率高于 IgE 介导的 CMPA，成人以非 IgE 介导的 CMPA 为主。推断非 IgE 介导 CMPA 患者为年龄较大的人群。因激发试验是确诊食物过敏症的唯一方法，操作复杂，非 IgE 介导的 CMPA 流行病学资料难以获得。许多消化道食物过敏的病例被漏诊或误诊为肠易激综合征。

三、致敏食物

1. 致敏食物 食物过敏反应主要抗原物为糖蛋白，分子量大约为 10~60kDa，少数分子量大于 80kDa。食物抗原对热与酶的反应较稳定，但物理处理可在一定程度上减少免疫原性，如加热和加压。理论上食物均可诱发过敏，但 90% 婴幼儿食物过敏与牛奶、鸡蛋、大豆、小麦、花生、鱼、虾、坚果类等 8 种食物有关（表 5-27-5）。食物抗原种类不同可能与不同国家饮食结构不同有关。多数国家研究显示鸡蛋和牛奶是儿童食物过敏的最常见过敏原；香港地区儿童多见虾、蟹、蜂王浆过敏；澳大利亚 <5 岁最常见的三种过敏食物为海产品、牛奶和鸡蛋；新加坡则可见燕窝过敏。

表 5-27-5 与儿童年龄相关的常见食物过敏原

食物	婴幼儿	年长儿	严重过敏反应
牛乳 / 羊乳	●		●
鸡蛋	●		●
大豆	●		
花生	●	●	●
坚果		●	●
小麦	●		
鱼		●	
贝类（虾、蟹、龙虾，牡蛎、扇贝）		●	●
水果		●	●
蔬菜		●	●
籽类（棉子、芝麻、车前子，芥籽）		●	●
香料		●	

2. 交叉过敏反应 2 种蛋白质的氨基酸序列部分相同（至少该序列包含抗原表位区域）或两者结合特定抗体的三维构象相似时可出现交叉反应。交叉反应与物种间的亲缘关系有关，进化中保守的蛋白质通常容易产生交叉反应（表 5-27-6）。但临床工作不宜推论儿童对一种食物过敏则对相似种类食物也过敏，需要有病史与食物激发试验证实。如花粉蛋白过敏者摄入具有同源蛋白的特定水果或蔬菜可能引发过敏反应。

表 5-27-6 常见交叉过敏反应食物

食物	交叉反应食物
牛奶	马奶、羊奶
鸡蛋	各种禽蛋
大豆	绿豆
鳕鱼	鲭鱼、鲱鱼、鲽鱼等
虾	其他甲壳类
小麦	其他含有麸质的谷物
花生	大豆、绿豆

四、发病机制

（一）肠道对食物的免疫反应

（二）摄食后正常免疫反应

人类在摄入食物的同时，胃肠道通过免疫和非免疫的机制阻止完整外来抗原进入循环系统。虽然大于 98% 的食入抗原被胃肠屏障所阻挡，仍有少量完整抗原被吸收。正常情况下肠道淋巴组织受肠腔抗原刺激后，发生局部的免疫应答反应，主要由 SIgA、IgG 和 IgM 抑制病原体克隆和“危险”抗原的吸收，产生免疫排除作用；同时肠腔抗原的全身性免疫反应弱，即发生黏膜耐受或口服耐受（oral tolerance，OT）。通常，口服耐受是指对经口服摄入的抗原产生特殊的细胞或体液免疫抑制现象，是免疫清除（immune exclusion）和系统免疫反应抑制的伴随结果。当小肠免疫系统处理抗原能力有限，接触过多抗原或不适当的抗原破坏肠黏膜的自身稳定，正常的 OT 不能形成或功能降低使易感个体产生过强或异常的免疫反应，即食物过敏反应。

研究发现，除了机体本身原因以外（如年龄、遗传易感性等），口服耐受的产生还受到多种因素的影响，包括抗原的生理特性（如可溶性抗原较颗粒抗原更易产生耐受）、暴露的剂量及频率等。此外，肠道菌群在调节黏膜免疫方面也具有重要作用。研究发现，在无菌环境中生活的小鼠不能诱导出口服耐受，说明肠道菌群在口服耐受的诱导中发挥作用。此外，给哺乳期母亲及婴儿服用乳杆菌 GG，对阻止过敏性皮炎有帮助，但能否阻止食物过敏的发生尚不明确。

（三）食物过敏免疫反应类型

主要为 IgE 介导、非 IgE 介导及混合介导三型（表 5-27-7）。

1. IgE 介导反应 即速发型变态反应，是肥大细胞和嗜碱性粒细胞参与的组织炎症反应过程，分为致敏期和发敏期。初次暴露于致敏食物蛋白后机体免疫系统产生特异性 IgE 抗体，IgE 抗体再结合于肥大细胞和嗜碱性粒细胞表面，即机体致敏。当机体再次接触相同的食物蛋白后，通

表 5-27-7 食物过敏免疫反应类型

器官、系统	IgE 介导 / 速发型（30~60 分钟出现症状）	IgE 和非 IgE 混合介导	非 IgE 介导 / 迟发型（数小时或数天后发生）
皮肤	荨麻疹、血管水肿、严重过敏反应	特应性皮炎	疱疹样皮炎
消化系统	口周过敏综合征、胃肠病	嗜酸性细胞增多性食管炎、胃肠炎	直肠炎；直肠结肠炎；小肠炎；腹腔疾病
呼吸系统	鼻炎、结膜炎、支气管痉挛（哮喘）	哮喘	含铁血黄素沉着病（与牛奶特异 IgG 有关）

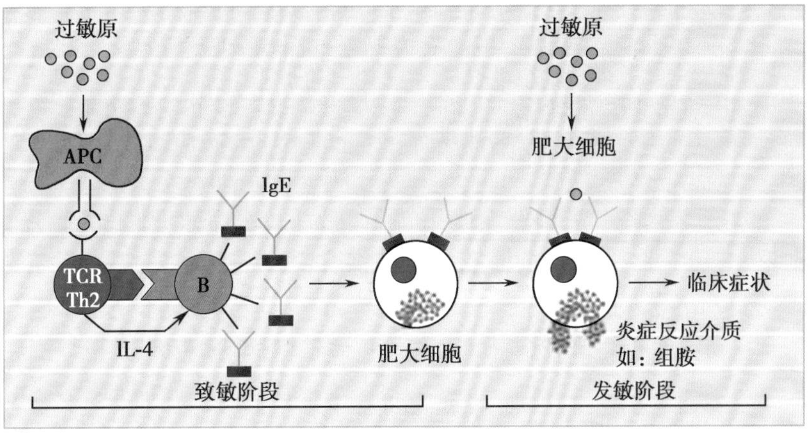

图 5-27-2 Ⅰ型变态反应（速发型）

过与 IgE 抗体结合活化肥大细胞和嗜碱性粒细胞。肥大细胞和嗜碱性粒细胞迅速释放生物活性物质，如组胺（histamine），白细胞三烯（leukotrienes）和前列腺素类（prostaglandins）即刻产生血管扩张、平滑肌收缩等过敏性炎症反应（图 5-27-2）。

2. 非 IgE 介导反应　主要发生在胃肠道，免疫机制尚不清楚。目前认为主要由细胞介导的迟发型反应（图 5-27-3），可能与 TGF-β1 缺陷及 TNF-α 的过度反应有关。食物蛋白诱导非 IgE 过敏反应患者的消化道黏膜嗜酸性粒细胞（eosinophils）显著增多，故嗜酸性粒细胞可能参与部分作用。

3. IgE 和非 IgE 混合介导反应　即 2 种免疫反应机制同时存在。如特应性皮炎、嗜酸性细胞增多性食管炎等常为 IgE 和非 IgE 混合介导，表现为延迟反应。

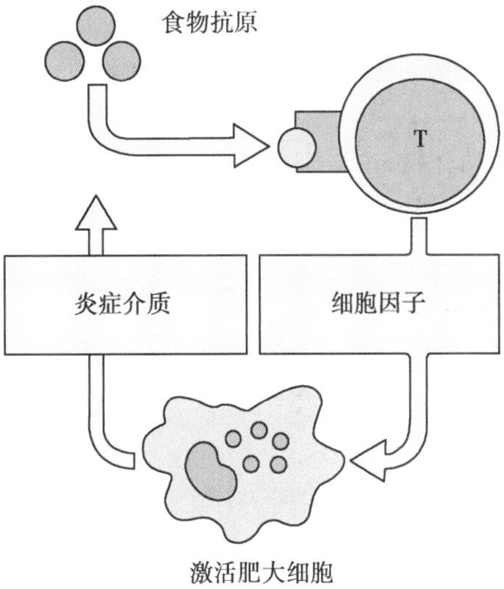

图 5-27-3 Ⅳ型变态反应（细胞介导 / 迟发型）

五、危险因素

过敏性疾病的发生是基因与环境因素相互作用的结果。

（一）婴儿自身因素

1. 遗传因素　是食物过敏的易患因素。研究显示父母双方有过敏性疾病的儿童发生过敏的机会约为 70%（50%~80%），父母一方有过敏性疾病的儿童发生过敏的机会为 30%（20%~40%），父母双方无过敏性疾病的儿童发生过敏的机会为 15%。2011 年芬兰的研究显示儿童食物过敏测试阳性结果累积发生率与其父母过敏症状相关，即父母每增加一个过敏症状，子代食物过敏测试阳性结果风险增加 1.3（1.2~1.4）倍。有研究显示 HLA 等位基因综合作用、CD14 多态性等与食物过敏发生有关，如编码 CD14 基因在 159 位碱基由 C 变为 T，则食物过敏的易患性会增加 15 倍。虽然过敏疾病家族史是重要预测因子，但因其特异性高（86%~91%）而敏感性低（17%~22%），大约 1/2 的过敏疾病患者并未得到诊断，因此具有特应质的高危婴儿难以确定。尽管如此，基因与食物过敏发生间的关系仍然是研究的热点。

2. 持续 Th2 优势 胎儿与婴儿早期免疫应答为 Th2 优势，出生后环境的刺激即向 Th1 优势转变，如微生物暴露刺激婴儿免疫系统逐渐成熟（图 5-27-4）。当婴儿持续 Th2 优势免疫应答则为特应质，或易感体质。

3. 宫内致敏 已有研究证实胎儿淋巴细胞可对食物抗原出现增殖反应，脐血中可检测食物特异性 IgE 抗体，提示食物抗原存在宫内致敏。宫内致敏可部分解释纯人乳喂养儿中发生对其他食物蛋白过敏的现象。

4. 肠道屏障功能不成熟 胃肠屏障功能在年幼儿童，尤其是婴儿期尚不成熟。多数消化酶要在 2 岁后才能成熟，故其降解抗原能力不足，易过敏反应发生。因小婴儿肠道 SIgA 含量较少，约 4 岁时达成人水平。因此，未成熟黏膜屏障可能是生后几年发生胃肠道感染和食物过敏较高的原因之一。近期研究显示抗酸药使用可破坏肠道天然酸性环境，导致儿童及成人 IgE 水平增加；任何疾病导致肠道通透性的改变也会增加致敏儿率，甚至加重食物过敏反应。

5. 肠道共生菌群失调 研究已证实无菌动物不能诱导口服耐受，提示肠道菌群与过敏性疾病发生有关。动物实验显示婴幼儿肠道内益生菌数量减少致机体免疫系统成熟延迟，食物抗原口服耐受诱导及 Th1/Th2 失衡纠正困难，过敏发生率及严重程度增加。

（二）环境因素

1. 卫生学假说 遗传因素不能完全解释近 20~30 年来过敏性疾病的快速上升。流行病学调查发现西方国家过敏性疾病发病趋势的增加与西方国家公共健康设施改善、环境卫生改进和生活质量提高、家庭小型化、低感染率呈正相关。20 世纪 80 年代后期有学者提出“卫生学假说”（hygiene hypothesis），即卫生条件改善使儿童早期暴露于微生物的机会减少，导致出生后免疫系统 Th2 细胞优势持续，易发生过敏性疾病。

2. “新卫生学假说” “卫生假说”亦不能解释所有过敏性疾病的免疫状态，如慢性过敏性炎症反应常有 Thl 细胞活性增高现象。近年发展的“新卫生学假说”认为过敏性疾病的发生与环境因素调节 Th1、Th2、Th17 及 T 调节细胞（Treg）的平衡有关（图 5-27-5）。

3. “微生物剥夺假说” 有学者认为“卫生假说”有误导。因公共健康可通过卫生改善，但花粉热不能通过婴儿感染而降低。建议用“微生物剥夺假说”（microbial deprivation hypothesis）描述更好。2015 年 WAO 发表指南指出有少量低质量的

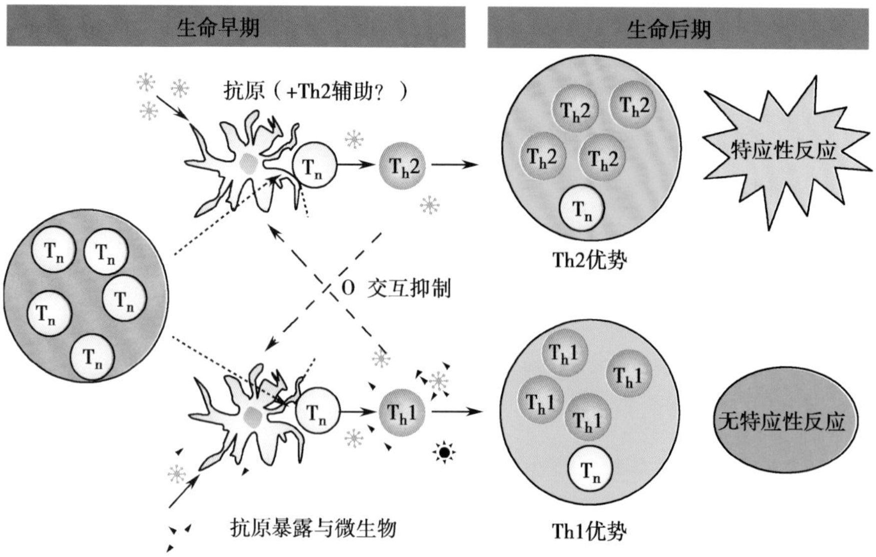

图 5-27-4 胎儿与婴儿早期免疫应答

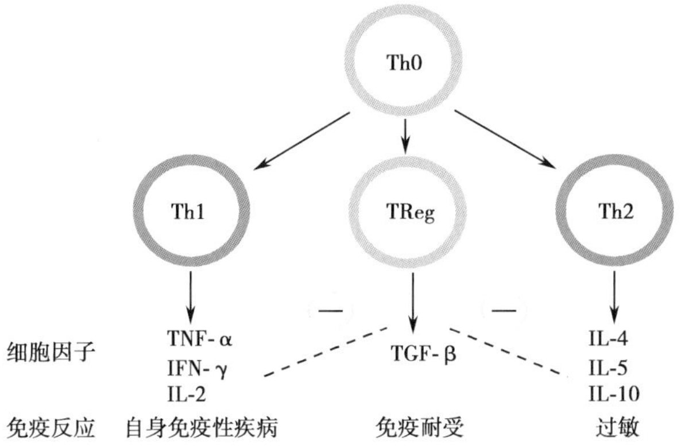

图 5-27-5　Treg 在免疫反应中的作用

证据表明母亲妊娠期与高危婴儿使用益生菌有助于减少湿疹的发生。

4. 表观遗传学　近年来食物过敏发病率增加超过遗传基因改变，故推测食物过敏可能是遗传和环境因素共同作用（G×E）发生表观改变所致，即表观遗传（epigenetic）。胎儿和婴儿早期是表观破坏的特殊敏感期。表观遗传观点认为母亲妊娠环境可能是儿童发生食物过敏的重要因素，包括母亲食物成分、烟草烟雾暴露、剖宫产；儿童早期引入固体食物时间、维生素制剂的使用及某些药物也可能有关。表观遗传可能通过调节某些基因位点组蛋白的乙酰化/去乙酰化和甲基化/去甲基化等影响 Th1/Th2 细胞分化。但目前尚无关于表观遗传在食物过敏的研究资料。

六、临床表现

（一）IgE 介导食物过敏

通常表现为一组疾病群，临床表现多种多样而无特异性。

1. 皮肤　约 50%~60%IgE 介导的食物过敏患儿出现皮肤症状（图 5-27-6）。通常摄入食物蛋白后几分钟 ~2 小时发生，表现为瘙痒、潮红、泛发性荨麻疹、口周或眼周的血管性水肿或红斑，严重时伴有呕吐、腹泻、腹绞痛、呼吸困难、喘息、低血压、甚至过敏性休克的全身反应。

2. 消化系统　儿乎所有消化道症状均可以在食物过敏中出现且无特异性，如拒食、呕吐、腹痛、慢性腹泻、便秘、胃肠道出血等。

口腔过敏综合征（oral allergy syndrome，OAS）是一接触性速发过敏反应，常于接触食物后数分钟至半小时内出现症状。如新鲜水果、蔬菜接触口咽部引起的过敏反应，症状多局限于口腔黏膜瘙痒或轻微的血管性水肿，停止食物接触症状即消退，一般认为 OAS 为轻度食物过敏。少数儿童可出现严重咽喉水肿致吞咽与呼吸困难，偶发生全身反应。

3. 呼吸系统　为鼻痒、流涕、慢性咳嗽和喘息等症状，但多不独立出现。牛奶蛋白过敏可引起年幼儿童发生过敏性肺部疾病——Heiner 综合征，主要特征为反复的肺部浸润伴慢性咳嗽，但并不多见。

4. 严重过敏反应　临床上将症状累及两个系统以上者称为严重过敏反应（anaphylaxis）。病情进展迅速，常累及心血管系统，出现血压下降及心律失常等表现，重者可出现过敏性休克或死亡。临床上约 50% 过敏性休克患者与食物过敏有关。

5. 其他　年长儿童可能出现偏头痛、烦躁等主观症状。严重食物过敏可继发贫血、营养素不良、生长迟缓等。

（二）非 IgE 介导食物过敏

临床上发现部分婴儿和较多成人皮肤点刺试验（skin prick test，SPT）和血清 IgE 测定结果阴性

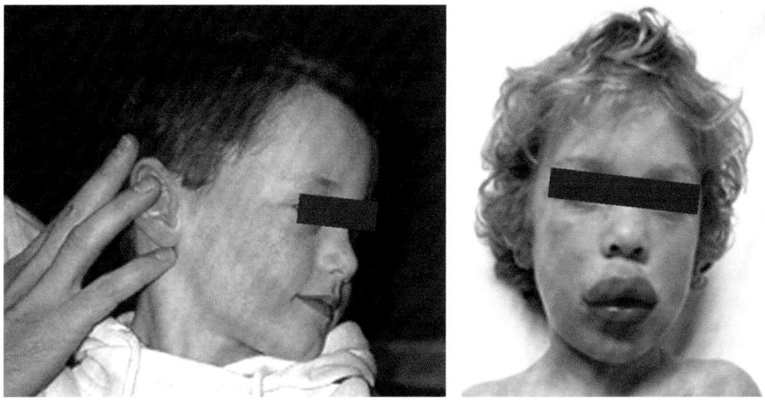

图 5-27-6　皮肤症状

的过敏反应。症状发生于摄食后一小时至数天，又称为迟发型超敏反应。非 IgE 介导的食物过敏也可出现一系列症状，但以胃肠道和皮肤表现最为常见。消化道症状与乳糖不耐受的临床表现相似，如恶心、腹胀、肠道不适及腹泻等，易误诊（表 5-27-8）。迟发型食物过敏可表现环咽肌痉挛、胃食管反流、过敏性嗜酸性粒细胞性食管炎（EoE）、幽门狭窄、小肠结肠炎综合征、肠病、胃肠炎及直肠结肠炎，便秘及肠易激综合征等多种胃肠道病症。迟发型食物过敏有恶心、呕吐、腹痛、腹泻等胃肠道症状，慢性迟发型食物过敏胃肠道的临床表现有吸收不良、体重下降及生长发育迟缓等。

表 5-27-8 非 IgE 介导食物过敏胃肠道疾病

临床特征	小肠结肠炎综合征	肠病	直肠结肠炎
发病时间	婴儿	婴儿 / 幼儿	新生儿 / 婴幼儿
病程	12~24 月龄	12~24 月龄	9~12 月龄
症状	生长迟缓 神萎 休克 呕吐 腹泻	吸收不良 黏膜萎缩 腹泻	血便 无全身表现

1. **直肠结肠炎** 婴儿早期牛奶蛋白诱导的直肠结肠炎以黏液血便为特征，多见于人乳喂养婴儿。轻 - 中度时，母亲回避牛奶时症状消失，婴儿生长正常，1 岁左右消退。其他食物也可诱发症状，可据饮食回避效果判断致敏食物。直肠活检可观察到嗜酸粒细胞性炎症，但一般不必直肠活检证实。

2. **肠病** 表现慢性腹泻，生长迟缓以及水肿（继发性低蛋白血症）。

3. **小肠结肠炎综合征** 婴儿期常见，摄入过敏食物后表现为剧烈呕吐、血便、生长障碍，甚至发生脱水、休克。诱发食物多为牛奶和大豆，近年发现谷类（大米、燕麦）、家禽也可诱发。症状缓解后再次摄入致敏蛋白可导致迟发症状出现（约 2 小时），症状更重，且易引起休克。过敏缓解常需 2~3 年。

（三）混合介导食物过敏

以胃肠道和皮肤表现最为常见。特应性皮炎（AD）可同时涉及皮肤中的 IgE 及非 IgE 机制。嗜酸粒细胞性细胞食管炎 / 胃肠炎是以胃肠道嗜酸粒细胞性炎症为特征的一组疾病。症状可与其他胃肠道疾病的表现重叠，如吞咽困难、呕吐、腹泻和吸收障碍。

七、诊断及鉴别诊断

IgE 介导食物过敏有统一诊断标准，非 IgE 介导食物过敏尚无统一诊断标准。

（一）IgE 介导的食物过敏诊断

1. **病史及体检** 虽然食物过敏病史常不准确，但可为选择恰当诊断方法提供信息，帮助设计恰当而安全的食物激发试验程序。病史价值依赖家长对儿童症状回忆的准确度，鼓励家长记录 2 周饮食日记能提供较可靠的前瞻性信息。病史重点采集：①诱发反应的可疑食物；②摄入食物量与出现反应的关系；③摄入食物与出现症状时间；④进食相同食物与出现相同症状关系；⑤最后一次发病的时间；⑥症状出现频率；⑦与其他因素关系，如运动；⑧用药情况；⑨于食物污染的关系等。

食物过敏无典型与特殊的体征，体格检查应在累及器官系统，如皮肤、呼吸、消化系统等。

2. **筛查试验** SPT 与血清 sIgE 均为 IgE 介导食物过敏筛查试验，阳性结果提示食物特异性 IgE 抗体的存在，即为致敏，但致敏不等同于过敏。在一定程度上，风团直径越大、sIgE 抗体浓度越高，临床过敏可能性越大。

(1) **皮肤点刺试验**：是最常用的筛查方法，结果对临床诊断有重要参考价值。但 SPT 为体内试验，需在有急救条件机构进行。

1) **试剂与点刺针**：食物提取物多采用天然食物制成抗原试剂，专用点刺针（针尖长 1mm）消毒后无菌使用。采用直接针刺新鲜食物（如牛奶、苹果）作为抗原进行点刺，即食物 - 皮肤点刺试验（Prick-Prick Test），结果较商品化抗原试剂敏感，但存在标准化、感染等安全性问题，小婴儿临床慎用。

2) **操作方法**：用蘸有食物抗原提取物消毒针尖轻刺前臂或背部皮肤（图 5-27-7），使约 $1/10^6$ml 的食物提取物渗入皮肤。15~20 分钟测量疹团的平均直径（图 5-10-8）。

3) **对照**：因食物过敏反应是抗原与皮肤肥大细胞 IgE 抗体结合，肥大细胞释放生物活性物质，如组胺所致症状体征。故为确认机体本身对组胺反应性应设立含磷酸组胺（10mg/ml）的阳性对照；同时以生理盐水或 50% 甘油为阴性对照。正常情况被测试儿童不应对阴性对照液出现皮肤反应。

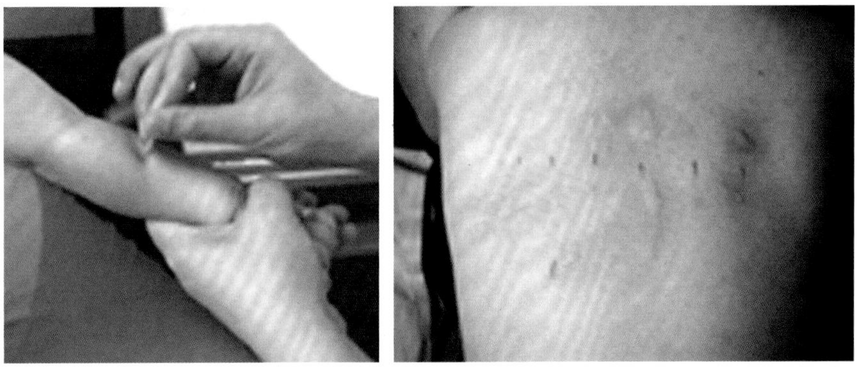

图 5-27-7 SPT 在前臂或背部皮肤进行

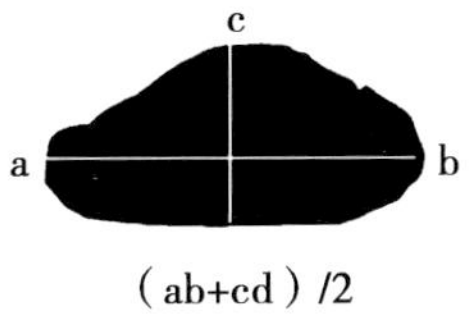

图 5-27-8 疹团测量

表 5-27-9 有诊断价值的 SPT 风团平均直径

年龄	婴幼儿（≤2 岁）	年长儿（>2 岁）
牛奶	≥6mm	≥8mm
鸡蛋	≥5mm	≥7mm
花生	≥4mm	≥8mm

4）**结果判断**：阳性对照疹团平均直径 >3mm、阴性对照 <3mm 时，食物提取物疹团平均直径比阴性对照大 3mm 者为阳性结果。为避免主观因素，临床已不使用定性记分方法（0~4^{+}）。阳性对照疹团应较大，如无疹团或小疹团，提示儿童曾服抗组胺药或皮肤无反应。如阳性对照与阴性对照的皮肤反应相近，则 SPT 结果无法解释。一般认为 SPT 过程中产生的红晕是皮肤对针刺的非特异性反应，也有学者认为当红晕直径 >10mm 时应视为阳性反应。多数学者或指南提及所有被测试的儿童都应对阳性对照液产生疹团和（或）红晕反应，记录疹团和红晕的大小及伪足内容。但出现大红晕、丘疹 <3mm 时尚不能确定临床意义。

5）**可靠性**：皮肤点刺试验无年龄限制，有研究显示 7 月龄婴儿对 SPT 反应最好。小婴儿 SPT 阴性预报正确率（80%~85%）较幼儿低（>95%），阳性预报正确率 <50%，可能与婴幼儿皮肤肥大细胞数量有关。因此，病史阳性、SPT 结果阴性的小婴儿宜进行 OFC 确诊。特应性皮炎的婴儿 SPT 阳性诊断食物过敏的正确率达 99%。近期国外文献报道，若儿童 SPT 阳性疹团直径较大可基本确诊食物过敏（表 5-27-9），但因可能存在实验室及种族差异，最好仍选择确诊试验。短期口服激素（30mg/ 周）不抑制 SPT 反应，长期口服激素（>20mg/ 天）可出现免疫抑制。吸入激素是否抑制 SPT 反应尚未研究，但吸入激素的全身作用小，可能对 SPT 反应抑制小。

（2）**血清特异性 IgE 检测**：病史阳性，但儿童可能出现严重过敏反应或皮损较严重无法进行 SPT 时可采用体外 sIgE 检测，临床意义同皮肤点刺试验（表 5-27-10）。若 sIgE 结果提示有 60% 可能性（中等）出现临床症状，则医生可以结合病史做出诊断而不需食物激发试验。临床上通常采用定量 CAP 荧光酶联免疫法（CAP-FEIA）测定血清 sIgE 水平，当检测值 >0.35kIU/L 为阳性。小婴儿可出现假阴性反应，即食物抗原特异性 IgE<0.35kIU/L 时，少数人亦可出现过敏反应。因此，临床疑诊食物过敏时，即使 SPT 及 sIgE 结果阴性，仍应进行食物激发试验确诊。

表 5-27-10 sIgE 水平预测值及阳性预报准确率

过敏原	95% 预测值（kU_A/L）	阳性预报准确率（%）
鸡蛋	7	98
<2 岁	2	95
牛奶	15	95
<2 岁	5	95
花生	14	100
鱼	20	100
坚果	~15	~95
大豆	30	73
小麦	26	74

3. 口服食物激发试验

(1) **食物回避试验**:确定可疑致敏食物,是口服食物激发试验(oral food challenge,OFC)的前驱步骤。回避过程应合理安排儿童的膳食,避免营养不良。

1) **方法**:常规饮食2周后,据病史及SPT结果将提示的可疑致敏食物完全从儿童饮食中排除2~4周。回避期间家长宜记录儿童进食食物种类、数量以及有关症状。

2) **判断**:食物回避(elimination diet test,EDT)过程中症状明显改善或消失为食物回避试验阳性。因某些疾病EDT结果亦可阳性,如囊性纤维化、双糖酶缺乏等消化系统疾病,故EDT结果阳性不能做为确诊食物过敏的依据。EDT结果与家长依从性、药物及其他干扰因素有关;同时,EDT为非盲法检测,结果可能混杂个人主观心理因素。

(2) **口服食物激发试验**:为目前诊断食物过敏的"金标准"。OFC为体内试验,可诱发严重过敏反应,应在有抢救设备的医院及专业医护人员的监测下进行。OFC包括食物开放式激发(open food challenge,OFC)、单盲激发(single-blind placebo-controlled food challenge,SBPCFC)和双盲安慰剂对照激发(Double-blind placebo-controlled food challenge,DBPCFC)试验。年长儿为避免心理因素干扰宜采用单盲、双盲安慰剂对照试验确诊。美国儿科学会及欧洲胃肠肝病营养学会认为婴幼儿症状受心理因素影响较小,可采用OFC作为食物过敏的确诊依据。有明确食物诱发严重过敏反应病史者应避免食物激发试验(表5-27-11)。

表5-27-11 食物过敏临床诊断过程

筛查实验结果	病史提示食物过敏		
	无	可疑	明确
阴性(-)	可排除	OFC	OFC
可疑(±)	可排除	OFC	OFC
阳性(+)	OFC	OFC	确诊

1) **操作方法**:试验过程中密切监测受试者生命体征,记录激发量及症状改变。因存在迟发反应可能,试验结束后受试者应留院观察2小时,若无特殊反应,回家继续观察,家长仔细记录症状并报告医生。

- **开放式激发**:是最简便的OFC,医院、家庭投入少。医生给儿童逐渐增加食物激发量,经全面体格检查比较激发前后出现的重要症状和体征。如牛奶初始量以不能引起症状的小剂量开始,通常将1滴牛奶滴在婴儿嘴唇;激发量逐渐增加为0.5、1.0、3.0、10、30、50、100、200ml。一般每次增量间隔时间为20~30分钟。当激发试验诱发出症状,即可确诊牛奶过敏,激发过程中监测并记录相关症状。通常,速发型反应需临床观察2小时后回家,为避免漏诊迟发型反应需安排临床回访时间。

- SBPCFC:仅医师知道SBPCFC的激发过程。因操作与DBPCFC一样困难,观测者可能存在主观判断所致的偏倚,结果不如DBPCFC可靠,故临床较少应用。

- DBPCFC:激发过程只有准备者知道激发食物或安慰剂,避免主观判断所致的偏倚,是诊断食物过敏的"金标准"。受试者在不同日口服安慰剂或不同量的激发食物。食物抗原由营养师准备,可采用不同的载体包装,如胶囊、婴儿配方食品、汉堡包和苹果馅饼等。安慰剂量的外观和气味与食物抗原相近;如用其他食物作安慰剂,需做SPT除外致敏性。营养师随机给予儿童安慰剂或食物抗原的次序,二者间隔时间 >1周。

2) **结果判断**:逐渐增加可疑致敏食物量至出现症状为OFC阳性结果,即确诊食物过敏由该可疑致敏食物所致;加至常量无症状出现为阴性结果。如多食物过敏需分别确诊。

(二) 非IgE介导的食物过敏诊断

1. 口服食物激发试验 方法基本与IgE介导的食物过敏相同,但因食物蛋白诱发的胃肠道疾病肠道黏膜受损,故饮食回避时间适当应延长至4~6周,同时采用要素饮食。食物激发量可在1~2次内给入0.3~0.6g/kg食物(如食物蛋白诱导的肠病),观察间隔时间 >4小时。OFC亦是非IgE介导食物过敏诊断的"金标准"。非IgE的迟发型食物过敏反应(例如慢性腹泻、结肠炎,过敏性直肠结肠炎,胃食管反流)可在家中进行。

2. 内窥镜检查 若病史提示为非IgE介导的食物过敏,可采用消化道内窥镜检查辅助诊断。内窥镜检查可获取消化道黏膜标本,若嗜酸性粒细胞 >15~20个/HP即有诊断意义。无条件进行内窥镜检查时,轻~中度的非IgE介导的食物过敏可采用诊断性治疗,重症宜转诊。

3. 斑贴试验 用于证实细胞介导的免疫反应。斑贴试验(atopic patch test,APT)不是常规诊断食物过敏方法，多用于疑诊食物过敏诱发的特应性皮炎，而 SPT 或 sIgE 结果阴性时。因此，有助于非 IgE 介导及混合型食物过敏诊断。APT 是将浸透食物提取物的纱布贴于皮肤 48 小时，24~72 小时评估产生的皮疹，出现红肿为阳性。因 APT 重复性较差，假阳性率和假阴性率均较高，且缺少标准试剂和统一结果判断标准限制临床应用，尚需要研究证实可靠性。

（三）鉴别诊断

食物过敏症状无特异性，临床需与感染性疾病、外科急腹症等鉴别，包括食物不良反应、消化道疾病等。

八、饮食管理及治疗

食物过敏治疗需要多科协作，如儿科医生、儿童保健医生（监测生长发育）、营养师以及皮肤科、消化科、呼吸科医生共同参与，症状严重者及时转诊。

（一）饮食管理

1. 完全回避致敏食物 *是目前治疗食物过敏唯一有效的方法*。牛奶蛋白过敏需采用低敏配方；鸡蛋、大豆、花生、坚果及海产品等食物过敏，可用其他食物替代营养成分，不影响婴幼儿营养状况。多食物过敏幼儿可选用低食物过敏原饮食，如谷类、羊肉、黄瓜、菜花、梨、香蕉、菜籽油等；同时密切观察摄食后反应，避免其他少见的食物过敏发生。严格回避致敏原应包括回避食物标签中所有的相关成分。

2. 食物替代品 适宜牛奶过敏婴幼儿。

（1）**人乳喂养婴儿**：多因母亲摄入牛奶制品致婴儿牛奶蛋白过敏。建议母亲回避牛奶制品，若婴儿症状缓解，可继续人乳喂养，但哺乳母亲需补钙。若母亲回避牛奶制品不能缓解中 - 重度过敏症状，则应采用低敏配方。

（2）**配方乳喂养婴儿**：可选用低敏配方喂养（氨基酸配方或深度水解蛋白配方）。氨基酸配方（amina acid formula，AAF）不含牛奶蛋白，是牛奶过敏婴儿理想的食物替代品；深度水解蛋白配方（extensive hydrolyzed formula，eHF）是采用工业方法将牛奶蛋白处理成短肽或部分氨基酸，仍残留少许免疫原性，约 10% 婴儿不能耐受。eHF 口感较 AAF 好、价格略低，家长依从性较好，故各国指南均建议首选 eHF，其次为 AAF。过敏症状严重、非 IgE 介导食物过敏则建议首选 AAF（要素饮食）。因婴儿存在大豆过敏可能，同时大豆营养价值较低，各国过敏指南均不建议以大豆蛋白配方替代牛奶蛋白。≥6 月龄婴儿无豆蛋白过敏者可用豆蛋白配方。羊奶与牛奶有交叉过敏（表 5-27-12），各国指南均不建议采用羊奶替代牛奶。

（二）药物对症治疗

回避致敏食物的同时，如症状严重需转皮肤科、呼吸科、耳鼻咽喉科及消化科医生对症治疗。食物蛋白诱发的严重过敏反应危及生命，需迅速处理。肾上腺素是治疗严重过敏反应的首要药物。

（三）治疗进展

1. 特异性免疫疗法 机制是采用小剂量过敏原调节机体免疫反应，使机体获得耐受。特异性免疫疗法已广泛用于治疗过敏性鼻炎及哮喘，近年有学者试用特异性免疫疗法治疗食物过敏，如口服免疫疗法及舌下免疫疗法。因存在潜在风险，特异性免疫疗法尚未被美国 FDA 批准临床使用。

2. 中药 传统中药（Traditional Chinese Medicine，TCM）价廉、有一定疗效、副作用较小，受到国内外学者关注。国内学者采用浮萍、防风、苏叶等

表 5-27-12 哺乳动物乳蛋白间的序列同源性*

蛋白质	乳汁							
	山羊	绵羊	水牛	猪	马	驴	单峰驼	人
α- 乳清蛋白	95.1	97.2	99.3	74.6	72.4	71.5	69.7	73.9
**β- 乳球蛋白	94.4	93.9	96.7	63.9	59.4	56.9	无	无
血清白蛋白	—	92.4	—	79.9	74.5	74.1	—	76.6
αs1- 酪蛋白	87.9	88.3	—	47.2	—	—	42.9	32.4
αs2- 酪蛋白	88.3	89.2	—	62.8	—	—	58.3	—
β- 酪蛋白	91.1	92.0	97.8	67.0	60.5	—	69.2	56.5
κ- 酪蛋白	84.9	84.9	92.6	54.3	57.4	—	58.4	53.2

*与牛奶蛋白相比的百分率；**BLG 是牛乳中最重要的过敏原，人乳中无 BLG

对鱼虾等过敏有一定疗效。美国已有11味中草药治疗食物过敏配方(FAHF-2)进入临床试验阶段。重庆医科大学儿童医院的动物实验证实单一金银花对鸡蛋蛋白致敏有较好治疗效果。

九、预后

多数食物过敏患儿预后良好,随年龄增长有自愈趋势;少数儿童持续食物过敏、或发生过敏性鼻炎或支气管哮喘等过敏性疾病。有报道显示35%严重过敏性湿疹患儿共患IgE介导的食物过敏,6%的哮喘儿童发生过食物诱导的喘息。1岁时45%~50%牛奶蛋白过敏儿童临床耐受,2岁时为60%~75%,3岁达85%~90%。鸡蛋过敏在3岁前出现耐受,约2/3的鸡蛋过敏儿童7岁前耐受。花生、坚果、鱼、虾、蟹过敏持续时间较长,部分可能持续终身。耐受通常需经反复的试验确定,如sIgE抗体降低提示过敏的缓解,也可经食物激发试验确定(表5-27-13)。

表5-27-13 食物过敏的自然病程

过敏食物	症状出现年龄	耐受年龄
鸡蛋白	6~24月龄	7岁(75%缓解)
牛奶	6~24月龄	5岁(76%缓解)
花生	6~24月龄	持续(20%5岁缓解)
坚果	1~2岁 成人	持续(20%病例在7岁缓解)
鱼	年长儿和成人	持续
甲壳类	成人(60%)	持续
小麦	6~24月龄	5岁(80%患儿缓解)
大豆	6~24月龄	2岁(67%患儿缓解)
猕猴桃	任何年龄	不清
苹果、桃胡萝卜	年长儿和成人	

十、预防

1. 高危人群 为特应性疾病家族史阳性者,即至少一位一级亲属患过敏性疾病。近年有学者认为,已有食物过敏原或环境过敏原致敏的儿童亦应是高危人群。虽然过敏病家族史是儿童发生食物过敏的高危因素,但受其他因素影响发生食物过敏的人数中无明确过敏病家族史的儿童与有过敏病家族史的儿童各占1/2。因此,有学者认为过敏性疾病的预防应是所有婴儿,而不仅是高危儿。

2. 预防策略 按疾病的发展阶段分为Ⅰ、Ⅱ、Ⅲ级预防。Ⅰ级预防是阻断食物致敏过程,即IgE产生;Ⅱ级预防为抑制过敏性疾病症状发生,即减少再暴露;Ⅲ级预防是对症治疗,即减缓过敏症状。WAO过敏白皮书(2011-2012)认为因存在宫内致敏,一级预防是困难的,食物过敏预防主要为Ⅱ、Ⅲ级预防。

3. 预防措施

(1) Ⅱ级预防措施:

1) 纯人乳喂养:尽管缺乏强有力的证据显示人乳喂养可预防特应性疾病,但因人乳喂养的其他益处,2010年美国《食物过敏诊断和处理指南》专家组意见、2013《中国婴幼儿牛奶蛋白过敏诊治循证建议》均建议所有婴儿,包括有特应性疾病家族史的婴儿纯人乳喂养至4~6月龄。

2) 适度水解蛋白配方:适度水解蛋白配方(partial hydrolyzed formula,pHF)应是"婴儿喂养的第二选择"。目前认为对于不能纯人乳喂养的高危儿,采用pHF喂养至4月龄或更长时间,有助于减少后期过敏性疾病的发生。不推荐采用大豆蛋白配方及其他动物乳预防牛奶蛋白过敏。

3) 益生菌:尽管缺乏强有力证据支持,甚至认为补充益生菌是经验主义的。但2015年WAO的指南指出,尽管证据水平较低,仍建议高危妊娠妇女(有一过敏性疾病的儿童)、人乳喂养的母亲(婴儿为高危儿)以及高危儿补充益生菌,有助预防过敏性疾病。

4) 营养补充剂:n-3 PUFA作用与益生菌相似,可能有调节免疫与炎症系统反应影响致敏和过敏发展,但缺乏强有力证据支持。

(2) Ⅲ级预防措施:建议食物回避的同时应转诊至相应专科对症治疗。

4. 健康教育

(1) 定期随访:随儿童年龄增长,食物过敏有消退趋势,建议3~6个月再评估,有过敏性休克家族史或严重食物过敏症状儿童的饮食回避时间应延长。

(2) 营养教育:教育家长学习营养知识;严格饮食回避治疗过程中,医生、营养师与家长共同监测儿童体格发育及营养状况,及时调整饮食治疗方案,避免发生营养不良。家长需学习阅读食品标签,减少儿童暴露致敏食物机会。

(3) 风险教育:教育家长与食物过敏儿童了解严重过敏反应的后果,曾发生严重过敏反应的儿童宜随身备有救助卡片,便于紧急情况及时处理。

花生、坚果过敏儿童应随身备用肾上腺素自动注射器(EpiPen),以防严重过敏发生。

专家点评

● 正确使用食物过敏诊断测试方法,根据临床病史解释试验结果。

● 特异性 IgG/IgG4 与皮肤电检测法(*Vega*)不能用于食物过敏诊断。

● 食物过敏治疗主要为严格回避过敏原及对症处理。

● 多数食物过敏儿童预后良好,随年龄增长有消退趋势;少数食物过敏持续存在,或发生其他过敏性疾病,如变应性鼻炎、支气管哮喘等。

(胡燕)

【参考文献】

1. 中华医学会儿科学分会免疫学组等. 中国婴幼儿牛奶蛋白过敏诊治循证建议. 中华儿科杂志,2013,50(3):183-185.
2. 中华医学会儿科学分会儿童保健组,《中华儿科杂志》编辑委员会. 婴幼儿食物过敏的诊治建议. 中华儿科杂志,2011,49(5):344-348.
3. World Allergy Organization(WAO).Dingnosis and rationale for action against cow's milk allergy guidelines. Pediatr Allergy Immunol,2010,21(Suppl 21):1-125.
4. AAP.Food allergy.Pediatric nutrition.7th edition. 2014:845-862.
5. Fiocchi,et al. World Allergy Organization-McMaster University Guidelines for Allergic Disease Prevention (GLAD-P). Probiotics.World Allergy Organization Journal, 2015,8:4.

6

第六篇

环境与健康

28 第二十八章

食品安全

第一节　儿童食品安全

导读　食品安全、营养和食物供给保障紧密相关，都是维持人类正常生活与健康的重要因素。儿童不同于成人的最大特点是生长发育，同时儿童又是比较脆弱的人群，易受环境因素的影响。不安全的食物会产生疾病与营养不良的恶性循环，严重危害儿童健康。

一、概述

食品安全(food safety)与食品卫生(food hygiene and sanitation)常作为同义词，涉及与食物有关的问题，如食品标示、卫生、添加剂、残留杀虫剂，生物学技术政策以及政府相关进出口检验和食物认证系统等内容。食物给人类提供生存需要的营养，食物也可作为细菌的媒介引起食物中毒传播疾病，食品安全主要预防食物生产、加工、储存、分装和制作过程中污染和食源性疾病，保证食物质量。

1993年美国FAO/WHO食品法典委员会批准《危害分析与关键控制点体系应用准则》(Hazard Analysis Critical Control Point，HACCP)。HACCP是一系列管理措施，通过系统方法识别、评估、控制食品供应免受危害。各国也陆续制定相应的HACCP。2002年中国国家认监委发布《食品生产企业危害分析与关键控制点(HACCP)管理体系认证管理规定》。危害分析(Hazard Analysis)是收集、评估发生的食物危害，关键控制点(Critical Control Point)即食品安全危害能被控制、预防、消除或降低到最低水平的步骤或过程。HACCP包括危害分析、确定关键控制点、建立关键控制点临界值、监测关键控制点、纠正措施、制定验证程序以及建立记录保存系统等7个原则。食品不安全的后果可以很严重，ISO食品安全处理标准帮助确定食品安全危害，保证全球食品供给链安全。

二、流行病学资料

食物源疾病是很常见的、耗资巨大的、严重危害人类健康的公共卫生问题之一。2015年WHO估计全世界约有6亿人(1/10)的疾病与食物污染有关，使每年420 000人死亡，损失3300万健康寿命年(DALYs)，其中<5岁儿童占40%，每年有125 000名儿童死亡与食物污染有关。食物污染的最主要的疾病是腹泻病，其中5.5亿人(儿童2.2亿)为食物污染所致的腹泻病，230 000人(儿童96 000)。2003年WHO报告在欧洲区域食物中毒中约30%发生在家庭 。美国每年有7600万例人患食物源性疾病，致325 000人住院，5000人死亡。沙门菌污染是最常见的食物源疾病，医疗费耗资约3.65亿美元。美国疾病控制中心(CDC)最新估

计约96%的非细菌胃肠炎暴发与诺瓦克样病毒(Norwalk-like viruses, NLVs)有关。美国每年发病达到2300万例,其中约5万例需住院治疗,约300例死亡。

三、食品安全危害因素与病理生理

(一) 主要危害因素

约有250余种食物源性疾病,其中多为感染性或生物性因素,其次是化学物质污染食物。食物源性疾病可有不同症状,亦有"无症状"的食物源性疾病。多数病原体或毒素进入消化道的首发症状可以是恶心、呕吐、腹痛、腹泻。

1. 生物因素

- **细菌**:如弯曲菌、隐孢子虫、沙门菌、肠杆菌O157产生的志贺样毒素、志贺属杆菌、耶尔森菌属(小肠结肠炎耶尔森菌和假结核菌);
- **毒素**;
- **原虫**;
- **寄生虫**;
- **病毒**:主要是轮状病毒、诺瓦克样病毒(Norwalk-like viruses);
- **朊病毒**:又称蛋白质侵染因子、毒朊或感染性蛋白质。

2. 化学污染

- 持久性有机污染物(POPs);
- 重金属;
- 植物与动物毒素;
- 未标示的过敏原;
- 非食用油;
- 清洁剂;
- 食物添加剂;
- 杀虫剂。

3. 物理因素　传送带、石头、玻璃、骨骼与金属片段、包装物等。

(二) 预后与病理生理

1. 预后　食物源性疾病对人体的不良影响程度不同,可只有轻度消化道症状(呕吐、腹泻),严重可致危及生命的神经、肾脏、肝脏疾病,先天畸形以及肿瘤。

2. 病理与传播途径　食物被细菌污染后主要引起胃肠炎症。朊病毒在人体内不断聚合,形成自聚集纤维在中枢神经细胞中堆积,破坏神经细胞。据脑部受破坏的区域不同,发病的症状也不同,如果感染小脑引起运动机能的损害,致共济失调;如感染大脑皮层,引起记忆下降。变异性克雅病(疯牛病)的致死率较高。朊病毒的传播途径包括食用动物肉骨粉饲料、牛骨粉汤。诺瓦克样病毒(NLVs)是非细菌性急性胃肠炎的重要病原体,可通过多种途径传播,如人直接接触传播、食物性传播(多生食海产品)、水源性传播等。单端孢霉烯族毒素是一类真菌毒素主要存在于粮食、饲料及其制品中,可致呕吐、恶心、头痛、腹泻、腹痛等症状。伏马菌素(Fumonisin FB)是一种霉菌毒素,存在于粮食的污染中,主要是玉米,食道癌高发与食用污染此毒素的玉米有关。

四、儿童食品安全特点

(一) 相同的危险因素暴露途径

1. 胎盘　有毒物质可通过胎盘进入胎儿体内,如病原体(病毒、细菌、寄生虫)、化学物质(杀虫剂、毒素)等。

2. 人乳喂养　母亲生活环境污染致乳汁污染,如体内汞水平较高的母亲,其乳汁含汞浓度可较高。

3. 婴儿配方　产生过程可被污染。

(二) 儿童食物特点

1. 需要食物较多　儿童摄入的食物量按单位体重(kg)较成人多,因为儿童营养的功能除与成人相同用于维持身体基本状况,更重要的功能是满足生长发育需要。

2. 食物品种易污染　较多乳类与蔬菜、水果易被化学物质污染。

(三) 导致危险因素暴露的行为

1. 病从口入　婴儿发育过程探索事物的行为,如"手-口"、"物-口"途径增加病从口入的机会。

2. 非营养性吸吮　如吸吮手指、安抚奶嘴会显著增加婴儿消化道感染机会。

(四) 主要危害

儿童食品安全危害主要是生物因素与化学污染。

五、预防与健康教育

尽管食品安全问题严重,但是完全可预防的公共卫生问题。

1. 高危人群　食品安全涉及每个人,但<4岁儿童发病率较高,特别是食物源性感染疾病。在校学生,主要是托幼机构、中小学学生集体生活易

发生食物源性疾病。

2. 高危食物 所有食物都可能被污染，但高危食物主要是红肉、禽肉、鸡蛋、奶酪、奶制品、蔬菜、生鱼或贝壳类。

3. 预防 理论上，食物毒物应该是100%可预防的。

(1) WHO预防食源性疾病的5个原则：

- 预防病原菌播散；
- 生熟分开：预防熟食被污染；
- 烹调时间与温度适当：食物烹调时间宜足够长，温度足以杀灭病原菌；
- 贮存食物：温度适宜；
- 水源与生食物：饮用水与食品安全。

(2) 婴幼儿食物危害预防：主要是预防婴幼儿食物中细菌生长、清洁餐具，以及与管理食品相关人员的清洁卫生状况。

1) 预防食物细菌生长：

- 避免摄入未经巴氏消毒的奶制品；
- 避免食生或半熟鸡蛋、肉类、鱼、贝壳类；
- 避免食生蔬菜；
- 避免婴儿食蜂蜜：因蜂蜜可能含有肉毒杆菌；
- 避免婴儿直接食罐装食物：从婴儿口腔-勺-食物的进食过程使食物可能有二次污染机会(double dipping)。建议食用时用勺将婴儿所需食物从罐头内舀出，放入食盘食用；餐后弃用盘中剩余食物。开启的罐内食物加盖冷藏(< 4℃冰箱)(表6-28-1)。

表6-28-1 罐头食物保存方法

罐头状况	保存温度	食物	保存时间
开启后	加盖冷藏(<4℃)	水果罐头	2~3日
		肉类	1日
		肉与蔬菜混合食物	2日
未开启			按贮藏期限

2) 预防污染：

- **洗手：**儿童进食前、接触宠物后，家长接触食物前后均需洗手。
- **清洁厨房用具：**用热水、肥皂清洗。
- **避免交叉污染：**肉类、禽类、海鲜类食物需与其他食物分开准备。

3) 预防食物窒息：因婴幼儿咀嚼功能不成熟，进食过程可发生食物窒息。食物大小以一横指(1.2~1.5cm)为宜，或指状食物；避免小、硬、滑与黏性食物(表6-28-2)。儿童需坐着进食或饮水，避免躺着或边走边跑进食。

表6-28-2 可致婴幼儿窒息的食物

食物性状	食物
小、硬	坚果、瓜子、爆米花、干薄状点心、薯条、盐脆饼条、生胡萝卜、生豆、橄榄、苹果块、有核樱桃、玉米籽粒
滑	葡萄、大块肉、硬糖、棒糖、咳嗽滴剂
黏性	花生酱、口香糖、乳脂糖、果冻、焦糖、棉花糖、果脯、豆形胶质软糖、果脯卷

4. 健康教育

- **学习急救知识：**鼓励婴幼儿自己进食，但家长需观察儿童进食过程。一旦儿童发生窒息，家长能及时简单救助，避免严重事故发生。
- **学习避免食物污染知识：**包括学习认识食品包装标示的购买日期、贮存时间与成分；购买经过检验的肉食、巴氏消毒的乳液和纯果汁；食物罐头须完整、无变形。
- **卫生习惯：**随时洗手；准备给婴儿进餐的食物、餐具、纸巾等宜放入餐盘，不宜直接放在餐桌上；食物准备、贮存与进餐区域与婴儿换尿不湿区域分开；儿童准备进餐时宠物不宜进入餐厅；每日清扫垃圾桶；家长受伤需戴手套接触食物与餐具，或停止参加烹调。
- **食品保存温度：**细菌在21~47℃(70~117℉)环境中生长繁殖最快。美国食品安全和检验署(FSIS)规定食物源细菌生长的危险温度范围(danger zone)是7~60℃(45~140℉)，食物在此温度范围只能保存2小时。故购买食物后应迅速冷藏或冷冻，特别是肉类、禽类食物需冷冻，如冷藏可保存1~2日；冷冻食物烹调前取出。
- **儿童餐具清洗：**洗碗机-清洁盘子最适温度为82℃(180℉)；人工洗-完全浸入热烫水，冲洗；清洁盘子温度为76℃(170℉)至少30秒，最好空气晾干。

专家点评 厨房是儿童常去的地方，但并不一定安全。家长应教育儿童不经许可自己不可随意摄入食物，避免意外发生。

(黎海芪)

【参考文献】

1. Managing Food Safety. A Manual for the Voluntary Use of HACCP Principles for Operators of Food Service and Retail Establishments. U.S. Department of Health and Human Services Food and Drug Administration Center for Food Safety and Applied Nutrition, 2006.
2. 第八届全国人民代表大会常务委员会. 中华人民共和国食品卫生法(1995).
3. World Health Organization. Children and Food Safety. Children's Health and the Environment, WHO Training Package for the Health Sector. (*www.who.int/ceh*)

第二节　乳类食物贮存

导读　*乳类食物是儿童早期营养的主要来源,掌握乳类食物的存贮条件,保质期以及存贮后乳类食物的喂养是婴儿获得持续,安全营养的重要前提。*

临床工作中常常需要指导家长正确处理各种乳液的使用、贮存的安全性问题,包括返回工作岗位的母亲挤出乳汁与转运、多余人乳的贮存、人乳库的乳汁以及配方粉调配与使用方法。

一、人乳贮存

美国CDC、职业安全与健康管理局认为人乳汁不属人体液,但母亲乳汁的贮存需最大程度保证营养与生物学作用及使用安全。1994年Pardo的研究证实冷藏后8日人乳汁的细菌含量低于乳汁挤出时的水平,显示人乳有以前未认识的预防细菌污染的作用,提示贮存后的人乳汁不影响乳汁的生物学价值。1998年国际人乳喂养联盟(La Leche League International, LLLI)、2004年人乳喂养医学科学院协议委员会(Academy of Breastfeeding Medicine Protocol Committee)分别发表关于"人乳的贮存"(Storing Human Milk)、"健康足月婴儿家庭贮存人乳与使用"(Human milk storage information for home use for healthy full-term infants)指南,指导家庭人乳的贮存与使用方法。

(一) 家庭贮存

为保证婴儿继续人乳喂养,当哺乳的母亲返回工作岗位或临时外出,需挤出乳汁进行短期家庭贮存;或母亲的乳汁丰富,除满足婴儿需要外尚有剩余,可将乳汁贮存待婴儿需要更多乳汁时补充喂养。

1. 贮存容器选择　美国人乳喂养医学科学院协议委员会建议较长时间贮存人乳宜采用有密封盖的、硬边的容器,如硬塑料或玻璃(图6-28-1)。虽然有为贮存人乳设计的特殊塑料袋,但塑料袋收集过程易溢出、破漏、污染,或某些营养物质粘在软袋上致营养丢失,建议适用于较短时间保存人乳(<72小时)。

每个贮存容器的容量不宜过大,60~120ml较妥,易解冻,避免解冻后剩余浪费。为临时处理意外情况(如补充奶量,或哺乳时间母亲尚未回家),尚需部分30~60ml的小容量容器。贮乳塑料袋可直接套在挤奶器上用同一个容器收集人乳,可使用双层以防止贮乳塑料袋破损或撕裂。

2. 一般指导

(1) **洗手**:母亲挤乳或吸乳前需清洁双手。

(2) **贮存容器清洗**:用热水、专用清洁剂洗,漂洗干净后煮沸消毒,亦可用洗碗机洗与消毒。

(3) **乳汁转运**:上班时母亲挤出的乳汁可暂时

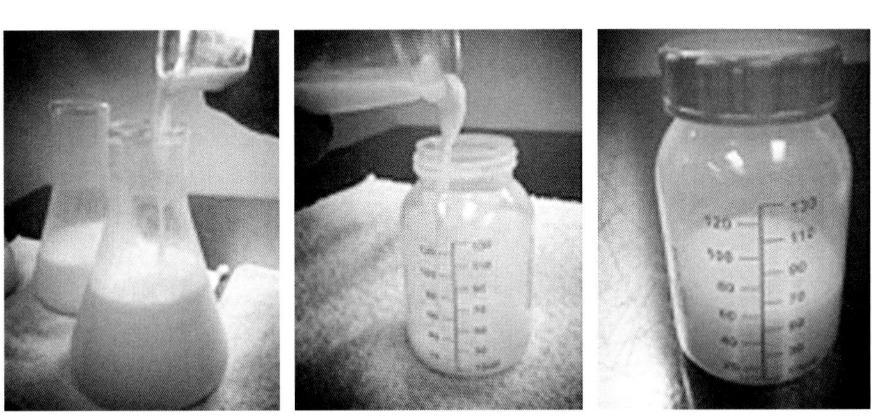

图6-28-1　人乳贮存容器

存放于单位的冰箱里，如单位无冰箱时需将挤出的乳汁用冰包放入隔热容器内。转运回家时，存放于单位的乳汁需使用冰包和绝缘容器。

(4) **存放方法**：当日多次挤出的乳汁可放同一容器，但刚挤出的新鲜乳汁宜冷却至少1小时后加入容器，以免温热的新鲜乳汁使部分冻乳融化。乳汁量不宜超过最大刻度，以免冷冻后膨胀导致贮乳塑料袋破损；贮存密封塑料袋前需将空气排出。贮放时塑料袋宜直立放入另一容器。

(5) **标注**：容器瓶或贮乳塑料袋上标注乳汁收集日期与婴儿名字。

(6) **乳汁判断**：贮存的乳脂上浮，可出现分层现象。婴儿食前可轻轻旋转容器使脂肪层分散均匀，但不宜用力摇晃。存放的乳汁颜色与母亲的饮食有关，可淡蓝色、黄色或棕色；味道与新鲜乳汁亦可不同。贮存3月后乳汁部分脂肪分解，6~12个月脂肪分解更多影响乳汁质量。

3. 乳汁贮存 人乳汁存放的时间取决于乳汁状况与存放温度（表6-28-3）。

4. 贮存乳使用

(1) **冷藏乳汁**：置热水数分钟至可喂养的温度。部分婴儿可接受冷藏乳汁。不可直接加热冷藏乳汁。

(2) **冷冻乳汁**：使用前晚将冷冻乳汁容器放冷藏室或冷自来水是解冻。解冻后的乳汁置温水逐渐升温至可喂养的温度。不可直接加热冷冻乳汁，也不宜用微波炉加热，以免受热不均烫伤婴儿。

（二）人乳库

人乳库（human milk banking）是收集、筛选、处理人乳的一项服务性设施，人乳汁来源于其他乳母，为疾病状态的早产儿、婴儿提供人乳营养。1980年世界卫生组织和联合国儿童基金会联合建议各国在适当情况下建立人乳库，供母亲不能亲自哺乳的住院高危婴儿，特别是早产儿选用。研究证实采用人乳库的乳汁喂养同样可改善早产儿营养状况，缩短肠外营养时间，降低坏死性小肠结肠炎、感染性疾病以及神经发育迟缓等疾病发生。但保证捐赠人乳的安全性是最重要的工作。因此，1985年北美人乳库协会（the Human Milk Banking Association of North America，HMBANA）首先建立人乳库标准，1993年发展相关指南。

1. 捐赠者选择 捐赠者的健康状况是保证人乳库乳汁安全的首要条件。捐赠人乳的母亲需健康、有良好的生活习惯(不吸烟、不饮酒、不喝茶、不吸毒)、生活规律，无药物治疗史，近6个月未接受过输血及血液制品；血清学检测HIV、乙肝、丙肝、梅毒、巨细胞病毒均正常。

如捐赠人乳的母亲出现急性感染性疾病（如乳腺炎或乳头细菌感染）、近1月家庭成员感染风疹病毒或母亲接种活性疫苗（如口服脊髓灰质炎、麻疹、风疹、腮腺炎疫苗）、酒后12小时内需暂停捐乳。

2. 捐赠乳的收集、筛选、处理

(1) **乳汁收集**：操作前洗手，清洁乳房，以吸乳器泵出乳汁，收集于一次性有密封盖的消毒贮存容器（图6-28-2），贮存于冰箱冷藏室待细菌学检查。

(2) **细菌学检测**：消毒前总活菌 <105CFU/ml，或金黄色葡萄球菌 <104CFU/ml。

(3) **捐赠乳消毒**：采用巴氏消毒法后（62.5℃加热30分钟，迅速冷却至10℃）再次细菌学检测，置于冰箱冷藏室内保存（图6-28-3）。

(4) **营养分析**：捐赠乳多为较晚期乳汁，成分类似成熟乳，需要进行捐赠乳成分分析。据蛋白质含量与能量密度分别贮存捐赠乳，用于不同的高危儿，如极低出生体重早产儿宜用蛋白质含量

表6-28-3 人乳存放的温度和时间

乳汁状况	室温（<25℃）	冰箱冷藏室（4℃）	冰冷冻室
挤出的新鲜乳汁	6~8小时	3~5日	单门冰箱2周（-15℃） 双门冰箱3个月（-18℃） 冰柜6~12个月（-20℃）
冷冻乳汁放冷藏室解冻	≤4小时	24小时	不可再冷冻
冷冻乳汁放冷藏室外温水解冻	可置室温待用	4小时	不可再冷冻
解冻后乳汁婴儿食用	室温下食用，剩余弃用	不可再贮存	不可再冷冻
冰袋隔热塑料袋	24小时		

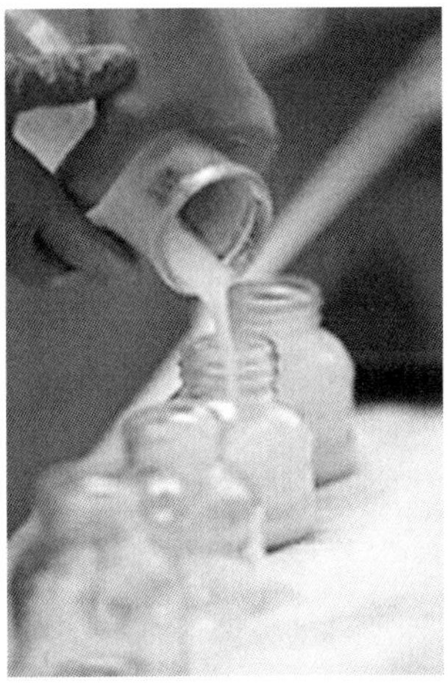

图 6-28-2 收集捐赠乳

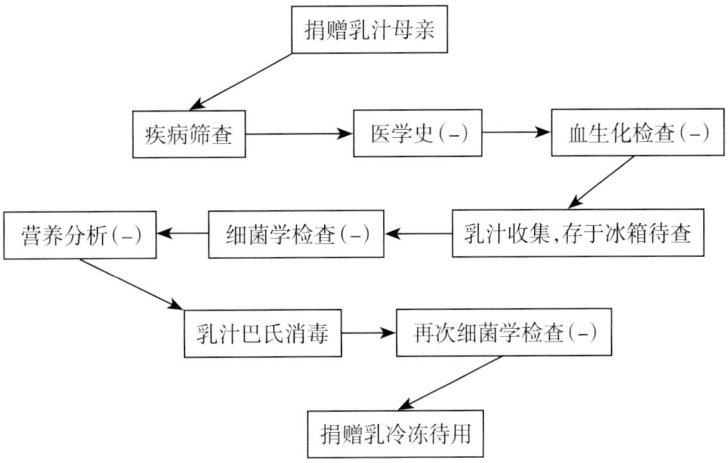

图 6-28-3 捐赠乳收集、筛选、处理流程

与能量密度高的捐赠乳。

3. 贮存捐赠乳与使用 同家庭人乳贮存与使用方法。定期检测冷链设备,确保冷链系统运转良好。

4. 使用捐赠乳指征 主要为住院婴儿服务,优先供应早产儿/低出生体重儿,其次用于代谢性疾病、免疫性疾病、慢性肾功能不全、先天性心脏病、喂养不耐受或喂养困难的高危婴儿。

5. 人乳库管理 专人管理,制度完善。

(1) **建立档案**:捐赠乳容器标注捐赠者姓名、编号、捐乳时间、乳量、入库时间、消毒时间,记录捐赠乳的使用情况与不良反应;

(2) **监测**:建立捐赠乳监测机制;

(3) **消毒制度**:包括洗手、紫外线循环消毒、用具高温灭菌、环境卫生、消毒奶瓶等;

(4) **冷链设备管理制度**:如冷链设备器材人乳库专用、定期检测运转状态。

二、液态乳贮存

液态乳为健康奶牛产的鲜乳汁,经加热杀菌处理后销售的各种饮用牛乳。依灭菌方法、原料使用以及加工工艺角度等有多种液态乳分类方法。国际乳业联合会(IDF)定义液体乳(液态乳)包括巴氏杀菌乳、灭菌乳、酸乳,因灭菌方法不同保质期不同。

(一) 液态乳消毒方法

1. 巴氏杀菌乳 将新鲜乳加热到75~80℃以杀死致病微生物,保留有益菌群,亦保持牛乳的营养与鲜度。

2. 超高温灭菌乳 以牛乳(或羊乳)或混合乳为原料,脱脂或不脱脂,添加或不添加辅料,135~150℃的高温瞬间处理(4~15秒),杀灭乳品中的微生物和芽孢,六层纸铝塑复合无菌包装。超高温灭菌乳品易于运输、贮存,但成本较高,高温过程会降低部分乳品营养价值。

3. 酸乳 巴氏杀菌新鲜牛乳添加有益菌发酵、冷却罐装,可保留鲜牛乳营养成分,乳酸菌还可产生多种维生素,发酵过程使乳糖、蛋白质部分水解,增加脂肪酸,使酸乳易消化和吸收,营养素的利用率提高。

(二) 液态乳贮存

1. 巴氏杀菌乳 运输、销售、贮存过程需2~4℃冰箱冷藏,保存时间较短(7日),如市售的袋装、屋顶盒装、玻璃瓶装的乳品,包括酸乳。

2. 超高温灭菌乳 将优质鲜奶经过超高温瞬间灭菌,无加防腐剂可常温保质6个月。

三、婴儿配方的安全使用

近年发现婴儿配方(powdered infant formula,PIF)的生产过程可能被阪崎肠杆菌(enterobacter sakazakii)、沙门菌污染,导致婴儿发生严重感染,甚至死亡。虽然现代技术可避免污染,但家庭冲调PIF过程仍然可污染PIF。为此,食品法典委员会(Codex Alimentarius)决定修改《婴幼儿国际食品卫生法典》,得到美国粮食及农业组织(FAO)和WHO的支持。2007年WHO发展关于"安全调配、保存、处理婴儿配方粉指南"(Safe preparation, storage and handling of powdered infant formula-Guidelines),建议易感高危儿采用液体婴儿配方,因液体婴儿配方是无菌的。但不是所有的家庭都可获得液体婴儿配方，多采用PIF。因此，需告知消费者PIF不是无菌的，在操作过程采用>70℃的水调配PIF、减少准备到进食的时间、存放温度<5℃等措施可显著降低细菌生长的危险性。2004年美国AAP的"婴儿配方喂养"指南（INFANT FORMULA FEEDING）、2013年加拿大阿尔伯塔省卫生部的"健康婴幼儿安全调配与处理婴儿配方"（Nutrition Guideline Healthy Infants and Young Children Safe Preparation and Handling of Infant Formula）等指南均有相关描述。

（一）教育与培训

PIF感染可发生在医院与院外，因此，需教育医生、家长安全调配婴儿配方、贮存与使用方法，降低阪崎肠杆菌、沙门菌污染的危险。所有与婴儿配方有关的人，包括儿科医生、儿童保健医生、家长均应了解PIF并不是无菌的，需按WHO的指南安全冲调与贮存配方。

（二）婴儿配方冲调

1. 保健机构 包括医院与幼托机构。保健机构的日常工作需冲调大量PIF待用，增加PIF污染的机会，特别是阪崎肠杆菌，需加强冲配PIF安全相关培训。

（1）培训：准备PIF的工作人员必须按指南培训，且需制定问题发生的追踪制度。

（2）专用区域：有准备PIF的专用清洁区域，按国家级水平布局。

（3）清洁、消毒器皿：

- **洗手：**操作前工作人员需认真洗手，指南建议保健机构有专用洗手池。
- **清洗器具：**包括冲调PIF所用的杯、奶瓶、橡皮奶头、勺等。喂养<3月龄婴儿需用热水和专用洗涤剂清洗器具，奶瓶与橡皮奶头需用刷清洗；>3月龄婴儿的喂养器具可用洗碗机清洗。洗后器具放入一大的、有水的盛具（水没过所有器具），加盖煮沸5分钟。消毒后的器具在盛具中待用。

（4）冲调：

- **开水：**冷却，用无菌的温度计测试水温>70℃时冲调PIF。食用时用自来水冲奶瓶外部或置于冷水盘、冰块中使温度迅速降至食用时的温度。喂养时需擦干奶瓶外的水。奶瓶需有相关的信息，如配方类型、婴儿姓名（或ID号）、PIF冲配时间、冲配者等。
- **剩余奶液处理：**2小时后弃用。
- **贮存：**若保健机构需较大量冲配配方液待用，需贮存冰箱冷藏室（<5℃），24小时内食用（图6-28-4）。FAO/WHO认为冲配待用的配方液在<5℃冰箱冷藏室内贮存可降低1.3倍的感染危险性。

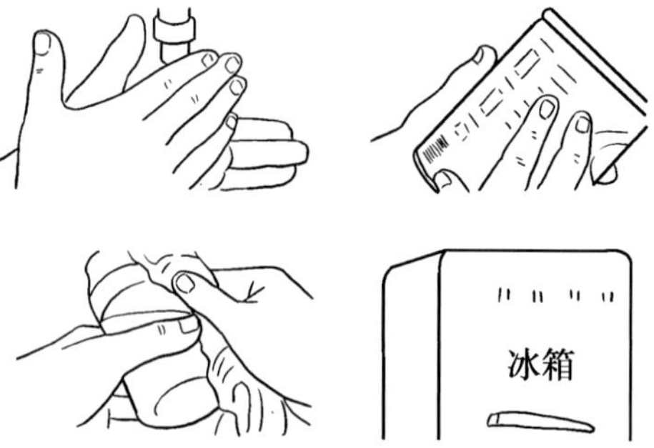

图6-28-4 冲调PIF流程示意图

（5）贮存PIF的使用：冷藏室取出的配方液的复温宜<15分钟。不宜用微波炉复温，以免受热不均烫伤婴儿口腔。复温的配方液2小时后弃用。

（6）转运：保健机构需转运配方液至病房或婴儿房间。为避免增加污染机会，需在冷藏或冷却条件下转运配方液。

2. 家庭 方法同保健机构。为减少浪费，可根据婴儿奶量一次将一日PIF冲调分瓶贮存于冰箱冷藏室（<5℃），但需24小时内食用。

（三）婴儿配方使用

1. 保质期 不同品牌的婴儿配方产品因制作工艺不同，其保质期也不同。一般婴儿配方的保质期为2年（18~24个月），最长可达3年。配方启用后有相应的食用期限，如400g1听的PIF开封后在2周内食用，900g的则1月内食用，过期弃用。

2. 使用说明 配方包装均有关于配方成分、使用方法和保质期说明，为方便消费者尚有冲配方法的流程图片。使用前宜仔细阅读，按说明操作。

3. 贮存方法 听装的PIF开封后宜存放于室内避光、干燥、阴凉处，不建议将开封的听装的PIF存放于冰箱。每次取用PIF，罐装奶粉需盖紧，避免长时间接触空气，受潮或污染。

专家点评

- 人乳贮存与环境相关。
- PIF不是无菌的，采用冷却开水（>70℃）调配、减少准备到进食的时间、存放温度<5℃等措施可显著降低细菌生长的危险性。

（李晓南）

【参考文献】

1. Department of Health and Human Services: CDC. Proper Handling and Storage of Human Milk. Journal[serial on the Internet], 2007. (www.cdc.gov/breastfeeding/recommendations/handling_breastmilk.htm).
2. Academy of Breastfeeding Medicine Protocol Committee. Human milk storage information for home use for full-term infants. Breastfeed Med, 2010, 5(3): 127-130.
3. WHO. Safe preparation, storage and handling of powdered infant formula-Guidelines, 2007. (http://www.who.int/foodsafety/publications/micro/pif_guidelines.pdf)
4. Alberta health services of Canada. Nutrition Guideline Healthy Infants and Young Children Safe Preparation and Handling of Infant Formula, 2013. (http://www.albertahealthservices.ca/hp/if-hp-nghiyc-infant-formula-safe-preparation-handling.pdf)

29

第二十九章

儿童伤害、虐待

第一节 儿童伤害

导读 伤害为意想不到的、突然发生的事件,致儿童损伤或死亡。伤害是儿童期严重健康问题,传染病的作用物 - 宿主 - 环境的流行病学模型可用于儿童伤害的诊治。儿科医生、儿童保健医生需了解伤害的危险因素分类、诊断及 4E 干预措施。

一、概述

1. 发展史 1949 年 John E. Gordon 首次在美国公共卫生杂志发表"事故发生的流行病学"文章,提出传染病的作用物 - 宿主 - 环境的流行病学模型也适用于儿童伤害。宿主因素是指儿童年龄、性别及生长发育水平,作用物系损害及机体组织的能量形式,环境因素包括物体的状况和社会心理状态。即必须存在作用物 - 宿主 - 环境三者因某种情况嵌合一起、相互作用,则发生伤害。如果三者分别存在,则是危险因素。1961 年心理学家 James J. Gibson 心理学家提出伤害能量动因分类,如热能、辐射能、化学能、电能和机械能等。1970 年 William Haddon 发展伤害预防模型(Haddon matrix)(表 6-29-1)和 10 个基本预防策略。儿童伤害涉及儿童本人、环境等多种危险因素。1979 年俄裔美国心理学家尤里·布朗芬布伦纳(Urie Bronfenbrenner)的生态学理论(ecological theory)从微观系统、中间系统、外层系统、宏观系统、时间系统等角度阐述影响儿童发展的因素,为儿童伤害的危险因素分析提供可借鉴的理论框架。

表 6-29-1 Haddon 模式用于预防儿童游戏时发生伤害

	宿主(儿童)	作用物(游乐场设施)	环境(游乐场)	社会环境(社区、政府、法律)
事故发生前(摔倒前)	教育儿童安全规则(不到拥挤地方)	设施适合儿童手减少手滑落危险	有电动扶梯上山坡	要求成人陪伴
事故发生(摔倒)	教育儿童摔倒方法,减少损伤	设施尽可能无突出处,避免儿童摔倒损伤	地面软、有弹性	有监测系统
事故发生后(摔倒受伤)	教育儿童叫出租车去急诊室	设施在易摔倒后可伸手救援	场边有管理者观察	有儿童急救基金

2. 定义 伤害(injury)由突然发生的事件对人体所造成的损伤或死亡,包括各种物理、化学和生物因素。伤害是生活中对人体生命安全有严重威胁的一类疾病。伤害曾称为“意外损伤”、“意外伤害”。因多数伤害发生在可预见的高危环境的儿童中;同时,伤害还包括攻击、自我伤害,故以“伤害”替代“意外事故”。因“伤害控制”需通经Ⅰ级预防降低儿童伤害发生与死亡率,同时需Ⅱ级预防和Ⅲ级预防,包括有效的医学急诊服务、创伤护理、特殊的儿科康复服务,尽可能让儿童恢复到正常的功能状态,提高生命质量。

二、流行病学资料

1. 发生率 研究表明伤害严重危害儿童健康。各国的调查结果显示儿童伤害常见的原因是车祸、跌落、烧伤、溺水、中毒和自杀等,但发生率存在差别。有一项调查显示 54 000 名儿童中 23.3% 的发生伤害,其中 92.8% 的儿童因伤害看急诊,7.2% 住院治疗,6 人死亡。美国加利福尼亚州疾病与损伤情况分析显示 1993 年伤害是潜在寿命损失最重要的原因。我国儿童伤害已成为 0~14 岁儿童死亡顺位第一位死因,死亡率达 685/10 万 ~ 941/10 万,占总死亡率的 26.1%。国内伤害造成死因中窒息为主要死因,占婴儿死亡的 90%,其次是中毒、跌伤;1~4 岁儿童首位伤害是溺水、溺粪,其次是交通伤害。儿童伤害是全球日益严重的公共健康问题,造成严重的经济社会负担。2008 年 WHO 关于“世界儿童伤害预防报告”提出每日约有 2270 个儿童发生非有意伤害,其中死亡儿童约 1/2 死于因交通事故与溺水。每年有数以百万的儿童伤害需要住院治疗。

2. 经济社会水平 与儿童伤害密切相关,贫困家庭多发生儿童伤害,约 95% 的伤害死亡的儿童是低收入和中等收入的国家。虽然经济水平较高的国家儿童伤害死亡率低,但 40% 的儿童死亡仍是因伤害所致。

三、高危因素

伤害的发生有外部原因和内在规律性。

1. 环境因素 主要为公路交通、摔跤、水、火、毒物、动物,但为多因素并存(图 6-29-1)。如儿童摔落的高危因素有楼梯、窗户、游乐区、自行车等。有研究发现残疾儿童的非致死伤害危险性明显增加。

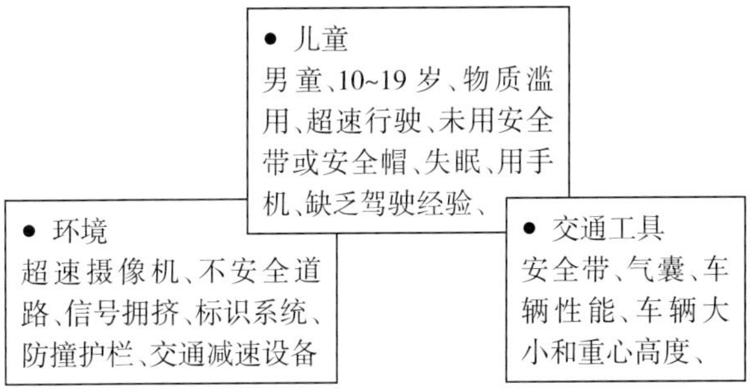

● 儿童
男童、10~19 岁、物质滥用、超速行驶、未用安全带或安全帽、失眠、用手机、缺乏驾驶经验、
● 环境
超速摄像机、不安全道路、信号拥挤、标识系统、防撞护栏、交通减速设备
● 交通工具
安全带、气囊、车辆性能、车辆大小和重心高度、

图 6-29-1 儿童交通事故伤害的高危因素

2. 儿童发育水平 与发生伤害类型有关(表 6-29-2)。

四、儿童伤害的国际分类

伤害是一组疾病,国际疾病分类(ICD-10)已单列儿童伤害为一类疾病。儿童伤害无单一分类方法,常常综合应用。WHO 将儿童伤害按严重程度分为致死性伤害(fatal injury)与非致死性伤害(nonfatal injury);按伤害的偶然性分无意伤害(unintentional injuries)和有意伤害(intentional injuries)(表 6-29-3、表 6-29-4)。WHO/ TEACH-VIP 按伤害的特点分类,如严重伤害(需治疗)、发

表 6-29-2 与儿童发育水平有关的伤害发生高危因素

年龄	与发育有关高危因素
<1 岁	在床上或其他地方扭动易让头部或身体卡住;易发生食物窒息、中毒、碰伤、烫伤;易摔下或触摸危险物品致窒息、碰伤、烫伤;对成人要求避免意外的语言缺乏反应
1~3 岁	单独玩发生溺水、跌倒;触摸危险物品致窒息、碰伤、烫伤;参与危险活动
3~4 岁	在游乐场所易发生摔倒,让头部或身体受伤;想自己参与危险活动,或与其他儿童爬高、在街上跑;抚养人降低照顾警惕性(如与儿童同在地里)
5~14 岁	在游乐场所易发生摔倒,让头部或身体受伤;试图自己做更危险活动,或与其他儿童爬高、在街上跑;对新情况缺乏危险判断 对运动缺乏经验,不适当的活动可导致伤害(头部受伤、骨折)

表 6-29-3 儿童非致死性伤害

原因	伤害情况
外伤	车祸、摔伤、砸伤、切割伤、动物致伤等住院治疗、活动受限 >1 日、昏迷或丧失知觉、骨折、脱臼、扭伤、切割伤 >5cm（面部 >3cm）
溺水（被救）	
中毒	有明显中毒症状的食物中毒、药物过敏等
烧伤或腐蚀伤、冻伤	面积 >10cm^2（面部 >5cm^2），伴水疱或有瘢痕
窒息	住院治疗、昏迷或丧失知觉
触电	住院治疗、昏迷或丧失知觉
中暑	住院治疗、昏迷或丧失知觉
虐待	包括忽视或遗弃、躯体虐待、性虐待、心理虐待

表 6-29-4 儿童无意伤害和有意伤害 *

无意伤害	有意伤害（家庭成员、伙伴、陌生人）
交通事故	虐待
中毒	自杀行为
摔伤	自伤行为
烧伤、烫伤	集体暴力
溺水	
其他	

* WHO：The Injury Chart Book. Geneva，2002.

生地点（家中、学校、公路上等）、活动方式（运动、游乐）、伤害方式（摔伤、烫伤、狗咬、车祸、溺水）、伤害意图（有意、无意）、伤害性质（骨折、烫伤）等。

五、诊断

研究表明儿童伤害的诊断亦可采用传染病的作用物-宿主-环境的流行病学模型，当儿童（宿主）与发生伤害的环境因素（如毒物、雷电、火焰等）发生相互作用（如误服毒物、触电或接触火焰等），导致组织器官的损伤（如中毒、电击伤、烧伤等），伤害即可明确（图 6-29-2）。因此儿童伤害的判断不难，重点是明确是伤害严重程度，给予相应处理。

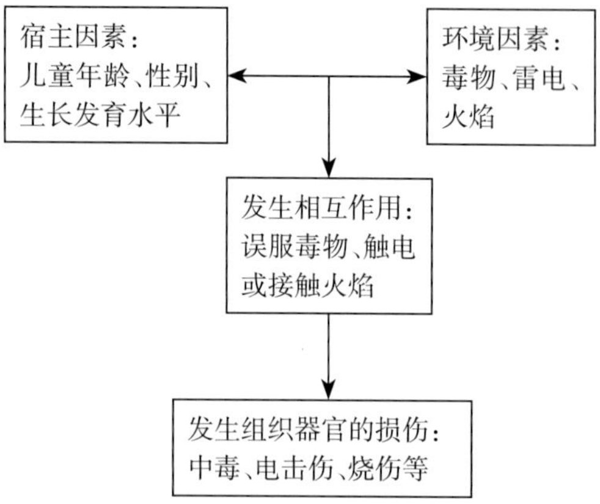

图 6-29-2 儿童伤害发生判断流程

六、儿童伤害处理与预防

（一）预防策略

1. Ⅰ级预防　伤害发生前阻断伤害可能发生的所有环境因素。1970 年 William Haddon 提出儿童伤害预防 10 项基本策略（strategies）。

（1）**预防危险因素的形成**：如火药生产、原子反应堆建立时防护措施；

（2）**减少危险因素的量**：如机动车限速、降低涂料中铅含量；

（3）**防止 / 减少危险因素的释放**：如巴氏消毒奶；

（4）**减少危险因素释放率及空间分布**：如降低初学者滑雪坡度；

（5）**分离危险因素与易伤害者（从时间 / 空间）**：如繁忙公路建步行道；

（6）**利用屏障分离危险因素与易伤害者**：如头盔，防护眼镜；

（7）**减少危险因素的危险性**：如家具圆角；

（8）**增加对危险因素的抵抗力**：如龙卷风地区的建筑有加固标准；

（9）**快速处理伤害的反应能力**：如灭火器和预警系统、电源截断系统；

（10）**有效急救治疗和康复治疗能力**：现场及时医疗急救、合理医疗。

2. Ⅱ级预防　使儿童损伤减少到最低的策略，如安全带使用。

3. Ⅲ级预防　儿童伤害病情危急，死亡率高，及时救治，病情迅速好转。积极救治受伤害的儿童（包括司机）。首先切断引起儿童伤害的因素（如脱离中毒环境，迅速清除毒物，切断电源，扑灭火焰等），避免继续伤害儿童；处理组织器官的损伤，保护重要器官功能，积极治疗并发症等，康复训练（图 6-29-3）。

（二）预防内容

包括教育干预（education）、技术干预（engineering）、强制干预（enforcement）和经济干预（economics），即所谓的儿童伤害的 4E 干预措施。有学者认为还应加上一个“E”即“第一时间的紧急救护”

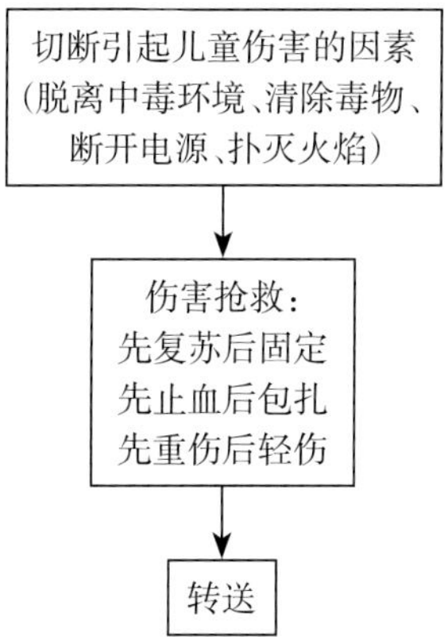

图 6-29-3 伤害抢救预案

（Emergency care and first aid），尽早对伤害作紧急救护（就地和院前救治）是减少死亡和伤残的关键。因儿童伤害多发生在家庭或学校、社区，基层儿科医生、儿童保健医生在预防儿童伤害与急救中有重要作用（图 6-29-4），包括给家长、学校老师预防儿童伤害与急救科普知识。

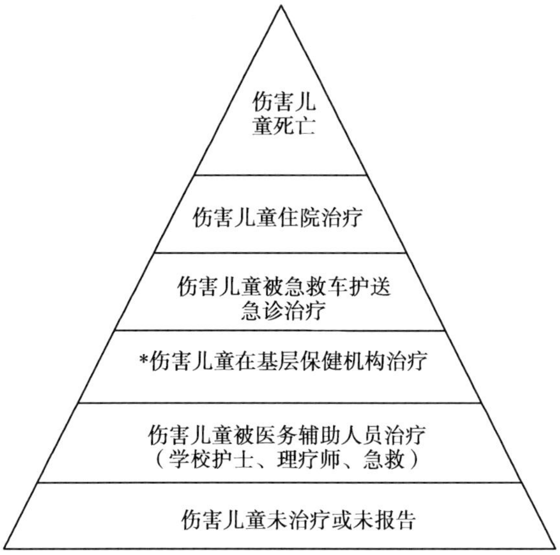

图 6-29-4 儿童伤害救治结果

专家点评 儿童伤害涉及环境、教育、法律、工程学、医学、社会科学和经济学等多学科，预防需多学科参与。儿童保健医生在儿童伤害预防与救治有重要作用。

（向伟）

【参考文献】

1. Centers for Disease Control and Prevention，National Center for Injury Prevention and Control. National Action Plan for Child Injury Prevention. Atlanta（GA）：CDC，NCIPC，2012.
2. David Hemenway，Geraldine S. Aglipay，Karen L. Helsing，Injury Prevention And Control Research And Training in Accredited Schools of Public Health：A CDC/ASPH Assessment. Public Health Reports，2006，121：349-351.
3. WHO. Unintentional Childhood Injuries. Children's Health and the Environment WHO Training Package for the Health Sector World Health Organization，2010.（www.who.int/ceh）.
4. 卫生部疾病预防控制局 . 儿童道路交通伤害干预技术指南 . 2011.
5. 卫生部疾病预防控制局 . 儿童溺水干预技术指南 . 2011.
6. 卫生部疾病预防控制局 . 儿童跌倒干预技术指南 . 2011.
7. WHO. The Injury Chart Book. Geneva，WHO，2002.
8. WHO. World report on child injury prevention. WHO，2008
9. 向伟，丁宗一 . 儿童意外伤害的预防及措施 . 中华儿科杂志，2003，41（11）：876-879.
10. Hui-ping Zhu，Xin Xia，Hui-yun Xiang，et al. Disability，Home Physical Environment and Non-Fatal Injuries among Young Children in China.PLoS One，2012，7（5）：e37766.
11. 李宗浩 . 儿童意外伤害 . 中国灾害救援医学 . 天津：天津科学技术出版社，2013，18：1567-1633.

第二节 儿童虐待

导读 儿童虐待是对儿童的健康、生存、生长发育及尊严的伤害行为，包括各种形式的躯体虐待、情感虐待、性虐待、忽视及对其进行经济性剥削。世界各国儿童虐待和忽视问题十分严重，童年期虐待会对儿童及成年后身心产生长久负面影响。**儿科医生、儿童保健医生需警惕儿童虐待危险因素、临床表现，及时诊断、干预。**

一、概述

1. 定义 1946 年美国放射科医生 John Caffey 首先提出儿童虐待（child abuse）的概念。1962 年美国儿科医师 Kempe 发展相似术语“受虐儿童综合征”（battered child syndrome）。

WHO 用虐童一词（child maltreatment）描述儿童虐待（abuse）与忽视（neglect），包括所有躯体的（physical）、情感虐待（emotional ill-treatment）、性虐待（sexual abuse）、忽视和剥削行为（童工）（exploitation），摧残儿童健康、发育和尊严。2003

年美国儿童虐待预防、治疗行动组织(Child Abuse Prevention and Treatment Act,CAPTA)定义儿童虐待为“父母或抚养人的任何致儿童死亡,或严重身体、情感伤害,或性虐待,或剥削(童工)行为;或有发生严重伤害危险的行为”。目前国际上将儿童虐待与忽视多分为4个主要类型,即身体虐待、精神虐待、性虐待及忽视。近年研究则分为儿童忽视、言语虐待、躯体虐待、情感忽视、性虐待,亦有学者认为称“情感虐待”更恰当。国外学者将言语虐待、情感虐待总称为精神虐待。近几年有心理学家认为让儿童做超出能力的事也应属虐待,如学习负担过重、挑战极限等行为。

2. 调查方法 儿童虐待和忽视流行病学调查常采用调查量表。国内有学者采用国外量表进行信度和效度测试,认为国内调查可用。但某些问卷条目宜修改,如儿童期虐待问卷(Childhood abuse Questionnaire,CAQ-SF)、儿童期创伤问卷(Childhood Trauma Questionnaire,CTQ-SF CTQ-SF)、儿童虐待史问卷(CECA.Q)。国内自编量表尚处于研究初期。自行设计问卷,因问卷设计差别影响结果,无信度效度检验,难以得出严谨的结论。

3. 预防策略 联合国1989年公布各国保护儿童的标准的国际法律文书 -《儿童权利公约》,1995年我国签署《公约》。《公约》赋予儿童所有的基本人权,即儿童有生存的权利(基本的生活权利),受保护的权利(免受歧视、虐待忽视及对贫困儿童给予更多的保护),以及参与权利(参与家庭文化和社会活动的权利)。同时,也赋予儿童最大利益、无歧视、尊重儿童和尊重儿童观点的四项基本原则,要求父母或他人照料儿童时各国要保护儿童免受任何形式的躯体或精神伤害。

2000年世界卫生组织确定每年11月19日为防止虐待儿童日。英国、日本等国家制定防止虐待儿童法律。

二、流行病学资料

1. 发生率 儿童虐待问题一直存在于人类社会,人类早期儿童几乎无任何权利,包括生命权。至今儿童虐待仍是全球威胁儿童健康与生命的严重问题,但因缺乏很好的研究,确切发病率不很清楚。

2010年虐待致死是1~4岁儿童死亡的第三位死因,81.6%<4岁。2002年WHO公布的《世界暴力与卫生报告》估计2000年全球约57 000名15岁以下儿童死于虐待。近年估计全世界约有4000万的0~14岁儿童遭受虐待和忽视。2004年联合国儿童基金会(UNICEF)公布的儿童健康五大威胁之一是虐待(艾滋病、战争、虐待、生存条件差、失学)。性虐待隐蔽,危害性大,报告率极低,尤其是家庭内部的性虐待。国外估计发现的性虐待不到实际数量的1/3。每年美国儿童保护服务组织(CPS)调查200万余疑诊儿童虐待,其中18%疑诊躯体虐待。调查确定65万余儿童被虐待,1500个儿童死于虐待,80%的死亡儿童年龄<4岁。

2. 性别、年龄 儿童虐待无明显性别差别,但致死率男童略高。虐待可发生于任何年龄的儿童,但婴儿死亡率较高(约21.2‰)。学龄儿童躯体虐待发生率下降,青少年又再上升。

三、高危因素

包括社会、家庭、儿童本身等多种因素(图6-29-5)。

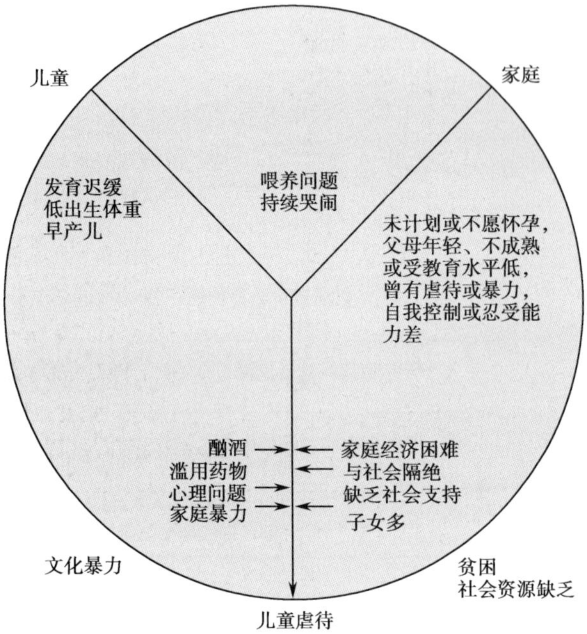

图6-29-5 儿童虐待高危因素

四、儿童伤害判断

目前国际上对儿童虐待与忽视缺乏统一的界定标准,但普遍认可的、框架式的基本内容包括4个方面:①儿童身心当前或永久性地受到伤害;②基于社会标准结合专业知识,认定伤害是有意或疏忽行为导致;③虐待儿童的成人是父母(监护人)或其他人,如托管人、亲戚、教师等;④虐待行为是成人利用本身特殊条件(如年龄、身份、知识、组织形式)单独或集体地伤害儿童。

(一) 临床诊断标准

1. 躯体虐待 可据病史、特有躯体表现和体征及影像学、临床检验结果进行诊断。急诊室(ED)处理儿童虐待是具有挑战性诊断。最好有系统地、多学科的团队完全依据指南处理,包括当地的社会工作者、儿童虐待专科医生、儿科放射科医生、儿童保护服务组织(CPS)以及执法机构人员尽早参与评估。

英国卫生系统曾对医务人员试行"监察儿童躯体虐待"的规定,并制定了五项疑诊儿童虐待的标准,即①对儿童≥3 次急诊外伤需记录就医情况;②病史不一致;③病史与体格检查不符合;④损伤延迟就医;⑤婴儿骨折及头部外伤。若符合 1~4 项中两项或单独第五项符合需立即上报。若五项均符合则疑诊儿童虐待标准的准确度升高。有学者认为还应补充"任何儿童受伤性质与年龄、性别不相符,家长不能给出合理解释时应疑诊儿童虐待"等内容。

2015 年美国儿科学会(AAP)最新的《评估儿童躯体虐待》(The Evaluation of Suspected Child Physical Abuse)指南中特别强调儿科医生的工作性质决定儿科医生应警惕儿童虐待的发生,如发现任何婴儿发生非运动的损伤,包括挫伤、口腔损伤、骨折、损伤部位特殊(即"TEN 4"- 躯干、耳、颈部以及婴儿 <4 月龄,或≤4 岁儿童)、不能解释的损伤以及 <2 岁儿童骨折时,儿科医生、儿童保健医生必须报告疑诊儿童虐待,及时转诊至三级医院的多学科团队评估与处理(图 6-29-6)。

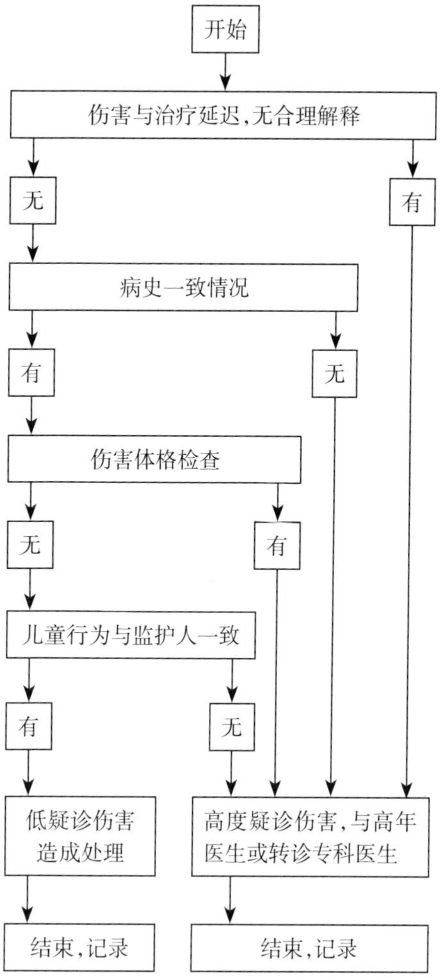

图 6-29-6 判断儿童虐待流程图

2. 精神虐待 有言语虐待与情感虐待。

(1) **言语虐待:**成人对儿童用侮辱、贬低、歧视、讥讽言语,伤害儿童的尊严。

(2) **情感虐待:**任何对儿童长期、持续、反复情感伤害,如诋毁、嘲讽、威胁和恐吓、歧视、排斥、限制儿童行动自由与其他类型非躯体的敌视等。

3. 性虐待 对未成熟儿童或青春期少年强迫或诱骗进行性行为,即猥亵儿童行为,或让儿童从事淫猥的行为属强暴行为。性虐待儿童常常同时有躯体虐待。

4. 忽视的诊断

(1) **定义:**现多认为儿童忽视为儿童虐待的亚型,是最常见的儿童虐待,因社会文化背景不同定义更难以统一。儿童忽视是儿童照管者(双亲或监护人)具备能力情况下疏于对儿童照料责任和义务,严重或长期疏忽对儿童基本需要(包括身体、食品与营养、衣着、情感、安全、医疗、教育等)的满足。

(2) **分类:**包括医疗忽视、安全忽视、教育忽视、身体忽视、情感忽视、社会忽视、不恰当照顾、环境忽视、暴露于药物、新生儿药物上瘾等。

(3) **严重程度:**按 2006 年美国儿童忽视预防、评估和干预指南分为:

- **轻度:**发生在社区的、易于预防的安全忽视,如家长忽略给儿童使用安全带;或居住环境不安全(含铅高的房屋、邻居药物滥用等)。儿童保护服务组织尚未得到报告。
- **中度:**对儿童的不恰当照顾、身体忽视、情感忽视等情况,如儿童衣着与天气和年龄不相称。
- **严重:**为对儿童产生长期伤害,如医疗忽视,如儿童患哮喘病长期得不到药物治疗,反复住院。

五、预后

童年期虐待对儿童期及成年后的身心健康可产生长久的负面影响。虐待影响儿童正常生活、学业，严重者可损伤儿童正常生理功能，免疫力下降，继发多种疾病，营养不良，生长发育受损，甚至终生残疾或死亡。伤害对儿童行为、社会化、认知和情感可产生永久影响。

六、干预

首先给儿童一安全环境，尽快让儿童与怀疑伤害儿童的人与环境分开，避免继续伤害，尽快使儿童身体与情感康复。2006年美国儿童虐待预防、评估和干预指南建议儿童虐待根据高危因素的严重情况干预(表6-29-5)。

表6-29-5 儿童虐待干预框架

高危因素	干预	相关组织责任
轻度	早期干预、家庭支持、正式与非正式服务、家长教育、住房资助、社区支持	社区
中度	适当正式服务、协调家庭、安全计划、社区支持服务	儿童保护服务组织(CPS)与社区
严重	加强家庭安全保护、儿童移居、按法庭指令安排、看护、收养、刑事检控	儿童保护服务组织(CPS)及执法机构

七、预防措施

社区与儿童保健机构有重要作用(表6-29-6)。

表6-29-6 家庭与社区教育

强化家庭与社区联系和支持的措施
教育家长认识家长是儿童生长发育的重要负责人
给家长机会感受自己行为的作用
尊敬家庭的完整、安全
促进家长培养儿童和家长自己最佳发育的能力
与社区支持系统建立联系
给家庭与儿童在一起的场所，使儿童与家长有互动、支持和相互学习机会
家庭需要时可得到协调社区服务
需明确意识社区有促进家长健康育儿的重要作用
社区应在家长迟到24小时，及时提供应急支持服务

(一) 加强成人关于预防虐待的公共教育

预防情感和躯体虐待，尤其是家庭主要成员(如父母)平素应注意自己言行，禁止在家庭中使用暴力，严禁侮辱儿童人格。提高父母对儿童教育的关注和提高家庭抚养子女的技能，提高父母和儿童的自尊意识。

(二) 加强对高危人群的保护

教育儿童警惕、识别、躲避可能发生的性侵犯，儿童学习依据法律保护自己。预防重点是高危人群，高度警惕及时关照，及时干预。

(三) 建立监测系统

建立儿童保护中心、预防儿童虐待监测网、举报电话，及时发现，迅速干预使受害者尽快脱离危险环境。美国CDC的青少年健康行为监测系统(YRBSS)联合级教育卫生机构是非政府系统组织，了解儿童虐待和受虐待在内的情况，为开展健康项目提供了重要信息。中国儿科学会与儿童保健学组应积极参与儿童安全监测系统，深入研究虐待发生行为的原因、预防和干预。

(四) 对发生虐待儿童的治疗

对遭受虐待的儿童应给及时治疗，包括躯体创伤与精神心理伤害治疗，尽可能降低远期不良影响；最大关怀因虐待所致的人格障碍儿童，以改变认知，重塑人格结构。

专家点评 儿童虐待是儿童疾病和死亡的主要原因之一，使儿童出现许多身心健康问题。儿科医生、儿童保健医生的独特工作内容是警惕和预防儿童虐待发生。

(向伟)

【参考文献】

1. Butchart A, Harvey A P, Mian M, et al. Preventing child maltreatment: a guide to taking action and generating evidence. Geneva, Switzerland, World Health Organization, 2006, 54(4): 280-286.
2. Diane De Panfilis. Child Neglect: A Guide for Prevention, Assessment and Intervention. U.S. Department of Health and Human Services Administration for Children and Families Administration on Children, Youth and Families Children's Bureau Office on Child Abuse and Neglect, 2006.
3. Christian CW. COMMITTEE ON CHILD ABUSE AND NEGLECT. Guidance for the Clinician in Rendering Pediatric Care.The evaluation of suspected child physical

abuse. *Pediatrics*, 2015, 135(5): e1337-1354.
4. Tracie O. Afifi, Harriet L. MacMillan, et al. Child abuseand mental disorders in Canada.CMAJ, 2014, 186(9): e324-e332.
5. 彭淋,张思恒,杨剑,等. 中国儿童期性虐待发生率的Meta分析. 中华流行病学杂志,2013,34(12):1245-1249.
6. 朱相华,王成东,周勤,等. 儿童期受虐待大学生的大五人格特点. 中国健康心理学杂志,2012,20(7):1083-1086.
7. 李小光,周守珍. 儿童期心理虐待与忽视的研究进展. 临床心身疾病杂志,2011,17(1):74-75.
8. 潘辰,邓云龙,管冰清,等. 儿童心理虐待量表的修订和信效度检验. 中国临床心理学杂志,2010,18(4):463-465.
9. 常宪鲁,王华云. 儿童期心理虐待和忽视与成人心理健康. 中国健康心理学杂志,2008,16(11):1239-1241.
10. Eveline CFM Louwers, Ida J Korfage, Marjo J Affourtit, et al. Facilitators and barriers to screening forchild abusein the emergency department.BMC Pediatr, 2012, 12: 167.

30 第三十章

环境相关性疾病

近百余年人类的行为给人们生活带来极大的便利,如大量开发地球资源、人造化学化工产品等,极大地推动了人类社会发展。但人类的活动也给环境增加许多有毒(害)物质,如重金属、杀虫剂、塑化剂、多环芳烃、多氯联苯、抗生素、多溴联苯醚等,使水、空气和土壤被污染。人们逐渐认识到环境污染对健康的危害,特别是儿童,处于生命早期快速生长发育阶段,对环境因素的任何不利影响非常敏感。有研究显示近几十年出生缺陷、儿童肿瘤、发育障碍、过敏性疾病等发病率明显升高可能与环境污染有关。

环境相关性疾病除人类活动带来的环境污染外,还涉及地球本身的活动,如火山喷发、森林大火、海啸等自然灾害;也包括自然环境化学元素分布不均匀,使某些地区的水和(或)土壤中某些元素过多或过少造成人类某些特异性疾病,称之为生物地球化学性疾病(biological earth chemical disease),如碘缺乏病、地方性克汀病、地方性氟中毒、地方性砷中毒、克山病、大骨节病等。

第一节 生物地球化学性疾病

导读 环境相关性疾病除人类活动带来的环境污染外,还涉及自然环境中化学元素分布不均匀,使某些地区的水和(或)土壤中某些元素过多或过少,而引起的某些特异性疾病。

一、碘缺乏病

碘(iodine)是人体的必需微量元素之一,合成甲状腺素需要碘参与。碘缺乏和碘缺乏病(iodine deficiency disorders,IDD)是全球公共卫生问题之一。碘缺乏主要与地理环境有关,IDD的分布具有明显的地方性。碘缺乏会影响儿童学习能力、妇女健康、社区生命质量、经济发展(详见第五篇儿童营养)。

二、氟中毒

氟是卤族元素自然界内最活泼的非金属元素之一,具有极强的氧化性,化学性活泼,几乎与所有其他元素可形成相应的氟化物。自然界中主要以无机氟化物的形式存在,无机氟化物易溶于水。氟是人体必需微量元素之一,缺乏时可导致儿童龋齿发病率显著增加。但氟的安全范围较窄,氟过量易致氟中毒。氟中毒(fluorosis),也称地方性氟病,是地球上分布最广的地方病之一。氟中毒有氟斑牙、氟骨症等主要类型。我国土壤含氟量约为50~500mg/kg,最高可达4000~6000mg/kg。

(一)流行病学资料

1. 流行地区 地方性氟中毒与地理环境中氟的丰度密切相关,是一全球性地方病,主要流行于印度、苏联、波兰、捷克斯洛伐克、德国、意大利、英国、美国、阿根廷、墨西哥、摩洛哥、日本、朝鲜、马来西亚等50多个国家。中国主要流行于贵州、陕西、甘肃、山西、山东、河北、辽宁、吉林、黑龙江等省。基本病征是氟斑牙和氟骨症。地方性氟中毒病区类型包括饮水型病区(浅层高氟地下水病区、深层高氟地下水病区、泉水和地热水病区、富氟岩矿高氟水病区)、生活燃煤污染型病区、饮食型病区和工业污染地区,其中饮水型病区为我国主要的类型。

2. 发病率 全国地方性氟中毒流行地区以山西和内蒙古自治区发病最高,低氟区部分城市存在不同程度的工业氟污染。2003年中国地方性氟中毒病区人口6791万,其中61.8%为饮水型地方性氟中毒,38.2%为生活燃煤污染型地方性氟中毒。据统计全国有氟斑牙患者3877万人、氟骨症患者284万人。2005年全国地方性氟中毒监测结果显示66.67%的饮水型病区与76.92%的燃煤型病区监测点8岁~12岁儿童氟斑牙检出率>30%。

3. 年龄 儿童摄氟量<2.0mg/d时氟斑牙患病率<30%;当摄氟量达4.0mg/d时,氟斑牙患病率可达95%~100%。氟骨症发病缓慢,多侵犯成年人,尤其是青壮年,随年龄患病率增加,病情加重,儿童型氟骨症较少见。

(二) 高危因素

自然界氟化物以气态、液态或固态等多种形式存在,可经呼吸道、消化道及皮肤和黏膜等多种途径进入儿童体内。

1. 含氟水和饮料 水中氟大多为易溶性,吸收率在90%以上。人体中约60%以上的氟来自饮水,如生活饮用水含氟量>1.0mg/L则含氟量超标,含氟量越高毒性越大(表6-30-1)。水果味饮料、碳酸型饮料和瓶装饮用水均不同程度的含氟,未经去离子化方法处理的矿泉水含氟量可高达1.8~5.8mg/L。因此,饮水氟、饮料氟是儿童主要摄氟来源。高寒地区少数民族的饮用水氟含量低于1.0mg/L,但其饮用的砖茶氟含量可高达1000mg/kg,因此儿童长期大量饮用茶砖茶可引起氟中毒。

表6-30-1 水含氟量与其毒性的关系

水含氟量(mg/L)	作用与毒性表现
1	预防龋齿
2	氟斑牙
5	引起骨硬化症
8	10%骨硬化症
20~80	氟骨症(伴有残疾)
50	甲状腺病变
100	生长发育迟缓
125	肾脏病变或异常
2500~5000	死亡

2. 空气含氟 空气含氟量的国家标准是0.007mg/m³。空气中的氟主要以氟化氢的形式存在,从呼吸道吸收。非污染地区空气中氟含量<0.01μg/m³,氟吸入极少。空气氟是工业污染区和生活燃煤污染区儿童主要的摄氟来源,如工业污染区周围空气含氟量达0.039~0.5mg/m³,生活燃煤污染型病区空气中含氟量高达0.028mg/m³,超过国家标准4倍。

3. 食物含氟 几乎所有食物均含有氟化物,含氟量较高的食物有鱼类、各种海中软体动物(如贝类、乌贼、海蜇等)、茶、蔬菜和井盐等。生活燃煤污染区用煤火烘干食物含氟量较高。

4. 含氟牙科制品 市售的牙科制品如含氟牙膏、漱口水、口腔防龋制剂和含氟凝胶等含氟量国家标准为400~1500mg/kg。儿童在刷牙或漱口过程,因吞咽功能发育不成熟或使用方式不当易随吞咽发生过量氟摄入。

5. 年龄 氟斑牙(enamel fluorosis)主要发生于生长发育期(未萌出牙龈前)的恒牙,即≤8岁儿童,特别是15~30月龄的幼儿;若母亲妊娠期摄氟量过高,乳牙也可出现轻度氟斑牙。

(三) 发病机制

氟被国际粮农组织(FAO)、国际原子能机构(IAEA)和世界卫生组织(WHO)列入"人体可能必需,但有潜在毒性的微量元素"。氟的生物学作用包括小剂量氟的生理作用和过量氟的毒理作用。适量氟能促进骨骼和牙齿的钙化,有防龋作用;过量氟的摄入使氟极易通过各种组织的细胞壁与原生质结合,破坏原生质的结构和功能,阻碍DNA合成,蛋白质合成受阻,使多种组织器官出现病理改变,包括牙齿、骨骼、神经、肌肉、泌尿、内分泌和酶系统。

1. 抑制酶活性 研究显示氟过多导致肾脂肪氧化酶的活性降低,引起肝脏葡萄糖-6-磷酸脱氢酶活性下降,抑制胆碱酯酶、酮戊二酸脱氢酶,影响体内糖代谢。

2. 钙、磷代谢异常 过量氟与血液中钙结合成难溶的氟化钙,主要沉积于骨组织,少量沉积于肌腱、韧带等软组织,使骨质硬化,甚至骨膜韧带、肌腱硬化。生长期儿童摄入过多氟,形成氟化钙致使血钙降低，刺激成骨细胞活跃，碱性磷酸酶（ALP）升高；同时刺激破骨细胞，使骨皮质脱钙、骨质疏松。

3. 牙生长异常 适量氟（0.5~1.0mg/kg）可取代牙釉质中的羟磷灰石的羟根而形成氟磷灰石。过量氟使氟沉积于牙组织中，致牙釉质不能形成正常的棱晶结构而形成不规则的球状结构，产生斑点及呈现黄色、褐色或黑色色素沉着于牙表面致混浊无光，白垩样的斑点和条纹乃至色素沉着。过量氟作用于恒牙发育时期的造釉细胞，釉质细胞中毒变性，釉柱形成和釉柱间质的分泌、沉积发生障碍，使釉质疏松多空，严重时可致缺损。高氟也可引起牙本质矿化不全，牙齿变脆，易磨损。

4. 其他 高氟摄入使血锌、铁、铜、镁吸收降低。氟可通过胎盘屏障进入胎儿体内，亦可通过血脑屏障进入儿童的脑组织；骨骼肌和肾脏亦可受到高氟导致的不同程度损害。动物研究显示氟慢性中毒影响内分泌功能，如诱发动物不育，对抗碘的作用而干扰甲状腺功能。

（四）临床表现与诊断

有发生氟中毒的高危因素-氟病流行区。氟中毒的临床表以牙齿和骨骼改变为主，与摄氟量正呈相关。

1. 氟斑牙

（1）临床表现：≤8岁儿童，牙釉质表面失去正常光泽，出现白垩、着色或缺损样表现。2001年中华人民共和国卫生部的卫生行业标准（WS）制定氟斑牙临床诊断标准为8度（表6-30-2）。美国CDC将氟斑牙严重程度分轻、中、重度（图6-30-1）。

2. 氟骨症 是地方性氟病最严重的临床表现。

（1）临床表现：氟骨症分为硬化型、疏松型、软化型和混合型。儿童氟骨症以硬化型为主。氟骨症患者一般无明显自觉症状，逐渐发展为全身骨骼变形，以下肢改变为著。氟骨症按病情可分为轻、中、重（或Ⅰ、Ⅱ、Ⅲ度），轻度有X线氟骨症征象，可伴疼痛等自觉症状，无关节活动障碍或变形等阳性体征；中度患者骨关节疼痛、僵硬，功能障碍，尚能参加家务劳动；重度严重畸形致残，丧失劳动能力。

（2）X线特征改变：可出现骨疏松、骨硬化改变、骨生长发育障碍改变。

（3）实验室检查：尿氟、血氟浓度增高，血清钙、总蛋白、白蛋白含量下降、血清碱性磷酸酶、乳酸脱氢酶活性升高，血清尿素氮、肌酐、尿酸含量增高，肾脏酚红排泄试验低于正常等。

（五）治疗

地方性氟中毒目前尚无特效治疗方法，主要是以减少氟的摄入和吸收，促进氟的排泄，拮抗氟的毒性，增强机体抵抗力，适当对症处理。

1. 合理饮食 改善饮食结构，增加蛋白质、钙和维生素的摄入。

2. 药物治疗 可用钙剂和维生素D、维生素C，以调整钙、磷代谢，减少氟的吸收，促进氟的排泄。氢氧化铝凝胶、蛇纹石、四硼酸钠等能减少氟吸收，增加氟排泄，但儿童较少使用。

3. 氟斑牙处理 轻症者无须处理。着色而无明显缺损的患牙可用漂白脱色法脱色及牙釉质黏合剂光敏固化修复，重度有缺损的患牙可用复合树脂直接贴面或甲冠修复方法等处理。

表6-30-2 氟斑牙诊断分度标准（WS/T208-2001）

分度	临床表现
1度	釉质表面有白细条纹或点状，片状白垩病变，病变范围不超过牙面的1/4
2度	釉质表面出现小斑点状，片状不透明白色区域不规则地分布于牙面，个别牙面可有条纹着色，病变范围不超过牙面的1/2
3度	釉质面白垩病变呈片状，并出现较大面积浅黄色、黄色、黄褐着色，病变范围不超过牙面的3/4
4度	白垩色区域和着色区域超过牙面的3/4
5度	牙釉质在白垩和着色的基础上，釉质表面出现小的现、散在的坑状、陷窝状缺损，但缺损面积不超过牙面的1/6
6度	釉质表面除有散在的坑凹、陷窝缺损外、且有的坑凹、陷窝融合在一起呈大的斑、片状，乃至釉质剥脱，但其牙釉质缺损的范围不超过牙面的1/3
7度	釉质表面出现较大面积的缺损融合或剥脱，但其缺损面积不超过牙面的1/2，或牙咬合面被磨损成光滑平面
8度	釉质表面出现大面积的缺损，缺损面积超过1/2；牙咬合面磨损严重，使牙齿长度明显变短

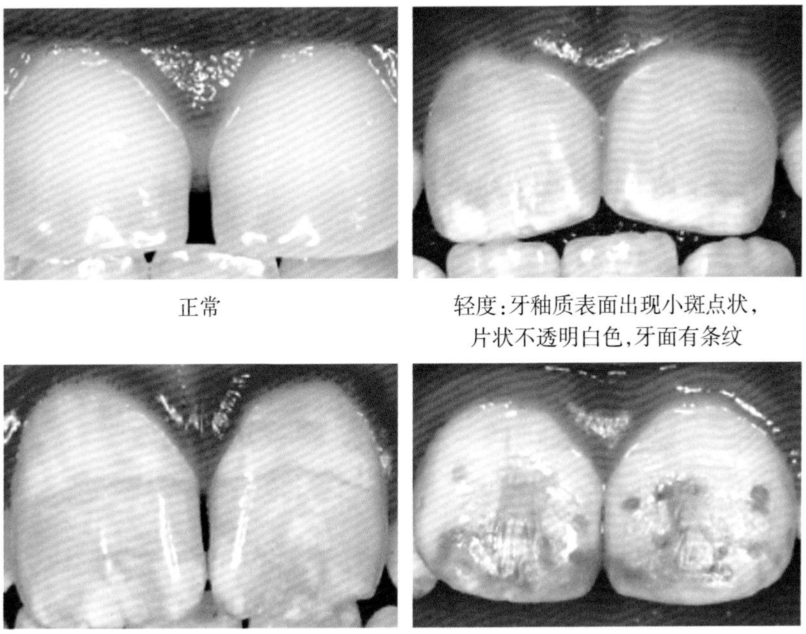

正常

轻度：牙釉质表面出现小斑点状，片状不透明白色，牙面有条纹

中度：大的白色斑点，较大面积浅黄色、黄色、黄褐着色

重度：牙釉质除白垩和黄色外，表面出现坑状、陷窝状缺损

图 6-30-1 氟斑牙严重程度分类

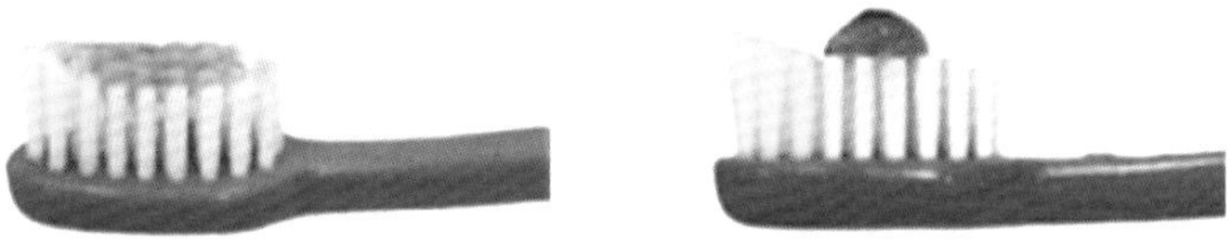

<3 岁儿童牙膏涂抹

>3 岁儿童牙膏挤出“豌豆大小”

图 6-30-2 儿童牙膏使用方法

（六）预防

1. 氟的安全摄入量 我国卫生部建议婴儿 0.1~1mg/d、幼儿 0.5~1.5mg/d 的氟可满足需要，8~15 岁儿童摄氟量卫生标准为 2.0mg/d。一般饮用水加氟 0.5~1.5ppm，成人饮水中摄入 1.5~4mg/d 氟，青少年 <2.5mg/d 有利于预防氟斑牙病。人乳喂养的婴儿可从人乳摄入 0.1mg/d，配方喂养婴儿则获得 1~1.2mg/d 氟。

2. 降低氟污染

（1）改换低氟水源：是目前防治饮水型地方性氟中毒的主要措施。病区如有低氟水源，打低氟深井水、引用低氟地面水或收集降水。如更换水源有困难可采用活性氧化铝吸附法、混凝沉淀法、电渗析、骨碳吸附法等理化技术除氟降低氟摄入。

（2）改造落后的燃煤方式：加强排烟措施，减少用高氟燃煤，最大限度地减轻室内空气污染；改变烘干粮食的方法，改直接明火烘烤为管道间接烘干、自然条件烘干等，避免烟气直接接触食物病区。

（七）健康教育

1. 儿童口腔卫生 因吞咽含氟牙膏和其他牙科产品会增加儿童发生氟斑牙的机会。美国儿科牙科学会建议教育家长，让儿童正确使用儿童含氟牙膏，如 <3 岁儿童“涂抹”，刷牙 < 2 次 /d（图 6-30-2）；6 岁前儿童最好避免使用含氟牙膏。美国 CDC 建议儿童不饮用含氟化物水。

2. 改变生活习惯 饮茶型病区群众进行健康教育，不饮或少饮含氟量高的劣质砖茶，降低砖茶中的氟含量。

（颜崇淮）

【参考文献】

1. Melinda B. Clark, Rebecca L. Slayton. Fluoride Use in Caries Prevention in the Primary Care Setting. Pediatrics, 2014, 134(3):626-633.

第二节 重金属中毒

导读 进入人体的重金属与某些酶结合，抑制人体蛋白质的合成，影响正常生理功能，如抑制酶的活性、改变蛋白质结构；或影响神经系统，抑制和干扰神经系统功能。如铅致血红蛋白合成障碍，铅直接使小球滤过率降低；汞可与蛋白质及酶系统中的巯基结合、影响红细胞膜稳定性；汞与体内蛋白结合可由半抗原转变成为抗原，引起肾病综合征。

重金属的定义存在争议，有学者基于原子质量>65的金属元素或含重金属的化合物定义；或以比重 > 4.0 或 5.0 分类，可能不完全包括锕类元素（元素周期表ⅢB 族中原子序数为 89~103 的 15 种化学元素）。有的重金属对人体生理无益，为“有毒重金属”（toxic metals），如铅、汞、镉。近年重金属的术语泛指对人类或环境有潜在毒性的金属或半金属元素。重金属进入人体后与体内的某些酶结合，使人体蛋白质结构发生不可逆的改变，影响组织细胞功能，体内细胞无法获得营养，排除废物，无法产生能量，导致细胞结构崩溃和功能丧失为重金属中毒（heavy metal poisoning）。重金属摄入发生中毒程度与摄入量、时间（急性或慢性）、年龄（易感性）、暴露途径（食物、药、环境、工作地点）等因素有关。

一、铅中毒

儿童铅中毒（childhood lead poisoning）是指儿童接触铅使体内铅的负荷达到较高水平，危害儿童生长发育，低于中毒标准称为儿童铅暴露（childhood lead exposure）或高铅血症。

（一）研究状况

2200 年前希腊医生发现人吸入或食入铅白与铅黄可表现剧烈腹痛、便秘、腹泻、肢体瘫痪，甚至昏迷和死亡等中毒现象。古埃及、印度、中国发现长时间应用铅制容器和铅制化合物（丹药）的人出现严重症状。但铅中毒的医学概念约在 200 多年前工业革命后才认识，从事铅作业或与铅相关职业人群出现典型临床症状和体征疑为职业性铅中毒（表 6-30-3）。美国 CDC 提出铅对儿童发育损害不存在阈值的观点，据铅对儿童神经发育损害研究结果多次修改儿童血铅下限水平（表 6-30-4），使儿童血铅水平逐渐下降（表 6-30-5）。

1996 年我国学者引进美国 CDC 1991 年的儿童铅中毒诊断标准促进我国儿童铅中毒防治工作，特别是推动了我国汽油无铅化进程。2000 年 7 月 1 日始全国范围内完全停止生产、使用含铅汽油。

（二）高危因素

1. 儿童

(1) 血脑屏障功能发育不成熟：铅可通过血脑屏障进入神经系统，神经系统对铅的毒性敏感，易受铅毒性损害。

(2) 行为发育：儿童手 - 口动作较多的生理发育特点使儿童易将铅摄入体内。

(3) 吸收排泄功能：消化道吸收铅较成人高 5~10 倍，肾脏排铅能力低于成人。

2. 铅的污染源

(1) 工业源性环境：近二十多年来，我国蓄电

表 6-30-3 铅中毒研究重要事件

年代	学者	研究结果
1890~1897 年	澳大利亚 Turner 儿科医生	首次将周围性瘫痪儿童确诊铅中毒
1904 年	澳大利亚 Gibson 儿科医生	发现儿童食入围栏和墙壁含铅油漆导致铅中毒
1923 年	美国通用汽车公司的工程师	首次将四乙基铅作为抗爆剂添加进汽油

表 6-30-4 儿童血铅水平研究

年代	作者	儿童血铅下限水平
1970 年	美国 CDC	从成人职业性铅中毒诊断标准 600μg/L 下调至 400gμ/L
1975 年	美国 CDC	第 2 次修改为 300μg/L
1985 年	美国 CDC	第 3 次修改为 250μg/L
1991 年	美国 CDC	第 4 次修改为 100μg/L
2012 年	美国 CDC	第 5 次修改为 50μg/L

表 6-30-5 儿童血铅水平变化

年代	调查者	1~5 岁儿童平均血铅水平（μg/L）	血铅水平	
			≥100μg/L	≥50μg/L
1976~1980	美国 NHANESⅡ	149	87.8%	
1988~1991	美国 NHANESⅢ-1 期	36	8.9%	
1992~1994	美国 NHANESⅢ-2 期	27	4.4%	
1999~2002	美国 NHANES	19	1.6%	8.6%
2007~2010	美国	13		2.6%
20 世纪 90 年代	中国工业污染区	200~400	85%	
20 世纪 90 年代	中国城市	80~100（1~5 岁）	30%~50%	
2009 年	中国城市	25~60	1.5%~15%	

池生产、金属冶炼、机械制造、印刷、造船、拆船、电缆制造、锡箔生产、蓄电池与电子垃圾回收等涉铅工业成为铅污染的来源。此外，涉铅企业向乡村和西部地区转移使铅污染的转移至我国中西部和农村地区。

（2）**生活源性**：我国许多地区仍保留祭祀时燃烧含铅锡箔习俗，或手工制作或不当燃烧可致家庭环境或生活环境污染。江浙及福建地区普遍使用锡器，甚至用密封性能很好的铅锡罐盛放食物；或用锡壶盛放开水，供儿童饮用或冲调配方；锡壶盛放料酒，酸性料酒可溶锡壶的铅，长期食用含铅料酒烹调食物致铅中毒。

（3）**偏方药物**：古代用含铅化合物以治疗皮肤疾患。以江西省为中心地区，包括福建、湖南、湖北、浙江与江苏北部部分农村地区都有用氧化铅粉末护理婴儿皮肤习俗，如红丹（四氧化三铅）、黄丹（一氧化铅）；或用红丹粉与麻油调制外敷治疗母亲乳腺炎的偏方，或将铅粉混入爽身粉或痱子粉使用。黄河以北地区，包括河南、山东、河北、内蒙古自治区及东北三省等地区用铅化合物治疗儿童口腔溃疡、鹅口疮、咽喉炎；铅化物治疗儿童白癜风、牛皮癣及湿疹等皮肤病与治疗慢性腹泻等；或用含铅偏方治疗儿癫痫、抽动症、哮喘等症。

（三）铅代谢

铅对人体无任何生理功能。

1. 吸收 铅可以通过胎盘从母体到胎儿。儿童摄入铅的 85% 是经消化道，其次为呼吸道（10%~15%）。一般皮肤很少吸收铅。

消化道中的铅从小肠吸收入血。铅在肠道吸收率还受食物的影响，空腹吸收率高，脂肪可促进铅的吸收，钙、铁、锌等元素可抑制铅的吸收。

2. 贮存与排泄 血液中 99% 的铅在红细胞内与血红蛋白结合。血浆中的铅随血液进入脂肪、肌肉、脑、内脏等软组织，最后长期蓄积在骨骼和牙齿，极少铅从大便、小便排出。血液中铅的半衰期约为 25~35 日，骨骼中铅的半衰期长达 10~20 年。测定血液铅反映近期铅暴露情况，骨骼中的铅水平则反映长期铅暴露状况。

（四）高危因素

1. 暴露时间 铅中毒与暴露时间有关。急性高水平铅暴露可致中毒性脑病、多脏器功能损害，包括神经系统、造血系统、消化系统、免疫系统、内分泌系统及肾脏、肝脏等。

2. 剂量效应关系 低水平铅暴露主要损害儿童的神经系统的发育，包括影响儿童的认知和行为发育（图 6-30-3）。

3. 血铅水平 近 20 多年全球范围内的前瞻性研究发现铅对儿童发育毒性无安全阈值，特别是 <6 岁儿童血铅水平低于 100μg/L 仍不安全。

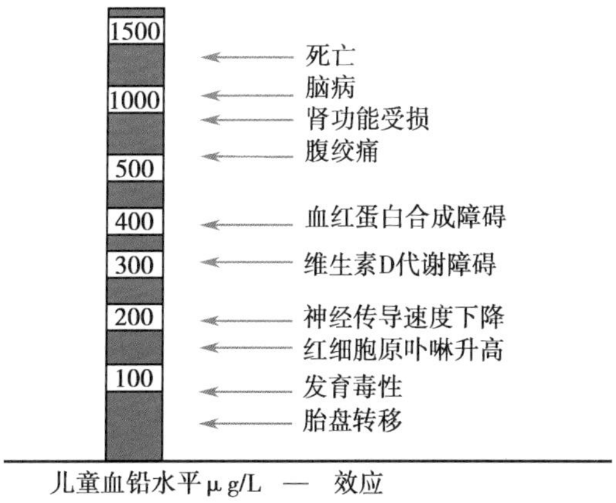

图 6-30-3 儿童最低血铅水平与器官损害

研究发现血铅水平为50μg/L时，儿童IQ与血铅水平仍呈负相关关系，提示儿童血铅水平应越低越好。

哈佛大学波士顿儿童医院的神经毒理学及发育儿科学家Bellinger博士研究发现铅对儿童神经发育影响最大。儿童血铅水平为100μg/L左右时，随着血铅水平的升高，儿童认知明显损害，儿童的IQ与血铅水平呈显著负相关。美国罗彻斯特市的一项前瞻性队列研究结果显示，即使出生后血铅水平较低(<100μg/L)的儿童，其中血铅水平为50~99μg/L的儿童6岁时仍较血铅水平<50μg/L儿童的平均IQ低4.9分；若血铅水平上升至100μg/L对儿童智力的影响更明显，儿童5岁时平均IQ下降7.4分。也有学者推算儿童IQ下降的程度与血铅水平升高的关系(表6-30-6)。

表6-30-6 儿童血铅水平与IQ

儿童血铅水平	IQ下降
24μg/L上升至100μg/L	3.9分
100μg/L上升至200μg/L	1.9分
200μg/L上升至300μg/L	1.1分

(五) 儿童铅中毒临床表现与诊断

1. 临床表现 儿童铅中毒可伴有某些非特异性的临床症状，如腹隐痛、便秘、贫血、多动、易冲动等。血铅≥700μg/L时可伴有腹绞痛、昏迷、惊厥等表现。

2. 诊断 病史收集是关键，2005年美国AAP的《儿童铅暴露的预防、诊断与处理》建议从病史、营养状况、体格检查中寻找铅中毒线索(表6-30-7)。

表6-30-7 儿童铅中毒临床资料收集

临床资料	内容
病史	多动等临床症状；儿童生长发育史、手-口行为、异食癖、居住地区情况、家长职业、皮肤护理习惯、偏方药物使用情况等，以及家人或邻居儿童的血铅水平检测情况
营养状况	饮食习惯、血常规评估铁营养状况
体格检查	注意神经系统检查、心理与语言发育

3. 实验室检查 采用火焰法或石墨炉法原子吸收分光光谱仪、阳极溶出仪、电感耦合等离子光谱或质谱仪测定末梢血或静脉血铅。血铅浓度很低，需有严格的实验室内外质量控制措施。2005年美国AAP的《儿童铅暴露的预防、诊断与处理》(Lead Exposure in Children: Prevention, Detection and Management)指南不建议用发铅含量来判断儿童铅暴露水平。X线荧光法检测骨骼铅水平目前尚未推广使用。

4. 诊断标准 儿童静脉血铅水平100~199μg/L为高铅血症，≥200μg/L结合铅暴露源和临床表现即可诊断儿童铅中毒(表6-30-8)。

表6-30-8 血铅水平判断标准

铅中毒	血铅水平
高铅血症	100μg/L~199μg/L
轻度	200μg/L~249μg/L
中度	250μg/L~449μg/L
重度	≥450μg/L

(六) 儿童铅中毒治疗

按照中国卫生部2006年《儿童高铅血症和铅中毒分级和处理原则》治疗。

1. 治疗原则 脱离铅污染源；卫生指导；营养干预。

2. 驱铅治疗 对血铅水平中度以上铅中毒儿童采用驱铅药物使其与体内铅结合，排出体外，如依地酸钙钠和二巯基丁二酸。

(七) 预防

儿童高铅血症和铅中毒采取环境干预、健康教育及营养干预；在重点地区开展儿童血铅筛查和监测可以及时发现和诊断儿童铅中毒；事实证明，儿童铅中毒是完全可以预防的疾病。

1. 高危人群

(1) 铅污染严重地区：包括可能接触铅的地区儿童。

(2) 发育异常：包括生长迟缓、语言言语发育异常、贫血、注意力或行为异常儿童，特别是家长在铅污染或其他环境工作的儿童。

2. 常规筛查 美国等发达国家通常通过立法规定0~6岁儿童须定期进行血铅筛查。中国卫生2006年颁布的《儿童高铅血症和铅中毒预防指南》建议高危地区的<6岁儿童及其他高危人群应定期筛查，然后根据首次血铅筛查结果，确定是否要进一步进行血铅检测。

(八) 健康教育

2005年美国AAP的《儿童铅暴露的预防、诊断与处理》提出健康教育是预防儿童铅中毒的重要一环。

1. **科普知识宣传** 向家长和社会讲解儿童铅中毒原因、铅对儿童健康的危害。

2. **行为指导** 切断铅进入儿童体内的途径，如勤洗手、清洗儿童玩具和用品。

二、汞中毒

汞是一种重金属，呈银白色，常温下呈液态，俗称水银。常温下汞能蒸发，蒸发量与温度、汞的表面积有关。汞能溶解很多金属，如金、银、锡、镉、铅等，形成合金，称为汞齐。汞在生活中用途十分广泛，如提取金银、镀金、医疗器械、仪器、灯具、颜料、药物、鞣革、农药等。汞中毒（mercury poisoning）是接触汞而导致人体内汞的负荷超过一定限度而导致的疾病。汞通常有一价汞（Hg^{+}）、二价汞（Hg^{2+}），和元素汞（Hg^{0}）三种价态形式，任何形式的汞都可引起中毒。

（一）研究状况

古代中国和印度用汞的化合物作为药物治疗神志不安、心悸怔忡、失眠、惊痫，消炎杀菌治疗皮肤病，轻泻药、利尿药和驱虫剂等。因汞入药用而中毒有较多记载，中国汉代之前开始有用朱砂（硫化汞）炼丹服用而导致汞中毒（mercury poisoning）死亡的病例。现代最严重的汞中毒事件是日本水俣病事件。20 世纪 50 年代初日本九州岛南部熊本县水俣镇 4 万居民中约近万人出现口齿不清、面部发呆、手脚发抖、精神失常症状，涉及孕妇和胎儿，死亡率高。1956 年 8 月日本熊本国立大学医学院研究证实是因水俣湾镇居民长期食用含有甲基汞的海产品。六十年代中期日本新潟县阿贺野川流域也发生类似的甲基汞中毒事件。20 世纪 70 年代伊拉克发生食物甲基汞中毒事件。

（二）高危因素

1. **空气污染** 为地壳运动、火山爆发、地震、森林火灾等排放，或含汞垃圾填埋场及燃煤致汞蒸气或汞的化合物排入大气，或职业性吸入大量无机汞化合物粉尘或汞蒸汽；有的地区民族将水银洒在室内地面或角落避邪，致汞蒸气吸入慢性中毒。如吸入汞蒸气 0.4~1.0mg/d 连续 1 个月即可出现中毒症状。

汞蒸气较空气重 6 倍，故汞蒸气多沉积在室内较低位置，易被儿童吸入。汞蒸气易附着在不光滑平面（墙壁、地面、天花板、工作台、工具及衣服）。汞表面张力较大，若洒落即可分散成许多小颗粒汞珠，不易清除。小汞珠表面积增大，蒸发面积增大，蒸发速度加快，成为持续污染空气来源。

2. **水污染** 致食物污染。因含汞量较高的煤燃烧时汞蒸气排入大气，经降雨过程进入河道水体，使水中含有甲基化辅酶的细菌转化为毒性极强的甲基汞。河流湖泊中的甲基汞被水生植物链富集，浓度升高。食入含汞较高的鱼类等海产品可造成慢性低水平甲基汞暴露。甲基汞经食物链的富集，处于食物链高端的鱼类，如金枪鱼、鲨鱼、箭鱼等体内含汞量相对较高。

3. **药物** 某些含汞的中药、硫柳汞作为疫苗防腐剂、外用红药水（2,7- 二溴 -4- 羟汞基荧光红双钠盐，即红汞）、牛皮癣药膏（氯化氨基汞软膏）以及消毒剂（硫柳汞）等使用不当可致儿童汞中毒。

4. **误服水银** 因金属汞在消化道不易被吸收，误吞水银一般不发生中毒，3~5 日从肠道排出，少数可长期残留于阑尾，引起低水平汞暴露。但如消化道黏膜或溃疡破损的创面可致汞吸收。

5. **温度计刺伤** 水银温度计腋表、口表或肛表，由于意外事故均可能折断刺伤致汞残留体内。因损伤部位不同汞可残留在脂肪组织、腺体、肌肉、结缔组织。进入组织的水银少量吸收入血致慢性汞中毒，残留体内的汞被结缔组织包裹形成异物结节长期存留体内，形成慢性低水平汞暴露。外科手术通常难去除残留组织中的汞。

6. **儿童补牙** 含汞合金的汞齐曾作为补牙材料临床使用。因汞齐可释放出少量汞，已逐步被其他非汞充填材料所替代。

（三）汞的代谢

无机汞化合物毒性与溶解度密切相关，硝酸汞易溶于水，毒性最大，成人致死剂量为 0.05~0.25g，升汞（氯化汞）次之，朱砂（硫化汞）的溶解度很小，毒性较其他汞化合物稍低。

1. **吸收和分布** 金属汞及其化合物主要以汞蒸气或汞化物粉尘经呼吸道进入人体；各种汞的形态均可经消化道吸收，其中水银经消化道的吸收率较低；通常皮肤不吸收汞，但破损的皮肤创面接触水银也可导致经皮肤吸收；有机汞可经消化道、皮肤或黏膜接触吸收，胃肠道吸收率高达 90%，易经呼吸道吸收。血液中的汞与血浆蛋白结合，主要分布于肾、肝、心及中枢神经系统。肝内合成金属硫蛋白与汞结合成汞硫蛋白后贮存在肾皮质。金属硫蛋白与汞的结合使汞在肾脏长期蓄积。汞金属与硫蛋白结合耗尽时，汞对肾脏产生毒性作用。有机汞多为脂溶性，进入体内主要与脂肪组织结合，分布于机体的脂肪部分，不易排出；脑组织中含脂肪比例较高，是有机汞的主要靶位。少部分有机汞在体内可以释放无机汞，与无机汞在体内的代谢相同。

2. 排出 无机汞主要由肾脏排出，约占总排出量的70%；粪便、汗液、月经等也可排出少量汞。甲基汞经尿排出量约为10%，大部分经胆汁以甲基汞半胱氨酸形式从肠道排出，其中约有50%降解为无机汞，另一部分在肠道内可再吸收，故甲基汞摄入与排出相对平衡时，每天的排出量仅为总负荷量的1%。

（四）汞中毒病理

1. 与蛋白质的巯基结合 如血浆蛋白的巯基、体内组织中的巯基、氨基、羟基等功能基团结合；汞作用于细胞膜的巯基、磷酰基、抑制细胞ATP酶，改变细胞膜通透性，影响细胞功能。汞与细胞某些酶或受体结合而抑制酶的活性。体内的汞在红细胞内或肝细胞内被氧化为二价汞离子。汞离子易与蛋白质或其他活性物质中的巯基结合，形成较稳定的硫醇盐，使含巯基活性中心的酶失去活性。如汞与脑中硫辛酸、辅酶A内的巯基结合干扰大脑皮质丙酮酸的代谢。汞可刺激血管及内脏感受器，使大脑皮质持续兴奋而导致衰竭，出现神经精神症状，如运动中枢功能障碍、反射活动协调紊乱，表现“汞毒性震颤”（mercurial tremor）的肌肉纤维震颤。

2. 致畸性 甲基汞有强烈的致畸性及致染色体突变效应。人体细胞内蓄积甲基汞时，可对细胞的遗传物质造成损伤。孕妇血中的汞沉积于胎盘，影响胎盘功能使胎儿宫内发育迟缓。汞可快速透过胎盘，与胎儿的血红蛋白有较高的亲和力，造成胎儿汞暴露。通过胎盘的汞可迅速到达胎脑，产生广泛损害（图6-30-4）。曾报道孕妇职业性汞蒸气暴露，使胎儿出现严重的先天性脑损伤。孕妇发汞高于正常时，其胎儿出现异常、畸形或在发育过程中死亡的几率明显增加。先天性婴儿甲基汞中毒可使中枢神经系统发育迟缓、脑畸形或精神异常、运动迟缓等。严重的有痉挛麻痹、共济失调、言语、听力障碍及智力缺陷等。

（五）临床表现与诊断

汞是一种易蓄积的重金属，长期低剂量暴露可慢性中毒。汞有脂溶性，易通过细胞膜，贮存于含脂量高的组织，产生毒性作用。症状及预后与汞中毒类型有关。

1. 病史和临床表现 临床病史提示急慢性汞暴露史是诊断的关键，结合体格检查和实验室评价机体汞负荷的升高的指标，确诊者转诊处理。

(1) 急性汞中毒：

1) **呼吸道：**因短期高浓度汞蒸气吸入（1~3mg/m^3），数小时即可出现急性汞中毒症状，如急性气管炎、细支气管炎，或化学性间质性肺炎，表现咳嗽、发绀、呼吸困难，可伴有发热、寒战、胸痛、头痛、视力障碍、全身乏力等症状；肺部可听到湿罗音，白细胞计数增加。X线胸片可见一叶或两肺下部大片云雾状阴影，轻度可逐步缓解，重者可致气胸或肺水肿引起呼吸衰竭死亡。

2) **消化道：**因口服无机汞盐致口腔、咽喉灼痛，可出现黏膜坏死，严重者有喉头水肿；强烈刺激胃肠道黏膜，可出现剧烈恶心、呕吐、上腹痛，2~3日后出现腹泻，排出黏液便或脓血便等，严重者可致胃肠道穿孔。中毒后4~10日出现汞中毒性肾炎，重者1~2日即可发生，出现腰痛、少尿、管

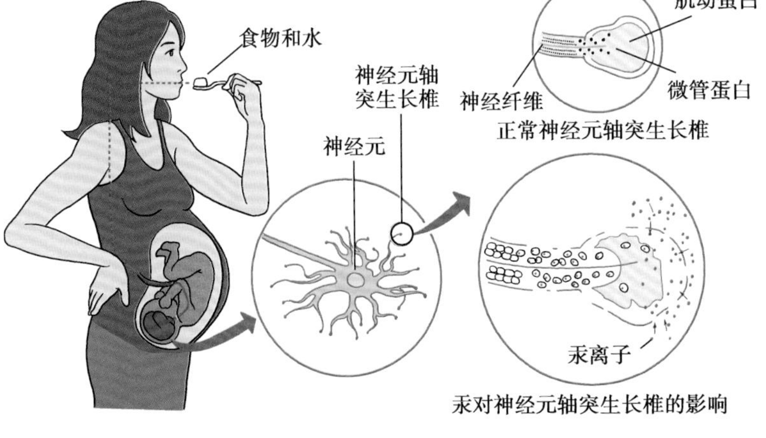

图6-30-4 汞对胎儿神经系统损伤示意图

型、和蛋白尿，可因急性肾衰而致死。

3）**肾脏损伤**：急性汞中毒时患者肾脏中汞含量可高达70mg/kg。肾脏损伤主要在近曲小管，表现为细胞变性，坏死管腔内有蛋白样物质及脱落细胞，曲管细胞刷毛缘缺损，核糖体弥散，细胞质内空泡及无定形致密团块增加等。

（2）**慢性汞中毒**：多因长期低浓度吸入汞蒸气可引起慢性中毒。慢性汞中毒症状隐匿，可出现两个综合征。

1）**肢痛病**：或称红皮病（pink disease）。多为元素汞或无机汞慢性暴露所致，表现为四肢皮肤发红、脱皮，主要发生于婴幼儿，症状复杂；特征性表现是出汗、高血压、心跳加快、瘙痒、虚弱、肌张力减退，失眠、厌食；手掌足底出现典型粉红色斑块、皮丘、脱皮、瘙痒；口腔检查可发现口腔黏膜发红、牙龈水肿，口腔黏膜溃疡或牙齿脱落等。

2）**过敏症**：汞慢性中毒可发生特征性的人格变化，如神经精神症状，表现为记忆力减退、头痛、健忘、嗜睡、害羞退缩、压抑、沮丧、易激惹、情绪不稳、失眠等；动作不协调，表现为双手意向性震颤；肌肉震颤，以眼睑、舌、手指细微震颤为主等。严重时可出现全身性运动失调、步态不稳、吞咽及言语障碍；手指、腕、臂和下肢动作困难，向心性视野缩小；心律失常、心悸、心前区痛、Q-T间期延长等。部分重症患者可出现严重或完全性瘫痪，甚至死亡。

2. 实验室检查

（1）**血汞**：汞在血液中的半衰期较短，血汞只反映近期的汞暴露水平，全血汞>10μg/L为异常。

（2）**尿汞**：一次尿汞>4μg/L为异常；24小时尿汞量>50μg/L为异常。

（3）**发汞**：可为衡量机体长期或较远期汞负荷水平指标，>1000μg/kg为异常。

（六）治疗

1. 切断汞污染源　祛除体内或皮肤表面的残存含汞污染物；食入汞致急性中毒者立即灌肠洗胃，警惕汞腐蚀致消化道穿孔。

2. 对症　摄入牛奶、蛋清等保护胃黏膜，或采用活性炭吸附；支持疗法。

3. 驱汞治疗　二巯基丁二酸（DMSA），二巯基丙磺酸钠，二巯基丙醇等螯合剂进行驱汞治疗。

（七）健康教育

1. 高危人群　妊娠与哺乳期妇女、<12岁儿童。

2. 避免汞的来源　儿科医生与儿童保健医生不太注意汞中毒问题，需要进行汞污染的有关知识教育，如被汞污染的草药制剂、水银温度计、含汞高的鱼类是日常生活汞的来源。因鱼类是含高蛋白质、高ω-3脂肪酸的食物，注意选择含汞低的鱼类食物（表6-30-9）。

表6-30-9　鱼类食物含汞状况

汞污染水平	鱼类
低汞污染	凤尾鱼、鲶鱼*、鳕鱼、黑线鳕、鲱鱼*、鲈鱼、鲑鱼（野生）*、沙丁油鱼*、贝类（太平洋牡蛎*、虾、蛤、贻贝、扇贝）、罗非鱼、金枪鱼、鳟鱼*
中-高汞污染	黑鲈鱼、石斑鱼、左口鱼、龙虾、各种栖于礁石中的鱼类
高汞污染	竹荚鱼、黄花鱼、鳗鱼、鲭鱼、金枪鱼（大眼）、鲨鱼、旗鱼、方头鱼（墨西哥湾）、海鳟

*高ω-3脂肪酸

专家点评　妊娠哺乳妇女、<12岁儿童应选择含汞量和多氯联苯污染（PCBs）低和高ω-3脂肪酸的鱼类，避免大量食用大眼金枪鱼、旗鱼、鲨鱼等肉食性鱼类。

（颜崇淮）

【参考文献】

1. Caravati EM, Erdman AR, Christianson G, et al. Elemental mercury exposure: an evidence-based consensus guideline for out-of-hospital management. Clin Toxicol (Phila), 2008, 46(1):1-21.
2. AMERICAN ACADEMY OF PEDIATRICS. Committee on Environmental Health. Lead Exposure in Children: Prevention, Detection, and Management. Pediatrics, 2005, 116:1036-1046.
3. 沈晓明. 儿童铅中毒. 北京：人民卫生出版社，1996，1-43.
4. Centers for Disease Control and Prevention (CDC). Blood lead levels in children aged 1-5 years - United States, 1999-2010. MMWR Morb Mortal Wkly Rep, 2013, 62(13):245-248.
5. 颜崇淮，吴胜虎，沈晓明，等. 上海市推广使用无铅汽油对儿童血铅水平影响的追踪调查. 中华流行病学杂志，2002，23(3):172-174.
6. Gavaghan H. Lead, unsafe at any level. Bull World Health Organ, 2002, 80(1):82.
7. Lanphear BP, Hornung R, Khoury J, et al. Low-level

environmental lead exposure and children's intellectual function: an international pooled analysis. Environ Health Perspect, 2005, 113(7): 894-899.

8. Chen A, Dietrich KN, Ware JH, et al. IQ and blood lead from 2 to 7 years of age: are the effects in older children the residual of high blood lead concentrations in 2-year-olds? Environ Health Perspect, 2005, 113(5): 597-601.
9. Bellinger DC. Comparing the population neurodevelopmental burdens associated with children's exposures to environmental chemicals and other risk factors. Neurotoxicology, 2012, 33(4): 641-643.
10. Canfield RL, Henderson CR Jr, Cory-Slechta DA, et al. Intellectual impairment in children with blood lead concentrations below 10 microg per deciliter. N Engl J Med, 2003, 348(16): 1517-1526.

7

第七篇

疾病预防

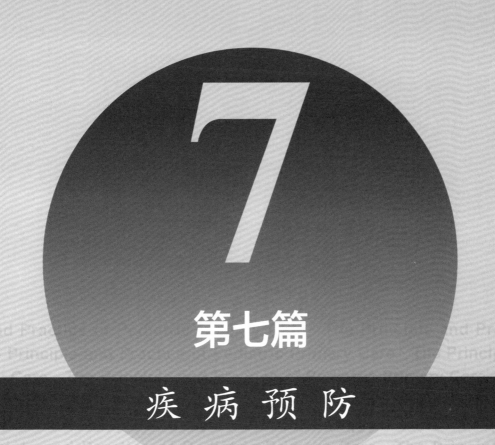

31 第三十一章

预防接种

预防接种是最有效、经济的公共健康预防措施，使许多传染性疾病的发病率大幅度降低，最成功的工作是在全球范围内消灭天花。

第一节　发展史与研究现状

导读　预防接种经历了经验免疫预防实验免疫预防和近代免疫预防阶段，以炭疽减毒株制备的炭疽疫苗为代表的第一次疫苗革命，灭活疫苗和提纯疫苗用于人类疾病预防为疫苗的第二次革命，重组DNA技术为代表的基因工程疫苗称为疫苗的第三次革命。

一、发展史

1. 经验免疫预防　公元10世纪后我国唐宋时代已有接种人痘的记载，是世界上最早采用人工免疫预防天花的国家。随着我国种痘技术日趋完善，相继传入俄罗斯、土耳其和英国，后又传入日本和朝鲜等国家。18世纪(1796年)英国医生爱德华·琴纳(Edward Jenner)从牧场挤奶女工通过患牛痘母牛感染牛痘不再感染天花的现象得到启发，将青年挤奶女工手感染的牛痘浆液接种于一名8岁男童左臂，7周后接种部位感染牛痘、结痂；2个月后再将天花脓疱液接种男童右臂，因男童已获得免疫力未发生天花。琴纳的实验证实种痘能预防天花，为发明牛痘疫苗预防天花的方法。琴纳的种痘实验开创人工免疫的先河，以后所有现代接种法都源于琴纳第一次的伟大发现，因此也是免疫学科建立的初始。拉丁语vacca是“牛”的意思，牛痘为vaccina。琴纳把接种牛痘获得天花免疫力的方法称“vaccination”，沿用至今。

2. 实验免疫预防　19世纪中期科学家认识到病原体感染恢复健康患者可获得抵御同样病原体再次感染的抵抗力，称之为免疫(immunity)。1881年巴斯德(Pasteur)应用高温培养法获得炭疽菌的减毒株，制备炭疽疫苗，开始实验免疫预防，也是第一次疫苗革命的开始。后又将狂犬病毒在兔体内连续传代获得减毒株，研制出狂犬巴氏减毒疫苗，奠定试验免疫学的基础。同时，人们认识到琴纳接种牛痘预防天花的科学性和重大意义，将疫苗称之为“vaccine”表示纪念，推动疫苗的研制和广泛使用。自此，微生物学和免疫学迅速发展，大批灭活疫苗问世。

3. 近代免疫预防　二次世界大战后疫苗的研发发展很快，脊髓灰质炎、风疹、腮腺炎和水痘减毒活疫苗相继问世。20世纪80年代进入疫苗的第二次革命时代，即不再采用完整的细菌和病毒，而是从细菌或病毒中提取所需成分，灭活疫苗和提纯疫苗开始用于人类疾病预防。以后又发展多糖与蛋白载体结合的联合疫苗(如Hib疫苗)、纯化的蛋白疫苗(如无细胞的百日咳疫苗)等。1978年和1980年分别成功研制肺炎链球菌和Hib疫苗(表7-31-1)。但1985年后成功研发的疫苗较少,甚至1998年研发的重组莱姆病疫苗也因可能的不良反应于2000年停用。

表7-31-1 疫苗发展里程碑

年代	疫苗
1798年	天花疫苗
1885年	首次在人群中使用减毒的狂犬病疫苗
1909年	第一个减毒活细菌疫苗卡介苗(BCG)
1924年	破伤风类毒素(TT)
1926年	百日咳疫苗
1932年	黄热病疫苗
1955年	脊髓灰质炎灭活疫苗(IPV)
1962年	口服脊髓灰质炎减毒活疫苗(OPV)
1963年	麻疹疫苗
1968年	C群脑膜炎球菌疫苗(1971年A群)
1977年	14价肺炎球菌疫苗,1984年生产23价肺炎疫苗
1986年	基因重组疫苗:乙肝疫苗(Hep B)
1990年	多糖结合疫苗:B型流感嗜血杆菌疫苗(Hib)
1994年	甲型肝炎疫苗
2007年	H5N1亚型(禽流感病毒疫苗)

1962年始进行基因重组疫苗研制,即利用细菌或真核细胞克隆表达的病原体抗原(某种表达蛋白质)作为疫苗。基因技术的运用使禽流感病毒疫苗研制有新的突破。2004年WHO专家Webster成功研制H5N1病毒疫苗,2005年H7N1型禽流感病毒疫苗也研制成功。2007年美国FDA正式批准H5N1禽流感疫苗用于18~64岁高危人群的禽流感预防。近年新出现的核酸疫苗是含有编码病原体抗原基因序列的质粒载体,经肌内注射、微弹轰击等方法导入体内;疫苗通过宿主细胞系统表达抗原蛋白,诱导宿主产生对该抗原蛋白的免疫应答,形成对相应病原的免疫保护作用。目前此种技术仅用于动物疫苗的研制。有学者将以重组DNA技术为代表的基因工程疫苗称为疫苗的第三次革命。随着生命科学的发展,疫苗的研制理论和技术得到极大的改善,疫苗学已形成一独立学科。

二、疫苗接种策略

(一) 国际

1974年WHO提出扩大免疫规划(Expanded programme on immunization,EPI),即至1990年全球>80%的儿童都应接种卡介苗、百白破、脊髓灰质炎三型混合疫苗和麻疹减毒活疫苗;1992年婴儿应普遍接种乙肝疫苗;1998年有条件的国家将Hib疫苗纳入儿童常规免疫;2006年全球都应开展Hib疫苗接种。2005年WHO、UNICEF与合作伙伴共同制定2006~2015年全球预防接种策略(GIVS),要求每位适宜接种人都能得到免疫接种服务,并将GIVS用于各国制定国家综合计划。为减少漏种率,WHO提高常规免疫接种率的主要政策还包括开展预防接种活动的预算。近年,美国儿科学会感染病委员会(Committee on Infectious Diseases)和美国免疫实施咨询委员会(ACIP)亦据实际应用情况不断更新免疫接种指南与儿童疫苗接种建议。

(二) 中国

1978年始在全国推行计划免疫。1982年原卫生部颁布《全国计划免疫工作条例》,制定儿童基础免疫程序。1986年制定新的儿童基础免疫程序,确定4月25日为全国儿童预防接种日。2004年新修订的《传染病防治法》规定"对儿童实行预防接种证制度",儿童注射疫苗需持正式登记本。为贯彻《疫苗流通和预防接种管理条例》,2006年9月执行入托/学需接受儿童预防接种证检查的措施,提高强制计划免疫接种率,发现漏种疫苗,有效降低学校传染病的发生。同时,原卫生部组织编写《预防接种工作规范》,对疫苗使用管理、冷链系统管理、预防接种服务、预防接种异常反应与事故的报告与处理等有详细规定,同时涉及接种率和免疫水平监测、与国家免疫规划疫苗有关的传染病监测与控制;设立预防接种门诊参考标准,规范预防接种技术操作要点与常见疑似预防接种异常反应的诊治原则。2008年原卫生部颁布《扩大国家免疫规划实施方案》,将甲型肝炎、流行性脑膜炎等15种传染病疫苗纳入国家免疫规划。

专家点评 从预防接种的发展史了解不同成分的疫苗。

(宋红梅)

【参考文献】

1. Paul E. M. Fine, Ilona A. M.Carneiro, Issues, Julie B. Milstien, C. John Clements: Issues relating to the use of BCG in immunizationprogrammes. A discussion document. DEPARTMENT OF VACCINES AND BIOLOGICALS, WHO, 1999.
2. Nicholas Wood, Peter McIntyreand Melanie Wong. Vaccination for the paediatrician. Journal of Paediatrics and Child Health, 2006, 42: 665-673.
3. 何维. 医学免疫学. 第2版, 北京: 人民卫生出版社, 北京, 2013: 401-413.
4. 祝秉东, 王洪海. 结核疫苗研究的历史与现状. 中华结核和呼吸杂志, 2007, 30(5): 378-382.
5. Hilleman MR. Vaccines in historic evolution and perspective: a narrative of vaccine discoveries. Vaccine, 2000, 18: 1436-1447.

第二节　与预防接种相关的免疫学知识

导读　预防接种是用人工制备的疫苗类制剂(抗原)或免疫血清制剂(抗体),通过适当的途径接种到机体,使个体或群体产生对某种传染病的自动免疫或被动免疫。儿科医生、儿童保健医生需了解预防接种相关免疫学知识,学习儿童的免疫特点以及制定的免疫程序。

一、免疫防御

免疫防御(immune defense),即免疫预防,是宿主抵御、清除入侵病原微生物的免疫防护作用,也即通常所指的抗感染免疫,是免疫系统最基本的功能。免疫预防根据免疫学机制可分为主动免疫和被动免疫。

1. 主动免疫　通过抗原物质刺激机体产生免疫反应。主动免疫(active immunization)有天然和人工主动免疫。

天然主动免疫时间持续长,免疫效果好。自然感染疾病是获得天然主动免疫的主要方式,如麻疹患者产生对麻疹病毒的免疫力,终身不再患麻疹。人工主动免疫制剂具有抗原性,机体接种后产生特异性自动免疫力,包括灭活疫苗、减毒活疫苗以及组分疫苗(亚单位疫苗、基因工程疫苗、合成疫苗)。疫苗引起类似于自然患病所获得的免疫记忆,但受种者不发生疾病及潜在的并发症。如接种麻疹疫苗使机体产生抗麻疹的抗体则属主动特异性免疫。疫苗接种引起的免疫反应受到许多因素的影响,包括母体抗体、抗原的性质和剂量、接种途径、佐剂等机体因素如年龄、营养状况、遗传以及潜在疾病等。

2. 被动免疫　为机体被动接受抗体、致敏淋巴细胞或其产物获得特异性免疫的能力。被动免疫(passive immunity)效应快,但维持时间短,也分天然和人工被动免疫。

妊娠后期1~2个月母亲抗体通过胎盘传递给胎儿,使足月婴儿具有与母亲相同的抗体,即为天然被动免疫(natural passive immunity)。胎儿从母亲获得的抗体可在生后早期(6月龄左右)保护婴儿免于某些感染性疾病。人工被动免疫(artificial passive immunization)则采用抗原或病原特异性免疫效应制剂作用于机体预防疾病发生。被动免疫制剂属特异性免疫球蛋白,具有抗体属性,使机体产生被动免疫力,达到预防疾病的目的,包括抗毒素、异体高价免疫血清和特异性免疫球蛋白(免疫球蛋白制剂、人高价免疫球蛋白)等。人工被动免疫多用于需配合主动特异性免疫措施的高危人群,如免疫球蛋白制剂主要用于甲型肝炎和麻疹暴露后的预防和某些先天性免疫球蛋白不足的治疗;人高价免疫球蛋白用于疾病暴露后的预防,如乙型肝炎、狂犬病、破伤风和水痘;异体高价免疫血清也被称为抗毒素,用于治疗肉毒中毒和白喉。

二、免疫应答

免疫应答(immune response)是机体免疫系统对抗原刺激产生排除抗原的过程,包括抗原递呈、淋巴细胞活化、免疫分子形成及免疫效应发生等一系列保护机体的生理反应。接种疫苗后的免疫反应,使机体产生对某种病原微生物感染的特异性抵抗能力,并有免疫记忆,可避免感染相应的疾病。

1. 抗原提呈　是抗原提呈细胞(APC)在感染或炎症局部摄取抗原,在细胞内将抗原加工、处理成抗原多肽片段(图7-31-1),并以抗原肽-MHC复合物的形式表达于细胞表面,然后被T细胞表面受体(TCR)识别,从而将抗原信息传递给T细胞,

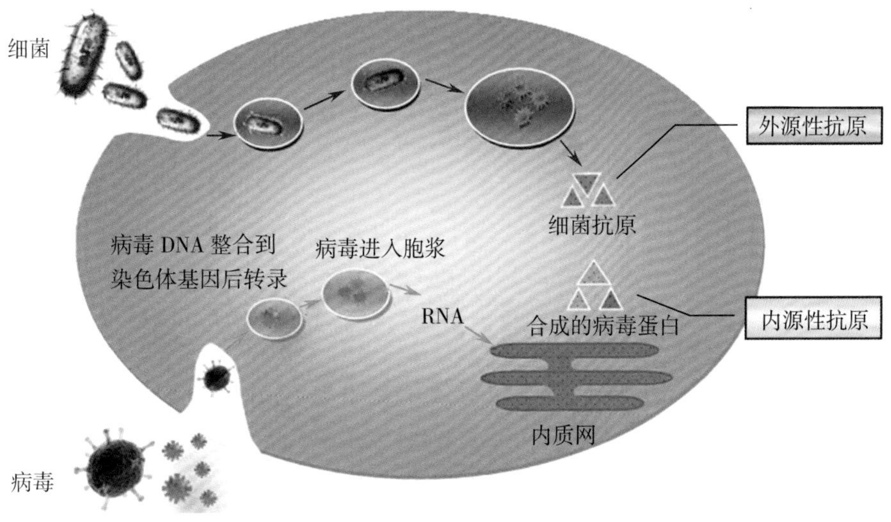

图 7-31-1 外源性抗原和内源性抗原产生示意图

引起T细胞活化的过程。

2. 淋巴细胞活化 APC通过细胞表面的MHC-抗原肽复合物与T细胞表面的TCR特异性结合即为抗原识别(antigen recognition)过程,产生第一信号分子与APC分泌的IL-1等细胞因子(第二信号分子)协同作用于T细胞,使T细胞活化、增殖,并分化为不同的功能亚群。

3. 免疫效应 包括活化的T细胞通过释放细胞因子产生抗感染效应,直接识别和杀伤受感染的细胞;同时辅助性T细胞通过TCR、CD40L以及IL-4等细胞因子作用于B细胞,B细胞活化、增殖、分化为浆细胞,合成并分泌抗体与血液、淋巴和组织中存在的特异性抗原结合发挥免疫效应(图7-31-2)。

三、疫苗诱导的免疫效应

1. 免疫效应 疫苗产生的免疫反应是人工诱导宿主对特异性病原产生特异性反应,预防感染,与自然感染引起的免疫反应一致。疫苗中的致病原蛋白(多肽、肽)、多糖或核酸,以单一成分或含有效成分的复杂颗粒形式,或活的减毒致病原或载体,进入机体后产生灭活、破坏或抑制致病原的特异性免疫应答。疫苗通常由免疫原和佐剂组成。免疫原决定免疫反应的特异性、保护性和效果,选择优势抗原、保护性抗原、保守性强的抗原或表位和能引发长期记忆的抗原或表位。佐剂可以提高疫苗的免疫原性和免疫反应效果,目前有提高抗体应答为主的Th2极化佐剂和以提高细胞免疫为主的Th1极化佐剂两类。

2. 免疫效果 疫苗接种的早期预防效果主要是抗原诱导的抗原-抗体免疫反应。判断疫苗效果不是疫苗诱导抗体滴定度而是更多抗体介导的保护作用,即抗体反应水平或有效性是决定疫苗效果的关键因素。疫苗长期的预防作用取决抗

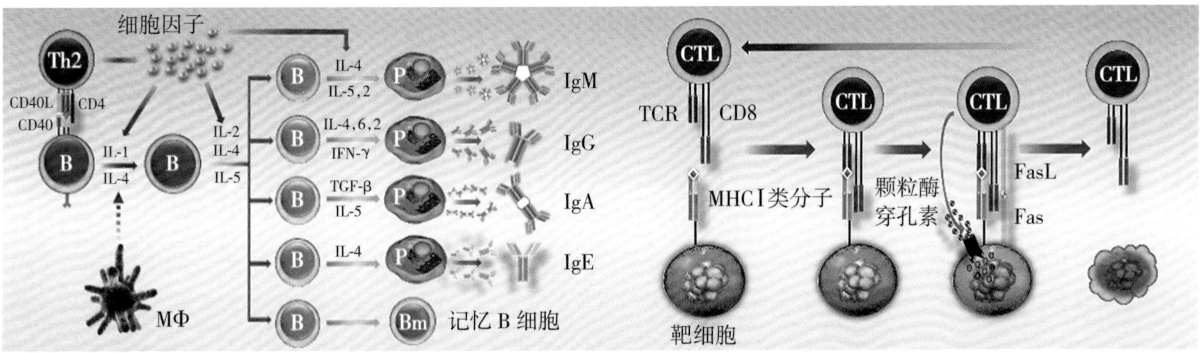

图 7-31-2 B细胞(a)/T细胞(b)的活化和效应示意图

体水平，当微生物不断暴露时可迅速、有效再激活记忆性免疫细胞（图 7-31-3）。诱导记忆性免疫细胞的决定因素与维持有效的抗体水平是评估疫苗长期效果的重要参数。T 细胞可诱导有高度亲和力的抗体和记忆性免疫细胞。目前多数疫苗对疾病的保护作用都是抗体依赖型，但对于某些重要疾病（如艾滋病、结核病、疟疾等）抗体不能起到很好的保护作用，需记忆性 T 细胞参与。

有 2 种不同功能和移行特性定义的记忆性细胞（图 7-31-4）。即中心记忆 T 细胞（T central-memory，T_{CM}）和效应型记忆 T 细胞（effector and memory T cells，T_{EM}）。T_{CM} 主要存在淋巴器官，一般不立即活化；T_{EM} 主要存在周围组织和感染部位，可迅速表现效应功能。理论上，记忆性 $CD8^+$T 细胞的数量越多，质量越好，则维持免疫记忆的效果越长久。故设计和评价疫苗的关键是诱导产生足够数量和质量的 $CD8^+$ 记忆性 T 细胞，即新型疫苗的免疫目标可能主要取决于 T 细胞作用。

多数微生物感染中 T 淋巴细胞是产生免疫预防的关键。免疫反应包括 APC 识别和传递抗原信息、淋巴细胞增殖分化和免疫效应 3 个阶段。接种后，树突状细胞（dendritic cells，DC）获取疫苗中的微生物抗原，抗原信息至淋巴结中的纯真 T 细胞（naïve T cells），刺激纯真 T 细胞增殖，分化为 T_{EM}。淋巴结中激活的 T_{EM} 帮助转运 B 细胞至感染部位，分泌抗微生物的细胞因子，杀伤感染细胞(图 7-31-5)。

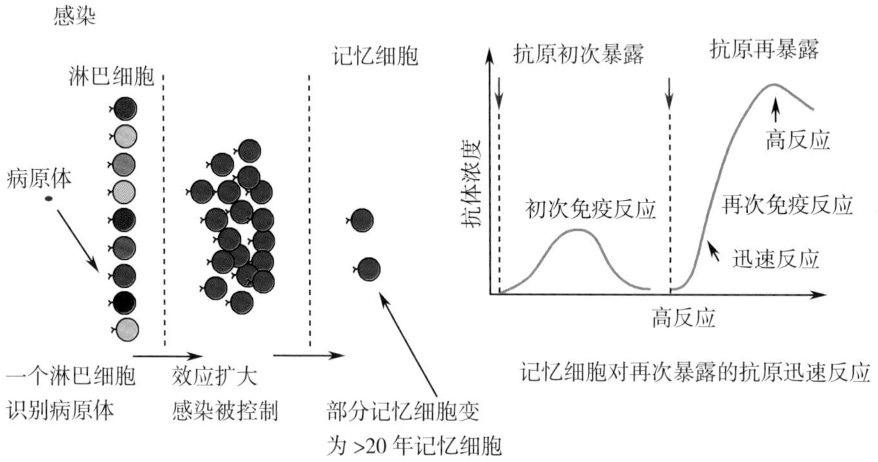

图 7-31-3　免疫记忆

（引自：Cardiff University T-cell Modulation Group-Memory T Cells）

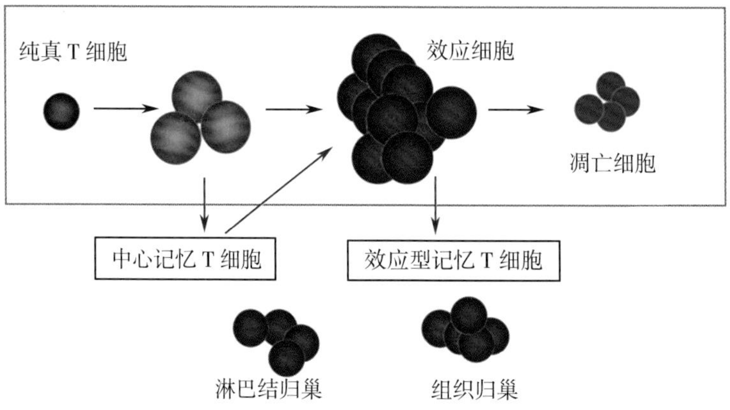

图 7-31-4　T 细胞亚群

（引自：Sara Colpitts. MEMORY T-CELL SUBSETS）

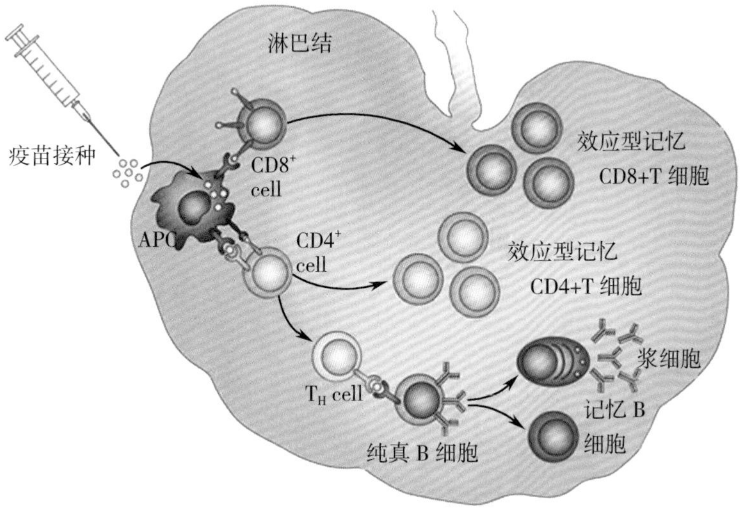

图 7-31-5　疫苗接种后的免疫反应

（引自：Maurizio Zanetti.Clovis A. Silva，Vaccinations in IN PARASITIC INFECTIONS. Memory T Cells juvenile chronic inflammatory diseases，2010.）

四、儿童免疫特点与预防接种

（一）预防接种

经典的或传统的预防接种（vaccination）泛指采用人工制备的疫苗类制剂（抗原）或免疫血清类制剂（抗体）通过适宜的途径接种到机体，使个体和群体产生对某种传染病的主动免疫或被动免疫。广义预防接种包括所有人群使用疫苗，如儿童计划免疫，成人常规接种和应急接种；免疫血清类制品的临床治疗和免疫预防；体内用诊断用品的使用方法等。正常的免疫系统可识别侵入的病原体（细菌、病毒），诱导产生抗体，杀灭病原体。免疫接种（immunizations），或疫苗接种即刺激免疫系统。免疫接种抗病毒采用死的或弱的疫苗，一般抗细菌感染采用死菌的部分成分刺激抗体形成。儿童预防接种的基础免疫包括人体初次、全程和剂量等涉及影响儿童疫苗免疫应答的因素。

1. 决定初次接种反应的因素　初始接种疫苗效果受疫苗类型、抗原特性、接种间隔时间、遗传、环境以及接种年龄有关。如活疫苗有更高强度的内在反应、体内复制后有更多抗原，较长期的抗原刺激产生较高水平的抗体反应；多糖抗原（polysaccharide antigens）不能诱导生发中心，限制免疫原性；较高的抗原剂量增加附着于激活 B/T 细胞的能力，包括滤泡树突状细胞（FDC）。疫苗效果与接种间隔时间（interval of vaccine）有关，一般初始接种与第 2 次接种最少应间隔 3 周，避免初始接种反应连续抗体高峰波的竞争。与 B/T 细胞激活 / 分化有关的重要分子的基因多态性可影响抗体反应，早期免疫发育不成熟或与年龄相关的免疫衰退也可影响抗体反应（图 7-31-6）。

从进化的角度看母体 IgG 通过胎盘进入胎儿体内，在婴儿自身产生 IgG 水平以前可帮助婴儿抵抗感染。>6 月龄婴儿自身产生 IgG 水平逐渐增加，婴儿体内的母体 IgG 逐渐消退，至 10~12 月龄婴儿体内 IgG 均为自身产生，8~10 岁时达成人水平。因此，理想的儿童预防接种年龄与儿童体内的母体抗体消退水平以及儿童产生免疫应答能力的年龄有关。如新生儿对结核病无先天免疫，出生即易感染，但新生儿细胞免疫发育已较成熟，故新生儿出生后即可接种卡介苗。新生儿从母体获得脊髓灰质炎和百日咳被动免疫抗体很短暂，婴儿早期即可发病，故规定 2 月龄开始接种脊髓灰质炎疫苗，3 月龄开始接种百白破疫苗。

2. 接种间隔时间　取决疫苗产生抗体的反应时间，与疫苗类型、接种程序等有关。如活疫苗在机体诱导较多稳定水平的抗体。多糖抗原不能诱导生发中心，限制诱导免疫回忆反应和附着生命期长的浆细胞能力。抗体反应时间与接种疫苗刺激产生生命周期长的浆细胞数目成比例，如缺乏抗原再暴露，疫苗接种后 6~12 个月检测抗体滴定度即生命期短的浆细胞反应末期，可预测抗体水平维持情况。为促进 B 细胞回忆反应成熟，初次接种和大剂量抗原暴露至少间隔 4 个月，可出

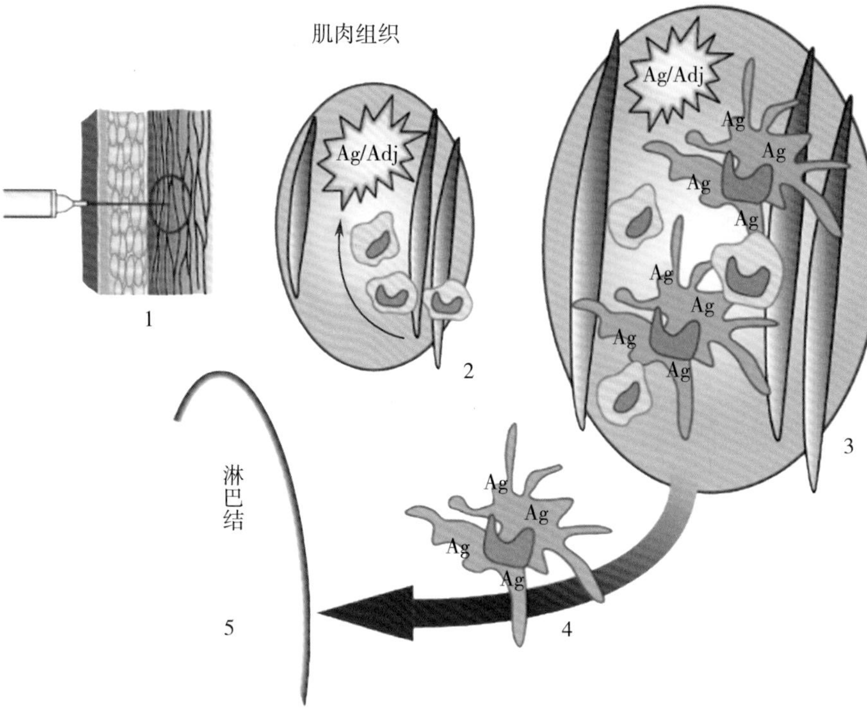

图 7-31-6 初始接种反应

(1)附着在DC上的疫苗中的病原体相关模式,游走在体内的单核细胞、中性粒细胞;(2)如疫苗抗原与佐剂发出较多"危险信号"可激活单核细胞和DC;(3)改变单核细胞和DC表面受体,沿淋巴管移行;(4)(5)到达淋巴结,激活T、B淋巴细胞

(引自:Claire-Anne Siegrist.Vaccine immunology,Section 1:General aspects of vaccination)

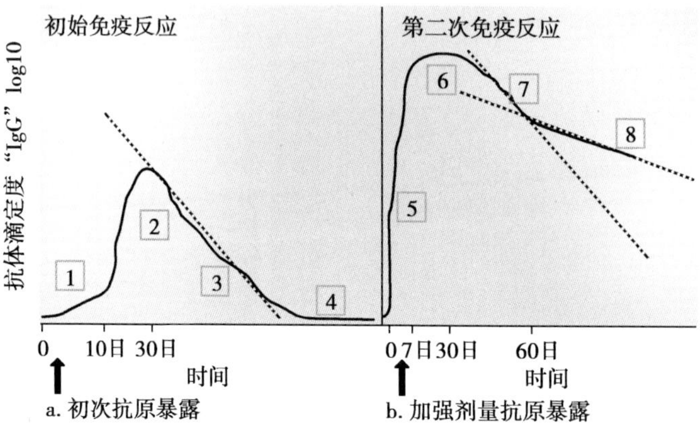

图 7-31-7 疫苗反应的不同阶段抗体滴定度

a. 初次抗原暴露诱导滤泡外反应:(1)低IgG抗体滴定度很快上升。当生发中心的B细胞增殖,分化为浆细胞,IgG抗体滴定度达峰值;(2)(3)接种4周后,因浆细胞生命周期短使抗体滴定度很快下降,达基线水平;b. 第二次免疫反应:(4)(5)大量抗原暴露激活免疫回忆反应,IgG抗体滴定度很快上升(<7d),浆细胞短暂维持抗体峰值;(6)几周后抗体水平逐渐下降达初次免疫水平;但部分生命周期长的浆细胞达到骨髓继续产生特异性抗体致抗体水平下降缓慢。

(引自:Claire-Anne Siegrist.Vaccine immunology,Section 1:General aspects of vaccination)

现高水平的第二次反应(图 7-31-7)。为避免干扰初次接种特异性抗体的出现,间隔初始接种时间至少 3 周。特殊情况,如旅游前初次接种的最小间隔时间可为 1~2 周,但产生的免疫反应时间较间隔 1~2 个月的免疫反应弱。维持抗体持续存在的疫苗大剂量标准世界各国尚不统一。疫苗接种年龄影响疫苗抗体持续,如生命早期免疫发育不成熟或老年人免疫衰退时均限制诱导持续产生生命期长的浆细胞。

临床上,婴儿初次免疫后甚至几十年后记忆细胞仍然能持续和再激活 HBsAg- 特异性记忆 B 细胞(图 7-31-8)。HB 疫苗接种后 2 年内抗 -HBs 的效价下降较迅速,以后抗 -HBs 的效价缓慢下降。抗 -HBs 的效价下降速率与初免的抗 -HBs 水平、性别、年龄无显著关系,而抗 -HBs 持续时间与初免后抗 -HBs 应答峰有关。多数研究表明尽管有时疫苗应答者的抗 -HBs 下降到保护水平以下或检测不到,因免疫记忆的存在,仍有保护作用。有学者证实 HB 疫苗接种 12 年后体内仍存在免疫记忆。因此,不能以是否检测到抗 -HBs 为判断疫苗免疫效果,而是以抗 HBV 感染为判断标准。

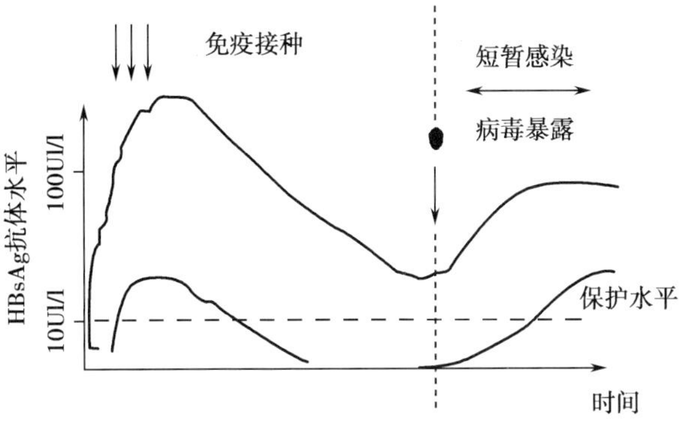

图 7-31-8 乙型肝炎病毒疫苗接种后免疫过程

尽管疫苗接种后缺乏抗原反复再暴露,特异性抗体效应 T 细胞反应时间较短暂(short-lived),多数效应 T 细胞(>90%)几日后凋亡死亡,但少数免疫记忆对维持 T 细胞疫苗的效果很重要。活减毒疫苗可作为终身免疫(life-long immunity)典型的诱导剂,如麻疹、风疹疫苗。

3. 基础免疫和加强免疫 基础免疫(routine immunization)是人体初次接受某种疫苗全程足量的预防接种。疫苗的接种次数(interval)与疫苗性质有关,活疫苗(菌苗)接种后在体内能繁殖,保持较高抗原水平,产生持久免疫力。死疫苗(菌苗)需多次接种,即必须经抗原的多次刺激才能使抗体形成较稳定的免疫力。各种疫苗基础免疫的次数和剂量不同,由疫苗性质决定。

基础免疫疫苗接种一段时间后体内免疫力逐渐减弱或消失,为维持机体的免疫力,据不同疫苗的免疫特性进行适时的再次接种,即加强免疫(catch-up immunization)。加强免疫刺激机体产生回忆性免疫反应(IgG 二次反应),使抗体增长并维持较长时间。各种疫苗的加强免疫年限有具体规定,如白百破混合疫苗 3 针基础免疫完成后,第 2 年进行 1 次加强免疫。

4. 疫苗复种或补种 部分疫苗不需要进行加强免疫,但需复种(revaccination)或免疫失败后的补种(vaccination to reseed)。如预防个体麻疹感染可通过强化免疫再次接种麻疹疫苗,即儿童 18~24 月龄进行麻疹复种;或给漏种麻疹疫苗与接种后失败的儿童补种。

5. 补充免疫 亦称强化免疫。补充免疫(supplementary immunization)是国家或地区针对某种传染病的发病或流行情况以及人群对该传染病的免疫状况进行分析后,决定在短时间内对某年龄段人群进行普遍免疫,即对常规免疫的加强,与计划免疫共同构成计划免疫体系。如预防人群麻疹感染需要 >95% 的人体内有麻疹抗体才能形成有效免疫屏障,阻断麻疹病毒传播。因此,强化免疫对于免疫史不详或未完成 2 剂次免疫的人群尤为必要。如中国《2006—2012 年全国消除麻疹行动计划》目标是 2012 年麻疹发病率控制 <1/100 万,不考虑目标人群麻疹疫苗免疫史,每年对所有 <4 岁儿童接种 1 剂麻疹疫苗,为麻疹强化免疫。2000 年我国向 WHO 宣布消灭脊髓灰质炎,因此自 1990 年每年进行一次脊髓灰质炎强化免疫活动。

6. 扫荡式免疫 WHO 定义扫荡式免疫(mopping-up immunization)是对某特殊地区进行挨家挨户免疫接种,是对强化免疫的补充。特殊地区标准是指 3 年前曾发现脊髓灰质炎病毒,存在病毒感染的危险,但该地区保健措施较差;或该地区人口密集,死亡率高,卫生条件差,免疫接种率低。如各国阻断野生脊髓灰质炎病毒传播的 4 个主要策略包括儿童常规接种脊髓灰质炎减毒活疫苗(OPV),达到高免疫覆盖率;给特定年龄组儿童服用口服 OPV 强化免疫;通过报告和实验室检测所有 <15 岁儿童急性弛缓性麻痹(AFP)病例,监

测脊髓灰质炎野病毒病例;当野生脊髓灰质炎病毒传播限制在某一特定地区后进行有目标的“扫荡”式免疫。

7. 联合免疫 因人工主动免疫制剂逐渐增多,往往需要在同时(年龄)接种几种疫苗。近年发展含有二个或多个活的、灭活的生物体,或同一生物体不同种或不同血清型提纯抗原疫苗同时接种的联合疫苗(conjugated vaccines),诱导T淋巴细胞免疫反应,高亲和力的强免疫反应(potent immune),提高疫苗效果。联合疫苗可适当减少疫苗剂量,简化免疫程序,改进疫苗质量,如无细胞白百破三联疫苗(DTaP),麻疹、风疹二联疫苗(MR),麻疹、风疹、腮腺炎三联疫苗(MMR)、多价肺炎疫苗和流脑A+C联合疫苗以及百白破、B型嗜血流感杆菌和脊髓灰质炎五联疫苗。

(二)疫苗分类

疫苗分类方法多种。按剂型可分为液体疫苗或冻干疫苗;按成分可分为普通疫苗或提纯疫苗;按品种分为单价疫苗或多价疫苗;按用途可分为预防性疫苗和治疗性疫苗;按使用方法分为注射疫苗、划痕疫苗、口服疫苗或喷雾疫苗。最常用的是按疫苗的性质分为灭活疫苗、减毒活疫苗和重组疫苗(表7-31-2)。

1. 减毒活疫苗 实验室传代培养野生型或致病性病毒或细菌使致病性减弱,将有免疫原性、减毒或无毒的病原生物制成疫苗(表7-31-3)。减

表7-31-2 常用疫苗诱导相关免疫

疫苗	疫苗类型	血清IgG	黏膜IgG	黏膜IgA	T细胞
白喉类毒素	类毒素	++	(+)		
甲肝	灭活	++			
乙肝	蛋白	++			
B型流感嗜血杆菌Hib PS	多聚糖	++	(+)		
Hib糖复合物	PS-蛋白	++	++		
流感	灭活,亚单位	++	(+)		
鼻内流感	减毒	++	+	+	+($CD8^+$)
麻疹	活、减毒	++			+($CD8^+$)
脑膜炎球菌PS	PS	++	(+)		
脑膜炎球菌轭合物	PS-蛋白	++	++		
腮腺炎	活、减毒	++			
百日咳,全细胞	灭活	++			
百日咳,非细胞成分	蛋白	++			+?($CD4^+$)
肺炎球菌PS	PS	++	(+)		
肺炎球菌轭合物	PS-蛋白	++	++		
脊髓灰质炎Sabin	灭活	++	++	++	
脊髓灰质炎Salk	活、减毒	++	+		
狂犬病	灭活	++			
轮状病毒	活、减毒			++	
风疹	活、减毒	++			
破伤风类毒素	类毒素	++			
结核(BCG)	活分支杆菌				++($CD4^+$)

注:PS:polysaccharide,多聚糖

表 7-31-3 减毒活疫苗

分类	疫苗
减毒病毒活疫苗	麻疹、腮腺炎、风疹、牛痘、水痘、带状疱疹、黄热病、轮状病毒、流感(鼻内接种)、脊髓灰质炎疫苗
减毒细菌活疫苗	BCG、伤寒疫苗

毒活疫苗(live attenuated)接种后微生物在受种者体内生长繁殖,产生足够抗原量刺激机体发生免疫反应。减毒活疫苗引起的免疫反应类似自然感染免疫反应,但无野生型微生物致病反应,可获得长期或终生保护作用。减毒活疫苗接种可出现疫苗不良反应,类似相应疾病表现,但症状较自然疾病轻微。减毒活疫苗具有潜在致病危险,如在人体内发生突变恢复毒力。发生无免疫应答或无效接种原因与微生物损伤(如光和热),或干扰微生物体内繁殖有关(如循环中的相应抗体);免疫缺陷患者接种减毒活疫苗的病毒在机体内复制和繁殖失控,可致严重或致命的反应。

2. 灭活疫苗 将培养的细菌和病毒加热或采用化学制剂(常是福尔马林)灭活制成的疫苗为灭活疫苗(killed vaccines)。灭活疫苗可由全病毒或细菌或裂解片段组成,包括蛋白质疫苗、多糖疫苗和结合疫苗(多糖与蛋白质结合的疫苗)(表7-31-4)。

表 7-31-4 灭活疫苗

分类	疫苗
全细胞灭活疫苗	脊髓灰质炎、狂犬病疫苗、甲肝疫苗
裂解疫苗 亚单位疫苗	乙肝、流感、无细胞百日咳(DTaP)、人乳头瘤病毒、炭疽
类毒素	白喉、破伤风

灭活疫苗首剂不产生具有保护作用的免疫力,故需多次接种,接种第2剂次或第3剂次后产生保护性免疫反应。灭活抗原的抗体滴度逐渐下降,部分灭活疫苗需定期加强接种以提高或增强抗体滴度。目前均使用为灭活的全病毒疫苗,不主张使用灭活全病毒流感疫苗和全细胞灭活细菌疫苗(百日咳、伤寒、霍乱和鼠疫)。灭活疫苗抗原均可通过注射方式接种,即使接种于免疫缺陷者也不会造成感染而致病。

3. 多糖疫苗 是唯一由某些细菌外膜的长链糖分子组成的灭活亚单位疫苗。目前纯化的多糖疫苗(polysaccharide vaccine,PS)用于预防肺炎球菌、脑膜炎球菌和伤寒沙门杆菌引起的疾病。纯化多糖疫苗引起的免疫反应是典型的非T细胞依赖型免疫反应(独立T细胞抗原反应),即纯化多糖疫苗能无辅助T细胞的帮助刺激B细胞。

多数PS疫苗免疫应答产生的抗体主要是IgM与少量IgG,故PS疫苗诱导的抗体比蛋白抗原诱导的抗体活性低,重复接种PS疫苗不产生抗体滴度的升高或效力增强。PS疫苗包括B型流感嗜血杆菌疫苗(Hib)、肺炎球菌结合疫苗和脑膜炎结合疫苗。

4. 重组疫苗 采用基因工程生产的疫苗。重组疫苗(recombinant vaccines)分为三大类:①应用重组DNA技术从酵母菌生产疫苗:即将病毒的基因片断插入到酵母细胞的基因后进行克隆扩增产生的DNA重组疫苗,如乙肝疫苗和人乳头瘤病毒疫苗(HPV);②消除和修饰病原微生物致病性基因制备疫苗:如轮状病毒疫苗、活伤寒疫苗(Ty21a)和减毒流感活疫苗(在鼻咽部黏膜内有效繁殖);③非致病性微生物:如病毒体内插入病原微生物某个基因,被修饰的病毒为携带者或载体表达病原微生物基因,诱导免疫反应。目前正用于HIV疫苗研制。

专家点评 预防接种程序与体内母体抗体消退水平以及儿童产生免疫应答能力的年龄有关。

(宋红梅)

【参考文献】

1. Mark T. Esser, Rocio D. Marchese, et al. Memory T cells and vaccines. Vaccine, 2003, 21(5-6):419-430.
2. Stanley Plotkin, Walter Orenstein, Paul Offit. Claire-Anne Siegrist: Vaccine immunology. Vaccines, 6th Edition from, 2012.
3. Oberdan Leo, Anthony Cunningham, Peter L Stern. Vaccine immunology. Understanding Modern Vaccines: Perspectives in Vaccinology, 2011, 1(1):25-59.
4. International Clinical StudiesSupportCenter. Division of microbiology and infectious diseases (DMID) pediatric toxicity table (Greater than 3 months of age), 2003. (http://www.icssc.org/index.htm.)

5. Committee on Infectious Diseases. Prevention of Varicella: Update of Recommendations for Use of Quadrivalent and Monovalent Varicella Vaccines in Children. Pediatrics, 2011, 128: 630-632.
6. Moturi EK, Porter KA, Wassilak SG, et al. Progress toward polio eradication-Worldwide, 2013-2014. MMWR Morb Mortal Wkly Rep, 2014, 63(21): 468-472.
7. CDC. Vaccine preventable deaths and the global immunization vision and strategy 2006-2015. MMWR, 2006, 55(18): 511-514.
8. Centers for Disease Control and Prevention (CDC). Advisory Committee on Immunization Practices (ACIP) recommended immunization schedules for persons aged 0 through 18 years and adults aged 19 years and older--United States, 2013. MMWR Surveill Summ, 2013, 62(Suppl 1): 2-8.

第三节 疫苗应用

导读 接种疫苗是预防、控制传染病发生、流行最为有效的措施。根据自身传染性疾病的流行情况各个国家应用的疫苗略有不同。目前我国应用的疫苗共12种预防15种疾病，分一类疫苗和二类疫苗。

一、应用疫苗分类

我国疫苗应用分一类疫苗和二类疫苗。

（一）一类疫苗

包括预防传染力强、危害严重的7类疾病，国家免费强制性要求全部儿童注射，又称为“计划免疫类疫苗”，目前包括10/11类疫苗覆盖15种疾病（表7-31-5）。一类疫苗均为国内自己生产的疫苗，已使用较长时间、效果好、价廉。

1. 卡介苗（BCG） 用活的无毒牛型结核杆菌制成，接种4~8周产生免疫力，特异性免疫约需3个月，但BCG的预防时间尚不清楚。BCG对结核性脑膜炎和播散性结核有较好预防作用。BCG为诱导机体T细胞免疫反应，新生儿细胞免疫发育成熟，接种BCG反应好。我国BCG有冻干制剂和注射剂，皮内注射接种。BCG接种前不需作结核菌素皮肤试验，不推荐BCG复种。接种后偶见局部淋巴结炎症、类狼疮反应、瘢痕形成等不良反应发生。2004年WHO的立场文件建议在结核病发病率高的地区与国家仍应在婴儿出生后尽早接种BCG。

表 7-31-5 计划免疫类疫苗（一类疫苗）

疫苗名称	预防疾病
卡介苗	结核病
乙型肝炎疫苗	乙型肝炎
脊髓灰质炎（OPV）疫苗	脊髓灰质炎
麻疹/麻腮风三联疫苗	麻疹、风疹、腮腺炎
百白破疫苗（DTP)/DT疫苗	百日咳、白喉、破伤风
乙型脑炎疫苗	乙型脑炎
流行性脑膜炎疫苗	流行性脑膜炎
甲型肝炎疫苗	甲型肝炎
流行性出血热疫苗	流行性出血热
炭疽和钩端螺旋体疫苗	炭疽和钩端螺旋体病

2. 乙肝疫苗 有血源乙肝疫苗及基因重组（转基因）乙肝疫苗两种类型，目前我国多采用基因重组（转基因）乙肝疫苗，有儿童和成人两种剂型，分别用于儿童和20岁以下的青少年以及11~19岁的青少年和成人，肌内注射。新生儿应尽早接种乙型肝炎疫苗（<24小时）。乙肝疫苗接种后反应轻微，一般1~2日消失。酵母重组乙肝疫苗可与Hib、BCG、甲肝、脊髓灰质炎、麻疹、流行性腮腺炎、风疹、DTP等疫苗分不同部位同时接种。

3. 脊髓灰质炎疫苗 有口服脊髓灰质炎减毒活疫苗（oral poliovirus vaccine，OPV）与脊髓灰质炎灭活疫苗（inactivated poliovirus vaccine，IPV）两种疫苗。我国目前使用的“糖丸”即OPV，是由减毒的活病毒株制成，多为Ⅰ型/Ⅱ型/Ⅲ型三价疫苗。IPV是采用Ⅰ型(Mahoney株)、Ⅱ型(MEF-1株)、Ⅲ型（Saukett株）脊髓灰质炎病毒经灭活后按比例混合制成的3价液体疫苗。OPV第1剂约50%儿童产生免疫，3次全程基础免疫后>95%儿童产生免疫。因为口服脊髓灰质炎疫苗遇热失效，应直接含服或凉开水溶化后服用；服疫苗后半小时内不要吸吮人乳（可用牛奶或其他代乳品）；IPV为大腿外侧或三角肌肌内注射。

4. 百白破三联疫苗 由百日咳疫苗、精制白喉和破伤风类毒素按比例配制。有全细胞百白破疫苗（wDTP）和无细胞百白破疫苗（DTaP或TdaP）2种。wDTP接种不良反应较多，严重者可出现皮疹，甚至神经血管性水肿或过敏性休克，神经系统异常反应或低张力低应答反应（休克样综合征）。全程 DTP 接种后（基础 + 加强）免疫力可持续维持 >6 年。1~7 岁儿童延迟或中断接种 DTP 者需再接种 3 次，未接种 DTP 的 7 岁儿童宜接种 Td（白喉、破伤风）疫苗。因母亲不能为婴儿提供足够的抗百日咳的抗体。2005 年美国免疫工作咨询委员会（ACIP）建议未接种百日咳疫苗的母亲、新生儿以及家庭成员应接种 TdaP 联合疫苗。2012 年再次建议未接种百日咳疫苗的妊娠妇女需在妊娠后期接种 TdaP 联合疫苗。

5. 麻疹疫苗 / 麻风疫苗 麻疹减毒活疫苗用麻疹病毒减毒株接种鸡胚细胞经培养收获病毒液后冻干制成。麻疹风疹联合减毒活疫苗（MR）系用麻疹病毒减毒株和风疹病毒减毒株冻干制成。用于接种 >8 月龄易感者，1 周后始产生抗体，1 个月达高峰，阳转率 >95%。少数儿童接种后 5~12 日出现发热（≥38.3℃）及皮疹。

6. 流脑疫苗 包括 A 群流脑疫苗和 A+C 群流脑疫苗，均为菌体提纯后的多糖疫苗。A 群流脑疫苗主要用于 6 月龄 ~18 月龄的儿童，A+C 群流脑疫苗用于 >2 岁儿童及成年人。>2 岁儿童接种 1 剂 A+C 群多糖疫苗可提供至少 3 年的保护作用。

7. 乙脑疫苗 有灭活疫苗和减毒活疫苗两种。乙脑减毒活疫苗系用流行性乙型脑炎病毒 SA14-14-2 减毒株接种原代地鼠肾细胞制成，灭活疫苗系由乙脑病毒灭活后制成，用于 >8 月龄健康儿童、非疫区进入疫区的儿童和成人。减毒活疫苗一次注射后中和抗体阳转率可 >80%，第二年加强后可达 >90%。灭活疫苗经 2 针基础免疫后中和抗体阳转率为 60%~85%，次年加强注射后阳转率可达 >90%，且可维持较长时间。

8. 甲肝疫苗 有甲肝病毒减毒株制成的甲肝减毒活疫苗和灭活甲型肝炎病毒株制备甲肝灭活疫苗 2 种。甲肝减毒活疫苗又据保存时间和要求条件分为普通减毒活疫苗和冻干减毒活疫苗。1 岁以上儿童、成人的甲肝病毒易感者均应接种甲肝疫苗。接种后 8 周机体抗体阳性率可达 98%~100%；免疫力一般可维持 5~10 年后补种一针可获得长期免疫作用。

9. 流行性出血热疫苗 有Ⅰ型和Ⅱ型两种灭活疫苗，有一定程度交叉保护。Ⅰ型用Ⅰ型（野鼠型）出血热 Z10 毒株感染沙鼠肾原代细胞或者直接取脑组织提取病毒囊膜糖蛋白（G1P、G2P）和核蛋白（NP）等有效成份制备而成，保护率可达 90% 左右。Ⅱ型用Ⅱ型（家鼠型）出血热病毒感染原代地鼠肾细胞培养后制备而成，接种后血清抗体阳转率 >90%。

10. 炭疽疫苗 用炭疽弱毒（A16R）株生产，为 50% 甘油芽胞悬液。划痕接种，如 24 小时划痕局部无任何反应（包括创伤反应）应重新接种。接种后 1 周产生免疫力，2 周达保护水平，约维持 1 年，故对高危人群者宜每年接种 1 次。因划痕疫苗剂量较皮下注射大（约 80 倍），故严禁注射。

11. 钩端螺旋体疫苗 有钩端螺旋体流行菌株制成单价或多价疫苗的全菌体灭活疫苗与提取钩端螺旋体外膜抗原制成的外膜疫苗（亚单位疫苗）2 种。全菌体灭活疫苗保护率为 85.3%~100%，外膜疫苗的阳性率 >95%。适用流行地区 7~60 岁人群。

（二）二类疫苗

为“计划免疫外疫苗”，政府不强制全部儿童接种，包括流感嗜血杆菌、水痘、肺炎球菌、流感以及特殊情况应用疫苗等 10 余种。二类疫苗接种与疾病流行地域或某些疾病危害性较低（如风疹、水痘等）有关。少数疫苗价格较贵、产量有限（如肺炎疫苗），尚不能免费接种也属二类疫苗。二类疫苗还包括部分效果不确定、未普遍接种的疫苗（如伤寒、痢疾等疫苗）。

1. B 型流感嗜血杆菌疫苗 由纯化的 B 型流感嗜血杆菌（Hib）荚膜多糖与破伤风类毒素共价结合生产的结合疫苗。用于 >2 月龄儿童接种预防 Hib 感染。基础免疫 1 个月后 95%~100% 的婴儿产生免疫作用，加强免疫 1 个月后免疫保护达 100%。

2. 水痘疫苗 可预防水痘和水痘带状疱疹病毒所致并发症。水痘疫苗（VAR）用水痘 - 带状疱疹减毒活病毒制备。无水痘史的成人和青少年均应接种。接种 6 周后血清阳转率均 >98%，>13 岁人群接种 2 剂（6~10 周）血清阳转率可达 100%；5 年后仍有 93% 的儿童和 94% 的成人可检测体内水痘 - 带状疱疹病毒抗体，87% 儿童和 94% 成人具有细胞介导的免疫力。

3. 轮状病毒疫苗 口服 RV 后可刺激机体产生对 A 群轮状病毒的免疫力，用于预防婴幼儿

A 群轮状病毒引起的腹泻，保护期 >1.5 年。目前全世界有比利时的单价的(RV1)、美国的五价的(RV5)轮状病毒疫苗和中国兰州羔羊轮状病毒疫苗(LLR)3 种口服减毒活轮状病毒疫苗(RV)。国内主要用 LLR。2013 年 WHO 的立场性文件建议所有国家的免疫计划中应包括 RV，特别在发展中国家；适用于 2 月龄~24 月龄婴幼儿；婴儿 6 周龄后尽早口服 RV。

4. 流感疫苗 目前流感疫苗(influenza vaccines)有三价灭活疫苗(TIV)、减毒活流感疫苗(LAIV)。TIV 包括 2 个甲型流感病毒和 1 个乙型流感病毒，有全病毒灭活疫苗、裂解疫苗和亚单位疫苗 3 型。多数国家采用裂解疫苗和亚单位疫苗。2012 年美国有四价的鼻喷 LAIV。流感疫苗适用于流感高危人群，特别是 6~35 月龄的婴幼儿。1~15 岁儿童接种流感疫苗的免疫效力为 77%~91%，<65 岁成人接种流感疫苗可减少 87% 流感相关疾病住院率。流感流行高峰前 1~2 个月接种流感疫苗，更有效发挥疫苗的保护作用。流感疫苗接种后 2 周内产生保护性抗体，持续 1 年。

5. 肺炎球菌疫苗 目前有 2 种肺炎球菌疫苗类型，23 价肺炎双球菌多糖疫苗(PPV23)和肺炎结合疫苗 PCV(PCV11 和 PCV13，PCV7 已逐渐由 PCV11 所替代)。PPSV 覆盖了 23 种经常引起肺炎球菌感染的血清型，约 90% 的肺炎是由这 23 种血清型引起的。PPV23 对 <2 岁的婴幼儿免疫效果较差。2012 年 WHO 的立场性文件建议所有国家的免疫计划中应包括 PCVs，特别在儿童死亡率较高的地区与国家优先采用 多成分的 PCVs。

6. 狂犬疫苗 1882 年法国化学家、微生物学家路易·巴斯德(Louis Pasteur)首次研制人用狂犬病疫苗(Rabies vaccine)。目前技术采用原代地鼠肾细胞、鸡胚细胞、人二倍体细胞和 Vero 细胞培养的纯化疫苗(表 7-31-6)。狂犬疫苗的预防效果以中和抗体水平和保护率为主要指标。中国疾病预防控制中心参考世界卫生组织和美国疾控中心的技术指南制定《狂犬病预防控制技术指南(2016 版)》建议通过检测中和抗体，监测暴露前抗体背景及暴露后疫苗注射的免疫效果。WHO 建议接种者体内中和抗体水平≥0.5IU/ml 为有效保护能力；如中和抗体水 <0.5IU/ml 需加强免疫，至有效保护水平。如全程接种半年后再次被动物咬伤者需重新进行全程免疫。WHO 推荐的暴露后免疫肌内注射程序包括“5 针法”(Essen 法)、“2-1-1”程序(Zagreb 法)，2009 年美国免疫实施顾问委员会推荐“简易 4 针法”。《狂犬病预防控制技术指南(2016 版)》建议狂犬病疫苗的暴露后免疫程序包括“5 针法”和“2-1-1”程序。狂犬病是致命性疾病，被有狂犬病毒感染的动物咬后无任何预防禁忌。

表 7-31-6 我国批准应用的人用狂犬病疫苗种类

疫苗名称	病毒毒种	基质
Vero 细胞纯化疫苗	PV、CTN 和 aG 株	Vero 细胞
人二倍体细胞疫苗	PM 株	MRC-5 人二倍体细胞
地鼠肾原代细胞纯化疫苗	aG 株	原代地鼠肾细胞
原代鸡胚细胞纯化疫苗	Flury-LEP 株	鸡胚成纤维细胞

引自：中国疾病预防控制中心《狂犬病预防控制技术指南(2016 版)》

二、国际疫苗接种程序

1. 美国 2016 年 0~18 岁儿童预防接种程序(表 7-31-7)。

2. WHO 2015 年推荐儿童预防接种程序(表 7-31-8)。

三、中国疫苗接种程序

按照国家计划扩大免疫接种程序接种(表 7-31-9)。

四、接种途径

疫苗成分需从接种部位进入机体发挥疫苗的有效作用，因此接种途径是疫苗接种成功的重要关键因素。接种途径涉及疫苗在机体转运机制(表 7-31-10、图 7-31-9)。

五、特殊人群接种

1. 早产儿 / 低出生体重儿 美国儿科学会(AAP)和免疫工作咨询委员会(ACIP)建议按早产儿实际年龄接种，与正常同龄儿相同疫苗的常规剂量接种；体重不是影响接种的因素，但是出生体重 <2000g 可能影响乙肝抗体产生，故建议 2000g

表 7-31-7　0~18 岁儿童预防接种程序（美国）

疫苗	出生	1ms	2ms	4ms	6ms	9ms	12ms	15ms	18ms	2ys	2~3ys	4~6ys	7~10ys	11~12ys	13~15ys	16~18ys
乙型肝炎	第 1 次	←第 2 次→			←第 3 次→											
轮状病毒 RTV（3 例）			第 1 次	第 2 次	第 3 次											
百白破（DTap）（<7ys）			第 1 次	第 2 次	第 3 次			←第 4 次→				第 5 次				
H 型流感嗜血杆菌			第 1 次	第 2 次			←第 3 或第 4 次→									
肺炎球菌（PCV13）			第 1 次	第 1 次	第 3 次		第 4 次									
脊髓灰质炎（IPV<13VS）			第 1 次	第 2 次	←第 3 次→							第 4 次				
流感					每年 1~2 次						每年 1~2 次		每年 1 次			
麻风腮（MMR）							←第 1 次→					第 2 次				
水痘							←第 1 次→					第 2 次				
甲型肝炎							←第 2 次→									
脑膜炎球菌			11~12 岁四价结合疫苗或 Meares 脑膜炎疫苗。16 岁加强剂量											第 1 次		加量
百白破（Tdap）（>7ys）														Tdap		
人乳头状瘤病毒														第 3 次		
B 型脑膜炎球菌																
肺炎球菌多糖疫苗											PCV13 或 PPSV23					

图例：基础免疫　加强免疫　其他高危人群　临床鉴别非高危人群

表 7-31-8 儿童基础预防接种程序(WHO)

疫苗		第1次接种年龄	接种次数	间隔时间			加强	考虑因素
卡介苗(BCG)		生后尽早	1	1~2	2~3	3~4		HIV 不接种
乙型肝炎	选择 1	生后 <24 小时	3	4 周与 DTP1 同时	4 周与 DTP3 同时			早产儿、低出生体重儿高危人群
	选择 2	生后 <24 小时	4	4 周与 DTP1 同时	4 周与 DTP2 同时	4 周与 DTP3 同时		
脊髓灰质炎(Polio)	OPV+IPV	6 周龄	4	4 周与 DTP2 同时	4 周与 DTP3 同时			出生 OPV 转运和进口风险标准
	IPV/OPV	8 周龄(IPV 第 1 次)	1~2IPV 2OPV	4~8 周	4~8 周	4~8 周		
	IPV	8 周龄	3	4~8 周	4~8 周			IPV 第 1 次接种 <8 周加强
百白破(DTP)		6 周龄	3	4~8 周	4~8 周		1~6 岁	延迟 / 中断程序、联合接种
B 型流感嗜血杆菌	选择 1	6 周龄 ~59 月龄	3	4 周与 DTP2 同时	4 周龄与 DTP3 同时			
	选择 2		2~3	如 2 次 8 周 如 3 次 4 周	如 3 次 4 周		离最后 1 次至少 6 月	
肺炎球菌	选择 1	6 周龄	3	4 周				6 月龄前选择可联合 HIV+ 早产儿加强
	选择 2	6 周龄	2	8 周			9~15 月龄	
轮状病毒(RTV)	RV1(Rotarix)	6 周龄与 DTP1	2	4 周与 DTP2 同时				>24 月龄不接种
	RV5(Rota Teq)	6 周龄与 DTP1	3	4~10 周与 DTP2 同时	4 周与 DTP3 同时			
麻疹		9 或 12 月龄(>6 月龄)	2	4 周				联合接种;HIV 早接种; 妊娠不宜接种
风疹		9 或 12 月龄有麻疹疫苗	1					联合疫苗已 80% 覆盖; 妊娠不宜接种
人类乳头状病毒(HPV)		女童 9 岁后	2	5~6 月				目标 9~13 岁女童 妊娠不宜接种 ≥15 岁 3 次接种 HIV 和免疫系统受损

表 7-31-9 中国 CDC 公布的扩大免疫接种程序

疫苗	接种年龄	接种次数	接种途径	剂量 / 剂次	备注
乙肝疫苗	0、1、6 月龄	3	肌内注射	酵母苗 5μg/0.5ml，CHO 苗 10μg/1ml、20μg/1ml	生后 <24 小时接种第 1 剂次，第 1、2 剂次间隔≥28 日
卡介苗	出生时	1	皮内注射	0.1ml	
脊髓灰质炎疫苗	2、3、4 月龄、4 周岁	4	口服	1 粒	第 1、2 次，第 2、3 次间隔均≥28 日
百白破疫苗	3、4、5 月龄、18~24 月龄	4	肌内注射	0.5ml	第 1、2 剂次，第 2、3 剂次间隔均≥28 日
白破疫苗	6 岁	1	肌内注射	0.5ml	
麻风疫苗（麻疹疫苗）	8 月龄	1	皮下注射	0.5ml	
麻腮风疫苗（麻腮疫苗、麻疹疫苗）	18~24 月龄	1	皮下注射	0.5ml	
乙脑减毒活疫苗	8 月龄，2 周岁	2	皮下注射	0.5ml	
A 群流脑疫苗	6~18 月龄	2	皮下注射	30μg/0.5ml	第 1、2 剂次间隔 3 月
A+C 流脑疫苗	3 岁，6 岁	2	皮下注射	100μg/0.5ml	2 次间隔≥3 年；第 1 次与 A 群流脑疫苗第 2 次间隔≥12 个月
甲肝减毒活疫苗	18 月龄	1	皮下注射	1ml	
出血热疫苗（双价）	16~60 岁	3	肌内注射	1ml	接种第 1 次后 14 日接种第 2 次，第 1 次接种后 6 月接种第 3 次
炭疽疫苗	病例或病畜间接接触者及疫点周围高危人群	1	皮上划痕	0.05ml（2 滴）	直接接触病例或病畜者不接种
钩体疫苗	流行地区 7~60 岁高危人群	2	皮下注射	成人第 1 剂 0.5ml，第 2 剂 1.0ml 7~13 岁剂量减半，必要时 <7 岁儿童据年龄、体重酌量注射，不超过成人剂量 1/4	第 1 次接种后 7~10 日接种第 2 次
乙脑灭活疫苗	8 月龄（2 次），2 岁，6 岁	4	皮下注射	0.5ml	第 1、2 次间隔 7~10 日
甲肝灭活疫苗	18 月龄，24~30 月龄	2	肌内注射	0.5ml	2 次间隔≥6 个月

表 7-31-10 疫苗接种途径与机制

接种途径	空针	作用
肌内注射（IM）	25 mm，23 号	疫苗含有佐剂时，肌内注射使疫苗成分进入肌肉可降低局部副反应
皮下注射（SC）	25 mm，23 号	疫苗成分进入皮肤与肌肉之间
皮内注射（ID）	15 mm，26 号	疫苗进入皮肤的最外层。BCG 是唯一采用 ID 接种途径，降低神经肌肉损伤的危险。BCG 是最难接种的疫苗，因新生儿手臂小，需用小空针。
口服		疫苗性质决定口服易吸收
鼻喷		疫苗直接通过鼻黏膜吸收

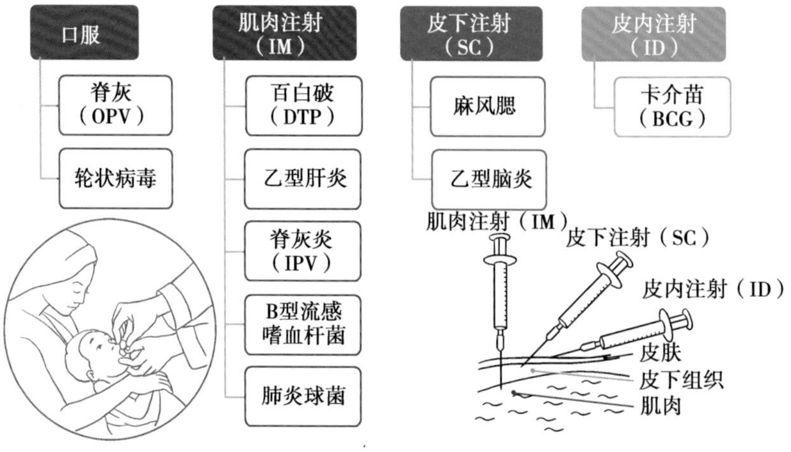

图 7-31-9　疫苗接种途径

以上接种乙肝疫苗。

母亲 HBsAg(-)：早产儿生命体征稳定、出生体质量≥2000g 时，按 3 针方案接种，最好 1~2 岁加强 1 次；如早产儿 <2000g，待体重达 2000g 后接种第 1 针（如出院前体重未达到 2000g，在出院前接种第 1 针）；1~2 月后再重新按 3 针方案接种。母亲 HBsAg(+)：生后 12 小时内立即肌注乙型肝炎免疫球蛋白（HBIG）和乙肝疫苗；1 月龄注射一次 HBIG，按 3 针方案接种乙肝疫苗。如生命体征稳定，尽快接种第 1 针疫苗。如生命体征不稳定，待稳定后尽早接种第 1 针；体重达 2000g 后再重新按 3 针方案接种。

早产儿如住院超过 6 周以上，建议推迟轮状病毒疫苗。建议早产婴儿 6 月龄后接种两剂流感疫苗，两剂间隔 1 个月；同时，建议接触早产婴儿的家庭成员也接受流感疫苗的接种。

2. 妊娠妇女预防接种　一般妊娠期常规接种疫苗是比较安全的，如白喉、破伤风、流感、乙型肝炎疫苗。

WHO 建议妊娠妇女优先接种流感疫苗，可预防母亲与胎儿感染流感，TIV 可在妊娠如何阶段接种，但妇女妊娠接种 LAIV 的安全性资料不足。麻疹、腮腺炎、风疹疫苗对胎儿有潜在的影响而不宜接种，如妇女孕前 3 个月与妊娠期不宜接种麻疹减毒疫苗。育龄妇女在接种麻疹、腮腺炎、风疹三联疫苗后 1~3 个月受孕。妊娠妇女慎用甲型肝炎疫苗，有感染甲型肝炎危险时注射免疫球蛋白。BCG 对胎儿的有害作用尚不清楚，但建议母亲妊娠期不接种 BCG 疫苗。水痘疫苗可能对胎儿有潜在的影响。

六、预防接种不良反应

预防接种对象主要是健康人群，公众对预防接种的期望值很高，一旦出现问题往往难以接受。疫苗接种安全与国家控制疾病的项目一样重要，是各国家卫生行政部门重点关注问题。2010 年原卫生部和国家食品药品监督局组织制定《全国疑似预防接种异常反应监测方案》以规范预防接种异常反应监测工作，调查预防接种异常反应原因。美国 NIH 过敏和传染病研究所（NIAID）也发布临床评估分级的参考资料《儿童及婴幼儿副反应及毒性分级表》进行安全性评估。

（一）定义

2014 年 WHO 定义预防接种异常反应（adverse event following immunization，AEFI）是“任何发生在预防接种后的不良医学事件，但不一定与疫苗接种有因果关系”。不良事件可有任何不适或体征或一个症状与疾病、异常的实验室发现。因是“事件”，首先需要报告，其次需要调查原因（直接、间接或无法评估），确定存在的因果关系。

（二）预防接种不良反应原因与程度分类

1. 原因分类　有 5 类 AEFI（表 7-31-11）。疫苗生产与质量问题是较少见的 AEFI。少数个体可出现对疫苗的固有属性发生反应，与疫苗的制备、转运、操作等程序无关。目前对发生与疫苗产品相关反应的机制尚不清楚，可能发生特发性的免疫调节反应（如严重过敏反应），或疫苗相关微生物剂复制（如 OPV 接种后发生的脊髓灰质炎）有关。与疫苗产品相关的反应只在高危者发生的几率较高。与疫苗质量缺陷相关的反应近年已较少发生。

表 7-31-11　AEFI 原因分类定义（WHO，2014）

分类	定义
疫苗生产 vaccine product	由疫苗本身固有属性所致，与接种过程无关
疫苗质量 vaccine quality defect	疫苗生产过程的质量缺陷，包括制造商提供的管理设备
接种错误 immunization error	疫苗准备、操作或实施过程存在问题，可以预防
免疫焦虑 immunization anxiety	因焦虑、疼痛所致
巧合 coincidental	发生在接种后的事件与疫苗接种无关，与其他情况巧合发生

2. 程度分类

(1) **一般反应**：症状一般轻微或自限性。预防接种后发生的一过性生理功能障碍反应，由疫苗本身所固有的特性所致。一般反应（common adverse）主要有发热和局部红肿，同时可能伴有全身不适、倦怠、食欲缺乏、乏力等综合症状。局部可出现注射局部红肿浸润，根据纵横平均直径分为弱反应（≤2.5cm）、中反应（2.6~5.0cm）和强反应（>5.0cm），伴局部淋巴管／淋巴结炎者为局部重反应。

(2) **少见或严重反应**：多由疫苗本身所固有的特性引起的相对罕见、严重的不良反应，常与疫苗毒株、纯度、生产工艺、疫苗附加物（防腐剂、稳定剂、佐剂等）等有关。严重异常反应包括过敏性休克、过敏性喉头水肿、过敏性紫癜、血小板减少性紫癜、局部过敏坏死反应（Arthus 反应）、热性惊厥、癫痫、臂丛神经炎、多发性神经炎、吉兰 - 巴雷综合征、脑病、脑炎和脑膜炎、疫苗相关麻痹型脊髓灰质炎、卡介苗骨髓炎、全身播散性卡介苗感染等。

（三）预防接种不良反应评估

2014 年 WHO 建议评估预防接种不良反应原因的步骤有 4 个，如多个疫苗同时接种需分别评估。

1. 合格评估　确定符合 AEFI 原因评估的最低标准，即有明确诊断或事件与疫苗接种的因果关系的资料。

2. 问题清单　包括与可能引起 AEFI 问题的相关信息。

3. 流程　将问题汇总，发现原因（图 7-31-10）。

4. 分类　确定与 AEFI 相关的基础问题。

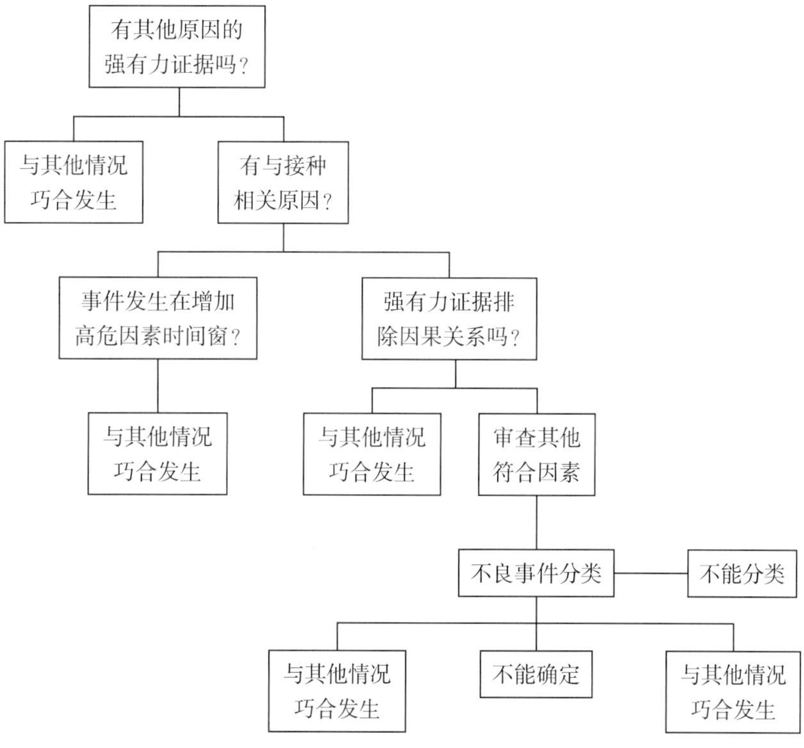

图 7-31-10　评估预防不良反应原因流程图

专家点评 儿童保健医生参与预防接种工作，需熟悉接种疫苗禁忌证避免严重不良反应，主动监测接种安全情况，注意接种后不良反应，及时报告；接种后儿童出现轻微不良反应时，儿童保健医生应能给相应医学处理，转诊严重不良反应儿童。

（宋红梅）

【参考文献】

1. WHO recommendations for routine immunization：Table 2：Summary of WHO Position Papers-Recommended Routine Immunizations for Children，2015.（http://www.who.int/immunization/policy/Immunization_routine_table2.pdf?ua=1）
2. Weekly epidemiological record WHO position paper：http://www.who.int/wer. Inactivated poliovirus vaccine following oral poliovirus vaccine cessation（Supplement），2006. 23-valent pneumococcal polysaccharide vaccine，2008. Measles vaccines，2009. Rabies vaccines，2010. Vaccines against influenza，2012. Pneumococcal vaccines，2012. Rotavirus vaccines，2013.
3. 中国疾病预防控制中心：狂犬病预防控制技术指南（2016 版）. 2016.
4. Mark T. Esser，Rocio D. Marchese，et al. Memory T cells and vaccines. Vaccine，2003，21（5-6）：419-430.
5. Claire-Anne Siegrist：Vaccine immunology. Vaccines，6th Edition from Stanley Plotkin，Walter Orenstein，Paul Offit，2012.（www.who.int/immunization/documents/Elsevier_Vaccine_immunology.pdf）
6. Oberdan Leo，Anthony Cunningham，Peter L Stern. Vaccine immunology. Understanding Modern Vaccines：Perspectives in Vaccinology，2011，1（1）：25-59.
7. Clovis A. Silva，Nadia E. Aikawa & Eloisa Bonfa. Vaccinations in juvenile chronic inflammatory diseases：an update. Rheumatology，2013，9：532-543.
8. WHO：Global manual on surveillance of adverse events following immunization. World Health Organization，2014.
9. Daniel Walmsley，Routine Pediatric Immunization，Special Cases in Pediatrics：Prematurity，Chronic Disease，Congenital Heart Disease：Recent Advancements/Changesin Pediatric Vaccines. Primary Care，2011，38（4）：595-609.

第四节 疾病状态下的预防接种

导读 美国儿科学会（AAP）和免疫工作咨询委员会（ACIP）认为儿童疫苗接种的唯一禁忌证是对任何疫苗或组成部分有严重过敏反应史者。儿童保健工作者应有预防接种知识，同时不断更新知识。

一、常见疾病的预防接种

1. 感染急性期 对上呼吸道感染时急性期患者，特别是伴高热者建议应暂缓接种疫苗。因有的疫苗可出现类似上呼吸道感染的症状，影响对呼吸道感染病情的正确判断。

2. 过敏性疾病 包括过敏性鼻炎、变应性皮炎、哮喘与食物过敏。一方面，患过敏性疾病的儿童需接种疫苗预防某些传染病，另一方面，过敏体质的儿童有对疫苗成分过敏或接种后发生过敏反应的高危因素。因此，接种过程需兼顾二者。一般，有过敏性疾病的儿童应与正常儿童一样的常规预防接种。但对任何疫苗有过敏反应者应禁忌同样疫苗的接种，需注意询问家长儿童既往疫苗相应成分的过敏史，特别是对于过敏体质的儿童。对曾发生疫苗引起的 IgE 介导的速发型过敏反应者，基层儿科医生、儿童保健医生应请变态反应科医生评估儿童进行预防接种的安全性。如特别需要接种时，可进行有关成分的皮肤试验，必要时可采用分级剂量的方法进行分次注射。

(1) 易引起过敏的疫苗成分：包括凝胶（gelatin）、鸡蛋（egg）、酵母（yeast）、乳胶（latex）、新霉素和硫柳汞。含有凝胶的疫苗有 DTaP、流感、乙脑、MMR、狂犬病、伤寒、水痘、黄热病和单纯疱疹疫苗，特别是 MMR、水痘和乙脑。乙肝疫苗和 HPV 含有酵母成分，但很少发生与酵母过敏有关的疫苗反应。疫苗安培的瓶塞或者注射器的柱塞可能有橡胶成分，对乳胶过敏的儿童可能有潜在风险。个别报告 MMR 和流感疫苗过敏反应可能与新霉素和硫柳汞有关。

含有鸡蛋蛋白的疫苗有麻疹、风疹、部分狂犬病疫苗、流感和黄热病疫苗。其中麻疹、风疹和部分狂犬病疫苗是在鸡胚胎纤维细胞中培养，鸡蛋蛋白含量为纳克级，可正常接种。ACIP、AAP、2010 年美国食物过敏指南专家组均认为鸡蛋过敏儿童，甚至有严重反应的儿童进行麻疹、腮腺炎、风疹（MMR），或 MMR+ 水痘（MMRV）接种是安全的。单价水痘疫苗不含鸡蛋蛋白。过去因 MMR 中卵清白蛋白诱发的不良事件，除非对疫苗中的成分过敏，如明胶（gelatin）。

关于流感疫苗接种尚存在争议。因流感疫苗和黄热病疫苗含有鸡蛋蛋白为微克级（流感疫苗鸡蛋蛋白 1.2~42μg/ml），可能导致鸡蛋过敏儿童的过敏反应。接种时需注意询问家长，儿童既往接种两种疫苗或者对鸡蛋的过敏史，包括对生鸡蛋过敏情况。因部分儿童食用熟鸡蛋不发生过敏，但对生鸡蛋过敏，疫苗中的鸡蛋成分未经加热，儿童可能发生过敏。如接种时有对生鸡蛋过敏的儿童，基层儿科医生、儿童保健医生应请免疫科医生对儿童发生过敏的可能性进行评估。

近年关于鸡蛋过敏儿童接种流感疫苗安全性有新的进展。美国 CDC、美国儿科学会（AAP），美国过敏、哮喘和免疫学学院（AACAAI）已不再认为鸡蛋过敏的儿童需禁止接种流感疫苗，也不需要先做皮肤筛查检测（SPT）后再接种。有研究证实 SPT（+）并不能预测发生疫苗反应，分 2 次接种证据不足，即使有鸡蛋严重过敏史的儿童 1 次接种仍是安全的。因现在疫苗中的卵清白蛋白很少（<1μg/ml），较以前更低。较轻反应或局部反应者不是禁忌对象。

(2) 谨慎接种情况：活的减毒流感疫苗（LAIV）可能在鼻腔中复制而诱发哮喘发作，故 <2 岁婴幼儿、哮喘或反应性气道疾患，或者既往 12 个月内有喘息或哮喘发作的 2~4 岁的儿童均不用 LAIV。患湿疹的儿童应尽量查找和避免接触变应原；急性期特别是伴有发热时不能接种疫苗，病情稳定时可尝试接种疫苗，但应密切观察皮疹情况。

3. 先天性心脏病 文献分析近 20 年美国因疫苗接种发生儿童死亡的死因，未证实与先天性心脏病并发症有关。WHO 认为澳大利亚、欧洲报告的心脏病疫苗接种后死亡很少，死亡可能与心肌病有关。美国心脏病学会认为有先天性心脏病的儿童不仅应常规接种疫苗，还应增加免疫接种，如流感疫苗。冬季应接种疫苗预防病毒（RSV）感冒。

4. 糖皮质激素应用 2014 年 AAP 提出局部的类固醇治疗（如雾化吸入）不影响预防接种。一般短期采用糖皮质激素治疗不影响流感或肺炎球菌疫苗接种，除非用药数月。糖皮质激素治疗期儿童与减毒活疫苗接种情况与疾病、激素剂量、治疗时间等因素有关（表 7-31-12）。患有免疫抑制疾病且接受激素治疗的儿童，禁忌所有活的病毒疫苗。

表 7-31-12 糖皮质激素应用与减毒活疫苗接种

可接种减毒活疫苗	禁忌活病毒疫苗
局部应用（如雾化吸入、皮肤、关节腔注射）	患免疫抑制疾病 + 激素治疗
生理维持量的激素	
激素（泼尼松）应用情况：	
剂量 <2mg/（kg·d）	
剂量≥2mg/（kg·d），治疗时间 <14 日	
剂量≥2mg/（kg·d），治疗 >14 日，停止治疗 1 个月后	

6. 惊厥 惊厥家族史 / 或神经系统疾病家族史，不影响儿童常规免疫接种。儿科医生需与家长讨论有惊厥高危因素儿童的免疫接种风险 - 效益，接种前可采用抗惊厥药物预防；有惊厥家族史的儿童可适当给予解热镇痛药（如对乙酰氨基酚）。

二、慢性疾病的预防接种

慢性疾病状态的儿童预防接种较正常儿童复杂，儿科医生、儿童保健医生临床工作需正确处理。

1. 慢性肾脏病 慢性肾脏病（CKD）患者存在细胞及体液免疫功能受损、免疫细胞活性下降、营养状况差等病理状况，接种疫苗后出现血清转化率低、抗体峰值浓度低、抗体浓度下降速度快及维持时间短等问题，故不适用常用的疫苗接种模式。美国 CDC 的免疫接种顾问委员会（ACIP）制订慢性肾脏病及透析患者疫苗接种指南。如无特别禁忌情况儿童 CKD 患者应按年龄接种相应疫苗；但慢性肾脏病患者属于免疫低下人群，只能接种灭活疫苗，不能接种减毒活疫苗；强烈推荐慢性肾脏病患者接种乙肝、流感和肺炎球菌疫苗。如日本透析患者强制接种乙肝疫苗，且需每年测定乙肝表面抗体水平，当乙肝表面抗体水平 <10IU/L 时需加强剂量接种；建议接种 IPV、DTaP、水痘 - 带状疱疹疫苗、麻疹、MMR、甲肝疫苗、乙肝疫苗、Hib、肺炎链球菌疫苗及流感疫苗。

2. 自身免疫性风湿病 2011年欧洲抗风湿病联盟(EULAR)工作小组提出成年自身免疫炎性风湿病(autoimmune inflammatory rheumatic diseases,AIIRD)患者疫苗接种相关的13条建议后发表系统综述性文章,确定风湿病患儿疫苗接种的15条建议(表7-31-13)。

3. 血液系统疾病

(1) 急性白血病与恶性肿瘤:原则上建议所有活疫苗均在结束化疗3个月后接种(表7-31-14)。部分灭活的疫苗在肿瘤化疗期间可按免疫计划接种,但因免疫功能抑制可能有效抗体保护不足。如化疗方案中有抗B淋巴细胞的抗体(如利妥昔

表7-31-13 EULAR关于风湿病患儿疫苗接种的15条建议

	关于应用免疫抑制剂
1	接受糖皮质激素、DMARDs和(或)抗TNF-α治疗的风湿病患儿,可根据国家疫苗接种指南进行灭活疫苗的接种
2	对大剂量糖皮质激素治疗(≥2mg/kg或≥20mg/d 2周以上)或接受利妥昔单抗治疗的风湿病患儿,推荐预防接种后进行抗原特异性抗体浓度检测,作为检测是否产生合适免疫反应的指标;对于接受抗TNF-α治疗的儿童也可以考虑进行此项检测
3	肺炎或流感疫苗接种适应证的患儿,推荐尽可能在应用利妥昔单抗治疗前给予
4	6个月前接受利妥昔单抗治疗的风湿病患儿有伤口污染时,建议注射破伤风免疫球蛋白,因患儿对破伤风类毒素疫苗的反应可能会减弱
5	接受MTX治疗的风湿病患儿接种PPV23肺炎疫苗后,建议检测肺炎链球菌型特异性抗体浓度以评估合适的免疫反应
	关于减毒活疫苗
6	不建议应用大剂量糖皮质激素或大剂量DMARD或者生物制剂的风湿病患儿注射减毒活疫苗;但对个体患儿,要根据具体分析自然感染风险和疫苗感染风险之间的利弊而定
7	建议尚未接受大剂量糖皮质激素或大剂量DMARD或者生物制剂的风湿病患儿按照国家疫苗接种程序接种疫苗
8	不建议活动期川崎病患儿接种BCG
9	注意询问风湿病患儿水痘带状疱疹病毒(VZV)感染或疫苗接种史,特别是接受大剂量免疫抑制剂或生物制剂治疗的患儿;如果未曾感染VZV或接种过疫苗,应接种VZV疫苗,最好在免疫抑制剂治疗前
	关于灭活疫苗
10	可按照国家接种计划对幼年SLE和JIA患儿接种破伤风类毒素
11	建议风湿病患儿可按照国家接种程序接种乙肝、百白破、Hib、肺炎和脑膜炎疫苗
12	建议风湿病患儿可按照国家接种程序接种甲肝、脊髓灰质炎、乙脑、伤寒、狂犬病、霍乱或者蜱传脑炎疫苗
13	所有风湿病儿童均应每年接种流感疫苗
14	如果Hib、肺炎和脑膜炎疫苗未被纳入国家免疫计划,建议给合并低补体或功能性无脾症的风湿病患儿接种;建议在接受大剂量免疫抑制剂或生物制剂治疗前接种
15	建议按照国家疫苗接种程序给予风湿病患儿接种HPV,特别是有HPV感染高危因素的青春期的SLE患儿,但是应警惕潜在血栓的发生

表7-31-14 与化疗有关的急性白血病、恶性肿瘤儿童部分疫苗接种建议

疫苗	接种要求
麻腮风疫苗	化疗停止6个月后接种;化疗结束后复查抗体血清水平,若滴度低于保护水平需加强接种
流感疫苗	流行季节可提前至肿瘤缓解、化疗完全后3~4周接种,但外周血淋巴细胞及中性粒细胞的绝对值>1000/ul
水痘疫苗	肿瘤持续缓解、停止化疗>1年,淋巴细胞绝对值>700/ul,血小板>100×10^9/L可进行接种;如白细胞减少不推荐接种(中性粒细胞<0.5×10^9/L,淋巴细胞<0.7×10^9/L)
肺炎疫苗	新诊断恶性肿瘤者按常规接种PSV7;>2岁患儿与PSV7间隔>8周后可接种PSV23

单抗注射液），则化疗结束 6 个月病情稳定后接种疫苗。家庭成员可接种 IPV，禁止接种 OPV，避免病毒泄露后致儿童患病。

（2）**出血性疾病**：接受抗凝治疗儿童避免肌内注射，可采用细针头皮内或皮下注射，按压 2 分钟；如采用凝血因子治疗者宜给凝血因子后尽快预防接种。

4. 原发性免疫缺陷病　2015 年中华医学会儿科分会免疫学组与中华儿科杂志编辑委员会参考 2013 美国感染疾病学会（IDSA）的《免疫功能低下宿主疫苗接种临床指南》撰写《免疫功能异常患儿预防接种专家共识：原发性免疫缺乏病》。IDSA 指南建议原发性免疫缺陷病（PID）儿童禁忌接种活疫苗；免疫功能低下儿童接种灭活疫苗较安全，可常规接种，但免疫反应强度和持久性可降低；原发性补体缺乏症等轻度免疫抑制者按常规免疫接种。儿童免疫抑制治疗前≥4 周接种活疫苗，避免免疫抑制治疗开始 2 周内接种；免疫抑制前≥2 周接种灭活疫苗。联合免疫缺陷症儿童免疫球蛋白治疗前可常规接种灭活的疫苗，产生抗体的能力为评估免疫反应的参考指标（表 7-31-15，表 7-31-16）。

表 7-31-15　PID 儿童部分疫苗接种建议

疫苗	接种要求
流感疫苗	免疫力低下 >6 个月儿童每年接种灭活流感疫苗，但不用鼻喷雾接种减毒活流感疫苗（LAIV）
水痘疫苗、麻腮风疫苗	不建议给予严重免疫力低下的 PID 患者接种 VAR，非 T 细胞介导的 PID 如原发性补体缺陷病或慢性肉芽肿病（CGD），VAR 间隔 3 月接种 2 次，应接种单价 VAR 疫苗；对于 SCID 患儿，如果 $CD3^+$ 的 T 细胞 ≥500/mm^3，$CD8^+$ 的 T 细胞 ≥200/mm^3，并且对丝裂原的应答反应正常，接种是安全且有效的

表 7-31-16　IVIG 应用与含麻疹、水痘疫苗接种的间隔时间推荐

IVIG 适应证	IVIG 应用剂量（mg/kg）	与疫苗的间隔时间（月）
免疫缺陷替代治疗	300~400	8
免疫性血小板减少性紫癜治疗	400 1000	8 10
接触水痘后的预防	400	8
川崎病	2000	11

5. 艾滋病 HIV 感染　可安全接种疫苗，所有灭活的疫苗原则上应按免疫计划常规接种。如艾滋病（HIV）儿童接种其他疫苗可预防疾病，应进行被动免疫预防治疗。HIV 感染的患者疫苗的免疫反应与 $CD4^+$T 细胞的数量以及血浆中的病毒载量明显相关，同时稳定的 cART 治疗对抗体的产生也很重要

（1）**一类疫苗**：不建议接种口服的脊髓灰质炎糖丸，也不建议接种卡介苗。因 HIV 患者接种乙肝疫苗后抗体很快下降，建议应完成 3 个剂量的接种后 6~12 个月检测相应抗体，如乙肝抗体 <10mIU/ml，建议进行第二次的 3 剂标准剂量的乙肝疫苗接种。>12 岁的 HIV 青少年可接种 3 剂甲乙肝联合疫苗（包含 20μg 的乙肝表面抗原）。建议未接种 Hib 的 >59 月龄的 HIV 患儿接种一剂 Hib 疫苗；临床上无症状，或症状较轻，且 CD4 阳性细胞 >15% 者接种麻腮风三联疫苗（MMR）；感染 HIV 的 11~18 岁儿童、青少年至少间隔 2 月接种两次流行性脑膜炎疫苗（MCV4），如果第一剂流脑疫苗在 11~12 岁时接种，则 16 岁时接种第三剂流脑疫苗（表 7-31-17）。

表 7-31-17　HIV 儿童部分预防接种建议

疫苗	接种要求
轮状病毒疫苗	接触或感染 HIV
流感疫苗	每年接种，但不接种活的增强流感疫苗（LAIV）
麻腮风疫苗、水痘疫苗	无症状或症状较轻者，$CD4^+$>15%；VAR 间隔 3 月接种 2 次 HIV 家庭成员建议接种麻腮风疫苗和水痘疫苗
流脑疫苗	11~18 岁儿童、青少年间隔 2 个月两次接种（MCV4）；如第一次 11~12 岁接种，16 岁需接种第三次
肺炎球菌疫苗	据接种年龄建议接种 PSV7 2~4 次
Hib	>59 月龄儿童接种 1 次
乙肝疫苗	完成系列接种后 1~2 个月检测乙肝表面抗体；如乙肝抗体 <10mIU/ml，建议重复 3 次标准剂量的乙肝疫苗接种
甲乙肝联合疫苗	>12 岁青少年可接种 3 剂甲乙肝联合疫苗（含 20μg 乙肝表面抗原）

（2）**二类疫苗**：建议接触或感染 HIV 的婴儿接种轮状病毒疫苗；每年接种流感疫苗，但不接种活的增强流感疫苗（LAIV）；建议临床上无症状，或

症状较轻，CD4 阳性细胞 >15% 者接种水痘疫苗，2 剂水痘疫苗至少间隔 3 个月，但不建议接种麻腮风水痘（MMRV）的联合疫苗。HIV 感染患者最好在 cART 治疗 ≥3 个月，特别是 $CD4^+$ T 细胞数量明显改善（≥15%），以及血浆病毒载量明显下降（$<10^3$ copies/ml）时再进行预防接种。

专家点评 所有免疫功能低下儿童应视情况预防接种，由专科医生与儿童保健工作者共同负责，明确原发性（PIDs）与继发性免疫缺乏儿童接种禁忌症；教育家长儿童的有效抗体保护不足，家庭成员宜适当免疫接种降低儿童感染疾病机会。

（宋红梅 黎海芪）

【参考文献】

1. Nicholas Wood, Peter McIntyre, Melanie Wong. Vaccination for the paediatrician. Journal of Paediatrics and Child Health, 2006, 42: 665-673.
2. Boyce AJ. et al: Guidelines for the Diagnosis and Management of Food Allergy in the United States: Report of the NIAID-Sponsored Expert Panel. J Allergy Clin Immuno, 2010, 126 (6): S1-S58.
3. Wood N, McIntyre P, Wong M. Vaccination for the paediatrician. Paediatr Child Health, 2006, 42(11): 665-673.
4. Walmsley D. Routine pediatric immunization, special cases in pediatrics: prematurity, chronic disease, congenital heart disease: recent advancements/changes in pediatric vaccines. Prim Care, 2011, 38(4): 595-609.
5. Kelso JM. Update on vaccination guidelines for allergic children.Expert Rev Vaccines, 2009, 8(11): 1541-1546.
6. Greenhawt MJ, Spergel JM, Rank MA, et al. Ann Allergy Asthma Immunol, 2012, 109(6): 426-630.
7. CDC.ACIP guidelines for vaccinating kidney dialysis patients and patients with chronic kidney disease, 2006.
8. 刘森炎，梅长林．慢性肾脏病患者疫苗接种指南解读．中华肾脏病杂志，2009，25(11): 878-881.
9. Heijstek MW, Ott de Bruin LM, Bijl M, et al. EULAR recommendations for vaccination in paediatric patients with rheumatic diseases. 2011, Ann Rheum Dis, 70(10): 1704-1712.
10. 中华医学会儿科分会免疫学组、《中华儿科杂志》编辑委员会免疫功能异常患儿的预防接种专家共识（试行稿）：原发性免疫缺陷病．中华儿科杂志，2015，53(12): 898-902.

32

第三十二章

儿童传染病管理

第一节 概述

导读 传染病属感染性疾病的一种特殊类型，由传染源携带病原体通过一定的传播途径播散的疾病，多发生在儿童。

一、定义

疾病分感染性疾病（infectious disease）和非感染性疾病（non-infectious disease）二大类。感染性疾病涉及几乎所有专业，包含法定传染病、尚不明确传染源的条件致病菌以及免疫低下人群所引起的感染，部分感染性疾病有传染性。传染病（communicable disease）属感染性疾病的一种特殊类型，由传染源携带病原体通过一定的传播途径播散的疾病，多发生在儿童。WHO定义传染病为"由病原微生物引起的疾病，如细菌、病毒、寄生虫、真菌；可以直接或间接的方式从一个人到另一个地方传播疾病；人畜共患疾病的动物传染病会引起疾病传播给人类"。

二、传染病分类与流行特点

（一）分类

按传染性病严重性、播散速度决定必须按规定时间及时向防疫部门报告的传染病称为法定传染病，共39种。中国目前的法定传染病有甲、乙、丙3类（表7-32-1）。此外，国务院卫生行政部门据某些传染病当时暴发、流行情况和危害程度决定将其列入乙类、丙类传染病。

表7-32-1 法定传染病

分类	疾病
甲类	鼠疫、霍乱
乙类	传染性非典型肺炎、艾滋病、病毒性肝炎、脊髓灰质炎、人感染高致病性禽流感、麻疹、流行性出血热、狂犬病、流行性乙型脑炎、登革热、炭疽、细菌性和阿米巴性痢疾、肺结核、伤寒和副伤寒、流行性脑脊髓膜炎、百日咳、白喉、新生儿破伤风、猩红热、布鲁氏菌病、淋病、梅毒、钩端螺旋体病、血吸虫病、疟疾
丙类	流行性感冒、流行性腮腺炎、风疹、急性出血性结膜炎、麻风病、流行性和地方性斑疹伤寒、黑热病、包虫病、丝虫病，除霍乱、细菌性和阿米巴性痢疾、伤寒和副伤寒以外的感染性腹泻病

（二）流行特点

传染病流行（epidemic）是一个地区某种传染病发病率显著超过该病历年的平均发病率。传染病的流行有传染源、传播途径、易感人群三个环节，缺少其中任何一个环境，传染病就不能流行。传染病在人群中的发生，传播和终止的过程，称为传染病的流行过程。因此，传染病可通过控制传染源、

表 7-32-2　传染性疾病传播途径

传播途径	传播方式	疾病
水与食物	病原体借粪便排出体外，污染水和食物，易感者通过污染的水和食物受染	菌痢、伤寒、霍乱、甲型肝炎等
空气飞沫	病原体由传染源通过咳嗽、喷嚏、谈话排出的分泌物和飞沫，使易感者吸入受染	流脑、猩红热、百日咳、流感、麻疹等
虫媒	病原体在传播媒介 - 昆虫(蚊、蚤、蜱、恙虫、蝇等)体内繁殖，通过昆虫体使病原体进入易感者体内，又称生物传播	蚊 - 疟疾、丝虫病、乙型脑炎 蜱 - 回归热 虱 - 斑疹伤寒 蚤 - 鼠疫 恙虫 - 恙虫病 蝇 - 菌痢、伤寒(机械传播)
接触	直接接触 间接传播(污染手)	皮肤炭疽、狂犬病；乙型肝炎(注射)、钩端螺旋体病与血吸虫病(疫水) 肠道传染病

切断传染途径、增强人的抵抗力等措施预防。

1. 传染源　是带有病原体的人或动物体不断向体外排出病原体。患者是大多数传染病的重要传染源，发病期传染性最强。病原携带者对传染病流行也有重要意义，包括恢复期病原携带者和无症状病原携带者。

动物作为传染源传播的疾病为动物性传染病，如狂犬病、乙型脑炎、布鲁氏菌病等。野生动物为传染源的传染病，称为自然疫源性传染病，如鼠疫、钩端螺旋体病、流行性出血热等病。

2. 传播途径　即传染源(人、动物)排出体外的病原体经水与食物、空气飞沫、虫媒、或接触传播方式感染新的易感者的过程(表 7-32-2)。

3. 易感人群　是人群对某种传染病病原体的易感程度或免疫水平。新生人口、易感者的集中或进入疫区，部队的新兵入伍，易引起传染病流行。病后获得免疫、人群隐性感染，人工免疫，均使人群易感性降低，不易传染病流行或终止其流行。

专家点评　感染性疾病不一定有传染性。

(王惠珊)

【参考文献】

1. John Watson, Michelle Gayer, Dr Máire Connolly. Communicable disease risk assessment: protocol for humanitarian emergencies, WHO, 2007.

2. Louisiana Office of Public Health-Infectious disease epidemiology section: communicable diseases in school settings essential guidelines for school Nurses and Personnel, 2013.

第二节　儿童常见传染病

导读　传染性疾病在人群流行，死亡率较其他单一疾病高，严重危害儿童健康。儿童传染病按照传播途径可分为呼吸道传染病、肠道传染病、自然疫源性传染病、多种途径传染病和直接接触传染病等。

一、常见儿童传染病

儿童传染病是指通过传染源即致病微生物(包括朊毒体、病毒、衣原体、支原体、立克次体、细菌、螺旋体、真菌、寄生虫)以不同方式引起儿童致病，出现临床症状的疾病，致病微生物主要是病毒、细菌、真菌与寄生虫(表 7-32-3)。

二、高危因素

因传染性疾病微生物存在于空气、土地、水、皮肤、肠道，儿童在生活过程可通过口、亲吻、触摸、呼吸、昆虫叮咬、接触动物等而感染。发病情况与儿童免疫状况有关。

(一) 儿童自身特点

1. 免疫功能　儿童免疫功能不成熟，抵抗疾病能力弱，属易感人群。

2. 行为发育　婴幼儿行为发育始用手、口探索环境特点，喜欢坐地玩耍，接触污染物机会较

表 7-32-3 常见儿童传染病

分类	途径传播	传播行为	疾病	症状与体征
呼吸道传染病	空气、唾沫或接触呼吸道分泌物	共享放入口中的玩具、眼或鼻分泌物、咳嗽、喷嚏	流行性感冒、麻疹、流行性脑脊髓膜炎、流行性腮腺炎、水痘、风疹、猩红热等	咳嗽、发热、流涕、咽喉痛、皮疹、耳痛
肠道传染	粪便直接或间接污染食物、饮水、食具和手等	被尿不湿坐便器污染双手、共享放入口中的玩具、食物准备不卫生、污染区与清洁区不分	痢疾、轮状病毒胃肠炎、伤寒、霍乱、甲型病毒性肝炎、感染性腹泻(侵袭型大肠杆菌、产毒型大肠杆菌和空肠弯曲菌等)	腹痛、恶心、呕吐、腹泻
自然疫源性传染	媒介生物(蚊子、苍蝇、老鼠、狗)- 人	叮、咬	乙型脑炎、疟疾、狂犬病、钩端螺旋体病、炭疽、布鲁氏菌病等	地区流行史
多种途径传染	呼吸道飞沫、接触皮肤、黏膜疱疹液等		手足口病(肠道病毒)	多<5 岁、发热、手、足、口等部位皮疹或疱疹
直接接触传染	被污染物品	接触皮肤或分泌物、共享衣物	急性流行性结膜炎(细菌或病毒感染,红眼病)、慢性传染性结膜炎(沙眼衣原体感染,沙眼)	局部症状

多。游戏过程中儿童用手触摸玩具、口鼻后,再触摸其他儿童,无意中增加传染机会。儿童如厕后往往未洗手,儿童的手 - 口行为使暴露于病原微生物的机会增多。

3. 营养不良 营养状况差的儿童尤其抵抗力不足,患感染性疾病机会增加;疾病又会加重营养不良状况,造成恶性循环,使发病率、死亡率增加。

(二) 社会环境

1. 拥挤环境 学龄前与学龄儿童在幼儿园和学校的集居环境下,儿童互相接触机会多,易发生传染病流行。

2. 物品表面污染 儿童常常接触玩具、奶瓶、奶嘴、沙地、水杯、门把、水龙头等物品,这些物品表面如果被污染的话,儿童易被感染。

3. 成人与儿童交叉感染 幼儿园或学校教师、厨师等工作人员清洁意识差,便后餐前未洗手就接触儿童食物,或患病后继续工作,会使传染性疾病在儿童中播散。

(三) 地理环境

某些流行地区儿童易感传染病,如流行性和地方性斑疹伤寒、黑热病、丝虫病、包虫病。

(四) 经济文化水平

低收入国家 5 岁以下儿童死亡原因中主要是可预防的感染性疾病(图 7-32-1)。

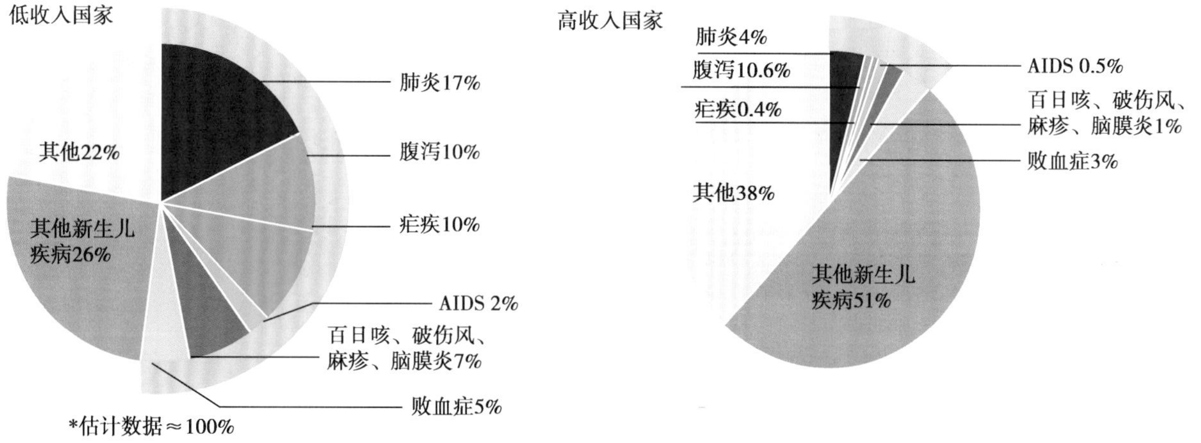

图 7-32-1 经济水平与 <5 岁儿童感染性疾病死亡关系

引自:WHO、儿童健康流行病研究组(CHERG). UNICEF 基于 2013 年儿童死亡率估计小组(IGME)分析资料,2013.

专家点评 儿童免疫力不成熟、防护意识差，易受传染病侵害。儿童传染病易传播与流行，可扩散到家庭和社会。因此，儿童传染病应早发现、早诊断、早报告、早隔离、早治疗，有效防控儿童传染病发生，保护儿童的身体健康。

（王惠珊）

【参考文献】

1. California Childcare Health Program. Preventing and Managing Illness in ECE Programs, 2006.
2. Christopher J. L. Murray, Alan D. Lopez, Colin D. Mathers, THE GLOBAL EPIDEMIOLOGY OFINFECTIOUS DISEASES, WHO, 2004.
3. Committing to Child Survival. A Promise Renewed, Progress Report, 2013 Statistical snapshot Child Mortality, 2013.

第三节 儿童常见传染病管理

导读 传染病的管理包括管理传染源、切断传染途径、保护易感人群、规范疫情处置。

一、管理传染源

1. 切断传染源 隔离患者与携带者。

2. 疫情报告制度 据传染病防治法律法规及《传染病信息报告管理规范》制定《疫情报告管理制度》及《疫情管理部门的工作职责和流程》，将疫情报告管理、登记、核对与自查制度及突发公共卫生事件应急处置等内容细化为具体的工作要求。医务人员应熟悉儿童传染病疫情监测报告及处置工作，及时填写《传染病报告卡》和《(突发公共卫生事件相关信息报告卡》，如报告病种、程序、方式、时限等内容（表 7-32-4）。

表 7-32-4 传染病报告时间要求

传染性疾病种类	城市	农村
甲类	<6 小时	<12 小时
乙类	<12 小时	<24 小时

二、切断传染途径

据传染病不同的传播途径采取相应防疫措施，阻断病原体从传染源转移到易感宿主的过程，防止传染病发生。消毒是最简单、有效的措施，如对肠道传染病患者的粪便、垃圾、污水进行处理；饮水消毒，经常洗手避免病从口入；经昆虫媒介传播的传染病疾病可据昆虫不同的生态习性采取相应杀虫方法；呼吸道传染病则可通过消毒空气、戴口罩、通风等措施切断传染途径。

三、保护易感人群

主要是隔离患者与重点免疫（人工被动免疫）（详见本篇第三十一章）

四、规范疫情处置

基层预防保健医生有承担儿童传染病的疫情处置责任。儿童传染病的疫情处置是一综合服务（comprehensive services），包括照顾儿童传染病、流行病学跟踪、传染性疾病管理、帮助控制病源传播、预防疾病播散。

1. 报告 除甲类传染病，对于乙类以及丙类传染病不需要住院治疗的患儿（如麻疹、水痘、风疹），医务人员接到疫情报告后需及时进行传染病访视，据儿童临床体征及实验室检查结果诊断（表 7-32-5）。

表 7-32-5 传染病高危因素评估流程

评估步骤	内容
第一步：发生诱因	自然灾害（水灾、地震、海啸） 人群特点（人数、时间、地区）
第二步：处理／易感性评估（宿主、传染源、环境）	宿主：营养不良率、免疫接种覆盖率（如麻疹、脊髓灰质炎疫苗）、卫生状况（共用物品、饮水）、食物 传染源：地方性疾病（如疟疾） 流行疾病（霍乱、伤寒、流脑） 传染病控制能力 传染病发病率 环境：隔离条件（数目、质量、地点） 清洁水源提供情况 二次暴露情况 卫生防疫条件 保健服务情况 传染媒介
第三步：严重性评估	据第一、二步资料评估疾病流行情况： 高度流行：+++ 显著流行：++ 低度流行：+ 未流行：- 无信息：

源于：WHO 疾病控制项目：传染病工作组

2. **环境消毒** 采取切实可行的社区防疫措施,如家庭、社区消毒,特别是对公共水龙头、门把手、游乐设施等物品消毒。

3. **隔离** 轻症居家治疗、休息,减少交叉感染;家长及时晾晒或消毒儿童衣物,对儿童排泄物及时消毒处理。治愈前避免到公共场所,减少传染他人的机会。

五、早期治疗

1. **早发现** 呼吸道传染病初期多有类似感冒的症状,易被忽视。因此,发现儿童身体不适应及时就医。特别是有发热症状,应尽早明确诊断,及时进行治疗。如果发现儿童出现相关传染病症状,立即转诊医院。如儿童被病犬咬伤后,需迅速到防疫或医疗部门接受治疗。

2. **早隔离** 尽快将患病儿童隔离在家或学校隔离室,给予治疗,教育家长观察病情,警惕病情变化。

3. **防止疾病播散** 当学校发生传染病,需报告疫情,积极采取措施防止疾病播散。指导员工与儿童加强洗手、食品处理、校园清洁卫生。

六、注意医护人员自身防护

医护人员工作时也应加强自身防护。每次进行传染病诊治或访视前,据具体情况备齐所需物品、手套、口罩、鞋套等。诊疗过程中保持手部卫生(接触患者前后)。

七、社区传染病疫情管理

疾病预防控制部门实时掌握辖区传染病情况,注重辖区传染病疫情的隐患排查、医学消毒、风险收集和评估,动态监控可能造成社会公众健康严重损害的重大传染病疫情、群体性不明原因疾病、重大食物和职业中毒等事件。及时通过有效的风险沟通,使社会公众增加对医疗机构的信任,并自愿参与到疫情控制的工作中去,减少心理恐惧,从而减少蔓延的疫情对国民经济造成的深层次影响。

八、传染病防控知识培训

定期组织辖区内所有医疗机构的医务人员,开展传染病防治法律法规和重点传染病防治专题培训,增强工作人员、特别是临床医生的传染病诊治相关业务水平和疫情上报意识。每年开展突发公共卫生事件或传染病疫情处置模拟演练,提高医务人员的业务素质和突发疫情快速反应能力。对新调入或聘用的医务人员,及时安排传染病防治相关知识专题培训。

专家点评 监测是传染病防控的基础工作,传染病早期风险评估有预警作用,规范的传染病报告和处置是阻断传染病流行的重要措施。幼儿园和学校保健医生需及时隔离和转诊可疑传染病儿童。

(王惠珊)

【参考文献】

1. John Watson, Michelle Gayer, Dr Máire Connolly. Communicable disease risk assessment: protocol for humanitarian emergencies. WHO, 2007.
2. Louisiana Office of Public Health. Infectious Disease Epidemiology Section: COMMUNICABLE DISEASES IN SCHOOL SETTINGS ESSENTIAL GUIDELINES FOR SCHOOL NURSES AND PERSONNEL, 2013.

第四节 儿童常见传染病预防

导读 传染病病情复杂,严重影响儿童健康与生命,但传染病多可采取措施进行预防控制。

社区卫生服务是公共和传染病预防工作的基础,需要加强社区教育,全社会重视传染病的预防和控制工作。

一、健康教育

(一) 儿童

儿童保健工作者应教育家长培养儿童良好上午养成卫生习惯。因儿童有个体差异,儿童实际能力比年龄更重要,要经常进行基础卫生教育。

1. **常洗手** 因手经常接触各种物品,可携带各种病原体,因此特别注意餐前、便后、触摸其他人的手或动物后需仔细用清洁液或肥皂流水洗手 20 秒(图 7-32-2)。养成经常洗手习惯可避免很多疾病发生,这是简单、易行、有效的传染病预防措施。

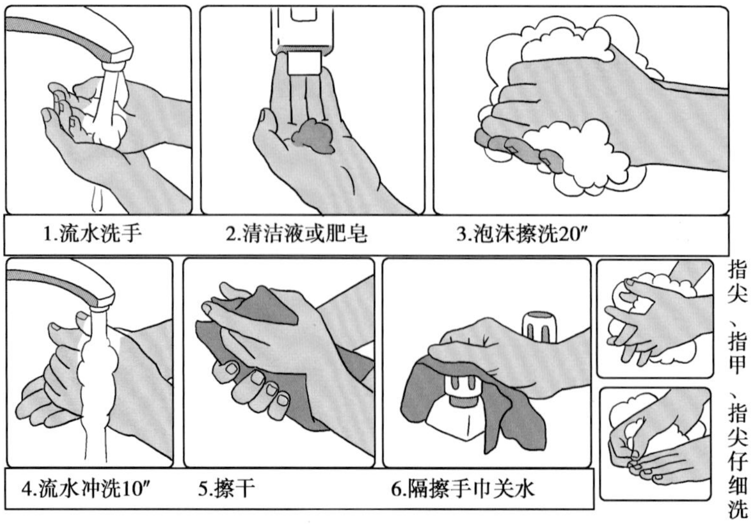

图 7-32-2 正确洗手过程图示

2. 掩嘴咳嗽或喷嚏 疾病时咳嗽或喷嚏时飞沫可带病菌，教育儿童咳嗽或喷嚏用手绢或衣物掩嘴，避免飞沫播散疾病。

3. 疫苗接种 是最有效预防传染病的方法，教育家长定期、按要求给儿童接种疫苗（详见本篇第三十一章）。

4. 生病在家休息 儿童生病需在家休息，充分休息可帮助恢复。同时，可避免交叉传染。

5. 清洁或消毒物品 因物品表面可携带病菌，儿童玩具宜选择易于清洁的类型。患传染疾病儿童的学校教室、家庭地面宜适当消毒。

6. 不与他人共用物品 包括牙刷、毛巾、拖鞋，不共洗盆浴。

7. 食品安全 教育儿童不食不洁和腐败食物。

8. 避免接触野生动物 因野生动物可能是某些传染病的媒介，儿童与宠物避免接触野生动物。一旦被动物咬伤立即去医院处理。宠物需定期预防接种。

（二）家长

家长是儿童的基础教师和榜样，应以身作则培养儿童良好的卫生习惯。家长需学习有关儿童传染病科普知识，帮助照顾患病儿童，保持家庭环境安全与卫生。一旦儿童出现传染病的可疑症状与体征，及时与社区防疫工作者联系。

（三）集体机构

1. 预防策略

- 洗手；
- 清洁玩具；
- 儿童衣物清洁与消毒；
- 食品准备安全；
- 了解儿童疫苗接种程序，确定儿童按时接种；
- 学习排除儿童传染病的基本知识，及时报告疫情。

2. 病情观察能力培训 儿童集体机构保健工作者可参考相关培训资料，学习儿童传染性疾病早期症状与体征，提高识别传染病早期症状的能力，避免疾病流行。

3. 开展晨间检查 儿童集体机构保健工作者应每日早晨常规健康观察，筛查早期患传染病儿童，尽早隔离观察，避免病情加重与传染他人。晨间健康检查重点内容：

- 儿童精神状态、行为改变；
- 皮疹、瘙痒；
- 发热（测量体温）；
- 儿童诉疼痛或不适；
- 其他症状（流泪、流涕、呕吐、腹泻等）。

4. 学习相关护理知识 培训幼儿园、学校保健人员有关儿童传染病护理相关知识，如测量体温，物理退热，按医生处方定时给儿童服药，观察药物副作用等。

二、儿童计划免疫

遵循国家规定的免疫程序开展免疫接种。疾病预防控制中心和基层医疗机构设立常规服务，为有需要的人提供免疫接种（详见本篇第三十一章）。

三、社区疫情监测

根据不同季节可能发生的传染病进行社区估测，以早期发现、早期治疗，有效地控制疫情。一旦发现社区有传染病患者，需立即进向当地疾病控制中心报告；病原体携带者及潜伏期患者应建立诊断与治疗档案，定期随访至痊愈。

专家点评

● 良好的室内环境和卫生生活习惯、有计划的免疫接种、以及社区疫情监测可有效预防儿童传染病；

● 传染病患儿环境消毒和管理是切断传染源的重要措施；

● 社区宣传教育使公众具有常见传染病隔离、消毒和护理常识，有助公众协助社区卫生服务机构落实传染病预防和控制。

（王惠珊）

【参考文献】

1. Lenee B, Lynnette B, Lyn F, et al. Influenza: Chapter 6-1. Manual for the Surveillance of Vaccine-Preventable Diseases, 2011.
2. Preeta K, Jennifer R, William B, *et al*. Measles: Chapter 7-1. Manual for the Surveillance of Vaccine-Preventable Diseases, 2013.
3. John Watson, Michelle Gayer, Máire Connolly. Communicable disease risk assessment: protocol for humanitarian emergencies. WHO, 2007.
4. Louisiana Office of Public Health-Infectious disease epidemiology section: communicable diseases in school settings essential guidelines for school nurses and personnel, 2013.
5. WHO. Control of epidemic meningococcal disease. WHO practical guidelines. 2nd edition. 1998.
6. Amy P F, Albert B, Carole H, et al. Mumps: Chapter 9-1. Manual for the Surveillance of Vaccine-Preventable Diseases, 2012.
7. Adriana L, Scott S, Stephanie B. Varicella: Chapter 17-1. Manual for the Surveillance of Vaccine-Preventable Diseases, 2011.
8. Huong M, Susan R, Emily A, et al. Rubella: Chapter 14-1. Manual for the Surveillance of Vaccine-Preventable Diseases, 2012.
9. E Lamond, J Kinyanjui. Cholera Outbreak Guidelines: Preparedness, Prevention and Control, Oxford: Oxfam GB, 2012.
10. World Gastroenterology Organisation. World Gastroenterology Organisation practice guideline: Acute diarrhea, 2008.
11. WHO. A guide to clinical management and public health response for hand, foot and mouth disease (HFMD), 2011.

33 第三十三章

新生儿遗传代谢病筛查

导读 新生儿疾病筛查作为出生缺陷的预防措施之一，是防治儿童智力低下、提高出生人口素质的基本手段，是时代进步和科学技术发展的标志。

各国新生儿疾病筛查有明显差异性，包括开展时间、筛查病种、覆盖率和管理模式。

第一节 概述

一、定义与筛查标准

新生儿遗传代谢病筛查（newborn inherited disease screening，简称新生儿疾病筛查）是指在新生儿期对严重危害儿童健康的先天性、遗传性疾病，采用快速、简便、敏感方法筛检，早期诊断，及时治疗，以避免儿童受到不可逆损害，减少出生缺陷发生，提高出生人口素质。

1967 年 WHO 制定了筛查病种的选择标准，近 50 余年新生儿疾病筛查标准在疾病的危重性、诊治效率及社会经济效益方面有了更高的要求（表 7-33-1）。

表 7-33-1 新生儿疾病筛查病种的选择标准（修订）

选择标准	内容
修订标准	1. 疾病危害严重，可致残或死亡
	2. 疾病发生率较高，已明确发病机制及不良预后
	3. 疾病早期无特殊症状，但实验室指标结果阳性
	4. 建立准确可靠的、适合新生儿群体的筛查方法，易被家长所接受，假阳性率和假阴性率较低
	5. 建立有效治疗方法，早期治疗能逆转或减缓疾病发展，或显著改善预后
	6. 筛查费用、治疗效果与社会经济效益的比例合理

二、发展史与研究状况

（一）发展史

1. **新生儿疾病筛查** 已有 50 余年的历史。美国是最早开始新生儿疾病筛查的国家，最初仅筛查 PKU 后逐步开展了先天性甲低（CH）、半乳糖血症（GAL）、高胱氨酸尿症（HCY）、枫糖尿症（MSUD）、镰刀细胞贫血症（SCD）、先天性肾上腺皮质增生症（CAH）和生物素缺乏症等 8 种疾病筛查。美国、加拿大的新生儿筛查覆盖率达 100%，某些发达国家的新生儿疾病筛查率达 95% 以上。1975 年美国国家科学院建议疾病预防与控制中心（CDC）建立权威实验室负责该区域实验室的资格认证。1977 年美国 CDC 开始对实验室进行质量评估，至今已覆盖50余个国家的近400个筛查实验室。

1966年在南斯拉夫召开了首届新生儿疾病筛查国际会议，迄今已召开十余届。1982年日本东京召开的第二届国际新生儿疾病筛查大会上，提出了适合大规模筛查PKU、CH、先天性肾上腺皮质增生症（CAH）与半乳糖血症（GAL）四种疾病。1988年国际新生儿疾病筛查学会在美国成立。1993年在日本札幌市召开了首届亚太地区新生儿疾病筛查会议。2004年9月在中国上海召开了第五届亚太地区新生儿疾病筛查学术研讨会。

2. 新生儿遗传代谢病串联质谱筛查 20世纪90年代串联质谱（MS-MS）技术始用于新生儿遗传代谢疾病筛查，扩大了检测疾病的种类，实现了从"一种实验检测一种疾病"到"一种实验检测多种疾病"的转变，且显著降低了筛查的假阳性率。美国是最早开展MS-MS新生儿疾病筛查项目的国家，51个州与华盛顿特区已全部开展MS-MS筛查，但筛查病种不尽相同。英国、德国、澳大利亚、韩国、日本等国也已将MS-MS新生儿疾病筛查列为法定项目，筛查覆盖率达90%以上。

（二）研究状况

1. 串联质谱技术应用于新生儿遗传代谢疾病原理及优点 由于遗传性代谢途径的缺陷导致异常代谢物蓄积或重要生理活性物质缺乏产生相应临床症状的疾病称为遗传代谢病（inherited metabolic disorders），涉及氨基酸、有机酸、脂肪酸、尿素循环、碳水化合物、类固醇、维生素等多种物质代谢异常。已发现500余种遗传代谢病，是人类疾病病种最多一类疾病。虽然每种遗传代谢病发病率低，但总发病率达到1/4000~1/5000。部分遗传性代谢病，在新生儿早期（数小时或几日）即可出现临床表现；部分遗传性代谢病可在幼儿期、学龄前期与学龄期、青少年期甚至成年期发病。如未早发现，儿童可出现不可逆严重损害，如智力低下、终身残疾，甚至死亡。

近年发展的MS/MS技术是一项直接分析复杂混合物的新技术，较色谱-质谱技术应用更广。MS/MS的基本原理是将两个质谱仪经一个碰撞室串联而成，用质谱仪做混合物样品的分离和组分鉴定器，直接进样系统中导入一混合物样品。MS/MS技术可与连续自动进样器联用，可增加分析的准确度及分析样品的数量，使一个进样序列可连续分析200个样品（每个样品分析3秒），便于大样本筛查新生儿遗传代谢病。具有操作简便、快速、灵敏、高通量和选择性强等特点，适应扩大新生儿遗传代谢病筛查疾病谱，可提高筛查效率及筛查特异性、敏感性。

2. 管理系统

（1）美国：由各州政府制定新生儿筛查法律。在早期医院实验室、私立实验室和公共卫生实验室均可提供检测服务。美国联邦政府卫生部相应机构负责指导和规范全国新生儿疾病筛查工作，卫生资源与服务管理局（HRSA）负责技术规范，CDC负责质量控制。20世纪80年代美国已建立实验室信息管理系统，出版美国新生儿疾病筛查指南。政府资助的美国国家新生儿疾病筛查与遗传资源中心（NNSGRC）是美国新生儿疾病筛查信息管理的核心机构，美国新生儿疾病筛查中心需将相关信息上报NNSGRC。

（2）英国：实行国家集中管理制度。1996年成立了国家筛查委员会，负责监督全国筛查项目的引入与执行、筛查效果和质量评估等。卫生部是具体的管理机构。目前，英国成立了17个卫生部直属新生儿疾病筛查实验室，每个实验室平均覆盖5万~7万人口，筛查实验室均设在医院，并与新生儿筛查项目中心紧密联系。

（3）澳大利亚：由州政府负责组织实施，全国设立5个筛查中心集中检测。澳大利亚人类遗传学会和皇家医师学会共同制定新生儿疾病筛查指南，为新生儿筛查提供技术指导。澳大利亚实行免费新生儿疾病筛查，费用由州政府支付。

3. 进展 2006年美国儿科学会与医学遗传学会合作成立的美国新生儿筛查专家组通过了84种遗传代谢病的评估，建议将54种疾病纳入新生儿遗传代谢病筛查项目，包括29种首选筛查疾病和25种次要筛查疾病（表7-33-2）。中国上海、浙江、广东筛查的常见新生儿遗传代谢病为29种。

美国部分新生儿筛查中心在MS-MS筛查遗传代谢病的基础上，增加了某些传染病的筛查，如HIV、弓形虫病。并开始筛查溶酶体贮积病、新生儿严重联合免疫缺陷病（SCID）、新生儿Ⅰ型糖尿病、严重先天性心脏病、新生儿进行性假肥大性肌营养不良（DMD）等疾病。

表 7-33-2 串联质谱筛查 29 种新生儿遗传代谢病名称、分析物

疾病种类	分析物及比值	界值点（μmol/L）	提示疾病诊断
氨基酸类	氨基酸		
	PHE（PHE/TYR）	28.08~103.18	苯丙酮尿症 四氢生物蝶呤缺乏症
	↑MET（MET/PHE）	10.82~64.11	高胱氨酸尿症
	↑LEU，（LEU/AlA）	88.26~327.51	枫糖尿症
	↑VAL	89.5~433.56	
	↑TYR（TYR/PHE）	37.9~305.87	酪氨酸血症
	↑CIT（CIT/ARG）	6.05~37.35	瓜氨酸血症 精氨琥珀酸血症 希特林蛋白缺乏致新生儿肝内胆汁郁积症 / 瓜氨酸血症Ⅱ型
	↓ARG，ARG/ORN	2.09~40.77	精氨酸血症
	↓CIT（CIT/ARG） ↑ORN	 47.53~393.08	鸟氨酸氨甲酰转移酶缺乏症 氨甲酰磷酸合成酶缺乏症
			N- 乙酰谷氨酸合成酶缺乏症
有机酸类	酰基肉碱		
	↑C3（C3/C2）±C4DC	0.47~4.33 0.11~1.92	甲基丙二酸血症 丙酸血症
	↑C5（C5/C3）	0.0~0.69	异戊酸血症
	↑C5DC	0.03~0.14	戊二酸血症Ⅰ型
	↑C5OH（±C5:1） （±C6DC） （±C3）	0.0~0.73 0.02~0.13	3- 甲基巴豆酰辅酶 A 羧化酶缺乏症 3- 羟基 -3 甲基戊二酰辅酶 A 裂解酶缺乏症 3- 甲基戊二烯酰基辅酶 A 水解酶缺乏症 多种羧化酶合成酶缺乏症 生物素酶缺乏
	↑C5:1（±C5OH）	0.0~0.12	β 酮硫解酶缺乏
脂肪酸类	酰基肉碱		
	C5，C8，C14，C16、C12，	0.0~0.47	戊二酸血症Ⅱ型
	↓C0 ↓C2	15.0~95.0 9.82~39.93	原发性肉碱缺乏症
	↑C4（C4/C3）	0.0~0.92	短链酰基辅酶 A 脱氢酶缺乏症
	↑C8（C8/C10）（±C6 C10:1）	0.0~0.33 0.0~0.37 0.0~0.33	中链酰基辅酶 A 脱氢酶缺乏症
	C14:1（C14:1/C16）	0.0~0.39 0.05~0.59	极长链酰基辅酶 A 脱氢酶缺乏症
	↑C16OH	0.0~0.21	长链羟酰基辅酶 A 脱氢酶缺乏症 三功能蛋白缺乏症
	C18OH	0.0~0.17	
	C18:1OH	0.0~0.18	

三、中国新生儿疾病筛查发展史

1. 发展史 美国及欧洲与日本等发达国家新生儿疾病筛查的发展促进了中国的新生儿疾病筛查。1981 年上海市儿科医学研究所陈瑞冠教授等人以项目形式进行了新生儿 CH、PKU 和 GAL3 种疾病筛查。2003 年始用 MS-MS 技术开展新生儿遗传代谢病筛查，2005 年以来筛查 16 种遗传代谢病的总发病率为 1/4342，其中氨基酸代谢障碍发病率为 1/7983；高苯丙氨酸血症发病率为 1/11 511，瓜氨酸血症发病率为 1/90 000，枫糖尿症发病率为 1/99 000，有机酸血症发病率为 1/16 229，原发性肉碱缺乏症发病率为 1/38 076，短链酰基辅酶 A 缺乏症发病率为 1/90 000。目前有 16 个省市开展 G-6-PD 筛查，14 个省市开展 CAH 筛查。

中国台湾省 1981 年启动新生儿疾病筛查项目，1985 年开始筛查 5 种疾病（CH、PKU、HCU、GAL、G-6-PD）。2006 年增加筛查甲基丙二酸血症、枫糖尿血症、中链辅酶 A 脱氢酶缺乏症、戊二酸血症Ⅰ型，异戊酸血症、庞贝氏症及法布瑞氏症等病种。2000 年始用 MS-MS 技术筛查 20 种遗传代谢病。中国台湾省有三个筛查中心，年筛查 30 万新生儿。香港特别行政区 1984 年开始 CH 与 G-6-PD 的筛查，2000 年后始应用 MS-MS 技术筛查新生儿遗传代谢病。

2. 发病率 各地存在差异（表 7-33-3）。1985~2011 年全国累计筛查新生儿 55 619 114 例，诊断 CH 5134 例，发病率为 1∶2100；诊断 PKU 4914 例，发病率为 1∶11 354。

3. 研究状况

(1) 实验方法：1986 年上海市儿科医学研究所改良了 Guthrie 细菌抑制法，提高了实验的准确性与可靠性。1988 年利用高效液相色谱法（HPLC）分析尿蝶呤谱，开展四氢生物蝶呤（BH_4）缺乏筛查，首次诊断 BH_4 缺乏所致非经典型 PKU 并跟踪治疗。

(2) 治疗配方：上海市儿科医学研究所 1986 年成功研制出国产低苯丙氨酸奶粉。20 世纪 90 年代初北京医科大学也成功研制出一款低苯丙氨酸奶粉及其他治疗食物。

(3) 国际合作：1992~1993 年原卫生部与 WHO 合作，在北京、上海、天津、成都、广州、济南、沈阳等 7 个城市开展新生儿 CH 和 PKU 筛查。1996 年与芬兰卫生部合作在上海市、江西省、湖南省、天津市和河南省等 5 个省市进行三年第Ⅰ期新生儿疾病筛查合作项目，包括提供新生儿疾病筛查实验室设备、专业技术人员培训、建立新生儿疾病筛查网络与开展 CH 与 PKU 的筛查。2006 年中芬第Ⅱ期新生儿疾病筛查合作项目启动，选择黑龙江、辽宁、湖北、广西、陕西、青海、贵州等 7 个省市，为期 5 年。

(4) 管理：卫生部负责全国新生儿疾病筛查的监督管理工作，可根据医疗需求、技术发展状况、组织与管理需要等实际情况，制定全国新生儿疾病筛查工作规划和技术规范（表 7-33-4）。卫生部临床检验中心为全国新生儿疾病筛查实验室质量控制与监督、评估的最高机构，2012 年已有 190 余家单位参加新生儿疾病筛查实验室室间质量评价。

(5) 效益：1998 年卫生部组织专家从卫生经济学的角度对新生儿疾病筛查进行成本 / 效益分析，结果表明患儿一生用于医疗、护理、教育的费用是新生儿疾病筛查投入费用的 3.7 倍。

表 7-33-3 各地新生儿筛查发病率

年代	研究者	CH 发病率	PKU 发病率	G-6-PD 发病率
1983 年	上海陈瑞冠教授	1∶6309	1∶15 930	
1982~1985 年	北京左启华教授		1∶16 500	
2004 年	湖南省	1∶1562		
1992~1997 年	8 城市筛查结果	1∶5465	1∶14 767	
	南京	1∶4588		
	沈阳	1∶36 251		
	北京市		1∶11 379	
	成都市		1∶38 933	

表 7-33-4 中国新生儿疾病筛查相关法律与管理条例

年代	相关法律与管理条例	相关内容
1994 年	《中华人民共和国母婴保健法》	提出“逐步开展新生儿疾病筛查”
2002 年	卫生部、中国残联《中国提高出生人口素质、减少出生缺陷残疾行动计划(2002-2010)》	新生儿疾病筛查为出生缺陷三级预防措施
2004 年	卫生部《新生儿遗传代谢病筛查技术规范》	筛查血片采集技术规范、筛查实验室检测技术规范
2009 年	卫生部《新生儿疾病筛查管理办法》	明确规定各级卫生行政部门、新生儿筛查中心和医疗机构职责
2009 年	卫生部《全国新生儿疾病筛查工作规划》	确定新生儿疾病筛查基本原则、工作重点和目标以及保障体系的建设及新生儿疾病筛查的管理与考核评估,强调知情同意原则、尊重个人意愿的原则,提出 2012 年以省为单位初步建立新生儿疾病筛查服务网络
2010 年	修订《新生儿遗传代谢病筛查规范》	

四、新生儿疾病筛查注意事项

1. 家长知情 新生儿监护人需了解新生儿遗传代谢病筛查项目、病种、方式、费用等情况,遵循知情选择的原则认真填写采血卡片。

2. 采血时间 婴儿 3 日龄(72 小时)、哺乳 6 次后采血。因各种原因未采血者,如早产、低体重、病重入 NICU 者或提前出院,宜 20 日龄内采血。

3. 采血部位 多选择婴儿足跟内或外侧缘,血滴缓慢渗透滤纸,血斑直径应≥8mm(图 7-33-1)。

4. 标本保存 血片置于清洁空气自然晾干呈深褐色,避免阳光直射;登记造册后置于塑料袋内,存于 2~8℃冰箱。

5. 复筛与确诊 筛查结果阳性者需用原血片复查,如 2 次实验结果均 > 阳性切值则为可疑病例,须召回筛查中心进行复查以排除 / 确诊。

6. 质量控制 包括采血时间、滤纸血斑质量、标本保存与递送、填写采血卡片、实验方法、试剂、实验操作程序、室内质控与室间质控等。

7. 治疗、随访及评估 确诊病例需 1 月龄内立即治疗,定期检测与随访,评估儿童体格生长与智力发育。医师需给家长提供遗传咨询(详见第

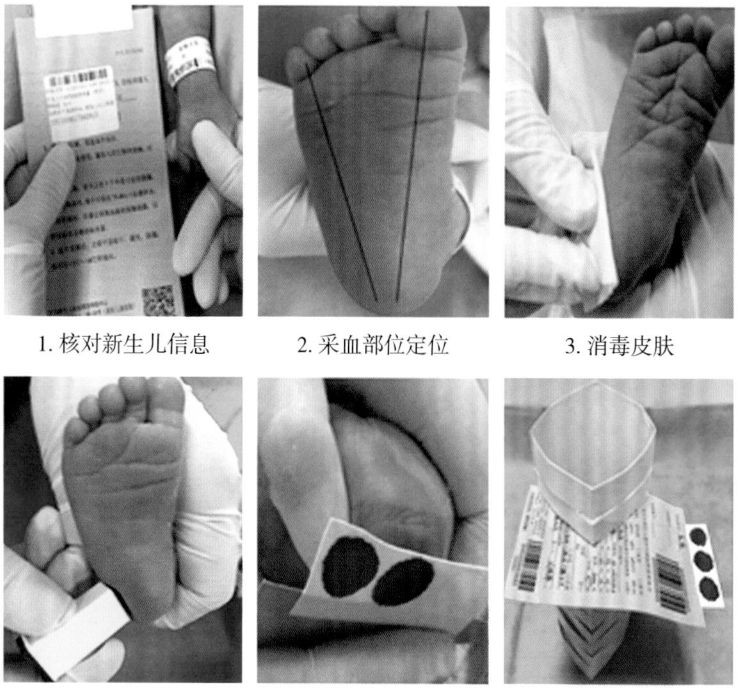

1. 核对新生儿信息　2. 采血部位定位　3. 消毒皮肤
4. 穿刺　5. 取血　6. 血片待干

图 7-33-1 新生儿筛查足跟采血示意图

四篇第十六章)。

五、新生儿疾病筛查的发展趋势

1. 纳入国家公共卫生服务体系 公共卫生是通过评价、政策发展和保障措施来预防疾病、延长人的寿命和促进人的身心健康的一门科学和艺术。公共卫生服务是一种成本低、效益好的服务,为教育、筛查、随访、诊断、管理和评估六要素组成的系统工程。因此各国发展新生儿疾病筛查项目都以公共卫生措施逐步纳入国家卫生保健体系。

2. 集中化模式 因筛查的新生儿疾病发病率较低,需经大样本筛查积累数据,改进质量来提升筛查功能。尤其用MS-MS技术进行筛查的几十种遗传代谢病,单个病种发病率很低,更需集中化筛查保证筛查有效性。

3. 设备与检测自动化 新生儿疾病筛查模式的集中化发展,使筛查实验室规模扩大,自动化、高通量的检测技术逐步普及。自动化的设备包括实验过程的自动化、样品的前处理过程(如自动打孔和自动进样)。近年已有整合DELFIA技术和免疫荧光法的新生儿筛查高通量全自动仪器GSP问世,实现CH、PKU、CAH、G6PD和GAL筛查实验的完全自动化,连续、同时进行2400个样本测试。

4. 信息化管理 新生儿疾病筛查为复杂的系统工程,需有与实验室的自动化设备同步的信息化管理系统,与集中化筛查模式匹配。

5. 筛查病种的扩增 随着新标志物、新检测技术及新治疗方法的出现,新生儿疾病筛查病种不断扩增。严重联合免疫缺陷病(SCID)、弓形虫感染(TOX)、HIV感染、溶酶体贮积症(LSDs)、脊髓性肌萎缩症(SMA)、假肥大型肌营养不良症(DMD)、脆性X综合征、先天性心脏病(CCHD)等疾病,均已开始在新生儿中进行筛查。

6. 技术革新 未来新生儿疾病筛查检测技术将基于生化免疫法、MS-MS技术和分子生物学技术三个平行的检测平台。现行检测技术主要检测因蛋白质结构改变或代谢失衡造成代谢产物异常积聚的遗传代谢性疾病。随着现代分子生物学技术的迅猛发展,基因芯片、高通量测序技术的应用,将为新生儿疾病筛查展现良好的前景。

7. 评估管理体系 虽然新生儿筛查病种不断扩增,但不是所有疾病都适宜新生儿疾病筛查。如某些筛查疾病发病率极低,病史了解很少,缺乏确诊手段,或尚无治疗措施,甚至可能无法解释;或有些病种筛查费用高,筛查假阳性率高,或筛查检测技术通量低;或存在伦理、法律和社会问题等不宜筛查。因此,需建立新生儿疾病筛查的标准化的评估管理体系,逐渐完善现有新生儿疾病筛查项目。

8. 建立检测标准体系 室内质量控制和室间质量评价是目前新生儿疾病筛查实验室常规的质量控制方案。但各实验室筛查性能参数仍存在差别,如分析灵敏度和特异性、临床灵敏度和特异性,以及筛查结果的预期值各不相同。检测结果假阳性率升高会增加医疗机构和患者带来沉重经济和心理负担,造成医疗资源短缺。2004年美国实施的R4S实验室合作项目(Region 4 Collaborative's Laboratory Performance Program)汇总分析各实验室的检测数据以提高串联质谱新生儿遗传代谢症筛查分析质量,确定合适cut-off值,改进检测能力性能参数。推广R4S项目可促进实验室间比对和改进,降低假阳性率。

9. 跨学科与国际合作 不断发展的新技术使新生儿遗传代谢性疾病诊断模式有显著转变,特别是随着MS-MS技术在新生儿疾病筛查中的应用,使筛查技术从"一种实验检测一个指标筛查一种疾病"发展到"一种实验检测多种指标筛查多种疾病"阶段。新生儿遗传代谢性疾病的复杂鉴别诊断需要多中心长期合作和数据共享。

专家点评 新生儿遗传代谢性疾病单个病种发病率很低,相关临床病史信息少,有关疾病治疗指南及相关研究有限,需要大样本筛查患者,研究表型。因此,多中心长期合作和数据共享是新生儿遗传代谢病筛查项目发展的必然趋势。

(赵正言)

【参考文献】

1. JohnForman, FionaCoyle, Jill Levy-Fisch, et al. Screening criteria: the need to deal with new developmentsand ethical issues in newborn metabolic screening. J Community Genet, 2013, 4:59-67.
2. 顾学范,叶军.新生儿疾病筛查.上海:上海科学技术文献出版社,2003:138-166.
3. 顾学范.新生儿遗传性代谢病筛查的回顾和展望.中华儿科杂志,2005,43(5):321-324.

4. 中华人民共和国卫生部. 苯丙酮尿症和先天性甲状腺功能减低诊治技术规范(2010版). 中国儿童保健杂志, 2011, 19(2): 190-191.

第二节 常见新生儿遗传代谢病筛查

导读 先天性甲状腺功能减退能导致儿童体格发育和智力发育障碍。新生儿筛查可达到早发现、早诊断、早治疗，如甲状腺素治疗在生后两周内开始，儿童生长发育可完全达正常水平。

一、先天性甲状腺功能减退

先天性甲状腺功能减退(congenital hypothyroidism, CH)可有不同病因引起，多为甲状腺发育缺陷(表7-33-5)。先天性甲状腺功能减退在新生儿出生早期多数无症状或症状轻微，或为非特异性甲状腺激素缺乏的症状。因最初的先天性甲状腺功能减退临床表现缺乏特异性，至婴儿6~12周龄后逐渐出现典型的临床症状与体征，因此儿童保健医生需提高警惕。

表 7-33-5 先天性甲状腺功能减退病因

病因	发生率
甲状腺发育缺陷	75%
遗传性(甲状腺激素合成或摄取异常)	10%
垂体或下丘脑性	5%
一过性甲状腺功能减退症	10%

(一) 新生儿CH筛查

1. 采血时间 与年龄有关。出生时因应激状态与宫外环境温度刺激，生后30秒的新生儿TSH有一生理性高峰，24小时血清TSH可达70mIU/L，随后逐渐下降，3日龄至<10mIU/L。因此，一般正常2~4日龄新生儿出院前或输血前足跟采血。中国卫生部规定新生儿72小时采血。NICU住院新生儿或早产儿生后7日采血。如母亲患甲状腺疾病或家族中有CH病史者宜采新生儿静脉血行甲状腺功能检测。同胞(双胎或多胎)可能存在宫内交叉输血，若一例阳性，筛查正常的其他同胞需同时复查。

2. 指标选择 TSH与T_4为筛查指标。

(1) **TSH**：血清甲状腺刺激激素(TSH)浓度检测是各国筛查CH优选指标。但正常范围的TSH值也不能完全除外甲状腺素不足。TSH筛查主要有放射免疫法(RIA)、化学发光免疫分析(chemiluminescence immunoassays)2种方法。TSH界值点与实验室及试剂盒有关，一般8~20mIU/L，超过切值者需召回复查。漏诊包括甲状腺结合球蛋白(thyroid-binding globulin, TBG)缺乏、中枢性甲低、低甲状腺素血症，早产儿/低体重儿等。

(2) **T_4**：较TSH敏感性及特异性低，测试费用较高及操作复杂，且初期T_4正常伴延迟性TSH升高者可能漏诊，较少选用。但T_4筛查可及时发现迟发性TSH增高、中枢性甲减及高甲状腺素血症的婴儿。

(3) **TSH+T_4**：较为理想的筛查方法。有些国家采用T_4+TSH+TBG三个指标筛查增加敏感性和特异性(98%及99%)，即T_4为主筛查，若$T_4 \leq -0.8SD$，加筛TSH；$T_4 \leq -1.6SD$，加筛TBG，但因成本效益比率高，较少用于筛查。

3. 结果判断与随访 与筛查方法、实验操作过程及新生儿自身情况(患病、输血、早产、低体重)等因素有关。即使目前最好的筛查方法仍遗漏少数CH新生儿(假阴性5%~0%)。为减少漏诊，美国部分地区设定2~4日龄与2周龄2次CH筛查。2周龄筛查时约检出10%的CH新生儿，多为轻度或延迟增高TSH的低体重儿或极低体重儿，部分因甲状腺发育异常或内分泌功能障碍。

疑诊CH新生儿参考2006年美国AAP遗传、内分泌学组的《新生儿先天性甲状腺功能低下症筛查与治疗》指南，建议据筛查结果复测与复查以进一步决定情况(图7-33-2)。

(1) **T_4或FT_4下降、TSH升高**：T_4下降及TSH>40mU/L，为原发性CH，确诊为原发性CH的患儿中有10% TSH值可在20~40mU/L。

(2) **T_4正常、TSH升高**：为高TSH血症，可能为暂时性或永久性CH或下丘脑-垂体轴延迟成熟，唐氏综合征婴儿暂时性、持续性高甲状腺素血症及CH发生率较高。

(3) **T_4降低、TSH正常**：T_4<10ug/dL提示甲状腺功能减退。3%~5%新生儿可有TSH水平正常、T_4水平降低的情况，可因下丘脑功能不成熟引起，多见于早产儿、TBG缺乏症、中枢性甲低，迟发性TSH升高。

暂时性低甲状腺素血症多能在生后10周恢复正常，除非合并TSH增高，一般无需治疗。

垂体-下丘脑功能障碍除单纯T_4降低外，还

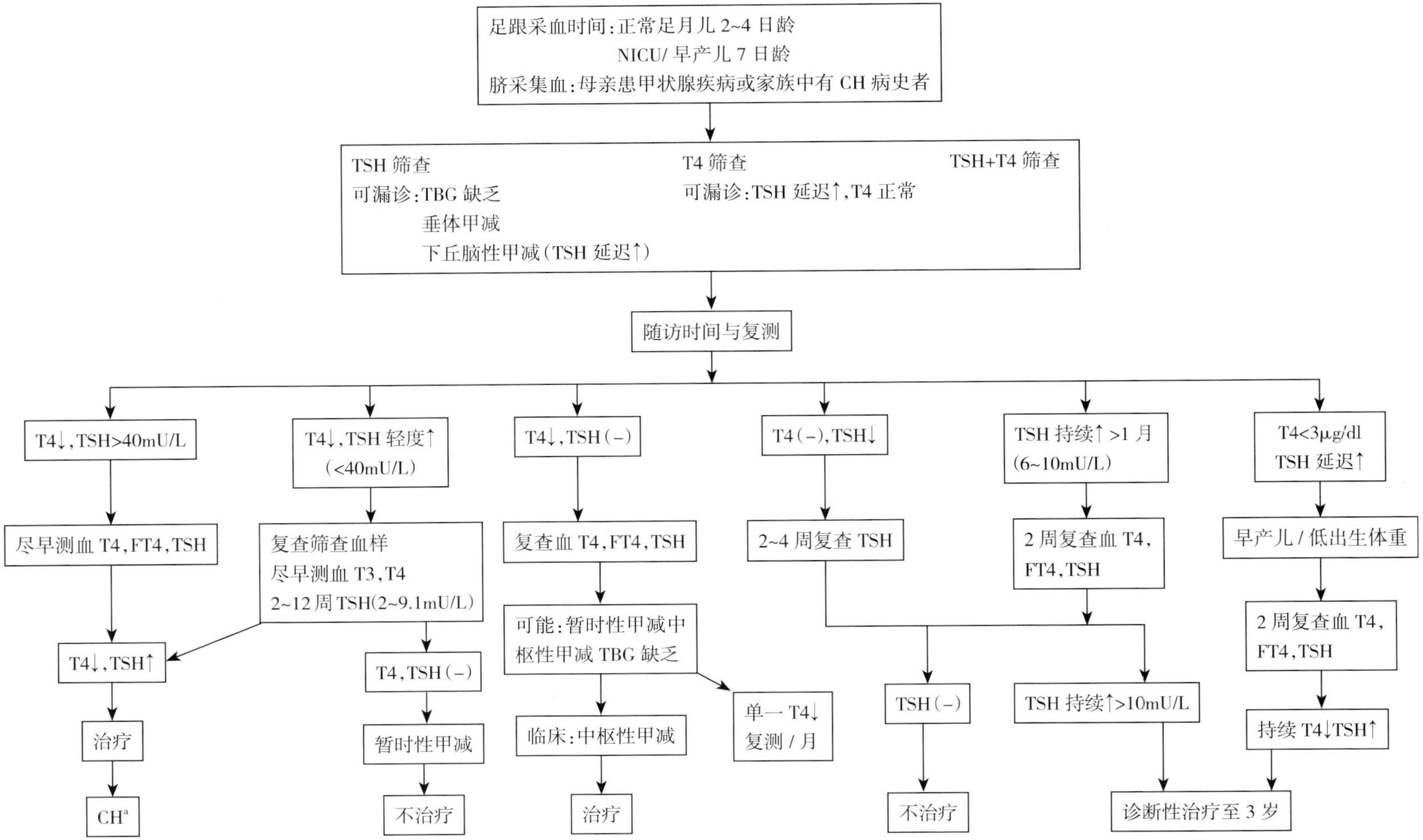

图 7-33-2 新生儿 CH 筛查诊治流程

伴有其他异常症状与体征，如低血糖、多尿、小阴茎、视力障碍、先天性眼球震颤及胼胝体发育不良等。

(4) T_4 降低伴延迟性 TSH 升高：易漏诊。多为早产儿/低体重儿、严重疾病(重症监护及心血管异常)婴儿。延迟性 TSH 升高机制尚不清楚，可能与垂体-甲状腺反馈调节机制障碍、暂时性 CH(如碘诱导)或轻度永久性 CH 有关。如存在高危险因素需复检。

(二) 辅助检查

影像学检查

(1) 甲状腺超声检查：为形态学检查的主要手段，彩色多普勒超声为疑诊 CH 婴儿首选方法，可检测甲状腺缺失及大小形状和位置。

(2) 下肢 X 线：正常新生儿腕骨骨化中心尚未钙化，需加下肢 X 线。如新生儿下肢未出现骨化中心或仅见小碎片骨化，即胎儿骨发育延迟，提示 CH。

(3) 核素扫描：TSH 增高时对核素摄取增加，甲状腺素替代治疗后 48 小时内核素摄取不再增加，故应在治疗前进行。因核素副作用，目前对筛查阳性患儿采用核素扫描仍有争议。疑诊 CH 核素扫描可发现移位甲状腺。

(三) CH 治疗与随访

确诊 CH 或诊断性治疗儿童宜及时转专科治疗，儿童保健医生协助随访生长发育情况(表 7-33-6)。

表 7-33-6 CH 治疗与随访

初次	① 详细收集病史、体格检查 ② 转诊内分泌医生 ③ 复测血 TSH、FT_4 ④ 甲状腺超声检查
随访	复测 T_4、TSH： ① 治疗 2~4 周后 ② <6 月龄：1~2 个月 ③ 6 月龄 ~3 岁：3~4 个月 ④ >3 岁：6~12 个月
治疗目标	TSH(-)，维持 T_4 与 FT_4 水平至正常值的中上范围
评估	① 辅助检查证实为甲状腺缺乏或异位型 CH 需终身治疗 ② 新生儿期后 TSH 不升高(<50mU/L)，诊断性治疗至 3 岁 ③ 停止治疗后 TSH 升高，需终身治疗

二、苯丙酮尿症

导读 苯丙酮尿症是最早筛查的新生儿代谢性疾病。因所致的苯丙酮尿症是苯丙氨酸羟化酶缺乏致体内苯丙氨酸堆积过多，致婴儿神经心理发育异常。早期诊断与治疗可显著改变儿童的临床预后。

苯丙酮尿症(phenylketonuria，PKU)属常染色体隐性遗传性疾病，是先天性遗传代谢病中发生率相对较高的一种疾病，也是引起儿童智能发育障碍较为常见的原因之一。但 PKU 可早期诊断、早期治疗。

(一) 新生儿 PKU 筛查

1. 采血时间与方法 采集生后 72 小时(哺乳 >6~8 次)新生儿的足跟外周血于干滤纸片，采用荧光法或串联质谱法(MS/MS)测定苯丙氨酸(phenylalanine，Phe)浓度进行高苯丙氨酸血症(hyperphenylalaninemia，HPA)筛查。

2. 指标选择 血 HPA 升高可为 PKU，10%~30% HPA 也可为 BH_4 缺乏症(BH_4D)。

(1) 血 Phe 浓度：筛查 PKU。

(2) 尿蝶呤分析和 BH_4 负荷测验：血 phe 基础浓度 >600μmol/L 者需检测尿蝶呤和 BH_4 负荷试验；血 phe 基础浓度 <600μmol/L 者宜测试 phe-BH_4 联合负荷试验。

3. 结果判断

(1) 召回复查：血 Phe 浓度 >120μmol/L 或 Phe/Tyr>2.0 者。

(2) 疑诊复测：轻度 HPA 空腹或低蛋白饮食状态血 Phe 浓度可 <2mg/dl 需多次复查。

(3) 假阴性：早产儿因肝酶不成熟致暂时性 HPA，或发热、感染、蛋白摄入不足、肠道外营养或输血情况等也可致血 Phe 浓度增高。

(二) PKU 和 BH_4D 的诊断与治疗

详见第四篇第十七章第三节。

(三) 随访及监测

1. 血 Phe 浓度监测 PKU 儿童采用特殊配方治疗后每 3 日测定血 Phe 浓度，以及时调整饮食；Phe 浓度稳定后，Phe 测定可适当调整。如感染等应急情况时血 Phe 浓度升高、或血 Phe 波动，或添加或更换食谱后 3 日均需监测血 Phe 浓度(表 7-33-7)。

表 7-33-7 PKU 治疗与随访

	监测血 Phe 浓度	血 Phe 正常值
初次	① 详细收集病史、体格检查 ② 转诊内分泌医生 ③复测血 Phe	<120μmol/L
随访	复测血 Phe:①治疗后:3d,调整饮食 ② Phe 浓度稳定:<12 月龄 1 次 / 周 1~12 岁 1 次 / 月 >12 岁 1 次 /1~3 个月 ③ 血 Phe 波动或升高:食谱变化后 3 日	120~240μmol/L 120~360μmol/L 120~600μmol/L
治疗时间	终身	

2. 预后、预防 详见第四篇第十七章第三节。

三、先天性肾上腺皮质增生症

导读 先天性肾上腺皮质增生症是因肾上腺皮质激素合成过程酶的缺陷引起的疾病，属常染色体隐性遗传病。新生儿筛查目的是预防危及生命的肾上腺皮质危象导致脑损伤或死亡、性别判断错误、身材矮小以及心理、生理发育等障碍，使儿童在临床症状出现前获得诊治。

先天性肾上腺皮质增生症(congenital adrenal cortical hyperplasia，CAH)是因肾上腺皮质激素合成过程中酶缺陷所致疾病，属常染色体隐性遗传病。多数 CAH 因肾上腺分泌糖皮质激素、盐皮质激素不足使体内雄性激素过多，临床出现不同程度肾上腺皮质功能减退，如女童伴男性化，男童则表现性早熟，尚可有低血钠和高血钾等多种症候群。CAH 发病以女童多见(男：女约 1：2)。

新生儿 CAH 筛查主要是针对新生儿 21- 羟化酶缺乏症的筛查。

(一) 新生儿 CAH 筛查

1. 采血时间与方法 采集生后 72 小时(哺乳 >6~8 次)新生儿的足跟外周血于干滤纸片，采用荧光法或 MS/MS 测定血 Phe 浓度进行 HPA 筛查。

2. 指标选择 血液 17-OHP 浓度测定。

3. 结果判断 正常婴儿出生后 17-OHP >90 nmol/L，12~24 小时后降至正常。正常足月儿血 17-OHP 水平为 30nmol/L，血 17-OHP>500nmol/L 为典型 CAH。

(1) 召回复测：足月儿血 17-OHP 水平 >30nmol/L、早产儿 >40nmol/L 时召回。150~200nmol/L 可见于各种类型的 CAH 或假阳性。

(2) 假阳性：17-OHP 水平与出生体重及胎龄有关，低体重新生儿(<2500g)为 40nmol/L，极低体重早产儿(<1500g)为 50nmol/L。新生儿生后如合并心肺疾病可致血 17-OHP 水平改变。

血 17-OHP 筛查界值点与实验室方法有关。阳性病例需密切随访，确诊需测定血浆皮质醇(COR)、睾酮(T)、脱氢表雄酮(DHEA)、雄烯二酮(DHA)及 17-OHP 水平等。根据临床症状、体征和试验检测结果，CAH 诊断为三种类型：①失盐型；②单纯男性化型；③非典型(晚发型)CAH。

(二) 产前诊断

CAH 是常染色体隐性遗传病，每生育一胎即有 1/4 的概率为 CAH 患者。家族有 CAH 先症者的父母应进行 21 羟化酶基因分析。母亲妊娠 9~11 周取绒毛膜活检进行染色体核型分析及 *CYP21B* 基因分析；妊娠 16~20 周羊水检测，包括胎儿细胞 DNA 基因分析、羊水激素(孕三醇、17-OHP)水平测定等。

(三) 治疗与随访

1. 治疗 确诊后立即转诊内分泌医生，尽早给予盐皮质激素和糖皮质激素治疗。治疗期间必须进行临床评估和血 DHEA、DHA 检测，以调节两类激素的剂量，达到最佳治疗效果。生后 3 月内得到早期规范的治疗，较好控制激素水平，可维持正常的生长速率和骨龄成熟，青春期发育正常。

2. 随访 包括临床和生化指标，测空腹血清 17-OHP 或(和)雄烯二酮；选择 ACTH+COR、T、DHEA、电解质、B 超等检查；每年测定骨龄一次。

四、葡萄糖 -6- 磷酸脱氢酶缺乏症

导读 G-6PD 缺乏症可致新生儿高胆红素血症。新生儿筛查及产前筛查可早期诊断、早期防治高胆红素血症的发生。

葡萄糖 -6- 磷酸脱氢酶缺乏症(glucose-6-phosphate dehydrogenase deficiency，G-6PD)是一遗传性溶血性疾病，不同地区、不同民族发生率差异较大。如地中海沿岸国家、东南亚、印度、菲律宾、

巴西和古巴等地区与国家G-6PD发病率较高。我国G-6PD发病率较高地区为长江流域与以南各省，以四川、广东、广西、云南、福建、海南等省（自治区）多见，其中以广东省发病率最高。*G6PD*基因突变型已有122种以上，全世界已发现400多种酶的变异型。我国报告17种。据WHO的G-6PD生化变异型鉴定标准，中国变异型有香港型、广东型、客家型、台湾型等。

*G6PD*基因突变使G-6PD酶活性降低，基因定位于染色体Xq28，由13个外显子和12个内含子组成，编码515个氨基酸，呈X连锁不完全显性遗传。男童多于女童。男性*G6PD*基因缺陷称半合子，酶活性呈显著缺乏；女性*G6PD*基因缺陷为杂合子者G-6-P酶活性取决缺乏G-6-P的红细胞数量的比例，酶活性可接近正常或显著缺乏。如女性*G6PD*基因缺陷者均为纯合子，酶活性亦显著缺乏，但较少见。

（一）新生儿G-6PD筛查

1. 采血时间 出生时取脐血测定G-6-P酶活性。

2. 方法 G-6-P活性检测为特异性直接诊断方法。界值点宜据G6PD参考值范围和本地区G6PD缺乏症发病率确定。低于界值点者为G-6PD缺乏。

（1）**Zinkham法**：WHO推荐方法，正常值为12.1±2.09IU/gHb。

（2）**Clock与Melean法**：国际血液学标准化委员会推荐，正常值为8.34±1.59 IU/gHb。

（3）**NBT定量法**：正常值为13.1~30.0 NBT单位。

（4）**荧光斑点试验**：男童半合子和女童纯合子检出率可达100%，G-6-P酶活性正常者与直接测定法（分光光度法）符合率为98.3%。因此，荧光斑点法具有灵敏度高，实验程序、操作步骤简便、耗时少、廉价与结果可靠等特点，适于新生儿*G-6PD*筛查。G-6PD≤2.5u/gHb疑诊G-6PD。

3. 误诊与漏诊

（1）**误诊**：即假阳性结果，与检测时间有关。干血斑G-6-P活性随检测时间的推移而下降，第72小时、7日、14日检测者比24小时内检测者分别衰减20%、32%及52.4%。血片漂浮可影响G-6-PD测定结果，荧光测定时最好能使血片沉底。筛查血片宜在采集血片三日内检测，超过1周检测则假阳性率增多。

（2）**漏诊**：即假阴性结果，与新生儿感染、病理产程、缺氧、溶血症等因素有关，可能掩盖G-6PD的诊断。

4. 结果判断

（1）**召回确诊**：疑诊G-6PD者，召回进行G6-P活性确诊试验。

（2）**复测确诊**：高度疑诊G-6PD者宜在血液指标恢复正常，溶血恢复后2~3月再复查G-6-P活性，避免漏诊。

（二）G-6PD治疗与预防

1. 产前检查 母亲产前服用预防溶血的药物，可降低G-6PD新生儿高胆红素血症发生。即产前检查的妊娠妇女及丈夫进行G-6-P活性检测，父母一方为G-6PD者，建议母亲妊娠36周至分娩每晚服苯巴比妥30~60mg，同时服叶酸10mg、维生素E 50mg、复合维生素B3次/d。

2. 治疗 目前尚无特殊治疗，急性发作时对贫血和高胆红素血症对症处理。

3. 指导预防用药 进行疾病预防知识的宣教。因某些药物可诱发G-6PD，教育家长了解相关知识。建议G-6PD儿童随时携带G-6PD保健卡，注明禁用和慎用的氧化作用药物（如磺胺类）、避免食用蚕豆及其制品等情况，便于他人了解儿童病情。

专家点评

婴儿出生前医生需与家长讨论：

- 所有婴儿都应进行新生儿疾病筛查；
- 有某些遗传代谢性疾病的儿童出生时可正常，但发病后预后严重；
- 新生儿筛查只是在婴儿足跟取几滴血，可了解婴儿几种疾病情况；
- 如筛查结果可疑，医生将通知家长婴儿需复测。

（赵正言）

【参考文献】

1. American Academy of Pediatrics, Section on Endocrinology an, Committee on Genetics, American Thyroid Association, Committee on Public Health. Update of newborn screening and therapy for congenital hypothyroidism. Pediatrics, 2006, 117: 2290-2303.
2. Fisher DA. Disorders of the thyroid in the newborn and infant In: Sperling MA, ed. Clinical Pediatric and Adolescent

Endocrinology.Philadelphia,PA:Saunders,2002,164.
3. Calaciura F,Motto RM,Miscio G,et al. Subclinical hypothyroidism in early childhood:a frequent outcome of transient neonatal hyperthyrotropinemia. J Clin Endocrinol Metab,2002,87:3209-3214.
4. Daliva AL,Linder B,DiMartino-Nardi J,et al. Three-year follow-up of borderline congenital hypothyroidism. J Pediatr,2000,136:53-56.
5. Mehta A,Hindmarsh PC,Stanhope RG,et al. Is the thyrotropin-releasing hormone test necessary in the diagnosis of central hypothyroidism in children? J ClinEndocrinolMetab,2003,88:5696-5703.
6. Bubuteishvili L,Garel C,Czernichow P,et al. Thyroid abnormalities by ultrasonography in neonates with congenital hypothyroidism. J Pediatr,2003,143:759-764.
7. Kaufmann HC. Hyperphenylalaninemia:phenylalanine hydroxylase deficiency. In:Scriver CR,et al(eds). The metabolic and molecular basis of inherited diseases. 18th ed. Mcgraw Hill,2002:1667-1724.
8. Dhondt JL. Neonatal screening:from the "Guthrie age" to the "genetic age". J inherit Metab Dis. 2007,30:418-422.
9. Liu Shenru,ZuoQihua. Newborn screening for phenylketonuria in eleven districts. Chin Med J,1986,99(2):113-118.
10. Singh RH,Rohr F,Frazier D,et al. Recommendations for the nutrition management of phenylalanine hydroxylase deficiency. Genet Med,2014,16:121-131.

附 表

附表 1 男女童生长评价数值表
（中国 2005 年 9 市 7 岁以下儿童体格发育调查研究）

附表 1-1 0~36 月龄男童体重百分位数值表

月龄	百分位(kg)								
	1	3	10	25	50	75	90	97	99
0	2.47	2.62	2.83	3.06	3.32	3.59	3.85	4.12	4.33
1	3.38	3.58	3.86	4.16	4.51	4.88	5.23	5.60	5.88
2	4.29	4.53	4.88	5.25	5.68	6.15	6.59	7.05	7.40
3	5.09	5.37	5.77	6.20	6.70	7.24	7.76	8.29	8.71
4	5.68	5.99	6.43	6.90	7.45	8.04	8.61	9.20	9.66
5	6.12	6.45	6.91	7.41	8.00	8.63	9.23	9.86	10.36
6	6.46	6.80	7.28	7.80	8.41	9.07	9.70	10.37	10.89
7	6.74	7.09	7.58	8.12	8.76	9.44	10.10	10.79	11.33
8	6.97	7.33	7.84	8.39	9.05	9.75	10.43	11.15	11.70
9	7.19	7.56	8.09	8.66	9.33	10.06	10.75	11.49	12.06
10	7.40	7.77	8.31	8.89	9.58	10.33	11.04	11.80	12.39
11	7.59	7.98	8.53	9.12	9.83	10.59	11.32	12.10	12.71
12	7.77	8.16	8.72	9.33	10.05	10.83	11.58	12.37	13.00
13	7.94	8.34	8.92	9.54	10.27	11.07	11.83	12.64	13.28
14	8.11	8.52	9.10	9.73	10.48	11.29	12.07	12.90	13.55
15	8.27	8.68	9.27	9.91	10.68	11.51	12.30	13.15	13.81
16	8.43	8.85	9.45	10.10	10.88	11.72	12.54	13.39	14.07
17	8.59	9.02	9.63	10.29	11.09	11.94	12.77	13.65	14.34

续表

月龄	百分位(kg)								
	1	3	10	25	50	75	90	97	99
18	8.75	9.19	9.81	10.48	11.29	12.16	13.01	13.90	14.61
19	8.92	9.36	9.99	10.68	11.50	12.39	13.25	14.16	14.88
20	9.09	9.54	10.18	10.88	11.72	12.62	13.50	14.43	15.17
21	9.26	9.71	10.37	11.08	11.93	12.86	13.75	14.70	15.45
22	9.42	9.89	10.55	11.28	12.14	13.08	14.00	14.96	15.73
23	9.58	10.06	10.73	11.47	12.35	13.30	14.23	15.22	16.00
24	9.74	10.22	10.90	11.65	12.54	13.51	14.46	15.46	16.25
25	9.89	10.37	11.07	11.83	12.73	13.72	14.68	15.70	16.51
26	10.03	10.53	11.23	12.00	12.92	13.92	14.90	15.93	16.76
27	10.18	10.68	11.39	12.17	13.11	14.12	15.11	16.17	17.00
28	10.32	10.82	11.55	12.34	13.28	14.31	15.32	16.39	17.24
29	10.46	10.97	11.70	12.50	13.46	14.51	15.52	16.61	17.47
30	10.59	11.11	11.85	12.66	13.64	14.70	15.73	16.83	17.71
31	10.73	11.25	12.00	12.82	13.81	14.88	15.93	17.05	17.94
32	10.87	11.39	12.15	12.98	13.98	15.07	16.13	17.27	18.17
33	11.00	11.53	12.30	13.14	14.15	15.26	16.33	17.48	18.40
34	11.13	11.67	12.45	13.30	14.32	15.44	16.53	17.70	18.63
35	11.26	11.81	12.59	13.45	14.49	15.62	16.72	17.91	18.85
36	11.39	11.94	12.74	13.67	14.65	15.80	16.92	18.12	19.08

附表 1-2　0~36 月龄女童体重百分位数值表

月龄	百分位(kg)								
	1	3	10	25	50	75	90	97	99
0	2.44	2.57	2.76	2.96	3.21	3.49	3.75	4.04	4.27
1	3.21	3.38	3.62	3.88	4.20	4.55	4.90	5.27	5.57
2	4.00	4.21	4.50	4.82	5.21	5.64	6.06	6.51	6.87
3	4.73	4.96	5.30	5.68	6.13	6.62	7.10	7.62	8.03
4	5.29	5.55	5.93	6.34	6.83	7.37	7.90	8.47	8.92
5	5.72	6.00	6.40	6.83	7.36	7.93	8.50	9.10	9.59
6	6.05	6.34	6.76	7.21	7.77	8.37	8.96	9.59	10.10
7	6.33	6.63	7.06	7.54	8.11	8.74	9.35	10.01	10.54
8	6.57	6.88	7.33	7.82	8.41	9.06	9.69	10.37	10.91
9	6.79	7.11	7.58	8.08	8.69	9.36	10.01	10.71	11.27
10	6.99	7.32	7.80	8.32	8.94	9.63	10.30	11.01	11.59
11	7.18	7.52	8.01	8.54	9.18	9.88	10.57	11.30	11.89
12	7.36	7.70	8.20	8.74	9.40	10.12	10.82	11.57	12.17
13	7.53	7.88	8.39	8.94	9.61	10.35	11.06	11.83	12.44

续表

月龄	百分位(kg)								
	1	3	10	25	50	75	90	97	99
14	7.69	8.05	8.57	9.14	9.82	10.57	11.30	12.08	12.71
15	7.85	8.22	8.75	9.33	10.02	10.79	11.53	12.33	12.97
16	8.02	8.39	8.93	9.52	10.23	11.01	11.77	12.59	13.24
17	8.18	8.56	9.11	9.71	10.44	11.23	12.01	12.85	13.51
18	8.34	8.73	9.29	9.91	10.65	11.46	12.25	13.11	13.79
19	8.51	8.91	9.48	10.10	10.86	11.69	12.50	13.37	14.07
20	8.68	9.08	9.67	10.31	11.08	11.93	12.76	13.65	14.36
21	8.85	9.26	9.86	10.51	11.30	12.17	13.01	13.93	14.66
22	9.01	9.43	10.04	10.71	11.52	12.40	13.27	14.20	14.94
23	9.17	9.60	10.22	10.90	11.72	12.62	13.51	14.46	15.22
24	9.32	9.76	10.39	11.08	11.92	12.84	13.74	14.71	15.49
25	9.46	9.91	10.55	11.26	12.11	13.05	13.97	14.96	15.76
26	9.61	10.06	10.72	11.44	12.31	13.26	14.20	15.21	16.02
27	9.75	10.21	10.88	11.61	12.50	13.47	14.42	15.45	16.28
28	9.89	10.36	11.04	11.78	12.68	13.67	14.64	15.69	16.53
29	10.03	10.50	11.19	11.95	12.86	13.87	14.86	15.93	16.79
30	10.16	10.65	11.35	12.12	13.05	14.07	15.08	16.16	17.04
31	10.30	10.79	11.50	12.28	13.23	14.27	15.29	16.40	17.29
32	10.44	10.94	11.66	12.45	13.41	14.47	15.51	16.63	17.54
33	10.57	11.08	11.81	12.62	13.59	14.66	15.72	16.87	17.78
34	10.71	11.22	11.96	12.78	13.77	14.86	15.94	17.10	18.03
35	10.84	11.36	12.12	12.94	13.95	15.05	16.15	17.33	18.27
36	10.97	11.50	12.27	13.11	14.13	15.25	16.36	17.55	18.52

附表 1-3　0~36 月龄男童身长百分位数值表

月龄	百分位(cm)								
	1	3	10	25	50	75	90	97	99
0	46.3	47.1	48.1	49.2	50.4	51.6	52.7	53.8	54.6
1	50.1	51.0	52.2	53.4	54.8	56.2	57.5	58.8	59.7
2	53.6	54.6	55.9	57.2	58.7	60.3	61.7	63.0	64.1
3	56.8	57.7	59.1	60.4	62.0	63.5	64.9	66.3	67.4
4	59.3	60.3	61.7	63.0	64.6	66.2	67.6	69.0	70.0
5	61.4	62.4	63.7	65.2	66.7	68.3	69.8	71.2	72.3

续表

月龄	百分位(cm)								
	1	3	10	25	50	75	90	97	99
6	62.9	64.0	65.4	66.8	68.4	70.0	71.5	73.0	74.1
7	64.2	65.3	66.7	68.2	69.8	71.5	73.0	74.5	75.7
8	65.5	66.6	68.0	69.5	71.2	72.9	74.5	76.0	77.2
9	66.8	67.9	69.4	70.9	72.6	74.4	75.9	77.5	78.7
10	68.0	69.2	70.7	72.2	74.0	75.8	77.4	79.0	80.2
11	69.2	70.4	71.9	73.5	75.3	77.1	78.8	80.4	81.7
12	70.3	71.5	73.1	74.7	76.5	78.4	80.1	81.8	83.1
13	71.3	72.5	74.1	75.8	77.7	79.6	81.3	83.1	84.4
14	72.2	73.5	75.1	76.9	78.8	80.7	82.5	84.3	85.6
15	73.1	74.4	76.1	77.8	79.8	81.8	83.6	85.4	86.8
16	74.0	75.3	77.0	78.8	80.8	82.8	84.7	86.6	87.9
17	74.8	76.1	77.9	79.7	81.8	83.8	85.7	87.6	89.0
18	75.6	76.9	78.7	80.6	82.7	84.8	86.7	88.7	90.1
19	76.4	77.7	79.6	81.5	83.6	85.8	87.8	89.8	91.2
20	77.2	78.6	80.5	82.4	84.6	86.8	88.9	90.9	92.4
21	78.1	79.5	81.4	83.4	85.6	87.9	90.0	92.0	93.6
22	78.9	80.4	82.3	84.4	86.6	89.0	91.1	93.2	94.7
23	79.8	81.2	83.2	85.3	87.6	90.0	92.1	94.3	95.9
24	80.6	82.1	84.1	86.2	88.5	90.9	93.1	95.3	97.0
25	81.3	82.8	84.9	87.0	89.4	91.9	94.1	96.3	98.0
26	82.1	83.6	85.7	87.9	90.3	92.8	95.0	97.3	99.0
27	82.8	84.3	86.5	88.7	91.1	93.6	95.9	98.2	99.9
28	83.5	85.0	87.2	89.4	91.9	94.4	96.7	99.0	100.7
29	84.1	85.7	87.9	90.1	92.6	95.1	97.4	99.8	101.5
30	84.8	86.4	88.6	90.8	93.3	95.9	98.2	100.5	102.3
31	85.4	87.1	89.2	91.5	94.0	96.6	98.9	101.3	103.0
32	86.1	87.7	89.9	92.2	94.7	97.3	99.6	102.0	103.8
33	86.8	88.4	90.6	92.9	95.4	98.0	100.4	102.7	104.5
34	87.4	89.1	91.3	93.5	96.1	98.7	101.1	103.4	105.2
35	88.1	89.7	92.0	94.2	96.8	99.4	101.8	104.1	105.9
36	88.8	90.4	92.6	94.9	97.5	100.1	102.5	104.8	106.6

注:本表适用于0~36月龄儿童测量卧位身长

附表 1-4　0~36 月龄女童身长百分位数值表

月龄	百分位(cm)								
	1	3	10	25	50	75	90	97	99
0	45.8	46.6	47.5	48.6	49.7	50.9	51.9	53.0	53.8
1	49.2	50.0	51.2	52.4	53.7	55.0	56.3	57.5	58.4
2	52.5	53.4	54.7	56.0	57.4	58.9	60.2	61.6	62.6
3	55.6	56.5	57.8	59.1	60.6	62.1	63.5	64.9	65.9
4	58.1	59.1	60.3	61.7	63.1	64.6	66.0	67.4	68.4
5	60.1	61.0	62.3	63.7	65.2	66.7	68.1	69.5	70.5
6	61.6	62.5	63.9	65.2	66.8	68.4	69.8	71.2	72.3
7	62.8	63.8	65.2	66.6	68.2	69.8	71.3	72.8	73.9
8	64.1	65.1	66.5	68.0	69.6	71.3	72.8	74.3	75.5
9	65.3	66.4	67.8	69.3	71.0	72.8	74.3	75.9	77.1
10	66.5	67.6	69.1	70.7	72.4	74.2	75.8	77.4	78.6
11	67.7	68.9	70.4	71.9	73.7	75.5	77.2	78.8	80.1
12	68.9	70.0	71.6	73.2	75.0	76.8	78.5	80.2	81.4
13	70.0	71.1	72.7	74.3	76.2	78.0	79.8	81.5	82.8
14	71.0	72.2	73.8	75.5	77.3	79.2	81.0	82.7	84.1
15	72.0	73.2	74.9	76.6	78.5	80.4	82.2	84.0	85.3
16	73.0	74.2	75.9	77.6	79.5	81.5	83.3	85.1	86.5
17	73.9	75.1	76.8	78.6	80.5	82.6	84.4	86.3	87.7
18	74.7	76.0	77.7	79.5	81.5	83.6	85.5	87.4	88.8
19	75.5	76.8	78.6	80.4	82.5	84.6	86.5	88.4	89.9
20	76.3	77.7	79.5	81.3	83.4	85.6	87.6	89.5	91.0
21	77.1	78.5	80.4	82.3	84.4	86.6	88.6	90.7	92.2
22	77.9	79.3	81.2	83.2	85.4	87.6	89.7	91.8	93.3
23	78.7	80.1	82.1	84.1	86.3	88.6	90.7	92.9	94.5
24	79.5	80.9	82.9	84.9	87.2	89.6	91.7	93.9	95.5
25	80.2	81.7	83.7	85.8	88.1	90.5	92.7	94.9	96.6
26	80.9	82.4	84.5	86.6	89.0	91.4	93.6	95.9	97.6
27	81.6	83.1	85.2	87.4	89.8	92.3	94.5	96.8	98.5
28	82.3	83.8	85.9	88.1	90.6	93.1	95.4	97.7	99.4
29	83.0	84.5	86.7	88.9	91.3	93.9	96.2	98.5	100.3
30	83.7	85.2	87.4	89.6	92.1	94.6	97.0	99.3	101.1
31	84.4	85.9	88.1	90.3	92.8	95.4	97.7	100.1	101.9
32	85.1	86.6	88.8	91.0	93.5	96.1	98.5	100.8	102.6
33	85.7	87.3	89.5	91.7	94.3	96.8	99.2	101.6	103.3
34	86.4	88.0	90.2	92.4	94.9	97.5	99.9	102.2	104.0
35	87.1	88.7	90.8	93.1	95.6	98.2	100.6	102.9	104.7
36	87.7	89.3	91.5	93.8	96.3	98.9	101.2	103.6	105.4

注:本表适用于 0~36 月龄儿童测量卧位身长

附表 1-5　0~36 月龄男童头围百分位数值表

月龄	百分位(cm)								
	1	3	10	25	50	75	90	97	99
0	31.7	32.3	33.0	33.7	34.5	35.3	36.0	36.7	37.2
1	34.1	34.6	35.4	36.1	36.9	37.8	38.5	39.3	39.8
2	36.0	36.6	37.3	38.1	38.9	39.8	40.6	41.4	42.0
3	37.6	38.1	38.8	39.6	40.5	41.4	42.2	43.0	43.6
4	38.8	39.3	40.1	40.8	41.7	42.6	43.4	44.3	44.9
5	39.8	40.4	41.1	41.9	42.7	43.6	44.5	45.3	46.0
6	40.6	41.2	41.9	42.7	43.6	44.5	45.3	46.1	46.8
7	41.3	41.8	42.6	43.3	44.2	45.1	45.9	46.8	47.4
8	41.8	42.4	43.1	43.9	44.8	45.7	46.5	47.3	48.0
9	42.3	42.9	43.6	44.4	45.3	46.2	47.0	47.8	48.5
10	42.7	43.3	44.0	44.8	45.7	46.6	47.4	48.3	48.9
11	43.1	43.7	44.4	45.2	46.1	47.0	47.8	48.6	49.2
12	43.4	43.9	44.7	45.5	46.4	47.3	48.1	48.9	49.5
13	43.6	44.2	45.0	45.7	46.6	47.5	48.3	49.2	49.8
14	43.9	44.4	45.2	46.0	46.8	47.7	48.6	49.4	50.0
15	44.1	44.6	45.4	46.2	47.0	47.9	48.7	49.6	50.2
16	44.2	44.8	45.6	46.3	47.2	48.1	48.9	49.7	50.4
17	44.4	45.0	45.7	46.5	47.4	48.3	49.1	49.9	50.5
18	44.6	45.1	45.9	46.7	47.6	48.4	49.3	50.1	50.7
19	44.7	45.3	46.1	46.8	47.7	48.6	49.4	50.2	50.8
20	44.9	45.5	46.2	47.0	47.9	48.8	49.6	50.4	51.0
21	45.1	45.6	46.4	47.2	48.0	48.9	49.7	50.5	51.2
22	45.2	45.8	46.5	47.3	48.2	49.1	49.9	50.7	51.3
23	45.3	45.9	46.7	47.4	48.3	49.2	50.0	50.8	51.4
24	45.5	46.0	46.8	47.6	48.4	49.3	50.1	50.9	51.5
25	45.6	46.1	46.9	47.7	48.6	49.4	50.2	51.1	51.7
26	45.7	46.2	47.0	47.8	48.7	49.5	50.4	51.2	51.8
27	45.8	46.4	47.1	47.9	48.8	49.7	50.5	51.3	51.9
28	45.9	46.5	47.2	48.0	48.9	49.8	50.6	51.4	52.0
29	46.0	46.6	47.3	48.1	49.0	49.9	50.7	51.5	52.1
30	46.1	46.7	47.4	48.2	49.1	49.9	50.8	51.6	52.2
31	46.2	46.7	47.5	48.3	49.2	50.0	50.8	51.6	52.2
32	46.3	46.8	47.6	48.4	49.2	50.1	50.9	51.7	52.3
33	46.4	46.9	47.7	48.5	49.3	50.2	51.0	51.8	52.4
34	46.4	47.0	47.8	48.5	49.4	50.3	51.1	51.9	52.5
35	46.5	47.1	47.8	48.6	49.5	50.4	51.2	52.0	52.6
36	46.6	47.1	47.9	48.7	49.6	50.4	51.2	52.0	52.6

附表 1-6　0~36 月龄女童头围百分位数值表

月龄	百分位(cm)								
	1	3	10	25	50	75	90	97	99
0	31.2	31.8	32.5	33.2	34.0	34.8	35.5	36.2	36.7
1	33.4	33.9	34.7	35.4	36.2	37.0	37.8	38.5	39.0
2	35.2	35.8	36.5	37.2	38.0	38.9	39.6	40.4	41.0
3	36.7	37.2	37.9	38.7	39.5	40.3	41.1	41.9	42.5
4	37.9	38.4	39.1	39.8	40.7	41.5	42.3	43.1	43.7
5	38.9	39.4	40.1	40.8	41.6	42.5	43.3	44.1	44.7
6	39.7	40.2	40.9	41.6	42.4	43.3	44.1	44.9	45.5
7	40.3	40.8	41.5	42.2	43.1	43.9	44.7	45.6	46.2
8	40.8	41.3	42.0	42.8	43.6	44.5	45.3	46.1	46.7
9	41.3	41.8	42.5	43.3	44.1	45.0	45.8	46.6	47.2
10	41.7	42.2	42.9	43.7	44.5	45.4	46.2	47.0	47.6
11	42.0	42.6	43.3	44.0	44.9	45.7	46.6	47.4	48.0
12	42.3	42.8	43.5	44.3	45.1	46.0	46.8	47.7	48.3
13	42.6	43.1	43.8	44.6	45.4	46.3	47.1	47.9	48.6
14	42.8	43.3	44.0	44.8	45.6	46.5	47.3	48.2	48.8
15	43.0	43.5	44.2	45.0	45.8	46.7	47.5	48.4	49.0
16	43.2	43.7	44.4	45.2	46.0	46.9	47.7	48.6	49.2
17	43.4	43.9	44.6	45.4	46.2	47.1	47.9	48.8	49.4
18	43.5	44.1	44.8	45.5	46.4	47.3	48.1	48.9	49.6
19	43.7	44.2	45.0	45.7	46.6	47.5	48.3	49.1	49.7
20	43.9	44.4	45.1	45.9	46.7	47.6	48.4	49.3	49.9
21	44.0	44.6	45.3	46.0	46.9	47.8	48.6	49.4	50.1
22	44.2	44.7	45.4	46.2	47.1	47.9	48.8	49.6	50.2
23	44.3	44.8	45.6	46.3	47.2	48.1	48.9	49.7	50.3
24	44.4	45.0	45.7	46.4	47.3	48.2	49.0	49.8	50.5
25	44.5	45.1	45.8	46.6	47.4	48.3	49.1	49.9	50.6
26	44.7	45.2	45.9	46.7	47.5	48.4	49.2	50.1	50.7
27	44.8	45.3	46.0	46.8	47.7	48.5	49.3	50.2	50.8
28	44.9	45.4	46.1	46.9	47.8	48.7	49.5	50.3	50.9
29	45.0	45.5	46.3	47.0	47.9	48.8	49.6	50.4	51.0
30	45.1	45.6	46.4	47.1	48.0	48.9	49.7	50.5	51.1
31	45.2	45.7	46.5	47.2	48.1	49.0	49.8	50.6	51.2
32	45.3	45.8	46.6	47.3	48.2	49.1	49.9	50.7	51.3
33	45.4	45.9	46.7	47.4	48.3	49.2	50.0	50.8	51.4
34	45.5	46.0	46.8	47.5	48.4	49.3	50.1	50.9	51.5
35	45.6	46.1	46.8	47.6	48.5	49.3	50.1	51.0	51.6
36	45.6	46.2	46.9	47.7	48.5	49.4	50.2	51.0	51.6

附表 1-7　2~18 岁男童体重百分位参照值(2005)

年龄(岁)	百分位(kg)								
	1	3	10	25	50	75	90	97	99
2.0	9.74	10.22	10.90	11.65	12.54	13.51	14.46	15.46	16.25
2.5	10.59	11.11	11.85	12.66	13.64	14.70	15.73	16.83	17.71
3.0	11.39	11.94	12.74	13.61	14.65	15.80	16.92	18.12	19.08
3.5	12.14	12.73	13.58	14.51	15.63	16.86	18.08	19.38	20.42
4.0	12.89	13.52	14.43	15.43	16.64	17.98	19.29	20.71	21.85
4.5	13.69	14.37	15.35	16.43	17.75	19.22	20.67	22.24	23.51
5.0	14.53	15.26	16.33	17.52	18.98	20.61	22.23	24.00	25.45
5.5	15.29	16.09	17.26	18.56	20.18	21.98	23.81	25.81	27.45
6.0	15.93	16.80	18.06	19.49	21.26	23.26	25.29	27.55	29.41
6.5	16.59	17.53	18.92	20.49	22.45	24.70	27.00	29.57	31.72
7.0	17.44	18.48	20.04	21.81	24.06	26.66	29.35	32.41	35.00
7.5	18.27	19.43	21.17	23.16	25.72	28.70	31.84	35.45	38.53
8.0	19.05	20.32	22.24	24.46	27.33	30.71	34.31	38.49	42.10
8.5	19.79	21.18	23.28	25.73	28.91	32.69	36.74	41.49	45.62
9.0	20.54	22.04	24.31	26.98	30.46	34.61	39.08	44.35	48.95
9.5	21.33	22.95	25.42	28.31	32.09	36.61	41.49	47.24	52.26
10.0	22.14	23.89	26.55	29.66	33.74	38.61	43.85	50.01	55.38
10.5	23.07	24.96	27.83	31.20	35.58	40.81	46.40	52.93	58.58
11.0	24.15	26.21	29.33	32.97	37.69	43.27	49.20	56.07	61.96
11.5	25.35	27.59	30.97	34.91	39.98	45.94	52.21	59.40	65.50
12.0	26.64	29.09	32.77	37.03	42.49	48.86	55.50	63.04	69.39
12.5	28.10	30.74	34.71	39.29	45.13	51.89	58.90	66.81	73.41
13.0	30.00	32.82	37.04	41.90	48.08	55.21	62.57	70.83	77.69
13.5	32.11	35.03	39.42	44.45	50.85	58.21	65.80	74.33	81.41
14.0	34.40	37.36	41.80	46.90	53.37	60.83	68.53	77.20	84.43
14.5	36.58	39.53	43.94	49.00	55.43	62.86	70.55	79.24	86.50
15.0	38.52	41.43	45.77	50.75	57.08	64.40	72.00	80.60	87.81
15.5	40.20	43.05	47.31	52.19	58.39	65.57	73.03	81.49	88.61
16.0	41.48	44.28	48.47	53.26	59.35	66.40	73.73	82.05	89.06
16.5	42.53	45.30	49.42	54.13	60.12	67.05	74.25	82.44	89.34
17.0	43.30	46.04	50.11	54.77	60.68	67.51	74.62	82.70	89.51
17.5	43.90	46.61	50.64	55.25	61.10	67.87	74.89	82.88	89.62
18.0	44.32	47.01	51.02	55.60	61.40	68.11	75.08	83.00	89.69

附表 1-8 2~18 岁女童体重百分位参照值(2005)

年龄(岁)	百分位(kg)								
	1	3	10	25	50	75	90	97	99
2.0	9.32	9.76	10.39	11.08	11.92	12.84	13.74	14.71	15.49
2.5	10.16	10.65	11.35	12.12	13.05	14.07	15.08	16.16	17.04
3.0	10.97	11.50	12.27	13.11	14.13	15.25	16.36	17.55	18.52
3.5	11.75	12.32	13.14	14.05	15.16	16.38	17.59	18.89	19.95
4.0	12.49	13.10	13.99	14.97	16.17	17.50	18.81	20.24	21.39
4.5	13.22	13.89	14.85	15.92	17.22	18.66	20.10	21.67	22.94
5.0	13.92	14.64	15.68	16.84	18.26	19.83	21.41	23.14	24.54
5.5	14.62	15.39	16.52	17.78	19.33	21.06	22.81	24.72	26.27
6.0	15.27	16.10	17.32	18.68	20.37	22.27	24.19	26.30	28.03
6.5	15.90	16.80	18.12	19.60	21.44	23.51	25.62	27.96	29.88
7.0	16.60	17.58	19.01	20.62	22.64	24.94	27.28	29.89	32.05
7.5	17.34	18.39	19.95	21.71	23.93	26.48	29.08	32.01	34.46
8.0	18.06	19.20	20.89	22.81	25.25	28.05	30.95	34.23	36.98
8.5	18.81	20.05	21.88	23.99	26.67	29.77	33.00	36.69	39.80
9.0	19.59	20.93	22.93	25.23	28.19	31.63	35.26	39.41	42.95
9.5	20.44	21.89	24.08	26.61	29.87	33.72	37.79	42.51	46.56
10.0	21.40	22.98	25.36	28.15	31.76	36.05	40.63	45.97	50.60
10.5	22.51	24.22	26.80	29.84	33.80	38.53	43.61	49.59	54.80
11.0	23.91	25.74	28.53	31.81	36.10	41.24	46.78	53.33	59.05
11.5	25.48	27.43	30.39	33.86	38.40	43.85	49.73	56.67	62.74
12.0	27.30	29.33	32.42	36.04	40.77	46.42	52.49	59.64	65.87
12.5	29.13	31.22	34.39	38.09	42.89	48.60	54.71	61.86	68.07
13.0	30.97	33.09	36.29	40.00	44.79	50.45	56.46	63.45	69.47
13.5	32.69	34.82	38.01	41.69	46.42	51.97	57.81	64.55	70.33
14.0	34.26	36.38	39.55	43.19	47.83	53.23	58.88	65.36	70.87
14.5	35.60	37.71	40.84	44.43	48.97	54.23	59.70	65.93	71.20
15.0	36.64	38.73	41.83	45.36	49.82	54.96	60.28	66.30	71.38
15.5	37.43	39.51	42.58	46.06	50.45	55.49	60.69	66.55	71.48
16.0	37.89	39.96	43.01	46.47	50.81	55.79	60.91	66.69	71.52
16.5	38.23	40.29	43.32	46.76	51.07	56.01	61.07	66.78	71.54
17.0	38.39	40.44	43.47	46.90	51.20	56.11	61.15	66.82	71.55
17.5	38.53	40.58	43.61	47.02	51.31	56.20	61.22	66.86	71.56
18.0	38.67	40.71	43.73	47.14	51.41	56.28	61.28	66.89	71.57

附表 1-9　2~18 岁男童身高百分位参照值(2005)

年龄(岁)	百分位数(cm)								
	1	3	10	25	50	75	90	97	99
2.0	80.6	82.1	84.1	86.2	88.5	90.9	93.1	95.3	97.0
2.5	84.8	86.4	88.6	90.8	93.3	95.9	98.2	100.5	102.3
3.0	88.1	89.7	91.9	94.2	96.8	99.4	101.8	104.1	105.9
3.5	91.7	93.4	95.7	98.0	100.6	103.2	105.7	108.1	109.9
4.0	95.0	96.7	99.1	101.4	104.1	106.9	109.3	111.8	113.7
4.5	98.2	100.0	102.4	104.9	107.7	110.5	113.1	115.7	117.6
5.0	101.4	103.3	105.8	108.4	111.3	114.2	116.9	119.6	121.6
5.5	104.5	106.4	109.0	111.7	114.7	117.7	120.5	123.3	125.4
6.0	107.1	109.1	111.8	114.6	117.7	120.9	123.7	126.6	128.8
6.5	109.6	111.7	114.5	117.4	120.7	123.9	126.9	129.9	132.2
7.0	112.5	114.6	117.6	120.6	124.0	127.4	130.5	133.7	136.0
7.5	115.1	117.4	120.5	123.6	127.1	130.7	133.9	137.2	139.6
8.0	117.6	119.9	123.1	126.3	130.0	133.7	137.1	140.4	143.0
8.5	119.9	122.3	125.6	129.0	132.7	136.6	140.1	143.6	146.2
9.0	122.0	124.6	128.0	131.4	135.4	139.3	142.9	146.5	149.2
9.5	124.1	126.7	130.3	133.9	137.9	142.0	145.7	149.4	152.2
10.0	126.0	128.7	132.3	136.0	140.2	144.4	148.2	152.0	154.8
10.5	127.9	130.7	134.5	138.3	142.6	147.0	150.9	154.9	157.8
11.0	130.0	132.9	136.8	140.8	145.3	149.9	154.0	158.1	161.1
11.5	132.3	135.3	139.5	143.7	148.4	153.1	157.4	161.7	164.9
12.0	134.9	138.1	142.5	147.0	151.9	157.0	161.5	166.0	169.4
12.5	137.8	141.1	145.7	150.4	155.6	160.8	165.5	170.2	173.7
13.0	141.5	145.0	149.6	154.3	159.5	164.8	169.5	174.2	177.7
13.5	145.4	148.8	153.3	157.9	163.0	168.1	172.7	177.2	180.6
14.0	149.1	152.3	156.7	161.0	165.9	170.7	175.1	179.4	182.6
14.5	152.3	155.3	159.4	163.6	168.2	172.8	176.9	181.0	184.0
15.0	154.6	157.5	161.4	165.4	169.8	174.2	178.2	182.0	184.9
15.5	156.2	159.1	162.9	166.7	171.0	175.2	179.1	182.8	185.6
16.0	157.1	159.9	163.6	167.4	171.6	175.8	179.5	183.2	186.0
16.5	157.7	160.5	164.2	167.9	172.1	176.2	179.9	183.5	186.3
17.0	158.1	160.9	164.5	168.2	172.3	176.4	180.1	183.7	186.4
17.5	158.4	161.1	164.8	168.5	172.5	176.6	180.3	183.9	186.5
18.0	158.6	161.3	164.9	168.6	172.7	176.7	180.4	183.9	186.6

附表 1-10　2~18 岁女童身高百分位参照值(2005)

年龄(岁)	百分位(cm)								
	1	3	10	25	50	75	90	97	99
2.0	79.5	80.9	82.9	84.9	87.2	89.6	91.7	93.9	95.5
2.5	83.7	85.2	87.4	89.6	92.1	94.6	97.0	99.3	101.1
3.0	87.0	88.6	90.8	93.1	95.6	98.2	100.5	102.9	104.7
3.5	90.8	92.4	94.6	96.8	99.4	102.0	104.4	106.8	108.6
4.0	94.2	95.8	98.1	100.4	103.1	105.7	108.2	110.6	112.5
4.5	97.4	99.2	101.5	104.0	106.7	109.5	112.1	114.7	116.6
5.0	100.5	102.3	104.8	107.3	110.2	113.1	115.7	118.4	120.4
5.5	103.5	105.4	108.0	110.6	113.5	116.5	119.3	122.0	124.1
6.0	106.1	108.1	110.8	113.5	116.6	119.7	122.5	125.4	127.5
6.5	108.6	110.6	113.4	116.2	119.4	122.7	125.6	128.6	130.8
7.0	111.2	113.3	116.2	119.2	122.5	125.9	129.0	132.1	134.4
7.5	113.7	116.0	119.0	122.1	125.6	129.1	132.3	135.5	137.9
8.0	116.2	118.5	121.6	124.9	128.5	132.1	135.4	138.7	141.2
8.5	118.6	121.0	124.2	127.6	131.3	135.1	138.5	141.9	144.5
9.0	120.8	123.3	126.7	130.2	134.1	138.0	141.6	145.1	147.8
9.5	123.1	125.7	129.3	132.9	137.0	141.1	144.8	148.5	151.2
10.0	125.6	128.3	132.1	135.9	140.1	144.4	148.2	152.0	154.9
10.5	128.2	131.1	135.0	138.9	143.3	147.7	151.6	155.6	158.5
11.5	131.3	134.2	138.2	142.2	146.6	151.1	155.2	159.2	162.1
11.5	134.3	137.2	141.2	145.2	149.7	154.1	158.2	162.1	165.1
12.0	137.4	140.2	144.1	148.0	152.4	156.7	160.7	164.5	167.4
12.5	140.1	142.9	146.6	150.4	154.6	158.8	162.6	166.3	169.1
13.0	142.3	145.0	148.6	152.2	156.3	160.3	164.0	167.6	170.2
13.5	144.1	146.7	150.2	153.7	157.6	161.6	165.1	168.6	171.1
14.0	145.4	147.9	151.3	154.8	158.6	162.4	165.9	169.3	171.8
14.5	146.4	148.9	152.2	155.6	159.4	163.1	166.5	169.8	172.2
15.0	147.0	149.5	152.8	156.1	159.8	163.5	166.8	170.1	172.5
15.5	147.4	149.9	153.1	156.5	160.1	163.8	167.1	170.3	172.7
16.0	147.4	149.8	153.1	156.4	160.1	163.8	167.1	170.3	172.7
16.5	147.5	149.9	153.2	156.5	160.2	163.8	167.1	170.4	172.8
17.0	147.7	150.1	153.4	156.7	160.3	164.0	167.3	170.5	172.9
17.5	147.9	150.4	153.6	156.9	160.5	164.1	167.4	170.6	173.0
18.0	148.0	150.4	153.7	157.0	160.6	164.2	167.5	170.7	173.0

附表 1-11　2~18 岁男童 BMI 百分位数值表

年龄（岁）	百分位（kg/m²）								
	3	5	10	15	50	85	90	95	97
2.0	14.26	14.49	14.86	15.13	16.33	17.71	18.07	18.63	19.01
2.5	13.99	14.21	14.56	14.81	15.97	17.30	17.65	18.19	18.56
3.0	13.74	13.95	14.30	14.54	15.66	16.97	17.31	17.85	18.22
3.5	13.55	13.76	14.10	14.34	15.45	16.76	17.11	17.65	18.02
4.0	13.40	13.61	13.96	14.20	15.32	16.65	17.00	17.55	17.93
4.5	13.28	13.50	13.84	14.09	15.23	16.60	16.97	17.54	17.93
5.0	13.21	13.43	13.78	14.03	15.22	16.66	17.04	17.64	18.06
5.5	13.16	13.39	13.76	14.02	15.27	16.79	17.20	17.85	18.30
6.0	13.12	13.36	13.75	14.03	15.35	16.97	17.41	18.12	18.61
6.5	13.09	13.35	13.76	14.05	15.45	17.20	17.67	18.44	18.97
7.0	13.10	13.36	13.80	14.10	15.59	17.47	17.99	18.82	19.40
7.5	13.12	13.40	13.86	14.19	15.77	17.78	18.34	19.24	19.88
8.0	13.17	13.46	13.94	14.29	15.96	18.12	18.72	19.70	20.39
8.5	13.24	13.55	14.05	14.41	16.18	18.48	19.12	20.17	20.92
9.0	13.33	13.65	14.18	14.56	16.42	18.86	19.54	20.66	21.47
9.5	13.45	13.78	14.33	14.73	16.68	19.25	19.98	21.17	22.02
10.0	13.59	13.93	14.51	14.92	16.96	19.65	20.41	21.67	22.57
10.5	13.74	14.10	14.70	15.12	17.24	20.05	20.85	22.17	23.11
11.0	13.92	14.29	14.90	15.34	17.54	20.45	21.29	22.66	23.64
11.5	14.10	14.48	15.11	15.56	17.83	20.84	21.71	23.13	24.15
12.0	14.28	14.67	15.32	15.78	18.11	21.22	22.11	23.57	24.63
12.5	14.46	14.87	15.53	16.01	18.39	21.58	22.50	24.00	25.08
13.0	14.65	15.06	15.74	16.23	18.67	21.93	22.86	24.40	25.51
13.5	14.84	15.26	15.95	16.45	18.93	22.26	23.21	24.78	25.91
14.0	15.02	15.45	16.15	16.66	19.19	22.57	23.54	25.13	26.28
14.5	15.20	15.63	16.34	16.86	19.43	22.86	23.85	25.46	26.63
15.0	15.37	15.81	16.53	17.05	19.66	23.14	24.14	25.77	26.95
15.5	15.53	15.98	16.71	17.24	19.88	23.40	24.41	26.06	27.25
16.0	15.69	16.14	16.88	17.42	20.09	23.64	24.66	26.33	27.53
16.5	15.85	16.30	17.05	17.59	20.29	23.88	24.90	26.58	27.79
17.0	15.99	16.45	17.21	17.76	20.48	24.10	25.13	26.82	28.04
17.5	16.14	16.60	17.36	17.92	20.67	24.31	25.35	27.06	28.28
18.0	16.27	16.74	17.51	18.07	20.84	24.51	25.56	27.28	28.51

注：本表适用于 2~18 岁儿童测量立位身高，并以身高计算 BMI

附表 1-12 2~18 岁女童 BMI 百分位数值表

年龄（岁）	百分位（kg/m^2）								
	3	5	10	15	50	85	90	95	97
2.0	13.91	14.14	14.50	14.76	15.95	17.32	17.68	18.23	18.61
2.5	13.64	13.87	14.22	14.48	15.64	16.99	17.34	17.89	18.27
3.0	13.45	13.67	14.02	14.27	15.42	16.76	17.11	17.65	18.03
3.5	13.31	13.53	13.88	14.12	15.27	16.61	16.97	17.52	17.90
4.0	13.17	13.39	13.74	13.99	15.15	16.53	16.89	17.46	17.84
4.5	13.04	13.27	13.62	13.88	15.06	16.48	16.85	17.44	17.84
5.0	12.92	13.15	13.52	13.78	14.99	16.45	16.84	17.45	17.88
5.5	12.84	13.07	13.44	13.71	14.96	16.48	16.88	17.52	17.96
6.0	12.77	13.01	13.39	13.67	14.96	16.53	16.96	17.63	18.09
6.5	12.72	12.96	13.35	13.63	14.97	16.61	17.05	17.76	18.25
7.0	12.68	12.93	13.34	13.63	15.02	16.73	17.19	17.94	18.45
7.5	12.67	12.93	13.35	13.65	15.10	16.89	17.38	18.17	18.72
8.0	12.69	12.96	13.40	13.71	15.21	17.10	17.62	18.46	19.05
8.5	12.75	13.02	13.48	13.80	15.37	17.37	17.92	18.81	19.43
9.0	12.83	13.12	13.59	13.93	15.57	17.68	18.26	19.21	19.88
9.5	12.96	13.26	13.75	14.10	15.82	18.03	18.65	19.66	20.37
10.0	13.12	13.43	13.93	14.30	16.09	18.42	19.08	20.15	20.91
10.5	13.31	13.63	14.15	14.53	16.40	18.84	19.53	20.66	21.47
11.0	13.53	13.86	14.40	14.80	16.74	19.29	20.01	21.19	22.04
11.5	13.77	14.11	14.67	15.08	17.09	19.74	20.49	21.73	22.61
12.0	14.02	14.38	14.96	15.37	17.45	20.19	20.97	22.25	23.18
12.5	14.29	14.65	15.24	15.67	17.80	20.63	21.44	22.76	23.72
13.0	14.54	14.91	15.52	15.96	18.15	21.05	21.88	23.25	24.23
13.5	14.80	15.17	15.79	16.24	18.48	21.45	22.30	23.69	24.70
14.0	15.03	15.42	16.05	16.51	18.78	21.81	22.68	24.10	25.13
14.5	15.25	15.64	16.28	16.75	19.06	22.14	23.02	24.47	25.52
15.0	15.44	15.84	16.49	16.96	19.31	22.43	23.32	24.79	25.85
15.5	15.62	16.02	16.68	17.16	19.53	22.68	23.59	25.07	26.15
16.0	15.77	16.18	16.84	17.33	19.72	22.90	23.82	25.32	26.40
16.5	15.91	16.32	16.99	17.48	19.89	23.10	24.02	25.53	26.62
17.0	16.04	16.45	17.12	17.61	20.04	23.27	24.20	25.72	26.82
17.5	16.15	16.57	17.25	17.74	20.18	23.43	24.37	25.90	27.00
18.0	16.26	16.68	17.36	17.86	20.32	23.59	24.52	26.06	27.17

注：本表适用于 2~18 岁儿童测量立位身高，并以身高计算 BMI

附表 2　营养推荐(2013 版《中国居民膳食营养素参考摄入量》)

附表 2-1　儿童和青少年(男性)能量需要量(EER)

年龄/岁	参考体重/kg	轻体力活动水平		PAL	中体力活动水平		PAL	重体力活动水平		PAL
		(MJ/d)	(kcal/d)	TEE/BEE	(MJ/d)	(kcal/d)	TEE/BEE	(MJ/d)	(kcal/d)	TEE/BEE
1~	11.0	—	—	—	3.77	900	1.35	—	—	—
2~	13.5	—	—	—	4.60	1100	1.35	—	—	—
3~	15.0	—	—	—	5.23	1250	1.45	—	—	—
4~	17.5	—	—	—	5.44	1300	1.45	—	—	—
5~	19.5	—	—	—	5.86	1400	1.45	—	—	—
6~	22.0	5.86	1400	1.35	6.69	1600	1.55	7.53	1800	1.75
7~	25.5	6.28	1500	1.35	7.11	1700	1.55	7.95	1900	1.75
8~	28.5	6.90	1650	1.40	7.74	1850	1.60	8.79	2100	1.80
9~	32.0	7.32	1750	1.40	8.37	2000	1.60	9.41	2250	1.80
10~	35.5	7.53	1800	1.45	8.58	2050	1.65	9.62	2300	1.85
11~	39.5	7.95	1900	1.45	9.20	2200	1.65	10.25	2450	1.85
12~	44.0	8.58	2050	1.45	9.62	2300	1.65	10.88	2600	1.85
13~	49.5	9.20	2200	1.45	10.46	2500	1.65	11.72	2800	1.85
14~	54.0	9.62	2300	1.45	10.88	2600	1.65	12.13	2900	1.85
15~	57.0	10.67	2550	1.55	11.92	2850	1.75	13.39	3200	1.95
16~	59.0	10.88	2600	1.55	12.13	2900	1.75	13.60	3250	1.95
17~	61.0	11.09	2650	1.55	12.55	3000	1.75	14.02	3350	1.95

引自:中国居民膳食营养素参考摄入量 . 2013 版 / 中国营养学会 . 北京:科学出版社,2014:90.

附表 2-2　儿童和青少年(女性)能量需要量(EER)

年龄/岁	参考体重/kg	轻体力活动水平		PAL	中体力活动水平		PAL	重体力活动水平		PAL
		(MJ/d)	(kcal/d)	TEE/BEE	(MJ/d)	(kcal/d)	TEE/BEE	(MJ/d)	(kcal/d)	TEE/BEE
1~	10.5	—	—	—	3.35	800	1.35	—	—	—
2~	13.0	—	—	—	4.18	1000	1.35	—	—	—
3~	15.0	—	—	—	5.02	1200	1.45	—	—	—
4~	17.0	—	—	—	5.23	1250	1.45	—	—	—
5~	19.0	—	—	—	5.44	1300	1.45	—	—	—
6~	21.0	5.23	1250	1.35	6.07	1450	1.55	6.90	1650	1.75
7~	24.0	5.65	1350	1.35	6.49	1550	1.55	7.32	1750	1.75
8~	26.5	6.07	1450	1.40	7.11	1700	1.60	7.95	1900	1.80
9~	29.5	6.49	1550	1.40	7.53	1800	1.60	8.37	2000	1.80
10~	34.0	6.90	1650	1.45	7.95	1900	1.65	9.00	2150	1.85
11~	38.0	7.32	1750	1.45	8.37	2000	1.65	9.20	2200	1.85
12~	42.5	7.53	1800	1.45	8.58	2050	1.65	9.62	2300	1.85
13~	46.0	7.74	1850	1.45	8.79	2100	1.65	9.83	2350	1.85
14~	48.5	7.95	1900	1.45	9.00	2150	1.65	10.04	2400	1.85
15~	50.0	8.58	2050	1.55	9.62	2300	1.75	10.67	2550	1.95
16~	51.0	8.58	2050	1.55	9.83	2350	1.75	10.88	2600	1.95
17~	52.0	8.79	2100	1.55	9.83	2350	1.75	11.09	2650	1.95

引自:中国居民膳食营养素参考摄入量 . 2013 版 / 中国营养学会 . 北京:科学出版社,2014:90.

附表 2-3　中国婴幼儿、儿童和青少年及成人膳食脂肪和脂肪酸参考摄入量

年龄/岁	总脂肪 AMDR /%E	SFA U-AMDR /%E	n-6PUFA LA AI%E	n-6PUFA AMDR /%E	ALA AI%E	AMDR /%E	n-3PUFA EPA+DHA AI/mg	n-3PUFA EPA+DHA AMDR/g
0~	48(AI)	—	7.3(ARA 150mg)	—	0.87	—	100(DHA)	—
0.5~	40(AI)	—	6.0	—	0.66	—	100(DHA)	—
1~	35(AI)	—	4.0	—	0.60	—	100(DHA)	—
4~	20~30	<8	4.0	—	0.60	—	—	—
7~	20~30	<8	4.0	—	0.60	—	—	—
18~	20~30	<10	4.0	2.5~9.0	0.60	0.5~2.0	—	0.25~2.0

引自：中国居民膳食营养素参考摄入量 . 2013 版 / 中国营养学会 . 北京：科学出版社，2014：136.

附表 2-4　中国婴儿、儿童青少年碳水化合物参考摄入量

年龄/岁	总碳水化合物 EAR/(g/d)	总碳水化合物 AMDR/%E	糖[a] AMDR/%E	糖[a] AMDR/(g/d)
0~	—	60g(AI)	—	—
0.5~	—	85g(AI)	—	—
1~	120	50~65	—	—
4~	120	50~65	<	<
7~	120	50~65	<	<
11~	150	50~65	<	<
14~	150	50~65	<	<
18~	120	50~65	<	<

注：a：外加的糖。引自：中国居民膳食营养素参考摄入量 . 2013 版 / 中国营养学会 . 北京：科学出版社，2014：158.

附表 2-5　中国婴幼儿、儿童青少年及成人常量元素参考摄入量(mg/d)

年龄/岁	钙 RNI	钙 UL	磷 RNI	磷 UL	钾 AI	钾 PI	钠 AI	钠 PI	镁 RNI	氯 AI
0~	200(AI)	1000	100(AI)	200(AI)	350	—	170	—	20(AI)	260
0.5~	250(AI)	1500	180(AI)	250(AI)	550	—	350	—	65(AI)	550
1~	600	600	300	—	900	—	700	—	140	1100
4~	800	800	350	—	1200	2100	900	1200	160	1400
7~	1000	1000	470	—	1500	2800	1200	1500	220	1900
11~	1200	1200	640	—	1900	3400	1400	1900	300	2200
14~	1000	1000	710	3500	2200	3900	1600	2200	320	2500
18~	800	800	720	3500	2000	3600	1500	2000	330	2300

引自：中国居民膳食营养素参考摄入量 . 2013 版 / 中国营养学会 . 北京：科学出版社，2014：165.

附表 2-6　中国儿童和青少年铁需要量和膳食推荐摄入量(mg/d)

年龄/岁	基本铁丢失	Hb 铁蓄积量	非存储性组织铁增加量[a]	存储铁的增加量[b]	月经铁丢失	总铁需要量	EAR[c]	RNI[d]
0.5~	0.20	0.33	0.008	0.05	—	0.58	7	10
1~	0.28	0.19	0.004	0.03	—	0.50	6	9
4~	0.37	0.27	0.005	0.04	—	0.69	7	10
7~	0.5	0.42	0.007	0.06	—	0.98	10	13
11~	0.69	0.42	0.001	—	—	1.12	11	15
14~	0.85	0.36	0.001	—	—	1.21	12	16
11~	0.67	0.29	0.001	—	0.45	1.41	14	18
14~	0.76	0.12	0	—	0.56	1.39	14	18

a:非存储性组织铁增加量(mg/d)= 体重增加量(kg/ 年)× 非存储性组织中铁浓度(mg/kg)/365d。其中非存储性组织中铁浓度:7 月龄 ~10 岁为 0.7mg/kg,11~17 岁为 0.13mg/kg;b:1~10 岁存储铁的增加约占总铁存储的 12%。即存储铁的增加量(mg/d)=0.12(Hb 铁蓄积量 mg/d+ 非储存性组织铁增加量 mg/d)/ (1-0.12);c:7 月龄 ~3 岁组儿童的膳食铁吸收率为 8%;其他组膳食铁吸收率为 10%;d:7 月龄 ~6 岁组儿童 CV 为 20%;其他组 CV 为 15%。EAR、RNI 均经取整处理;引自:中国居民膳食营养素参考摄入量 . 2013 版 / 中国营养学会 . 北京:科学出版社,2014:226.

附表 2-7　中国婴幼儿、儿童和青少年脂溶性维生素参考摄入量

年龄/岁	维生素 A/(μgRAE/d)			维生素 D/(μg/d)		维生素 E /(mg α-TE/d)		维生素 K/(μg/d)
	RNI		UL[a]	RNI	UL	AI	UL	AI
	男	女						
0~	300(AI)		600	10(AI)	20	3	—	2
0.5~	350(AI)		600	10(AI)	20	4	—	10
1~	310		700	10	20	6	150	30
4~	360		900	10	30	7	200	40
7~	500		1500	10	45	9	350	50
11~	670	630	2100	10	50	13	500	70
14~	820	630	2700	10	50	14	600	75

a. UL 不包括来自膳食维生素 A 原类胡萝卜素的 RAE

附图　男女童生长发育曲线图

（中国 2005 年 9 市 7 岁以下儿童体格发育调查研究）

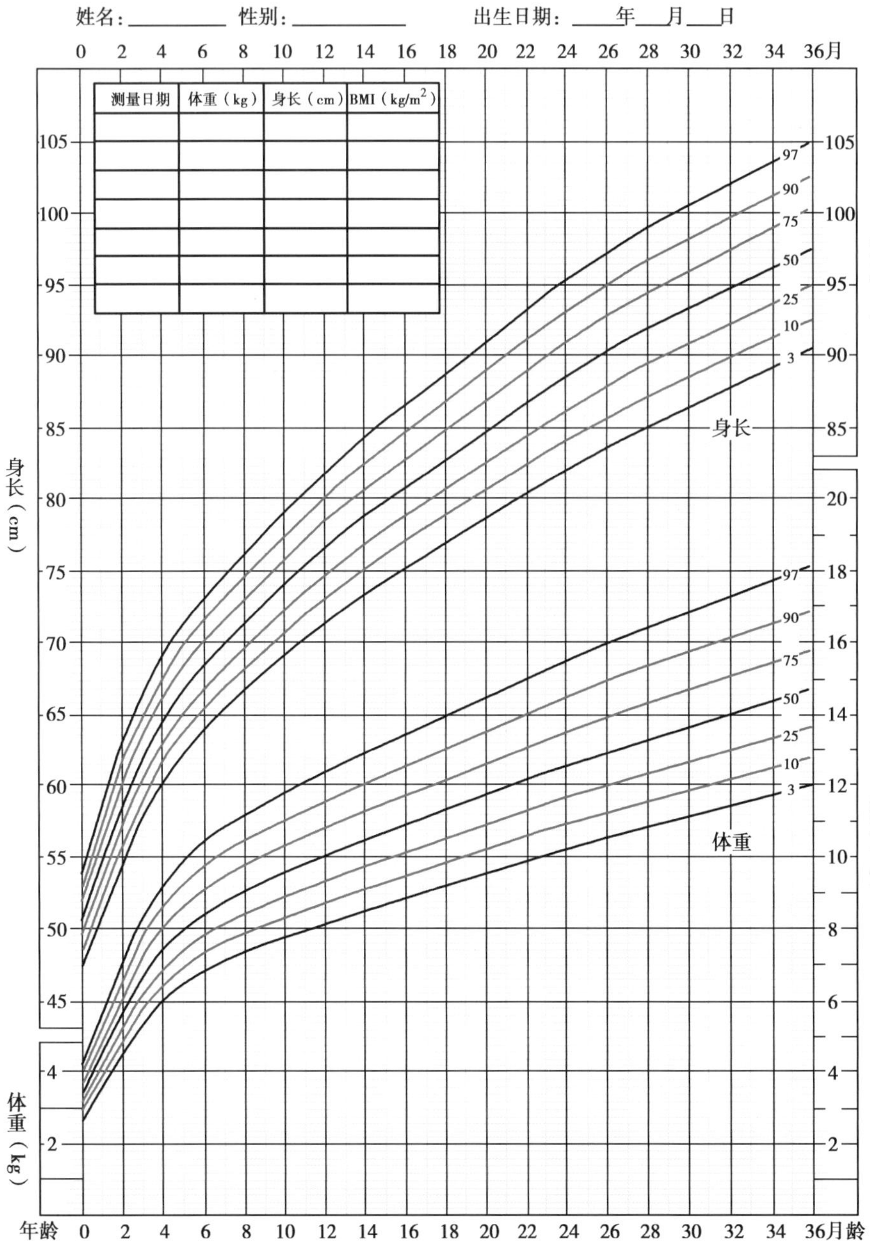

附图 1　中国 0~3 岁男童体重身、长生长曲线图

姓名:________ 性别:__________ 出生日期:______年___月___日

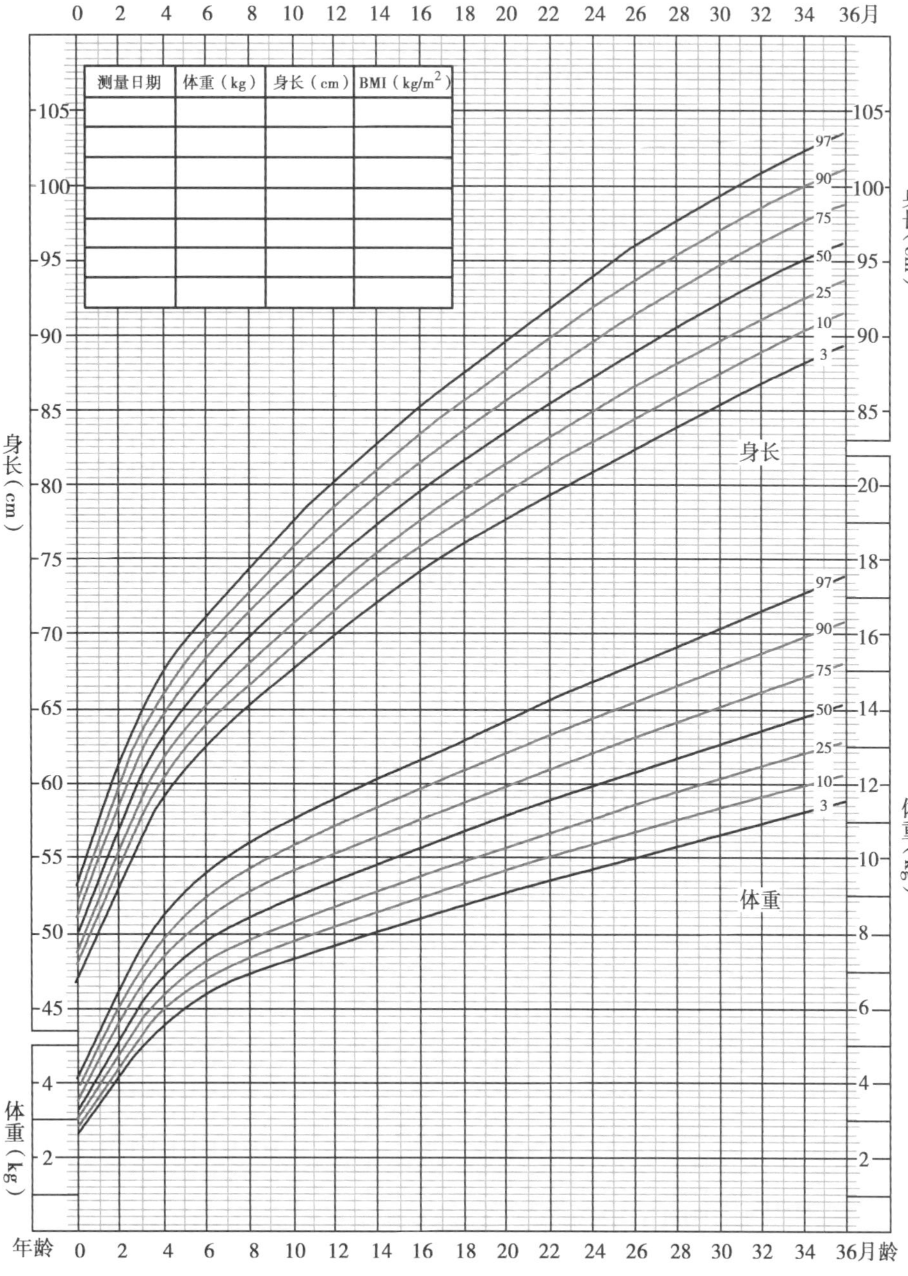

附图 2 中国 0~3 岁女童体重、身长生长曲线图

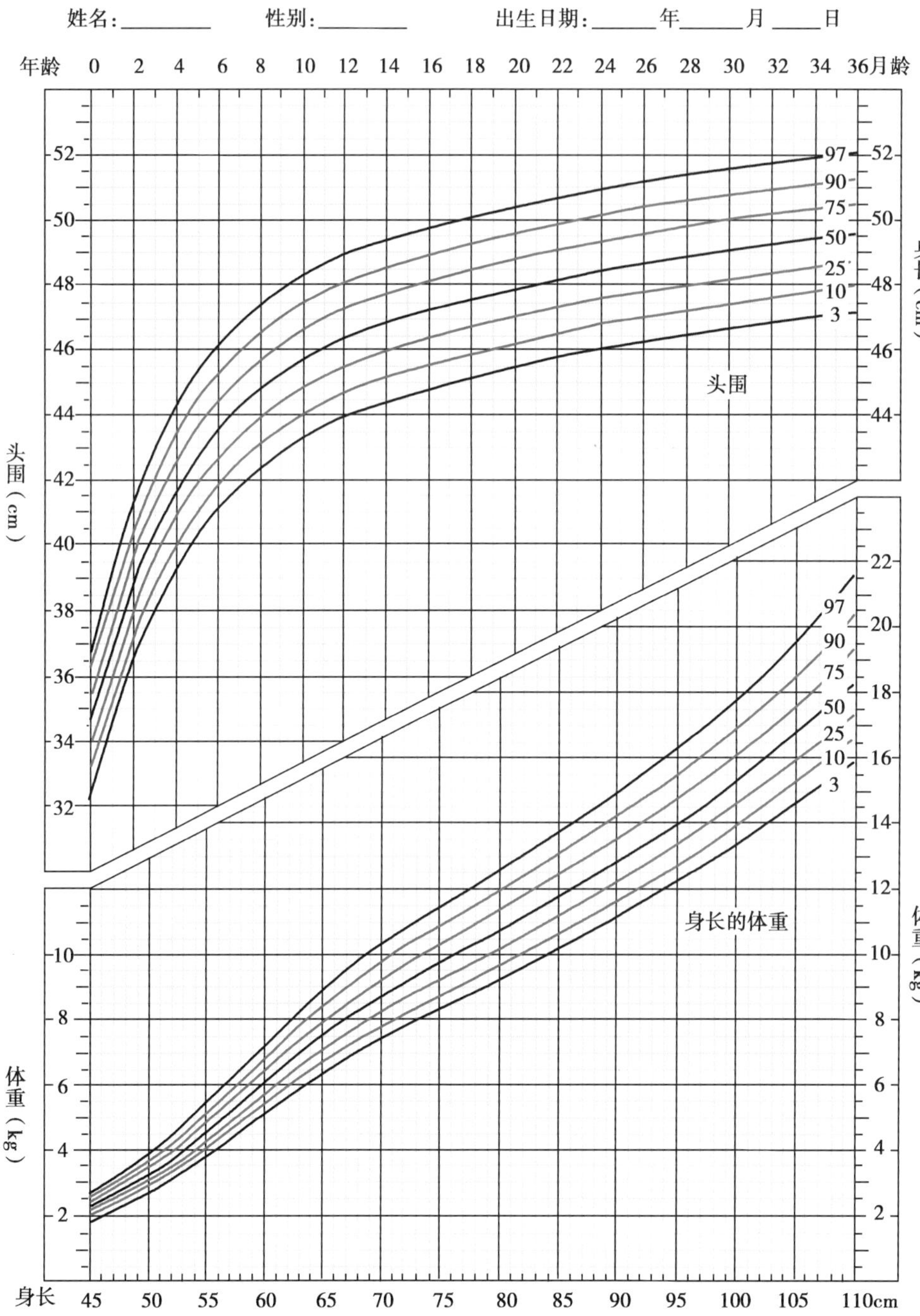

附图 3　中国 0~3 岁男童头围、身长的体重百分位生长曲线图

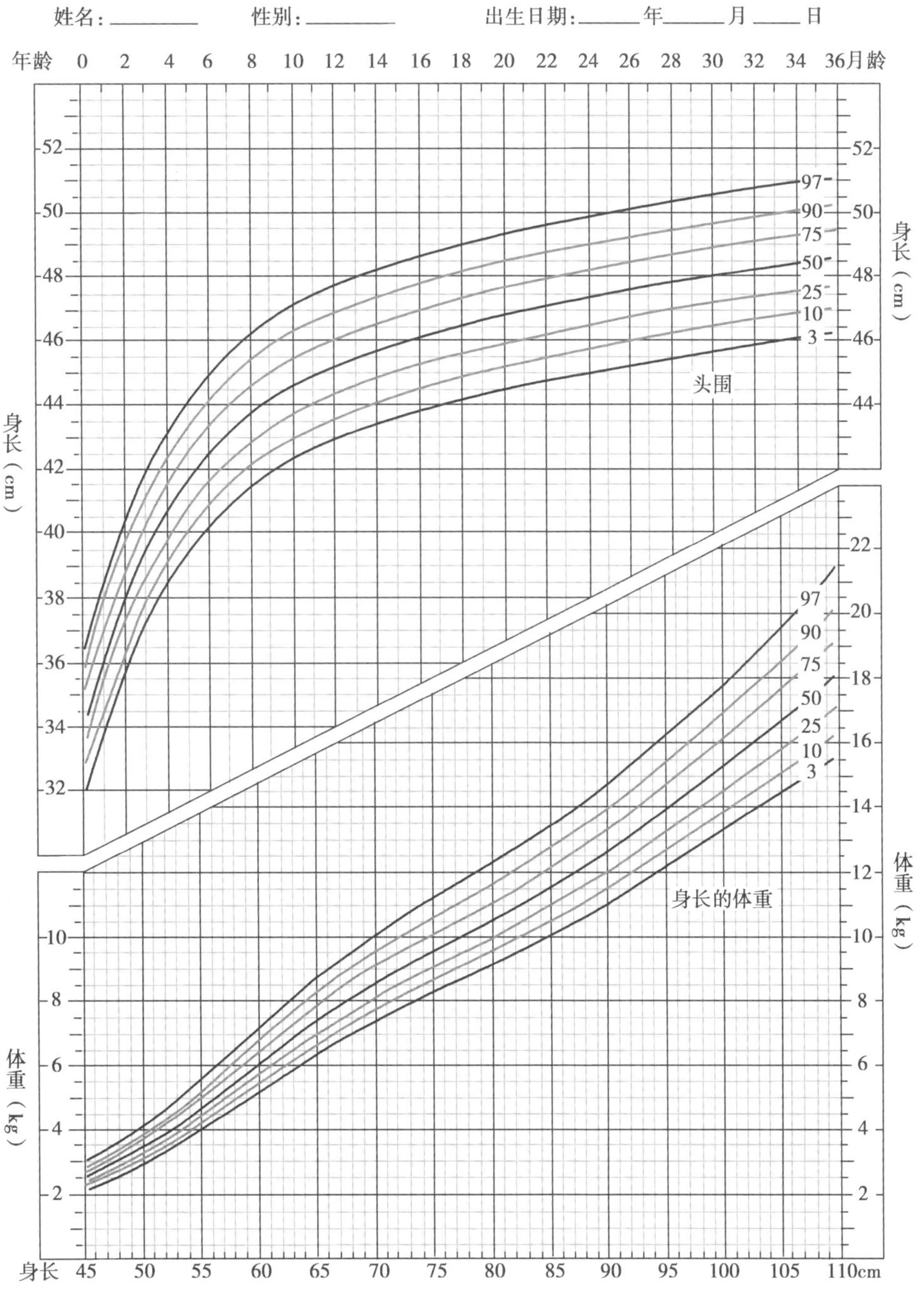

附图 4 中国 0~3 岁女童头围、身长的体重百分位生长曲线图

姓名:________ 性别:____________ 出生日期:______年____月____日

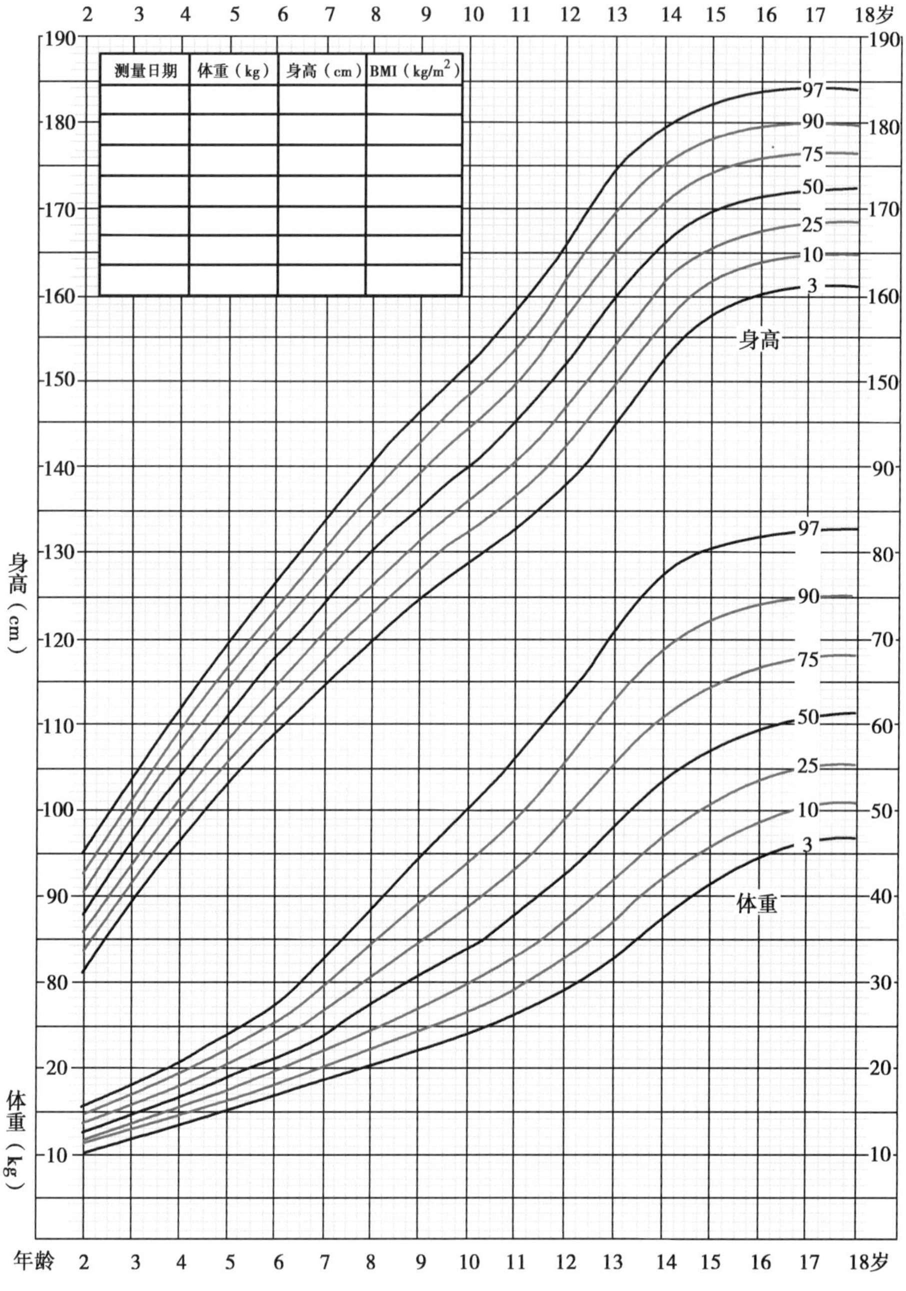

附图 5　中国 2~18 岁男童身高、体重生长曲线图

姓名：________ 性别：________　　　出生日期：______年___月___日

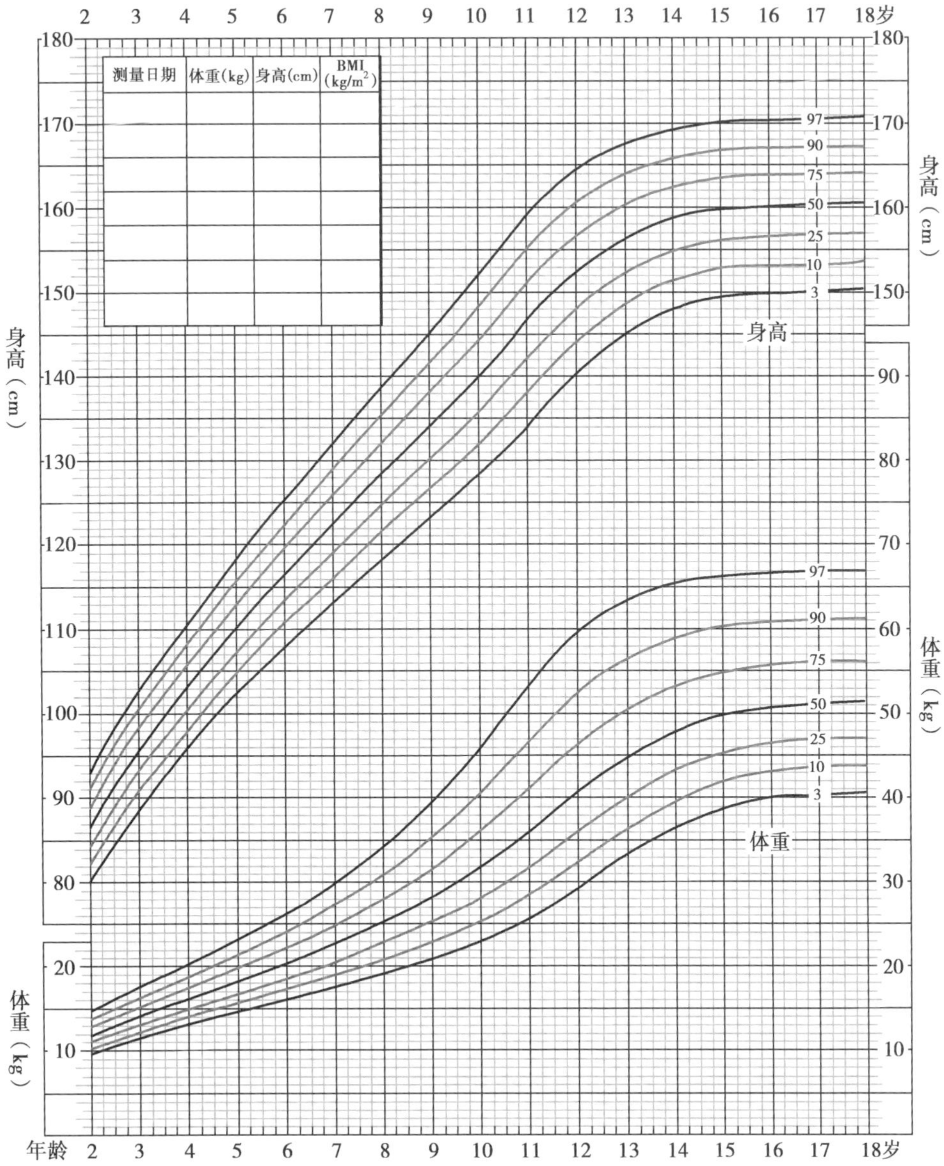

附图 6　中国 2~18 岁女童身高、体重生长曲线图

姓名：________ 性别：________ 出生日期：______ 年 _____月 _____ 日

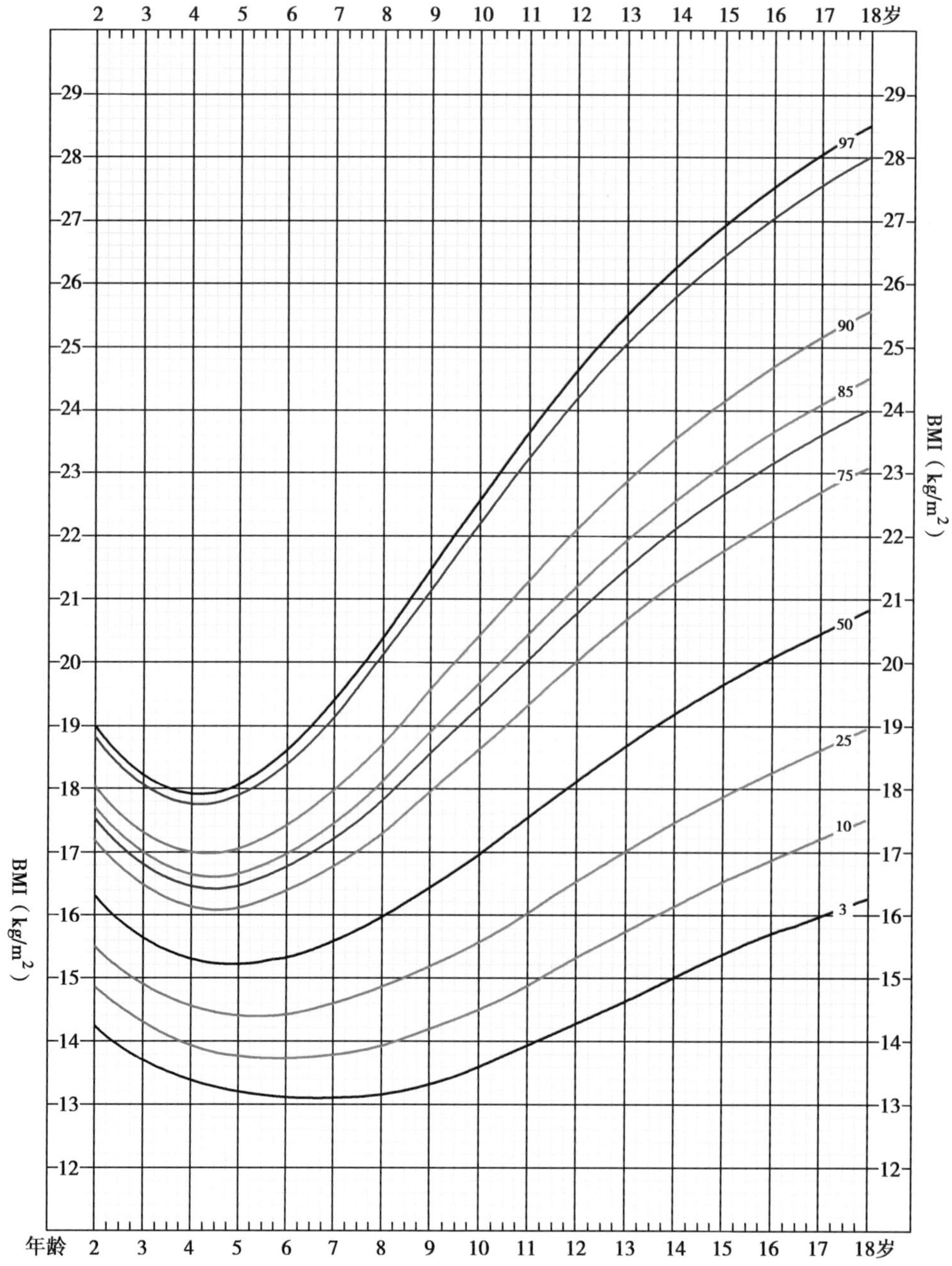

附图 7 中国 2~18 岁男童 BMI/年龄生长曲线图

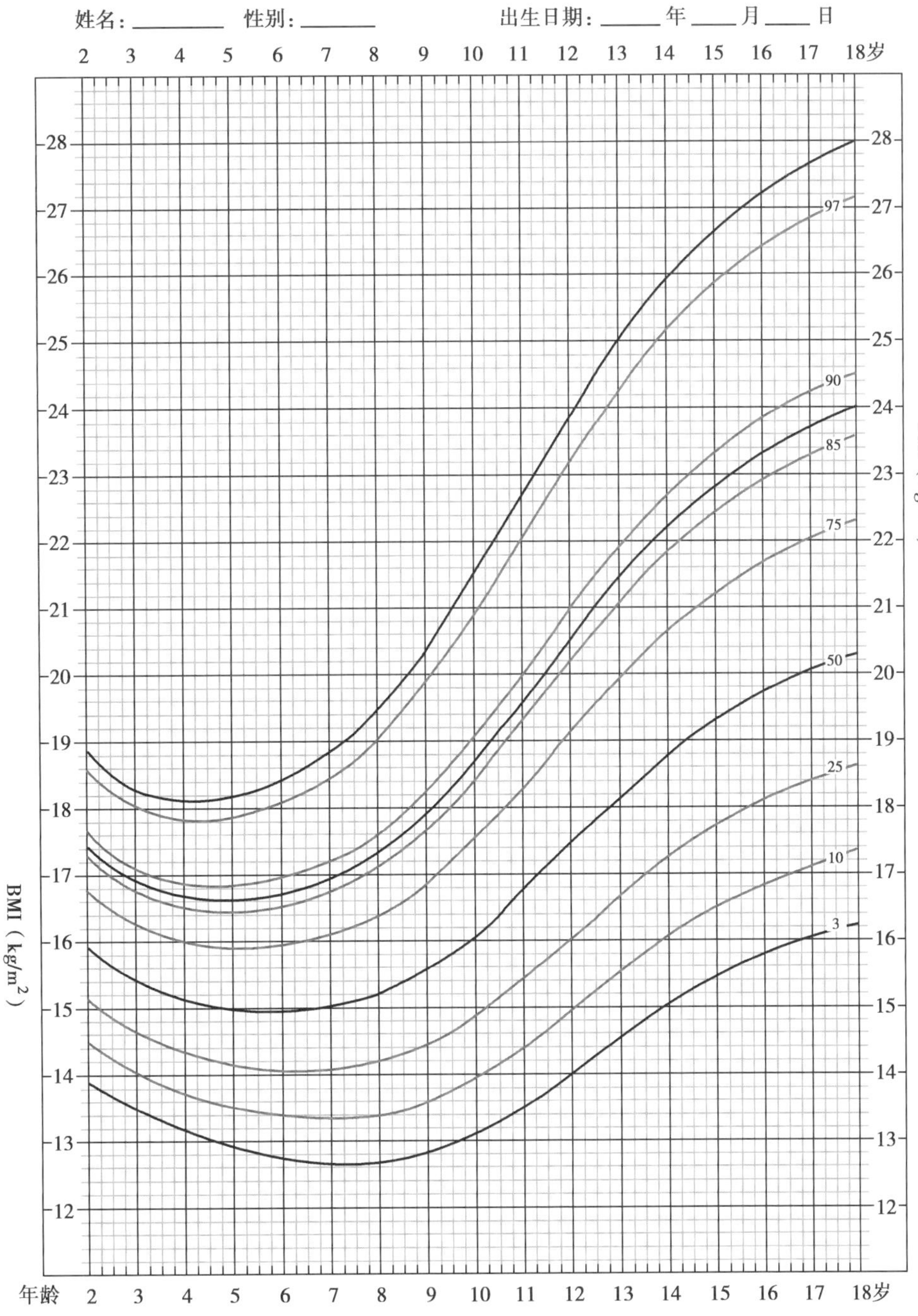

附图 8 中国 2~18 岁女童 BMI/年龄生长曲线图

索 引

G

H

L

M

N

P

Q

R

S

T

Y